Kapitelübersicht

Abkürzungsverzeichnis

↑	Werte ansteigend bzw. oberhalb der Norm		**mind.**	mindestens
↓	Werte abfallend bzw. unterhalb der Norm		**Min., min**	Minute
+	vergleiche mit, siehe, Querverweis		**MRT**	Magnetresonanztomogramm (Kernspintomogramm, „Kernspin")
<	kleiner		**µg**	Mikrogramm (10^{-6} g)
>	größer		**µl**	Mikroliter (10^{-6} l)
®	Registered Name, Handelsname		**mg**	Milligramm
A. Aa.	Arterie, Arterien (lat. Arteria, Arteriae)		**ml**	Milliliter
Abb.	Abbildung		**ms**	Millisekunde(n)
Abk.	Abkürzung		**N., Nn.**	Nerv, Nerven (lat. Nervus, Nervi)
Amp.	Ampulle		**ng**	Nanogramm (10^{-9} g)
Ätiol.	Ätiologie		**nl**	Nanoliter (10^{-9} l)
AZ	Allgemeinzustand		**Na+**	Natrium-Kation
BB	Blutbild		**NW**	Nebenwirkung(en)
BGA	Blutgasanalyse		**OP**	Operation
BSG	Blutsenkungsgeschwindigkeit		**Pat.**	Patient, Patientin
BZ	Blutzucker (korrekt: Blutglukosekonzentration)		**pg**	Pikogramm (10^{-12} g)
bzw.	beziehungsweise		**pl**	Pikoliter (10^{-12} l)
ca.	circa (ungefähr)		**postop.**	postoperativ (nach der Operation)
Ca²⁺	Kalzium-Kation		**präop.**	präoperativ (vor der Operation)
Ch	Charrière (1 Ch = $^1/_3$ mm Durchmesser)		**Rö**	Röntgen
Cl⁻	Chlorid-Anion		**RR**	Blutdruck
CT	Computertomogramm		**s. c.**	subcutan (unter die Haut)
d. h.	das heißt		**Sek., s**	Sekunde
EKG	Elektrokardiogramm		**Std.**	Stunde
evtl.	eventuell		**Supp.**	Suppositorium (Zäpfchen)
fl	Femtoliter (10^{-15} Liter)		**Tab.**	Tabelle
ggf.	gegebenenfalls		**Tabl.**	Tablette(n)
h	Stunde		**Tr.**	Tropfen
Hb	Hämoglobin		**U**	Unit (engl. Einheit)
IE	Internationale Einheit		**u. a.**	unter anderem
i. m.	intramuskulär		**usw.**	und so weiter
i. v.	intravenös		**u. U.**	unter Umständen
K⁺	Kalium-Kation		**v. a.**	vor allem
kg	Kilogramm		**V. a.**	Verdacht auf
kJ	Kilojoule		**V., Vv.**	Vene, Venen (lat. Vena, Venae)
KG	Körpergewicht		**Vit.**	Vitamin(e)
l	Liter		**z. B.**	zum Beispiel
lat.	lateinisch		**ZNS**	Zentrales Nervensystem (Gehirn und Rückenmark)
M.	Morbus		**ZVD**	Zentraler Venendruck
M., Mm.	Muskel, Muskeln		**zz., zzt.**	zurzeit
max.	maximal			

Nicole Menche   Ina Brandt (Hrsg.)

Pflege konkret
Innere Medizin

Pflege konkret

Innere Medizin

Lehrbuch für Pflegeberufe

5., vollständig überarbeitete Auflage

Herausgegeben von:

Nicole Menche, Langen und Ina Brandt, Esslingen

Mit Textbeiträgen von:

Brandt, I. (Kap. 1–13), Esslingen

Bürger-Mildenberger, A. (Kap. 7), Östringen

Hertlein, R. (Kap. 10.7), Bad Windsheim

Katryniok, M. (Kap. 13), Bad Bramstedt

Koch, H. (Kap. 11, 12), Neusäß

Menche, N. (Kap. 1–16), Langen/Hessen

Renz-Polster, H. (Kap. 3), Vogt

Röhl, A. (Kap. 13), Bad Berleburg

Röhm-Kleine, S. (Kap. 6), Schlitz-Rimbach

Unter Mitarbeit von:

Eigler, A., München; Jäckle, R., Hamburg; Knop, T., Berlin; Krautzig, S., Garbsen;
Meinhold, T., Öhringen; Owezarek, S., München; Schneider, I., Hannover;
Schneider, S., Berlin; Schwieger, H., Wetzlar; Stierle, U., Lübeck; Wucher, K.-U., Wölfersheim

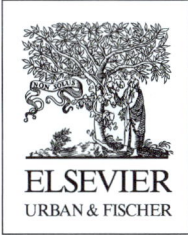

ELSEVIER
URBAN & FISCHER

URBAN & FISCHER München

Zuschriften und Kritik an:

Elsevier GmbH, Urban & Fischer Verlag, Hackerbrücke 6, 80335 München, pflege@elsevier.de

Wichtiger Hinweis für den Benutzer

Die Erkenntnisse in Pflege und Medizin unterliegen laufendem Wandel durch Forschung und klinische Erfahrungen. Verlag, Herausgeber und Autoren haben viel Arbeit darauf verwendet, dass die Angaben (insbesondere die therapeutischen Angaben zu Indikationen, Dosierungen und unerwünschten Wirkungen von Therapieverfahren) und Interpretationen in diesem Werk dem Wissensstand bei Fertigstellung entsprechen. Trotz sorgfältiger Recherche, Manuskripterstellung und Satzkorrektur können jedoch Fehler nicht ausgeschlossen werden. Daher übernehmen Verlag, Herausgeber und Autoren keine Garantie und keinerlei Haftung für die Vollständigkeit und Richtigkeit der Angaben und der daraus resultierenden Folgen. Besonders bei medizinischen Handlungsanweisungen und Dosierungen ist der Benutzer angehalten, z. B. anhand von Fachinformationen zu überprüfen, ob die angegebenen Daten dem aktuellen Erkenntnisstand entsprechen und seine Verordnung in eigener Verantwortung zu treffen.

Wie allgemein üblich wurden Warenzeichen bzw. Namen (z. B. bei Pharmapräparaten) nicht besonders gekennzeichnet.

Bibliografische Information der Deutschen Nationalbibliothek

Die Deutsche Nationalbibliothek verzeichnet diese Publikation in der Deutschen Nationalbibliografie; detaillierte bibliografische Daten sind im Internet über http://www.d-nb.de abrufbar.

Planung: Hilke Nüssler, München
Projektmanagement: Martina Lauster, München
Lektorat: Lektorat Pfitzer, Ina Brandt, Esslingen
Herstellung: Gabriele Reuter, München
Satz: Kösel, Krugzell
Druck und Bindung: Printer Trento Srl, Trento/Italien
Fotos/Zeichnungen: siehe Abbildungsnachweis
Umschlaggestaltung: SpieszDesign, Neu-Ulm
Titelfotografie: © BANANASTOCK LTD/Jupiterimages

ISBN 978-3-437-26962-2

Vorwort zur 5. Auflage

Pflege konkret Innere Medizin ist für die heutige Ausbildung zur Gesundheits- und Krankenpflege bestens gerüstet: Seit der 1. Auflage ist dieses Buch geprägt durch die Vernetzung von Pflege und Krankheitslehre. Dadurch werden die Zusammenhänge von Gesundsein und Kranksein nachvollziehbar und eine sichere Basis für das tägliche Tun in der Pflege geschaffen. Was heutzutage für die Pflegeausbildung gefordert wird, der fächerintegrierende Unterricht, ist somit von Beginn an Maxime von *Pflege konkret Innere Medizin* gewesen.

Eine besondere Neuerung sowie sinnvolle Lern- und Unterrichtshilfe ist die *Anbindung des Buches an das PflegeHeute-Portal:* Im Internet finden Sie u.a. interessante Zusatztexte z.B. zur Anatomie und Physiologie, Pflege und Medizin, sowie weiterführende Literatur und Links, Abbildungen und Animationen. Die *Wiederholungsfragen,* die bisher im Buch waren, gibt es jetzt ebenfalls als Zusatz zum Buch im Internet. Sie können separat ausgedruckt und bearbeitet werden.

Dass sich Pflegende um die Gesundheit und Gesundung der Patienten bemühen, steht schon immer im Zentrum pflegerischen Handelns. Mit der gesetzlichen Fixierung erhält dieser Bereich aber eine neue, verpflichtende Qualität. Dementsprechend hat auch *Pflege konkret Innere Medizin* noch mehr den Schwerpunkt auf eine ganzheitliche, gesundheitsfördernde Pflege gelegt, indem jedes Kapitel mit einem ausführlichen Pflegeteil beginnt – mit besonderem Fokus auf den betroffenen Menschen, den Patienten.

Pflege ist umfassend und beschränkt sich nicht allein auf die kurativen Aspekte, sondern erstreckt sich auf die verschiedenen Dimensionen von Pflege: *präventiv – kurativ – rehabilitativ – palliativ.* Mit einer neuen Kapitelstruktur und vielen neuen Inhalten werden diese pflegerischen Tätigkeitsbereiche vollständig in die 5. Auflage integriert. Besonderheiten in der Pflege alter Menschen sind, falls erforderlich, in den jeweiligen Kapiteln dargestellt.

Eine weitere Neuerung ist die Loslösung von den „Aktivitäten des täglichen Lebens" (ATLs) zugunsten der pflegerischen Tätigkeitsfelder *Beobachten, Beurteilen und Intervenieren.* Die Auszubildenden lernen auf diese Weise, ihr Pflegehandeln personenbezogen zu gestalten und pflegewissenschaftlich zu reflektieren, ohne auf die Pflegetheorie der ATLs festgelegt zu sein.

Mit der 5. Auflage will *Pflege konkret Innere Medizin* die für die heutige Gesundheits- und Krankenpflege notwendigen Lernprozesse unterstützen. Lernprozesse sind jedoch nicht nur auf die Leser beschränkt: Autorinnen und Autoren lernen von Ihren Erfahrungen mit diesem Buch. Von Ihnen möchten wir erfahren, ob z.B. die Auswahl und Darstellung der Inhalte oder didaktischen Hilfen Ihren Bedürfnissen genügen. Ganz herzlich bitten wir daher um Ihre Rückmeldung, z.B. mit Hilfe des im Buch eingelegten Fragebogens. Wir werden uns damit intensiv um die ständige Weiterentwicklung dieses Lehrbuches bemühen.

Der Verlag, die Herausgeber,
Autorinnen und Autoren

Vorwort zur 1. und 2. Auflage

Noch ein Lehrbuch der Inneren Medizin für die Pflegeberufe?

Seit über 20 Jahren existieren Lehrbücher der Inneren Medizin „speziell" für die Pflegeberufe. In der Praxis sind Lehrende und Lernende mit diesem Lehrbuchmaterial aber unzufrieden. Fast durchgängig, so die Kritik, lehnen sich die bisher erschienenen Werke sehr stark an die Tradition von Lehrbüchern für Medizinstudenten an – sowohl, was die Auswahl und Gewichtung der Themen, als auch, was die Präsentation der Inhalte angeht.

Als Anhängsel oder in Form von Fallbeispielen wird dann dieses Lehrbuch-Grundgerüst mit teils nur dürftigem Pflegewissen angereichert: Dass diese Form der Wissensvermittlung nicht mehr als zeitgemäß empfunden wird, verwundert nicht.

Ein neuer Ansatz: Die Buchreihe Pflege konkret

In vierjähriger Vorbereitung ist in Zusammenarbeit mit vielen Berufstätigen, Lehrerinnen und Lehrern für Pflegeberufe, Ärztinnen und Ärzten sowie Auszubildenden in der Krankenpflege ein neues Lehrbuch-Reihenkonzept herangewachsen: Die Buchreihe „Pflege konkret". Der vorliegende Band *Pflege konkret Innere Medizin* ist der erste Band dieser Reihe.

Kennzeichnend sind folgende Merkmale:

- **Konsequente Ausrichtung** der Stoffauswahl auf die Bedürfnisse der Pflegenden: Seltene Krankheiten werden sehr knapp und häufige Krankheiten sehr ausführlich behandelt
- Durchgehende **Verzahnung von Pflege und Medizin:** Pflege- und Medizintexte sind, wo immer möglich, unmittelbar miteinander verzahnt. Lediglich bei den einführenden Grundlagentexten wurde diese Vernetzung nicht immer verwirklicht, um Themen im Zusammenhang erklären zu können
- **Standardisierte innere Gliederung** des Werkes, um das rasche Nachschlagen wie auch das effiziente Lesen und Lernen zu erleichtern
- Ein durchgängiges **Farbleitsystem,** wodurch Pflegetexte, Medizintexte und Texte zu anatomischen und (patho-) physiologischen Grundlagen durch verschiedene Farben (grün, blau bzw. schwarz) unterscheidbar sind
- Ausführliche Darstellung von **diagnostischen und therapeutischen Prinzipien,** denen in bisherigen Lehrbüchern für die Pflege kaum Raum gegeben wurde. Im Alltag entfällt jedoch ein großer Teil der Arbeitszeit von Pflegenden auf die Unterstützung bei diagnostischen und therapeutischen Maßnahmen
- Durchgängige **didaktische Hilfsmittel:** Nicht nur das Farbleitsystem des Werkes, sondern auch die Definitions- und Merk-Kästen erleichtern die Orientierung im Werk. Daher ist es möglich, sich sekundenschnell zurechtzufinden, und das Werk eignet sich auch ausgezeichnet zum Nachschlagen
- **Wiederholungsfragen** am Schluss jedes Kapitels, die das aktive Lernen und Wiederholen der zentralen Informationen eines jeden Kapitels ermöglicht.

Herausgeberin und Herausgeber,
Autorinnen und Autoren

Pflege konkret Innere Medizin optimal nutzen

Benutzerhinweis

Wo ist das Inhaltsverzeichnis?

Pflege konkret Innere Medizin enthält kein ausführliches Gesamtinhaltsverzeichnis am Anfang des Buches. Eine Kurzübersicht über die einzelnen Kapitel finden Sie im vorderen Buchdeckel. Am Anfang eines jeden Kapitels finden Sie eine Übersichtsseite mit einer ausführlichen Kapitelgliederung. Weiter hat das Buch ein sehr ausführliches Register mit über 6430 Einträgen, über das sich am schnellsten eine bestimmte Information finden lässt.

Farbleitsystem

Das Buch nutzt bei Überschriften, Tabellen und „Textkästen" ein durchgängiges Farbleitsystem. So lässt sich der jeweilige Informationsschwerpunkt des nachfolgenden Textes auf einen Blick erkennen. Dabei werden folgende Leitfarben verwendet:

Grün: Informationsschwerpunkt Pflege

Blau: Informationsschwerpunkt Krankheitslehre und klinische Medizin

Gelb: „Textkästen" mit kurzen Definitionen im „Telegrammstil"

Rot: Warnhinweise oder Notfälle
Warnhinweise auf häufige, vermeidbare Fehler in der Pflege

Informationen zu Erstmaßnahmen bei allen häufigen Notfällen

Pharma-Info

Ausführliche Übersicht der Einsatzgebiete, Vor- und Nachteile einer Arzneimittelgruppe und sich bei der Therapie ergebende Pflegeprobleme

🖥 Zusatzmaterial online

Zu jedem Kapitel finden Sie online

- **Wiederholungsfragen,** die die Kernpunkte des Kapitels nochmals aufgreifen und eine kompakte Stoffwiederholung ermöglichen
- **Weiterführende Literatur,** die in regelmäßigen Abständen aktualisiert wird

Des Weiteren finden Sie online

- **Texte zur Anatomie**
- **Texte zur Vertiefung bei ausgewählten Themen**
- **Fälle.**

📖 Literatur und ✉ Kontaktadresse

Am Ende eines jeden Kapitels finden Sie Angaben zur Literatur und Kontaktadressen.

Als Erstes finden Sie hier die Literaturnachweise. Diese Angaben beziehen sich auf die Literatur, die die Autoren bei der Erstellung ihrer Texte verwendet haben, wobei es sich um Artikel aus Zeitschriften, Bücher, aber auch Webseiten handeln kann. Um im Text die Literaturquellen eindeutig zuordnen zu können, sind die Nachweise nummeriert und mit einem Buchsymbol (📖) gekennzeichnet.

Informationen zu weiterführender Literatur erhalten Sie zu jedem Kapitel online.

Bei den Kontaktadressen können Sie wie bei den Literaturnachweisen anhand der Ziffer und des Briefsymbols (✉) sehen, zu welchem Abschnitt sie gehören. Die Kontaktadressen bieten Ihnen die Möglichkeit zu Experten, Selbsthilfegruppen usw. Kontakt aufzunehmen.

Abbildungen

Studieren Sie das Bildmaterial! Ein Bild sagt mehr als viele Worte – über 616 Abbildungen versuchen, gerade die schwierigen Zusammenhänge anschaulich zu machen.

Vernetzungen und Querverweise

Die Texte eines Lehrbuchs für Pflegeberufe lassen sich nicht wie eine Perlenkette Fakt für Fakt und Satz für Satz aneinanderreihen. Die alle Körpersysteme, psychischen und sozialen Funktionen umfassenden Anforderungen der Pflege bilden ein hochgradig *vernetztes* System. *Pflege konkret Innere Medizin* erleichtert hier das Lernen durch eine Vielzahl von Querverweisen, die Anknüpfungspunkte bieten, um erfolgreich zu lernen und Inhalte zu vernetzen.

Gewichtete Terminologie

In der Pflege und Medizin herrscht ein Neben- oder Durcheinander von lateinischen, griechischen, deutschen und neuerdings auch englischen Fachbegriffen. Dieses Buch hilft Ihnen, den jeweils gängigsten Begriff zu erkennen. Bei der Erstnennung eines Begriffes werden die zugehörigen Fachwörter in allen relevanten Versionen bzw. Sprachen vorgestellt, der am häufigsten verwendete aber wird in Fettschrift und die weniger gebräuchlichen in Klammern und Kursivschrift genannt, z.B.

AIDS (*acquired immune deficiency syndrome, erworbenes Immundefektsyndrom*).

Abkürzungen

Die im Werk verwendeten Abkürzungen finden Sie vorne (gegenüber dem sog. Schmutztitel) im Buch. Eine Liste der wichtigsten medizinischen Fachbegriffe ist am Anfang des Buches abgedruckt.

Berufsbezeichnung für Pflegende

Mit Einführung des neuen Krankenpflegegesetzes lautet die Berufsbezeichnung Gesundheits- und Krankenpflegerin/-pfleger bzw. Gesundheits- und Kinderkrankenpflegerin/-pfleger. Hierbei handelt es sich um eine geschützte Berufsbezeichnung. Alle Personen, die bereits die Berufsbezeichnung Krankenschwester bzw. -pfleger oder Kinderkrankenschwester bzw. -pfleger tragen, dürfen sich seit dem 1. Januar 2004 ebenfalls Gesundheits- und Krankenpflegerin usw. nennen.

Die Berufsbezeichnungen für die Lesbarkeit sind eher umständlich und lang. Daher wird in *Pflege konkret Innere Medizin* stets von Pflegenden oder Pflegekraft gesprochen. Gemeint sind hiermit stets die Personen, die eine dreijährige Ausbildung absolviert und das Recht erworben haben, eine der oben genannten Berufsbezeichnungen zu tragen. Die Auszubildenden in diesen Berufen werden ebenfalls einbezogen, wenngleich sie viele Pflegetätigkeiten erst nach Abschluss der Ausbildung eigenverantwortlich ausführen dürfen.

Im allgemeinen Sprachgebrauch werden auch Angehörige als „Pflegende" bezeichnet, z. B. wenn sie einen pflegebedürftigen Verwandten zu Hause betreuen. Um hier eine Unterscheidung zu treffen, werden pflegende Angehörige stets als „Angehörige" und nicht als „Pflegende" bezeichnet.

Wichtige Fachbegriffe in Medizin und Pflege

absorbieren	aufnehmen
Ätiologie	Ursache(n) einer Erkrankung
afferent	zum Zentrum hinführend
Aminosäure	Grundmolekül der Eiweiße
Anatomie	(griech. zerschneiden), Lehre vom Bau der Körperteile
Anastomose	operativ hergestellte Verbindung
Antigen	alle Molekühle, die vom Immunsystem über dessen Rezeptoren erkannt werden
Antikörper	vom Abwehrsystem als Antwort auf ein Antigen produzierter, strukturell passender Abwehrstoff (Eiweißkörper), Immunglobulin
Aorta	Körperschlagader
Arteriosklerose	„Gefäßverkalkung"
aspirieren	ansaugen
autonom	selbstständig
benigne	gutartig
Chromosom	Träger von Erbinformation
dexter, dextra	rechts
DNA	(engl. Abk. für Desoxyribonukleinsäure, kurz DNS) Erbsubstanz
dys…	Wortteil für krankhafte Störung eines Zustands oder einer Funktion
efferent	vom Zentrum wegführend
Elektrolyt	(gelöstes) Körpermineral, z. B. Natrium oder Kalium
endogen	im Körper selbst entstehend
exogen	von außen
extra	außerhalb von
fixieren	befestigen
gastrointestinal	den Magen-Darm-Trakt betreffend
Gen	Erbanlage
genital	zu den Geschlechtsorganen gehörend
hormonal	das innersekretorische System betreffend
hyper…	das normale Maß übersteigend
hypo…	das normale Maß unterschreitend
Hypophyse	Hirnanhangdrüse
Hypothalamus	wichtiger Abschnitt des Zwischenhirns
Immunität	erworbene Abwehrkraft gegen Krankheitserreger
Indikation	„Heilanzeige", Kriterium, bei dessen Vorliegen ein bestimmtes Verfahren zu wählen ist
injizieren	einspritzen
Insuffizienz	unzureichende Funktionstüchtigkeit
intrazellulär	innerhalb der Zellen
ischämisch	nicht (ausreichend) durchblutet
Joule	Einheit für Energie – sowohl bei der Berechnung von Nahrungsmitteln (4,1 Joule = 1 kcal [Kilo-Kalorie]) als auch in der Elektrizitätslehre
Kapillare	kleinstes Blutgefäß
kardiovaskulär	das Herz-Kreislauf-System betreffend
Karzinom	bösartiger epithelialer Tumor
kaudal	Richtung Fuß
Koma	tiefe Bewusstlosigkeit
Kompensation	Ausgleich
komprimieren	zusammenpressen
kranial	Richtung Kopf
lateral	seitwärts, von der Medianebene entfernt
maligne	bösartig
Manifestation	Offenbarwerden, zu Tage treten
medial	in der Mitte gelegen, mittelwärts
Membran	dünne Scheidewand
Morbus	Krankheit (Abk. M.)
motorisch	die Bewegung betreffend
nerval	durch das Nervensystem vermittelt
oral	den Mund betreffend, durch den Mund
Parasympathikus	„entspannungs-" und regenerationsorientierter Teil des vegetativen Nervensystems
Parenchym	Organfunktionsgewebe
parenteral	unter Umgehung des Magen-Darm-Traktes
Pathologie	Lehre von den erkrankten Geweben
peri…	um … herum
Physiologie	Lehre von den normalen Körpervorgängen, Grundlagenfach der Medizin
post…	nach, hinter
prä…	vor
primär	erstrangig, auch: ursprünglich, ohne andere Ursachen
Prognose	zu erwartender Krankheitsverlauf
Protein	Eiweiß
pulmonal	die Lunge betreffend
Punktion	Einstechen
reflektorisch	auf dem Reflexwege
rektal	den Mastdarm betreffend
retro…	zurück-, rückwärts liegend

Rezeptor	„Empfänger" für bestimmte Reize oder Stoffe	**superior**	oberer
Rezidiv	Rückfall	**Sympathikus**	„leistungsorientierter" Teil des vegetativen Nervensystems
Sekretion	Ausscheidung	**Symptom**	Krankheitszeichen
sekundär	nachfolgend, als Folge einer Erkrankung	**Syndrom**	Symptomenkomplex, Gruppe von Krankheitszeichen
sensibel	die Sinne betreffend, empfindungsfähig	**Trauma**	Verletzung, Wunde
		Tumor	Geschwulst
sensorisch	die Sinne betreffend, empfindungsfähig	**Ulkus**	Geschwür
sinister, sinistra	links	**vegetativ**	das autonome (vegetative) Nervensystem betreffend
spinal	das Rückenmark betreffen	**ventral**	bauchwärts, vorn
superfizial	oberflächlich, zur Körperoberfläche hin	**zerebral**	das Gehirn betreffend

Abbildungsnachweis

Der Verweis auf die jeweilige Abbildungsquelle befindet sich bei allen Abbildungen im Buch am Ende des Legendentextes in eckigen Klammern. Alle nicht besonders gekennzeichneten Grafiken und Abbildungen sind © Elsevier GmbH, München.

A300:	Reihe Klinik- und Praxisleitfaden, Elsevier GmbH, Urban & Fischer Verlag, München
A300-157:	S. Adler, Lübeck, in Verbindung mit der Reihe Klinik- und Praxisleitfaden, Elsevier GmbH, Urban & Fischer Verlag, München
A300-190:	G. Raichle, Ulm, in Verbindung mit der Reihe Klinik- und Praxisleitfaden, Elsevier GmbH, Urban & Fischer Verlag, München
A400:	Reihe Pflege konkret, Elsevier GmbH, Urban & Fischer Verlag, München
A400-115:	R. Dunkel, Berlin, in Verbindung mit der Reihe Pflege konkret, Elsevier GmbH, Urban & Fischer Verlag, München
A400-157:	S. Adler, Lübeck, in Verbindung mit der Reihe Pflege konkret, Elsevier GmbH, Urban & Fischer Verlag, München
A400-190:	G. Raichle, Ulm, in Verbindung mit der Reihe Pflege konkret, Elsevier GmbH, Urban & Fischer Verlag, München
A400-215:	S. Weinert-Spieß, Neu-Ulm, in Verbindung mit der Reihe Pflege konkret, Elsevier GmbH, Urban & Fischer Verlag, München
B107:	B. Neumeister, B. Festner, R. Kirchhefer: Mikrobiologie und Hygiene in Frage und Antwort, 1. Aufl., Jungjohann Verlag, 1994
B109:	M. Oethinger (Hrsg.): Mikrobiologie und Immunologie, 8. Aufl., Jungjohann Verlag, 1994
B110:	K. Lieb (Hrsg.): Fünferband Konservative Fächer, 1. Aufl., Jungjohann Verlag, 1995
B120:	Klinikleitfaden Rheumatologie, 3. Aufl., Urban & Fischer Verlag 2001
B152:	H. M. Hackenberg: EKG-Übungsbuch, 3. Aufl., Jungjohann Verlag, 1995
C113:	W. Schönberger, Kinderheilkunde, 1. Aufl., Gustav Fischer Verlag, 1992
E179-168:	M. Classen, V. Diehl, K. Kochsiek: Innere Medizin, 4. Aufl., Urban & Schwarzenberg, München, 1998
E211-100:	DS Katz, KR Math, SA Groskin: Radiology Secrets, 1. Aufl., Hanley and Belfus, Inc., Philadelphia/USA, 1998
E273:	M. A. Mir: „Atlas of Clinical Diagnosis", W. B. Saunders Company Ltd, 2nd ed. 2003
E279:	Howard, Hamilton: Haematology, 2nd ed., Elsevier, Churchill Livingstone 2002
J660:	MEV Verlag GmbH, Augsburg
J666:	Getty Images/PhotoDisc

J668:	Corbis, Photo CDs
J747:	D. Fichtner/T. Engbert, GraphikBureau, Kroonsgard
J784-004:	B. Leitner, adpic Bildagentur, Bonn
K102:	T. Reitz, London
K115:	A. Walle, Hamburg
K157:	W. Krüper, Bielefeld
K183:	E. Weimer, Würselen
L106:	H. Rintelen, Velbert
L109:	G. u. A. Cornford, Reinheim
L141:	S. Elsberger, Planegg
L157:	S. Adler, Lübeck
L190:	G. Raichle, Ulm
L217:	E. Schenk-Panic, München
M103:	B. Bätge, Ratzeburg
M108:	H. J. Frercks, Malente
M114:	M. Braun, Cuxhaven
M123:	T. Dirschka, Ennepetal
M161:	M. Zimmer, Bammental
M180:	V. Hach-Wunderle, Frankfurt am Main
M181:	S. Krautzig, Hannover
M183:	V. Kurowski, Groß Grönau
M202:	K. Bäuerle, Stuttgart
M207:	M. Koop, Idstein-Niederrod
M230:	W. Bernig, Singen
M242:	E.-M. Krüger, Essen
O157:	J. Bahlmann, Hannover
O408:	M. Gärtner, Gauting
R124-4:	K. Golenhofen: Basislehrbuch Physiologie, 4. Aufl., Elsevier GmbH, Urban & Fischer Verlag, München 2006
R132:	M. Classen, V. Diehl, K, Kochsiek: Innere Medizin, 5. Aufl., Elsevier GmbH, Urban & Fischer Verlag München 2003
R164:	H. Bartels: Physiologie, 7. Auflage, Elsevier GmbH, Urban & Fischer Verlag, München 2004
R168:	G. Gruber, A. Hansch: Interaktiver Atlas der Blickdiagnostik, 2. Aufl., Elsevier GmbH, Urban & Fischer Verlag, München 2005
R172:	C. Mims, H. Dockrell: Medical Microbiology, 3rd edition, Elsevier, Mosby, 2004
R175:	W. Böcker, H. Denk, P. Heitz: Pathologie, 4. Aufl., Elsevier GmbH, Urban & Fischer Verlag 2008

R179: A. Meves: Intensivkurs Dermatologie, 1. Aufl., Elsevier GmbH, Urban & Fischer Verlag, München 2006

R208: T. Bartel; S. Müller: Echokardiographie Lehrbuch und Atlas, 1. Aufl., Elsevier GmbH, Urban & Fischer Verlag, München 2006

R212: G. Rassner: Dermatologie, 8. Aufl., Elsevier GmbH, Urban & Fischer Verlag 2007

R229: C. Forbes, W. Jackson: Color Atlas and Text of Clinical Medicine, 3rd ed, Elsevier, Mosby 2003

R230: A. Mir: Blickdiagnosen, Elsevier GmbH, Urban & Fischer Verlag, München 2008

R231: H. Gaulrapp: Diagnostik der Gelenke und Weichteile, 1. Aufl. , Elsevier GmbH, Urban & Fischer Verlag, München 2008

R232: E. Mayatepek: Pädiatrie, 1. Aufl., Elsevier GmbH, Urban & Fischer Verlag, München 2007

R233: R. Marre: Klinische Infektiologie, 2. Aufl., Elsevier GmbH, Urban & Fischer Verlag, München 2007

S100: M. Classen et al.: Differentialdiagnose Innere Medizin, Urban & Schwarzenberg, München, 1998

S008-3: G. Kauffmann, E. Moser, R. Sauer: Radiologie, 3. Aufl., Elsevier GmbH, Urban & Fischer Verlag, München 2006

S107: Roche: Lexikon Medizin. 4. Aufl., Urban & Schwarzenberg, München 1998

T125: U. Stierle, Lübeck

T127: P. Scriba, München

T170: E. Walthers, Marburg-Bauerbach

T178: H. Gelderblom, Seddin

T195: R. Bühler, Giengen/Brenz

T196: P. Kaiser, Müllheim

T197: B. Danz, Ulm

U106: R. Cegla GmbH & Co. KG, Montabaur

U124: pharma-stern GmbH, Wedel

U126: Lilly Pharma GmbH, Bad Homburg

U136: Hoffmann-La Roche AG, Basel

U138: Glaxo Wellcome GmbH, Hamburg

U139: Willy Rüsch AG, Kernen-Rommelshausen

U140: Covidien formerly Tyco Healthcare Deutschland GmbH, Neustadt/Donau

U149: Bayer AG, Leverkusen

U163: Boehringer, Mannheim

U210: Lederle Arzneimittel, Cyanamid GmbH, München

U220: AD. KRAUTH medical, GmbH & Co. KG, Fachbereich cardiovascular, Hamburg

U222: Fresenius Kabi Deutschland GmbH, Bad Homburg

U223: B. Braun AG, Melsungen

U232: Merck KGaA, Darmstadt

U233: Mundipharma GmbH, Limburg/Lahn

U234: Boehringer Ingelheim Pharma KG, Ingelheim

U240: Lichtwer Pharma GmbH, Berlin

U335: IVAX Pharma GmbH, Neuss

V081: ResMed GmbH & Co. KG, Mönchengladbach

V083: Weinmann Geräte für Medizin GmbH & Co. KG, Hamburg

V090: Smiths Medical Deutschland GmbH, Kirchseeon

V113: Dr. Osypka GmbH, Grenzach-Wyhlen

V137: Siemens AG, Erlangen

V153: Sarstedt AG & Co, Nürnbrecht

V214: Cook Deutschland GmbH, Mönchengladbach

V218: Olympus Deutschland GmbH, Hamburg

V336: Roche Diagnostics GmbH, Mannheim

V342: Becton Dickinson GmbH, Heidelberg

V350: Beckman Coulter GmbH, Krefeld

V353: Medtro GmbH, Leimen-Gau

V379: Teleflexmedical S. A, Le Faget

V456: Günther Keul GmbH, Steinfurt

V457: Medical Instruments Corp. GmbH, Herford

V458: Etac GmbH, Marl

W178: Auswertungs- und Informationsdienst für Ernährung, Landwirtschaft und Forsten (aid) e. V., Bonn

W233: Bundeszentrale für gesundheitliche Aufklärung, Köln

W245: Dreidimensionale Lebensmittelpyramide, Copyright: Deutsche Gesellschaft für Ernährung e. V., Bonn

W282: Deutsche Gesellschaft für Tropenmedizin und Internationale Gesundheit (DTG), München

X211: U. Sulkowski, Münster

X214: G. Kauffmann: Radiologie, 2. Aufl. 2001 Urban & Fischer Verlag

X216 Arzneimittelkommission der deutschen Ärzteschaft: Empfehlungen zur Therapie von Tabakabhängigkeit, 1. Auflage. Arzneiverordnung in der Praxis, Sonderheft 2001

X221: Robert Koch-Institut, Berlin

Freisteller:

Kap. 02; Kap. 04; Kap. 05; Kap. 08; Kap. 09 Wasserglas; Kap. 10 Familie; Kap. 15 Kondom: MEV Verlag GmbH, Augsburg;

Kap. 03: Blaulicht: M. Schenkelberg, Krankenwagen: B. Leitner, adpic Bildagentur, Bonn;

Kap. 06; Kap. 11; Kap. 12; Kap. 13 Röntgen: Getty Images/Digital Stock;

Kap. 07: M. Gärtner, Gauting

Kap. 09 Urinbeutel: E. Weimer, Würselen

Kap. 10 Messgerät: A. Walle, Hamburg

Kap. 13 Gymnastik und Rheumapass: Deutsche Rheuma-Liga Bundesverband e. V. , Bonn;

Kap. 14: Lichtwer Pharma GmbH, Berlin

Kap. 15 Palme: Getty Images/PhotoDisc

Kapiteleingangsfotos:

Kap. 01, Kap. 04, Kap. 05 Blutdruck, Kap. 06 Sauerstoffgabe, Kap. 08, Kap. 10 Büffet, Kap. 13 Hand, Kap. 14 Eincremen, Kap. 15, Kap. 16 BSG: A. Walle, Hamburg

Kap. 02: MEV Verlag GmbH, Augsburg

Kap. 03, Kap. 06 Tubus, Kap. 10 Blutzucker, Kap. 16 Farbabgleich: D. Fichtner/T. Engbert, GraphikBureau, Kroonsgard

Kap. 02 Kopfschmerz, Kap. 05 Jogger, Kap. 14 Allergietest: Getty Images/PhotoDisc

Kap. 07: E. Weimer, Würselen

Kap. 09: Bundesverband Medizintechnologie e. V., Berlin

Kap. 11 Plasmapherese: Baxter Deutschland GmbH, Unterschleißheim

Kap. 11 Blutbeutel, Kap. 12 Schutzkleidung: Klinik für Knochenmarktransplantation und Hämatologie/Onkologie, Idar-Oberstein

Kap. 12 Zytostatikaumgang: F. Koch, Rohrbach

Kap. 13 Löffel: Etac GmbH, Marl

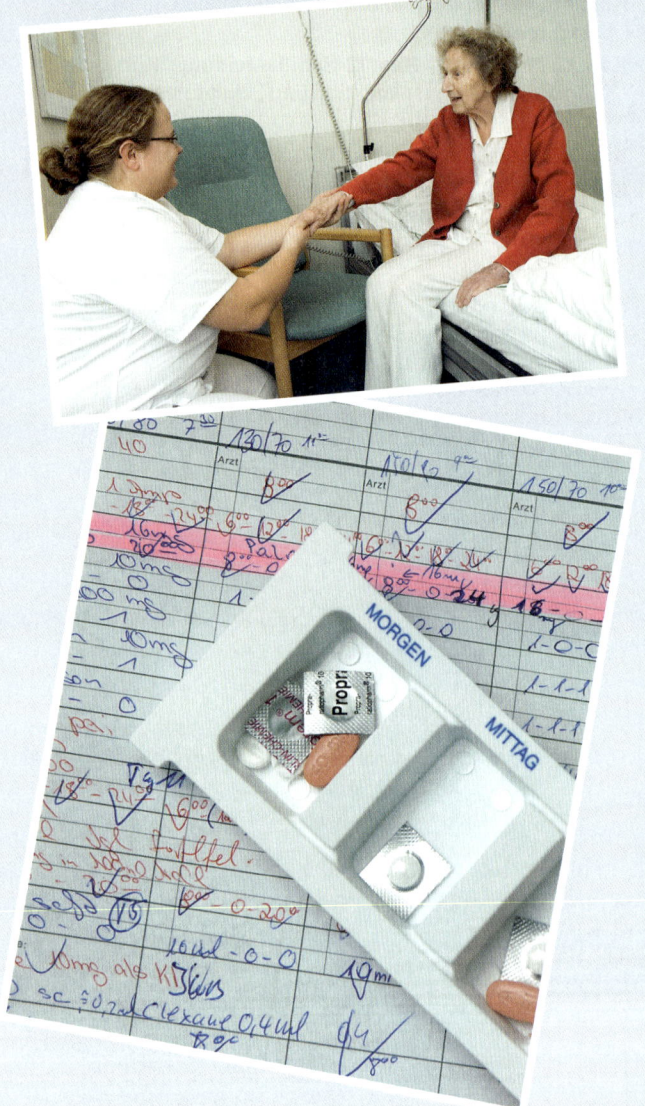

1

Einführung in die Pflege von Menschen mit internistischen Erkrankungen

Innere Medizin: Zentrales medizinisches Fachgebiet, das sich befasst mit:
- Vorbeugung *(Prophylaxe)*
- Erkennung *(Diagnostik)*
- Konservativer, internistisch-interventioneller und intensivmedizinischer Behandlung *(Therapie)* sowie
- Rehabilitation

bei Erkrankungen der inneren Organe (mit Ausnahme der Geschlechtsorgane), des Stoffwechsels, internistischen allergischen und immunologischen Erkrankungen, internistischen Erkrankungen des Stütz- und Bewegungsapparates sowie Infektionskrankheiten und Vergiftungen.

Aufgrund der Komplexität des Fachgebiets haben sich innerhalb der Inneren Medizin Schwerpunkte entwickelt, bislang die
- *Angiologie* (☞ Kap. 5)
- *Endokrinologie und Diabetologie* (☞ Kap. 10)
- *Gastroenterologie* (☞ Kap. 7 und 8)
- *Hämatologie und Internistische Onkologie* (☞ Kap. 11 und 12)
- *Kardiologie* (☞ Kap. 4)
- *Nephrologie* (☞ Kap. 9)
- *Pneumologie* (☞ Kap. 6) und
- *Rheumatologie* (☞ Kap. 13).

Die Pflege von Menschen mit internistischen Erkrankungen stellt große Anforderungen an die Kompetenzen der Pflegenden. Eine besondere Herausforderung liegt in der Vielzahl der Erkrankungen mit ihren vielfältigen Wechselbeziehungen untereinander. Die zahlreichen Berührungspunkte mit anderen Fachgebieten erfordern sowohl im ambulanten als auch im stationären Bereich eine enge und gut organisierte interdisziplinäre Zusammenarbeit mit anderen Berufsgruppen.

Viele internistische Erkrankungen werden von der individuellen Lebensführung der erkrankten Menschen beeinflusst. Fragen u.a. nach den Ernährungs- und Lebensgewohnheiten (z.B. Rauchen), Hobbys oder dem Beruf sind hier von Bedeutung. All diese Aspekte fließen immer in die fachlichen Überlegungen zur Pflege ein. Die individuell abgestimmte Auswahl von pflegerischen Angeboten ist nur anhand eines präzisen Bildes der Persönlichkeit des Patienten im Rahmen der Pflegeanamnese möglich.

1.1 Der internistisch erkrankte Mensch

Bei internistischen Erkrankungen handelt es sich – im Gegensatz z.B. zur Chirurgie oder Augenheilkunde – oft um den ganzen Körper betreffende Erkrankungen, sodass sich internistisch erkrankte Menschen nicht auf einen bestimmten „Ort des Geschehens" konzentrieren können. Solche Erkrankungen sind oft schwer fassbar, insbesondere wenn die subjektiven Beschwerden (noch) gering sind. Gleichzeitig können vor allem chronische Krankheitsbilder (wie z.B. Diabetes mellitus) bedeutende Auswirkungen auf den Alltag des Betroffenen haben.

Einschränkungen lebenswichtiger Organe, wie z.B. Herz oder Lunge, können außerdem zu großen Ängsten führen. Pflegende können den Betroffenen durch Aufklärung und Beratung Sicherheit vermitteln.

1.1.1 Alter

Obwohl internistische Erkrankungen den Menschen in jedem Alter treffen können, liegt der Schwerpunkt sicher in der zweiten Lebenshälfte. Auch der demographische Wandel führt zu einem Anstieg älterer, internistisch erkrankter Menschen. Dies hat zur Folge, dass Pflegende Biographien und fest verwurzelte Verhaltensmuster in ihrer Planung berücksichtigen müssen. Auch müssen Pflegende im Rahmen der Prävention und Gesundheitsförderung überlegen, welche Verhaltensänderungen in der jeweiligen Gesamtsituation des Patienten am wichtigsten und realistisch sind und wie diese am besten erreicht werden können. Bei einem Mittfünfziger mit Risikofaktoren für Herz-Kreislauf-Erkrankungen sind ganz andere Maßnahmen möglich (und nötig) als bei einem 78-Jährigen, der schon seit Jahrzehnten keinen Sport mehr getrieben hat.

Auch allgemeine Alterserscheinungen, z.B. verminderte allgemeine Leistungsfähigkeit, eingeschränkte Mobilität und Flexibilität, beeinflussen die Möglichkeiten gesundheitsfördernder und präventiver Maßnahmen.

1.1.2 Multimorbidität

Multimorbidität *(Polymorbidität):* Gleichzeitiges Vorhandensein von mehreren Krankheiten, besonders häufig bei älteren Patienten.

Ist nicht nur *ein*, sondern sind *viele* Organe in ihrer Leistung oder Leistungsreserve eingeschränkt, so spricht man von **Multimorbidität.** So leidet ein typischer multimorbider Patient gleichzeitig an Herzinsuffizienz (☞ 4.5.1), Bluthochdruck (☞ 5.4.1), Niereninsuffizienz (☞ 9.10) und Diabetes mellitus (☞ 10.7).

Multimorbidität kann die Behandlung des Patienten erheblich erschweren. Beispielsweise können einige Arzneimittel nur in niedriger Dosierung oder überhaupt nicht

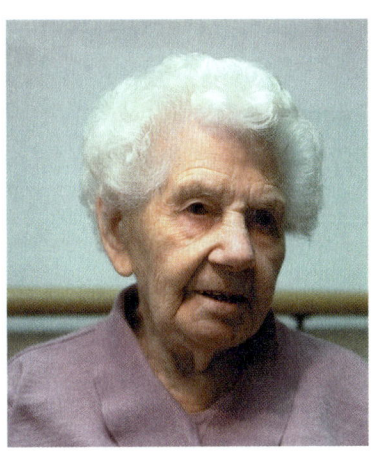

Abb. 1.1: Bei internistisch Erkrankten handelt es sich oft um ältere Menschen mit festen Vorstellungen und Verhaltensmustern. Das häufige Bestehen mehrerer Erkrankungen gleichzeitig kann Behandlung und Pflege sowie das Kompensieren von Einschränkungen erschweren. [K157]

1

gegeben werden, wenn die Nieren des Patienten nicht mehr ausreichend arbeiten. Oder ein Medikament bessert zwar die eine Erkrankung (z. B. Bluthochdruck), verschlechtert aber eine andere (z. B. eine gleichzeitige arterielle Durchblutungsstörung).

1.1.3 Chronische Erkrankungen

In den letzten Jahrzehnten hat sich das Krankheitsspektrum in den Industrieländern gewandelt: Der Anteil akuter Erkrankungen hat abgenommen, chronische Erkrankungen sind immer häufiger geworden.

Patienten mit einer chronischen Erkrankung müssen sich damit auseinandersetzen, dass die Erkrankung sie ihr Leben lang begleiten und vielfach auch einschränken wird. Die Betroffenen müssen lernen, mit der Erkrankung zu leben.

Ambulant wie stationär Pflegende begegnen chronisch kranken Patienten immer wieder und begleiten sie nicht selten über Jahre:

- Ein Vertrauensverhältnis zum Betroffenen und seinen Angehörigen sowie gute Kommunikation können die Mitarbeit (**Compliance**) des Patienten fördern und dadurch den Verlauf günstig beeinflussen
- Eine chronische Erkrankung kann über Jahre unverändert bleiben oder sich innerhalb von Tagen verschlechtern. Pflegende beobachten den Patienten sorgfältig auf Veränderungen und passen ihre Unterstützung dem jeweiligen Zustand des Patienten an. Im Vordergrund stehen immer die bestmögliche Lebensqualität des Betroffenen und eine möglichst selbstständige Lebensführung (☞ Rehabilitation 1.2.2)
- Es hat sich gezeigt, dass Patienten, die über ihre Erkrankung Bescheid wissen, sich der Krankheit weniger ausgeliefert fühlen und sie besser bewältigen. Pflegende unterstützen die Betroffenen in ihrem Bedürfnis nach Information, indem sie sie z. B. auf geeignete Bücher, Internetseiten oder regionale Selbsthilfegruppen aufmerksam machen.

1.2 Besonderheiten der Pflege in der Inneren Medizin

1.2.1 Pflegedefinition, Pflegeverständnis und Pflegekompetenz

Pflegedefinition

> **Gesundheits- und Krankenpflege:** Aufgabengebiet der Gesundheits- und Krankenpflege ist die Wiedererlangung, Verbesserung, Erhaltung und Förderung der physischen und psychischen Gesundheit der zu pflegenden Menschen. Dazu erheben Pflegende den Pflegebedarf, planen und organisieren die Pflege, führen Pflegemaßnahmen durch, dokumentieren und evaluieren diese. Pflegende beraten, leiten an und unterstützen die Patienten und ihre Angehörigen unter Berücksichtigung ihrer Selbstständigkeit und Selbstbestimmung (vgl. KrPflG 2004 § 3).

Pflegeverständnis

Das eigene **Pflegeverständnis** ist maßgeblich geprägt vom individuellen Menschenbild und den persönlichen ethisch-moralischen Vorstellungen der Pflegekraft. Diese werden stark beeinflusst von Prägungen in der Familie, der Schule, im Beruf und vom persönlichen Umfeld. Jede Pflegehandlung ist, bewusst oder unbewusst, von diesen Ansichten und Wertvorstellungen der Pflegekraft geprägt.

Neben diesem individuellen Pflegeverständnis gibt es noch das Pflegeverständnis der Einrichtung selbst. Im **Pflegeleitbild** werden das Selbstverständnis und die Ziele pflegerischen Handelns, meist anhand einer Pflegetheorie, schriftlich festgehalten. Es steht nicht nur Mitarbeitern, sondern auch Patienten und allen Interessierten zur Verfügung und ist für alle Mitarbeiter verbindlich.

Pflegekompetenz

Kompetenz bezeichnet die Befähigung, etwas zu tun. **Pflegerische Handlungskompetenz** bedeutet, zielbewusst, reflektiert und verantwortlich zu handeln. Dazu gehören neben der Fach- und Methodenkompetenz auch Sozialkompetenz und personale Kompetenz:

- **Fach- und Methodenkompetenz:** z. B. theoretisches und praktisches Fachwissen, Kenntnisse verschiedener Behandlungsmethoden, organisatorische Fähigkeiten
- **Sozialkompetenz:** z. B. Teamfähigkeit, Einfühlungsvermögen, kommunikative Fähigkeiten
- **Personale Kompetenz:** z. B. Fähigkeit zur Selbstentwicklung v. a. durch Besuch von Fortbildungen, Lern- und Leistungsbereitschaft, Belastbarkeit, Fähigkeit zur Selbstpflege (z. B. Schutz vor Burn-out).

1.2.2 Ziele der Pflege

Pflegerische Maßnahmen können unterschiedliche Zielsetzungen verfolgen. Liegt der Schwerpunkt auf der Information und Beratung, auf der Vorbeugung von Krankheiten (präventive Pflege) oder deren Heilung (kurative Pflege), wird der Pflegeprozess anders ablaufen als bei der Begleitung von sterbenden Menschen (palliative Pflege). Pflegeziele werden daher unterschieden in:

- Gesundheitsfördernde Ziele
- Präventive (vorbeugende) Ziele
- Kurative (heilende) Ziele
- Kompensatorische Ziele
- Rehabilitative (wiederherstellende) Ziele
- Palliative (erleichternde) Ziele.

Gesundheitsfördernde Pflege

> **Gesundheitsförderung:** Bezeichnet den Prozess, allen Menschen ein höheres Maß an Selbstbestimmung über ihre Gesundheit zu ermöglichen und sie damit zur Stärkung ihrer Gesundheit zu befähigen. (WHO 1986)

Gesundheitsförderung setzt an den Ressourcen des gesunden Menschen an und will diese fördern, um Gesundheit und Wohlbefinden zu steigern.

Maßnahmen der Gesundheitsförderung sind z. B.:
- Kurse zur Erhaltung der Beweglichkeit
- Beratung zu einer ausgewogenen, cholesterinarmen Ernährung
- Programme zur Stärkung der kardialen Leistungsfähigkeit.

Das Bewusstsein über die Bedeutung der Gesundheitsförderung ist in den letzten Jahren enorm gewachsen. Im Deutschen Forum Prävention und Gesundheitsförderung beschäftigen sich verschiedene Arbeitsgruppen mit der Erstellung von Programmen zur Prävention und Gesundheitsförderung, z. B. gesunde Städte, gesundheitsfördernde Schulen, gesundheitsfördernde Krankenhäuser (⊠ 1, 2). Prävention und Gesundheitsförderung sind eng miteinander verbunden und ergänzen sich gegenseitig.

Präventive Pflege

> **Prävention** (von *lat.* praevenire = „zuvorkommen"): Alle Maßnahmen, die dazu dienen, Erkrankungen und Unfälle zu vermeiden sowie Krankheitsfolgen zu mindern und so Gesundheit zu fördern.

Es werden drei Formen der **Prävention** unterschieden:
- **Primäre Prävention:** Vorbeugung vor Erkrankungen durch Minimierung von Krankheitsrisiken und -ursachen. Setzt also beim (Noch-)Gesunden an. Dazu gehören z. B. Impfungen oder Werbeaktionen zu „Safer Sex" zur Bekämpfung von Aids
- **Sekundäre Prävention:** Früherkennung und dadurch frühestmögliche Behandlung einer bereits bestehenden Erkrankung. Hierzu zählen z. B. alle Krebsvorsorgeuntersuchungen
- **Tertiäre Prävention:** Maßnahmen zur Minimierung von Folgen einer bereits bestehenden Erkrankung und zur Verhinderung eines Wiederauftretens der Erkrankung. Ein Beispiel dafür sind Asthmaschulungsprogramme für Asthmatiker, um die Häufigkeit und die Schwere weiterer Asthmaanfälle einzudämmen.

Die Grenzen sind allerdings teilweise unscharf und die Begriffe werden nicht immer einheitlich benutzt.

Kurative Pflege

> **Kurative Pflege** (von *lat.* curare = heilen, sorgen): Beschreibt alle Maßnahmen, die dazu dienen, Erkrankungen zu heilen.

Der Schwerpunkt **kurativer** *(heilender)* **Pflege** liegt im Erkennen und Fördern individueller Ressourcen des Patienten, der Durchführung aller erforderlichen Pflegemaßnahmen sowie der ärztlichen Anordnungen, um dem Betroffenen eine möglichst unabhängige Alltagsbewältigung zu ermöglichen. Nicht immer ist eine Heilung im Sinne einer völligen Wiederherstellung möglich. Pflegende sind Teil des therapeutischen Teams von Ärzten, Physiotherapeuten, Ergotherapeuten, Psychologen, Diätassistenten etc.

Kurative Pflegemaßnahmen sind z. B.
- Anwendung spezieller Pflegekonzepte, z. B. Bobath (☞ 5.6.5) und Basale Stimulation bei Schlaganfallpatienten

- Beratung und Anleitung der Betroffenen und ihrer Angehörigen
- Überwachung und Assistenz therapeutischer Maßnahmen, z. B. Verabreichung von Medikamenten und Infusionen.

Kompensatorische Pflege

> **Kompensatorische Pflege** (von *lat.* compensare = ersetzen): Beschreibt alle Maßnahmen, die dazu dienen, einen Ausgleich für bestehende Einschränkungen im körperlich-organischen Bereich zu schaffen.

Bei der **kompensatorischen Pflege** werden Handlungen ganz oder teilweise, vorübergehend oder dauerhaft von den Pflegenden übernommen. Wie bei der kurativen Pflege berücksichtigen die Pflegenden die Ressourcen des Patienten. Sie übernehmen im Sinne einer **aktivierenden Pflege** so viel wie nötig und dabei so wenig wie möglich. Die Pflegenden beziehen den Patienten in alle Maßnahmen mit ein und leiten ihn zur selbstständigen Durchführung an, sobald er dazu in der Lage ist. Beispiele für kompensatorische Pflege sind:
- Unterstützung bei der Körperpflege z. B. nach Schlaganfall
- Legen einer Ernährungssonde zur Nahrungsaufnahme
- Verabreichung von Sauerstoff bei Atemnot.

Rehabilitative Pflege

> **Rehabilitative Pflege** (von *lat.* rehabilitare = wieder fähig machen): Alle Leistungen, die darauf ausgerichtet sind, akut oder chronisch Kranken, behinderten oder von Behinderung bedrohten Menschen ein weitgehend selbstständiges Leben zu ermöglichen.

Ziele jeder **Rehabilitation** sind:
- Die Beseitigung oder zumindest Minimierung von Gesundheitsschäden **(medizinische Rehabilitation)**
- Die möglichst weitgehende Teilhabe am gesellschaftlichen Leben **(soziale Rehabilitation)**
- Die (Wieder-)Eingliederung ins Berufsleben **(berufliche Rehabilitation)**.

Entsprechend sind an der Rehabilitation viele Berufsgruppen beteiligt, etwa Ärzte, Pflegende, Psychologen, Physiotherapeuten, Orthopädietechniker, Sozialarbeiter und bei Berufstätigen Reha-Berater des Arbeitsamtes. Die berufliche Rehabilitation („Rehabilitation vor Rente") ist darüber hinaus nur durch hohe Kooperationsbereitschaft des bisherigen bzw. potenziellen Arbeitgebers möglich. Mögliche Bausteine sind z. B. spezielle Maßnahmen an Berufsförderungswerken (u. a. mit Arbeitserprobung), aber auch Umschulung oder Versetzung an einen anderen Arbeitsplatz innerhalb des bisherigen Betriebs.

Bei stationär Behandelten beginnt Rehabilitation bereits im Krankenhaus. Pflege leistet hier einen maßgeblichen Anteil zur Rückgewinnung größtmöglicher Unabhängigkeit in der Alltagsgestaltung und Alltagsbewältigung. Sie schließt dabei die Handlungsfelder Begleitung, Beratung, Unterstützung und Anleitung gleichermaßen ein.

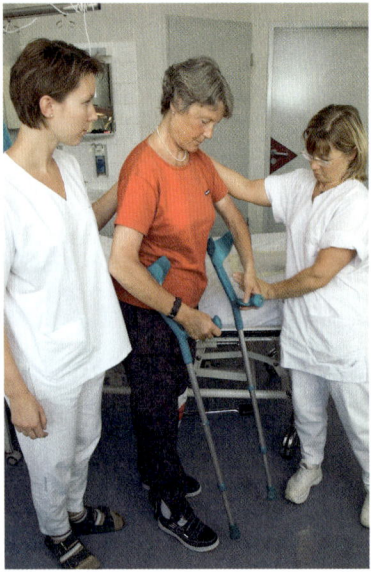

Abb. 1.2: Zur rehabilitativen Pflege gehört z. B. das Gehtraining, damit der Patient wieder selbstständig gehen lernt. [K115]

Maßnahmen einer rehabilitativen Pflege sind z. B.:
- Anziehtraining bei Halbseitenlähmung nach Schlaganfall
- Schulung in der Anwendung von Hilfsmitteln wie Insulin-Pens
- Unterstützung beim Gehtraining von Patienten mit chronischer Polyarthritis.

Rehabilitationsmaßnahmen sind prinzipiell ambulant wie stationär möglich, wobei in Deutschland trotz des steigenden Anteils ambulanter Reha-Maßnahmen die stationären Maßnahmen in speziellen Rehakliniken nach wie vor den Hauptteil ausmachen.

Für alle Rehabilitationsmaßnahmen sind Motivation und Mitarbeit des Betroffenen ausschlaggebend für das Gelingen.

Nach einer stationären Rehabilitation sind häufig weitere ambulante Maßnahmen sinnvoll, um den Rehabilitationserfolg zu sichern. Dies können z. B. gezielte medizinische Maßnahmen sein, aber auch Selbsthilfegruppen können einen wesentlichen Beitrag leisten.

Palliative Pflege (Palliative Care)

Palliative Care: „Ansatz zur Verbesserung der Lebensqualität von Patienten und ihren Familien, die mit Problemen konfrontiert sind, die mit einer lebensbedrohlichen Erkrankung einhergehen, und zwar durch Vorbeugen und Lindern von Leiden, durch frühzeitiges Erkennen, untadelige Einschätzung und Behandlung von Schmerzen sowie anderen belastenden Beschwerden körperlicher, psychosozialer und spiritueller Art" (WHO 2002, 📖 1).

Palliativpflege (von *lat.* palliare = mit einem Mantel bedecken): Im weiteren Sinn als (nicht ganz zutreffende) deutsche Übersetzung für „Palliative Care" gebraucht. Im engen Sinn bezeichnet Palliativpflege das pflegerische Fachwissen und Vorgehen im Rahmen von Palliative Care (Palliativbetreuung/Palliativmedizin).

Palliative Pflege ist ein Angebot an Menschen mit (chronisch) fortschreitenden unheilbaren Erkrankungen. International gebräuchlich ist der Begriff **Palliative Care,** der die ganzheitliche, umfassende Betreuung des Patienten durch verschiedene Berufsgruppen (Pflegende, Ärzte, Psychologen, Physiotherapeuten etc.) betonen soll.

Palliativpflege ist nicht an eine bestimmte Organisationsform gebunden: **Palliativstationen** sind Krankenhausstationen, die auf die Betreuung von Palliativpatienten im multiprofessionellen Team spezialisiert sind. **Stationäre Hospize** (von *lat.* hospitium = Gastfreundschaft, Gastzimmer) sind Pflegeeinrichtungen, die sich ausschließlich der Pflege von unheilbar Kranken widmen. Unheilbar Kranke können auch zu Hause in Zusammenarbeit mit örtlichen **ambulanten Hospizdiensten** betreut werden, weshalb man allgemein von **Hospizarbeit** spricht.

Palliative Care ist auch nicht beschränkt auf die letzten Tage oder Wochen des Lebens. Insbesondere Kinderhospize begleiten die betroffenen Kinder und ihre Angehörigen nicht selten über Jahre.

Zwar machen an Krebs Erkrankte und ihre Angehörigen in der Inneren Medizin den Hauptanteil derer aus, die palliative Pflege in Anspruch nehmen. Palliative Care richtet sich aber generell an alle Menschen mit einer lebensbegrenzenden Erkrankung, also auch an Patienten mit weit fortgeschrittenen Herz- oder Lungenerkrankungen, Leberfunktionsstörungen oder AIDS-Patienten. Eine an Bedeutung zunehmende Patientengruppe sind außerdem multimorbide ältere Patienten.

Ziele der palliativen Betreuung

Palliative Pflege orientiert sich ausschließlich an den Bedürfnissen der Erkrankten:
- Im Vordergrund steht nicht eine Lebensverlängerung, sondern eine Verbesserung der Lebensqualität, eine bestmögliche Linderung belastender Beschwerden und eine weitestmögliche Erfüllung aller Bedürfnisse des Kranken und seiner Angehörigen (z. B. nicht alleine zu sein, über Ängste sprechen zu dürfen). Dabei werden oftmals Maßnahmen aus der Alternativmedizin wie Einreibungen mit Aromaölen oder Wickel und Auflagen als wohltuend empfunden
- Bei allen diagnostischen, therapeutischen und pflegerischen Maßnahmen wird der Nutzen für den Kranken sorgfältig gegenüber den Belastungen abgewogen. Dies ist aber entgegen einem verbreiteten Vorurteil nicht gleichbedeutend mit therapeutischem Nichtstun
- Sterben und Tod werden als Teil des Lebens angesehen und nicht tabuisiert. Grundlage für ein Vertrauensverhältnis zwischen Patient und betreuenden Personen ist eine offene, aufrichtige Kommunikation, Patient wie Angehörige wissen über das Stadium der Erkrankung Bescheid. Dem Patienten soll ein friedvoller, schmerzfreier und würdevoller Tod ermöglicht werden.

Palliative Betreuung erfordert von den Pflegenden ein hohes Maß an Flexibilität, denn der Pflegealltag ist schlecht planbar – sowohl der Zustand des Kranken als auch seine Wünsche z. B. bezüglich der Durchführung oder Ablehnung von Pflegemaßnahmen können sich von Tag zu Tag ändern. Außerdem müssen sich alle in der Palliativbetreuung Tätigen noch mehr als andere Mitarbeiter im Gesundheitswesen mit der Endlichkeit menschlichen Seins auseinandersetzen. Sie können nur dann angemessene Begleiter sein, wenn vorher eine bewusste Auseinandersetzung mit dem eigenen Sterben im Rahmen einer Weiterbildung stattgefunden hat (☐ 2). Hilfreich ist hier auch der Austausch mit anderen Organisationen, die sich auf Palliative Care spezialisiert haben, sowie Supervisionen (✉ 3, 4).

Häufige belastende Symptome

Palliativmedizin ist sehr individuell auf den Patienten zugeschnitten. Trotzdem gibt es immer wiederkehrende belastende Symptome. Generell wird zuerst nach der Ursache der Beschwerden gesucht und diese gezielt angegangen. Ist dies nicht möglich, erfolgt eine symptomatische (medikamentöse) Therapie.

Die häufigsten Beschwerden sind:
- **Appetitlosigkeit.** Diese ist oft für die Angehörigen ein zentrales Problem. Sind keine therapierbaren Ursachen feststellbar, so sind auch hier die Bedürfnisse des Patienten Maßstab aller Betreuung: Hat der Patient den Wunsch zu essen, so werden ihm kleine Portionen Wunschkost angeboten, mag er nicht essen, so wird dies akzeptiert
- **Übelkeit und Erbrechen** ☞ 7.2.1, 12.5.2.
- **Durst und Mundtrockenheit.** Mediziner gehen davon aus, dass das Durstgefühl in der letzten Lebensphase abnimmt und eine parenterale Flüssigkeitszufuhr das Leiden des Sterbenden wahrscheinlich verstärkt. Nach heutigem Wissen viel quälender ist die oft ebenfalls als Durst bezeichnete Mundtrockenheit, die nicht allein Folge einer verminderten Flüssigkeitszufuhr ist, sondern z. B. auch einer verminderten Speichelsekretion, Mundatmung oder von Arzneimitteln. Entsprechend wichtig ist eine intensive Mundpflege, z. B. mit kleinen Flüssigkeitsmengen, Eiswürfeln (auch aus Getränken), gefrorenen Obststückchen oder Befeuchten der Mundschleimhaut z. B. mit feuchten Tupfern oder Sprühflaschen
- **Obstipation** ☞ 7.2.7, 2.4.4
- **Schmerzen.** Viele Patienten haben Angst, in den letzten Monaten und Wochen ihres Lebens unter starken Schmerzen zu leiden. Eine angemessene Schmerzversorgung ermöglicht diesen Patienten eine weitestgehende Schmerzlinderung und somit die Verbesserung ihrer Lebensqualität, auch am Ende des Lebens. ☞ Kap. 2, 12.5.5
- **Schwäche** ☞ 12.3.1
- **Atemnot.** Symptomatisch stehen hier neben Allgemeinmaßnahmen wie etwa Beruhigung und Lagerung des Patienten Opioide (☞ 2.4.4) und Tranquilizer (v. a. Benzodiazepine, ☞ Pharma-Info 5.36) im Vordergrund. Sauerstoffgabe ist umstritten, hierüber wird individuell entschieden.

Ob die **Rasselatmung** kurz vor dem Tod, die Folge nicht abgehusteten Sekrets in den Atemwegen ist, vom Sterbenden als quälend empfunden wird, ist ungeklärt, aber eher unwahrscheinlich. Helfen können häufig eine Verminderung der Flüssigkeitszufuhr, Halbseitenlagerung des Patienten und eine medikamentöse Senkung der Sekretproduktion (z. B. mit Buscopan®). Absaugen ist in aller Regel nicht indiziert.

1.2.3 Aufgaben der Pflegenden

Die Handlungsfelder der Pflege werden durch komplexe Aufgaben- und Problemstellungen bestimmt. Die zu bearbeitenden Aufgabenfelder sind immer mehrdimensional und vielschichtig, da sie stets berufliche, gesellschaftliche und individuelle Problemstellungen miteinander verknüpfen.

Die Handlungsfelder der Pflege werden im Folgenden als *Begleitung*, *Beratung*, *Unterstützung* und *Anleitung* verstanden.

Begleitung

Begleitung bedeutet sinngemäß „mit jemanden einen Weg gehen". Die Begleitung von Patienten und ihren Angehörigen durch Pflegende zeigt sich in unterschiedlichen Dimensionen: der Transport des im Rollstuhl sitzenden Patienten zur Röntgenabteilung, das Gespräch mit den Angehörigen eines Schlaganfallpatienten, der spirituell-emotionale Beistand für den Erkrankten und seine Angehörigen während des Sterbeprozesses.

Begleitung ist in der Pflege allgegenwärtig und verlangt nach einer Vielzahl von unterschiedlichsten Kompetenzen, um in jeder Situation eine individuell angemessene Begleitung durchführen zu können.

Ziel professioneller pflegerischer Begleitung ist es, die Bedürfnisse des Patienten und seiner Angehörigen zu erkennen, um gezielt darauf reagieren zu können. Dazu brauchen Pflegende je nach Situation z. B. kommunikative Kompetenz, Empathie und Mitgefühl, die Kenntnis über entsprechende theoretische Konzepte und eigene praktische Erfahrungen.

Beratung

Die **Beratung** soll den Patienten zur Selbstpflege befähigen und ihm damit seine Unabhängigkeit im Alltag zurückgeben. Die Beratung kann sich auch an die Angehörigen richten, z. B. bei schwer pflegebedürftigen Patienten, die nach ihrem Klinikaufenthalt von ihren Angehörigen zu Hause gepflegt werden sollen. Bei der Beratung

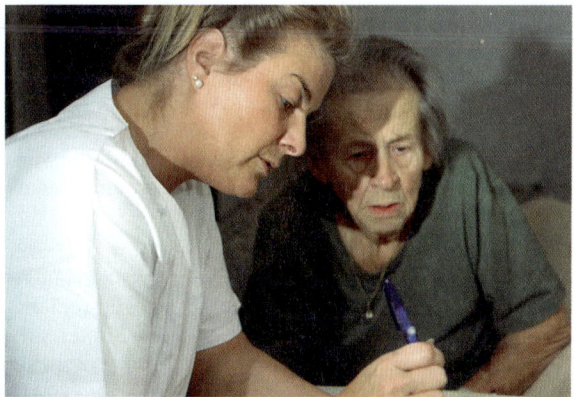

Abb. 1.3: Die Patientenberatung ist eine der zentralen Aufgaben der Pflegenden. Gerade bei älteren Menschen hilft es dabei oft, Informationen schriftlich festzuhalten und mitzugeben, damit sie diese später noch einmal nachlesen können. [K115]

1

werden alle beruflichen Kompetenzen (Fach-, Methoden-, Sozial-, personale Kompetenz) der Pflege gefordert.

Beratung findet z. B. statt:
- Zur Alltagsbewältigung bei einer chronischen Erkrankung (z. B. KHK, Diabetes mellitus)
- Zur Kompensation physischer Folgen einer schweren Erkrankung (z. B. Colitis ulcerosa)
- Zu Hilfsangeboten zur Krankheitsbewältigung (etwa zur Möglichkeit einer psychoonkologischen Beratung bei Krebserkrankung)
- Zum sicheren Verhalten in der häuslichen Umgebung bei Patienten mit erhöhter Infektionsgefahr (z. B. bei Immunsuppression).

> Die Beratungssituation kann die Gefahr von Befugnisüberschneidungen mit sich bringen. Betreffen die Beratungsinhalte z. B. allgemeine Fragen zur Lebensführung (etwa ausgewogene Ernährung, körperliche Bewegung, ausreichend Schlaf) oder die Alltagsgestaltung im Hinblick auf die Selbstpflege (beispielsweise Fußpflege durch Fachkraft bei Diabetikern), fällt dies in den Aufgabenbereich der Pflegenden. Fallen Beratungswünsche eines Kranken oder seiner Angehörigen in Bereiche anderer Berufsgruppen, vermitteln die Pflegenden den Kontakt bzw. ein Gespräch. Möglicherweise ist es sinnvoll, das Beratungsgespräch gemeinsam zu führen (z. B. Patient plus Pflegekraft plus Physiotherapeut oder Patient plus Pflegekraft plus Arzt).

Im Folgenden werden die Grundsätze der Patientenberatung dargestellt. Auf die Patientenberatung in speziellen Pflegesituationen, etwa den Umgang mit Schmerzen, die Selbsthilfemöglichkeiten bei Atemnot oder Durchführung und Steuerung einer Insulintherapie bei Diabetes mellitus, wird in den entsprechenden Kapiteln näher eingegangen.

Beratungsbedarf und Beratungsziele

Obligater Bestandteil der Patientenberatung ist es, den **Beratungsbedarf** des Patienten zu ermitteln und dann gemeinsame **Beratungsziele** zu definieren. Ziel der Beratung ist es immer, dem Patienten die für ihn bestmögliche Gestaltung seines Alltags zu ermöglichen.

Zur differenzierten Ermittlung eines Beratungsbedarfs führt die Pflegekraft im Rahmen des Pflegeprozesses mit dem Betroffenen und ggf. seinen Angehörigen ein Gespräch. Aus ihrem Wissen um die für die Selbstpflege notwendigen Kenntnisse und Fertigkeiten kann die Pflegekraft dann die Defizite und damit den Beratungsbedarf einschätzen.

Entscheidend sind die kommunikativen Kompetenzen der Pflegekraft. Das Beratungsgespräch ist personenzentriert: Die Interessen und Erwartungen des Gesprächspartners stehen immer im Mittelpunkt. Im Sinne einer Patienten-/Angehörigenberatung sind folgende Aspekte zu berücksichtigen:
- Aktives Zuhören praktizieren – beinhaltet eine zugewandte offene Gesprächshaltung, ein authentisches Verhalten der ganzen Person und eine wertschätzende Gesprächshaltung gegenüber dem Gesprächspartner
- Mithilfe von Ich-Botschaften kommunizieren – Ich-Botschaften fördern die Konzentration auf individuell relevante Gesprächsinhalte, da Pauschalisierungen vermieden werden, und eröffnen die Möglichkeit Emotionen mitzuteilen, ohne verletzend zu sein
- Gesprächsinhalte spiegeln (paraphrasieren) – dies bedeutet die Wiederholung dessen, was gesagt wurde, mittels eigener Worte
- Eine nicht-direktive Gesprächsführung praktizieren – das heißt keine „direkten" Anweisungen zu formulieren.

Unterstützung

Die Unterstützung eines kranken Menschen bedeutet vor allem kompensierendes Handeln von Pflegenden zum Ausgleich von Einschränkungen in der Alltagsbewältigung. Die Pflegenden gleichen das Defizit des Kranken in einer bestimmten Situation durch ihr Eingreifen aus, indem sie z. B. Nahrung zubereiten und anreichen oder Teile der Körperpflege übernehmen.

Anleitung

Anleitung bezeichnet die fachpraktische Unterweisung von kranken Menschen und ihren Angehörigen. Dazu zählen die Vermittlung von fachlichem Hintergrundwissen („Was macht Insulin in meinem Körper?") und das praktische Einüben von Handlungsabläufen („Wann injiziere ich wo wie viel Insulin?"). Häufig geschieht das Einüben über Demonstrationen durch die Pflegekraft und Nachahmung durch den Kranken oder seine Angehörigen.

1.2.4 Beobachten, Beurteilen und Intervenieren

Jede kompetenzgeleitete Pflegehandlung besteht aus den Schritten der Beobachtung, der Beurteilung und der zielgerichteten Intervention. Sie bedarf einer empathischen Grundhaltung zur Wahrnehmung von Phänomenen, einer fachlichen Kompetenz zu deren Einschätzung sowie eines Gedankenprozesses zur Entscheidungsfindung als Voraussetzung für das nachfolgende intervenierende Handeln. Durchführung und Auswertung der Interventionen basieren auf der Fachkompetenz der Pflegenden und der Fähigkeit, das eigene Handeln zu reflektieren.

Die Schritte Beobachten, Beurteilen und Intervenieren gelten für alle Bereiche pflegerischer Arbeit mit kranken Menschen oder ihren Angehörigen und finden in folgenden Lebensbereichen statt:
- Atmung
- Herz-Kreislauf-System
- Körpertemperatur
- Haut
- Ernährung
- Ausscheidung
- Bewegung
- Kommunikation
- Schlaf
- Bewusstsein
- Schmerz.

Beobachten

> **Beobachten:** Aufmerksames, methodisches und zielgerichtetes Wahrnehmen, um Informationen zu gewinnen und Entscheidungen zu treffen.

Beobachten beschreibt die willentliche und gezielte Wahrnehmung eines Phänomens mittels der Sinnesorgane oder bestimmter Hilfsmittel, wie z. B. Stethoskop, Thermometer oder Überwachungsmonitor. Beobachten ist nicht objektiv, sondern u. a. beeinflusst vom eigenen Befinden, von Erwartungen sowie von Übung und Erfahrung der Pflegenden. Beobachtung ist Voraussetzung professioneller Pflege. Sie erfasst den Menschen in seiner Ganzheit und berücksichtigt die körperliche, psychische und soziale Ebene. Ziele der Patientenbeobachtung sind:
- Die individuelle Lebens- und Krankheitssituation erkennen
- Den individuellen Beratungs- und Pflegebedarf bzw. die Selbstpflegefähigkeiten ermitteln
- Drohende Gefahren erkennen und verhüten
- Den Krankheits- und Genesungsverlauf bzw. den Therapieerfolg überwachen, Veränderungen wahrnehmen
- Durchgeführte Pflegemaßnahmen evaluieren
- Wünsche und Bedürfnisse des Patienten erkennen.

Beurteilen

> **Beurteilen:** Deuten eines wahrgenommenen Phänomens (z. B. einer Tachypnoe), das heißt, die Ergebnisse der Beobachtung werden in einen Zusammenhang gestellt (hier: mit den Normalwerten verglichen). Die Beurteilung ist die Basis für Planung, Durchführung und Evaluation pflegerischer Interventionen.

Beurteilen setzt voraus, dass die Pflegekraft:
- Über ausreichende Kenntnisse verfügt, um die Beobachtungen zu objektivieren (z. B. durch Messungen). Sie beobachtet z. B. bei einem Patienten einen roten Kopf und führt eine Blutdruckmessung durch
- Über ausreichendes Fachwissen verfügt, um die Beobachtung in einen Zusammenhang zu stellen, also zu beurteilen. Sie kennt die Blutdruck-Normalwerte und kann den gemessenen Wert daher als zu hoch einordnen. Das Fachwissen beinhaltet auch mögliche Ursachen über Normabweichungen. Die Pflegekraft fragt den Patienten z. B.: „Haben Sie sich gerade körperlich angestrengt?"
- Die notwendige Sensibilität hat, um das aktuelle Erleben der betroffenen Person in ihrer Situation korrekt einschätzen zu können. Sie erkundigt sich z. B. nach dem Befinden und erfährt, dass sich der Patient trotz Bluthochdruck wohl fühlt und nicht beeinträchtigt ist.

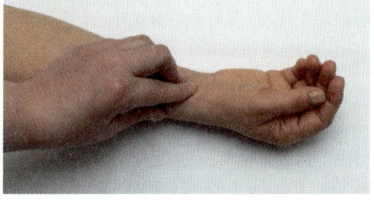

Abb. 1.4: Das Pulsmessen ist eine häufige Maßnahme im Rahmen der Patientenbeobachtung. [K115]

Intervenieren

> **Intervenieren** (*lat.* intervenire = dazwischentreten, sich einschalten): Eingreifen in eine Situation bzw. einen Konflikt, mit dem Ziel, diesen zu lösen.

> **Intervenieren in der Pflege:** Ergreifen von Pflegemaßnahmen, die ein aktuelles, gesundheitliches Problem beseitigen, lindern oder ihm vorbeugen.

Nach Beobachten und Bewerten eines Phänomens leitet die Pflegekraft sachlich korrekte und fundierte Maßnahmen zur Bewältigung der Situation ein. Sie berücksichtigt dabei immer individuelle Bedürfnisse des Patienten, sein Recht auf Selbstbestimmung, seine aktuelle Verfassung und generelle Einflussfaktoren wie z. B. Alter, Familie, soziale Schicht, Religion und Kultur. Sie legt die Pflegeziele gemeinsam mit dem Patienten, ggf. auch mit seinen Angehörigen, fest und evaluiert sie in regelmäßigen Abständen. Bei Bedarf werden die Maßnahmen angepasst.

Beispiel

Die Pflegende nimmt beim Betreten eines Patientenzimmers wahr, dass eine Herzinfarktpatientin sehr unruhig wirkt.

Zur Objektivierung der Wahrnehmung *beobachtet* die Pflegende die Atmung der Frau und stellt eine erhöhte Atemfrequenz fest. Im nächsten Schritt fragt sie nach Ursachen für die Unruhe. Die Patientin entgegnet, sie sei aufgeregt wegen der anstehenden Herzkatheteruntersuchung. Zur weiteren Objektivierung der Unruhe überprüft die Pflegende Pulsfrequenz, Pulsqualitäten und Blutdruck. Pulsfrequenz und Blutdruck liegen oberhalb der Norm, der Puls ist gut gefüllt und rhythmisch.

Die *Beurteilung* lautet:
- Die Patientin ist aufgrund von Angst vor der Untersuchung aufgeregt
- Ein Risikopotenzial aufgrund erhöhter Kreislaufbelastung ist gegeben
- Die Situation ist unabänderlich, da die Untersuchungsmaßnahme dringend erforderlich ist.

Eine **Intervention** kann folgendermaßen aussehen:
- Kenntnisdefizite zur Untersuchung bei der Patientin ermitteln
- Defizite ausräumen
- Durch ruhiges und souveränes Auftreten Sicherheit und Geborgenheit vermitteln
- Beobachtungen und Bewertungen dokumentieren und an den verantwortlichen Arzt weiterleiten
- Weitere Schritte zur Beruhigung der Frau in Abstimmung mit dem Arzt einleiten.

1.2.5 Pflegerische Überleitung

> **Pflegerische Überleitung** (*pflegerische Entlassungsplanung, Überleitungspflege*): Alle Maßnahmen im Zusammenhang mit der Entlassung oder Verlegung eines Patienten. Sie basiert auf einem strukturiert durchgeführten **Entlassungsprozess** (⌷ 3).

1

Viele Patienten brauchen auch nach der Entlassung Unterstützung oder können zunächst einmal gar nicht in ihre häusliche Umgebung zurückkehren. Sie werden z. B. in eine Rehaeinrichtung oder ein Pflegeheim verlegt.

Ziele der Überleitung sind:
- Kontinuierliche Versorgung. *Versorgungsbrüche* schränken nicht nur die Lebensqualität des Patienten ein und belasten ihn sowie die Angehörigen, sondern gefährden oftmals den vielleicht mühsam erzielten Behandlungserfolg
- Rückführung in die bestmögliche alltägliche Unabhängigkeit und Selbstständigkeit.

Aufgabe der Pflegenden ist es, den Patienten rechtzeitig auf die Entlassung vorzubereiten und seinen *Pflege- und Unterstützungsbedarf* zu kennen. Patient und Angehörige müssen so informiert sein, dass Defizite in der Alltagsbewältigung ausgeglichen werden können.

Je nach Pflege- und Unterstützungsbedarf des Patienten sind verschiedene Personen am Entlassungsprozess beteiligt:
- Direkt an der Versorgung beteiligte Berufsgruppen, z. B. Pflegende, Ärzte, Sozialarbeiter, Therapeuten (Physio-, Ergotherapeuten, Logopäden)
- Weitere Berufsgruppen wie Seelsorger, Psychologen, Diätassistenten, Hilfsmittelberater
- Ambulante Pflegedienste, Hausärzte und ehrenamtlich tätige Personen, z. B. Mitglieder von Selbsthilfegruppen.

Entlassungsprozess

Informationssammlung

Die pflegerische Überleitung beginnt bereits mit der **Informationssammlung** am Aufnahmetag. Im Gespräch erfassen die Pflegenden die private Situation des Patienten. Daraus lässt sich ein evtl. erforderlicher Pflege- und/oder Unterstützungsbedarf für die poststationäre Zeit ableiten. Wichtige Eckdaten in diesem Zusammenhang sind:
- Wohn- und Arbeitsbedingungen
- Familiäre Situation
- Allgemeine soziale Situation
- Erreichbarkeit des Hausarztes

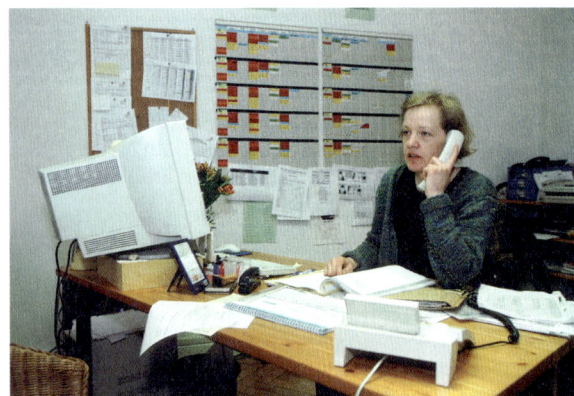

Abb. 1.5: Um Versorgungsbrüche zu vermeiden, stimmen sich Pflegende der stationären und ambulanten Betreuung im Rahmen des Entlassungsprozesses rechtzeitig ab. [K115]

- Optionen in der pflegerischen Versorgung (z. B. bisherige Unterstützung durch Angehörige?)
- Möglichkeiten der medikamentösen Versorgung.

Die aufgenommenen Daten werden während des Krankenhausaufenthaltes kontinuierlich aktualisiert. Vor der Überleitung des Patienten in andere Einrichtungen oder in die häusliche Umgebung erfolgt eine vorläufig letzte Überprüfung und Anpassung hinsichtlich:
- Diagnose
- Pflegeprozessverlauf
- Grad der Selbstständigkeit des Patienten.

Planung und Durchführung

Auf der Grundlage der gesammelten und aktualisierten Informationen plant die Pflegende die Entlassung des Patienten. Gemeinsam mit ihm, seinen Angehörigen und ggf. weiteren beteiligten Berufsgruppen entwickeln die Pflegenden Strategien zur Gewährleistung einer optimalen Versorgung des Patienten in seiner poststationären Umgebung (z. B. Anleitung der Angehörigen).

Entsprechend der Planung wird die Überleitung dann durchgeführt. Die Aufgaben der Pflegenden umfassen Information, Beratung und Anleitung des Patienten bzw. der Angehörigen sowie die Organisation von Hilfsmitteln und Dienstleistungen. Alle Leistungen, Fortschritte und Rückschläge werden dokumentiert.

Information und Beratung beziehen sich dabei oftmals auf Pflegedienste, Pflegehilfsmittel und -techniken, Leistungsansprüche durch die Kranken-, Pflegekasse oder das Sozialamt sowie allgemeine Möglichkeiten zur Entlastung der Angehörigen. Wird der Patient weiterhin durch eine professionelle Pflegekraft betreut, so wird diese frühzeitig über den Pflege- und Unterstützungsbedarf des Patienten informiert und erhält einen schriftlichen Überleitungsbericht.

Auswertung (Evaluation)

24 Stunden vor der Entlassung werten die Pflegenden ihre Tätigkeiten im Entlassungsprozess aus. Sie prüfen, ob die Durchführung der Planung entspricht oder ob weitere Maßnahmen notwendig sind.

Die *Dokumentation* des Entlassungsprozesses hat eine wichtige Rolle, auch aus rechtlichen Gründen. Hierzu zählt das Verfassen eines Überleitungsberichts, der der Weitergabe von Informationen zum Pflege- und Unterstützungsbedarf des Patienten dient. Er ist die Grundlage für eine kontinuierliche und angemessene Versorgung des Patienten. Die Pflegenden überlegen, welche Daten notwendigerweise weitergegeben werden müssen und sprechen diese mit dem Patienten ab (Datenschutz).

Expertenstandard Entlassungsmanagement

Für den Prozess der pflegerischen Entlassungsplanung ist im zweiten nationalen **Expertenstandard** „Entlassungsmanagement in der Pflege" ein einheitlicher Rahmen geschaffen worden. Der Expertenstandard beinhaltet u. a. überprüfbare Kriterien auf den Ebenen Struktur, Prozess und Ergebnis. Durch diese Kriterien soll das Ziel – eine personenzentrierte, bedarfsgerechte Entlassungsplanung – erreicht werden. Der Standard kann über das Deutsche Netzwerk für Qualitätsentwicklung in der Pflege bezogen werden (✉ 5).

1.3 Der Diagnoseprozess in der Inneren Medizin

1.3.1 Überblick

Ärztliche Diagnose:
- Das *Erkennen* einer Krankheit
- Das *Benennen* der Erkrankung innerhalb eines Systems von Krankheitsnamen **(Nosologie).**

Die **ärztliche Diagnose** ist Voraussetzung der Therapieplanung. Für erste, dringend erforderliche Behandlungsmaßnahmen wird eine **Verdachtsdiagnose** *(Arbeitsdiagnose)* gestellt, die dann im Rahmen des weiteren Diagnoseprozesses bestätigt oder verworfen wird. Als **Differenzialdiagnosen** werden dabei vom Beschwerdebild ähnliche Krankheiten bezeichnet, die von der (Verdachts-)Diagnose abgegrenzt werden müssen. Alle zur Erkennung der Krankheit durchgeführten Maßnahmen werden als **Diagnostik** zusammengefasst.

In der Inneren Medizin sind nach Erhebung der Patientenvorgeschichte (Anamnese) und der körperlichen Untersuchung Laboruntersuchungen, die verschiedenen bildgebenden Verfahren und Endoskopien (meist verbunden mit einer Biopsieentnahme) die wichtigsten Hilfsmittel der Diagnostik.

Pflege

- Organisation diagnostischer Maßnahmen, z. B. Anmeldung von und Transport zu Untersuchungen (etwa Röntgenaufnahme des Thorax, Gastroskopie)
- Vor- und Nachbereitung diagnostischer Maßnahmen (etwa Richten von benötigten Materialien) sowie ggf. Assistenz bei der Durchführung, z. B. Instrumentieren bei Punktionen
- Betreuung des Patienten vor, während und nach der Untersuchung. Hierzu zählt z. B. auch die Unterstützung bei der körperlichen Untersuchung
- Weiterleiten von Äußerungen des Patienten oder eigenen Beobachtungen, die für die Diagnose relevant sein können.

Diagnoseaufklärung

Behandlungsaufklärung ☞ 1.4.1

Der Arzt ist gesetzlich verpflichtet, den Patienten umfassend über seine Erkrankung aufzuklären. Ein Bestandteil dieser Aufklärung ist die **Diagnoseaufklärung,** d. h. die Mitteilung der (vermuteten) Erkrankung. Dies gilt mit wenigen Ausnahmen auch für unheilbar Kranke (□ 4). Bei verwirrten (älteren) Patienten ist es sinnvoll, zur Aufklärung Angehörige hinzuzubitten, die dem Patienten später alles noch einmal erklären können. Bestehen begründete Zweifel an der Einsichts- und Einwilligungsfähigkeit des Patienten, muss der behandelnde Arzt ggf. einen Antrag beim Vormundschaftsgericht auf Genehmigung der Maßnahme stellen *(Betreuungsgesetz).*

> Haben die Pflegenden aufgrund ihrer Beobachtungen Zweifel daran, dass der Patient einem Aufklärungsgespräch folgen kann, informieren sie den Arzt, damit er ein erneutes Gespräch führt. Die Aufklärung selbst ist eine ärztliche Aufgabe und nicht delegierbar. Die Pflegenden dürfen aber bei einem aufgeklärtem Patienten z. B. Inhalte wiederholen oder Begriffe erklären. Deshalb sollten sie unbedingt über den Stand der Aufklärung Bescheid wissen; möglicherweise ist es sinnvoll, dass eine Pflegekraft am Aufklärungsgespräch teilnimmt.

1.3.2 Labordiagnostik

Labordiagnostik: Untersuchungen von Körperflüssigkeit oder selten auch Körpergewebe des Patienten im Labor auf ihre Zusammensetzung hin.

In der Inneren Medizin wird Patienten zu Beginn des stationären Aufenthalts routinemäßig (Venen-)Blut abgenommen und Urin untersucht (Urinuntersuchung ☞ 9.3.3). Auch im ambulanten Bereich sind Blut und Urin die häufigsten Untersuchungsmedien.

Stuhl wird demgegenüber weit seltener untersucht; am häufigsten ist die Untersuchung auf Blut im Stuhl mittels Schnelltests (z. B. Hämoccult® ☞ 7.3.2).

Noch seltener wird der Liquor cerebrospinalis untersucht, in erster Linie bei Verdacht auf Entzündungen des ZNS und in der Onkologie. An Punktatuntersuchungen sind in der Inneren Medizin vor allem die Untersuchung eines Pleuraergusses (☞ 6.11.2) und eines Aszites (☞ 8.3.4) erwähnenswert.

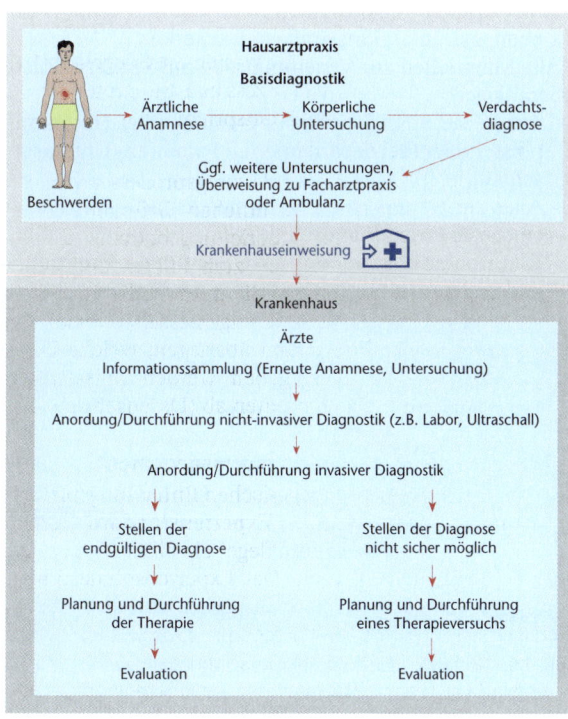

Abb. 1.6: Überblick über den ärztlichen Diagnoseprozess.

1 Pflege

Die Pflegenden sind an praktisch allen Schritten der Labordiagnostik außer der Analyse selbst beteiligt:

- **Vorbereitung:** z. B. Vorbereitung des Patienten (z. B. Nüchternlassen), Besorgen und Richten der Materialien, Kennzeichnung der Probengefäße mit den Patientendaten
- **Probengewinnung:** z. B. Anleitung des Patienten zur Gewinnung einer Stuhlprobe, ggf. Assistenz des Arztes bei der Blutentnahme, Gewinnung von Kapillarblut oder Katheterurin
- **Transport:** z. B. Organisation des Transports zum Labor, ggf. Einhaltung spezieller Transportbedingungen (etwa in lichtgeschützten Behältern, kalt auf Eis), Fertigmachen der Probe für den Postversand
- **Dokumentation:** z. B. Einheften des Befundberichts in die Patientenakte.

Blutuntersuchungen

„Routineblutentnahme" in der Inneren Medizin

Zwar variieren die Richtlinien für die im Rahmen der Erstuntersuchung routinemäßig bestimmten Parameter von Haus zu Haus, doch ist folgende Aufzählung ein Anhalt:

- Großes Blutbild
- Blutsenkungsgeschwindigkeit (BSG)
- Kreatinin, Harnstoff, Harnsäure
- Natrium (Na$^+$), Kalium (Ka$^+$), Kalzium (Ca^{2+})
- AST (= GOT), ALT (= GPT), γ-GT, CK, LDH
- Quick, PTT
- Eiweißelektrophorese
- Blutzucker
- Triglyzeride, Cholesterin
- Oft auch TSH.

Hinzu kommen weitere Werte je nach der vermuteten Erkrankung.

Einflussgrößen bei Blutuntersuchungen

Zahlreiche Blutwerte sind von verschiedenen Einflussgrößen abhängig. Einige davon, z. B. Alter, Geschlecht, bestehende Erkrankungen und evtl. auch Arzneimittel, können nicht ausgeschlossen werden.

Andere hingegen, insbesondere Tageszeit, Nahrungsaufnahme (führt v. a. zur Blutzucker- und Blutfetterhöhung und die meisten Normwerte beruhen auf Untersuchungen nüchterner Patienten), Stehbelastung und körperliche Anstrengung (führen zur Hämokonzentration), können bei geplanten Blutentnahmen im stationären Bereich fast völlig und im ambulanten Bereich zumindest zum Teil ausgeschaltet werden:

- Blutentnahme morgens zwischen 7 und 9 Uhr
- Am nüchternen Patienten (nüchtern heißt acht Stunden keine Nahrungsaufnahme, bei Bestimmung der Blutfette zwölf Stunden)
- Nach einer normalen Nachtruhe
- Ohne körperliche Anstrengung in den Stunden zuvor (bei ambulanten Patienten auch ohne exzessive, ungewohnte körperliche Anstrengung am Tag davor)
- Nach vorherigem Liegen über 15–30 Minuten.

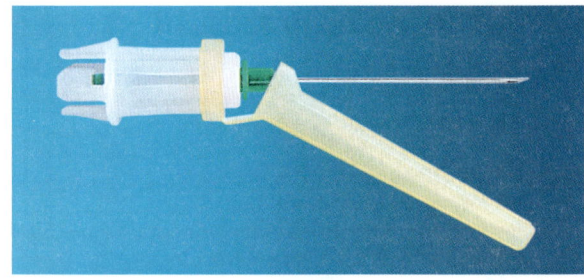
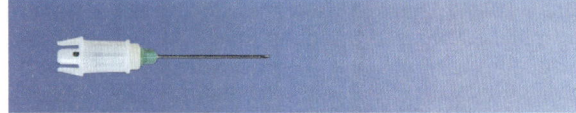
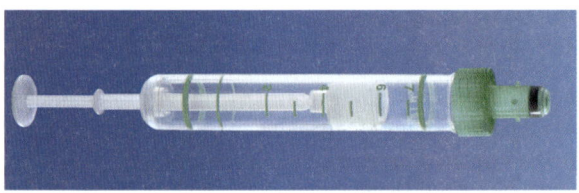

Abb. 1.7–1.8: Sarstedt-Monovetten®-System zur Blutentnahme. Hier ist der Blutstoppmechanismus in Kanülenkopf und Spritzenkonus integriert. Durch Zurückziehen des Kolbens wird dosiert Blut angesaugt. Nach der Blutentnahme wird die Kolbenstange komplett zurückgezogen und an der Sollbruchstelle abgebrochen oder abgedreht. Alternativ wird der Kolben bereits vor Aufstecken des Röhrchens zurückgezogen, das Röhrchen füllt sich dann von selbst. [V153]

Venöse Blutentnahme

Arterielle Blutentnahme ☞ 6.3.4

Vorbereitung der Materialien:

- Blutprobenröhrchen (meist Monovetten®- oder Vacutainer®-Blutentnahmesysteme) mit Patientenetikett bekleben, ggf. Infektionsverdacht vermerken
- Alle Materialien zur Venenpunktion auf Spritzentablett bereitlegen:
  - Staubinde, flüssigkeitsdichte Unterlage, ggf. Unterarmpolster oder (bei desorientierten Patienten) Unterarmschiene
  - Alles zur Hände- und Hautdesinfektion
  - Unsterile Einmalhandschuhe (Eigenschutz)
  - Blutprobenröhrchen mit dazu passenden Punktionsnadeln bzw. Butterfly-Kanülen mit Adaptern

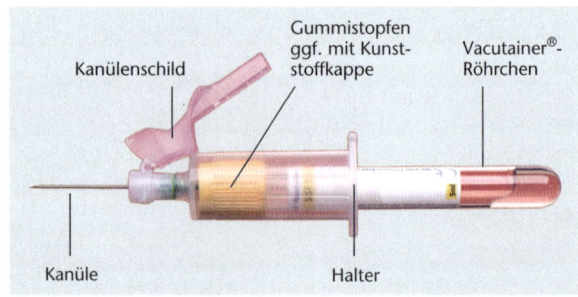

Abb. 1.9: Vacutainer®-Blutentnahmesystem. Die Kanüle wird in den Halter geschraubt und nach Punktion der Vene das Röhrchen mit Druck in den Halter geschoben. Dadurch wird der Gummistopfen durchstoßen. Das Vakuum-Röhrchen füllt sich von selbst. [V342]

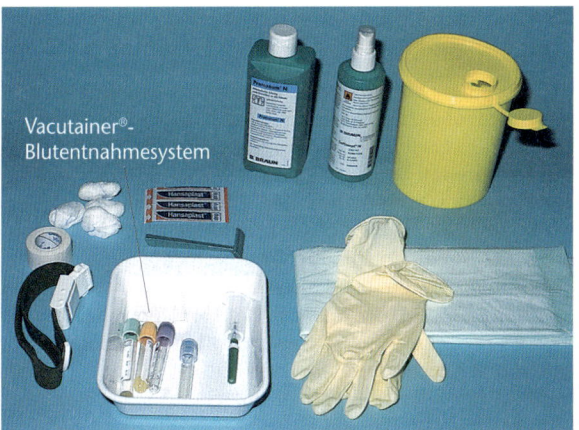

Abb.1.10: Korrekt gerichtete Materialien für die venöse Blutentnahme. [M161]

– Abwurfgefäß für Abfall und Kanülen
– Wundschnellverband
• Ggf. speziellen Behälter für den Transport zum Labor besorgen.

Durchführung und Nachbereitung:

Die Blutentnahme ist eine ärztliche Aufgabe, die aber an speziell weitergebildete Pflegende delegiert werden kann:
• Patienten informieren
• Patienten hinlegen und störende Kleidung entfernen lassen
• Punktionsort mit Unterarmpolster unterstützen. Bei desorientierten Patienten zweite Person hinzubitten, ggf. den Arm auf einer Schiene fixieren
• Wasserdichte Unterlage unterlegen
• Für ausreichend Licht und Ruhe sorgen (ggf. Besucher hinausbitten)
• Hände und Punktionsstelle desinfizieren
• Einmalhandschuhe anziehen, kurz stauen (längeres Stauen verfälscht viele Blutwerte), Vene punktieren und Blut abnehmen. Röhrchen für Gerinnungstests und BSG genau bis zur Markierung füllen und durch Kippen (nicht schütteln) gründlich vermischen
• Stauschlauch öffnen, Nadel entfernen und sofort sichern bzw. entsorgen. Punktionsstelle mehrere Minuten komprimieren (lassen). Dabei Arm in der Ellenbeuge *gestreckt* lassen und möglichst hochlagern. Dies vermindert die Hämatombildung, da beim Ausstrecken des Armes nach vorherigem Anbeugen die durch die Punktion verletzten Gewebe erneut voneinander gelöst und so Blutungen hervorgerufen werden
• Punktionsstelle mit Pflaster versorgen, bei besonderem Blutungsrisiko (z.B. Antikoagulation) weiter beobachten
• Nach der Blutentnahme Angaben auf dem Laborformular mit denen auf den Blutproben vergleichen, um Verwechslungen zu vermeiden
• Blutverschmierte Proben reinigen (Handschuhe anziehen), mit geeignetem Desinfektionsmittel desinfizieren und ggf. neu etikettieren
• Alle benutzten Materialien entsorgen, Nierenschale bzw. Spritzentablett desinfizieren
• Blutproben ins Labor bringen (lassen).

Patientennahe Diagnostik

Bei **patientennaher Diagnostik** *(Point-of-care-testing, POCT)* wird eine Laboruntersuchung patientennah durchgeführt. Diese Untersuchungen fallen teilweise in den Aufgabenbereich der Pflegenden.

Zur patientennahen Diagnostik zählen z.B. die Blutzuckerbestimmung, die Blutgasanalyse, die Gerinnungskontrolle in der Antikoagulantientherapie sowie die Bestimmung der Troponine in der Herzinfarktdiagnostik oder des HbA1c in der Diabetikerbehandlung.

Stufenschema zur Hautdesinfektion

Der Gesetzgeber schreibt vor allen Injektionen und Punktionen eine Hautdesinfektion durch Einsprühen und Abreiben der Haut mit Desinfektionsmittel vor (📖5, ✉6).

Intra-, subkutane, intramuskuläre und intravenöse Injektionen, periphere Gefäßpunktionen. Alkoholisches Hautdesinfektionsmittel (z.B. Dibromol® farblos) aufsprühen, Einwirkzeit abwarten (ca. 30 Sekunden, Herstellerangaben beachten), dann das Desinfektionsmittel mit einem sterilisierten Tupfer spiralförmig von der Einstichstelle weg abwischen.

Venenverweilkanülen, -katheter. Punktionsbereich mit Desinfektionsmittel einsprühen, Einwirkzeit abwarten und dann mit sterilen Tupfern abreiben. Bei Verweilkathetern sind außerdem eine sterile Abdeckung, sterile Handschuhe, sterile Kittel, Haar- und Mundschutz erforderlich.

Punktionen von Körperhöhlen und Gelenken: Haut ggf. enthaaren, reinigen und entfetten. Desinfektionsmittel zweimal auftragen (Einwirkzeit jeweils 2,5 Minuten), zum Abwischen sterile Tupfer verwenden. Der Arzt trägt sterile Handschuhe und Mundschutz.

Untersuchung	Sarstedt-Monovetten®	Vacutainer®
Vollblut		
Blutbild	Rot	Violett
Serum		
Klinische Chemie	Braun	Pink, rot, orange, beige, braun
Klinische Chemie, Serologie	Weiß/farblos	
Blutgruppe	Rot	Gelb
Plasma		
Klinische Chemie	Orange	(Hell-)Grün
Gerinnung	Grün	(Hell-)Blau
BSG	Lila	Schwarz
Glukose	Gelb	Grau
Blutgase	Orange	Farblos

Tab. 1.11: Farbkodierung und Zusätze der gängigen Blutentnahmesysteme für die häufigsten Untersuchungen (Herstellerangaben). Außerdem sind weitere Röhrchen für Spezialuntersuchungen oder kleine Probenvolumina erhältlich. [A400]

1

1.3.3 Röntgendiagnostik

> **Röntgendiagnostik:** Alle bildgebenden Diagnoseverfahren, die mit Röntgenstrahlung arbeiten.
>
> **Röntgenstrahlung:** Hochenergetische elektromagnetische Wellen. Die Röntgenstrahlung ist durch ihre hohe Energie in der Lage, andere Atome und Moleküle zu ionisieren und entfaltet im Körper biologische Wirkungen. Daraus resultiert die Notwendigkeit des **Strahlenschutzes.**

Zwar ist die *Diagnostische Radiologie* ein eigenständiges medizinisches Fachgebiet, doch müssen auch Internisten die zu ihrem Fachgebiet gehörenden Röntgenbilder beurteilen können.

Pflege

- Pflegende melden die Untersuchung an und halten alle notwendigen Unterlagen (z. B. Patientenkurve, Etiketten) bereit
- Müssen Diabetiker wegen einer Röntgenaufnahme nüchtern bleiben, sollten sie Nicht-Diabetikern vorgezogen werden (Absprache mit der Röntgenabteilung). Das Insulin wird erst nach der Untersuchung gespritzt, um eine Unterzuckerung (Hypoglykämie) bei unvorhersehbaren Verzögerungen zu vermeiden
- Die Pflegenden informieren den Patienten über den Untersuchungstermin, erklären ihm ggf. den Weg zum Untersuchungsraum und geben ihm alle erforderlichen Unterlagen mit
- Bei weniger mobilen Kranken organisieren die Pflegenden den Transport des Patienten und achten darauf, dass störende Verbände, Pflaster und Schienen sowie metallhaltiger Schmuck, Uhren o. Ä. die Aufnahme nicht behindern
- Sie wählen die Bekleidung so, dass sie im relevanten Bereich leicht entfernt werden kann
- Schwerkranke werden beim Transport und während der Untersuchung begleitet, ggf. zusammen mit einem Arzt.

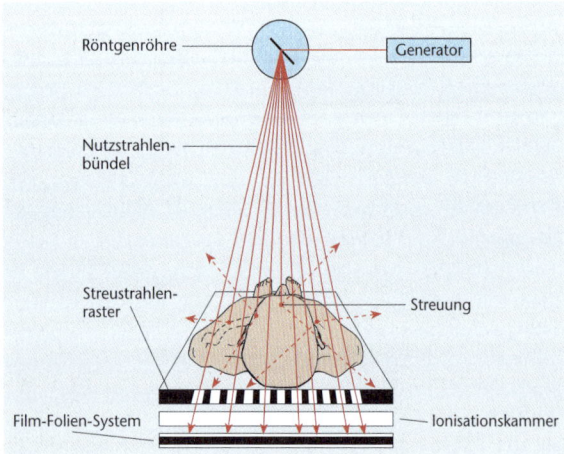

Abb. 1.12: Schematische Darstellung der Bildentstehung bei konventionellen Röntgenverfahren. [A400-215]

Konventionelle und digitale Röntgenverfahren

Bei **konventionellen Röntgenverfahren** durchdringen die von einem Generator erzeugten Röntgenstrahlen den Körper, wobei die Strahlen durch die verschiedenen Gewebe unterschiedlich stark abgeschwächt werden. Die Strahlen treffen dann auf einen Röntgenfilm und schwärzen ihn. Bei **konventionellen Röntgenleeraufnahmen** resultieren die Helligkeitsunterschiede im Röntgenbild allein aus der unterschiedlichen Abschwächung der Röntgenstrahlen durch die Gewebe. Ein typisches Beispiel in der Inneren Medizin ist die Röntgenleeraufnahme des Thorax (☞ 6.3.2). Bei **konventionellen Röntgenverfahren mit Kontrastmittel** werden die natürlichen Dichteunterschiede der Gewebe durch Gabe eines Kontrastmittels verstärkt. Am häufigsten benutzt werden **positive Röntgenkontrastmittel** wie z. B. Jod oder Barium, welche die Röntgenstrahlen besonders stark absorbieren und daher im Röntgenbild hell erscheinen. Sie werden zur Darstellung von Magen und Darm, des Urogenitaltraktes und der Gefäße verwendet. **Negative Röntgenkontrastmittel,** z. B. Luft oder CO_2, haben eine sehr niedrige Dichte und erscheinen im Röntgenbild dunkel. Sie werden in erster Linie für Doppelkontrastaufnahmen (etwa des Kolons) eingesetzt.

Bei **digitalen Röntgenverfahren** werden die Absorptionsunterschiede mit speziellen Detektoren oder Röntgenspeicherfolie aufgefangen, in digitale Signale umgesetzt und die Datensätze in Computern weiterverarbeitet, bevor die Bilder auf dem Bildschirm erscheinen. Die Bildqualität ist in der Regel besser, es können Bildausschnitte vergrößert werden und die Strahlenbelastung ist oft geringer (geräteabhängig). Zudem bieten digitale Röntgenverfahren organisatorisch mehr Möglichkeiten, z. B. können die Bilder elektronisch verschickt werden. Digitale Röntgenverfahren verdrängen zunehmend die konventionellen Techniken, z. B. bei der digitalen Mammographie.

Bekanntestes digitales Röntgenverfahren ist aber die **Computertomographie.** Die Röntgenröhre rotiert um den Patienten. Die im Detektorenring jeweils gegenüberliegenden Detektoren messen die Strahlung, die den Patienten durchdrungen hat. Nach Vorschieben des Tisches wird die nächste Körperschicht geröntgt. Die entsprechenden Bilder erscheinen auf einem Computermonitor und können auch auf Röntgenfilme übertragen werden. So entsteht ein Schnittbild des Körpers. An modernen Verfahren zu erwähnen sind vor allem die **Spiral-CT** mit kontinuierlichem Tischvorschub zeitgleich zu den Umdrehungen der Röntgenröhre, die **hochauflösende CT** *(high-resolution CT, HR-CT)* mit sehr dünnen Schichten und einer Verbesserung des Kontrasts an Kanten und die **Mehrzeilen-CT** *(Multislice-CT, Mulitdetektor-CT, Mehrschicht-CT)* mit mehreren Detektorzeilen nebeneinander. Alle Verfahren habe eine verbesserte Auflösung und Darstellung bei Reduktion der immer noch hohen Strahlenbelastung zum Ziel.

Auch die Nachbearbeitung der Daten wird durch die Fortschritte der Computertechnik immer besser. Möglich sind z. B. CTs in schrägen Ebenen oder dreidimensionale Bilder **(3-D-Computertomographie).** Die Bildqualität ist dabei mittlerweile so gut, dass eine **CT-Angiographie**

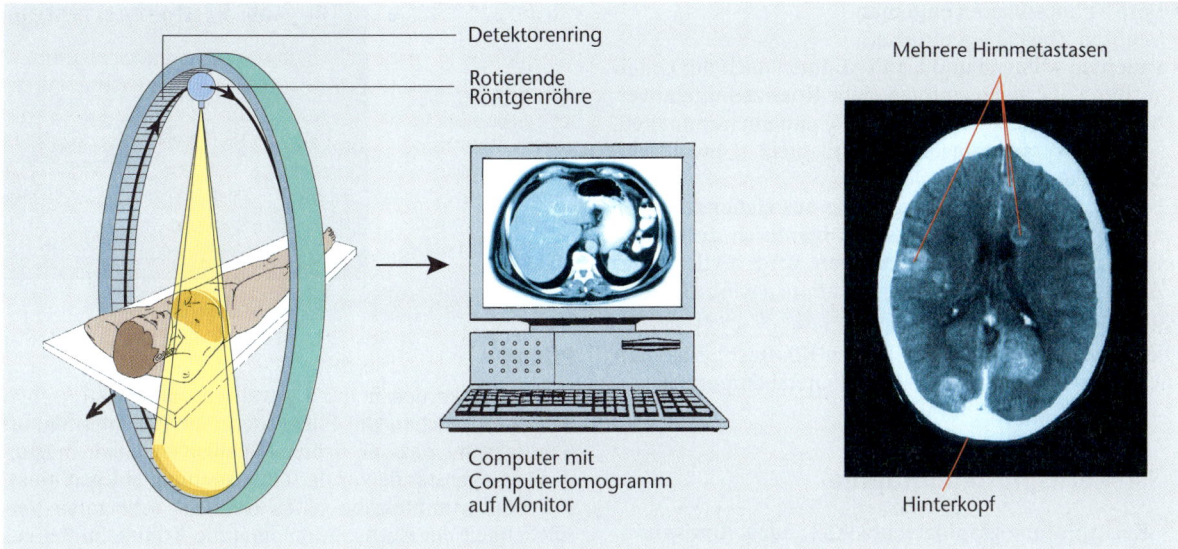

Abb. 1.13: Links und Mitte schematische Darstellung der Arbeitsweise eines Computertomographen. [A400-215]
Rechts kraniale Computertomographie (CCT) mit Kontrastmittel bei einem Patienten mit Hirnmetastasen eines malignen Tumors. [A400-215, T170]

(*Angio-CT*, CT mit intravenöser Kontrastmittelgabe) die konventionelle Katheterangiographie oft ersetzen kann.

Die genauen Indikationen und spezielle Modifikationen (z. B. Elektronenstrahltomographie in der kardialen Diagnostik, virtuelle Koloskopie) werden in den Organkapiteln dargestellt.

Pflege bei CT

Die Aufgaben der Pflegenden bei einem CT entsprechen denen bei konventionellen Röntgenverfahren (☞ oben).

Da der Patient während der Untersuchung ruhig liegen muss, werden sehr unruhige Patienten ggf. nach Arztanordnung medikamentös beruhigt. Dies kann auch für Patienten gelten, die große Angst vor der Enge der Röhre haben. Die Pflegenden versuchen durch Einfühlungsvermögen und Informationen, diese Ängste abzubauen.

Kontrastmitteluntersuchungen

Sowohl konventionelle als auch digitale Röntgenverfahren können mit Röntgenkontrastmitteln durchgeführt werden. Je nach Fragestellung werden diese geschluckt, durch Sonden oder mittels eines Einlaufs in den Magen-Darm-Trakt eingebracht oder in Hohlräume oder Gefäße injiziert.

Alle Kontrastmitteluntersuchungen setzen eine sorgfältige Anamneseerhebung (Risikofaktoren für Komplikationen?) und Aufklärung durch den Arzt sowie eine schriftliche Einverständniserklärung des Patienten voraus.

Komplikationen bei Kontrastmitteluntersuchungen

Bei 2–5 % aller Kontrastmitteluntersuchungen kommt es zu Kontrastmittelnebenwirkungen, wobei leichte Formen überwiegen. Schätzungen für schwere Unverträglichkeiten mit Notwendigkeit einer zumindest kurzzeitigen intensivmedizinischen Betreuung bewegen sich um 0,1 %, für die Rate tödlicher Zwischenfälle um 0,005 %.

Komplikationen durch das Kontrastmittel selbst lassen sich in drei Gruppen einteilen:

- **Kontrastmittelallergie** (Typ-I-Allergie, Entstehung und Symptome ☞ 14.1.1). Besonders gefährdet sind Menschen mit vorangegangenen Kontrastmittelzwischenfällen, Allergien, Heuschnupfen oder Asthma bronchiale. Ist eine Kontrastmittelgabe zwingend erforderlich, kann das Risiko durch Vorbehandlung mit Antihistaminika, Histamin-H_2-Antagonisten (z. B. Fenistil® und Tagamet® ☞ Pharma-Infos 14.5 und 7.35) sowie Glukokortikoiden (☞ Pharma-Info 10.17) verringert werden
- **Jodinduzierte thyreotoxische Krise** (☞ 10.4.3) durch jodhaltige Kontrastmittel bei vorbestehender (in aller Regel nicht bekannter) Schilddrüsenüberfunktion
- **Kontrastmittelinduzierte Nierenschädigung** bis zum akuten Nierenversagen (☞ 9.9) v. a. bei Patienten mit eingeschränkter Nieren- oder Herzfunktion oder Plasmozytom.

Daher werden rechtzeitig vor einer geplanten Kontrastmitteluntersuchung (oft schon bei der Krankenhausaufnahme) der Schilddrüsenhormonspiegel und der Kreatininwert im Blut bestimmt.

Hinzu kommen Komplikationen, die nicht kontrastmittelbedingt, sondern durch die Art der Untersuchung bestimmt sind. So kann sich nach einer arteriellen Gefäßpunktion ein Thrombus in der Arterie bilden und im Extremfall zum Gefäßverschluss führen.

Pflege

Folgende Maßnahmen gelten für alle Röntgenuntersuchungen mit Kontrastmittel:

- Erforderliche Befunde richten: aktuelle Schilddrüsen- und Kreatininwerte, evtl. EKG oder Röntgen-Thorax
- Patienten am Untersuchungstag nüchtern lassen (angeordnete Arzneimittel nur auf Arztanordnung verabreichen), da bei Zwischenfällen die Gefahr einer Aspiration besteht und evtl. eine Intubation erforderlich wird.

1

- Lose Zahnprothesen entfernen
- Venösen Zugang legen (lassen)
- Patienten während und bis 15 Minuten nach der Untersuchung auf die Symptome einer Kontrastmittelunverträglichkeit beobachten (☞ 14.1.1) und ihn informieren, sich bei Veränderungen (z. B. Juckreiz, Unwohlsein, Schwindel) sofort zu melden
- Nach der Untersuchung auf eine ausreichende Trinkmenge des Patienten achten, da hierdurch die Gefahr einer Nierenschädigung verringert wird. Evtl. vorher Arztrücksprache bei Kontraindikationen wie z. B. Herzinsuffizienz.

Die spezielle Pflege bei bestimmten Kontrastmitteluntersuchungen ist im jeweiligen Organkapitel dargestellt.

1.3.4 Kernspintomographie

> **Kernspintomographie** (kurz *KST*, auch *Kernspinresonanztomographie, Kernspin, Magnetresonanztomographie*, kurz *MRT*, sowie *NMR* von *nuclear magnetic resonance*): Computergestütztes bildgebendes Verfahren, das nicht mit Röntgenstrahlen, sondern mit Magnetfeldern und mit elektromagnetischen Wellen im Ultrakurzwellenbereich (Radiowellen) arbeitet.

Die Schnittbilder bei der **Kernspintomographie** ähneln auf den ersten Blick denen bei der Computertomographie, kommen aber ganz anders zustande. Vereinfacht ausgedrückt, drehen sich die unzähligen Wasserstoffkerne (Protonen) im Wasser des menschlichen Körpers wie winzige Spielzeugkreisel um ihre eigene Achse. Sie haben einen *Kerndrehimpuls* oder **Kernspin** und verhalten sich dadurch wie kleine Magneten. Bei der **Kernspintomographie** werden diese normalerweise völlig ungeordneten Mini-Magneten zuerst durch ein starkes Magnetfeld ausgerichtet. Durch kurze Radiowellen-Impulse wird dann diese Ausrichtung gestört, die Protonen nehmen Energie auf und, anschaulich ausgedrückt, kreiseln stärker. Nach Abschalten der Radiowellen kehren die Protonen wieder in den ausgerichteten Zustand zurück und geben die vorher aufgenommene Energie wieder ab in Form elektromagnetischer Wellen, die durch spezielle Sensoren registriert werden können *(Relaxation)*.

Auf diese Art und Weise werden nacheinander viele Schichten des Körpers „durchgemessen", und ähnlich wie bei der Computertomographie erstellt ein Computer dann aus den vielen Messungen in verschiedenen Schichten das eigentliche, auswertbare Bild in beliebigen Schnittebenen. Weil die Kernspintomographie mit Magnetfeldern arbeitet, entsteht keine Strahlenbelastung.

Auch bei der Kernspintomographie wurden immer mehr spezielle Techniken entwickelt, etwa die **MR-Angiographie** *(MRT-Angio)* zur Gefäßdarstellung oder die noch selten eingesetzte **funktionelle Kernspintomographie** *(fMRI)* zur Darstellung von Organfunktionen.

Kontraindikation der Kernspintomographie sind elektrische oder metallische Implantate im Körper des Patienten, da diese ihre Funktion verlieren oder sich erhitzen. Da während der Aufnahme sehr laute Geräusche entstehen, erhalten die Patienten einen Gehörschutz.

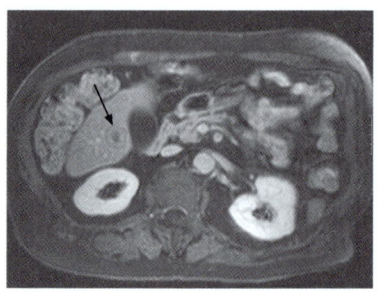

Abb. 1.14: Kernspintomographie des Abdomens. Bei bekanntem kolorektalen Karzinom zeigt sich eine einzelne, ringförmige Lebermetastase (Pfeil). [S008-3]

Pflege

Zusätzlich zu den in 1.3.3 erwähnten organisatorischen Aufgaben machen die Pflegenden den Patienten darauf aufmerksam, dass er neben metallischen auch magnetische Gegenstände vor der Untersuchung ablegen muss. Bei Kontrastmittelgabe gelten trotz der sehr guten Verträglichkeit der Kernspintomographie-Kontrastmittel zur Vorsicht die gleichen Richtlinien wie für Röntgenkontrastmittel. Manche Patienten empfinden die räumliche Enge noch belastender als bei einer CT. Die Pflegenden zeigen Einfühlungsvermögen und geben ihre Beobachtungen an den Arzt weiter.

1.3.5 Nuklearmedizinische Untersuchungsverfahren

> **Nuklearmedizin:** Medizinisches Fachgebiet, das sich mit dem Einsatz von radioaktiven Substanzen und kernphysikalischen Verfahren im Rahmen diagnostischer Maßnahmen sowie der therapeutischen Anwendung radioaktiver Nuklide befasst.

Der Körper des Menschen verarbeitet radioaktive Isotope eines Elements genauso wie nichtradioaktive. Die aufgenommenen **Radionuklide** *(Radioisotope)* sind instabil und wandeln sich im Körper nach statistischen Gesetzmäßigkeiten wieder in stabile, nichtradioaktive Isotope um. Dabei senden sie Strahlen aus, die mit einer γ-**Kamera** registriert werden können **(Szintigraphie).** Die Strahlung kann in Abhängigkeit vom Ort, von der Zeit oder beidem gemessen werden. Dies erlaubt einen Einblick in Stoffwechselvorgänge, ohne die untersuchten Organe in ihrer Funktion zu beeinträchtigen.

Meist muss die radioaktive Substanz intravenös gespritzt werden, seltener kann der Patient sie schlucken oder inhalieren.

Szintigraphien in der Inneren Medizin sind z. B.:
- Die *Schilddrüsenszintigraphie* zur Funktionsbeurteilung der Schilddrüse (☞ 10.4.1)
- Die *Lungenperfusions-* und *-ventilationsszintigraphie* bei Verdacht auf Lungenembolie (☞ 6.3.2)
- Die *Skelettszintigraphie* zur Metastasensuche bei malignen Tumoren (☞ auch 13.4.3)
- Die *Nierenszintigraphie* oder *Isotopennephrographie* bei Verdacht auf Nierenfunktionsstörungen (☞ 9.3.7)
- Die *Myokardszintigraphie* zur Darstellung von minderdurchbluteten oder abgestorbenen Myokardbezirken (☞ 4.3.6)

1

- Die *Leukozytenszintigraphie* zur Lokalisation unklarer Entzündungen.

Eine Weiterentwicklung ist die *Emissionscomputertomographie,* kurz **ECT,** in ihren Modifikationen **SPECT** (*Single-Photon-Emissions-Computertomographie*) und **PET** (*Positronen-Emissions-Tomographie*). Sie verhalten sich zur „normalen" Szintigraphie in etwa wie die Computertomographie zum „normalen" Röntgen. SPECT und PET unterscheiden sich vor allem in der Art der verwendeten Radionuklide und der Sensoren zum Auffangen der Strahlung.

Neueste Geräte (SPECT-CT oder PET-CT) erlauben mittlerweile sogar die zeitgleiche Anfertigung eines SPECT und eines CT. Die Bilder können dann im Computer fusioniert werden, sodass z. B. Anreicherungen exakt lokalisiert werden können.

Pflege
- Metallhaltige Gegenstände (Schmuck, Prothesen usw.) müssen abgelegt werden, da Metalle die Strahlung absorbieren und die Aufnahme verfälschen können
- Kurz vor der Untersuchung wird der Patient gebeten, Wasser zu lassen
- Zur Beschleunigung der Ausscheidung der Radiopharmaka über die Nieren soll der Patient bereits vor der Untersuchung ca. 1 l Flüssigkeit trinken und auch danach noch für mindestens einen Tag vermehrt trinken sowie die Blase oft entleeren
- Mitpatienten und Besucher werden informiert, dass die abgegebene Strahlendosis zu gering ist, um schädlich zu sein.

1.3.6 Sonographie und Doppler-Sonographie

> **Sonographie** *(Ultraschalldiagnostik):* Bildgebendes Verfahren, das darauf beruht, dass Ultraschall durch menschliche Gewebe teils reflektiert, teils absorbiert und teils gestreut wird.
>
> **Ultraschall:** Mechanische Schwingungen mit einer Frequenz oberhalb der menschlichen Hörgrenze von ca. 20 kHz (1 kHz = 1 Kilohertz = 1000 Schwingungen pro Sekunde).

Bei der **Sonographie** werden die Ultraschallwellen von einem speziellen Schallgeber **(Schallkopf)** produziert und *impulsförmig* oder als *Dauerschall* ausgesendet. Ein abwaschbares Gel dient als Kontaktmedium zwischen Schallkopf und Körperoberfläche des Patienten. So lassen sich Luftbrücken vermeiden. Die von den Geweben reflektierten Schwingungen („Echos") werden dann durch den gleichen Schallkopf wieder aufgefangen. Eine aufwändige elektronische Weiterverarbeitung liefert schließlich das Ultraschallbild.

Doppler-Verfahren beruhen (zusätzlich) darauf, dass Ultraschallwellen mit veränderter Frequenz zurückgeworfen (reflektiert) werden, wenn sie auf eine sich bewegende Grenzfläche treffen, z. B. die Membran eines Blutkörperchens. Dabei hängt die Frequenzänderung unter anderem von der Strömungsgeschwindigkeit ab.

Bei einer Sonographie entsteht keine Strahlenbelastung. Daher können auch Schwangere nach heutigem Wissen ohne Bedenken untersucht werden. Die Sonographie ist schmerzlos, allerdings bei Einführen des (Spezial-)Schallkopfes in Ösophagus, Rektum oder Vagina unangenehm.

Sonographien sind heute aus der Inneren Medizin als diagnostisches Hilfsmittel nicht mehr wegzudenken. Zudem finden viele Punktionen und Biopsien heute sonographiegestützt statt, um Komplikationen durch versehentliche Organverletzungen zu minimieren. Einen Überblick über die verschiedenen Sonographieverfahren gibt Tab. 1.15.

Pflege

Nur vor einer Abdominalsonographie bleibt der Patient nüchtern (keine blähenden Speisen am Vortag), da Darmgasüberlagerungen die Beurteilung der Bauchorgane erschweren (zusätzliche Gabe von entblähenden Arzneimitteln, etwa Sab simplex®, auf Arztanordnung). Außerdem ist die Gallenblase dann gefüllt und besser

B-Bild-Verfahren *(B-Scan, Brightness-Scan, Helligkeits-Scan):* Typisches *zweidimensionales* Schnittbild. Heute nur noch als *Echtzeit-* oder **Realtime-Sonographie** mit bewegten Bildern. Anwendung z. B. als Abdominalsonographie und Echokardiographie

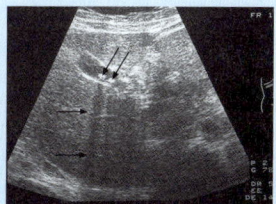

Time-Motion-Verfahren *(M-Scan, Motion-, Bewegungs-Mode):* Darstellung von Bewegungen, die in der Messebene des Schallkopfes liegen, in Abhängigkeit von der Zeit. Unbewegte Strukturen ergeben einen Strich, bewegte eine Wellenlinie. Anwendung v. a. in der Kardiologie zur Darstellung z. B. der Herzklappenbewegungen

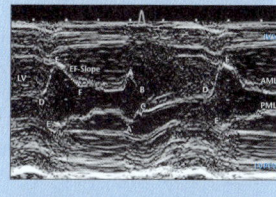

Konventionelle Doppler-Verfahren: Darstellung einer Strömung(sgeschwindigkeit) als Ton oder Fläche ober- und unterhalb einer Nulllinie. Anwendung v. a. in der Gefäßdiagnostik (Strömungsgeschwindigkeit? Strömungsrichtung? Gefäßverengung? Thrombose?)

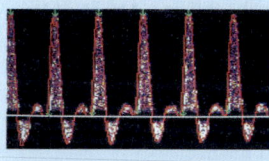

(Farb-)Duplex-Sonographie: Überlagerung der Bilder von B-Bild- und (Farb-)Doppler-Ultraschall. Der Farb-Doppler zeigt Geschwindigkeit und Richtung des Blutstromes in Farben: Rot = Fluss zum Schallkopf hin, blau = vom Schallkopf weg. Helle Farbtöne = schnelle, dunkle = langsame Strömung. Anwendung in Kardiologie und Angiologie zur Diagnostik von Herzfehlern, arteriellen Stenosen oder Aneurysmen, Ablagerungen in den Gefäßen und Thrombosen

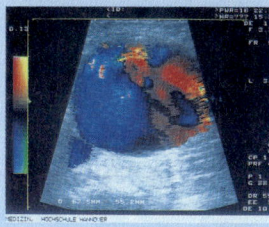

Tab. 1.15: Die wichtigsten Ultraschallverfahren im Überblick. [Foto: E179-168, M180, S008-3, T125]

beurteilbar. Vor interventionellen Sonographien (z. B. im Rahmen von Punktionen) bleibt der Patient wegen des Komplikationsrisikos ebenfalls nüchtern.

Die Maßnahmen vor Endosonographien entsprechen denen der entsprechenden Endoskopie (☞ 1.3.7).

1.3.7 Endoskopische Untersuchungen

> **Endoskopische Untersuchung:** Direkte Betrachtung von Hohlorganen oder Körperhohlräumen mittels spezieller, röhrenförmiger Instrumente **(Endoskope),** die über optische Systeme mit Beleuchtung verfügen.

In der Inneren Medizin weitaus am häufigsten sind die verschiedenen **Endoskopien** des Magen-Darm-Traktes. Seltener werden Bronchoskopien oder diagnostische Laparoskopien durchgeführt. Bei entsprechenden Befunden können sich therapeutische Eingriffe anschließen, z. B. die Entfernung von Dickdarmpolypen (☞ 7.6.9).

Endoskopien werden in speziellen Funktionsabteilungen oder im Operationssaal durchgeführt. Die Pflegenden der Station übernehmen die Vor- und Nachbereitung.

Endoskopien sind nicht risikofrei. Hauptkomplikationen sind Blutungen (vor allem nach Entnahme von Gewebeproben), Infektionen und Perforationen. Grundsätzlich ist die Gefahr von Komplikationen bei diagnostischen Endoskopien geringer als bei therapeutischen Eingriffen. Über diese Risiken muss der Patient vor der Untersuchung vom Arzt aufgeklärt werden.

Pflege

Im Folgenden werden die bei allen Endoskopien erforderlichen Aufgaben der Pflege dargestellt. Die spezielle Pflege findet sich in den entsprechenden Organkapiteln (Pflege bei Bronchoskopie ☞ 6.3.6, Endoskopien des Magen-Darm-Traktes ☞ 7.3.4, Laparoskopie ☞ 8.3.6).

Vorbereitung auf Station
- Aufklärungsmaterial und Formulare zur Einverständniserklärung bereithalten
- Venösen Zugang legen (lassen)

- Prämedikation je nach Anordnung verabreichen
- Patienten zur Untersuchung nüchtern lassen
- Kurz vor der Untersuchung Patienten bitten, die Toilette aufzusuchen
- Zahnprothesen herausnehmen (lassen).

Nachbereitung auf Station
- Patienten in der Funktionsabteilung abholen, Informationen zum Verlauf durch die Kollegen einholen
- Bettruhe nach Arztanordnung einhalten lassen
- Vitalzeichen und Allgemeinbefinden (Schmerzen? Übelkeit?) beobachten
- Nach Narkose (z. B. bei Laparoskopie) und/oder Anästhesie des Rachenraumes zur Aspirationsprophylaxe (☞ auch 6.13) auf Einhalten der ärztlich angeordneten Nahrungskarenz achten.

1.3.8 Punktionen und Biopsien

> **Punktion:** Einstechen mit spezieller Nadel in Gefäße, Körperhohlräume oder Organe, um normale oder krankhafte Körperflüssigkeiten oder Gewebe zu entnehmen, z. B. Schilddrüsenpunktion oder venöse Blutentnahme.
>
> **Biopsie:** Entnahme einer Gewebeprobe am lebenden Patienten. Dabei können aus dem Gewebeverband herausgelöste *Zellen* (z. B. *Aspirationsbiopsie*) oder *Gewebestücke* entnommen werden, z. B. Magen- oder Darmbiopsien bei Endoskopien.

Viele **Punktionen** dienen gleichzeitig therapeutischen Zwecken, z. B. der Entlastung von einem Pleuraerguss (☞ 6.11.2) oder Aszites (☞ 8.2.2), der Spülung von Körperhöhlen oder dem Einbringen von Arzneimitteln.

Bei jeder Punktion oder **Biopsie** können Komplikationen auftreten, wobei oberflächliche Eingriffe grundsätzlich mit weniger Gefahren behaftet sind als tiefe wie die Nieren- oder Leberbiopsie. Letztere erfolgen heute unter sonographischer, röntgenologischer (incl. computertomographischer) oder endoskopischer Kontrolle, um Organverletzungen zu vermeiden.

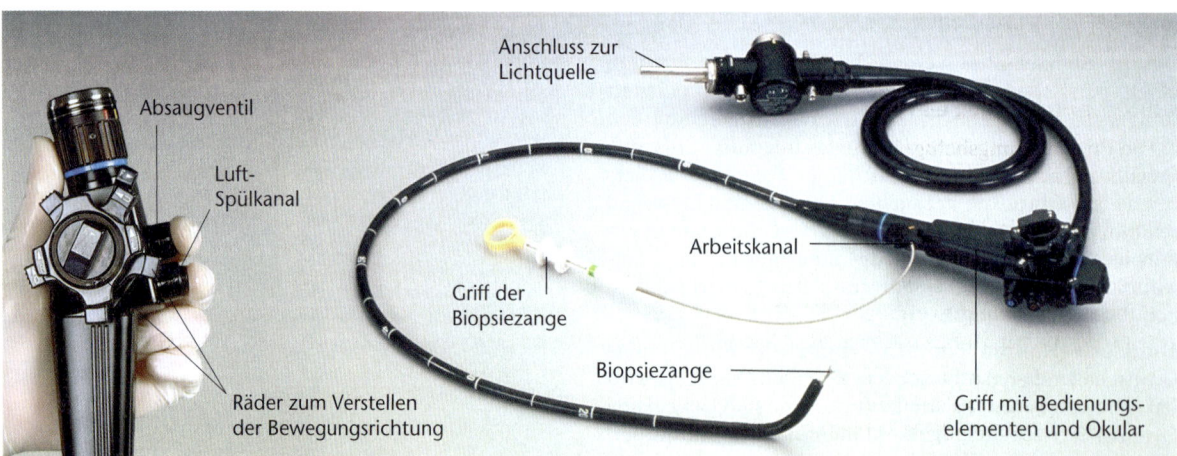

Abb. 1.16: Modernes Endoskop mit in den Arbeitskanal eingeschobener Biopsiezange. [V218] Ausschnitt links: Bedienungsteil eines Endoskops. [K183]

Die Aufgaben der Pflegenden hängen von der jeweiligen Punktion bzw. Biopsie ab und sind in den entsprechenden Organkapiteln zu finden.

1.4 Therapien in der Inneren Medizin

1.4.1 Therapeutische Strategien und rechtliche Grundlagen

Indikation und Kontraindikation

Nach Stellen der (Verdachts-)Diagnose überlegt der Arzt, ob eine **Therapie** notwendig und Erfolg versprechend ist. In diese Überlegungen fließen neben dem Wissen über Art, Schwere, Verlauf und drohende Komplikationen der Erkrankung auch Alter, Vorerkrankungen und Wünsche des Patienten mit ein.

Eine **Indikation** *(Heilanzeige)* ist dann gegeben, wenn eine bestimmte diagnostische oder therapeutische Maßnahme notwendig erscheint.

Bei Vorliegen von **Kontraindikationen** *(Gegenanzeigen)* darf die Behandlung nur mit besonderer Vorsicht (**relative Kontraindikation**) oder gar nicht (**absolute Kontraindikation**) erfolgen.

Therapeutische Strategien

- Richtet sich eine Behandlung gegen die Krankheitsursache, wird sie als **kausale** Therapie bezeichnet, etwa eine Antibiotikabehandlung bei streptokokkenbedingter Angina tonsillaris. **Symptomatische** Therapien bekämpfen dagegen nur die Krankheitszeichen *(Symptome)*. So wirken beispielsweise Schmerztabletten symptomatisch gegen die Hals- und Kopfschmerzen, die mit der Angina tonsillaris einhergehen
- **Spezifische Maßnahmen** sind speziell auf die vorliegende Erkrankung zugeschnitten, z. B. die Gabe eines Antibiotikums. **Allgemeinmaßnahmen** schaffen günstige Bedingungen für die Heilung und stärken den Organismus. Wichtige Allgemeinmaßnahmen in der Pflege sind beispielsweise das Überwachen der verordneten Bettruhe, Vermeiden von Lärm, psychische Begleitung des Patienten und Schaffen einer freundlichen Atmosphäre.

Rechtliche Grundlagen einer Behandlung

Die Entscheidungsbefugnis über die Behandlung liegt grundsätzlich beim Patienten.

Arzt und Pflegende dürfen einen Patienten nur bei dessen Einwilligung behandeln und pflegen. Aufgabe des Arztes und der Pflegenden ist es, den Patienten zu beraten und ihm eine Entscheidung zu ermöglichen. Dies geschieht im Rahmen der **Behandlungsaufklärung** (□ 6).

Nur in folgenden Ausnahmefällen ist eine Behandlung ohne Einwilligung des Patienten nicht rechtswidrig:
- Bei Selbst- oder Fremdgefährdung
- Bei Bewusstlosigkeit in Akutsituationen (sog. Geschäftsführung ohne Auftrag, § 680 BGB)

- Bei Kindern (älteren Kindern ist jedoch ein angemessenes Mitspracherecht einzuräumen). Generell muss bei Kindern die Einwilligung der Sorgeberechtigten eingeholt werden. Verweigern diese die Zustimmung zur Behandlung und kann eine Entscheidung des Vormundschaftsgerichts aufgrund der Dringlichkeit der Situation nicht abgewartet werden, darf der Arzt die Behandlung vornehmen
- Bei dementen oder psychisch kranken Menschen in rechtlicher Betreuung. Vergleichbar der Situation bei Kindern ist dann der Betreuer des Kranken zustimmungspflichtig.

Die Rechtsprechung hat unterstrichen, dass der Patientenwille oberste Priorität hat, auch in der Endphase des Lebens. Probleme können sich aber ergeben, wenn der Patientenwille unklar ist, etwa wenn sich der Patient selbst nicht mehr äußern kann und fraglich ist, ob die Patientenverfügung rechtsgültig ist. In diesen Fällen muss manchmal das Vormundschaftsgericht entscheiden, etwa wenn die Ärzte die Fortsetzung lebenserhaltender Maßnahmen für sinnvoll und geboten erachten, die Angehörigen/Betreuer des Patienten aber deren Einstellung verlangen.

1.4.2 Arzneimitteltherapie

Die **Arzneimitteltherapie** *(Pharmakotherapie)* ist in der Inneren Medizin von zentraler Bedeutung, wobei heute ganz überwiegend Fertigarzneimittel verwendet werden. Das wohl bekannteste Fertigarzneimittelverzeichnis in Deutschland ist die von Verbänden der Pharmaindustrie herausgegebene sog. **Rote Liste** (□ 2), die sich auf jeder Station und in jeder Arztpraxis findet, mittlerweile oft nicht mehr als Buch, sondern zur Nutzung am PC. Eine weitere Arzneimitteldatenbank ist die sog. **Gelbe Liste** (□ 3), die mehr Präparate zur Selbstmedikation enthält und mit deren Hilfe Arzneimittel (z. B. „runde weiße Kapsel") identifiziert werden können. 🖵

Ältere Patienten

Bei älteren Patienten häufen sich Probleme mit *Medikamentennebenwirkungen* und *Medikamenteninteraktionen* (-wechselwirkungen). Dies hat mehrere Ursachen:
- Bei den meisten alten Mensch ist der Anteil des Körperfettes höher und der Anteil des Körperwassers sowie der Muskelmasse niedriger als bei jüngeren Menschen vergleichbaren Körpergewichts. Medikamente mit ungleichmäßiger Verteilung in den Körpergeweben können also im Alter anders verteilt sein als in jungen Jahren und somit stärker oder schwächer wirken
- Viele Medikamente werden im Blut an Eiweiße gebunden. Bei alten Menschen sind weniger Eiweiße vorhanden als bei jüngeren. Deswegen kann es bei gleichzeitiger Gabe von mehreren Medikamenten durch die „verschärfte" Konkurrenz um diese Eiweiße zu Wirkungserhöhungen kommen. Besonders typisch ist die Wirkungsverstärkung von „Blutzuckertabletten" wie Euglucon® mit nachfolgender Hypoglykämiegefahr (☞ 10.7.5)

- Insbesondere nierengängige Arzneimittel werden verzögert ausgeschieden und können sich entsprechend zu stark anreichern, weil die Nierenfunktion mit zunehmendem Alter abnimmt. Das Serumkreatinin kann dabei normal sein. Die Stoffwechseltätigkeit der Leber lässt zwar auch nach, dies ist jedoch von geringerer Bedeutung
- Einige Erkrankungen können die Resorption eines Arzneimittels verändern, z.B. ist die Resorption aus dem Magen-Darm-Trakt bei einer Rechtsherzinsuffizienz vermindert (☞ 4.5.1)
- Aufgrund ihrer höheren Erkrankungshäufigkeit und Multimorbidität nehmen alte Menschen durchschnittlich mehr Medikamente ein als jüngere, und zwar meist mehrere Präparate nebeneinander. Dies erhöht das Risiko von Arzneimittelwechselwirkungen
- Ältere Menschen können *qualitativ* anders auf Arzneimittel reagieren. Es kann durchaus sein, dass die Gabe eines Schlafmittels nicht zum Einschlafen, sondern zu Erregungszuständen führt **(paradoxe Wirkungen).**

Vorsicht
Wesentliche pflegerische Konsequenz ist, ältere Menschen, aber auch Patienten mit Nieren- oder Leberfunktionsstörungen, besonders sorgfältig auf unerwünschte Arzneimittelwirkungen zu beobachten.

1.4.3 **(Künstliche) Enterale Ernährung**

Legen einer Gastrointestinalsonde ☞ *7.1.7*

Pflege bei liegender Sonde ☞ *7.1.7*

Bei vielen Patienten reicht die normale orale Ernährung zur Deckung des Nährstoffbedarfs nicht aus, weil sie nicht essen *können, dürfen* oder *wollen.* Dann muss der Patient künstlich ernährt werden.

Hierbei gibt es prinzipiell zwei Möglichkeiten: die *künstliche enterale Ernährung* (⧠ 9) über eine im oberen Magen-Darm-Trakt gelegene Sonde und die *parenterale Ernährung* (⧠ 10) über venöse Zugänge (☞ 1.4.4).

Bei der **enteralen Ernährung** erhält der Patient über eine Sonde spezielle Nährstoffzubereitungen **(Sondenkost)** in den Magen oder den Dünndarm. Alle Formen der enteralen Ernährung setzen die Funktionsfähigkeit des Magen-Darm-Traktes voraus. Die enterale Ernährung bietet im Vergleich zur parenteralen Ernährung Vorteile: geringere Infektionsgefahr, Erhalt der Darmflora und der physiologischen Barrierefunktion der Darmschleimhaut.

Die Art der Sondenkost hängt von der Lage der Sonde und der Grunderkrankung des Patienten ab. Die Auswahl der Sondenkost erfolgt durch den Arzt. Er legt die Nährstoff-, Energie- und Flüssigkeitsmenge fest. Unterschieden werden:

- **Hochmolekulare nährstoffdefinierte Diäten** (kurz *NDD, Formeldiäten,* von *lat.* formula = Regel) enthalten die verschiedenen Nährstoffe in *definierter* Zusammensetzung (z.B. Fresubin® original fibre). Da die Nährstoffe in hochmolekularer Form vorliegen und damit noch vom Darm aufgespalten werden müssen, darf die Verdauungsfunktion nur wenig beeinträchtigt sein, wie sie es z.B. bei Patienten mit Schluckstörungen ist

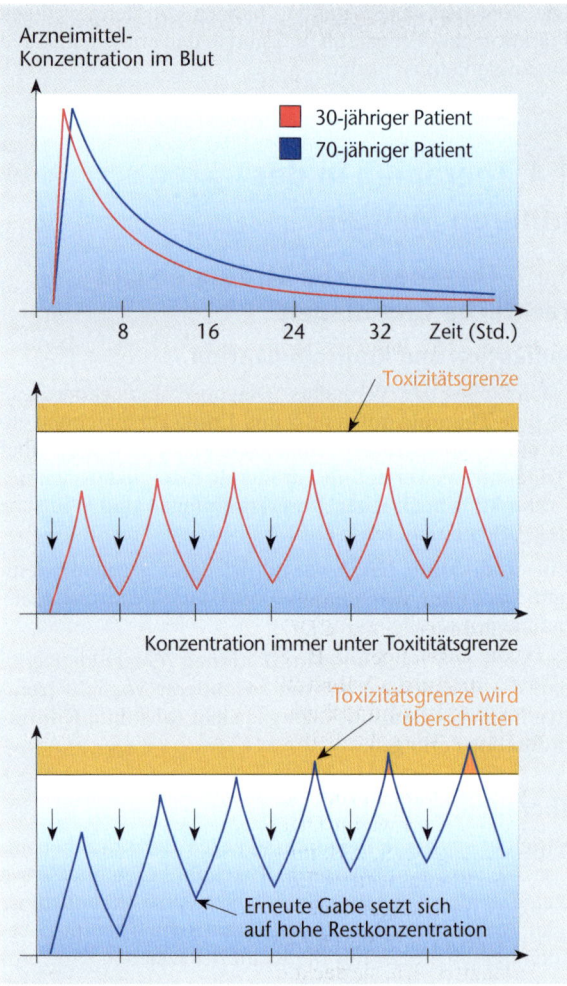

Abb. 1.17: Die verlängerte Ausscheidungszeit von Medikamenten bei älteren Menschen ist bei der einmaligen Gabe eines Medikaments unwichtig (oben). Gefährlich ist jedoch die Anreicherung des Medikaments, wenn regelmäßig Einzeldosen gegeben werden – beim jüngeren Menschen reicht das z.B. achtstündige Intervall, um die Substanz weitgehend abzubauen (Mitte), beim älteren jedoch nicht (unten).

Arzneimittel	Häufige Nebenwirkungen im Alter
β-Blocker	Herzinsuffizienz, Herzrhythmusstörungen (Blockbilder)
Digitalisglykoside	Verwirrtheit, Übelkeit, Erbrechen, Herzrhythmusstörungen
Diuretika	Niedriger Blutdruck (v. a. orthostatische Dysregulation), Harnverhalt oder Harninkontinenz, Schlafstörungen
Nichtsteroidale Antirheumatika	Akute Verschlechterung der Nierenfunktion
Psychopharmaka	Verwirrtheit, orthostatische Dysregulation, bei Antidepressiva zusätzlich Harnverhalt, Herzrhythmusstörungen, bei Neuroleptika extrapyramidale Bewegungsstörungen
Schlaf- und Beruhigungsmittel	Verstärkte Sedierung, aber auch paradoxe Reaktionen (Unruhe), Verwirrtheit, orthostatische Dysregulation

Tab. 1.18: Häufige Arzneimittelnebenwirkungen im Alter.

Sondentyp	Indikation	Indikationsbeispiel
Nasogastrale Sonde	Voraussichtlich kurze Dauer der enteralen Ernährung, wenn keine erhöhte Aspirationsgefahr besteht	Bei entzündlichen Darmerkrankungen, appetitlosen und kachektischen Patienten, z. B. bei Chemo- oder Strahlentherapie
Nasojejunale Sonde	Voraussichtlich kurze Dauer der enteralen Ernährung bei erhöhter Aspirationsgefahr, z. B. durch Reflux von Mageninhalt oder bei Magenentleerungsstörungen	Patienten mit eingeschränktem Bewusstsein, z. B. nach Schlaganfall (Anfangsphase)
Perkutan-endoskopische Gastrostomie (PEG)	Länger dauernde enterale Ernährung, wenn keine erhöhte Aspirationsgefahr besteht und keine offene Bauchoperation geplant ist. Mit Verlängerung ins Jejunum auch geeignet für Patienten mit erhöhter Aspirationsgefahr	Patienten mit Ösophagustumoren oder länger dauernden Schluckstörungen, z. B. bei neurologischen Erkrankungen
Perkutan-endoskopische Jejunostomie (PEJ)	Länger dauernde künstliche Ernährung bei erhöhter Aspirationsgefahr, wenn keine offene Bauchoperation geplant ist	Patienten mit länger dauernder Schluckunfähigkeit bei gleichzeitiger Bewusstseinstrübung oder verminderten Schutzreflexen
Feinnadelkatheterjejunostomie (FNKJ)	Länger andauernde enterale Ernährung, falls der Katheter während einer ohnehin geplanten Operation gelegt werden kann	Tumorpatienten mit großen Resektionen, z. B. Magenentfernung

Tab. 1.19: Überblick über die gebräuchlichen Sondentypen zur künstlichen enteralen Ernährung.

- Bei den **niedermolekularen chemisch definierten Elementardiäten** (kurz *CDD*, oft auch als *Oligopeptiddiäten* bezeichnet, z. B. Survimed® OPD, Precitene® MCT 50) sind die Nährstoffe bereits in resorptionsfähige Bestandteile (Aminosäuren, Mono-, Di- und Oligosaccharide, essenzielle Fettsäuren, Elektrolyte, Vitamine, Spurenelemente) aufgespalten und erfordern kaum Verdauungsleistungen vom Darm. Diese Diäten sind bei Patienten mit schweren Digestions- und Resorptionsstörungen angezeigt, z. B. im akuten Schub entzündlicher Darmerkrankungen (☞ 7.6.4), darüber hinaus beim Kostaufbau nach länger dauernder parenteraler Ernährung.

In aller Regel sind Sondenkostnahrungen glutenfrei und vollbilanziert, d. h. sie decken bei der Einnahme der durch den Hersteller angegebenen Menge den Tagesbedarf aller Nährstoffe sowie den Energiebedarf. Meist ist eine **Flüssigkeitsergänzung** durch Wasser erforderlich.

Sonden zur enteralen Ernährung

Welche Sonde am besten geeignet ist, hängt vor allem von Grunderkrankung und Zustand des Patienten ab. Einen Überblick gibt Tab. 1.19. Sonden können grundsätzlich nicht nur durch die Nase, sondern auch durch den Mund gelegt werden (orogastral). Dies ist jedoch speziellen Indikationen vorbehalten, da eine orogastrale Sonde den Patienten stärker einschränkt.

Nasogastrale Sonden und Prinzipien der künstlichen Ernährung

Am bekanntesten sind **nasogastrale Sonden** (oft einfach *Magensonden* genannt) mit einer Länge von ca. 75 cm und einem Durchmesser von 8–12 Ch. Für die enterale Ernährung bieten sich Silikonkautschuk- oder Polyurethan-Sonden an, die im Gegensatz zu PVC-Sonden nicht hart werden und daher über mehrere Wochen liegen bleiben können.

Grundprinzipien

Die enterale Ernährung über eine nasogastrale Sonde wird langsam aufgebaut. Menge, Häufigkeit, Zusammensetzung und Verabreichungsform der Sondenkost werden ärztlich angeordnet. Bei Unverträglichkeitsreaktionen (z. B. Völlegefühl, Erbrechen, Durchfall) ist die Ursache zu ermitteln und die Kost ggf. anzupassen.

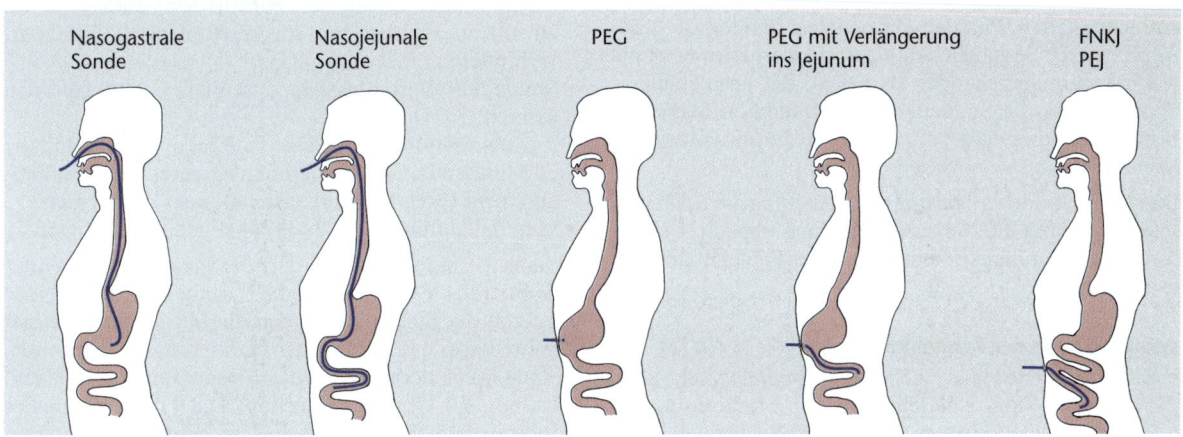

Abb. 1.20: Übersicht über die verschiedenen Sondenlagen bei den unterschiedlichen Verfahren der künstlichen enteralen Ernährung. [A400-215]

1

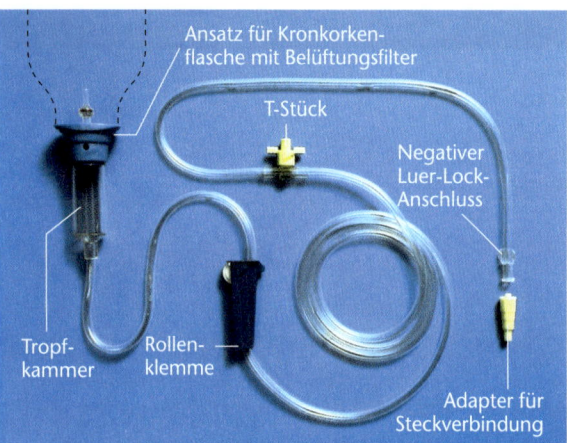

Abb. 1.21: System zur Sondenernährung per Schwerkraft aus einer Kronkorkenflasche. [U222]

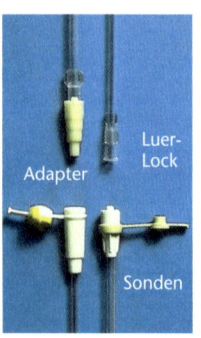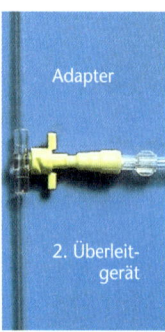

Abb. 1.22: Verbindungen von Überleitgeräten zur Sonde und am T-Stück. Links: Steckverbindung vom Überleitgerät zur Sonde, Luer-Lock-Anschluss vom Überleitgerät zur Sonde. Rechts: T-Stück für Überleitgeräte mit Steckverbindungen oder zum Aufsetzen einer Luer-Spritze. [U222]

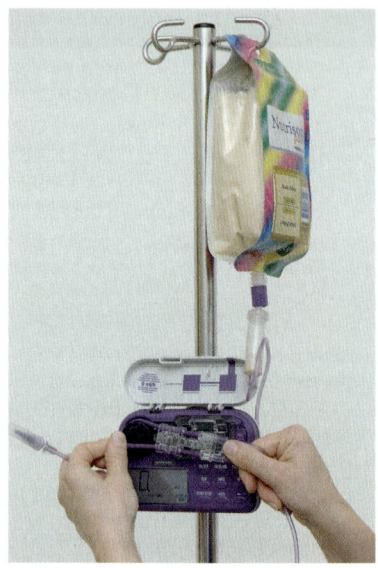

Abb. 1.23: Für die Verabreichung von Sondenkost über eine Ernährungspumpe wird ein spezielles Überleitsystem benutzt. Es wird in das Pumpengehäuse eingelegt und danach die Fördermenge eingestellt. [K115]

Bei einer nasogastralen Sonde oder PEG kann die Sondennahrung portionsweise als *Bolus* mit einem speziellen Sondenbesteck (maximal 100 ml in 5–10 Minuten), *halbkontinuierlich* per Schwerkraft (100 ml in ca. 10–15 Minuten) oder *kontinuierlich* mithilfe einer Pumpe (ca. 100 ml pro Stunde) gegeben werden.

Eine langsame, kontinuierliche Zufuhr wird prinzipiell besser vertragen, ist jedoch unphysiologisch, da der Magen nie leer, aber auch nie gefüllt ist. Nahrungspausen sollen die physiologische Säureschutzfunktion des Magens aufrechterhalten. Pumpen der neueren Generation (z. B. Applix smart®) ermöglichen die Sondenernährung wahlweise kontinuierlich oder als Bolus. Bei nasojejunalen Sonden muss die Sondenkost kontinuierlich über eine Ernährungspumpe gegeben werden, da die physiologische Speicherfunktion des Magens fehlt.

Da bei der Sondenernährung die Steigerung der Speichelsekretion durch die Nahrungsaufnahme wegfällt, ist eine sorgfältige Mundpflege zum Schutz der Schleimhäute erforderlich.

Verabreichung der Sondenkost

• Material bereitstellen: Zellstoff, Mundpflegeset, Sondennahrung mit Überleitungsgerät, Stethoskop zur Lagekontrolle der Sonde, Wasser zum Nachspülen, Verschlusskappe zum Abstöpseln

• Sondenkost nach Herstellerangaben vorbereiten
• Patienten informieren und aufsetzen (lassen), bewusstlose Patienten möglichst 30° halbsitzend lagern
• Lage der Sonde überprüfen (☞ unten)
• Nahrungstransport der letzten Mahlzeit durch Aspiration aus dem Magen oder Tiefhängen des Ablaufbeutels (falls vorhanden) unter Patientenniveau kontrollieren. Aspiration/Zurücklaufen von mehr als 50% der letzten Mahlzeit weist auf eine Magenentleerungsstörung hin (Arzt informieren)
• Nahrung verabreichen, dabei Luftzutritt vermeiden (da der Patient sonst Blähungen bekommt) und den Patienten beobachten
  – Bei Schwerkraftapplikation Überleitsystem an Flasche oder Beutel anschließen und Tropfgeschwindigkeit so einstellen, dass die Verabreichung einer Portion (500 ml) ca. 30–45 Min. dauert
  – Bei Benutzung einer Pumpe Sondenkostflasche bzw. Sondenkostbeutel mit dem Überleitsystem verbinden, das Überleitsystem luftfrei füllen und in die Ernährungspumpe einlegen. Dann das System an die Sonde anschließen, die angeordnete Flussrate einstellen und die Pumpe anstellen
• Nach Verabreichung der Portion mit Wasser (mind. 20 ml) nachspülen, um ein Verstopfen der Sonde zu verhindern
• Sonde mit Verschlusskappe schließen und ggf. neu fixieren
• Zur Aspirationsprophylaxe Patienten für mindestens 60 Minuten in Oberkörperhochlagerung belassen, Patienten auf Unverträglichkeitsreaktionen beobachten
• Material aufräumen und Maßnahme dokumentieren.

Je nach Grunderkrankung darf der Patient bei liegender nasogastraler Sonde Flüssigkeit trinken. Während der Liegezeit der Sonde überprüfen die Pflegenden regelmäßig ihre Lage, z. B. anhand der Markierung auf der Sonde, des pH-Wertes oder durch das Einspritzen von Luft und Abhören mit einem Stethoskop. Die Fixierung an der Sonde ist täglich zu wechseln, um Hautschäden vorzubeugen. Beim Pflasterwechsel muss die Sonde gut festgehalten werden, um ein Herausziehen zu vermeiden. Die Nasenlöcher werden täglich mit Nasensalbe gepflegt.

Bei Verabreichung von Sondenkost beachten

- Medikamente getrennt von der Sondenkost verabreichen, da bei manchen Medikamenten die Sondenkost ausflockt und die Sonde verstopfen kann. Mit dem Apotheker klären, ob ein Medikament gelöst und über Sonde verabreicht werden kann (Retardmedikamente etwa dürfen wegen der dann veränderten Wirkdauer nicht zermörsert werden) (📖 11)
- Aussehen der Sondennahrung vor dem Verabreichen prüfen (Ausflockungen?). Sicherstellen, dass Flasche/Beutel und Sondensystem zusammenpassen (verschiedene Hersteller sind u. U. nicht kompatibel)
- Sonde nach der Verabreichung von Medikamenten mit mind. 20 ml Wasser durchspülen
- Wegen der Gefahr einer bakteriellen Kontamination mit nachfolgender Infektion des Patienten Überleitsystem alle 24 Stunden wechseln und angebrochene Sondenkost kühlen, nicht offen stehen lassen und innerhalb von 24 Stunden verbrauchen.

Komplikationen

Die künstliche enterale Ernährung über eine nasogastrale Sonde ist zwar deutlich komplikationsärmer als eine parenterale Ernährung, aber nicht problemfrei:

- Bei zu schneller Gabe der Sondenkost können Magen-Darm-Störungen mit Völlegefühl, Erbrechen, Durchfällen und abdominellen Schmerzen auftreten. Mit dem Arzt Rücksprache nehmen, ob evtl. eine *osmotische Diarrhö* vorliegen könnte, bei der die Sondenkost im Darm osmotisch Wasser anzieht. Immer auch an die Möglichkeit einer *infektiösen Diarrhö* (☞ 7.2.6) denken
- Die Sonde kann zu Reizungen der Nase und des Rachens, zu einer Refluxösophagitis (☞ 7.4.1) oder zu Druckulzera führen.

Um Komplikationen frühzeitig zu bemerken, ist eine sorgfältige Patientenbeobachtung notwendig.

Nasojejunale Sonden

Nasojejunale Sonden werden vom Arzt endoskopisch oder unter Bildwandlerkontrolle gelegt. Die Sondenkost muss kontinuierlich über eine Ernährungspumpe (☞ Abb. 1.23) gegeben werden, da die Speicherfunktion des Magens fehlt. Ansonsten entspricht die Versorgung der nasogastralen Sonde.

Perkutan-endoskopische Gastrostomie

Für die Langzeitbehandlung setzt sich immer mehr die *perkutan-endoskopische* **G**astrostomie (kurz **PEG**) durch, bei der eine äußere Magenfistel geschaffen wird (*äußere Fistel* = Verbindung zwischen Körperhöhle und Körperoberfläche). Durch ein Verlängerungsstück kann die Sonde bis ins Jejunum verlängert werden, etwa bei Bewusstseinsstörungen mit erhöhter Aspirationsgefahr. Alternativ wird in einigen Kliniken das Jejunum direkt punktiert und eine *perkutan-endoskopische* **J**ejunostomie (kurz **PEJ**)

durchgeführt. Beide Eingriffe bedürfen der Aufklärung und schriftlichen Einverständniserklärung des Patienten.

Der Patient muss vor dem Eingriff wegen möglicher Komplikationen (z. B. Fehlpunktion mit gastrointestinaler Fistel) und nachfolgender Operation nüchtern bleiben.

Hauptkomplikationen sind lokale Wundinfektionen, Eindringen von Luft in den Peritonealraum und *Peritonitis* (☞ 7.7). Kontraindikationen für die Einlage einer PEG sind z. B. Peritonitis oder Blutgerinnungsstörungen. Nach Abschluss der Wundheilung darf der Patient duschen und baden. Dazu wird der Verband zuvor entfernt und anschließend erneuert.

Muss eine PEG gewechselt werden, so kommt bei stabiler Fistel zwischen Magen und Haut auch eine Austauschsonde in Betracht (☞ unten), die meist ohne Gastroskopie gewechselt werden kann.

Verbandwechsel bei PEG

In der ersten Woche nach der PEG- oder PEJ-Anlage (☞ unten) wechseln die Pflegenden den Verband täglich. Ist die Wunde ab der zweiten Woche reizlos, reicht ein Verbandwechsel ein- bis zweimal wöchentlich aus. Wenn möglich zu zweit arbeiten. Es gelten die Richtlinien des aseptischen Verbandwechsels:

- Material vorbereiten: sterile Schlitz- und andere Kompressen, Haut- und Händedesinfektionsmittel, Fixationspflaster, Pinzette, unsterile und sterile Einmalhandschuhe, ggf. sterile Pinzette, Verbandschere, Abwurf
- Patienten informieren und bei der bequemen Lagerung unterstützen
- Hände desinfizieren
- Unsterile Einmalhandschuhe anziehen
- Alten Verband ohne Zug an der Sonde entfernen
- Auf die Zahlenmarkierung an der Austrittsstelle der Sonde achten
- Ggf. Haare mit Einmalrasierer entfernen, um Schmerzen beim Pflasterwechsel zu vermeiden. Auf Hautirritationen achten
- Klemmbügel an der Fixierplatte öffnen und Sonde aus dem Führungskanal nehmen. Dann die Fixierplatte lösen und zurückziehen, um die Haut um die Sondeneintrittsstelle herum desinfizieren zu können
- Einmalhandschuhe entsorgen und sterile Einmalhandschuhe anziehen
- Ober- und Unterseite der Fixierplatte sowie Sondenschlauch mit dem Hautdesinfektionsmittel desinfizieren lassen. Zur Reinigung mit steriler Kompresse von außen nach innen wischen. Noch einmal mit Desinfektionsmittel besprühen lassen und Einwirkzeit beachten. Währenddessen Wunde inspizieren (Sekretabsonderungen? Einstichstelle gerötet?)
- Nachdem das Desinfektionsmittel gut abgetrocknet ist (ca. 1 Min.), Sonde vorsichtig 3–4 cm in den Magen vorschieben und um 180° drehen, um ein Einwachsen der Fixierplatte in die Mageninnenwand zu verhindern (sog. **Buried-bumper-Syndrom**)
- Schlitzkompressen zwischen Fixierplatte und Wundbereich legen
- Sonde mithilfe der Zahlenmarkierung in die vorherige Position bringen, dann die Fixierplatte auf die Schlitzkompressen schieben, Sonde in den Führungskanal der

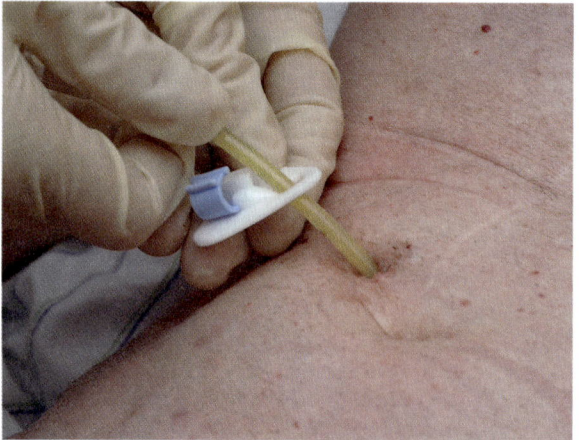

Abb. 1.24: Zur Mobilisation einer PEG Sonde vorsichtig 3–4 cm in den Magen vorschieben und um 180° drehen. [K115]

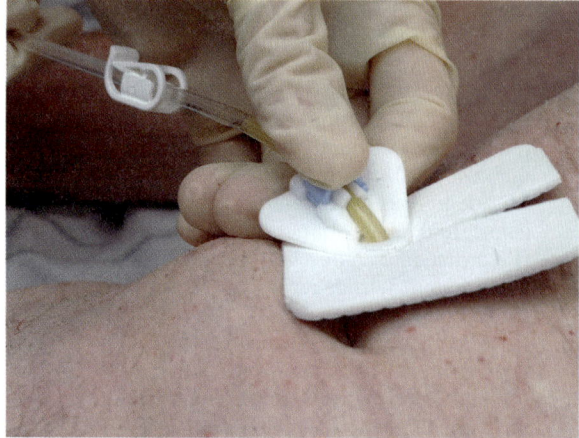

Abb. 1.25: Schlitzkompresse auflegen, Sonde wieder in die Ursprungsposition bringen, Fixierplatte auflegen und Sonde einlegen. [K115]

Fixierplatte einlegen und Klemmbügel schließen. Dabei zwischen Haut und Fixierplatte ca. 5–10 mm Spielraum lassen (Zug auf die Sonde vermeiden, Gefahr von Drucknekrosen)
- Fixierplatte und Sonde mit einer Kompresse abdecken und z. B. mit Fixomull® sichern
- Sonde, die gerade nicht zur Ernährung benötigt wird, auf den Schlitzkompressen aufrollen und mit einer Kompresse abgedeckt fixieren
- Material entsorgen, Hände erneut desinfizieren
- Verbandwechsel und Wundzustand dokumentieren.

Alternative: Austauschsysteme

Eine Weiterentwicklung der PEG sind Austauschsysteme. Voraussetzung ist eine stabile Fistel, was frühestens einen Monat nach erstmaliger PEG-Anlage der Fall ist.

Ein **Buttonsystem** kommt z. B. in Betracht, wenn sich der Patient durch den Schlauch einer PEG gestört fühlt. Hier ist die Halteplatte im Magen durch einen mit Wasser befüllten Rückhalteballon oder eine Art Silikonkörbchen ersetzt. Statt des Schlauches befindet sich ein knopfartiges Anschlussstück an der Hautoberfläche, das an einen Wasserballverschluss erinnert. Für die Applikation der

Sondenkost wird jeweils ein Zuführschlauch am Button angeschlossen. Die Pflege des Buttonsystems entspricht im Wesentlichen der einer herkömmlichen PEG. Der Button wird täglich einmal gedreht, alle 4–6 Wochen muss die Ballonfüllung überprüft werden. Bei Platzen des Ballons ist ein sofortiger Wechsel erforderlich, sodass der Patient stets Reservebuttons zu Hause haben sollte. Um den Zugang offen zu halten, verbleibt der geplatzte Ballon in der Fistel, wird fixiert, und der Patient sucht umgehend seinen Arzt auf.

Auch der **Gastrotube** ist über einen Rückhalteballon im Magen verankert. Im Gegensatz zu den Buttonsystemen liegt jedoch ein ca. 10 cm langer Schlauch mit einem ver-

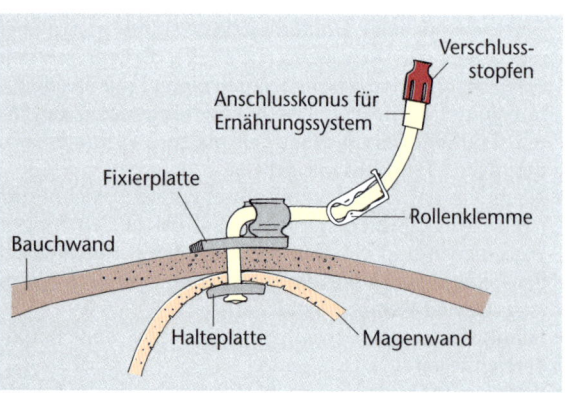

Abb. 1.26: Fixierung der PEG an Magenwand und Bauchdecke. [A400-215]

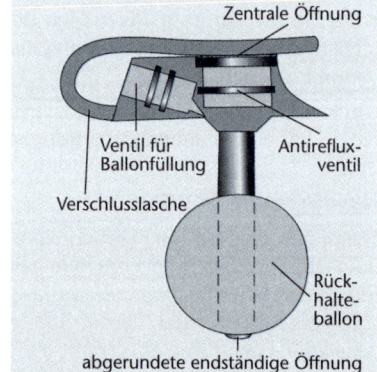

Abb. 1.27: Buttonsystem (hier Freka®-Button) in der Schemazeichnung als Alternative zur PEG. [U222]

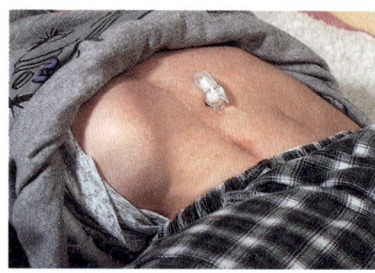

Abb. 1.28: Buttonsysteme werden von vielen Patienten als kosmetisch weniger störend empfunden als eine PEG. [U222]

schließbaren Trichteransatz auf der Hautoberfläche. Der Gastrotube wird z. B. bei Fistelneigung des Patienten oder Hautallergien bevorzugt.

Feinnadelkatheter-Jejunostomie und andere operative Verfahren

Als Palliativmaßnahme z. B. beim inoperablen Ösophaguskarzinom wird heute eine Darmfistel bevorzugt **(Jejunostomie)** und hier vor allem die komplikationsärmere *Feinnadelkatheter-Jejunostomie*, kurz **FNKJ.**

Die operative Anlage einer Ernährungssonde erfordert eine präoperative Vorbereitung und eine postoperative Wundversorgung wie andere Bauchoperationen auch. Ansonsten sind die Sonden und ihre Pflege mit einer PEG-Sonde zu vergleichen, allerdings wird beim Verbandwechsel die Fixierung nicht gelöst und die Sonde nicht mobilisiert, da die Halteplatte der Sonde an der Bauchdecke vernäht ist.

1.4.4 Parenterale Ernährung

Ist über eine enterale Sonde keine ausreichende Ernährung möglich, wird eine intravenöse, **parenterale Ernährung** (*griech.* para = neben und enteron = Darm) erforderlich. Bei der **inkompletten parenteralen Ernährung** nimmt der Patient noch einen Teil der Nahrung über den Magen-Darm-Trakt auf, bei der **totalen** *(kompletten)* **parenteralen Ernährung** (kurz *TPE*) wird der Darm völlig umgangen. Die Wahl des venösen Zugangs hängt von Ernährungszustand und Stoffwechsellage des Patienten sowie der voraussichtlichen Dauer der parenteralen Ernährung ab.

Stufenschma der parenteralen Ernährung

Stufe 1: Flüssigkeitszufuhr mit geringer Kaloriengabe
Bei einer voraussichtlichen Nahrungskarenz von höchstens zwei Tagen reicht es aus, Flüssigkeit und etwas Kohlenhydrate (vorzugsweise Glukose) über einen peripher-venösen Zugang zu ersetzen. Die Gabe von Aminosäuren und Fetten ist bei gutem Ernährungszustand nicht erforderlich.

Meist werden fertige Vollelektrolytlösungen, z. T. mit 5 % Glukosezusatz (z. B. Ringer-Lösung, Sterofundin®BG 5), gewählt. Die Stufe 1 zählt nicht zur Ernährungstherapie im engeren Sinne.

Stufe 2: Periphervenöse Basisernährung
Bereits bei einer Nahrungskarenz ab drei Tagen oder leicht kataboler (= abbauender) Stoffwechsellage braucht der Patient mehr Kalorien und zusätzlich Aminosäuren. Eine Fettzufuhr ist nur bei Patienten in schlechtem Ernährungszustand erforderlich.

Vielfach können fertige Kombinationslösungen (z. B. Periplasmal®) gegeben werden.

Stufe 3: Bilanzierte vollständige parenterale Ernährung
Bei einer Nahrungskarenz von mehr als einer halben Woche und/oder bei sehr schlechtem Ernährungszustand

muss der Patient über einen zentralvenösen Katheter (☞ 1.4.6) vollständig parenteral ernährt werden.

Auch hierfür werden heute überwiegend Komplettlösungen verwendet, z. B. Aminomix® 1/2/5 oder Nutriflex®. Ist eine *individuelle* Zusammensetzung erforderlich, z. B. bei Leber- oder Nierenfunktionsstörungen sowie Intoleranz gegenüber Zuckeraustauschstoffen, werden Aminosäurelösungen (7,5–15 %ig), Kohlenhydratlösungen (20–50 %ig), Fettemulsionen (10–20 %ig) sowie Elektrolytlösungen abhängig von Bilanz und Elektrolytkontrollen nach dem Baukastenprinzip kombiniert.

Bei einer länger dauernden parenteralen Ernährung müssen auch Vitamine (z. B. eine Flasche Cernevit® täglich als Infusionszugabe plus Vitamin K zweimal wöchentlich), Folsäure, Eisen und andere Spurenelemente (z. B. Addel® N) ersetzt werden.

Während der gesamten Zeitdauer der parenteralen Ernährung sind engmaschige Blutuntersuchungen (BZ, Elektrolyte, Laktat, Nierenwerte, Blutfette) erforderlich.

Pflege bei parenteraler Ernährung

Bei allen Formen der parenteralen Ernährung besteht die Aufgabe der Pflege vornehmlich in:
- Fachgerechter Zubereitung der Infusionen und ihrer Überwachung
- Überwachung und regelmäßiger Inspektion des venösen Zugangs und der Infusionsleitungen (☞ 1.4.7)
- Beobachtung, z. B. von Haut- und Schleimhautzustand, Ausscheidung
- Soor- und Parotitisprophylaxe
- Flüssigkeitsbilanzierung.

1.4.5 Periphervenöser Zugang

Voraussetzung für eine **periphervenöse Infusion** ist ein **periphervenöser Zugang.** Er wird beim Erwachsenen fast immer in eine oberflächlich verlaufende Vene der Ellenbeuge, des Unterarms oder des Handrückens eingebracht.

Meist werden einzeln steril verpackte **Venenverweilkanülen** (Braunüle®, Venüle®, Viggo®) verwendet. Dies sind Kunststoffkanülen von 19–50 mm Länge mit eingelegtem Stahl-Mandrin. Der Mandrin dient als Führungsschiene und wird nach dem Legen der Venenverweilkanüle entfernt, sodass nur noch die Kunststoffkanüle in der Vene liegen bleibt.

Alternative für Infusionen mit kurzer Laufzeit ist eine **Butterfly-Kanüle.** Hierbei handelt es sich um eine silikonbeschichtete Dünnwandnadel aus Stahl. Sie ist vor allem bei der Punktion dünner, feiner Venen hilfreich, muss aber nach beendeter Infusion entfernt werden, da die scharf geschliffene Hohlnadel das Gefäß bereits bei geringfügigen Bewegungen des Patienten perforieren kann.

Eine weitere Möglichkeit des venösen Zugangs sind **Midline-Katheter,** 10–20 cm lange Katheter, die von der V. basilica oder V. cephalica aus vorgeschoben werden. Das Katheterende liegt in der V. subclavia und damit in einer großen Vene, aber nicht zentral. Sie werden z. B. verwendet, wenn höherosmolare Infusionen verabreicht

1

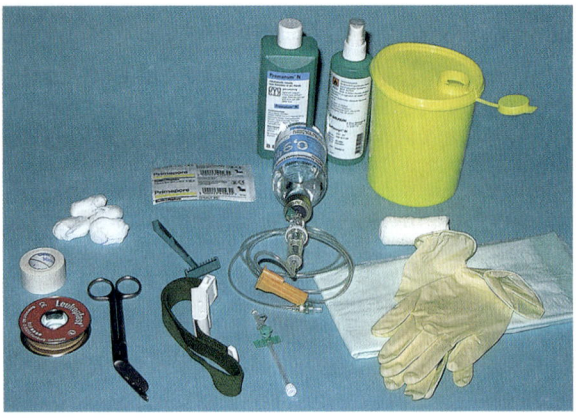

Abb. 1.29: Set für das Legen eines periphervenösen Zugangs zur Infusion. [M161]

andauernde parenterale Ernährung und zur Messung des *zentralvenösen Druckes* (**ZVD** ☞ 4.1.6) erforderlich.

Nicht implantierbare zentrale Venenkatheter
Venenzugänge
Ein zentraler Venenkatheter kann vorgeschoben werden:
- Auf kurzem Weg („von zentral") über die V. subclavia, die V. jugularis externa oder die V. jugularis interna (Länge des Katheters: 20–30 cm) oder
- Mit einem langen Venenkatheter über eine periphere Vene, vorzugsweise die V. basilica oder V. cephalica (Länge des Katheters: 70 cm).

> Auch wenn ein Venenkatheter von peripher gelegt wird, handelt es sich um einen zentralen Venenkatheter, da seine Spitze unmittelbar vor dem rechten Herzen mündet.

werden sollen, aber keine ZVD-Messung notwendig ist. Midline-Katheter bestehen aus Polyurethan oder Silikon und können ca. vier Wochen liegen bleiben.

Ein periphervenöser Zugang wird vom Arzt gelegt. Die Aufgabe der Pflegenden besteht im Richten der benötigten Materialien (☞ Abb. 1.29) sowie – selten – in der Betreuung des Patienten oder der Assistenz des Arztes. Anschließend sind die Pflegenden für den Verbandwechsel und die Wundinspektion verantwortlich.

1.4.6 Zentraler Venenkatheter und zentralvenöse Infusion

Zentralvenöse Infusionen werden mithilfe eines zentralen Venenkatheters (**ZVK**, *Kavakatheter*, *Venenverweilkatheter*) in die großen, klappenlosen Venen unmittelbar vor dem rechten Herzen geleitet. Ein ZVK ist für Langzeitinfusionen (> 3 Tage), Massen- und Druckinfusionen, hypertone Infusionslösungen, Infusionen mit gefäßwandreizenden Arzneimitteln (z.B. Zytostatika), eine länger

Materialien für das Legen eines ZVK
- Hände-, Hautdesinfektionsmittel
- Ggf. alles zur Hautrasur
- Lokalanästhetikum (z.B. 1%iges Lidocain®), 10-ml-Spritze und dünne Kanüle (z.B. Nr. 18)
- 10-ml-Spritze mit NaCl 0,9% zum Durchspülen des Katheters
- Sterile Tupfer
- Sterile Lanzette oder ein spitzes Skalpell
- Zwei Abwurfgefäße (eins für scharfe und spitze Gegenstände und eins für sonstigen Abfall)
- Flüssigkeitsdichte Unterlage
- Sterile Handschuhe, Mundschutz, Haube, steriler Kittel
- Sterile Abdecktücher (Lochtuch)
- Dreiwegehähne/Mehrfachverbindungen, Bakterienfilter
- Mehrere Venenkatheter. Heute werden Katheter aus Polyurethan bevorzugt, da sie besonders flexibel sind und eine geringe Neigung zur Thrombenbildung haben. Für besondere Indikationen werden spezielle Venen-

Farbkodierung von Verweilkanülen							
Größenangabe [Gauge]	24 G	22 G	20 G	18 G	17 G	16 G	14 G
Farbe	gelb	blau	rosa	grün	weiß	grau	orange-braun
Außendurchmesser [mm]	0,7	0,9	1,1	1,3	1,5	1,7	2,1
Innendurchmesser [mm]	0,4	0,6	0,8	1,0	1,1	1,3	1,7
Durchfluss [ml/min] (für NaCl 0,9%)	22	35	60	95	125	195	330
Stichlänge [mm]	19	25	33	33/45	45	50	50
Verwendung	Kinder						
		Erwachsene					
		Dünne Venen		Infusionen, Transfusion		Notfälle, Schnellinfusionen	

Tab. 1.30: Größe und Durchflussrate verschiedener Venenverweilkanülen. Bei der Transfusion von Blut ist die Durchflussrate etwa 1/3 niedriger. Bei Notfällen mit hohem Infusions-/Transfusionsbedarf wird die größtmögliche Kanüle gewählt. Größenbezeichnung und Farbkodierung gemäß ISO-Standard (International Organisation for Standardization).

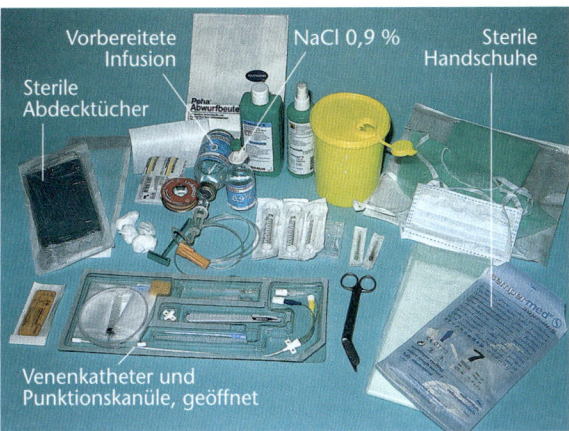

Abb. 1.31: Materialien zum Legen eines zentralen Venenkatheters. [M161]

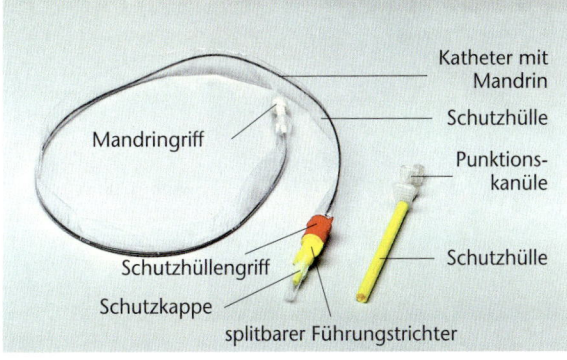

Abb. 1.33: Jugulariskatheter (Fa. Braun) mit Punktionskanüle. Nach Entfernen der Schutzkappe wird der gelbe Führungstrichter auf die Punktionskanüle aufgesteckt und der Katheter durch Anfassen an der Schuthülle vorgeschoben, wobei Zurückziehen und erneutes Vorschieben möglich ist. Nach Abziehen der Schutzhülle mit dem roten Schutzhüllengriff kann der Führungstrichter gesplittet und entfernt werden. Der röntgendichte Mandrin verbleibt bis zur röntgenologischen Lagekontrolle des ZVK im Katheter. [K183]

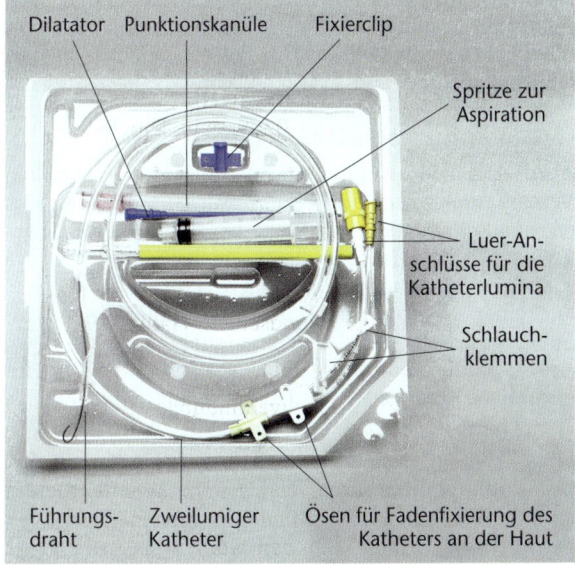

Abb. 1.32: Fertigset mit zweilumigem Venenkatheter. [K183]

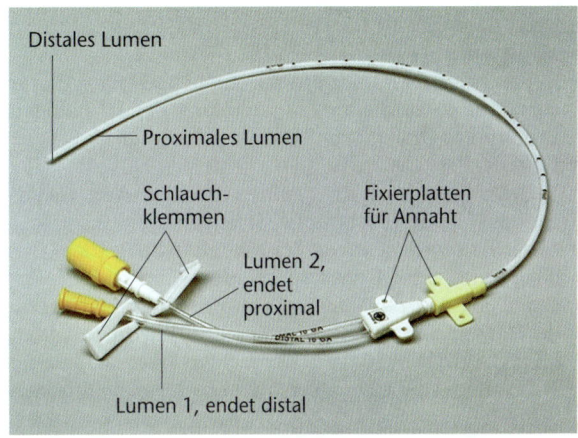

Abb. 1.34: Zweilumiger Subklavia-Katheter. [K183]

katheter benutzt (z. B. *Multilumenkatheter* bei inkompatiblen Infusionslösungen)
- Verschiedene Kathetereinführsysteme. In den meisten Häusern werden steril verpackte Einmalpunktionssets verwendet, die alles Notwendige für die jeweilige Punktionstechnik enthalten
- Ggf. Nahtmaterial und Nadelhalter zur Fixierung des Venenkatheters oder alternativ sterile Kompressen und Heftplaster oder Folienverband.

Durchführung und Nachbereitung

Zentrale Venenkatheter werden immer vom Arzt gelegt. Aufgaben der Pflegenden sind die Betreuung des Patienten und die Assistenz des Arztes.

Nach dem Legen des ZVK wird eine Röntgenaufnahme zur Lagekontrolle und zum Ausschluss eines Pneumothorax angefertigt. Alternativ wird die Lage bereits während des Legens durch Ableiten eines EKGs über den ZVK überprüft. Erst danach darf der ZVK benutzt und die Infusion angehängt werden.

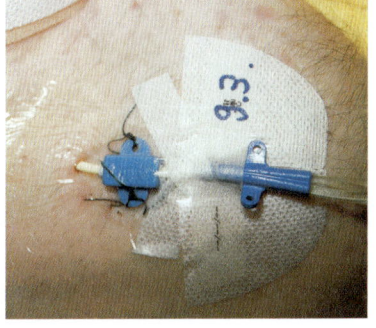

Abb. 1.35: Verband und Fixierung eines Subklaviakatheters mit Klebefolie. [M161]

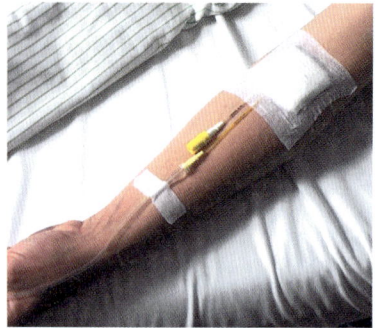

Abb. 1.36: Verband und Fixierung eines peripheren Venenkatheters mit Klebeverband und Pflasterstreifen. [K183]

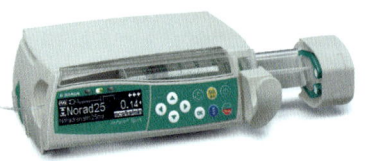

Abb. 1.37: Perfusor® fm. Stapelbare Infusionsspritzenpumpe mit digitaler Einstellung der Perfusionsgeschwindigkeit, des Sollvolumens und des Perfusionsdruckes. [U223]

Komplikationen

Das Legen eines ZVK ist heute eine Routinemaßnahme und in der Hand des Geübten komplikationsarm, aber nicht komplikationsfrei. Häufigste Komplikationen beim Legen eines ZVK und bei liegendem ZVK sind:

- *Pneumothorax* (☞ 6.9)
- Versehentliche *arterielle Punktion*, z.B. der A. carotis oder der A. subclavia. Bei Punktion der A. subclavia besteht die Gefahr eines *Hämatothorax* (Ansammlung von Blut im Pleuraraum ☞ 6.11.2), bei der Punktion der A. carotis in seltenen Fällen eines *Dissektionsaneurysmas*
- Hämatome
- Bei linksseitiger Punktion Verletzung des Ductus thoracicus mit *Chylothorax* (Ansammlung der fetthaltigen Lymphe des Ductus thoracicus im Pleuraraum ☞ 6.11.2)
- Luftembolie
- Verletzungen des *Plexus brachialis* (den Arm versorgendes Nervengeflecht in der Halsregion)
- *Herzrhythmusstörungen* bei Katheterfehllage, z.B. Tachykardien oder Extrasystolen, die während des Vorschiebens des ZVKs ausgelöst werden können, wenn die Katheterspitze zu weit vorgeschoben wird und dann im rechten Vorhof oder in der rechten Herzkammer die Herzinnenwand reizt. Herzrhythmusstörungen können

aber auch bei liegendem Katheter durch Bewegung ausgelöst werden – bei Armbewegungen kann sich ein von peripher gelegter ZVK bis zu 7 cm nach zentral bewegen

- Infektionen, vor allem durch Staphylokokken (ca. 7–16% der Patienten ☞ 15.5.3)
- *Thrombose* der Vene (ca. 4–10% der Patienten).

Implantierbare zentralvenöse Katheter

Einige Patienten benötigen lange einen zentralvenösen Zugang, etwa zur langfristigen parenteralen Ernährung, zu länger dauernden Zytostatikatherapien oder vor Stammzelltransplantation. Um diesen Patienten zusätzliche Schmerzen und mögliche Komplikationen zu ersparen, wird ihnen heute operativ ein teil- oder vollimplantierbarer Venenkatheter gelegt.

Als Beispiel für einen **teilimplantierbaren** (zentralen) **Venenkatheter** sei der *Hickman-Katheter* erwähnt. Das proximale Katheterende des ein- bis dreilumigen Silikonkatheters wird z.B. über die V. subclavia in die V. cava superior vorgeschoben und fixiert. Das distale Ende – mit einer Dacronmanschette zum „Einwachsen" ins Subkutangewebe – wird über einen subkutanen, ca. 10 cm langen Tunnel durch die Haut nach außen geführt. Erforderliche Infusionen werden direkt am Schlauchende angeschlossen. Bei guter Pflege kann der Katheter 2–3 Jahre verbleiben.

Bei **vollimplantierbaren** (zentralen) **Venenkathetern** wird ein subkutan implantiertes Reservoir **(Port),** das

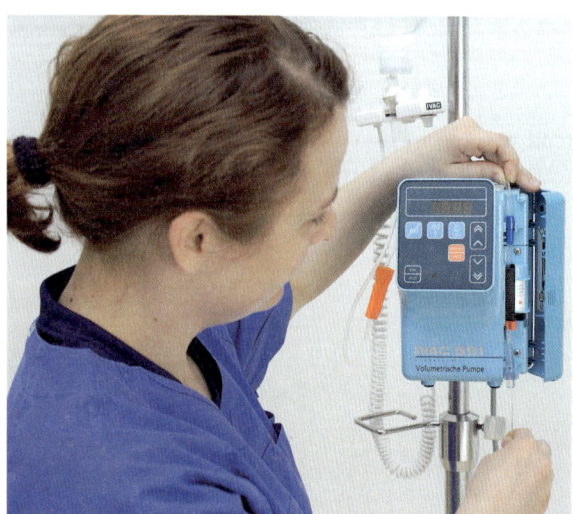

Abb. 1.38: Das Überleitsystem wird in das Pumpengehäuse des Infusomats eingelegt und danach die Tropfengeschwindigkeit eingestellt. [K115]

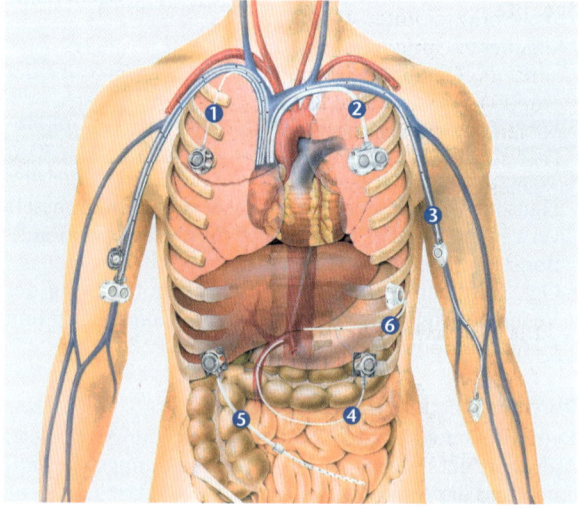

Abb. 1.39: Überblick über die derzeit verfügbaren Portsysteme (PS). 1 = Intravenöses PS, 2 = Intravenöses zweilumiges PS, 3 = Periphervenöses PS, 4 = Arterielles PS, 5 = Peritoneales PS, 6 = Intraspinales PS. [V090]

durch eine dicke Silikonmembran verschlossen wird, durch einen (röntgendichten) Katheter mit einer zentralen Vene verbunden. Damit der Port nicht verrutscht, wird er auf einem knöchernen Untergrund, z. B. einer Rippe, platziert und dort fixiert. Für Injektionen oder Infusionen wird der Port mit speziellen Nadeln, die aufgrund ihres besonderen Schliffes keine Löcher in die Silikonmembran stanzen (z. B. *Huber-Nadel*, *Gripper-Nadel*), durch die Haut angestochen. Da das System vollständig von Haut bedeckt ist, ist das Infektionsrisiko geringer als beim Hickman-Katheter. Nach Therapieende kann der Katheter zunächst einmal verbleiben, ohne den Patienten wesentlich zu belasten oder zu gefährden.

Pflege von Patienten mit implantierbaren Kathetersystemen

- Einstichstelle und ggf. Katheterumgebung werden täglich auf Infektionszeichen (Rötung, Schwellung, Schmerz, Überwärmung) kontrolliert. Die Pflegenden leiten den Patienten zur Selbstbeobachtung an
- Bei teilimplantierbaren Kathetern überprüfen die Pflegenden täglich Lage und Fixierung
- Nach jeder Manipulation wird das System vor dem Abstöpseln durchgespült. Sollte ein Port trotz eingestochener Huber-Nadel nicht benutzt werden, ist eine Spülung nach 48 Stunden erforderlich
- Während des Verabreichens der Infusion kann es in seltenen Fällen zu einem Paravasat kommen (Flüssigkeit läuft ins Gewebe). Dann muss die Infusion unterbrochen und die Nadel entfernt werden. Erst nach Abklingen der Schwellung kann erneut punktiert werden (📖 12) 💻
- Bei längerer Nichtbenutzung wird das System alle 4–8 Wochen mit NaCl 0,9 % durchgespült
- Der Patient erhält einen Portpass, aus dem z. B. die Art des Ports, die bisherigen Probleme und die Art der Therapie sowie die durchgeführten Spülungen hervorgehen.

Vorsicht

Generell dürfen bei Portsystemen zur Applikation keine Spritzen unter 10 ml eingesetzt werden, da mit kleineren Spritzen ein zu hoher Druck erzeugt wird und die Gefahr von Komplikationen (z. B. Katheterruptur) zunimmt. Der Katheter muss im anwendungsfreien Intervall immer – z. B. durch einen Dreiwegehahn – verschlossen sein (Gefahr von Blutungen oder Luftaspiration).

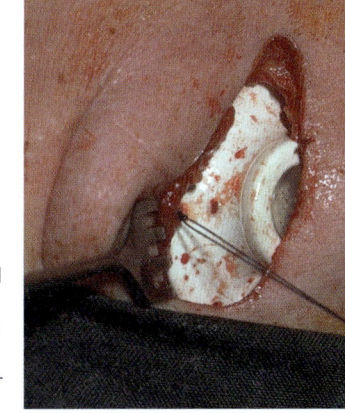

Abb. 1.40: Der mit dem Katheter verbundene Port wird in eine Hauttasche im Rippenbereich geschoben und auf der Thoraxwand festgenäht. Die beiden Hautschnitte werden anschließend verschlossen. [K183]

1.4.7 Pflege während der Infusionstherapie

Gewährleistung der verordneten Infusionsabläufe

Während der Infusionstherapie ist es Aufgabe der Pflegenden, die verordneten Infusionsabläufe sicherzustellen und zu überwachen (☞ Tab. 1.43).

Ist bei hochwirksamen Arzneimitteln, wie z. B. Heparin oder Dopamin, eine exakte Einhaltung der Einflussrate nötig, müssen elektronisch gesteuerte Infusions(spritzen)-pumpen eingesetzt werden (☞ Abb. 1.37 und 1.38). Die Bedienung der Infusionspumpen unterscheidet sich von Fabrikat zu Fabrikat.

Pflege bei peripherer Venenverweilkanüle und liegendem ZVK

Die Pflege des Venenkatheters und der Infusionszuleitungen ist Aufgabe der Pflegenden. 💻 Grundregeln zur Vermeidung von Komplikationen, insbesondere lokaler oder systemischer Infektionen, sind:
- Vor jeder Manipulation hygienische Händedesinfektion, Einmalhandschuhe anziehen, Zugang am Infusionssystem oder Injektionsgummistopfen bzw. Zuspritzstellen vor Benutzung desinfizieren
- *Zentrale Venenkatheter* nicht abstöpseln, da die Gefahr der Thrombenbildung im Katheterlumen besteht. Infusionsprogramm so berechnen, dass es über 24 Stunden läuft

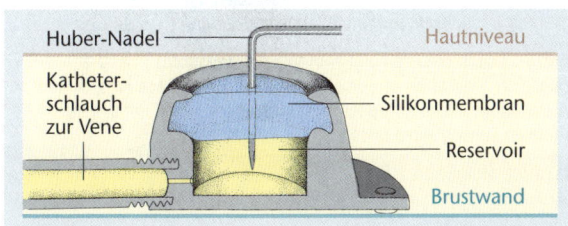

Abb. 1.41: Querschnitt durch einen implantierten Portkatheter. Die abgewinkelte Huber-Nadel verhindert ein zu tiefes Einstechen. [A300]

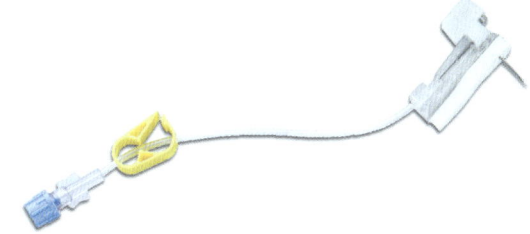

Abb. 1.42: Spezielle Portpunktionsnadel. An das Anschlussstück kann z. B. das Infusionsbesteck zur intravenösen Chemotherapie angeschlossen oder ein Adapter-Röhrchen zur Blutentnahme aufgesteckt werden. [V090]

1

Beobachten	Beurteilen	Intervenieren
Ernährung: Durst-/Hungergefühl	• Unzureichende Nährstoffzufuhr	• Anpassung der Infusionstherapie nach Arztanordnung
Ernährung: Gewicht	• Flüssigkeitseinlagerungen • Gewichtszunahme	• Tägliche Gewichtskontrollen
Haut	• Hautrötung • Überwärmung • Ödembildung	• Entfernen des venösen Zugangs bei Infektion der Einstichstelle • Überprüfung weiterer Infektionsparameter, z. B. Temperatur messen
Atmung	• Tachypnoe • Dyspnoe • Atemgeräusche	• Atmungserleichternde Lagerung • Unterbrechung der Infusion
Ausscheidung	• Stark konzentrierter Urin • Verminderte Urinmenge	• ZVD-Messung (☞ 4.1.6) • Flüssigkeitsbilanzierung
Körpertemperatur	• Fieber • Infektionszeichen	• Durchführung fiebersenkender Maßnahmen • Regelmäßige Temperaturkontrollen

Tab. 1.43: Beobachten, Beurteilen und Intervenieren bei der Infusionstherapie. Jegliche Auffälligkeiten werden dem Arzt weitergeleitet, die pflegerischen Interventionen erfolgen in Absprache mit ihm.

- Um eine Thrombosierung des Kanülenlumens zu vermeiden, *periphere Venenverweilkanülen* nach Einlaufen der Infusion mit NaCl 0,9 % oder 0,1–0,2 ml Heparin (je nach Arztanordnung) durchspülen und mit einem sterilen Verschluss *(Luer-Lock)* abstöpseln. Alternativ eine Verschlusskappe mit Mandrin verwenden (passende Größe zur Venenverweilkanüle)
- Bakterienfilter patientennah anbringen. Den Filter entsprechend der Herstellerangabe wechseln
- Die Infusionszuleitungen mit allen Verbindungsstücken, Dreiwegehähnen usw. alle 24–48 Stunden erneuern. Ist bei einer periphervenösen Infusion der Flüssigkeitsspiegel in der Tropfkammer nicht mehr vorhanden, neues Überleitungssystem anbringen
- Zum Wechsel des Infusionssystems an einem zentralen Venenkatheter Dreiwegehahn zudrehen, um einer Luftembolie vorzubeugen

- Mobile Patienten zum richtigen und sicheren Umgang mit Infusionen und Infusionsständer anleiten.

Gefahren und Komplikationen

Eine Infusionstherapie ist immer auch mit Risiken für den Patienten verbunden. Hinzu kommt, dass viele Patienten infolge ihrer Grunderkrankung anfälliger gegenüber Infektionen sind. Die wichtigsten Risiken fasst Tab. 1.44 zusammen.

1.4.8 Transplantationen

Transplantation: Übertragung von Organen, Geweben oder Zellen entweder auf ein anderes Individuum oder eine andere Körperstelle desselben Individuums.

Komplikation	Beobachtungskriterien	(Sofort-)Maßnahmen
Allergische Reaktionen (☞ auch 14.1.1)	• Hautrötung, Juckreiz, Hautausschlag • Kopf-, Gelenk- und Gliederschmerzen • Unruhe, Angst • Übelkeit, Erbrechen • Temperaturanstieg, Hitzewallungen • Atemnot • Schockzeichen (☞ 3.4)	• Infusion sofort abstellen, Venenzugang belassen • Unverzüglich Arzt rufen (lassen) • Beim Patienten bleiben, ihn beobachten und beruhigen • Kreislaufsituation einschätzen (RR, Puls, Gesichtsfarbe, Schweiß, Äußerungen des Patienten), Patienten evtl. in Schocklage bringen • Atemsituation einschätzen (Atemgeräusche, Zyanose, Einsatz der Atemhilfsmuskulatur, Äußerungen des Patienten), ggf. Oberkörper erhöht lagern, Sauerstoff auf Arztanordnung verabreichen (☞ 6.1.6)
Blutverlust	• Austritt größerer Blutmengen aus dem venösen Zugang (z. B. bei Ablösen im Schlaf) • Umfangreiche Hämatome im Hals- und Thoraxbereich (bei ZVK)	• Diskonnektierten Zugang verschließen oder Infusion mit neuem Infusionssystem wieder anhängen • Kreislauf kontrollieren • Arzt sofort informieren und Anordnungen abwarten
Thrombophlebitis (☞ auch 5.9.2)	• Entzündungszeichen im Venenverlauf • Schmerzäußerungen des Patienten	• Beim ZVK Arzt informieren und Anordnungen abwarten • Periphere Verweilkanüle entfernen, evtl. Alkoholumschläge machen oder heparinhaltige Salben auftragen, Arzt informieren, wenn nötig, neuen peripheren Zugang legen lassen
Sepsis (☞ auch 15.12)	• Plötzlich auftretendes, hohes Fieber, oft mit Schüttelfrost • „Verfall" des Patienten	• Arzt sofort informieren • Blutkultur vorbereiten (☞ 15.4.3) • Weitere Anordnungen abwarten, z. B. ZVK entfernen und Katheterspitze zur mikrobiologischen Untersuchung einschicken

Tab. 1.44: Die Hauptrisiken der Infusionstherapie.

Bei einer **Transplantation** werden Organe, Gewebe oder Zellen von einem Individuum auf ein anderes oder von einer Körperstelle auf eine andere übertragen.

Neben den in allen Fachgebieten üblichen Bluttransfusionen werden in spezialisierten internistischen Abteilungen Knochenmark- bzw. (periphere) Blutstammzelltransplantationen durchgeführt (Details ☞ 11.4). Bei Organtransplantationen ist der Internist mitbeteiligt an Indikationsstellung und Vorbereitung zur Transplantation und steuert danach die immunsuppressive Therapie (☞ unten). Die eigentliche Transplantation nimmt der Chirurg vor.

Einteilung der Transplantationen
Einteilung nach immunologischen Aspekten
Für die Innere Medizin von Bedeutung ist insbesondere die Einteilung der Transplantationen im Hinblick auf ihre immunologischen Konsequenzen:
- Bei der **autogenen Transplantation** (*autologen Transplantation*) wird das Gewebe von einer Körperstelle auf eine andere Körperstelle des gleichen Individuums übertragen. (autologe Knochenmarktransplantation, ☞ 11.4.2)
- Eine **syngene Transplantation** (*isogene* oder *isologe Transplantation*) ist eine Transplantation zwischen eineiigen Zwillingen, also genetisch identischen Individuen
- Am häufigsten ist die **allogene Transplantation** (*homogene* oder *homologe Transplantation*). Spender und Empfänger sind zwei genetisch verschiedene Personen, gehören aber der gleichen Art an. (☞ unten). Fast immer ist zur Verhinderung von Abstoßungsreaktionen die dauerhafte Einnahme von Arzneimitteln mit ausgeprägten Nebenwirkungen notwendig
- Wegen der enormen Abstoßungsprobleme und möglicher Infektionen mit unbekannten Erregern experimentell ist die **xenogene Transplantation** (*heterogene* oder *heterologe Transplantation*), bei der Tierorgane übertragen werden.

Einteilung nach der Art des Transplantats
Wohl am bekanntesten sind die verschiedenen **Organtransplantationen** wie etwa die Nieren, Herz- oder Lebertransplantation. Daneben gibt es **Gewebetransplantationen** (z. B. Hauttransplantation) und **Zelltransplantationen** (Bluttransfusion, Inselzelltransplantation = Transplantation Insulin bildender Pankreas-Inselzellen). Sonderfall der Zelltransplantation sind **Stammzelltransplantationen,** wobei bislang nur die Übertragung von **Blutstammzellen** etabliert ist (☞ 11.4.2).

Immunologische Komplikationen
Immunreaktionen
Die Prognose einer Transplantation wird entscheidend von den *Immunreaktionen* bestimmt. In der Regel bekämpft der Organismus des Empfängers das Spendergewebe. Dieser Typ der Abstoßung heißt **Host-versus-graft-Reaktion** (kurz *HVGR, engl.* host = Wirt, versus = gegen, graft = Pfropf, hier Transplantat).

Graft-versus-host-Reaktion bei Knochenmarktransplantation ☞ 11.4.2

MHC-Moleküle
Ursache für die Immunreaktionen sind Unterschiede in den **MHC-Molekülen** (*major histocompatibility complex = Haupt-Gewebeverträglichkeits-Komplex,* auch *HLA* für *human leukocyte antigenes = menschliche Leukozyten-Antigene*). Vor jeder Transplantation erfolgen daher mehrere Untersuchungen, darunter eine **Gewebetypisierung** (*HLA-Typisierung*) von Spender und Empfänger, damit Spenderorgan und Empfänger möglichst ähnliche MHC-Antigene haben.

Trotzdem sind Abstoßungsreaktionen nach wie vor die Regel. **Akute Abstoßungsreaktionen** können oft durch eine (zeitweilige) Dosiserhöhung der Immunsuppressiva beherrscht werden (☞ auch 9.11.3, 14.2). Dagegen schreiten **chronische Abstoßungsreaktionen** meist immer weiter fort und führen – wenn auch oft erst nach Jahren – zu einem Funktionsverlust des transplantierten Organs.

Immunsuppression
Die Abwehr des Patienten wird vor und nach der Transplantation medikamentös durch **Immunsuppressiva** (☞ auch Pharma-Info 14.8) unterdrückt. Eingesetzt werden insbesondere Glukokortikoide (z. B. Decortin ☞ Pharma-Info 10.17), Azathioprin (z. B. Imurek®), Ciclosporin (Sandimmun®), Tacrolimus (Prograf®), Sirolimus (Rapamune®), Mycophenolatmofetil (Cellcept®) sowie poly- und monoklonale Antikörper. Die genannten Präparate werden in aller Regel in Kombination eingesetzt.

Weitere Risiken von Transplantationen
Der Empfänger ist aber nicht nur durch Abstoßungsreaktionen gefährdet. Vielmehr können bei jeder Transplantation auch Krankheitserreger (Zytomegalie-Viren ☞ 15.6.5, HI-Viren ☞ 14.4, Hepatitis-Viren ☞ 8.4.2) und Tumorzellen übertragen werden. Durch die Immunsuppression nach der Transplantation steigt außerdem die Infektgefährdung des Patienten.

Literatur und Kontaktadressen
📖 Literaturnachweis

1. www.who.int/cancer/palliative/definition/en

2. Greiner, S.: Palliative Care. Schwerstkranke und sterbende Menschen würdevoll begleiten. In: Die Schwester/Der Pfleger 7/2006, S. 496–500.

3. Dangel, B.: Pflegerische Entlassungsplanung. Ansatz und Umsetzung mit dem Expertenstandard. Elsevier, Urban & Fischer Verlag, München 2004.

4. Merkblatt über die Aufklärungspflichten des Arztes der Landesärztekammer Baden-Württemberg mit den Bezirksärztekammern, Stand Januar 2006. Nachzulesen im Internet unter www.aerztekammer-bw.de/20/merkblaetter/aufklaerungspflicht.pdf

5. Robert Koch-Institut (Hrsg.): Richtlinie für Krankenhaushygiene und Infektionsprävention. Elsevier, Urban & Fischer Verlag, München 2004. Alte Anlagen der Richtlinie für Krankenhaushygiene und Infektionsprävention (CD-ROM zur Loseblattsammlung).

1

6. Parzeller, M. et al.: Aufklärung und Einwilligung bei ärztlichen Eingriffen. Deutsches Ärzteblatt 104, S. A 576–584 (2007).

7. Rote Liste – Arzneimittelverzeichnis für Deutschland. Rote Liste® Service GmbH, Mainzer Landstraße 55, 60329 Frankfurt/Main, Fax: 069/23 17 89, www.rote-liste.de

8. Gelbe Liste. Medizinische Medien Informations GmbH, Am Forsthaus Gravenbruch 7, 63263 Neu-Isenburg, Tel.: 0 61 02/50 20, www.gelbe-liste.de

9. Kalde, S. et al. (Hrsg.): Enterale Ernährung. Indikationen, Sondierungstechniken, Diätetik, Pflege. 3. Aufl., Urban & Fischer Verlag, München 2002.

10. Brandstätter, M.: Parenterale Ernährung. Indikationen, Techniken, Organisation. Urban & Fischer Verlag, München 2002.

11. Kela, N.: Probleme aus der Praxis – Lösungen für die Praxis: Medikamentengabe über die Sonde. In: Pflegezeitschrift 1/2007, S. 14–16.

12. Frohmüller, S.: Parenterale Ernährung zuhause. In: Heilberufe 8/2007, S. 18–21.

✉ **Kontaktadressen**

1. Bundesvereinigung Prävention und Gesundheitsförderung e. V. (BVPG), Heilsbachstraße 30, 53123 Bonn, Tel.: 02 28/98 72 70, Fax: 02 28/6 42 00 24, www.bvpraevention.de

2. www.die-praevention.de

3. Deutsche Gesellschaft für Palliativmedizin e. V. (DGP), Aachener Straße 5, 10713 Berlin, Tel.: 0 30/81 82 68 85, Fax: 0 30/81 82 67 76, www.dgpalliativmedizin.de

4. Deutsche Hospiz Stiftung, Europaplatz 7, 44 269 Dortmund, Tel.: 02 31/7 38 07 30, Fax: 02 31/7 38 07 31, www.hospize.de

5. Deutsches Netzwerk für Qualitätsentwicklung in der Pflege (DNQP), Geschäftsstelle an der FH Osnabrück, Caprivistraße 30a, 49076 Osnabrück, Tel.: 05 41/9 69 20 04, Fax: 05 41/9 69 29 71, www.dnqp.de

6. Robert Koch-Institut, Postfach 650261, 13302 Berlin, Tel.: 0 30/18 75 40, Fax: 0 30/1 87 54 23 28, www.rki.de

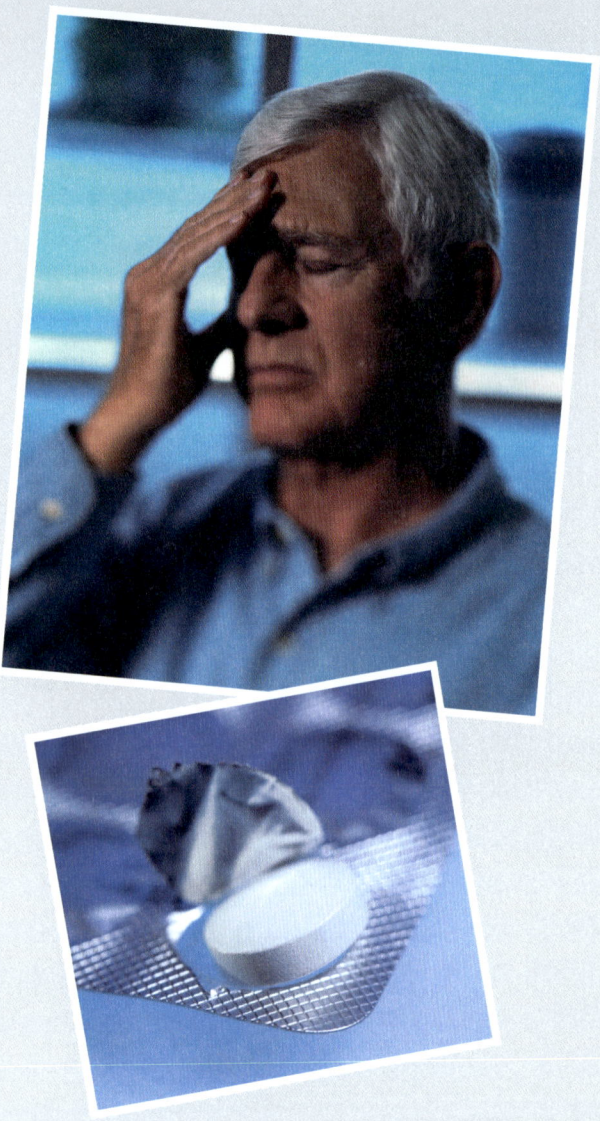

2 Pflege von Menschen mit Schmerzen

Physiologie des Schmerzes ☞ 🖥

Schmerz: Das Phänomen Schmerz ist so komplex, dass es kaum möglich ist, es in einem Satz zu definieren:

„Schmerz ist ein unangenehmes Sinnes- und Gefühlserlebnis, das mit aktueller oder potenzieller Gewebeschädigung verknüpft ist oder mit Begriffen einer solchen Schädigung beschrieben wird." (Definition der *Internationalen Gesellschaft zum Studium des Schmerzes* 📖 1)

„Schmerz ist ein multidimensionales Phänomen, das durch die Schmerzlokalisierung, Intensität und Schmerzqualität erfahren wird. Schmerz kommt nicht in Isolation vor, sondern in einer spezifischen Person, deren psychosozialer, ökonomischer und kultureller Hintergrund die Schmerzerfahrung und die verbale und nonverbale Schmerzäußerung mitbestimmen." (Definition des *Royal College of Anaesthetics* 📖 2)

Schmerzen und hier insbesondere Kopf- bzw. Gesichtssowie Rückenschmerzen sind häufig. Wie häufig, ist jedoch schwer zu sagen, denn die verfügbaren Zahlen schwanken nach wie vor stark.

Die Deutsche Gesellschaft zum Studium des Schmerzes geht in einer Presseerklärung von 2007 davon aus, dass in Deutschland jeder dritte Erwachsene (also ca. 13 Millionen Menschen) unter chronischen Schmerzen leidet, am häufigsten Rücken- und Kopfschmerzen. Frauen sind häufiger betroffen als Männer, die meisten Betroffenen über 40 Jahre alt. Andere Zahlen sprechen von 5–8 Millionen Schmerzkranken (📖 3).

Viele Patienten haben trotz Inanspruchnahme pflegerischer und/oder medizinischer Systeme weiterhin Schmerzen. Das Schmerzmanagement ist also trotz Verbesserungen nach wie vor unbefriedigend. Bei vielen Schmerzpatienten werden die Erkenntnisse moderner Schmerztherapien noch nicht angewandt. Die Gründe dafür sind vielfältig; besonders häufig sind fehlende Kenntnisse bei Ärzten und Pflegenden, Verordnungsfehler, unzureichende Schmerzeinschätzung und fehlende Compliance bei den Patienten aus Angst vor Nebenwirkungen und Abhängigkeit.

Schmerzen sind ein Phänomen, mit dem sich alle Menschen auseinandersetzen müssen. Sie verschlechtern das physische und psychische Befinden und können zu sozialen Beeinträchtigungen führen. Ausreichende Schmerzbehandlung ist *ethisch geboten,* um den Patienten Leid zu ersparen und seine Lebensqualität zu steigern. Sie ist *medizinisch notwendig,* um gute Behandlungsergebnisse zu erzielen, und *ökonomisch sinnvoll,* da sich langfristig Kosten einsparen lassen.

2.1 Einführung in die Pflege von Patienten mit Schmerzen

Aufgaben der Pflege

Besondere Aufgaben der Pflege bei medikamentöser Schmerztherapie ☞ 2.4.9

Die Aufgaben bei der Pflege von Schmerzpatienten sind vielseitig und umfassen schwerpunktmäßig:

- Durchführung eines systematischen Schmerzassessments (☞ 2.3) als Grundlage der Schmerztherapie. Weiterleitung der Informationen an den behandelnden Arzt
- Mitwirkung bei der (schmerz-)medizinischen Diagnostik, Therapie und Rehabilitation
- Durchführung der medikamentösen Therapie, Verlaufskontrollen und Erfassung der Nebenwirkungen. Körperliche Untersuchung sowie medikamentöse und technische Therapieverfahren sind ärztliche Aufgaben
- Durchführung nichtmedikamentöser Maßnahmen (z. B. Wickel und Auflagen), ergänzt durch physiotherapeutische Maßnahmen
- Beobachtung und Dokumentation der Wirksamkeit schmerztherapeutischer Maßnahmen
- Beobachtung seelischer und körperlicher Veränderungen des Patienten während der Schmerztherapie. Zu den seelischen Veränderungen gehören z. B. Angst, Unruhe, Depression, Abwehrverhalten gegenüber der medikamentösen Therapie. Vorbeugung von körperlichen Veränderungen wie Obstipation oder Übelkeit durch prophylaktische Maßnahmen
- Bereitschaft zu Gesprächen. Häufig leiden die Patienten an lebensbedrohenden Erkrankungen und setzen sich mit existenziellen Fragen auseinander
- Informationsweiterleitung an andere Berufsgruppen. Die Pflegenden bilden im gesamten therapeutischen Prozess die Schnittstelle zwischen den Patienten und den verschiedenen Berufsgruppen. Nur bei einer vertrauensvollen Pflegebeziehung können wichtige Informationen und (Schmerz-)Signale des Patienten erfasst und an das Team weitergegeben werden
- Unterstützung, Schulung, Anleitung und Beratung von Patient und Angehörigen, gemeinsam mit anderen Berufsgruppen
- Wann immer möglich, Prävention von Schmerzen (☞ unten).

Expertenstandard „Schmerzmanagement in der Pflege"

Für die Behandlung von Patienten mit akuten oder tumorbedingten chronischen Schmerzen liegt seit 2004 der **Expertenstandard Schmerzmanagement in der Pflege** vom *Deutschen Netzwerk für Qualitätsentwicklung in der Pflege* (DNQP) vor. Er beruht auf umfassenden Literaturarbeiten nach den Prinzipien der evidenzbasierten Medizin und auf Diskussionen mit Pflegeexperten bei einer Konsensus-Konferenz und konkretisiert die Anforderungen sowohl an die Pflege als auch an die Institution. Er unterstützt die Kompetenzentwicklung von Pflegenden bei der Umsetzung eines adäquaten Schmerzmanagements.

2

Prävention von Schmerz durch vorausschauende Pflegeplanung

Neben krankheitsbedingten Schmerzen gibt es zahlreiche Situationen im Rahmen medizinischer Versorgung, bei denen Schmerzen zu erwarten sind (z. B. Umlagerung, Punktionen, Mobilisation oder Verbandwechsel). Für die Schmerzvermeidung dieser **prozeduralen Schmerzen** entscheidend ist der Einsatz **schmerzpräventiver Pflegekonzepte,** vor allem eine vorausschauende Planung schmerzhafter Maßnahmen. Dazu gehören:

- Kontrolle jeder Maßnahme auf ihre Notwendigkeit (z. B. Intervalle zwischen den Verbandwechseln verlängern)
- Gegebenenfalls vorausschauender Einsatz von Schmerzmitteln oder Sedativa, wenn Schmerzen nicht vermieden werden können (Wartezeit bis zum Wirkeintritt des Medikaments berücksichtigen). Dabei sind Absprachen zwischen den Berufsgruppen (z. B. zwischen Physiotherapeuten und Pflegenden) wichtig
- Einsatz lokaler Mittel (z. B. Emla® Pflaster vor Punktionen zur Oberflächenanästhesie)
- Schmerzarme Applikation der Medikamente (Injektionen vermeiden)
- Zeitliche Strukturierung mit Bündelung verschiedener Pflegetätigkeiten, um dem Patienten längere Erholungspausen zu ermöglichen und den Einsatz der Medikation gering zu halten
- Aktiver Einbezug des Patienten bei der Durchführung von Maßnahmen (z. B. kann der Patient den Verband selbst lösen)
- Schmerzarmes Durchführen aller geplanten Maßnahmen, z. B. Durchfeuchten von Verbänden mit Ringer-Lösung vor dem Entfernen.

2.2 Klinische Charakteristika des Schmerzes

2.2.1 Schmerzformen

Nozizeptiver – neuropathischer Schmerz

Pathophysiologisch werden der nozizeptive und der neuropathische Schmerz unterschieden:

- Der **nozizeptive Schmerz** wird von Schmerzrezeptoren (Nozizeptoren) wahrgenommen und dann über periphere Nerven und Rückenmark zum Gehirn geleitet
  - Der **somatische Schmerz** entsteht dabei als **Oberflächenschmerz** durch Schäden der Haut oder als **Tiefenschmerz** an Muskeln, Knochen, Gelenken und Bindegewebe
  - Schmerzen aus den Eingeweiden bezeichnet man als **viszerale Schmerzen** *(Eingeweideschmerzen)*. Sie entstehen z. B. durch Dehnung von Hohlorganen, Spasmen glatter Muskulatur, Durchblutungsstörungen oder Entzündungen. Viszeraler Schmerz kann sich als *Dauerschmerz* (z. B. Magenschmerzen) oder als *periodisch wiederkehrender Schmerz*, etwa bei Koliken, äußern
- Beim **neuropathischen** *(neurogenen)* **Schmerz** führen Schädigungen an Nerven oder zentralen Neuronen zu den oft brennenden Schmerzen. Sie können blitzartig einschießen, aber auch als Dauerschmerzen auftreten.

Somatoforme Schmerzstörung

Bei einer **somatoformen Schmerzstörung** (früher *psychogener Schmerz*) bestehen starke Schmerzen über mindestens sechs Monate in mehreren Körperteilen, die nicht durch körperliche Ursachen zu erklären sind.

Typisch sind wechselnde, teils dramatische Angaben des Patienten zu Schmerzort und -charakter sowie Ausbreitung des Schmerzes im Laufe der Erkrankung. Die Schmerzen können keiner bekannten Erkrankung oder anatomischen Struktur zugeordnet werden.

Somatoforme Schmerzstörungen sind multifaktoriell bedingt. Sie werden oft als Ausdruck psychischer Kindheitstraumen gesehen, welche unter anderem zu unangemessenen Problembewältigungsstrategien führen. Auf diesem Boden entwickelt sich dann im Erwachsenenalter das Schmerzproblem, oft nach einem Unfall oder einer psychischen Belastung.

Die Behandlung ist schwierig und multidisziplinär. Die Betonung liegt dabei auf den verschiedenen psychotherapeutischen Verfahren.

> Die somatoforme Schmerzstörung ist eine Ausschlussdiagnose. Weit häufiger sind *reaktive psychische Störungen* bei Patienten mit unzureichend behandelten organischen Schmerzen. Sie muss außerdem gegen andere psychiatrische Erkrankungen, z. B. Depressionen, abgegrenzt werden.

2.2.2 Akute und chronische Schmerzen

Akute Schmerzen

Akute Schmerzen sind notwendige Warnsignale des Körpers. Der Patient kann sie meist gut lokalisieren und die Schmerzlokalisation entspricht oft dem Ort der Schädigung.

Wichtig ist, die Ursache zu finden und gezielt zu behandeln. Trotzdem können akute Schmerzen vor Abschluss der Diagnostik behandelt werden, bevorzugt durch kurz wirksame Analgetika, die ggf. nach einigen Stunden eine Neubewertung ohne Symptomverschleierung ermöglichen. Der schmerzarme Patient kann meist besser bei der Diagnostik kooperieren und es wird der Entstehung eines Schmerzgedächtnisses vorgebeugt.

> **Vorsicht**
> Plötzlich auftretender Schmerz ist ein Alarmzeichen. Akute Schmerzereignisse deshalb nicht nur in der Krankenakte dokumentieren, sondern unverzüglich den Arzt informieren.

Chronische Schmerzen

Von **chronischen Schmerzen** spricht man, wenn Schmerzen über einen Zeitraum von mindestens drei Monaten fast ständig vorhanden sind oder häufig wiederkehren. Eine enge Beziehung zur fassbaren Gewebeschädigung ist häufig nicht mehr vorhanden. Nicht selten sind psychische und soziale Komponenten beteiligt.

Während akute Schmerzen als ein sinnvolles Alarmsignal des Körpers angesehen werden, fällt es dem Patienten schwer, in chronischen Schmerzen einen „Sinn" zu sehen. Dies kann zu Wut, Aggression oder Resignation führen.

Chronische Schmerzen werden weiter in **tumorbedingte chronische Schmerzen** und **nicht-tumorbedingte chronische Schmerzen** differenziert.

- Tumorbedingte Schmerzen (bei nicht kurativ behandelbaren Tumoren) haben einen zeitlichen Endpunkt. Die medikamentöse Therapie wird maximal ausgeschöpft
- Nicht-tumorbedingte Schmerzen haben keinen zeitlichen Endpunkt, der Betroffene muss sie evtl. Jahrzehnte ertragen. Therapeutisch stehen hier oft die Stärkung der Copingstrategien (Bewältigungsstrategien) durch Schulung oder psychotherapeutische Behandlung im Vordergrund. Medikamente sind zwar Bestandteil der Behandlung, alleine erzielen sie aber meist keine ausreichenden Erfolge.

> Oberstes Ziel ist die bestmögliche Schmerzlinderung. Auf Dauer notwendige Therapien werden so geplant, dass der Patient sie gut in den Alltag integrieren kann. Dabei sind die Selbstbestimmung und Selbstständigkeit des Patienten von besonderer Bedeutung.

2.2.3 Schmerzfolgen

Körperliche Schmerzfolgen

Schmerz führt zur Stressreaktion mit Anstieg von Herzfrequenz, Herzarbeit, Blutdruck und Sauerstoffbedarf. Starke Schmerzen sind oft von Übelkeit und Appetitverlust begleitet. Über eine Aktivierung der Formatio reticularis kommt es zu Schlafstörungen.

Stärkere Schmerzen führen zu Schonhaltungen und Immobilisation mit all ihren Folgeproblemen: tiefe Venenthrombosen und Lungenembolien, Dekubitalulzera und Pneumonien.

Hinzu kommen weitere Probleme je nach Schmerzlokalisation: Bei Schmerzen im Bauch- oder Brustbereich z.B. ist die Atmung möglicherweise flach und der Hustenreflex wird unterdrückt, wodurch das Risiko für Pneumonien weiter steigt. Schmerzen können außerdem die Blasenmotilität reduzieren und zu Harnverhalt führen.

Ausbildung eines Schmerzgedächtnisses

Sehr starke oder länger andauernde Schmerzen verstärken durch sog. **synaptische Langzeitpotenzierung** und Hemmung körpereigener schmerzlindernder Mechanismen die Schmerzübertragung an „lernfähige" Nervenzellen in Rückenmark und Gehirn. Als Folge steigt die Schmerzempfindlichkeit, nicht-schmerzhafte Reize wie Berührungen werden als Schmerz empfunden und die Schmerzen bestehen evtl. selbst nach Wegfall des Schmerzreizes noch fort. Der Mediziner spricht von der Ausbildung eines **Schmerzgedächtnisses.**

Das Schmerzgedächtnis ist zwar nicht irreversibel und kann sich sogar von selbst wieder zurückbilden. Je länger der Schmerz besteht, desto schwieriger ist das „Vergessen" des Schmerzes jedoch. Ausreichende Schmerztherapie fördert die Rückbildung des Schmerzgedächtnisses, insbesondere wenn die Schmerzfreiheit zu positiven Erlebnissen sowie Bewegungen genutzt wird, die vorher

schmerzhaft und damit angstbesetzt waren. Manchmal helfen auch sog. Gegenirritationsverfahren (z.B. TENS ☞ 2.4.11), die im Rückenmark zu einer **synaptischen Langzeithemmung** führen, d.h. den Schmerz über ihre Anwendungszeit hinaus lindern.

Bei medizinischen Eingriffen ist es am besten, z.B. durch Gabe von Analgetika oder rückenmarksnahe Anästhesien der Ausbildung eines Schmerzgedächtnisses vorzubeugen. Ausschaltung des Bewusstseins durch Narkose reicht nicht, da sie Veränderungen der Nervenzellen im Rückenmark nicht verhindert.

> Eine angemessene Therapie akuter Schmerzen kann oftmals die Entstehung eines Schmerzgedächtnisses und damit die Chronifizierung des Schmerzes verhindern.

Psychosoziale Schmerzfolgen

Schmerzen machen Angst und begünstigen Depressionen, besonders, wenn sich Menschen den Schmerzen ausgeliefert fühlen. Diese wirken – ebenso wie Einsamkeit, Abhängigkeit und Schuldgefühle – wiederum *schmerzverstärkend.* Gefühle der Sicherheit, Zuwendung und Verständnis durch nahe stehende Menschen, Selbstbestimmung, Hoffnung, Freude und Ablenkung wirken dagegen *schmerzlindernd.*

Der Kreislauf Schmerz – Angst – Hilflosigkeit – Depression – verstärkter Schmerz kann letztlich nur durch eine Schmerzbehandlung durchbrochen werden, die den Patienten aus seiner Hilflosigkeit befreit. Dazu muss er die Möglichkeit erhalten, seine Schmerzen eigenverantwortlich ausreichend zu beeinflussen.

> Starke Schmerzen können lebensbestimmend für den Patienten wie seine Angehörigen werden. Viele Schmerzkranke sind arbeitsunfähig. Missglückte Versuche zur Selbsthilfe können zu Arzneimittelmissbrauch und **Polytoxikomanie** (Abhängigkeit von verschiedenen Suchtstoffen) führen. Starke Schmerzen können den Patienten sogar in den Suizid treiben.

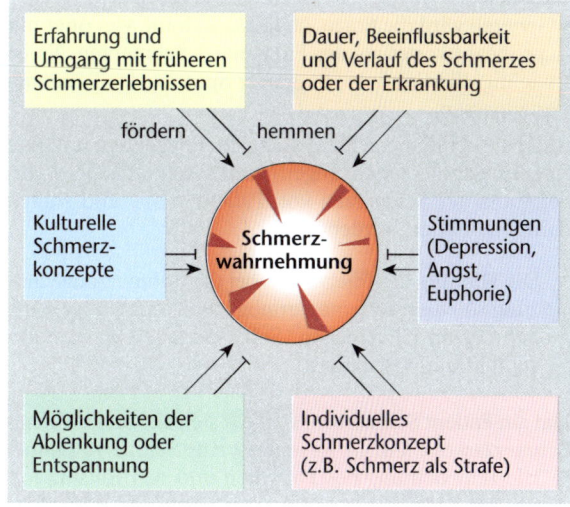

Abb. 2.1: Viele Faktoren beeinflussen die Schmerzwahrnehmung. [L157]

2

2.3 Schmerzassessment

Am Beginn der Pflege von Schmerzpatienten steht die *Schmerzeinschätzung*, das **Schmerzassessment.**

Schmerz wird individuell verschieden erlebt. Er ist als subjektives Phänomen nicht direkt messbar. Zur Einschätzung ist man auf die Mitteilungen der Patienten angewiesen. Ein bekannter Leitsatz für die klinische Praxis von McCaffery stellt dies in den Mittelpunkt:

> „Schmerz ist das, was der Betroffene über die Schmerzen mitteilt, sie sind vorhanden, wenn der Patient mit Schmerzen sagt, dass er Schmerzen hat." (□4)

Zu Beginn jedes pflegerischen Auftrags wird zunächst festgestellt, ob der Patient Schmerzen oder schmerzbedingte Probleme hat. Dies geschieht mit einer Frage im Rahmen des Routineprogramms des pflegerischen Aufnahmeverfahrens. Dabei muss ausdrücklich nach Schmerzen in Ruhe *und* in Bewegung gefragt werden. Bei der Interpretation der Antworten sind die individuellen und kulturellen Einstellungen Schmerzen gegenüber zu berücksichtigen:

- Einige Patienten verschweigen Schmerz, weil sie fürchten, dass er Vorbote einer schwerwiegenden Krankheit ist, oder weil sie Angst vor unangenehmen Untersuchungen zu seiner Abklärung haben
- Auch Angst vor medikamentöser Schmerztherapie und den damit verbundenen Nebenwirkungen kann ein Grund sein, Schmerzen zu verschweigen
- Manche Menschen betrachten Schmerzen als Herausforderung. Zum „tapferen Umgang" gehört, nicht zu viel über Schmerzen „zu jammern". Oft betonen sie, dass sie die Schmerzen gut aushalten könnten
- In unserer Gesellschaft gilt es als Schwäche, über Schmerzen zu klagen. In anderen Kulturen ist dagegen ein offener, extrovertierter Umgang mit Schmerzen üblich. Ein solches Verhalten kann in unserem kulturellen Zusammenhang dramatisierend wirken und dazu führen, dass der Patient nicht ernst genommen wird
- Eine Studie zeigt, dass viele Patienten ungern über ihre Schmerzen reden, weil sie den Mitarbeitern im Krankenhaus nicht zur Last fallen wollen (□5)
- Generell wird die Frage, ob etwas weh tut, viel öfter mit „ja" beantwortet als die Frage nach Schmerzen. Es ist wichtig, die Form der Frage der Sprache des Patienten anzupassen.

Auch die persönliche Einstellung der Pflegenden und ihre eigenen Schmerzerfahrungen wirken sich auf die Wahrnehmung der Schmerzen von Patienten aus und sollten darum reflektiert werden.

> Die Haltung des Pflegenden bei der Schmerzeinschätzung soll dem Patienten ermöglichen, offen über seine Schmerzen zu sprechen. Seine Angaben werden akzeptiert und respektiert.

Hat ein Patient Schmerzen, schließt sich ein ausführliches Schmerzassessment an. Es umfasst eine Schmerzanamnese, die Beobachtung des Patienten und den Einsatz formalisierter *Assessment-Instrumente* (**Schmerz-Einschätzungs-Instrumente).**

Bei akuten Schmerzen wird der Arzt informiert und so schnell wie möglich eine Schmerztherapie eingeleitet. Hat ein Patient keine Schmerzen, wird regelmäßig, z. B. bei stationärem Aufenthalt einmal pro Schicht, erneut nach Schmerzen gefragt.

Schmerzassessment beim älteren Menschen

Das Schmerzassessment beim älteren Menschen wird erschwert durch:

- Die Beurteilung von Schmerzen als selbstverständlicher Teil des Alterns durch den alten Menschen selbst. Viele alte Menschen teilen Schmerzen daher kaum mit. Besonders bei langsamer Zunahme der Schmerzintensität arrangieren sie sich mit den schmerzbedingten Einschränkungen. Alte Menschen sind daher besonders gefährdet, keine ausreichende Schmerzbehandlung zu erhalten. Besondere Aufmerksamkeit ist notwendig, wenn typische Schmerzfolgen wie Schlafstörungen oder Beeinträchtigungen im Alltag berichtet, Schmerzen aber gleichzeitig verneint werden
- Die Abnahme von kognitiver Leistungs- sowie verbaler Ausdrucksfähigkeit (☞ auch 2.3.3). Dies beeinträchtigt oder hindert alte Menschen oft daran, ein Schmerztagebuch zu führen oder ihre Schmerzen verbal mitzuteilen. Auch aus Scham- und Angstgefühlen vor evtl. unangenehmen körperlichen Untersuchungen bzw. vor folgenschweren Ergebnissen verschweigen sie oft, dass sie unter Schmerzen leiden. Durch einfühlsame Gespräche und sorgfältige Patientenbeobachtung können verbale und nonverbale Schmerzäußerungen jedoch wahrgenommen und entsprechende schmerztherapeutische Maßnahmen eingeleitet werden (□6).

2.3.1 Schmerzanamnese

In der **Schmerzanamnese** werden Informationen erhoben zu:

- *Lokalisation des Schmerzes:* Streng lokalisiert (z. B. an Wunden), diffus (z. B. Gliederschmerzen bei Grippe) oder ausstrahlend (z. B. in den linken Arm bei Herzinfarkt)? Beim Einsatz mehrdimensionaler Schmerzeinschätzungsinstrumente (☞ 2.3.2) wird die Lokalisation des Schmerzes in eine Skizze eingetragen
- *Schmerzintensität:* Die **Schmerzintensität** *(Schmerzstärke)* ist der wichtigste Indikator für die Schmerzsymptomatik. Unterschieden werden die Schmerzintensitäten in Ruhe und Bewegung oder bei tiefem Einatmen. Die Schmerzintensität wird mithilfe einer standardisierten Skala erhoben (Details ☞ 2.3.2)
- *Schmerzqualität:* Stechend (z. B. bei Pleurareizung), brennend (z. B. bei Hautabschürfungen), ziehend (z. B. bei Rückenschmerzen), klopfend (z. B. bei eitriger Entzündung), bohrend (z. B. bei einem Tumor), krampfartig (z. B. bei Nierenkolik), wehenartig (z. B. bei Menstruationsbeschwerden), beklemmend (z. B. bei Angina pectoris)? Die Schmerzqualität liefert Hinweise auf die Schmerzursache wie auch für die Auswahl des richtigen Schmerzmedikamentes
- *Zeitlicher Dimension:* Wann sind die Schmerzen zuerst aufgetreten? Sind sie konstant oder kommen sie in Intervallen? Sind sie zu bestimmten Tageszeiten oder im Verlauf der Woche oder des Monats unterschiedlich?

- *Verstärkenden und lindernden Faktoren:* Wichtige Einflussfaktoren sind Mahlzeiten (z. B. bei Magengeschwür), Anstrengung (z. B. bei arteriellen Durchblutungsstörungen), Witterung (z. B. bei Kopfschmerzen)
- *Begleitsymptomen:* z. B. Schwellung und Rötung bei einer Entzündung, Übelkeit, Schlafstörungen
- *Auswirkungen auf das Alltagsleben:* z. B. keine Spaziergänge, Hausarbeit, Arbeit mehr möglich
- *Bisherigen Therapien:* Erfahrungen des Patienten, Erfolge, Nebenwirkungen. Dabei wird es dem Patienten möglich, auch über Enttäuschungen und eigene Erwartungen an die aktuelle Therapie zu sprechen.

Die *psychosoziale Anamnese* kann Probleme in Beruf oder Privatleben aufdecken. Die Reaktionen wichtiger Bezugspersonen haben ebenso erheblichen Einfluss auf die Schmerzverarbeitung wie die Stimmung des Patienten.

2.3.2 Standardisierte Schmerzeinschätzungsinstrumente

Mittlerweile wurde eine Reihe von *zuverlässigen* und *leicht anwendbaren* Messinstrumenten entwickelt, um Schmerz zu messen und zu dokumentieren. Zuverlässigkeit bedeutet hier, dass die Instrumente Schmerz sicher erfassen und verschiedene Untersucher das gleiche Ergebnis erzielen. Theoretisch können sehr viele Daten erhoben werden. Es ist jedoch sinnvoll, sich auf die notwendigen zu beschränken, damit der Patient mitarbeitet und die Dokumentation nicht zu unübersichtlich wird.

In der Regel wird sich eine Einrichtung auf einheitliche Instrumente festlegen. Bei der Auswahl der geeigneten Skala wird außerdem berücksichtigt, mit welchem Instrument der Patient am besten zurechtkommt. Im weiteren Verlauf sollte die Skala nur bei Anwendungsproblemen gewechselt werden.

Eindimensionale Skalen der Schmerzintensität

Die Schmerzintensität ist zwar nur *eine* der verschiedenen Schmerzdimensionen, sie ist aber der wichtigste Parameter für das subjektive Schmerzerleben und damit Grundlage für die Beurteilung von Notwendigkeit und Erfolg einer Schmerztherapie.

Freie Formulierungen über die Schmerzintensität sind kaum vergleichbar. **Eindimensionale Skalen der Schmerzintensität** erfassen die Schmerzintensität in Zahlen oder vorgegebenen Formulierungen und ermöglichen dadurch eine bessere Einschätzung von Schmerzen und Vergleiche z. B. im Krankheitsverlauf.

Numerische Rangskala

Bei **numerischen Rangskalen** *(NRS, numerische Rating-/Analogskalen)* ordnet der Patient seinen Schmerzen Zahlenwerte zu. Die verbreitetste Form ist die NRS 1–10 mit Werten von 0 (kein Schmerz) bis 10 (stärkster vorstellbarer Schmerz). Es gibt sie als Schmerzlineal mit Schieber zum Einstellen oder als Papierversion zum An-

kreuzen. Eine andere Version unterscheidet die Schmerzen mit Werten von 0 bis 100.

Die numerischen Rangskalen sind einfach einzusetzen, erfassen auch geringe Änderungen der Schmerzintensität und die meisten Patienten kommen gut mit ihnen zurecht.

Verbale Rating-Skala

Die **verbale Rating-Skala** *(VRS)* ist eine Begriffsskala, bei der der Patient seine Schmerzen mit vorgegebenen Ausdrücken schriftlich oder mündlich beschreibt, z. B. „kein Schmerz", „leichte Schmerzen", „mäßige Schmerzen", „starke Schmerzen", „nicht stärker vorstellbare Schmerzen". Daneben wird erhoben, wie der Patient gefühlsmäßig zum Schmerz steht, indem er ihn als „gut erträglich", „gerade noch erträglich" oder „unerträglich" einordnet. Die verbale Rating-Skala ist sehr einfach anzuwenden. Sie kann auch bei Sehbehinderten und bei vielen kognitiv beeinträchtigten Patienten eingesetzt werden. Auch ältere Menschen kommen oft besser mit ihr zurecht als mit anderen Skalen. Geringe Änderungen der Schmerzintensität werden durch diese Skala allerdings nicht erfasst.

Visuelle Analogskala

Die **visuelle Analogskala** *(VAS)* ist eine 10, seltener 15 cm lange Linie, an deren beiden Enden die Begriffe „kein Schmerz" beziehungsweise „stärkster vorstellbarer Schmerz" eingetragen sind. Der Patient markiert auf dieser Linie, wo seine Schmerzen einzuordnen sind, entweder durch Einzeichnen auf dem Papier oder durch Einstellen eines Schiebers.

Die visuelle Analogskala bietet theoretisch unendlich viele Antwortmöglichkeiten und kann auch kleinste Unterschiede aufspüren, sie ist aber auch fehleranfälliger als numerische Rangskalen. Für manche Patienten ist die Skala zu abstrakt.

Gesichter-Rating-Skalen

Die **Gesichter-Rating-Skalen,** z. B. die **Wong-Baker Faces Pain Rating Scale,** wurden zunächst für Kinder entwickelt, eignen sich aber auch für Erwachsene. Sie arbeiten mit Bildern von Gesichtern, die unterschiedlich stark Schmerz ausdrücken. Der Patient zeigt, welches Bild seinen Schmerz am besten darstellt.

Mehrdimensionale Schmerzeinschätzungsinstrumente und Schmerztagebuch

Mehrdimensionale Schmerzeinschätzungsinstrumente erfassen neben der Schmerzintensität weitere Schmerzdimensionen, z. B. die genaue Schmerzlokalisation durch Eintrag auf einer Skizze, die Schmerzqualität und Maßnahmen zur Schmerzlinderung. Sie werden besonders bei Patienten mit chronischen Schmerzen eingesetzt. Im deutschsprachigen Raum zunehmend verwendet wird der insgesamt fünfzehnseitige **Deutsche Schmerzfragebogen** *(DSF,* □ 7).

Insbesondere vor und zu Beginn einer Schmerztherapie kann es sinnvoll sein, dass der Patient ein **Schmerztagebuch** führt. Dieses erfasst Schmerzintensität, verstärkende und lindernde Faktoren, Medikamentenwirkung und -nebenwirkungen und hilft dadurch z. B., Zusam-

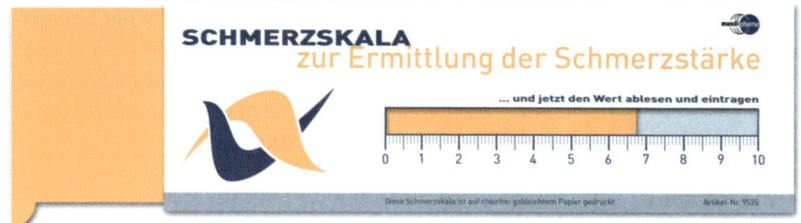

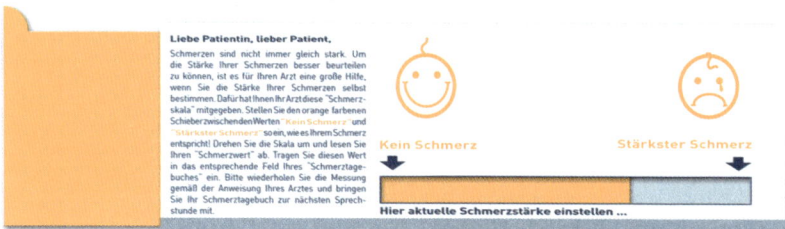

Abb. 2.2: Die numerische Rangskala (oben) und die visuelle Analogskala (unten) sind eindimensionale Schmerzskalen. Besonders praktisch sind Schieber mit je einer Skala auf Vorder- und Rückseite, weil hier eine „Umrechnung" der Analogskala in Zahlenwerte möglich ist. [U233]

menhänge zwischen Alltagssituationen und Schmerz aufzudecken und den Therapieerfolg zu kontrollieren. Bei manchen Patienten führt die fortwährende Selbstbeobachtung allerdings zur Schwächung der Copingstrategien. Auch in Phasen stabiler Schmerzkontrolle ist das Führen eines Schmerztagebuchs oft verzichtbar.

2.3.3 Schmerzassessment bei Patienten mit kognitiven oder kommunikativen Einschränkungen

Da das Schmerzassessment auf der *Selbsteinschätzung* des Patienten aufbaut, treten in all den Situationen besondere Schwierigkeiten auf, bei denen der Patient zu einer solchen Selbsteinschätzung nur eingeschränkt fähig ist oder seine Selbsteinschätzung nicht eindeutig verbal kommunizieren kann. Studien haben gezeigt, dass kommunikationsgestörte Patienten deutlich später und weniger Schmerzmedikamente erhalten als nicht kommunikationsgestörte Patienten in vergleichbaren Situationen.

Besonders gefährdet sind:
- Menschen mit fehlenden Deutschkenntnissen
- Menschen mit kognitiven Einschränkungen (z. B. Demenz)
- Menschen im Wachkoma
- Bewusstlose und beatmete Menschen
- Kinder.

Prinzipiell wird auch bei diesen Patienten vorrangig eine Selbsteinschätzung angestrebt. Viele Patienten mit kognitiven Einschränkungen können standardisierte Skalen wie z. B. Begriffsskalen oder auch die NRS anwenden. Patienten mit Demenz und Störungen des Kurzzeitgedächtnisses erinnern sich aber möglicherweise an nur wenige Minuten zurückliegende Schmerzen schon nicht mehr, sodass ihnen nur Angaben zu *aktuellen* Schmerzen möglich sind.

Die Probleme bei Patienten mit fehlenden Deutschkenntnissen können institutionell durch Vorhalten entsprechender übersetzter Schmerzassessmentinstrumte oder durch Einsatz von Übersetzern bewältigt werden.

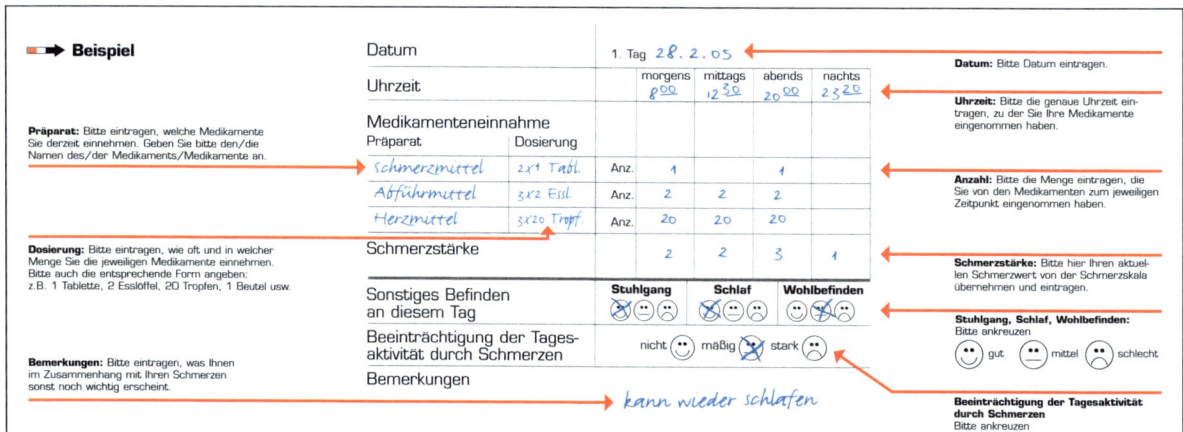

Abb. 2.3: Das Führen eines Schmerztagebuches kann helfen, schmerzverstärkende und -lindernde Faktoren aufzuzeigen und die für den Patienten am besten geeignete Schmerztherapie zu finden. Unter „Bemerkungen" können z. B. auch besondere Aktivitäten eingetragen werden. [U233]

Probleme und Möglichkeiten der Fremdeinschätzung

Die Fremdeinschätzung des Schmerzes erfolgt anhand nonverbaler Signale und physischer Parameter. Es werden verschiedene **Schmerzindikatoren** unterschieden:

- *Lautsprachliche Indikatoren* wie Bitten um Hilfe, Stöhnen, Weinen, Schreien und Ähnliches
- *Mimische Indikatoren,* z. B. Verziehen des Gesichts, Zusammenkneifen der Augen
- *Verhaltensindikatoren,* beispielsweise Abwehr- und Schonhaltungen, Reiben oder Betasten von Körperteilen, Unruhe, Apathie, Reizbarkeit, Schlafstörungen, Appetitlosigkeit
- *Physische Indikatoren,* etwa erhöhter Muskeltonus, Schweißausbruch, Blässe oder Tachypnoe.

Es gibt mittlerweile gute Hilfsmittel zur Fremdeinschätzung, z. B.:

- Den Beurteilungsbogen **Beurteilung von Schmerzen bei Demenz** (*BESD*, Übersetzung der *Painad-Scale*). Beobachtet werden Atmung, negative Lautäußerungen, Gesichtsausdruck, Körpersprache und Wirkung von Trost auf den Patienten. Die Pflegenden können den BESD in einer beliebigen Situation (z. B. in Ruhe, bei Pflegemaßnahmen) nach kurzer Beobachtung anwenden und benötigen dafür nur ganz wenig Zeit (🕮 8, 9)
- Beim französische **ECPA-Schmerzschema** und dem davon abgeleiteten deutschen **BISAD** (*Beobachtungsinstrument für das Schmerzassessment bei alten Menschen mit Demenz*) wird der Patient immer in Ruhe und während der Mobilisation beobachtet. Außerdem wird im Unterschied zum BESD die Beziehung des Patienten zu anderen Menschen bewertet, was eine bessere Kenntnis des Patienten voraussetzt (🕮 10, 11)
- Die aus zehn Punkten bestehende **Doloplus-Skala** umfasst die Beurteilung somatischer (z. B. Schonhaltung, Mimik, Schlaf), psychomotorischer (z. B. Bewegungen) und psychosozialer (z. B. Kommunikation, soziale Aktivitäten) Schmerzauswirkungen (🕮 12).

In allen Fällen werden für die Beobachtungen Punkte vergeben. Je höher die Summe aller Punkte ist, desto stärker ist (wahrscheinlich) der Schmerz.

Ist trotzdem unklar, ob der Patient Schmerzen leidet, können probatorisch (versuchsweise) Analgetika gegeben werden. Aus den Reaktionen des Patienten kann dann indirekt geschlossen werden, ob das Medikament dem Patienten hilft, also wohl Schmerzen vorgelegen haben.

Besonders problematisch ist die Situation bei bewusstlosen oder wachkomatösen Patienten. Im Expertenstandard (☞ 2.1) wird betont, dass grundsätzlich von Schmerzempfinden der Betroffenen ausgegangen werden muss. Auch bei beatmeten Patienten, die nicht auf sich aufmerksam machen können, muss bei erfahrungsgemäß schmerzhaften Maßnahmen oder Erkrankungen eine Schmerztherapie durchgeführt werden.

> Bei der Pflege von Patienten, mit denen die Kommunikation erschwert oder unmöglich ist, wird in allen Situationen, die erfahrungsgemäß mit Schmerzen einhergehen, davon ausgegangen, dass der Patient Schmerzen leidet, und eine entsprechende Behandlung eingeleitet.

Die Bedeutung von Angehörigen bei der Schmerzeinschätzung

Angehörige sind bei Patienten, die nicht kommunizieren können, eine wichtige Auskunftsquelle. Zwar ist ihre Fremdeinschätzung des Schmerzes vermutlich nicht so zuverlässig wie die durch Professionelle, sie können aber das individuelle Verhalten des Patienten besser beurteilen. Generell neigen Angehörige eher zur Überbewertung, Professionelle zur Unterbewertung von Schmerzen.

> Die zuverlässigsten Werte bei der Fremdeinschätzung von Schmerz werden erzielt:
> - Wenn die Pflegenden gezielt für die Schmerzbeobachtung geschult werden
> - Wenn die Betreuungskonstanz gesichert ist
> - Wenn Pflegende, Physiotherapeuten und (Stations-)Ärzte in der Beurteilung der Schmerzintensität übereinstimmen.

2.3.4 Verlaufskontrollen

Die Frequenz der Schmerzmessungen hängt von der klinischen Gesamtsituation ab. Da keine ausreichenden Studien in diesem Bereich vorliegen, gibt der Expertenstandard (☞ 2.1) nur Empfehlungen. Prinzipiell gilt: Je schlimmer der Schmerz, desto häufiger die Kontrolle. Die Befunde werden zeitnah in das Dokumentationssystem eingetragen und regelmäßig ausgewertet.

Bei akuten Schmerzen gilt:

- Bei Patienten ohne Schmerz oder bei unter medikamentöser Therapie schmerzfreien Patienten wird eine Kontrolle pro Schicht empfohlen
- Bei Patienten nach größeren operativen Eingriffen sollte während der ersten 24 Stunden zweistündlich gemessen werden
- Messungen erfolgen auch bei neu aufgetretenen oder zunehmenden Schmerzen und bei Beginn oder Änderung einer medikamentösen Schmerztherapie
- Bei Gabe schnell wirkender Medikamente und starken Schmerzen wird die therapeutische Wirkung schon nach 15 Minuten kontrolliert, ansonsten 30 Minuten nach i. v.-Applikation und 60 Minuten nach oraler Gabe.

Bei chronischen Schmerzen sind so häufige Kontrollen nicht immer erforderlich und günstig. Viele Patienten haben Copingmechanismen entwickelt, um sich von Schmerzen abzulenken oder sie möglichst wenig zu beachten. Häufige Messungen können diese Bewältigungsprozesse stören und letztlich zu einer Schmerzverstärkung führen. Eine Nachfrage pro Tag, eventuell sogar noch seltener, gilt bei konstanter Schmerzsituation als ausreichend. Die Häufigkeit der Schmerzkontrollen wird nach Absprache im Team festgelegt.

2.4 Schmerztherapie

2.4.1 Einführung

Ziele der **Schmerztherapie** sind die Prophylaxe von Schmerzen, die Minderung der Schmerzintensität sowie eine Verbesserung von Befindlichkeit, Beweglichkeit und

Schlafqualität. Der Patient soll wieder selbstbestimmt leben können.

Parallel zur Einleitung einer Schmerztherapie wird die Schmerzursache gesucht und wenn möglich beseitigt oder zumindest gezielt behandelt.

Ganzheitlicher Therapieansatz – interdisziplinäre Herausforderung

Um die Qualität der Schmerzversorgung zu verbessern, sind Behandlungsansätze notwendig, die einerseits *ganzheitlich* und *patientenzentriert* und andererseits *qualitätsgesichert* sind:

- Schmerzen werden aufmerksam wahrgenommen, es wird aktiv nachgefragt
- Die Schmerzintensität wird standardisiert erhoben
- Der Expertenstandard „Schmerzmanagement in der Pflege" wird angewendet
- Es wird die beste Form der medikamentösen Analgesie eingestellt
- Diese wird ergänzt durch nichtmedikamentöse Schmerzbehandlungen
- Prozedurale Schmerzen (also Schmerzen durch medizinische Maßnahmen) werden vermieden
- Durch Schulung wird die Compliance des Patienten ermöglicht
- Daneben erhalten Patienten durch Angebote zur Schmerzbewältigung Hilfe zur Selbsthilfe
- Aktivitätstraining erweitert den verbliebenen Spielraum des Patienten
- Der Einbezug der Angehörigen verbessert das soziale Umfeld.

Ärzte, Pflegende, Physio- und Psychotherapeuten müssen im **therapeutischen Team** miteinander, mit dem Patienten und mit seinen Angehörigen Hand in Hand zusammenarbeiten. Sämtliche Entscheidungen werden gemeinsam mit dem Patienten getroffen.

Dieses komplexe Vorgehen erfordert eine gute Zusammenarbeit zwischen den einzelnen Berufsgruppen, bei der der Pflege zentrale Bedeutung zukommt. Diese Rolle der Pflegenden spiegelt sich auch darin wider, dass es mittlerweile auch in Deutschland eine (berufsbegleitende) Weiterbildung zur **algesiologischen Fachassistenz DGS/DGfA** *(Pain Nurse)* gibt.

Auch den institutionellen Rahmenbedingungen kommt eine wichtige Rolle bei der Umsetzung einer modernen Schmerzbehandlung zu. Positiv sind unter anderem patientenzentrierte Pflegesysteme, interne Klinikstandards und ausreichende Fortbildungsmöglichkeiten. In vielen Kliniken stehen mittlerweile *Schmerzteams* oder **Akutschmerzdienste** zur Verfügung, um die Betreuung von Schmerzpatienten zu verbessern. Hierzu wird neben der ärztlichen Visite z. B. auch eine Schmerzvisite durch die Pflegenden durchgeführt (🕮 13).

2.4.2 Grundsätze der systemischen medikamentösen Schmerztherapie

Schmerzstillende Arzneimittel (**Analgetika**) nehmen beim Arzneimittelverbrauch einen der vorderen Plätze ein: 2007 wurden in Deutschland 149 Millionen Packungen Analgetika (ohne Betäubungsmittel) verkauft, davon 122 Millionen Packungen nicht rezeptpflichtiger Analgetika (🕮 14).

Bei *akuten* und *tumorbedingten chronischen Schmerzen* ist die Wirksamkeit medikamentöser Schmerztherapien gut gesichert. Nichtmedikamentöse Maßnahmen gelten als wertvolle zusätzliche Ressource und werden Schmerzpatienten als Ergänzung der medikamentösen Therapie angeboten.

Bei *nicht-tumorbedingten chronischen Schmerzen* (z. B. Migräne, Spannungskopfschmerzen) werden vor und neben der medikamentösen Therapie wegen der oft unzureichenden Wirksamkeit der Analgetika, ihrer Nebenwirkungen und ihres Missbrauchspotenzials alle therapeutischen Alternativen nichtmedikamentöser Art ausgenutzt (☞ 2.4.11).

Nach ihrer Wirkungsweise werden die Analgetika in *Nicht-Opioid-Analgetika* und *Opioid-Analgetika* eingeteilt (Details ☞ 2.4.3 und 2.4.4).

Generell sollte bei Werten ≥ 3 einer zehnstufigen Schmerzskala eine Therapie eingeleitet oder die bestehende Therapie angepasst werden – es sei denn, der Patient möchte einen anderen Wert als Schwelle definieren. Wünscht ein Patient trotz Schmerzen keine Analgetika, wird er über die Prinzipien der Schmerztherapie informiert, der Einsatz nichtmedikamentöser Therapien eingeleitet und der Umgang mit dem Kranken so gestaltet, dass er seine Entscheidung jederzeit revidieren kann.

Vorsicht

Allzu sparsamer Medikamenteneinsatz ist nicht nur quälend für den Patienten. Jeder vergebliche Therapieversuch verstärkt über das Schmerzgedächtnis (☞ 2.2.3) die weitere Chronifizierung der Schmerzen.

Dosierung

Die medikamentöse Schmerztherapie wird mit einer Mindestdosis begonnen, die schrittweise gesteigert wird, bis eine ausreichende Schmerzkontrolle erreicht ist. Die individuell notwendige Dosis wird dabei mit Hilfe regelmäßiger Schmerzassessments (15–30 Minuten nach intravenöser und 60 Minuten nach oraler Gabe) bestimmt. Schmerzspitzen werden vermieden, wenn sofort auf den Schmerzmittelbedarf des Patienten reagiert wird.

Applikationsformen

Die Applikationsform hängt von voraussichtlicher Dauer der Schmerztherapie, Zustand und Vorlieben des Patienten ab. Generell werden möglichst nichtinvasive Applikationsformen gewählt, um dem Patienten keine zusätzlichen Schmerzen durch die Schmerztherapie zu bereiten.

Als längerfristige Darreichungsform ist die *orale* Analgetikagabe in der Regel am günstigsten. Sie wird von der

Mehrzahl der Patienten bevorzugt und verhilft ihnen zu mehr Selbstbestimmung, da der Patient das Schmerzmittel selbstständig einnehmen kann. Orale Opioideinnahme wirkt bei chronisch Schmerzkranken der Suchtgefahr entgegen, da die Opioide dann langsamer im Gehirn anfluten als nach parenteraler Gabe. Bei Letzterer führt das rasche Anfluten zu einem besonders intensiven Glücksgefühl (dem von vielen Suchtkranken immer wieder gewünschten „Kick").

Suppositorien werden ebenfalls von vielen Patienten toleriert, doch ist die Resorption unsicherer als nach oraler Medikation.

Injektionen führen zu Abhängigkeit von Pflegenden und Ärzten, die stark schwankenden Blutspiegelwerte sind für eine Dauertherapie ungünstig. Außerdem sind besonders intramuskuläre Injektionen ihrerseits schmerzhaft.

Keine Verabreichung von Schmerzmitteln durch intramuskuläre Injektion!

Bei Schmerzmittelgabe durch eine kontinuierliche *Infusion* werden Schwankungen der Medikamentenspiegel vermieden, doch der Patient ist in seiner Mobilität und Unabhängigkeit stark eingeschränkt.

Um die Abhängigkeit zu reduzieren und eine optimale, dem unterschiedlichen Schmerzempfinden genau angepasste Schmerzmitteldosierung zu erreichen, gibt es Pumpen zur parenteralen Gabe von Schmerzmitteln, die die Patienten selbst bedienen können. Diese Verfahren bezeichnet man als *pumpengesteuerte on-demand-Analgesie* (**PCA** = *patient controlled analgesia, Patienten-kontrollierte Analgesie*). Die Pumpe gibt eine kontinuierliche Basisrate ab, auf Knopfdruck kann der Patient zusätzlich einen vorprogrammierten Schmerzmittelbolus abrufen. Erst nach einer vom Arzt festgelegten „Sperrzeit" kann der nächste Bolus angefordert werden. Die Erfahrungen haben gezeigt, dass bei der PCA tendenziell Arzneimittel gespart werden. Die PCA wird sowohl bei akuten als auch bei chronischen Schmerzen eingesetzt. Die Arzneimittelgabe ist i. v. (auch über einen Port), s. c. (über eine subkutan liegende Nadel) sowie peridural und intrathekal (☞ 2.4.8) möglich. Auch ambulante Patienten können mit einer PCA versorgt werden.

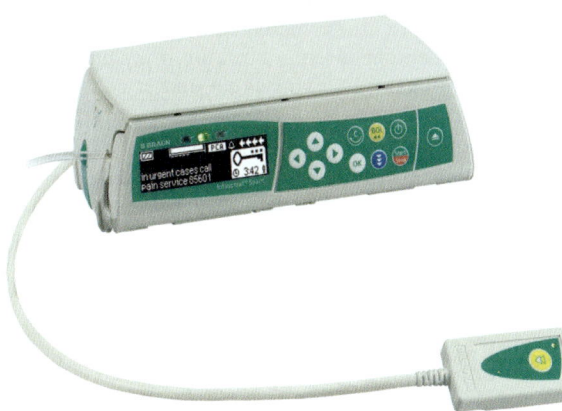

Abb. 2.4: PCA-Pumpe mit Bedienelement. [U223]

Parenterale Verabreichungsformen sind unter anderem sinnvoll für:
- Patienten mit erwartungsgemäß nur kurz anhaltenden Schmerzen
- Patienten mit Schluckstörungen (z. B. bei Ösophaguskarzinom ☞ 7.4.5)
- Patienten mit gastrointestinalen Resorptionsstörungen
- Patienten mit starkem Erbrechen.

Für die drei letztgenannten Patientengruppen ist alternativ der Einsatz von transdermalen therapeutischen Systemen möglich. Dabei handelt es sich um Membranpflaster, die Buprenorphin oder Fentanyl über eine Steuermembran freisetzen; die Resorption erfolgt dann über die Haut.

Umgang mit transdermalen therapeutischen Systemen

Für Pflegende ist insbesondere folgendes Wissen wichtig:
- Damit die Wirkstoffabgabe kontrolliert erfolgt, enthält das Pflaster eine spezielle Membran. Deshalb dürfen die Pflaster oft nicht zerschnitten werden, da die Membran dann ihre Funktion nicht mehr erfüllen kann (Herstellerangaben beachten)
- Die Pflaster werden auf gesunde Haut vorzugsweise des Oberkörpers oder der Oberarmaußenseite aufgeklebt. Vorbestrahlte, verletzte oder anderweitig erkrankte Hautbezirke dürfen nicht beklebt werden, da das Ausmaß der Resorption unsicher ist. Sind alle in Frage kommenden Hautbezirke stark behaart, werden die Haare vorher mit der Schere gekürzt, eine Rasur sollte wegen der Verletzungsgefahr (mit nachfolgender Resorptionserhöhung) jedoch nicht erfolgen. Die Haut wird vor Pflasterapplikation mit klarem Wasser gereinigt und danach abgetrocknet. Seife und alkoholische Reinigungsmittel können die Resorption verändern und werden deshalb nicht verwendet. Die Applikationsstellen werden wenn möglich gewechselt, damit sich der zuletzt beklebte Hautbezirk wieder erholen kann
- Da auch die Klebefolie den Wirkstoff enthält, waschen sich die Pflegenden nach Anbringen des Pflasters die Hände
- Wärme erhöht die Resorption. Deshalb werden Patienten mit mäßigem und hohem Fieber besonders sorgfältig auf Zeichen einer Opioidüberdosierung beobachtet. Die Pflasterstelle wird vor intensiver Wärmeeinwirkung (z. B. sehr heißes Duschen, Sauna, Heizkissen) geschützt
- Löst sich ein Pflaster ab, kann es an der gleichen Stelle mit „normalem" Pflaster wieder fixiert werden. In den ersten 24 Stunden darf wegen der Gefahr von Überdosierungen auf keinen Fall ein neues Pflaster aufgeklebt werden.

Zeitabstände

Prinzipiell erfolgt die Schmerzmittelgabe in *regelmäßigen Zeitabständen*. Diese werden präparatabhängig so gewählt, dass der Blutspiegel des Schmerzmittels immer im therapeutischen Bereich liegt und der Schmerz kontinuierlich unterdrückt wird. Retardformen sind bei längerer

	Akuter Schmerz	Chronischer Schmerz
Ziel	Therapie vorhandener Schmerzen	Verhinderung einer Schmerzwiederkehr
Schmerzmittel	Nach WHO-Stufenplan	Nach WHO-Stufenplan bei tumorbedingten Schmerzen
Applikationsweg	I. v., peridural, oral	Oral, transdermal, rektal, peridual
Wirkungsbeginn	Rasch	Eher langsam
Wirkdauer	Kurz	Möglichst lang
Applikationsintervall	Kontinuierlich oder in festen Intervallen, zusätzlich Bedarfsmedikation bei Schmerzspitzen	In festen Intervallen, bevor sich die Schmerzen wieder bemerkbar machen
Therapiedauer	Stunden – Tage	Wochen – Jahre
Therapiekontrollintervall	Je nach Applikationsart alle ½–1 Std., Auslassversuche	Wöchentlich – monatlich
Begleittherapie	Bei Bedarf	Ja

Tab. 2.5: Grundsätze der medikamentösen Therapie akuter und chronischer Schmerzen. [A300]

Therapie geeignet, um Störungen des Patienten, besonders nachts, zu vermeiden. Alternativ werden bei akuten, erwartungsgemäß bald abnehmenden Schmerzen (z. B. postoperativ) *kontinuierliche Infusionen* verordnet, die ebenfalls zu einem konstanten Wirkstoffspiegel führen.

Zusätzlich wird bei akuten Schmerzdurchbrüchen eine Bedarfsmedikation gegeben, entweder als kurz wirksames orales Präparat oder als i. v.-Bolus.

2.4.3 Nicht-Opioid-Analgetika

Nicht-Opioid-Analgetika: Schmerzmittel unterschiedlicher chemischer Struktur, die zum größten Teil über eine Synthesehemmung der schmerzvermittelnden *Prostaglandine* in der Körperperipherie wirken. Besonders bei leichten bis mäßigen Schmerzen und zum Teil auch als Antirheumatika (☞ Pharma-Info 2.6) geeignet. Bei längerem Gebrauch Gefahr der Organtoxizität.

Pharma-Info 2.6: Nicht-Opioid-Analgetika

Azetylsalizylsäure und Paracetamol
Azetylsalizylsäure (*Acetylsalicylsäure*), kurz *ASS* (z. B. Aspirin®, ASS-ratiopharm®), ist ein typischer Prostaglandinsynthesehemmer und vor allem für die Behandlung leichter bis mäßiger Schmerzen geeignet. Die fiebersenkende Wirkung ist relativ gering. Azetylsalizylsäure wirkt außerdem gerinnungshemmend, da sie die Entstehung von **Thromboxan A$_2$** in den Blutplättchen hemmt (Thromboxan A$_2$ fördert die Agglutination der Thrombozyten und die Vasokonstriktion kleiner Blutgefäße). Therapeutisch wird dies bei der Gefahr arterieller Gefäßverschlüsse ausgenutzt (z. B. bei koronarer Herzkrankheit, ☞ 4.4.1, oder einem drohenden Schlaganfall bei Einengung der A. carotis, ☞ 5.6). Die wichtigsten Nebenwirkungen der ASS sind gastrointestinale Beschwerden und allergische Reaktionen.

Bei Kindern und Jugendlichen kann nach viralen Infekten und ASS-Gabe das seltene, aber meist tödliche **Reye-Syndrom** mit akuten Leber- und Gehirnschädigungen auftreten. Deshalb sollten unter 16-Jährige möglichst kein ASS bekommen.

Paracetamol (z. B. ben-u-ron®, Doloreduct®) wirkt schmerzlindernd und fiebersenkend, aber nicht entzündungshemmend. Es eignet sich gut zur Behandlung leichter und mittelschwerer Schmerzen. Nebenwirkungen sind sehr selten. Gefährlich ist die Hepatotoxizität bei versehentlicher Überdosierung oder suizidaler Einnahme, schon 150 mg/kg Körpergewicht können tödlich sein.

Nichtsteroidale Antirheumatika
Nichtsteroidale Antirheumatika (kurz *NSAR, nichtsteroidale Antiphlogistika*) sind Säureabkömmlinge, die sich im entzündeten Gewebe anreichern und dort die Prostaglandinsynthese hemmen. Sie weisen trotz unterschiedlicher chemischer Struktur prinzipiell das gleiche Spektrum an unerwünschten und erwünschten Wirkungen auf. Unterschiede bestehen jedoch in Häufigkeit und Stärke der Nebenwirkungen.

Häufigste Nebenwirkungen sind gastrointestinale Beschwerden bis hin zu (blutenden) Magen-Darm-Ulzera. Bei empfindlichen Menschen können diese Beschwerden je nach Präparat schon nach wenigen Tagen Einnahme auftreten. Außerdem erhöhen sie, abgesehen von Naproxen, das kardiovaskuläre Risiko (Details zur Risikobetrachtung und zu den COX-2-Hemmern ☞ Pharma-Info 13.13) und können insbesondere bei vorbestehendem Nierenschaden die Nierenfunktion verschlechtern.

Pharma-Info 2.6: Nicht-Opioid-Analgetika (Forts.)

Aus diesen Gründen werden nichtsteroidale Antirheumatika nicht bei banalen Schmerzen eingesetzt, sondern kurzzeitig v. a. bei entzündlich mitbedingten Schmerzen am Bewegungsapparat sowie – meist länger dauernd – in der Rheumatherapie oder bei Arthrosen. Ausnahme ist Ibuprofen (z. B. Ibubeta®, ibudolor®), das in niedriger Dosierung insgesamt gut verträglich und nicht rezeptpflichtig ist.

Metamizol

Metamizol (*Novaminsulfon*, z. B. Novalgin®) ist ein sehr potentes Analgetikum und Antipyretikum und wirkt zudem *spasmolytisch* (krampflösend). Es wirkt besonders zuverlässig bei viszeralen Schmerzen (☞ 2.2.1), z. B. bei Nieren- oder Gallenkoliken. Wegen des Risikos schwerer allergischer Reaktionen (bis zum anaphylaktischen Schock, ☞ 14.1.1) und toxischer Knochenmarkschädigungen wird es aber nur gegeben, wenn andere Substanzen kontraindiziert oder wirkungslos sind.

Flupirtin

Flupirtin (z. B. Katadolon®) hemmt nach heutigem Wissen die Schmerzweiterleitung im ZNS, indem es die Kaliumdurchlässigkeit der Nervenzellmembran verändert und dadurch die Nervenzellaktivität vermindert. Da es Muskelverspannungen löst, wird es oft bei verspannungs(mit)bedingten Schmerzen gegeben, z. B. Rückenschmerzen oder Spannungskopfschmerz. Bedeutende Nebenwirkungen sind Magen-Darm-Beschwerden, Müdigkeit und Leberschäden. Bei Patienten mit vorbestehender Leberschädigung oder Myasthenia gravis (mit Muskelschwäche einhergehende Autoimmunerkrankung, ☞ auch Tab. 14.7) darf Flupirtin nicht gegeben werden. Die bei höherer Dosierung gelegentlich auftretende Grünfärbung des Urins ist harmlos.

Einige frei verkäufliche Analgetikapräparate enthalten nicht nur den schmerzstillenden Wirkstoff, sondern zusätzlich beruhigende oder anregende Substanzen. Diese Kombinationen sind wegen der erhöhten Missbrauchsgefahr (☞ 2.4.5) nicht sinnvoll!

Häufig verwendete Nicht-Opioid-Analgetika

Substanz (Bsp. Handelsname)	Indikationen; Dosierung in der Schmerztherapie (Einzeldosis)	Wirkdauer	Wichtigste Nebenwirkungen (NW)/ Kontraindikationen (KI)
Azetylsalicylsäure (ASS), z. B. Aspirin®, ASS-ratiopharm®	Leichte Schmerzen, beginnende Tumorschmerzen (v. a. bei Knochenmetastasen), Fieber, entzündliche Erkrankungen, Thrombozytenaggregationshemmung 0,5–1 g oral, i. v.	4–6 Std.	**NW:** Gastrointestinale Beschwerden bis zur Ulkusbildung (→ auf Oberbauchbeschwerden und Teerstuhl achten), Asthmaanfälle **KI:** Magen- und Duodenalulzera, Asthma bronchiale, Blutgerinnungsstörungen, Antikoagulantientherapie, Heranwachsende vor der Pubertät, Schwangerschaft
Paracetamol, z. B. ben-u-ron®, Doloreduct®	In der Schmerztherapie im Wesentlichen wie Azetylsalicylsäure, Fieber 0,5–1 g oral, rektal	4–6 Std.	**NW:** Insgesamt gut verträglich. Bei Überdosierung Leber- und Nierenschäden **KI:** Schwere Leber- und Nierenfunktionsstörungen, Suizidgefahr
Nichtsteroidale Antiphlogistika (NSAR) 1. „Klassische" NSAR: • Diclofenac (z. B. Voltaren®) • Ibuprofen (z. B. Ibubeta®) • Indometacin (z. B. Indomet-ratiopharm®) • Naproxen (z. B. Proxen®) 2. COX-2-Hemmer: • Celecoxib (Celebrax®) • Etoricoxib (Arcoxia®)	Mäßige Schmerzen, beginnende Tumorschmerzen, Schmerzen z. B. durch rheumatische Entzündungen, Arthrose, Gicht • 50–100 mg oral, rektal • 200–800 mg oral, rektal • 25–100 mg oral, rektal • 250–500 mg oral, rektal • 100–200 mg oral • 60–120 mg oral	Je nach Präparat und Zubereitung • 6–12 Std. • 4–12 Std. • 6–12 Std. • 8–12 Std. • 12 Std. • 24 Std.	**NW:** Gastrointestinale Beschwerden, Bronchialverengung bei disponierten Patienten, ZNS-Störungen (z. B. Kopfschmerz, Depressionen, Müdigkeit), Allergie, Natrium- und Wasserretention (Ödeme, Blutdruckanstieg), Leber- und Nierenfunktionsstörungen. Selten Blutbildveränderungen. Wahrscheinlich bei allen außer Naproxen Erhöhung des kardiovaskulären Risikos. Ibuprofen in niedriger Dosierung gut verträglich **KI:** Magen- oder Duodenalulzera, schwere Leber- und Nierenschäden, Blutgerinnungsstörungen, Schwangerschaft **NW:** Allergien, Ödeme, Elektrolytstörungen, Oberbauchbeschwerden, erhöhtes kardiovaskuläres Risiko. Evtl. fetale Fehlbildungen. Noch keine Langzeiterfahrungen! **KI:** Schwangerschaft, eingeschränkte Nierenfunktion (Cave: antihypertensive Arzneimittel)
Metamizol, z. B. Novalgin®	Schmerzen, insbesondere mit spastischer Komponente (z. B. Nierenkoliken), sowie Fieber, wenn andere Maßnahmen nicht ansprechen 0,5–1 g oral, rektal; 0,5–2,5 g i. v.	4 Std.	**NW:** Leichte gastrointestinale Beschwerden, Allergie; sehr selten: tödliche Agranulozytose. Strengste Indikationsstellung in der Schwangerschaft. Wegen der Gefahr schwerer anaphylaktischer Reaktionen und Blutdruckabfalls v. a. bei Fieber langsam i. v.-Injektion (1 ml/Min) verdünnt oder als Kurzinfusion. (Harmlose) Rotfärbung des Urins möglich

Prostaglandine werden im geschädigten Gewebe freigesetzt und verursachen oder verstärken Schmerzen, Fieber und Entzündungen. Außerdem vermindern sie die Sekretion der Magensäure, stimulieren die Schleimproduktion im Magen und regen die Uterusmuskulatur zu Wehen an. Die meisten **Nicht-Opioid-Analgetika** hemmen das Enzym Cyclooxygenase (COX) und vermindern dadurch die Prostaglandinsynthese, diese Substanzen heißen deshalb **Prostaglandinsynthesehemmer.**

Prostaglandinsynthesehemmer wirken schmerzlindernd *(analgetisch)*, fiebersenkend *(antipyretisch)* und teilweise auch entzündungshemmend *(antiphlogistisch)*. Die verminderte Prostaglandinsynthese verringert aber auch den Schutz der Magenschleimhaut, sodass Magenulzera und -blutungen begünstigt werden. Außerdem führen Prostaglandinsynthesehemmer oft zu einer Verschlechterung allergischer Erkrankungen wie Asthma.

2.4.4 Opioid-Analgetika

> **Opioid-Analgetika** *(Opioide Analgetika):* Vom klassischen Rauschmittel Opium abgeleitete, stark wirksame Schmerzmittel, die ihre Wirkung nach heutigem Kenntnisstand über die **Endorphinrezeptoren** *(Opiatrezeptoren)* des ZNS entfalten. Unterliegen der *Betäubungsmittelverschreibungsverordnung* und dem *Betäubungsmittelgesetz*.

Wichtigster Bestandteil des seit Jahrhunderten zur Schmerzlinderung benutzten **Opiums** *(griech.* für Mohnsaft) ist das **Morphin.** Morphin und die anderen Bestandteile des Opiums mit morphinartiger Wirkung werden als **Opiate** bezeichnet; halb- und vollsynthetische Schmerzmittel, die über die Endorphinrezeptoren des ZNS wirken, heißen **Opioide.**

Wirkprofil der Opioide

Nach ihrer Wirkungsstärke werden **schwache** und **starke Opioide** unterschieden (☞ Pharma-Info 2.8). Ihre Wirkungen und Nebenwirkungen sind aber grundsätzlich gleich.

- *Starke Schmerzstillung* (Analgesie). Sie eignen sich zur Bekämpfung starker Schmerzen, z.B. postoperativ, beim akuten Herzinfarkt oder bei Tumorpatienten (☞ auch 2.4.7 und 12.5.5).
- *Sedation.* Diese lässt aber meist nach einigen Tagen nach
- *Hemmung des Atemzentrums.* Da das Atemzentrum durch Schmerzen stimuliert wird, hat die atemdepressive Wirkung bei der Schmerztherapie klinisch oft nur geringe Bedeutung. Wichtig wird sie in erster Linie bei Überdosierung oder gleichzeitiger Gabe weiterer atmungsdämpfender Arzneimittel
- *Hemmung des Hustenreflexes.* Codein, ein schwach wirksames Opiat, wird als Hustenmittel eingesetzt
- *Reizung des Brechzentrums im Stammhirn.* Übelkeit und Erbrechen sind zwei besonders unangenehme Nebenwirkungen zu Beginn einer Opioidtherapie
- *Tonuserhöhung der glatten Muskulatur des Magen-Darm-Trakts und der ableitenden Harnwege.* Klinisch wichtig sind insbesondere die sehr häufige behand-

lungsbedürftige spastische Obstipation (☞ Pflege) und ein Harnverhalt
- *Einfluss auf die Stimmung.* Meist wirken Opioide euphorisierend (bei Schmerzpatienten oft nur entspannend), manchmal aber auch angstauslösend und niederdrückend
- *Histaminfreisetzung* mit Juckreiz, Bronchialverengung und Gefäßweitstellung
- *Toleranzentwicklung.* Die Toleranzentwicklung gegenüber den Wirkungen und Nebenwirkungen der Opiate ist unterschiedlich. Die Toleranzentwicklung gegenüber der analgetischen Wirkung wird häufig überschätzt.

Vorurteile gegenüber Opioiden

Vorurteile führen auch heute noch zur Unterversorgung von Schmerzpatienten mit Opioiden.

Im Vordergrund steht die Angst vor ihrer **suchtauslösenden Wirkung.** Tatsächlich haben alle Opioide ein Abhängigkeitspotenzial. Die Gefährdung von Schmerzpatienten hinsichtlich einer *psychischen Abhängigkeit* ist aber gering, besonders wenn der Blutspiegel durch regelmäßige Gabe relativ konstant gehalten wird. Korrekt behandelte Schmerzpatienten können in der Regel ohne Probleme auf Opiate wieder verzichten, wenn die Schmerzen nachlassen. Sie empfinden im Gegensatz zu Patienten mit Abhängigkeitssyndrom nicht den inneren Zwang, Opiate wegen ihrer psychotropen Effekte weiter zu konsumieren oder die Dosis über das medizinisch notwendige Maß zu steigern. Eine *physische Abhängigkeit* ist nur beim Absetzen des Arzneimittels relevant. Opiate werden daher nach längerer Gabe langsam ausgeschlichen.

Viele Menschen haben Angst, unter einer Opiattherapie bewusstseinsgetrübt einsam „dahinzudämmern". Die gefürchtete Sedierung tritt allerdings bei länger andauernder Opiatgabe in den Hintergrund und die durch Opiate erzielte Schmerzlinderung erweitert die Möglichkeiten der Patienten, am täglichen Leben teilzunehmen.

Bei vielen Patienten – gelegentlich auch bei Fachleuten – ist die Vorstellung verbreitet, dass man grade bei tumor-

	Kurzfristige Opioidtherapie	Langfristige Opioidtherapie
(Erwünschte) Wirkungen		
Analgesie	+++	++
Sedierung	++	(+)
Nebenwirkungen		
Atemdepression	+++	(+)
Obstipation	+	+++
Euphorie	+	(+)
Übelkeit, Erbrechen	+	(+)
Abhängigkeit: • physisch • psychisch	+ nein	+++ fraglich
(+) = gering, + = mäßig, ++ = deutlich, +++ = stark		

Tab. 2.7: Überblick über Wirkungen und Nebenwirkungen bei kurz- und langfristiger Opioidtherapie.

bedingten chronischen Schmerzen möglichst sparsam mit Medikamenten umgehen müsse, damit bei Verschlechterungen noch „Reserven" zur Verfügung stehen. In der Regel sind schmerzbedingte Dosiserhöhungen von Opioiden jedoch gut möglich, da die ohnehin relativ geringe Toleranzentwicklung nicht nur gegenüber der schmerzlindernden Wirkung, sondern auch gegenüber den Nebenwirkungen eintritt.

Die Begriffe „Opiate" und „Morphin" werden gedanklich mit Sterben und nahendem Tod verbunden. Die Einleitung einer Opiattherapie kann schwere existenzielle Ängste beim Patienten hervorrufen. Nur durch Verständnis *und* gute Patientenberatung lassen sich diese Ängste begrenzen, sodass der Schmerzpatient die geplante Therapie akzeptieren kann.

Pflege

Pflege bei Übelkeit und Erbrechen ☞ *7.2.1, 12.5.2*
Obstipationsprophylaxe ☞ *7.2.7*

Bei der Pflege von Patienten mit Opioidmedikation ist zu beachten:

- Opioidwirkung genau überwachen, insbesondere zu Beginn der Behandlung und bei Dosiserhöhung, dabei standardisierte Instrumente einsetzen
- Auf regelmäßige Einnahme nach Therapieplan achten, ggf. Patienten nachts wecken
- Puls, Blutdruck und Atmung kontrollieren
- Blasenentleerung überwachen (Möglichkeit eines Harnverhaltes)
- Obstipationsprophylaxe durchführen, da es ansonsten fast regelhaft zu einer Obstipation kommt
- Patienten auf Stimmungsveränderungen (Depression, Euphorie) beobachten
- Bei Übelkeit Bedarfsmedikation einsetzen
- Ggf. Pneumonieprophylaxe durchführen (☞ 6.4.3)
- Bei anfänglicher Sedierung Patienten nicht alleine aufstehen lassen
- Auf Anzeichen eines Missbrauchs oder das Sammeln von Arzneimitteln achten

Pharma-Info 2.8: Übersicht über die Opioid-Analgetika

Substanz (Bsp. Handelsname)	BTM*	Dosierung und Darreichungsform	Wirkdauer
Schwache Opioide			
Dihydrocodein retard (z. B. DHC 60/90/120 Mundipharma®)	Nein	60–120 mg oral	8–12 Std.
Tilidin-Naloxon: • Nichtretardiert (z. B. Valoron® N) • Retardiert (z. B. Valoron® N retard)	Nein	• 50–100 mg oral • 50–200 mg oral	• 2–4 Std. • 12 Std.
Tramadol: • Nichtretardiert (z. B. Tramal®) • Retardiert (z. B. Tramal® long)	Nein	• 50–100 mg oral, rektal, s. c., i. v. • 100 mg oral	• 2–4 Std. • 8–12 Std.
Starke Opioide			
Buprenorphin: • Buprenorphin (z. B. Temgesic®) • Buprenorphin als transdermales therapeutisches System (Transtec Matrixpflaster®)	Ja	• 0,2–0,4 mg sublingual, s. c., i. v. • 35–70 µg/Std. transdermal	• Subl., s. c., i. v. 6–8 Std. • Kontinuierlich bzw. 72 Std.
Fentanyl • Fentanyl-Stick (Actiq®) • Fentanyl als transdermales therapeutisches System (z. B. Durogesic®)	Ja	• 200–1600 µg bukkal (Lutschtablette zum Einlegen in die Wangentasche) • 25–100 µg/Std. transdermal	• Bukkal 2 Std. • Kontinuierlich bzw. 72 Std.
Morphin: • Nichtretardiert (z. B. Morphin Merck® Tropfen, Sevredol® 10/20) • Retardiert (z. B. MST 10/30/60/100/200 Mundipharma®)	Ja	Initial 10–30 mg s. c., oral, rektal; 5–10 mg i. v.; Dosierung bei Langzeitgabe teils erheblich höher	4 Std. 12 Std.
Oxycodon retard (Oxygesic®)	Ja	10 mg oral	8–12 Std.
Pethidin (z. B. Dolantin®)	Ja	25–150 mg oral, rektal, s. c.; 25–100 mg i. v.	2–4 Std.
Piritramid (z. B. Dipidolor®)	Ja	15–30 mg i. m.; 7,5–22,5 mg i. v.	4–8 Std.

* BTM = Verordnung erfordert Betäubungsmittelrezept

Nebenwirkungen (alle Präparate): Obstipation, Atemdepression, Übelkeit, Erbrechen, Schwindel, Benommenheit, Sedierung, Mundtrockenheit
Kontraindikationen (alle Präparate): Störungen der Atmung, Gallenkoliken. Strengste Indikationsstellung in Schwangerschaft, Stillzeit und bei Alkoholkranken

• Patienten zu Bedeutung des Zeitplans (Konstanz des Wirkspiegels), Wirkungen und Nebenwirkungen der Medikation informieren. Patienten dabei auch mitteilen, dass Zunahme der Medikation nicht automatisch eine Verschlechterung der Krankheit bedeutet.

> **Vorsicht: Zeichen einer Opiatvergiftung**
> Zeichen einer Opiatvergiftung sind:
> • Bewusstseinsstörungen bis hin zum Koma, zerebrale Krämpfe
> • Zyanose durch zentrale Atemlähmung, Ansammlung von Bronchialsekret in den Atemwegen wegen Dämpfung des Hustenreflexes, toxisches Lungenödem bei Heroin
> • Übelkeit, Erbrechen
> • Darmatonie
> • Hypothermie
> • Anfangs Pupillenverengung *(Miosis),* bei Sauerstoffmangel und Blutdruckabfall in fortgeschrittenen Stadien jedoch Pupillenerweiterung *(Mydriasis).*

Zur Therapie steht als Antidot (Gegenmittel) **Naloxon** (Narcanti®) zur Verfügung, das in kurzen Abständen intravenös gespritzt wird. Eventuell ist eine Beatmung erforderlich.

2.4.5 Missbrauchgefahr von Analgetika

Viele Analgetika sind rezeptfrei erhältlich, für ihren Konsum wird aktiv geworben. Sie scheinen zunächst das ständige Funktionieren in Arbeit wie Freizeit zu ermöglichen, das dem Lebensgefühl unserer Zeit entspricht. Die Schmerzlinderung tritt schnell und zunächst zuverlässig ein, der Betroffene muss sich keine Zeit für Heilungsprozesse nehmen oder problematische Lebensgewohnheiten ändern.

Das mit dem Dauerkonsum frei verkäuflicher Schmerzmittel verbundene gesundheitliche Risiko ist vielen Menschen unbekannt oder wird verdrängt:
• Wichtige Diagnosen werden evtl. verschleiert und somit Therapiechancen nicht genutzt
• Schmerzmittelmissbrauch ist mit zahlreichen Nebenwirkungen verbunden (☞ Pharma-Info 2.6)
• Bei Nichtopioiden besteht ein deutliches Risiko für **Arzneimittelmissbrauch** bis hin zur **Arzneimittelabhängigkeit,** besonders bei Kombinationspräparaten (Abhängigkeit bei Opioiden ☞ 2.4.4)
• Nicht-Opioid-Analgetika können selbst ein Schmerzsyndrom hervorrufen, vor allem den sog. **Analgetika-Kopfschmerz,** und so den Konsum weiter ankurbeln.

Wegen dieser Gefahren sollten Patienten mit Schmerzsyndromen möglichst früh zu ganzheitlichen Therapieformen und aktiver Mitarbeit am Heilungsprozess motiviert werden. Dies schließt eine *bewusste* Schmerzmittelgabe nicht aus.

> Das Risiko für einen Arzneimittelmissbrauch wird bei den starken Schmerzmitteln (Opioid-Analgetika ☞ 2.4.4) häufig über-, bei den einfachen Schmerzmitteln (☞ 2.4.3) oft unterschätzt!

2.4.6 Co-Analgetika und Begleitmedikamente

Co-Analgetika

> **Co-Analgetika:** In der medikamentösen Schmerztherapie unterstützend zu den Analgetika eingesetzte Substanzen, die z. B. durch Abschwellung eines Ödems oder Beeinflussung der Schmerzverarbeitung schmerzlindernd wirken.

Trizyklische Antidepressiva (z. B. Amitriptylin, etwa in Saroten®) mildern besonders neuropathische Schmerzen. Die Dosierung in der Schmerztherapie ist geringer als die bei Depressionen. Es ist wichtig, dem Patienten zu erklären, dass die Antidepressiva *unabhängig* von ihrer antidepressiven Wirkung eigene analgetische Effekte besitzen, denn sonst fühlt er sich eventuell als psychisch Kranker missverstanden. Auch **Antiepileptika** wie Carbamazepin (z. B. Tegretal®), Gabapentin (z. B. Gabax®) oder Pregabalin (z. B. Lyrica®) werden vor allem bei neuropathischen Schmerzen eingesetzt.

Viele Schmerzzustände gehen mit entzündlichen Reaktionen (z. B. rheumatische Erkrankungen) oder Gewebeschwellungen (z. B. Ödem um einen Tumor) einher. In diesen Fällen lindern **Glukokortikoide** (☞ Pharma-Info 10.17) den Schmerz.

Bisphosphonate (z. B. Ostac®) sind v. a. bei metastasenbedingten Knochenschmerzen indiziert. Wegen des erhöhten Risikos von Kiefernekrosen (die Dosis in der Onkologie ist höher als die in der Osteoporosebehandlung) sollte der Patient vor Therapiebeginn den Zahnarzt aufsuchen.

Begleitmedikamente

Neben Analgetika und Co-Analgetika sind häufig noch **Begleitmedikamente** erforderlich, welche die Nebenwirkungen der Analgetika mildern sollen. Unabdingbar sind Laxantien gegen die opioidbedingte Obstipation, die auch bei länger dauernder Opioidgabe bestehen bleibt. Übelkeit und Erbrechen hingegen lassen meist nach Tagen bis Wochen nach, sodass Antiemetika (z. B. Metoclopramid) nur zu Therapiebeginn nötig sind. Bei Dauertherapie mit Prostaglandinsynthesehemmern werden Mittel zur Vorbeugung von Magenulzera gegeben, vorzugsweise Protonenpumpenhemmer (☞ Pharma-Info 7.35).

2.4.7 WHO-Stufenschema zur Schmerztherapie

Richtlinie für die Arzneimittelauswahl bei akuten und tumorbedingten chronischen Schmerzen ist das **WHO-Stufenschema zur Schmerztherapie.** Es wurde ursprünglich für die Schmerzen bei Tumorerkrankungen entwickelt, wird mittlerweile aber auch bei anderen Schmerzen empfohlen (zusätzliche Hinweise für die Arzneimittelauswahl bei tumorbedingten Schmerzen ☞ 12.5.5).

Das WHO-Stufenschema zur Schmerztherapie unterscheidet drei Stufen:
• **1. Stufe: Nicht-Opioid-Analgetika und evtl. Co-Analgetika.** Bei leichten Schmerzen sind *Nicht-Opioid-Analgetika* (☞ 2.4.3) Mittel der Wahl

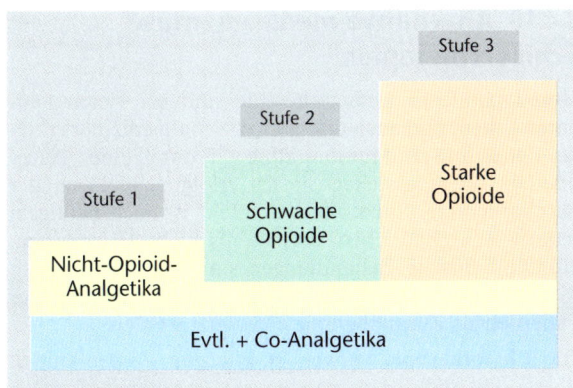

Abb. 2.9: WHO-Stufenschema der Schmerztherapie. Präparate und Dosierungen ☞ Pharma-Info 2.6 und 2.8.

- **2. Stufe: Schwache Opioide in Kombination mit Arzneimitteln der Stufe 1 und evtl. Co-Analgetika.** Bei mittelstarken Schmerzen werden *schwache Opioid-Analgetika* (☞ 2.4.4) gegeben, ggf. in Kombination mit Nicht-Opioid-Analgetika
- **3. Stufe: Starke Opioide in Kombination mit Arzneimitteln der Stufe 1 und evtl. Co-Analgetika.** Starke Opioid-Analgetika werden bei starken bis stärksten Schmerzen eingesetzt. Auch hier ist die Kombination mit Nicht-Opioid-Analgetika möglich.

Auf jeder Stufe sind gleichzeitig die Gabe von Co-Analgetika sowie Begleitmedikamenten und weitere Verfahren der Schmerztherapie wie etwa lokalanästhetische Methoden oder Bestrahlungen möglich.

2.4.8 Regionalanalgesieverfahren

Regionalanalgesieverfahren: Lokaler Einsatz von Medikamenten zur Analgesie.

Lokalanästhetika: Substanzen, die *reversibel* (d.h. für eine bestimmte Zeit) und *lokal* (d.h. örtlich begrenzt) die Signalleitung durch die Nervenfasern hemmen und so zu Schmerzlinderung oder -freiheit führen. In der Inneren Medizin vor allem eingesetzt bei schweren chronischen Schmerzen.

Zur medikamentösen Schmerztherapie zählt nicht nur die systemische Gabe von Schmerzmitteln, sondern auch deren lokale Anwendung im Rahmen von **Regionalanalgesieverfahren.** Verwendet werden vor allem Lokalanästhetika und Opioide. Ein Vorteil ist die geringere systemische Medikamentenbelastung mit entsprechend weniger Nebenwirkungen.

Bei **peripheren Leitungsanästhesien** *(periphere Nervenblockaden)* wird das Medikament dicht an periphere Nerven oder einen Plexus gespritzt. Diese Verfahren werden in der Inneren Medizin bei neurogenen Schmerzen eingesetzt.

Die **Periduralanalgesie** *(Epiduralanalgesie, -anästhesie)* und die **kontinuierliche Spinalanalgesie** *(Spinalanästhesie)* sind **rückenmarksnahe Regionalanalgesieverfahren.** Bei der Periduralanalgesie werden die Arzneimittel

über einen Katheter in den Epiduralraum des Rückenmarks appliziert und hemmen dort die Schmerzleitung in den Nervenwurzeln. Mögliche Komplikationen sind Duraperforation, Katheterwanderung, motorische Blockaden mit Einschränkung der Gehfähigkeit, epidurale Hämatome und Infektionen (z.B. Meningitis, epiduraler Abszess). Insgesamt haben Periduralanalgesien aber wesentlich weniger Komplikationen als kontinuierliche Spinalanalgesien, bei der die Arzneimittelgabe in den Liquorraum (intrathekal) erfolgt. Gerinnungsstörungen sind eine Kontraindikation für rückenmarksnahe Analgesieverfahren.

In der Inneren Medizin handelt es sich meist um eine Langzeitbehandlung z.B. in der Palliativbetreuung von Tumorpatienten. Der Katheter kann nach außen geführt und direkt mit einer tragbaren (externen) PCA-Pumpe (☞ 2.4.2) verbunden werden, an einen implantierten Port (☞ 1.4.6 und Abb. 1.40) oder eine implantierte Pumpe gekoppelt werden.

> Die Periduralanalgesie mittels PCA-Pumpe ist auch bei ambulanten Patienten möglich. Voraussetzungen sind eine Schulung der Patienten über den sterilen Umgang mit dem Katheter und die Rufbereitschaft medizinischen Personals für Notfälle.

2.4.9 Pflege und Patientenberatung bei medikamentöser Schmerztherapie

Aufgaben der Pflege

Die wichtigsten Aufgaben der Pflege bei medikamentösen Schmerztherapien lassen sich wie folgt zusammenfassen:
- Erhebung und Feststellung des Schmerzmittelbedarfs durch fachgerecht durchgeführte Schmerzassessments
- Information des Arztes bei Schmerzen oder Veränderungen der Schmerzsituation
- Durchführung ärztlich verordneter Maßnahmen zur Schmerztherapie. Besonders wichtig ist die Effektivitätskontrolle nach der ersten Schmerzmittelgabe, weil dies nur ein Versuch ist, der ggf. angepasst oder durch ein anderes Medikament ersetzt werden muss

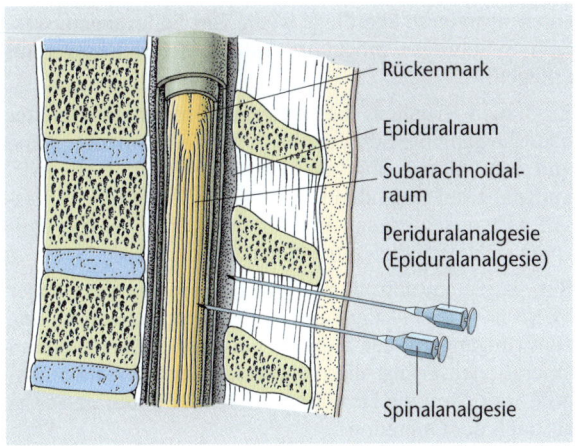

Abb. 2.10: Injektionsorte bei der Peridural- und Spinalanalgesie. [A400-190]

2

- Zeitgerechte Verabreichung der Schmerzmittel entsprechend des festgelegten Plans, um das Entstehen von Schmerzen zu vermeiden
- Verlaufskontrolle durch regelmäßige Assessments
- Bewertung der schmerztherapeutischen Maßnahmen und ggf. Durchführung pflegerischer Interventionen
- Beobachtung des Patienten auf Stimmungsveränderungen im Rahmen der medikamentösen Schmerztherapie
- Einsatz der Bedarfsmedikation bei Schmerzdurchbrüchen
- Vorausschauender Einsatz der Bedarfsmedikation bei schmerzhaften Prozeduren
- Regelmäßige Dokumentation
- Vorbeugen, Erfassen, Dokumentieren von schmerzmittelbedingten Nebenwirkungen, z. B. Obstipationsprophylaxe bei Opioidtherapien, Magenschutz bei Nicht-Opioid-Analgetika
- Einleitung entsprechender Therapien bei schmerzmittelbedingten Nebenwirkungen
- Schulung und Anleitung von Patient und ggf. Angehörigen
- Vorausschauende Entlassungsplanung durch interdisziplinäre Zusammenarbeit, um Versorgungsbrüche zu vermeiden.

Patientenberatung

Der Erfolg der Schmerztherapie steht und fällt mit der Mitarbeit des Patienten. Voraussetzung für diese Mitarbeit ist die umfassende Information und Beratung des Patienten durch die Pflegenden. Fehlt dem Patienten Basiswissen, sind Fehler unvermeidlich, z. B. „sparen" manche Patienten auf eigene Faust Medikamente oder untertreiben bei Schmerzassessments. Bedarfsmedikation wird oft erst angefordert, wenn der Betroffene es überhaupt nicht mehr aushält, z. B. um „möglichst wenig Schmerzmittel zu brauchen".

> Patienten mit Vorbehalten gegenüber Schmerzmitteln leiden unter höheren Schmerzintensitäten und teilen Schmerzen besonders selten mit.

Neben der mündlichen Aufklärung gibt es strukturierte Schulungen, deren Erfolg – vor allem eine verbesserte Compliance – nachgewiesen wurde. Schwer kranke Patienten profitieren allerdings wenig von Schulungen, weshalb Schulungen möglichst früh im Krankheitsverlauf erfolgen.

Zusätzlich erhalten die Patienten Informationsblätter über die geplante Schmerztherapie, Medikamentenpläne und Merkblätter über die Prophylaxe von Nebenwirkungen. Die Pflegenden vermitteln außerdem die Adressen von verschiedenen Institutionen, über die die Patienten sich zusätzlich informieren können (✉ 1, 2).

Bei patientenkontrollierten Verfahren wie PCA oder TENS (☞ 2.4.11) ist außerdem eine praktische Schulung zum Umgang mit den Geräten notwendig. Bei geplanten Operationen erfolgt diese sinnvollerweise vor dem Eingriff, weil dann die Lernfähigkeit des Patienten besser ist als nach der Operation.

2.4.10 Alternative medikamentöse Schmerztherapien

Homöopathie und Phytotherapie sind bei vielen Patienten beliebt und auch erfolgreich. Schulmediziner erklären den Erfolg der **Homöopathie** z. T. durch einen Placeboeffekt oder verstehen sie als erfolgreiche Form der Psychotherapie. Ein stofflicher Effekt ist nach heutigem naturwissenschaftlichen Verständnis nicht zu erwarten. Homöopathische Behandlungen sind nur mit geringen Risiken behaftet und können je nach Einstellung des Patienten als Zusatztherapie eingesetzt werden.

Die **Phytotherapie** verwendet Pflanzen als Heilmittel. Wissenschaftliche Untersuchungen konnten bei vielen Pflanzen deren analgesierende Wirksamkeit bestätigen. Für eine alleinige Anwendung reicht ihre Wirksamkeit aber nur selten und bei leichten Schmerzen aus.

2.4.11 Nichtmedikamentöse Schmerztherapien

Einführung

Nichtmedikamentöse Schmerztherapien tragen über verschiedene Mechanismen zur Schmerzlinderung bei. Neben Muskelentspannung, Stimulation des vegetativen Nervensystems und Verbesserung der Sauerstoffzufuhr wird besonders die Freisetzung endogener schmerzreduzierender Substanzen wie Endorphine und Enkephaline für die positive Wirkung diskutiert. Auch die Interaktion mit den Therapeuten ist mitentscheidend für den positiven Effekt.

Trotz gleicher Schmerzintensität kann das Leiden an Schmerz unterschiedlich sein, denn es unterliegt zahlreichen seelischen Einflüssen. Entsprechend ist die therapeutische Beeinflussung der affektiven Schmerzverarbeitung von großer Bedeutung. Ein verbessertes Gefühl der eigenen Schmerzkontrolle sowie eine Reduktion der subjektiv erlebten Hilflosigkeit, des Bedrohungsgefühls und der Angst beeinflussen die Schmerzverarbeitung positiv:

> Gerade bei nicht-tumorbedingten chronischen Schmerzen, die ein großes therapeutisches Problem darstellen, ist die zentrale Schmerzverarbeitung ein wichtiger therapeutischer Ansatzpunkt.

Die Wirksamkeit vieler nichtmedikamentöser Schmerztherapien ist (noch) nicht ausreichend belegt. Viele Therapeuten und Pflegende und Patienten haben aber positive Erfahrungen gemacht, die Verfahren haben einen wichtigen Platz in der Schmerztherapie und ihr Einsatz wird auch in internationalen Leitlinien empfohlen. Wegen der schwachen Evidenz sollten sie allerdings zumindest bei akuten und tumorbedingten chronischen Schmerzen nur ergänzend zu medikamentösen Therapien und nicht als Ersatz angewendet werden.

> Bei der Auswahl einzelner Verfahren orientiert sich das therapeutische Team an den Erfahrungen und Vorlieben des Patienten und den eigenen Praxiserfahrungen.

Nichtmedikamentöse Schmerztherapien sind wegen der Vielzahl möglicher Wirkmechanismen schwer zu systematisieren. Viele gehören zu den **pflegerischen Schmerzbehandlungsverfahren,** andere werden von spezialisierten Therapeuten, z. B. Physiotherapeuten, Musiktherapeuten oder Psychologen, durchgeführt.

Eine Unterscheidung ist die zwischen *peripher wirkenden Behandlungsformen* wie z. B. Kälteanwendung und *zentral wirkenden Maßnahmen*, die über Ablenkung, Entspannung oder kognitive Prozesse den Schmerz lindern. Auch diese Einteilung ist aber letztlich nicht eindeutig.

> Viele nichtmedikamentöse Schmerztherapien können nach Anleitung von Patienten oder Angehörigen selbst angewendet werden und verbessern so die Möglichkeiten zur Selbstpflege.

Peripher wirkende Behandlungsformen

Lagerung
Geeignete Lagerungen vermindern das Entstehen schmerzhafter Reize, z. B. hilft Stufenlagerung bei Bauch- und Rückenschmerzen, Ruhigstellung bei bewegungsabhängigen Schmerzen oder Hochlagerung bei Schwellungen. Regelmäßige Umlagerung dient zur Dekubitusprophylaxe und schützt vor Verspannungen.

Kutane Stimulationsverfahren
Kälte- und Wärmeanwendung, Vibration und transkutane elektrische Nervenstimulation wirken über die Haut und werden als **kutane Stimulationsverfahren** bezeichnet. 🖥

Kälte: Vermindert die Freisetzung von Entzündungsmediatoren und wirkt antiexsudativ. Außerdem hemmt die lokale Unterkühlung des oberflächlichen Gewebes die Sensibilität der Schmerzrezeptoren und die Unterkühlung tiefer liegenden Gewebes die Schmerzleitung.

Kälteanwendungen gehören besonders bei akut-entzündlichen Schmerzformen wie Verletzungen (z. B. Muskelzerrungen), aktivierten Arthrosen oder rheumatischen Gelenkveränderungen zum Therapieprogramm.

Die einfachste Form der Kälteanwendung ist ein **kalter Umschlag** aus einem zusammengefalteten, nassen Tuch. **Kalte Packungen** werden z. B. aus kalt angerührtem Fango, Lehm oder Quark hergestellt. Wird Eis eingesetzt, sind regelmäßige Kontrollen auf Kälteschäden erforderlich (erstes Anzeichen: wächserne Blässe der Haut durch Gefäßkrampf).

> Eis und Kühlelemente ebenso wie Wärmflaschen nicht direkt auf die Haut, sondern immer auf Stoff legen. Nicht anwenden bei Patienten mit Durchblutungs- oder Sensibilitätsstörungen.

Wärme: Erweitert die Gefäße, verbessert so die lokale Durchblutung und entspannt die Muskulatur. Indikationen für eine Wärmebehandlung sind z. B. chronische Gelenkerkrankungen, Koliken, muskuläre Verspannungen oder Ischialgien. Bei akuten entzündlichen Veränderungen ist Wärmebehandlung kontraindiziert.

Feuchte Wärme lässt sich beispielsweise durch warme Teil- oder Vollbäder, heiße Umschläge oder Schlammpackungen applizieren, trockene Wärme durch eine Wärmflasche oder ein Heizkissen.

Bei manchen Schmerzformen (Gelenkbeschwerden, Rücken- und Muskelschmerzen, Krämpfe) ist der Wechsel zwischen Wärme- und Kältebehandlung sinnvoll.

Vibration. Vibrationstherapie mit Handvibratoren wird besonders bei neuropathischen, Phantom- oder Muskelschmerzen eingesetzt.

Elektrotherapien. Niederfrequenter elektrischer Strom verändert vermutlich das Ionenmilieu an den Zellmembranen und beeinflusst die Reizleitung in den sensiblen Nerven. **Hochfrequenzstrom** erzeugt in erster Linie lokale Wärme. Vermutlich regt Strom außerdem die Ausschüttung von Endorphinen an.

In der Schmerztherapie am wichtigsten ist die *transkutane elektrische Nervenstimulation*, kurz **TENS**. Dabei werden über aufgeklebte (selten implantierte) Elektroden schmerzlose Stromimpulse aus einem tragbaren Stimulationsgerät zum Patienten geleitet, welche die Schmerzweiterleitung im Rückenmark hemmen und den Schmerz überdecken. Indikationen sind besonders lokale, neurogen oder muskulär bedingte Schmerzen wie Neuralgien oder Wirbelsäulensyndrome.

Therapieresistente Nervenschmerzen und chronische Schmerzen z. B. bei AVK können auch mit *Rückenmarksstimulation* (**SCS** = *spinal cord stimulation*) behandelt werden. Dabei wird ein Elektroden-Empfängersystem in den Periduralraum eingebracht, dessen Stimulation zu einer angenehmen Parästhesie im schmerzenden Dermatom (dem von der Spinalnervenwurzel sensibel versorgten Hautgebiet) führt.

> Für Patienten mit einem Herzschrittmacher sind TENS und SCS nicht geeignet, weil die Stromimpulse zu Störungen des Schrittmachers führen können.

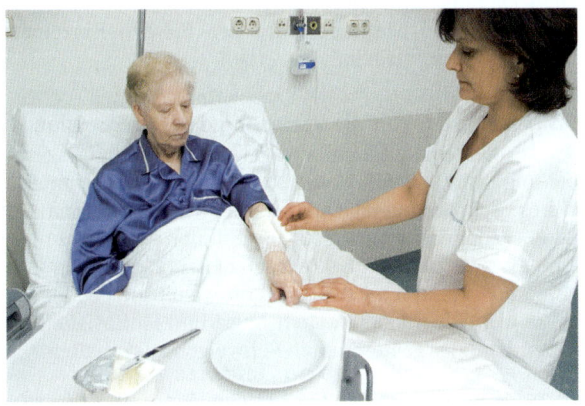

Abb. 2.11: Ein Quarkwickel vermag durch seine kühlende Wirkung oft die Schmerzen bei Entzündungen zu lindern. [K115]

2

Massage

Die **klassische Massage** unterstützt die allgemeine Entspannung und wird u. a. bei muskulären Schmerzzuständen eingesetzt. Sie ist auch ein ideales Medium, um sich dem Kranken zuzuwenden. Massage darf aber nicht an die Stelle von Bewegungstherapien treten, sondern soll diese vorbereiten und unterstützen.

Bei chronischen Erkrankungen können die Patienten selbst Druckmassagen oder Dehnungstechniken, z. B. Gesichtsmassage bei Kopfschmerzen, erlernen.

Körperliches Training

Körperliches Training aktiviert das körpereigene Endorphinsystem und wirkt möglicherweise auch auf den zentralen Serotoninstoffwechsel. Das verbessert das Selbstwert- und Lebensgefühl.

Im Klinikalltag kann man diese unspezifischen Effekte ausnützen, indem man versucht, die Patienten zum Patientensport, Konditionstraining, Schwimmen oder Spazierengehen zu motivieren. Werden Schmerzen allerdings durch körperliche Anstrengung ausgelöst, ist Vorsicht geboten. Für den Langzeiterfolg ist der langsame Trainingsaufbau wichtig, um Frustration, Überanstrengung und Verletzungen zu vermeiden.

Im Rahmen eines Haltungstrainings oder einer Rückenschule kann der Teufelskreis „Fehlhaltung – Verspannung – Schmerz" durchbrochen werden.

Strahlentherapie

Ionisierende Strahlen haben in kleinen Einzeldosen analgetische Wirkung und werden bei arthrotischen Reizzuständen genutzt. Wegen des *genetischen Risikos* durch Keimzellschädigung wird die Indikation bei Patienten im fortpflanzungsfähigen Alter sehr streng gestellt.

Akupunktur

Die Nachfrage nach **Akupunktur** in der Schmerztherapie ist groß, ihre Wirksamkeit jedoch letztlich nach wie vor nicht geklärt – eine groß angelegte Studie der gesetzlichen Krankenkassen in Deutschland hat 2004 mehr Fragen aufgeworfen als beantwortet (□ 15, 16).

Mit ein Grund sind die verschiedenen Schulen, die unterschiedliche Akupunkte, verschiedene Stichtiefen und zum Teil widersprüchliche Behandlungskonzepte lehren, sodass der Vergleich von Akupunkturbehandlungen schwierig ist. Zudem ist die Akupunkturausbildung bislang nicht geregelt.

Nach *traditionellem (chinesischem) Verständnis* bewirkt die Akupunktur eine Harmonisierung der Lebensenergie, die ein ausgewogenes Zusammenspiel der Organe ermöglicht. *Naturwissenschaftlich orientierte Forscher* erklären ihre Wirkung durch Endorphinproduktion und Aktivierung weiterer zentraler schmerzhemmender Mechanismen.

Einen Versuch wert ist Akupunktur z. B. bei Schmerzen am Bewegungsapparat (z. B. Rückenschmerzen) und den verschiedenen Kopfschmerzformen. Ist nach 3–5 Sitzungen keine Schmerzlinderung eingetreten, wird die Behandlung wohl keine Wirkung zeigen.

Zentral wirkende Behandlungsformen

SCS ☞ oben

Ablenkung und Entspannung

Da die Aufmerksamkeitsfähigkeit begrenzt ist, kann durch Ablenkung der Schmerz an den Rand der bewussten Wahrnehmung gedrängt und das Leiden daran verringert werden. Ablenkung wirkt aber nur, wenn der Patient tatsächlich seine Aufmerksamkeit neu ausrichtet, langweilige oder eintönige Angebote nutzen nichts. Einige einfache Möglichkeiten zur Ablenkung sind:

- Phantasiereisen
- Fernsehen/Videos
- Musik (Musizieren, Musik hören)
- Lesen
- Unterhaltung, Kontaktpflege.

Abgelenkte Patienten wirken manchmal ganz schmerzfrei, was nicht zu der (falschen) Einschätzung verleiten darf, die Schmerzen könnten doch nicht so schlimm sein. Nach Ablenkung kann es zu erhöhter Aufmerksamkeit dem Schmerzreiz gegenüber kommen. Es ist unklar, ob Ablenkung bei Patienten mit chronischen Schmerzen als Hauptbewältigungsstrategie geeignet ist, denn Schmerzpatienten, die sich sehr stark ablenken, klagen oft über höhere Schmerzintensität (☞ auch unten).

Entspannungsverfahren, z. B. autogenes Training, Atemübungen, progressive Muskelrelaxation oder Meditation, führen selten zu Schmerz-, eher zu Stress- und Angstreduktion. Entspannung hilft aber, den Teufelskreis zwischen Verspannung, Angst und Schmerz zu durchbrechen. Da Entspannungsverfahren zunächst erlernt werden müssen, sollten Methoden, die sich für den Einzelnen bewährt haben, beibehalten werden.

Schmerz verdunkelt die Seele: Angst und Depression

Angst spielt eine wesentliche Rolle bei der Schmerzverarbeitung: Je größer die Angst, desto größer der Schmerz. Gutes Schmerzmanagement führt durch Information, Schmerzlinderung und Selbstbestimmung des Patienten zur Angstreduktion. Bei existenzieller Bedrohung des Kranken besteht aber die Angst oft weiter fort. Dann gilt es, so weit wie irgend möglich Angst und Hilflosigkeit im Gespräch oder gemeinsamen Schweigen auszuhalten.

> Basis für die Verarbeitung existenzieller Angst ist das Gespräch. Es ermöglicht den Kranken, sich Angst und Schmerz „von der Seele zu reden".

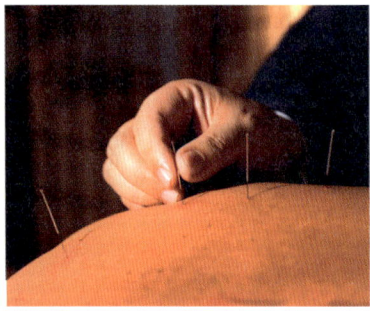

Abb. 2.12: Bei manchen Schmerzzuständen ist Akupunktur eine sinnvolle Ergänzung der medikamentösen Schmerztherapie oder kann sie (selten) sogar ersetzen. [J668]

Chronische Schmerzsyndrome führen neben Angst häufig zu *Depressionen,* welche den Schmerz weiter verschlimmern. Umgekehrt gibt es auch Depressionen, die sich als Schmerzerkrankung äußern. Depressionen schließen oft freudige oder lustvolle Ereignisse aus und verhindern so Selbstheilungsprozesse. Sie erfordern eine spezifische Therapie, die psychotherapeutische Behandlung und oft auch Psychopharmaka umfasst.

Spezielle psychotherapeutische Verfahren

Gerade bei Patienten mit komplexen chronischen Schmerzsyndromen können zusätzlich verschiedene Psycho- und dabei v. a. Verhaltenstherapien indiziert sein. Zentrale Punkte sind neben den oben erwähnten Strategien zur Ablenkung oder Entspannung das Erlernen eines umfassenden Stressmanagements und die Korrektur falscher Erwartungen und Vorstellungen.

Ein spezieller Ansatz ist das **Biofeedback,** bei dem systematisch der bewusstere Umgang mit dem Körper geübt wird. Die Ergebnisse physiologischer Messungen werden dem Patienten mitgeteilt und er lernt, seinen Körper beispielsweise durch Entspannungstechniken zu beeinflussen. Biofeedback ist wegen der apparativen Ausrüstung teuer und im Ergebnis einfachen Entspannungstechniken nicht überlegen.

In Deutschland neu ist die **akzeptanzbasierte Schmerztherapie** (engl. *acceptance and commitment therapy, ACT*). Sie geht davon aus, dass Ablenkung zwar kurzfristig hilft, langfristig der Schmerz aber immer mehr zum Lebensmittelpunkt wird, da der Patient zunehmend durch Ablenkungs- und Vermeidungsstrategien in Anspruch genommen wird. Der Patient soll, so paradox es klingt, den Schmerz akzeptieren und versuchen, sich ganz bewusst auf das zu konzentrieren, was ihm am wichtigsten ist im Leben. Hierzu muss er sich dem Schmerz zunächst zuwenden („dem Feind ins Auge blicken"), den Schmerz und seine damit verbundene Angst beschreiben, um sich dann von ihm lösen zu können (🕮 17).

> Bei allen nichtmedikamentösen Schmerztherapieverfahren lassen sich „unspezifische" Elemente (Erwartungen der Patienten, Zuwendung durch den Ausführenden) beschreiben, die für den Therapieerfolg wesentlich sind. Gerade diese schwer greifbaren Einflüsse zwischen Menschen können Pflegende nutzen, um den Leidenden zu helfen, indem sie sie ernst nehmen, ihre Befürchtungen und Vorstellungen erkennen und so weit wie möglich auf sie eingehen. Die Patienten sollen erfahren, dass sie sicher und geborgen sind.

Literatur und Kontaktadressen

🕮 Literaturnachweis

1. Nachzulesen auf den Internetseiten der Internationalen Gesellschaft zum Studium des Schmerzes unter www.iasp-pain.org, dann weiter zu pain terminology.

2. Zitiert nach Osterbrink, J.: Schmerzmanagement – Aufgabe der Pflege. In: Die Schwester/Der Pfleger 9/2003, S. 656–661.

3. Zahlen und Fakten zum chronischen Schmerz, Stand Oktober 2007. Nachzulesen auf den Internetseiten der Deutschen Gesellschaft zum Studium des Schmerzes e. V. unter www.dgss.org, dann weiter zu Dokumente und Zahlen und Fakten.

4. McCaffery, M.; Beebe, A.; Latham, J.: Schmerz. Ein Handbuch für die Pflegepraxis. Ullstein Mosby, Wiesbaden 1997, S. 14.

5. Deutsches Netzwerk für Qualitätsentwicklung in der Pflege (DNQP) (Hrsg.): Sonderdruck Expertenstandard „Schmerzmanagement in der Pflege", S. 28.

6. Lauber, A.; Schmalstieg, P.: Verstehen & Pflegen, Bd. 2: Wahrnehmen und Beobachten. Stuttgart, Thieme 2001.

7. Nachzulesen auf den Internetseiten der Deutschen Gesellschaft zum Studium des Schmerzes (DGSS) unter www.dgss.org, dann weiter zu Dokumente und Schmerzfragebogen.

8. Deutsche Gesellschaft zum Studium des Schmerzes e. V. (DGSS): Beurteilung von Schmerzen bei Demenz (BESD). Nachzulesen im Internet unter www.dgss.org, dann weiter zu A bis Z, S, Strukturiertes Schmerzinterview für geriatrische Patienten/Beurteilung von Schmerzen bei Demenz (BESD).

9. Fischer, T.: Umfassendes Assessment. Schmerzeinschätzung bei Menschen mit Demenz. In: Die Schwester/Der Pfleger 1/2008, S. 20–24.

10. Kunz, R.: Palliative Medizin für ältere Menschen. Schweiz Med Forum 5, S. 100–105 (2005).

11. BISAD (Beobachtungsinstrument für das Schmerzassessment bei alten Menschen mit Demenz). Nachzulesen im Internet unter www.charite.de/pvf/dokumente/BISAD_Testversion_Juni07.pdf

12. www.doloplus.com (in englischer Sprache).

13. Lang, R.: Regionalverfahren in der Schmerztherapie. Der pflegerische Akutschmerzdienst. In: Die Schwester/Der Pfleger 1/2008, S. 10–15.

14. Deutsche Hauptstelle für Suchtfragen e. V. (DHS): Daten/Fakten, Medikamente. Nachzulesen im Internet unter www.dhs.de/web/datenfakten/medikamente.php

15. Nachzulesen auf den Internetseiten des GKV (Gemeinschaftsprojekt aller Spitzenverbände der gesetzlichen Krankenkassen) unter www.g-k-v.com

16. Vgl. „Die eingebildete Heilung". Der Spiegel 44/2004, S. 196–198.

17. Presseerklärung Nr. 8 des Deutschen Schmerz- und Palliativtages 2008 vom 7. 3. 2008: Dem Schmerz ins Auge sehen.

✉ Kontaktadressen

1. Deutsche Gesellschaft zum Studium des Schmerzes e. V. (DGSS), Obere Rheingasse 3, 56154 Boppard, Tel.: 06742/800121, Fax: 06742/800122, www.dgss.org

2. Deutsche Schmerzliga e. V., Adenauerallee 18, 61440 Oberursel, Tel.: 0700/375375375, Fax: 0700/37537538, www.schmerzliga.de

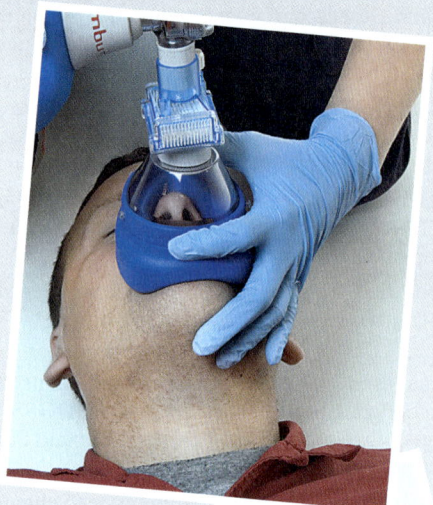

3

Pflege von Menschen in Notfallsituationen

Übersicht über häufige Notfälle in der Inneren Medizin ☞ letzte Buchseite

Oft sind es die Pflegenden, die als Erste zu einem Notfall kommen. Ihr Handeln hat dann maßgeblichen Anteil an der Bewältigung der Notfallsituation. Dazu gehört auch die psychische Betreuung des Patienten, der meist höchste Unsicherheit und Angst empfindet. Dies wiederum kann zu einem gesteigerten Sauerstoffverbrauch führen und damit z. B. die Vitalfunktionen weiter verschlechtern. Menschlicher Beistand ist somit aus medizinischen *und* ethischen Gründen geboten.

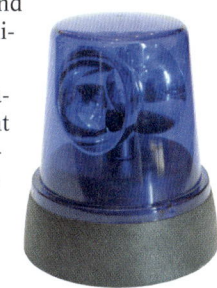

Für eine optimale Versorgung des Patienten müssen die Pflegenden nicht nur die lebensrettenden Erstmaßnahmen beherrschen, sondern auch die weiteren zu erwartenden Maßnahmen kennen und mit den Strukturen und Gepflogenheiten des Hauses vertraut sein.

> Auszubildende oder neue Mitarbeiter werden frühzeitig mit der Notfallausstattung der Station bzw. der Praxis vertraut gemacht. Sie werden in die üblichen Notfallabläufe eingewiesen, etwa über die hausinterne Notfallnummer informiert, durch die ein Notfallteam (aus der Anästhesie- oder Intensivabteilung) direkt benachrichtigt wird.

3.1 Was ist ein Notfall?

> **Notfall:** Akut lebensbedrohlicher Zustand, bei dem die Vitalfunktionen des Patienten gestört sind oder eine solche Störung unmittelbar droht.
>
> **Vitalfunktionen:** Lebenswichtige Körperfunktionen. Nicht einheitlich gebrauchter Begriff, der in der Notfallmedizin meist die Atmung, die Herz-Kreislauf-Funktion und das Bewusstsein bezeichnet.

Die Einschränkung der Vitalfunktionen kann sich zeigen durch:
- **Störungen des Bewusstseins,** z. B. infolge Ausfalls der Atmung oder des Kreislaufs, eines Schlaganfalls, hirnbedingter Krampfanfälle oder Vergiftungen
- **Störungen der Herzaktion,** z. B. infolge Herzinfarkts, Herzinsuffizienz oder schwerwiegender Herzrhythmusstörungen
- **Störungen des Kreislaufs,** z. B. im Rahmen eines Schocks, aber auch als Folge einer gestörten Herzaktion
- **Störungen der Atmung,** z. B. infolge Verlegung der Atemwege (Zurückfallen der Zunge beim Bewusstlosen, Aspiration, Insektenstich im Rachenraum), bei Einengungen der Atemwege (z. B. Asthma bronchiale), Spannungspneumothorax oder als Folge von Herz-Kreislauf-Störungen.

Erkennen eines Notfalls

Manchmal ist es nicht einfach, eine lebensbedrohliche Veränderung im Gesundheitszustand eines Patienten zu erkennen. Zwei Fragen, deren Beantwortung auch ohne technische Hilfsmittel möglich ist, helfen beim Erkennen eines Notfalls:
- **Wie sieht der Patient aus?** Warnzeichen sind ausgeprägte Blässe, Zyanose (Blaufärbung von Haut oder Schleimhäuten ☞ 4.2.4), Marmorierung (fleckige, netzartige Hautzeichnung) sowie graue, „aschfarbene" Hautverfärbung
- **Was tut der Patient?** Warnzeichen sind Bewusstseinstrübung oder Bewusstlosigkeit (fehlende Reaktion auf Ansprache ☞ 3.2.1), plötzliche Unruhe oder Verwirrung, zerebrale Krampfanfälle, Streck- oder Beugekrämpfe, Tonusverlust der Muskulatur (Muskelerschlaffung) sowie Anzeichen von Angst und Atemnot.

> Bei jedem Verdacht auf das Vorliegen eines Notfalls werden die Vitalfunktionen systematisch geprüft und der Arzt verständigt.

3.2 Vorgehen bei einem Notfall, Reanimation

3.2.1 Vorgehen bei einem Notfall im Überblick

In einer Notfallsituation überlegt vorzugehen ist nicht einfach – viele Maßnahmen sind dringend und können doch nicht gleichzeitig durchgeführt werden. Ein standardisiertes „Schema" hilft, den Überblick zu behalten.

Bei einem Notfall verschafft sich der Ersthelfer zunächst einen Überblick über die lebenswichtigen Körperfunktionen des Patienten.
- Er kontrolliert das Bewusstsein durch laute Ansprache und leichtes Rütteln an den Schultern (☞ Kasten). Reagiert der Patient hierauf, so wird er zunächst in der vorgefundenen Position belassen und der Notruf getätigt. Reagiert der Patient nicht, ruft der Helfer um Hilfe
- Anschließend prüft der Helfer die Atmung. Hierzu werden zuerst die Atemwege frei gemacht, indem der Nacken des Patienten leicht überstreckt wird. Die Prüfung soll nicht länger als 10 Sekunden dauern (☞ unten)
- Ist keine normale Atmung vorhanden, wird sofort der Rettungsdienst/hausinterne Notdienst alarmiert. Ist der Helfer alleine, muss er dazu möglicherweise den Patienten für kurze Zeit alleine lassen. Grund für dieses **Phone-first** ist die überragende Bedeutung technischer Hilfsmittel, für deren Bedienung aber in aller Regel mindestens zwei Helfer erforderlich sind. Bei Erwachsenen gibt es nur we-

nige Ausnahmen, z. B. eine akute Verlegung der Atemwege durch Fremdkörper
- Medizinische Laien beginnen dann schnellstmöglich mit der Herzdruckmassage (☞ 3.2.4). Medizinisches Fachpersonal versucht zunächst den Puls an der A. carotis zu tasten (maximal 10 Sekunden)
- Nach 30 Thoraxkompressionen werden zwei Beatmungen gegeben
- Die Wiederbelebung durch jeweils 30 Thoraxkompressionen und zwei Beatmungen wird mindestens bis zum Eintreffen des Notarztes fortgesetzt.

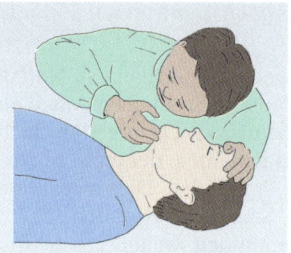 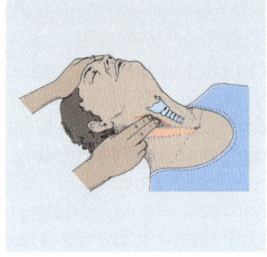

Abb. 3.1: Prüfung der Atmung. [A400-190]

Abb. 3.2: Pulskontrolle an der Halsschlagader (A. carotis communis). [A400-190]

Prüfung des Bewusstseins

Ein bewusstlos erscheinender Patient wird als Erstes kurz, aber laut und deutlich angesprochen („Wie heißen Sie?"). Reagiert er nicht, so ist eine Berührung angezeigt (z. B. Rütteln an der Schulter), da Schwerhörigkeit eine Bewusstseinsstörung vortäuschen kann. Erfolgt auch hierauf keine Reaktion, so ist der Patient **bewusstlos.** Damit liegt ein schwerwiegender Notfall vor.

Prüfung der Atmung

Zur Prüfung der Atmung wird der Kopf des in Rückenlage gebrachten Verunglückten nackenwärts gebeugt („überstreckt") und das Kinn dabei nach oben (himmelwärts) angehoben (☞ Abb. 3.1). Dieses **Freimachen der Atemwege** wird deshalb empfohlen, weil bei Bewusstlosen die Muskulatur häufig erschlafft ist, sodass die Zunge zurückfallen und die Atemwege verlegen kann. Der Ersthelfer beugt nun seine Wange dicht über Mund und Nase des Verletzten und blickt gleichzeitig auf dessen Brustkorb. Atmet der Patient, so kann der Helfer dies *sehen* (atemsynchrone Thoraxexkursion), *hören* (Atemgeräusche) und *fühlen* (Luftbewegung an seiner Wange). Die Atmung sollte nicht länger als 10 Sekunden lang geprüft werden.

Prüfung des Kreislaufs

Während Laienhelfer nach Feststellung einer ineffektiven Atmung sofort mit der Reanimation beginnen, prüfen professionelle Helfer beim bewusstlosen Patienten noch kurz den Kreislauf. Hierzu wird der Puls getastet, und zwar am günstigsten an der Halsschlagader (*A. carotis communis* ☞ Abb. 3.2), da beim Schock infolge des eingeschränkten Kreislaufs die Körperperipherie nur wenig durchblutet ist und der Puls am Handgelenk womöglich „fehlt". Der Helfer tastet dabei mit den Fingerkuppen seitlich am Kehlkopf entlang und rutscht dann mit den Fingern in die seitliche Halsgrube. Der Puls wird nicht länger als 10 Sekunden lang getastet. *Einseitiges* Tasten des Karotispulses gilt heute als ausreichend, da ein vorbestehender einseitiger und kompletter Verschluss der A. carotis selten ist.

Weitere Möglichkeiten im Einzelfall sind:
- Ist der Verletzte ansprechbar (erhaltenes Bewusstsein), kann der Puls auch am Handgelenk geprüft werden
- Ist ein Stethoskop ohne Zeitverzögerung verfügbar, kann bei entsprechender Übung über dem Herzen auskultiert werden

- Weitere Alternative bei entsprechender Ausbildung oder Arztanwesenheit ist das Prüfen der Herzaktion durch Ableiten eines EKGs (etwa über die Elektroden des Defibrillators). Dies gibt häufig Auskunft über Form und Ursache eines Kreislaufstillstandes (Asystolie? Kammerflimmern?) und ermöglicht dadurch eine gezielte Therapie.

Hingegen gibt die **Blutdruckmessung** zwar ebenfalls Auskunft über die Kreislaufsituation, ist aber insbesondere zur Feststellung eines Herzstillstandes ungeeignet, da der Blutdruck z. B. beim Schock trotz vorhandener Herzaktionen nicht sicher gemessen werden kann.

Vorsicht beim Tasten der Halsschlagadern

Niemals sollen beide Halsschlagadern gleichzeitig getastet werden; die Zufuhr von Blut zum Gehirn wird dadurch evtl. eingeschränkt. Auch ein zu starkes Drücken auf die Halsschlagader ist gefährlich – durch die Reizung des N. vagus kann es zu einem verlangsamten Herzschlag, im Extremfall zum Herzstillstand kommen.

3.2.2 Maßnahmen, wenn nicht reanimiert werden muss

Muss der Notfallpatient nicht reanimiert werden, schließen sich die folgenden Maßnahmen an:
- So rasch wie möglich Notruf tätigen. Ggf. dafür sorgen, dass ein externer Notdienst ins Haus kommen kann (z. B. Pforte aufschließen lassen)
- Dem Patienten gegenüber beruhigend und sicher auftreten, das Bett evtl. „umschieben" (z. B. zum Sauerstoffanschluss)
- Patienten mit erhaltenem Bewusstsein je nach Notwendigkeit lagern (z. B. bei Herzinsuffizienz und Atemnot mit erhöhtem Oberkörper). Bewusstlose Patienten mit ausreichender Atmung und Herz-Kreislauf-Funktion in stabiler Seitenlage lagern
- Infusionen vorbereiten (z. B. 0,9 % NaCl), Notfallkoffer mit Notfallmedikamenten in Griffweite stellen oder Notfallwagen in die Nähe des Patientenzimmers, wenn nötig auch ins Zimmer fahren (lassen)
- Bei Atemnot O_2-Gabe vorbereiten (Nasensonde) und selbstständig durchführen (z. B. 4 Liter pro Minute)

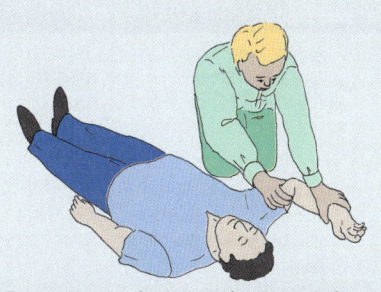

Den zugewandten Arm des Bewusstlosen rechtwinklig abspreizen.

Den Arm so beugen, dass die Handfläche nach oben zeigt.

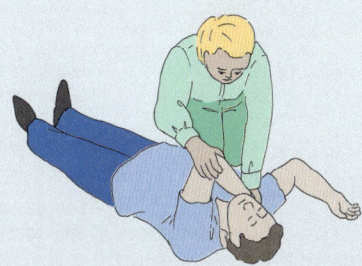

Den weiter entfernten Arm über die Brust des Betroffenen heranholen.

Den Arm beugen und Handrücken an die Wange des Bewusstlosen legen.

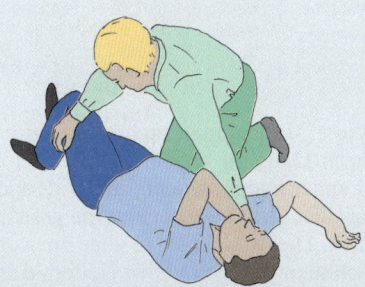

Mit einer Hand den Handrücken des Bewusstlosen an der Wange fixieren.

Mit der anderen Hand das weiter entfernte Bein am Knie fassen, hochziehen (Knie gebeugt, Fuß auf dem Boden) und Betroffenen zu sich herüber drehen.

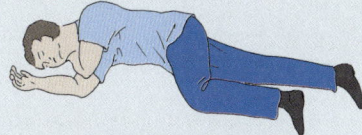

Hüfte und Knie des oben gelegenen Beins beugen.

Zum Freihalten der Atemwege Kopf des Betroffenen nackenwärts beugen.

Diese Position ggf. mit der unter der Wange gelegenen Hand sichern.

Abb. 3.3: Bewusstlose Patienten mit ausreichender Atmung und Herz-Kreislauf-Funktion werden in die stabile Seitenlage gebracht. [A400-190]

- Regelmäßig Vitalzeichen kontrollieren: RR, Puls, Bewusstseinslage (mindestens alle fünf Minuten bis zum Eintreffen des Arztes). Ggf. Blutzucker kontrollieren. Patienten möglichst nicht alleine lassen
- Evtl. für den Notfall verordnete Medikamente verabreichen, z.B. Nitro-Spray
- Patientenakte bereitlegen
- Verlauf sowie alle Maßnahmen auf einem Protokollblatt dokumentieren.

Sauerstoff in der Notfallmedizin

Bei allen Notfallpatienten mit eingeschränkter Herz-Kreislauf- oder Atemfunktion sollte so schnell wie möglich für eine effektive Erhöhung der Sauerstoffkonzentration in der Einatemluft gesorgt werden. Dies erhöht den Sauerstoffpartialdruck im Blut und verbessert so das lebensbedrohlich eingeschränkte Sauerstoffangebot an die Zelle.

Bei erhaltener Spontanatmung kann eine Erhöhung der Sauerstoffkonzentration durch Nasensonden oder Atemmasken (mit oder ohne Rückatmungsbeutel) erreicht werden. Ist die Spontanatmung ausgefallen, so wird das Luft-Sauerstoff-Gemisch über einen Beatmungsbeutel oder einen in die Trachea eingelegten Tubus appliziert.

Lediglich bei Patienten mit chronisch-obstruktiven Atemwegserkrankungen (☞ 6.6) ist bei der Sauerstoffverabreichung Vorsicht geboten. Bei diesen Patienten funktioniert der Atemantrieb evtl. nur noch über einen herabgesetzten Sauerstoffpartialdruck im Blut, sodass hier vor der Sauerstoffgabe unbedingt Rücksprache mit dem Arzt erforderlich ist.

> Sauerstoff (O_2) ist ein Arzneimittel und bedarf daher ärztlicher Anordnung. Ein Notfall ist jedoch eine Ausnahme. Haben Pflegende an einer Reanimationsfortbildung teilgenommen und hat ein Arzt ihre Kenntnisse über die Komplikationen einer Sauerstofftherapie bestätigt, dürfen sie dem Patienten bis zum Eintreffen des Arztes Sauerstoff geben.

3.2.3 Die kardiopulmonale Reanimation (CPR)

> **Kardiopulmonale Reanimation** *(cardiopulmonale Reanimation, CPR, Herz-Lungen-Wiederbelebung):* Maßnahmen zur Wiederbelebung des Betroffenen. Beginnt immer dann, wenn die Prüfung der Vitalfunktionen eine unzureichende Atmung oder einen nicht vorhandenen Kreislauf ergibt.

Die **kardiopulmonale Reanimation** wird unterteilt in:
- Auch von Laien durchzuführende **Basismaßnahmen der Reanimation** *(Basisreanimation, Basis-CPR, basic life support, BLS):*
  - Kontrolle der Vitalzeichen (Bewusstsein, Atmung, evtl. Kreislauf, ☞ 3.2.1 und Tab. 3.4)
  - **A**temwege freimachen ☞ 3.2.1, 3.2.4)
  - **H**erzdruckmassage (☞ 3.2.4)
  - **A**temspende (☞ 3.2.4).

3

• Die von medizinischem Fachpersonal anzuwendenden **erweiterten Maßnahmen der Reanimation** *(advanced life support, ALS):*
– **D**efibrillation (☞ 3.2.4)
– **D**rugs = Medikamente (☞ 3.2.4).

Für die Prognose des Patienten ist die Dauer zwischen Kreislaufstillstand und effektiven Erstmaßnahmen entscheidend: Begrenzend ist die **Wiederbelebungszeit** des Gehirns, also die Zeit, die das Gehirn ohne Sauerstoffzufuhr folgenlos überstehen kann. Vergehen mehr als fünf Minuten bis zur Aufnahme einer kardiopulmonalen Reanimation, muss mit bleibenden Hirnschäden gerechnet werden. Die Wiederbelebungszeit anderer Organe ist von nachgeordneter Bedeutung, da sie weniger empfindlich gegenüber Sauerstoffmangel sind als das Gehirn.

3.2.4 Die kardiopulmonale Reanimation im Detail

Die folgenden Ausführungen orientieren sich an den Leitlinien des European Resuscitation Council von 2005 und den darauf basierenden Empfehlungen für Deutschland, 2007 herausgegeben von der Bundesärztekammer. (☐ 1, 2, 3, 4)

A = Atemwege freimachen

Nur wenn die Atemwege frei sind, kann die Luft aus dem Mund-Rachen-Raum in die Lunge gelangen. Verlegte Atemwege müssen als Erstes freigemacht werden:
• Der Helfer entfernt alle *sichtbaren Fremdkörper*, z. B. Erbrochenes, aus dem Mund durch Ausräumung mit dem Finger, bei Verfügbarkeit auch mit Magill-Zange und Tupfer oder durch Absaugen. Fest sitzende Zahnprothesen werden belassen, lockere herausgenommen
• Beim Bewusstlosen sackt die Zunge oft nach hinten und verlegt die Atemwege. Überstrecken des Kopfes nackenwärts und zusätzliches Anheben des Unterkiefers beseitigen das Hindernis (☞ Abb. 3.5). Die Überstreckung des Kopfes sollte am besten schon bei der Prüfung der Atmung durchgeführt werden
• Die Atemwege müssen auch dann frei gemacht werden, wenn sich bei der Beatmung herausstellt, dass sich der Brustkorb des Beatmeten nicht hebt. Hierzu wird die Mundhöhle genau inspiziert, eventuell erreichbare Fremdkörper werden entfernt

Maßnahmen	Ersthelfer	Arzt
Vitalzeichen prüfen	• Ansprechen, ggf. Schütteln an der Schulter • Atemtätigkeit überprüfen • Ggf. Karotispuls tasten	• Fortlaufende, umfassende Kontrolle der Vitalparameter, meist apparativ assistiert
Atemwege freimachen	• Mechanische Reinigung von Mund und Rachen (nur bei sichtbaren Fremdkörpern) • Überstrecken des Kopfes, evtl. Esmarch-Handgriff • Stabile Seitenlage (sofern Atmung vorhanden)	• Gezieltes Absaugen mit Gerät • Endotrachealer Tubus
Herzdruckmassage	• Thoraxkompressionen; „Arbeitsfrequenz" 100/Min.	
Atemspende	• Mund-zu-Nase-Beatmung oder Mund-zu-Mund-Beatmung	• Beutelbeatmung mit Maske oder über Endotrachealtubus • Maschinelle Beatmung
Defibrillation	• Nur falls ein automatischer externer Defibrillator (AED ☞ 3.2.4) vorhanden ist	• Defibrillation • Schrittmachertherapie
Drugs (Medikamente)		• Adrenalin • Evtl. Amiodaron, Atropin, Dopamin

Tab. 3.4: Das Vorgehen bei der kardiopulmonalen Reanimation im Überblick.

• Reichen diese Maßnahmen nicht aus, um eine Spontanatmung in Gang zu setzen, so wird der **Esmarch-Handgriff** angewendet, bei dem der Unterkiefer durch einen speziellen Griff weit nach vorne geschoben wird (☞ Abb. 3.6). Dieser Griff sollte aber nur von entsprechend geschulten professionellen Helfern durchgeführt werden.

H = Herzdruckmassage

Atmet ein Bewusstloser nicht ausreichend, beginnen die Ersthelfer unverzüglich mit der **Herzdruckmassage** *(Thoraxkompression):*

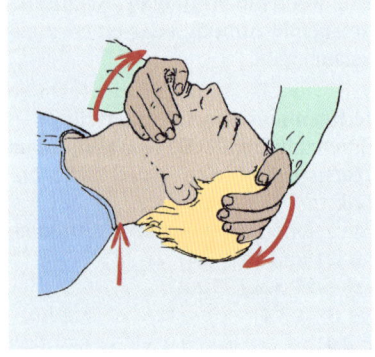

Abb. 3.5: Beugung des Halses nackenwärts („Überstrecken") zur Schaffung freier Atemwege. [A400-190]

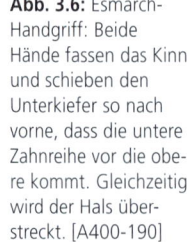

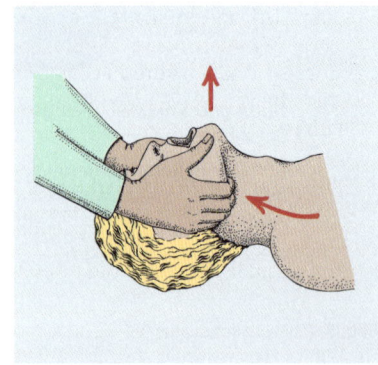

Abb. 3.6: Esmarch-Handgriff: Beide Hände fassen das Kinn und schieben den Unterkiefer so nach vorne, dass die untere Zahnreihe vor die obere kommt. Gleichzeitig wird der Hals überstreckt. [A400-190]

- Patienten flach auf einer harten Unterlage (z. B. Reanimationsbrett, Fußboden, Bettbrett) lagern, da auf einer weichen Unterlage (z. B. Matratze) die Bewegungen auf den Brustkorb „verpuffen" – der Patient wird lediglich tiefer in die weiche Unterlage hineingedrückt
- Selbst in Brustkorbhöhe seitlich neben den Patienten knien
- Brustkorb des Betroffenen entkleiden, um die richtige Lokalisation für die Herzmassage aufzufinden: Der Druckpunkt befindet sich beim Erwachsenen in der *Mitte* des Brustkorbs
- Handballen der einen Hand auflegen. Handballen der anderen Hand auf den Handrücken der ersten Hand legen. Finger beider Hände verschränken (☞ Abb. 3.7). Alternativ können die Finger gestreckt werden, es darf aber kein Druck auf die Rippen des Patienten ausgeübt werden
- Brustbein mit gestreckten Armen (Schultern über den Händen) etwa 4–5 cm tief eindrücken (erfordert einige Kraft). Druck danach vollkommen lockern, allerdings ohne den Kontakt zum Körper zu verlieren, damit das Herz sich wieder mit Blut füllen kann.

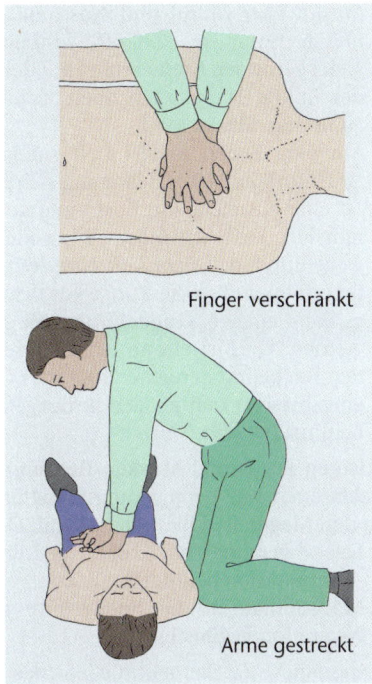

Abb. 3.7: Herzdruck-massage. [A400-190]

Finger verschränkt

Arme gestreckt

> Eine erfolgreiche Herzdruckmassage bei einem Erwachsenen erfolgt mit einer „Arbeitsfrequenz" von etwa 100 Kompressionen/Minute (knapp 2/Sekunde). Da Pausen für die Beatmung nötig sind, ergibt sich eine effektive Frequenz von etwa 80 Kompressionen/Minute.

Herzmassage und Atemspende erfolgen im rhythmischen Wechsel. Die Helfer beginnen beim Erwachsenen grundsätzlich mit der Herzdruckmassage. Das empfohlene Verhältnis von Herzkompression zu Atemspende beträgt 30 : 2, d. h. auf 30 Kompressionen des Brustkorbs folgen zwei Atemspenden.

Ein-Helfer-Methode

Auch für einen einzelnen Helfer gilt der 30 : 2-Rhythmus. Da die **Ein-Helfer-Methode** sehr anstrengend ist, sollte ein Einzelhelfer möglichst schnell eine zweite Person dazuholen (z. B. durch Rufe). Gemeinsam gehen sie ohne Zeitverzug zur Zwei-Helfer-Methode über.

Zwei-Helfer-Methode

Bei der **Zwei-Helfer-Methode** beatmet der eine Helfer, der andere führt die Herzmassage durch (Verhältnis 30 : 2). Da die Herzmassage über längere Zeit sehr anstrengend ist, sollten sich die beiden Helfer im Abstand von ca. 2 Minuten (ca. 5 Zyklen) abwechseln. Sie achten darauf, dass während des Positionswechsels die Unterbrechung der Thoraxkompressionen so kurz wie möglich ist.

> Die **geglückte Wiederbelebung** erkennt der Helfer daran, dass der Puls am Hals tastbar wird und die Atmung einsetzt. Die Hautfarbe des Reanimierten sollte sich normalisieren und die Pupillen klein werden.

A = Atemspende

Ist bei der Prüfung der Atmung (☞ 3.2.1) keine normale Atmung vorhanden, erfolgen zunächst 30 Thoraxkompressionen, danach werden zwei Atemspenden gegeben. Im Krankenhaus üblich ist die **Beutel-Masken-Beatmung** mit Maske und Beatmungsbeutel, z. B. Ambu®-Beutel. Sie ist nicht nur wegen der geringeren Infektionsgefahr, sondern vor allem wegen ihrer größeren Effektivität einer Mund-zu-Nase- oder Mund-zu-Mund-Beatmung vorzuziehen.

Ist ein Arzt anwesend, so wird der Patient intubiert und mit der **Intubationsbeatmung** begonnen, die in vielen Fällen die effektivste Form der Beatmung darstellt. Sie beugt zusätzlich einer Aspiration (☞ 6.13) vor, kann sie jedoch nicht ganz ausschließen (sog. *stille Aspiration* ist auch bei Intubation möglich). Im ambulanten Bereich stehen vielfach keinerlei Hilfsmittel zur Verfügung. Dann wird eine **Mund-zu-Nase-** oder **Mund-zu-Mund-Beatmung** durchgeführt.

Beutel-Masken-Beatmung

Bei korrekter Durchführung kann die Beutel-Masken-Beatmung genauso effizient sein wie die Intubationsbeatmung:
- Maskengröße individuell auswählen. Sie muss *dicht* um Nase und Mund schließen
- Falls vorhanden, Sauerstoff über einen Schlauch an das Masken-Beutel-System anschließen. Der Sauerstoff kann in höheren Konzentrationen in die Atemwege eingeblasen werden, wenn das Masken-Beutel-System über ein sog. Reservoir verfügt (etwa eine hinter dem Beatmungsbeutel angebrachte Gummi„blase")
- Patienten mit leicht überstrecktem Kopf lagern („Schnüffelstellung"), um die Atemwege frei zu machen. Dann

3

Maske über Mund und Nase aufsetzen und mit der linken Hand im „C-Griff" festhalten (☞ Abb. 3.8); gleichzeitig den Kieferwinkel mit den restlichen Fingern der linken Hand nach oben ziehen („himmelwärts", „unter die Maske")

- Mit dem Beutel so viel Luft einblasen, dass sich der Brustkorb mit jeder Beatmung sichtbar hebt
- Ist eine ausreichende Beatmung auf diese Weise nicht möglich, kann entweder ein zweiter Helfer die Atemwege durch den *Esmarch-Handgriff* (☞ Abb. 3.6) weiter öffnen und so die Zunge aus dem Weg räumen, oder es kann ein sog. **Guedel-Tubus** in den Mund eingelegt werden. Dies ist ein an der Zahnreihe fixiertes, bis in den Rachenraum reichendes festes Gummirohr, das die eingeblasene Luft an der zurückgefallenen Zunge vorbeiführt (☞ Abb. 3.9).

Risiken der Beutel-Masken-Beatmung. Ein Teil der eingeblasenen Luft gerät zwangsläufig über die Speiseröhre in den Magen und bläht diesen auf. Dadurch wird:

- Das Zwerchfell nach oben gedrückt und damit die Atemfunktion behindert
- Mageninhalt in die Speiseröhre gepresst, was eine Aspiration begünstigt.

Langsames Zusammendrücken des Beatmungsbeutels (etwa über zwei Sekunden) mindert vor allem das Risiko der Aspiration. Auch kann bei entsprechender Ausbildung bei bewusstlosen Patienten das **Sellick-Manöver** angewendet werden: Der Ringknorpel wird von einem weiteren Helfer mit Daumen und Zeigefinger seitlich umfasst und nach posterior (hinten) gedrückt, wodurch der Ösophagus komprimiert wird.

Mund-zu-Nase- und Mund-zu-Mund-Beatmung

- Als Erstes überstreckt der Helfer den Kopf des zu Pflegenden
- Der Helfer verschließt bei der **Mund-zu-Nase-Beatmung** den Mund durch Druck des Daumens auf die Unterlippe in Richtung Oberlippe. Ansonsten kann die gerade eingeblasene Luft wieder entweichen. Bei der **Mund-zu-Mund-Beatmung** wird die Nase mit Daumen und Zeigefinger der auf der Stirn liegenden Hand verschlossen. Gleichzeitig wird das Kinn nach oben gezogen, um die Atemwege freizuhalten
- Der Helfer bläst seine Ausatemluft eine Sekunde lang vorsichtig in Nase bzw. Mund ein. Das anschließende Luftholen erfolgt am besten zur Seite hin (dies ermöglicht einen gleichzeitigen Blick auf die Thoraxbewegung). Bei richtiger Beatmungstechnik hebt und senkt sich der Brustkorb des Betroffenen
- Danach setzt er die Beatmung nach seinem eigenen Atemrhythmus fort (entspricht ca. 12-mal pro Minute beim Erwachsenen).

D = Defibrillation

Herzdruckmassage und Beatmung können nur dann Erfolg haben, wenn das Herz des Patienten möglichst rasch wieder selbst tätig wird. Und eben dies ist in vielen Fällen nicht gegeben. Denn gerade bei einer der häufigsten Ursache eines Herz-Kreislauf-Stillstands beim Erwachsenen, dem Herzinfarkt, besteht ein *Kammerflimmern*. Die Erregung des Herzens geht nicht mehr vom regulären Im-

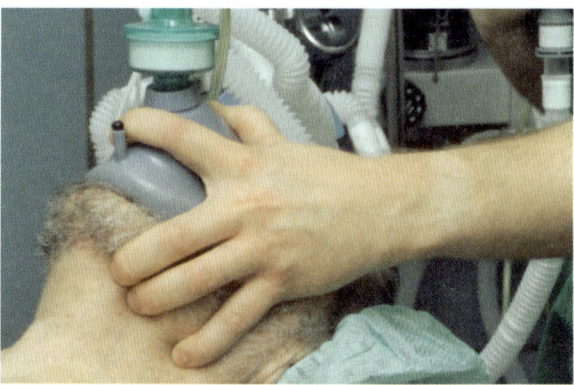

Abb. 3.8: Beutel-Masken-Beatmung mit C-Griff. [K115]

pulsgeber, dem Sinusknoten (☞ 4.6.2), aus, sondern von der Muskulatur der Herzkammern selbst. Die Folge: sehr rasche, völlig unkoordinierte Zuckungen der Herzkammern, durch die kein ausreichender Blutauswurf zustande kommt.

Das Kammerflimmern kann am effektivsten durch einen Stromstoß von außen unterbrochen werden. Eines der wichtigsten Verfahren in der Notfallmedizin ist deshalb heute die **Defibrillation.** Hierbei wird aus einem batteriebetriebenen Ladegerät ein Stromimpuls abgegeben, der z. B. über auf den nackten Brustkorb des Betroffenen aufgeklebte Elektroden (eine Alternative sind mit der Hand gehaltene Paddel) in das Herz eingeleitet wird. Dadurch wird der Herzmuskel für kurze Zeit elektrisch „stumm". Im Idealfall übernimmt dann der Sinusknoten wieder die Führung.

Um zu entscheiden, ob eine Defibrillation helfen kann, wird möglichst rasch ein Elektrokardiogramm (EKG) des Patienten abgeleitet, etwa über die Elektroden des Defibrillatorgerätes. Die Defibrillation ist angezeigt, wenn das EKG ein Kammerflimmern oder eine sog. pulslose ventrikuläre Tachykardie (☞ 4.6.2) zeigt.

Nach den heutigen Richtlinien wird nur ein einzelner Schock abgegeben, danach wird zwei Minuten lang durch Thoraxkompressionen und Beatmungen reanimiert. Erst

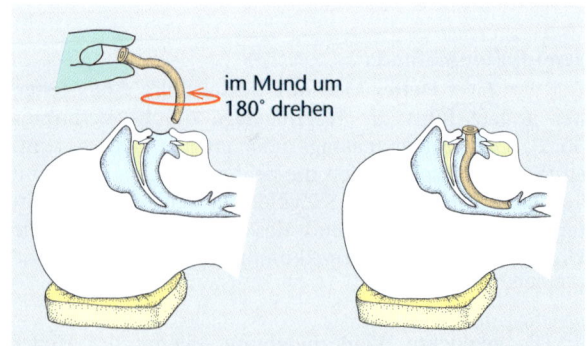

im Mund um 180° drehen

Abb. 3.9: Ein Guedel-Tubus verhindert, dass die Atemwege durch die zurückfallende Zunge verlegt werden. Die distale Öffnung des Guedel-Tubus zeigt beim Einlegen des Tubus Richtung Gaumen. Erst wenn der Tubus zu zwei Dritteln in den Mund eingeführt ist, wird er gedreht und so weit vorgeschoben, dass die Platte am vorderen Ende mit den Lippen abschließt. [A300-157]

dann wird der Herzrhythmus erneut analysiert und ggf. erneut defibrilliert.

Wichtig bei der Durchführung der Defibrillation:

- Klebeelektroden sind Paddeln vorzuziehen
- Werden Paddel verwendet, so gilt:
  - Die Paddel werden immer mit Elektrodengel bestrichen
  - Der Anpressdruck muss kräftig sein
- Die Helfer dürfen den Patienten nicht berühren und halten einen Sicherheitsabstand
- Die Auslösung des Stromstoßes wird immer für die anderen Helfer angekündigt
- Bei Trägern von Herzschrittmachern werden die Elektroden bzw. Paddel mindestens 10 cm vom Schrittmacher entfernt platziert.

Automatisierte externe Defibrillatoren *(AED)* ermöglichen heute auch nicht-ärztlichem medizinischen Personal und Laien die Defibrillation. Klebeelektroden werden auf dem Brustkorb des Patienten befestigt. Das Gerät analysiert dann selbsttätig den Herzrhythmus und leitet den Helfer bei Indikation zur Defibrillation durch Piktogramme und/oder Sprachanweisungen zur Schockabgabe an. AEDs sind bereits in vielen Firmen sowie öffentlichen Gebäuden und Bahnhöfen mit hohem Personenaufkommen verfügbar, um die Zeit bis zur Defibril-

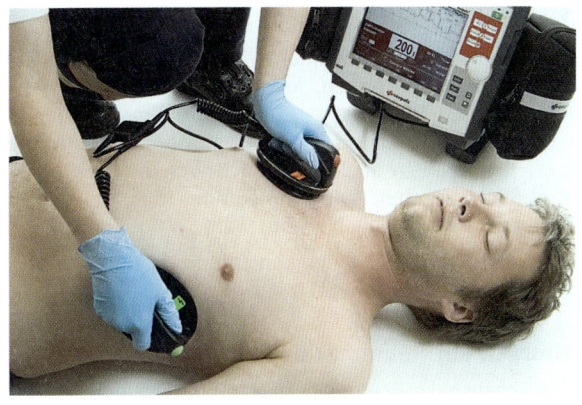

Abb. 3.10: Defibrillation eines Patienten mit Kammerflimmern. Um die Stromüberleitung an der Haut zu verbessern, bestreicht man die Elektroden zunächst mit Elektrodengel. Dann setzt man die Elektroden unter Druck unterhalb des rechten Schlüsselbeines und unterhalb der linken Brustwarze auf. Während der anschließenden Defibrillation jede direkte Berührung mit dem Patienten oder dem Bett vermeiden! [J747]

lation zu verkürzen und die Prognose der Betroffenen zu verbessern. Wichtig: AEDs sind nur im Zusammenspiel mit den Basismaßnahmen sinnvoll und können diese nicht ersetzen!

Pharma-Info 3.11: Arzneimittel für die kardiopulmonale Reanimation

Sauerstoff ☞ *3.2.2 und 6.1.6*

Adrenalin

Adrenalin (z. B. Suprarenin®) stimuliert das sympathische Nervensystem und fördert dadurch Schlagkraft, Schlagfrequenz, Reizleitung und Erregbarkeit des Herzens. Alle diese Effekte sind erwünscht, um das Herz maximal zu stimulieren. Zusätzlich führt Adrenalin zu einer Vasokonstriktion der peripheren Gefäße und zu einer Erweiterung der Bronchien.

Adrenalin kommt insbesondere bei fehlendem Herzschlag (Asystolie) und nach erfolgloser Defibrillation bei Kammerflimmern zum Einsatz. Die Standarddosis zur intravenösen oder intraossären Gabe für Erwachsene ist 1 mg. Adrenalin kann unverdünnt oder mit NaCl 0,9% auf 10 ml Gesamtvolumen verdünnt gegeben und die Gabe alle 3–5 Minuten wiederholt werden. Adrenalin kann auch endotracheal, d. h. direkt in die Luftröhre, verabreicht werden. Dann werden 3 Ampullen zu je 1 mg mit Wasser für Injektionszwecke (steriles Wasser) auf 10 ml verdünnt.

Atropin

Atropin (z. B. Atropinsulfat Braun®) wird bei hämodynamisch instabiler Bradykardie, bei Asystolie und bei pulsloser elektrischer Aktivität angewendet (Einzeldosis von 3 mg intravenös oder intraossär). Es vermindert den dämpfenden Einfluss des Parasympathikus und steigert dadurch die Erregungsüberleitung vom Herzvorhof zur Herzkammer. Außerdem erhöht es die Frequenz im Sinusknoten, macht das Herz aber auch für Herzrhythmusstörungen empfindlicher.

Amiodaron

Lässt sich ein Kammerflimmern durch dreimalige Defibrillation nicht beheben, so wird das *Antiarrhythmikum* (☞ Pharma-Info 4.36) Amiodaron (z. B. Cordarex®) intravenös oder intraossär in einer Einzeldosis von 300 mg eingesetzt. Eine weitere Indikation ist die hämodynamisch unstabile ventrikuläre Tachykardie. Amiodaron dämpft die *Erregungsleitung* und die *Bildung von Extrasystolen* in der Herzkammer. Amiodaron kann nicht endotracheal gegeben werden. Das früher eingesetzte Antiarrythmikum Lidocain wird nicht mehr empfohlen.

Natriumbikarbonat 8,4%

Bei einem Herz-Kreislauf-Stillstand gerät der Patient zwangsläufig in eine metabolische Azidose (☞ 9.16.1). Weil diese die Chancen einer erfolgreichen Reanimation senkt, wird bei einer Reanimation über 20 Minuten Dauer evtl. 0,5 mval/kg KG Natriumbikarbonat 8,4% intravenös verabreicht. Da Natriumbikarbonat mit Adrenalin inkompatibel ist, ist ein zweiter venöser Zugang erforderlich.

Indifferente Infusionslösungen

Indifferente Infusionslösungen wie etwa Ringer-Lösung, isotone Kochsalz-Lösung (NaCl 0,9%) oder Glucose-Lösung 5% dienen als Trägerlösung für Arzneimittel bzw. zum Freihalten venöser Zugänge. Wird ein Arzneimittelbolus über einen periphervenösen Zugang gegeben, werden ca. 50 ml der Trägerlösung nachgespritzt oder nachinfundiert, um das Arzneimittel in Herznähe zu bringen.

3

D = Drugs (Medikamente)

Um rasch **Notfallmedikamente** (*engl.* drugs = Arzneimittel) geben zu können, legt der Arzt einen venösen Zugang (z.B. Braunüle®). Einige Notfallmedikamente, z.B. Adrenalin, Amiodaron, Atropin können mithilfe spezieller Kanülen auch in einen Knochen *(intraossär)* verabreicht werden. Die Applikation über den Beatmungstubus ist nur noch zweite Wahl.

Die wichtigsten Notfallmedikamente in der Inneren Medizin zeigt Pharma-Info 3.11.

Abbruch der Reanimation

Der Abbruch der Reanimationsbemühungen kann grundsätzlich nur von einem approbierten Arzt angeordnet werden. Abbruchkriterien können sein:
- Länger als 30 Minuten nach Beginn einer ordnungsgemäß durchgeführten Reanimation bestehender zerebraler Kreislaufstillstand (weite, lichtstarre Pupillen, Bewusstlosigkeit, fehlende Spontanatmung). Ausnahme ist die Reanimation bei Unterkühlung oder Intoxikation, da hier die Überlebenszeit des Körpers länger ist
- Länger als 30 Minuten bestehende Zeichen des Herztodes im EKG (Asystolie).

Rolle der Pflegenden bei der Reanimation

Pflegende führen als Ersthelfer die Basismaßnahmen der Reanimation selbstständig durch und sind – je nach Ausbildung – auch an den erweiterten Reanimationsmaßnahmen beteiligt.

Nach Eintreffen des Arztes übernehmen sie zudem Assistenzleistungen, etwa das Anreichen des Intubationsbestecks oder der Medikamente. Immer gelten die folgenden Regeln:
- Eigenschutz beachten: Handschuhe tragen; bei Unfällen außerhalb des Krankenhauses Unfallstelle absichern
- Möglichst rasch für die zur Reanimation benötigte Ausrüstung sorgen: Notfallkoffer, harte Unterlage (Re-

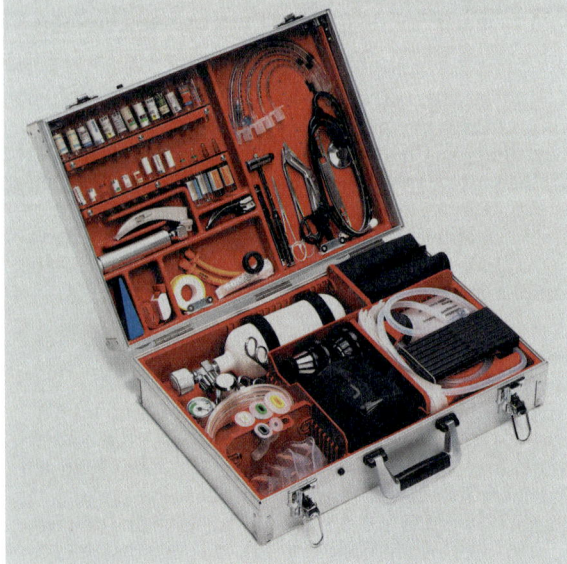

Abb. 3.12: Notfallkoffer. [V083]

animationsbrett), EKG bzw. Defibrillator-EKG-Kombigerät
- Peripher-venösen Zugang, Infusionen und Medikamente vorbereiten
- Für ausreichend warme Umgebung sorgen
- Alle Maßnahmen, Medikamente, Notruf- und Eintreffzeiten (nach-)dokumentieren
- Wenn möglich, Ablauf nachbesprechen (Kurzauswertung), psychische „Nachsorge" im Team.

3.2.5 Notfallausstattung einer internistischen Station

Die Notfallausstattung einer Station muss an einem guten, zentral gelegenen Platz aufbewahrt werden. Bewährt haben sich **Notfallwagen,** die sich im Bedarfsfall rasch in ein Patientenzimmer fahren lassen. Außerdem gibt es auf den meisten Stationen an einem zentralen Platz einen **Notfallkoffer** (☞ Abb. 3.12) an der Wand.

> **Mindestnotfallausstattung einer internistischen Station**
>
> **Arzneimittel und Infusionen**
> - Adrenalin, z.B. Suprarenin®
> - Atropin, z.B. Atropinsulfat Braun®
> - Natriumbikarbonat 8,4%
> - Amiodaron, z.B. Cordarex®
> - Hypnotika, z.B. Disoprivan®
> - Sedativa, z.B. Diazepam®
> - Ringer-Lösung und/oder andere Infusionslösungen wie z.B. NaCl 0,9%
> - Sauerstoff (Sauerstoffflasche und Anschluss).
>
> Cave: Regelmäßig das Verfallsdatum der Arzneimittel überprüfen.
>
> **Materialien und Geräte**
> - Handschuhe, Desinfektionsspray, Schere, Pflaster
> - Stauschlauch, Spritzen und Kanülen
> - Venenverweilkatheter, evtl. zentrale Venenkatheter
> - Flowmeter für Sauerstoff-Wandanschluss (ist meist im Zimmer vorhanden)
> - Materialien zum Legen eines venösen Zugangs
> - Beatmungsbeutel mit Ventilen und Sauerstoffschlauch, Gesichtsmasken
> - Reservoirbeutel für den Beatmungsbeutel, Sauerstoffschlauch
> - Sauerstoff-Nasensonden und -masken
> - Guedel-Tuben
> - Gegenstände zur Intubation: Laryngoskop mit diversen Spateln, Batterien
> - Trachealtuben, Führungsstäbe für Trachealtuben; Kombitubus
> - Absauggerät mit sterilen Kathetern (plus im Zimmer fest installiertes Wandabsauggerät)
> - RR-Manometer mit Manschetten
> - Defibrillator, EKG-Elektroden
> - Reanimationsbrett
> - Perfusoren und Infusomaten, dazu passendes Infusionsmaterial
> - Einmal-Tragetuch aus speziellem Plastikmaterial (bis 100 kg KG)

3.3 Unklare Bewusstlosigkeit

Bewusstlosigkeit: Schwere Bewusstseinsstörung, bei der der Mensch nicht ansprechbar ist. Der Bewusstlose hat die Fähigkeit der räumlichen und zeitlichen Orientierung verloren und reagiert weder auf Fragen zur Person (z. B. nach dem Namen) noch auf taktile Reize (z. B. leichtes Schütteln an der Schulter).

Krankheitsentstehung

Einer **Bewusstlosigkeit** können zahlreiche Störungen innerhalb oder außerhalb des Zentralnervensystems (ZNS) zugrunde liegen. Abb. 3.13 gibt einen Überblick.

Erstmaßnahmen und Diagnostik

Wird ein Patient bewusstlos aufgefunden bzw. eingeliefert, haben die Erstmaßnahmen neben der Sicherung der Vitalfunktionen (dazu gehört auch die sachgerechte Lagerung des Patienten, ☞ 3.2.2) die Ursachenklärung zum Ziel. Da bei einem eventuellen Erbrechen Aspirationsgefahr besteht, wird ein bewusstloser Patient nie alleine gelassen.

Baldestmöglich wird Blut abgenommen und ein venöser Zugang gelegt, wobei der BZ-Stix die häufigen Blutzuckerentgleisungen (☞ 10.7.4, 10.7.5) binnen Minutenfrist sichert. Das Routinelabor umfasst üblicherweise Blutbild, BZ, Elektrolyte, Nieren- und Leberwerte, CK und Gerinnung, in vielen Häusern außerdem Blutgase und pH. Bei noch unbekanntem Blutzuckerspiegel wird eine hochprozentige Glukoselösung infundiert, bei Anhalt für Alkoholabusus zusätzlich Vitamin B_6 (Thiamin),

um eine evtl. Hypoglykämie oder eine vor allem bei Alkoholkranken auftretende, durch Vitamin-B_6-Mangel bedingte Hirnfunktionsstörung zu behandeln. Bei Verdacht auf eine Opiatintoxikation (enge Pupillen) wird der Opioid-Antagonist Naloxon gespritzt. Auch ein EKG wird neben dem ohnehin notwendigen Monitoring immer abgeleitet, in unklaren Fällen zudem ein neurologisches Konsil angefordert. Evtl. bestehende Verletzungen werden versorgt.

Falls irgend möglich, wird eine Fremdanamnese erhoben (Bewusstlosigkeit schnell oder langsam entstanden? Vorerkrankungen? Hinweise auf Drogenabusus oder Intoxikation?).

Bei zerebralen Ursachen sind neben der Bewusstlosigkeit meist weitere neurologische Auffälligkeiten feststellbar, z. B. seitendifferenter Muskeltonus bei einem Schlaganfall oder Nackensteife bei einer Meningoenzephalitis. Bei Letzterer besteht oft zusätzlich Fieber. Blutiger Speichel, Urin- oder Stuhlabgang deuten auf einen abgelaufenen zerebralen Krampfanfall hin.

Bleibt die Diagnose weiter unklar, wird in den meisten Häusern als nächstes eine Computertomographie des Gehirns durchgeführt. Kann eine infektiöse Ursache nicht ausgeschlossen werden, erfolgt eine Lumbalpunktion. Bei Intoxikationsverdacht werden Blut, Urin und ggf. Magensaft sichergestellt und zum Drogen-Screening gegeben.

3

Vorsicht

Kopfverletzungen oder Anzeichen eines Schädel-Hirn-Traumas bei einem Bewusstlosen können nicht nur Ursache, sondern auch Folge der Bewusstlosigkeit sein!

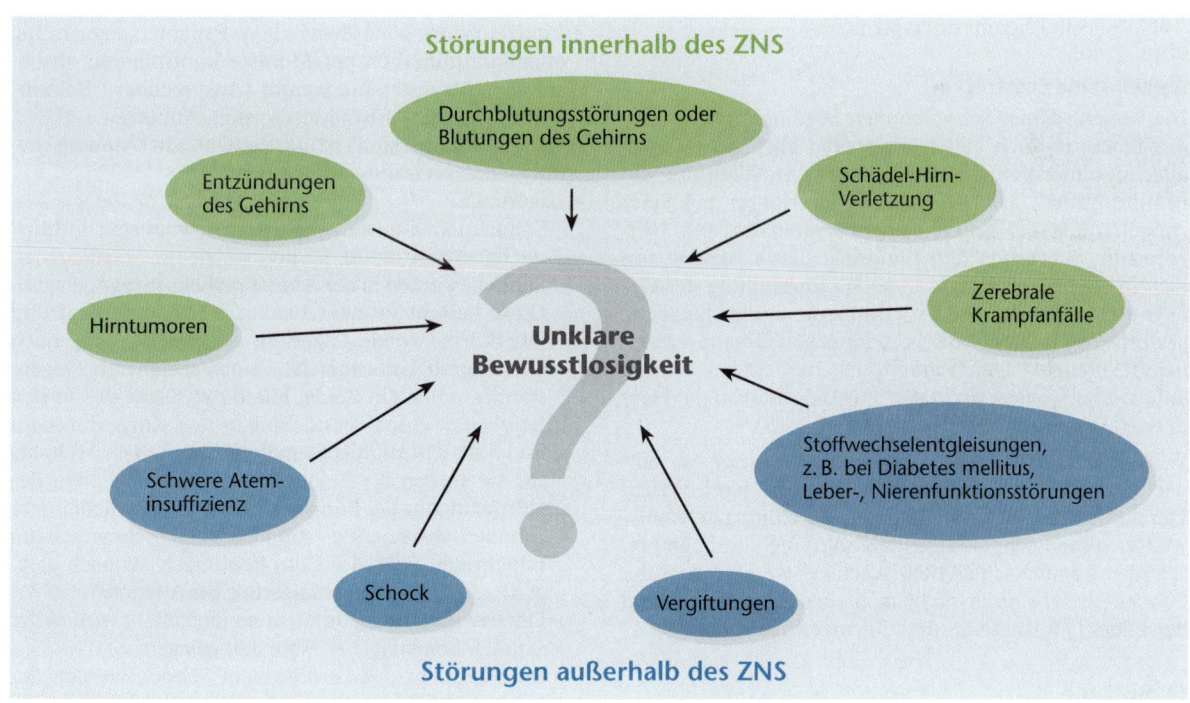

Abb. 3.13: Mögliche Ursachen der unklaren Bewusstlosigkeit.

3.4 **Schock**

3

> **Schock:** Akutes, lebensbedrohliches Kreislaufversagen mit kritischer Verminderung der Organdurchblutung und nachfolgender Schädigung der Zellfunktionen bis hin zu Bewusstlosigkeit und **Multiorganversagen** (Versagen mehrerer lebenswichtiger Organe, z. B. Nieren und Lungen).

Krankheitsentstehung

Vier Schockformen

- Der **hypovolämische Schock** entsteht durch eine Verminderung des intravasalen Volumens, etwa durch Blutverluste (über ca. 10 % des Gesamtblutvolumens) sowie andere Flüssigkeitsverluste, z. B. bei Verbrennungen, Durchfall, Erbrechen, Bauchspeicheldrüsen- oder Bauchfellentzündung
- Dem **kardiogenen Schock** liegt eine stark verringerte Pumpleistung des Herzens zugrunde, beispielsweise durch einen Herzinfarkt (☞ 4.4.2), Herzrhythmusstörungen (☞ 4.6) oder eine Lungenembolie (☞ 6.10.1).
- Zum **septischen Schock** kommt es bei schweren bakteriellen Infektionen, wenn die Freisetzung von Bakterientoxinen zu einer Gefäßweitstellung und damit zu einem *relativen* Flüssigkeitsmangel in den Gefäßen führt (Details zur Sepsis ☞ 15.12)
- Der **anaphylaktische Schock** ist die schwerste Form einer allergischen Reaktion Typ I (☞ 14.1.1). Die enorme Histaminfreisetzung führt unter anderem zu Gefäßweitstellung mit Blutdruckabfall, Abnahme des Herzminutenvolumens und Verengung der Bronchien. Im Extremfall verstirbt der Patient an Herz- und Atemstillstand. Häufige Allergene sind Antibiotika oder andere Arzneimittel (z. B. Lokalanästhetika), Röntgenkontrastmittel, Insekten- oder Schlangengifte oder die Allergene bei Hyposensibilisierungstherapien.

Gemeinsame Endstrecke

Die verschiedenen Schockformen beginnen zwar unterschiedlich, in allen Fällen resultieren aber ein relativer oder absoluter Volumenmangel in den Gefäßen und ein Blutdruckabfall. Hierauf reagiert der Körper mit einer Ausschüttung der Katecholamine Adrenalin und Noradrenalin. Sie heben den Blutdruck durch Anstieg von Herzfrequenz und Herzkraft sowie Engstellung der Gefäße an und führen – bedingt durch die unterschiedliche „Rezeptorausstattung" der verschiedenen Organe – zu einer bevorzugten Durchblutung lebenswichtiger Organe auf Kosten „weniger wichtiger" Organe wie etwa der Haut **(Zentralisation des Kreislaufs).**

Wird die Schockursache nicht bald beseitigt, so entwickeln sich verschiedene Teufelskreise, in deren Verlauf Herzkraft, Herzminutenvolumen und Blutdruck immer weiter abnehmen. Mangeldurchblutung und Organschäden können schließlich so schwer werden, dass der Schock therapeutisch nicht mehr beeinflussbar ist und der Patient im Kreislauf- und Organversagen stirbt.

Symptome

Symptome beim Schock ☞ Abb. 3.14

Diagnostik

Bei unklarer Schockursache hat die Diagnostik zum Ziel, so rasch wie möglich die Ursache des Schocks herauszufinden, um eine *kausale* Therapie beginnen zu können. Hierzu dienen:

- EKG: Herzinfarkt, Herzrhythmusstörungen?
- Röntgenaufnahme des Thorax: Lungenödem, Pneumonie, Pneumo- oder Hämatothorax (☞ 6.3.2)?
- Röntgenleeraufnahme des Abdomens: Spiegelbildung als Zeichen eines Ileus (☞ 7.6.1), freie Luft im Bauchraum bei Perforation eines Hohlorgans?
- Sonographie und/oder CT: Gallenblasenentzündung, Harnaufstau, Abszesse, Milzgröße, Aortenaneurysma?
- Blutuntersuchung:
  - (Großes) BB, Gerinnung, Blutgruppe und Kreuzblut, Kreatinin, Elektrolyte, BZ, ASAT, LDH, HBDH, Lipase, Amylase, Laktat, evtl. Alkoholspiegel, Herzenzyme (CK, Troponin), D-Dimere, CRP
  - Evtl. zusätzliche Röhrchen für toxikologische Untersuchungen
  - Evtl. Blutkultur
- ZVD: bei Rechtsherzversagen und Lungenembolie erhöht, bei Volumenmangelschock erniedrigt
- Urinstatus, Urinkultur: Harnwegsinfekt?
- Evtl. Liquorpunktion und -untersuchung.

Behandlungsstrategie

Die Erstmaßnahmen bei Schock fasst Abb. 3.14 zusammen. Zusätzlich wird baldestmöglich die Grunderkrankung behandelt.

Pflege bei Schock

Für alle Schockformen gilt:

- Hektisches Arbeiten vermeiden, beruhigend auf den Patienten einwirken
- Vitalzeichen je nach Zustand des Patienten engmaschig oder kontinuierlich per Monitor kontrollieren, insbesondere Bewusstseinszustand (Ansprechbar? Somnolent?), RR, Puls (EKG-Monitoring), Atmung
- Gabe von Sauerstoff, bei unzureichender Atmung manuelle oder maschinelle Beatmung
- Lagerung:
  - Schockpatienten mit erhaltenem Bewusstsein und ausreichender Atmung (außer solche im kardiogenen Schock) werden in der **Autotransfusionslage** gelagert. Diese besteht in einer Flachlagerung von Kopf und Oberkörper sowie Lagerung der Beine schräg nach oben durch Unterschieben eines geeigneten Gegenstandes unter die Beine. Hierdurch fließt das in den Beinvenen gespeicherte Blut in den Körperkreislauf und hilft, den Blutdruck aufrechtzuerhalten. Mehr als ca. 45° sollten die Beine wegen einer möglichen Beeinträchtigung der Lungenfunktion jedoch nicht hochgehoben werden. Bei Atemnot oder Schmerzen im Bauchraum wird der Betroffene nach Wunsch gelagert, z. B. halbsitzende Lagerung bei Atemnot
  - Der bewusstlose, spontan atmende Patient wird in der stabilen Seitenlage (☞ Abb. 3.3) gelagert
  - Bei Patienten mit kardiogenem Schock werden der Körper 30–45° hoch und die Beine gleichzeitig nach unten gelagert (Herzbettlagerung ☞ Abb. 4.1)

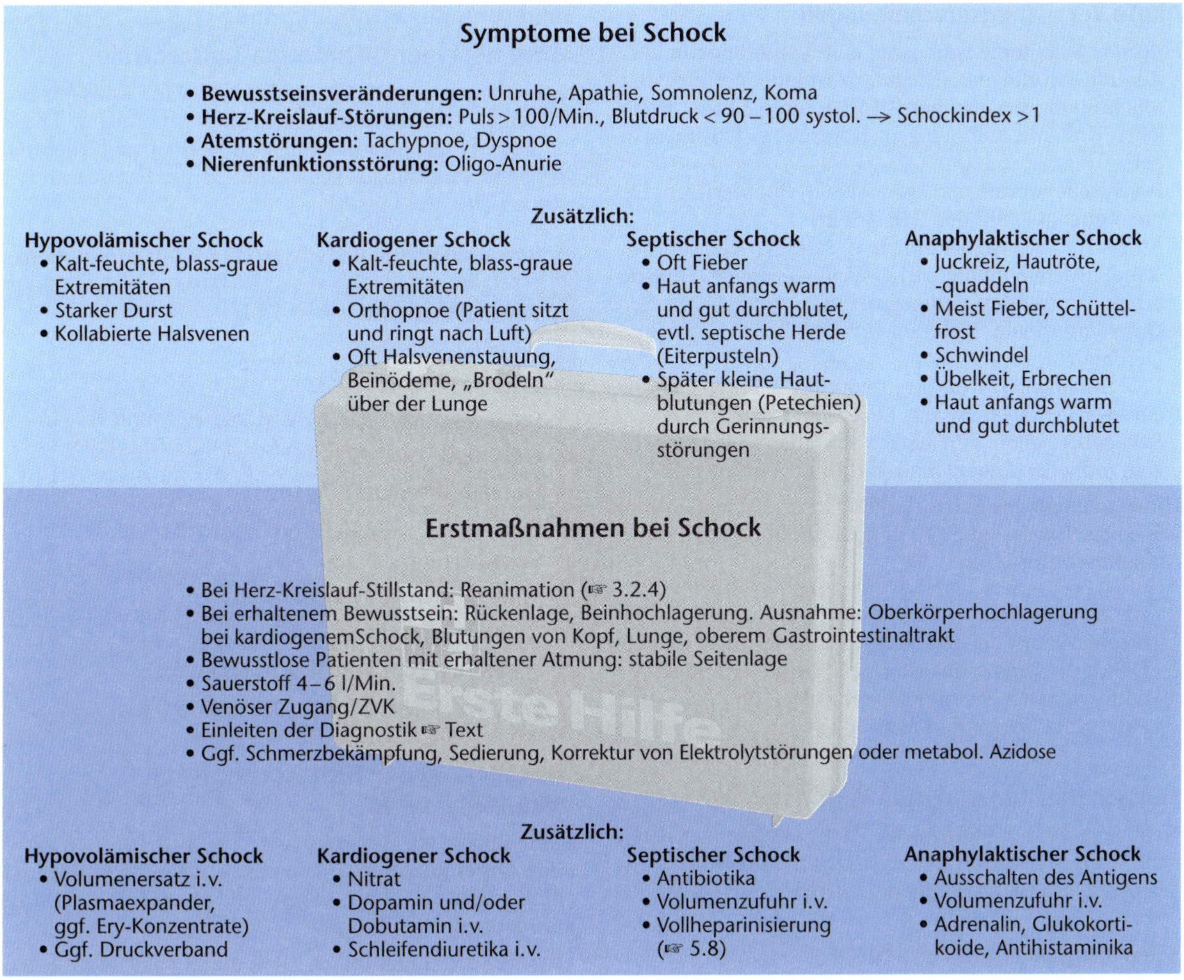

3

Symptome bei Schock

- **Bewusstseinsveränderungen:** Unruhe, Apathie, Somnolenz, Koma
- **Herz-Kreislauf-Störungen:** Puls > 100/Min., Blutdruck < 90 – 100 systol. → Schockindex >1
- **Atemstörungen:** Tachypnoe, Dyspnoe
- **Nierenfunktionsstörung:** Oligo-Anurie

Zusätzlich:

Hypovolämischer Schock	**Kardiogener Schock**	**Septischer Schock**	**Anaphylaktischer Schock**
• Kalt-feuchte, blass-graue Extremitäten • Starker Durst • Kollabierte Halsvenen	• Kalt-feuchte, blass-graue Extremitäten • Orthopnoe (Patient sitzt und ringt nach Luft) • Oft Halsvenenstauung, Beinödeme, „Brodeln" über der Lunge	• Oft Fieber • Haut anfangs warm und gut durchblutet, evtl. septische Herde (Eiterpusteln) • Später kleine Hautblutungen (Petechien) durch Gerinnungsstörungen	• Juckreiz, Hautröte, -quaddeln • Meist Fieber, Schüttelfrost • Schwindel • Übelkeit, Erbrechen • Haut anfangs warm und gut durchblutet

Erstmaßnahmen bei Schock

- Bei Herz-Kreislauf-Stillstand: Reanimation (☞ 3.2.4)
- Bei erhaltenem Bewusstsein: Rückenlage, Beinhochlagerung. Ausnahme: Oberkörperhochlagerung bei kardiogenem Schock, Blutungen von Kopf, Lunge, oberem Gastrointestinaltrakt
- Bewusstlose Patienten mit erhaltener Atmung: stabile Seitenlage
- Sauerstoff 4 – 6 l/Min.
- Venöser Zugang/ZVK
- Einleiten der Diagnostik ☞ Text
- Ggf. Schmerzbekämpfung, Sedierung, Korrektur von Elektrolytstörungen oder metabol. Azidose

Zusätzlich:

Hypovolämischer Schock	**Kardiogener Schock**	**Septischer Schock**	**Anaphylaktischer Schock**
• Volumenersatz i.v. (Plasmaexpander, ggf. Ery-Konzentrate) • Ggf. Druckverband	• Nitrat • Dopamin und/oder Dobutamin i.v. • Schleifendiuretika i.v.	• Antibiotika • Volumenzufuhr i.v. • Vollheparinisierung (☞ 5.8)	• Ausschalten des Antigens • Volumenzufuhr i.v. • Adrenalin, Glukokortikoide, Antihistaminika

Abb. 3.14: Übersicht über klinische Symptomatik und Erstmaßnahmen bei den verschiedenen Schockformen. Der Schockindex errechnet sich aus der Zahl der Pulsschläge pro Minute geteilt durch den systolischen Blutdruck. Normalerweise liegt er bei etwa 0,5, bei Volumenmangelschock über 1.

- Haut des Patienten beobachten (Blässe, Zyanose)
- Regelmäßig Körpertemperatur messen, bei starker Zentralisation Patienten warm halten (etwa durch eine zweite Decke)
- Flüssigkeitshaushalt bilanzieren, dafür Blasendauerkatheter legen. Stündliche Urinmenge messen
- Evtl. ZVD kontrollieren (☞ 4.1.6)
- Evtl. oben aufgeführte Therapiemaßnahmen vorbereiten.

Pflege bei Sauerstoffgabe ☞ 6.1.6

3.5 Erste Hilfe bei Vergiftungen

Vergiftung *(Intoxikation):* Akute oder chronische Schädigung des Körpers durch Gifte.

Gift: Substanz, die in einer bestimmten Dosis oder Konzentration den menschlichen Körper schädigen kann.

Die beiden häufigsten Ursachen von **Vergiftungen** im Erwachsenenalter sind Überdosierung von Rausch- und Genussmitteln (z. B. Alkohol) und Vergiftungen in Selbsttötungsabsicht. Versehentliche Giftaufnahme, etwa durch Verwechslungen oder Arbeitsunfälle, ist demgegenüber weit seltener.

Das **Gift** kann dabei über die Verdauungswege *(Ingestionsgift)*, über die Atemwege *(Inhalationsgift)*, über die Haut *(perkutanes Gift,* auch als *Kontaktgift* bezeichnet) oder auch direkt durch Injektion in die Blutbahn aufgenommen werden. Auf allen vier Wegen gelangt die giftige Substanz ins Blut, sodass eine Schädigung des gesamten Organismus möglich ist.

> Patienten, die sich in suizidaler Absicht vergiften wollten, befinden sich in einer psychischen Ausnahmesituation. Sie können ganz in sich zurückgezogen sein und jede Kontaktaufnahme durch die Pflegenden ablehnen. Sie können jedoch auch Aggressionen gegen sich selber oder gegen ihre Umgebung richten. Es ist Aufgabe der Pflegenden, den Patienten in angemessener Weise zu begleiten und ihn nicht alleine zu lassen.

Akute Vergiftungserscheinungen

Folgende Symptome weisen auf eine Vergiftung hin:
- Zentrale Störungen: Erregungszustand oder Bewusstseinstrübung bis hin zum **Koma** (tiefe Bewusstlosigkeit), Krämpfe, Lähmungen, Kopfschmerzen, Schwindel
- Psychische Störungen: Aggressivität, Phantasieren, Depressionen, Gefühl des „High-Seins"
- Atem- und Kreislaufstörungen: Schock, Kreislaufstillstand, Atemlähmung, EKG-Veränderungen, Pulsbeschleunigung oder -verlangsamung
- Gastrointestinale Störungen: Übelkeit, Erbrechen, Durchfall
- Leberschäden: Durch ihre zentrale Stellung bei Entgiftungsvorgängen ist die Leber oft mitbetroffen. Die Schäden reichen von einer (toxischen) Hepatitis bis zum tödlichen Leberzerfall *(akute Leberdystrophie)*.

Hinzu treten lokale Schäden durch die toxische Substanz wie beispielsweise eine Ösophagusverätzung nach oraler Aufnahme von Säuren.

> Die Kombination von Bewusstseinsstörungen und Erbrechen kann für den Vergifteten gefährlich werden: Durch die Bewusstlosigkeit und die gleichzeitige Verminderung der Schutzreflexe kann es zur *Aspiration* von Erbrochenem kommen.

Spätschäden einer akuten Vergiftung

Neben der *akuten Störung* der Vitalfunktionen drohen je nach Art des Giftes oft auch *Spätschäden* beispielsweise der Leber, des Gehirns oder der Nieren.

Schweregrad einer Vergiftung

Die Bedrohlichkeit einer Vergiftung ist nicht immer leicht abzuschätzen, da manche Substanzen wie etwa eisenhaltige Präparate erst mit zeitlicher Verzögerung wirken, andere wiederum nur schwer erkennbare, aber dennoch gefährliche Erscheinungen (z. B. Herzrhythmusstörungen) verursachen. Es ist für den Arzt deshalb unerlässlich, das „toxische Potenzial" einer Substanz genau zu kennen, was wiederum die Bedeutung der Diagnosesicherung unterstreicht. Bei Giftstoffen, welche das zentrale Nervensystem unterdrücken, kann am ehesten die Komatiefe die Beurteilung des Vergiftungsgrades ermöglichen.

Im Labor können Blut, Urin und Magensaft des Patienten in einem so genannten **Drogen-Screening** auf eine ganze Reihe häufiger Gifte (etwa Opioide, Azetylsalizylsäure, Benzodiazepine) untersucht werden.

3.5.1 Elementartherapie bei Vergiftungen

Elementartherapie bei Vergiftungen:
- Sicherung der Vitalfunktionen
- Anruf bei einer Giftinformationszentrale
- Verringerung der Giftresorption
- Gabe eines Antidots
- Beschleunigung der Giftausscheidung
- Diagnosesicherung.

Sicherung der Vitalfunktionen ☞ 3.2

Anruf bei einer Giftinformationszentrale

Nach Sicherung der Vitalfunktionen wird Rücksprache mit einer **Giftinformationszentrale** genommen. Diese kann wertvolle Informationen zu Verlauf und Therapie spezieller Vergiftungen geben, die z. B. per Fax übermittelt werden.

> **Notrufnummern deutschsprachiger Giftinformationszentralen**
> **Berlin** 030/19 240
> **Bonn** 0228/19 240
> **Erfurt** 0361/730 730
> **Freiburg** 0761/19 240
> **Göttingen** 0551/19 240
> **Homburg/Saar** 06 841/19 240
> **Leipzig** 0341/972 466
> **Mainz** 06 131/19 240
> **München** 089/19 240
> **Nürnberg** 0911/3 982 451
> **Österreich (Wien)** (0043) 01/4 064 343
> **Schweiz (Zürich)** (0041) 01/2 515 151

Verringerung der Giftresorption und Dekontaminierung

Maßnahmen zur Verringerung der Giftresorption **(primäre Giftelimination)** dienen dazu, die Giftwirkung und Giftaufnahme an Haut, Augen und Magen-Darm-Trakt zu minimieren.

Eine Dekontamination der Haut durch Hautwaschungen erfolgt nur bei Kontaktgiften (☞ oben, z. B. Organophosphate), eine Dekontamination der Augen durch Augenspülungen bei Augenverätzungen.

Die Verringerung der Giftaufnahme im Magen-Darm-Trakt wird vor allem durch die Gabe von Aktivkohle erreicht, welche die giftige Substanz adsorbiert („bindet"). Nach heutigem Kenntnisstand sind induziertes Erbrechen und Magenspülung wegen geringer Effektivität bei gleichzeitigen Gefahren für den Patienten von untergeordneter Bedeutung. Sie werden nur noch in Sonderfällen eingesetzt. In Ausnahmefällen, etwa nach Einnahme von Eisenpräparaten, kommt eine orthograde Darmspülung mit großen Volumina einer Polyäthylenglykol-Lösung (z. B. Golytely®) zum Einsatz.

Gabe von Aktivkohle

Zwar wird auch die Wirksamkeit der Gabe von Aktivkohle zunehmend in Frage gestellt. Sie ist aber bei wahrscheinlich ähnlicher Effektivität weniger gefährlich als induziertes Erbrechen bzw. Magenspülung und daher Methode der Wahl zur primären Giftelimination. Durch ihre große adsorbierende Oberfläche kann Aktivkohle die meisten Gifte binden; Ausnahmen sind Hydrokarbone wie z. B. Kerosin oder Benzin sowie Alkohole, Zyanide, Metalle (z. B. Eisen) und Mineralien (z. B. Lithium). Aktivkohle wird in einer Dosis von 0,5–1 g/kg Körpergewicht oral oder über eine Magensonde gegeben. Gleichzeitig wird Glaubersalz zur Beschleunigung der Darmpassage verabreicht, um zu verhindern, dass absorbierte Gifte wieder freigesetzt und doch noch resorbiert werden. Hierdurch wird auch ein evtl. enterohepatischer Kreislauf unterbrochen.

giftungen mit Säuren, Laugen, fettlöslichen Substanzen (z. B. Pflanzenschutzmitteln) oder Schaumbildnern ist das induzierte Erbrechen wegen der Gefahr einer Speiseröhren- oder Lungenschädigung absolut kontraindiziert.

Induziertes Erbrechen

Auslösen von Erbrechen wird heute sehr kritisch betrachtet. Falls Erbrechen ausgelöst werden soll, geschieht dies durch **Ipecacuanha-Sirup**. Das früher dazu verwendete Apomorphin ist obsolet. Insbesondere bei Bewusstlosigkeit oder zu erwartender Bewusstseinseintrübung, Ver-

Magenspülung

Eine Magenspülung ist nur noch indiziert bei lebensbedrohlichen Vergiftungen nach oraler Gifteinnahme, etwa nach Einnahme von *Alkylphosphaten* (in Pflanzenschutzmitteln) oder *Knollenblätterpilzen*. Liegt die Giftaufnahme länger als eine Stunde zurück, ist die Ma-

3

Substanz	Symptome	Spezifische Therapie
Paracetamol	Zunächst Erbrechen. Nach symptomfreiem Intervall von 1–2 Tagen evtl. akutes Leberversagen mit Ikterus und Koma sowie Nierenfunktionsstörungen	Je nach Paracetamol-Serumspiegeln Gabe von N-Acetylcystein oral oder i. v.
Salizylate, z. B. Azetylsalizylsäure, etwa in Aspirin®	Hyperventilation, Hyperthermie, Hypoglykämie, Erbrechen, Tinnitus (Ohrgeräusche), evtl. Koma	Zur besseren Ausscheidung der Salizylsäure Alkalisierung von Serum und Urin durch Infusion von Natriumbikarbonat, engmaschige BZ-Kontrollen, in schweren Fällen Hämodialyse
Alkohole, z. B. Äthanol (☞ 3.5.2), Isopropanol, Methanol, Äthylenglykol (in Frostschutzmitteln)	Krampfanfälle, Bewusstseinsstörungen, Hypoglykämie, bei Methanol Erblindung	Engmaschige BZ-Kontrollen. Bei Methanol- oder Äthylenglykolvergiftung Gabe von Äthanol oral oder i. v., da dies die Produktion hochgiftiger Stoffwechselprodukte verhindert. Seit kurzem Antidot gegen Äthylenglykol verfügbar
Anticholinergika, z. B. Antihistaminika, Scopolamin, Phenothiazine oder Antiparkinson-Mittel	Mundtrockenheit, Schluckstörungen, Mydriasis, gerötete und trockene Haut, Sehstörungen, Fieber, Halluzinationen, Kreislaufstörungen	Meist nur Beobachtung. In lebensbedrohlichen Fällen Gabe des Antidots Physostigmin
Barbiturate, z. B. Phenobarbital, etwa in Luminal®	Gangstörungen, Schwindel, Bewusstseinsstörungen bis zum Koma, Atemdepression, Herz-Kreislauf-Störungen bis zum Schock	Häufig Intubation erforderlich. Evtl. Alkalisierung des Urins durch Gabe von Bikarbonat zur besseren Ausscheidung des Barbiturats
Benzodiazepine, z. B. Diazepam, etwa in Valium®	Schwindel, ataktischer Gang, muskuläre Hypotonie. Bewusstseinsstörungen bis zum Koma, Atemdepression, Herz-Kreislauf-Störungen bis zum Schock	Magenspülung wegen der langsamen Resorption bis zu sechs Stunden nach Einnahme sinnvoll. Häufig Intubation erforderlich. In schweren Fälle Gabe des Antidots Flumazenil (Anexate®)
Digitalis-Präparate, z. B. Digoxin, etwa in Lanicor®	Herzrhythmustörungen, Übelkeit, Erbrechen, Benommenheit, zerebrale Krampfanfälle, verändertes Farbensehen (z. B. gelbe Ringe um Lichter herum)	Therapie einer evtl. Hypokaliämie, da diese die Digitalistoxizität erhöht. Verhinderung einer Hyperkaliämie, da diese die Rhythmusstörungen verstärken kann. In schweren Fällen Gabe Digoxin-spezifischer Antikörper (Antidot)
Eisenhaltige Präparate, z. B. Multivitamin-Tabletten mit Eisenzusatz	Zunächst Bauchschmerzen, Übelkeit, Erbrechen und Durchfall. Nach einem Intervall der Besserung Leberversagen, Hypoglykämie, Darmblutungen, Schock und zerebrale Krampfanfälle	In schweren Fällen Gabe des Komplexbildners Desferrioxamin i. v.
Narkotika, Opiate, z. B. Morphium, Heroin	Bewusstseinseintrübung bis zum Koma, Miosis („Stecknadelkopf-Pupillen"), Atemdepression	Gabe des Opioid-Rezeptor-Antagonisten Naloxon (evtl. wiederholt)
Theophyllin, etwa in Solosin®	Erbrechen (evtl. blutig), Durchfall (evtl. blutig), Tachykardie, Herzrhythmusstörungen, Blutdruckabfall, Kreislaufstillstand, zerebrale Krampfanfälle, Erregungszustand, Koma	Monitoring, symptomatische Behandlung. In schweren Fällen Hämoperfusion mit Aktivkohlefiltern
Trizyklische Antidepressiva, z. B. Imipramin, Desipramin, Amitryptilin, etwa in Tofranil®, Pertofran®, Saroten®	☞ Anticholinergika, zusätzlich Herzrhythmusstörungen, QRS-Verbreiterung im EKG, Atemdepression	In schweren Fällen Alkalisierung des Serums, da dies das Arrhythmierisiko vermindert. Bei arterieller Hypotonie Gabe von Norepinephrin. Kein Physostigmin!
Hydrokarbone, z. B. Kerosin, Mineralöl, Terpentin, Teer, Fließöle, Benzin	Bei Aspiration Atemnot, Husten, Zyanose. Durch ZNS-Toxizität zerebrale Krampfanfälle, Bewusstseinsstörungen bis zum Koma	Wegen Aspirationsrisikos Erbrechen vermeiden, keine Magenspülung! Gabe von Aktivkohle ist wirkungslos. Bei Atemstörungen O₂-Gabe, evtl. Intubation

Tab. 3.15: Überblick über die Substanzen, die häufig zu Vergiftungen führen, ihre Vergiftungserscheinungen und die jeweiligen spezifischen Therapiemaßnahmen. Die für fast alle Vergiftungen gültige Elementartherapie (☞ Text) wird hier nicht aufgeführt.

3

genspülung nur noch bei Arzneimitteln sinnvoll, die zu einer verzögerten Magenentleerung führen, da sich ansonsten nur noch wenig oder gar kein Gift mehr im Magen befindet. Kontraindikationen sind z. B. Vergiftungen mit Säuren, Laugen oder Kohlenwasserstoffen (Benzin), Blutungen aus dem Magen-Darm-Trakt oder Ösophagusvarizen. Da die Magenspülung immer seltener und fast nur auf Intensivstationen oder in Eingriffsräumen durchgeführt wird, soll sie hier nicht detailliert ausgeführt werden. ⌨

Gabe eines Antidots

Für einige Vergiftungen, etwa Benzodiazepinvergiftungen, stehen spezielle **Antidote** *(Gegengifte)* zur Verfügung, welche das Gift inaktivieren oder seine Wirkung an den Organen vermindern oder gar aufheben.

Beschleunigung der Giftausscheidung

Eine **Beschleunigung der Giftausscheidung** bereits resorbierter Gifte ist z. B. möglich durch Hämofiltration oder Hämodialyse (☞ 9.11.1), forcierte Diurese (☞ 9.15.4) oder Blutaustauschtransfusion. Ob eine Beschleunigung der Giftausscheidung möglich ist und welches Verfahren gewählt wird, hängt ganz wesentlich von den physikalischen und chemischen Eigenschaften des Giftes und seiner Verstoffwechselung im Körper ab.

Diagnosesicherung

Nicht zuletzt gehört auch die **Diagnosesicherung** zu den Elementarmaßnahmen bei Vergiftungen. Durch die Untersuchung von Materialien wie etwa Tablettenresten, Gläsern und Flaschen, aber auch Urin oder Erbrochenem können nicht selten zusätzliche Erkenntnisse über die Art der Vergiftung (und damit z. B. über die noch zu erwartenden Komplikationen) gewonnen werden. Auch verschmutzte Kleidung ist aus diesem Grund aufzubewahren (ebenso wichtig für mögliche polizeiliche Untersuchungen).

3.5.2 Alkoholvergiftung

Alkoholvergiftungen kommen sehr häufig vor und können unbehandelt zum Tode führen.

Symptome

Der alkoholvergiftete Patient ist an folgenden Zeichen zu erkennen:
- Bei mäßiger Vergiftung erhöhtes Selbstbewusstsein, das bei weiterer Alkoholzufuhr in eine hypnoseähnliche Bewusstseinseintrübung bis zum narkotischen Stadium übergehen kann
- Störung der motorischen Koordination, Verschlechterung der Konzentrationsfähigkeit, verlangsamte Reaktionen, Gedächtnisverlust für die zurückliegenden Stunden
- Geruch nach Alkohol *(Alkoholfötor)*
- Erhöhte Wärmeabgabe durch Erweiterung der peripheren Gefäße (gerötetes Gesicht), häufig mit nachfolgender Unterkühlung
- Erbrechen, gesteigerter Harnfluss.

Behandlungsstrategie

Abgesehen von der sehr unterschiedlichen Alkoholtoleranz der Patienten (das klinische Stadium kann also über den tatsächlichen Vergiftungsgrad täuschen) bestehen bei Alkoholkranken sehr oft gleichzeitig weitere Ursachen für ein Koma – insbesondere kommen Hypoglykämien, Mischintoxikationen (z. B. mit Tabletten oder Rauschgift) oder traumatisch bedingte Hirnblutungen vor.

Entsprechend sind die folgenden Maßnahmen zu modifizieren:
- Stabilisierung der Vitalfunktionen
- Bei ansprechbaren Patienten evtl. induziertes Erbrechen. Wenn der Patient innerhalb einer Stunde in die Klinik kommt, evtl. Magenspülung (☞ 3.5.1)
- Bei Volumenmangel Infusionen mit Glukosezusatz (Hypoglykämiegefahr)
- Bei Übererregung oder aggressivem Verhalten Haloperidol (z. B. Haldol®) i. v.

Besteht nicht nur eine akute Alkoholvergiftung, sondern zugleich eine Alkoholabhängigkeit, bilden sich innerhalb von Stunden die Symptome des *Alkoholentzugsdelirs* aus (☞ 8.1.2).

3.6 Verschlucken

Beim Verschlucken bleibt entweder etwas in der Speiseröhre stecken, z. B. ein zu großes Fleischstück, oder ein Fremdkörper, z. B. eine Erdnuss, gelangt in die Atemwege. Man spricht in letzterem Fall von **Aspiration.**

Der Betroffene greift sich mit der Hand an den Hals und kann nicht mehr sprechen. Außerdem tritt oft ein starker Hustenreiz zusammen mit einem pfeifenden Atemgeräusch auf.
- Der Fremdkörper in der **Speiseröhre** löst Schluckbeschwerden und Schmerzen aus
- Der in die **Luftröhre** aspirierte Fremdkörper verursacht krampfhafte Atemversuche und bei mangelhafter Lungenbelüftung eine blau-graue Verfärbung der Haut *(Zyanose* ☞ 4.2.4).

Ist der Betroffene bei Bewusstsein, so wird er zunächst aufgefordert, kräftig zu husten. Bringt dies keinen Erfolg, so werden zunächst **Rückenschläge** versucht. Dazu stellt sich der Helfer neben und leicht hinter den Patienten und beugt dessen Oberkörper nach unten. Während der Helfer die Brust des Patienten mit einer Hand von vorne unterstützt, gibt er mit dem Handballen der anderen Hand bis zu fünf energische Schläge zwischen die Schulterblätter. Dies soll beim Betroffenen Hustenstöße auslösen.

Bleibt der Erfolg aus, so kann der **Heimlich-Handgriff** durchgeführt werden (☞ Abb. 3.16). Dieser ist allerdings nicht ungefährlich, da es dabei zu inneren Verletzungen sowie zur Verlagerung eines vorher nur teilweise blockierenden Fremdkörpers mit vollständiger Atemwegverlegung kommen kann. Deshalb darf der Heimlich-Handgriff nie leichtfertig angewendet werden und muss der Patient danach unter ärztlicher Beobachtung bleiben. Ist der Heimlich Handgriff auch nach 5-maligem Versuch erfolglos, so setzt der Helfer erneut Schläge zwischen die Schulterblätter ein.

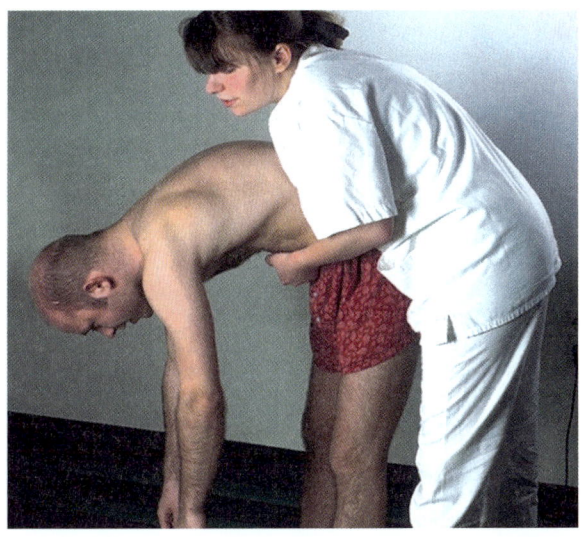

Abb. 3.16: Heimlich-Handgriff am stehenden Patienten. Der Patient steht, sein Oberkörper, Kopf und Arme hängen nach vorne. Die Pflegende umfasst mit ihren Armen die Taille des Patienten von hinten, platziert ihre Faust in der Magengegend (im epigastrischen Winkel) des Betroffenen und umfasst die Faust mit der anderen Hand. Dann drückt die Pflegende ihre Faust mit Unterstützung der anderen Hand kräftig in die Bauchdecke in Richtung Zwerchfell. [K183]

Ist oder wird das Opfer bewusstlos, geht der Helfer folgendermaßen vor:
- Notruf tätigen
- Kardiopulmonale Reanimation beginnen
- Beim Freimachen der Atemwege Mund des Patienten öffnen (☞ 3.2.1, 3.2.4) und Mundhöhle inspizieren. Bei sichtbarem Fremdkörper diesen mit dem gebogenen Zeigefinger entfernen. Bei nicht sichtbarem Fremdkörper wird ein „blindes" Entfernen des Fremdkörpers mit dem Finger nicht empfohlen
- Thoraxkompressionen auch durchführen, wenn noch ein Puls tastbar ist, da sich der Fremdkörper dadurch evtl. lösen kann
- Bei Verfügbarkeit entsprechender Geräte z.B. Absaugen des Fremdkörpers versuchen.

Literatur und Kontaktadressen

📖 Literaturnachweis

1. European Resuscitation Council Guidelines for Resuscitation 2005, nachzulesen im Internet unter www.erc.edu/index.php/guidelines_download_2005/en/

2. Altemeyer, K.-H. et al.: Reanimation. Empfehlungen für die Wiederbelebung. Deutscher Ärzte-Verlag, Köln 2007.

3. Dönitz, S.; Ley, B.: Wiederbelebung Erwachsener nach den neuen ERC-Leitlinien. In: Die Schwester/ Der Pfleger 2/2007, S. 122–125.

4. Ley, B.; Dönitz, S.: Wiederbelebung Erwachsener nach den neuen ERC-Leitlinien. In: Die Schwester/ Der Pfleger 1/2007, S. 26–30.

✉ Kontaktadressen

1. European Resuscitation Council, www.erc.edu/. Mit den aktuellen Reanimationsrichtlinien (in englischer Sprache)

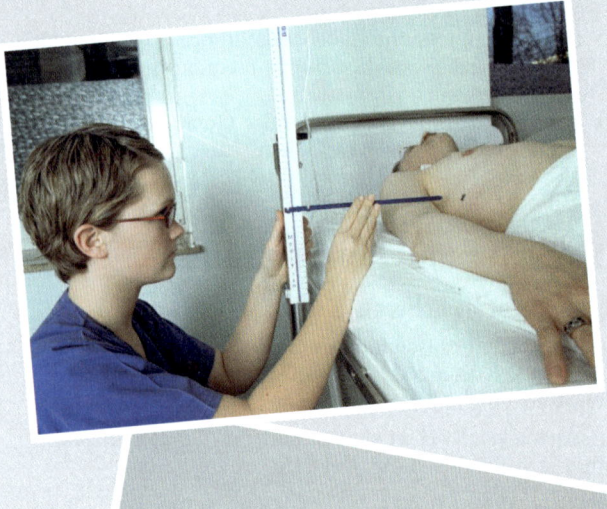

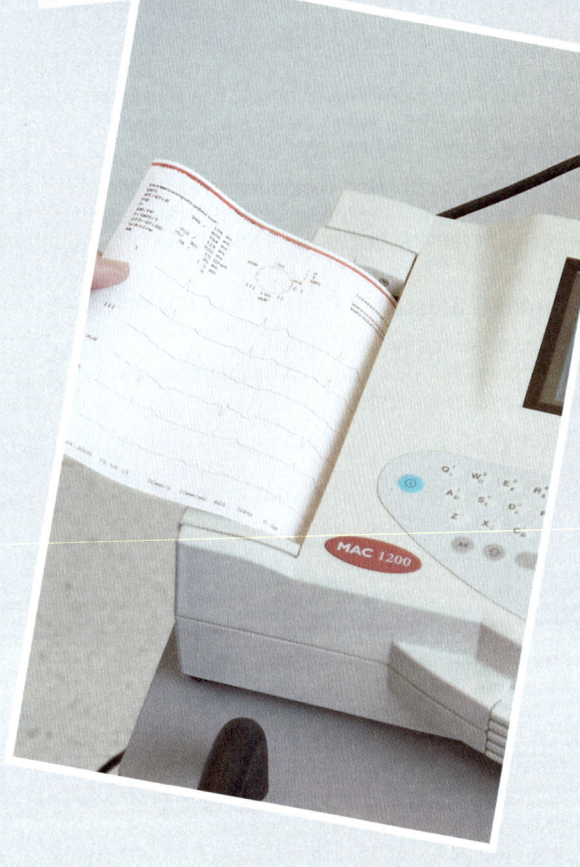

4

Pflege von Menschen mit Herzerkrankungen

Anatomie ☞ 🖥

> **Kardiologie:** Teilgebiet der Inneren Medizin, das sich mit den Erkrankungen des Herzens und der herznahen Gefäße befasst. Hierzu gehören die Prophylaxe und Diagnostik dieser Erkrankungen (einschließlich der Durchführung von Herzkatheteruntersuchungen) sowie die medikamentöse und katheterinterventionelle Therapie.

4.1 Pflege in der Kardiologie

Patienten mit kardiologischen Erkrankungen begegnen Pflegenden in allen Bereichen pflegerischer Arbeit, d. h. in der häuslichen Pflege, in Akutkrankenhäusern und in Rehabilitationskliniken. Abhängig von den genannten Bereichen liegt das Hauptaugenmerk der pflegerischen Betreuung auf der:

* Beobachtung und Bewertung der Vitalfunktionen
* Beobachtung und Einschätzung der allgemeinen Leistungsfähigkeit des Patienten
* Organisation der kardiologischen Diagnostik (☞ 4.3)
* Beratung des Patienten zur gesundheitsfördernden Lebensgestaltung
* Begleitung, Unterstützung und Anleitung für eine weitestmögliche unabhängige Lebensführung.

Die Pflege kardiologisch erkrankter Menschen umfasst dabei präventiv, kurativ, rehabilitativ und palliativ ausgerichtete Konzepte. Akute Notfälle wie auch die häufigen akuten Verschlechterungen bereits bekannter Herzerkrankungen fordern von den Pflegenden eine sorgfältige Patientenbeobachtung, rasches Eingreifen, Flexibilität sowie fundierte Fachkenntnisse. Die Maßnahmen zur Reanimation werden in Kapitel 3 „Pflege in Notfallsituationen" behandelt.

4.1.1 Betroffene Menschen

Generell ist eine Erkrankung des zentralen Versorgungsorgans Herz für das gesamte Leben eines Menschen und seiner Angehörigen sehr folgenreich. Bei akut Erkrankten bestimmt oft die Angst vor der Bedrohung des Lebens das gesamte Denken und Fühlen. Auch nach Abklingen der Akutphase ist diese Angst meist unterschwellig vorhanden. Dazu kommt häufig eine (evtl. nur vorübergehende) Minderung der gewohnten Leistungsfähigkeit, die sich z. B. in Kurzatmigkeit äußert. Manchen Patienten fällt es schwer, diese Veränderung zu akzeptieren. Dies kann zur (Selbst-)Überforderung und dadurch zu einer Verschlechterung der Symptomatik führen.

Viele Betroffenen sehen sich damit konfrontiert, gesundheitsschädigende Verhaltensweisen zu durchbrechen (z. B. berufsbedingter Mangel an körperlicher Bewegung) und ihr Leben neu zu gestalten (z. B. Besuch einer Koronarsportgruppe). Erfahrungsgemäß ist es gerade für ältere Menschen besonders schwierig, ihre seit vielen Jahren bestehende Lebensweise zu ändern.

Altersgruppen und Begleiterkrankungen

Ältere Menschen bilden die Mehrheit der kardiologischen Patienten, wenn auch einige Erkrankungen in jedem Lebensalter auftreten können und Herzfehler immer angeboren sind.

Bei vielen Herzkranken bestehen weitere Erkrankungen, vor allem Gefäßerkrankungen. Eine der häufigsten Herzerkrankungen in den Industrieländern, die koronare Herzkrankheit (☞ 4.4.1), ist eigentlich die Manifestation einer allgemeinen Gefäßerkrankung, nämlich der Arteriosklerose, am Herzen. Eine weitere sehr häufige Herzerkrankung, die Herzschwäche (☞ 4.5.1), ist heute überwiegend Folge der koronaren Herzkrankheit oder des Bluthochdrucks, der ebenfalls zu Gefäßschäden überall im Körper führt. Patienten mit diesen Erkrankungen leiden deshalb häufig an Verengungen der gehirnversorgenden sowie der Nieren- und Beinarterien.

4.1.2 Prävention

Einigen Herzerkrankungen, etwa der Endokarditis eines vorher Herzgesunden durch eine schwere bakterielle Infektion, kann nicht vorgebeugt werden. Diese Erkrankungen sind hierzulande eher selten.

Hingegen ist die in den Industriestaaten häufigste Herzerkrankung, die KHK mit ihren Folgen Herzinfarkt und Herzschwäche, einer Prävention gut zugänglich. Die Maßnahmen vermindern dabei nicht nur die KHK-Häufigkeit, sondern senken insgesamt das kardiovaskuläre Risiko und sollen deshalb an dieser Stelle besprochen werden.

Risikoadjustierte Prävention

Bei der Prävention von Herz-Kreislauf-Erkrankungen ist das sonst übliche Konzept von Primär-, Sekundär- und Tertiärprävention zugunsten dem einer **risikoadjustierten** *(risikoangepassten)* **Prävention** verlassen worden. Es gibt nämlich Patienten, die zwar noch keine manifeste KHK oder eine vergleichbare Gefäßerkrankung haben, aber ein ebenso hohes Risiko, ein akutes kardiovaskuläres Ereignis wie einen Herzinfarkt zu erleiden.

> Bei der risikoadjustierten Prävention wird nicht ein einzelner Risikofaktor betrachtet, sondern das Gesamt-Herz-Kreislauf-Risiko eines Patienten. Je höher das Gesamtrisiko, desto intensiver die Vorbeugemaßnahmen.

Bei jedem Patienten mit mehr als einem Risikofaktor für eine Herz-Kreislauf-Erkrankung (zu den Risikofaktoren zählen z. B. Alter, hohes LDL-, niedriges HDL-Cholesterin, Rauchen, Diabetes, Bluthochdruck) sollte das Risiko für eine Herz-Kreislauf-Erkrankung genauer betrachtet werden. Geeignet sind z. B. der **PROCAM-Score** (*Prospective Cardiovascular Münster Study*), der **ESC-Score** (*Systematic COronary Risk Evaluation*) oder der auf diesen basierende **CARRISMA-Rechner.** Der PROCAM-

Score zielt etwas mehr auf die KHK ab, der ESC-Score auf das allgemeine kardiovaskuläre Risiko (🕮 1, 2).

Bei Hochrisikopatienten mit einem geschätzten 10-Jahres-Risiko für einen Herzinfarkt über 20 % (entsprechend etwa einem 5%igen Risiko, an einem kardiovaskulären Ereignis zu sterben) sind neben einer Veränderung des Lebensstils in aller Regel medikamentöse Maßnahmen nötig.

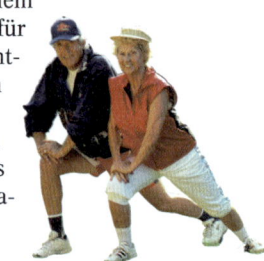

Die Säulen der Vorbeugung sind:

- Absoluter Rauchverzicht. Studien bestätigen immer wieder, dass es nie zu spät ist aufzuhören (Näheres zur Raucherentwöhnung ☞ 6.1.2)
- Regelmäßige körperliche Aktivität, die sich in mehrfacher Hinsicht günstig auf den Stoffwechsel auswirkt (☞ auch 10.7.9). Auch banale Alltagsaktivitäten wie etwa Treppenlaufen oder Erledigungen zu Fuß sind wirksam, der Effekt körperlicher Aktivität ist aber „dosisabhängig". Die genauen Empfehlungen unterscheiden sich zwar bezüglich der wünschenswerten Trainingszeit (von 3- bis 5-mal wöchentlich eine halbe bis täglich eine Stunde). Einigkeit besteht aber dahingehend, dass mäßig intensiver Ausdauersport (z. B. Walken, Joggen, Radfahren) am günstigsten ist, evtl. mit dazwischengeschalteten intensiveren Abschnitten oder zusätzlichem Krafttraining zur Muskelstärkung. Angesichts der Tatsache, dass viele Erwachsene körperlich kaum aktiv sind, ist es zunächst wesentlich, zu einem „Einstieg" zu motivieren, sei es durch Integration von Bewegung in den (Arbeits-)Alltag, sei es durch Freizeitaktivitäten, die aber erfahrungsgemäß nur durchgehalten werden, wenn sie Spaß machen
- Senkung des Cholesterinspiegels im Blut. Welcher Zielwert angestrebt wird, hängt vom Risikoprofil des Patienten ab (☞ Tab. 10.44)
- Vermeidung bzw. Abbau von Übergewicht. Die Bedeutung isolierten Übergewichts ist zwar umstritten. Der Abbau von Übergewicht wirkt sich aber zweifellos günstig auf andere kardiovaskuläre Risikofaktoren (wie etwa Fettstoffwechselstörungen) aus und entlastet zudem das Herz
- Ballaststoffreiche, fettarme Ernährung mit viel Obst und Gemüse (☞ 10.1.4)
- Mäßiger Alkoholkonsum (Frauen 10–12, Männer 20–24 g Alkohol täglich, ☞ auch 8.1.2), höherer Konsum lässt das Risiko ansteigen. 12 g Reinalkohol entsprechen z. B. 0,3 l Bier oder 0,15 l Wein mit jeweils durchschnittlichem Alkoholgehalt
- Bestmögliche Einstellung einer evtl. vorhandenen arteriellen Hypertonie (☞ 5.4.3) oder eines Diabetes mellitus (☞ 10.7), da sie wesentlichen Einfluss auf das kardiovaskuläre Risiko haben.

Angesichts der großen medizinischen und sozialen Bedeutung von Herzerkrankungen haben mittlerweile die verschiedensten Einrichtungen, wie z. B. Gesundheitsministerien oder Krankenkassen, Aufklärungskampagnen über den Zusammenhang zwischen Lebensführung und Herzerkrankungen gestartet. Auch entsprechende Sportangebote sind heute in den meisten Regionen verfügbar. Die Pflegenden informieren über die verschiedenen Angebote und motivieren Noch-Gesunde zu Änderungen des Lebensstils. Da gute Vorsätze, den Lebensstil von heute auf morgen komplett umzukrempeln, erfahrungsgemäß nicht lange durchgehalten werden, sind oft kleine, realistische Zwischenziele der bessere Weg.

4.1.3 Rehabilitation

Die Rehabilitation beginnt bereits im Krankenhaus, z. B. im Rahmen der Unterstützung bei der Mobilisation. Oftmals schließt sich an den Aufenthalt im Akutkrankenhaus (fast) unmittelbar eine Anschlussheilbehandlung (AHB) an.

Die Rehabilitation von Menschen mit Herzerkrankungen hat folgende Ziele:
- Die Steigerung der körperlichen Belastbarkeit und das Aufzeigen, welche Belastungen im Alltag möglich sind
- Die Erarbeitung und Umsetzung eines herzgesunden Lebensstils (☞ 4.1.4). Dazu zählen z. B. die Aufklärung über pathophysiologische Zusammenhänge und die Information über individuelle Risikofaktoren und deren bestmögliche Bekämpfung
- Die Akzeptanz der Herzerkrankung als chronischer Erkrankung und die Angstbewältigung
- Die Vermittlung von Stressbewältigungstechniken
- Die Wiedereingliederung in Familie, soziales Umfeld und Beruf, ggf. mit beruflicher Umorientierung.

Da der Verlust der allgemeinen Leistungsfähigkeit eine Sinn- und Lebenskrise auslösen kann, sollte die rehabilitative Pflege zur medizinischen, sozialen und beruflichen Wiederherstellung bereits im Akutkrankenhaus durch eine kompetent durchgeführte Überleitung einsetzen (☞ 1.2.5).

4.1.4 Patientenberatung

Herzerkrankungen können *angeboren* oder im Laufe des Lebens *erworben* sein. Entsprechend unterschiedlich geht der Betroffene mit seiner Krankheit um. Während der Lebensstil eines Kranken mit angeborenem Herzfehler (☞ auch 4.11) meist von Kindheit an die Erkrankung berücksichtigt, muss sich ein Kranker mit einer erworbenen Herzerkrankung, die womöglich urplötzlich über ihn hereingebrochen ist, erst an eine veränderte Lebensweise gewöhnen. Das fällt vielen Patienten schwer. Hier ist Information und Beratung durch das therapeutische Team wichtig, um die Mitarbeit des Patienten an seiner Gesundung zu fördern. Schwerpunkte der Beratung bilden u. a. die Ernährung, eine angemessene körperliche Aktivität, Nikotinverzicht, geringer Alkoholkonsum, die medikamentöse Behandlung und die Notwendigkeit regelmäßiger Kontrolluntersuchungen, jeweils einschließlich ihrer Bedeutung für den Verlauf der Erkrankung und damit den allgemeinen Gesundheitszustand.

Da der Patient etwaige Folgen der Herzerkrankung meist nur unzureichend ermessen kann, ist es oft sinnvoll, wenn sich die Pflegenden den Alltag des Patienten und die bisherigen bzw. erwarteten Einschränkungen beschreiben lassen. Erst dann können ein individuelles pflegerisches Beratungskonzept und Lösungsstrategien entwickelt werden.

Auch die Kontaktaufnahme zu Selbsthilfegruppen, Koronarsportgruppen oder der *Deutschen Herzstiftung* kann für den Patienten hilfreich sein. Adressen dazu stellen die Pflegenden zur Verfügung. Angeboten werden unter anderem Sprechstunden, Zeitschriften, Herz-Seminare/Vorträge, Reisen für Herzkranke, Gesprächs- und Selbsthilfegruppen (✉ 1).

4.1.5 Beobachten, Beurteilen und Intervenieren

Bewegung

In der Akutphase einer Herzerkrankung steht die Entlastung des Herzens im Vordergrund. Entsprechend muss sich der Betroffene schonen und ist in seiner Mobilität teils erheblich eingeschränkt. Nach Abklingen der akuten Beschwerden entscheidet dann der Arzt in Abhängigkeit von Art und Schwere der Erkrankung, welche körperliche Belastung der Patient sich zumuten darf. Häufig wird zusammen mit einem Physiotherapeuten ein individueller Mobilisationsplan (☞ Tab. 4.28) erstellt, um die Herzleistung und die allgemeine Leistungsfähigkeit des Betroffenen wieder zu steigern.

Die pflegerische Beobachtung und Beurteilung bei der Mobilisation umfassen:
• Pulsfrequenz, Pulsrhythmus, Pulsqualität
• Blutdruck
• Hautfarbe (Blässe, Zyanose)
• Atemfrequenz, Atemintensität
• Mimik und Gestik
• Leistungsvermögen (z.B. selbstständige Körperpflege, Treppensteigen).

Die pflegerische Intervention soll die Bewegungsfähigkeit unter aktiver Mitwirkung des Patienten erhalten und fördern. Die hierfür geeigneten Maßnahmen werden innerhalb des Behandlungsteams abgestimmt. Hierzu zählen z.B. eine angepasste Mobilisation oder Maßnahmen im Rahmen der Dekubitus- und Kontrakturenprophylaxe.

Atmung

Herzkranke Patienten leiden oft unter *Atemnot*, die in ausgeprägten Fällen bereits in Ruhe auftritt und dann typischerweise umso schlimmer ist, je flacher der Patient liegt. Erleichterung bringt hier eine Oberkörperhochlagerung bis hin zur **Herzbettlage** (☞ Abb. 4.1), bei der der Patient sowohl Füße als auch Hände abstützen kann.

Die pflegerische Beobachtung und Beurteilung der Atmung beziehen sich auf:
• Atemvolumen (Kurzatmigkeit?), Atemfrequenz (Zunahme wegen Sauerstoffmangel?), Atemgeräusche (z.B. Brodeln?)
• Hautfarbe (Blässe, Zyanose)
• Mimik und Gestik
• Sprache (z.B. abgehackt wegen Kurzatmigkeit).

Pflegerische Interventionen haben die Erhaltung bzw. Förderung einer ausreichenden Sauerstoffversorgung zum Ziel. Dazu zählen z.B. einfache Maßnahmen wie die Oberkörperhochlagerung oder das Öffnen des Fensters, aber auch die Durchführung von Atemübungen im Rahmen der Pneumonieprophylaxe sowie alle Maßnahmen zur Mobilisation (Vertiefung der Atmung).

Körpertemperatur

Bei entzündlichen Herzerkrankungen (☞ 4.7) kann die Körpertemperatur rasch ansteigen und sehr hohe Werte erreichen. Ebenso ist beim Herzinfarkt eine Erhöhung der Körpertemperatur auf subfebrile oder febrile Werte möglich. Auch ein mäßiger Temperaturanstieg kann den Kranken durch die mit der Temperaturerhöhung einhergehende Steigerung der Herzarbeit gefährden.

Die pflegerische Beobachtung und Beurteilung der Körpertemperatur beinhalten:
• Temperaturkontrolle und -verlauf
• Haut (Schwitzen?), Hautfarbe (Blässe, Rötung)
• Konzentration (eingeschränkt wegen Fieber?).

Die pflegerischen Interventionen zur Temperatursenkung (☞ 15.3.1) beinhalten allgemeine Maßnahmen wie z.B. Wadenwickel sowie ggf. die medikamentöse Behandlung nach Arztanordnung. Es sollten prinzipiell keine Maßnahmen durchgeführt werden, die den Kreislauf stark belasten.

Ernährung

Viele Risikofaktoren für kardiovaskuläre Erkrankungen sind ernährungsabhängig (z.B. Übergewicht ☞ 10.8.1, Hyperlipoproteinämie ☞ 10.8.2) und können durch eine Ernährungsumstellung positiv beeinflusst werden.

Die ernährungsbezogene pflegerische Beobachtung und Beurteilung stützen sich auf:
• Ernährungszustand, Gewicht
• Ernährungsgewohnheiten, berufliche und familiäre Bedingungen
• Flüssigkeitshaushalt.

Bei der Intervention steht in der Akutphase oft im Vordergrund, eine dem aktuellen Gesundheitszustand angepasste Ernährung zu gewährleisten. Später sind die Ernährungsberatung in Zusammenarbeit mit der Diätassistentin und regelmäßige Gewichtskontrollen besonders wichtig.

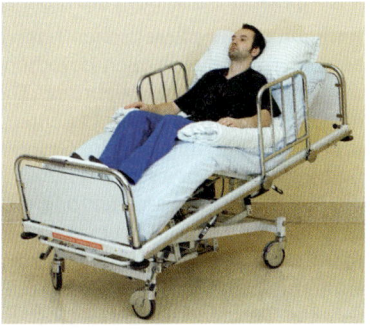

Abb. 4.1: Herzbettlage. Diese Lagerung kann in den Standard-Patientenbetten nicht durchgeführt werden. Dafür geeignet sind Herzbetten mit nach *unten* verstellbarem Fußende. [K115]

Ausscheidung

Eine Herzschwäche kann zu krankhaften Ödemen führen, die den Patienten z. B. durch Einschränkung der Atmung, der Durchblutung und der Herzleistung gefährden. Die oft erforderliche körperliche Schonung und eine evtl. nötige Trinkmengenbeschränkung begünstigen das Entstehen einer Obstipation. Diese ist für den Patienten nicht nur unangenehm, sondern unter Umständen auch gefährlich: Durch eine abdominale Druckerhöhung während des Pressens beim Stuhlgang steigt der Widerstand in der Aorta, und das Herz muss mehr Kraft aufwenden, um das Blut aus der linken Kammer auszuwerfen. Die intrathorakale Druckerhöhung kann (zusätzliche) Atemnot auslösen.

Die pflegerische Beobachtung und Beurteilung berücksichtigen:
- Flüssigkeitshaushalt: Dokumentation von Ein- und Ausfuhr
- Gewicht (Zunahme durch Flüssigkeitseinlagerung?)
- Haut (Ödem- bzw. Exsikkosezeichen), Schleimhäute
- Atmung (Brodeln durch Flüssigkeitseinlagerung?)
- Stuhlausscheidung (Obstipation?).

Die pflegerischen Interventionen umfassen zum einen die Bilanzierung der dokumentierten Ein- und Ausfuhr, um festzustellen, ob der Patient z. B. krankhaft Flüssigkeit einlagert. Zum anderen wird zur Erleichterung der Defäkation eine Obstipationsprophylaxe (☞ 7.2.7) durchgeführt. Schonende Ausscheidungshilfen wie Wickel (z. B. ein Kartoffelwickel auf den Unterbauch) oder orale Laxantien sind belastenden Maßnahmen wie Einläufen vorzuziehen (Arztanordnung beachten).

Psychische Verfassung

Viele akut Herzkranke leben in ständiger Sorge um ihr Leben und sind dadurch in allen Lebensbereichen eingeschränkt. Sie haben z. B. Angst sich zu bewegen und dadurch eine akute Verschlechterung auszulösen, andererseits können sie sich infolge der Angst auch nicht entspannen und manchmal sogar kaum schlafen, weil sie Angst vor dem (Herz-)Tod im Schlaf haben.

Die Beobachtung und Beurteilung der psychischen Verfassung des Patienten berücksichtigen:
- Angstsymptome (Schlaflosigkeit, Weinen, Lethargie, fehlendes Selbstvertrauen, aber auch z. B. Tachykardie)
- Positive oder negative Bewertungen des Gesundheitszustands durch den Patienten
- Allgemeine psychische Verfassung (Zuversicht, Hoffnung, Zukunftspläne)
- Kooperationsgrad des Patienten.

Im Rahmen der pflegerischen Interventionen ist der Aufbau einer vertrauensvollen Beziehung zu den Betroffenen von entscheidender Bedeutung. Die Pflegenden begegnen allen Äußerungen des Patienten mit Aufmerksamkeit und Wertschätzung, zeigen Gesprächsbereitschaft, Einfühlungsvermögen und Verständnis. Die Pflegenden handeln auch in angstbesetzten oder gar kritischen Situationen ruhig und souverän, um etwaige Ängste des Patienten nicht zu steigern. Auf diese Weise wird dem Patienten das Gefühl gegeben, dass ihm jederzeit fachlich kompetent geholfen werden kann.

Vorsicht!

Die von herzkranken Patienten geschilderten Symptome wie Schmerzen hinter dem Brustbein, Atemnot, Herzklopfen oder -stolpern werden stets ernst genommen, da sie eine plötzliche, evtl. bedrohliche Zustandsverschlechterung ankündigen können. Dann informieren die Pflegenden unverzüglich den Arzt.

Alltagsbewältigung

Herzkrank zu sein kann für den Betroffenen eine massive Veränderung seiner bisherigen Alltagsgestaltung bedeuten. Einzelne Aktivitäten können eingeschränkt sein bzw. unter Umständen gar nicht mehr ausgeführt werden. Dazu zählt möglicherweise auch die Aufgabe der bisherigen beruflichen Tätigkeit.

Manchen Patienten fällt es sehr schwer, sich mit diesen Veränderungen abzufinden. Sie hadern mit der Situation, ziehen sich zurück oder reagieren gereizt. Von Angehörigen und Pflegenden ist daher Einfühlungsvermögen und Verständnis gefordert. In Gesprächen können Möglichkeiten zur Fortführung einzelner Lebensgewohnheiten und zur Erhaltung der Lebensqualität aufgezeigt werden. Die Pflegenden unterstützen den Patienten dabei, Einschränkungen zu verarbeiten und neue Lebensziele zu entwickeln. Wesentliche Grundlage hierfür ist das Wissen des Betroffenen um die Auswirkung von Risikofaktoren auf den Rehabilitationsprozess und die weitere Lebensplanung.

Kriterien zur Beobachtung und Beurteilung der Alltagsbewältigung sind z. B.:
- In welchem Maß kann der Patient seiner Erkrankung einen Sinn zuweisen?
- Ist der Patient in der Lage, mit seiner momentanen Situation umzugehen?
- Welche Möglichkeiten hat er, die Lage kognitiv zu verarbeiten und dabei Erkenntnisse für die weitere Lebensplanung abzuleiten?

Ziel der pflegerischen Intervention ist die Rückführung des Patienten in eine möglichst unabhängige Alltagsgestaltung z. B. durch Gespräche. Verfolgt wird dieses Ziel in Zusammenarbeit mit anderen Mitgliedern des therapeutischen Teams (Psychologe, Sozialarbeiter etc.) sowie den Angehörigen und durch die Kontaktvermittlung zu Selbsthilfegruppen.

Der Patient erhält einen Herzpass oder Notfallausweis mit der Diagnose seiner Erkrankung, den einzunehmenden Medikamenten, der Adresse des behandelnden Arztes sowie der Telefonnummer für Notfälle.

4.1.6 Der zentrale Venendruck

Zentraler Venendruck (kurz **ZVD**): Blutdruck im intrathorakalen Hohlvenensystem, gemessen in aller Regel in der V. cava superior unmittelbar vor dem rechten Vorhof. Maß für die Funktion des rechten Herzens und den Füllungszustand des venösen Systems. Normwert 2–12 cm H_2O (1,5–9 mmHg) mit geringen atemabhängigen Schwankungen.

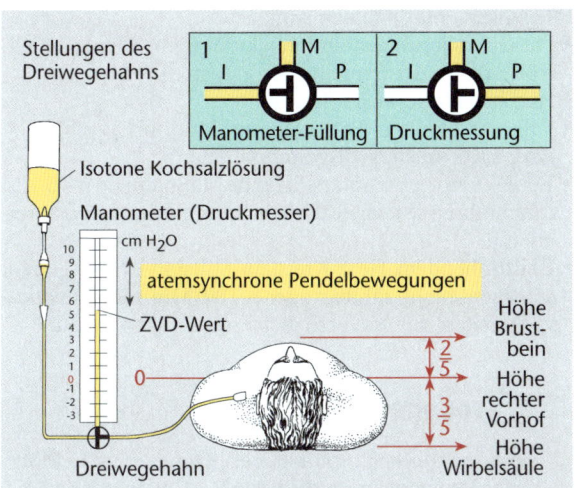

Stellungen des Dreiwegehahns

1 — Manometer-Füllung | 2 — Druckmessung

Isotone Kochsalzlösung

Manometer (Druckmesser)

cm H₂O

atemsynchrone Pendelbewegungen

ZVD-Wert

Höhe Brustbein

Höhe rechter Vorhof

Höhe Wirbelsäule

Dreiwegehahn

Abb. 4.2: Messprinzip der ZVD-Messung. Vor der ZVD-Messung werden der Patienten- und der Manometerschenkel des ZVD-Systems mit Flüssigkeit gefüllt. Der Bakterienfilter des Messschenkels darf dabei nicht mit Flüssigkeit benetzt werden. I = Infusions-Schenkel; M = Manometer-Schenkel; P = Patienten-Schenkel. [A400]

Hauptindikationen der ZVD-Messung sind die Überwachung des Kreislaufs und des Flüssigkeitshaushaltes von Schwerkranken (z. B. bei Schock). Die Pflegenden messen den ZVD auf ärztliche Anordnung.

Bei Hypovolämie (Volumenmangel) ist der ZVD erniedrigt, bei Hypervolämie, Herzinsuffizienz (vor allem Rechtsherzinsuffizienz ☞ 4.5.1, 4.5.2), Lungenembolie (☞ 6.10.1) oder **Perikardtamponade** (*Herzbeuteltamponade*, Flüssigkeitsansammlung im Herzbeutel mit Kompression des Herzens) erhöht.

Zur *Durchführung* der ZVD-Messung wird der Infusionsschlauch des Messschenkels mit Flüssigkeit gefüllt. Der Zeiger der Messleiste zeigt auf den mit der Thoraxschublehre markierten Nullpunkt am Brustkorb des Patienten. Durch anschließendes Öffnen des Dreiwegehahns entsteht eine Verbindung zwischen Messschenkel und zentralem Venenkatheter. Es kommt zu einem Druckausgleich zwischen Patienten und Messschenkel, der als Wert am Manometer ablesbar ist. Hierbei sind atemsynchrone Pendelbewegungen zu berücksichtigen. 🖥

4.2 Hauptbeschwerden und Leitbefunde des Herzpatienten

Atemnot (Dyspnoe) ☞ 6.2.1

4.2.1 Schmerzen im Thorax („Herzschmerzen")

> **„Herzschmerzen":** Im allgemeinen Sprachgebrauch alle Schmerzen in der linken Thoraxhälfte *(linksthorakal)* oder hinter dem Sternum *(retrosternal)*. Können durch thorakale wie extrathorakale Erkrankungen bedingt sein.

Sorgfältige Anamnese und eingehende körperliche Untersuchung erlauben dem Arzt bei **Schmerzen im Thorax** oft bereits eine Eingrenzung der möglichen Ursachen.

Die Schmerzanamnese umfasst die aktuellen Beschwerden, zeitliches Auftreten und Verlauf (Seit wann? Allmählich oder plötzlich einsetzend? Dauerschmerz?), Lo-

Krankheitsbild Details	Charakteristik des Thoraxschmerzes	Auslösende/bessernde Faktoren; Besonderheiten
(Stabile) Angina pectoris ☞ 4.4.1	Retrosternaler Schmerz mit Beklemmungs- und Engegefühl im Thorax. Ausstrahlung v. a. in den linken Arm oder in den Hals, seltener in den rechten Arm, den Rücken oder den Oberbauch	Besserung innerhalb weniger Minuten durch Nitratgabe oder körperliche Ruhe
Akutes Koronarsyndrom ☞ 4.4.2	Plötzlich heftigster, anhaltender retrosternaler Schmerz. Häufig Vernichtungsgefühl (Todesangst), starke Unruhe, Übelkeit, Ausbruch kalten Schweißes	Keine, nur geringe und/oder zu spät einsetzende Besserung nach Nitratgabe oder Ruhe
Perikarditis ☞ 4.7.3	Über Stunden oder Tage anhaltende Schmerzen ähnlich Angina pectoris oder Herzinfarkt. Evtl. vorangegangener Infekt, Fieber	Schmerzverstärkung im Liegen, bei tiefer Einatmung, bei bestimmten Bewegungen. Besserung im Sitzen
Aortendissektion ☞ 5.5.9	Plötzlicher, reißender Brustschmerz, häufig in den Rücken ausstrahlend und nach unten „wandernd". Evtl. kurzer Bewusstseinsverlust, neurologische Ausfälle, fehlende Extremitätenpulse, zu niedriger Blutdruck	Meist arterielle Hypertonie bekannt, seltener Marfan-Syndrom (☞ 5.5.8)
Hypertensiver Notfall ☞ 5.4.2	Angina pectoris, Atemnot, evtl. Kopfschmerzen, Schwindel, Sehstörungen, Bewusstseinstrübung, zerebrale Krämpfe	Blutdruck ≥ 200/100 mmHg
Lungenembolie ☞ 6.10.1	Plötzliche atemabhängige Brustschmerzen. Husten, Atemnot, Zyanose, Tachykardie, evtl. Schocksymptome	Meist Schmerzverstärkung bei Einatmung. Auslöser oft plötzliche Bewegungen, Anstrengung (z. B. Pressen)
Pleuritis ☞ 6.11.1	Starke atemabhängige Schmerzen, evtl. Ausstrahlung in Oberbauch oder Schulter. Schonatmung, Schonhaltung. Oft Fieber	Bei der Auskultation Pleurareiben
Pneumothorax ☞ 6.9	Einseitige, stechende Brustschmerzen, Atemnot, Hustenreiz, asymmetrische Atembewegungen	Einseitig fehlende Atemgeräusche

Tab. 4.3: Thoraxschmerzen („Herzschmerzen") können durch zahlreiche Erkrankungen bedingt sein, hier ein Überblick über die wichtigsten im Brustraum.

kalisation und Ausstrahlung, Schmerzcharakter (z. B. stechend oder dumpf?), Intensität und Begleitumstände (abhängig von Tageszeit, psychischer oder körperlicher Belastung?).

Die wichtigsten Krankheitsbilder des Brustraumes, die sich in retrosternalen Schmerzen äußern können, zeigt Tab. 4.3. Außerdem können Erkrankungen der Wirbelsäule und Rumpfmuskulatur, des Ösophagus oder des Abdomens (☞ Kap. 8) zu Thoraxschmerzen führen.

 Jeder akute „Herzschmerz" wird bis zum Beweis des Gegenteils als bedrohlich eingestuft.

Pflege

Die Pflegenden achten auf Schmerzzeichen, Hautveränderungen (Zyanose), Bewusstseinszustand und psychische Verfassung des Patienten. Sie beobachten die Vitalzeichen (Puls, RR, Atmung, Temperatur) und beurteilen die Messergebnisse (z. B. Bluthochdruck? Pulsabfall?). Die Qualität des Thoraxschmerzes wird anhand der in Tab. 4.3 dargestellten Charakteristik beurteilt.

Allgemeine pflegerische Maßnahmen sind:
- Sicher und beruhigend auftreten
- Atmungserleichternde Lagerung durchführen (z. B. Oberkörperhochlagerung)
- Patienten Bettruhe bzw. körperliche Schonung einhalten lassen
- Beengende Kleidung lockern oder entfernen
- Arzt informieren
- Vitalzeichen weiter kontrollieren
- Für ausreichende Sauerstoffzufuhr sorgen, z. B. Fenster öffnen, Sauerstoff auf Arztanordnung geben
- Diagnostische und therapeutische Maßnahmen nach Arztanordnung durchführen, z. B. EKG anmelden, Bedarfsmedikation (z. B. Nitrolingual-Spray) verabreichen
- Sicherheit gewährleisten durch kontinuierliche Betreuung und Überwachung.

4.2.2 Herzklopfen, Herzrasen, Herzstolpern

Der Gesunde spürt seinen eigenen Herzschlag nur bei körperlicher oder psychischer Belastung oder wenn er bewusst darauf achtet. Die Wahrnehmung des eigenen Herzschlags, insbesondere in Ruhe, kann auf eine Herzerkrankung hinweisen:
- **Herzklopfen** *(Palpitation)* meint ganz allgemein das unangenehme oder verstärkte Spürbarwerden des eigenen Herzschlages
- Eine ausgeprägte Beschleunigung des Herzschlages (Tachykardie) bezeichnet der Patient als **Herzrasen.** Möglicherweise wird dem Betroffenen schwindelig oder er wird sogar bewusstlos (☞ 4.6.2)
- Extrasystolen (☞ 4.6.1) werden oft als **Herzstolpern** umschrieben.

Pflege

Die Patientenbeobachtung umfasst Pulsfrequenz, -rhythmus, -qualität, Blutdruck, Hautfarbe und Bewusstseinslage.

Pflegerische Maßnahmen sind:
- Patienten beruhigen und möglichst nicht alleine lassen. Körperliche Anstrengung des Patienten vermeiden
- Arzt benachrichtigen (lassen)
- Falls vorhanden, Patienten an Monitor anschließen oder EKG ableiten (Rhythmusstreifen)
- Bei Atemnot atemunterstützende Maßnahmen (☞ 6.1.5) durchführen, Sauerstoff nach Arztanordnung verabreichen
- Bei drohendem Herz-Kreislauf-Stillstand (Puls extrem schwach, nicht zählbar oder > 180/Min.) Reanimation vorbereiten, ggf. unverzüglich reanimieren (☞ 3.2).

4.2.3 Synkopen

Synkope *(griech.:* plötzlicher Kräfteverlust): Plötzlicher Bewusstseinsverlust von Sekunden oder Minuten Dauer infolge einer vorübergehenden Mangelversorgung des Gehirns.

Häufige und harmlose Formen der **Synkope** sind:
- Die **vasovagale Synkope,** bei der z. B. Schreck, Angst oder Aufregung reflektorisch zu Gefäßerweiterung und ausgeprägter Bradykardie führen. Häufige Vorboten sind Übelkeit, Schwäche- oder Kältegefühl, Sehstörungen und Schwindel
- Die sehr ähnliche **orthostatische Synkope,** die vor allem bei jungen Menschen (Frauen häufiger als Männern) mit niedrigem Blutdruck nach schnellem Aufstehen vorkommt, besonders bei Wärme. Durch unzureichende Gefäßengstellung „versackt" hier das Blut in den Beinen.

Bei beiden ist die Prognose gut, der Kreislauf normalisiert sich in der Regel innerhalb von Sekunden.

Synkopen können aber auch Zeichen ernst zu nehmender Erkrankungen sein, z. B.:
- Kardiale Synkopen z. B. durch Herzrhythmusstörungen (**Adams-Stokes-Anfall,** ☞ auch 4.6.3) oder *Herzinfarkt* (☞ 4.4.2)
- Synkopen beim *Karotissinus-Syndrom* (☞ 4.6.4)
- **Zerebro-vaskuläre Synkopen** bei TIA *(transitorisch ischämische Attacke* ☞ 5.6.2).

Unabhängig von der Häufigkeit ihres Auftretens muss jede Synkope diagnostisch geklärt werden.

Pflege

Die pflegerische Beobachtung umfasst die Vitalzeichen, den Bewusstseinszustand und evtl. neurologische Ausfälle.

Pflegerische Maßnahmen sind:
- Patienten sofort hinlegen (nicht hinsetzen), dabei Kopf tief und Beine hoch lagern *(Schocklage)*
- Arzt und weitere Pflegekräfte informieren, dabei Patienten nicht allein lassen
- EKG auf Arztanordnung ableiten (lassen).

4.2.4 Zyanose

Zyanose: Bläulich-rote Verfärbung der Haut und/oder Schleimhäute durch verminderten Sauerstoffgehalt des Blutes oder – genauer – erhöhte Konzentration von nicht mit Sauerstoff beladenem Hämoglobin im Blut. Besonders gut sichtbar im Bereich der Lippen und der Akren (Finger-, Zehen-, Nasenspitze).

Bei der **zentralen Zyanose** ist die arterielle O_2-Sättigung vermindert, d. h. die Erythrozyten sind nicht vollständig mit Sauerstoff beladen. Ursachen sind Lungenerkrankungen mit Behinderung des Gasaustausches, eine Lungenembolie oder Herzfehler, bei denen es über einen Shunt (Kurzschlussverbindung) zu einer Vermischung von venösem (sauerstoffarmem) und arteriellem (sauerstoffreichem) Blut kommt. Typisch ist, dass auch gut durchblutete Organe wie etwa die Zunge zyanotisch sind.

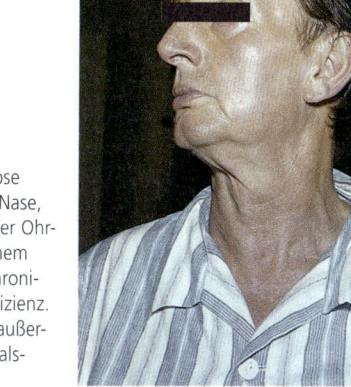

Abb. 4.4: Zyanose der Lippen, der Nase, des Kinns und der Ohrläppchen bei einem Patienten mit chronischer Herzinsuffizienz. Erkennbar sind außerdem die gestaute Halsvenen. [R168]

Bei der **peripheren Zyanose** werden die roten Blutkörperchen in der Lunge ausreichend mit Sauerstoff beladen, dem Blut wird im Gewebe aber vermehrt Sauerstoff entzogen (erhöhte Sauerstoffausschöpfung). Ursache ist meist eine verlangsamte Blutzirkulation (z. B. bei Herzinsuffizienz).

Häufiges Begleitsymptom der Zyanose ist Atemnot. Viele Patienten leiden außerdem unter Kopfschmerzen, Müdigkeit und Konzentrationsschwäche und frieren leicht.

Pflege

Insbesondere bei gefährdeten Patienten achten die Pflegenden bei allen Pflegemaßnahmen auf eine (zunehmende) Zyanose. Am besten können Veränderungen von Haut und Lippen während der Ganzkörperwäsche beurteilt werden.

Da Patienten mit einer Zyanose häufig frieren, sorgen die Pflegenden für ausreichende Wärme. Weitere Pflegemaßnahmen richten sich nach der Grunderkrankung, die zu der Zyanose geführt hat.

Atemunterstützende Maßnahmen ☞ *6.1.5*

Maßnahmen bei akuter Atemnot ☞ *6.2.1*

4.3 Der Weg zur Diagnose in der Kardiologie

4.3.1 Anamnese und körperliche Untersuchung

Anamnese

Viele Symptome eines Herzkranken können vorübergehend auch beim Gesunden oder bei anderen Erkrankungen auftreten. Häufig nehmen die Betroffenen die Veränderungen zudem nicht wahr, weil sie langsam über Monate entstehen. Fragen zur Vorgeschichte erstrecken sich daher nicht nur auf die Leitsymptome (☞ 4.2), sondern z. B. auch auf:

• Beinödeme oder Gewichtszunahme als Zeichen von Wassereinlagerungen (z. B. bei Herzinsuffizienz ☞ 4.5)

• Vermehrtes nächtliches Wasserlassen (z. B. bei Herzinsuffizienz, aber auch bei Prostatavergrößerung oder großer Trinkmenge am Abend)

• Verminderte Belastungsfähigkeit und vermehrte Atemnot, die z. B. auch bei Infekten auftreten können.

Außerdem erfragt der Untersucher gezielt die kardiovaskulären Risikofaktoren, allen voran Rauchen, Fettstoffwechselstörungen, Diabetes mellitus und arterielle Hypertonie.

Körperliche Untersuchung

Blutdruckmessung ☞ *5.3.2*

Bei der allgemeinen körperlichen Untersuchung achtet der Untersucher besonders auf Ödeme oder eine Lebervergrößerung als Zeichen einer Herzinsuffizienz. Wichtig sind auch Hautfarbe, Atmung, Tolerieren des flachen Liegens und (Hals-)Venenfüllung.

Pulskontrolle

Obligater Bestandteil jeder kardiologischen Untersuchung ist die **Pulskontrolle.** Beim Gesunden liegt die **Pulsfrequenz** in Ruhe bei etwa 60–75/Min., in hohem Lebensalter etwas höher, bei Leistungssportlern niedriger. Beim Pulstasten achtet der Untersucher außerdem auf:

• **Pulsrhythmus.** Normalerweise ist der Puls regelmäßig. Eine **respiratorische Arrhythmie** (Schnellerwerden des Pulses beim Ein- und Langsamerwerden beim Ausatmen) ist physiologisch. Alle anderen **Arrhythmien** (unregelmäßiger Puls) sind verdächtig auf eine Herzrhythmusstörung

• **Pulsqualität.** Der normale Puls ist weich und gut gefüllt. Bei arterieller Hypertonie oder arteriosklerotisch bedingtem Elastizitätsverlust der Arterien ist der Puls z. B. härter als normal, bei arterieller Hypotonie weich und schlecht gefüllt bis hin zum fadenförmigen Puls bei Schock

• **Pulsdefizit.** Kommen nicht alle Herzschläge in der Peripherie „an", so liegt die Pulsfrequenz unter der auskultatorisch feststellbaren Herzfrequenz. Ein solches Pulsdefizit tritt z. B. bei Extrasystolen (Extraschlägen des Herzens, ☞ 4.6.1) und bei der absoluten Arrhythmie bei Vorhofflimmern (☞ 4.6.2) auf.

4

Auskultation des Herzens

Die bei der Herztätigkeit erzeugten Schwingungen werden auf den Brustkorb übertragen, wo sie von außen mit einem Stethoskop zu hören sind. Als **Herztöne** werden dabei in der Regel die kurzen Schallphänomene bezeichnet, die bei jeder Herzaktion auftreten.

Beim Erwachsenen lassen sich am gesunden Herzen *zwei* Herztöne auskultieren:

- Den **ersten Herzton** hört man in der Anspannungsphase der Kammern (Kammersystole), deswegen heißt er auch *Anspannungston.* Er kommt durch den Schluss der Mitral- und Trikuspidalklappe sowie die ruckartigen Kontraktionen des Kammermyokards zustande, durch die das Blut in den Kammern in Schwingungen gerät
- Der **zweite Herzton** entsteht durch das „Zuschlagen" der Aorten- und der Pulmonalklappe. Er kennzeichnet das Ende der Systole.

Ein **dritter Herzton** während der Füllungsphase der Kammern (Diastole) ist bei (älteren) Erwachsenen in aller Regel krankhaft.

Sind neben den oben genannten Herztönen weitere, meist länger dauernde Geräusche zu hören, werden diese als **Herzgeräusche** bezeichnet. Sie können auch beim Gesunden vorkommen, weisen jedoch oft auf einen gestörten Blutfluss hin, z. B. durch Herzklappenfehler.

> Lässt sich ein Herzgeräusch während der Kammersystole auskultieren, handelt es sich um ein **Systolikum,** ist es während der Kammerdiastole zu hören, um ein **Diastolikum.** Auch systolisch-diastolische Geräusche sind möglich.

Weitere Kriterien bei der Beurteilung eines Herzgeräusches sind z. B., wo genau es am lautesten zu hören ist, ob es in (linke) Achsel oder Karotiden weitergeleitet wird und wie es sich verhält, wenn der Patient seine Körperlage verändert. Aufgrund der zeitlichen und örtlichen Zuordnung der Herzgeräusche sowie des Geräuschcharakters kann der Arzt oft bereits den Verdacht auf einen bestimmten Herzklappenfehler äußern.

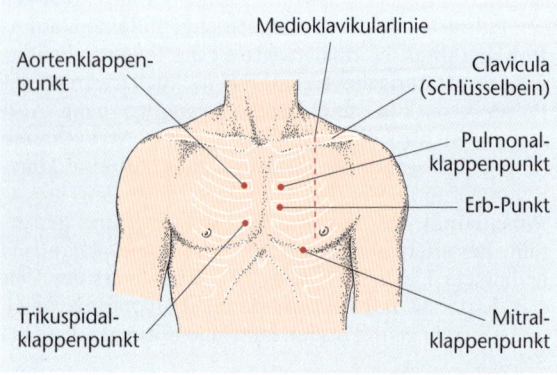

Abb. 4.5: Auskultationspunkte des Herzens. Eingezeichnet sind die Abbildungen **(Projektionen)** der Klappen auf die Thoraxwand und die besten Abhörstellen für die einzelnen Klappen. Die Pfeile markieren die Richtung des Blutstroms, der das Klappengeräusch fortleitet. Am **Erb-Punkt** (3. ICR links neben dem Sternum) kann man sich am besten einen Überblick über alle Herztöne verschaffen. [A400-190]

4.3.2 Elektrokardiogramm (EKG)

Bei der Weiterleitung des elektrischen Impulses im Herzen entsteht ein geringer Stromfluss, der sich bis auf die Körperoberfläche ausbreitet und sich an der Thoraxwand oder an Armen und Beinen messen lässt. Diese Stromflusskurve des Herzens heißt *Elektrokardiogramm* oder kurz **EKG.**

Das EKG gibt zum einen Auskunft über den Herzrhythmus, zum anderen über die Erregungsleitung und -rückbildung in der Arbeitsmuskulatur des Herzens (Myokard). Ist z. B. ein Teil des Muskelgewebes abgestorben (etwa nach einem Herzinfarkt ☞ 4.4.2), wird hier der Strom nicht mehr weitergeleitet.

Wird in der Klinik von einem „EKG" gesprochen, so ist das von der Körperoberfläche abgeleitete **Oberflächen-EKG** gemeint. Meist wird ein **Ruhe-EKG** abgeleitet, bei dem der Patient ruhig auf einer Liege oder im Bett liegt. Sonderformen des EKGs sind das **Belastungs-EKG** und das **Langzeit-EKG** (☞ 4.3.3 und 4.3.4). Bei einem **Monitor-EKG** wird das EKG zur Überwachung des Patienten kontinuierlich abgeleitet. Die Herzströme sind auf dem Monitor sichtbar und können bei Bedarf ausgedruckt werden.

Indikationen für ein EKG

Ein EKG wird abgeleitet bei Verdacht auf Herzerkrankungen, zur Herzschrittmacherkontrolle (☞ 4.6.5), bei der Gesundheitsvorsorge durch den Hausarzt, zur Überprüfung vor Operationen und als Monitor-EKG bei Notfall-Patienten, Intensiv-Patienten und während jeder Operation.

Pflege

Material

- EKG-Gerät mit zehn Elektrodenkabeln und einer Rolle EKG-Papier
- Klemm- oder Saugelektroden oder selbstklebende Einmalelektroden
- Ggf. EKG-Monitor
- Ggf. Elektrodengel und/oder Elektrodenpapier
- Ggf. Einmalrasierer für die Brustbehaarung.

Der Patient soll den Oberkörper, die Unterarme und die Unterschenkel freimachen. Seine Füße dürfen Metallteile des Bettgestells nicht berühren, da hierdurch die Impulsübertragung gestört wird.

Durchführung

Um standardisierte und damit auswertbare Ergebnisse zu erhalten, sind die Punkte zur Ableitung der Herzströme genau definiert. Auf diesen Punkten werden die Elektroden angebracht. Zur Steigerung der Leitfähigkeit werden bei Klemmelektroden feuchte Elektrodenpapierstreifen zwischengelegt, auf Saugelektroden wird Elektroden-Gel oder eine andere leitfähige Flüssigkeit aufgetragen. Selbstklebende Einmalelektroden enthalten das Gel unter der Folie. Haften alle Elektroden gut, werden sie mit den Ableitungen des Gerätes verbunden. Dann kann das Gerät eingeschaltet und die Herzstromkurve abgeleitet werden. Der *Elektrokardiograph* zeichnet die Ströme auf einem Streifen Papier auf.

Es gibt unterschiedliche Ableitungssysteme. Die beiden gebräuchlichsten sind die *Extremitätenableitungen* und die *unipolaren Brustwandableitungen*.

Nachbereitung

- Qualität des EKGs beurteilen (Linien in der richtigen Position? Verwackelt? Wechselstromsignale?)
- Ableitungen entfernen, dem Patienten Tücher zum Abwischen des Gels geben (evtl. helfen) und ihn bitten, sich wieder anzuziehen (evtl. helfen)
- Auf dem EKG-Streifen Namen und Geburtsdatum des Patienten sowie Datum und Uhrzeit notieren bzw. auf dem Ausdruck überprüfen, Ableitungsmodus kennzeichnen, Besonderheiten (wie z.B. Beschwerden des Patienten) vermerken
- EKG an den Arzt weiterleiten
- Saugelektroden reinigen und desinfizieren, Einmalelektroden in den Müll entsorgen
- Durchführung des EKGs dokumentieren.

Extremitätenableitungen nach Einthoven und Goldberger

Für die **Extremitätenableitungen** werden die Elektroden ca. 2 cm oberhalb der Fuß- oder Handgelenke angebracht und mit den Ableitungen des Gerätes verbunden (Anschluss der Kabel ☞ Abb. 4.6). Der genaue Ort spielt keine entscheidende Rolle.

Bei den **bipolaren Extremitätenableitungen nach Einthoven** wird jeweils die Spannung zwischen zwei Extremitäten registriert. Die Ableitungen werden definitionsgemäß als Ableitungen I, II und III bezeichnet (☞ Abb. 4.6). Bei den **unipolaren Extremitätenableitungen nach Goldberger** wird die Spannung zwischen einer Extremität und einem „elektrischen Nullpunkt" gemessen. Der elektrische Nullpunkt wird durch Zusammenschluss von zwei Elektroden erreicht, benannt wird die jeweilige Ableitung nach der dritten, „empfindlichen" Elektrode (aVR = rechter Arm, aVL = linker Arm, aVF = linker Fuß, a = augmented = verstärkt).

Unipolare Brustwandableitungen nach Wilson

Für die **unipolaren Brustwandableitungen nach Wilson** (V_1–V_6) werden die Elektroden genau an folgenden Punkten angebracht und mit den Ableitungen des Gerätes verbunden (☞ Abb. 4.6):

- V_1 = rechts parasternal (am Sternumrand) im 4. ICR (Interkostalraum)
- V_2 = links parasternal im 4. ICR
- V_3 = auf der 5. Rippe zwischen V_2 und V_4 (etwas oberhalb der Herzspitze)
- V_4 = in der linken Medioklavikularlinie (MCL) im 5. ICR links (Herzspitze, bei Patientinnen mit großen Brüsten wird die Elektrode unter der Brustfalte befestigt)
- V_5 = vordere Axillarlinie (am vorderen Rand der Achselhöhle) links in Höhe V_4
- V_6 = mittlere Axillarlinie links in Höhe V_4.

Bei speziellen Fragestellungen, etwa zur genauen Beurteilung der Herzhinterwand oder des rechten Herzens, werden auf Arztanordnung noch weitere Ableitungen angelegt:

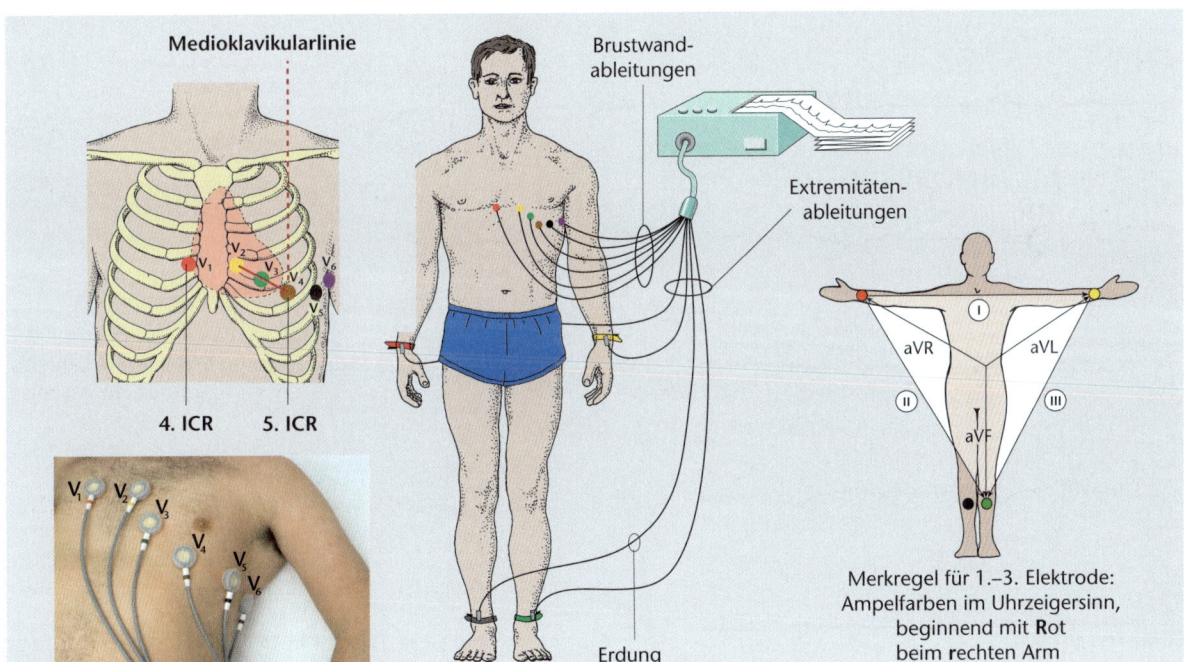

Abb. 4.6: Oben links und Mitte: Platzierung der EKG-Elektroden an der Brustwand und den Extremitäten. Man unterscheidet die sechs Extremitätenableitungen I, II, III, aVR, aVL und aVF von den sechs Brustwandableitungen V_1 bis V_6. Üblicherweise werden beide Verfahren gemeinsam durchgeführt. [A400]

Rechts: Ableitungen I, II, III = Bipolare Extremitätenableitungen nach Einthoven. Ableitungen aVR, aVL, aVF = Unipolare Extremitätenableitungen nach Goldberger. [K115, L157]

Foto unten links: Korrekt angelegte Brustwandableitungen mit Saugelektroden. [K115]

- V_7 auf der gleichen Höhe wie V_6, jedoch in der hinteren Axillarlinie
- V_8 in gleicher Höhe wie V_7 in der Mitte des Schulterblatts
- V_9 in gleicher Höhe wie V_7 links neben der Wirbelsäule
- V_{3R}–V_{6R} auf der rechten Körperhälfte spiegelbildlich zu V_3–V_6.

Üblicherweise werden auf der ersten Seite des EKGs die Extremitätenableitungen mit einem Papiervorschub von 50 mm/Sek. (zur guten Detailerkennbarkeit) geschrieben, auf einer weiteren Seite die unipolaren Brustwandableitungen nach Wilson und als letztes zwei weitere Seiten der Extremitätenableitungen, diesmal zur besseren Rhythmusbeurteilung mit 25 mm/Sek. (hausinterne Richtlinien beachten). Wird das EKG mit 25 mm/Sek. besonders lange ausgedruckt, um den Herzrhythmus besser beurteilen zu können, so wird dies als *EKG mit langem Rhythmusstreifen* bezeichnet. Auf mindestens einer Seite sollte eine Eichzacke (standardisierte Vergleichszacke) mitgeschrieben werden. Der Patient darf sich während der Ableitung des EKGs nicht bewegen.

Auswertung des EKGs

Aus Form, Amplitude („Höhe") und Dauer der Zacken und Wellen ergeben sich neben Pulsfrequenz und Rhythmusqualität Hinweise auf die Funktion des Reizleitungssystems, Hypertrophie, abnorme Belastung der rechts- oder linksventrikulären Muskulatur, das Vorliegen eines frischen oder älteren Herzinfarktes, einer entzündlichen Herzerkrankung, einer Elektrolytstörung oder auch einer

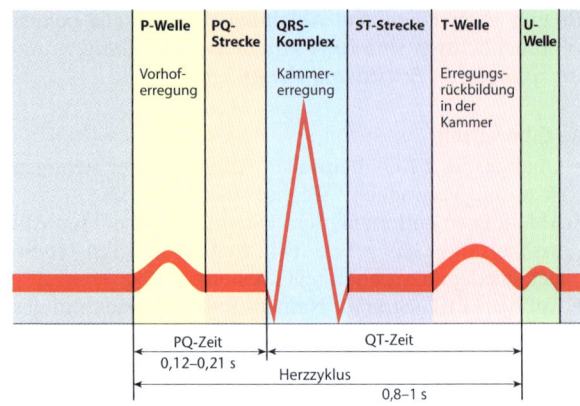

Abb. 4.7: Zacken, Wellen, Strecken und Komplexe im EKG (Ableitung II). [L157]

Lungenembolie. Auch in *welchen* Ableitungen die Veränderungen zu sehen sind, ist für den Arzt von Bedeutung, da hieraus Rückschlüsse auf die Lokalisation der Erkrankung möglich sind, z. B. Vorder- oder Hinterwandinfarkt.

4.3.3 Belastungs-EKG

Das Ruhe-EKG kann z. B. bei einer Verengung der Herzkranzgefäße (☞ 4.4.1) unauffällig sein, obwohl die Durchblutung des Herzens unter Anstrengung nicht mehr ausreicht. Beim **Belastungs-EKG** *(Ergometrie)* versucht man, durch eine an der Herzfrequenz orientierte Belastung

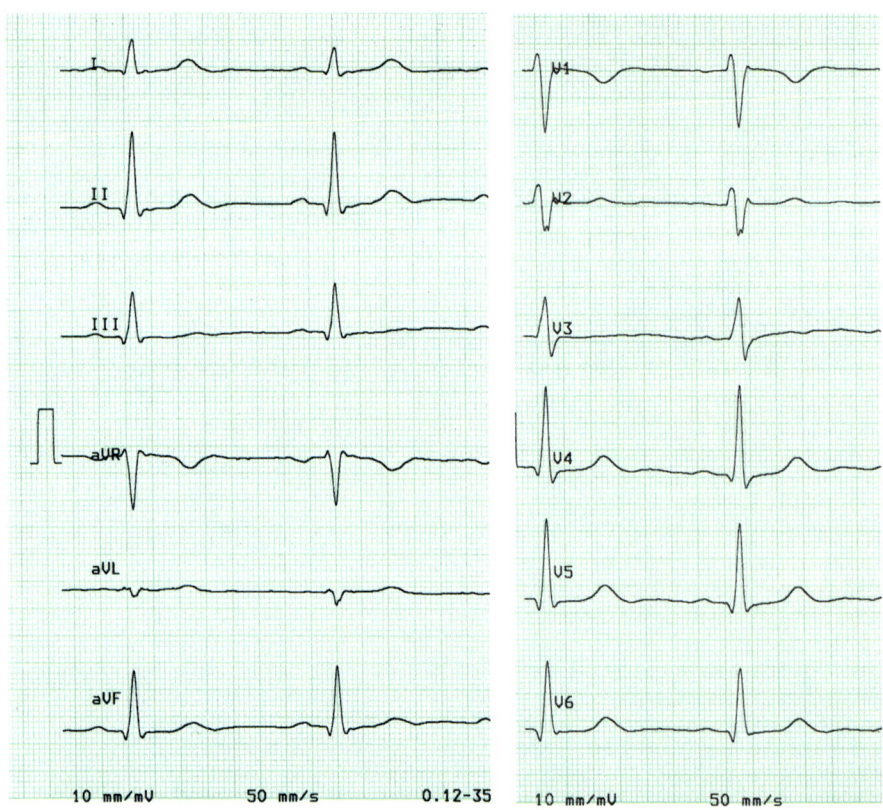

Abb. 4.8: Das Standard-EKG besteht aus den Standard-Ableitungen I, II, III, aVR, aVL, aVF und V_1–V_6. Hier der Normalbefund einer 24-jährigen Frau. [M181]

einen erhöhten Sauerstoffverbrauch und damit EKG-Veränderungen zu provozieren, insbesondere Veränderungen der ST-Strecke oder Herzrhythmusstörungen.

Indikationen des Belastungs-EKGs

Da ein Belastungs-EKG einfach durchzuführen und zugleich aussagekräftig ist, stellt es die am häufigsten angewandte nichtinvasive Untersuchungsmethode auf der Suche nach einer koronaren Herzkrankheit (☞ 4.4.1) dar. Darüber hinaus kann ein Belastungs-EKG angezeigt sein zur:
- Verlaufskontrolle einer koronaren Herzkrankheit oder einer Hypertonie während/nach Therapie
- Beurteilung der körperlichen Leistungsfähigkeit nach einem Herzinfarkt und/oder einem invasiven Eingriff am Herzen (Dilatation, Bypass-Operation)
- Diagnostik und Therapiekontrolle belastungsabhängiger Herzrhythmusstörungen
- Kontrolle der Leistungsfähigkeit von Gesunden bzw. des Trainingszustandes von Sportlern.

Kontraindikationen

Ein Belastungs-EKG darf nicht durchgeführt werden bei ausgeprägter Hypertonie (☞ 5.4.1), schwerer Herzinsuffizienz (☞ 4.5), frischem Herzinfarkt (☞ 4.4.2), instabiler Angina pectoris (☞ 4.4.1), entzündlichen Herzerkrankungen (☞ 4.7), schweren Herzrhythmusstörungen (☞ 4.6) und fieberhaften Erkrankungen.

Durchführung des Belastungs-EKGs

Weit verbreitet ist die **Fahrrad-Ergometrie** im Liegen oder Sitzen, bei der der Patient während der gesamten Belastungszeit mit einer vorgeschriebenen Geschwindigkeit in die Pedale treten muss. Seltener wird die **Laufband-Ergometrie** eingesetzt, bei der der Patient auf einem Laufband geht.

Begonnen wird meist mit einer Belastung von 25 oder 50 Watt. Die Belastung wird dann alle zwei Minuten um 25–50 Watt erhöht, bis der Patient 80–90 % der altersabhängigen maximalen Herzfrequenz (220 minus Lebensalter) erreicht hat.

Die Ergometrie muss sofort abgebrochen werden bei Erschöpfung, stark zunehmender Atemnot, Erreichen der maximalen Herzfrequenz, Schwindel, Kopfschmerz, Zyanose, Angina pectoris, EKG-Veränderungen, die eine akute Schädigung des Herzens anzeigen, ausgeprägten Herzrhythmusstörungen, Blutdruckanstieg über 250/130 mmHg oder Blutdruckabfall.

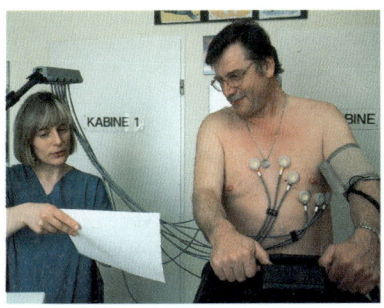

Abb. 4.9: Fahrrad-Ergometrie im Sitzen. Während der Belastung werden Blutdruck, Puls und EKG kontrolliert, ohne die Belastung zu unterbrechen. Nach Belastungsende wird der Patient bis zur Normalisierung der Kreislaufwerte überwacht. [M242]

Material
- (Fahrrad-)Ergometer
- EKG-Gerät mit Elektrodenkabeln und EKG-Papier
- EKG-Monitor
- Saugelektroden
- Blutdruckmessgerät und Stethoskop
- Vorgefertigtes Formular zum Protokollieren.

> **Vorsicht!**
>
> Da bei jeder Ergometrie lebensbedrohliche Zwischenfälle auftreten können, müssen Notfallkoffer/-wagen, Defibrillator und Sauerstoffgerät immer bereitstehen.
>
> Das Belastungs-EKG darf nur in ständiger Anwesenheit eines Arztes durchgeführt werden.

Die Punkte zur Ableitung der Herzströme entsprechen im Prinzip denen des normalen Ruhe-EKGs. Damit der Patient aber beim Fahrradfahren nicht durch Kabel behindert wird, werden die Elektroden für die Extremitätenableitungen meist am Rumpf statt an Armen und Beinen fixiert. Während der gesamten Belastung wird:
- Das EKG des Patienten (und damit auch seine Herzfrequenz) kontinuierlich aufgezeichnet
- In regelmäßigen Abständen (*ohne* Belastungsunterbrechung) ein EKG-Streifen ausgedruckt. Beschwerden des Patienten werden zum entsprechenden Zeitpunkt auf dem EKG-Streifen vermerkt
- Der Blutdruck des Patienten engmaschig kontrolliert.

4.3.4 Langzeit-EKG

Häufig treten Herzrhythmusstörungen nur zeitweise auf und werden deshalb im Ruhe-EKG nicht erfasst. Dann werden die Herzströme über einen längeren Zeitraum, meist 24 Stunden, in einem **Langzeit-EKG** abgeleitet. Da der Patient in dieser Zeit mobil sein und seinen gewohnten Tätigkeiten nachgehen soll, werden tragbare Langzeit-EKG-Rekorder verwendet, die die Herzströme kontinuierlich ableiten und auf Kassetten oder Disketten aufzeichnen. Die Aufzeichnungen werden anschließend mit einem Computer ausgewertet.

Indikationen des Langzeit-EKGs

Das Langzeit-EKG dient vor allem:
- Der Erkennung, Klassifizierung und Verlaufskontrolle von Herzrhythmusstörungen
- Der Abklärung von Synkopen
- Der Schrittmacherkontrolle
- Dem Nachweis stummer myokardialer Ischämien bei Geräten mit ST-Strecken-Analyse-Funktion. Diese Durchblutungsstörungen werden von Patienten selbst nicht bemerkt, führen jedoch zu ST-Strecken-Veränderungen im EKG.

Pflege

Material:
- Langzeit-EKG-Rekorder mit Befestigungsgurt, Ableitungen und Kassette/Diskette
- Klebeelektroden
- Einmalrasierer

4

• Alkohol zum Entfetten der Haut
• Pflaster.

An den Ableitungspunkten wird die Haut des Patienten ggf. rasiert, mit Alkohol entfettet und die Klebeelektroden angebracht. Dann wird die Übertragung der Herzströme geprüft, Elektroden und Kabel endgültig fixiert und der Rekorder eingeschaltet.

Der Patient soll sich während der Ableitzeit völlig normal verhalten (lediglich nicht duschen oder baden). Er erhält einen Protokollbogen, auf dem er Belastungen (z. B. Treppensteigen, Mobilisation) oder Beschwerden (z. B. Herzrasen, Herzstolpern, Schwindel) unter Angabe der Uhrzeit vermerkt. Alternativ kann er durch Knopfdruck eine Markierung im EKG setzen.

Auswertung des Langzeit-EKGs

Die Auswertung der EKG-Aufzeichnung erfolgt computergestützt. Das Programm analysiert alle Aktionen bezüglich ihrer Konfiguration und Schlagfolge. Abweichungen vom normalen Muster (z. B. verbreiterte QRS-Komplexe, Pausen, Tachykardien) werden angezeigt und können vom Arzt kontrolliert werden. Er kann auch das ganze EKG oder Ausschnitte davon auf dem Computer-Monitor oder als Ausdruck beurteilen.

4.3.5 Echokardiographie

Die **Echokardiographie** *(Echo, Ultraschallkardiographie, UKG)* ist heute eine der wichtigsten nichtinvasiven Untersuchungsmethoden in der Kardiologie. Viele Herzkrankheiten lassen sich mit ihrer Hilfe diagnostizieren und bezüglich ihres Schweregrades einordnen. Sie hat mittlerweile z. B. die risikobehaftete Katheterdiagnostik bei der Untersuchung von Herz*fehlern* weitgehend verdrängt. Die Koronararterien sind allerdings nur abgangsnah darstellbar, sodass die Echokardiographie hier nicht weiterhilft.

Formen

Bei der **transthorakalen Echokardiographie** *(TTE)* wird ein Ultraschallkopf auf den Thorax aufgesetzt. Unterschieden werden die ein-, zwei- und dreidimensionale Darstellung, die (Farb-)Doppler- und (Farb-)Duplexuntersuchungen (Prinzip der jeweiligen Verfahren ☞ 1.3.6). Die Bewegungen der Herzwände und -klappen sowie die Blutströme (Dopplertechnik) können in Echtzeit betrachtet und als Film (Video- oder Digitalaufzeichnung) aufgenommen werden.

Bei der **3-D-Echokardiographie** wird zunächst eine 2-D-Echokardiographie durchgeführt: Der Schallkopf bewegt sich motorgesteuert vorwärts, die Bildaufnahmen erfolgen EKG- und atmungsgetriggert. Danach setzt ein Computer die Bilder zusammen, sodass eine räumliche Darstellung des Herzens aus jedem gewünschten Blickwinkel möglich wird. Die 3-D-Echokardiographie ist derzeit noch kein Routineverfahren und wird insbesondere bei komplizierten angeborenen Herzfehlern eingesetzt.

Bei der **transösophagealen Echokardiographie** *(TEE)* wird ein Schallkopf in die Speiseröhre eingeführt. Aufgrund der besseren Auflösung und der Position des Schallkopfes von der Speiseröhre aus können insbesondere die Vorhöfe (Gerinnsel?), die Herzklappen und die herznahen Gefäße mit großer Genauigkeit dargestellt werden. Im Gegensatz zur transthorakalen Echokardiographie muss der Patient nüchtern sein und eine Einverständniserklärung unterzeichnen. Bei den meisten Patienten reicht eine Lokalanästhesie im Rachenbereich aus, bei manchen ist darüber hinaus eine leichte Sedierung nötig. Um eine Aspiration zu vermeiden, darf der Patient zwei Stunden nach der Untersuchung nichts essen und trinken.

Die **Kontrastmittelechokardiographie** mit i. v.-Injektion spezieller Echo-Kontrastmittel kann Defekte in der Herzscheidewand oder ein offenes Foramen ovale (vorgeburtlich physiologische Verbindung zwischen den Vorhöfen) mit großer Zuverlässigkeit aufdecken.

Die **Stress-Echokardiographie** wird unter körperlicher oder pharmakologischer Belastung (Dobutamin, Adenosin, evtl. in Kombination mit Atropin) durchgeführt, um eine Durchblutungsstörung des Herzens zu erkennen (regionale Wandbewegungsstörung). Die Stress-Echokardiographie ist noch aussagekräftiger als das Belastungs-EKG, Komplikationen sind selten.

Indikationen

Indikationen der Echokardiographie sind insbesondere:
• Bestimmung der Größe der Herzhöhlen und des herznahen Anteils der Aorta
• Beurteilung von Struktur und Beweglichkeit des Myokards

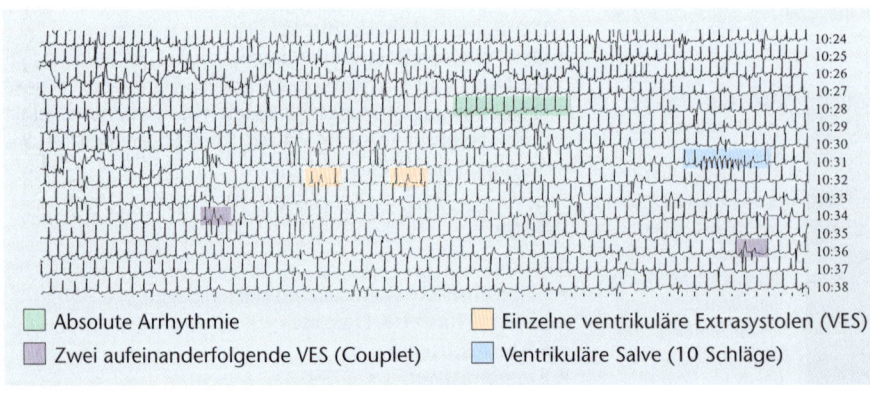

Abb. 4.10: Langzeit-EKG. Farblich markiert sind ausgewählte Rhythmusstörungen (Details zu den Rhythmusstörungen ☞ 4.6). [M183]

■ Absolute Arrhythmie
■ Zwei aufeinanderfolgende VES (Couplet)
■ Einzelne ventrikuläre Extrasystolen (VES)
■ Ventrikuläre Salve (10 Schläge)

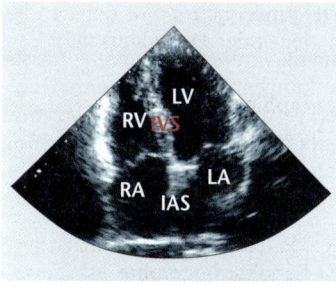

Abb. 4.11: In der 2-D-Echokardiographie sind Aufbau und Bewegung der Herzkammern und -klappen in den Schnittbildern deutlich zu erkennen. RV = rechter Ventrikel, LV = linker Ventrikel, RA = rechter Vorhof, LA = linker Vorhof, IVS = Kammerseptum, IAS = Vorhofseptum. [A300]

Die Myokardszintigraphie weist relativ zuverlässig infarktbedrohte oder bereits geschädigte Herzmuskelbezirke nach.

Eine neue Möglichkeit ist die EKG-getriggerte **SPECT-Myokardszintigraphie** *(gated SPECT)*, die Aussagen über Auswurf- und Kontraktionsleistung der Herzmuskulatur erlaubt.

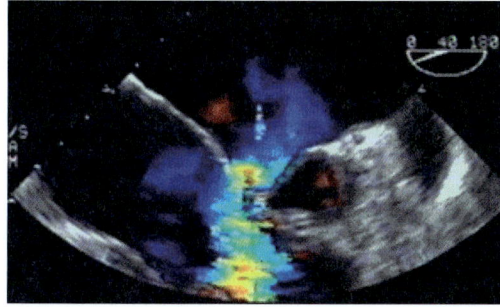

Abb. 4.12: Die Farb-Doppler-Echokardiographie stellt Geschwindigkeit und Richtung des Blutstroms dar. Sie wird insbesondere zur Diagnostik von angeborenen oder erworbenen Herzfehlern eingesetzt. Hier ein Vorhofseptumdefekt mit Links-Rechts-Shunt (☞ auch 4.10). [R208]

- Beurteilung von Struktur und Beweglichkeit der Herzklappen, Suche nach einer Endokarditis (☞ 4.7.1)
- Suche nach einem Perikarderguss (☞ 4.7.3)
- Suche nach einer Emboliequelle
- Verdacht auf Aortendissektion (☞ 5.5.9)
- Verdacht auf eine Durchblutungsstörung des Herzens oder Herzinfarkt.

4.3.6 Myokardszintigraphie

Grundlagen der Szintigraphie und Pflege ☞ 1.3.5

Die **Myokardszintigraphie** (heute meist als Myokard-SPECT, ☞ 1.3.5) dient der bildhaften Darstellung von Myokardvitalität und (indirekt) Myokarddurchblutung.

In aller Regel soll das *vitale* Myokard markiert werden. Es gibt mehrere Untersuchungsschemata. Meist wird die radioaktive Substanz am Ende einer körperlichen Belastung, z. B. nach einer Fahrradergometrie im Liegen, intravenös injiziert und verteilt sich dann entsprechend der Durchblutung im Herzgewebe. Während ein normal durchbluteter Herzmuskel eine gleichmäßige Anfärbung zeigt, kommt es bei einer Minderdurchblutung oder beim Herzinfarkt zu Bezirken verminderter bzw. fehlender Speicherung. Nach einigen Stunden oder am nächsten Tag (selten später) erfolgt eine zweite Aufnahme in Ruhe *(Ruhe- oder Redistributionsszintigramm)*. Haben sich die unter Belastung sichtbaren Defekte in Ruhe „aufgefüllt", liegt eine reversible Durchblutungsminderung unter Belastung vor; sind die Defekte in Ruhe unverändert vorhanden, handelt es sich um einen Narbenbezirk.

Ob der Patient zur Untersuchung nüchtern sein soll oder nicht, wird unterschiedlich gehandhabt und ist den hausinternen Richtlinien zu entnehmen.

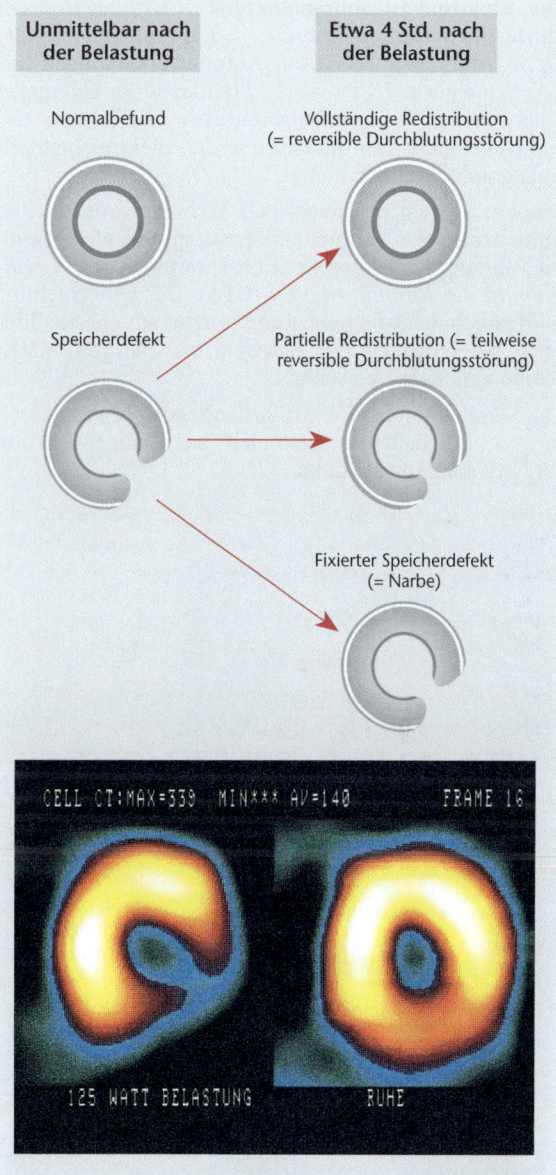

Abb. 4.13: Myokardszintigraphie mit ²⁰¹Thallium bei einer Minderdurchblutung des Herzmuskels unter Belastung. Oben Schemazeichnung, unten Befund eines Patienten mit teilweise reversibler Durchblutungsstörung des Myokards. Unter Belastung zeigt sich ein deutlicher Speicherdefekt, der in Ruhe teilweise wieder aufgefüllt ist. [E179-168, L157]

4.3.7 Weitere bildgebende Verfahren

Röntgenleeraufnahme des Thorax

Die **Röntgenleeraufnahme des Thorax** ermöglicht Aussagen über Herzgröße und -form sowie über benachbarte Strukturen wie Ösophagus, Lunge, Mediastinum und Aorta. Sie wird bei praktisch allen stationären Patienten zu Beginn des Krankenhausaufenthalts angefertigt. Eine besondere Vorbereitung des Patienten ist nicht erforderlich.

Computer- und Kernspintomographie

Im Vergleich zu anderen Disziplinen sind Computer- und Kernspintomographie in der kardialen Diagnostik derzeit von untergeordneter Bedeutung.

Die **Elektronenstrahltomographie** *(EBT, Elektronenstrahl-Computertomographie, Elektronenstrahl-CT)* dient zum Nachweis von Koronarverkalkungen als Zeichen einer KHK (☞ 4.4.1). Sind keine Verkalkungen nachweisbar, ist eine fortgeschrittene KHK sehr unwahrscheinlich. Der Stellenwert der Elektronenstrahltomographie ist noch unklar.

Modernste Mehrzeilen-Spiral-CT-Techniken ermöglichen mittlerweile eine Koronarkalkmessung und eine dreidimensionale Darstellung der Koronararterien *(CT-Angiographie der Koronararterien,* **CTA**). Die Untersuchung wird zunehmend eingesetzt und scheint am ehesten hilfreich bei Patienten mit geringem bis mäßigem KHK-Risiko zum KHK-Ausschluss.

Die Kernspintomographie ist bislang speziellen Fragestellungen vorbehalten, insbesondere zur Klappenfunktion und Myokardkontraktilität.

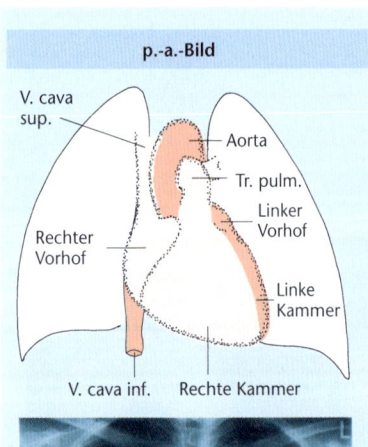

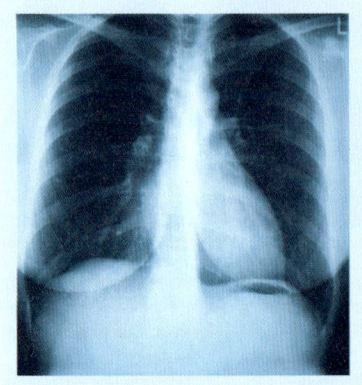

Abb. 4.14: Röntgenbild des Brustkorbs einer Frau von vorn (p.-a.-Bild = posterior-anterior). Die Herzform im Röntgenbild gibt einen groben Anhalt über die Größe der einzelnen Herzabschnitte. Abweichungen von der Norm deuten auf eine Herzerkrankung, z. B. Herzinsuffizienz oder Klappenfehler, hin. Die normale Struktur der Lunge ist als feine Zeichnung sichtbar, bei Lungenstauung ist sie vermehrt. Seitbilder ☞ Abb. 6.25. [A400-190]

4.3.8 Herzkatheterdiagnostik

Die **Herzkatheterdiagnostik** ermöglicht genaue Aussagen über viele Herzerkrankungen. Für die koronare Herzerkrankung beispielsweise ist sie bislang unersetzlich und erlaubt über die Diagnostik hinaus auch die Erweiterung zum therapeutischen Eingriff (**interventionelle Therapie,** ☞ 4.4.1). Ihr Nachteil liegt in ihrem Komplikationsrisiko, sodass die Indikation streng gestellt wird.

Rechtsherzkatheteruntersuchung

Bei der **Rechtsherzkatheteruntersuchung** (oft kurz *Pulmonaliskatheter*) werden mit einem speziellen Herzkatheter *(Einschwemm-Katheter, Vielzweckkatheter, Angiographiekatheter)* Messungen oder Kontrastmitteldarstellungen im *rechten Herzen* vorgenommen.

Der Rechtsherzkatheter wird unter EKG-Monitoring eingeführt. Nach Punktion einer Vene (V. basilica, V. jugularis interna, V. subclavia oder V. femoralis) wird der Katheter bis zum rechten Vorhof vorgeschoben und (bei der häufigen *Einschwemmkatheteruntersuchung*) der an seinem Ende befindliche Ballon mit Luft gefüllt, sodass er über den rechten Vorhof und die rechte Kammer in eine Lungenarterie eingeschwemmt wird. Auf ihrem Weg durch das rechte Herz bis zur Lungenarterie misst die Katheterspitze den Druck im rechten Vorhof, in der rechten Kammer und in der A. pulmonalis. Bei geblocktem Ballon kann darüber hinaus der distal des Ballons herrschende **pulmonalarterielle Verschlussdruck** (*pulmonary capillary wedge pressure*, kurz *PCWP, engl.* wedge = Keil) gemessen werden, der in etwa dem Druck im linken Vorhof entspricht. Bei Verwendung spezieller, mit Temperaturfühlern ausgestatteter Katheter *(Swan-Ganz-Katheter)* kann durch die Injektion einer genau definierten Menge von gekühltem NaCl 0,9% und der hieraus resultierenden Abkühlung des Blutes das Herzzeitvolumen berechnet werden.

Die Rechtsherzkatheteruntersuchung ist technisch einfacher als die Linksherzkatheteruntersuchung und wird auf vielen Intensivstationen zur Kreislaufüberwachung eingesetzt, z. B. beim Herzinfarkt. Der Katheter hat dann mehrere Lumina und kann neben der Druckmessung gleichzeitig als ZVK für eine Infusionstherapie genutzt werden. Bei einer einmaligen Rechtsherzkatheteruntersuchung wird er nach Dokumentation der Messwerte wieder entfernt.

Komplikationen der Rechtsherzkatheteruntersuchung sind Hämatome, Pneumothorax bei der Punktion der V. subclavia, Thrombosen, Lungenembolien, Infektionen, Herzrhythmusstörungen, Perikardtamponade bei Perforation des Myokards und ein Lungenarterienverschluss, wenn der Ballon zu lange aufgeblasen bleibt.

Die Untersuchung erfordert das (schriftliche) Einverständnis des Patienten.

Pflege bei liegendem Rechtsherzkatheter

- Regelmäßiger Verbandwechsel und Inspektion der Einstichstelle
- Auskultation der Lunge (durch Pflegende oder Arzt), um Komplikationen wie etwa einen Pneumothorax (☞ 6.9) frühzeitig zu erkennen

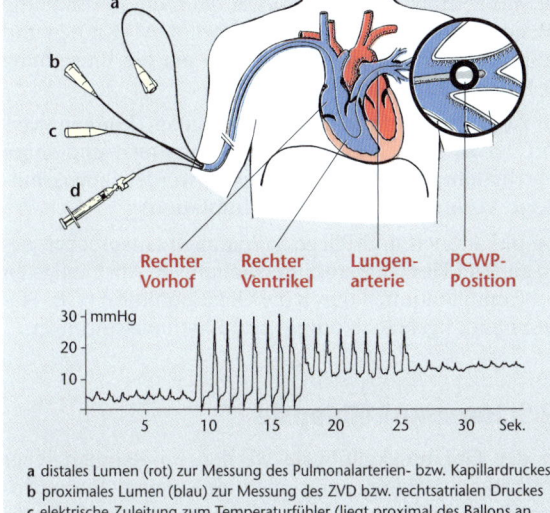

a distales Lumen (rot) zur Messung des Pulmonalarterien- bzw. Kapillardruckes
b proximales Lumen (blau) zur Messung des ZVD bzw. rechtsatrialen Druckes
c elektrische Zuleitung zum Temperaturfühler (liegt proximal des Ballons an der Katheterspitze)
d Lumen zum Auffüllen des Ballons mit Luft

Abb. 4.15: Rechtsherzkatheteruntersuchung mit einem Swan-Ganz-Ballonkatheter zur Messung der Drücke im kleinen Kreislauf und zur Bestimmung des Herzzeitvolumens. Das charakteristische Aussehen der jeweiligen Druckkurven ermöglicht außerdem eine Lagekontrolle des Katheters (PCWP ☞ Text). [A300-190]

- Lagekontrolle des Katheters nach jeder Lageveränderung des Patienten.

Linksherzkatheteruntersuchung und Koronarangiographie

Bei der wesentlich invasiveren **Linksherzkatheteruntersuchung** wird der Katheter nach Punktion der A. femoralis (alternativ: A. brachialis, A. radialis) in der Leiste *retrograd*, also entgegen dem Blutstrom, über die Aorta bis in die linke Herzkammer oder an den Ursprung einer Koronararterie vorgeschoben. Dabei kann neben einer Druckmessung unter Röntgendurchleuchtung Kontrastmittel in die proximale Aorta, in die linke Herzkammer oder in die Koronararterien gespritzt werden (**Aortographie, Laevokardiographie** bzw. **Koronarangiographie),** um festzustellen, wie undicht die Aortenklappe ist (☞ 4.10.5), wie gut das Herz pumpt oder ob Herzkranzgefäße verengt oder verschlossen sind (☞ 4.4.1, 4.4.2). Die kontrastmittelgefüllten Gefäße stellen sich dar, Stenosen oder Verschlüsse werden als Kontrastmittelaussparungen bzw. -abbrüche sichtbar. Speziellen Fragestellungen vorbehalten ist die **Koronarsonographie** *(intravaskulärer Ultraschall, IVUS)* mit winzig kleinen Schallköpfen.

Komplikationen

Die Komplikationen der Linksherzkatheteruntersuchung bestehen in:
- Kontrastmittelzwischenfällen (☞ 1.3.3)
- Herzrhythmusstörungen (z. B. Kammerflimmern), Herzinfarkt
- Perikardtamponade bei Perforation des Myokards (☞ 4.4.2)

- Blutungen und Thrombosen im Bereich der Punktionsstelle
- Arteriellen Embolien.

Pflege

Vor der Untersuchung:
- Blutuntersuchungen und Lungenfunktionsprüfung auf Arztanordnung organisieren
- Patienten wegen möglicher Zwischenfälle mit nachfolgender Narkose nüchtern lassen (Vorsicht bei Diabetikern)
- Materialien für einen periphervenösen Zugang vorbereiten (☞ 1.4.5)
- Linke und rechte Leistengegend (falls Punktion an einer Seite fehlschlägt) von Unterbauch bis Mitte Oberschenkel rasieren, gleichzeitig auf Hautveränderungen (z. B. Eiterpusteln, Pilzinfektion) sowie Leisten- und Fußpulse achten
- Patienten unmittelbar nach Abruf noch einmal die Toilette aufsuchen und dann ein Flügelhemd (und Einmalunterhose) anziehen lassen. Zahnprothese ablegen lassen. Hat der Arzt ein Beruhigungsmittel angeordnet, so erfolgen Toilettengang und Umziehen unmittelbar vor dessen Gabe
- Patienten im Bett mit allen Patientenunterlagen (aktuelles EKG, Ergebnisse vorheriger Untersuchungen, Einverständniserklärung, Kurve) zur Untersuchung bringen.

> Vor einer Linksherzkatheteruntersuchung die Fußpulse an beiden Füßen aufsuchen und die Palpationsstellen mit einem wasserfesten Stift markieren. So können sie nach der Untersuchung bei der (seitenvergleichenden) Fußpulskontrolle zuverlässig wieder gefunden werden.

Nach der Untersuchung:
- Muss der Patient nach Punktion der A. femoralis für eine vom Arzt festzulegende Zeit strenge Bettruhe einhalten. Die Dauer der Bettruhe hängt prinzipiell vom Durchmesser des verwendeten Katheters ab. Bei Verwendung arterieller Verschlusssysteme (z. B. Vasoseal®) oder nach Verschluss der Punktionsstelle mittels Gefäßnaht kann sie auf 4–6 Stunden verkürzt werden. Bei Punktion der A. radialis ist keine Bettruhe notwendig, der Arm darf allerdings nicht gebeugt werden

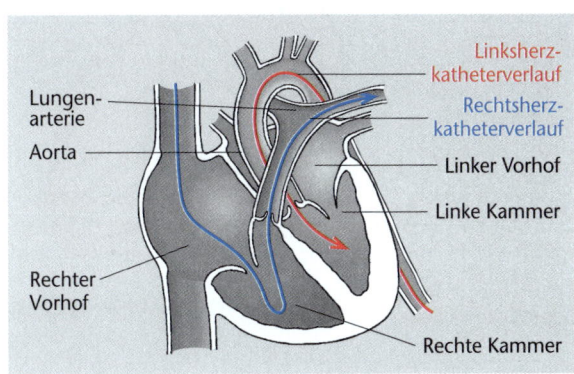

Abb. 4.16: Katheterverlauf bei Rechts- und Linksherzkatheteruntersuchung. [A400-190]

- Hat der Patient meist einen Druckverband. Der Patient wird dann so gelagert, dass dieser Druck immer aufrechterhalten wird. Der Druckverband wird zunächst halbstündlich, dann stündlich auf Zeichen einer Nachblutung kontrolliert. Nach 24 Stunden wird er vom Arzt entfernt. Nach Verschluss der Punktionsstelle mit einem Vasoseal®-Pfropf wird evtl. nur ein Schnellverband angelegt, den die Pflegenden dann regelmäßig inspizieren
- Werden die Vitalzeichen engmaschig überprüft
- Werden die Fußpulse zur Früherkennung einer Durchblutungsstörung anfangs halbstündlich, dann stündlich getastet; dabei wird auch die Haut des punktierten Beines beurteilt (Blässe, Kälte?). Dasselbe gilt für die Hand nach Punktion der A. radialis
- Darf der Patient meist sofort trinken und essen (Arztanordnung). Ist keine Flüssigkeitsbeschränkung (etwa bei Herzinsuffizienz) angeordnet, soll der Patient reichlich trinken, um die Kontrastmittelausscheidung zu beschleunigen. Die Pflegenden bzw. der Patient achten auf eine ausreichende Ausscheidung
- Wird der Patient gebeten, sich bei Kribbeln im Bein, Pelzigkeit oder Schmerzen sofort bei den Pflegenden zu melden
- Wird der Patient informiert, dass er die Punktionsstelle in den nächsten Tagen nicht belasten soll (z. B. durch das Heben von schweren Gegenständen).

Elektrophysiologische Untersuchung

Die **elektrophysiologische Untersuchung** *(EPU)* ist eine invasive Untersuchungsmethode zur Abklärung unklarer Synkopen (☞ 4.2.3) sowie brady- und tachykarder Herzrhythmusstörungen, falls andere, weniger invasive Verfahren keinen ausreichenden Aufschluss geben konnten. Heute erfolgt meist in gleicher Sitzung eine katheterinterventionelle Therapie, z. B. eine Ablationstherapie.

Bei der EPU werden spezielle Elektrodenkatheter über die V. femoralis und/oder andere große Venen bis in das rechte Herz vorgeschoben. Dort wird an mehreren genau definierten Stellen ein intrakardiales EKG abgeleitet. Simultan wird ein normales Oberflächen-EKG geschrieben. Die Auswertung erlaubt dem Arzt dann die Bestimmung z. B. der Leitungszeiten zwischen Vorhof, AV-Knoten und His-Bündel und damit Rückschlüsse auf die Entstehung der Rhythmusstörung.

Um zusätzliche Informationen zu erhalten, können während der EPU auch elektrische Reize gesetzt und somit Herzrhythmusstörungen provoziert werden (**programmierte Vorhof-** oder **Ventrikelstimulation**).

Komplikationen und Pflegemaßnahmen entsprechen denen anderer Herzkatheteruntersuchungen. Am häufigsten sind Komplikationen durch die Gefäßpunktion (z. B. Hämatombildung, Nachblutung) und Rhythmusstörungen.

4.3.9 Herzmuskelbiopsie

Bei der **Herzmuskelbiopsie** werden im Rahmen einer Herzkatheteruntersuchung mehrere kleine Endomyokardstücke aus der rechten Herzkammer entnommen. Hauptindikationen sind die Sicherung einer Myokarditis oder Kardiomyopathie (bei therapeutischen Konsequenzen) und der Verdacht auf eine Abstoßungsreaktion nach Herztransplantation.

4.4 Durchblutungsstörungen des Herzens

4.4.1 Koronare Herzkrankheit (KHK)

Koronare Herzkrankheit (kurz **KHK**): Mangeldurchblutung *(Ischämie)* und dadurch Sauerstoffmangel *(Hypoxie)* des Herzmuskels durch stenosierte oder verschlossene Koronararterien. Mögliche Manifestationen sind:
- Stabile Angina-pectoris (☞ unten)
- Akutes Koronarsyndrom (☞ 4.4.2)

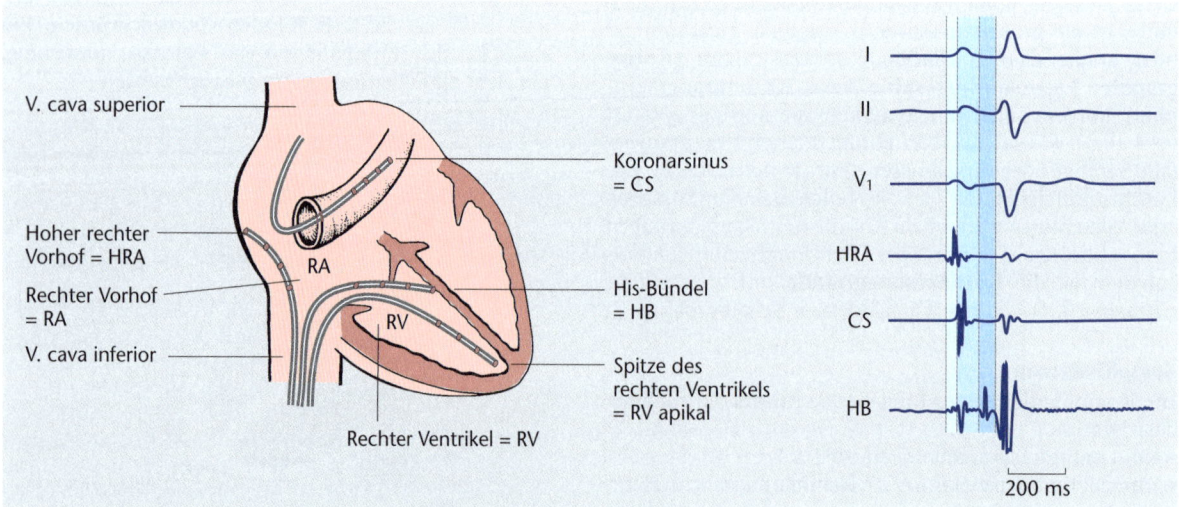

Abb. 4.17: Standardpositionen der Elektrodenkatheter bei der elektrophysiologischen Untersuchung und einige intrakardiale EKG-Ableitungen im Vergleich zum Oberflächen-EKG. [A300]

- Herzinsuffizienz (☞ 4.5)
- Herzrhythmusstörungen (☞ 4.6)
- **Plötzlicher Herztod** *(akuter Herztod, Sekundenherztod)*, meist infolge Kammerflimmerns.

Die Häufigkeit der *koronaren Herzkrankheit* (**KHK**) ist nur zu schätzen. Realistisch erscheint eine Lebenszeitwahrscheinlichkeit um 30% für Männer und 15% für Frauen. Die KHK einschließlich ihrer Folgeerkrankungen ist in Deutschland die häufigste Todesursache überhaupt.

Krankheitsentstehung

Ursache der KHK ist in der Regel eine fortschreitende arteriosklerotische Verengung der Koronararterien, die zu einer Minderdurchblutung und in der Folge zu einem Sauerstoffmangel des Herzmuskels führt. Symptome treten meist erst auf, wenn die Gefäßverengung 70% oder mehr beträgt.

Krankheitsentstehung der Arterio-/Atherosklerose ☞ *5.5.1*

Je nachdem, wie viele der insgesamt drei Hauptarterien (RIVA, RCX, RCA) von der koronaren Herzkrankheit betroffen sind, spricht man von einer *1-*, *2-* oder *3-Gefäß-Erkrankung.*

Risikofaktoren

Die Risikofaktoren der KHK entsprechen denen der Arteriosklerose im Allgemeinen mit etwas unterschiedlicher Gewichtung:
- Hohes LDL- oder niedriges HDL-Cholesterin (☞ 10.8.2)
- Rauchen: Bei 20 Zigaretten pro Tag steigt das Risiko auf das Dreifache von Nichtrauchern
- Arterielle Hypertonie (☞ 5.4.1)
- Diabetes mellitus (☞ 10.7)
- Alter und Geschlecht: Das KHK-Risiko steigt mit dem Alter. Frauen sind vor der Menopause deutlich seltener betroffen als Männer, danach nähert sich ihr Risiko mit zunehmendem Alter dem der Männer an
- Frühes Auftreten von arteriosklerosebedingen Erkrankungen bei Verwandten 1. Grades (Männer vor dem 55., Frauen vor dem 65. Lebensjahr)
- Körperliche Inaktivität
- Übergewicht (insbesondere stammbetonte Adipositas ☞ 10.8.1)
- Psychosoziale Faktoren (z.B. Stress).

Weitere Risikofaktoren sind z.B. ein erhöhter Lipoprotein (a)-, Homocystein- oder Fibrinogenspiegel.

Symptome und Untersuchungsbefund

Führt die Verengung der Koronararterien zu einer Unterversorgung des Herzmuskels mit Sauerstoff, so bekommt der Patient typischerweise **Angina-pectoris-Anfälle**. Dabei handelt es sich um Sekunden bis Minuten anhaltende, dumpf-drückende Schmerzen im Brustkorb, die mit Beklemmung und Engegefühl (Angina pectoris = Brustenge) einhergehen. Meist strahlen die Schmerzen in den linken Arm aus, seltener in den Rücken, den Oberbauch, den rechten Arm, den Hals oder den Kiefer (☞ Abb. 4.19). Häufigste Auslöser der Schmerzanfälle sind körperliche

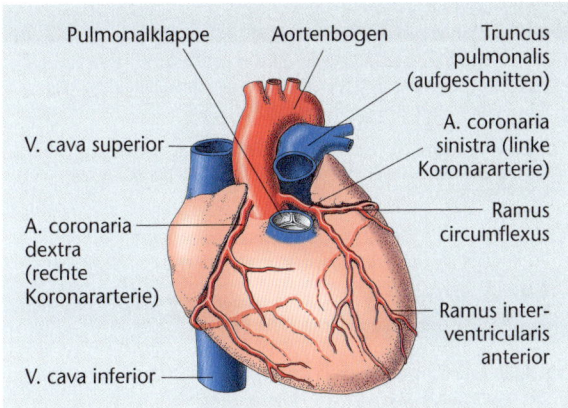

Abb. 4.18: Verlauf der Koronararterien. Die rechte Koronararterie (A. coronaria dextra, RCA) versorgt meist rechten Vorhof, rechte Kammer, Herzhinterwand und einen kleinen Teil der Kammerscheidewand. Die linke Koronararterie (A. coronaria sinistra, LCA) teilt sich in zwei starke Äste (seitlichen Ramus circumflexus, kurz RCX, und vorderen Ramus interventricularis anterior, kurz RIVA), die linken Vorhof, der linke Kammer und den Großteil der Kammerscheidewand durchbluten. [A400-190]

oder psychische Belastungen. Auch Kälte (durch Vasokonstriktion) oder schwere Mahlzeiten (durch gastrale Blutumverteilung) können einen Anfall provozieren.

Von einer **stabilen Angina pectoris** spricht man, wenn der Schmerzcharakter der Anfälle stets gleich ist, sie immer bei vergleichbarer Belastung auftreten und die Beschwerden durch entsprechende Gegenmaßnahmen (körperliche Ruhe, Arzneimittel) nachlassen.

Eine **instabile Angina pectoris** *(Crescendo-Angina, Präinfarktangina)* liegt vor, wenn Anfallsdauer, Anfallshäufigkeit und Schmerzintensität rasch zunehmen und Arzneimittel von Mal zu Mal schlechter helfen. Auch bei Anfällen in Ruhe und bei erstmaligem, heftigem Einsetzen einer Angina pectoris muss Instabilität unterstellt werden.

Vorsicht!
Eine instabile Angina pectoris bedeutet immer Herzinfarktgefahr. Instabile Angina pectoris und Herzinfarkt werden deshalb heute als **Akutes Koronarsyndrom** *(ACS)* zusammengefasst.

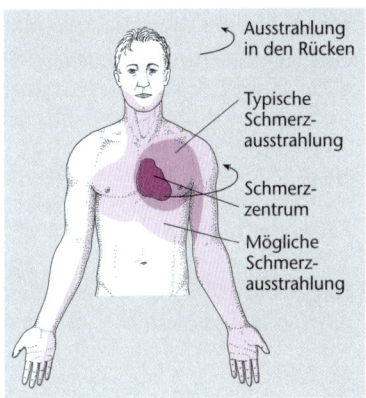

Abb. 4.19: Charakteristische Ausbreitung des Angina-pectoris-Schmerzes. [A400-190]

Grad	Symptome
CCS 1	Keine Beeinträchtigung bei alltäglicher körperlicher Aktivität. Jedoch Angina pectoris bei anstrengenden oder lang andauernden körperlichen Belastungen
CCS 2	Angina pectoris z. B. bei schnellem Treppensteigen, Bergaufgehen sowie bei körperlichen Belastungen bei Kälte, psychischem Stress oder nach Mahlzeiten
CCS 3	Angina pectoris bei leichter körperlicher Belastung, z. B. bei normaler Hausarbeit oder längerem Gehen
CCS 4	Angina pectoris bereits bei geringsten körperlichen Belastungen oder in Ruhe

Tab. 4.20: Einteilung der stabilen Angina pectoris in vier Schweregrade (CCS-Klassifikation).

Die stabile, belastungsabhängige Angina pectoris lässt sich in vier Schweregrade einteilen (**CCS-Klassifikation** der *Canadian Cardiovascular Society* ☞ Tab. 4.20).

Diagnostik und Differenzialdiagnose

Bei einer stabilen Angina kann die Diagnostik ambulant erfolgen. Bei einem schweren Angina-pectoris-Anfall muss der Patient stationär aufgenommen und vor der weitergehenden Diagnostik ein akuter Herzinfarkt ausgeschlossen werden (☞ 4.4.2).

Die Diagnostik bei Verdacht auf KHK umfasst Ruhe-EKG, Echokardiographie, einen Belastungstest (meist Belastungs-EKG, alternativ Myokardszintigraphie mit Belastung oder Stress-Echokardiographie) und ggf. Langzeit-EKG. Der definitiven Klärung und Therapieplanung dient die Koronarangiographie.

Laborwerte sind wenig hilfreich, empfohlen werden ein Blutbild sowie im Rahmen der Risikofaktorerhebung die Bestimmung der Blutfette und des Blutzuckers (ggf. einschließlich HbA1c und oralem Glukosetoleranztest). Immer werden der Blutdruck gemessen sowie weitere Risikofaktoren (☞ oben) erfragt.

Weitere Differenzialdiagnosen ☞ *4.2.1*

Behandlungsstrategie im akuten Angina-pectoris-Anfall

(☞ *auch Pflege*)

Der Sauerstoffbedarf des Herzens wird akut am wirksamsten gesenkt durch körperliche Ruhe, Vermeidung von Aufregung, Schmerzbekämpfung, Sedierung und medikamentöse Herzentlastung. In der Akuttherapie des Angina-pectoris-Anfalls ist das Medikament der Wahl Nitroglycerin, das als Zerbeißkapsel oder Spray sublingual sowie intravenös gegeben werden kann (☞ Pharma-Info 4.21). Die Sauerstoffversorgung des Herzens wird im Rahmen der Erstversorgung durch die Zufuhr von Sauerstoff über eine Nasensonde gebessert. Durch diese Maßnahmen bessern sich die Beschwerden bei stabiler Angina pectoris rasch. Ausbleibende, geringe oder verspätete Beschwerdebesserung sprechen für eine instabile Angina pectoris (Behandlungsstrategie ☞ 4.4.2).

Pharma-Info 4.21: Nitrate

Nitrate werden zur Anfallsbehandlung und -prophylaxe bei der Koronaren Herzkrankheit eingesetzt. Ihre Wirkung beruht auf einer Entspannung der glatten Gefäßmuskulatur:
- Durch Erweiterung der Venen wird der Blutrückstrom zum Herzen geringer, Vorlast und Wandspannung des Herzmuskels sowie der Druck auf die auf und im Herzmuskel verlaufenden Herzkranzgefäße sinken
- Es kommt zu einer direkten Erweiterung der Herzkranzgefäße
- Bei höherer Dosierung weiten sich auch die Arterien. Die Nachlast, also der Widerstand, gegen den das Herz anpumpen muss, sinkt.

Das erkrankte Herz muss weniger Arbeit leisten und wird besser mit Sauerstoff versorgt.

Die hauptsächlich verwendeten Substanzen sind:
- Zur *Anfallsbehandlung* **Glyceroltrinitrat** (Nitroglycerin), z. B. Nitrolingual® oder Coro Nitro®, beides als Spray oder Zerbeißkapseln
- Zur *Anfallsprophylaxe* **Isosorbidmononitrat** (z. B. Ismo®, Mono-Mack®, Corangin®) oder **Isosorbiddinitrat,** kurz *ISDN* (z. B. Isoket®, ISDN-Stada®, Iso-Mack®).

Hauptnebenwirkung der Nitrate sind Kopfschmerzen („Nitratkopfschmerzen"), die häufig nach 2–3 Tagen wieder verschwinden. Weitere Nebenwirkungen sind Gesichtsröte und, vor allem bei höherer Dosierung, Blutdruckabfall bis hin zum Kollaps sowie als Gegenregulation ein Frequenzanstieg *(Reflextachykardie)*.

Beim akuten Angina-pectoris-Anfall werden schnell wirksame Zerbeißkapseln, Lösungen oder Dosiersprays verabreicht. Der Wirkstoff wird über die Mundschleimhaut resorbiert. Die Wirkung tritt bereits nach 1–5 Minuten ein und hält ca. eine halbe Stunde an. Werden die Kapseln ohne Aufbeißen geschluckt, kann die Wirkung erst nach Auflösung der Kapselhülle einsetzen, also zur Anfallsbehandlung viel zu spät.

Für die Dauerbehandlung werden Tabletten bevorzugt (Wirkdauer 4–6 Stunden). Allerdings tritt bei wiederholter Gabe von Nitraten schnell eine Gewöhnung ein, sodass die Wirkung auf das Herz nachlässt. Eine nächtliche „Nitratpause" reicht zumeist wieder aus, um die Wirksamkeit wiederherzustellen (Dosierung z. B. Ismo® 1–1–0).

Nitratpflaster und -salben (z. B. Nitroderm® TTS) werden an einer intakten, trockenen, möglichst faltenfreien und wenig behaarten Hautstelle aufgeklebt. Sie müssen entsprechend nach zwölf Stunden (abends) abgezogen werden.

Bei anhaltendem Nitratkopfschmerz oder zur Überbrückung der nächtlichen „Nitratpause" kann Nitrat durch **Molsidomin** (z. B. Corvaton®) ersetzt werden, das die Gefäße über andere Mechanismen erweitert.

Langzeitbehandlung der KHK

Neben medikamentöser Langzeittherapie und/oder invasiven Eingriffen ist es für die Minderung des kardiovaskulären Risikos wichtig, dass der Betroffene seinen Lebensstil ändert. Die hierzu erforderlichen Allgemeinmaßnahmen entsprechen denen der KHK-Prävention und werden daher dort besprochen.

Medikamentöse Langzeitbehandlung

Die medikamentöse Langzeitbehandlung der KHK fußt auf folgenden Säulen (□ 3):

- Nitrate senken symptomatisch Schwere und Häufigkeit der Anfälle auch in der Langzeittherapie (☞ Pharma-Info 4.21). Alternativ-Präparat ist Molsidomin (☞ Pharma-Info 4.21)
- β-Blocker (☞ Pharma-Info 5.12) senken durch Reduzierung des myokardialen O_2-Verbrauchs Anfallshäufigkeit und -schwere und besitzen eine schützende antiarrhythmische Wirkung
- Niedrig dosierte Azetylsalizylsäure (z.B. Aspirin®100) kann eine Thrombenbildung in den Herzkranzgefäßen mit nachfolgendem Herzinfarkt verhindern. Bei Unverträglichkeit wird Clopidogrel (Iscover®, Plavix®) gegeben
- Alle Patienten mit KHK erhalten ein Statin (☞ 10.8.2). Statine verbessern auch bei niedrigem (LDL-)Cholesterin die Prognose, wahrscheinlich über antientzündliche und endotheliale Mechanismen
- ACE-Hemmer (z.B. Ramipril, etwa Vesdil®, ☞ auch Pharma-Info 5.12) werden bei gleichzeitiger Herzinsuffizienz oder arterieller Hypertonie eingesetzt. Bei Unverträglichkeit wird auf Angiotensin-II-Antagonisten (☞ Pharma-Info 5.12) ausgewichen
- Lang wirksame Kalziumantagonisten (☞ Pharma-Info 5.12) sind Reservemittel.

Zusätzlich werden weitere kardiovaskuläre Risikofaktoren wie etwa eine arterielle Hypertonie, eine Fettstoffwechselstörung oder ein Diabetes mellitus angegangen, bei Bedarf auch medikamentös.

Koronarinterventionelle Verfahren

Bei den *koronarinterventionellen Verfahren* (kurz **PCI** für *perkutane k[c]oronare Intervention*) wird versucht, die Koronargefäßverengung durch spezielle Katheter oder über Katheter vorgeschobene Instrumente zu vermindern oder zu beseitigen.

PTCA. Wichtigstes Verfahren ist die *perkutane transluminale koronare Angioplastie* (kurz **PTCA,** oft auch als *koronare Ballondilatation* bezeichnet). Unter Röntgendurchleuchtung wird ein dünner Ballonkatheter über einen Führungsdraht von der A. femoralis aus in das erkrankte Koronargefäß vorgeschoben, der Ballon in der Engstelle „aufgeblasen" (☞ Abb. 4.22) und dadurch die Stenose aufgedehnt. Unmittelbar nach der Aufdehnung wird der Erfolg kontrolliert. In ca. 90% der Fälle gelingt es, den Grad der Verengung so zu verringern, dass die Durchblutung wieder (weitgehend) normalisiert werden kann. Bei etwa 20–40% der Patienten treten jedoch innerhalb von sechs Monaten erneute Verengungen *(Restenosen)* mit Angina-pectoris-Symptomatik auf.

Die PTCA vermag die Lebensqualität der Patienten deutlich zu verbessern, ein prognostischer Vorteil im Sinne einer Lebensverlängerung ist aber nur für spezielle Indikationen gesichert. Die PTCA wird überwiegend in Zentren mit Anschluss an eine kardiochirurgische Abteilung durchgeführt, da Zwischenfälle während des Eingriffs eine notfallmäßige Bypass-Operation (☞ unten) erfordern können.

Stents. Stents sind Gefäßstützen aus Metall, die üblicherweise im Anschluss an eine PTCA an der Engstelle des Koronargefäßes eingebracht werden und das Gefäß sowohl bei drohendem Verschluss in der Akutsituation stabilisieren als auch Restenosen verhindern sollen. Zur Vermeidung von Koronarthrombosen werden mindestens einen Monat Azetylsalizylsäure *und* Clopidogrel gegeben. **Drug-eluting Stents** sollen die Restenosierungsrate weiter senken, erhöhen aber das Risiko einer Stentthrombose, sodass ein Jahr Azetylsalizylsäure *und* Clopidogrel gegeben werden müssen. Derzeit werden sie bei

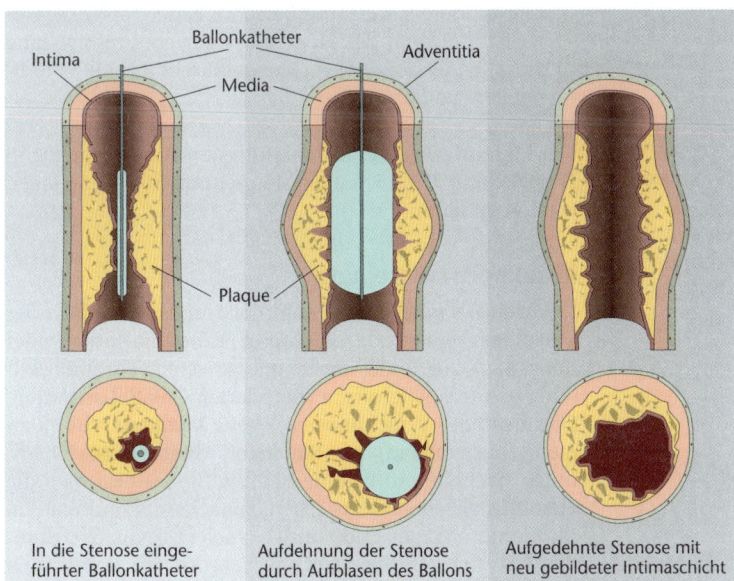

Intima
Ballonkatheter
Adventitia
Media
Plaque

In die Stenose eingeführter Ballonkatheter

Aufdehnung der Stenose durch Aufblasen des Ballons

Aufgedehnte Stenose mit neu gebildeter Intimaschicht

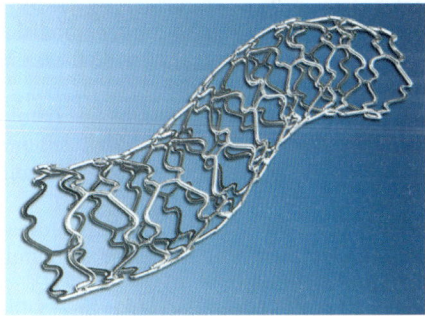

Abb. 4.23 (oben): Stent zum Offenhalten des erweiterten Gefäßes. [U220]

Abb. 4.22 (links): Durchführung der perkutanen transluminalen (koronaren) Angioplastie. Nach Aufdehnung der Stenose wächst über die Plaquereste eine neue Intimaschicht. [A400-190]

Patienten mit besonders hohem Restenosierungsrisiko gegeben.

Koronarchirurgie: Bypass

Falls die Aufdehnung der Herzkranzstenose durch ein katheterinterventionelles Verfahren nicht gelingt oder nicht möglich ist, wird operativ eine „Umleitung", ein **Bypass,** angelegt. Die verengten oder verschlossenen Koronararterien verbleiben im Körper. Eine Bypass-Operation ist nur an kardiochirurgischen Zentren möglich. Die Letalität einer geplanten Bypass-Operation liegt heute bei ca. 1%.

4 Pflege

Pflege im akuten Angina-pectoris-Anfall

Die Pflegenden fragen den Patienten nach Thoraxschmerz und ggf. Schmerzausbreitung (☞ Abb. 4.19) sowie Beklemmungs- und Engegefühl und beobachten ihn auf Unruhe/ Angst, Hypertonie, Tachykardie und Schweißausbruch.

Erstmaßnahmen sind:
- Vitalzeichen kontrollieren (Puls, Blutdruck, Atmung)
- Patienten beruhigen und nicht alleine lassen (z. B. über Rufanlage Unterstützung holen)
- Patienten ins Bett bringen, mit erhöhtem Oberkörper lagern, beengende Kleidung lockern oder entfernen
- Arzt informieren
- Vitalzeichen weiter kontrollieren (ggf. Monitoring)
- Auf ärztliche Anordnung: Sauerstoff zuführen, Nitrat verabreichen (vorher RR-Kontrolle). EKG und Blutabnahmen organisieren
- Je nach Verlauf und EKG-Befund Verlegung zum Herzkatheterlabor oder auf die Intensivstation vorbereiten.

> Solange ein Herzinfarkt nicht ausgeschlossen ist: Pflege wie bei Herzinfarkt (☞ 4.4.2).

Pflege im weiteren Verlauf
- Ggf. alle bei Immobilität notwendigen Prophylaxen durchführen
- Obstipationsprophylaxe durchführen, um Pressen bei der Defäkation zu vermeiden (☞ 4.1.5)
- Patienten nach Arztanordnung mobilisieren
- Patienten vor Kälte schützen, da diese einen Anfall provozieren kann
- Ggf. fettarme oder Reduktionskost (cholesterinarm) bestellen. Auf mehrere kleine Mahlzeiten achten (☞ unten). Keine blähenden Speisen (Zwerchfellhochstand kann Beschwerden verstärken)
- Für Gespräche mit dem Patienten und seinen Angehörigen über die Erkrankung und die damit verbundenen Ängste offen sein
- Kontakte zu Selbsthilfegruppen ermöglichen (✉ 2).

Pflege bei Herzinsuffizienz ☞ *4.5*

Pflege bei Herzrhythmusstörungen ☞ *4.6*

Pflege bei Bluthochdruck ☞ *5.4.1*

Pflege bei Dyspnoe ☞ *6.2.1**

Patientenberatung

Zusätzlich zu den in 4.1.4 genannten Inhalten beraten die Pflegenden einen Patienten mit KHK über:

- Auslösende Faktoren eines Angina-pectoris-Anfalls wie starke körperliche Belastung, Stress, zu üppige Mahlzeiten oder extreme Temperaturen (vor allem Kälte)
- Atypische Warnsignale bei KHK (z. B. leichtes Druckgefühl in der Brust, Anfälle von Luftnot) und Alarmsignale eines (drohenden) Herzinfarkts (z. B. keine Besserung der Beschwerden auf Ruhe oder Nitrate)
- Den Umgang mit Bedarfsmedikamenten (z. B. Anwendung des Nitro-Sprays).

Prognose

Die Langzeitprognose der KHK ist entscheidend davon abhängig, ob es gelingt, das Fortschreiten der arteriosklerotischen Veränderungen der Herzkranzgefäße aufzuhalten und die Entstehung von Infarkten zu vermeiden.

Prävention

Die KHK ist eine sehr häufige Erkrankung, die Lebensqualität und -dauer des Betroffenen erheblich einschränken kann und die für die Gesellschaft mit hohen Kosten verbunden ist. Gleichzeitig ist die KHK vorbeugenden Maßnahmen gut zugänglich. Kernpunkte dabei sind Nikotinabstinenz, Senkung des Blutcholesterinspiegels, ausgewogene Ernährung, Vermeidung von Übergewicht und ausreichende körperliche Aktivität (Details ☞ 4.1.2). Bei allen Patienten mit mehr als einem Risikofaktor sollte routinemäßig das individuelle kardiovaskuläre Risiko geschätzt (☞ 4.1.2) und die Prävention ggf. intensiviert werden (📖 1, 4).

4.4.2 Akutes Koronarsyndrom und Herzinfarkt

> **Akutes Koronarsyndrom** *(ACS):* Zusammenfassende Bezeichnung für die lebensbedrohlichen KHK-Manifestationen instabile Angina pectoris, Herzinfarkt und plötzlichen Herztod.
>
> **Herzinfarkt** *(Myokardinfarkt):* Akute, schwerste Manifestation der KHK mit umschriebener *Nekrose* (Gewebsuntergang) des Herzmuskelgewebes infolge lang anhaltender *Ischämie* (Mangeldurchblutung). Sterblichkeit ca. 50%.

Der **Herzinfarkt** ist eine der häufigsten Todesursachen in Deutschland. Ca. 13% aller Männer und 8% aller Frauen versterben daran.

Krankheitsentstehung

Der weit überwiegenden Zahl der Herzinfarkte liegt der Verschluss einer oder mehrerer Koronararterien oder ihrer Äste zugrunde, meist infolge einer Thrombusbildung in arteriosklerotisch veränderten Gefäßabschnitten. Das distal des Verschlusses gelegene Myokard wird nicht mehr (ausreichend) mit Sauerstoff versorgt. 20–30 Minuten nach Unterbrechung des Blutflusses beginnen die Herzmuskelzellen abzusterben, zunächst subendokardial (d. h. unterhalb des Endokards). Nach ungefähr 3–6 Stunden hat sich eine irreversible Nekrose des betroffenen Muskelgewebes ausgebildet.

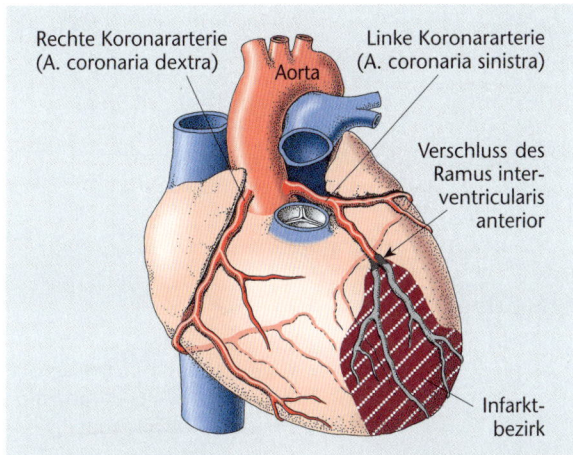

Rechte Koronararterie
(A. coronaria dextra)
Aorta
Linke Koronararterie
(A. coronaria sinistra)
Verschluss des Ramus interventricularis anterior
Infarktbezirk

Abb. 4.24: Herzinfarkt. Durch Verschluss einer Koronararterie stirbt das von dieser Arterie versorgte Herzmuskelgewebe ab. [A400-190]

Infarkte betreffen oft den Ramus interventricularis anterior der linken Koronararterie **(Vorderwandinfarkt).** Bei einem **Hinterwandinfarkt** sind die rechte Koronararterie oder der Ramus circumflexus der linken Koronararterie verschlossen.

Symptome

Leitsymptom des akuten Koronarsyndroms sind plötzliche, heftige retrosternale Schmerzen, häufig mit starkem Engegefühl, Todesangst und Unruhe. Die Schmerzen sprechen typischerweise auf Ruhe und Gabe von Nitropräparaten kaum oder gar nicht an. Instabile Angina pectoris und Herzinfarkt sind dabei klinisch nicht zuverlässig zu unterscheiden.

Weitere Zeichen sind:
- Schmerzausstrahlung in die Arme, den Bauch, zwischen die Schulterblätter oder in den Unterkiefer
- Übelkeit, Erbrechen
- Blasse, fahl-graue Gesichtsfarbe und kalter Schweiß im Gesicht (meist auf der Stirn und über der Oberlippe)
- Dyspnoe, die zum Sitzen oder zum Liegen mit erhöhtem Oberkörper zwingt
- Unruhe, Angst bis zur Todesangst
- Plötzlicher Kreislaufzusammenbruch (kardiogener Schock), teils mit Bewusstlosigkeit, Zyanose oder Krampfanfall einhergehend (☞ unten).

Bei älteren Menschen und Diabetikern ist das Bild nicht selten atypisch mit nur wenig oder gar keinen Schmerzen *(stummer Herzinfarkt).* Frauen klagen nicht selten nur über Oberbauchschmerzen.

Diagnostik und Differenzialdiagnose

EKG-Diagnostik

Bei akutem Koronarsyndrom wird sofort ein Ruhe-EKG abgeleitet. Zeigen sich dabei infarkttypische ST-Hebungen (☞ Abb. 4.25), so gilt die Infarktdiagnose als sicher (STEMI ☞ unten). Bei unauffälligem EKG und klinisch weiterbestehendem Verdacht wird das EKG engmaschig kontrolliert, da es gerade in der ersten Stunde noch un-

auffällig sein kann. Für die Vergleichbarkeit ist es wichtig, dass die Elektroden immer an denselben Stellen platziert werden (ggf. mit Stift auf der Haut markieren oder Klebeelektroden belassen). Je nach Bedarf werden dann oft zusätzliche EKG-Ableitungen durchgeführt, die vor allem die Herzhinterwand beurteilen helfen sollen (☞ 4.3.2).

Labordiagnostik

Aus den geschädigten Herzmuskelzellen gelangen vermehrt Enzyme ins Blut und können dort in erhöhter Konzentration nachgewiesen werden. Als Erstes steigt **Myoglobin** an, das aber auch im Skelettmuskel vorkommt und die Diagnose deshalb nicht beweist. Es folgen ca. 2–4 Stunden nach Infarktbeginn die herzmuskelspezifischen **Troponine I und T,** die heute die wichtigsten Laborwerte in der Frühdiagnostik sind. Schnelltests sind verfügbar. Nach ca. 4–8 Stunden steigt die ebenfalls herzmuskelspezifische *Kreatinphosphokinase der Untergruppe MB* **(CK-MB)** an. Ein Anstieg der Gesamt-CK hingegen kann auch durch Skelettmuskelschädigung (Sturz, i. m.-Injektion) bedingt sein und ist allein nicht beweisend. AST und HBDH steigen erst nach ca. 8 bzw. 10 Stunden an und sind damit Spätindikatoren.

Zum sicheren Infarktausschluss werden die Untersuchungen ggf. mehrfach wiederholt.

Initialstadium	Beträchtliche T-Überhöhung *(Erstickungs-T);* meist bei Klinikeinweisung nicht mehr nachweisbar	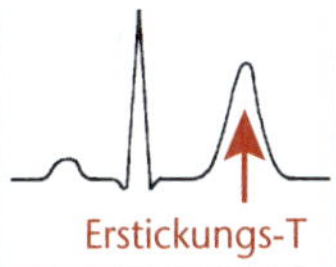 Erstickungs-T
Stadium I (frisches Stadium)	ST-Hebung , evtl. in den gegenüberliegenden Ableitungen spiegelbildliche Senkung	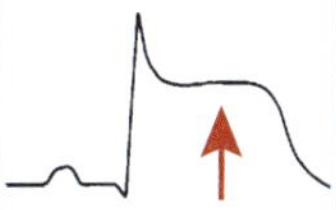
Zwischenstadium	ST-Hebung, Auftreten pathologisch tiefer Q-Zacken, evtl. R-Verlust, ST-Hebung > 6 Wo.: an Aneurysma denken!	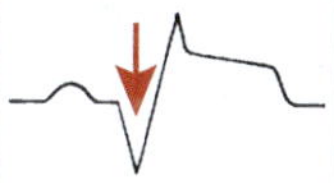
Stadium II (Folgestadium)	Rückbildung der ST-Hebung, T-Welle wird tiefer, spitzer, evtl. Aufbau einer kleinen R-Zacke, pathologische Q-Zacke persistiert	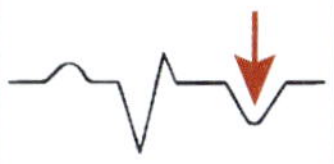
Stadium III (Endstadium)	Pathologische Q-Zacke, ST-Hebung nicht mehr nachweisbar, T-Welle positiv, R-Zacke nimmt wieder an Höhe zu	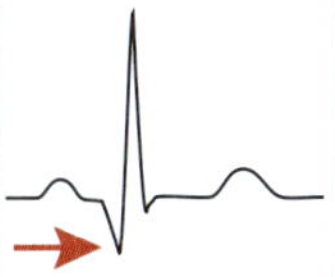

Abb. 4.25: Zeitlicher Verlauf typischer EKG-Veränderungen beim Herzinfarkt mit ST-Hebungen. Die EKG-Veränderungen ermöglichen bei vielen Patienten Aussagen bezüglich Alter, Lokalisation und Ausdehnung eines Herzinfarkts. [A400]

Klassische Infarktdefinition

Bei Vorliegen von zwei der drei folgenden Kriterien ist von einem Herzinfarkt auszugehen:
• Typische klinische Symptome
• Typisches Infarkt-EKG
• Typische Herzmuskelenzymerhöhung.

Neue Infarktdefinition
• Nachweis eines typischen Ablaufs herzspezifischer Nekroseparameter (Troponine!), falls die klinischen Umstände für eine ischämische Ursache sprechen.

4 Weitere Diagnostik

Um das Vorhandensein und Ausmaß des Herzinfarkts und somit des funktionsgestörten Myokards feststellen zu können, wird baldmöglichst eine Echokardiographie (☞ 4.3.5) vorgenommen. In größeren kardiologischen Kliniken wird mittlerweile zunehmend eine sofortige Koronarangiographie mit Akut-PTCA (☞ 4.4.1) durchgeführt, weil sich hierdurch die Gefäßsituation rascher abklären und eine definitive Versorgung durchführen lässt (☞ auch Behandlungsstrategie).

Differenzialdiagnose des akuten Brustschmerzes ☞ *4.2.1*

Komplikationen

Insbesondere in den ersten Stunden und Tagen nach dem Infarkt können sich binnen kurzer Zeit lebensbedrohliche Komplikationen entwickeln, vor allem:
• **Herzrhythmusstörungen.** 90 % der Herzinfarktpatienten entwickeln Herzrhythmusstörungen, ca. 10 % sogar Kammerflimmern (☞ 4.6.2)
• **Linksherzinsuffizienz,** bei großem Infarkt bis hin zum akuten Lungenödem (☞ 4.5.3) und kardiogenen Schock (☞ unten)
• **Myokard- und Ventrikelseptumruptur** durch Reißen der nekrotischen Herzwand, am häufigsten ca. eine Woche nach dem Infarkt. Die Ventrikelruptur führt durch Austritt von Blut in den kaum dehnbaren Herzbeutel zu einer **Perikardtamponade** mit Schock binnen Minuten bis Stunden. Die Ventrikelseptumruptur führt zum Ventrikelseptumdefekt mit akuter Herzinsuffizienz
• Akute Mitralinsuffizienz durch Papillarmuskelnekrose mit Abriss des Mitralklappenapparats. Folge ist eine akute (Links-)Herzinsuffizienz, evtl. mit Lungenödem.

Spätkomplikationen sind:
• **Dressler-Syndrom** *(Post[myokard]infarktsyndrom).* Dies ist eine Form der Perikarditis (☞ 4.7.3) mit Fieber, Abgeschlagenheit und Brustschmerzen, meist nach 1–4 Wochen. Therapeutisch reicht oft die Gabe von Azetylsalizylsäure
• **Herzwandaneurysma.** Große Narbenzonen werden durch den hohen Druck im linken Ventrikel nach außen gedrückt, sodass die Herzwand aussackt. Ein Aneurysma ist mehrfach gefährlich: Es schränkt durch „Versacken" des zur Austreibung in den Körperkreislauf bestimmten Blutes die Pumpleistung ein, kann Entstehungsort von Thromben sein (Gefahr einer **arteriellen Embolie**) und kann perforieren (platzen).

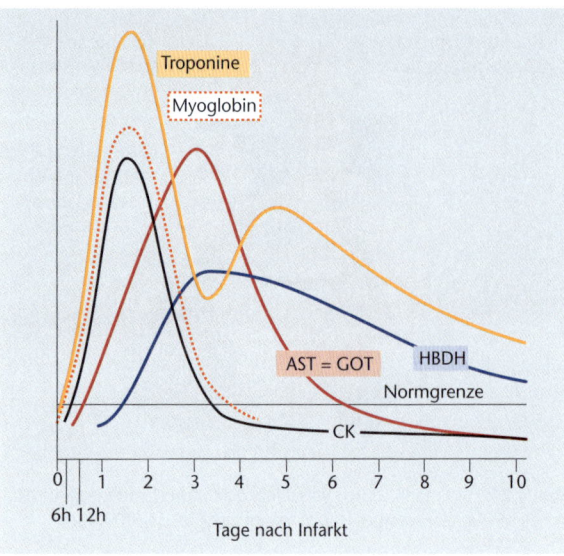

Abb. 4.26: Herzmuskelenzyme im Blut bei Herzinfarkt. [A400]

Kardiogener Schock

Kardiogener Schock: Lebensbedrohliches Kreislaufversagen mit schwerem Sauerstoffmangel des Organismus, hervorgerufen durch ein primäres Herzversagen („Pumpversagen").

Bei ungefähr 10–15 % der Herzinfarktpatienten pumpt das Herz nur noch so wenig Blut, dass ein **kardiogener Schock** mit schwerem Sauerstoffmangel lebenswichtiger Organe entsteht (häufigste Todesursache bei Infarktpatienten *während* der Intensivbehandlung). Ein kardiogener Schock kann außerdem bei Herzrhythmusstörungen (☞ 4.6) oder einer Lungenembolie (☞ 6.10.1) komplizierend hinzutreten.

Symptome des kardiogenen Schocks sind:
• Zeichen einer Herzinsuffizienz (z. B. „Brodeln" über der Lunge und Stauung der Halsvenen, Patient bekommt nur noch im Sitzen Luft)
• Tachykardie, evtl. mit unregelmäßigem Puls, seltener auch Bradykardie
• Systolischer Blutdruck ≤ 90 mmHg
• Veränderte Bewusstseinslage (Somnolenz, Koma), Unruhe, Angst
• Kaltschweißigkeit
• Fahle, blasse Haut, evtl. Zyanose
• Oligurie.

Behandlungsstrategie

Jeder Patient mit akutem Koronarsyndrom wird unter Notarztbegleitung *unverzüglich* in ein Krankenhaus eingeliefert und dort intensivmedizinisch betreut (▢ 5, 6, 7).

Sofortmaßnahmen

Bei den Sofortmaßnahmen ist eine Abgrenzung zwischen ärztlichen und pflegerischen Aufgaben schwer möglich. Wichtig ist eine gute und koordinierte Zusammenarbeit zwischen Ärzten, Rettungssanitätern und Pflegenden:
• Ggf. sofort reanimieren (☞ 3.2)

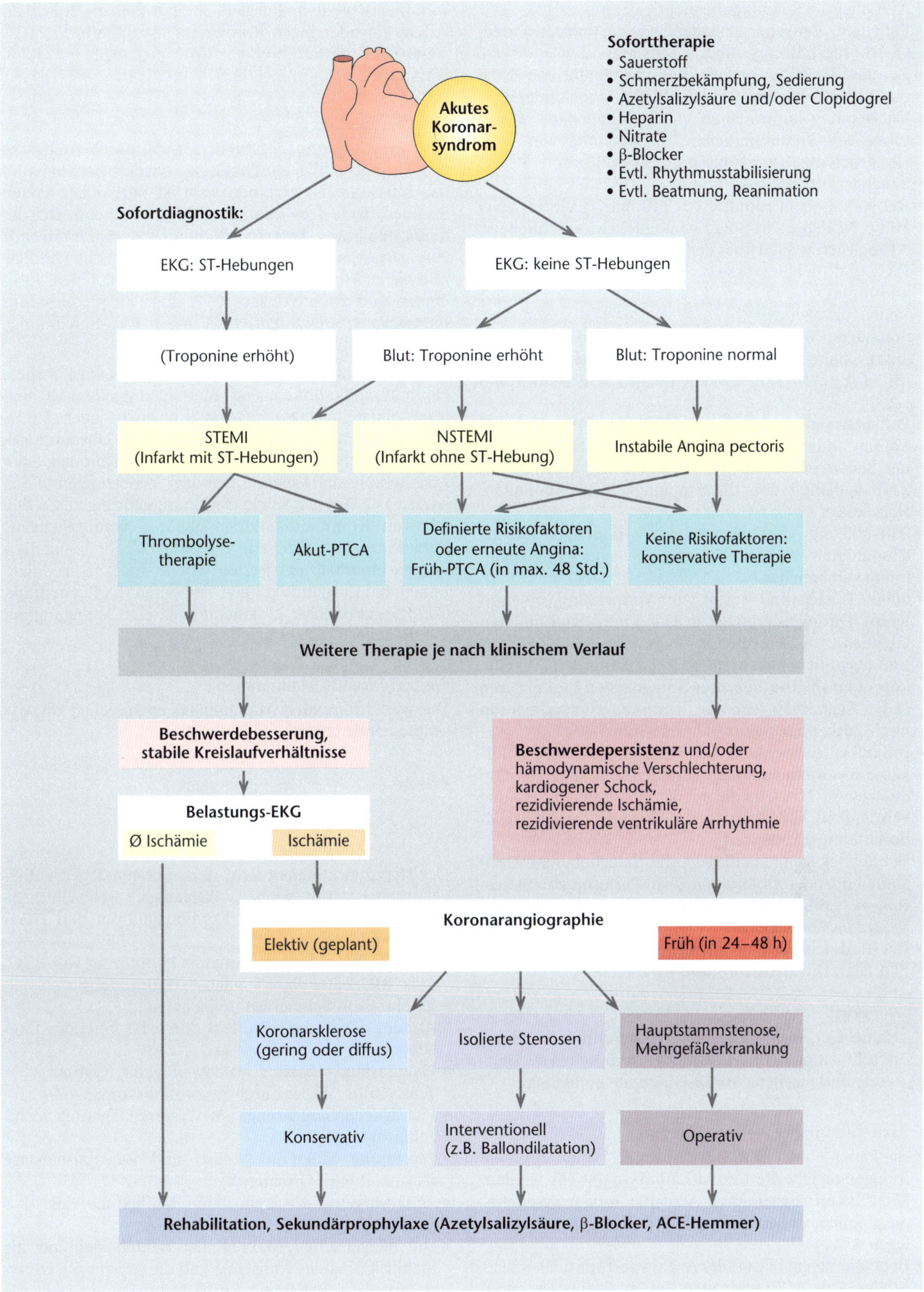

Akutes Koronar-syndrom

Soforttherapie
- Sauerstoff
- Schmerzbekämpfung, Sedierung
- Azetylsalizylsäure und/oder Clopidogrel
- Heparin
- Nitrate
- β-Blocker
- Evtl. Rhythmusstabilisierung
- Evtl. Beatmung, Reanimation

Sofortdiagnostik:

EKG: ST-Hebungen | EKG: keine ST-Hebungen

(Troponine erhöht) | Blut: Troponine erhöht | Blut: Troponine normal

STEMI (Infarkt mit ST-Hebungen) | **NSTEMI** (Infarkt ohne ST-Hebung) | Instabile Angina pectoris

Thrombolyse-therapie | Akut-PTCA | Definierte Risikofaktoren oder erneute Angina: Früh-PTCA (in max. 48 Std.) | Keine Risikofaktoren: konservative Therapie

Weitere Therapie je nach klinischem Verlauf

Beschwerdebesserung, stabile Kreislaufverhältnisse

Beschwerdepersistenz und/oder hämodynamische Verschlechterung, kardiogener Schock, rezidivierende Ischämie, rezidivierende ventrikuläre Arrhythmie

Belastungs-EKG

Ø Ischämie | Ischämie

Koronarangiographie

Elektiv (geplant) | Früh (in 24–48 h)

Koronarsklerose (gering oder diffus) | Isolierte Stenosen | Hauptstammstenose, Mehrgefäßerkrankung

Konservativ | Interventionell (z.B. Ballondilatation) | Operativ

Rehabilitation, Sekundärprophylaxe (Azetylsalizylsäure, β-Blocker, ACE-Hemmer)

Abb. 4.27: Diagnose und Therapie bei akutem Koronarsyndrom. STEMI = ST-Elevations-Myokardinfarkt = Myokardinfarkt mit ST-Hebungen (früher transmuraler Infarkt = alle Wandschichten umfassender Infarkt). NSTEMI = Non-ST-Elevations-Myokardinfarkt = Myokardinfarkt ohne ST-Hebungen (früher nicht-transmuraler Infarkt). PTCA = perkutane transluminale koronare Angioplasie. [L157]

- Arzt über die Rufanlage benachrichtigen
- Patienten Bettruhe einhalten lassen (mit erhöhtem Oberkörper). Beengende Kleidung entfernen
- Bei dem Patienten bleiben, ihm das Gefühl von Ruhe und Sicherheit vermitteln, alle Maßnahmen erklären
- Vitalzeichen kontrollieren. Nach Möglichkeit Monitoring mit kontinuierlicher Überwachung von Puls, Blutdruck und Sauerstoffsättigung des Blutes
- Sauerstoff geben (2–4 l/Min.)
- Bei systolischem Blutdruck > 110 mmHg ein bis zwei Hübe Nitroglycerin-Spray verabreichen, anschließend Nitroglycerin-Gabe über Perfusor
- EKG und Blutentnahme vorbereiten (Werte nach Arztanordnung)
- Venenzugang legen
- Schmerzen bekämpfen, um den Vernichtungsschmerz auszuschalten und den Sauerstoffverbrauch zu senken. Mittel der Wahl sind Opioid-Analgetika, z.B. Morphin i.v.
- Patienten sedieren (Mittel der Wahl: Diazepam i.v., z.B. Valium® oder Diazepam-ratiopharm®). Dadurch wird der Sauerstoffverbrauch des Organismus gesenkt, das ZNS gedämpft und die Empfänglichkeit für äußere Reize reduziert
- 250–500 mg Azetylsalizylsäure i.v. und/oder 300 mg Clopidogrel oral zur Thrombozytenaggregationshemmung verabreichen
- 5000 I.E. Heparin i.v. geben zur Vermeidung von (weiteren) Thrombosierungen in Herzkranz- und anderen Gefäßen (z.B. Beinvenen).
- Bei instabilen Patienten oder geplanter PTCA Glykoprotein IIb/IIIa-Rezeptor-Antagonisten i.v. injizieren (z.B. Aggrastat®), die die Thrombozytenaggregation noch stärker hemmer (☞ Pharma-Info 5.39)
- β-Blocker zur Senkung der Herzfrequenz geben, falls keine Kontraindikationen bestehen (optimale Herzfrequenz < 60/Min.), da die mit der Herzfrequenzsenkung verbundene Verlängerung der Diastole die Myokarddurchblutung verbessert
- Bei Schocksymptomatik evtl. die Katecholamine Dopamin und/oder Dobutamin über Perfusor zur Steigerung von Blutdruck und Kontraktionskraft des linken Ventrikels verabreichen
- Bei Bluthochdruck medikamentös Blutdruck senken
- Evtl. Herzrhythmusstörungen regulieren.

Vorsicht!
Keine i.m.-Injektionen bei Herzinfarkt oder Herzinfarktverdacht. I.m.-Injektionen verfälschen die Blutwerte und machen eine Lysetherapie unmöglich.

Entscheidung über weitere Therapie
- Bei Patienten mit STEMI (☞ Abb. 4.27) sollte stets eine frühestmögliche Revaskularisation angestrebt werden. Diese ist prinzipiell durch Akut-PTCA oder Lysetherapie möglich, wobei die Akut-PTCA der Lyse etwas überlegen ist
- Bei Patienten mit instabiler Angina pectoris oder NSTEMI (☞ Abb. 4.27) wird nicht lysiert. Patienten, deren Zustand sich trotz konsequenter konservativer Therapie nicht stabilisiert oder die definierte Risikofaktoren aufweisen, sollten aber frühestmöglich koronarangio-

graphiert werden. Bei den übrigen fällt die Entscheidung für oder gegen Koronarangiographie bzw. PTCA erst nach weiterführenden Untersuchungen (☞ 4.3.8, 4.4.1).

Lysetherapie
Eine **Lysetherapie** *(Thrombolyse)* soll durch Auflösung des Thrombus die Durchblutung wiederherstellen und das Infarktareal verkleinern. Sie ist nur in den ersten Stunden nach dem Infarkt erfolgversprechend. Bei der häufigsten Form, der *systemischen Lyse*, wird intravenös eine gerinnselauflösende Substanz verabreicht (Erfolgsrate bis zu 70%). Die am häufigsten verwendeten Substanzen sind Streptokinase, rt-PA (kurz für *recombinant tissue plasminogen activator*) und rt-PA-Abkömmlinge (☞ Pharma-Info 5.40).

Die Lysetherapie ist für den Patienten nicht ungefährlich. Hauptkomplikationen sind Blutungen (gefürchtet sind insbesondere intrazerebrale Blutungen ☞ auch 5.6.1), Embolien, Herzrhythmusstörungen und Überempfindlichkeitsreaktionen. Absolute Kontraindikationen einer Lysetherapie sind Operationen oder Verletzungen in den letzten 1–2 Wochen sowie Gerinnungsstörungen. Zu den relativen Kontraindikationen gehören vorangegangene Punktionen von Arterien, V. subclavia oder V. jugularis interna innerhalb der letzten Woche, frische i.m.-Injektionen und Einschränkungen der Nieren- und Leberfunktion. Bei erfolgloser Lysetherapie ist eine Verlegung zur sog. **Rescue-PTCA** indiziert.

Weiterführende Maßnahmen
Die weiterführenden Maßnahmen entsprechen im Wesentlichen denen bei KHK (☞ 4.4.1).

Pflege
Pflege bei erhöhter Blutungsneigung ☞ 11.10.6
Thromboseprophylaxe ☞ 5.9.3

Der Herzinfarktpatient wird in den ersten Tagen auf einer Intensivstation gepflegt. Pflegerische Beobachtungsschwerpunkte bei akutem Koronarsyndrom und Herzinfarkt sind:
- Herz-Kreislauf-System. Anfangs Monitoring von EKG, Puls, RR, später dann je nach Arztanordnung
- Zeichen von Schmerzen und Übelkeit
- Atmung (Dyspnoe? Brodeln durch beginnendes Lungenödem?)
- Hautzustand (Blässe, Kaltschweißigkeit, Zyanose)
- Temperatur (Fieber durch Resorptionsvorgänge?)
- Flüssigkeitsbilanzierung, um Wassereinlagerung rechtzeitig zu erkennen
- Psychische Situation (Angst) und Bewusstseinslage (Ansprechbar? Orientiert?)
- ZVD-Messung als ergänzende Maßnahme (alle 4–8 Stunden).
- Die pflegerischen Maßnahmen richten sich auf die Stabilisierung des Kreislaufs und die psychische Unterstützung des Patienten. Im weiteren Verlauf steht die Durchführung aller Prophylaxen im Vordergrund. Hierbei ist zu beachten, zur Pneumonieprophylaxe nicht abzuklopfen oder abzuklatschen und den Erfolg von

Maßnahmen zur Obstipationsprophylaxe zu kontrollieren, um starkes Pressen beim Stuhlgang zu vermeiden.

Der Patient ist besonders sorgfältig auf sich entwickelnde Komplikationen (z. B. Linksherzinsuffizienz mit Lungenödem, Herzrhythmusstörungen, kardiogener Schock) zu beobachten. Dann muss sofort der Arzt verständigt und ggf. reanimiert (☞ 3.2) werden.

Intervenieren

Die pflegerischen Interventionen richten sich zunächst auf die Stabilisierung des Kreislaufs und die psychische Betreuung.

Bewegung. In den ersten 24 Stunden muss der Patient Bettruhe einhalten. Je nach Infarktausdehnung und Symptomatik wird während dieser Phase auf alle nicht unbedingt notwendigen Pflegemaßnahmen verzichtet. Die Pflegenden unterstützen den Patienten bei allen unerlässlichen Tätigkeiten (z. B. bei der Ausscheidung).

Danach erfolgt die Frühmobilisation nach detaillierter Arztanordnung. In den meisten Kliniken existieren *Mobilisations-* oder *Stufenpläne* (☞ Tab. 4.28). Der *Belastungskontrolle* dienen Blutdruck- und Pulskontrollen vor, während und unmittelbar nach der Belastung sowie drei Minuten danach. Jegliche Mobilisation wird unter kontinuierlicher Kreislaufüberwachung und Beobachtung der gesamten Verfassung des Patienten durchgeführt. Die Belastbarkeit des Patienten kann unterschiedlich sein, u. U. auch schlechter als am Vortag. Der Mobilisationsgrad wird daher immer der jeweiligen Situation angepasst. Steigt die Herzfrequenz bei Belastung an und

Stufe	Bewegung	Körperpflege	Essen und Trinken	Ausscheidung	Krankengymnastik (auf Arztanordnung)
1	Strenge Bettruhe in herzentlastender Oberkörperhoch-, Beintieflage	Körperpflege wird von den Pflegenden übernommen	• Trinken mit Schnabelbecher oder Strohhalm • Essen wird dem Patienten gereicht	• Urinflasche und/oder Steckbecken benutzen • Ggf. Blasendauerkatheter	• Bewegungsübungen im Bett, z. B. Faustschluss oder Füße kreisen • Atemübungen, z. B. tief einatmen und mit Lippenbremse (☞ 6.1.5) ausatmen lassen • Entspannungsübungen • Thromboseprophylaxe (☞ 5.9.3)
2	Strenge Bettruhe mit geringen Eigenaktivitäten	Im Bett liegend wäscht sich der Patient Gesicht und Oberkörper selbstständig	• Langsamer Kostaufbau • Mahlzeiten mundgerecht zubereiten		• Erweiterte Bewegungsübungen (Beuge- und Streckübungen) im Bett • Atemübungen • Entspannungsübungen
3	Sitzen am Bettrand zu Bewegungsübungen	Patient wäscht sich im Bett liegend mit Unterstützung	Selbstständige Nahrungsaufnahme		• Leichtere Bewegungsübungen am Bettrand sitzend • Atemvertiefende Übungen, z. B. gezieltes Atmen mit taktilen Reizen (☞ 6.1.5) • Pressatmung (z. B. beim Stuhlgang) vermeiden • Entspannungsübungen
4	Selbstständiges Aufsetzen im Bett	Patient wäscht sich im Bett sitzend mit Unterstützung		Toilettenstuhl (neben dem Bett) in Begleitung einer Pflegekraft benutzen	
5	Selbstständiges Sitzen am Bettrand	Patient wäscht sich mit Unterstützung am Bettrand sitzend	Essen und Trinken am Bettrand sitzend		• Erweiterte Bewegungsübungen am Bettrand sowie Spannungsübungen der gesamten Körpermuskulatur (einschließlich Bauch- und Rückenmuskulatur) • Erstes Aufstehen in Begleitung, Pressen vermeiden
6	• Gelockerte Bettruhe • Häufiges Sitzen am Bettrand	Patient wäscht sich selbstständig am Bettrand sitzend			• Erweiterung der aktiven Übungen in Dauer und Schnelligkeit • Bewegungsabläufe üben: Hinsetzen, Aufstehen, Gehen, An- und Ausziehen, Bücken
7	• Gelockerte Bettruhe • Selbstständiges Aufstehen	Patient wäscht sich mit Unterstützung am Waschbecken	Essen und Trinken am Tisch	Toilette in Begleitung einer Pflegekraft benutzen	• Erweiterung der aktiven Übungen • In Begleitung auf der Station herumgehen
8	• Ausreichende Bettruhe • Selbstständiges Aufstehen • 2 Std./Tag außerhalb des Bettes verbringen	Patient wäscht sich selbst, Duschen nach Absprache mit Arzt erlaubt		Selbstständig zur Toilette gehen	• Gruppengymnastik im Sitzen • Erstes Treppensteigen in Begleitung • Gehen im Freien
9	• Ausruhen im Bett • Sonst überwiegend aufstehen				• Gruppengymnastik im Stehen • Selbstständiges Treppensteigen
10	Nur noch Mittagsruhe im Bett				• Treppensteigen fortführen

Tab. 4.28: Beispiel eines zehnstufigen Mobilisationsplans nach Herzinfarkt (verändert nach dem Plan der Kardiologischen Abteilung, Allgemeines Krankenhaus Celle).

bessert sich drei Minuten nach dem Hinlegen nicht, dann war die Belastung zu groß.

Durch selbstständige Pulskontrollen vor, während und nach einer Belastung wird der Patient aktiv miteinbezogen und lernt, seine Belastbarkeit einzuschätzen.

> **Vorsicht!**
> Bei Blässe, Schweißausbruch, Blutdruckabfall, Herzrhythmusstörungen oder Atembeschwerden wird die Mobilisation sofort abgebrochen und der Patient soll sich hinlegen.

Ernährung. Am ersten Tag bleibt der Patient in der Regel nüchtern. Nur auf Arztanordnung darf er einige Schlucke Wasser oder Tee trinken, ggf. auch Zwieback oder Weißbrot essen. Danach wird die Ernährung normalisiert.
Prävention, Patientenberatung ☞ *4.1.2, 4.1.4*

Rehabilitation

Nach einem unkomplizierten Infarkt kann der Patient nach etwa einer Woche aus dem Krankenhaus entlassen werden. Im Anschluss daran sind Rehabilitationsmaßnahmen sinnvoll, die ambulant oder in einer Rehabilitationsklinik (Aufenthalt in der Regel drei Wochen) möglich sind. Zielsetzung ist in beiden Fällen, den Patienten zu einer herzgesunden Lebensweise zu motivieren (Details ☞ 4.1.4, 5.1.2, 5.1.4), ihn unter fachlicher Überwachung an Bewegung heranzuführen und ihn wieder in das Alltagsleben zu integrieren. Schwerpunkte sind entsprechend:
* Ein gezieltes Bewegungsprogramm je nach individueller Leistungsfähigkeit
* Beratungsangebote zur gesunden Ernährung
* Angebote zur Raucherentwöhnung
* Angebote zur Stressbewältigung
* Ggf. ein Berufsfindungsprogramm
* Kontaktvermittlung zu Selbsthilfe- und/oder Herzsportgruppen.

Prognose

Vor dem Eintreffen im Krankenhaus versterben 30–50% der Infarktpatienten, im Krankenhaus bis zu 10% und in den zwölf Monaten danach weitere 10%.

4.5 Herzinsuffizienz

> **Herzinsuffizienz** *(Herzmuskelschwäche):* Unvermögen des Herzens, das zur Versorgung des Körpers erforderliche Blutvolumen zu fördern. Keine eigenständige Krankheit, sondern Folge verschiedener Herz-Kreislauf-Erkrankungen.

Die **Herzinsuffizienz** kann nach unterschiedlichen Kriterien eingeteilt werden:
* Nach der (vorwiegend) betroffenen Herzkammer in **Linksherzinsuffizienz** (Leistungseinschränkung vor allem der linken Kammer), **Rechtsherzinsuffizienz** oder **Globalinsuffizienz** (*biventrikuläre Herzinsuffizienz,* beide Kammern betroffen)

* Nach dem zeitlichen Verlauf in **chronische Herzinsuffizienz** (☞ 4.5.1) und **akute Herzinsuffizienz** (☞ 4.5.2).
* In **kompensierte und dekompensierte Herzinsuffizienz,** je nachdem ob durch Gegenregulationen wie Herzmuskelhypertrophie, Aktivierung des Sympathikus und des Renin-Angiotensin-Aldosteron-Mechanismus (☞ Abb. 5.8) noch ein ausreichendes Herzzeitvolumen gefördert werden kann oder nicht
* Nach den pathogenetischen Mechanismen in **Rückwärtsversagen** mit Stau des Blutes vor der geschwächten Herzkammer und **Vorwärtsversagen** mit den Zeichen einer unzureichenden Organdurchblutung.

4.5.1 Chronische Herzinsuffizienz

Bei der **chronischen Herzinsuffizienz** nimmt die Auswurfleistung des Herzens *langsam* ab.

Krankheitsentstehung

Etwas vereinfacht liegen der chronischen Herzinsuffizienz vier große Ursachenkomplexe zugrunde:
* Drucküberlastung, z.B. arterielle oder pulmonale Hypertonie, Herzklappenstenosen
* Volumenüberlastung, z.B. Herzklappeninsuffizienzen, Shunts durch angeborene Herzfehler oder Gefäßfehlbildungen
* Verlust von funktionsfähigem Herzmuskelgewebe, z.B. KHK, Herzinfarkt, Kardiomyopathie, Myokarditis
* Ausgeprägte Tachy- oder Bradykardie.

Eine isolierte Rechtsherzinsuffizienz ist selten. Meist ist die Rechtsherzinsuffizienz Folge einer Linksherzinsuffizienz, da der Blutrückstau in den Lungenkreislauf für das muskelschwache rechte Herz eine (auf Dauer zu hohe) Druckbelastung bedeutet.

> Häufigste Ursachen der chronischen Herzinsuffizienz sind heute die KHK einschließlich des Herzinfarkts und die arterielle Hypertonie, wobei nicht selten beide zusammen vorliegen.

Symptome und Untersuchungsbefund

Die Symptome einer Herzinsuffizienz sind vor allem **Stauungszeichen** durch den Blutstau *vor* der geschwächten Kammer (Rückwärtsversagen ☞ oben):

Bei der *Linksherzinsuffizienz* staut sich das Blut in den kleinen Kreislauf zurück. Flüssigkeit aus den Blutgefäßen wird in das Lungeninterstitium und in die Alveolen gepresst. Hauptbeschwerden des Patienten sind Ruhe- und Belastungsdyspnoe bis zur Orthopnoe (☞ 6.2.1), Zyanose, Hustenreiz (evtl. mit rostbraunem Sputum), Tachykardie und Herzrhythmusstörungen. Bei der Auskultation (☞ 6.3.1) sind *Rasselgeräusche* (☞ 6.2.4) über der Lunge zu hören.

Bei der *Rechtsherzinsuffizienz* staut sich das Blut im Körperkreislauf. Sichtbare Zeichen sind lagerungsabhängige Ödeme, zunächst an Knöcheln und Unterschenkeln, später auch am Körperstamm **(Anasarka),** Halsvenenstauung und Zyanose. Leber und Milz sind vergrößert tastbar, im Ultraschall lässt sich Aszites nachweisen, auch

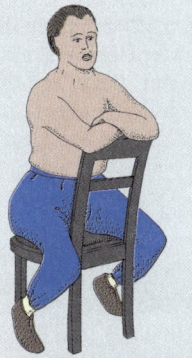
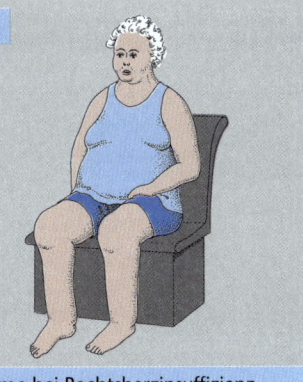

Linksherzinsuffizienz

Häufige Ursachen:
KHK einschl. Herzinfarkt, arterielle Hypertonie, Klappenfehler (v. a. des linken Herzens), Rhythmusstörungen

Rechtsherzinsuffizienz

Häufige Ursachen:
Linksherzinsuffizienz, Herzklappenfehler (v. a. des rechten Herzens), Lungenerkrankungen

Symptome bei Linksherzinsuffizienz	Gemeinsame Symptome	Symptome bei Rechtsherzinsuffizienz
• Belastungs-, Ruhedyspnoe, Orthopnoe • Rasselgeräusche über Lunge, Husten • Lungenödem • Zyanose • Einsatz der Atemhilfsmuskulatur	• Eingeschränkte Leistungsfähigkeit, Schwäche und Ermüdbarkeit • Nykturie • Tachykardie bei Belastung, Herzrhythmusstörungen • Herzvergrößerung, Pleura- und Perikarderguss • Im Spätstadium niedriger Blutdruck	• Gestaute, erweiterte Halsvenen • Ödeme (Bauch, Unterschenkel, Füße) • Gewichtszunahme • Leber- und Milzvergrößerung • Aszites • „Magenbeschwerden"

Abb. 4.29: Häufige Ursachen und unterschiedliche wie auch gemeinsame Symptome von Links- und Rechtsherzinsuffizienz. Weitere Details ☞ Text. [A400-190]

Pleuraergüsse sind häufig. Durch den Rückstau in den Magenvenen leiden die Patienten unter Appetitlosigkeit und Übelkeit. Evtl. ist bei einer Gastroskopie eine Entzündung der Magenschleimhaut festzustellen (*Stauungsgastritis*).

Die Nachtruhe des Patienten ist sowohl bei der Rechts- als auch bei der Linksherzinsuffizienz gestört, da er nachts mehrfach aufstehen muss, um Wasser zu lassen **(Nykturie)**. Nachts ist einerseits das geschwächte Herz durch die Bettruhe entlastet, andererseits gelangt durch die höhere Lagerung der Beine „versackte" Flüssigkeit zurück in den Kreislauf; somit werden die meist in ihrer Leistungsfähigkeit eingeschränkten Nieren wieder besser durchblutet, sodass Ödeme leichter ausgeschwemmt werden können. Der Patient ist insgesamt in seiner körperlichen Leistungsfähigkeit erheblich beeinträchtigt.

Hauptkomplikationen der chronischen Herzinsuffizienz sind neben einer weiteren Verschlechterung der Herzfunktion insbesondere Herzrhythmusstörungen (☞ 4.6). Das Thrombose- und damit auch Embolierisiko ist in Abhängigkeit von der Herzfunktion erhöht.

Diagnostik und Differenzialdiagnose

Die Diagnose einer Herzinsuffizienz wird *klinisch* gestellt. Das EKG kann erste Hinweise auf die Grunderkrankung geben (z. B. unbemerkte Infarkte). Die Röntgenaufnahme des Thorax zeigt eine Herzvergrößerung und evtl. Zeichen einer Lungenstauung. Die Echokardiographie ermöglicht die Beurteilung von Größe und globaler wie regionaler Funktion der Herzkammern (z. B. regionale Wandbewegungsstörungen, Pumpleistung) und die Diagnose von Herz(klappen)fehlern.

Ergänzend können Herzkatheteruntersuchung, Myokardszintigraphie, CT oder eine Herzmuskelbiopsie (z. B.

bei Verdacht auf Myokarditis oder Amyloidose des Herzens) angezeigt sein.

Ist unklar, ob die Beschwerden eines Patienten (insbesondere Luftnot) auf eine Herzinsuffizienz oder z. B. eine Lungenerkrankung zurückzuführen sind, kann die Bestimmung der **natriuretischen Peptide NT-pro-BNP** und **BNP** im Blut weiterhelfen. Diese Eiweiße werden bei Dehnung der Vorhöfe freigesetzt und entlasten das Herz über eine Gefäßweitstellung, eine Förderung der Flüssigkeitsausscheidung in den Nieren sowie eine Hemmung von Sympathikus und Renin-Angiotensin-Aldosteron-System. Normale Werte machen eine Herzerkrankung unwahrscheinlich. Prinzipiell steigen die Werte mit zunehmender Schwere der Herzinsuffizienz an. Wegen breiter Überlappungsbereiche ist aber der genaue Stellenwert der natriuretischen Peptide noch unklar.

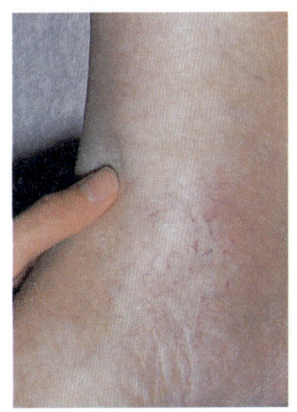
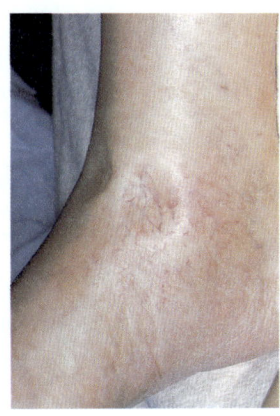

Abb. 4.30: Knöchelödem bei Herzinsuffizienz. [R229]

Insuffizienz-Stadium	Beschwerden
I	Keine Beschwerden (z. B. Luftnot, Herzrhythmus-störungen, Erschöpfung) bei normaler Belastung
II	Beschwerden bei stärkerer körperlicher Belastung. Geringe Leistungsminderung
III	Beschwerden bei leichter körperlicher Belastung. Erhebliche Leistungsminderung
IV	Beschwerden schon in Ruhe, Bettlägerigkeit

Tab. 4.31: Stadieneinteilung der Herzinsuffizienz (gemäß der *New York Heart Association,* kurz **NYHA**).

Behandlungsstrategie

Behandlung des akuten Lungenödems ☞ 4.5.3

Ziel der Therapie ist zum einen die Besserung der Symptome, zum anderen möglichst die Beseitigung der Ursache der Herzinsuffizienz, z. B. durch eine Operation bei Herzklappenfehlern.

Allgemeinmaßnahmen ☞ *Pflege*

Medikamentöse Therapie der Herzinsuffizienz

Folgende Wirkstoffgruppen werden einzeln oder in Kombination eingesetzt (📖 8, 9, 10):

- **ACE-Hemmer** (z. B. Lopirin®, Pres®, Vesdil®, ☞ Pharma-Info 5.12) hemmen das Renin-Angiotensin-Aldosteron-System (RAAS) und den Abbau von Kininen und wirken so gefäßerweiternd und Nachlast-senkend. Wahrscheinlich vermindern sie auch die negativen strukturellen Umbauvorgänge am insuffizienten Herzen. ACE-Hemmer sind bereits bei einer asymptomatischen Herzinsuffizienz indiziert, da sich in Studien eine erhebliche Prognoseverbesserung gezeigt hat. Bei Kontraindikationen oder Unverträglichkeit von ACE-Hemmern werden **Angiotensin-II-Antagonisten** (z. B. Lorzaar®, Micardis®) eingesetzt, die nach heutigem Kenntnisstand vergleichbar wirken

- **β-Blocker** (z. B. Concor®, Querto®, ☞ Pharma-Info 5.12) erhalten die Ansprechbarkeit der β-Rezeptoren des Herzmuskels auf Sympathikusaktivierung (die sonst nur noch zu einer Gefäßverengung mit Nachlasterhöhung führt) und haben positive hämodynamische Effekte wie Herzfrequenz- und Blutdrucksenkung mit vermindertem Sauerstoffbedarf des Herzens. Trotz ihrer negativ inotropen Wirkung haben sich β-Blocker in der Therapie der chronischen Herzinsuffizienz etabliert. Voraussetzung ist, dass der Zustand des Patienten stabil ist und die Behandlung vorsichtig eingeleitet wird
- **Diuretika** (☞ Pharma-Info 9.27) schwemmen die Ödeme aus und entlasten so durch Senkung der Vor- und Nachlast das geschwächte Herz. Sie sind bei jeder Herzinsuffizienz mit Flüssigkeitsretention indiziert
- **Aldosteronantagonisten** (z. B. Aldactone®) steigern in Kombination mit Schleifendiuretika die Diurese und senken die durch ACE-Hemmer nur inkomplett gehemmte Aldosteronsynthese weiter ab. Sie werden bei ausgeprägter Herzinsuffizienz gegeben. Wegen der Gefahr einer Hyperkaliämie sind regelmäßige Kreatinin- und Elektrolytkontrollen notwendig
- **Digitalisglykoside** (☞ Pharma-Info 4.33)
- **Phosphodiesterasehemmer** (z. B. Perfan®, Wincoram®) und **Katecholamine** (z. B. Dobutrex®, Dopamin) sind Substanzen, die auf Intensivstationen für kürzere Zeiträume überbrückend eingesetzt werden können, um die Schlagkraft zu verbessern. Sie können nur intravenös gegeben werden. Bei längerer Behandlung kommt es zu einem weitgehenden Wirkungsverlust.

Invasive Strategien

- Zur Verhinderung des plötzlichen Herztodes kann bei speziellen Indikationen ein Kardioverter-Defibrillator (ICD) implantiert werden (☞ 4.6.2)
- Bei Linksschenkelblock kann die Auswurfleistung durch Implantation eines biventrikulären Schrittmachersystems verbessert werden, das für eine *Resynchronisation* (optimale zeitliche Abstimmung) der rechten und linken Herzkammer sorgt (☞ auch 4.6.5).

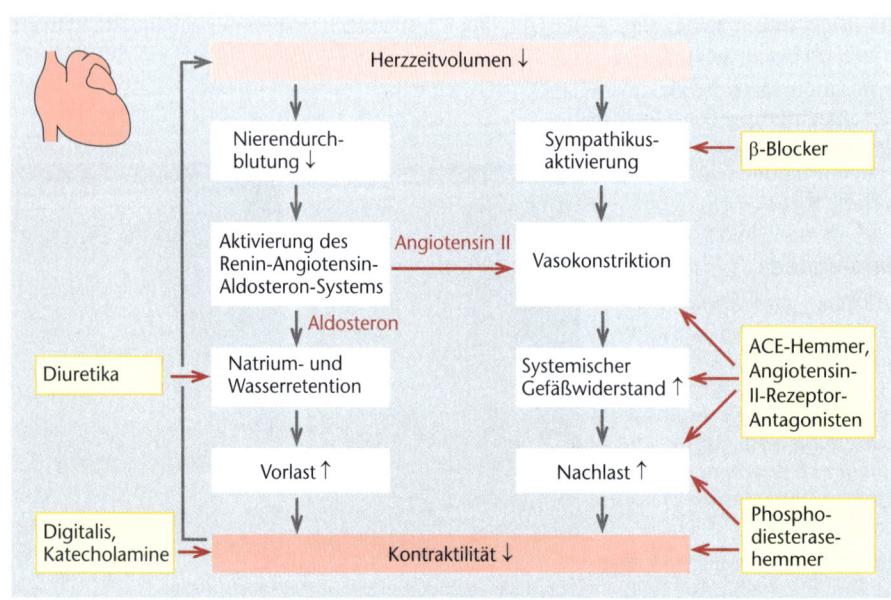

Abb. 4.32: Wirkungsweise der verschiedenen Arzneimittel bei Herzinsuffizienz (vereinfachte Schemazeichnung).

4

Herztransplantation

Lässt sich eine dekompensierte Herzinsuffizienz trotz Ausschöpfung aller anderen Therapiemaßnahmen nicht bessern, kann bei Patienten unter ca. 65 Jahren eine Herztransplantation erwogen werden (☞ auch 1.4.8). Jährlich werden in Deutschland etwa 500 Herztransplantationen durchgeführt, die 5-Jahres-Überlebensrate liegt derzeit bei ca. 75 %.

Der Patient muss wissen, dass nach der Transplantation regelmäßige ärztliche Kontrollen einschließlich invasiver Untersuchungen sowie eine zuverlässige Arzneimitteleinnahme zur Verhinderung von Abstoßungsreaktionen nötig sind. Nach einer geglückten Herztransplantation ist der Patient nicht gesund im Sinne von geheilt, sondern weiterhin als chronisch krank zu betrachten. Viele Patienten bleiben berufsunfähig.

Pflege und Patientenberatung

Pflege bei Dyspnoe ☞ 6.2.1

Pflege bei Pleurapunktion ☞ 6.3.7

Pflege bei Zyanose ☞ 4.2.4

Unterstützung bei der Sekretentleerung ☞ 6.1.5

Regelmäßig beobachtet werden:
- Vitalzeichen: Puls, Blutdruck und Atmung (Dyspnoe? Blutig-schaumiges Sputum?)
- Haut: Turgor, Dekubitusrisiko
- Ausscheidung: Flüssigkeitsbilanz, ggf. ZVD-Messung (☞ 4.1.6)
- Mögliche Medikamentennebenwirkungen.

Je nach vorherrschender Symptomatik werden folgende pflegerischen Maßnahmen ergriffen und dem Patienten in Beratungsgesprächen vermittelt (🕮 11):
- Bei Appetitlosigkeit Wunschkost (mit niedrigem Kochsalzgehalt, um die Entstehung von Ödemen nicht zu begünstigen). Keine blähenden, fettreichen oder schwer verdaulichen Speisen. Meist bessere Verträglichkeit von mehreren kleinen Mahlzeiten. Kaloriengehalt nach Bedarf und Ausgangsgewicht, da sowohl Über- als auch Untergewicht ungünstig sind
- Faustregel für die Trinkmenge: falls keine anderslautende Arztanordnung besteht, maximal 2 l/Tag, bei schwerer Herzinsuffizienz 1–1,5 l (mehr z. B. bei starkem Schwitzen, Fieber, Durchfällen). Bei Trinkmengenbeschränkung erlaubte Trinkmenge möglichst gleichmäßig über den Tag verteilen, bei starkem Durst z. B. Eiswürfel zum Durstlöschen anbieten. Kaffee, Tee und Alkohol sind in geringen Mengen gestattet (☞ 4.1.2)

Pharma-Info 4.33: Digitalisglykoside

Digitalisglykoside *(Herzglykoside, herzwirksame Glykoside)* werden seit Jahrhunderten zur Herzkraftstärkung eingesetzt.

Digitalisglykoside:
- Steigern die Kontraktionskraft des Herzmuskels *(positive Inotropie)*
- Verlangsamen die Herzschlagfrequenz *(negative Chronotropie)*
- Verzögern die Erregungsleitung *(negative Dromotropie)*
- Steigern die Reizbildung *(positive Bathmotropie)*.

Das geschwächte Herz kann mehr Blut auswerfen, d. h. es arbeitet ökonomischer und die Organe werden besser durchblutet.

Die Digitalisglykoside unterscheiden sich v. a. hinsichtlich ihrer Resorption und Ausscheidung.
- **Digoxin** und **Digoxinabkömmlinge** (z. B. Methyldigoxin, etwa in Lanitop®, oder Acetyldigoxin, etwa in Novodigal®) werden zu einem Großteil über die Nieren ausgeschieden. Ihre Wirkung tritt schneller ein und klingt auch rascher wieder ab als die des Digitoxins. Aus diesem Grund ist die Behandlung mit Digoxinpräparaten besser steuerbar, allerdings für Patienten mit eingeschränkter Nierenfunktion wegen der Kumulationsgefahr ungeeignet
- **Digitoxin** (z. B. Digimerck®) wird am wenigsten über die Niere ausgeschieden. Deshalb wird es von vielen Ärzten bei älteren Patienten bevorzugt, da bei diesen häufig eine zumindest latente Niereninsuffizienz vorliegt.

Allen Digitalisglykosiden gemeinsam ist die *geringe the-* *rapeutische Breite,* d. h. das Auftreten ernster Nebenwirkungen bereits bei geringfügiger Überdosierung:
- *Übelkeit* und *Erbrechen*
- *Sehstörungen* (vor allem Farbensehen, Augenflimmern), Kopfschmerzen und Halluzinationen oder Verwirrtheit. Sie zwingen zum Absetzen des Präparates
- *Herzrhythmusstörungen*, vor allem Bradykardie (☞ 4.6) und Bigeminus, bei dem auf zwei Schläge kurz hintereinander eine Pause folgt.

Nebenwirkungen treten vermehrt bei Hypokaliämie, Hyperkalzämie und Hypomagnesiämie (☞ 9.15.3–9.15.5) auf. Ältere Menschen reagieren empfindlicher als jüngere. Besondere Vorsicht ist bei gleichzeitiger Gabe von β-Blockern (☞ Pharma-Info 5.12, Verstärkung der negativen Chronotropie) oder Theophyllinen (☞ Pharma-Info 6.40, Auftreten von vermehrten Extrasystolen) angebracht.

Zur Vermeidung einer *Digitalisintoxikation* gehören regelmäßige klinische Kontrollen, EKG-Kontrolle, Kontrolle von Serum-Kreatinin (nur bei Digoxin) und -Kalium sowie evtl. des Digitalisspiegels im Blut.

Beobachtung von Patienen mit Digitalistherapie
- Pulsfrequenz (z. B. Bradykardie? Bigeminus?), -qualität
- Allergische Reaktionen (Erythem? Urtikaria?)
- Störungen des ZNS und der Psyche (z. B. Alpträume, Verwirrtheit, Depressionen, Kopfschmerzen, Müdigkeit, Schlaflosigkeit)
- Störungen des Verdauungstraktes (Inappetenz, Übelkeit, Erbrechen, Diarrhö, abdominelle Beschwerden ☞ Kap. 7)

- Anregung der Darmtätigkeit, z. B. mit Laktulose
- Bei dekompensierter Herzinsuffizienz Bettruhe, die bei Besserung zunehmend gelockert wird. Patienten je nach seiner Belastbarkeit bei den täglichen Verrichtungen unterstützen, ggf. die entsprechenden Prophylaxen (wie Thrombose-, Pneumonie- und Dekubitusprophylaxe) durchführen.
  Bei kompensierter Herzinsuffizienz Motivation zu regelmäßiger körperlicher Aktivität, angepasst an die körperliche Belastbarkeit (dynamische Tätigkeiten wie z. B. Gehen, Radfahren). Das körperliche Training verbessert durch besseren Stoffwechsel im Skelettmuskel und positive Auswirkungen auf die Gefäße die Prognose. Das Training muss aber unterhalb der „Beschwerdeschwelle" liegen, für viele Patienten empfiehlt sich zumindest anfangs eine ärztliche Begleitung des Trainings z. B. durch Teilnahme an speziellen Sportgruppen. Patienten, denen keinerlei Ausdauertraining mehr möglich ist, können von ganz leichtem „Krafttraining" nur einer Extremität, das nicht zum Puls- oder Blutdruckanstieg führt, profitieren
- Optimale Schlafbedingungen (frische Luft, angenehme Raumtemperatur, Dunkelheit, Ruhe, keine schwere Mahlzeit vor dem Schlafengehen), ggf. leichte Oberkörperhochlagerung
- Keine lang dauernde Kälte, da Kälte zu einer Verengung der peripheren Gefäße führt und damit den Widerstand erhöht, gegen den das Herz arbeiten muss
- Keine Reisen ins Hochgebirge oder in feucht-heiße Länder.

Prävention

Durch Prävention von KHK und arterieller Hypertonie könnten viele Fälle von Herzinsuffizienz verhindert bzw. deren Fortschreiten verlangsamt werden. Details zur Prävention und der hierzu erforderlichen Patientenberatung sind in 4.1.4, 4.4.1, 5.1.2 und 5.1.4 dargestellt.

Prognose

Die Prognose einer Herzinsuffizienz ist nur dann gut, wenn es *im Anfangsstadium* der Erkrankung gelingt, die Ursache der Erkrankung zu beseitigen.

4.5.2 Akute Herzinsuffizienz

Bei der **akuten Herzinsuffizienz** entwickelt sich durch plötzliche Ereignisse im Herzen selbst oder im Kreislauf eine Druck- oder Volumenbelastung des Herzens, die es nicht mehr ausgleichen kann.

Akute Linksherzinsuffizienz

Ursachen der **akuten Linksherzinsuffizienz** sind vor allem der Herzinfarkt (☞ 4.4.2) und die hypertensive Krise (☞ 5.4.2), aber auch der plötzliche Abriss von (Teilen der) Herzklappen. Folge ist ein akutes *Lungenödem* (☞ 4.5.3) oder ein *kardiogener Schock* (☞ 4.4.2).

Bei der ärztlichen Untersuchung steht die Lungenstauung mit starker Dyspnoe, Orthopnoe und evtl. ohne Stethoskop hörbaren Rasselgeräuschen über der Lunge im Vordergrund. Der Blutdruck des Patienten ist niedrig bei gleichzeitig erhöhter Herzfrequenz. Der Patient ist sehr ängstlich, unruhig und vielleicht sogar verwirrt.

Therapie und Pflege ☞ 4.5.3

Akute Rechtsherzinsuffizienz

Zur **akuten Rechtsherzinsuffizienz** führen am häufigsten die Lungenembolie mit plötzlichem Druckanstieg im Lungenkreislauf (☞ 6.10.1) und der rasch auftretende Perikarderguss **(Perikardtamponade).**

Das unzureichende Blutangebot an die linke Kammer (und damit den Körperkreislauf) führt zu Tachykardie und Blutdruckabfall bis zum Schock. Gleichzeitig staut sich das Blut in den Körperkreislauf zurück mit der Folge einer Halsvenenstauung und peripherer Ödeme.

Therapie und Pflege ☞ 6.10.1

4.5.3 Akutes Lungenödem

> **Lungenödem:** Ansammlung von (seröser) Flüssigkeit im Lungeninterstitium oder den Lungenalveolen mit lebensbedrohlicher Atemstörung.

Krankheitsentstehung

Häufigste Ursache eines **Lungenödems** ist die dekompensierte Linksherzinsuffizienz, etwa im Rahmen eines Herzinfarktes (☞ 4.4.2), einer hypertensiven Krise (☞ 5.4.2) oder einer Kardiomyopathie (☞ 4.8). Die Pumpschwäche des linken Herzens führt zum einen zu einem Blutrückstau im Lungenkreislauf. Durch den deshalb erhöhten hydrostatischen Druck in den Lungengefäßen wird Flüssigkeit in das umgebende Bindegewebe und weiter in die Alveolen gepresst. Zum anderen werden die peripheren Organe nicht mehr ausreichend durchblutet.

Weitere Ursachen eines Lungenödems sind Überwässerung oder Proteinmangel (beides z. B. bei Nierenerkrankungen ☞ Kap. 9), Infekte (z. B. Pneumonie ☞ 6.4.3), anaphylaktischer Schock (☞ 3.4) oder toxische Reaktionen (z. B. beim Einatmen von Reizgasen).

Symptome, Befund und Diagnostik

Zur Anfangsphase des Lungenödems gehören Husten und Atemnot *(Asthma cardiale)*. Die Atemnot nimmt rasch zu, und es sind ohne Stethoskop „brodelnde" feuchte Rasselgeräusche hörbar *(Distanzrasseln)*. Der Kranke hustet schaumig-rotes Sputum ab, er ist zyanotisch, und die Herzfrequenz steigt (evtl. bei sinkendem Blutdruck) schnell an. Der Patient ist unruhig und hat Todesangst.

Die Diagnose wird klinisch gestellt. Das EKG kann Hinweise auf die Ursache geben, z. B. einen Herzinfarkt (☞ 4.4.2). Methode der Wahl zur raschen Feststellung einer (kardialen) Ursache ist die Echokardiographie. Eine Blutgasanalyse (☞ 6.3.4) hilft bei der Einschätzung der Schwere des Sauerstoffmangels. Die Röntgenuntersuchung des Thorax beweist das Lungenödem.

Behandlungsstrategie

Die Behandlung muss sofort einsetzen. Dabei arbeiten Ärzte und Pflegende Hand in Hand:

- Möglichst Ruhe ausstrahlen, Hektik vermeiden
- Oberkörper des Patienten hoch, Beine tief lagern (Herzbettlage ☞ Abb. 4.1)
- Atemwege freimachen (ggf. absaugen)
- Sauerstoff (2–8 l/Min.) über Nasensonde oder Maske verabreichen
- Zwei Hübe Nitroglycerin sublingual geben, danach meist Fortsetzung der Behandlung mittels Perfusor
- Venösen Zugang legen
- 20–80 mg Furosemid (z. B. Lasix®) i. v. injizieren
- Evtl. 5–10 mg verdünntes Morphin fraktioniert verabreichen (schmerzlindernd, angstlösend und drucksenkend im Lungenkreislauf durch Öffnung intrapulmonaler Shunts)
- Bei niedriger Herzauswurfleistung (echokardiographisch zu diagnostizieren) und stark erniedrigtem Blutdruck zur Verstärkung der myokardialen Kontraktion Dobutamin, zur Anhebung des Blutdrucks Dopamin über Perfusor verabreichen
- Bei starker Unruhe zusätzlich niedrig dosiert Diazepam (etwa Diazepam-ratiopharm®) geben
- Bei ausbleibender Besserung der Atemlage unter diesen Maßnahmen Patienten intubieren und beatmen.

Eine kausale Behandlung schließt sich baldmöglichst an.

Pflege

Pflege bei Dyspnoe ☞ 6.2.1

Beobachtet werden:
- Haut (Zyanose? Blässe? Kaltschweißigkeit?)
- Atmung (Atemgeräusche? Dyspnoe? Tachypnoe? Blutiger/schaumigerAuswurf? Sauerstoffsättigung?)
- Herz-Kreislauf-Funktion (Tachykardie? Hypotonie? Arrhythmie?)
- Ausscheidung (Urinmenge?)
- Psychische Verfassung (Angst?)
- Bewusstseinslage (Eintrübung?).

Abhängig vom Grad der individuellen Einschränkung werden folgende pflegerische Interventionen ergriffen:
- Bettruhe einhalten lassen
- Blasendauerkatheter zur Flüssigkeitsbilanzierung legen, stündlich Ausscheidung dokumentieren
- In der Akutphase Patienten nüchtern lassen, Mundpflege anbieten. Danach kochsalzarme Kost bestellen, Trinkmengenbeschränkung nach Arztanordnung einhalten lassen
- Unterstützende Maßnahmen bei der Selbstversorgung des Patienten anbieten.

4.6 Herzrhythmusstörungen

Herzrhythmusstörung: Störung der Herzfrequenz oder der Regelmäßigkeit des Herzschlags.

Tachykardie: Die Herzfrequenz liegt bei Erwachsenen über 100 Schlägen/Min.

Bradykardie: Die Herzfrequenz liegt bei Erwachsenen unter (50–)60 Schlägen/Min.

Arrhythmie: Das Herz schlägt unregelmäßig.

Tachyarrhythmie: Das Herz schlägt unregelmäßig und zu schnell.

Bradyarrhythmie: Das Herz schlägt unregelmäßig und zu langsam.

Herzrhythmusstörungen werden oft schon durch das Ruhe-EKG mit langem Rhythmusstreifen (☞ 4.3.2) gesichert. Ansonsten sind ein Langzeit-EKG und evtl. ein Belastungs-EKG erforderlich. Selten ist eine (invasive) elektrophysiologische Untersuchung (Details ☞ 4.3.8) nötig. Zu den Basisuntersuchungen zur Abklärung von Herzrhythmusstörungen gehört außerdem eine Echokardiographie (☞ 4.3.5).

4.6.1 Extrasystolen

Extrasystole (kurz *ES*): Außerhalb des regulären Grundrhythmus auftretender Herzschlag.

Supraventrikuläre Extrasystolen

Supraventrikuläre Extrasystolen (kurz *SVES*) haben ihr Erregungszentrum oberhalb des His-Bündels im AV-Knoten oder Vorhofmyokard. Sie kommen sowohl bei Gesunden als auch bei Herzkranken vor. Der Betroffene hat oft keine Beschwerden, kann aber auch Herzklopfen, Herzjagen oder „Aussetzer" bemerken.

Eine Behandlung ist nur bei erheblicher (subjektiver) Beeinträchtigung des Patienten oder bei gehäuftem Auftreten direkt hintereinander erforderlich. Zunächst wird eine evtl. Grunderkrankung beseitigt. Arzneimittel der Wahl sind β-Blocker (☞ Pharma-Info 5.12).

Ventrikuläre Extrasystolen

Ventrikuläre Extrasystolen (kurz *VES*) können von allen Teilen des Kammermyokards oder dem His-Bündel ausgehen.

Ist der Abstand zwischen einer (vorzeitig einfallenden) Extrasystole und der nächsten regulären Herzaktion größer als derjenige zwischen zwei normalen Herzaktionen, wird dies als **kompensatorische** (ausgleichende) **Pause** bezeichnet. **Monomorphe VES** sehen im EKG immer gleich aus und gehen von der gleichen Quelle aus, **polymorphe VES** *(multiforme VES)* sehen im EKG unterschiedlich aus und haben in der Regel verschiedene Ursprungsorte. Beim **Bigeminus** wechseln sich eine Normalaktion und eine VES ab. Ein **Couplet** sind zwei VES unmittelbar nacheinander, eine **Salve** drei oder mehr VES direkt hintereinander.

Einzelne VES haben meist keinen Krankheitswert. Gehäufte VES, polymorphe VES oder Salven weisen oft auf eine organische Herzkrankheit (z. B. KHK ☞ 4.4.1) hin, lebensgefährliche ventrikuläre Tachykardien (☞ unten) können die Folge sein.

Die Behandlungsbedürftigkeit ventrikulärer Extrasystolen ergibt sich in der Regel durch die ursächliche Grunderkrankung. Nach einmal erforderlicher Reanimation und bei anhaltenden ventrikulären Tachykardien ist die Implantation eines automatischen Defibrillators (☞ unten) angezeigt.

4

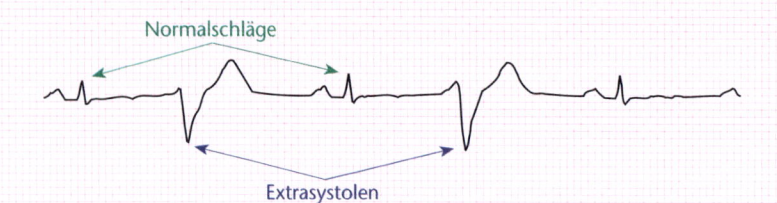

Abb. 4.34: EKG-Bild bei supraventrikulärer Extrasystole. Jeder Kammererregung (QRS-Komplex) geht eine Vorhoferregung (P-Welle) voraus. Da die Erregungswelle der Extrasystole in den Vorhöfen einen anderen Weg nimmt als bei einer vom Sinusknoten ausgehenden Erregung, sieht die P-Welle der Extrasystole abnorm aus. Sie ist deformiert oder auch negativ. [B152]

Abb. 4.35: EKG-Bild bei ventrikulärer Extrasystole. Typisch ist, dass dem verbreiterten und deformierten QRS-Komplex keine P-Welle vorangeht. In diesem Fall folgt jedem Normalschlag eine Extrasystole (Bigeminus). [B152]

4.6.2 Tachykarde Herzrhythmusstörungen

> **Tachykarde Herzrhythmusstörung:** Herzrhythmusstörung mit einer Herzfrequenz über 100 Herzschlägen/Min.

Bis zu einer bestimmten Herzfrequenz steigt das Herzzeitvolumen mit der Herzfrequenz. Wird diese Frequenz jedoch überschritten oder muss das Herz zu lange unter einer nur kurzzeitig tolerierten Pulsfolge schlagen, wird immer weniger Blut in das Kreislaufsystem gepumpt, weil den Kammern nicht genügend Zeit zur Erschlaffung und Neufüllung verbleibt oder die Herzkontraktionen zu schwach und unkoordiniert sind.

Supraventrikuläre Tachykardien

> **Supraventrikuläre Tachykardie:** Tachykardie, bei der das Erregungsbildungszentrum im Bereich der Vorhöfe liegt.

Sinustachykardie

Bei der **Sinustachykardie** *(Sinusknotentachykardie)* gehen die Erregungen – wie beim Gesunden – vom Sinusknoten aus. Die Frequenz liegt bei 100–160 Herzschlägen/Min., der Herzschlag ist meist regelmäßig. Die Sinustachykardie beginnt und endet nicht abrupt von einem Herzschlag auf den anderen, sondern langsamer je nach Ursache.

Die Sinustachykardie kommt vor bei:
- Erhöhung des Sauerstoffbedarfs infolge eines erhöhten Stoffwechsels (bei psychischer oder körperlicher Belastung, Hyperthyreose oder erhöhter Temperatur)
- Verschlechterung des Sauerstoffangebots an die Zellen durch verringerte Sauerstoffkonzentration der Atemluft (z. B. in großen Höhen), hohen Blutverlust, verminderte Herzleistung (Herzinsuffizienz) oder Vergiftungen
- Reizung des Sympathikus nach Koffein- oder Nikotingenuss sowie nach Arzneimitteleinnahme (z. B. β-Sympathomimetika bei Asthma bronchiale ☞ 6.5).

Die Behandlung der Sinustachykardie besteht in der Beseitigung der Ursache, nur selten in der symptomatischen Gabe von β-Blockern.

Paroxysmale supraventrikuläre Tachykardien

Bei den **paroxysmalen supraventrikulären Tachykardien** (paroxysmal = in Anfällen auftretend) hat der Patient plötzlich einsetzende Anfälle von Herzrasen (160–200 Schläge/Min.), evtl. begleitet von Schwindel und kurzzeitigem Bewusstseinsverlust.

Eine paroxysmale supraventrikuläre Tachykardie kann durch zwei Mechanismen entstehen:
- **Gesteigerte Automatie.** Ein außerhalb des Sinusknotens gelegener Herd bildet abnorme Erregungen, „überholt" den Sinusknoten und wird frequenzbestimmend. Liegt dieser Herd im Bereich der Vorhöfe, spricht man auch von **Vorhoftachykardie**
- **Reentry,** anschaulich vorzustellen als „Kreisen" der Erregungen. Häufigste Form der paroxysmalen supraventrikulären Tachykardie überhaupt ist die **AV-Knoten-Reentry-Tachykardie,** bei der *innerhalb des AV-Knotens* oder in seiner unmittelbaren Nachbarschaft zwei unterschiedlich schnelle Bahnen existieren, sodass die Erregung über die eine Bahn vom Vorhof zur Kammer und über die andere von der Kammer wieder zurück in Richtung Vorhof gelangen kann, wo der Kreislauf aufs Neue beginnt. Am zweithäufigsten sind **Präexzitationssyndrome** wie z. B. das **WPW-Syndrom** *(Wolff-Parkinson-White-Syndrom),* bei dem es *außerhalb des AV-Knotens* eine zusätzliche, anatomisch nachgewiesene Leitungsbahn zwischen Vorhof und Kammer gibt.

Die Behandlung besteht in Maßnahmen zur reflektorischen Steigerung des Vagotonus (z. B. kaltes Wasser trinken lassen, Karotisdruckversuch durch den Arzt ☞ 4.6.4) sowie – im Fall der AV-Knoten-Reentry-Tachykardien – in der Gabe von Adenosin (z. B. Adrekar®), Verapamil (z. B. Isoptin® ☞ Pharma-Info 5.12) oder β-Blockern (☞ Pharma-Info 5.12) bzw. von Ajmalin oder Propafenon bei einer WPW-Tachykardie. Die Differenzierung zwischen den speziellen Tachykardieformen aus dem Oberflächen-EKG kann sehr schwierig sein; stets

Pharma-Info 4.36: Antiarrhythmika

Unter dem Begriff **Antiarrhythmika** werden verschiedene Substanzgruppen zur medikamentösen Behandlung von (tachykarden) Herzrhythmusstörungen zusammengefasst.

Antiarrhythmika verändern spezielle „Tunnel" in der Zellmembran (die Ionenkanäle) und damit die Durchlässigkeit der Zellmembran für Ionen. Dies ist auch die Grundlage für ihre Einteilung nach *Vaughan/Williams* in die Klassen I–IV. Diese Wirkungen betreffen aber nicht nur Extrasystolen und Tachykardien, sondern die gesamte Erregungsbildung und -leitung.
- Die meisten Antiarrhythmika schwächen die Kontraktionskraft des Herzens *(negative Inotropie)*. Hierdurch kann eine bis dahin gerade noch kompensierte Herzinsuffizienz entgleisen
- Alle Antiarrhythmika können selbst zu lebensbedrohlichen Herzrhythmusstörungen führen *(proarrhyth-*

mischer Effekt). Welche Patienten davon betroffen sein werden, kann nicht zuverlässig vorausgesagt werden.

Die häufigen ZNS-Nebenwirkungen erklären sich durch die veränderte Ionen-Durchlässigkeit der Nervenzellmembran.

Der Therapieerfolg wird anhand von (Langzeit-)EKGs kontrolliert. Evtl. müssen nacheinander mehrere Antiarrhythmika ausprobiert werden, bis ein wirksames Präparat gefunden ist. Gelegentlich ist eine Kombinationstherapie erforderlich.

Studien haben ergeben, dass Antiarrhythmika zwar oft das EKG-Bild verbessern, nicht unbedingt aber die Prognose des Patienten. Deshalb werden sie zurückhaltend eingesetzt.

Substanz/Handelsname (Bsp.)	Indikation	Spezifische Nebenwirkungen
Klasse-I-Antiarrhythmika: Natriumkanalblocker Wirkmechanismus: v. a. verlangsamte Erregungsleitung. Relativ stark arrhythmieerzeugend		
Ajmalin, z. B. Gilurytmal® Prajmalin, z. B. Neo-Gilurytmal®	Notfallmedikament erster Wahl bei unklaren Tachykardien, WPW-Syndrom	Gastrointestinale Beschwerden, Kopfschmerzen, Cholestase
Chinidin, z. B. Chinidin duriles®	Kardioversion/Rezidivprophylaxe von Vorhofflimmern	Gastrointestinale Beschwerden, Doppelbilder, Ohrensausen, Allergie, Abfall aller drei Blutzellreihen
Flecainid, z. B. Tambocor®	Supraventrikuläre und ventrikuläre Rhythmusstörungen, Rezidivprophylaxe von Vorhofflimmern	Doppelsehen, Schwindel, Kopfschmerzen
Lidocain, z. B. Xylocain®	Reservemedikament bei ventrikulärer Tachykardie, Kammerflimmern	Benommenheit, Schwindel, zerebrale Krampfanfälle
Propafenon, z. B. Rytmonorm®	SVES, supraventrikuläre Tachykardien, WPW-Syndrom, Vorhofflimmern	Gastrointestinale Beschwerden, Kopfschmerzen, Schwindel, Seh-, Geschmacksstörungen
Klasse-II-Antiarrhythmika: β-Blocker Wirkmechanismus: Verminderung der Sympathikuswirkung über Blockade der β-Rezeptoren. Nur geringe proarrhythmische Effekte. Eingesetzt auch bei KHK, arterieller Hypertonie, Herzinsuffizienz		
Bisoprolol, z. B. Concor® Carvediol, z. B. Dilatrend® Metoprolol, z. B. Beloc® Nebivolol, z. B. Nebilet®	v. a. Sinus-, supraventrikuläre Tachykardie, SVES	Müdigkeit, Blutdruckabfall, Schwindel, Kopfschmerzen, gastrointestinale Beschwerden, Bronchokonstriktion, Depression
Klasse-III-Antiarrhythmika: Kaliumkanalblocker Wirkmechanismus: Verlängerung des Aktionspotenzials		
Amiodaron, z. B. Cordarex®	Auf andere Antiarrhythmika nicht ansprechende supraventrikuläre und ventrikuläre Rhythmusstörungen	Hornhauttrübung, Schilddrüsenfunktionsstörungen, Photosensibilisierung (Lichtschutz!), Lungenfibrose
Sotalol, z. B. Sotalex®	v. a. supraventrikuläre Rhythmusstörungen, Vorhofflimmern	Gleichzeitige β-Blockierung → wie β-Blocker
Klasse-III-Antiarrhythmika: Kalziumantagonisten Wirkmechanismus: Hemmung von Erregungsbildung und -leitung, v. a. in Sinus- und AV-Knoten		
Diltiazem, z. B. Dilzem® Verapamil, z. B. Isoptin®	AV-Knoten-Reentry-Tachykardie, Frequenzsenkung bei Vorhofflimmern/ schnell übergeleitetem Vorhofflattern	Gastrointestinale Beschwerden Hypotonie, Kopfschmerzen, Schwindel
Ohne Gruppenzugehörigkeit		
Adenosin, z. B. Adrekar®	Supraventrikuläre Tachykardien, v. a. AV-Knoten-Reentry-Tachykardien	Synkope

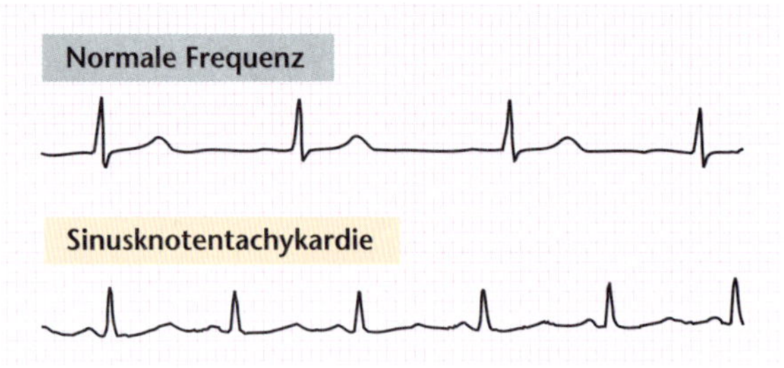

Normale Frequenz

Sinusknotentachykardie

Abb. 4.37: EKG-Bild bei Sinustachykardie (oben: normale Herzfrequenz). Jedem P folgt ein normaler QRS-Komplex. Bei einer sehr schnellen Sinustachykardie sind die P-Wellen manchmal nur sehr schwer zu erkennen. [B152]

4

Paroxysmale supraventrikuläre Tachykardie

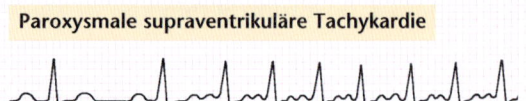

Abb. 4.38: EKG-Bild bei paroxysmaler supraventrikulärer Tachykardie. [A300]

muss damit gerechnet werden, dass sich die Tachykardie durch die Therapiemaßnahme sogar noch beschleunigt und im Extremfall durch eine Elektrokardioversion (☞ unten, Vorhofflimmern) behandelt werden muss.

Wegen der Nebenwirkungen der medikamentösen Langzeittherapie muss eine Durchtrennung des zusätzlichen Leitungswegs (bei WPW-Syndrom) oder eines Teils des AV-Knotens (bei AV-Knoten-Reentry-Tachykardie) erwogen werden, die durch Anwendung von Hochfrequenzströmen über einen speziellen Elektro-Herzkatheter möglich ist **(Katheterablation)**.

Vorhofflattern

Von **Vorhofflattern** spricht man bei 250–350 Vorhofkontraktionen/Min. Meist wird nur jede 2. oder 3. Vorhoferregung auf die Kammern übergeleitet (*2:1-* oder *3:1-Überleitung*), d.h. die Kammerfrequenz liegt typischerweise bei 125–150 Schlägen/Min.

Die Ursache des Vorhofflatterns ist in der Regel eine vorbestehende Herzerkrankung. Das vorgeschädigte Herz kann die erhöhte Kammerfrequenz oft nicht lange kompensieren (Herzinsuffizienz ☞ 4.5). Gefahr für den Patienten besteht dann, wenn *alle* Vorhofaktionen auf die Herzkammern übergeleitet werden (1:1-Überleitung), da bei solch raschen Kammerkontraktionen keine ausreichende Blutmenge mehr gefördert wird (*Kammerflattern* bzw. *Kammerflimmern* ☞ unten).

Das Vorhofflattern wird medikamentös vor allem mit Verapamil, β-Blockern oder Digitalisglykosiden behandelt. Alternativ kann eine intrakardiale Hochfrequenz-Überstimulation („overdrive") über eine in den rechten Herzvorhof eingebrachte Schrittmachersonde oder eine Elektrokardioversion (☞ unten) in Kurznarkose durchgeführt werden. Eine neuere Therapieoption, die das Vorhofflat-

tern bei vielen Patienten dauerhaft beendet, ist auch hier die Katheterablation (☞ oben).

Vorhofflimmern

Beim **Vorhofflimmern** liegt die Vorhoffrequenz bei 350–600 Kontraktionen/Min. Da die Vorhofaktionen völlig unregelmäßig auf die Kammern übergeleitet werden, kontrahieren sich diese ebenfalls unregelmäßig **(absolute Arrhythmie).**

Ursache kann eine Überdehnung und Überlastung des Vorhofs sein, z.B. bei länger bestehendem Bluthochdruck oder einer Mitralklappenstenose (☞ 4.10.1), aber auch bei einer KHK (☞ 4.4.1).

Als Komplikation können sich Thromben insbesondere im linken Vorhof bilden. Wenn diese sich lösen, können sie zu einer arteriellen Embolie im großen Kreislauf (☞ 6.*.*) führen. Die meisten Betroffenen haben über Jahre hinweg aber nur geringe Beschwerden wie Herzklopfen und Atemnot bei Belastung.

Soll versucht werden, die Vorhofaktionen wieder zu rhythmisieren (d.h. den normalen Sinusrhythmus wiederherzustellen), muss der Patient vier Wochen vor und nach der Kardioversion (☞ unten) mit Antikoagulantien behandelt werden (Marcumar-Behandlung ☞ Pharma-Info 5.38), um die Wahrscheinlichkeit thromboembolischer Komplikationen zu minimieren. Alternativ kommt ein Ausschluss von intrakardialen Thromben mittels TEE (☞ 4.3.5) infrage. Die Erfolgsaussichten einer Kardioversion und anhaltenden Stabilisierung im Sinusrhythmus sinken mit der Dauer des Vorhofflimmerns.

Vor einer *medikamentösen Rhythmisierung* **(medikamentöse Kardioversion)** wird ggf. durch Gabe von β-Blockern oder Kalziumantagonisten vom Verapamiltyp die Frequenz gesenkt und erst dann das eigentliche Antiarrhythmikum eingesetzt. Während der Therapie sollte sich der Patient körperlich schonen, entsprechend ärztlicher Anweisung unter Umständen sogar Bettruhe einhalten. Vitalzeichen und EKG sind engmaschig zu kontrollieren (idealerweise telemetrische Monitorüberwachung, bei Bettruhe auch kabelgebundenes Monitoring).

Vorhofflattern

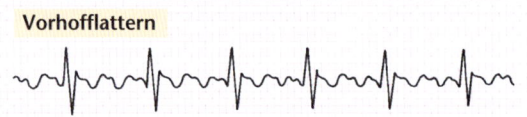

Abb. 4.39: EKG-Bild bei Vorhofflattern mit 3:1-Überleitung, d.h. die Vorhoffrequenz ist dreimal so hoch wie die Kammerfrequenz. Typisch ist das Auftreten von sägezahnförmigen Vorhofwellen anstelle der normalen P-Wellen. [A300]

Absolute Arrhythmie mit Vorhofflimmern

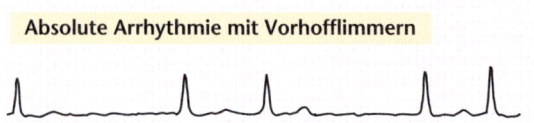

Abb. 4.40: EKG-Bild mit absoluter Arrhythmie bei Vorhofflimmern. Die völlig unkoordinierten Vorhofaktionen zeigen sich nur noch durch eine „unruhige" Null-Linie im EKG. [B152]

Alternativ wird durch **Elektrokardioversion** versucht, wieder einen Sinusrhythmus herzustellen. Hierzu wird dem Patienten in Kurznarkose über großflächige Brustwand-Elektroden ein EKG-getriggerter Gleichstromstoß zugefügt, beginnend mit einer relativ niedrigen Energiedosis z. B. von 100 Joule. Dieses Verfahren ist bei allen kreislaufinstabilen Patienten vorzuziehen und hat eine höhere Erfolgsquote als die medikamentöse Rhythmisierung.

Bei schon über lange Zeit bestehendem Vorhofflimmern, echokardiographischen Veränderungen, welche die Chancen einer Rhythmisierung gering erscheinen lassen, oder Misslingen der Rhythmisierung wird lediglich eine frequenzkontrollierende Behandlung neben einer Antikoagulation auf Dauer angesetzt. Die frequenzkontrollierte Behandlung ist bezüglich des Überlebens mit der Rhythmuskontrolle vergleichbar.

Ventrikuläre Tachykardien

> **Ventrikuläre Tachykardie** *(Kammertachykardie):* Tachykardie, bei der das Erregungsbildungszentrum in den Herzkammern liegt.

Ursächlich liegt der **ventrikulären Tachykardie** in aller Regel eine gravierende organische Herzerkrankung zugrunde. Die Patienten haben Herzjagen, fühlen sich schwach und einem Kollaps nahe, viele werden bewusstlos.

Jede ventrikuläre Tachykardie ist für den Patienten potenziell lebensgefährlich und muss medikamentös oder durch Kardioversion behandelt werden. Danach soll eine Dauerbehandlung mit Antiarrhythmika oder die Implantation eines Defibrillators (☞ unten) erneute Tachykardien verhindern bzw. im Notfall sofort behandeln.

Kammerflattern und Kammerflimmern

Kammerflattern und **Kammerflimmern** sind Extremformen einer ventrikulären Tachykardie. Die Kammerfrequenz beim Kammerflattern liegt bei 250–350 Kontraktionen/Min., die des Kammerflimmerns bei mehr als 350 Kontraktionen/Min.

> **Notfall!**
> Kammerflattern und Kammerflimmern entsprechen funktionell einem Herz-Kreislauf-Stillstand. In beiden Fällen sind eine sofortige **Reanimation** und **Defibrillation** (Verabreichung eines Gleichstromstoßes ohne EKG-Triggerung, Durchführung ☞ Abb. 3.10) erforderlich, damit der Patient überhaupt eine Überlebenschance hat.

Langfristig muss die Grunderkrankung behandelt und eine antiarrhythmische Dauertherapie durchgeführt werden. Grundsätzlich ist die Implantation eines **[A]ICD** ([**a**]utomatic **i**mplantable **c**ardioverter **d**efibrillator, implantierbarer Kardioverter-Defibrillator) angezeigt, ein Gerät ähnlich einem Herzschrittmacher, das durch ständige EKG-Ableitung Kammertachykardien sowie Kammerflattern und -flimmern selbstständig erkennt und durch Abgabe von Elektroschocks behandelt.

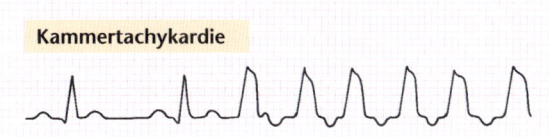

Abb. 4.41: EKG-Bild bei ventrikulärer Tachykardie. Auf zwei normale, vom Sinusknoten ausgehende Erregungen folgt eine Kammertachykardie. Alle Kammerkomplexe sind verbreitert. [A300]

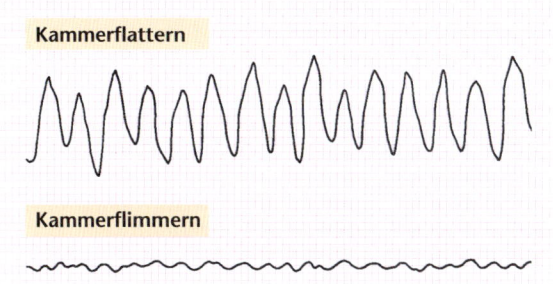

Abb. 4.42: Oben: EKG-Bild bei Kammerflattern mit einer Frequenz von ca. 200/Min. Die Kammerkomplexe sind haarnadelförmig deformiert. Unten: EKG-Bild bei Kammerflimmern. Die einzelnen Kammerkomplexe können im EKG nicht mehr voneinander getrennt werden. [A300]

4.6.3 Reizleitungsstörungen des Herzens

Reizleitungsstörungen des Herzens liegen dann vor, wenn die normale Erregung aus dem Sinusknoten nicht auf normalem Weg und in normaler Geschwindigkeit bis zum Myokard weitergeleitet wird.

Präexzitationssyndrome ☞ 4.6.2

Reizleitungsverzögerungen
Sinuatrialer Block

> *Sinuatrialer Block* (kurz **SA-Block**): Verzögerte oder unterbrochene Erregungsleitung vom Sinusknoten zur Vorhofmuskulatur.

Beim **SA-Block** ist die Erregungsleitung vom Sinusknoten zur Vorhofmuskulatur verzögert oder unterbrochen.

Während sich eine verzögerte Erregungsleitung im Oberflächen-EKG nicht zu erkennen gibt, kommt es bei einer teilweisen Leitungsunterbrechung zum Ausfall einzelner Herzaktionen. Bei der vollständigen Leitungsunterbrechung wird gar keine Erregung mehr vom Sinusknoten zum Vorhofmyokard übertragen. Da den AV-Knoten keine Erregung mehr erreicht, übernimmt dieser nach einer gewissen Pause die Erregungsbildung (**Knotenrhythmus** mit einer Frequenz von 40–60/Min.). Ist diese Pause zu lang, kann es zur Synkope (☞ 4.2.3) kommen. Gibt es keine behebbaren Grunderkrankungen, ist die Implantation eines (Vorhof- oder Zweikammer-)Herzschrittmachers angezeigt.

Atrioventrikuläre Blockierungen

> *Atrioventrikulärer Block* (kurz **AV-Block**): Verzögerte oder unterbrochene Erregungsleitung von den Vorhöfen zu den Kammern.

4

Ursache eines **AV-Blocks** sind meist degenerative Veränderungen des Reizleitungssystems bei älteren Menschen. Seltener kommt es z.B. im Rahmen eines Herzinfarkts, einer Myokarditis oder als Medikamentennebenwirkung zu einem AV-Block, der nach Abklingen der Akuterkrankung oft wieder verschwindet.

- Beim **AV-Block I. Grades** ist die Überleitung verzögert, aber nicht aufgehoben. Im (Oberflächen-)EKG ist die PQ-Zeit verlängert. Eine Behandlung ist meist nicht erforderlich
- Beim **AV-Block II. Grades** ist die Überleitung nicht nur verzögert, sondern intermittierend werden Vorhofaktionen überhaupt nicht zu den Kammern übergeleitet. Beim **Typ I** *(Mobitz I, Wenckebach-Periodik)* verzögert sich die Überleitung immer mehr, bis schließlich eine Überleitung ausfällt. Der Puls des Patienten ist unregelmäßig. Beim **Typ II** *(Mobitz II)* werden die Vorhoferregungen in einem bestimmten Rhythmus übergeleitet: Bei der 2:1-Überleitung nur jede zweite, bei der 3:1-Überleitung nur jede dritte Vorhoferregung usw. (☞ Abb. 4.43). Bei wechselndem Überleitungsverhältnis ist der Puls des Patienten unregelmäßig, sonst regelmäßig und bradykard. Arzneimittelüberdosierungen müssen als Ursache ausgeschlossen werden. Eine (Herzschrittmacher-)Behandlung ist erforderlich, falls der Patient Symptome wie Synkopen oder Belastungsdyspnoe zeigt (meist bei Mobitz II)
- Beim **AV-Block III. Grades** ist die Überleitung der Vorhoferregung auf die Kammern aufgehoben, sodass Vorhöfe und Kammern unabhängig voneinander schlagen **(AV-Dissoziation)**. Die Kammerfrequenz ist mit meist weniger als 40 Schlägen/Min. sehr niedrig; es können sich Zeichen einer Herzinsuffizienz entwickeln. Darüber hinaus besteht die Gefahr der zerebralen Durchblutungsminderung mit Synkopen *(Adams-Stokes-Anfall)*. Daher muss der AV-Block III. Grades durch Einsetzen eines (permanenten) Schrittmachers behandelt werden (☞ 4.6.5). Die medikamentöse Therapie

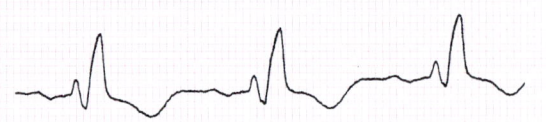

Abb. 4.44: Bei einem Schenkelblock ist der QRS-Komplex verbreitert und in charakteristischer Weise deformiert – hier ein Rechtsschenkelblock mit der typischen M-förmigen Aufsplitterung des QRS-Komplexes in V_1 und V_2. [B152]

mit Atropin oder Orciprenalin wie auch der passagere Schrittmacher haben nur den Stellenwert einer überbrückenden Behandlung, falls eine Verbesserung zu erwarten ist oder die operative Versorgung mit einem permanenten Schrittmacher nicht sofort möglich ist.

Schenkelblockierungen

Schenkelblock *(intraventrikulärer Block, faszikulärer Block):* Verzögerte oder unterbrochene Reizleitung in rechtem und/oder linkem Kammerschenkel **(Rechtsschenkelblock,** kurz *RSB,* bzw. **Linksschenkelblock,** kurz *LSB*).

Die Blockade *eines* Schenkels ist meist asymptomatisch, da die etwas verzögerte Erregung der betroffenen Kammer ohne hämodynamische Konsequenzen bleibt. Bei Blockade *beider* Schenkel besteht funktionell ein AV-Block III. Grades (☞ oben). Die Therapie besteht dann in der Implantation eines Schrittmachers (☞ 4.6.5).

4.6.4 Bradykarde Herzrhythmusstörungen

Bradykarde Herzrhythmusstörung: Herzrhythmusstörung mit Herzfrequenz < 60 Kammerkontraktionen/Min.

AV-Block III. Grades, Schenkelblock ☞ 4.6.3

Sinusbradykardie

Die **Sinusbradykardie** ist gewissermaßen das Gegenstück zur Sinustachykardie. Alle Erregungen gehen vom Sinusknoten aus, die Herzfrequenz liegt unter 60 Schlägen/Min.

Sinusbradykardien werden meist zufällig diagnostiziert; eine Behandlung ist bei asymptomatischen und – häufig bei Sportlern – nur in Ruhe auftretenden Bradykardien nicht erforderlich.

Sinusknoten-Syndrom

Als **Sinusknoten-Syndrom** *(Sinusknotenerkrankung, Sick-Sinus-Syndrom,* kurz *SSS)* fasst man eine Reihe von Herzrhythmusstörungen durch gestörte Sinusknotenfunktion zusammen, oft im Rahmen einer KHK.

Meist zeigt sich das Sinusknoten-Syndrom durch anhaltende Sinusknotenbradykardie, Sinusknotenstillstand **(Sinusarrest)** unterschiedlicher Dauer oder einen Wechsel von brady- und tachykarden Herzrhythmusstörun-

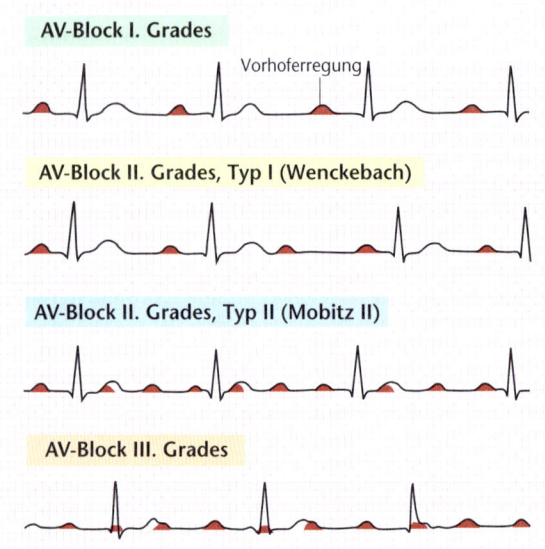

Abb. 4.43: EKG-Bild bei den verschiedenen AV-Blöcken.

gen **(Bradykardie-Tachykardie-Syndrom).** Leitsymptome bei Bradykardien sind Schwindel und Synkopen, bei Tachykardien z. B. Herzklopfen und Angina pectoris.

Die Behandlung besteht in einer Herzschrittmacherimplantation (☞ 4.6.5). Oft ist zusätzlich eine medikamentöse Therapie erforderlich.

Karotissinus-Syndrom

Beim **Karotissinus-Syndrom** werden durch Druck auf den **Sinus caroticus** (Erweiterung an der Gabelung der A. carotis communis mit Druckrezeptoren) reflektorisch eine Bradykardie bis hin zum Herzstillstand und eine Gefäßweitstellung ausgelöst. Typisch ist, dass die Patienten bei bestimmten Kopfbewegungen, v. a. einer Kopfdrehung oder -neigung nach hinten (Rasieren, Autofahren), Schwindel angeben oder sogar bewusstlos werden. Die Diagnose wird durch einen **Karotis-Druckversuch** gestellt. Dabei wird die Karotisgabelung vom Arzt unter EKG-Kontrolle und in Reanimationsbereitschaft massiert und die Herz-Kreislauf-Reaktionen des Patienten beobachtet. Einzig wirksame Behandlung ist die Implantation eines Herzschrittmachers (☞ 4.6.5).

4.6.5 Herzschrittmachertherapie

Ein **künstlicher Herzschrittmacher** (kurz *Schrittmacher*) ist erforderlich, wenn das Herz des Patienten durch Erregungsbildungs- oder Erregungsleitungsstörungen so

langsam schlägt, dass der Sauerstoffbedarf des Körpers nicht mehr gedeckt wird. Die kritische Herzfrequenz liegt bei ungefähr (25–)40 Schlägen/Min. Herzschrittmacher stimulieren die Herzmuskulatur durch elektrische Impulse zur Kontraktion und führen so wieder zu einem regelmäßigen Herzschlag. Die häufigsten Indikationen für eine Schrittmacherimplantation sind ein Sinusknotensyndrom und ein höhergradiger AV-Block.

Temporäre Herzschrittmacher

Temporäre *(passagere)* **Herzschrittmacher** gelangen in Notfallsituationen zum Einsatz, etwa bei kurzzeitigen Bradykardien im Rahmen von Vergiftungen oder zur Überbrückung bis zur Implantation eines permanenten Herzschrittmachers. Die Elektrodenkabel werden nach Punktion einer größeren Vene steril unter Röntgendurchleuchtung bis in die rechte Herzkammer vorgeführt, der Impulsgeber liegt *außerhalb* des Körpers. Um eine Dislokation (Verschiebung) der Sonde im rechten Ventrikel zu vermeiden, muss der Patient strenge Bettruhe einhalten und darf den Arm nicht bewegen, sofern über dessen Vene (z. B. V. basilica) der temporäre Schrittmacher eingeführt wurde.

Permanente Herzschrittmacher

Ein **permanenter Herzschrittmacher** wird dem Patienten operativ implantiert. In Lokalanästhesie (sehr selten Vollnarkose) wird das Schrittmacheraggregat meist subku-

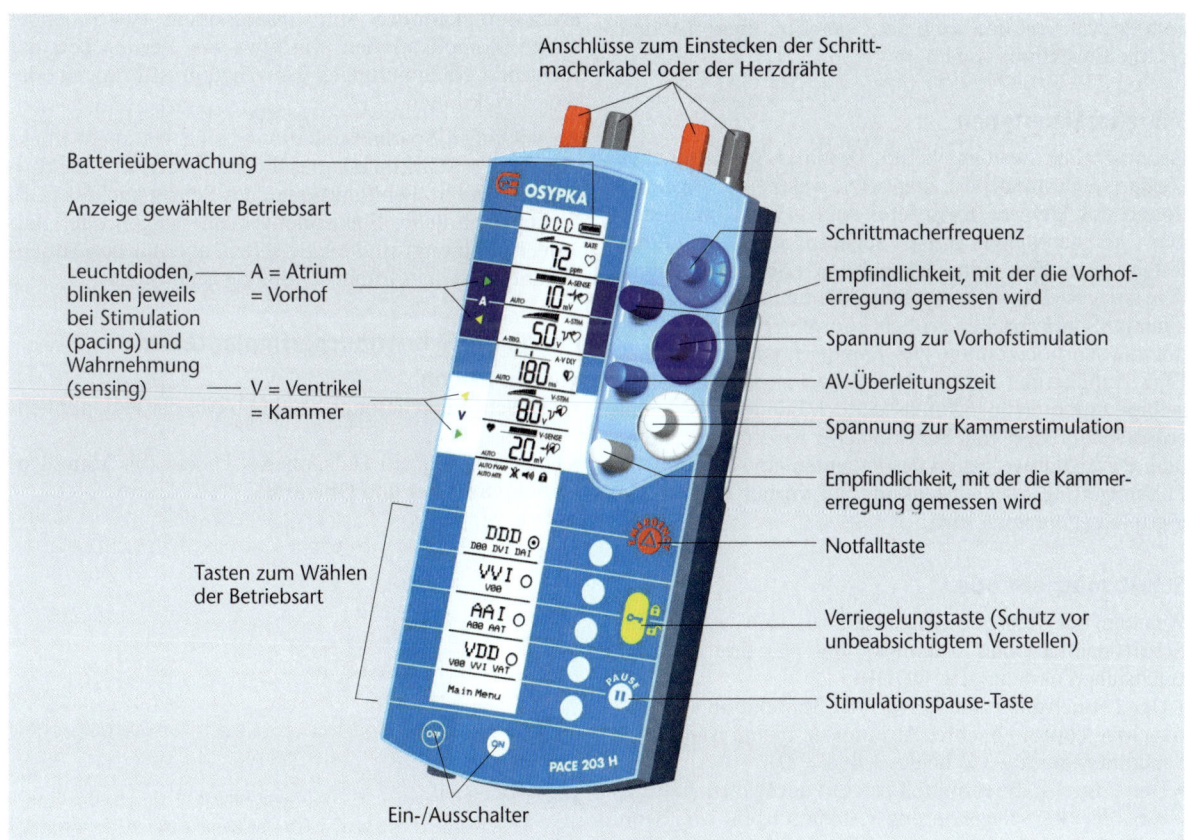

Abb. 4.45: Temporärer Herzschrittmacher. Er wird in Notfallsituationen eingesetzt. Sein Aggregat liegt *außerhalb* des Körpers. [V113]

4

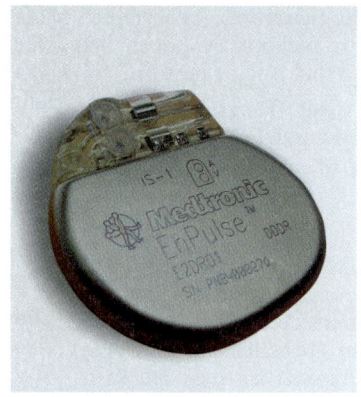
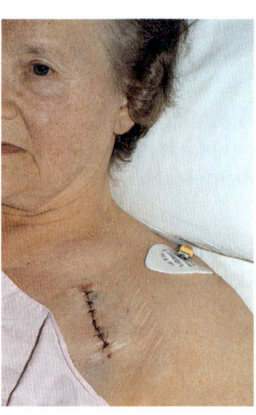

Abb. 4.46–4.48: Permanenter Herzschrittmacher. Links Schemazeichnung mit Lage der Elektroden, Mitte Schrittmacher, rechts Patientin kurz nach Schrittmacherimplantation. [L157, R229, V170]

tan in der Pektoralisregion eingesetzt (☞ Abb. 4.46). Die Elektrode(n) für die Impulsübermittlung wird/werden über die V. subclavia und die V. cava superior in das rechte Herz vorgeschoben und dort verankert, je nach Schrittmachertyp mit nur einer Elektrode in Vorhof oder Kammer *(Einkammer-Schrittmacher)* oder mit je einer Elektrode in rechtem Vorhof und rechter Kammer *(Zwei-kammer-Schrittmacher)*. Dreikammer- oder *biventriku-läre Schrittmacher* stimulieren zusätzlich die linke Kammer, diese dritte Elektrode wird über den Sinus coronarius vorgeschoben. Danach werden Schrittmacheraggregat und -elektrode miteinander verbunden. Schon vor der Operation wird die Funktion des Schrittmachers eingestellt, während und nach der Operation überprüft und ggf. die Einstellung verfeinert.

Schrittmachertypen

Grundsätzlich werden heute **Demand-Schrittmacher** (Bedarfs-Schrittmacher) eingesetzt, welche die Eigenaktionen des Herzens registrieren und – beim häufigsten Typ – nur dann einen Impuls abgeben, wenn nach einer festgesetzten Zeit keine Eigenaktion erfolgt ist. Außerdem lassen sich heute Vorhöfe und Kammern durch Zweikammer-Schrittmacher zeitlich koordiniert anregen, damit die Vorhofaktionen zur Kammerfüllung beitragen. Eine Annäherung an das natürliche Frequenzverhalten gelingt durch frequenzanpassende Modelle, bei denen entsprechend dem vom Schrittmacher registrierten Atem- oder Bewegungsverhalten des Patienten eine allmähliche Pulssteigerung oder -absenkung auf vorher eingestellte Werte vorgenommen wird.

Schrittmacher-Code

Welchen Schrittmachertypen man vor sich hat, ist am **Schrittmacher-Code** erkennbar, der aus drei bis fünf Buchstaben besteht (z. B. DDDR):
- Der 1. Buchstabe gibt den Ort der Stimulation an (z. B. rechter Vorhof = rechtes Atrium = A, rechte Kammer = rechter Ventrikel = V, beides = dual = D)
- Der 2. Buchstabe vermittelt den Ort der Wahrnehmung, d. h. der Reiz-Registrierung (Abkürzungen wie beim 1. Buchstaben)
- Der 3. Buchstabe gibt die Arbeitsweise des Schritt-

machers an (Hemmung des Schrittmachers bei Eigenaktionen = Inhibition = I, Triggerung = T, Inhibition und Triggerung = dual = D)
- Der 4. Buchstabe informiert über die Programmierbarkeit des Schrittmachers, z. B. Frequenzanpassungsfunktion = rate-response = R
- Der 5. Buchstabe gibt bei mehreren Stimulationsorten Auskunft über deren Lokalisation, z. B. D = Vorhof und Kammer oder V = an mehreren Stellen der rechten Kammer oder in rechter und linker Kammer.

Komplikationen

Frühkomplikationen sind insbesondere elektrodenbedingte Komplikationen wie etwa ein Verrutschen der Elektrode, Nachblutungen, Herzrhythmusstörungen oder Wundinfektionen.

An wichtigen Spätkomplikationen sind vor allem Infektionen der Schrittmachertasche und/oder der Elektroden zu nennen. Fehlfunktionen des Schrittmachers (z. B. Elektrodenbrüche, Elektrodenverschiebungen oder Batterieerschöpfung) sind relativ selten, aber für den Patienten aufgrund der Grunderkrankung gefährlich.

Pflege bei Schrittmacherimplantation

Vor den Eingriff:
- Zur Schrittmacherimplantation bleibt der Patient nüchtern
- Die Rasur umfasst Hals, oberen Thorax (bis Mamillenhöhe), Schulter und Oberarm

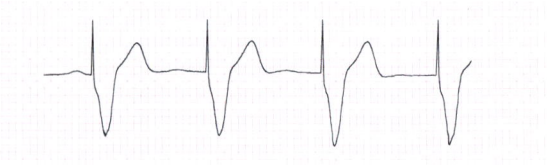

Abb. 4.49: Schrittmacher-EKG bei regelrechter Schrittmacher-Funktion. Jeder Schrittmacherimpuls wird durch eine Kammeraktion beantwortet; zu erkennen an dem Schrittmacher-Spike (spitze EKG-Zacke) und dem nachfolgenden Kammerkomplex. [B152]

Nach dem Eingriff:
- Kontrollen der Vitalzeichen über Monitor
- Anmeldung von Rö-Thorax und EKG
- Engmaschiges Überprüfen des Wundverbandes auf Nachblutungen
- Bettruhe über ca. 4 Stunden
- Kühlen der Implantationswunde mit Eis und Kompression mit einem Sandsack
- Unterstützung in der Selbstversorgung, da der Arm der betroffenen Seite in den ersten Tagen nach dem Eingriff geschont werden soll
- Tägliche Wundkontrolle mit aseptischem Verbandwechsel bis zum Entfernen der Fäden.

Patienteninformation

Die meisten Schrittmacherträger sind im Alltag nicht durch das Gerät beeinträchtigt und deutlich leistungsfähiger als vor der Implantation. Welche Sportarten möglich sind, ist vom Einzelfall abhängig. Sportarten, bei denen der Schrittmacher starken mechanischen Belastungen ausgesetzt ist (z. B. Turnen), sind aber ungünstig.

Aufpassen müssen die Patienten im Bereich von (starken) Magnetfeldern, da die Magnetfelder die Funktion des Schrittmachers beeinträchtigen:
- Elektrische Haushaltsgeräte können benutzt werden, wenn ihre Isolierung in Ordnung ist und sie sich nicht in unmittelbarer Nähe des Schrittmachers befinden. Dem Patienten kann hier für Kleingeräte und Mobiltelefone die Faustregel „20 cm Abstand" an die Hand gegeben werden (also Mobiltelefon ans Ohr der Gegenseite halten), bei der Mikrowelle wird üblicherweise ein Abstand von einem halben Meter empfohlen
- Bei Berufstätigen sollte der Arbeitsplatz geprüft werden
- Der Patient sollte bei jedem neuen Arztkontakt auf seinen Herzschrittmacher aufmerksam machen (auch Zahnarzt), da manche Maßnahmen nur unter besonderen Sicherheitsvorkehrungen oder gar nicht möglich sind (z. B. Kernspintomographie)
- Bei Personenkontrollen am Flughafen oder Diebstahlsicherungen am Ausgang von Kaufhäusern wird die Gefahr einer Funktionsbeeinträchtigung eher gering eingeschätzt. An den meisten Flughäfen werden Herzschrittmacherträger gebeten, sich vor der Kontrolle zu melden.

Die Patienten erhalten einen Schrittmacherausweis, den sie immer bei sich tragen sollten. Bei den regelmäßigen ärztlichen Kontrollen wird die Funktion des Schrittmachers durch das Schreiben eines *Schrittmacher-EKGs* überprüft. Moderne Schrittmacher können durch Telemetriefunktion von außen abgefragt, vermessen und ggf. neu eingestellt werden.

4.7 Entzündliche Herzerkrankungen

Entzündliche Herzerkrankungen: Entzündung der Herzinnenhaut (Endokarditis), der Muskelschicht (Myokarditis), der Herzaußenhaut (Perikarditis) oder aller Herzschichten (Pankarditis).

4.7.1 Endokarditis

Endokarditis: Entzündung der Herzinnenhaut *(Endokard)* mit drohender Zerstörung der Herzklappen.

Krankheitsentstehung

Bei einer **infektiösen Endokarditis** besiedeln Bakterien, die im Rahmen einer Bakteriämie oder Sepsis in die Blutbahn gelangt sind, die Herzklappen und schädigen diese. In über 90 % handelt es sich um Staphylokokken, Streptokokken oder Enterokokken. Besonders gefährdet sind vorgeschädigte Herzklappen. Ein Befall der Klappen des rechten Herzens ist selten und in erster Linie bei Drogenabhängigen zu beobachten. Bei immungeschwächten Personen können auch Pilze zu einer Endokarditis führen.

Heute in Mitteleuropa seltene Ursache für eine Endokarditis ist das **rheumatische Fieber,** eine immunologisch bedingte Streptokokken-Zweitkrankheit (**Endocarditis verrucosa rheumatica,** ☞ auch 15.5.4). Besonders häufig ist die Mitralklappe betroffen.

Symptome, Befund und Diagnostik

Eine *infektiöse Endokarditis* kann – je nach Erreger und Abwehrsituation des Patienten – hochakut, aber auch langsam beginnen.

Die hochakute Verlaufsform verläuft einer Sepsis ähnlich. Die subakute Verlaufsform heißt auch **Endocarditis lenta.** Typische Symptome sind:
- Fieber, Nachtschweiß, Schwäche, Gewichtsverlust
- Anämie
- Herz- und Gelenkbeschwerden
- Petechiale Blutungen, Osler-Knötchen (☞ Abb. 4.50)
- Nach längerem Verlauf: Linksherzinsuffizienz.

Typisch für das *rheumatische Fieber* sind:
- Fieber
- Gelenkschmerzen (Polyarthritis der großen Gelenke mit starkem Berührungsschmerz), typischerweise von Gelenk zu Gelenk „springend"
- Hauterscheinungen (ringförmige Hautausschläge, kleine subkutane Knötchen)
- Allgemeine Schwäche und Krankheitsgefühl.

Die Herzbeschwerden sind anfänglich gering. Die Anamnese ergibt meist einen (Streptokokken-)Infekt 1–3 Wochen vorher, z. B. eine Tonsillitis oder Scharlach.

Bei der Untersuchung des Kranken ist häufig ein bis dahin noch nicht diagnostiziertes Herzgeräusch und bei der bakteriellen Endokarditis zusätzlich eine Milzvergrößerung festzustellen.

Die Diagnosesicherung bei infektiöser Endokarditis erfolgt anhand eines definierten Kriterienkatalogs mit Haupt- und Nebenkriterien, am wichtigsten sind dabei der Erregernachweis in Blutkulturen und echokardiographische Klappenveränderungen (TEE ☞ 4.3.5). Bei der akuten rheumatischen Karditis sind die Blutkulturen negativ, dafür kann ein erhöhter Anti-Streptolysintiter nachgewiesen werden.

Komplikationen

Hauptkomplikationen der bakteriellen Endokarditis sind:

- Klappenzerstörung, Ausreißen der Klappe, Abszesse im Klappenbereich
- Ablösung der Ablagerungen auf den Herzklappen mit septischen Embolien in Gehirn, Nieren und anderen Organen (Gefahr von Durchblutungsstörungen durch die Gefäßverschlüsse)
- Bei akuter Endokarditis: schnelle Entwicklung eines Multiorganversagens.

Wichtigste Komplikation beim rheumatischen Fieber ist die Ausbildung von Herzklappenfehlern (vor allem der Aorten- und Mitralklappe) nach Jahren oder Jahrzehnten.

Behandlungsstrategie

Die bakterielle Endokarditis erfordert eine sofortige Antibiotikatherapie. Meist wird die Behandlung mit einer Antibiotika-Kombination begonnen (*kalkulierte* Antibiotikatherapie) und nach Vorliegen des Antibiogramms umgestellt. Die Antibiotikabehandlung muss über mehrere Wochen intravenös und dann evtl. noch einige Zeit oral durchgeführt werden. Bei Klappendestruktion mit (akuter) Linksherzinsuffizienz, Abszessbildung, Perforationen, embolischen Komplikationen, sehr großen (emboliegefährdenden) Vegetationen oder entzündeten Kunstklappen ist bereits im Akutstadium eine Operation erforderlich.

Bei der rheumatischen Endokarditis wird zur Beseitigung des (chronischen) Streptokokkeninfekts Penicillin gegeben. Die rheumatischen Beschwerden werden mit Azetylsalizylsäure, evtl. auch mit Glukokortikoiden, behandelt.

Pflege

Beobachtet werden:
- Herz-Kreislauf-Funktion (Rhythmusstörungen? Hypotonie?)
- Temperatur (Fieberverlauf? Sepsisanzeichen?)
- Haut/Schleimhaut (Schwitzen? Zyanose? Ödeme? Exsikkose? Rote Flecken oder Knötchen als Zeichen von Mikroembolien? Gelenkschwellungen?)
- Schmerzen (insbesondere Herz- und/oder Gelenkschmerzen?)
- Ausscheidung, Flüssigkeitsbilanzierung, Körpergewicht (Wassereinlagerung bei Herzinsuffizienz)
- Augen: Sehstörungen durch „septische Metastasen" bei bakterieller Endokarditis
- Bewusstseinslage (Eintrübung?).

Pflegerische Maßnahmen sind:
- Patienten (ggf. strenge) Bettruhe einhalten lassen
- Bei Fieber ggf. Wadenwickel und fiebersenkende Ganzkörperwäsche als unterstützende Maßnahme durchführen
- Unterstützung bei der Selbstversorgung anbieten (Körperhygiene, Wäschewechsel etc.)
- Prophylaxen durchführen (insbesondere Pneumonie-, Dekubitus- und Thromboseprophylaxe)
- Materialien zur Abnahme von Blutkulturen vorbereiten und zum angeordneten Zeitpunkt Arzt benachrichtigen, damit er die Blutkulturen abnimmt.

Pflege bei Antibiotikaeinnahme ☞ *Pharma-Info 15.17*

Pflege bei Herzinsuffizienz ☞ *4.5*

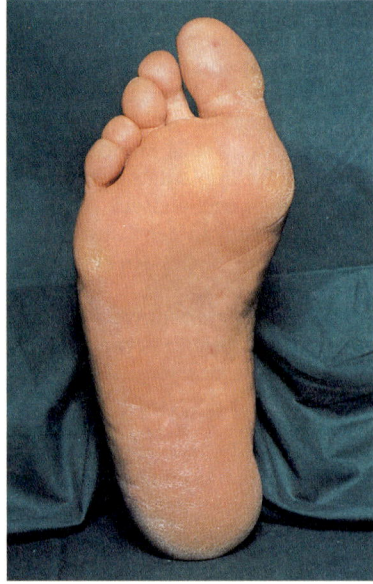

Abb. 4.50: Osler-Knötchen an der Fußsohle bei bakterieller Endokarditis. Die durch Mikroembolien bedingten, kleinen, rotvioletten Knötchen sind tastbar und druckschmerzhaft. [E273]

Prognose

Die Letalität der Endokarditis beträgt auch heute noch ca. 30%. Bei Überlebenden bleiben häufig schwere Klappenschäden zurück, die einen herzchirurgischen Eingriff erforderlich machen.

Patienteninformation

Nach einer bakteriellen Endokarditis muss der Patient bei besonderen Risiken (z. B. Zahnsanierung, endoskopische Eingriffe, Operationen) vorbeugend Antibiotika erhalten **(Endokarditisprophylaxe),** da eine für den Gesunden harmlose, kurzzeitige Bakteriämie zu einer abermaligen Endokarditis führen kann (🕮 12).

Nach einem rheumatischen Fieber ist zur Vermeidung von Rezidiven eine langjährige Penicillin-Prophylaxe notwendig.

4.7.2 Myokarditis

Myokarditis: Akute oder chronische Entzündung der Muskelschicht des Herzens.

Krankheitsentstehung

Häufigste Ursache einer **Myokarditis** sind Virusinfektionen, z. B. durch Coxsackie- oder Zytomegalie-Viren Sie kann aber auch bakteriell, durch Pilze, toxisch oder durch eine Kollagenose (☞ 13.7) bedingt sein.

Symptome, Befund und Diagnostik

Die Beschwerden des Patienten sind sehr unterschiedlich. Sie reichen von allgemeiner Schwäche, Leistungsminderung und Fieber über Atemnot, Herzschmerzen und Herzrhythmusstörungen bis hin zu allen Schweregraden einer Herzinsuffizienz.

Die Diagnose wird durch Blutuntersuchungen (BSG, BB, Herzenzyme, ggf. Autoantikörper, Virusserologie), EKG und Echokardiographie gestellt. Auch die Kernspintomographie hat hier einen (zunehmenden) Stellenwert. Soll eine immunsuppressive oder virustatische Therapie durchgeführt werden, ist eine Herzmuskelbiopsie angezeigt.

Therapiert wird meist symptomatisch (Bekämpfung von Herzinsuffizienz und Herzrhythmusstörungen). Bei schwerer Herzinsuffizienz ist eine Antikoagulation erforderlich.

Behandlungsstrategie

Bei einer bakteriellen Myokarditis (die fast immer mit einer Endokarditis oder Perikarditis auftritt) ist eine kausale Behandlung mit Antibiotika möglich. Der Nutzen einer Therapie mit Virostatika, Immunsuppressiva oder Zytokinen bei viraler Genese ist nach wie vor unklar.

Patienteninformation und Pflege

Der Patient muss strenge Bettruhe einhalten und wird von den Pflegenden bei allen Einschränkungen unterstützt (z.B. Ausscheidung, Körperhygiene). Sie beobachten Atmung, Temperatur und Befinden des Patienten (Schmerzen?). Wegen der Gefahr von Herzrhythmusstörungen ist eine Monitorüberwachung angezeigt. Nach Abklingen der Akutphase wird die Belastung langsam auf das Niveau von Alltagstätigkeiten gesteigert. Schwere körperliche Anstrengung und Sport sollte der Patient für ca. sechs Monate vermeiden (☞ 4.8).

Prognose

Die meisten Myokarditiden heilen aus, eine chronische Myokarditis mit fließendem Übergang zur (dilatativen) Kardiomyopathie (☞ 4.8) ist aber möglich.

4.7.3 Perikarditis

> **Perikarditis:** Entzündung des Herzbeutels. Oft einhergehend mit einem
>
> **Perikarderguss:** Flüssigkeitsansammlung in der Perikardhöhle.

Krankheitsentstehung

In 70% der Fälle bleibt die Ursache einer **Perikarditis** unklar (**idiopathische Perikarditis**). Bekannte Perikarditis-Ursachen sind Bakterien (z.B. Staphylokokken, Streptokokken, Pneumokokken, Tuberkulosebakterien), Viren (z.B. Coxsackie-, Influenza-Viren) oder Autoimmunerkrankungen (z.B. Lupus erythematodes ☞ 13.7.1). Auch Erkrankungen der Nachbarorgane (z.B. Herzinfarkt, Pleuritis) oder Stoffwechselentgleisungen (z.B. eine Urämie) können zu einer Perikarditis führen. Häufigste Ursache eines *blutigen* Perikardergusses ist ein bösartiges Tumorleiden, z.B. ein Bronchialkarzinom.

Symptome, Befund und Diagnostik

Zu Beginn der Erkrankung (Stadium der **Pericarditis sicca** oder *Pericarditis fibrinosa*) klagt der Patient über

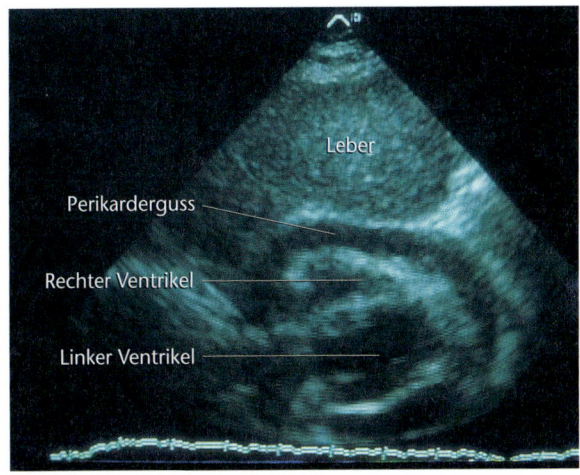

Abb. 4.51: Echokardiographische Darstellung eines großen Perikardergusses bei Perikarditis Der Perikarderguss ist als zusätzlicher dunkler Saum um das Herz sichtbar. [M202]

allgemeine Schwäche, Atemnot, zunehmendes Beklemmungsgefühl im Liegen und einen retrosternalen, oft lage- und atemabhängigen Schmerz. Der Untersucher hört bei der Auskultation ein charakteristisches *Perikardreiben*. Häufig bildet sich im Folgestadium ein entzündlicher **Perikarderguss** im Herzbeutel (**Pericarditis exsudativa** oder *feuchte Perikarditis*). Typischerweise klingen die Schmerzen dann ab. Da der Herzbeutel nur wenig dehnbar ist, werden zuerst die unter niedrigerem Druck stehenden Höhlen des rechten Herzens eingeengt und fassen somit weniger Blut. Die Folge ist eine verminderte Auswurfleistung des Herzens und damit eine Herzinsuffizienz. Das Perikardreiben ist in diesem Stadium verschwunden, die Herztöne sind wegen des Ergusses nur noch leise hörbar.

Die Diagnose stützt sich auf Auskultation (Perikardreiben), Echokardiographie (Perikarderguss?), EKG, Röntgenbefund und Laboruntersuchungen (Entzündungszeichen, Befunde der ursächlichen Erkrankung). Manchmal ist eine **Perikardpunktion** erforderlich, die das Herz vom Erguss entlastet. Gleichzeitig ist durch die zytologische und biochemische Untersuchung des Punktats die Ursache der Perikarditis besser zu diagnostizieren.

Behandlungsstrategie

Bettruhe, Schmerzbekämpfung, Entzündungshemmung und evtl. der gezielte Einsatz von Antibiotika oder Immunsuppressiva stehen im Vordergrund der therapeutischen Maßnahmen.

Prognose

Die günstigste Prognose hat die idiopathische Perikarditis, die nach 4–6 Wochen meist folgenlos abheilt. Ansonsten hängt die Prognose ganz entscheidend von der Grunderkrankung ab.

4.8 Kardiomyopathien

> **Kardiomyopathie:** Alle Herzmuskelerkrankungen mit Funktionsstörung des Herzens, die keine Reaktion auf andere Herz- oder Gefäßleiden (z. B. KHK, Herzklappenfehler) darstellt.

Primäre Kardiomyopathien

Bei **primären Kardiomyopathien** ist die Ursache unklar. Sie treten oft familiär gehäuft auf.

Dilatative Kardiomyopathie

Die **dilatative** *(kongestive)* **Kardiomyopathie,** kurz *DCM*, ist gekennzeichnet durch Kammererweiterung *(Ventrikeldilatation)*, evtl. mangelnden Verschluss der AV-Klappe und eine eingeschränkte Pumpleistung.

Meist beginnt die Erkrankung im 5. Lebensjahrzehnt. Die Patienten klagen über retrosternales Engegefühl, Herzstolpern, kurzzeitige Bewusstseinsstörungen (Synkopen) und zeigen Zeichen einer Links- und/oder Rechtsherzinsuffizienz.

Die Diagnosesicherung erfolgt durch EKG, Röntgenaufnahme des Thorax, Echokardiographie, Herzkatheteruntersuchung (zur Abgrenzung von einer KHK-bedingten Herzinsuffizienz mit Koronarangiographie) und Endomyokardbiopsie (Immunhistologie, Suche nach Virus-DNA oder -RNA).

Eine kausale Therapie gibt es nicht. Herzinsuffizienz und Herzrhythmusstörungen können nur symptomatisch behandelt werden. In fortgeschrittenen Stadien erfolgt meist eine orale Antikoagulation (☞ Pharma-Info 5.38), um das Risiko einer Thrombusbildung im Herzen mit nachfolgender Embolie zu vermindern. Bei Patienten, die aufgrund ihres Alters und ihres Allgemeinzustandes eine gute postoperative Prognose haben, muss eine Herztransplantation erwogen werden.

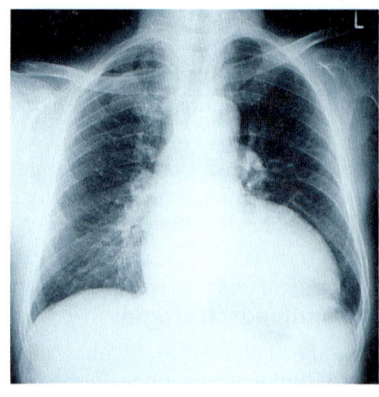

Abb. 4.53: Röntgenaufnahme des Thorax (p.a.-Bild) bei einem Patienten mit schwerer Herzinsuffizienz aufgrund einer dilatativen Kardiomyopathie. Das Herz ist massiv verbreitert, die zentralen Lungengefäße erweitert. Zum Vergleich: Abb. 4.14 zeigt einen Normalbefund. [E179-168]

Hypertrophische Kardiomyopathien

Bei der **hypertrophischen Kardiomyopathie** (kurz *HCM*) kommt es zu einer asymmetrischen Herzmuskelverdickung, ohne dass hieraus eine Zunahme der Leistungsfähigkeit resultiert. Die Herzmuskelverdickung ist nicht überall gleich stark. Man unterscheidet die **hypertrophische obstruktive Kardiomyopathie** (kurz *HOCM*), bei der eine Verdickung im Septumbereich die Ausflussbahn des Blutes in Richtung Aorta behindert, von der **hypertrophischen nichtobstruktiven Kardiomyopathie** ohne diese Verengung.

Leitsymptome beider Formen sind Atemnot bei Belastung, pektanginöse Beschwerden, Herzklopfen, Schwindel und Synkopen. Die Diagnose wird durch EKG, Echokardiographie und Herzkatheteruntersuchung gestellt.

Bei der medikamentösen Therapie gelangen vor allem β-Blocker und frequenzsenkende Kalziumantagonisten (Verapamil, z. B. Isoptin®) zur Anwendung. Evtl. kann die hypertrophische Muskulatur operativ abgetragen werden. Alternativ kann die gezielte katheterinterventionelle Verödung der den „Muskelwulst" versorgenden Herzkranzgefäße einen umschriebenen Infarkt herbeiführen und so das obstruierende Herzmuskelgewebe ausdünnen.

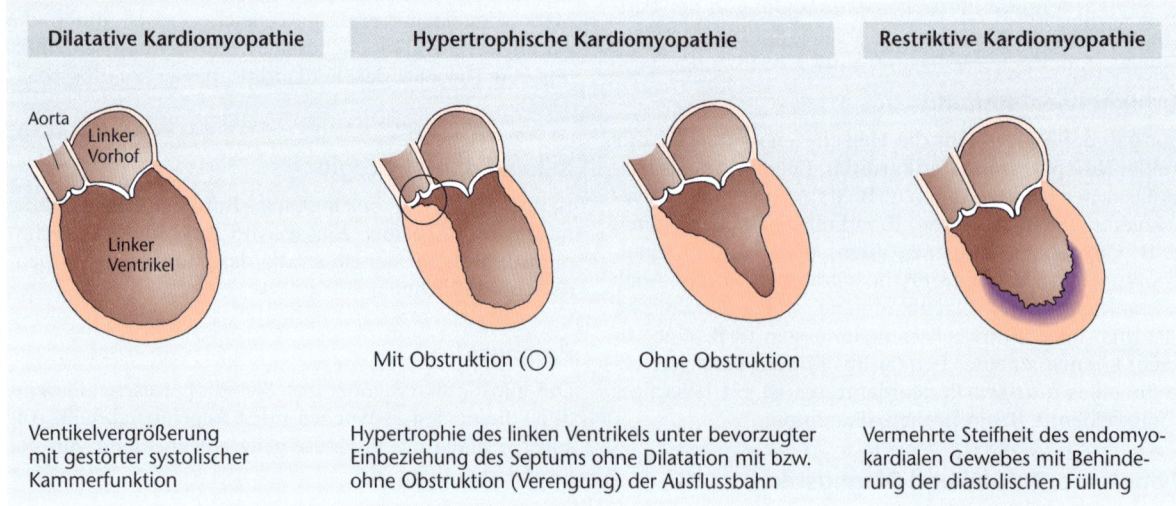

Abb. 4.52: Einteilung und Kurzcharakterisierung der Kardiomyopathien. [A400-190]

Generell soll sich der Patient körperlich schonen. Hauptkomplikation der hypertrophischen Kardiomyopathie ist der plötzliche Herztod durch Rhythmusstörungen.

Da die hypertrophische Kardiomyopathie in ca. 50 % der Fälle familiär auftritt, sollten die leiblichen Familienangehörigen des Patienten echokardiographisch untersucht werden.

Arrhythmogene rechtsventrikuläre Kardiomyopathie

Eher selten, aber wahrscheinlich verhältnismäßig häufige Ursache für den plötzlichen Herztod junger Sportler, ist die **arrhythmogene rechtsventrikuläre Kardiomyopathie/Dysplasie** (kurz *ARVCM*), bei der die Muskulatur des rechten Herzens degeneriert und sich der rechte Ventrikel erweitert. Die Patienten entwickeln eine zunehmende Rechtsherzinsuffizienz (☞ 4.5.1) sowie teils lebensbedrohliche Herzrhythmusstörungen.

Restriktive Kardiomyopathie

In Mitteleuropa selten ist die **restriktive** oder *obliterative* **Kardiomyopathie** (*RCM*). Die Kammerfüllung ist durch die fibrosebedingt starren Ventrikelwände behindert, vielfach bilden sich Thromben. Trotz normaler Kontraktionskraft bildet sich eine (Rechts-)Herzinsuffizienz aus.

Sekundäre Kardiomyopathien

Sekundäre Kardiomyopathien gehen mit einer definierten Herz- oder anderen Erkrankung einher. Sie werden ebenso wie die primären Kardiomyopathien in dilatative, hypertrophische und restriktive Formen eingeteilt, wobei die dilatativen Formen überwiegen.

Am häufigsten sind:
- Die **inflammatorische** (*entzündliche*) **Kardiomyopathie** in Zusammenhang mit (und fließenden Grenzen zu) einer Myokarditis (☞ 4.7.2). Es handelt sich hierbei um eine dilatative Kardiomyopathie, die Beschwerden sind die gleichen wie bei der primären Form. Der Stellenwert einer immunsuppressiven/virostatischen Behandlung ist nach wie vor unklar
- Die **ischämische Kardiomyopathie** bei KHK, bei der jedoch das KHK- bzw. Ischämieausmaß allein die Kontraktilitätsstörung nicht erklärt
- Die **hypertensive Kardiomyopathie**
- Die **toxische Kardiomyopathie,** wobei die **alkoholtoxische Kardiomyopathie** am bedeutsamsten ist
- Die **valvuläre Kardiomyopathie** bei Herzklappenfehler, bei der aber die Herzinsuffizienz stärker ist, als aufgrund der Druck- oder Volumenbelastung durch den Herzfehler zu erwarten wäre.

Pflege bei Herzinsuffizienz ☞ 4.5.1

4.9 Herztumoren

4.9.1 Benigne Herztumoren

Benigne (*gutartige*) **Herztumoren** sind selten. Mit ca. 40 % am häufigsten sind die vom Endokard ausgehenden **Myxome,** die zu 75 % im linken Vorhof lokalisiert sind.

Die Beschwerden des Patienten hängen von Lage und Größe des Tumors ab und können dem klinischen Bild einer Mitralklappenstenose (☞ 4.10.1) sehr ähneln. Bei Abriss von Tumorgewebe kann eine arterielle Embolie die Folge sein.

Wichtigste diagnostische Maßnahmen sind die Echokardiographie einschließlich TEE und die Kernspintomographie.

Vorhofmyxome werden wegen des Risikos von Embolien oder eines plötzlichen Herztodes baldmöglichst nach Diagnosestellung in einer offenen Herzoperation entfernt. Die Prognose ist dann sehr gut.

4.9.2 Maligne Herztumoren

Primäre maligne Herztumoren

Primäre maligne (bösartige) **Herztumoren,** fast immer vom Bindegewebe ausgehende Sarkome, sind Raritäten. Die Symptome sind variabel: Herzinsuffizienz, Herzrhythmusstörungen, Angina-pectoris-ähnliche Beschwerden, die Imitation von Klappenfehlern, Embolien oder ein Perikarderguss. Die Diagnostik entspricht derjenigen bei benignen Herztumoren (☞ 4.9.1).

Die Prognose ist schlecht, da eine komplette operative Entfernung des Tumors nur selten möglich ist und Chemo- und Radiotherapie bisher erfolglos sind.

Sekundäre maligne Herztumoren

Sekundäre maligne Herztumoren (*metastatische Herztumoren, Herzmetastasen*) sind wesentlich häufiger als die primären malignen Herztumoren, verursachen aber oft keine Beschwerden. Treten Symptome auf, so entwickeln sie sich typischerweise rasch, wobei ein Perikarderguss das häufigste Symptom überhaupt ist. Die Prognose ist sehr schlecht.

4.10 Herzklappenfehler

Herzklappenfehler: Krankhafte Veränderung und Funktionsstörung einer Herzklappe.

Herzklappenfehler können *angeboren* oder *erworben* sein.
- **Angeborene Herzklappenfehler** treten isoliert oder in Kombination mit anderen Herzfehlern (☞ 4.11) auf. Meist handelt es sich um Aorten- oder Pulmonalklappenstenosen (☞ Tab. 4.54)
- **Erworbene Herzklappenfehler** sind in der Regel Folge von degenerativen und entzündlichen Prozessen (☞ 4.7.1). Am häufigsten sind die Aorten-, die Mitralklappe oder beide in Kombination betroffen.

Unterschieden werden Klappenstenosen und Klappeninsuffizienzen. Sie können einzeln oder kombiniert auftreten.

Klappenstenosen

Bei einer Klappenstenose öffnen sich die Segel bzw. Taschen nicht weit genug. Die vorgeschalteten Herzabschnitte müssen einen höheren Druck aufbringen, um das Blut durch die kleinere Öffnung zu pressen. Übersteigt dies die Leistungsfähigkeit des Herzens, entsteht eine Herzinsuffizienz.

Klappeninsuffizienzen

Klappeninsuffizienz bezeichnet die Schlussunfähigkeit der Klappen. Bei den Segelklappen können beispielsweise die Sehnenfäden oder Papillarmuskeln reißen oder Entzündungsprozesse Teile der Herzklappe „zerfressen". Die Segel können dann nicht mehr „gehalten" werden: Die Klappe schließt nicht mehr dicht, ihre Ventilfunktion geht verloren, und bei jedem Herzschlag wird ein Teil des Blutes in die „stromaufwärts" liegende Kammer zurückgepresst. Folge ist auch hier eine Herzinsuffizienz, da das hin- und herpendelnde Blut eine schließlich kaum mehr zu leistende Mehrarbeit erfordert.

> Patienten mit Herzklappenfehlern sollten bei jedem neuen Arztkontakt auf ihre Erkrankung aufmerksam machen. Eine Endokarditisprophylaxe mit Antibiotika wird seltener als früher für notwendig erachtet. Nach operativem Klappenersatz ist sie aber nach wie vor zeitlebens erforderlich (📖 12).

4.10.1 Mitralklappenstenose

Die **Mitralklappenstenose** entsteht fast immer als Spätfolge einer rheumatischen Endokarditis. Entsprechend wird sie in Mitteleuropa seltener.

Die verklebten Mitralklappensegel engen die Öffnung zwischen linkem Vorhof und linker Kammer ein. Dadurch kann sich der linke Vorhof schlechter entleeren und erweitert sich mit der Zeit. Das Herzzeitvolumen wird durch die geringere Füllung des linken Ventrikels herabgesetzt.

Patienten mit einer Mitralklappenstenose haben oft eine typische *Fazies mitralis*, d. h. eine Rötung beider Wangen *(Mitralbäckchen)* bei gleichzeitiger Lippenzyanose. Durch den Blutrückstau in den Lungenkreislauf bekommen die Betroffenen Atemnot und Husten mit oft blutigem Sputum, im schlimmsten Fall droht ein Lungenödem (☞ 4.5.3). Die Dehnung und der veränderte Blutstrom im linken Vorhof begünstigen Vorhofflimmern und Vorhofthromben, die zu arteriellen Embolien (z. B. Gehirnembolien) führen können. Retrosternales Engegefühl und Zeichen einer Rechtsherzinsuffizienz (☞ 4.5.1) treten später hinzu.

Diagnose und Therapie ☞ *Tab. 4.54*

4.10.2 Mitralklappeninsuffizienz

Bei der **Mitralklappeninsuffizienz** schließt sich die Mitralklappe bei der Ventrikelsystole nur ungenügend. Durch das entstehende Pendelblut vergrößern sich der linke Vorhof und der linke Ventrikel.

Die *chronische* Mitralklappeninsuffizienz ist Folge einer Dilatation der Herzkammern und damit des Klappenansatzringes *(relative Mitralklappeninsuffizienz)* oder z. B. eines rheumatischen Fiebers und tritt dann oft in Kombination mit einer Mitralklappenstenose auf. Die *akute* Mitralklappeninsuffizienz entsteht durch die plötzliche Ruptur eines Teils des Mitralklappenapparates, etwa bei einem Herzinfarkt oder einer bakteriellen Endokarditis.

Dadurch, dass der muskelstarke linke Ventrikel trotz des Pendelblutes lange Zeit ein ausreichendes Herzminutenvolumen aufrechterhalten kann, zeigen sich bei langsamer Entstehung oft erst nach vielen Jahren Belastungsdyspnoe, Schwindel und die Zeichen einer Rechtsherzinsuffizienz. Bei der akuten Form droht dagegen rasch ein lebensbedrohliches Lungenödem.

Diagnose und Therapie ☞ *Tab. 4.54*

	Mitralklappenstenose	Mitralklappeninsuffizienz	Aortenklappenstenose	Aortenklappeninsuffizienz
Befund bei der Auskultation	Diastolisches Geräusch, niederfrequent, am deutlichsten an Herzspitze und 4. ICR links, betonter erster Herzton	Systolisches Geräusch während der gesamten Systole, hochfrequent, am deutlichsten an der Herzspitze	Systolisches Geräusch, hochfrequent, am deutlichsten im 2. ICR rechts, leise bis fehlende Herztöne	Diastolisches Geräusch, kontinuierlich leiser werdend, am deutlichsten im 3. ICR rechts. Meist zusätzliches systolisches Geräusch
Diagnosesicherung	EKG, Röntgenaufnahme des Thorax, Echokardiographie, Herzkatheteruntersuchung			
Therapie	Zunächst Behandlung der Herzinsuffizienz und der Rhythmusstörung. Bei absoluter Arrhythmie Antikoagulation. In fortgeschrittenen Stadien Ballonkatheterdilatation, operative Klappenrekonstruktion oder Klappenersatz	Bei chronischer Mitralklappeninsuffizienz zunächst konservative Behandlung, später operative Klappenrekonstruktion/-ersatz. Bei akuter dekompensierter Mitralklappeninsuffizienz durch Endokarditis schnellstmöglicher Ersatz. Bei behandlungsbedürftigem Prolaps möglichst operative Rekonstruktion	Rechtzeitiger operativer Klappenersatz	Klappenersatz in Abhängigkeit von Beschwerden und Ventrikelfunktion

Tab. 4.54: Diagnostik und Therapie der vier häufigsten erworbenen Herzklappenfehler. Details zu Krankheitsentstehung und Symptomatik sowie Mitralklappenprolaps ☞ Text.

4.10.3 Mitralklappenprolaps

Beim **Mitralklappenprolaps** *(MKP)* ist die Mitralklappe im Verhältnis zur Öffnungsfläche zu groß angelegt. Dadurch wölbt sich das Mitralsegel während der Ventrikelsystole in den linken Vorhof vor. Der Mitralklappenprolaps ist relativ häufig; ca. 6% aller Erwachsenen sind davon betroffen. Er bereitet aber nur sehr selten Beschwerden und wird daher meist nur zufällig diagnostiziert.

Bei Patienten mit Symptomen spricht man von einem **Mitralklappenprolaps-Syndrom.** Patienten mit ausgeprägtem Prolaps können die Symptome der Mitralinsuffizienz aufweisen.

Die Diagnose wird durch Auskultation (systolischer Click mit anschließendem systolischen Herzgeräusch) und Echokardiographie gestellt. Eine Behandlung ist nur bei schwer wiegenden Symptomen erforderlich.

4.10.4 Aortenklappenstenose

Bei der **Aortenklappenstenose** ist der Blutausstrom aus der linken Kammer durch die Klappenverengung behindert. Häufigste Ursache für die Aortenklappenstenose ist heute die altersbedingte Degeneration. Der linke Ventrikel kann eine Aortenstenose durch Erhöhung des Drucks lange Zeit kompensieren.

Beschwerden im oft rasch voranschreitenden Spätstadium der Erkrankung sind schnelle Ermüdbarkeit, Schwindel und Synkopen (v. a. unter Belastung) durch das abnehmende Herzminutenvolumen, Angina pectoris und Zeichen der Linksherzinsuffizienz (☞ 4.5.1). Die Patienten sind durch den plötzlichen Herztod (☞ 4.6.2) gefährdet.

Diagnose und Therapie ☞ Tab. 4.54

4.10.5 Aortenklappeninsuffizienz

Bei der z. B. durch eine Fehlbildung oder ein rheumatisches Fieber verursachten **Aortenklappeninsuffizienz** schließt sich die Aortenklappe während der Ventrikeldiastole nicht vollständig, und es kommt zu einem Blutrückstrom in die linke Kammer. Die linke Kammer wird durch das zu große Blutvolumen langfristig überfordert, sie vergrößert sich und wird zunehmend insuffizient.

Hauptbeschwerden des Patienten sind eine Belastungsdyspnoe, leichte Ermüdbarkeit, Angina pectoris und (Links-)Herzinsuffizienz. Typisch ist eine große Blutdruckamplitude.

Diagnose und Therapie ☞ Tab. 4.54

4.11 Angeborene Herzfehler bei Erwachsenen

4.11.1 Überblick

Ungefähr 1% der Neugeborenen hat eine **angeborene Fehlbildung des Herzens oder der großen Gefäße.** Diese haben aus zwei Gründen nicht nur in der Kinderheilkunde, sondern auch in der Inneren Medizin Bedeutung:

Die meisten Betroffenen mit angeborenen Herzfehlern werden heute im Kindesalter operiert. Sie werden lebenslang kardiologisch nachbetreut, am besten in Spezialambulanzen für angeborene Herzfehler bei Jugendlichen und Erwachsenen.

Einige angeborene Herzfehler machen im Kindesalter nur wenig oder keine Beschwerden und werden, wenn auch durch die regelmäßigen Vorsorgeuntersuchungen beim Kinderarzt seltener als früher, erst im Erwachsenenalter diagnostiziert. Leitsymptome sind eine insgesamt verminderte körperliche Belastbarkeit und leichte Ermüdbarkeit, Schwindel, Luftnot und Herzklopfen. Bei der Untersuchung ist ein Herzgeräusch auskultierbar. Die Basisdiagnostik umfasst ein EKG, eine Echokardiographie und eine Röntgenuntersuchung des Thorax, bei weiter bestehendem Verdacht schließen sich eine transösophageale Echokardiographie sowie evtl. eine Kernspintomographie und eine Herzkatheteruntersuchung an.

4.11.2 Vorhofseptumdefekt

Krankheitsentstehung

Beim **Vorhofseptumdefekt** (*Atriumseptumdefekt,* kurz *ASD*) hat sich die Scheidewand im Bereich der Vorhöfe nicht völlig verschlossen. Durch das Loch in der Vorhofwand strömt Blut von dem unter höherem Druck stehenden linken Vorhof in den dehnbareren rechten Vorhof. Durch diesen *Links-Rechts-Shunt* (**Shunt** = Kurzschlussverbindung zwischen arteriellen und venösen Herzteilen bzw. Gefäßschenkeln) wird der Lungenkreislauf langfristig überlastet. Folge sind Lungengefäßveränderungen und eine Rechtsherzhypertrophie, die über eine Druckerhöhung im rechten Herzen schließlich zu einer Umkehrung der Shuntfließrichtung führt. Das Blut fließt nunmehr vom rechten in den linken Vorhof (**Shuntumkehr** zum Rechts-Links-Shunt, sog. *Eisenmenger-Reaktion*).

Symptome, Befund und Diagnostik

Der Krankheitsverlauf hängt von Größe und Lage des Defektes ab. Häufig treten erst im 3.–6. Lebensjahrzehnt vermehrt bronchitische Infekte oder Pneumonien, Atemnot unter Belastung und eine allgemeine Leistungsminderung auf. Der Vorhofseptumdefekt ist der häufigste angeborene Herzfehler, der erst im Erwachsenenalter diagnostiziert wird. Eine Zyanose kommt erst im Spätstadium der Erkrankung hinzu.

Die Diagnose wird durch Auskultation (Systolikum als Ausdruck einer relativen Pulmonalstenose, der Defekt macht selbst kein Herzgeräusch!), EKG, Röntgenaufnahme des Thorax, Echokardiographie und Herzkatheteruntersuchung gestellt.

Behandlungsstrategie

Bei einem großen Shuntvolumen muss der Defekt möglichst noch im Vorschulalter verschlossen werden. Nach

4

Defekt	Anatomie und Physiologie des Defekts	Symptome
Vorhofseptumdefekt (ASD ☞ 4.11.2)		
Ventrikelseptumdefekt	„Loch" zwischen linkem und rechtem Ventrikel → Blutfluss vom linken in den rechten Ventrikel → Volumenbelastung der Lungengefäße, des linken Vorhofs und des linken Ventrikels. Später evtl. Shuntumkehr (☞ 4.11.2)	Symptomausprägung je nach Defektgröße sehr variabel, v. a. vermehrt bronchitische Infekte, Herzinsuffizienz, Gedeihstörung bei Kindern
Persistierender Ductus arteriosus	Ausbleibender Verschluss des Ductus arteriosus Botalli → Blutfluss aus der Aorta zurück in die Lungenarterie. Später Shuntumkehr (☞ 4.11.2)	Je nach Shuntgröße Entwicklungsverzögerung des Kindes, Infekte
Pulmonalstenose	Druckbelastung des rechten Herzens durch Verengung der Pulmonalklappe	Atemnot, Rechtsherzinsuffizienz
Aortenisthmusstenose	Einengung der Aorta vor oder nach dem Abgang des Ductus arteriosus Botalli (prä- bzw. postduktale Form)	Bei Erwachsenen v. a. **postduktale Form:** Hypertonie im Kopf-Arm-Bereich (Kopfschmerzen, Nasenbluten) bei gleichzeitiger Abschwächung der Fußpulse und Zeichen der (Links-)Herzinsuffizienz
Aortenklappenstenose ☞ 4.10.4		

Tab. 4.55: Übersicht über die häufigsten angeborenen Herzfehler, die sich erst im Erwachsenenalter zeigen können. Die Therapie besteht praktisch immer in einer Endokarditisprophylaxe und einer Katheterintervention oder häufiger in einer Operation.

einer Shuntumkehr ist eine Operation nicht mehr möglich.

Literatur

📖 Literaturnachweis

1. Deutsche Gesellschaft für Kardiologie – Herz- und Kreislaufforschung e. V. (Hrsg.): Leitlinie Risikoadjustierte Prävention von Herz- und Kreislauferkrankungen. September 2007. Nachzulesen im Internet unter http://leitlinien.dgk.org/

2. www.CARRISMA-pocket-LL.de

3. Bundesärztekammer, Kassenärztliche Bundesvereinigung und Arbeitsgemeinschaft der Wissenschaftlichen Medizinischen Fachgesellschaften (Hrsg.): Nationale VersorgungsLeitlinie Chronische KHK, Langfassung, Version 1.7, Dezember 2007. Nachzulesen im Internet unter www.versorgungsleitlinien.de

4. Arzneimittelkommission der deutschen Ärzteschaft (AkdÄ): Empfehlungen zur Prophylaxe und Therapie der stabilen koronaren Herzkrankheit, veröffentlicht in: AVP-Sonderheft Therapieempfehlungen, 2004. Nachzulesen im Internet unter www.akdae.de/35/76_KHK_2004_1Auflage.pdf

5. Huber, K.; Pachinger, O.: Diagnose- und Therapieempfehlungen für das akute Koronarsyndrom mit und ohne ST-Hebung 2005: Implementierung der neuesten internationalen Richtlinien. Journal für Kardiologie 12 (5–6), S. 89–97 (2005).

6. Hamm, C. W.: Leitlinien: Akutes Koronarsyndrom (ACS). Teil 1: ACS ohne persistierende ST-Hebung, veröffentlicht in: Zeitschrift für Kardiologie 93, S. 72–90 (2004). Nachzulesen im Internet unter www.dgk.org/leitlinien/LL_Akutes_Koronarsyndrom.pdf

7. Hamm, C. W.: Leitlinien: Akutes Koronarsyndrom (ACS). Teil 2: ACS mit ST-Hebung, veröffentlicht in: Zeitschrift für Kardiologie 93, S. 324–341 (2004). Nachzulesen im Internet unter www.dgk.org/leitlinien/LL_ACS_Teil_2.pdf

8. Deutsche Gesellschaft für Allgemeinmedizin und Familienmedizin (Hrsg.): DEGAM-Leitlinie Nr. 9 Herzinsuffizienz – Teil 1 (2007). Nachzulesen im Internet unter www.degam.de/leitlinien.html

9. Bauriedel, G. et al.: Die chronische Herzinsuffizienz. Deutsches Ärzteblatt 102, S. A 592–601 (2005). Nachzulesen im Internet unter www.aerzteblatt.de (Suchfunktion benutzen).

10. Hoppe, U. C. et al.: Leitlinien zur Therapie der chronischen Herzinsuffizienz. Zeitschrift für Kardiologie, Band 94, Heft 8 (2005). Nachzulesen im Internet unter http://leitlinien.dgk.org/

11. Arzneimittelkommission der deutschen Ärzteschaft (AkdÄ): Empfehlungen zur Therapie der chronischen Herzinsuffizienz. Arzneiverordnung in der Praxis, Band 34, Sonderheft 3 (Therapieempfehlungen), April 2007. Nachzulesen im Internet unter www.akdae.de/35/65-Herzinsuffizienz-2007-3Auflage.pdf

12. Naber, C. K. et al.: Prophylaxe der infektiösen Endokarditis. Der Kardiologe, 4/2007, S. 243–250. Nachzulesen im Internet unter http://leitlinien.dgk.org/

✉ Kontaktadressen

1. Deutsche Herzstiftung e. V., Vogtstraße 50, 60322 Frankfurt, Tel.: 069/9551280, Fax: 069/955128313, www.herzstiftung.de

2. Deutsche Gesellschaft für Prävention und Rehabilitation von Herz-Kreislauferkrankungen e. V. (DGPR), Friedrich-Ebert-Ring 38, 56068 Koblenz, Tel.: 0261/309231, Fax: 0261/309232, www.dgpr.de

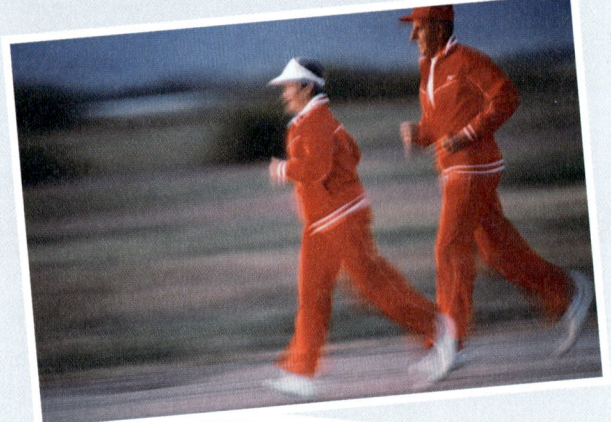

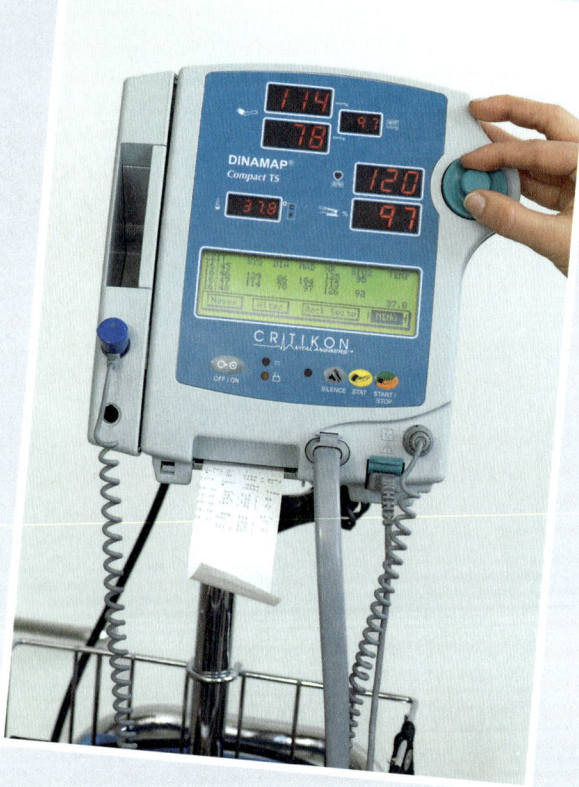

5 Pflege von Menschen mit Kreislauf- und Gefäßerkrankungen

Anatomie ☞ 🖳

> **Angiologie:** Teilgebiet der *Inneren Medizin*, das sich mit den Erkrankungen von Arterien, Kapillaren, Venen und Lymphgefäßen befasst. Hierin eingeschlossen sind Krankheitsentstehung, Diagnostik, konservative Behandlung, Indikationsstellung zu operativen und interventionellen Therapieverfahren sowie Rehabilitation des Patienten.

5.1 Pflege bei Kreislauferkrankungen und in der Angiologie

Ein Schwerpunkt der pflegerischen Interventionen liegt auf der Beobachtung und Stabilisierung der Kreislaufsituation sowie unterstützenden Maßnahmen zur Wiederherstellung der bestmöglichen arteriellen bzw. venösen Durchblutung. Dazu gehören u. a.:

- Kontrolle von Blutdruck und Puls nach Arztanordnung
- Durchführung von medikamentösen Verordnungen zur Stabilisierung der Kreislaufverhältnisse
- Beobachtung der Haut: blass/blau und kalt als Zeichen einer Minderdurchblutung? Gerötet und überwärmt als Zeichen einer Thrombose?
- Unterstützung bei der Mobilisation: Bei Venenerkrankung z. B. Anlegen eines Kompressionsverbands, beim Schlaganfallpatienten z. B. nach dem Bobath-Konzept
- Beratung des Patienten über Risikofaktoren bei Gefäßerkrankungen und zu einer gesunden Lebensweise.

5.1.1 Betroffene Menschen

Pflegende begegnen Menschen mit Kreislauf- und Gefäßerkrankungen in allen Bereichen und Tätigkeitsfeldern. Stationär aufgenommene Patienten sind dabei nur „die Spitze des Eisbergs", denn die meisten Kreislauf- und Gefäßerkrankungen lassen sich in frühen Stadien ambulant diagnostizieren und behandeln.

Die Hypertonie wie auch arterielle und venöse Gefäßerkrankungen bereiten lange keine Beschwerden und führen deshalb nicht zum Arzt. Nicht selten sind es sogar die Pflegenden, die bei Kontakt aus anderem Grunde den ersten Verdacht schöpfen. Gerade wegen des anfänglich beschwerdearmen Verlaufes nehmen viele Betroffene die Erkrankung lange nicht ernst, bis sie zu teils lebensbedrohlichen Krankheitsbildern geführt hat. Diese verunsichern den Betroffenen dann umso mehr, weil ihre Entstehung für sie weitgehend unbemerkt verlief. Im Krankenhaus müssen sich die meisten Betroffenen außerdem mit ihrem ungesunden Lebensstil auseinandersetzen und sich z. B. der Frage der Nikotinabhängigkeit stellen. Oft jahrzehntelange Gewohnheiten umzustellen und/oder das Rauchen aufzuhören stellt für fast alle Patienten eine große Herausforderung dar.

Altersgruppen

Arterielle Hypertonie wie auch beginnende Arterien- und Venenerkrankungen betreffen häufig schon Menschen im mittleren Lebensalter. Werden sie nicht behandelt, führen Folgeerkrankungen die Betroffenen typischerweise ab Mitte des 6. Lebensjahrzehnts zum Arzt.

Begleiterkrankungen

Kennzeichnend für arterielle Gefäßerkrankungen ist, dass sie nicht ein Organ, sondern weite Strecken des Gefäßsystems und damit viele Organe betreffen. Ein Patient mit Zeichen einer AVK z. B. leidet sehr oft gleichzeitig an Aneurysmen oder Verengungen der Aorta und/oder der Nierenarterien, einer KHK und/oder Durchblutungsstörungen des Gehirns, die pflegerisch ebenfalls berücksichtigt werden müssen.

5.1.2 Prävention

Kreislauf- und Gefäßerkrankungen sind in unserer Wohlstandsgesellschaft außerordentlich häufig und von enormer Bedeutung sowohl für den Patienten als auch für die Allgemeinheit. Dies ist umso tragischer, als dass Entstehung bzw. Fortschreiten vieler Kreislauf- und Gefäßkrankheiten durch „gesunde" Lebensführung wirksam vorgebeugt werden könnte.

Prävention der Hypertonie ☞ 5.4.1

Prävention von Venenerkrankungen ☞ 5.9

Prävention der Arteriosklerose

In besonderem Maße gilt dies für die *Arteriosklerose* (oder genauer ihrer Hauptform *Atherosklerose* ☞ 5.5.1) mit koronarer Herzkrankheit (☞ 4.4.1), peripherer arterieller Verschlusskrankheit (☞ 5.5.2) und Schlaganfall (☞ 5.6) als wichtigsten Krankheitsbildern. Bei allen Lokalisationen spielen – wenn auch in unterschiedlicher Gewichtung – die gleichen Risikofaktoren eine Rolle.

> Ein Teil der Arteriosklerose-Risikofaktoren, etwa Alter, Geschlecht und genetische Veranlagung, ist nicht beeinflussbar. Die „klassischen" (aber nach wie vor top-aktuellen) Risikofaktoren aber sind beeinflussbar:
> - Nikotinabusus (Prävention und Raucherentwöhnung ☞ 6.1.2)
> - Bewegungsmangel (Details zur körperlichen Bewegung ☞ unten)
> - Fehlernährung (Ernährungsberatung ☞ unten) und Übergewicht (☞ 5.1.5)
> - Hypertonie (☞ 5.4.1)
> - Fettstoffwechselstörungen (☞ 10.8.2)
> - Diabetes mellitus (☞ 10.7).

Diese Risikofaktoren sind aufs Engste miteinander verknüpft (☞ auch Abb. 10.22). Übergewicht beispielsweise hat mit daraus resultierenden Fettstoffwechselstörungen, Diabetes mellitus, einer möglichen Blutdrucksteigerung und einer Verstärkung des Bewegungsmangels gleich mehrere Risikofaktoren im Schlepptau.

Primärprävention. Vor allem drei Gewohnheiten stehen am Beginn der Arteriosklerose: Rauchen, Bewegungmangel und falsche Ernährung. Primärprävention muss also hier ansetzen, und das möglichst früh: Untersuchungen haben gezeigt, dass nicht selten bereits bei Kindern und Jugendlichen Frühformen arteriosklerotischer Gefäßschäden nachweisbar sind. Trotz Aufklärungskampagnen bestehen nach wie vor erhebliche Informationsdefizite in der Bevölkerung. So hat eine Studie des Kompetenznetzes Schlaganfall 2006 ergeben, dass fast ein Drittel der über 50-jährigen Berliner, die sich an der Studie beteiligt hatten, keinen einzigen Risikofaktor für einen Schlaganfall angeben konnten. Potenziell Gefährdete schnitten dabei nicht besser ab als Gesunde (📖1).

Sekundärprävention. Früherkennungsprogramme auf Arterienerkrankungen gibt es bislang nicht, wohl aber durch die Gesundheitsuntersuchung ab 35 Jahren auf Hypertonie, Fettstoffwechselstörungen und Diabetes mellitus als kardiovaskuläre Risikofaktoren. Medizinisch Tätige sollten bei allen Kontakten mit Patienten ab 55–60 Jahren nach den Leitsymptomen arterieller Erkrankungen fragen und auf deren Leitbefunde achten.

Tertiärprävention. Auch bei bereits vorhandener Erkrankung ist die Minimierung der oben genannten Risikofaktoren ganz wesentlich für die Prognose des Betroffenen. Hinzu kommt eine konsequente medikamentöse und nicht-medikamentöse Behandlung der Erkrankung, die in aller Regel lebenslang erforderlich ist. Die Details sind bei den einzelnen Erkrankungen zu finden.

Körperliche Bewegung

Seit Mitte des zwanzigsten Jahrhunderts nehmen Maschinen den Menschen immer mehr körperliche Arbeit ab. Doch so positiv der technische Fortschritt in vielerlei Hinsicht ist, so hat er auch unübersehbar negative Folgen: Bewegungsarmut, gekoppelt mit allzu reichlicher Ernährung (☞ 10.7.3, 10.8.1, 10.8.2), ist in den westlichen Industriestaaten wesentlich verantwortlich für die rapide Zunahme kardiovaskulärer Erkrankungen.

Das Bewusstsein für die gesundheitliche Bedeutung von Bewegung sowohl bei noch Gesunden als auch bei bereits Erkrankten zu wecken, dauerhaft zu mehr Bewegung zu motivieren und zu beraten, welcher Sport für wen am besten geeignet ist, ist eine zunehmend wichtige Aufgabe aller medizinischen Berufsgruppen.

Ausdauertraining. Besonders vorteilhaft nicht nur für Herz und Kreislauf, sondern für den gesamten Organismus ist nach heutigem Kenntnisstand das **Ausdauertraining:**

- Zwar steigt während des Sports der Blutdruck an. Nach Ausdauersport sinkt der Blutdruck durch Vasodilatation jedoch für eine gewisse Zeit ab, und bei konsequenter Durchführung wirkt Ausdauersport längerfristig blutdruckregulierend
- Bei regelmäßigem, intensivstem Ausdauertraining über einen längeren Zeitraum entwickelt sich eine *physiologische Herzmuskelhypertrophie*, d.h. die einzelnen Herzmuskelfasern werden dicker und enthalten mehr Mitochondrien. Gleichzeitig erweitern sich die Herzhöhlen, das Schlagvolumen steigt. Zusammen mit einer verstärkten Parasympathikusaktivität führt dies zu einem Absinken des Ruhepulses, das Herz arbeitet in Ruhe wie unter Belastung ökonomischer. Auch niedrigere Trainingsreize, die nicht zu Strukurveränderungen des Herzens führen, haben zweifellos positive Auswirkungen
- Die pulmonale Leistungsfähigkeit verbessert sich ebenfalls
- In der trainierten Muskulatur nimmt die Zahl der Kapillaren und der Mitochondrien zu. Die Muskeln können den mit dem Blut herangebrachten Sauerstoff besser ausnutzen, d.h. bei gleichem myokardialem Sauerstoffverbrauch ist mehr Leistung möglich
- Ausdauertraining beeinflusst die Fließeigenschaften des Blutes positiv, insbesondere wirkt es aggregationshemmend auf die Thrombozyten
- Ausdauersport erhöht das HDL- und senkt das LDL-Cholesterin im Blut
- Durch die Fettverbrennung hilft Ausdauersport, das Gewicht zu regulieren
- Und nicht zuletzt hat Ausdauersport auch positive Auswirkungen auf die Psyche: Der Mensch fühlt sich einfach besser, und zwar nicht nur während oder kurz nach dem Sport (wenn die Ausschüttung körpereigener Endorphine für eine gehobene Stimmung sorgt), sondern auch zwischen den Trainingseinheiten.

Dabei ist die Auswahl an möglichen Sportarten groß: Wandern, Nordic-Walking, Joggen, Inline-Skaten, Schwimmen, Rad fahren, Gymnastik, Aerobic, Tanzen oder Skilanglauf – diese Liste ließe sich fast beliebig verlängern.

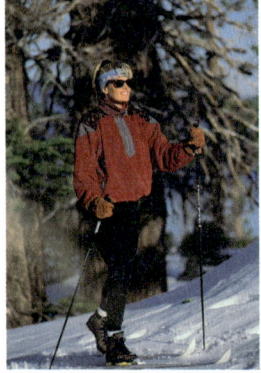
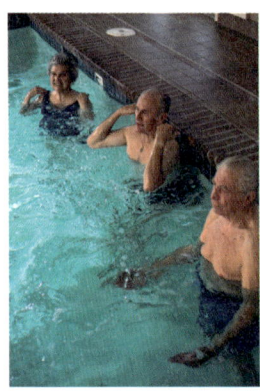
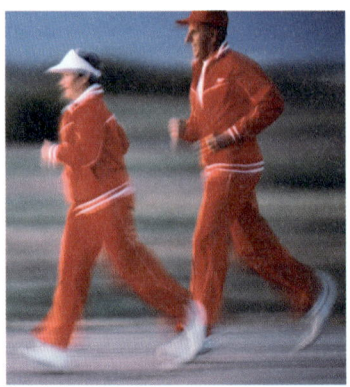

Abb. 5.1: Ausdauertraining steigert das allgemeine Wohlbefinden und wirkt sich auf alle Organsysteme günstig aus. Es sollten möglichst viele und große Muskelgruppen beansprucht werden, die genaue Sportart ist dabei weniger wichtig. Auch Wechseln, z. B. Langlauf im Winter, Joggen im Sommer und Schwimmen immer mal wieder zwischendurch, ist möglich – Hauptsache, man ist regelmäßig aktiv. [J660, J666]

Allerdings ist Regelmäßigkeit wichtig – einmalige Aktivität am Wochenende bringt ebenso wenig wie den gesamten „Jahresbedarf" in einem dreiwöchigen Aktivurlaub unterzubringen. Unterhalb einer Trainingsdauer von 15–20 Minuten ist keine Wirkung zu erzielen, ebenso bei einer Trainingsfrequenz von weniger als zweimal wöchentlich. Die meisten Mediziner sehen 3–5 Trainingseinheiten über mindestens 30 Minuten pro Woche als Richtwert (☞ auch 4.1.3).

Der größere Teil des Trainings sollte im sog. **aeroben Bereich** liegen, in dem die Muskulatur noch ausreichend mit Sauerstoff versorgt wird. Zwar lässt sich dieser Bereich nur durch eine sportmedizinische Untersuchung für jeden Einzelnen genau feststellen, als Faustregel kann jedoch eine Pulsfrequenz von 180 minus Lebensalter pro Minute gelten. Wird diese Schwelle überschritten, kommt der Organismus in den **anaeroben Bereich,** es wird z. B. nicht mehr Fett, sondern Glukose verbrannt, und der Körper setzt vermehrt Stresshormone frei. Gelegentliches Training im anaeroben Bereich ist für den ansonsten Gesunden in Ordnung, zu viel schadet aber, was auch darin erkennbar ist, dass bei Leistungssportlern das Immunsystem eher schwächer ist.

> Von rigiden Trainingsplänen und der Auffassung, dass nur „ernsthaft" betriebener Sport nützt, ist man abgekommen. Eine Sportart, die Spaß macht, wird zudem viel eher durchgehalten.

Während älteren oder vorerkrankten (z. B. herzkranken) Menschen früher häufig von Sport abgeraten wurde, wird körperliche Betätigung heute auch für die meisten von ihnen empfohlen. Allerdings müssen Sportart und -intensität der körperlichen Belastbarkeit des Betroffenen angepasst sein, oft empfiehlt sich eine Teilnahme an besonderen Krankenkassenprogrammen oder speziellen Sportgruppen. Details diesbezüglich werden bei den einzelnen Erkrankungen besprochen. Unter diesen Voraussetzungen aber profitieren auch ältere und kranke Menschen körperlich wie seelisch vom Sport.

Krafttraining. Krafttraining dient dem Muskelaufbau. Im medizinischen Bereich gezielt eingesetzt, kann es z. B. einem Muskelabbau entgegenwirken, bei Gelenk- oder Rückenbeschwerden durch verbesserte muskuläre Stabilisierung die Beschwerden lindern oder bei Osteoporose die Knochendichte erhöhen. Krafttraining stellt allerdings eine Belastung für Herz und Kreislauf dar und sollte daher gerade bei Älteren oder Patienten mit Vorerkrankungen nur nach Rücksprache mit dem Arzt und individuell angepasst zum Einsatz kommen.

Stressabbau

Stress ist ein facettenreicher Begriff: Meist bezeichnet er als belastend empfundene physische und/oder psychische Anspannungssituationen (*negativer Stress*, **Disstress**).

Stress kann zweifellos z. B. durch Blutdrucksteigerung *Auslöser* kardiovaskulärer Ereignisse wie etwa eines Herzinfarktes sein. Nach heutigem Kenntnisstand ist er darüber hinaus auch *Risikofaktor* kardiovaskulärer Erkrankungen, wobei seine genaue Bedeutung allerdings nach wie vor strittig ist. Ungünstig sind nicht einzelne stressbesetzte Situationen, sondern vor allem *Dauer-*

stress, der nicht mehr von Phasen der Entspannung abgelöst wird. Zudem haben viele Menschen zur Stressbewältigung ungünstige Bewältigungsstrategien (Copingstrategien) entwickelt, die sich negativ auf weitere Risikofaktoren auswirken, etwa Rauchen oder übermäßiger Alkoholgenuss (zur Raucherentwöhnung ☞ 6.1.2, zum Thema Alkohol ☞ 8.1.2.)

Die Pflegenden helfen dem Patienten, die Bedeutung von Nikotin und Alkohol für sein Leben zu hinterfragen und geben ihm Anregungen für günstigere Stressbewältigungstechniken. Ob aber Stressabbau besser durch körperliche Bewegung oder die Meditationsgruppe gelingt, ist auch eine Frage der Persönlichkeit. Dies muss jeder Patient für sich selbst herausfinden.

5.1.3 Rehabilitation

Vor allem Patienten mit schwerem Bluthochdruck, arterieller Verschlusskrankheit oder nach einem Schlaganfall sowie Patienten mit ausgeprägten Venenerkrankungen (etwa mit chronisch-venöser Insuffizienz) bedürfen spezieller Rehabilitationsmaßnahmen. Ziele sind:

- Bestmögliche Aufklärung des Patienten über die Erkrankung (bei arteriellen Erkrankungen einschließlich ihres Zusammenhangs zur Arteriosklerose) sowie die Bedeutung von Risikofaktoren
- Optimale Behandlung der Erkrankung einschließlich ihrer Folgeschäden
- Wiedereingliederung des Betroffenen in sein gewohntes soziales Umfeld, ggf. auch in den Beruf.

Je nach Schweregrad der Erkrankung erfolgt die Rehabilitation in stationären oder ambulanten Rehaeinrichtungen. Letztere haben den Vorteil, dass der Patient in seiner gewohnten Umgebung bleibt und rehabilitative Maßnahmen unter Alltagsbedingungen geübt werden können. Voraussetzung ist, dass der Patient – ggf. mit der Unterstützung von Angehörigen und Pflegediensten – in der Lage ist, sich daheim zu versorgen.

Neben pflegerischen und medizinischen Maßnahmen stehen physikalische, physiotherapeutische, sozialmedizinische, ergotherapeutische und logopädische Beratung sowie die Beratung durch eine Diätassistentin auf dem Programm.

Tab. 5.2 stellt beispielhaft einige Gefäßerkrankungen und die mit ihnen verbundenen rehabilitativen Maßnahmen vor.

5.1.4 Patientenberatung

Ein wesentlicher Schwerpunkt der Patientenberatung bei Kreislauf- und Gefäßerkrankungen ist die Aufklärung über die in 5.1.2 genannten Risikofaktoren und die Motivierung zu einem „gesunden" Lebensstil. Gerade im ambulanten Bereich können auch Patientenkontakte aus anderem Grund zu einem Beratungsgespräch genutzt werden.

Die Umsetzung ist für die meisten Patienten sehr schwer, da ein „gesunder" Lebensstil nicht dem durchschnittlichen Lebensstil in den Industriestaaten entspricht und zumindest für die meisten Erwachsenen zunächst einmal

5

Erkrankung	Rehabilitative Maßnahmen
Hypertonie	• Gewichtsreduzierung, Information des Patienten und seiner Angehörigen durch Diätberatung zur angemessenen Ernährungsweise • Information durch Arzt und Pflegende zur Bedeutung schädigender Einflüsse wie z. B. Nikotin und Alkohol • Anleitung zur körperlichen Betätigung durch Physiotherapeuten • Überwachung der medikamentösen Therapie durch Arzt und Pflegende • Anleitung des Patienten zur Selbstüberwachung (v. a. Blutdruck-Selbstkontrolle)
Periphere arterielle Verschlusskrankheit (pAVK) Stadium II	• Information durch Arzt und Pflegende zum Abbau von Risikofaktoren wie z. B. Nikotin • Gehtraining und andere Bewegungsübungen (Gefäßsport) • Beratung durch die Pflegenden zur angemessenen Hautpflege, Schutz der Haut vor Verletzungen
Schlaganfall	• Information, Beratung und Anleitung zur Minderung von Risikofaktoren und medikamentösen Therapie von Patient und Angehörigen durch Arzt und Pflegende • Selbsthilfetraining durch die Pflegenden zur Bewältigung des Alltags (z. B. Anziehtraining), ggf. mit Hilfsmitteln (Anleitung von Patient und Angehörigen) • Steh- und Gehtraining durch Physiotherapie und Pflege • Physikalische Therapie durch Bäder und Vibrationsmassage • Bei Sprach- und Schluckstörungen Training durch Logopädie • Zur Anbahnung von Bewegungen, Förderung der Feinmotorik, Schulung der Koordination etc. Training durch Ergotherapie
Chronisch-venöse Insuffizienz, post-thrombotisches Syndrom	• Information, Beratung und Anleitung zur Kompressionstherapie und zum richtigen Verhalten im Alltag. Aufklärung über Risikofaktoren einer tiefen Beinvenenthrombose • Ggf. Information über die Bedeutung und Durchführung der oralen Antikoagulation, evtl. Schulung in der Gerinnungs-Selbstkontrolle • Bewegungsübungen, physikalische Therapien zur Entstauung • Gewichtsreduzierung, Information des Patienten und seiner Angehörigen durch Diätberatung zur Reduktionskost

Tab. 5.2: Rehabilitative Maßnahmen bei Gefäßerkrankungen.

unbequem ist (wohingegen die arteriosklerotisch bedingten Erkrankungen noch in weiter Ferne scheinen). Das Auto 500 m entfernt vom Büro zu parken und auf Rolltreppen und Aufzüge zu verzichten ist als erster Schritt meist realistischer und damit sinnvoller als „Hau-Ruck-Verfahren" („ab heute nie mehr Süßigkeiten" oder „ab heute jeden Tag Waldlauf"), die meist nach kurzer Zeit frustriert aufgegeben werden. Die Pflegenden sollten alle Ansätze positiv bestärken (und als Sprungbrett zum nächsten Schritt sehen) und betonen, dass eine Änderung des Lebensstils zwar einen Kraftakt bedeutet und enorme Selbstdisziplin erfordert, aber auf Dauer nicht mit einem Weniger an Spaß und Genuss verbunden ist. Denn der neue Lebensstil hält auch neue Belohnungen bereit, etwa größere körperliche Leistungsfähigkeit, besseres Aussehen und daraus resultierend ein gesünderes Lebensgefühl.

> Ganz wichtig ist es, Belehrungen „mit erhobenem Zeigefinger" zu vermeiden. Die Betroffenen wissen ja vielfach um die Risiken von Rauchen, Bewegungsmangel und falscher Ernährung, die mittlerweile zudem mit einem negativen Image in größeren Teilen der Gesellschaft behaftet sind. Die Patienten verleugnen die Risiken aber, nicht zuletzt weil sie die Lebensumstellung alleine nicht schaffen. Der Patient soll nicht einfach Ja sagen zu dem, was Arzt oder Pflegekraft raten (und weitermachen wie bisher, wenn die „Aufpasser" aus der Tür sind), sondern selbst Verantwortung für seine Gesundheit übernehmen und Arzt und Pflegende dabei als gewünschte Helfer ansehen.

In vergleichbarer Weise beraten die Pflegenden auch über venengesunde Verhaltensweisen (☞ 5.9.1).

Bei bereits Erkrankten umfasst die Patientenberatung (durch Pflegende und Ärzte) außerdem krankheitsspezifische Aspekte wie etwa die Vorbereitung auf Diagnoseverfahren, nicht-medikamentöse Behandlungen wie etwa Geh- oder Gefäßtraining, aber auch die Kontaktvermittlung zu Selbsthilfegruppen. Diese Besonderheiten der Patientenberatung werden in den jeweiligen Krankheitskapiteln behandelt.

5.1.5 Beobachten, Beurteilen und Intervenieren

Erkrankungen des Gefäß- und Kreislaufsystems haben sehr häufig Einfluss auf Mobilität und Ernährung des Betroffenen. Je nachdem, ob das arterielle oder das venöse Gefäßsystem betroffen ist, sind weitere, unterschiedliche Pflegemaßnahmen erforderlich (☞ Tab. 5.3). Im Rahmen der Unterstützung bei allen Einschränkungen beraten die Pflegenden den Patienten, wie er selbst seine Erkrankung positiv beeinflussen kann.

Bewegung

Durch die eingeschränkte Mobilität sind je nach Zustand des Patienten Dekubitus-, Thrombose-, Pneumonie- und/oder Kontrakturenprophylaxe erforderlich.

Je nach zugrunde liegender Gefäßerkrankung wird der Patient bei der Lagerung (Hoch- bzw. Tieflagerung) oder bei Bewegung (z. B. Gefäßtraining, Gehtraining) unterstützt. Bei Schlaganfallpatienten findet das Bobath-Konzept zur Förderung der Bewegung Anwendung (☞ 5.6.5).

	Arteriosklerosebedingte arterielle Gefäßerkrankung: Periphere arterielle Verschlusskrankheit (☞ 5.5.2)	Venöse Gefäßerkrankung: Varikosis (☞ 5.9.1) und chronisch-venöse Insuffizienz (☞ 5.9.4)
Wichtigstes Pflegeziel	Verbesserung der Gewebsdurchblutung	Verbesserung des venösen Blutrückflusses
Wichtige Pflegemaßnahmen		
• Ernährung	• Cholesterinarme Kost ☞ 10.8.2 • Abbau von Übergewicht ☞ 10.8.1	• Abbau von Übergewicht ☞ 10.8.1
• Körperliche Bewegung/Lagerung	• Gehtraining ☞ 5.5.2 • Gefäßtraining ☞ 5.5.2 • Tieflagerung der Beine ☞ 5.5.2	• Gefäßtraining ☞ 5.9.1 • Hochlagerung der Beine (leicht gebeugt) ☞ 5.9.1 • Vermeiden von Stehen und Sitzen („S-L-Regel") ☞ 5.9.1
• Physikalische Therapie	• Warmhalten der Beine (z. B. durch Wollsocken), aber keine direkte Wärmeapplikation ☞ 5.5.2	• Wechselduschen • Kaltwasseranwendungen • Keine warmen oder heißen Voll- oder Fußbäder
• Kleidung	• Keine engen Schuhe ☞ 5.5.2 • Keine einschnürende Kleidung ☞ 5.5.2 • Tragen von Kompressionsstrümpfen kontraindiziert	• Tragen von Kompressionsstrümpfen ☞ 5.9.1 • Keine hohen Absätze • Keine einschnürende Kleidung ☞ 5.9.1
• Hautpflege	• Sorgfältige Hautpflege (Haut trocken, sauber halten) • Zwischen den Zehen gut abtrocknen (Gefahr von Pilzinfektionen), für trockenes Hautmilieu sorgen • Vorsicht beim Nägelschneiden (Feile benutzen), am besten durch medizinische Fußpflege • Kein Barfuß-Gehen wegen Verletzungsgefahr	

Tab. 5.3: Pflegeziele und -maßnahmen am Beispiel des jeweils häufigsten arteriellen und venösen Gefäßleidens, der arteriellen Verschlusskrankheit und der Varikosis bzw. chronisch-venösen Insuffizienz.

Ernährung

Allen Patienten mit Kreislauf- und Gefäßerkrankungen wird geraten, bestehendes Übergewicht zu reduzieren. Dabei sind körperliche Bewegung (je nach individuellen Möglichkeiten des Patienten) und eine angepasste, gesunde Ernährung von entscheidender Bedeutung. Generell zu empfehlen ist eine Ernährung mit viel Obst und Gemüse, die cholesterinarm und ballaststoffreich ist (☞ 10.1.4, 10.8.2). Patienten mit Hypertonie müssen zusätzlich auf kochsalzreduzierte Kost achten (☞ 5.4.1), bei venösen Gefäßerkrankungen darf der venöse Rückfluss im Becken nicht durch eine Obstipation erschwert werden (☞ 5.9.1).

Vorsicht: Sorgfältige Hautpflege

Sowohl bei arteriellen als auch bei venösen Gefäßerkrankungen heilen auch kleine Wunden nur schlecht. Deswegen sind selbst kleine Verletzungen unbedingt zu vermeiden. Es besteht außerdem die Gefahr von Pilzinfektionen (v. a. zwischen den Zehen). Daher ist darauf zu achten, die Haut immer trocken zu halten, Seife sparsam zu verwenden (Bewahren des Säureschutzmantels) und die Haut mit entsprechenden Salben zu pflegen.

5.2 Hauptbeschwerden und Leitbefunde bei Kreislauf- und Gefäßerkrankungen

5.2.1 Schmerzen

Schmerzen treten bei *unvollständigen* oder *vollständigen* Gefäßverschlüssen auf. Bei einem arteriellen Verschluss werden sie durch die Minderdurchblutung der betroffenen Organe bzw. Körperabschnitte ausgelöst, bei Verschlüssen von Venen durch die Stauung des Blutes und der Gewebeflüssigkeit. Aufgrund der Lokalisation der betroffenen Gefäße kommt es besonders häufig zu **Beinschmerzen.**

Akute Beinschmerzen

Notfall!

Akute, nicht nachlassende Beinschmerzen sind ein Notfall und müssen unverzüglich abgeklärt werden.

Erstmaßnahmen bei akuten Beinschmerzen

- Vitalzeichen kontrollieren
- Arzt benachrichtigen
- Überprüfen, ob es sich um einen arteriellen oder venösen Verschluss handelt:
  - Bei meist plötzlichem Einsetzen stärkster Schmerzen, blasser, kalter Haut und Fehlen der Fußpulse: Verdacht auf arteriellen Gefäßverschluss. Betroffene Extremität tief lagern, Wattepackung anlegen und/oder Wollstrümpfe anziehen, Dekubitusprophylaxe vor allem an der betroffenen Extremität durchführen
  - Bei über Stunden zunehmenden, aber in der Regel als nicht so stark empfundenen Schmerzen und livider, warmer Haut: Verdacht auf Thrombose. Bein mit Beinschienen hoch lagern
- Bis zum Eintreffen des Arztes Materialien für venösen Zugang richten zur Heparinisierung und Schmerzbehandlung, Patienten Bettruhe und Nahrungskarenz einhalten lassen. Auf Arztanordnung Patienten auf technische Untersuchungen (☞ 5.3.5) sowie evtl. eine Operation vorbereiten
- Vitalzeichen, Schmerzlokalisation und Schmerzintensität, Hautfarbe und Hautwärme, Bein- und Fußpulse, Beinumfang, Sensibilität und Motorik weiter beobachten und dokumentieren.

Intermittierende Beinschmerzen

Intermittierende, d. h. wiederkehrende **Beinschmerzen** zeigen zwar meist keinen Notfall an, sind aber ein wichtiges Alarmsignal.

Typisches Beispiel ist die **Claudicatio intermittens** *(intermittierendes Hinken),* auch „Schaufensterkrankheit" genannt: Patienten mit einer höhergradigen Stenosierung der Beinarterien (☞ 5.5.2) können etwa 100–150 Meter gehen, bevor sie Schmerzen in den Beinen bekommen, da die bei Belastung erforderliche Mehrdurchblutung stenosebedingt nicht möglich ist. Die Schmerzen zwingen sie zum Ausruhen, was sich gut durch das Betrachten von Schaufenstern verbergen lässt. Durch das ruhige Stehen verbessert sich die Durchblutung, die Schmerzen lassen nach, und der Patient kann ein Stück weitergehen.

5.2.2 Extremitätenschwellung

> Die **akute Schwellung** der Extremität ist Leitsymptom eines *venösen* Verschlusses.

Im klinischen Alltag häufig ist die **Beinschwellung** (innerhalb von Stunden bis Tagen) infolge einer tiefen Bein- oder Beckenvenenthrombose. Meist ist die Haut gleichzeitig verfärbt (Rötung, mäßige Zyanose) und überwärmt. Auf Druck gibt der Patient Schmerzen an (weitere Thrombosezeichen ☞ 5.9.3).

Andere Ursachen einer Beinschwellung sind:
- Varizen ohne tiefe Beinvenenthrombose (v. a. abends oder nach langem Stehen auftretend, ☞ 5.9.1)
- Lymphödeme (chronische, derbe Schwellung, die nicht druckschmerzhaft ist ☞ 11.11.2, Ödem ☞ auch 9.15.1)
- Rechtsherzinsuffizienz (chronische, beidseitige, weiche Beinschwellungen, in die sich Dellen hineindrücken lassen ☞ 4.5.1)
- Einseitige Verletzungen, z. B. Muskelrisse als Sportverletzung.

Umfangsmessung an Extremitäten

Zu beachten ist, dass viele Menschen eine physiologische, meist geringe Beinumfangsdifferenz haben. Nur korrekte Extremitätenumfangsmessungen unter möglichst identischen Bedingungen führen zu vergleichbaren Ergebnissen und ermöglichen eine Verlaufskontrolle.

Daher gilt:
- Messhöhe (z. B. Ober- und Unterkante des Maßbandes) am Patienten mit wasserfestem Stift markieren, damit immer auf gleicher Höhe gemessen wird. Dabei hausinterne Richtlinien beachten, z. B. bei Verdacht auf tiefe Beinvenenthrombose 15 cm oberhalb des Innenknöchels sowie 10 und 20 cm oberhalb der Kniescheibe oder des tastbaren Spaltes am Kniegelenk
- Stets im Seitenvergleich messen
- Maßband eng, aber ohne Zug anlegen
- Messung stets in der gleichen Position des Patienten (z. B. im Liegen) vornehmen
- Bei Veränderungen, v. a. zunehmender Schwellung, Arzt informieren.

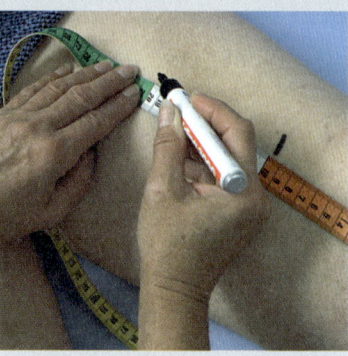

Abb. 5.4–5.5: Beinumfangsmessung [K115]

Abb. 5.4: Für die Beinumfangsmessung am Oberschenkel werden zwei Messstellen 10 und 20 cm oberhalb der Kniescheibe markiert. [K115]

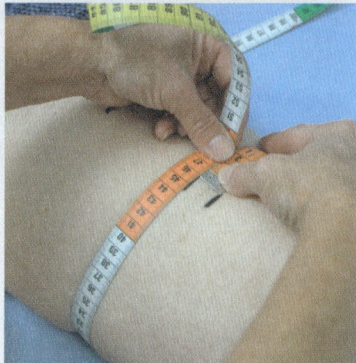

Abb. 5.5: Anschließend wird das Maßband zwischen den Markierungen für die jeweilige Messstelle angelegt und der Umfang bestimmt. [K115]

5.2.3 Chronische Hautveränderungen und trophische Störungen

Sowohl arterielle als auch venöse Gefäßleiden führen über einen herabgesetzten Zellstoffwechsel zu **trophischen** („ernährungsbedingten") **Störungen** in den betroffenen Körperabschnitten bis hin zu Zellnekrosen. Am ausgeprägtesten und augenfälligsten sind die **Veränderungen der Haut.** Schwerste Formen trophischer Störungen sind **Gangrän, Ulcus (cruris)** und **Dekubitus,** die vornehmlich in der Dermatologie und Chirurgie behandelt werden.

5.3 Der Weg zur Diagnose bei Kreislauf- und Gefäßerkrankungen

Doppler- und Duplex-Sonographie ☞ *1.3.6*
Wadenkompressionstest ☞ *5.9.1*

5.3.1 Anamnese und körperliche Untersuchung

Bei der **Anamneseerhebung** gibt die Darstellung von Art und Lokalisation der Schmerzen sowie früheren ähnlichen Schmerzereignissen erste Hinweise auf die Erkrankung. Außerdem fragt der Arzt gezielt nach den Risikofaktoren der Arteriosklerose (☞ 5.5.1), nach dem Vorkommen der häufigsten Gefäßkrankheiten (z. B. Herzinfarkt, Schlaganfall) beim Patienten selbst oder seiner Familie und den Leitsymptomen von Kreislauf- und Gefäßerkrankungen, da oft mehrere Gefäßkrankheiten gleichzeitig vorliegen.

Bei der **Inspektion** der Haut achtet der Untersucher besonders auf Seitenunterschiede im Extremitätenumfang, Blässe oder Marmorierungen, Rötung und Zyanose, Hyperpigmentierungen, schlecht verheilte oder infizierte Wunden, Pilzinfektionen (☞ 15.8.2), Varizen und Ulzera.

Bei der **Palpation** hervorzuheben sind das Tasten der Pulse (immer im Seitenvergleich), das Abtasten von Varizen und die Prüfung von Schmerzzeichen bei Verdacht auf tiefe Beinvenenthrombose (☞ 5.9.3).

Hört der Arzt bei der **Auskultation** der größeren Gefäße reibende oder Strömungsgeräusche, weist dies auf Einengungen des Arterienlumens hin.

5.3.2 Blutdruck- und Dopplerdruckmessung

Blutdruckmessung

Die **Blutdruckmessung** dient der Kontrolle der Herz-Kreislauf-Situation des Patienten und kann erste Hinweise auf (arterielle) Erkrankungen liefern. Angegeben wird der Blutdruck nach wie vor in der traditionellen Maßeinheit *Millimeter Quecksilbersäule* **(mmHg)** und nicht in der neuen Einheit **Pascal** (1 Pa = 0,0075 mmHg).

Indirekte Blutdruckmessung

Üblich ist die **indirekte** *(unblutige)* **Blutdruckmessung** nach *Riva-Rocci* mit Blutdruckmanschette und Stethoskop. Zur Messung bei sehr dünnen oder dicken Armen oder an den Beinen gibt es besonders schmale bzw. breite Manschetten, da mit den 13 cm breiten Standardmanschetten falsche Werte gemessen werden. Bei körperlicher Anstrengung oder psychischen Belastungen (Aufregung, z. B. vor der Arztvisite oder vor bestimmten Pflegemaßnahmen) steigt der Blutdruck an, sodass bei hohen Werten wiederholte Kontrollen durch verschiedene Personen oder eine 24-Stunden-Blutdruckmessung (☞ 5.4.1) sinnvoll sind.

> Bei venösen oder arteriellen Gefäßzugängen, Lymphödem (☞ 11.11.2) oder Shunt (für die Dialyse ☞ 9.11.1) darf am betroffenen Arm kein Blutdruck gemessen werden.

Direkte Blutdruckmessung

Die **direkte** *(blutige)* **Blutdruckmessung** ist selten und erfordert eine liegende *arterielle* Verweilkanüle (meist in der A. radialis). Komplikationen sind Blutungen sowie Infektion oder Thrombosierung der Arterie.

Normalwerte

Beim Gesunden liegt der Blutdruck in Ruhe etwa bei 120/80 mmHg. Insbesondere jüngere Frauen haben nicht selten niedrigere Werte, bei älteren Menschen können etwas höhere systolische Drücke toleriert werden (sie sind durch den Elastizitätsverlust der großen Gefäße bedingt).

Blutdruckdifferenzen > 15 mmHg zwischen rechtem und linkem Arm weisen auf eine (einseitige) Verengung der A. subclavia hin, > 20 mmHg zwischen Armen und Beinen auf eine Aortenisthmusstenose (☞ 5.12.1). Daher sollte der Blutdruck bei neu aufgenommenen Patienten immer seitenvergleichend an Armen und möglichst auch Beinen gemessen werden (Manschette am Oberschenkel, Auskultation an der A. poplitea in der Kniekehle, Wert beim Gesunden im Liegen geringfügig höher als am Arm).

Die **Blutdruckamplitude** ist die Differenz zwischen systolischem und diastolischem Blutdruck (z. B. bei einem Blutdruck von 120/80 mmHg: 120 mmHg – 80 mmHg = 40 mmHg). Alte Menschen haben durch den Elastizitätsverlust der Gefäße oft eine große Amplitude.

5.3.3 Klinische Funktionsprüfungen

Schellong-Test ☞ 5.4.3

Funktionsprüfungen bei arteriellen Erkrankungen

Gehtest

Der **Gehtest** dient der weiteren Differenzierung einer peripheren arteriellen Verschlusskrankheit (pAVK ☞ 5.5.2) im Stadium II, d. h. einer AVK mit Schmerzen bei Gehbelastung. Der Patient geht in zügigem Tempo auf ebenem Boden (möglichst ein Doppelschritt pro Sekunde nach Metronom) oder auf einem Laufband (Gehgeschwindigkeit und Steigung einstellbar). Während der Gesunde ohne Beschwerden beliebig weit gehen kann, bekommt der Patient mit pAVK Beinschmerzen. Die schmerzfreie und die maximal mögliche Gehstrecke werden in Metern, manchmal auch in Minuten gemessen. Die Aussagekraft des Gehtests wird eingeschränkt durch Begleiterkrankungen, welche die Geh- oder allgemeine Leistungsfähigkeit des Patienten einschränken (z. B. Arthrose, Herzinsuffizienz).

Lagerungsprobe nach Ratschow

Bei der **Lagerungsprobe nach Ratschow** hält der Patient in Rückenlage die Beine senkrecht in die Höhe und kreist mit den Füßen (ca. 30-mal in ungefähr zwei Minuten). Bei arteriellen Verengungen oder Verschlüssen blasst die Haut an Fußrücken und Fußsohle stark ab, evtl. hat der Patient Schmerzen.

Dann setzt sich der Patient auf und lässt die Füße herabhängen. Während sich beim Gesunden die Haut nach 5–10 Sekunden rötet und sich die Venen nach 15–20 Sekunden füllen, treten diese Reaktionen bei einer pAVK zeitlich verzögert auf.

Faustschlussprobe

Die **Faustschlussprobe** testet die Durchblutung der oberen Extremität. Der Patient schließt die Hand mit erhobenem Arm 20- bis 30-mal kräftig zur Faust, während der hinter ihm stehende Untersucher die arterielle Blutzufuhr durch Handgelenkskompression unterbindet.

Beim Gesunden rötet sich die Haut an Handinnenfläche und Fingern unmittelbar nach Ende der Kompression, bei einer Durchblutungsstörung rötet sie sich entweder verzögert oder gar nicht.

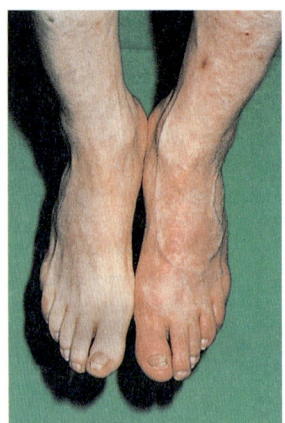

Abb. 5.6: Ratschow-Lagerungsprobe bei rechtsbetonter pAVK. Links hält der Patient in der ersten Phase des Tests beide Beine hoch. Deutlich zu erkennen ist die Blässe der rechten Fußsohle. Das rechte Bild zeigt die Unterschenkel und Füße des Patienten kurz nach Herabhängen der Füße: Während der linke Fuß schon wieder gut durchblutet ist, ist der rechte immer noch blass. [E179-168]

Allen-Test

Der **Allen-Test** prüft die Blutversorgung der Hand. Der Untersucher komprimiert die A. radialis *oder* A. ulnaris am Handgelenk des Patienten, währenddessen der Patient ca. zehnmal die Faust öffnet und schließt. Wird die Handfläche weiß, so ist das nicht komprimierte Gefäß verengt.

Ein modifizierter Allen-Test wird vor jeder Punktion der A. radialis durchgeführt, da diese wegen unzureichender Kollateralgefäße nur bei Durchgängigkeit *beider* Arterien durchgeführt werden darf.

Funktionsprüfungen bei venösen Erkrankungen

Der **Trendelenburg-Test** (Venenklappen der V. saphena magna funktionsfähig?) und der **Perthes-Test** (tiefe Beinvenen durchgängig?) sind durch die verschiedenen Ultraschalluntersuchungen weitestgehend verdrängt worden.

5.3.4 Ultraschallverfahren

Dopplerdruckmessung

Die **Dopplerdruckmessung** wird insbesondere zur seitenvergleichenden (Blut-)Druckmessung an den kleinen Arterien der unteren Extremität angewendet und erlaubt eine einfache und schnelle Einschätzung der Durchblutungssituation.

Vor der Untersuchung soll der Patient ca. 15 Minuten gelegen haben. Zunächst misst der Untersucher den Blutdruck an den Armen des Patienten. Dann sucht und markiert er die Gefäße, die er untersuchen möchte, etwa die A. tibialis posterior hinter dem Außenknöchel und die A. dorsalis pedis am Fußrücken. Als nächstes pumpt er proximal davon die Blutdruckmanschette auf und lässt wie bei der Blutdruckmessung langsam den Druck ab. Gleichzeitig setzt er eine stiftförmige Doppler-Ultraschallsonde auf die zuvor markierten Pulsstellen. Der Druck, bei dem erstmalig Pulsgeräusche zu hören sind, entspricht dem systolischen Blutdruck am jeweiligen Gefäß.

Normalerweise liegt der Knöcheldruck ca. 10 mmHg höher als der am Oberarm gemessene Blutdruck. Ein **Knöchel-Arm-Index** (ABI = Blutdruck am Knöchel geteilt durch Blutdruck am Oberarm) $\leq 0,9$ ist pathologisch und macht eine pAVK hochwahrscheinlich (je niedriger der Wert, desto schlechter die Durchblutung).

(Farb-)Duplex-Sonographie

Höchsten Stellenwert in der Angiologie genießt heute die (Farb-)Duplex-Sonographie (☞ auch 1.3.6). Das B-Bild zeigt die Struktur des Gefäßes im zweidimensionalen Bild, die Dopplerfunktion (durch Knopfdruck abrufbar) das Strömungsverhalten des Blutes im geschallten Bereich. Verengungen, Verschlüsse und Aneurysmen (Erweiterungen) von Arterien sind ebenso darstellbar wie Varizen oder Venenthrombosen. Da Sonographien schmerz- und risikolos sind, sind sie bei den genannten Erkrankungen mittlerweile Untersuchung der ersten Wahl.

5.3.5 Angiographie

> **Angiographie:** Röntgenologische Darstellung von Gefäßen durch Injektion eines Röntgenkontrastmittels mit nachfolgender rascher Anfertigung von Röntgenaufnahmen. Oft gleichbedeutend zu Arteriographie benutzt.
>
> **Arteriographie:** Röntgenologische Kontrastmitteldarstellung von Arterien.
>
> **Phlebographie:** Röntgenologische Kontrastmitteldarstellung von Venen.

Arteriographie

Bei der heute üblichen *intraarteriellen digitalen Subtraktionsangiographie,* kurz **intraarterielle DSA,** werden zuerst Nativ-Röntgenaufnahmen ohne Kontrastmittel erstellt, dann das Kontrastmittel injiziert und danach abermals Röntgenaufnahmen angefertigt. Ein Computer

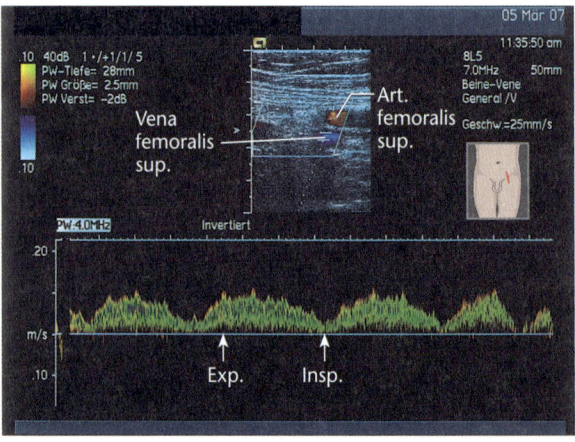

Abb. 5.7: Farb-Duplex-Sonographie der V. femoralis (Normalbefund). Oben B-Bild, unten Dopplersignal. Die „Wellen" sind normal, da sich die Strömungsgeschwindigkeit mit der Atmung verändert. [M180]

rechnet dann Weichteile und Knochen heraus (subtrahiert also die Nativ- von den Kontrastmittel-Aufnahmen), sodass die Gefäße fast überlagerungsfrei dargestellt werden. Am häufigsten wird der Katheter für die Kontrastmittelapplikation über die A. femoralis eingebracht.

Angiographien gehören nicht zur orientierenden Gefäßdiagnostik, sondern sind insbesondere zur Vorbereitung einer Gefäßoperation sowie vor oder nach anderen Maßnahmen zur Wiedereröffnung eines verengten oder verschlossenen Gefäßes notwendig.

Interventionelle Angiographie

Die Katheterangiographie lässt sich mit therapeutischen Maßnahmen (Interventionen) verbinden:

- Stenosen können gedehnt werden, indem ein am Katheter angebrachter Ballon aufgeblasen wird (*perkutane transluminale Angioplastie*, kurz **PTA**)
- Aufgedehnte Stenosen können mit einer über einen Spezialkatheter eingebrachten Gefäßstütze (*Stent*) offen gehalten werden
- Als *lokale Lyse* wird die Injektion thrombenauflösender Arzneimittel direkt an den Ort des Gefäßverschlusses bezeichnet (☞ Pharma-Info 5.40). Auf diese Weise können sehr hohe lokale Konzentrationen des Arzneimittels erreicht werden, die bei systemischer Gabe nicht möglich wären.

Komplikationen

Die wichtigsten Komplikationen von Angiographien sind:

- Kontrastmittelunverträglichkeit bis hin zum anaphylaktischen Schock (☞ 1.3.3, 3.4)
- Gefäßverletzungen beim Vorschieben des Katheters, Thromboembolien durch Ablösung von Gefäßablagerungen
- (Nach-)Blutungen, Hämatome und Infektionen an der Punktionsstelle.

Pflege

Allgemeine Pflege bei Kontrastmitteluntersuchungen ☞ *1.3.3*

- Vor der Untersuchung Gerinnungsstatus bestimmen lassen. Vorgesehene Punktionsstelle rasieren, dabei auf Hautauffälligkeiten achten
- Nach der Untersuchung Bettruhe nach Arztanordnung einhalten lassen, Druckverband/Sandsack nach Arztanordnung belassen, dabei soll die Leiste bzw. Ellenbeuge gestreckt bleiben. Periphere Pulse und Haut der punktierten Extremität kontrollieren, Vitalzeichen überprüfen. Auf Nachblutungen und Infektionszeichen achten. Patienten zum reichlichen Trinken anhalten, um das Kontrastmittel auszuschwemmen.

CT- und MR-Angio(Arterio)graphie

Die rein diagnostische Angiographie wird zunehmend durch die nicht-invasive CT- bzw. MR-Angiographie (☞ 1.3.3, 1.3.4) verdrängt. Allerdings sind diese teurer und ermöglichen keine therapeutischen Interventionen. Die CT-Angiographie ist zudem mit einer relativ hohen Strahlenbelastung verbunden.

Phlebographie

Bei der **Phlebographie** wird Kontrastmittel in eine Fußrücken- oder Handvene injiziert und dann das venöse Abflussgebiet dargestellt. Sie wird heute vor allem durchgeführt, wenn die Duplex-Sonographie kein eindeutiges Ergebnis zeigt.

Hauptrisiken sind eine Kontrastmittelunverträglichkeit bzw. -allergie oder eine lokale Thrombophlebitis. Insgesamt ist aber das Komplikationsrisiko gering.

Pflege

Allgemeine Pflege bei Kontrastmitteluntersuchungen ☞ *1.3.3*

Bei schlechten Venenverhältnissen können ein feuchtwarmer Umschlag oder ein warmes Fußbad die Fußgefäße erweitern und so die Punktion erleichtern.

Nach der Untersuchung wird die Punktionsstelle durch einen Verband komprimiert. Die Patienten sollen viel trinken (☞ oben), mobile Patienten sollten ½–1 Stunde umhergehen.

CT- und MR-Phlebographie

In vergleichbarer Weise sind auch CT- und MR-Phlebographie möglich. Eine Fußvenenpunktion ist dabei nicht zwingend erforderlich (allerdings ist dann bei der CT-Phlebographie mehr Kontrastmittel nötig). Durchgeführt werden CT- und MR-Phlebographie derzeit vor allem ergänzend bei Lungenemboliediagnostik oder wenn die Umgebung der Venen mit beurteilt werden soll.

5.4 Blutdruckregulationsstörungen

5.4.1 Arterielle Hypertonie

Arterielle Hypertonie (*Bluthochdruck*)**:** Dauerhafte, nicht situationsabhängige Blutdruckerhöhung über 140/90 mmHg. Mit ca. 25–40 % aller Erwachsenen (mehr bei älteren Menschen oder Übergewicht) in den Industrieländern eine der häufigsten Erkrankungen überhaupt und durch ihre Spätkomplikationen von großer sozialer Bedeutung.

Krankheitsentstehung

Die **primäre Hypertonie,** die über 90 % der Fälle ausmacht, entsteht durch ein Zusammenspiel innerer und äußerer Faktoren (multifaktorielle Krankheitsentstehung). Eine genetische Komponente gilt als sicher (veränderte Reaktion der Widerstandsgefäße?). Auf diesem Boden führen dann äußere Einflüsse (z. B. Übergewicht, ☞ Patienteninformation und Prävention) zur Manifestation der Hypertonie, wobei über Insulinresistenz und erhöhte Insulinspiegel möglicherweise Zusammenhänge zur Entstehung des metabolisches Syndroms bestehen (☞ 10.7.3).

Mit der Zeit erkennt der Organismus den erhöhten Blutdruck als „normal" an, sodass Gegenregulationsmechanismen wie eine Gefäßweitstellung oder eine erhöhte

5

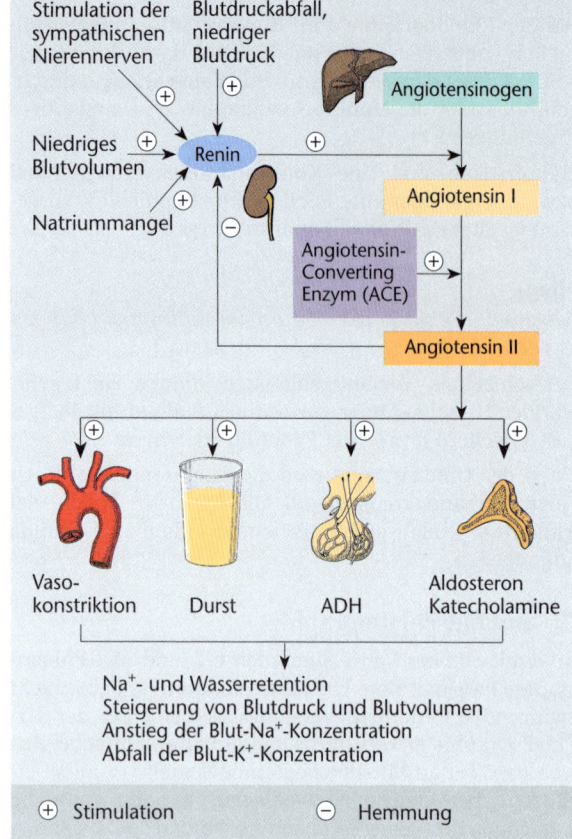

Abb. 5.8: Das Renin-Angiotensin-Aldosteron-System ist wesentlich an der mittel- und langfristigen Blutdruckregulation beteiligt.

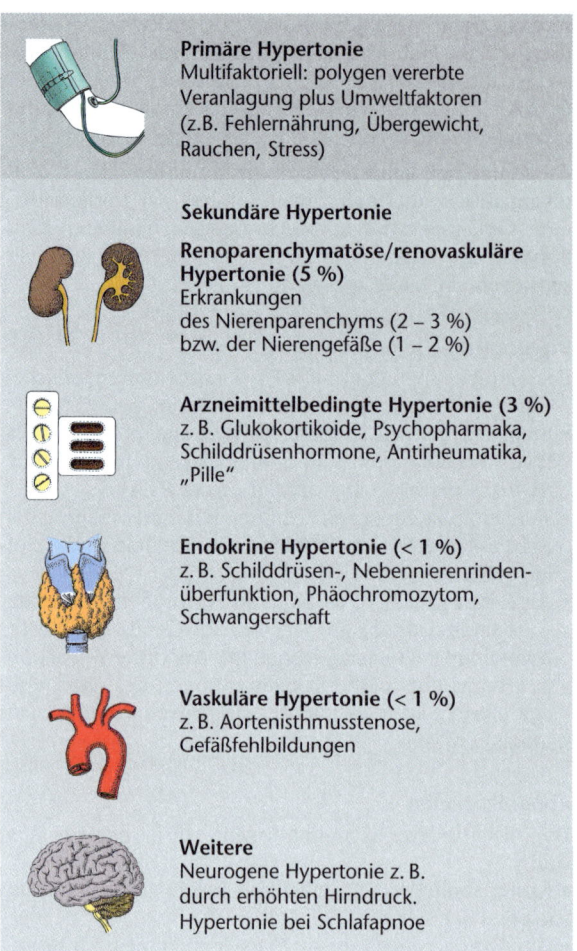

Abb. 5.9: Die verschiedenen Hypertonieformen, ihre Ursachen und jeweilige Häufigkeit. [A400]

Natriumausscheidung über die Nieren beim Hypertoniker erst bei höheren Blutdruckwerten eingeleitet werden als beim Gesunden.

Bei der **sekundären Hypertonie** (weniger als 10% der Fälle) ist der Bluthochdruck Folge anderer Grunderkrankungen, am häufigsten von Erkrankungen des Nierenparenchyms (z.B. chronische Pyelonephritis und Glomerulonephritis, diabetische Glomerulosklerose). Weitere wichtige Ursachen zeigt Abb. 5.9.

Symptome und Untersuchungsbefund

Da die Hypertonie über Jahre (fast) ohne Beschwerden verläuft, wird sie oft nur zufällig oder erst bei Folgeschäden diagnostiziert. Einige Patienten klagen über Beschwerden, vor allem morgendlichen Kopfdruck oder Kopfschmerzen. Bei Patienten mit einer sekundären Hypertonie bestehen zusätzlich die Symptome der Grunderkrankung.

Der körperliche Untersuchungsbefund ist bei der primären Hypertonie abgesehen von dem zu hohen Butdruck anfangs normal. Krankhafte Befunde wie z.B. Strömungsgeräusche über den großen Arterien bei der Auskultation sind in der Regel Ausdruck von Folgeerkrankungen.

Eine augenärztliche (Konsiliar-)Untersuchung mit Spiegelung des Augenhintergrundes erfasst eine hypertoniebedingte Netzhautschädigung *(Retinopathie)*.

Bei einer **malignen Hypertonie** liegen neben zu hohen Blutdruckwerten (diastolisch über 115 mmHg) schwere Veränderungen des Augenhintergrundes oder eine (fortschreitende) Nierenfunktionseinschränkung vor. Hier muss der Blutdruck innerhalb von Tagen bis maximal Wochen wirksam gesenkt werden, da die Komplikationsgefahr groß ist.

Hypertensiver Notfall/Krise ☞ 5.4.2

Spätkomplikationen

Je länger eine Hypertonie besteht und je höher der Blutdruck ist, desto größer ist die Gefahr von Komplikationen.

- **Gefäße:** Der Bluthochdruck beschleunigt stark die Arterioskleroseentwicklung. Der Schweregrad dieser hypertoniebedingten Gefäßveränderungen ist gut durch die Betrachtung der Gefäße des *Augenhintergrundes* zu beurteilen (Netzhaut-Spiegelung)
- **Auge:** Die hypertoniebedingten Netzhautschäden reichen über Netzhautblutungen bis hin zur völligen Erblindung
- **Herz:** Da die linke Herzkammer gegen den erhöhten Widerstand im Körperkreislauf anpumpen muss, entwickelt sich eine Linksherzhypertrophie (**hypertensive**

	Systolischer RR	Diastolischer RR
Optimal	< 120 mmHg	< 80 mmHg
Normal	< 130 mmHg	< 85 mmHg
Hochnormal	130–139 mmHg	85–89 mmHg
Hypertonie Stufe 1	140–159 mmHg	90–99 mmHg
Hypertonie Stufe 2	160–179 mmHg	100–109 mmHg
Hypertonie Stufe 3	≥ 180 mmHg	≥ 110 mmHg
Isolierte systolische Hypertonie	≥ 140 mmHg	< 90 mmHg

Tab. 5.10: Einteilung der Hypertonie bei Erwachsenen (□ 2, 3). Fallen systolischer und diastolischer Blutdruck eines Patienten in unterschiedliche Kategorien (Schweregrade), gilt die höhere Einstufung.

Herzerkrankung). Zusätzlich besteht häufig eine KHK durch Arteriosklerose der Herzkranzgefäße. Folgen sind Angina pectoris (☞ 4.4.1), Herzinfarkt (☞ 4.4.2), Linksherzinsuffizienz (☞ 4.5) und plötzlicher Herztod
- **Niere:** Bei langjähriger Hypertonie bildet sich auf dem Boden der erwähnten Gefäßveränderungen eine sog. *arteriosklerotische Schrumpfniere* mit Niereninsuffizienz bis hin zum Nierenversagen (☞ 9.10) aus
- **Gehirn:** Wichtigste Komplikation des Hypertonus am Gehirn ist der Schlaganfall (durch arteriosklerotisch bedingte Minderdurchblutung des Gehirns oder Blutung in das Gehirn hinein ☞ 5.6).

> Das gesamte kardiovaskuläre Risiko ist bereits bei einem systolischen Wert von 140 mmHg (also der „Grenze" zwischen hochnormalen und hypertonen Werten) bei Frauen erkennbar und bei Männern deutlich höher als bei einem Wert von 120 mmHg!

Diagnostik

Die Diagnostik verfolgt mehrere Ziele:
- Die Diagnosesicherung der Hypertonie, ihre Schweregradeinschätzung und die Abgrenzung der verschiedenen Hypertonieformen (primäre oder sekundäre Hypertonie)
- Die Erfassung von Folgeschäden
- Die Feststellung weiterer kardiovaskulärer Risikofaktoren, da diese unter anderem für den medikamentösen Therapieentscheid wichtig sind.

Die Richtlinien zur Hypertoniediagnostik sind von Klinik zu Klinik unterschiedlich. Das Basisprogramm wenig belastender Untersuchungen umfasst z. B.:
- Blutdruckmessungen: Die Diagnosesicherung einer Hypertonie ist nur durch wiederholte Blutdruckmessungen möglich. Optimal sind mindestens 30 Werte, auch durch Selbstmessung, oder eine *ambulante 24-Stunden-Blutdruckmessung* (**ABDM**, *Langzeitblutdruckmessung).* Hierbei wird dem Patienten über 24 Stunden eine Blutdruckmanschette am Oberarm angelegt, gleichzeitig trägt er ein kleines Gerät an einem Gürtel mit sich. In festen Intervallen werden automatisch der Blutdruck gemessen und die Werte gespeichert. Computerunterstützt erhält der Arzt dann eine graphische Darstellung und eine statistische Auswertung des Blutdruckverlaufes.

Patienten mit einer primären Hypertonie zeigen relativ konstante Blutdruckerhöhungen. Krisenhafte Entgleisungen, ein diastolischer Wert über 105 mmHg oder ein unzureichender nächtlicher Blutdruckabfall weisen auf eine sekundäre Hypertonie hin.

> Unerlässlich ist die Messung des Blutdrucks zumindest einmal an *beiden* Armen *und* Beinen.

- Blutuntersuchungen:
  - TSH (Schilddrüsenüberfunktion?)
  - Elektrolyte (Hypokaliämie bei Aldosteronüberproduktion? Hyperkalzämie bei Hyperparathyreoidismus?)
  - Kreatinin (Nierenschäden?)
  - Blutbild (Polyglobulie?)
  - Blutzucker, HbA_{1c} (Diabetes mellitus?)
  - Zur Erstellung eines Risikoprofils außerdem Blutfette (☞ 10.8.2) und Harnsäure (☞ 10.9)
- Urinuntersuchung (☞ 9.3.3) einschließlich eines Tests auf Mikroalbuminurie (☞ 9.3.3): z. B. Proteinurie als Zeichen einer Nierenschädigung?
- EKG und Echokardiographie (☞ 4.3.2, 4.3.5) v. a. zur Erfassung hypertoniebedingter Herzschäden, ggf. Röntgenaufnahme des Thorax.
- Sonographie der Bauchorgane, um Nierenveränderungen zu erfassen, die sowohl Ursache als auch Folge der Hypertonie sein können
- Augenärztliche Untersuchung mit Spiegelung des Augenhintergrundes zur Gefäßbeurteilung.

Zur weiterführenden Diagnostik bei Verdacht auf sekundäre Hypertonie gehören:
- Bildgebende Diagnostik
  - Doppleruntersuchung (☞ 1.3.6) der Nierenarterien, Nierenszintigramm (☞ 1.3.5, 9.3.7) und DSA (☞ 9.3.6)
  - Bei Verdacht auf Nebennierenveränderungen (insbesondere das Adrenalin produzierende **Phäochromozytom** ☞ 10.6.3) Angiographie und CT
- Hormonanalysen
  - Bei Verdacht auf M. Cushing (☞ 10.6.1) Kortisolbestimmung im Blut, Dexamethason-Kurztest
  - Bei Verdacht auf Conn-Syndrom (☞ 10.6.1) Renin- und Aldosteronbestimmung im Blut und Messung der K^+-Ausscheidung im 24-Stunden-Urin (Diuretika, ACE-Hemmer und β-Blocker auf Arztanordnung vorher absetzen)
  - Bei Verdacht auf Phäochromozytom Untersuchung des 24-Stunden-Urins auf Katecholamine (Adrenalin, Noradrenalin) und Katecholaminabbauprodukte (Metanephrine, Normetanephrine, Vanillinmandelsäure). Je nach Testverfahren drei Tage vor und während des Sammelns kein Kaffee, Tee, Käse und Bananen (sonst Ergebnisverfälschung). Arzneimittel auf Arztanordnung absetzen (z. B. Reserpin, α-Methyldopa, Clonidin mindestens vier Tage vorher).

Behandlungsstrategie

> Behandlungsziel beim Hypertoniker ist eine Reduktion des *gesamten* kardiovaskulären Risikos durch Senkung des Bluthochdrucks *und* Abbau weiterer Risikofaktoren.

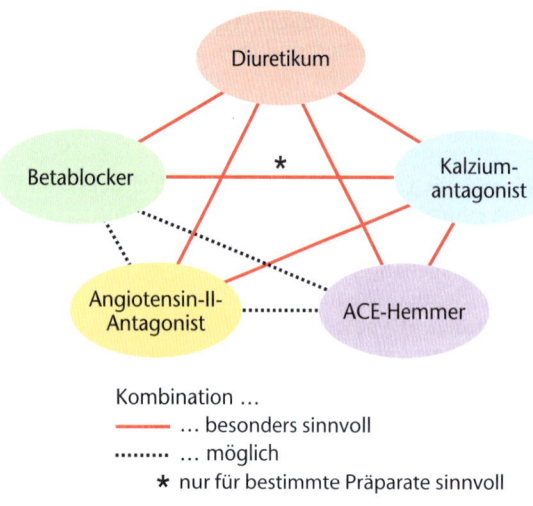

Kombination …
— … besonders sinnvoll
········ … möglich
* nur für bestimmte Präparate sinnvoll

Abb. 5.11: Die fünf wichtigsten Arzneimittelgruppen bei Hypertonie (leicht verändert nach ☐ 2). [L141]

Bei der sekundären Hypertonie wird wenn irgend möglich die Grunderkrankung behandelt, z. B. durch Entfernung endokrin aktiver Tumoren (☞ 10.6.1, 10.6.3) oder Beseitigung einer Nierenarterienstenose (☞ 9.13).

Bei allen Patienten wird das kardiovaskuläre Gesamtrisiko abgeschätzt. In diese Abschätzung gehen neben der Blutdruckhöhe weitere Risikofaktoren und Erkrankungen (z. B. Diabetes, Herzhypertrophie) mit ein. Bei Patienten mit leicht oder mäßig erhöhtem kardiovaskulären Risiko werden als Erstes blutdrucksenkende Allgemeinmaßnahmen empfohlen (☞ unten). Nur wenn diese nicht ausreichen, wird eine medikamentöse Behandlung begonnen. Patienten mit hohem oder sehr hohem Risiko werden sofort medikamentös behandelt. Ziel ist eine zuverlässige Blutdrucksenkung unter 140/90 mmHg, bei gleichzeitigem Diabetes mellitus oder Nierenfunktionsstörungen auf höchstens 130/80 mmHg (☐ 2, 3).

Heute werden fünf Medikamentengruppen im Wesentlichen als gleichrangig angesehen. Die Auswahl berücksichtigt vor allem Begleiterkrankungen des Patienten (z. B. Herz-, Niereninsuffizienz, Diabetes, AVK, Asthma). Es wird mit einer einzelnen Substanz (Monotherapie) oder einer niedrig dosierten Kombinationstherapie aus zwei Substanzen begonnen und die Behandlung je nach Wirkung und Verträglichkeit im weiteren Verlauf ggf. verändert.

Auch ältere Menschen profitieren von der Senkung eines Bluthochdrucks. Der Zielblutdruck wird aber individuell gewählt und liegt häufig etwas höher als bei Jüngeren, die Medikamente werden vorsichtig und einschleichend dosiert. Blutdruckkontrollen werden nicht nur im Sitzen, sondern auch im Stehen durchgeführt, um eine orthostatische Blutdruckdysregulation (☞ 5.4.3) zu erkennen.

Pharma-Info 5.12: Antihypertensiva

Antihypertensiva *(Antihypertonika)* senken über verschiedene Mechanismen den Blutdruck.

Allen Substanzen gemeinsam sind folgende Nebenwirkungen:

- Eine (zu schnelle) Blutdrucksenkung kann insbesondere bei älteren Patienten die Gehirndurchblutung verschlechtern und zu Verwirrtheit, Lethargie und Antriebslosigkeit führen
- Ähnliches gilt für Orthostase-Probleme (☞ 5.4.3) mit daraus resultierender Sturzgefahr. Der Patient soll langsam aufstehen und vor dem Stehen erst auf der Bettkante sitzen. Mitunter ist es angezeigt, dass der Patient nach Therapiebeginn so lange nur in Begleitung aufsteht (z. B. zum Toilettengang), bis er sicher stehen und gehen kann
- Der Patient darf die Medikation nie eigenmächtig abbrechen: Es droht ein überschießender Blutdruckanstieg *(Rebound-Effekt)* mit Komplikationen
- Müdigkeit und Magen-Darm-Beschwerden treten meist nur zu Beginn der Behandlung auf.

Antihypertensiva der ersten Wahl sind Diuretika, β-Blocker, ACE-Hemmer und Angiotensin-II-Antagonisten (zusammengefasst als *Hemmstoffe des Renin-Angiotensin-Aldosteron-Systems*) sowie Kalziumantagonisten.

Diuretika ☞ Pharma-Info 9.27

β-Blocker

β-Blocker führen durch eine Blockade der $\beta_{(1)}$-Rezeptoren am Herzen über eine Verminderung von Herzfrequenz und Herzkraft zu einer Senkung des Herzzeitvolumens und damit des Blutdrucks. Wahrscheinlich hemmen β-Blocker auch die Reninsekretion und wirken über eine Beeinflussung der Kreislaufregulationszentren im ZNS blutdrucksenkend.

International ist die Stellung der β-Blocker bei der Bluthochdruckbehandlung umstritten, in den Richtlinien von ESH/ESC und Hochdruckliga sind sie Medikamente der ersten Wahl. Bei gleichzeitig bestehender KHK (☞ 4.4.1) oder Herzinsuffizienz (☞ 4.5.1) sollten sie auf jeden Fall gegeben werden.

Oft eingesetzte β-Blocker sind:

- Atenolol (z. B. Tenormin®)
- Bisoprolol (z. B. Concor®)
- Carvedilol (z. B. Dilatrend®, Querto®), zusätzliche Vasodilatation durch α_1-Blockade
- Metoprolol (z. B. Beloc®, Lopresor®)
- Nebivolol (Nebilet®), zusätzliche Vasodilatation.

Wichtigste Nebenwirkungen der β-Blocker sind eine Bradykardie und eine Zunahme des Atemwegswiderstandes durch Blockade der $\beta_{(2)}$-Rezeptoren anderer

Pharma-Info 5.12: Antihypertensiva *(Fortsetzung)*

Organe (Vorsicht bei Asthmatikern), eine Gefäßengstellung mit evtl. Verschlechterung einer arteriellen Verschlusskrankheit sowie eine erhöhte Hypoglykämiegefahr bei Diabetikern mit gleichzeitiger Abschwächung der Hypoglykämie-Warnsymptome.

Pflege bei Therapie mit β-Blockern
- Insbesondere zu Beginn der Behandlung engmaschig Puls kontrollieren, um starke Herzfrequenzabfälle frühzeitig zu erkennen
- Bei Diabetikern Blutzucker häufiger als sonst überprüfen, um Hypoglykämien rechtzeitig zu erfassen.

ACE-Hemmer und Angiotensin-II-AT₁-Rezeptor-Antagonisten

ACE-Hemmer hemmen als Hauptwirkung das *Angiotensin converting enzyme,* sodass aus Angiotensin I nicht mehr Angiotensin II gebildet werden kann. Hierdurch und durch einen verminderten Abbau blutdrucksenkend wirksamer Kinine sinkt der periphere Gefäßwiderstand. Außerdem wird die ADH- und Aldosteronsekretion vermindert. Alle genannten Mechanismen führen zur Blutdrucksenkung und zur Entlastung des Herzens. Aufgrund ihrer *organprotektiven* (organschützenden) Wirkung, insbesondere auf Herz und Nieren, sind ACE-Hemmer heute Antihypertensiva der ersten Wahl, vor allem bei Patienten mit Diabetes mellitus und Herz- und Nierenerkrankungen.

Hauptvertreter sind:
- Captopril (z. B. Lopirin®, Tensobon®)
- Enalapril (z. B. Pres®, Xanef®)
- Lisinopril (z. B. Acerbon®, Coric®)
- Ramipril (z. B. Vesdil®).

Nebenwirkungen von ACE-Hemmern sind chronischer Reizhusten (ca. 10 %), ein angioneurotisches Ödem (*Quincke-Ödem* = akutes, vor allem im Mund-Rachen-Bereich lokalisiertes Ödem mit evtl. lebensbedrohlicher Verlegung der Atemwege) sowie Blutbildstörungen. Wegen der Gefahr einer Hyperkaliämie (durch die Hemmung der Aldosteronsekretion) sollten ACE-Hemmer möglichst nicht mit kaliumsparenden Diuretika oder Kaliumpräparaten kombiniert werden.

Pflege bei Therapie mit ACE-Hemmern
- Vor allem bei älteren und mit Diuretika vorbehandelten Patienten auf Orthostase-Probleme achten (☞ oben)
- Auf Zeichen einer Hyperkaliämie, Sensibilitätsstörungen oder Obstipation achten.

Ebenfalls ein **Hemmstoff des Renin-Angiotensin-Aldosteron-Systems** und Alternative zu ACE-Hemmern sind **Angiotensin-II-(AT₁-Rezeptor-)Antagonisten,** oft kurz *Sartane* genannt. Sie verdrängen Angiotensin II von seinem Typ-1-Rezeptor, der die Angiotensinwirkungen auf die Gefäße und den Wasserhaushalt vermittelt. Präparate sind z. B. Candesartan (z. B. Atacand®), Losartan (z. B. Lorzaar®), Telmisartan (z. B. Micardis®) oder Valsartan (z. B. Diovan®). Sie sind in ihrer Wirkung vergleichbar mit ACE-Hemmern, jedoch besser verträglich. Insbesondere hemmen sie nicht den Bradykinin-Abbau, sodass bradykininvermittelte Nebenwirkungen der ACE-Hemmer (Reizhusten) seltener auftreten.

Kalziumantagonisten

Kalziumantagonisten *(Kalziumkanal-Blocker, Ca²⁺-Antagonisten)* erweitern die peripheren Blutgefäße und senken dadurch den Widerstand im Gefäßsystem und den Blutdruck. Außerdem verringern sie die Herzkraft und damit die Herzarbeit sowie den Sauerstoffverbrauch des Herzens.

In der Bluthochdrucktherapie werden lang wirksame Tabletten, Kapseln oder Dragees bevorzugt. Für die Behandlung akuter Blutdruckentgleisungen gibt es rasch wirksame Sublingual-Kapseln zum Zerbeißen oder Ampullen zur Injektion, die aber bei (gleichzeitiger) instabiler Angina pectoris und Myokardinfarkt kontraindiziert sind (☞ auch 4.4.2).

Auch Kalziumantagonisten haben in der Regel nur geringe Nebenwirkungen, vor allem Kopfschmerz, Hitzegefühl und Beinödeme sowie Magen-Darm-Beschwerden (Appetitlosigkeit, Übelkeit) und Herzrhythmusstörungen. Bei einer Herzinsuffizienz dürfen Kalziumantagonisten nur mit besonderer Vorsicht gegeben werden, da sie die Herzkraft weiter schwächen.

Häufig eingesetzte Substanzen sind:
- Die verschiedenen *Dihydropyridine,* vor allem Amlodipin (z. B. Norvasc®), Felodipin (z. B. Felocor®, Modip®), Nifedipin (z. B. Adalat®), Nitrendipin (z. B. Bayotensin®)
- Diltiazem (z. B. Dilzem®)
- Verapamil (z. B. Isoptin®, ☞ auch Pharma-Info 4.36).

Pflege bei Therapie mit Kalziumantagonisten
Wegen des relativ schnellen Wirkungseintritts sind häufige Blutdruckkontrollen empfehlenswert. Bei Gabe von Verapamil ist zusätzlich eine Obstipationsprophylaxe nötig, da das Präparat zu hartnäckiger Verstopfung führen kann.

Reservemedikamente
Bei Erfolglosigkeit der oben genannten fünf Arzneimittelgruppen oder für spezielle Indikationen stehen weitere Antihypertensiva zur Verfügung, die jedoch insgesamt aufgrund ihrer Nebenwirkungen als Reservemedikamente zu betrachten sind:
- **Zentral wirksame Sympatholytika,** die über eine Sympathikushemmung im ZNS wirken, etwa Clonidin (z. B. Catapresan®), Moxonidin (z. B. Physiotens®), α-Methyldopa (Presinol®) und Urapidil (z. B. Ebrantil®). Nebenwirkungen sind vor allem Müdigkeit, Bradykardie, Blutdruckabfall im Stehen, Mundtrockenheit sowie Potenzstörungen, außerdem kann es zu einer kompensatorischen Salz- und Wasserretention kommen, die die blutdrucksenkende Wirkung mindert

5

Pharma-Info 5.12: Antihypertensiva *(Fortsetzung)*

- **Vasodilatatoren,** die über eine Gefäßerweiterung blutdrucksenkend wirken, etwa Dihydralazin (z. B. Nepresol®), Minoxidil (z. B. Lonolox®) oder Nitroprussidnatrium (z. B. Nipruss®). Aufgrund einer kompensatorischen Sympathikusaktivierung sowie Salz- und Wasserretention können sie nur in Kombination mit anderen Antihypertensiva eingesetzt werden. Hinzu kommen substanzspezifische Nebenwirkungen wie beispielsweise eine erhebliche Zunahme der Körperbehaarung (auch im Gesicht!) bei Minoxidil, die vor allem Frauen psychisch belastet
- **(Periphere) α_1-Blocker,** welche über eine Blockade postsynaptischer Rezeptoren in der Körperperipherie die Wirkung von Noradrenalin und Adrenalin hemmen, etwa Prazosin (z. B. Minipress®) und Doxazosin (etwa Diblocin®).

Pflege, Patientenberatung und Patienteninformation

Möglicherweise hat der Patient zu Beginn der Behandlung Beschwerden durch die Nebenwirkungen der Arzneimittel (☞ Pharma-Info 5.12), wohingegen die Hypertonie selbst ihm keine Probleme bereitet. Die Versuchung, die Medikamente wegzulassen, ist daher groß. Neben der Überwachung der medikamentösen Therapie und des Blutdrucks besteht die Aufgabe der Pflege daher vor allem in der *Patientenberatung* (☞ 5.1.4), denn nur ein informierter und motivierter Patient wird sich auf Dauer an die Therapiemaßnahmen halten (☐ 2):

- Bei vielen Patienten steht der Abbau von Übergewicht (☞ 10.8.1) an erster Stelle. Pro kg Gewichtsabnahme sinkt der systolische Blutdruckwert um ca. 2,5 mmHg, der diastolische um ca. 1,5 mmHg. Entsprechend kann nach (deutlicher) Gewichtsabnahme versucht werden, die Medikation zu reduzieren oder sogar abzusetzen
- Es ist erwiesen, dass Alkoholmissbrauch den Blutdruck steigen lässt und umgekehrt eine Reduktion des Alkoholkonsums auf unter 20 g täglich (also etwa die Menge, die auch als „leberverträglich" angesehen wird) blutdrucksenkend wirkt. Totaler Alkoholverzicht ist nicht notwendig
- Die Blutdruckreaktion des Organismus auf Salzaufnahme mit der Nahrung ist zwar unterschiedlich und bislang im Einzelfall nicht vorherzusagen. Patienten mit Hypertonie profitieren aber auf jeden Fall von einer Einschränkung des Salzkonsums, da dies die Wirksamkeit insbesondere der Diuretika verbessert. Im Haushalt realisierbar ist eine **kochsalzreduzierte Kost** mit einer Kochsalzaufnahme von 4–6 g täglich (zum Vergleich: der Durchschnittsverbrauch in Deutschland liegt bei 15 g NaCl). Sie erfordert nicht nur den weitgehenden Verzicht auf Salz beim Kochen, sondern auch das Meiden von „verstecktem Salz", z. B. in Salami, Schinken, vielen Mineralwässern und Käsesorten sowie Fertigprodukten (etwa Konserven, Fertigsuppen und -saucen). Der Patient soll z. B. tiefgefrorenes Gemüse (ohne Sauce) gegenüber Gemüsekonserven bevorzugen
- Ein geringer Fettverzehr (mit bevorzugtem Verzehr mehrfach ungesättigter Fettsäuren, ☞ auch 10.1.4, 10.8.2) und reichlich Obst und Gemüse scheint sich ebenfalls günstig auf den Blutdruck auszuwirken, ganz abgesehen davon, dass andere Risikofaktoren positiv beeinflusst werden. Da sich eine solche Kost jedoch meist auch in anderer Hinsicht von der „Durchschnittskost" unterscheidet (z. B. wenig Kochsalz enthält) und Übergewicht reduziert, ist kaum feststellbar, welche Ernährungsmodifikation sich in welchem Maße günstig auf den Blutdruck auswirkt
- Kaffee oder Tee sind in „Normalportionen" erlaubt
- Das Rauchen sollte der Patient unbedingt einstellen. Seine Wirkung auf den Langzeitblutdruck ist zwar gering, es ist aber einer der wesentlichsten kardiovaskulären Risikofaktoren überhaupt
- Ausdauersport wirkt langfristig blutdruckregulierend (☞ auch 5.1.2). Um gefährliche Blutdruckanstiege während des Sports zu vermeiden, sollte die Belastbarkeit des Patienten vor Trainingsaufnahme durch eine ärztliche Untersuchung einschließlich Ergometrie (☞ 4.3.3) ausgetestet werden. Besonders geeignet für Hypertoniker sind beispielsweise schnelles Gehen, Jogging, Radfahren oder Schwimmen (mindestens dreimal die Woche 30–45 Minuten), für Jüngere kommen auch etliche Ballsportarten in Frage. Hingegen sind z. B. Kraft- und Wettkampfsportarten nicht geeignet
- Es gibt Patienten, bei denen der Blutdruck besonders „stressabhängig" ist. Diese Patienten sollten Verfahren zur Stressbewältigung erlernen, die ihrer Persönlichkeit angepasst sind
- Viele Patienten profitieren von einer regelmäßigen **Blutdruckselbstkontrolle.** Die Pflegenden schulen den Patienten in der Selbstmessung und messen anfänglich die von ihm gemessenen Werte nach. Der Patient wird besonders darauf hingewiesen, dass er einengende Kleidung am Messarm lösen und den Arm entspannt so lagern soll, dass der Messort auf Herzhöhe liegt. Patienten mit gleichzeitigen Herzrhythmusstörungen (insbesondere Vorhofflimmern) oder Diabetes mellitus sollten keine Handgelenksmessgeräte wählen, weil die Registrierung des Pulses an den kleinen Arterien schwieriger ist und dann durch schwache Pulswellen oder veränderte Arterien Fehler entstehen können. Die Werte werden in ein Tagebuch eingetragen, in dem auch Besonderheiten (z. B. Kopfschmerzen, Sport) notiert werden. Entgegen früherer Befürchtungen entwickeln nur wenige Patienten neurotische Fehlhaltungen durch die Blutdruckselbstkontrolle
- Der Hypertoniker sollte, auch wenn er sich wohl fühlt, regelmäßig den Arzt aufsuchen. Hierzu gehören auch regelmäßige augenärztliche Kontrollen, da bluthochdruckbedingte Netzhautschäden nur in Anfangsstadien gut behandelbar sind.

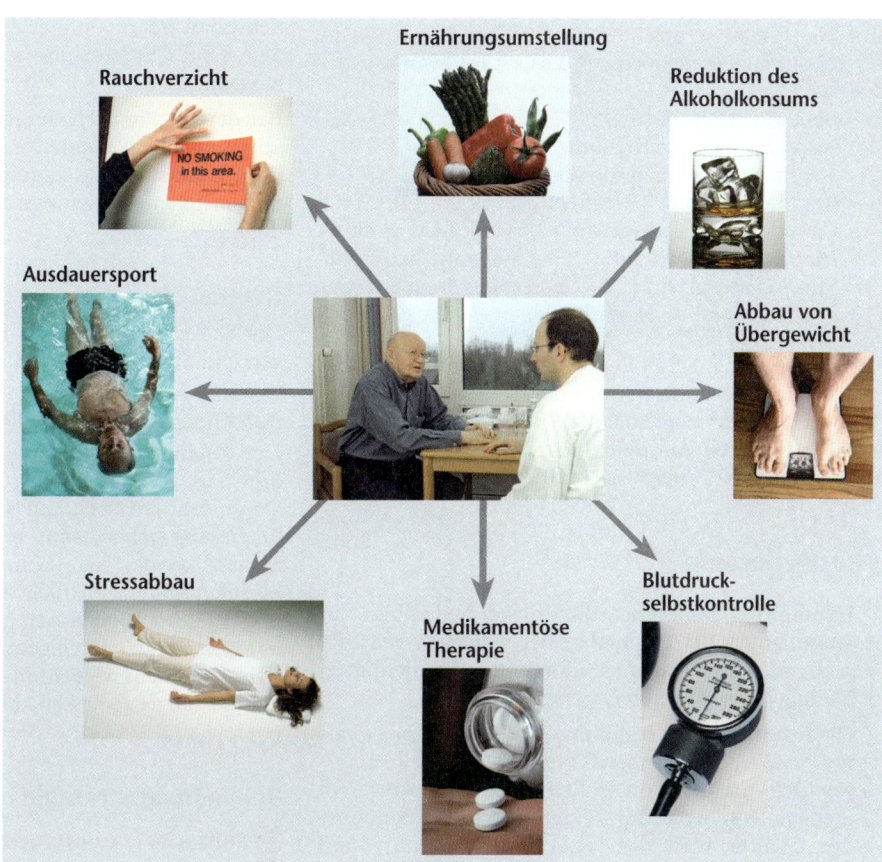

Abb. 5.13: Die Behandlung der Hypertonie fußt auf vielen Säulen und ist meist lebenslang erforderlich. Nur ein gut informierter Patient wird auf Dauer seinen Lebensstil ändern, die Tabletten einnehmen und den Arzt regelmäßig zur Kontrolle aufsuchen. [J666, K102, K183]

5

Prognose

Die Prognose der Erkrankung ist nur dann gut, wenn es gelingt, den erhöhten Blutdruck *dauerhaft* zu normalisieren.

Prävention

Die genetische Veranlagung ist nicht beeinflussbar, und es gibt immer wieder Patienten mit primärer Hypertonie ohne die bekannten Risikofaktoren. Jeder kann aber seinen „individuellen" Blutdruck durch Vermeidung von Risikofaktoren so normnah wie möglich halten. Die präventiven Maßnahmen sind dabei praktisch identisch mit den oben dargestellten nicht-medikamentösen Maßnahmen zur Blutdrucksenkung.

5.4.2 Hypertensiver Notfall

Hypertensiver Notfall: Krisenhafte Entgleisung des Bluthochdrucks mit Blutdruckwerten meist über 220/120 mmHg *und* Folgeschäden oder lebensbedrohlichen Symptomen. Bedarf umgehender stationärer Behandlung.

Hypertensive Krise: Sehr hohe Blutdruckwerte ohne Beschwerden des Patienten.

Bei einem **hypertensiven Notfall** steigt der Blutdruck binnen kurzer Zeit so an, dass es zu einer evtl. lebensbedroh-

lichen Beeinträchtigung insbesondere von Herz, Gehirn und Nieren und entsprechender Symptomatik kommt.

Leitsymptome sind Kopfschmerzen, verschwommenes Sehen, Unruhe, Schwindel, Übelkeit sowie evtl. Bewusstseinsstörungen, Sprachstörungen oder zerebrale Krampfanfälle als Zeichen einer **Hochdruckenzephalopathie.** Von Seiten des Herzens sind Angina pectoris und Dyspnoe (Atemnot) häufig. Der Blutdruck liegt meist über 220/120 mmHg.

Als Komplikationen drohen vor allem Hirnblutungen (☞ 5.5.7 und 5.6), ein Herzinfarkt (☞ 4.4.2) oder eine akute Linksherzinsuffizienz (☞ 4.5.2, 4.5.3), die Dissektion eines Aortenaneurymas (☞ 5.5.8–5.5.9) sowie ein akutes Nierenversagen.

Behandlungsziel ist zunächst eine Blutdrucksenkung um 20–25 % des Ausgangswertes.

Hypertensiver Notfall
- Arzt benachrichtigen
- Patienten beruhigen und Bettruhe einhalten lassen (30°-Oberkörperhochlagerung). Vitalzeichen (RR, Puls, Bewusstsein) engmaschig kontrollieren
- Zur Vor- bzw. Nachlastsenkung (☞ 4.4.1) 5 mg Nitrendipin (z. B. 1 Phiole Bayotensin® akut, nicht bei Angina pectoris), bei Angina pectoris oder Lungenödem zwei bis drei Hübe Glyceroltrinitrat (z. B. Nitrolingual®) sublingual verabreichen (Arztanordnung)

- Bei Überwässerung oder (drohendem) Lungenödem 20–40 mg Furosemid (z. B. Lasix®) intravenös spritzen (Arzt)
- Bei Erfolglosigkeit dieser Maßnahmen Nitroperfusor vorbereiten (z. B. 50 mg auf 50 ml NaCl 0,9 %, 1–6 ml/Std., hausinterne Richtlinien beachten)
- Bei Tachykardie (Herzfrequenz über 120/Min.) Clonidin (z. B. Catapresan®) i. m. oder i. v. spritzen (Arzt), bei Bradykardie (Herzfrequenz unter 60/Min.) Dihydralazin (z. B. Nepresol®). Frequenzneutral ist Urapidil (z. B. Ebrantil®).

Nach Beseitigung der akuten Gefahr besteht die weitere Pflege in der regelmäßigen Kontrolle der Vitalzeichen, der Überwachung der medikamentösen Behandlung und der Mobilisation nach Anordnung. Anfangs ist eine Unterstützung bei der Körperpflege erforderlich.

5.4.3 Hypotonie

Hypotonie: Dauernde Blutdruckerniedrigung auf Werte unter 105/60 mmHg bei *gleichzeitigen Beschwerden* des Patienten durch die Minderdurchblutung der peripheren Organe.

Orthostatische Dysregulation *(orthostatische Hypotonie):* Wiederkehrender Blutdruckabfall beim Lagewechsel vom Liegen zum Stehen oder bei längerem Stehen. Durch die kurzzeitige Minderdurchblutung des Gehirns wird dem Patienten schummrig und schwarz vor Augen, er kann stürzen und ohnmächtig werden. Die orthostatische Dysregulation tritt oft zusammen mit einer Hypotonie auf. Insbesondere ältere Patienten leiden aber isoliert an Orthostase-Problemen.

Krankheitsentstehung

Ätiologisch werden folgende Hypotonieformen unterschieden:
- **Primäre Hypotonie** ohne erkennbare Ursache. Diese Hypotonieform ist sehr häufig, insbesondere bei jüngeren Frauen, und hat nur fraglichen Krankheitswert
- **Sekundäre Hypotonien** als Ausdruck einer Grunderkrankung, etwa einer Herzinsuffizienz (☞ 4.5), einer Aortenklappenstenose (☞ 4.10.4), einer Nebennierenrindeninsuffizienz (☞ 10.6.2), einer Neuropathie (Nervenschädigung) mit Beteiligung des vegetativen Nervensystems oder einer Hypovolämie sowie Folge von Bettlägerigkeit oder Arzneimitteleinnahme (z. B. Diuretika, Psychopharmaka, gefäßerweiternde Arzneimittel).

Symptome und Untersuchungsbefund

Die Patienten klagen typischerweise über Abgeschlagenheit, Leistungs- und Konzentrationsschwäche, Wetterfühligkeit sowie Schwindel, besonders morgens (lange „Anlaufzeit"). Nicht selten sind auch Frösteln oder depressive Verstimmungen.

Bei der orthostatischen Dysregulation kommt es bei schnellem Aufstehen oder langem Stehen (vor allem in Wärme) zu Benommenheit, Schwindel, Ohrensausen und Schwarzwerden von den Augen. Zusammensacken (selten „echte" Stürze) und kurze Bewusstlosigkeiten sind möglich.

Bei der primären Hypotonie handelt es sich häufig um sehr schlanke Patienten mit einem ansonsten unauffälligen Untersuchungsbefund. Bei den sekundären Hypotonien stehen die Befunde der Grunderkrankung im Vordergrund.

Diagnostik

Die Diagnose wird durch mehrfache Blutdruckmessungen und durch einen Schellong-Test gestellt.

Durchführung eines Schellong-Tests

Der Patient soll unter Kontrolle von Puls und Ruheblutdruck ca. zehn Minuten ruhig auf dem Rücken liegen. Dann steht er (rasch) auf und bleibt möglichst zehn Minuten lang stehen, ohne sich abzustützen. Während des Stehens werden jede Minute oder zumindest alle zwei Minuten (unterschiedliche hausinterne Regelungen) Puls und Blutdruck gemessen und sofort auf einem vorgefertigten Diagramm eingetragen. Nach zehn Minuten legt sich der Patient wieder hin, und Puls und Blutdruck werden so lange gemessen, bis die Ausgangswerte wieder erreicht sind.

Behandlungsstrategie

Kollaps bei orthostatischer Hypotonie
- Patienten hinlegen, nicht hinsetzen, Beine hoch lagern
- Arzt benachrichtigen (lassen)
- Vitalzeichen kontrollieren

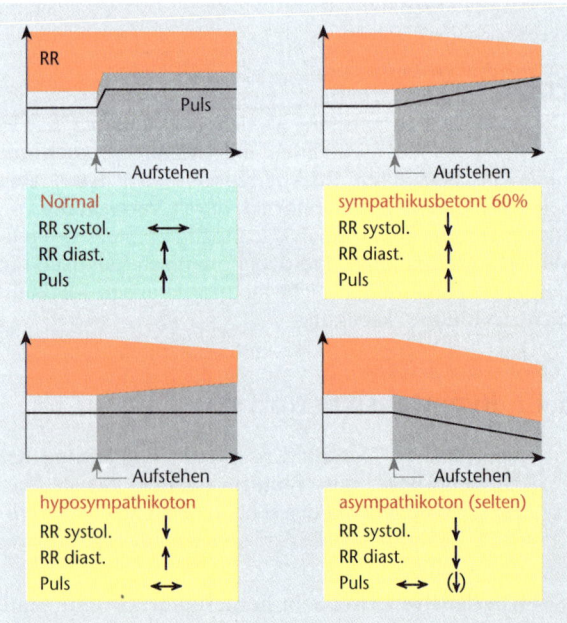

Abb. 5.14: Schellong-Test beim Gesunden (links oben) und mögliche Untersuchungsbefunde bei verschiedenen Formen der orthostatischen Hypotonie. [A300]

- Arzneimittel, z.B. Sympathomimetika, nach ärztlicher Anordnung geben
- Bei Diabetikern, Alkoholabusus: BZ-Stix durchführen, da auch eine Hypoglykämie Ursache für den Kollaps sein kann
- Bessert sich der Zustand des Patienten nicht, Materialien für venösen Zugang vorbereiten.

In aller Regel wacht der Betroffene nach kürzester Zeit wieder auf. Längere Bewusstlosigkeit oder neurologische Ausfälle (z.B. Sprachstörungen) nach dem Erwachen sprechen gegen eine orthostatische Hypotonie und für andere Ursachen der Bewusstlosigkeit (☞ 3.3).

Wichtigste Behandlungsmaßnahme ist oft die Aufklärung der Betroffen über die Harmlosigkeit der Beschwerden. Ein niedriger Blutdruck, der nicht zu Beschwerden führt, ist nicht behandlungsbedürftig. Auch bei Beschwerden bedarf die häufige primäre Hypotonie nur in schweren Fällen einer medikamentösen Behandlung, z.B. mit Dihydroergotamin (z.B. Dihydergot®) oder Sympathomimetika (z.B. Effortil®).

Bei symptomatischen Hypotonien wird die ursächliche Erkrankung behandelt.

Pflege und Patienteninformation

Vielfach können insbesondere die primäre Hypotonie und Orthostase-Probleme durch einfache, nebenwirkungsfreie Maßnahmen gebessert werden:
- Gefäßtraining durch Wechselduschen, Bürstenmassagen oder klimatische Reize sind bei konsequenter Durchführung wirksam. Vorsicht ist allerdings in der Sauna geboten, da es durch die Wärme zu einer starken Gefäßerweiterung mit nachfolgendem Kollaps kommen kann
- Der Patient sollte reichlich trinken, falls keine Kontraindikationen bestehen
- Regelmäßige körperliche Betätigung wirkt auch bei der Hypotonie blutdruckregulierend
- Der Patient sollte nicht abrupt aus dem Liegen aufstehen, sondern sich zunächst aufsetzen und z.B. mit den Füßen kreisen oder die Beine anziehen
- Bei längerem Stehen sind Wippen auf dem Zehenballen, Betätigung der Bauchpresse oder andere Muskelbetätigungen hilfreich.

5.5 Erkrankungen der Arterien

Vaskulitiden (Gefäßentzündungen) ☞ 13.8

5.5.1 Arteriosklerose: Atherosklerose

Arteriosklerose (umgangssprachlich *Arterienverkalkung*): Im weiteren Sinne Sammelbezeichnung für verschiedene chronische Arterienerkrankungen, die mit einer Verhärtung und Verdickung der Arterienwand einhergehen.

Im engeren Sinne (und in diesem Buch so benutzt) Synonym für die häufigste dieser Erkrankungen, die

Atherosklerose. Hier ist vor allem die *Intima der großen Arterien* verändert mit der Folge einer Einengung des Gefäßlumens und daraus resultierenden Durchblutungsstörungen. In unserer Wohlstandsgesellschaft die häufigste Gefäßerkrankung überhaupt.

Krankheitsentstehung und Risikofaktoren

Krankheitsentstehung

Durch verschiedene Faktoren wie etwa die unten genannten „klassischen" Risikofaktoren, aber auch mechanische Einflüsse, kommt es zu einer Funktionsstörung des Endothels **(endotheliale Dyfunktion),** die letztlich zu einem Intimaödem und zur Anlagerung bzw. zum Eindringen von Blutzellen (Monozyten, Thrombozyten) und Lipiden führt **(fatty streaks,** *Fettstreifen*). Die Abwehrzellen setzen Botenstoffe frei, die eine chronische Gefäßwandentzündung sowie Einwanderung und Proliferation von Gefäßwandmuskelzellen in die Intima fördern. Mit der Zeit bildet sich eine Fibrose mit fibrösen **arteriosklerotischen Plaques** (Plaque = plattenförmige Gewebeveränderung), Nekrosen und Verkalkungen aus. Reißen die Plaques ein, so bilden sich an der entstandenen rauen Gefäßläsion oft Thromben, die das Gefäß teilweise oder vollständig verlegen und Ausgangspunkt von Embolien in nachgeschaltete Arterien sein können. Gleichzeitig ist die Vasomotorik gestört, insbesondere ist die endothelabhängige und durch Stickoxid (NO) vermittelte Vasodilatation vermindert. Durch Organminderdurchblutung und Sauerstoffmangel **(Hypoxie)** bekommt der Patient in diesem Stadium die für die Arteriosklerose typischen Beschwerden. Darüber hinaus bilden arteriosklerotische Wandveränderungen den Boden für die Ausbildung von Gefäßaneurysmen (Gefäßaussackung ☞ 5.5.7).

Risikofaktoren

Die „klassischen" Risikofaktoren für Arteriosklerose sind:
- Nikotinabusus
- Arterielle Hypertonie (☞ 5.4.1)
- Fettstoffwechselstörungen (☞ 10.8.2)
- Diabetes mellitus (☞ 10.7)
- Familiäre Disposition
- Alter, Geschlecht (Schutzfunktion der weiblichen Geschlechtshormone)
- Übergewicht, Bewegungsmangel, die bei isoliertem Vorhandensein das Risiko nicht so stark erhöhen wie die vorher genannten.

Nach heutigem Wissen sind auch ein erhöhtes Homocystein, Lipoprotein (a), Fibrinogen und CRP Risikofaktoren oder Risikoindikatoren der Arteriosklerose. Die genaue Bedeutung dieser „neuen" Risikofaktoren ist aber aufgrund der noch unzureichenden Datenlage bislang unklar.

Folgen der Arteriosklerose

Über arterielle Gefäßverengungen bzw. -verschlüsse kommt es zu Durchblutungsstörungen bis hin zum Gewebsuntergang **(Infarkt)** in den nachgeschalteten Organen. Je nach Lokalisation der Gefäßverengungen entwickeln sich folgende Krankheitsbilder:

5

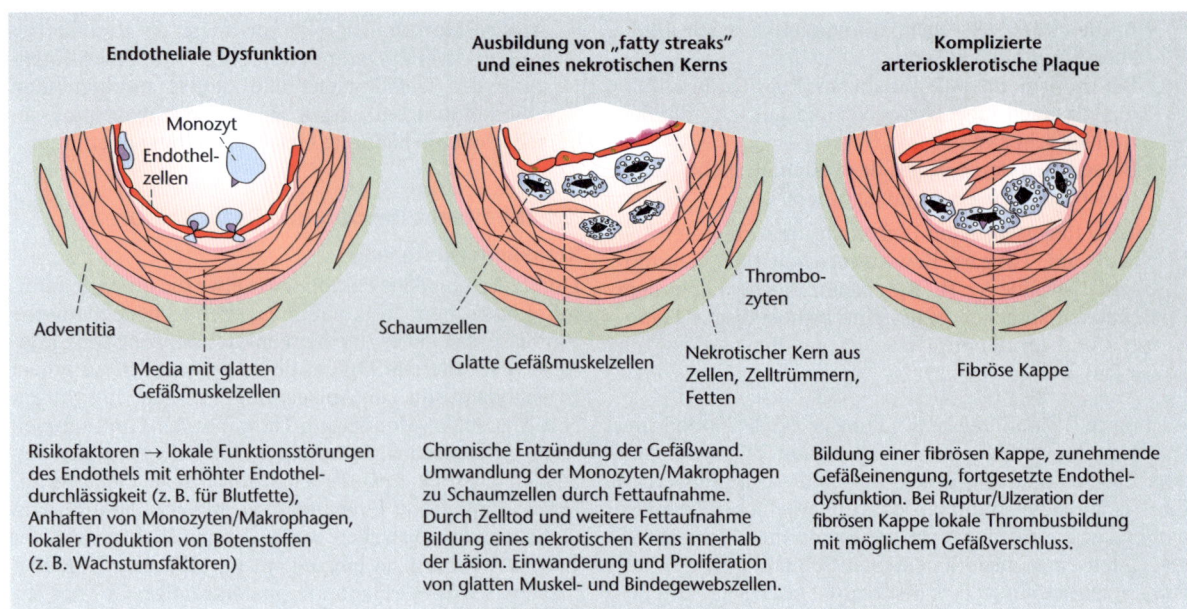

Endotheliale Dysfunktion

Monozyt
Endothel-
zellen

Adventitia

Media mit glatten
Gefäßmuskelzellen

Risikofaktoren → lokale Funktionsstörungen
des Endothels mit erhöhter Endothel-
durchlässigkeit (z. B. für Blutfette),
Anhaften von Monozyten/Makrophagen,
lokaler Produktion von Botenstoffen
(z. B. Wachstumsfaktoren)

**Ausbildung von „fatty streaks"
und eines nekrotischen Kerns**

Schaumzellen

Glatte Gefäßmuskelzellen

Thrombo-
zyten

Nekrotischer Kern aus
Zellen, Zelltrümmern,
Fetten

Chronische Entzündung der Gefäßwand.
Umwandlung der Monozyten/Makrophagen
zu Schaumzellen durch Fettaufnahme.
Durch Zelltod und weitere Fettaufnahme
Bildung eines nekrotischen Kerns innerhalb
der Läsion. Einwanderung und Proliferation
von glatten Muskel- und Bindegewebszellen.

**Komplizierte
arteriosklerotische Plaque**

Fibröse Kappe

Bildung einer fibrösen Kappe, zunehmende
Gefäßeinengung, fortgesetzte Endothel-
dysfunktion. Bei Ruptur/Ulzeration der
fibrösen Kappe lokale Thrombusbildung
mit möglichem Gefäßverschluss.

Abb. 5.15: Die Entwicklung einer Arteriosklerose ist ein schleichender Prozess, der über Jahrzehnte zu einer zunehmenden Gefäßeinengung bis zum Gefäßverschluss führt. Je nachdem, welche Gefäßregion betroffen ist, zeigt sie sich als KHK (☞ 4.4.1), pAVK (☞ 5.5.2) oder in Form von Durchblutungsstörungen des Gehirns (☞ 5.6, 5.7) oder des Darmes (☞ 5.5.4). [X121]

- Die **periphere arterielle Verschlusskrankheit** der Leis-ten- und Beinarterien (*pAVK* ☞ 5.5.2)
- **Akute arterielle Verschlüsse** v. a. von Bauch-, Leisten- und Beinarterien (☞ 5.5.3, 5.5.4)
- Insuffizienz der Eingeweidearterien (☞ 5.5.4)
- Vor allem in Bauch und Gehirn **arteriosklerotische Aneurysmen,** die platzen und zu tödlichen Blutungen führen können (☞ auch 5.5.7–5.5.9)
- Bei Beteiligung der großen hirnversorgenden Arterien (z. B. Aa. carotides) **zerebrovaskuläre Insuffizienz** mit dem klinischen Bild des **Schlaganfalls** (☞ 5.6) oder der **Multiinfarkt-Demenz** (☞ 5.7)
- An den Koronararterien die **Koronare Herzkrankheit** (*KHK* ☞ 4.4.1) mit ihren unterschiedlichen Manifesta-tionen.

Ein Patient mit *einem* dieser Krankheitsbilder hat meist ein *generalisiertes* Gefäßleiden und leidet daher (früher oder später) sehr oft auch an den anderen ge-nannten Erkrankungen.

Die Prävention der Arteriosklerose ist in unserer „Wohlstandsgesellschaft" eine wesentliche Aufgabe. Sie wird daher in Kap. 5.1.2 detailliert dargestellt.

5.5.2 Periphere arterielle Verschlusskrankheit (pAVK)

Periphere arterielle Verschlusskrankheit (*pAVK*): Chronische Verengungen und Verschlüsse der Extre-mitätenarterien mit daraus resultierenden Durchblu-tungsstörungen, in 90 % der unteren Extremität. Meist Männer betreffend.

Schätzungsweise ein Fünftel der älteren Menschen hat eine **periphere arterielle Verschlusskrankheit,** ca. ein Viertel davon Beschwerden durch die Erkrankung.

Krankheitsentstehung

Der pAVK liegt ganz überwiegend eine Arteriosklerose zugrunde. Andere Ursachen, insbesondere Gefäßentzün-dungen, sind demgegenüber mit 5–10 % selten. Deshalb beschränken sich die folgenden Ausführungen auf die arteriosklerotisch bedingte pAVK.

Die Risikofaktoren mit dem größten Gewicht sind bei der pAVK das Rauchen („Raucherbein") und der Diabe-tes mellitus.

Symptome und Untersuchungsbefund
pAVK der unteren Extremität

In 90 % der Fälle sind die unteren Extremitäten betroffen. Leitsymptom sind belastungsabhängige Beinbeschwer-den, z. B. als **Claudicatio intermittens** (*intermittierendes Hinken, Schaufensterkrankheit,* ☞ Tab. 5.17) oder als belastungsabhängige Beinschwäche. Bei der Claudicatio intermittens treten bei Belastung durch unzureichende Durchblutung und Sauerstoffmangel Schmerzen im Bein auf, die den Betroffenen zum Stehenbleiben („Schau-fenster gucken") zwingen. Auch Kältegefühl, Gefühls-störungen und eine livide Verfärbung der Extremität bei Tieflagerung sind möglich.

Schreitet die Erkrankung so weit fort, dass auch der Sauerstoffbedarf selbst in Ruhe nicht mehr gedeckt wird, kommt es zu einem dauerhaften **Ruheschmerz.** Die Haut der erkrankten Extremität ist blass, marmoriert und kühl. Die Pulse sind abgeschwächt oder fehlen, Ödeme, Nekro-sen und Ulzera können auftreten.

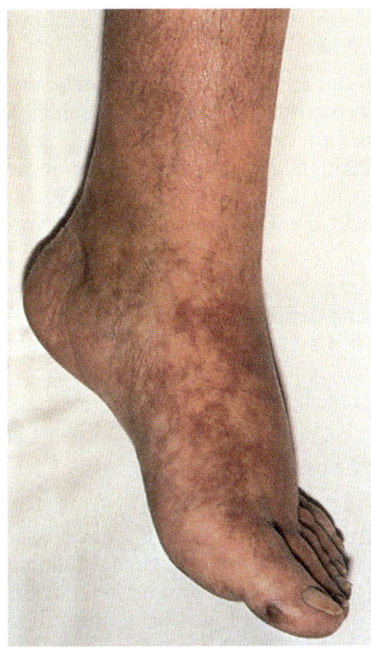

Abb. 5.16: Schwere pAVK. Fleckig-livide Verfärbung des Fußes. [M180]

pAVK der oberen Extremität

Leitsymptome und -befunde der mit etwa 10 % der Betroffenen eher seltenen **pAVK der oberen Extremität** sind:

- Beim **peripheren Typ** kalte Finger, Hauteinrisse und Nekrosen der Fingerkuppen **(Rattenbissnekrosen)** im Sinne eines *sekundären Raynaud-Syndroms* (☞ auch 5.5.5)
- Beim **Schultertyp** schnellere Ermüdbarkeit (besonders bei Über-Kopf-Arbeiten) und abgeschwächter oder fehlender Puls des betroffenen Armes. Blutdruckdifferenz zwischen beiden Armen meist über 30 mmHg. Eine Sonderform ist das **Subclavian-steal-Syndrom** bei einem Verschluss der A. subclavia vor dem Abgang der A. vertebralis: Bei Muskelarbeit kehrt sich die Strömungsrichtung in der A. vertebralis auf der gleichen Seite um. Dadurch wird zwar die Armdurchblutung verbessert, allerdings auf Kosten der Gehirndurchblutung, was sich durch Schwindel und Sehstörungen während Armarbeit auf der betroffenen Seite zeigt.

Einteilung der pAVK

- Bei der Einteilung nach der Lokalisation werden bei der unteren Extremität eine **pAVK vom Becken-, Oberschenkel- und Unterschenkeltyp** unterschieden. Die

I	Keine Beschwerden, aber nachweisbare Veränderungen (Stenose, Verschluss)	
II	Claudicatio intermittens („Schaufensterkrankheit")	**II a:** Schmerzfreie Gehstrecke > 200 m **II b:** Schmerzfreie Gehstrecke < 200 m Kompliziertes Stadium II: nichtheilende Verletzung
III	Ruheschmerz in Horizontallage	
IV	Ruheschmerz, Ulkus bzw. Nekrose/Gangrän	

Tab. 5.17: Stadieneinteilung der pAVK nach Fontaine.

Schmerzen des Patienten sind jeweils eine Etage tiefer als die befallene Arterie lokalisiert, also im Hüft-Oberschenkelbereich, im Unterschenkel (Wade!) und im Fuß. Ist nur ein Gefäßabschnitt erkrankt, spricht man von einer **Einetagenerkrankung,** beim Befall mehrerer Gefäßabschnitte von einer **Mehretagenerkrankung**

- Für den Schweregrad der Erkrankung hat sich für die untere Extremität die **Stadieneinteilung nach Fontaine** etabliert (☞ Tab. 5.17).

Diagnostik

Eine Verdachtsdiagnose ist in der Regel durch die Anamnese und klinische Untersuchungen (Gehbelastung) möglich. Einfach, aber aussagekräftig ist auch die Bestimmung des Knöchel-Arm-Index (☞ 5.3.4). Ist er in Ruhe normal, besteht aber weiter der Verdacht auf eine pAVK, kann die Messung nach Belastung der unteren Extremität (z. B. durch Kniebeugen, Auf-die-Zehenspitzen stellen) wiederholt werden (🕮 4).

Die (Farb-)Duplex-Sonographie kann meist Lokalisation und Ausmaß der Stenosen aufzeigen. Vor rekanalisierenden Maßnahmen sind eine (arterielle) DSA und evtl. eine MR-Angiographie (☞ 1.3.4) erforderlich.

Zur weiteren Diagnostik gehören Blutuntersuchungen (BB, Gerinnung, BZ, Lipide, Harnsäure, Nieren- und Leberwerte), EKG sowie ggf. ein Belastungs-EKG und eine Doppleruntersuchung der extrakraniellen Hirngefäße (☞ 1.3.6, 5.6.3), da häufig auch andere Gefäßregionen von der Erkrankung betroffen sind.

Behandlungsstrategie

In allen Stadien werden Grunderkrankungen bzw. Risikofaktoren konsequent behandelt (vor allem durch Nikotinkarenz, medikamentöse Einstellung eines Bluthochdrucks, Senkung erhöhter Blutfette), um ein Fortschreiten der Arteriosklerose zu verhindern.

Konservative Therapie

Die konservative Behandlung umfasst (🕮 4, 5)

- Die Gabe von täglich 100–300 mg ASS soll die Thrombenbildung in den Arterien verhindern und das hohe kardiovaskuläre Risiko der Betroffenen senken. Sie wird heute ab Stadium I befürwortet. Bei ASS-Unverträglichkeit sind täglich 75 mg Clopidogrel (z. B. Plavix®) eine Alternative
- Im Stadium I – IIb beseitigt **Gehtraining** zwar nicht die Gefäßverengung, führt aber durch wiederholte Beanspruchung der Muskulatur *hinter* der Stenose zu Veränderungen des Muskelstoffwechsels und zur Ausbildung von **Kollateralen.** Dies sind kleine („seitliche" = kollaterale) Arterien, die das gleiche Versorgungsgebiet wie die stenosierte Arterie erreichen und so einen Umgehungskreislauf um die Gefäßverengung bilden. Das Gehtraining kann sowohl in ambulanten Gruppen als auch zu Hause durchgeführt werden. Beim häuslichen Training soll der Patient bis zur Schmerzgrenze zügig gehen oder bestimmte fußgymnastische Übungen ausführen, dann anhalten und nach etwa fünf Minuten weitergehen. Das Gehtraining ist vor allem erfolgversprechend, wenn der Patient über eine längere Zeit min-

destens dreimal pro Woche 30–45 Minuten (inklusive der Pausen) übt. Die Bewegung bessert auch die übrigen Risikofaktoren.

Eine weitere gute Übung ist die **Rollübung nach Ratschow:** Der Patient liegt auf dem Rücken, streckt seine Beine senkrecht in die Luft und führt nun 30–40 kreisende Bewegungen mit den Füßen aus oder hebt den Vorfuß auf und ab. Anschließend setzt er sich auf und lässt die Beine hinunterhängen. Dadurch kommt es zu einer stoßartigen Mehrdurchblutung, die Strömungsgeschwindigkeit des Blutes nimmt zu, und die natürlichen Umgehungskreisläufe erweitern sich.

Zehenstandübungen und – falls möglich – Treppensteigen, Rad fahren oder Schwimmen sind zusätzlich sinnvoll.

Analog können bei arteriellen Erkrankungen im Bereich der oberen Extremität **Faustschlussübungen** durchgeführt werden

- Seit 2007 in Deutschland zugelassen ist Cilostazol (Pletal®), ein Phosphodiesterase-3-Hemmer, der die Thrombozytenaggregation hemmt und die Gefäße erweitert. Hauptnebenwirkungen sind Kopfschmerzen und Darmbeschwerden, bei Herzinsuffizienz darf es nicht gegeben werden. Langzeiterfahrungen stehen noch aus, eine abschließende Stellungnahme ist noch nicht möglich. Naftidrofuryl (z. B. Dusodril®) und Pentoxyfillin (z. B. Trental®) können versucht werden
- Zur Verbesserung der Fließeigenschaften des Blutes ist bei hohem Hämatokrit ein Aderlass von 400–500 ml unter gleichzeitiger Infusion von Hydroxyäthylstärke 10% möglich (**isovolämische Hämodilution** = Blutverdünnung bei gleich bleibendem Volumen), bis der Hämatokrit unter 38% liegt
- Eine Durchblutungsverbesserung wird auch durch **hypervolämische Hämodilution** (Blutverdünnung mit Volumenvergrößerung), erzielt. Dabei wird Hydroxyäthylstärke 10% oder – bei Vorliegen einer Herzinsuffizienz – 6% (z. B. HAES-steril®) infundiert. Alternativ werden niedermolekulare Dextranlösungen eingesetzt.

In den Stadien III und IV (evtl. auch schon IIb) werden bei Inoperabilität Prostaglandine intravenös zur Gefäßerweiterung gegeben (z. B. Alprostadil, in Prostavasil®, Iloprost, in Ilomedin®).

Rekanalisierende Maßnahmen

Die Stadien III und IV (teilweise auch schon das Stadium II b) erfordern meistens *rekanalisierende Maßnahmen.* Haben sich bereits Nekrosen entwickelt, ist die Amputation des betroffenen Extremitätenabschnittes oft unumgänglich, um das Leben des Patienten zu retten.

Angioplastie. Bei der **PTA** (*perkutane transluminale Angioplastie*) wird die Stenose durch einen kleinen, aufblasbaren Ballon aufgedehnt, der an einem Katheter bis zur Stenose vorgeschoben wird (☞ Abb. 4.22). Anschließend wird in aller Regel ein Stent eingelegt. Die PTA wird hauptsächlich bei isolierten, kurzstreckigen Stenosen angewendet. Nach der PTA sollte der Patient baldmöglichst das Gehtraining (wieder) aufnehmen.

Lokale Lyse (in Kombination mit PTA). Bei der **lokalen Lyse** werden Streptokinase, Urokinase oder Plasminogenaktivator (rt-PA) mit einem *arteriellen* Katheter direkt

an den Thrombus gebracht, um diesen aufzulösen und so das Gefäß wieder zu öffnen.

Operative Verfahren. Bei der **TEA** (*Thrombendarteriektomie, Desobliteration*) wird der Thrombus zusammen mit der krankhaft veränderten Gefäßinnenwand „ausgeschält". Da die Gefahr einer erneuten Stenose- oder Verschlussbildung mit der Länge des operierten Gefäßabschnittes steigt, bleibt die TEA kurzen Stenosen vorbehalten.

Bei langstreckigen oder multiplen Stenosen wird der verengte oder verschlossene Gefäßabschnitt in einer **Bypass-Operationen** (☞ auch 4.4.1) durch Implantation einer Prothese aus körperfremdem Material oder eines körpereigenen Gefäßes umgangen.

Pflege und Patientenberatung

Allgemeine Pflege und Patientenberatung

Die Pflegenden motivieren den Patienten immer wieder zum Abbau von Risikofaktoren und zur Einhaltung des Gehtrainings, da hierdurch das Fortschreiten der Erkrankung verzögert und oft eine deutliche Besserung der Symptome erzielt werden kann. Sie informieren den Betroffenen, dass verschiedene Faktoren durch eine weitere Einschränkung der Durchblutung oder eine Steigerung des Sauerstoffbedarfes zu einer Verschlechterung der Erkrankung bis hin zu Nekrosen führen können, und beraten ihn, wie er solche schädigenden Einflüsse vermeiden kann.

- Das betroffene Bein darf nicht hoch gelagert werden, denn dadurch verstärken sich die Durchblutungsstörungen. Vielmehr wird das Bein leicht abwärts gelagert. Oberkörperhochlagerung verbessert die Durchblutung zusätzlich durch Erhöhen der Druckdifferenz zwischen Herz und Beinen. Günstig ist auch, wenn der Patient sich ab und zu an die Bettkante setzt und die Beine herunterhängen lässt oder die Beine auf einen Hocker lagert. Diese Wechsellagerung kann auch bei Ruheschmerzen durchgeführt werden. Bei gleichzeitigem Vorliegen von arterieller und venöser Gefäßerkrankung ist eine Flachlagerung der Beine mit kurzen Einschüben einer Tieflagerung sinnvoll. Patienten mit einer pAVK in den Stadien III und IV entwickeln nicht selten Fußödeme. Auch hier ist eine Flachlagerung (zur besseren Ausschwemmung der Ödeme) sinnvoll
- Einschnürende Kleidung schränkt die Durchblutung weiter ein, etwa zu enge Strumpfbündchen. Bei höhergradigen arteriellen Durchblutungsstörungen sind Kompressionsmaßnahmen durch Kompressionsstrümpfe oder Druckverbände kontraindiziert. Schuhe dürfen wegen der Gefahr von Drucknekrosen weder drücken noch zu eng oder zu klein sein
- Nicht selten klagen die Betroffenen über kalte Füße bzw. Beine. Das erkrankte Bein kann dann mit Wollsocken, einer Wolldecke, Wattepackungen oder indirekter Wärmezufuhr durch heiße Getränke warm gehalten werden. Von *lokalen* Wärmeanwendungen wie Heizkissen und Wärmflaschen ist abzuraten, da diese nur die gesunden, nicht aber die erkrankten arteriellen Gefäße erweitern und so die Durchblutung in den minderversorgten Bezirken zusätzlich verschlechtern (**Steal-Phänomen**). Außerdem steigert die direkte Wär-

me den Gewebsstoffwechsel und damit den Sauerstoffbedarf, der bei arteriellen Erkrankungen ohnehin schon nicht gedeckt werden kann

- Kälte ist ebenfalls ungünstig, weil dies die Durchblutung weiter verschlechtert, wird aber von den Patienten in aller Regel von selbst gemieden
- Selbst kleine Wunden heilen nur schlecht, und Infektionen breiten sich in dem minderdurchbluteten Gewebe rasch aus. Deswegen ist bei der Pediküre darauf zu achten, dass keine Verletzungen gesetzt werden (statt Scheren also besser Feilen verwenden). Am besten erfolgt die Pediküre durch die medizinische Fußpflege. Aus dem gleichen Grunde sollte der Patient nicht barfuß laufen. Kleine Hautrisse, etwa durch trockene Haut, sind ebenfalls eine mögliche Eintrittspforte für Erreger. Daher ist eine sorgfältige Hautpflege mit Salben oder Cremes wichtig.

Die häufigen Pilzinfektionen zwischen den Zehen werden durch feuchte und aufgequollene Haut begünstigt. Die Füße werden deshalb nur kurz mit lauwarmem Wasser ohne Seife abgewaschen (warmes/heißes Wasser und Seife führen zum Aufquellen der Haut, Seife greift den Säureschutzmantel an). Danach werden sie gut abgetrocknet, besonders auch in den Zehenzwischenräumen. Die Strümpfe werden täglich gewechselt, auf ein trockenes Fußmilieu wird geachtet (z. B. durch Tragen von Baumwollstrümpfen)

- Gerade in den Stadien III und IV ist die Dekubitusgefahr hoch, daher ist vor allem an den Fersen eine sorgfältige Dekubitusprophylaxe erforderlich.

Pflege bei PTA

- Die Pflegenden achten darauf, dass vor der PTA aktuelle Röntgenbilder und Laborbefunde bereitliegen. Sie rasieren die Leistenregion (ggf. beide, hausinterne Richtlinien beachten) und verabreichen Heparin nach Arztanordnung. Der Patient bleibt für den Eingriff nüchtern
- Nach der PTA werden die Vitalzeichen und die korrekte Lage von Druckverband und Sandsack auf der Punktionsstelle engmaschig kontrolliert. Der Patient wird heparinisiert oder erhält Thrombozytenaggregationshemmer (☞ oben) und muss Bettruhe einhalten (nach Anordnung). Er soll flach liegen (keine Oberkörperhochlagerung), solange keine Kontraindikation vorliegt (z. B. Dyspnoe), um eine Durchblutungsminderung durch Abknicken der Gefäße zu vermeiden. Beim Essen wird das Bett, wenn möglich, in eine schiefe Ebene umgewandelt.

Rehabilitation

Einige Patienten bedürfen einer ambulanten oder stationären Rehabilitation, die folgende Komponenten enthält:

- Fortsetzung der medikamentösen Therapie
- Physiotherapie („Gefäßsport") einschließlich Gehtraining, physikalische Therapien (z. B. Kneipp-Therapie)
- Vorträge zur Erkrankung, ihren Risikofaktoren und deren Beeinflussbarkeit
- Ggf. Raucherentwöhnung
- Ggf. Ernährungsberatung
- Nach Amputationen Prothesenschulung.

Prävention

Generell besteht die Prävention der pAVK im Abbau der in 5.5.1 genannten Risikofaktoren. Besonders wichtig ist dabei das Einstellen des Rauchens, da dieses für die Extremitätenarterien der wichtigste einzelne Risikofaktor ist.

5.5.3 Akuter arterieller Verschluss einer Extremitätenarterie

Akuter arterieller Verschluss einer Extremitätenarterie: Durch plötzliche Verlegung einer Arterie meist der unteren Extremitäten bedingter Durchblutungsstopp mit akuter Gefährdung der abhängigen Organe bzw. Gewebe. Gefäßchirurgischer Notfall!

Krankheitsentstehung

Etwa 80 % der akuten arteriellen Verschlüsse sind auf eine Embolie zurückzuführen, am häufigsten aus dem linken Herzen, z. B. bei Vorhofflimmern (☞ 4.6.2), Herzinfarkt (☞ 4.4.2) oder Endokarditis (☞ 4.7.1). Im Herzen entstandene Thromben lösen sich und verschließen eine periphere Arterie. Ursprung einer Embolie können auch vorgeschaltete arteriosklerotische Gefäße (meist die Aorta) sein. Embolische Arterienverschlüsse betreffen in ca. 85 % die Beine.

Bei den übrigen 20 % dominiert ursächlich die arterielle Thrombose auf dem Boden einer schweren Arteriosklerose.

Symptome und Untersuchungsbefund

Typisch für einen akuten arteriellen Verschluss sind die „6 englischen P's":

- **P**ain: (plötzlich einsetzender) stärkster Schmerz
- **P**aleness: Blässe des betroffenen Körperteiles
- **P**araesthesia: Gefühlsstörungen
- **P**ulslessness: Pulslosigkeit der Extremität
- **P**aralysis: Bewegungseinschränkungen oder -unfähigkeit
- **P**rostration: Schock.

Beim thrombotischen Verschluss entwickeln sich die Symptome langsamer und oft nur unvollständig, da sich vielfach Kollateralen ausgebildet haben.

Diagnostik

Die Diagnose wird klinisch gestellt. Doppler-Ultraschall- und Duplexuntersuchung sichern die Lokalisation des Verschlusses. Eine Arteriographie erleichtert die OP-Planung. EKG, Röntgenaufnahme des Thorax und Echokardiographie erlauben die Feststellung bzw. den Ausschluss einer kardialen Emboliequelle.

Behandlungsstrategie

Erstmaßnahmen bei einem arteriellen Gefäßverschluss sind:

- Sofortige Gabe von 5000–10000 IE Heparin i. v., um eine weitere Embolisierung und Thrombosierung zu verhindern

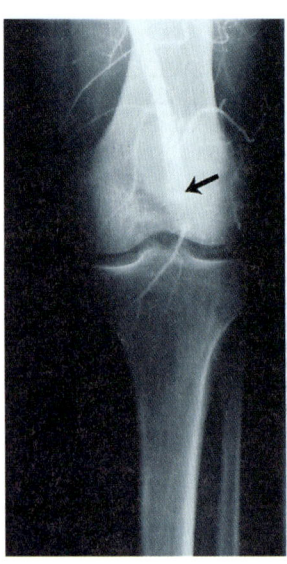
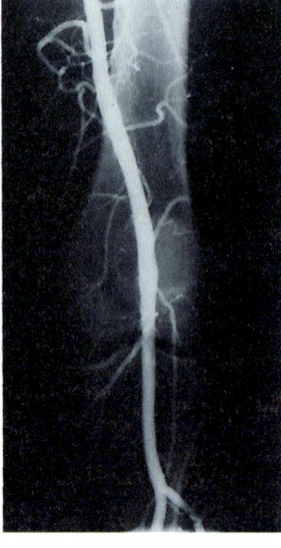

Abb. 5.18: Akuter embolischer Verschluss der A. femoralis vor (links) und nach (rechts) Therapie (hier einer lokalen Lyse). [E179-168]

- Schmerzbekämpfung, meist mit Opiaten (z. B. Dolantin®)
- Ggf. Hämodilutions-Infusionen, z. B. HAES-steril® (Vorsicht bei gleichzeitiger Herzinsuffizienz, da diese dadurch dekompensieren kann).

Die Durchblutung muss innerhalb weniger Stunden wiederhergestellt werden, da die Extremität wegen irreversibler Gewebe- und Gefäßschäden und daraus resultierender Bedrohung des Gesamtorganismus sonst nicht mehr erhalten werden kann.

- Beim *embolischen Verschluss* ist die chirurgische Entfernung des Embolus Methode der Wahl. Da das „eingeschleppte" Gerinnsel (noch) keine feste Verbindung zur Gefäßwand hat, ist die **Embolektomie** in der Regel unkompliziert. Häufig kann der Embolus auch in Lokalanästesie *indirekt* über einen Ballonkatheter (z. B. Fogarty-Katheter) entfernt werden. Der Katheter wird über ein peripheres Gefäß bis zum embolischen Thrombus vor- und durch ihn hindurchgeschoben. Sobald der

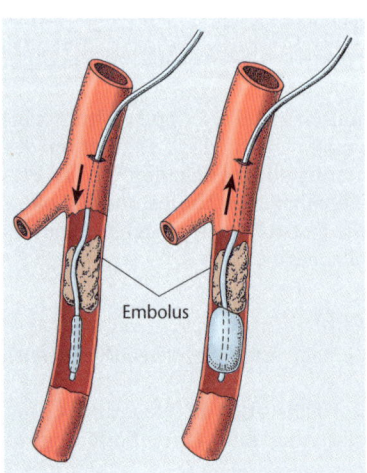

Abb. 5.19: Embolektomie mit einem Fogarty-Ballonkatheter. Der Katheter wird nach Inzision in die Arterie eingeführt (links) und mit entblocktem Ballon durch den Embolus geschoben. Dann wird der Ballon geblockt und beim Herausziehen des Katheters der Embolus mit entfernt. [A400-190]

Ballon hinter dem Thrombus liegt, wird er aufgefüllt und mit dem Thrombus zurückgezogen.
Bei einer inkompletten Ischämie peripherer Arterien kommt auch eine Lysetherapie in Betracht

- Beim *thrombotischen Verschluss* kommen je nach Thrombuslokalisation, Allgemeinzustand des Patienten und Erfahrungen der Klinik Lyse (☞ 5.8), TEA (☞ 5.5.2) oder Bypass-OP (☞ 4.4.1) in Frage. Die Operation ist jedoch schwieriger, da die Thrombose auf veränderten Gefäßwänden entstanden ist.

Nach der Operation schließt sich eine Antikoagulation an, anfänglich mit Heparin (☞ Pharma-Info 5.37), später mit Cumarinderivaten (☞ Pharma-Info 5.38).

Pflege

Vor der Entscheidung über die endgültige Therapie:
- Soll der Patient strenge Bettruhe einhalten, wobei die betroffene Extremität zur Erhöhung des Perfusionsdruckes tief gelagert wird. Einschlagen der Extremität in einen Watteverband schützt vor Wärmeverlust und beugt einem Dekubitus vor
- Bleibt der Patient nüchtern
- Werden die Vitalzeichen und die Durchblutung der betroffenen Extremität (Pulse, Wärme, Sensibilität, Umfang) kontrolliert
- Geben die Pflegenden Arzneimittel (Analgetika, Heparin) nach Arztanordnung.

Pflege bei Lyse ☞ *Pharma-Info 5.40*

> **Vorsicht bei Arterienverschluss**
> - Keine i.m.-Injektionen, da diese eine Kontraindikation für eine evtl. Lyse darstellen!
> - Keine MT-Strümpfe, keine einschnürenden Socken oder Kompressionsverbände, da dies die Durchblutung weiter verschlechtert!

5.5.4 Arterielle Durchblutungsstörungen der Eingeweidearterien
Akute arterielle Durchblutungsstörungen

Mesenterialinfarkt: Thrombotischer oder embolischer Verschluss einer Mesenterialarterie mit nachfolgender Durchblutungsstörung des Darms.

Krankheitsentstehung

Dem **Mesenterialinfarkt** zugrunde liegen lokale arteriosklerotische Gefäßveränderungen mit aufgepfropfter Thrombose oder eine arterielle Embolie, z. B. bei Herzrhythmusstörungen (Vorhofflimmern) oder einer Endokarditis.

Symptome, Befund und Diagnostik

Die Erkrankung beginnt mit starken Bauchschmerzen, begleitet von Übelkeit, Erbrechen, Durchfall und Kreislaufreaktionen bis zum Schock. Typischerweise bessert sich das Beschwerdebild dann für 4–12 Stunden („fataler Friede"), bevor ein paralytischer Ileus (☞ 7.6.1) und eine Peritonitis (☞ 7.7) folgen.

Die Diagnostik ist durch den oft reduzierten Zustand der älteren Patienten bei gleichzeitigem Zeitdruck schwierig. Die Blutuntersuchung zeigt eine Leukozytose und Laktaterhöhung, die Abdomenleeraufnahme einen Ileus. Kann der Verschluss nicht mithilfe der Duplex-Sonographie (☞ 1.3.6, 5.3.4) gesichert werden, ist eine Angiographie (heute oft als CT- oder MR-Angiographie ☞ 5.3.5) nötig. Möglicherweise ist sogar eine Probelaparotomie erforderlich.

Behandlungsstrategie

Die Behandlung besteht in der chirurgischen Entfernung des Embolus bzw. des Thrombus. Sind bereits Darmnekrosen vorhanden, müssen die betroffenen Darmabschnitte reseziert werden.

Chronische arterielle Durchblutungsstörungen

Krankheitsentstehung

Chronische arterielle Durchblutungsstörungen treten am häufigsten bei älteren Patienten durch zunehmende arteriosklerotisch bedingte Einengung der Mesenterialarterien auf.

Symptome, Befund und Diagnostik

Leitsymptom ist die **Angina abdominalis** *(Angina intestinalis)* mit Bauchschmerzen nach dem Essen, weil der dann erhöhte Sauerstoffbedarf des Darms aufgrund der verengten Gefäße nicht gedeckt werden kann. Die Patienten essen wenig, um die Schmerzen zu vermeiden, auch das Malabsorptionssyndrom (☞ 7.6.2) durch die Darmischämie trägt zum Gewichtsverlust bei. Bei fortschreitender Einengung folgen Dauerschmerzen, Blut im Stuhl und Ileus (☞ 7.6.1).

Die Diagnostik entspricht der bei akuten Durchblutungsstörungen.

Die Behandlung besteht in der Verabreichung mehrerer kleiner Mahlzeiten, sodass die Beschwerden nach dem Essen geringer sind. Die Blutversorgung des Darmes wird wenn irgend möglich verbessert, z. B. durch Ballondilatation zur Weitung der Engstelle oder operative Umgehung der Engstelle mit einem Interponat.

5.5.5 Raynaud-Syndrom

Raynaud-Syndrom: Anfallsweise Minderdurchblutung der Finger, seltener auch der Zehen. Zu 80 % Frauen betreffend.

Das **primäre Raynaud-Syndrom** *(Morbus Raynaud)* ist funktionell bedingt, d. h., es ist keine organische Ursache für die vorübergehenden Spasmen der Gefäße zu finden. Bei den Anfällen werden die Finger der Patienten durch die Ischämie zunächst blass und kalt, dann zyanotisch und schließlich folgt eine Rötung durch die reaktive Mehrdurchblutung am Ende des Anfalls (**Trikolore- =** *Dreifarben-***Phänomen**). Der Daumen ist selten betroffen. Oft löst Kälte die Anfälle aus. Organschäden entstehen nicht.

Hingegen tritt das **sekundäre Raynaud-Syndrom** im Rahmen bestimmter Grunderkrankungen auf (beispiels-

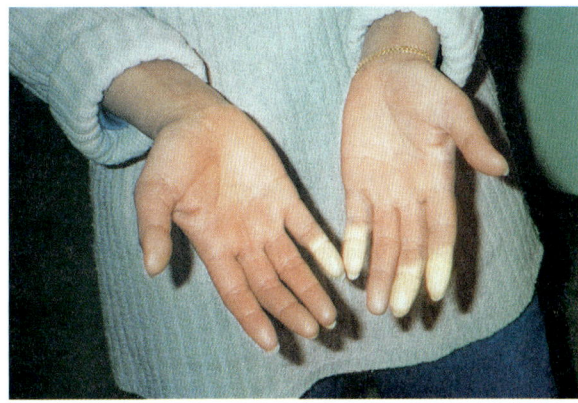

Abb. 5.20: Durch Kälte ausgelöste Ischämie-Attacke bei sekundärem Raynaud-Syndrom. Die Blässe ist scharf abgegrenzt und deutlich sichtbar. [R132]

weise einer Sklerodermie, ☞ 13.7.2, eines systemischen Lupus erythematodes, ☞ 13.7.1, einer Arteriosklerose mit Gefäßverschlüssen an den Akren, ☞ 5.5.2) oder als Nebenwirkung von Arzneimitteln. Die Anfälle sind öfter und dauern länger an, die Rötung des letzten Stadiums fehlt häufig. Durch die Versorgungsstörung des Gewebes entwickeln sich oft Nekrosen an den Fingerkuppen.

Die Therapie besteht bei den funktionellen Durchblutungsstörungen im Vermeiden von Kälte sowie strikter Nikotinkarenz. Im akuten Anfall helfen Erwärmung der betroffenen Körperteile, etwa durch Handschuhe bzw. Wollsocken, hohe Raumtemperatur, warme Getränke oder vorsichtige äußere Wärmeanwendung.

Medikamentös werden vor allem Kalziumantagonisten (z. B. Adalat®), Nitrate (auch lokal) und Angiotensin-II-Antagonisten (z. B. Lorzaar®) gegeben. Beim sekundären Raynaud-Syndromund kommen medikamentös außerdem Prostaglandine in Betracht.

5.5.6 Thrombangiitis obliterans

Thrombangiitis obliterans *(Endangiitis obliterans, Winiwarter-Buerger-Syndrom):* Chronisch-entzündliche, typischerweise an den distalen Extremitätenarterien auftretende Gefäßerkrankung mit Gefäßverschlüssen. Betroffen sind meist junge Männer, die stark rauchen.

Weitere entzündliche Gefäßerkrankungen ☞ 13.8

Krankheitsentstehung

Die Ursache der **Thrombangiitis obliterans** ist unbekannt. Diskutiert wird vor allem eine durch Tabakantigene ausgelöste Autoimmunreaktion.

Das betroffene Gefäß ist entzündet und durch einen Thrombus verschlossen. Am häufigsten sind die distalen Extremitätenarterien befallen, in fortgeschrittenen Stadien auch (oberflächliche) Venen.

Symptome, Befund und Diagnostik

Leitsymptome sind:
- Hitze-, Taubheits-, Kältegefühl oder Sensibilitätsstörungen der Hände und Füße ähnlich dem Raynaud-Syndrom
- Schmerzen
- Trophische Störungen und Nekrosen im Bereich der Akren
- Bei ca. 50% der Patienten Thrombophlebitiden (☞ 5.9.2).

Die Verdachtsdiagnose wird klinisch gestellt und durch eine Angiographie gesichert.

Behandlungsstrategie

Wichtigste Maßnahme ist der absolute Verzicht aufs Rauchen (aktiv wie passiv). Hierunter kommt es bei fast allen Patienten zum Stillstand der Erkrankung. Medikamentös können Prostaglandine (Iloprost, in Ilomedin®) oder Thrombozytenfunktionshemmer gegeben werden. Häufig sind Amputationen im Bereich von Händen und Füßen notwendig.

5.5.7 Aneurysmen (Übersicht)

> **Aneurysma:** Umschriebene Arterienausweitung. Zurückzuführen auf angeborene (selten) oder erworbene (häufig) Gefäßveränderungen. Für den Patienten durch Blutungen und Durchblutungsstörungen (lebens-)gefährlich.

Einteilung

Folgende Formen werden unterschieden (☞ Abb. 5.21):
- **Aneurysma verum** *(echtes Aneurysma):* Alle drei Schichten der Gefäßwand sind ausgesackt
- **Aneurysma spurium** *(falsches Aneurysma):* Nach Gefäßverletzungen tritt Blut aus und bildet ein Hämatom um das Gefäß. Dieses wird narbig umgebaut und bildet dann die Aneurysmawand
- **Aneurysma dissecans** *(disseziierendes Aneurysma* ☞ 5.5.9): Durch einen Riss in der Intima strömt Blut zwischen Intima und Media. Folge ist eine fortschreitende Aufsplitterung der Gefäßwand mit ständiger Vergrößerung des Aneurysmas. Evtl. strömt das Blut durch einen zweiten Intimariss auch wieder in das ursprüngliche Gefäß zurück *(Reentry).*

Eine Sonderform ist das **arteriovenöse Aneurysma,** eine sackförmige **Fistel** *(Kurzschlussverbindung)* zwischen Arterie und Vene, die angeboren, traumatisch oder operativ bedingt sein kann.

Komplikationen

Gleich vielfach bedroht jedes Aneurysma den Patienten:
- Durch **Ruptur** mit Blutaustritt in die Nachbarschaft: Die aufgeweitete Aneurysmawand ist nur noch dünn, sodass sie bei Blutdruckerhöhungen, etwa bei körperlicher Anstrengung, platzen kann und das Blut mit *arteriellem* Druck in die Umgebung strömt. Bei einem Aortenaneurysma kann der Patient innerhalb von

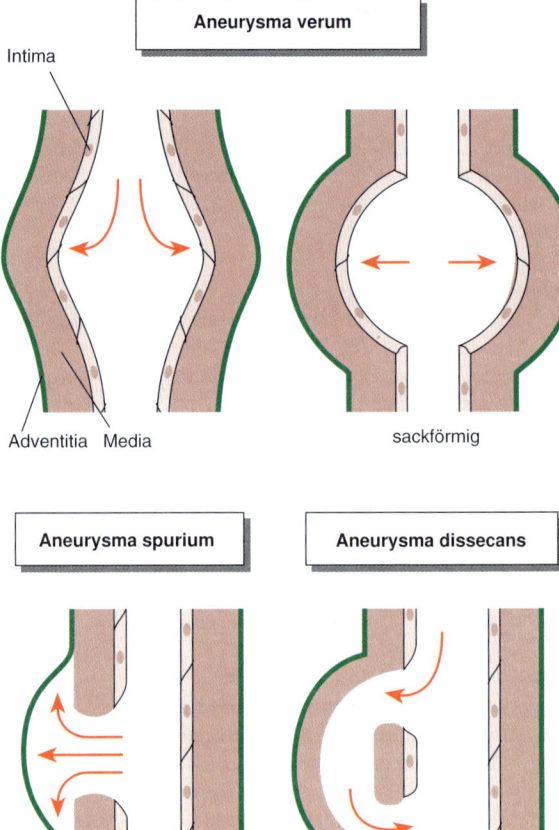

Abb. 5.21: Die drei häufigsten Aneurysmaformen. [R175]

(Bildbeschriftungen: Aneurysma verum; Intima; Adventitia; Media; sackförmig; Aneurysma spurium; Aneurysma dissecans)

zehn Minuten innerlich verbluten. Bei zerebralen Aneurysmen droht eine tödliche Einblutung ins Gehirn
- Durch **Größenzunahme** mit Verdrängung benachbarter Strukturen: Je nach Größe und Lokalisation des Aneurysmas können Nachbarorgane durch Druck beeinträchtigt werden
- Durch **Thrombose:** Das Aneurysma verändert die Strömungsverhältnisse des Blutes, weshalb die Thrombosegefahr in aneurysmatisch veränderten Gefäßabschnitten größer ist als in intakten Gefäßen. Bei einem vollständigen Gefäßverschluss ist die Durchblutung der nachgeschalteten Organe gefährdet
- Durch **arterielle Embolie** mit akutem Gefäßverschluss (☞ z.B. 5.5.3) infolge Verschleppung thrombotischen Materials in distal gelegene Arterien: Auch eine Thrombose, die das Aneurysma nur teilweise verlegt, gefährdet den Patienten, da sich Teile des Thrombus lösen und mit dem Blutstrom in kleinere Arterien verschleppt werden können. Hier können sie „stecken bleiben" und einen akuten Gefäßverschluss hervorrufen *(arterio-arterielle Emboli*e)
- Beim Aneurysma dissecans können außerdem die Arterienabgänge im Bereich des Aneurysmas verlegt werden, was eine Ischämie der abhängigen Organe nach sich zieht.

5.5.8 Aortenaneurysma

Aortenaneurysma: Aneurysma der Aorta. Je nach Lokalisation unterteilt in **Brustaortenaneurysma** von Aorta ascendens, Aortenbogen und Aorta descendens bis zum Durchtritt durch das Zwerchfell und **Bauchaortenaneurysma** zwischen Durchtritt durch das Zwerchfell und Aufgabelung der Aorta (ungefähr bei LWK 4).

Krankheitsentstehung

Brustaortenaneurysmen sind insgesamt selten. Ursächlich kommen im Bereich von Aorta ascendens und Aortenbogen vor allem Gefäßentzündungen und Gefäßwandschwächen (z. B. bei **Marfan-Syndrom**) in Betracht. Das Marfan-Syndrom ist eine erbliche Bindegewebserkrankung, die u. a. mit einer Gefäßwandschwäche einhergeht. Teilweise bleibt die Ursache auch unklar. Aneurysmen der absteigenden Brustaorta sind überwiegend durch Arteriosklerose bedingt.

Über 90 % der Aortenaneurysmen sind **Bauchaortenaneurysmen,** am häufigsten unterhalb des Abganges der Nierenarterien *(infrarenal)*. Hauptursache ist die Arteriosklerose, entsprechend treten sie vor allem nach dem 50. Lebensjahr auf.

Symptome und Untersuchungsbefund

Viele Patienten mit einem Aortenaneurysma haben keine Beschwerden, und das Aneurysma wird nur zufällig diagnostiziert, z. B. bei einer Ultraschalluntersuchung.

Andere Patienten haben je nach Lokalisation des Aneurysmas:
- Brust-, Bauch- oder Rückenschmerzen
- Beschwerden durch Kompression von Nachbarstrukturen durch das Aneurysma, z. B. Atem- oder Schluckbeschwerden bei einem Brustaortenaneurysma.

Patienten mit einem Marfan-Syndrom können oft an ihrem charakteristischen Körperbau mit Hochwuchs, langen, schmalen Gliedmaßen und Trichterbrust erkannt werden. Das infrarenale Bauchaortenaneurysma lässt sich häufig als „pulsierender Tumor" bei der körperlichen Untersuchung ertasten. Gelegentlich sind Stenosegeräusche auskultierbar.

Komplikationen

Lebensbedrohliche Komplikationen des Aortenaneurysmas sind die Ruptur und die Dissektion, die mit starken Schmerzen und Schockzustand einhergehen.

Diagnostik

Die Diagnose wird durch die verschiedenen Sonographie-, CT- und MR-Verfahren (einschließlich MR-Angiographie) gesichert. Weitere Untersuchungen können zur Operationsplanung erforderlich sein.

Behandlungsstrategie und Pflege

Bei kleinen, asymptomatischen Aneurysmen mit ausreichend dicker Wand oder bei schweren Begleiterkrankungen des Patienten und daher sehr hohem Operationsrisiko kann unter vierteljährlichen sonographischen Kontrollen (zunächst) abgewartet werden. Bei einem Aneurysmadurchmesser über ca. 5 cm (je nach Lokalisation) oder rascher Aneurysmavergrößerung wird trotz des insgesamt hohen Operationsrisikos (Gefahr z. B. der Hirnischämie) operiert und eine Gefäßprothese eingesetzt, da ein Notfalleingriff noch wesentlich komplikationsträchtiger ist. Aorten-Stents sind nur für einen Teil der Patienten möglich und sinnvoll.

Für die Pflege ist neben der allgemeinen Operationsvorbereitung besonders wichtig:
- Aufklärung des Patienten, dass ein Blutdruckanstieg z. B. beim Heben sowie ruckartige Bewegungen zur Aneurysmaruptur führen können
- Obstipationsprophylaxe, da auch die Bauchpresse das Aneurysma zum Platzen bringen kann
- Häufige RR-Kontrollen und Überwachung einer evtl. antihypertensiven Medikation
- Gewichtsreduzierung zur Senkung des OP-Risikos.

> Bei Leistenaneurysma keine Gymnastik und kein Belastungs-EKG mit Fahrradergometer!

5.5.9 Disseziierendes Aneurysma

Disseziierendes Aneurysma: „Gespaltenes" Aneurysma, bei dem durch einen Intimariss Blut zwischen die Intima und die Media eindringt. Beginn am häufigsten in der thorakalen Aorta (meist im aufsteigenden Teil), in bis zu 50 % bis zur Bauchaorta reichen. Lebensbedrohliches Krankheitsbild.

Krankheitsentstehung

Meist liegt eine Arteriosklerose zugrunde, seltener Aortenentzündungen (z. B. bei der Syphilis), ein Marfan-Syndrom (☞ 5.5.8) oder ärztliche Eingriffe wie etwa Katheteruntersuchungen.

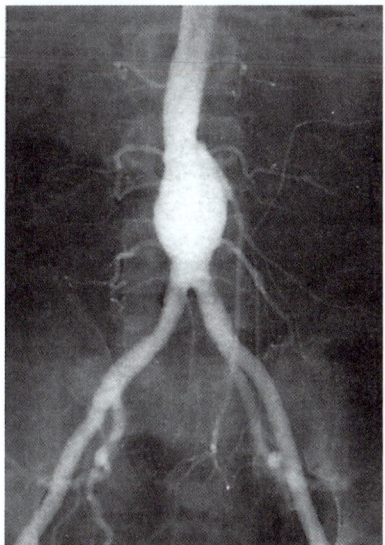

Abb. 5.22:
Kleines Bauchaortenaneurysma (Aortographie). Die Verdachtsdiagnose ergab sich durch ein über dem Abdomen auskultierbares Gefäßgeräusch. [R229]

5

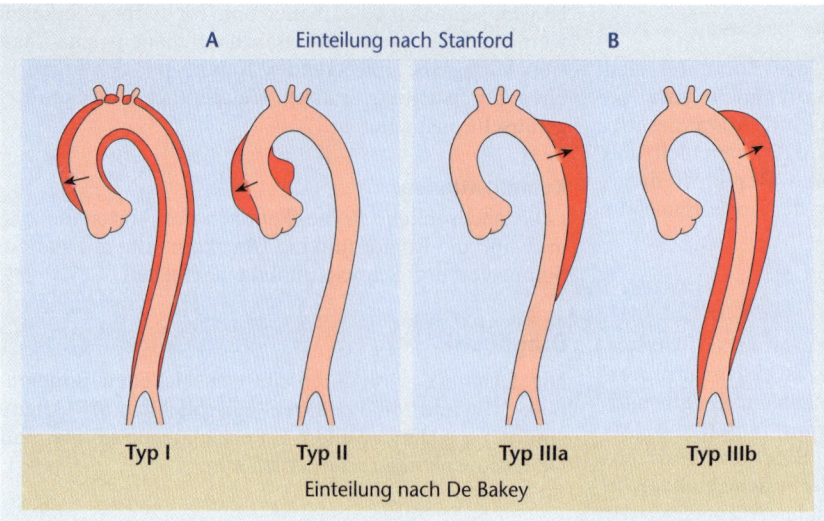
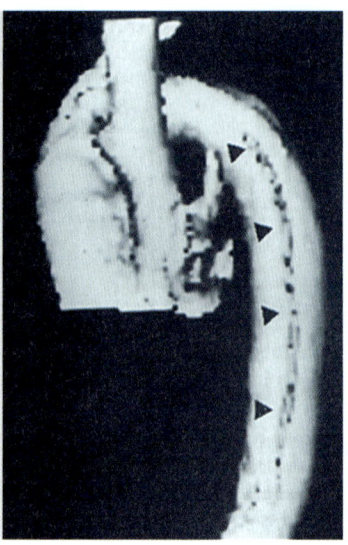

Abb. 5.23: Einteilung der disseziierenden Aortenaneurysmen nach Stanford und nach De Bakey. [E211-100, L157]

Symptome und Untersuchungsbefund

Meist hat der Patient bei Einbruch des Blutes in die Gefäßwand plötzlich stärkste Schmerzen, vor allem im Brustkorbbereich und zwischen den Schulterblättern. Die Schmerzen können in der Folge nach unten wandern. Je nach Ausmaß des inneren Blutverlustes entwickelt sich rasch ein Schock. Gelegentlich besteht aber der dann ursächliche Bluthochdruck weiter fort.

Die Abgänge der Aortenäste im Dissektionsbereich werden durch das Hämatom komprimiert, sodass Durchblutungsstörungen mit den Komplikationen Herzinfarkt, Schlaganfall, Nierenversagen oder Darmnekrosen die Folge sind und das klinische Bild bestimmen können. Bei Beteiligung der Aorta ascendens kann sich rasch eine Perikardtamponade entwickeln.

Diagnostik ☞ 5.5.8 Aortenaneurysma

Behandlungsstrategie

Je nach Lage und Größe des Aneurysmas wird entweder eine Gefäßprothese eingesetzt oder abgewartet, ob das Blut durch einen zweiten Intimariss von selbst wieder in das Ursprungsgefäß zurückgelangt. Auf jeden Fall muss der Patient absolute Bettruhe einhalten, seine Vitalzeichen sind engmaschig zu kontrollieren.

5.6 Schlaganfall

> **Schlaganfall** (*zerebraler Insult,* engl. *stroke*): Akute Durchblutungsstörung oder Blutung des Gehirns mit neurologischen Ausfällen (Bewusstseinstrübung, Lähmungen, Sensibilitätsstörungen). Starke Häufigkeitszunahme nach dem 60. Lebensjahr.
>
> **Zerebrovaskuläre Insuffizienz:** Sammelbegriff für alle Durchblutungsstörungen des Gehirns. Im klinischen Sprachgebrauch bezeichnet der Begriff oft nur die chronischen Durchblutungsstörungen.

Der **Schlaganfall** ist eine sehr häufige Erkrankung: In den Industrieländern ist er die dritthäufigste Todesursache, bei den Ursachen bleibender Behinderung im Erwachsenenalter steht er sogar an erster Stelle. Schätzungen für Deutschland schwanken in weitem Rahmen, realistisch erscheinen ungefähr 200000 Schlaganfälle und 50000 Schlaganfalltote pro Jahr.

Schlaganfallpatienten werden am besten auf einer interdisziplinären **Stroke-Unit** behandelt. Stroke-Units in Deutschland sind Schlaganfall-Akutstationen mit 4–8 Betten, die durch ihre apparative und personelle Ausstattung in der Lage sind, ein integratives Behandlungskonzept für Schlaganfall-Patienten im Akutstadium zu gewährleisten. Nur z. B. bei schwersten internistischen Erkrankungen des Patienten oder zu langen Transportzeiten im ländlichen Raum werden Betroffene auf internistischen Stationen gepflegt. Hier vermögen Konzepte der *Stroke-Team-unterstützten Behandlung* die Prognose der Patienten zu verbessern. Teammitglieder von Stroke-Units schulen die Mitarbeiter einer internistischen Station der angeschlossenen Krankenhäuser, zusätzlich ermöglicht eine verbesserte technische Ausstattung Telekonsile (📖 6).

5.6.1 Krankheitsentstehung und Risikofaktoren

Krankheitsentstehung

Dem klinischen Bild eines Schlaganfalls liegt in 80 % der Fälle eine *verminderte Blutversorgung* (Ischämie) des Gehirns zugrunde, die zum Untergang von Hirngewebe **(Hirninfarkt)** führt. Mögliche Ursachen dieses **ischämischen Schlaganfalls** sind:
- Thrombotischer Gefäßverschluss einer Hirnarterie oder einer hirnversorgenden Arterie bei Arteriosklerose
- Arterio-arterielle Embolie: Blutgerinnsel oder atheromatöses Material aus arteriosklerotisch geschädigten Arterien (häufig aus der Halsschlagader) können sich

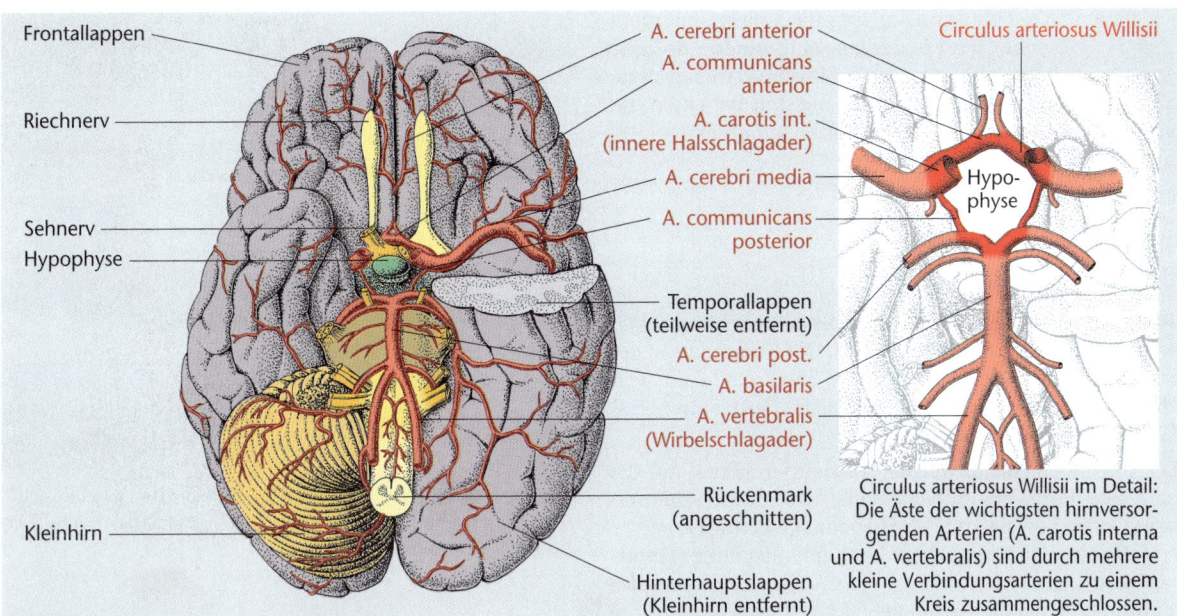

Abb. 5.24: Hirnarterien im Bereich der Hirnbasis mit dem Circulus arteriosus Willisii. Die Durchblutung des Gehirns erfolgt über die beiden inneren Halsschlagadern (Aa. carotides internae) sowie (in geringerem Umfang) über die Wirbelschlagadern (Aa. vertebrales). [A400-190]

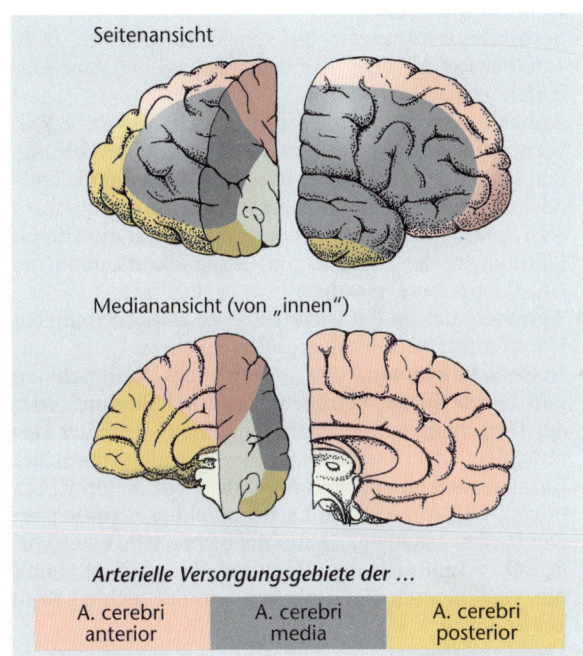

Abb. 5.25: Arterielle Versorgung der Großhirnabschnitte. Während A. cerebri anterior und media von der A. carotis interna gespeist werden, erhält die A. cerebri posterior ihr Blut überwiegend aus der A. vertebralis. Entsprechend der Versorgungsgebiete der Hirnarterien bilden sich beim Verschluss der einzelnen Arterien ganz unterschiedliche neurologische Ausfallerscheinungen aus. [A400-190]

In ca. 15 % der Fälle ist der Schlaganfall Folge einer geplatzten Hirnarterie mit nachfolgender Blutung in das Gehirn (**intrazerebrale Blutung**, *Hirnmassenblutung*).

Ungefähr 5 % der Schlaganfälle sind durch eine **Subarachnoidalblutung** verursacht, bei der z.B. ein geplatztes Aneurysma an der Gehirnbasis zu einer Blutung zwischen Arachnoidea und Pia mater führt. Andere Ursachen wie Gefäßentzündungen oder Hirnvenen- oder Sinusthrombosen sind demgegenüber weit seltener und vor allem bei jüngeren Patienten anzutreffen.

Risikofaktoren

Risikofaktoren für eine thrombotisch bedingte Hirnischämie sind arterielle Hypertonie, Diabetes mellitus, Rauchen, Fettstoffwechselstörungen und bei Frauen die Einnahme von Ovulationshemmern („Pille"). Der wichtigste Risikofaktor für einen Schlaganfall durch Gehirnblutung ist die arterielle Hypertonie, weshalb diese auch als *hypertensive Massenblutung* bezeichnet wird.

Schlaganfallprävention

Die Schlaganfallprävention entspricht derjenigen der Arteriosklerose allgemein (☞ 5.5.1), mit einigen Besonderheiten:

• Berücksichtigt man ischämische und hämorrhagisch bedingte Schlaganfälle, so ist die arterielle Hypertonie der wichtigste beeinflussbare „klassische" Risikofaktor. Entsprechend wichtig sind Blutdruckkontrollen z.B. im Rahmen von Aufklärungskampagnen oder Arztbesuchen aus anderen Gründen, ggf. gefolgt von einer Bluthochdruckbehandlung

• Fettstoffwechselstörungen sind auch für den ischämischen Schlaganfall ein Risikofaktor, jedoch sind sie hier weniger bedeutsam als z.B. bei der KHK (☞ 4.4.1).

lösen, mit dem Blutstrom in das Gehirn verschleppt werden und dort Hirngefäße verlegen

• Embolie aus dem Herzen, z.B. bei Vorhofflimmern (☞ 4.6.2), die ebenfalls zu einer Verlegung von Hirngefäßen führt.

5

Für Patienten mit kardiovaskulären Risikofaktoren (nicht aber für Gesunde) wird außerdem eine niedrig dosierte Azetylsalizylsäureeinnahme zur Thrombozytenaggregationshemmung empfohlen, für die meisten Patienten mit Vorhofflimmern ist eine orale Antikoagulation (☞ 5.8) sinnvoll.

5.6.2 Symptome und Untersuchungsbefunde

Typisch für einen Schlaganfall ist der plötzliche, „schlagartige" Ausfall von Hirnfunktionen. Die Kombination der Symptome kann stark variieren und hängt davon ab, welche Hirnarterie betroffen ist und welche Hirnzentren ausfallen (Übersicht ☞ Tab. 5.26).

Die folgenden Ausführungen konzentrieren sich auf die häufigste Form des Schlaganfalls, den Carotis-interna-bzw. Cerebri-media-Infarkt. Hier sind zu erwarten:

- **Halbseitenlähmung.** Diese kann unvollständig **(Hemiparese)** oder – eher selten – vollständig sein **(Hemiplegie).** Die Halbseitenlähmung ist typischerweise armbetont, oft liegt auch eine Fazialisparese vor. Die Lähmung ist anfangs *schlaff* und wird nach Tagen bis Wochen *spastisch,* d. h. der Muskeltonus ist nun krankhaft erhöht. Der pathologische Babinski-Reflex (Anheben der Großzehe und Beugung der übrigen Zehen bei Bestrei-

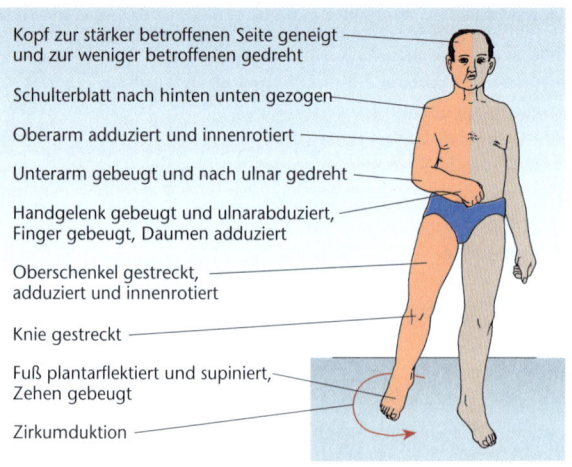

Kopf zur stärker betroffenen Seite geneigt und zur weniger betroffenen gedreht

Schulterblatt nach hinten unten gezogen

Oberarm adduziert und innenrotiert

Unterarm gebeugt und nach ulnar gedreht

Handgelenk gebeugt und ulnarabduziert, Finger gebeugt, Daumen adduziert

Oberschenkel gestreckt, adduziert und innenrotiert

Knie gestreckt

Fuß plantarflektiert und supiniert, Zehen gebeugt

Zirkumduktion

Abb. 5.27: Die wichtigsten Charakteristika des typischen spastischen Musters nach einem Schlaganfall (Wernicke-Mann-Muster), hier bei rechtsseitiger Hemiparese. Varianten sind häufig! [A400-215]

chen des seitlichen Fußrandes) ist meist von Anfang an auslösbar. Obwohl es sich überwiegend um eine Hemiparese handelt, wird der Schlaganfallpatient auch als *Hemiplegiker* bezeichnet

- **Sensibilitätsstörungen** auf einer Körperseite, z. B. Taubheitsgefühl oder Kribbelparästhesien („Ameisenlaufen")
- **Aphasie** *(Sprachstörung durch Schädigung des ZNS),* vornehmlich bei Verschluss der linken A. cerebri media. Bei einer Aphasie sind das Sprachverständnis und/oder die Sprachproduktion gestört. Davon abzugrenzen sind *Sprechstörungen,* bei denen die Artikulation durch Lähmungen der Zungen- und Schlundmuskulatur beeinträchtigt ist **(Dysarthrie)**
- **Apraxien,** das ist die Unfähigkeit zu zweckgerichteten Handlungen trotz erhaltener Beweglichkeit
- **Neglect-Phänomen,** das ist fehlendes Wahrnehmen und Erkennen der betroffenen Körperhälfte und/oder der Umgebung auf der betroffenen Seite (genauer **Hemineglect**). Der Neglect ist eine besondere Form der Aufmerksamkeitsstörung. Meist tritt ein Neglect-Phänomen auf, wenn die linke Körperhälfte betroffen ist. Der Patient zeichnet z. B. nur die rechte Seite einer Vorlage ab, wäscht sich nur auf der rechten Seite und nimmt nur Personen zur Kenntnis, die von der rechten Seite her kommen
- **Harninkontinenz** oder **-verhalt**
- **Bewusstseinstrübung** bis hin zu tagelanger Bewusstlosigkeit *(Koma)*
- Akute **Verwirrtheit** mit Orientierungsverlust und Teilnahmslosigkeit.

Aufgrund der Kreuzung sowohl der (absteigenden) Pyramidenbahn als auch der (aufsteigenden) sensiblen Bahnen ist bei einem Verschluss der rechten A. cerebri media die linke Körperhälfte des Patienten betroffen und umgekehrt.

Eine zuverlässige Unterscheidung von Hirninfarkt und Hirnblutung ist allein aufgrund der Symptome nicht möglich.

Betroffene Arterie	Dominierende neurologische Ausfälle*
A. cerebri media oder A. carotis interna	• Hemiparese/Hemiplegie, gesichts- und armbetont • Halbseitige Empfindungsstörungen • Auge: Verschiedene Sehstörungen • Bei Befall der linken** Arterie: Aphasie
A. cerebri anterior	• Hemiparese/Hemiplegie, beinbetont • Inkontinenz
A. cerebri posterior	• Halbseitiger Gesichtsfeldausfall • Bei Befall der linken** Arterie: Dyslexie (Unfähigkeit zu lesen)
A. vertebralis und A. basilaris	• Drehschwindel, Übelkeit, Erbrechen • **Drop-attacks** (plötzliches Hinfallen) • Schluck- und Sprechstörungen, Sehstörungen • Bei komplettem Basilarisverschluss: Para- und Tetraparese (untere Extremität bzw. alle vier Extremitäten gelähmt); **locked-in-Syndrom** (der Patient ist bei vollem Bewusstsein, kann sich jedoch nur durch vertikale Augenbewegungen und Augenöffnung, nicht aber durch Sprache oder andere Bewegungen verständlich machen)
A. cerebelli inferior posterior	**Wallenberg-Syndrom:** Drehschwindel, Erbrechen, Heiserkeit, Nystagmus, Trigeminusparese, Gaumensegelparese, Schmerz- und Temperaturempfindungsstörung

* Bei allen Gefäßen: Bewusstseinstrübung unterschiedlichen Ausmaßes, psychische Veränderung des Patienten
** Korrekter wäre, vom Befall der Arterie der dominanten Hirnseite zu sprechen, da dort in aller Regel das Sprachzentrum lokalisiert ist. Dies ist meist die linke, bei Linkshändern gelegentlich die rechte Hirnhälfte

Tab. 5.26: Die neurologischen Ausfälle bei einem Schlaganfall unterscheiden sich, je nachdem, welches Gefäßversorgungsgebiet betroffen ist und welche Hirnleistungszentren ausfallen.

TIA

Das Konzept der **TIA** *(transitorische ischämische Attacke)* mit flüchtigen neurologischen Ausfällen durch kurzzeitig gestörte Hirndurchblutung gilt durch die Fortschritte der bildgebenden Verfahren mittlerweile als veraltet, die TIA wird heute auch als („kleiner") Schlaganfall betrachtet.

Die Konsequenz für den Patienten bleibt die gleiche: Kurzzeitige neurologische Störungen wie etwa Sehstörungen auf einem Auge für wenige Minuten **(Amaurosis fugax),** Sensibilitätsstörungen, aber auch kurzzeitige Lähmungen („Gestern Morgen fiel mir irgendwie die Tasse aus der Hand, und kurz danach war wieder alles in Ordnung") sind Warnsignale eines drohenden „großen Schlaganfalls" und müssen möglichst noch am gleichen Tag abgeklärt werden.

5.6.3 Diagnostik

Nach evtl. Sicherung der Vitalfunktionen schließt sich schnellstmöglich die Akutdiagnostik zur Ursachenklärung und Schweregradeinschätzung an. Hierzu gehören neben der (Gefäß-)Anamnese und neurologischen Untersuchung (☐ 7):

- BZ-Stix, da auch ein *hypoglykämisches Koma* (☞ 10.7.5) zu Bewusstlosigkeit und den Zeichen einer (vorübergehenden) Hemiparese führen kann und außerdem eine behandlungsbedürftige Hyperglykämie (☞ 10.7.3, 10.7.4) ausgeschlossen werden muss
- EKG, um z.B. Vorhofflimmern (☞ 4.6.2) zu erkennen, das die Entstehung von Thromben im Herzen begünstigt
- CT oder Kernspintomographie des Gehirns, möglichst einschließlich CT- bzw. MR-Angiographie (☞ 1.3.3, 1.3.4). Eine Blutung lässt sich im CT sofort als Bereich erhöhter Dichte erkennen. Bei einer Ischämie ist ein sofort angefertigtes CT noch unauffällig, Frühzeichen werden nach 2–4 Stunden sichtbar. Die Kernspintomographie zeigt Blutungen ebenso sicher und ischämiebedingte Veränderungen früher an als die Computertomographie
- „Basislabor" mit BB, BZ, BSG, CRP, Quick, PTT, CK, Elektrolyte, Leber- und Nierenwerte
- Ultraschall des Herzens *(Echokardiographie,* genauer

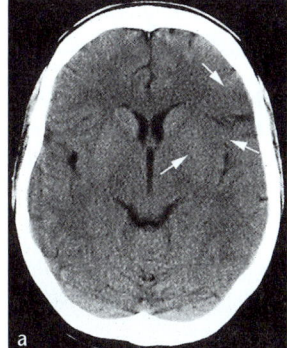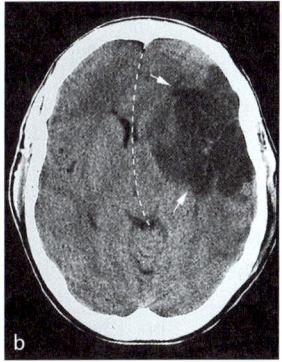

Abb. 5.28: CT des Gehirns (ohne Kontrastmittel) bei einem Schlaganfall sechs (a) bzw. 24 (b) Stunden nach Beschwerdebeginn. Frühzeichen des ischämischen Schlaganfalls sind eine zu dichte („helle") Darstellung der A. cerebri media durch einen Gefäßverschluss (hier nicht zu sehen) sowie leichte Dichteunterschiede des infarzierten Gehirnareals (→ in a). Nach 24 Stunden ist eine deutliche dunkle „Höhle" darstellbar (→ in b), die dem abgestorbenen Gehirngewebe entspricht. Infolge der Raumforderung sind Ventrikel und Mittellinie verlagert (gepunktete Linie in b). [X214]

TEE, ☞ 4.3.5), um Thromben zu erfassen oder auszuschließen

- Doppler- und Duplex-Sonographie (☞ 1.3.6) der hirnversorgenden Arterien, um Stenosen oder arteriosklerotische Plaques als mögliche Emboliequelle zu diagnostizieren

Die weiterführende Diagnostik besteht in:

- Langzeit-EKG (☞ 4.3.4), um eine Synkope bei Herzrhythmusstörungen (☞ 4.6) auszuschließen
- Dopplerdruckmessung der peripheren Arterien (☞ 5.3.2) zur Einschätzung der Gesamt-Gefäßsituation
- Ggf. weitere Blutuntersuchungen, z.B. bei Verdacht auf Thrombophilie (☞ 5.9.3) oder Vaskulitis (☞ 13.8)
- Ggf. Angiographie (vor geplanter Operation).

Empfohlene Überwachung bei Schlaganfall

- Engmaschig, bei Bedarf kontinuierlich (Monitoring): EKG, Atmung (ggf. Pulsoximetrie), RR, Puls
- Engmaschig: Blutzucker, Körpertemperatur
- Außerdem Beobachtung des neurologischen Status (Vigilanz, neurologische Ausfälle), auch mithilfe von Skalen, z.B. NIH-Stroke-Scale.

	Klinische Leitsymptome	Therapie
Zerebrale Ischämie	Neurologische Ausfälle, Bewusstseinsstörung (Einzelheiten ☞ 5.6.2)	Konservativ (Einzelheiten ☞ 5.6.4)
Intrazerebrale Blutung	Neurologische Ausfälle, Bewusstseinsstörung, Kopfschmerzen, Auslöser oft körperliche Anstrengung	Meist konservativ (Basismaßnahmen ähnlich denen bei zerebraler Ischämie, Kontrolle von Hirn- und Blutdruck, keine Lyse!), evtl. operative Hämatomausräumung
Subarachnoidalblutung	Plötzlich stärkste Kopfschmerzen, Übelkeit, Erbrechen, Meningismus (Hirnhautreizung mit Nackensteife), Bewusstseinssörung, Auslöser oft körperliche Anstrengung	Möglichst frühzeitige Operation zur Aneurysmaausschaltung. Falls nicht möglich, überbrückend konservative Behandlung (u.a. mit Bettruhe, keinerlei körperlicher Anstrengung) und spätere Operation
Hirnvenen- oder -sinusthrombose	Sich in Stunden entwickelnde Kopfschmerzen, evtl. zerebrale Krampfanfälle, neurologische Ausfälle	Konservativ (Antikoagulation)

Tab. 5.29: Krankheiten, die unter dem Bild eines „Schlaganfalles" verlaufen.

5.6.4 Therapie und Rezidivprophylaxe

Therapie

Um das abgestorbene Gewebe herum gibt es eine Zone (*Periinfarktgebiet* oder **Penumbra**), in der die Funktion der Nervenzellen zwar durch die Minderdurchblutung gestört ist, die Zellen aber noch nicht unwiderruflich geschädigt sind. Wird der Sauerstoffmangel rechtzeitig behoben, erholen sich diese Nervenzellen wieder, hält er jedoch an, sterben sie ab. Dementsprechend ist die Prognose des Patienten desto besser, je früher die Therapie beginnt („time is brain").

Basistherapie

Die Basistherapie des häufigen ischämisch verursachten Schlaganfalls umfasst (🕮 7):
- **Sicherung der Atmung.** Ausreichende Sauerstoffversorgung ist für das Überleben der Zellen in der Penumbra entscheidend. Deshalb muss die Atmung des Patienten in den ersten Tagen engmaschig überwacht werden, optimal ist eine Pulsoximetrie. Die Indikation zur Sauerstoffgabe über eine Nasensonde (2–4 l/Min.) ist großzügig zu stellen. Evtl. sind eine Intubation und Beatmung erforderlich
- **Sicherung der Herz- und Kreislauftätigkeit.** Herzinsuffizienz und Herzrhythmusstörungen müssen unbedingt behandelt werden. Der Blutdruck wird im hochnormalen Bereich gehalten (systolischer Blutdruck ≥ 140 mmHg), da zu niedrige Drücke die Durchblutung in der Penumbra verschlechtern. Ein zu hoher Blutdruck ist in der Akutphase sehr häufig und bildet sich oft von selbst wieder zurück. Sofern keine anderen Begleiterkrankungen vorliegen, wird der Blutdruck nur bei einem systolischen Druck über 200–220 mmHg oder einem diastolischen Druck über 100–120 mmHg *vorsichtig* gesenkt, da auch eine zu schnelle Blutdrucksenkung die Hirndurchblutung verschlechtert. Ein zu niedriger Blutdruck wird ggf. durch eine Infusionstherapie mit z. B. HAES oder mittels Katecholaminen angehoben
- **Korrektur des Flüssigkeits- und Elektrolythaushalts** durch Infusionen (☞ 9.15)
- **Regulation des Blutzuckers.** Ein erhöhter Blutzuckerspiegel geht mit einer Verschlechterung der Prognose einher, wobei noch unklar ist, ob er hierzu *ursächlich* beiträgt. Deshalb wird der Blutzuckerspiegel in den ersten drei Tagen engmaschig kontrolliert und durch die Gabe von (Alt-)Insulin auf maximal 160 mg/dl eingestellt. Andererseits sind auch Hypoglykämien unbedingt zu vermeiden
- **Normalisierung der Körpertemperatur.** Eine erhöhte Körpertemperatur wirkt sich ungünstig auf die (noch) nicht irreversibel geschädigten Zellen im Infarktrandgebiet aus. Daher wird bereits eine leicht erhöhte Körpertemperatur oberhalb 37,5 °C durch physikalische Maßnahmen wie Wadenwickel oder durch Arzneimittel gesenkt. Gleichzeitig wird nach der Ursache der Temperaturerhöhung gesucht und diese nach Möglichkeit beseitigt
- **Thromboseprophylaxe** durch Low-dose-Heparinisierung, Vollheparinisierung (☞ Pharma-Info 5.37) nur bei speziellen Indikationen (nicht bei Blutungen oder sehr großen ischämischen Infarkten)

- **Ggf. Behandlung des Hirnödems.** Je größer das Infarktgebiet ist, desto wahrscheinlicher ist die Entwicklung eines Hirnödems. Der Oberkörper des Patienten wird um 30° hochgelagert, der Kopf achsengerecht in Neutralstellung gelagert, um auch minimale venöse Abflussbehinderungen zu vermeiden. Seitenlage oder selbst das Flachstellen des Kopfteiles werden vermieden. Zur Dekubitusprophylaxe wird der Patient auf einer Weichlagerungs- oder Wechseldruckmatratze gelagert. Wichtig sind eine ausreichende Analgesie und Sauerstoffversorgung. Medikamentös werden osmotisch wirksame Substanzen gegeben, Glukokortikoide sind wirkungslos. Weitere Maßnahmen sind Intensivstationen vorbehalten
- **Intensive Frührehabilitation:** Ebenso wichtig wie die genannten medikamentösen Maßnahmen ist eine intensive Frührehabilitation des Patienten, die bereits kurz nach der Krankenhausaufnahme beginnt (☞ unten). Eine neurophysiologisch ausgerichtete Pflege, die sich am Bobath-Konzept orientiert (☞ 5.6.5), Frühmobilisation je nach Zustand des Patienten, Krankengymnastik (ebenfalls auf neurophysiologischer Grundlage) sowie ggf. Logopädie und Ergotherapie sollen die bleibenden neurologischen Ausfälle und die spastische Tonuserhöhung der Muskulatur mit typischem Haltungsmuster möglichst gering halten
- **Verhinderung weiterer Komplikationen:** Entsprechende Prophylaxen bzw. Therapiemaßnahmen beugen Komplikationen vor, insbesondere einer Pneumonie, einem Dekubitus und einer (bleibenden) Harninkontinenz.

Maßnahmen zur Wiederherstellung der Gehirndurchblutung

Eine spezifische Therapieoption beim ischämisch bedingten Schlaganfall ist die Thrombolysetherapie (☞ 5.8) zur Wiederherstellung der Gehirndurchblutung. Sie ist aber nur in den ersten 3 (–6) Stunden nach Beginn der Symptomatik möglich und kommt wegen ihrer Risiken und Kontraindikationen nur für einen Teil der Patienten in Betracht. Unter entsprechenden Voraussetzungen ist sie aber heute Methode der Wahl, wobei die intravenöse Lyse mit rt-PA derzeit am häufigsten durchgeführt wird.

Verhütung von Rezidivschlaganfällen

Die konsequente Behandlung von Grunderkrankungen und die Beseitigung von Risikofaktoren vermindern das Rezidivrisiko erheblich, wobei die Maßnahmen bei TIA und „großem Schlaganfall" gleich sind (🕮 8):
- Alle Patienten erhalten einen Thrombozytenaggregationshemmer, meist Azetylsalizylsäure 100–300 mg/Tag (z. B. Aspirin® 100). Studien zufolge ist die Kombination aus Azetylsalizylsäure und Dipyramidol (z. B. Aggrenox®) der ASS-Monotherapie überlegen und auf jeden Fall für Patienten mit hohem Rezidivrisiko, wahrscheinlich aber generell ratsam. Bei Unverträglichkeitserscheinungen (z. B. Magenblutung ☞ 7.2.5, 7.5.4) oder Patienten mit gleichzeitiger pAVK wird Clopidogrel (Iscover®, Plavix®) gegeben
- Bei erhöhtem Blutdruck ist eine konsequente Blutdrucksenkung erforderlich
- Hat der Patient einen Diabetes mellitus, wird dieser bestmöglich eingestellt

- Wahrscheinlich mindert auch aggressive Senkung des LDL-Cholesterins unter 100 mg/dl das Rezidivrisiko. Wegen der geringen Zahl von Studien ist aber unklar, ob bestimmte Statine anderen überlegen sind
- Bei Vorhofflimmern, Herzwandaneurysma oder Thromben in den Herzhöhlen wird je nach individuellem Risiko des Patienten eine langfristige orale Hemmung der Blutgerinnung eingeleitet, z. B. mit Marcumar® (☞ Pharma-Info 5.38)
- Bei Stenosen der A. carotis über 70 % kann eine **perkutane transluminale Angioplastie der Carotis** (*Carotis-PTA*, PTA ☞ 4.4.1, 5.5.2, ggf. mit Stent-Implantation) oder eine **Carotis-Thrombendarteriektomie** (*Carotis-TEA*, TEA ☞ 5.5.2) vorgenommen werden. Dabei ist wahrscheinlich eine frühe Intervention für den Patienten günstiger als eine späte nach mehreren Wochen.

5.6.5 Pflegerische Interventionen nach Schlaganfall

Bobath-Konzept

Die Basis der pflegerischen Betreuung von Schlaganfallbetroffenen bildet das Bobath-Konzept.

> **Bobath-Konzept:** Ein nach den Begründern Bertha und Karl Bobath benanntes Konzept zur Behandlung von Menschen mit ZNS-Schädigung. Bei Erwachsenen v. a. angewendet bei Schlaganfallbetroffenen. Ziele sind eine Normalisierung des Muskeltonus sowie die Förderung der Wahrnehmung und normalen Bewegung.

Prinzipien des Bobath-Konzepts

- Das Bobath-Konzept ist kein starres Konzept, sondern durch immer wieder neue Erkenntnisse Wandlungen unterworfen. Das früher übliche „Hervorholen der Schulter" z. B. gilt heute als überholt. Pflegende können sich durch interne Fortbildungen oder aktuelle Bobath-Kurse auf dem Laufenden halten (✉ 1)
- Das Bobath-Konzept basiert auf der Lernfähigkeit des Gehirns, das nicht alle ihm zur Verfügung stehenden Möglichkeiten nutzt und sich lebenslang (in Grenzen) umstrukturieren kann. Beispielsweise können bislang nicht genutzte Gehirnzellen nach einem Schlaganfall durch Maßnahmen des Bobath-Konzepts „geweckt" und dadurch verloren gegangene Bewegungsabläufe wieder ermöglicht werden
- Die normale Bewegung wird von verschiedenen Faktoren beeinflusst (☞ unten). Sie setzt eine normale Wahrnehmung und einen normalen Muskeltonus voraus. Nach einem Schlaganfall kann beides gestört sein. Es kommt dann zu einem hypo- oder hypertonen Muskeltonus. Angestrebt werden daher eine Regulation des Muskeltonus und eine Förderung der normalen Bewegung. Durch Bewegung (z. B. Lagerungswechsel) wird auch die Wahrnehmung für den Körper in seiner „Ganzheit" geschult und damit die betroffene Seite mehr in das Körperschema mit einbezogen
- Zur Anbahnung normaler Bewegungsabläufe ist eine fachgerechte Anleitung notwendig. Erfolgt diese nicht, versucht der Patient, die Defizite der betroffenen Seite durch die nicht betroffene Seite zu kompensieren und fördert dadurch evtl. spastische Bewegungsmuster (z. B. Hochziehen im Bett durch Festhalten mit der nicht betroffenen Hand am Kopfteil des Betts).

> Früher wurde beim Halbseitengelähmten von „gesunder" oder „kranker" Seite gesprochen. Heute spricht man von „betroffener" und „nicht betroffener" Seite (bzw. mehr und weniger betroffener Seite). Eine schlaffe Lähmung wird als „Minussymptomatik" oder „hypotone Muskulatur" bezeichnet, eine spastische Lähmung als „Plussymptomatik" oder „hypertone Muskulatur".

Einflussfaktoren auf die Bewegung

Jede normale Bewegung erfolgt zielgerichtet (z. B. wird das Glas zum Trinken an den Mund geführt) und ökonomisch, d. h. mit so wenig Kraftaufwand wie möglich. Sie setzt sich aus verschiedenen Bewegungsanteilen zusammen und ist individuell unterschiedlich. Normale Bewegung bedeutet in diesem Fall nicht „einheitlich genormte Bewegung", sondern eine Bewegung, die weich und flüssig, kontrolliert und koordiniert, erfolgreich und ökonomisch ist (□ 9). Verschiedene Faktoren beeinflussen die normale Bewegung:

- Schwerkraft: Je nach Lage des Patienten im Raum wirkt die Schwerkraft auf die Bewegung ein. Im Sitzen trinkt es sich leichter als im Liegen
- Unterstützungsfläche: Dies ist die Fläche, mit welcher der Körper die Umwelt berührt. Beim Liegenden ist dies die Fläche, mit welcher der Körper Matratze und Kopfkissen aufliegt, beim Stehenden die Berührungsfläche zwischen Fußsohle und Boden. Je kleiner die Unterstützungsfläche ist, desto mehr Haltungstonus ist erforderlich. Dies gilt umgekehrt genauso (je größer die Unterstützungsfläche ist, desto weniger Haltungstonus ist notwendig). Für eine entspannte Lage des Patienten ist daher viel Unterstützungsfläche wichtig
- Schlüsselpunkte: Regionen mit einer besonders hohen Dichte an Rezeptoren werden als Schlüsselpunkte bezeichnet. Sie nehmen Einfluss auf Haltung und Bewegung. So führt zum Beispiel die Berührung des Brustbeins durch die Pflegeperson zum Aufrichten des Oberkörpers. Weitere Schlüsselpunkte sind z. B. Hände und Füße sowie die Becken- und Schulterregion.

Bewegung

Der Lebensbereich Bewegung ist einer der entscheidensten Bereiche für die Rehabilitation des Schlaganfallbetroffenen. Pflegerische Maßnahmen zur Mobilisation des Patienten haben Einfluss auf die Regulation des Muskeltonus, die Wahrnehmung und die Anbahnung von normaler Bewegung. Sie dienen dem Wohlbefinden des Patienten und haben seine Sicherheit und Schmerzfreiheit im Blick. Jede Maßnahme zur Mobilisation ist außerdem Bestandteil zur Vermeidung von Komplikationen wie Dekubitus, Kontraktur oder Pneumonie.

> Wichtig ist, dass das Bobath-Konzept von allen Mitgliedern des therapeutischen Teams über 24 Std. angewendet wird. Der Patient wird in alle Maßnahmen miteinbezogen, über das Vorgehen informiert und zur Mitarbeit im Rahmen seiner Möglichkeiten aktiviert.

Lagerung auf dem Rücken

- Material: 3–4 große und 1–2 kleine Kissen, evtl. 1–2 Handtücher
- Die zwei großen Kissen A-förmig so übereinanderlegen, dass die Brustwirbelsäule genügend Raum hat, nach unten zu sinken. Liegt der Kopf des Patienten nicht bequem im Überlappungsbereich der beiden Kissen, ggf. zusätzlich noch kleines Kissen unterlegen
- Beide Beine beugen, damit der Rücken der Matratze vollständig aufliegt. Ggf. Knie unterlagen, um das Becken gekippt zu halten
- Jeweils eine Hand links und rechts unter die Schulterblätter bzw. anschließend unter die Hüften legen und mit einer leichten Bewegung nach außen bringen
- Betroffenen Unterarm auf den Bauch legen, dabei Ellbogen z. B. mit einem Handtuch unterlagern, falls er der Unterstützungsfläche nicht aufliegt. Der Arm kann auch neben dem Körper positioniert werden, das Handgelenk darf dabei nicht abgeknickt sein
- Bei Außenrotation des Beins Kissen vom Becken bis zum Knie so von außen unterlegen, bis die Außenrotation ausgeglichen ist.

Im Bett bewegen

- Auf der betroffenen Seite stehen und mit einer Hand Fußsohle des betroffenen Beins kräftig umgreifen. Bei berührungsempfindlichen Fußsohlen fördert dies die Desensibilisierung (🕮 9). Mit der anderen Hand Oberschenkelaußenseite unterstützen
- Patienten bitten, das stärker betroffene Bein anzustellen. Dabei seine Eigenaktivität spüren und nur so viel Unterstützung wie nötig geben. Ferse möglichst nahe am Gesäß abstellen. Patienten bitten, das nicht betroffene Bein ebenfalls anzustellen
- Sich auf das Bett knien und eine Hand zwischen den Beinen des Patienten unter die nicht betroffene Gesäßhälfte führen. Dabei das Knie des betroffenen Beins zwischen Oberarm und Körper fixieren
- Andere Hand unter das Gesäß der betroffenen Seite legen. Patienten bitten, das Becken anzuheben. Sich

dabei nach hinten auf das Knie lehnen. Durch den Druck wird der Fuß auf die Matratze gepresst und das Becken entlastet. Die Pflegekraft kann die Bewegung des Beckens mit den Händen steuern und unterstützt nur so viel wie nötig

- Zum Bewegen an die Bettkante Gesäß beim Anheben zur gewünschten Seite bringen
- Anschließend beide Hände unter den Schultergürtel des Patienten legen und ihn bitten, den Kopf zur Brust zu bringen. Durch die Gewichtsverlagerung der Pflegekraft nach hinten Schulterbereich anheben und zur gewünschten Seite bewegen
- Anheben von Becken- und Schulterbereich so oft wiederholen, bis die Bettkante erreicht ist.

Lagerung auf die betroffene Seite

- Material: 2 Bettdecken, 1–2 kleine Kissen
- Patienten im Bett zur nicht betroffenen Seite bewegen (☞ oben)
- Betroffenen Arm ca. 30° zur Seite lagern, Ellenbeuge zeigt zur Decke. Kopfkissen ein Stück zur betroffenen Seite ziehen, damit Patient auch nach der Drehung noch darauf zu liegen kommt
- Patienten unterstützen, das betroffene Bein anzustellen (☞ oben), anschließend das andere Bein anstellen lassen. Dann das Becken heben und leicht versetzen lassen (in Richtung der nicht betroffenen Seite)
- Knie des Patienten zur Matratze und dadurch Körper zur Seite bewegen. Bewegung des Oberkörpers ggf. unterstützen. Wenn notwendig, Patienten nach der Drehung wieder ein Stück Richtung Bettkante zurückziehen
- Rücken durch Bettdecke (der Länge nach gefaltet) unterstützen. Oben liegendes Bein auf zweite Bettdecke (alternativ großes Kissen) lagern

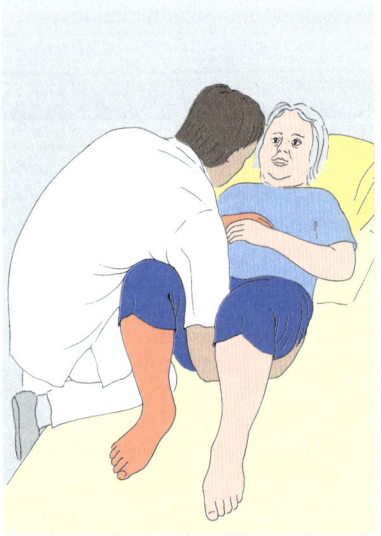

Abb. 5.30: Anheben des Beckens, um den Patienten zu unterstützen, sich nach oben oder zur Seite zu bewegen. Mit der Achsel Druck auf das betroffene Bein ausüben. Das Becken hebt sich und kann in die gewünschte Richtung bewegt werden. [L190]

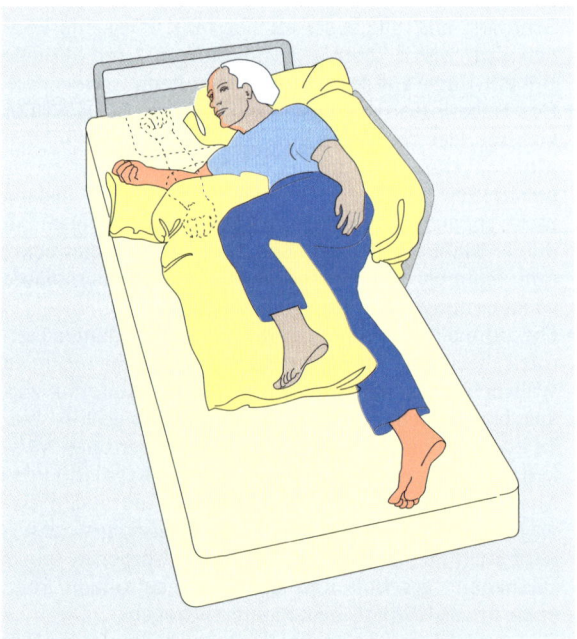

Abb. 5.31: Lagerung auf die betroffene Seite. Der betroffene Arm kann abwechselnd nach oben oder unten gelagert werden. [L109]

- Betroffenes Bein nach hinten bringen, nur so weit strecken, wie dies dem Patienten möglich ist
- Unten liegenden betroffenen Arm mit einem kleinen Kissen leicht erhöht lagern. Innenrotation ggf. durch leichte Außenrotation korrigieren, der Unterarm soll gestreckt und das Handgelenk nicht abgeknickt sein.

Lagerung auf die nicht betroffene Seite
- Material: 2 Bettdecken, 1–2 kleine Kissen
- Patienten im Bett zur betroffenen Seite bewegen (☞ oben). Kopfkissen ein Stück zur nicht betroffenen Seite ziehen, damit Patient auch nach der Drehung noch darauf zu liegen kommt
- Patient unterstützen, das betroffene Bein anzustellen (☞ oben), anschließend das andere Bein anstellen lassen
- Der Länge nach gefaltete Decke neben die nicht betroffene Seite des Patienten auf das Bett legen, damit der Oberkörper des Patienten gleich nach der Drehung stabilisiert werden kann
- Knie des Patienten zur Matratze und dadurch Körper zur Seite bewegen. Dabei Drehung des Oberkörpers mit einer Hand am Schulterblatt und durch Führen des betroffenen Arms mit der anderen Hand unterstützen. Der Oberkörper kommt auf der Decke zu liegen
- Decke zwischen den Beinen durchführen
- Betroffenen Arm abwechselnd gebeugt oder gestreckt lagern, ggf. zusätzlich mit einem weiteren Kissen unterlegen, Achselhöhle durch ein gefaltetes Handtuch unterstützen. Bei der bauchbetonten Lagerung kommt das betroffene Bein vor der zwischen den Beinen liegenden Decke auf der Matratze zu liegen. Bei der seitenbetonten Lagerung wird zusätzlich eine Decke oder ein Kissen unter das Bein gelegt und damit der Körper mehr nach hinten verlagert.

Vom Liegen zum Sitzen am Bettrand
- Patienten unterstützen, durch Anheben des Beckens (☞ oben) und Unterstützung im Schulterbereich eine diagonale Lage im Bett einzunehmen. Der Kopf des Patienten liegt mit der nicht betroffenen Seite nahe am gegenüberliegenden Bettrand. Das betroffene Bein über die Bettkante führen, das nicht betroffene Bein im Bett anstellen lassen

- Bett tief stellen, damit die Füße des Patienten später gut den Boden erreichen
- Oberkörper des Patienten leicht drehen, Patienten Bewegung einleiten lassen und ihn beim Aufrichten unterstützen. Dabei eine Hand an die Schulter der betroffenen Seite legen, die andere an die der nicht betroffenen Seite. Patienten bitten, die nicht betroffene Hand auf die Schulter der Pflegekraft zu legen, sich jedoch nicht daran hochzuziehen
- Patienten beim geraden Hinsitzen unterstützen, damit das Becken gleichmäßig belastet ist. Ihn dazu ggf. bitten, das Gewicht auf die andere Gesäßhälfte zu verlagern. Darauf achten, dass die Füße flächig auf dem Boden stehen.

> **Vorsicht!**
> Manche Patienten „drücken" sehr stark zu ihrer betroffenen Seite. Man spricht dann von **Pusher-Patienten** (*engl.* to push = drücken). Dies kann beim Sitzen am Bettrand oder Umsetzen in den Stuhl zu einer erhöhten Sturzgefahr führen. Bei solchen Patienten immer zu zweit arbeiten.

Transfer in den Stuhl
Kann der Patient (kurzzeitig) stehen, erfolgt der Transfer von der Bettkante in den Stuhl über den Stand. Kann er nicht stehen, wird der tiefe Transfer angewendet.

Beim tiefen Transfer:
- Rollstuhl parallel zum Bett stellen, Bremsen anziehen, Seitenlehne und Fußstütze entfernen
- Für guten Halt und sicheren Stand des Patienten durch feste Schuhe sorgen
- Sich vor den auf der Bettkante sitzenden Patienten stellen, damit das Drehbein mit den Knien stabilisiert werden kann. Bei Drehung nach rechts ist das rechte Bein das Drehbein (bei Drehung nach links das linke Bein)
- Mit einer Hand unter der Achsel der nicht betroffenen Seite auf das Schulterblatt der betroffenen Seite greifen. Patienten die Hand der nicht betroffenen Seite auf den Rücken der Pflegekraft legen lassen. Die andere Hand liegt im Schoß, nicht auf die Schulter der Pflegekraft legen lassen (Gefahr der Schädigung des Schultergelenks!)

5

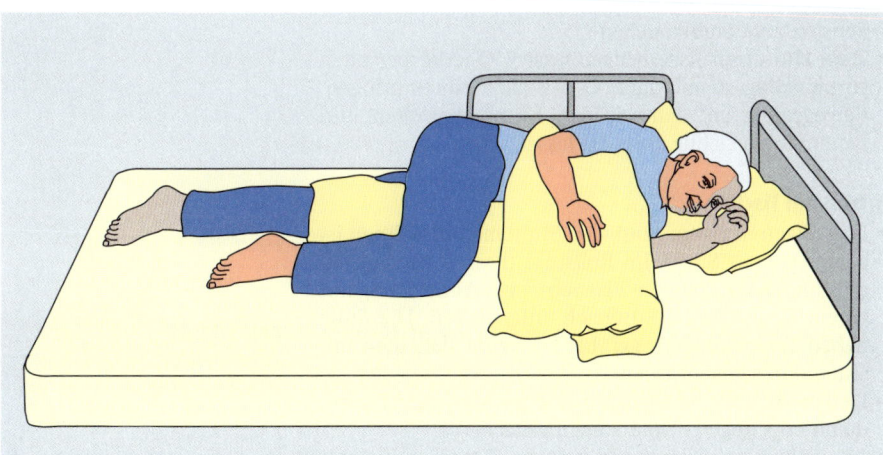

Abb. 5.32: Bauchbetonte Lagerung auf die nicht betroffenen Seite. [L109]

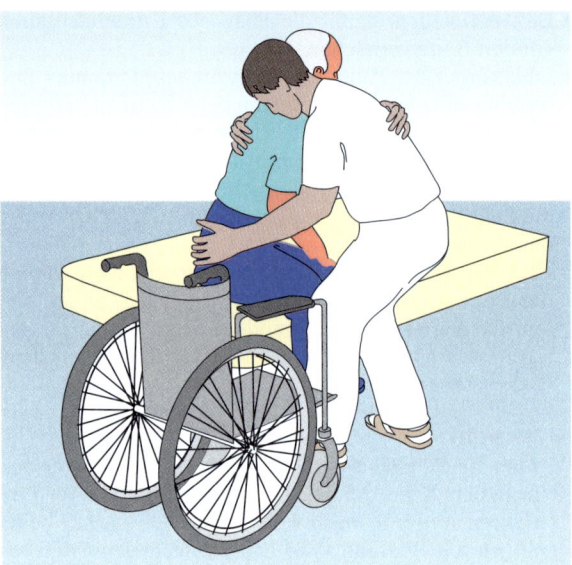

Abb. 5.33: Tiefer Transfer in den Rollstuhl. Die Pflegekraft stabilisiert das Drehbein des Patienten mit den Knien. [L109]

- Andere Hand der Pflegekraft an das Becken legen und Patienten unterstützen, das Becken und dann den Oberkörper aufzurichten. Anschließend das eigene Gewicht nach hinten verlagern und damit Oberkörper des Patienten so weit wie möglich nach vorne bringen, sodass das Gewicht auf die Beine kommt
- Durch die Bewegung nach vorne wird das Gesäß entlastet. Aktivität des Patienten abwarten und Gesäß Richtung Rollstuhl bewegen. Dabei Drehbein mit beiden Knien stabilisieren
- Vorgang 2- bis 3-mal wiederholen, bis die Sitzfläche des Rollstuhls erreicht ist.

Beim Transfer über den Stand:
- Den an der Bettkante sitzenden Patienten wieder am Rumpf unterstützen und Gewicht nach vorne verlagern lassen
- Patienten bitten sich hinzustellen. Dabei mit einer Hand am Sitzbeinhöcker, mit der anderen Hand am gegenüberliegenden Rumpf unterstützen
- Patienten sein Gewicht auf ein Bein verlagern und mit dem anderen einen Schritt machen lassen. Durch abwechselnde Gewichtsverlagerung kann er zwei bis drei Schritte zum Stuhl machen
- Zum Hinsetzen Knie beugen lassen, Oberkörper nach vorne verlagern und dabei Gesäß nach hinten bringen. Bewegegung mit dem eigenen Körper begleiten und Patienten vorsichtig absetzen lassen.

Sitzen am Tisch
- Das Sitzen in einem normalen Stuhl mit Armlehnen ist besser als das Sitzen im Rollstuhl (bessere Rumpfaufrichtung durch stabilere Flächen), evtl. Aufrichtung mit einem Kissen im LWS-Bereich unterstützen. Die Füße haben Bodenkontakt, ggf. bei kleineren Patienten mit einem Fußschemel arbeiten
- Den betroffenen Arm ggf. mit einem Kissen unterlagern, damit er genügend Unterstützungsfläche hat
- Bei instabilen Rumpfverhältnissen Rumpf mit einer

Decke umwickeln und an den Seiten zusätzlich ggf. Kissen einbringen
- Beim Sitzen im Rollstuhl Füße nicht auf den Fußstützen abstellen, sondern direkt auf dem Boden (Spitzfußprophylaxe). Festes Kissen in den Rücken einbringen, um die flexible Rückenlehne des Rollstuhls auszugleichen. Den betroffenen Arm auf ein Kissen bzw. den Rollstuhltisch lagern.

Gehen mit dem Patienten
- Sich dicht hinter den Patienten stellen und ihn bitten, das Gewicht auf das betroffene Bein zu verlagern. Durch Entlastung Voranstellen des nicht betroffenen Beins ermöglichen. Dabei Patienten mit beiden Händen am Rumpf unterstützen, indem die Seite für das Schwungbein verkürzt wird
- Anschließend Gewicht auf das nicht betroffene Bein verlagern (diese Rumpfseite verkürzt jetzt) und betroffenes Bein voranstellen. Bewegung nach vorne mit der Hand an der Hüfte unterstützen.

Prophylaxe von Komplikationen
Durch unphysiologische Bewegungen, Fehlhaltungen und einen gestörten Muskeltonus kann es zu schmerzhaften Schulter- bzw. Hüftkomplikationen oder zu einem Spitzfuß kommen.

Ein Großteil der Patienten mit einer hypotonen Halbseitenlähmung hat z. B. eine subluxierte Schulter oder eine Fehlstellung in der Hüfte. Durch die Regulation des Muskeltonus und die Anbahnung normaler Bewegungsabläufe bilden sich diese Symptome meist zurück. Falsches Handling kann jedoch zu Fehlhaltungen und Schmerzen führen.

Wichtige Maßnahmen zur Vermeidung von **Schulterkomplikationen** sind unter anderem:
- Armgewicht mit dem Schulterschutzgriff am Oberarm körpernah abnehmen und Arm aus der Innenrotation herausbewegen (□ 10)

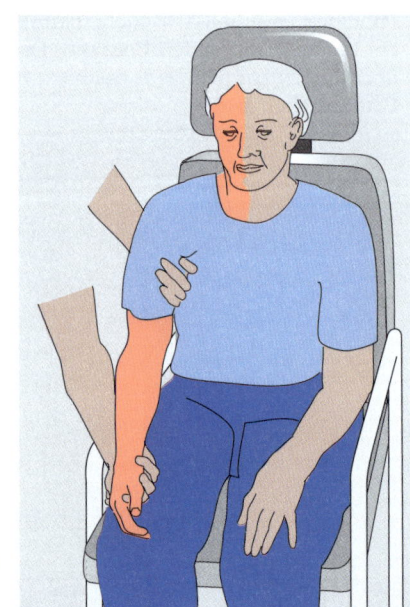

Abb. 5.34: Zur Vermeidung von Schulterkomplikationen Gewicht des Arms schulternah abnehmen. [L109]

- Hypotonen Arm in kleinen Bewegungen begleiten, nicht führen. Beim Ankleiden Kleidungsstück immer zuerst über den betroffenen Arm ziehen, dann über den Kopf und den nicht betroffenen Arm. Beim Entkleiden wird in umgekehrter Reihenfolge zuerst der betroffene Arm ausgezogen
- Beim Drehen unbedingt vermeiden, dass der betroffene Arm auf die Matratze rollt und im Handgelenk abknickt. Arm beim Drehen unterstützen, dabei nicht abduzieren oder nach innen rotieren lassen
- Beim Liegen auf der betroffenen Seite Kopf des Patienten gut unterlagern, um das Kopfgewicht abgeben zu können und damit den Druck auf den Schultergürtel zu verringern
- Bei der Unterlagerung des betroffenen Arms im Sitzen darauf achten, den Arm seitlich am Oberkörper zu positionieren, um Zug durch die Schwerkraft zu vermeiden. Durch entsprechende Lagerung Innenrotation vorbeugen
- Beim Sitzen am Waschbecken Arm nicht auf oder in das Waschbecken legen, solange noch keine Rumpfstabilität erreicht oder ein unachtsamer Umgang des Patienten mit der betroffenen Schulter zu befürchten ist. 🖳

Von der Halbseitenlähmung ist auch der Gesäßmuskel betroffen, dies führt zu einem Absinken der betroffenen Beckenseite und damit zu einer Beckenasymmetrie sowie instabilen Gelenkverhältnissen (📖 11). Mögliche Maßnahmen zur Vermeidung von **Hüftkomplikationen** sind z. B.:

- Rotiert das betroffene Bein in Rückenlage nach außen, Bein im Bereich des Trochanter mit einem Handtuch oder kleinem Kissen so weit unterlagern, bis die Außenrotation korrigiert ist (Handtuch kann z. B. seitlich leicht aufgerollt werden)
- Vor dem Anstellen des betroffenen Beins (z. B. beim Bewegen im Bett) dieses vorsichtig in die Mittelstellung bringen. Das aufgestellte Bein mit dem eigenen Körper fixieren (📖 oben)
- Bei der Lagerung auf die nicht betroffene Seite oben liegendes, betroffenes Bein ausreichend unterlagern, um Zug auf den Oberschenkelkopf durch die Schwerkraft zu vermeiden. Auch beim Sitzen vermeiden, dass das betroffene Bein nach außen zieht oder fällt.

Durch die hypotone Halbseitenlähmung fällt der Vorfuß bei vielen Patienten nach vorne **(Spitzfußgefahr)**. Maßnahmen zur Vermeidung eines Spitzfußes sind unter anderem:

- Unterlagerung des Vorfußes des betroffenen Beins z. B. durch ein Kissen. Reagiert der Patient jedoch mit Gegendruck, kann dies die Spitzfußgefahr erhöhen. Deswegen ist darauf zu achten, dass der Fuß keinen Druck, sondern lediglich Unterstützung erfährt. Dazu z. B. Handtuch überkreuzt um den Fuß wickeln und evtl. zusätzliches Kissen leicht an die Unterseite der Füße legen (📖 12)
- Kräftiges Umfassen von Zehen und Fußsohlen zur Verbesserung der Spürinfomation
- Bewegen im Bett (Spitzfußprophylaxe durch das Aufsetzen der Füße auf die Matratze und durch den Druck auf die Knie)
- Sitzen im Stuhl mit auf den Boden gestellten Füßen.

Ernährung

Der Lebensbereich Ernährung ist bei vielen Schlaganfallpatienten dadurch betroffen, dass durch neurologische Störungen der Schluckvorgang beeinträchtigt ist. Das führt zu einer erhöhten Aspirationsgefahr und damit zur Gefahr einer Aspirationspneumonie. Vor dem Anreichen von Getränken oder Nahrung ist daher zu überprüfen, ob der Schluckakt beeinträchtigt ist **(Dysphagie-Screening).** Warnzeichen sind z. B. Husten, Würgen, Räuspern, herauslaufender Speichel, eine belegte Stimme oder die Unfähigkeit des Patienten, auf Aufforderung zu husten. Die Überprüfung des Schluckaktes erfolgt häufig durch einen FOTT®-Therapeuten *(Facio-oraler-Trakt-Therapie)*. Er legt in Absprache mit dem therapeutischen Team fest, wann mit dem Ess- und Trinktraining begonnen werden kann. Bei Schluckstörungen muss der Patient vorübergehend über eine Ernährungssonde ernährt werden (📖 1.4.3). Bei länger andauernder Störung ist die Anlage einer PEG in Erwägung zu ziehen (📖 1.4.3).

Solange der Patient Nahrungskarenz hat, besteht eine erhöhte Gefahr von Borkenbildung oder Soorpilzbefall der Mundschleimhaut. Eine sorgfältige Mundpflege ist daher wichtig. Bei Neigung zum Beißreflex Mundpflege nicht mit einer Klemme, sondern z. B. mit einem Watteträger durchführen.

Auch wenn der Patient wieder essen kann, muss nach jeder Nahrungsaufnahme eine Mundpflege durchgeführt werden, weil Nahrungsreste z. B. in der Backentasche verbleiben und dann später aspiriert werden können.

Ausscheidung

Durch direkte Störung der Blasen- und Darmfunktion, Lähmungen (der Patient kann durch die Halbseitenlähmung nicht zur Toilette gehen) oder Apraxie (der Patient hat „vergessen", wie man zur Toilette geht) ist die normale Ausscheidung häufig beeinträchtigt. Die Pflegenden unterstützen den Patienten durch die Versorgung mit Hilfsmitteln wie Steckbecken, Urinflasche, Kondomurinal oder Inkontinenzmaterialien. Ist eine künstliche Harnableitung notwendig, dann ist der suprapubische Blasenkatheter dem transurethralen wegen der geringeren Infektionsgefahr vorzuziehen.

Durch die Immobilität, die fehlende Bauchpresse und weil es vielen Betroffenen peinlich ist, das Steckbecken zu benutzen, kommt es häufig zu Obstipation. Die Pflegenden beobachten daher den Stuhlgang und ergreifen entsprechende Maßnahmen zur Unterstützung des Patienten nach Arztanordnung.

Kommunikation

Viele Patienten leiden unter Sprach- oder Sprechstörungen wie Aphasie oder Dysarthrie (📖 5.6.2). Auch durch Verwirrtheit des Patienten kann die Kommunikation gestört sein. Die Pflegenden achten darauf, langsam zu sprechen, kurze Ja/Nein-Fragen zu formulieren, dem Patienten Zeit zu geben für eine Antwort, ihn nicht durch häufiges Nachfragen unter Druck zu setzen, sondern es später noch einmal zu versuchen. Mimik und Gestik können ebenfalls bei der Verständigung helfen.

Früher hat man Patienten, v.a. solche mit einem Neglect-Syndrom (☞ 5.6.2), grundsätzlich über die betroffene Seite angesprochen und z.B. auch die Raumgestaltung darauf ausgerichtet, damit der Patient „gezwungen" war, die betroffene Seite wahrzunehmen. Dies kann jedoch nicht nur zu Frustration und Aggression, sondern auch zu spastischen Reaktionen führen (🕮 9). Daher wird heute individuell entschieden, über welche Seite Kontakt aufgenommen bzw. über welche Seite am besten mit dem Patienten gearbeitet wird.

Patienten- und Angehörigenberatung

Die Betroffenen und ihre Angehörigen werden von Anfang an über die Grundlagen des Bobath-Konzepts informiert und in alle damit verbundenen Maßnahmen einbezogen. Dies ist wichtig, damit das Konzept, auch ohne die Pflegenden, 24 Stunden am Tag und ebenso über den Krankenhausaufenthalt hinaus umgesetzt wird.

Viele Betroffenen hadern damit, dass sie nicht schneller Fortschritte erzielen. Hoffnungslosigkeit kann die Folge sein. Die Pflegenden weisen gemeinsam mit dem Arzt darauf hin, dass die Umstrukturierung des Gehirns Monate dauern kann und damit Verbesserungen immer möglich sind. Hierzu ist allerdings viel Geduld von Patient und Angehörigen gefragt.

Ein strukturierter Entlassungsprozess soll Versorgungsbrüche beim Übergang nach Hause ausschließen. Hierzu gehört auch ggf. die Hinzuziehung ambulanter Dienste, um Überlastungssituationen der Angehörigen zu vermeiden. Leiden sie darunter, dass der Patient wesensverändert und z.B. aggressiv oder depressiv ist, weisen die Pflegenden auf psychosoziale Beratungsangebote hin.

Die Pflegenden werden außerdem präventiv beratend tätig, indem sie alle gefährdeten Personen auf das Risiko eines Schlaganfalls und die Bedeutung einer gesunden Lebensweise aufmerksam machen. Hierzu gibt es viele Informationsbroschüren und auch Internetadressen, auf die ergänzend hingewiesen werden kann (🕮 13, ✉ 1, 2).

Die Pflegenden informieren gefährdete Personen darüber, dass auch scheinbar harmlose Symptome wie Taubheitsgefühl oder Sehstörungen Vorboten eines Schlaganfalls sein können und einen unverzüglichen Termin beim Arzt erfordern.

Rehabilitation

Patienten nach einem Schlaganfall haben oft so ausgeprägte Störungen, dass sie spezielle (ambulante oder stationäre) Rehabilitationsmaßnahmen brauchen. Für Patienten, die im Alltag noch viel Hilfe benötigen, sind stationäre Maßnahmen dabei meist sinnvoller, nicht selten werden auch länger als die sonst üblichen drei Wochen bewilligt. Bei den meist älteren Patienten sind die Wiedererlangung der Selbstständigkeit im Alltag und die weitestmögliche Teilnahme an bisherigen sozialen Aktivitäten und Hobbies die vorrangigen Ziele.

- Wesentliches Problem vieler Betroffener sind motorische Störungen, entsprechend ist **Physiotherapie** ein Hauptpfeiler der Rehabilitation. Neben dem oben erwähnten Bobath-Konzept gibt es noch weitere Konzepte zur Förderung der Motorik, etwa die **propriozep-**

tive neuromuskuläre Fazilitation oder die **Vojta-Methode.** Übungen der verschiedenen Konzepte können je nach Bedürfnissen des Patienten kombiniert werden. Als sinnvoll erwiesen haben sich auch das sog. **repetitive Training,** d.h. das wiederholte Üben bestimmter Bewegungen, und das gezielte Üben von Alltagsbewegungen. Hinzu kommen ggf. Elektrotherapie, der Einsatz von Hilfsmitteln wie etwa Schienen, aber auch spezieller Laufbänder oder Gangtrainer zur Gangschulung. Schwerpunkte der **Ergotherapie** sind z.B. Selbsthilfetraining und Hilfsmittelanpassung. **Physikalische Therapien** wie Bäder und Massagen sollen den Muskeltonus normalisieren und dadurch die Physiotherapie unterstützen

- **Logopädie** ist bei Sprech- und Schluckstörungen notwendig
- Auch für die oft belastenden neuropsychologischen Störungen gibt es spezielle, teils computergestützte Übungen z.B. zur Wahrnehmungs- oder Aufmerksamkeitsförderung. Besonders geeignet sind darüber hinaus speziell angepasste Ergotherapie-Übungen mit Bezug zum Alltag
- Die Krankheitsverarbeitung des Patienten wird günstig beeinflusst, wenn er in den verschiedenen Bereichen Übungen zur selbstständigen Durchführung, angepasst an seine individuelle Belastbarkeit, erhält. Der Patient hat dann das Gefühl, sich selbst helfen zu können und der Krankheit nicht hilflos ausgeliefert zu sein. Auch Gesprächskreise mit anderen Betroffenen können helfen
- Zur Rehabilitation gehört außerdem die bereits oben erwähnte Patienten- und Angehörigenberatung

Nach Abschluss der Rehabilitationsmaßnahmen ist es sinnvoll, einen Teil der Therapien zu Hause fortzusetzen und auch regelmäßig selbstständig zu üben.

5.7 Vaskuläre Demenz

Demenz: Organisch bedingter, fortschreitender Verlust geistiger Fähigkeiten. Komplexes Symptombild eines *chronischen Verwirrtheitszustandes* mit Gedächtnis-, Wahrnehmungs- und Denkstörungen (z.B. Wahnvorstellungen), Desorientiertheit, Persönlichkeitsveränderungen und in der Folge auch körperlichem Abbau. Betrifft vor allem ältere Menschen. In Deutschland schätzungsweise eine Million mäßig oder schwer Betroffene.

Vaskuläre Demenz: Sammelbezeichnung für solche Demenzen, die auf Gefäßerkrankungen zurückzuführen sind.

Krankheitsentstehung

Die **vaskuläre Demenz** ist Folge einer Gehirnschädigung durch Gefäßerkrankungen. Sie macht ca. 20% aller Demenzen aus.

- Bei der **Multiinfarktdemenz** sind viele kleine Ischämien (eben **multiple Infarkte**) als ursächlich anzunehmen. Diese sind meist Folge einer Makro- oder Mikroangiopathie der hirnversorgenden Gefäße (☞ Abb. 5.24), selten liegen andere Ursachen wie etwa kardiale Embolien zugrunde

- Kommt es durch umschriebene Infarkte an wichtigen „Schaltstellen" im Gehirn zu einer Demenz (etwa bei beidseitigem Thalamusinfarkt), spricht man von **strategischen Infarkten**
- Als eigenes Krankheitsbild abgegrenzt wird der **Morbus Binswanger** *(Binswanger-Enzephalopathie)*, bei dem Gefäßveränderungen durch langjährige Hypertonie zu ausgedehnten **Marklagerschäden** geführt haben
- Andere Gefäßerkrankungen wie etwa Vaskulitiden sind nur selten Ursache einer vaskulären Demenz.

Abgegrenzt werden muss die vaskuläre Demenz von den Demenzen bei Stoffwechselerkrankungen, den Demenzen im Rahmen anderer Erkrankungen (etwa bei Chorea Huntington oder Creutzfeld-Jakob-Krankheit) sowie vor allem von der **Alzheimer-Demenz.** Letztere ist mit ca. 50–60 % aller Demenzen die häufigste Demenz überhaupt und nach wie vor ursächlich ungeklärt (primär degenerativ). Schätzungsweise 15 % der Demenzen sind Mischform der Alzheimer- und der vaskulären Demenz.

Symptome, Befund und Diagnose

> Voraussetzung für die Diagnose der vaskulären Demenz sind Symptome der Demenz mit gleichzeitigem kausalen oder zeitlichen Zusammenhang zu Gefäßerkrankungen.

Symptome und Untersuchungsbefund

Leitsymptome der Demenz sind Gedächtnisstörungen in Kombination mit kognitiven Störungen, wobei für eine Demenz-Diagnose mindestens zwei der folgenden Bereiche gestört sein müssen (□ 14):
- Orientierung, z. B. zu Ort oder Zeit
- Abstraktes Denken
- Urteilsfähigkeit
- Aphasie (☞ 5.6.2)
- Apraxie (☞ 5.6.2)
- Agnosie (Unfähigkeit, Gegenstände oder Zustände zu erkennen)
- Verhalten
- Persönlichkeit.

Die Symptome müssen so schwer sein, dass die Alltagskompetenzen eingeschränkt sind; andere psychische Erkrankungen wie etwa eine Schizophrenie müssen ausgeschlossen sein.

Typisch für die vaskuläre Demenz ist ein wechselhafter, oft auch schubweiser Verlauf (plötzliche Verschlechterung durch erneute Phasen der Mangeldurchblutung).

Anamnestisch lassen sich oft kardiovaskuläre Risikofaktoren, TIAs oder Schlaganfälle eruieren, bei der körperlichen Untersuchung zeigen sich häufig neurologische Auffälligkeiten wie etwa Reflexstörungen, Gangstörungen oder Lähmungen; auch eine Inkontinenz ist häufig.

Diagnostik und Differenzialdiagnostik

Für die genaue Einschätzung der kognitiven Störungen stehen Tests wie etwa der Mini-Mental-Status-Test oder der Uhrzeit-Zeichnen-Test zur Verfügung. Eine psychiatrische Untersuchung dient dem Ausschluss von *Depressionen*, die eine Demenz vortäuschen können **(Pseudodemenz).**

	Alzheimer-Demenz	Vaskuläre Demenz
Beginn	Unmerklich	Meist plötzlich
Verlauf	Sich langsam verschlechternd	Sich schubweise verschlechternd
Schlaganfälle	Meist keine	Häufig in der Vorgeschichte
Lähmungen/ Taubheitsgefühle	Fehlen normalerweise	Häufig vorhanden
Computer-/ Kernspintomographie	Globale Hirnschrumpfung	Umschriebene Defekte

Tab. 5.35: Unterschiede zwischen Alzheimer- und vaskulärer Demenz.

Schwierig ist die Sicherung des kausalen oder zumindest zeitlichen Zusammenhangs der Demenz zu zerebrovaskulären Schäden. Computer- und vor allem Kernspintomographie sind hier oft entscheidend. In Einzelfällen kann eine PET (☞ 1.3.5) zur Unterscheidung der Alzheimer-Demenz sinnvoll sein.

Grundsätzlich wird eine Blutuntersuchung durchgeführt. Als Minimalprogramm gelten BSG, BB, BZ, Elektrolyte und TSH. Bei Bedarf erfolgen weitere Untersuchungen, etwa die Bestimmung von Folsäure oder Vitamin B_{12}, der Leberwerte oder von Medikamentenspiegeln.

Behandlungsstrategie

Internistische Basistherapie

Die Therapie kardiovaskulärer Risikofaktoren soll erneute Mangeldurchblutungen des Gehirns mit Verschlechterung der Hirnleistung verhindern. Hierzu gehört vor allem die Behandlung einer arteriellen Hypertonie (☞ 5.4.1). Dabei darf der Blutdruck aber nur langsam und mäßig gesenkt werden, um Hypotonien (vor allem *nächtliche* Blutdruckabfälle) und eine dadurch bedingte Minderdurchblutung des Gehirns zu vermeiden.

Außerdem werden Arzneimittel zur Hemmung der Thrombozytenaggregation gegeben (z. B. niedrig dosiert Azetylsalizylsäure, etwa in Aspirin 100®), auch wenn deren Wirkung bezüglich der Demenzprogression nach wie vor nicht gesichert ist. Marcumar® (☞ Pharma-Info 5.38) wird nur in bestimmten Situationen (etwa bei Vorhofflimmern) und zuverlässiger Medikamenteneinnahme mit regelmäßiger Gerinnungskontrolle gegeben, da die Patienten sonst zu sehr durch Blutungen gefährdet werden.

Zur internistischen Basistherapie zählen ferner:
- Die kritische Überprüfung der Medikamente, die das Demenzbild negativ beeinflussen können
- Die Gabe von Antiepileptika bei entsprechenden Anfällen
- Die medikamentöse Therapie der Harninkontinenz (welche jedoch in erster Linie durch Kontinenztraining zu behandeln ist).

Arzneimittel zur Verbesserung der Hirnleistung

Die aus der Behandlung der Alzheimer-Demenz bekannten Cholinesterasehemmer (z. B. Donezepil, etwa Aricept®, Galantamin, etwa Reminyl®, Rivastigmin, etwa Exelon®) oder Memantine (z. B. Axura®, Ebixa®) können vergleichbar eingesetzt werden (□ 14).

5

Psychopharmaka

Versagen nicht-medikamentöse Therapien, kann ein symptomorientierter Einsatz von **Psychopharmaka** notwendig sein. Häufig sind beispielsweise Depressionen, die behandelt werden sollten. Im Alltag sehr belastend sind z. B. Unruhe und Aggressionen, die oft auf (atypische) Neuroleptika oder (antriebsmindernde) Antidepressiva ansprechen. Bei Verlust des Tag-Nacht-Rhythmus mit nächtlichem „Umherwandern" ist die Gabe des Neuroleptikums Pipamperon (Dipiperon®) oder evtl. auch das ansonsten beim Alkoholdelir verwendeten Clomethiazol (Distraneurin®) angezeigt.

Pflege

Die Pflege von Demenzkranken erfordert viel Geduld und Einfühlungsvermögen und kann die Pflegenden im ambulanten wie Klinikalltag auf eine harte Belastungsprobe stellen. Zentrale Pflegeprobleme sind die Desorientiertheit des Patienten und die erkrankungsbedingt gestörte Kommunikation.

Immer individuell auf die Bedürfnisse des einzelnen Patienten ausgerichtet unterstützen die Pflegenden den Betroffenen bei allen Einschränkungen. Sie sorgen z. B. für eine angemessene Flüssigkeits- und Nahrungszufuhr (die Betroffenen vergessen dies oft oder esen übermäßig viel), bieten Unterstützung bei der Körperpflege oder bei Inkontinenz (z. B. durch Toilettentraining oder die Versorgung mit Hilfsmitteln, wenn der Patient dies toleriert).

Bei der Kommunikation achten sie darauf, den Betroffenen von vorne mit seinem Namen anzusprechen, sich auf Augenhöhe zu begeben, Körperkontakt aufzunehmen (z. B. Hand geben) und seine Äußerungen zu respektieren. Sie sprechen in kurzen Sätzen, verfallen dabei nicht in eine Kindersprache und setzen Gestik und Mimik unterstützend ein.

Kommunikationsregeln

Folgendes ist in der Kommunikation mit Demenzkranken zu vermeiden:
- Korrigieren: „Ihre Mutter ist doch schon lange tot!"
- Ablenken: „Jetzt gehen wir erst einmal Kaffeetrinken, damit sie sich beruhigen."
- Herunterspielen von Gefühlen: „Wer wird denn bei diesem schönen Wetter traurig sein?"
- Tadeln: „Das ist aber nicht schön, dass Sie so böse sind."
- Nachbohren: „Nun denken Sie doch einmal nach – wie war das noch genau?"

Orientierungshilfen

Im Anfangsstadium leidet der Patient z. B. darunter, dass er sein Zimmer, seinen Schrank oder den Weg zur Toilette nicht findet. Hier können Orientierungshilfen (z. B. gut sichtbare Beschriftungen oder Kennzeichnung mit Symbolen) hilfreich sein. Das Anbringen von großen Uhren und Kalendern erleichtert die zeitliche Orientierung. Wichtig ist auch ein klar gegliederter Tagesablauf, der dem Patienten Halt gibt (kontraproduktiv ist hier z. B. Unterstützung beim Waschen durch den Nachtdienst). Persönliche Orientierungshilfen können z. B. Fotos von Angehörigen oder vom Patienten selber sein, der Blick in den Spiegel oder das Tragen der gewohnten Kleidung (und nicht nur des Morgenmantels).

Pharma-Info 5.36: Psychopharmaka

Als **Psychopharmaka** werden solche Medikamente bezeichnet, die hauptsächlich auf das ZNS einwirken und in erster Linie die Gefühle und das Denken eines Menschen beeinflussen. Zu den Psychopharmaka im engeren Sinne zählen:
- **Antidepressiva.** Antidepressiva wirken stimmungsaufhellend und angstlösend. Sie werden meist nach ihrer chemischen Struktur eingeteilt:
  - Zu den **tri- und tetrazyklischen Antidepressiva** gehören z. B. Amitriptilin (etwa Saroten®) oder Maprotilin (etwa Ludiomil®). Ihre typischen Nebenwirkungen erklären sich v. a. aus ihrer anticholinergen Wirkung (Tachykardie, Fingerzittern, Mundtrockenheit, Akkomodationsstörungen, Blasenentleerungsstörungen)
  - Als **MAO-Hemmer** (kurz für *Monoaminoxidase-Hemmer*) ist Moclobemid (Aurorix®) zu nennen
  - Dritte Gruppe sind die insgesamt gut verträglichen **selektiven Serotonin-Wiederaufnahme-Hemmer** *(SSRI),* z. B. Fluoxetin (etwa Fluctin®) oder Paroxetin (Seroxat®)
- **Neuroleptika.** Neuroleptika wirken zum einen sedierend (beruhigend), zum anderen vermögen sie die gestörten psychischen Funktionen zu „ordnen" (**antipsychotische Wirkung).** Je stärker antipsychotisch ein Präparat wirkt, desto weniger sediert es in der Regel
  - Beispiele für **typische Neuroleptika** sind Haloperidol (z. B. Haldol®), Thioridazin (z. B. Melleril®), Promethazin (z. B. Atosil®), Levomepromazin (z. B. Neurocil®) oder Pipamperon (Dipiperon®). Wichtige Nebenwirkungen sind Bewegungsstörungen und vegetative Nebenwirkungen
  - Beispiele für **atypische Neuroleptika** sind Clozapin (z. B. Leponex®), Risperidon (z. B. Risperdal®) und Olanzapin (z. B. Zyprexa®)
- **Anxiolytika** *(Tranquilizer, Beruhigungsmittel).* Anxiolytika wirken angstlösend, beruhigend und schlafanstoßend sowie antikonvulsiv (gegen zerebrale Krampfanfälle) und über zentrale Angriffsmechanismen muskelentspannend. In Deutschland gelangen v. a. **Benzodiazepine** (z. B. Brotizolam, etwa Lendormin®, Oxazepam, etwa Adumbran®, Diazepam, etwa Valium®) zur Anwendung, die häufig als Schlafmittttel ge- und missbraucht werden und ein immer noch oft unterschätztes Suchtpotenzial haben.

Validierendes Arbeiten

Spätere Stadien einer Demenz sind gekennzeichnet durch Aggression, Unruhe, Traurigkeit, „Fluchttendenzen" oder Zurückgezogenheit des Patienten. Personen werden oft nicht mehr wiedererkannt, Pflegende werden für verstorbene Angehörige gehalten, geläufige Handlungen können nicht mehr selbstständig durchgeführt werden (z. B. das Ankleiden). Der Patient lebt zunehmend in seiner eigenen Welt. Validierendes Arbeiten nach *Naomie Feil*, das durch Wertschätzung für den Betroffenen geprägt ist (*engl.* value = Wert), ist eine Methode, um den Kontakt zu dieser Welt zu erhalten oder wiederherzustellen. Dazu ist es wichtig, die Vergangenheit des Patienten möglichst genau zu kennen *(Biografiearbeit).* 🖳

Ständiges Suchen und Fragen. Ständiges Suchen z. B. nach dem Hausschlüssel oder nach Geld ist oft Ausdruck einer tiefen Verunsicherung, die richtig interpretiert werden muss. Der Kranke sucht nicht einfach nur seinen Schlüssel, sondern die Geborgenheit der gewohnten Umgebung. Falsch wäre die Antwort: „Aber Sie brauchen Ihre Schlüssel momentan doch gar nicht." Im Sinne eines validierenden Arbeitens ist dem Patienten vielmehr zu vermitteln: „Sie finden Ihre Schlüssel nicht. Sie denken, Sie kommen nicht in Ihre Wohnung? Ich kann verstehen, dass Sie das beunruhigt."

Zorn und Aggression. Häufig reagieren Patienten aggressiv, weil sie sich „bedroht" fühlen, wenn Pflegende ihnen aus Zeitmangel z. B. einzelne Handlungen abnehmen wollen, wenn sie ihre Gewohnheiten nicht einhalten können oder wenn sie zum Aufgeben sich ständig wiederholender Handlungen gezwungen werden. Der Kranke kann seine Bedürfnisse oft nicht mehr verbalisieren und reagiert aggressiv. Dann ist es am besten, ihn zur Ruhe kommen zu lassen, ihm etwas anzubieten, was ihm Freude macht (z. B. seine Lieblingsmusik). Immer ist von den Pflegenden jedoch der Auslöser für die Aggression zu ermitteln, um ihn in Zukunft zu vermeiden.

Grundsätze für den Umgang mit Demenzkranken

- Kein erzwungenes Zurückführen in die Realität, denn das verunsichert und verwirrt den Betroffenen. An Altes und Bekanntes aus der Vergangenheit anknüpfen. Vertraute Personen vermitteln Sicherheit (📖 15)
- Aktivierende Pflege, ohne zu überfordern. Überforderungen verursachen Angst und verschlimmern die Situation des Patienten
- Versuchen, feste Gewohnheiten zu etablieren, die dem Patienten Halt geben. Dazu gehört auch ein fester Tag-Nacht-Rhythmus durch z. B. Abdunkeln des Zimmers, wenn den Patienten dies nicht verunsichert
- Kurze, einfach zu verstehende Sätze formulieren, kein Durcheinandersprechen mehrerer Personen. Bei richtigem Reagieren den Patienten durch Worte oder ein Lächeln loben. Fehler des Patienten nicht kritisieren

- Konstante Bezugspersonen. Ständig wechselnde Gesichter führen zu noch mehr Verwirrung. Ebenso verwirrend sind Veränderungen der Umgebung (Umzüge vermeiden). Für möglichst viel sichere Bewegungsmöglichkeiten sorgen
- Sensible Beobachtung des Patienten: Nehmen Angstzustände zu und ist evtl eine medikamentöse Unterstützung angezeigt? Wenn ja, wie reagiert der Patient darauf?

Angehörigenberatung

Die Pflege von Patienten mit einer Demenz ist für die Angehörigen v. a. psychisch sehr anstrengend. Oft ruht die Hauptlast auf den Schultern einer Person (meist des Ehepartners, der Tochter oder der Schwiegertochter). Ist der Alltag mit dem Betroffenen zum Zeitpunkt der Krankenhausaufnahme noch nicht oder nur unzureichend organisiert, ist ein strukturiert durchgeführter Entlassungsprozess besonders wichtig, um rechtzeitig Unterstützung (z. B. durch ambulante Dienste) in die Wege zu leiten. Denn wenn die Angehörigen überfordert sind, führt dies zu Hektik und Aggression, was wiederum den Zustand des Betroffenen verschlechtert (✉ 3, 4).

Wichtig ist auch der Hinweis auf die Vielzahl an Beratungsstellen oder Beratungsmöglichkeiten, wobei die Angehörigen das passende Beratungsangebot selbst aussuchen sollten.

Prognose

Die vaskuläre Demenz schreitet im Gegensatz zur Alzheimer-Demenz nicht zwangsläufig immer weiter fort. Bei einer erfolgreichen Therapie der Risikofaktoren versterben viele Betroffene an anderen Erkrankungen und nicht an ihrer vaskulären Demenz.

5.8 Antikoagulation und Lyse

Antikoagulation: Medikamentöse Gerinnungshemmung. Wird in der Klinik zur Vorbeugung der Entstehung von Thrombosen oder zur Verhinderung der Ausweitung bestehender Thrombosen eingesetzt.

Lysetherapie (*Fibrinolysetherapie*, Lyse = Auflösung): Medikamentöse Wiederauflösung sowohl arterieller als auch venöser Blutgerinnsel (Thromben), z. B. bei Herzinfarkt, Schlaganfall oder Gefäßverschlüssen im Extremitätenbereich.

Aufgrund der großen Bedeutung dieser Therapiemethoden – auch für die Pflege – werden die wichtigsten Arzneimittel in Pharma-Info 5.37–5.40 ausführlich besprochen.

Pharma-Info: 5.37–5.40

Pharma-Info 5.37: Heparine

Heparin ist ein körpereigener Stoff und besonders reichlich in Mastzellen und basophilen Granulozyten zu finden.

Unterschieden werden nach der Substanz *unfraktionierte* und *niedermolekulare Heparine*. Nach der Anwendung werden die *niedrig dosierte prophylaktische (Low-dose-) Heparinisierung* und die *hoch dosierte therapeutische (High-dose-) Heparinisierung* differenziert.

Wirkungen

Heparin bildet im Blut einen Komplex mit Antithrombin III. Dieser Komplex hemmt dann die Blutgerinnung an mehreren Stellen der Gerinnungskaskade (☞ Abb. 11.12), vor allem die Umwandlung von Fibrinogen in Fibrin.

Nebenwirkungen und Komplikationen

Aufgrund der Heparinwirkung ist das Blutungsrisiko dosisabhängig erhöht (bei Vollheparinisierung schwere Blutungen bei 2–7% der Patienten). Die Gefahr steigt bei zusätzlicher Einnahme von Thrombozytenaggregationshemmern, auch „einfacher" Acetylsalicylsäure gegen Schmerzen.

Weitere wichtige Komplikation ist ein heparininduzierter Abfall der Blutplättchen, meist wenige Tage bis zwei Wochen nach Beginn der Heparingabe:

- Die nicht immunologisch bedingte **heparininduzierte Thrombozytopenie Typ I** *(HIT Typ I)* ist bei Gabe unfraktionierter Heparine in ca. 3% zu beobachten, bei Gabe niedermolekularer Heparine seltener. Die Prognose ist gut, die Behandlung kann mit niedermolekularem Heparin fortgesetzt werden
- In ca. 1% (unfraktionierte Heparine) bzw. 0,04–0,1% (niedermolekulare Heparine) kommt es zur gefährlichen antikörperbedingten **heparininduzierten Thrombozytopenie Typ II** *(HIT Typ II)*. Hauptgefahr sind dabei trotz Thrombozytenzahlen unter 100 000/ml Blut nicht Blutungen, sondern arterielle und venöse Gefäßverschlüsse (Thrombose „trotz" Antikoagulation) mit hoher Letalität. Heparin muss sofort z. B. durch Danaparoid (etwa Orgaran®) ersetzt werden.

Daher sind in den ersten drei Wochen einer Heparinbehandlung regelmäßige Kontrollen der Thrombozytenzahl erforderlich.

Weitere (seltene) Nebenwirkungen sind allergische Reaktionen, (reversibler) Haarausfall, Hautnekrosen, Anstieg der Leberwerte sowie bei länger dauernder Anwendung eine Osteoporose.

Low-dose-Heparinisierung

Die *prophylaktische Heparinisierung* (**Low-dose-Heparinisierung**) dient der Vorbeugung venöser Thrombosen nach Operationen oder bei Immobilisation sowie der Embolieprophylaxe z. B. bei Vorhofflimmern, falls keine Cumarine gegeben werden dürfen.

> Die Low-dose-Heparinisierung ist die sicherste einzelne Vorbeugungsmaßnahme gegen Thrombosen bei Immobilisation. Sie ist deshalb bei allen Patienten indiziert, die täglich weniger als sechs Stunden das Bett verlassen.

Die Low-dose-Heparinisierung ist insgesamt nebenwirkungsarm, Kontraindikationen sind eine Heparinallergie oder ein **h**eparin**i**nduzierter **T**hrombozytenabfall (HIT ☞ unten).

Heute wird die Low-dose-Heparinisierung fast immer mit **niedermolekularen Heparinen** (*NMH*, z. B. Clexane®, Fragmin®, Fraxiparin®) durchgeführt, die nur einmal am Tag s. c. in Bauchdecke oder Oberschenkel gespritzt werden (die Dosierung ist präparatabhängig). Seit Verfügbarkeit niedermolekularer Heparine ist auch die ambulante Low-dose-Heparinisierung problemlos möglich.

Unfraktionierte Heparine (*UFH*, z. B. Liquemin®) müssen 2- bis 3-mal täglich gespritzt werden und werden daher nur noch selten zur Thromboseprophylaxe eingesetzt.

Kontrollen der Blutgerinnung sind nicht erforderlich, da keine Blutungskomplikationen drohen, wenn vor der Therapie die Blutgerinnung intakt war. Wohl aber muss die Thrombozytenzahl anfangs überwacht werden.

Neue Alternativen zur oralen Thromboseprophylaxe nach elektivem Hüft- und Kniegelenkersatz sind der Thrombinhemmer Dabigatran (Praxada®, zugelassen seit April 2008) und der Faktor-Xa-Hemmer Rivaroxaban (Xarelto®, seit Oktober 2008). Mögliche weitere Indikationen (z. B. Vorhofflimmern) werden derzeit untersucht, Langzeiterfahrungen stehen naturgemäß noch aus.

High-dose-Heparinisierung

Die *therapeutische Heparinisierung* (**High-dose-Heparinisierung, Vollheparinisierung**) ist angezeigt z. B. bei thromboembolischen Erkrankungen (frische Venenthrombose, Lungenembolie), Herzinfarkt, Verbrauchskoagulopathie (☞ 11.10.3) oder extrakorporaler Zirkulation (Dialyse, Herz-Lungen-Maschine).

Kontraindikationen für eine Vollheparinisierung sind beispielsweise eine Heparinallergie, ein heparininduzierter Thrombozytenabfall, eine Operation innerhalb der letzten zehn Tage, frische Verletzungen, manifeste Blutungen, akute Magengeschwüre, ein schwerer Bluthochdruck oder bestimmte Gehirnerkrankungen (etwa Schlaganfall vor weniger als sechs Monaten oder Hirnarterienaneurysmen).

Bei vielen Indikationen haben sich auch für die Vollheparinisierung *niedermolekulare Heparine* als mindestens gleichwertig erwiesen und werden heute wegen ihrer geringeren Nebenwirkungen und einfacheren Handhabung bevorzugt: Sie werden ein- oder zweimal täglich in einer körpergewichtsangepassten, präparatabhängigen Dosis verabreicht, die dem Beipackzettel ent-

Pharma-Info: 5.37–5.40 *(Fortsetzung)*

nommen werden kann. Eine Kontrolle der Gerinnungsparameter ist nicht nötig (wohl aber der Thrombozyten). Allerdings muss die Gerinnungsüberprüfung im Bedarfsfall durch die Aktivitätsbestimmung des aktivierten Faktor X erfolgen.

Unfraktionierte Heparine (z. B. Liquemin®) werden zur Vollheparinisierung intravenös gegeben, meist zuerst ein Bolus von 80 IE/kg Körpergewicht, dann kontinuierlich mittels Perfusor nach PTT (z. B. 20 000 IE unfraktioniertes Heparin auf 50 ml NaCl 0,9 % entsprechend 200 IE/ml). Die Wirkung setzt praktisch sofort ein. Therapieziel ist eine Verlängerung der PTT auf das 1,5- bis 2fache (alternativ – je nach Labor – der Thrombinzeit [TZ] auf das 2- bis 4fache) des Ausgangswertes. Daher müssen diese Gerinnungsparameter anfangs alle 4–8 Stunden und später 1- bis 2-mal täglich kontrolliert werden. Bei einer zu starken Hemmung der Blutgerinnung ist eine Therapiepause von 1–2 Stunden mit nachfolgender Dosisreduktion erforderlich.

Die Blutproben für die 8-, 12- oder 24-stündlichen Gerinnungskontrollen dürfen nicht aus der Arm mit dem Heparinperfusor und erst recht nicht aus dem Zugang selbst entnommen werden. Nach der Blutabnahme wird die Punktionsstelle wegen der Gerinnungshemmung über mehrere Minuten komprimiert.

Bei Blutungen kann als Antidot Protamin (z. B. Protamin „Roche"®) langsam i. v. gegeben werden.

> Wichtigste Pflegeaufgabe: Achten auf Blutungen, z. B. bei der Ganzkörperwäsche auf Petechien, vermehrtes Zahnfleisch- oder Nasenbluten oder auch auf Blut im Stuhl!

Pharma-Info 5.38: Cumarine
Wirkprinzip und Indikationen
Cumarine sind Vitamin-K-Antagonisten und hemmen die Synthese der Gerinnungsfaktoren II, VII, IX und X in der Leber, indem sie das hierzu notwendige Vitamin K aus seiner Bindung verdrängen. Angezeigt sind sie ganz allgemein bei jeder *Langzeitantikoagulation,* z. B. bei Vorhofflimmern oder Thromben in den Herzhöhlen, nach Herzklappenersatz, nach tiefen Bein- und Beckenvenenthrombosen (☞ 5.9.3) oder Lungenembolien (☞ 6.10.1).

Kontraindikationen
Kontraindikationen sind neben den Gegenanzeigen der Vollheparinisierung (☞ oben) Erkrankungen mit Gefäßschäden (etwa schwerste Hypertonie, Operationen, Verletzungen) oder ohnehin schon verminderter Gerinnbarkeit des Blutes (z. B. schwere Leberschäden mit Abfall des Quick-Wertes). In Schwangerschaft und Stillzeit muss auf Heparin ausgewichen werden. Besondere Vorsicht ist außerdem bei solchen Patienten geboten, bei denen eine zuverlässige Tabletteneinnahme und regelmäßige Blutkontrollen nicht gewährleistet scheinen (z. B. verwirrte Patienten, Alkoholkranke), oder bei denen die Verletzungsgefahr hoch ist (z. B. nicht anfallsfreie Epileptiker).

Nebenwirkungen
Nebenwirkungen der Cumarinbehandlung sind vor allem Blutungen, Allergien, **Marcumarnekrosen** (Hautnekrosen, meist in der ersten Woche der Cumarinbehandlung und vorzugsweise an Brüsten, Hüften, Gesäß und Oberschenkeln lokalisiert), Ikterus und Haarausfall.

Präparate, Dosierung
In Deutschland wird in erster Linie Phenprocoumon (z. B. Marcumar®) verwendet, in anderen Ländern wie den USA ist Warfarin (Coumadin®) gebräuchlicher. Die Wirkung setzt erst nach einigen Tagen ein, da zu Beginn der Behandlung noch genügend funktionsfähige Gerinnungsfaktoren im Blut vorhanden sind. In den ersten Tagen der Cumarintherapie kann die Blutgerinnbarkeit sogar gesteigert sein, weshalb in der Anfangsphase stets Heparin zusätzlich gegeben wird.

Am ersten Tag werden oft drei Tabletten Marcumar® zu je 3 mg und am zweiten Tag zwei Tabletten gegeben. Die weitere *Dosierung* richtet sich nach dem Quick-Wert (Zielbereich laborabhängig 20–25 %) bzw. INR-Wert (Zielwert je nach Grunderkrankung 2,0–4,5). Die Erhaltungsdosis liegt meist bei 0,5–1,5 Tabletten Marcumar® täglich.

Bei *Überdosierung* (oder z. B. vor geplanten Operationen) wird das Arzneimittel abgesetzt. Zusätzlich kann Vitamin K (z. B. Konakion®) i. v. oder oral gegeben werden. Die Wirkung setzt aber erst nach 6–12 Stunden ein, da die Gerinnungsfaktoren erst in der Leber synthetisiert werden müssen. Ist ein sofortiger Wirkungseintritt erforderlich (etwa bei schweren Blutungen oder einer Notfalloperation), muss PPSB i. v. (☞ 11.4.1) gegeben werden.

> Für die Pflege von Patienten unter Marcumarbehandlung gelten folgende Richtlinien:
> - Wegen der Blutungsgefahr keinesfalls i. m.-Injektionen verabreichen
> - Den Patienten informieren, dass er sorgfältig auf Blutungen achten und jede Blutung sofort den Pflegenden oder dem Arzt mitteilen muss
> - Den Patienten noch während des Krankenhausaufenthaltes sorgfältig über die notwendigen Vorsichtsmaßnahmen bei Langzeitantikoagulation aufklären. Dies fördert die Kooperationsbereitschaft und senkt die Komplikationsgefahr.

Patienteninformation: Leben mit Marcumar
Die Blutungsgefahr ist unter Langzeitantikoagulation erhöht. Deshalb sind besondere Schutzmaßnahmen nötig:
- Hierzu gehören der Verzicht auf Sportarten mit hohem Verletzungsrisiko, aber auch die Trockenrasur statt der Nassrasur. Von Fernreisen in Länder, in denen Blutkonservengaben nicht gewährleistet oder risikoreich sind (☞ auch 11.4.1), ist abzuraten

Pharma-Info: 5.37–5.40 *(Fortsetzung)*

- Schwarzfärbung des Stuhlgangs kann durch Blut im Stuhl bedingt sein und erfordert eine sofortige Vorstellung beim Arzt. Auch gehäufte „blaue Flecke" können auf eine zu starke Hemmung der Blutgerinnung hinweisen
- Bei jedem (neuen) Arztkontakt muss der Arzt über die Medikation mit Marcumar® informiert werden. Dies gilt auch für Zahnarztbesuche. Umgekehrt sollte der Arzt, der die Marcumarbehandlung steuert, über alle Erkrankungen und Arzneimittel informiert werden, da evtl. Gerinnungskontrollen notwendig sind
- Der Patient erhält noch im Krankenhaus einen **Marcumar-Pass,** den er immer bei sich tragen sollte
- Der Patient soll seine Marcumar®-Tabletten immer zur gleichen Tageszeit nehmen. Hat er die Einnahme vergessen, darf er auf keinen Fall am Tag darauf die Dosis „nachholen", sondern soll seinen Arzt aufsuchen
- Da die Marcumarwirkung von dem Verhältnis zwischen Vitamin K und seinem Antagonisten Marcumar® abhängt, ist eine möglichst konstante Vitamin-K-Zufuhr wichtig. Dies bedeutet, die besonders Vitamin-K-haltigen grünen Gemüse und Salate sowie Kohl nur in Normalportionen zu verzehren. Eine besondere Diät ist aber nicht erforderlich
- Viele auch frei verkäufliche Arzneimittel beeinflussen die Wirkung von Marcumar®. Der Patient sollte keinerlei Arzneimittel eigenmächtig einnehmen, sondern auch bei scheinbar leichten Befindlichkeitsstörungen beim behandelnden Arzt nachfragen, was er machen kann und worauf er zu achten hat
- Wichtig sind auch die regelmäßigen Kontrollen der Blutgerinnung mit nachfolgender individueller Dosierung der Tabletten nach dem aktuell gemessenen Quick- bzw. INR-Wert. In der Anfangszeit sind sie ca. zweimal pro Woche erforderlich, später können die Intervalle ja nach Stabilität der Werte verlängert werden. Zunehmende Bedeutung insbesondere bei jüngeren Patienten erlangt die Selbstkontrolle mit kleinen Testgeräten (z.B. CoaguCheck®), vergleichbar der Blutzuckerselbstkontrolle des Diabetikers
- Da Marcumar® teratogen (fruchtschädigend) ist, ist bei Frauen eine zuverlässige Empfängnisverhütung nötig.

Pharma-Info 5.39: Thrombozytenaggregationshemmer

Zahlreiche Faktoren, z.B. Endothelschäden oder verschiedene Botenstoffe, führen dazu, dass sich Thrombozyten an die Gefäßwand anlagern und sich zusammenballen. Umgekehrt setzt die normale Gefäßwand Botenstoffe frei, die diese Prozesse verhindern.

Thrombozytenaggregationshemmer hemmen die Zusammenballung von Thrombozyten mit nachfolgender Thrombusbildung. Sie sind z.B. bei einem akuten oder abgelaufenen Herzinfarkt (☞ 4.4.2), Angioplastie oder koronarer Bypass-Operation (☞ 4.4.1), pAVK (☞ 5.5.2), TIA oder Schlaganfall (☞ 5.6) angezeigt. Zur Prophylaxe venöser Thrombosen eignen sie sich bei alleiniger Gabe *nicht.*

Gebräuchlichstes Präparat ist nach wie vor die als Schmerzmittel lange bekannte **Azetylsalizylsäure** (kurz *ASS,* z.B. Aspirin®), welche über eine Hemmung der Cyclooxygenase wirkt. Heute werden zur Thrombozytenaggregationshemmung meist niedrige Dosen um 100 mg täglich empfohlen. Die Wirkung setzt nach intravenöser Gabe fast sofort, nach oraler Gabe nach ca. einer Stunde ein. Nach Absetzen des Präparats dauert es ungefähr eine Woche, bis die Wirkung abgeklungen ist. Häufigste *Nebenwirkungen* sind Magen-Darm-Beschwerden bis hin zu Geschwüren oder Magen-Darm-Blutungen bei entsprechend Veranlagten, Allergien und Verengungen der Atemwege („ASS-Asthma" – deshalb Vorsicht bei Asthmatikern!).

Alternativpräparate sind **Clopidogrel** (z.B. Plavix®) und **Ticlopidin** (z.B. Tiklyd®), wobei Clopidrogel wegen seiner geringeren Nebenwirkungen heute bevorzugt eingesetzt wird. Sie hemmen die Bindung von ADP an den Thrombozyten und darüber deren Aggregation. Bis die volle Wirkung erreicht ist, dauert es mehrere Tage. Bei akutem Koronarsyndrom oder bestimmten Interventionen an den Koronargefäßen werden Azetylsalizylsäure und Clopidrogel kombiniert gegeben. **Dipyramidol** wird nur nach einem Schlaganfall und nur in Kombination mit Azetylsalizylsäure (z.B. Aggrenox®) eingesetzt.

Praktisch nur in der Kardiologie zur Prophylaxe von Stent-Thrombosen nach PTCA und bei akutem Koronarsyndrom von Bedeutung sind **Glykoprotein IIb/IIIa-Rezeptor-Antagonisten** *(GP IIb/IIIa-Antagonisten).* Durch Ansatz ganz am Ende der Reaktionskette hemmen sie *alle* Reaktionswege zur Thrombozytenaggregation und sind dadurch am stärksten wirksam. Beispiele für Präparate zur parenteralen Gabe sind Abciximab (ReoPro®), Eptifibatid (Integrilin®) und Tirofiban (Aggrastat®).

Pharma-Info 5.40: Fibrinolytika
Wirkprinzip und Indikationen

Fibrinolytika *(Thrombolytika)* aktivieren die *Fibrinolyse,* d.h. den Abbau von Fibrin. In der Medizin werden sie zur **Thrombolyse** (kurz **Lyse,** medikamentöse Auflösung eines Thrombus oder eines Embolus) vor allem bei einem Herzinfarkt (☞ 4.4.2), einer massiven Lungenembolie (☞ 6.10.1), einer tiefen Bein- oder Beckenvenenthrombose (☞ 5.9.3) oder einem akuten Arterienverschluss (☞ 5.5.3) eingesetzt.

Nebenwirkungen und Kontraindikationen

Hauptrisiko sind unbeherrschbare Blutungen, besonders gefürchtet sind intrazerebrale Blutungen. Entsprechend sind Störungen der Blutgerinnung, Blutungen (z.B. Ulkusblutung, Hirnblutung), Aneurysmen, unbeherrschbarer Bluthochdruck, Operationen und Verletzungen die wichtigsten Kontraindikationen. Auch bei bestimmten Entzündungen und Infektionen (Sepsis, Endokarditis, Pankreatitis) darf keine Lyse durchgeführt werden.

Pharma-Info: 5.37–5.40 *(Fortsetzung)*

Weitere Nebenwirkung sind allergische Reaktionen bis zum anaphylaktischen Schock. Deshalb wird eine Lysetherapie möglichst auf einer Intensivstation oder einer Stroke-Unit durchgeführt. Der Arzt muss den Patienten vorher eingehend aufklären und sein (schriftliches) Einverständnis einholen.

Präparate und Vorbereitung der Lysetherapie

Unterschieden werden:

* Die **systemische Lyse,** bei der das Arzneimittel i. v. gespritzt wird und seine Konzentration im ganzen Körper gleich hoch ist
* Die **lokale Lyse,** bei der das Arzneimittel mit einem Katheter direkt an den Thrombus gebracht wird und dort die höchste Konzentration erreicht.

Derzeit zugelassene Fibrinolytika sind:
* **Streptokinase** (Streptase®)
* **Urokinase** (z. B. Rheotromb®)
* **APSAC** (*azetylierter Plasminogen-Streptokinase-Aktivator-K[C]omplex, Anistreplase,* Eminase®)
* **rt-PA** (*recombinant tissue plasminogen activator, Gewebeplasminogenaktivator* = Alteplase, z. B. Actilyse®)
* Die verschiedenen Abkömmlinge von rt-PA, vor allem **r-PA** (Reteplase, Rapilysin®) und **TNK** (Tenecteplase, Metalyse®).

Welches Fibrinolytikum verwendet wird, hängt ab von Indikation, Vorerkrankungen des Patienten (Streptokinase nicht nach Streptokokkeninfekt) und hausinterner Verfügbarkeit (hohe Kosten).

Vor Beginn der Lysetherapie müssen Blutbild, Blutgruppe und Gerinnungsstatus bestimmt und zwei Erythrozytenkonzentrate bereitgestellt werden. Gesteuert wird die Lysetherapie nach den zweimal täglich bestimmten Gerinnungswerten.

Pflege bei Lysetherapie

* Arzneimittel in verordneter Verdünnung über Perfusor geben (hausinterne Richtlinien beachten)
* Patienten engmaschig auf Nebenwirkungen beobachten, v. a. allergische Reaktionen (z. B. Hautrötung), Blutungen (Bewusstseinsstörungen als Zeichen einer Hirnblutung!) und Temperaturanstieg. Bei V. a. Nebenwirkungen sofort Arzt informieren
* Täglich Stuhl auf Blut untersuchen
* Wegen der Gefahr lebensbedrohlicher Blutungen keine i. m.-Spritzen und keine nichtsteroidalen Antiphlogistika (z. B. Voltaren®) bei Schmerzen verabreichen!

5.9 Erkrankungen der Venen

5.9.1 Varikosis

> **Varizen** *(Krampfadern):* Geschlängelte und erweiterte (oberflächliche) Venen, am häufigsten der Beine.
>
> **Varikosis** *(Krampfaderleiden):* Ausgedehnte Varizen der Beine.

Schätzungsweise jeder Dritte entwickelt im Laufe seines Lebens Varizen. Frauen erkranken 4-mal häufiger als Männer, ältere Menschen häufiger als jüngere.

Krankheitsentstehung

Bei der **primären Varikosis** *(idiopathische Varikosis)* sind eine Venenwandschwäche oder eine Klappeninsuffizienz für die Venenerweiterung verantwortlich. Fast immer liegt eine familiäre Belastung vor. Begünstigende Faktoren sind z. B. sitzende oder stehende Tätigkeit und Schwangerschaften.

Die **sekundäre Varikosis** entsteht als Folge anderer Venenerkrankungen (z. B. nach einer tiefen Beinvenenthrombose ☞ 5.9.3), die zu einer Abflussbehinderung im tiefen Venensystem oder Zerstörung der Venenklappen führen. Die oberflächlichen Venen müssen dann mehr Blut transportieren und werden langfristig überlastet.

Selten sind Varizen Folge anderer Erkrankungen, etwa von (gefäßnahen) Tumoren, die den Blutrückfluss behindern.

Einteilung

Je nach Lokalisation der Varizen werden folgende Formen der Varikosis unterschieden:

* **Stammvarizen** der V. saphena magna und/oder V. saphena parva an der Innenseite von Ober- und Unterschenkel bzw. Rück- und Außenseite des Unterschenkels. Häufig sind auch die Perforansvenen oder die Mündungsklappe der V. saphena magna in die V. femoralis funktionsunfähig.
* **Seitenastvarizen** der Seitenäste von V. saphena magna und V. saphena parva
* **Perforansvarizen** der Verbindungsvenen zwischen tiefen und oberflächlichen Venen
* **Retikuläre Varizen** von subkutanen Nebenästen
* **Besenreiservarizen** kleinster Venen in der Haut. Typisch ist eine netz- oder kranzartige Anordnung.

Symptome und Untersuchungsbefund

Viele Patienten klagen über Schwellneigung, Schwere- und Spannungsgefühl der Beine (v. a. nach längerem Sitzen oder Stehen und abends) sowie nächtliche Muskelkrämpfe. Gelegentlich haben die Patienten stechende Schmerzen im Wadenbereich. Wichtig ist, den Patienten immer im Stehen zu untersuchen, da die Varizen im Liegen oft „leer laufen". Eine symptomorientierte Stadieneinteilung der Varikosis zeigt Tab. 5.43.

Bei Stammvarizen wird außerdem eine Stadieneinteilung nach dem **proximalen** und **distalen Insuffizienzpunkt** angewandt. Der proximale und distale Insuffizienzpunkt sind die Punkte, an denen die Varizen nach oben (proxi-

5

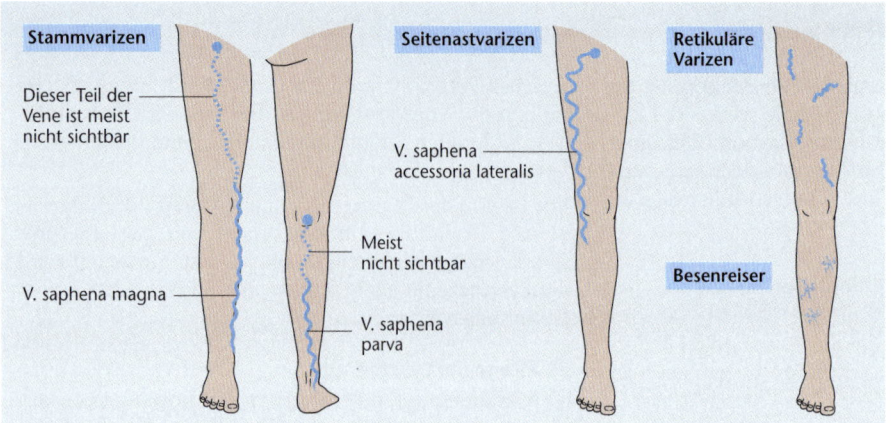

Abb. 5.41: Formen der Varikosis. [L157]

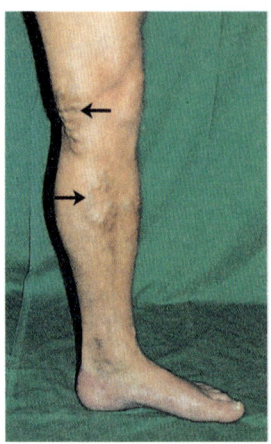

Abb. 5.42: Stammvarikose der V. saphena magna links. [E179-168]

mal) bzw. unten (distal) durch eine intakte Venenklappe begrenzt werden. Liegt der proximale Insuffizienzpunkt bei einer Varikosis der V. saphena magna in der Leiste, spricht man von einer **kompletten Stammvarikosis,** liegt er tiefer, handelt es sich um eine **inkomplette Stammvarikosis.**

Komplikationen

Bedeutsam sind die Komplikationen einer Varikosis:
- Trophische Hautveränderungen
- Thrombophlebitis (☞ 5.9.2)
- Blutung aus geplatzten Varizen *(Varizenruptur)*
- Bei ausgeprägter Stammvarikosis tiefe Beinvenenthrombosen (☞ 5.9.3)
- Bei langjähriger Varikosis eine chronisch-venöse Insuffizienz (☞ 5.9.4).

Diagnostik

Ziele der Diagnostik sind die Unterscheidung zwischen primären und sekundären Varizen, die Einteilung in eine der oben genannten Gruppen und die Schweregradeinschätzung. Standard ist heute die Farb-Duplex-Sonographie (☞ 1.3.6), die Verschlüsse der tiefen Beinvenen und Klappeninsuffizienzen nachweist, das Ausmaß des venösen Blutrückflusses feststellt und *Provokationstests* ermöglicht:

Stadium	Befund
C0	Keine sichtbaren Zeichen einer Venenkrankheit
C1	Besenreiser und retikuläre Varizen
C2	Varikose ohne Zeichen einer chronisch-venösen Insuffizienz
C3	Varikose mit Ödem
C4	Varikose mit Hautveränderungen
C5	Varikose mit Narbe eines Ulcus cruris
C6	Varikose mit aktuell bestehendem Ulcus cruris

Tab. 5.43: Einteilung der Varikosis nach CEAP-Klassifikation (leicht verändert, ☐ 16).

- Beim **Valsava-Test** soll der Patient den Atem anhalten und pressen. Bei insuffizienten Venenklappen lässt sich sonographisch ein Reflux darstellen, d.h. es fließt Blut von proximal zurück
- Beim **Wadenkompressionstest** *(Wadendruckversuch)* drückt der Untersucher während der Venensonographie die Wade des Patienten mit der anderen Hand zusammen. Bei erweiterten Venen fließt das Blut langsamer als beim Gesunden zum Rumpf hin. Beim Loslassen kommt es bei Venenklappeninsuffizienz zum Reflux in die Peripherie

Eine Phlebographie (☞ 5.3.5) ist heute weit seltener erforderlich, insbesondere präoperativ.

Behandlungsstrategie
Konservative Therapie

Kompression von außen fördert den Blutrückstrom und wirkt Ödemen entgegen. **Kompressionsverbände** werden nur kurzzeitig angelegt, etwa postoperativ für einige Tage. Auf Dauer (etwa postoperativ über Wochen, bei chronisch-venöser Stauung lebenslang) sind **medizinische Kompressionsstrümpfe** geeignet, wobei bei einer Varikosis meist Kompressionsstrümpfe der Kompressionsklasse II verordnet werden (☐ 17). Eine geeignete Lebensführung des Patienten (☞ Patienteninformation) wirkt ebenfalls einem Fortschreiten der Erkrankung entgegen.

Auf die Venen wirkende Medikamente (vor allem Rosskastanienpräparate, z.B. Venostasin®) bessern bei einem Teil der Patienten die Ödemneigung und die Beschwerden.

Sklerosierung und Lasertherapie

Die ambulant durchführbare **Sklerosierung** *(Verödung)* wird in erster Linie bei Besenreiservarizen, retikulären Varizen und kleinen Seitenastvarizen angewendet.

Ein Verödungsmittel wird in die Varizen eingespritzt, schädigt die Veneninnenwand und ruft eine lokale Entzündung hervor, in deren Folge die Gefäßlichtung „verödet". Durch (duplexkontrollierte) Verwendung *aufgeschäumter Verödungsmittel* konnten in den letzten Jahren außerdem zunehmend Erfolge bei der Sklerosierung von Stammvarizen erzielt werden. Anschließend wird ein Kompressionsverband angelegt, und der Patient geht zügig umher. Der Kompressionsverband wird für ca. zwei Wochen belassen. Komplikationen der Sklerosierung sind Nekrosen bei paravenöser Injektion, Hautpigmentierungen und allergische Reaktionen.

Die transkutane (= durch die Haut von außen durchgeführte) **Lasertherapie** ist bislang auf die Behandlung kleiner Varizen (v. a. Besenreiser, retikuläre Varizen) beschränkt.

Operative Varizenentfernung

Die operative Entfernung variköser Venen(-anteile) wird hauptsächlich bei einer Stammvarikosis durchgeführt und ist nur erlaubt, wenn das tiefe Beinvenensystem eindeutig durchgängig ist.

Patienteninformation und Patientenberatung

Eine geeignete Lebensführung kann die Progredienz der Varikosis verlangsamen. Es ist Aufgabe der Pflegenden in Zusammenarbeit mit dem Arzt, den Patienten bei der Umsetzung der folgenden Punkte im Alltag zu beraten:

- Längeres Sitzen oder Stehen sollte möglichst vermieden werden. Oft ist dies aber nicht durchführbar. Dann fördern das Tragen von Stützstrümpfen bei Disposition zur Varikosis bzw. Kompressionsstrümpfen bei bereits bestehenden Varizen, zwischenzeitliches Gehen von ein paar Schritten oder zumindest Betätigung der Muskelpumpe durch „Gehen auf der Stelle" oder Anspannen der Beinmuskulatur den venösen Rückfluss
- Die Beine sollten wenn irgend möglich zwischendurch immer wieder hochgelagert werden. Nachts kann es sinnvoll sein, das Fußende des Bettes zu erhöhen (etwa durch Unterlegen eines speziellen Keils unter die Matratze oder die Verwendung eines Venenkissens)
- Da die Bauchatmung mitverantwortlich ist für den Blutabfluss aus den Beckenvenen, sind außerdem einengende Kleidungsstücke oder Gürtel ungünstig
- Um den venösen Rückfluss im Becken durch eine Obstipation nicht zu erschweren, empfehlen sich der reichliche Verzehr von Ballaststoffen, ausreichendes Trinken und Bewegung. Pressen beim Stuhlgang sollte vermieden werden
- Auch Tragen schwerer Lasten ist ungünstig
- Wärmeeinwirkung, z. B. durch Sauna, heißes Duschen oder Baden sowie Sonnenbäder, lässt die Venen erschlaffen und begünstigt dadurch die Varizenbildung. Gegen Frieren hilft z. B. auch ein Heizkissen im Lendenwirbelsäulenbereich
- Günstig sind kalte Wasseranwendungen wie Knie- und Schenkelgüsse, Waschungen, Lehmwickel, Wasser- und Tautreten oder Schwimmen in mäßig warmem Wasser (22–28 °C), die die Gefäße straffen und den Kreislauf in Schwung bringen. Sie dürfen jedoch nur bei warmem Körper und warmen Beinen durchgeführt werden. Bei kalten Beinen sind höchstens Wechselgüsse erlaubt (erst warm, dann kalt). Je kälter das Wasser ist, desto kürzer sollte die Anwendung sein.

> **„S-L-Faustregel" für Venenkranke**
> - **S** wie **S**tehen und **S**itzen ist schlecht
> - **L** wie **L**aufen und **L**iegen (mit leicht hochgelagerten Beinen) ist gut.

Prävention

Die oben genannten Verhaltensregeln sind auch präventiv wirksam. Schwangere mit erkennbarer Neigung zu Varizen sollten außerdem für die Dauer der Schwangerschaft Kompressionsstrümpfe der Klasse II tragen. Eine sichere Prävention ist aber nicht möglich, da die Veranlagung eine bedeutende Rolle spielt.

5.9.2 Thrombophlebitis

> **Thrombophlebitis:** Entzündung und Thrombose einer oberflächlichen Vene.

Krankheitsentstehung

Am häufigsten ist die **Varikophlebitis,** bei der sich aufgrund einer Gefäßwandschädigung (z. B. verletzungsbedingt) ein Thrombus in einer oberflächlichen (Bein-) Varize bildet. In der Folge wandern Leukozyten ein, und es kommt zu einer *lokal begrenzten* Entzündung. Seltener ist die **Thrombophlebitis** nicht vorgeschädigter Venen, z. B. nach Infusion venenreizender Arzneimittel. In beiden Fällen handelt es sich um eine **abakterielle Thrombopheblitis.**

Eine **bakterielle Phlebitis** ist z. B. Folge infizierter Venenkatheter oder nicht-steriler Injektionsbestecke bei Drogenabhängigen. Als Komplikation droht eine hämatogene Aussaat der Bakterien **(septische Thrombophlebitis).**

Symptome und Untersuchungsbefund

Leitsymptom ist ein derber, druckschmerzhafter (Venen-)Strang, evtl. mit lokaler Schwellung. Die Umgebung der betroffenen Vene ist gerötet und überwärmt.

Das Allgemeinbefinden des Patienten ist nur bei der bakteriellen Thrombophlebitis beeinträchtigt.

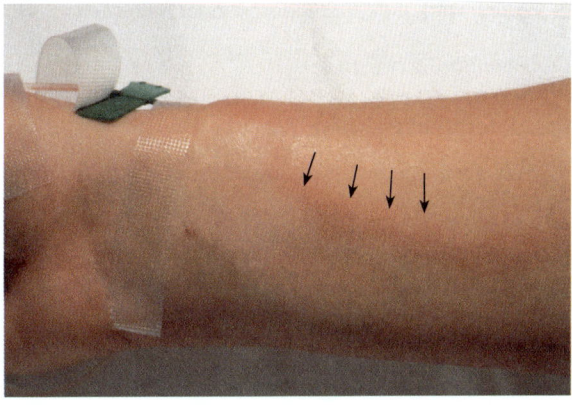

Abb. 5.44: Thrombophlebitis am Unterarm nach i. v.-Infusion über eine Butterfly-Kanüle. [M180]

Diagnostik

Die Diagnose einer Thrombophlebitis wird klinisch gestellt. Durch Duplex-Sonographie kann geklärt werden, ob die tiefen Venen mitbeteiligt sind. Bei Verdacht auf bakterielle Beteiligung sollte ein Blutbild angefertigt und eine Blutkultur zur Erregeridentifizierung entnommen werden.

Behandlungsstrategie und Pflege

Bei Thrombophlebitis oberflächlicher Venen:
- Keine Bettruhe, sondern Patienten mit Kompressionsverband so viel wie möglich umhergehen lassen
- Nachts Bein gewickelt lassen und hochlagern
- Zur Linderung der Beschwerden lokal kalte Umschläge und Heparinsalben. Bei starken Schmerzen ggf. Azetylsalizylsäure oder nichtsteroidale Antiphlogistika nach Arztanordnung (z. B. Indometacin, etwa Amuno®, Diclofenac, etwa Voltaren®)
- Bei großem Gerinnsel evtl. Stichinzision mit Auspressen des Koagels
- Bei bettlägrigen Patienten sowie bei Beteiligung tiefer Venen Heparingabe, ggf. mit nachfolgender oraler Antikoagulation
- Bei bakterieller Thrombophlebitis zusätzlich Antibiotika (möglichst nach Antibiogramm).

5.9.3 Tiefe Venenthrombose (Phlebothrombose)

> **Thrombose:** Lokale *intravasale* Gerinnung (**Thrombus** = Blutgerinnsel) mit nachfolgendem teilweisem oder vollständigem Verschluss des betroffenen Gefäßes.
>
> **Tiefe Venenthrombose** *(Phlebothrombose):* Verschluss einer tiefen Vene durch eine Thrombose, zu 90 % einer tiefen Bein- oder Beckenvene, links häufiger als rechts. Gefährlich durch das Risiko der Lungenembolie als Akut- und durch Thrombose-Rezidive und postthrombotisches Syndrom als Spätkomplikationen.
>
> **Embolie:** Gefäßverschluss durch einen **Embolus**, d. h. in die Blutbahn verschleppte Substanzen, die sich nicht im Blut lösen, z. B. Thromben *(Thromboembolie,* häufigste Form), Luft, Fremdkörper oder Bakterien.

Lungenembolie ☞ 6.10.1

Krankheitsentstehung

> Auf internistischen Stationen besonders thrombosegefährdet sind:
> - Ältere Patienten
> - Stark übergewichtige Patienten
> - Bettlägerige Patienten
> - Patienten mit Herzinsuffizienz
> - Patienten mit einer Thrombose in der Vorgeschichte oder mit erhöhter Gerinnungsneigung des Blutes.

Die Entstehung eines **Thrombus** wird vor allem durch drei Risikofaktoren begünstigt **(Virchow-Trias):**

- Veränderung der Blutströmung, v. a. Strömungsverlangsamung, beispielsweise bei Bettlägerigkeit, Ruhigstellung während einer Operation oder Lähmungen
- Gefäßwandschädigung, z. B. nach einer Operation, Frakturen oder Geburt, bei Entzündungen oder Tumoren
- Veränderte Blutzusammensetzung mit erhöhter Gerinnbarkeit des Blutes **(Hyperkoagulabilität)** und daraus resultierender erhöhter Thromboseneigung **(Thrombophilie).** Sie kann angeboren (☞ unten) oder erworben sein. Erworbene Ursachen sind z. B. Thrombozytose, nephrotisches Syndrom, Einnahme der „Pille", Schwangerschaft und Wochenbett sowie Tumoren.

Unbehandelt entsteht durch Einsprossen von Fibroblasten und Kapillaren mit der Zeit meist eine neue Gefäßlichtung (Rekanalisation), die jedoch in der Regel kleiner ist als die ursprüngliche und deren Wand verhärtet und nur wenig elastisch ist. Auch werden die Venenklappen im rekanalisierten Gefäßabschnitt meist funktionsunfähig. Dadurch ist der Blutrückfluss in den tiefen Beinvenen, der ja im Stehen gegen die Schwerkraft erfolgen muss, gefährdet. Das Blut fließt stattdessen über die Perforansvenen und das oberflächliche Venensystem ab. Langfristige Folge ist ein chronischer Stau venösen Blutes mit sekundärer Varikosis und chronisch-venöser Insuffizienz (☞ 5.9.1, 5.9.4).

Angeborene Thrombophilie

Es gibt verschiedene angeborene Störungen des Gerinnungssystems, die zu einer lebenslangen Hyperkoagulabilität führen. Die daraus resultierende erhöhte Thrombosebereitschaft ist meist nur mäßig, sodass spontane Thrombosen selten sind. Bei Hinzutreten weiterer Risiken wie etwa Einnahme der „Pille" oder Rauchen erhöht sich aber das Risiko überproportional.

> „Verdächtig" auf eine angeborene Thrombophilie sind v. a. Thrombosen bei Menschen unter ca. 45 Jahren, Thrombosen in der Schwangerschaft, wiederholte Thrombosen und Thrombosen ohne Risikofaktoren.

Mit ca. 5 % der Bevölkerung häufigste Ursache einer angeborenen Thrombophilie ist eine **APC-Resistenz.** Ursache ist überwiegend eine Mutation des für den Faktor V zuständigen Gens **(Faktor-V-Leiden-Mutation).** Als Folge wird der veränderte Gerinnungsfaktor V nicht wie physiologisch durch *APC* (aktiviertes Protein C) gespalten und inaktiviert, sodass die gerinnungshemmende Wirkung des APC vermindert ist. Suchtest für die APC-Resistenz ist der **APC-Resistenz-Test.** Fällt dieser krankhaft aus, kann die Faktor-V-Leiden-Mutation heute molekulargenetisch nachgewiesen werden. In etwa gleich häufig ist eine Homocystein-Erhöhung, die aber nur zu einer leichten Risikoerhöhung führt.

Bei ungefähr 3 % der Menschen führt die **Prothrombin-Gen-A-Mutation-20210A** zu abnorm hohen Prothrombin (Gerinnungsfaktor-II)-Spiegeln im Blut. Sie wird ebenfalls molekulargenetisch nachgewiesen.

Seltener sind ein Mangel an Protein C, Protein S oder Antithrombin III (ATIII) Ursache einer angeborenen Thrombophilie.

Symptome und Untersuchungsbefund

Die Symptome sind sehr unterschiedlich ausgeprägt. Sie reichen von einem diskreten Schwere- und Spannungsgefühl am betroffenen Bein bei bettlägerigen Patienten über eine Beinschwellung mit Fußsohlen- oder Wadenschmerzen beim Laufen bis zu starken lokalen Beschwerden, allgemeinem Unwohlsein und mäßigem Fieber.

Schwerste Verlaufsform ist die **Phlegmasia coerula dolens** mit (praktisch) vollständiger Verlegung der venösen Strombahn und Stillstand des venösen Rückstromes in der betroffenen Extremität. Der Druck im Gewebe übersteigt schließlich den arteriellen Druck und führt zu schweren Durchblutungsstörungen. Meist ist ein Verschluss großer Beckenvenen die Ursache. Das Bein nimmt rasch an Umfang zu und verfärbt sich blau-rot, die Pulse sind nicht mehr tastbar. Der Patient hat stärkste Schmerzen und gerät in einen Schock.

Ebenso variabel ist der Untersuchungsbefund: Charakteristisch ist eine Beinschwellung (evtl. nur ein einseitiges Knöchelödem) mit bläulich-roter, warmer und glänzender Haut und gelegentlich auffällig deutlichen oberflächlichen Hautvenen (*Warn*- oder **Signalvenen**). Evtl. sind die tiefen Beinvenen druckschmerzhaft. Weitere klinische Thrombosezeichen sind Schmerzen beim Beklopfen der Wade, bei der Dorsalflexion der Fußsohle (*Homans-Zeichen*) oder bei Druck auf die Fußsohle (*Payr-Zeichen*).

Diagnostik

Zur Erhärtung und Sicherung der klinischen Verdachtsdiagnose sind erforderlich (□ 18):
- (Farb-)Duplex-Sonographie (☞ 1.3.6)
- **Kompressions-Sonographie.** Bei einer Phlebothrombose lässt sich die Vene manuell nicht oder nur unzureichend komprimieren. Am höchsten ist die Treffsicherheit dieser Methode im Oberschenkelbereich
- **D-Dimer-Bestimmung** im Blut, für die mittlerweile auch Bedside-Schnelltests erhältlich sind (z. B. SimpliRED® D-Dimer): Im Körper vorhandenes Fibrin wird durch die körpereigene Fibrinolyse physiologischerweise wieder abgebaut; die dabei entstehenden Bruchstücke des Fibrins werden als D-Dimere bezeichnet. Ein normaler D-Dimer-Wert (≤ 0,5 mg/l) macht eine akute Bein- oder Beckenvenenthrombose sehr unwahrschein-

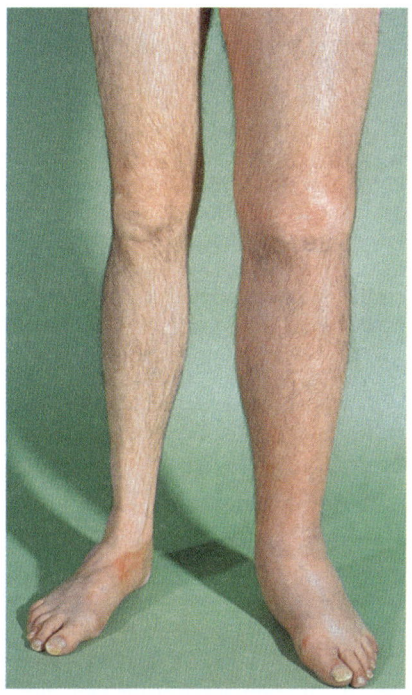

Abb. 5.45:
Klinisches Bild bei ausgeprägter Bein- und Beckenvenenthrombose links mit Schwellung der gesamten Extremität. [M180]

lich. Ein erhöhter Wert zwingt zu weiter gehender Diagnostik, beweist die Thrombose aber nicht, da beispielsweise auch Tumoren zu einem erhöhten D-Dimer-Wert führen können
- Ggf. Phlebographie (☞ 5.3.5)
- Ggf. CT- oder MR-Phlebographie (☞ 5.3.5).

Bei Verdacht auf Thrombophilie sind weitere Gerinnungsuntersuchungen nötig, allerdings erst nach der Akutphase möglich (z. B. APC-Resistenz-Test, Antithrombin-Aktivität, Protein C, Protein S). Bei sonst unerklärlichen Thrombosen ist eine Tumorsuche sinnvoll.

Diagnostik bei V. a. Lungenembolie ☞ 6.10.1

Komplikationen

Wichtigste und lebensgefährliche Frühkomplikation einer tiefen Bein- oder Beckenvenenthrombose ist die *Lungenembolie* (☞ 6.10.1). Besonders in den ersten 3–5 Tagen hat der Thrombus noch keine feste Verbindung zur

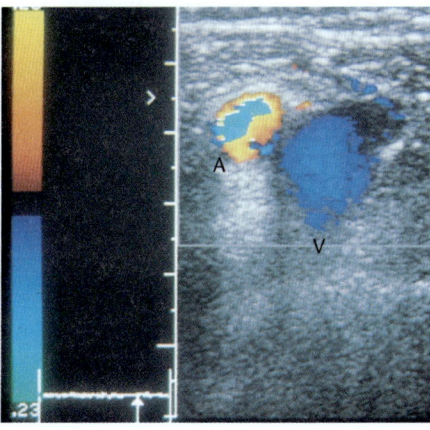
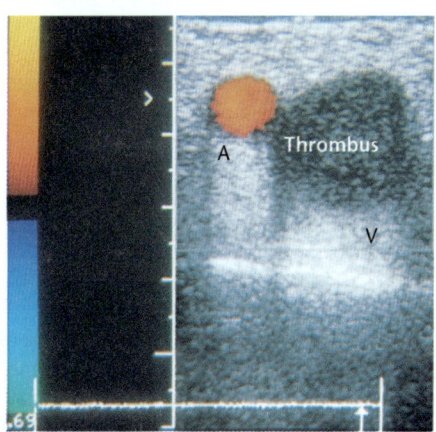

Abb. 5.46: Rechts Farb-Duplex-Sonographie bei Phlebothrombose der rechten V. femoralis, links Normalbefund. Im Vergleich zum Normalbefund ist das Lumen der Vene erweitert und ganz vom Thrombus ausgefüllt, sodass die blaue Farbkodierung fehlt. [M180]

Gefäßwand, sodass er sich leicht lösen und mit dem Blutstrom herzwärts verschleppt werden kann. Im Lungenkreislauf bleibt das Gerinnsel stecken und führt zu einer Lungenembolie mit Thoraxschmerz, Luftnot, Husten und Unruhe bis hin zum tödlichen Rechtsherzversagen innerhalb von Minuten. Außerdem gefährdet die Phlebothrombose das betroffene Bein durch Verlegung des venösen Abstromes und führt bei ca. 40–50% der Patienten als Spätkomplikation zur chronisch-venösen Insuffizienz (☞ 5.9.4). Thrombose-Rezidive sind häufig, da die vorgeschädigten Venenwände neue Thromboseherde darstellen.

> Vielfach verläuft eine tiefe Bein-/Beckenvenenthrombose symptomarm und wird erst nach Auftreten einer Lungenembolie (☞ auch 6.10.1) diagnostiziert.

Behandlungsstrategie

Thrombosen können häufig ambulant behandelt werden. Stationär behandelt werden z. B. Schwangere, Patienten mit schweren weiteren Erkrankungen oder Patienten, die bereits vorher im Krankenhaus waren.

Es erfolgt unverzüglich eine *High-dose-Heparinisierung* (☞ Pharma-Info 5.37), heute ganz überwiegend mit niedermolekularen Heparinen 1- bis 2-mal täglich s. c., die ebenso wirksam, aber einfacher handzuhaben und nebenwirkungsärmer sind als unfraktionierte Heparine (☐ 19, 20) Die Dosierung ist präparat- und gewichtsabhängig. Nach wenigen Tagen wird mit der oralen Antikoagulation zur Rezidivprophylaxe begonnen, in Deutschland vorzugsweise mit Phenprocoumon (z. B. Marcumar®). Bis der therapeutische Bereich erreicht ist (Quick ≤ 30%, INR ≥ 2), wird Heparin weiter gegeben. Die orale Antikoagulation ist nach einer isolierten Unterschenkelvenenthrombose für ca. drei Monate, nach Oberschenkelvenenthrombosen meist für 6–12 Monate notwendig, bei Hochrisikopatienten evtl. lebenslang. Durch diese veränderte Durchführung der Antikoagulation sowie die nur noch im Einzelfall erforderliche Bettruhe (☞ Pflege) können Patienten mit einer tiefen Beinvenenthrombose unter bestimmten Voraussetzungen kurzstationär oder sogar ambulant behandelt werden.

Eine *Thrombolysetherapie* ist insbesondere bei ausgedehnten frischen Thrombosen jüngerer Patienten (Phlegmasia coerulea dolens) indiziert, um den Thrombus aufzulösen (☞ Pharma-Info 5.40). Im Vergleich zur Heparinisierung ist bei der Thrombolyse das Blutungsrisiko, insbesondere das von Gehirnblutungen, höher, das Langzeitrisiko (postthrombotisches Syndrom) geringer. Bezüglich der Lungenemboliegefahr sind beide Behandlungen gleichwertig.

Bei schweren, anders nicht beherrschbaren frischen Verschlüssen von Oberschenkel- und Beckenvenen kommt auch eine *Thrombektomie* in Betracht.

Pflege

> Bereits bei Verdacht auf Phlebothrombose keine i. m.-Injektionen (z. B. zur Schmerzbekämpfung), da diese eine Kontraindikation für eine Lyse darstellen. Das gleiche gilt für die Zeit der Antikoagulation.

- Bettruhe wird heute nur noch in Einzelfällen für sinnvoll erachtet und vom Arzt angeordnet. Hat der Patient starke Beschwerden (Schwellung, Schmerzen), soll er das Bein in den ersten Tagen viel hochlagern, bis die Beschwerden besser geworden sind. Die Pflegenden unterstützen den Patienten in dieser Zeit bei allen Einschränkungen und führen die notwendigen Prophylaxen durch (v. a. auf Druckstellen an den Fersen achten)
- Voraussetzung für die Mobilisation ist eine gute Kompression, in den ersten Tagen durch Anlegen eines Kompressionsverbandes, danach durch Tragen eines medizinischen Kompressionsstrumpfes (meist der Klasse II). Dieser sollte nach einer tiefen Beinvenenthrombose ca. 6–12 Monate getragen werden. Zeigen ärztliche Kontrollen dann eine chronisch-venöse Gefäßerkrankung, wird die Kompressionstherapie fortgesetzt
- Die Pflegenden messen regelmäßig den Beinumfang (☞ 5.2.2)
- Wegen der Gefahr einer Lungenembolie sind abrupte Bewegungen und Pressen beim Stuhlgang kontraindiziert (Obstipationsprophylaxe)
- Bei einer Lysetherapie (☞ 5.8) ist Bettruhe erforderlich. Die Gerinnungsparameter werden regelmäßig überprüft und Pulse, Wärme und Farbe der Haut sowie Sensibilität engmaschig kontrolliert.

> **Sechs Bausteine der Thromboseprophylaxe**
> - (Früh-)Mobilisation
> - Hochlagerung der Beine
> - Ausstreichen der Venen
> - Venenkompression durch Medizinische Thromboseprophylaxe(MT)-Strümpfe und Kompressionsverbände
> - Rückstromfördernde Gymnastik
> - Heparinisierung.

Patienteninformation: Rezidivprophylaxe

Nach einer Phlebothrombose dienen die Antikoagulation und das Tragen von Kompressionsstrümpfen der Rezidivprophylaxe. Ob diese zeitlich befristet oder lebenslang anzuraten sind, wird individuell entschieden.

Bei vielen Patienten bleibt die Thrombosegefahr längerfristig erhöht. Deshalb sollten sie grundsätzlich die Verhaltensregeln für venöse Gefäßerkrankungen befolgen und auf Rauchen verzichten. Außerdem sollten sie bei jedem neuen Arztkontakt auf die Erkrankung aufmerksam machen, da viele Arzneimittel (z. B. die „Pille") die Thrombosegefahr zusätzlich vergrößern. Bei jeder Bettlägerigkeit muss eine Low-dose-Heparinisierung erwogen werden, die heute problemlos ambulant möglich ist (z. B. Fragmin®-Fertigspritzen einmal täglich s. c.). Auch bei anderen Risiken wie etwa langen Flugreisen sind entsprechende Maßnahmen zu überlegen.

5.9.4 Chronisch-venöse Insuffizienz (CVI)

> **Chronisch-venöse Insuffizienz** *(CVI, chronisch-venöses Stauungssyndrom, CVSS)*: Typische Kombination von Venen- und/oder Hautveränderungen bei länger bestehender primärer oder sekundärer Variko-

sis oder angeborenen Fehlbildungen der Venen/-klappen. Ist die chronisch-venöse Insuffizienz Folge einer Thrombose der tiefen Bein- oder Beckenvenen, spricht man auch von einem **postthrombotischen Syndrom** *(PTS)*.

Krankheitsentstehung

Ursachen einer chronisch-venösen Insuffizienz sind vor allem eine schwere primäre Varikose und eine tiefe Beinvenenthrombose.

In beiden Fällen staut sich das Blut und der Druck im venösen Schenkel der Kapillaren und in den Venolen steigt. Zunächst resultiert eine Ödemneigung, langfristig entsteht eine Sklerose (Verhärtung) der Haut und Unterhaut (☞ auch Abb. 5.48). Die Hautanhangsgebilde (Haare, Nägel, Drüsen) werden geschädigt, Pigmente lagern sich vermehrt ein, und im Endstadium bilden sich Ulzerationen und Nekrosen. Die Haut wird anfällig gegenüber Keimen und heilt nach Verletzungen nur schlecht.

Symptome, Befund und Diagnostik

Leitsymptome sind Schweregefühl und Schwellneigung der Beine, auch Beinschmerzen sind möglich. Abhängig vom Schweregrad der Erkrankung liegen Ödeme, Pigmentstörungen der Haut, Entzündungen, Narben, Varizen sowie vorzugsweise am Innenknöchel lokalisierte *Ulcera cruris* vor.

Eine Diagnosestellung ist meist aufgrund von Anamnese und Klinik möglich. Die apparativen Untersuchungen entsprechen denen bei Varikosis (☞ 5.9.1).

Komplikationen

Hauptkomplikationen der chronisch-venösen Insuffizienz sind die Entwicklung eines Ulcus cruris, die Ausbildung eines Erysipels (☞ 15.5.4) und eine Einsteifung des oberen Sprunggelenks, welche die Hautsituation weiter verschlechtert.

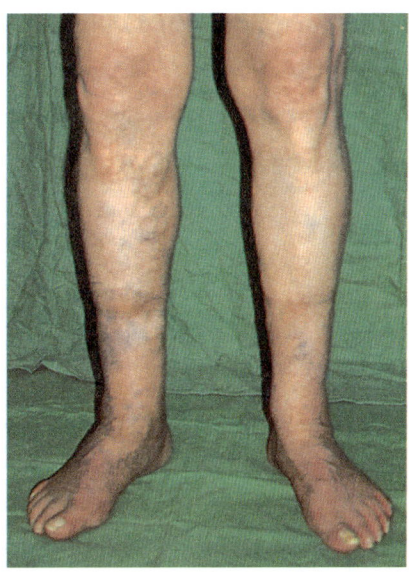

Abb. 5.48:
Chronisch-venöse Insuffizienz beider Beine. Die Füße des Patienten sind zyanotisch, die Haut ist hyperpigmentiert – es handelt sich also um ein Stadium II der Erkrankung. Deutlich zu erkennen sind außerdem Einschnürungen durch die Sockenbündchen. [E179-168]

Stadium	Klinische Befunde
I	Reversible Ödeme, Corona phlebectatica (erweiterte Hautvenen an den Fußrändern)
II	Permanente Ödeme, Hyper-/Depigmentierung, Stauungsdermatitis, weiß-fleckige Hautatrophie
III	Bestehendes oder abgeheiltes Ulcus cruris

Tab. 5.49: Stadieneinteilung der chronisch-venösen Insuffizienz.

Behandlungsstrategie

Wenn irgend möglich ist die Grunderkrankung anzugehen, z. B. werden die Varizen saniert (bei einem postthrombotischen Syndrom kann der Blutrückfluss oft nicht mehr grundlegend verbessert werden).

Grundlage der symptomatischen Behandlung ist die Kompressionstherapie durch Kompressionsverbände oder Kompressionsstrümpfe der Klasse II oder III. Der Patient sollte unbedingt die allgemeinen Verhaltensregeln bei Varikosis beachten (☞ 5.9.1). Hinzu tritt ggf. eine Ulkustherapie. 🖥

5.9.5 Paget-Schroetter-Syndrom

Paget-Schroetter-Syndrom *(Paget-von-Schroetter-Syndrom)*: Thrombose der V. axillaris oder der V. subclavia. Meist sind junge, muskulöse Männer betroffen.

Krankheitsentstehung

Typischerweise tritt eine Thrombose der V. axillaris oder der V. subclavia nach Belastungen der Arme auf, etwa Kegeln, Anstreichen oder Heben schwerer Lasten über den Kopf. Seltener ist eine chronische Venenkompression (z. B. durch eine Halsrippe) verantwortlich. Bei Krankenhauspatienten kann auch ein ZVK ursächlich sein.

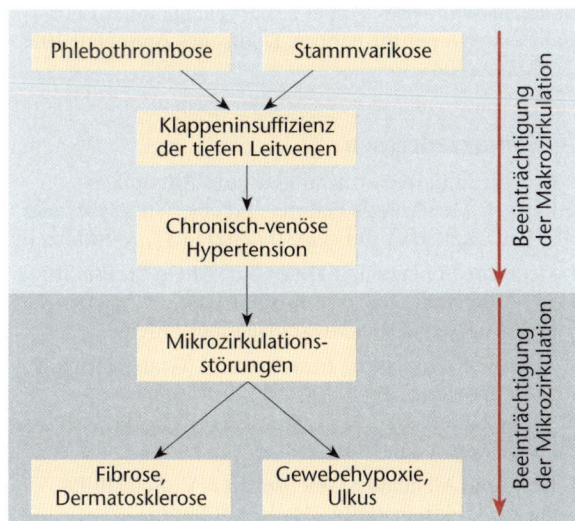

Abb. 5.47: Pathogenese der chronisch-venösen Insuffizienz. [L157]

Symptome, Befund und Diagnostik

Die Patienten klagen über Schmerzen, Schweregefühl und Schwäche im Arm. In späteren Stadien ist der Arm livide verfärbt und ödematös geschwollen. Lungenembolie oder ein postthrombotisches Syndrom treten wesentlich seltener auf als nach einer tiefen Beinvenenthrombose.

Die Diagnose wird durch Duplex-Sonographie, Phlebographie sowie ggf. Computer- oder Kernspintomographie des Thorax gesichert.

Behandlungsstrategie und Pflege

Die Therapie besteht in einer medikamentösen Antikoagulation, ggf. in einer Thrombolyse. Pflegerisch sind eine ausreichende Kompression und Hochlagerung wesentlich.

Literatur und Kontaktadressen

📖 Literaturnachweis

1. Müller-Nordhorn, J. et al.: Knowledge About Risk Factors for Stroke. A Population-Based Survey With 28090 Participants. Stroke 37, S. 946–950 (2006).

2. Deutsche Hochdruckliga (DHL®)–Deutsche Hypertoniegesellschaft: Leitlinien zur Behandlung der arteriellen Hypertonie. 2007. Nachzulesen im Internet unter www.hochdruckliga.de, dann weiter zu Hypertonie-Leitlinien.

3. Faulhaber, H.-D.: Europäische Empfehlungen 2007 der ESH/ESC – was ist neu? Management Hypertonie Journal by Fax 15 (2007). Nachzulesen im Internet unter www.hochdruckliga.de, dann weiter zu Fachinformationen, Management Hypertonie.

4. Jäger, K. A. et al.: Schweizer Richtlinien zum Management von PAVK-Patienten in der Grundversorgerpraxis. Schweiz Med Forum 7, S. 403–411 (2007).

5. Jäger, K. A. et al.: Schweizer Richtlinien zum Management von PAVK-Patienten durch den Facharzt. Kardiovakuläre Medizin 10, S. 621–628 (2007).

6. Audebert, H. J. et al.: Prognoseverbesserung beim Schlaganfall. Deutsches Ärzteblatt 104, S. A 1962–1966 (2007). Nachzulesen im Internet unter www.aerzteblatt.de (Suchfunktion benutzen).

7. Leitlinien der Deutschen Gesellschaft für Neurologie: Ischämischer Schlaganfall: Akuttherapie. Verabschiedet im Dezember 2004. Nachzulesen unter www.dgn.org (Suchfunktion benutzen).

8. Diener, H. C. et al.: Sekundärprävention des Schlaganfalls: Was ist neu? Deutsches Ärzteblatt 104, S. A 3016–3021 (2007). Nachzulesen im Internet unter www.aerzteblatt.de (Suchfunktion benutzen).

9. Lay, R.: Therapeutische Pflege. Was gibt es Neues im Bobath-Konzept? In: Die Schwester/Der Pfleger 6/2007, S. 488–494.

10. Thomas, H.: Bobath-Konzept: Handling und Positionierung der paretischen Schulter. In: Die Schwester/Der Pfleger 6/2008, S. 532–536.

11. Schieberle, D.: Pflege nach Bobath. Hüftschmerzen vorbeugen. Pflegerischer Umgang mit der Hüftproblematik bei Patienten mit Halbseitenlähmung nach Schlaganfall. In: Die Schwester/Der Pfleger 5/2005, S. 352–354.

12. Dammshäuser, B.: Bobath-Konzept in der Pflege. Elsevier/Urban & Fischer Verlag, München 2009.

13. Schriften der BAG Rehabilitation, Eyseneckstraß 55, 60322 Frankfurt a.M. Schriften der Stiftung Deutsche Schlaganfall-Hilfe, Postfach 104, 33311 Gütersloh.

14. Leitlinien der Deutschen Gesellschaft für Neurologie: Vaskuläre Demenzen. Verabschiedet im Februar 2005. Nachzulesen im Internet unter www.dgn.org, dann weiter zu Leitlinien

15. Lind, S.: Strukturelemente eines räumlichen Milieus für demenziell erkrankte Menschen: Die Nähe vertrauter Menschen gibt Sicherheit und Stärke. In: Pflegezeitschrift 7/2007, S. 365–368.

16. Klues, H. G. et al.: Leitlinie zur Diagnostik und Therapie des Krampfaderleidens (Leitlinie der Entwicklungsstufe S2 der Deutschen Gesellschaft für Phlebologie, der Deutschen Gesellschaft für Gefäßchirurgie, des Berufsverbandes der Phlebologen und der Arbeitsgemeinschaft der niedergelassenen Gefäßchirurgen Deutschlands). Phlebologie 33, S. 211–221 (2004). Nachzulesen im Internet unter www.phlebology.de, dann weiter zu Leitlinien.

17. Wienert, V. et al.: Leitlinie Medizinischer Kompressionsstrumpf (MKS). Phlebologie, 35, S. 315–320 (2006). Nachzulesen auch unter www.phlebology.de, dann weiter zu Leitlinien.

18. Interdisziplinäre S2-Leitlinie Diagnostik und Therapie der Bein- und Beckenvenenthrombose und der Lungenembolie. Phlebologie 34, S. 47–64 (2005). Nachzulesen im Internet unter www.phlebology.de, dann weiter zu Leitlinien.

19. Snow, V. et al.: Management of venous thromboembolism: A clinical practice guideline from the American College of Physicians and the American Academy of Family Physicians. Ann Intern Med 146, S. 204–210 (2007). Nachzulesen im Internet unter www.annals.org/cgi/reprint/146/3/204.pdf

20. Hach-Wunderle, V. et al.: Therapie bei tiefer Bein- und Beckenvenenthrombose. Deutsches Ärzteblatt 105, S. 25–34 (2008).

✉ Kontaktadressen

1. Bobath-Initiative für Kranken- und Altenpflege (BIKA), 1. Vorsitzende Gabriele Jacobs, Wikingerstraße 28, 76307 Karlsbad, Tel./Fax: 07202/1431, www.bika.de

2. Deutsche Schlaganfall-Hilfe, Carl-Miele-Straße 210, 33311 Gütersloh, Tel.: 01805/093093, Fax: 01805/094094, www.schlaganfall-hilfe.de

3. Alzheimer Forschung Initiative e.V., Grabenstraße 5, 40213 Düsseldorf, Tel. 0800/2004001 oder 0211/8620660, Fax: 0211/86206611, www.alzheimer-forschung.de

4. Deutsche Alzheimer Gesellschaft e.V., Selbsthilfe Demenz, Friedrichstraße 236, 10969 Berlin, Tel.: 030/2593 7950, Fax: 030/259379529, www.deutsche-alzheimer.de

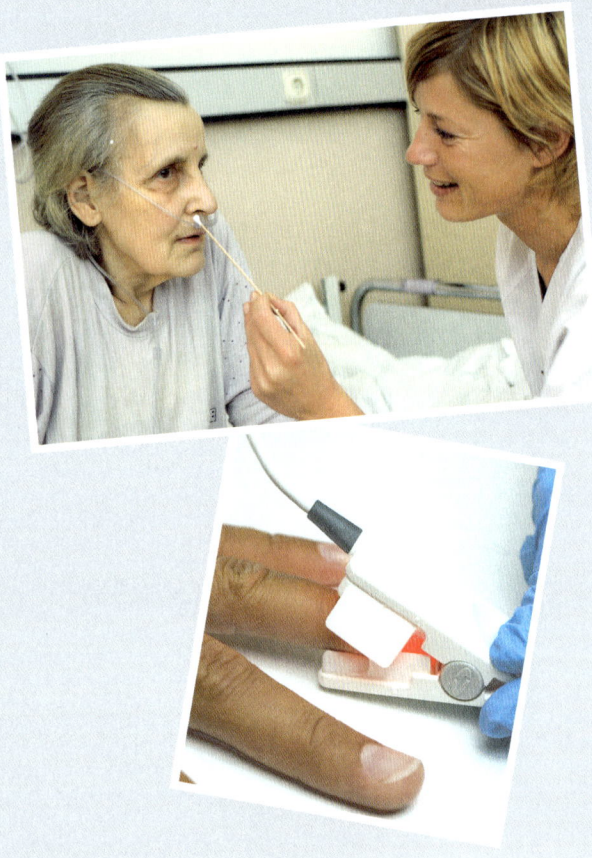

6 Pflege von Menschen mit Atemwegs- und Lungenerkrankungen

Anatomie ☞ 🖥

> **Pneumologie** *(Lungen- und Bronchialheilkunde, Pulmologie):* Teilgebiet der Inneren Medizin, das sich mit Prophylaxe, Diagnostik und konservativer Therapie von Erkrankungen der Bronchien, der Lungen, der Pleura und des Mediastinums befasst.

6.1 Pflege bei Atemwegs- und Lungenerkrankungen

Der Fokus der pflegerischen Interventionen liegt auf der Atmung. Ziel ist, neben der Verbesserung der Lungenfunktion, die Vermeidung von Komplikationen und das Erhalten größtmöglicher Selbstständigkeit des Patienten. Folgende Maßnahmen werden dazu durchgeführt:

- Beobachtung der Atmung: Husten? Auswurf? Schmerzen? Geräusche? Atemnot?
- Vitalzeichenkontrolle zur Erkennung von Komplikationen (z. B. Fieber bei Pneumonie)
- Unterstützende Maßnahmen zu einer möglichst beschwerdefreien Atmung
- Organisation und Mithilfe bei Diagnostik und Therapie
- Beratung des Patienten zur Bedeutung von Risikofaktoren und zu einer gesunden Lebensweise.

6.1.1 Betroffene Menschen

Lungenerkrankungen können junge und alte Menschen betreffen, akut und chronisch, symptomarm oder mit stärksten Beschwerden verlaufen. Entsprechend unterschiedlich ist die Situation der Betroffenen. Ist die Lungenfunktion jedoch spürbar eingeschränkt, so wird dies meist als besonders bedrohlich empfunden, denn Lunge und Herz sind für viele „Zentrum des Lebens". Ohne Sauerstoff ist kein Leben möglich. Die bei Lungenerkrankungen häufig auftretende Atemnot ist für die Betroffenen quälend. Sie ist mit der Angst verbunden, nicht genügend Luft zu bekommen oder gar zu ersticken. Selbst kleinste Belastungen können durch die Atemnot zu unüberwindlichen Hindernissen werden. Die Patienten empfinden ihre Situation meist als sehr beunruhigend. Wichtig ist daher, dass die Pflegenden dem Patienten Sicherheit vermitteln, Verständnis für seine Situation entgegenbringen und ihn bei allen Einschränkungen unterstützen.

Altersgruppen

Atemwegs- und Lungenerkrankungen zeigen zwei Altersgipfel: einen ersten im Kindesalter und einen zweiten ab etwa dem 50. Lebensjahr. Bei den Erwachsenen sind stationär Behandelte durchschnittlich älter als ambulant betreute Patienten.

Begleiterkrankungen

Ob und welche Begleiterkrankungen vorhanden sind, die pflegerisch berücksichtigt werden müssen, ist von Erkrankung zu Erkrankung unterschiedlich:

6

- Bei vielen Patienten mit infektiösen Atemwegserkrankungen liegen keine Begleiterkrankungen vor
- Die oft jungen Patienten mit allergischem Asthma haben häufiger, als statistisch zu erwarten wäre, noch weitere Allergien
- Patienten mit chronisch-obstruktiver Lungenerkrankung oder Lungenkarzinom leiden infolge des gemeinsamen Hauptrisikofaktors Rauchen gehäuft unter Arteriosklerose-Folgeerkrankungen wie etwa einer koronaren Herzkrankheit (☞ 4.4.1) oder einer peripheren arteriellen Verschlusskrankheit (☞ 5.5.2)
- Bei älteren Patienten mit einer Lungenentzündung liegt nicht selten eine Herzschwäche vor, welche die Lungenentzündung begünstigt hat.

6.1.2 Prävention: Raucherprävention und -entwöhnung

Nicht zu rauchen ist die wichtigste Einzelmaßnahme, um Lungenerkrankungen vorzubeugen oder das Fortschreiten bestehender Lungenerkrankungen zu verhindern. Früherkennungsprogramme auf Lungenerkrankungen gibt es in Deutschland derzeit nicht.

Die Zahl der Raucher ist zwar gesunken, aber nach wie vor zu hoch: 2006 rauchten in Deutschland fast 32% der 18- bis 64-Jährigen, gut 30% davon 20 oder mehr Zigaretten am Tag. Die Raucherquote bei den 12- bis 17-Jährigen lag 2007 bei 18%. Mit dem Rauchen geht ein erhebliches gesundheitliches Risiko einher, und die meisten Raucher wissen das auch. Rauchen verkürzt die Lebenserwartung um ca. zehn Jahre, oder, anders ausgedrückt, in Deutschland sterben ca. 110 000–140 000 Menschen jährlich vorzeitig an den Folgen des Rauchens. Menschen, die bereits als Jugendliche angefangen haben zu rauchen, sind dabei besonders gefährdet. (☐ 1, 2)

Nikotinabhängigkeit …

Rauchen einfach als schlechte Gewohnheit abzutun, wird den Betroffenen nicht gerecht. Nikotin, Hauptbestandteil des Tabaks, macht abhängig. Die WHO zählt Nikotin zu den stofflichen Drogen, in der ICD 10 gibt es eine eigene Kategorie „psychische und Verhaltensstörungen durch Tabak".

Zwar bemerken vor allem „Rauchungewohnte" unangenehme Wirkungen wie etwa Herzjagen, Husten, Übelkeit oder Schwindel, doch flutet Nikotin schon wenige Sekunden nach dem Anzünden der Zigarette im ZNS an und vermittelt dort über verschiedene Neurotransmitter „Belohnungen": Es steigert Aufmerksamkeit und Gedächtnis; viele Raucher empfinden eine anregende oder beruhigende Wirkung oder haben das (trügerische) Gefühl, Stress besser ertragen zu können. Über eine appetitmindernde und stoffwechselsteigernde Wirkung wirkt Rauchen gewichtsreduzierend.

… und ihre Folgen

Die medizinische Bedeutung des Rauchens liegt nicht in der akuten Toxizität des Nikotins, sondern in seinen Spätfolgen. Nikotin selbst ist ein starker Vasokonstriktor. Herzfrequenz und Blutdruck steigen, die Durchblutung sämtlicher Organe sinkt, was auf Dauer zu Organschäden führt. Die anderen Schäden des Rauchens sind nicht nur auf das Nikotin, sondern auch auf die ca. 4000 weiteren Inhaltsstoffe (etwa Benzol, Nitrosamine, Schwermetalle) zurückzuführen und in ihren pathogenetischen Mechanismen noch nicht vollständig geklärt:

- Am bekanntesten ist das stark erhöhte Lungenkrebsrisiko (90% aller erkrankten Männer sind Raucher oder Ex-Raucher)
- Im Bereich der Lunge sind außerdem die chronische Bronchitis und das daraus entstehende Lungenemphysem ganz überwiegend durch Rauchen bedingt
- Weitere Krebserkrankungen, deren Risiko durch Rauchen erhöht wird, sind Mundhöhlen-, Ösophagus-, Kehlkopf- oder Blasenkrebs
- Durch Beschleunigung der Arteriosklerose (☞ 5.5.1) schädigt Rauchen das gesamte Herz-Kreislauf-System vom Kopf (erhöhtes Erblindungs- und Schlaganfallrisiko) über die Brust (Gefahr von KHK und Herzinfarkt) bis zu den Füßen (pAVK mit „Raucherbein")
- Auch das Immunsystem wird beeinträchtigt.

Im Gegensatz zum Alkohol gibt es keine harmlose Dosis.

Auch Passivrauchen ist schädlich – im Nebenrauch, der ins Zimmer zieht, sind die schädlichen Stoffe teilweise sogar höher konzentriert als im Hauptrauch, den der Raucher inhaliert.

Raucherprävention

Am besten ist es, mit dem Rauchen erst gar nicht anzufangen. Vonseiten der Politik sind durch ein Abgabeverbot von Zigaretten für Jugendliche unter 18 Jahren und Rauchverbote z. B. in öffentlichen Einrichtungen und Gaststätten erste Schritte getan, wobei Letztere nicht nur den Jugendlichen, sondern ganz allgemein dem Nichtraucherschutz dienen.

Erwachsene und hier insbesondere Erzieher und medizinisch Tätige haben Vorbildfunktion – wie steht es mit den eigenen Rauchgewohnheiten? Gerade bei den Pflegenden ist die Raucherquote hoch. Wie wirkt es auf einen Patienten, der gerade versucht, mit dem Rauchen aufzuhören, wenn er bei der ihn betreuenden Pflegekraft Zigarettenrauch riecht? Oder wenn er die Pflegende, die ihn gerade über die Raucherentwöhnung beraten hat, rauchend vor dem Klinikeingang sieht?

Raucherentwöhnung

Nur wenige Raucher schaffen es, alleine vom Glimmstängel loszukommen. Durch Hilfe von außen kann die Erfolgsquote von 5–10% auf 30% gesteigert werden. **Raucherentwöhnung** ist eine interdisziplinäre Aufgabe.

Motivation und Information

Auch wenn der feste Wille allein für viele nicht ausreichend ist, so ist die Motivation des Betroffenen zum

Rauchstopp doch grundlegende Voraussetzung. *Alle* medizinisch Tätigen sprechen Patienten auf ihre Rauchgewohnheiten an und versuchen sie zum Rauchstopp zu motivieren. Dies kann Monate dauern.

Zum Motivationsaufbau gehört weniger die Aufklärung über die negativen gesundheitlichen Folgen des Rauchens („Abschreckungsstrategien" haben sich als wenig wirksam erwiesen), sondern vor allem die Betonung der positiven Seiten (z. B. leistungsfähiger zu sein, Geld zu sparen, sich nicht immer eine Raucherecke suchen zu müssen).

Der Raucher muss sich in der Motivationsphase mit den psychischen und physischen Komponenten der Abhängigkeit auseinandersetzen. Hilfreich ist die Aufklärung über die zu erwartenden Schwierigkeiten:

- Sinnvoll ist, wenn der Raucher sich anfangs selbst beobachtet, in welchen Situationen er raucht, damit er Strategien gegen die „Macht der Gewohnheit" entwickeln kann
- Der Raucher sollte auch über die zu erwartenden Entzugserscheinungen in den ersten Wochen (vor allem Unruhe, Reizbarkeit, Konzentrations- und Schlafstörungen, Heißhunger) Bescheid wissen. Treffen diese den Raucher unerwartet, ist das Risiko eines Rückfalls höher
- Die Gewichtszunahme nach dem Rauchstopp ist gefürchtet, jedoch durch gesunde Ernährung und Bewegung in den Griff zu bekommen.

Am Ende der Motivationsphase sollte sich der Patient einen festen Zeitpunkt setzen, zu dem er mit dem Rauchen aufhören will („Schlusspunkt-Methode"). Der Betroffene sollte alle Rauchutensilien aus dem Haus räumen. Lebt ein weiterer Raucher im Haushalt, unterstützt er die Bemühungen des anderen entscheidend, wenn er ebenfalls aufhört zu rauchen.

Fragen bei Nikotinabhängigkeit

- Rauchgewohnheiten (Wie lange? Wie viele? Wann?), Einstellung zum Rauchen, bisherige Versuche, das Rauchen aufzugeben
- Fagerström-Test zur Einschätzung des Schweregrades der Nikotinabhängigkeit (☞ Abb. 6.1)
- Weitere Erkrankungen, Arzneimitteleinnahme.

Unterstützung beim Rauchstopp

Erster Pfeiler der Unterstützung beim Rauchstopp sind regelmäßige (z. B. wöchentliche) Kontakte zum Arzt, zu anderen medizinischen Berufsgruppen, psychologischen Beratungsstellen oder Selbsthilfegruppen, bei denen Raum für Fragen und Probleme besteht und der Betroffene immer wieder in seiner Motivation gestärkt wird.

Zweiter Pfeiler sind medikamentöse Hilfen, die insbesondere bei einem Konsum von mehr als zehn Zigaretten täglich eingesetzt werden:

- **Nikotinersatzpräparate** bekämpfen die Entzugserscheinungen. Die Anfangsdosis richtet sich nach den Zigaretten pro Tag (Nikotinresorption pro Zigarette ca. 1–3 mg). Nach 4–6 Wochen sollte der Raucher beginnen, die Dosis langsam zu reduzieren, sodass er die Präparate nach maximal einem halben Jahr absetzen kann. Hauptnebenwirkungen sind Übelkeit, Kopfschmerzen und Schlafstörungen, bei zu hoher (An-

Frage	Wahl-möglichkeit		Punkte
Wann nach dem Aufstehen rauchen Sie Ihre erste Zigarette	Innerhalb von fünf Minuten	◯	3
	6–30 Minuten	◯	2
	31–60 Minuten	◯	1
	Nach 60 Minuten	◯	0
Finden Sie es schwierig, an Orten, an denen Rauchen verboten ist, z. B. Kirche, Bücherei, Kino, das Rauchen zu unterlassen?	Ja	◯	1
	Nein	◯	0
Auf welche Zigarette würden Sie nicht verzichten wollen?	Die erste am Morgen	◯	1
	Andere	◯	0
Wie viele Zigaretten rauchen Sie im Allgemeinen pro Tag?	Bis 10	◯	0
	11–20	◯	1
	21–30	◯	2
	31 und mehr	◯	3
Rauchen Sie am Morgen im Allgemeinen mehr als am Rest des Tages?	Ja	◯	1
	Nein	◯	0
Kommt es vor, dass Sie rauchen, wenn Sie krank sind und tagsüber im Bett bleiben müssen?	Ja	◯	1
	Nein	◯	0
Punktezahl 0–2 Punkte: keine bzw. eine nur sehr geringe Nikotinabhängigkeit 3–4 Punkte: geringe Nikotinabhängigkeit 5–10 Punkte: mittlere bis hohe Nikotinabhängigkeit			

Abb. 6.1: Fagerström-Test zur Einschätzung des Schweregrades einer Nikotinabhängigkeit. [X214]

fangs-)Dosierung ist außerdem z. B. Herzrasen möglich. Hinzu kommen durch die Applikationsform bedingte Nebenwirkungen, etwa Hautreizungen bei Pflastern. Bei (schweren) kardiovaskulären Erkrankungen, etwa schwerer Angina pectoris oder kürzlich durchgemachtem Herzinfarkt, dürfen sie nicht eingesetzt werden.

- **Nikotinpflaster** werden über 16 oder 24 Stunden an Oberkörper oder Oberarm aufgeklebt. Die Pflaster dürfen wie andere transdermale Systeme nur auf intakte Haut geklebt werden; Duschen ist mit Pflaster möglich
- **Nikotinkaugummis** werden langsam über ca. 30 Minuten gekaut. Höchstdosis ist ein Kaugummi pro Stunde bzw. 16 am Tag, wobei es oft sinnvoller ist, mit dem Patienten feste Abstände festzulegen, als dass der Patient bei Entzugserscheinungen nach Belieben konsumiert. Viele Patienten empfinden das Kaugummi-Kauen außerdem als beruhigend
- Weitere Applikationsform ist die **Nikotinlutschtablette**
- Kombinationen sind möglich.

Vorsicht

Nikotinersatzpräparate wegen der Vergiftungsgefahr für Kinder unzugänglich aufbewahren!

- Medikamente werden wegen ihrer Nebenwirkungen nur eingesetzt, wenn vorherige Rauchstopp-Versuche mit Nikotinersatzpräparaten gescheitert sind. Es gibt zwei (rezeptpflichtige) Präparate:
  - Das Antidepressivum Bupropion (Zyban®) greift in den Neurotransmitterhaushalt ein und vermindert das Rauchverlangen. Häufige Nebenwirkungen sind Schwindel und Schlafstörungen. Selten, aber gefährlicher sind psychische Störungen und zerebrale Krampfanfälle
  - Vareniclin (Champix®) bindet an die gleichen Rezeptoren und wirkt wie Nikotin. Es verringert somit die Entzugssymptome. Zudem „schmeckt" bei einem Rückfall die Zigarette nicht. Hauptnebenwirkungen sind Übelkeit, Unruhe, Schlafstörungen und Kopfschmerzen.

Dritter Pfeiler ist die **Verhaltensmodifikation** bzw. **-therapie.** Das Verhalten, dass z. B. die Pause oder der Kaffee an eine Zigarette gekoppelt ist, muss wieder „verlernt" werden. Alternativhandlungen sind z. B. ein (zuckerfreier) Kaugummi oder ein bisschen Bewegung zum Stressabbau. Menschen, die sich sehr gestresst fühlen und dann auch geraucht haben, kann das Erlernen von Entspannungstechniken helfen. Der (Ex-)Raucher sollte außerdem in der ersten Zeit solche Situationen bewusst meiden, in denen er sonst geraucht hätte (etwa den „Stammtisch"). Akupunktur und Hypnose haben sich wenn überhaupt nur als kurzzeitig hilfreich erwiesen.

Vorsicht Rückfall

Vielen Rauchern gelingt der „Ausstieg" nicht auf Anhieb. Wichtig ist es, dem Patienten zu signalisieren, dass die Zigarette nach einer Woche Durchhaltens kein Versagen oder das „Aus" aller Bemühungen bedeutet, sondern jede nicht gerauchte Zigarette ein Erfolg ist und es sich lohnt weiterzumachen.

6.1.3 **Rehabilitation**

Insbesondere Patienten mit chronischen Lungenerkrankungen profitieren von Rehabilitationsmaßnahmen. Zahlenmäßig am bedeutendsten sind dabei Patienten mit Asthma bronchiale (☞ 6.5) und chronisch-obstruktiver Lungenerkrankung (☞ 6.6), für welche die Wirksamkeit einer Rehabilitation auch gesichert ist. Die Rehabilitation kann stationär oder ambulant erfolgen und sollte zur Sicherung des Langzeiterfolgs von ambulanten Nachsorgemaßnahmen gefolgt werden.

Die Rehabilitation soll die medizinischen, psychischen und sozialen Krankheitsfolgen minimieren: Ziele sind die Stabilisierung der Grunderkrankung und die Vermeidung von Lungen- wie von anderen Gesundheitsschäden, eine größtmögliche Aktivität und Lebensqualität des Patienten und die (Wieder-)Eingliederung in sein soziales Umfeld.

Schwerpunkte, um diese Ziele zu erreichen, sind:
- Optimierung der medikamentösen Behandlung
- Gezielte Schulung zur Erkrankung, zu lungenschädigenden Faktoren, zum Gebrauch von Medikamenten, zur Selbsthilfe und Medikamentenanpassung bei Verschlechterung
- Ausdauer- und Muskeltraining zur Verbesserung der körperlichen Leistungsfähigkeit
- Gezieltes Training der Atemmuskulatur und Vermittlung von Atemtechniken zur Verbesserung der Atemfunktion

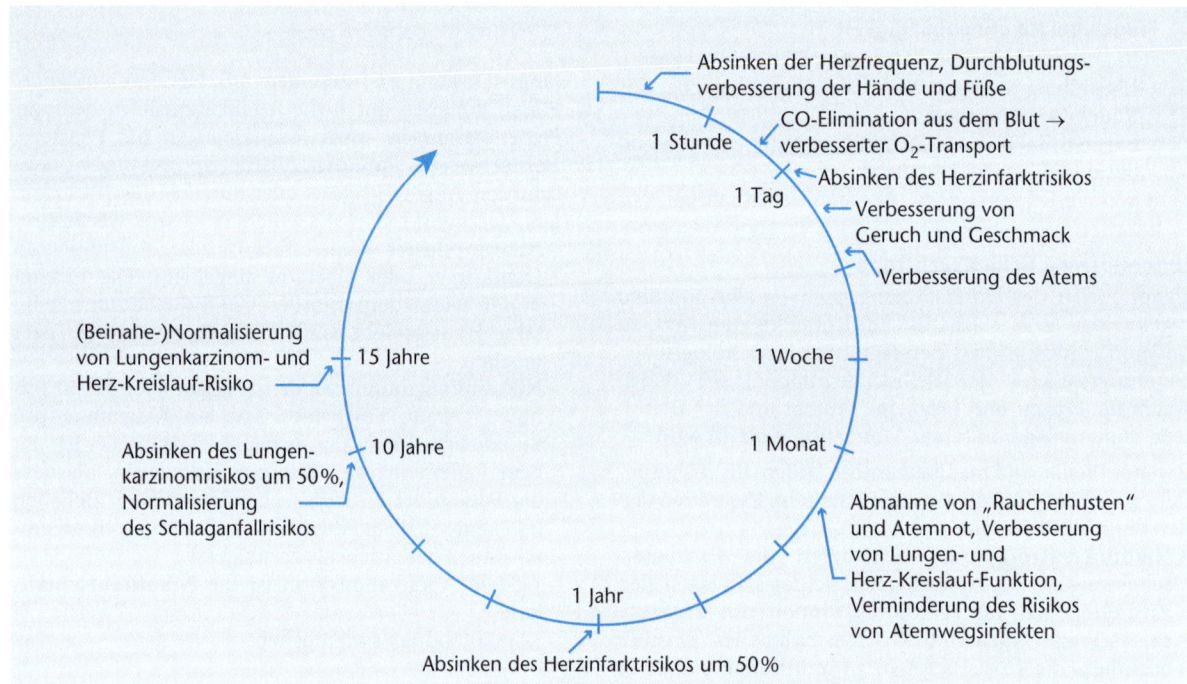

Abb. 6.2: Es ist nie zu spät mit dem Rauchen aufzuhören. Nach dem Rauchstopp werden die ersten positiven Wirkungen schnell mess- und spürbar. [W233]

- Ernährungsberatung zur Vermeidung von Über- wie Untergewicht
- Berufs-, Sozialberatung, psychologische Unterstützung bei der Krankheitsverarbeitung
- Ggf. Raucherentwöhnung
- Ggf. Versorgung z. B. mit Geräten zur Inhalations- oder ambulanten Sauerstoffbehandlung und Schulung im Gebrauch damit.

6.1.4 Patientenberatung

Viele Lungenerkrankungen verlaufen chronisch und werden entscheidend durch das Verständnis und die Eigenverantwortung des Betroffenen beeinflusst. Daher kommt der Patientenberatung große Bedeutung zu. Sie beinhaltet Informationen zu:

- Gefährdung durch persönliche Risikofaktoren (z. B. Nikotinabusus) oder weitere ungünstige Einflüsse (z. B. Übergewicht). Hier beraten Pflegende, ergänzend zum behandelnden Arzt, u.a. über die Möglichkeiten zur Raucherentwöhnung (☞ unten)
- Allgemeinen präventiven Möglichkeiten zur positiven Beeinflussung der Atmung, z. B. durch Einatmung möglichst über die Nase (Luft wird angefeuchtet und gefiltert), viel frische Luft und häufiges Lüften von Räumen, Förderung der Bauchatmung, körperliche Bewegung bzw. Gymnastik zur Lockerung, Dehnung und Kräftigung des Brustkorbs bzw. der Atemmuskulatur, Ausdauertraining, Entspannungsübungen wie z. B. Yoga, Qi-Gong oder Meditation
- Pflegerischen und therapeutischen Maßnahmen z. B. zur Atemförderung und Sekretentleerung oder zur medikamentösen Therapie.

Hierzu gehören z. B. ganz allgemein Atemübungen, Atemgymnastik, Maßnahmen zur Sekretlösung sowie konkret z. B. die Anwendung des Peak-Flow-Meters (☞ 6.3.3) oder Dosieraerosols (☞ 6.5). Neben der Patienteninformation (auch z. B. durch entsprechende Broschüren oder zu Selbsthilfegruppen, ✉ 1) ist die kompetente praktische Anleitung im Rahmen eines strukturierten Entlassungsprozesses wichtig (☞ 1.2.5). So können diese Maßnahmen auch zu Hause oder in entsprechenden Rehaeinrichtungen weiter durchgeführt werden. Die erlernten Fähigkeiten werden vor der Entlassung überprüft und dokumentiert.

Die speziellen Beratungsaspekte orientieren sich an der zugrunde liegenden Erkrankung und werden in den entsprechenden Kapiteln behandelt. Hierzu gehören z. B. die Beratung bei Dyspnoe (☞ 6.2.1), bei chronisch-obstruktiver Bronchitis (☞ 6.6.1) oder bei Asthma bronchiale (☞ 6.5).

6.1.5 Beobachten, Beurteilen und Intervenieren

Im Rahmen der Pflegeanamnese wird die Atmung bei allen neu aufgenommenen Patienten beobachtet, im weiteren Verlauf regelmäßig z. B. bei Patienten mit Lungen- und Herzerkrankungen, bei Sauerstofftherapie, bei instabiler Kreislaufsituation oder bei der Behandlung mit atemdepressiven Arzneimitteln (z. B. Opiaten). Ein frühzeitiges Erkennen von Atemveränderungen ist entscheidend, um gezielte Pflegemaßnahmen ergreifen zu können.

Beobachtet werden Atemfrequenz (☞ 6.2.2), Atemrhythmus und -intensität (☞ 6.2.3), Atemgeräusche (☞ 6.2.4), Husten (☞ 6.2.5), Sputum (☞ 6.2.6) bzw. Beschwerden bei der Atmung (Dyspnoe ☞ 6.2.1). Ein geeignetes Instrument zum Erfassen von Atembeeinträchtigungen ist die Atemskala nach C. Bienstein. Die Pflegemaßnahmen richten sich auf die Vermeidung von Komplikationen (z. B. Pneumonieprophylaxe ☞ 6.4.3), auf Maßnahmen zur Verbesserung der Lungenbelüftung z. B. durch Atemübungen zur Sekretlösung bzw. zur Befreiung von Sekret. ⌨

Atemübungen und Atemgymnastik

Durch Atemübungen und Atemgymnastik werden Fehlatmungen behoben, die Belüftung der Lunge und die Selbstreinigungsmechanismen der Atemwege verbessert und das Atemzentrum angeregt. Bewusstes Atmen fördert außerdem Selbstwahrnehmung und Wohlbefinden. Auch durch eine atemstimulierende Einreibung des Rückens in kreisförmigen Bewegungen wird die Konzentration auf die Atmung gefördert und damit gleichmäßiger und tiefer. Durch gezielte Atemübungen kann der Patient sich bei Luftnot selbst helfen, und oft reicht allein dieses Wissen, um Ängste zu reduzieren.

Für Pflegende ergeben sich im Pflegealltag viele Möglichkeiten, die Atmung des Patienten wirkungsvoll zu unterstützen:

- **Einfache Atemübung:** Den Patienten mehrmals täglich z. B. zum tiefen Durchatmen anhalten
- **Kontaktatmen:** Patienten bitten, die locker aufgelegten Hände der Pflegekraft während der Einatmung wegzuatmen. Ausatmung durch leichten Druck der Hände unterstützen
- **Dosierte Lippenbremse:** Patienten bei geschlossenem Mund durch die Nase einatmen lassen. Dann die Luft während der Ausatmung leicht und ohne Anstrengung langsam zwischen den locker aufeinanderliegenden Lippen ausströmen lassen (nicht „drücken" oder „blasen"). Der Anstieg des intrabronchialen Drucks durch die Lippenbremse führt zu einer Verbesserung der Atmung.

Frühmobilisation

Ebenso unverzichtbar für eine ausreichende und gleichmäßige Belüftung aller Lungenpartien ist körperliche Aktivität. Daher wird, auch bei schweren Erkrankungen, so früh wie möglich mit der Mobilisation begonnen. Der Kranke soll sich je nach seiner Belastbarkeit so oft wie möglich im Bett aufsetzen, (mit Hilfe) aufstehen, vor dem Bett auf der Stelle treten oder umhergehen und dabei tief durchatmen. Krankengymnastische Übungen zur Erhaltung oder Förderung der Mobilität müssen ärztlich angeordnet werden.

Die Lageveränderungen für immobile Patienten erfolgen nach einem „Bewegungsplan", um die Belüftung aller Lungenabschnitte zu gewährleisten.

Apparatives Atemtraining

Zur Atemgymnastik existiert darüber hinaus eine Reihe von Hilfsgeräten. Ziele der Atemgymnastik nach dem

Prinzip der *anhaltend maximalen Inspiration* (*sustained maximal inspiration*, **SMI**) sind eine Erweiterung der Alveolen und eine verbesserte Sekretlösung. Verschiedene SMI-Atemtrainer stehen zur Verfügung:

- **Floworientierte Geräte,** bei denen eine bestimmte Strömungsgeschwindigkeit der Einatemluft erreicht werden muss, um einen oder mehrere Bälle in der Schwebe zu halten (☞ Abb. 6.3, z. B. Triflo II)
- **Volumenorientierte Geräte,** bei denen der Patient durch Markierung des zu erreichenden Volumens ein konkretes Ziel hat (z. B. Voldyne®, Coach®)
- **IPPB-Geräte** (☞ unten)
- **Oszillierende PEP-Geräte** (☞ unten).

Voraussetzung für das **SMI-Atemtraining** ist ein motivierter, kooperativer Patient, der die nötige Kraft für das Atemtraining aufbringen kann. Die Atemfrequenz des Patienten muss unter 25 Atemzügen/Min. liegen.

> **Vorsicht**
> Bei zu eifrigem Üben besteht Hyperventilationsgefahr (☞ 6.2.3).

Desweiteren kann das **Threshold© IMT** zum Training der Einatemmuskulatur bei chronischen Lungenerkrankungen genutzt werden. Der Patient atmet gegen ein Ventil ein, das einen Widerstand darstellt und individuell eingestellt werden kann. Die Nase wird dabei mit einer Klemme verschlossen. Täglich sollte ca. 10–15 Min. geübt werden.

Sekretlösende Maßnahmen

Einfachste **sekretlösende Maßnahme** ist regelmäßiges und ausreichendes Trinken (mindestens 1,5 l/Tag, sofern keine Kontraindikationen vorliegen), sodass der Schleim verflüssigt wird und besser transportiert werden kann.

„Sitzt" das Sekret in den Atemwegen fest und kann nicht abgehustet werden, kann es durch Luftbefeuchtung und Inhalation gelöst werden. Auch Einreibungen, feuchtwarme Brustwickel oder Vibration sind geeignet. Einreibungen des Thorax und Inhalationen mit ätherischen Ölen können aber zu Haut- bzw. Schleimhautreizungen

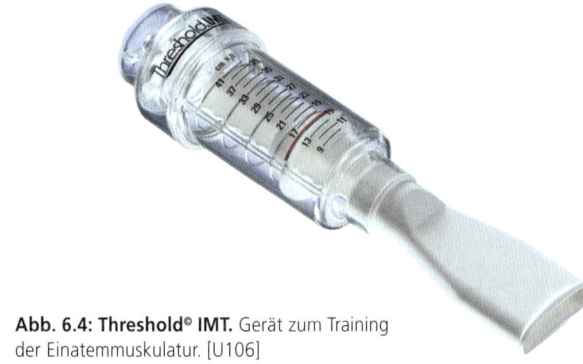

Abb. 6.4: Threshold© IMT. Gerät zum Training der Einatemmuskulatur. [U106]

und allergischen Reaktionen (bis zum Bronchospasmus!) führen, weshalb Öle nur verdünnt und sparsam verwendet werden dürfen.

Luftbefeuchtung und Inhalationen

Luftbefeuchtung und **Inhalationen** feuchten trockenes Sekret und die Schleimhäute des Patienten an und unterstützen dadurch den Selbstreinigungsmechanismus der Atemwege. Außerdem können durch Inhalationen Arzneimittel gezielt in die Atemwege gebracht werden, wobei ihre Wirkung von der Atemtiefe, der Atemfrequenz und der Tröpfchengröße des Inhalats abhängt. Eine stark beschleunigte oder flache Atmung reduziert die Wirkung der Inhalation erheblich.

Neben der alt bewährten Form des **Wasserdampfbads** gibt es **Aerosolapparate** *(Zerstäubergeräte),* **Dampfinhalationsgeräte** und **Ultraschallvernebler,** die eine Anfeuchtung der unteren Atemwege einschließlich Arzneimittelapplikation ermöglichen. Eine Kombination von Inhalation und Atemgymnastik sind **IPPB-Geräte** (kurz für *intermittent positive pressure breathing*). Dabei ist ein Trigger am Gerät auf die individuelle Atemleistung des Patienten eingestellt. In der Einatemphase muss der Patient einen gewissen Mindestsog erzeugen, um den Gasfluss auszulösen. In der Ausatemphase wird ein Widerstand zugeschaltet, durch den die Ausatmung gekräftigt und das Abhusten erleichtert wird.

Inhalationen unterliegen der ärztlichen Anordnung (Inhalationsart, Inhalationshäufigkeit, Arzneimittelzusätze). Mit aufrechtem Oberkörper werden sie etwa dreimal am Tag für ungefähr 10–15 Minuten durchgeführt. Als Inhalierlösung wird meist sterile physiologische Kochsalzlösung plus Zusatz von Bronchospasmolytika (☞ Pharma-Info 6.40) gewählt. Ein streng aseptischer Umgang mit

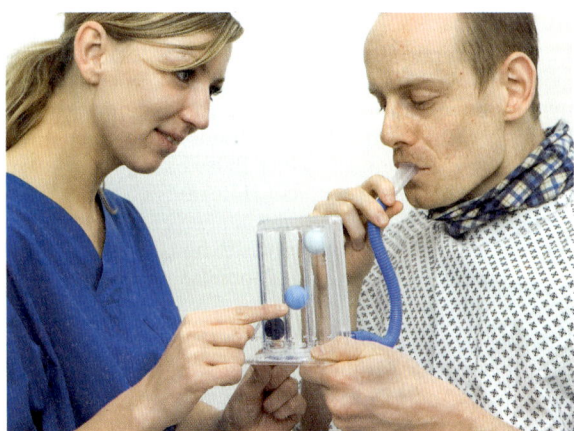

Abb. 6.3: Anwendung eines floworientierten SMI-Atemtrainers zur Atemgymnastik. Die intensivierte Einatmung bewegt die Bälle nach oben. [K115]

Inhalat	Tröpfchengröße	Wirkungsort	Anwendung
Dampf	> 30 μm	Mund-Nasen-Rachenraum bis Kehlkopf	Erkältungen, Schnupfen
Aerosol	10–30 μm	Trachea, Bronchien	Bronchitis, Asthma bronchiale
Nebel	< 10 μm	Bis zu den Alveolen	Anfeuchten der Atemluft

Tab. 6.5: Verschiedene Inhalate und ihre Anwendung.

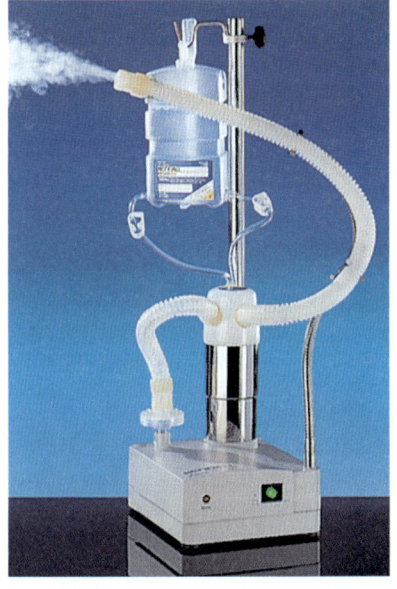

Abb. 6.6: Ultraschallvernebler der Firma Kendall®. Bei einem Ultraschallvernebler wird destilliertes Wasser durch Ultraschall in Schwingungen versetzt. Dabei entsteht ein feiner Nebel mit sehr kleinen Tröpfchen von 1–5 μm Größe. Zur Vermeidung von Infektionen werden bevorzugt geschlossene Einmalsysteme (z. B. Aqua-Pack®) verwendet. [U140]

werden muss als bei einer Neigung des Gerätes nach unten. Nach dem gleichen Prinzip funktioniert das **RC-Cornet®,** ein gekrümmtes Kunststoffrohr, in dem sich ein Gummischlauch befindet. Beim Ausatmen fängt der Gummischlauch an zu flattern, diese Vibrationen übertragen sich auf die Atemwege. Zusätzlich kann das RC-Cornet® auch mit einem speziellen Nasen-Ansatzstück zur Sekretlösung bei Sinusitis eingesetzt werden. Über das drehbare Mundstück können Widerstand und Vibrationsfrequenz individuell eingestellt werden.

Angewendet werden Oszillationsgeräte zur Lösung von Bronchialsekret, z. B. bei chronischer Bronchitis (☞ 6.6.1), Bronchiektasen (☞ 6.16) und Mukoviszidose (☞ 6.15), zur Verhinderung eines Bronchialkollapses z. B. bei Asthma bronchiale (☞ 6.5) oder zur Dämpfung eines Hustenreizes.

Für die Durchführung gelten folgende Grundsätze:
- Im Sitzen mit aufrechter Körperhaltung üben, weil das Zwerchfell so einen größeren Bewegungsspielraum hat
- Mundstück fest mit den Lippen umschließen
- Tief durch die Nase einatmen
- Atem kurz anhalten, dann gleichmäßig in das Gerät ausatmen
- Nach je sieben Atemzügen mit dem Gerät eine Pause von fünf Atemzügen einlegen, dann erneut sieben Atemzüge machen usw. Dauer eines Atemtrainings ca. zehn Minuten, bis zu stündliche Wiederholungen sind möglich.

Inhaliergeräten und Inhalierlösungen ist Voraussetzung, um den Patienten vor nosokomialen Infektionen (☞ 6.4.3, 15.2.1) zu schützen.

Oszillierende PEP-Geräte (*Oszillationsgeräte, -systeme, PEP = **p**ositiver **e**ndexspiratorischer **D**ruck,* engl. **p**ressure) funktionieren nach dem Prinzip des unterschiedlichen Widerstanddruckes in den Atemwegen (*vario-resistance-pressure*). Beim pfeifenähnlichen **VRP₁-Desitin** (*Flutter*) verlegt eine Kugel den Ausatemweg, schafft also eine künstliche Engstelle, gegen die der Patient ausatmen muss. Die durch die Kugelbewegungen entstehenden Druckschwankungen versetzen die Luft in den Bronchiolen in Schwingungen. Diese Vibrationen, auch „endobronchiale Perkussion" genannt, lösen zähes Sekret von der Bronchialwand, sodass es leichter abgehustet werden kann. Wird das Gerät beim Ausatmen schräg nach oben gehalten, drückt die Schwerkraft die Kugel stärker nach unten, sodass beim Ausatmen mehr Druck ausgeübt

Unterstützung bei der Sekretentleerung
Abhusten von Sekret
Die Pflegenden leiten Patienten mit produktivem Husten an, wie sie schonend und dennoch wirkungsvoll abhusten können:
- Sekretlösende Maßnahmen (wie Inhalationen) durchführen

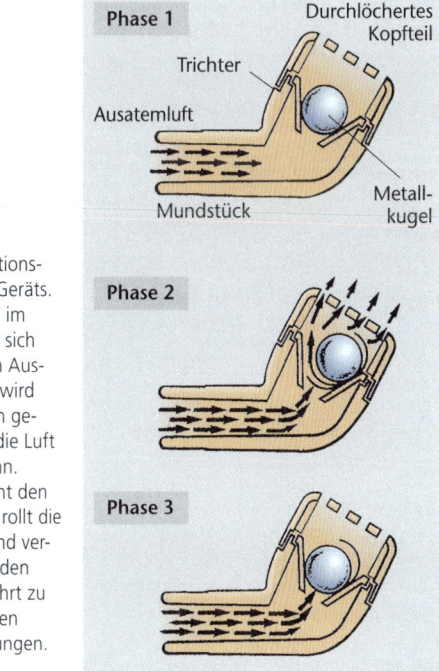

Abb. 6.8: Funktionsweise des VRP-Geräts. Die Metallkugel im Trichter bewegt sich erst bei starkem Ausatemdruck. Sie wird dann nach oben gedrückt, sodass die Luft entweichen kann. Senkt der Patient den Ausatemdruck, rollt die Kugel zurück und verschließt erneut den Trichter. Dies führt zu den gewünschten Druckschwankungen. [U140]

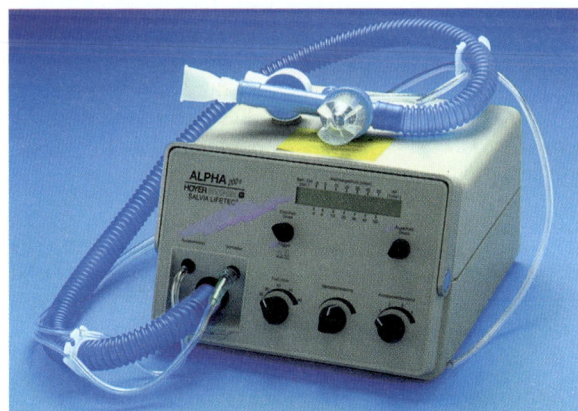

Abb. 6.7: IPPB-Gerät zur Inhalation und Atemgymnastik. Mittels Drehschalter können Triggerschwelle, Flow und Druckgrenze eingestellt werden. Dadurch kann individuell auf die Konstitution und den „Trainingszustand" des Patienten eingegangen werden. [K183]

- Erst husten, wenn tatsächlich viel Schleim vorliegt
- Durch die Nase einatmen, wenig Luft ausatmen
- Kurz hüsteln. Ist Schleim in den oberen Luftwegen spürbar, Knie und Gesäß zusammendrücken, mit kurzen und kräftigen Stößen aushusten
- Atem beruhigen, wenn nötig ganzen Vorgang wiederholen.

Hat der Patient beim Abhusten Schmerzen, so steht die Schmerzbehandlung an erster Stelle.

Das **Huffing** bezeichnet eine bestimmte Technik, die schonend Sekret aus den kleinen Atemwegen löst. Der Patient atmet tief ein, sagt dann „Huff", wobei sich die Glottis öffnet und die Ausatmung forciert wird.

Bei *Reizhusten* soll der Patient in Einatemstellung die Luft anhalten und dann oberflächlich weiteratmen. Bei sehr starkem Hustenreiz kann er gegen die geschlossenen Lippen anhusten. Schnelle und sehr tiefe Atemzüge sind im Anfall ungünstig.

Lagerungsdrainagen

Spezielle Lagerungen (auf Arztanordnung) können bei starker Sekretansammlung (z. B. bei bakterieller Pneumonie ☞ 6.4.3 und Mukoviszidose ☞ 6.15) die Sekretentleerung erleichtern (**Lagerungsdrainagen** ☞ Abb. 6.9). Für ein gezieltes Vorgehen muss die Sekretlokalisation bekannt sein (betroffenes Gebiet grundsätzlich höher als Hauptbronchus und Trachea lagern) und der Patient regelmäßig umgelagert werden. Sekretlösende Maßnahmen sind vor der Lagerungsdrainage anzuwenden.

Absaugen von Atemwegssekret

Kann Sekret nicht oder nur unzureichend selbst abgehustet werden (z. B. bei stark geschwächten, bewusstlosen, intubierten oder tracheotomierten Patienten), ist das **Absaugen** *(Bronchialtoilette)* durch Pflegende angezeigt. Eine weitere Indikation ist das Absaugen zur Gewinnung von Bronchialsekret zu diagnostischen Zwecken. Als *nasales Absaugen* bezeichnet man das Entfernen des Sekrets durch die Nase, als *orales Absaugen* den Zugangsweg durch den Mund. Wird über einen Endotrachealtubus oder eine Trachealkanüle abgesaugt, spricht man von *endotrachealem Absaugen.*

Nasales, orales und endotracheales Absaugen wird in der Regel an *qualifizierte* Pflegende delegiert. Das *bronchoskopische Absaugen* ist hingegen eine ausschließlich ärztliche Tätigkeit und wird daher an dieser Stelle nicht abgehandelt.

Richtlinien für alle Formen des Absaugens

- Streng aseptisches Vorgehen schützt Patienten und Pflegende vor Infektionen. Dies geht leichter, wenn man zu zweit arbeitet
- Der Absaugvorgang darf nicht länger als 15 Sekunden dauern, da der Patient während dieser Zeit in der Atmung behindert ist und zudem die vorhandene Luft aus der Lunge mit abgesaugt wird. Dies erfordert zügiges und gleichzeitig einfühlsames Vorgehen
- Die Häufigkeit des Absaugens ist von der Menge und Beschaffenheit des Sekretes abhängig und richtet sich nach dem individuellen Bedarf. Strenge zeitliche Richtlinien gibt es nicht (so oft wie nötig, so selten wie möglich). Intubierte und tracheotomierte Patienten sollten ungefähr einmal pro Schicht abgesaugt werden (von Haus zu Haus unterschiedlich). Jeder Absaugvorgang reizt die Schleimhäute zusätzlich, was wiederum eine vermehrte Sekretproduktion zur Folge hat (Circulus vitiosus)
- Sekretlösende Maßnahmen (☞ oben) sollten vor dem Absaugen durchgeführt werden, um die Effektivität zu steigern
- Bei liegender Magensonde sollte der Sekretbeutel unter Magenniveau hängen, damit der Mageninhalt bei evtl. Brechreiz ablaufen kann
- Bei erneutem Absaugvorgang stets neuen sterilen Katheter und Handschuhe benutzen, dem Patienten dazwischen eine angemessene „Verschnaufpause" ermöglichen.

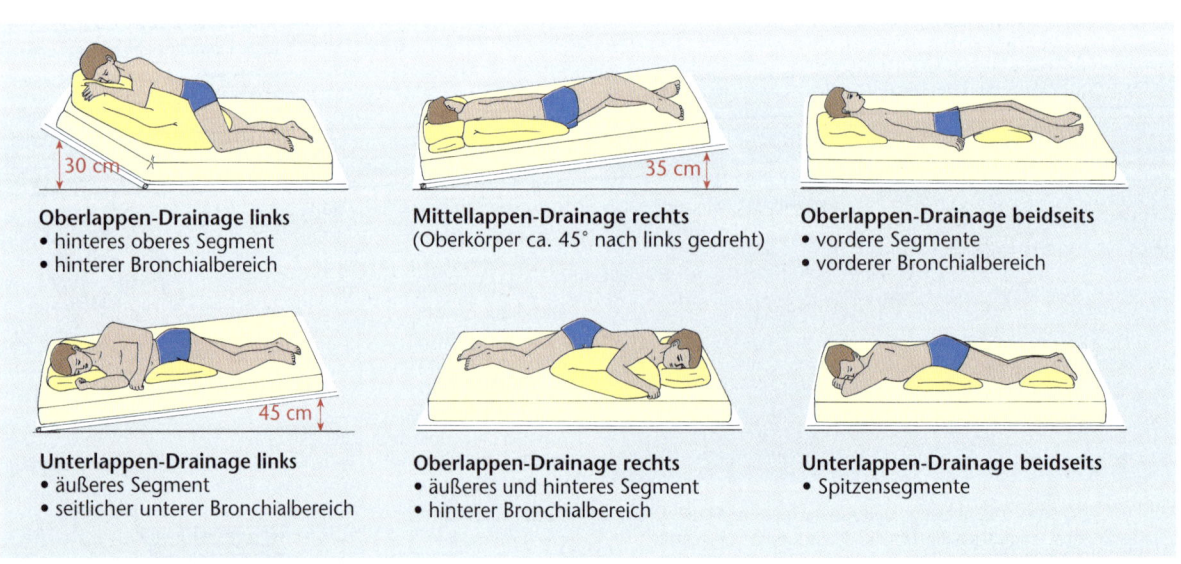

Oberlappen-Drainage links
- hinteres oberes Segment
- hinterer Bronchialbereich

Mittellappen-Drainage rechts
(Oberkörper ca. 45° nach links gedreht)

Oberlappen-Drainage beidseits
- vordere Segmente
- vorderer Bronchialbereich

Unterlappen-Drainage links
- äußeres Segment
- seitlicher unterer Bronchialbereich

Oberlappen-Drainage rechts
- äußeres und hinteres Segment
- hinterer Bronchialbereich

Unterlappen-Drainage beidseits
- Spitzensegmente

Abb. 6.9: Verschiedene Lagerungsdrainagen. [A400-215]

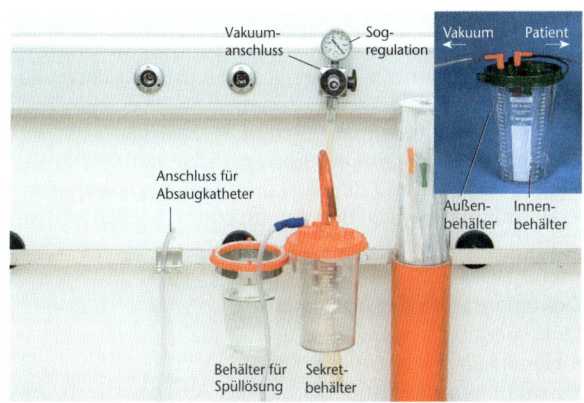

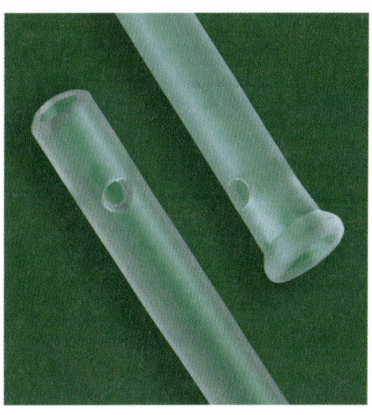

Abb. 6.11: Links Detail eines traumatischen und rechts eines atraumatischen Absaugkatheters. Durch die spezielle Anordnung der Öffnungen wird ein Ansaugen an die Schleimhaut verhindert. [K115]

Abb. 6.10: Absauggeräte mit zentralem Vakuumanschluss. Im älteren Modell sammelt sich das Sekret in einem Kunststoffbehälter, der ausgeleert und gereinigt werden muss. Modernere Systeme (Bildausschnitt) bestehen aus einem Außen- und einem Innenbehälter, der mit dem Sekret in den Müll entsorgt werden. [K115]

Orales und nasales Absaugen

Vorbereitung. Rechtzeitig vor der Durchführung der geplanten Maßnahme werden die Materialien vorbereitet (☞ Tab. 6.12). Vor jedem Absaugen wird der Patient über die bevorstehende Maßnahme und ihren Zweck informiert. Die Prozedur ist meistens so unangenehm, dass sie nicht „überfallartig" und ohne Vorwarnung durchgeführt werden darf. Dies gilt auch für bewusstlose Patienten:

- Lagerung des Patienten in Oberkörperhochlage oder Seitenlage (Aspirationsprophylaxe), dabei auf eine bequeme Kopflagerung achten
- Information und Beruhigung des Patienten (etwa durch Halten der Hände von einer assistierenden Pflegekraft, die unter Umständen auch Abwehrbewegungen verhindern kann)
- Durchführung von Mund- und Nasenpflege, bei viel Sekret eventuell separates Absaugen aus Mund und Nase, damit keine Keime aus den oberen in die unteren Atemwege verschleppt werden. Bei geplantem nasalen Absaugen ggf. Gleitmittel ins Nasenloch einbringen
- Anweisen des Patienten, mehrmals tief einzuatmen oder Gabe von Sauerstoff nach Anordnung, damit vor dem Absaugen eine optimale Sauerstoffversorgung gewährleistet ist
- Händedesinfektion
- Aufstecken des Katheters auf das Zwischenstück, dabei Katheter in Packung belassen
- Anziehen der Handschuhe (sterilen Handschuh zum Patientenschutz über die Hand, die den Absaugkatheter hält, unsterilen zum Eigenschutz über die andere Hand)
- Aufnehmen des Zwischenstücks, Katheter aus Hülle gleiten lassen und mit steriler Hand fassen.

Durchführung:
- Einführen des sterilen Katheters in Nase oder Mund ohne Sog (bei starkem Sekretanfall und bei atraumatischen Kathetern mit Sog) bis in den unteren Rachen (Hypopharynx), der vom Nasen-/Mundeingang ungefähr so weit entfernt ist wie die Nasenspitze vom Ohrläppchen (vorher ausmessen)

Materialien	Anwendungshinweise
Absauggerät mit zentralem Vakuumanschluss (☞ Abb. 6.10), Elektropumpe oder Anschluss an Gasflasche	• Gerät vor jedem Absaugvorgang auf seine Funktionsfähigkeit überprüfen (Gerät muss einen Sog von mind. 0,6 bar aufbauen) • Auffanggefäß aus Glas oder Kunststoff mit Aqua dest. oder Desinfektionslösung füllen (entfällt bei Einmalbehälter) • Auffanggefäß täglich wechseln (Einmalbehälter nur, wenn er voll ist)
Steriler Absaugschlauch mit Zwischenstück (sog. *Fingertipp* zur Sogregulierung)	• Als Spüllösung für den Absaugschlauch destilliertes Wasser oder Desinfektionslösung verwenden • Absaugschlauch und Zwischenstück täglich wechseln
Atraumatische bzw. traumatische Absaugkatheter (☞ Abb. 6.11), bestehend aus knickfestem Kunststoff	• Patientennah in verschiedenen Größen bereitlegen: Orales Absaugen: Katheter von 14–20 Ch. *(Charrière)*; Nasal: 10–14 Ch.; Endotracheal: 12–16 Ch. • Atraumatische Absaugkatheter (zusätzliche seitliche Öffnungen verhindern ein Festsaugen an der Schleimhaut) bei häufigem Absaugen oder Blutungsneigung benutzen
Sterile und unsterile Handschuhe	• Streng aseptisches Vorgehen zum Schutz des Patienten vor Infektionen • Abwurfeimer direkt am Bett bereitstellen
Utensilien für Mund- und Nasenpflege	Bei nasalem und oralem Absaugen vorab durchführen
Gleitmittel (z. B. Xylocain-Gel® oder Aqua dest.)	Bei nasalem Absaugen zum Anfeuchten des Katheters
Mundschutz, Schutzbrille	Bei infektiösem Atemwegssekret (z. B. bei offener Tbc ☞ 6.4.4 oder bei MRSA ☞ 15.5.3)
Beatmungsbeutel und Maske	Beim endotrachealen Absaugen bei beatmeten Patienten (für den Fall von Komplikationen)

Tab. 6.12: Materialien zum Absaugen und Hinweise zu ihrer Anwendung.

- Zurückziehen des Katheters unter Sog mit leicht drehenden Bewegungen. Der Vorgang soll nicht länger als 15 Sekunden dauern, da der Patient während dieser Zeit in der Atmung behindert ist und zudem die vorhandene Luft aus der Lunge mit abgesaugt wird. Evtl. muss der Sog mit Hilfe des Fingertipps intermittierend unterbrochen werden, damit sich der Katheter nicht an der Schleimhaut festsaugt
- Kontrolle der Atmung des Patienten während des Absaugens, evtl. Pulsmessung durch assistierende Pflegekraft. Ist der Patient an einen EKG-Monitor angeschlossen, evtl. das akustische Pulssignal einschalten (zusätzliche Kontrolle der Herzfrequenz)
- Nach dem Absaugen: Wickeln des Katheters um die steril behandschuhte Hand, Überstülpen des Handschuhs über den Katheter und Entsorgung
- Durchspülen des Absaugschlauches.

Endotracheales Absaugen
Vorbereitung des endotrachealen Absaugens ☞ *Orales und nasales Absaugen*

Durchführung:
- Vor dem Absaugen Patienten „präoxigenieren", d.h. 100%igen O_2 geben (Arztanordnung beachten)
- Alarm des Beatmungsgeräts inaktivieren
- Beatmungsschlauch vom Tubus bzw. von der Trachealkanüle lösen und auf einer sterilen Unterlage ablegen (mit der unsterilen Hand oder durch assistierende Pflegekraft)
- Absaugkatheter ohne Sog zügig einführen (nur bei erheblicher Sekretansammlung und/oder atraumatischem Katheter mit Sog), bis ein leichter Widerstand spürbar ist
- Katheter ca. 2 cm ohne Sog, dann unter langsam drehenden Bewegungen mit Sog zurückziehen. Dabei Gesamtdauer von maximal 15 Sekunden nicht überschreiten
- Atmung und Puls prüfen. Ist der Patient an einen Monitor angeschlossen, evtl. akustisches Pulssignal zur zusätzlichen Kontrolle der Herzfrequenz einschalten

- Beatmungsschlauch anschließen und Beatmungsparameter kontrollieren
- Benutzten Katheter (im umgestülpten Handschuh) abwerfen
- Absaugschlauch durchspülen
- Vorgang ggf. nach einer kurzen Pause mit neuem sterilem Katheter und neuen Handschuhen wiederholen
- Alarmfunktion des Beatmungsgerätes wieder aktivieren.

Dokumentation des Absaugens
Dokumentiert werden:
- Häufigkeit des Absaugens
- Reaktionen des Patienten auf das Absaugen (z.B. Abwehrbewegungen, Zyanose, Bradykardie, Erbrechen)
- Menge, Farbe, Konsistenz sowie evtl. Beimengungen des abgesaugten Sekrets.

Komplikationen des Absaugens
Das Absaugen kann verschiedene Komplikationen zur Folge haben, die durch entsprechende vorbeugende Maßnahmen vermieden werden können (☞ Tab. 6.14).

6.1.6 Pflege bei Sauerstofftherapie
Bei vielen (Lungen-)Erkrankungen ist es notwendig, die Sauerstoffkonzentration des Blutes durch Anreicherung der Einatemluft mit Sauerstoff zu erhöhen. **Sauerstoff (O_2)** ist ein Arzneimittel und wird (abgesehen vom Notfall

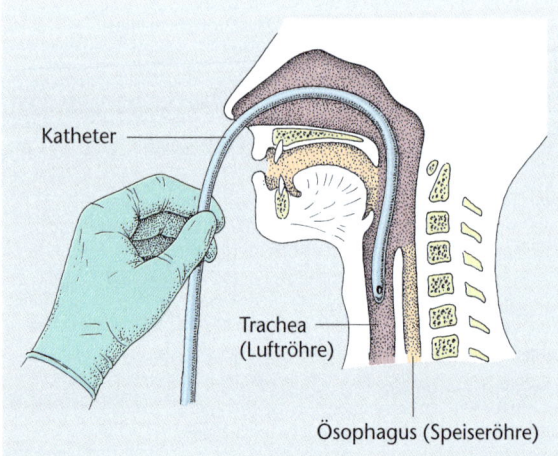

Abb. 6.13: Weg des Absaugkatheters beim nasalen Absaugen. [A400-190]

Katheter

Trachea (Luftröhre)

Ösophagus (Speiseröhre)

Komplikationen des Absaugens	Vorbeugende Maßnahmen
Infektionen der Atemwege durch:	
• Unsteriles Arbeiten • Verschleppung von Erregern aus den oberen in die unteren Atemwege • Verletzungen der Schleimhaut	• Aseptisches Arbeiten • Mund- und Nasenpflege vor dem Absaugen • Verletzungen vermeiden
Verletzungen der Atemwege durch:	
• Schleimhautverletzungen • Perforationen z.B. der Nasennebenhöhlen	• Vorsichtige Handhabung des Absaugkatheters • Gleitmittel benutzen
Vagusreizung:	
• Bradykardie • Herzrhythmusstörungen	• Notfallmanagement: z.B. Atropin in Reichweite
Erbrechen:	
• Aspirationsgefahr	• Oberkörperhochlagerung bzw. stabile Seitenlage vor dem Absaugen
Sauerstoffmangel:	
• Zyanose • Unruhe des Patienten Besonders gefährdet: Patienten mit Atmungsstörungen, bei Beatmung mit > 50% O_2-Konzentration, mit Krampfneigung	• Professionell, einfühlsam und zügig arbeiten (nicht länger als 15 Sek. absaugen) • Präoxigenieren: Patienten 2–3 Min. vor dem Absaugen mit reinem Sauerstoff beatmen

Tab. 6.14: Mögliche Komplikationen des Absaugvorgangs und deren Prophylaxe.

☞ 3.2.2) nur auf ärztliche Anordnung verabreicht. Diese umfasst Verabreichungsform, Menge und Dauer der Sauerstofftherapie. Nur geschulte Personen dürfen mit Sauerstoff umgehen.

Sauerstoffquellen

Auf vielen Stationen ist Sauerstoff über ein **zentrales Reservoir** (Wandanschlüsse in den Patientenzimmern) verfügbar. Alternative sind transportable **Sauerstoffflaschen** von 0,8–50 l Rauminhalt, die komprimierten Sauerstoff enthalten. Der Druck einer vollen Flasche liegt bei 150–200 bar, der einer teilentleerten entsprechend niedriger. Der hohe Druck wird durch einen *Druckminderer* reguliert und ist am Manometer ablesbar.

In beiden Fällen handelt es sich um reinen Sauerstoff (100%). Zum Vergleich: Die normale Raumluft enthält ca. 20% Sauerstoff.

> Seit 2006 sind Sauerstoffflaschen weiß lackiert, mit einem schwarzen N (für *neu*). Sie sollten immer mit einem Restdruck von 10 bar zurückgegeben werden (☐ 3).

Zunehmend wird die Sauerstofftherapie nicht nur überbrückend in einer Akutsituation, sondern auch über lange Zeit und damit auch zu Hause durchgeführt. Bei der häuslichen Sauerstofflangzeittherapie, die bei chronischer respiratorischer Insuffizienz (etwa infolge chronisch-obstruktiver Lungenerkrankungen oder Mukoviszidose) durchgeführt wird, werden gerne **Sauerstoffkonzentratoren** eingesetzt, die auch von Laien bedient werden können. Durch Ansaugen und Verdichten der Umgebungsluft sowie Bindung von Stickstoff entsteht eine Sauerstoffkonzentration von bis zu 95 Vol.%. Die etwa koffergroßen, bis zu 30 kg schweren Geräte benötigen allerdings einen Stromanschluss. Durch verlängerte Zuleitungen kann der Aktionsradius auf bis zu 15 m erweitert werden. Für Aktivitäten außer Haus eignen sich besonders **Flüssig-Sauerstoff-Systeme,** deren Vorteil ihre Ergiebigkeit ist: Ein Liter flüssiger Sauerstoff entspricht etwa 835 Liter gasförmigem Sauerstoff (bei 1 bar, 15 °C). Im Vergleich hierzu sind herkömmliche **Sauerstoffdruckflaschen** wesentlich schwerer bei viel geringerer Kapazität. Für beide mobile Systeme gibt es spezielle Transportvorrichtungen (Caddy, Rückentrage) sowie elektronische Sparventile, welche die Mobilität des Kranken zusätzlich verbessern können.

> **Sicherheitsmaßnahmen beim Umgang mit Sauerstoff(-flaschen)**
>
> Wegen der *Explosionsgefahr* erfordert der Umgang mit reinem Sauerstoff besondere Sicherheitsvorkehrungen. Diese sind z.B. in den Unfallverhütungsvorschriften der Berufsgenossenschaften nachzulesen (☐ 4).

Grundsätze der O₂-Therapie

- Streng aseptisches Arbeiten vermeidet Kontamination. Daher wird für jeden Patienten ein neues steriles System verwendet. Der Wechsel der wiederaufbereitba-

ren Sauerstoffbefeuchtung mit sterilem Aqua dest. und des Schlauchsystems erfolgt mind. alle 48 Stunden. Ausnahme: Einmalartikel wie AquaPack® werden benutzt, bis sie leer sind

- Da der Sauerstoff in allen Fällen trocken vorliegt, wird er zur Vermeidung von Schleimhautschäden mit destilliertem Wasser angefeuchtet (☞ Abb. 6.15). Bei einer Dosierung über 6 l/Min. muss der Sauerstoff zusätzlich angewärmt werden. Hierzu wird der Sterilwasserbehälter mittels spezieller Geräte erwärmt
- Vor der Sauerstoffgabe sollte der Patient nach Möglichkeit seine Nase schnäuzen.

Verabreichungsformen

Am häufigsten wird Sauerstoff über eine **O₂-Nasensonde** (☞ Abb. 6.15) gegeben, die ca. einen Zentimeter tief in das Nasenloch vorgeschoben wird. Dort wird sie durch ein Schaumstoffpolster fixiert. Über eine Nasensonde können bis zu 5 l O₂/Min. gegeben werden, wodurch eine Sauerstoffkonzentration der Einatmungsluft von 30–40% erreicht werden kann. Den Patienten stört diese Sondenform relativ wenig, er hat ausreichend Bewegungsfreiheit und kann essen und trinken. Vorteilhaft ist auch, dass die Einatmungsluft weiter durch die Nasenschleimhaut angefeuchtet wird, wenn der Patient wie gewohnt durch die Nase einatmet. Allerdings trocknet ein höherer Flow die Nasenschleimhaut aus, was für den Patienten sehr unangenehm ist.

Sauerstoffbrillen werden meist nur kurzzeitig eingesetzt. **Einfache O₂-Masken** dürfen erst ab 5 l/Min. genutzt werden (☞ Abb. 6.17), da es ansonsten zu einem CO_2-Stau in der Maske kommen kann. Hohe Sauerstoffkonzentrationen werden durch **O₂-Masken mit Ventil und Reservoirbeutel** erzielt und z.B. in der Anästhesie und Notfallmedizin verwendet. Zur O₂-Langzeittherapie eignen sich neue Sondensysteme, die keinen direkten Kontakt zur Nasenschleimhaut haben. Bei der **Kombisonde PARI OXYNASOR®** können bis zu 3 l/Min. und beim **Headset** (z.B. OxyArm™) bis zu 15 l/Min. Sauerstoff über Mund bzw. Nase verabreicht werden (☞ Abb. 6.16).

In der (häuslichen) Sauerstofflangzeittherapie werden neben Sauerstoffbrillen zunehmend **transtracheale Ka-**

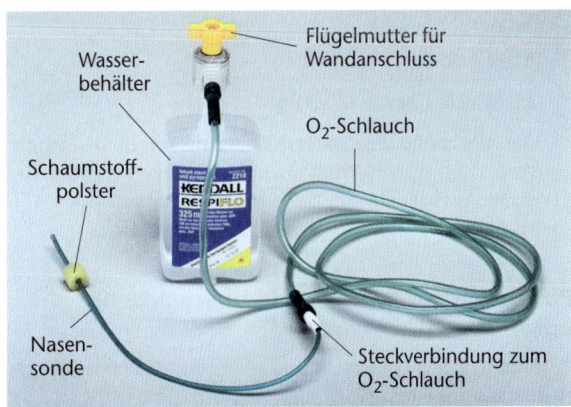

Abb. 6.15: System für einen Sauerstoffwandanschluss. Einmalbehälter mit destilliertem Wasser zur Befeuchtung und grünem Verbindungsschlauch sowie einer Nasensonde. [K183]

6

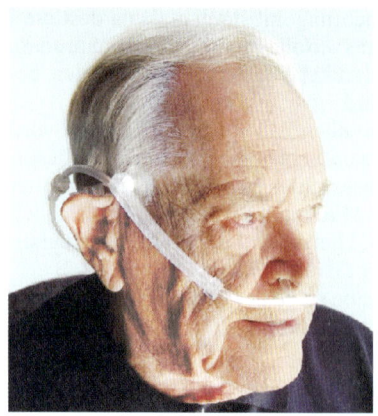

Abb. 6.16: Headset zur Sauerstoffzufuhr. Das Set hat keinen direkten Hautkontakt. Der Patient fühlt sich weniger eingeengt und kann ungehindert sprechen, Haut- und Schleimhautunverträglichkeiten sind durch die wahlweise Nutzung von Mund und Nase seltener. [V457]

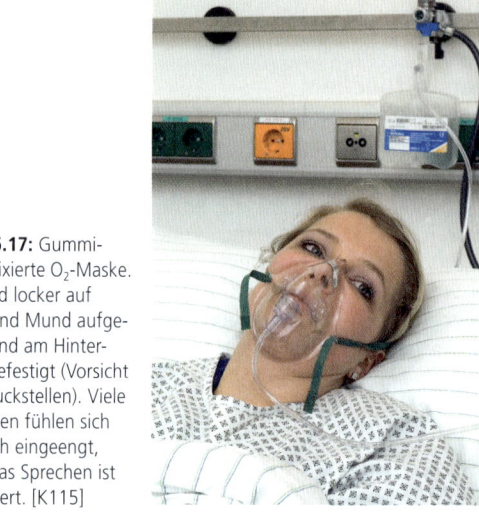

Abb. 6.17: Gummiband-fixierte O_2-Maske. Sie wird locker auf Nase und Mund aufgesetzt und am Hinterkopf befestigt (Vorsicht vor Druckstellen). Viele Patienten fühlen sich dadurch eingeengt, auch das Sprechen ist behindert. [K115]

theter (z.B. Scoop-System) eingesetzt, d.h. ein flexibler Kunststoffkather wird durch die Haut in die Trachea eingeführt. Der Katheter ist kosmetisch günstiger als Brillen, stört weniger beim Essen und Reden, und der Sauerstoffverbrauch ist geringer als bei anderen Methoden. Durch das Auskommen mit kleineren O_2-Vorräten wird die Mobilität des Patienten erhöht. Voraussetzung sind aber gute Motivation und Schulung des Patienten, da Katheter und Kathetereintrittsstelle zweimal täglich hygienisch korrekt gereinigt werden müssen.

> **Berechnungsformel für den Inhalt von Sauerstoffflaschen (Restinhalt in Litern)**
>
> Die Berechnung des Inhalts von Sauerstoffflaschen ist z.B. bei Patiententransporten oder in der häuslichen Pflege notwendig.
>
> Flaschenvolumen [l] x angezeigtem Druck auf dem Manometer [bar] = Vorrat [l] (bei normalem atmosphärischem Druck von 1 bar)
>
> **Beispiel:** 50 l x 150 bar = 7500 l (x 1 bar)
>
> **Berechnungsformel für den Sauerstoffvorrat einer Flasche in Minuten**
>
> $$\frac{\text{Flaschenvolumen [l]} \times \text{angezeigtem Druck auf dem Manometer [bar]}}{\text{Sauerstoffverbrauch [l/Min.]} \times 1 \text{ bar}} = \text{Zeit [Min.]}$$
>
> **Beispiel:**
>
> $$\frac{10 \text{ l} \times 90 \text{ bar}}{2 \text{ l/Min.} \times 1 \text{ bar}} = \frac{900 \text{ l}}{2 \text{ l/Min.}} = 450 \text{ Min.}$$
>
> Der Vorrat in der Sauerstoffflasche reicht bei einem Verbrauch von 2 l/Min. also 450 Min. (= 7,5 Std.). Bei einem Verbrauch von 6 l/Min. reicht er nur noch 150 Min. (= 2,5 Std.).

Patientenbeobachtung und Überwachung unter Sauerstofftherapie

Patienten unter Sauerstofftherapie bedürfen besonderer Aufmerksamkeit.

Patientenbeobachtung und -dokumentation erstrecken sich auf:

- Atmung (Atemfrequenz, -tiefe, -form, -rhythmus)
- Puls (Tachykardie?)
- Bewusstseinslage (Verwirrtheit, Unruhe, Schläfrigkeit, Schwindel?)
- Haut (Zyanose? Druckstellen durch Sonde oder Maske?)
- Nasen- und Mundschleimhaut (Feuchtigkeitszustand, Läsionen?)
- Regelmäßige Kontrolle der Sauerstoffdosierung (O_2-Einstellung am Gerät), der Sondenlage und der Aquadest.-Menge.

> **Vorsicht: Atemlähmung durch Sauerstoffgabe**
>
> Besondere Vorsicht ist bei Patienten mit chronisch-obstruktiven Atemwegserkrankungen geboten. Ihr Körper hat sich an den ständig erhöhten CO_2-Gehalt im Blut „gewöhnt". Die Atmung wird dann über den Sauerstoffmangel im Blut gesteuert. Wird der Sauerstoff im Blut durch zusätzliche O_2-Gabe erhöht, entfällt dieser Atemantrieb. Dies kann zu einem extremen CO_2-Anstieg und zur sog. CO_2-Narkose führen, die eine Intubation erforderlich macht und unbemerkt tödlich wäre. Trübt ein Patient unter Sauerstofftherapie zunehmend ein, muss dies als Zeichen eines CO_2-Anstiegs gewertet und sofort der Arzt gerufen werden! Plötzliches Absetzen des Sauerstoffs kann in einer solchen Situation ebenfalls akut bedrohlich sein.

Patientenberatung

Wird die Sauerstofftherapie auch nach der Entlassung notwendig, so erfolgt die Überleitung an den Facharzt und das ambulante Pflegeteam möglichst frühzeitig. Im Rahmen des Entlassungsprozesses werden Patient und Angehörigen rechtzeitig die notwendigen Kenntnisse zur Sauerstofftherapie vermittelt. Hierzu gehören z.B. Hinweise auf die Einhaltung der korrekten Flussrate, der Verabreichungszeiten sowie das Führen eines Sauerstoffpasses. Die Pflegenden informieren über den sachgerechten Umgang mit den verschiedenen Materialien je nach Verabreichungsform, über hygienische Notwendigkeiten sowie die Schleimhautinspektion und -pflege. Sinnvoll ist die Weitergabe eines Merkblattes, auf dem Kriterien zur Selbstbeobachtung und individuelle kritische Grenzwerte sowie Telefonnummern von Ärzten oder Pflegenden für Fragen oder Notfälle vermerkt sind. Die Kontaktvermittlung zu Selbsthilfegruppe kann ebenfalls hilfreich sein.

6.1.7 Pflege bei Pleuradrainage

Prinzip der Pleuradrainage

Pleura- oder **Thoraxdrainagen** leiten Blut (Hämatothorax ☞ 6.11.2), Sekrete (Pyo-, Serothorax ☞ 6.11.2) oder Luft (Pneumothorax ☞ 6.9) aus der Pleurahöhle. Nicht selten wird fälschlicherweise der Ausdruck **Bülau-Drainage** gleichbedeutend verwendet, der sich ursprünglich auf eine spezielle Technik der Pleuradrainage bezog.

Gelegt wird die Pleuradrainage zum Absaugen von Flüssigkeit im 5.–7. ICR (Interkostal-, Zwischenrippenraum) in der vorderen bis mittleren Axillarlinie, zum Eliminieren von Luft auch im 2.–4. ICR in der Medioklavikularlinie.

„Klassische" Pleuradrainagen bestehen meist aus drei miteinander verbundenen Flaschen (3-Kammer-System).
- Patientennah steht die **Sekretsammelflasche**
- Es folgt das **Unterwasserschloss:** Die Luft entweicht über ein unter Wasser endendes Steigrohr, die Luftblasen steigen im Wasser auf und verlassen die Flasche durch eine zweite Öffnung. Zurück kann die Luft nicht mehr
- Am weitesten vom Patienten weg befindet sich die **Saugkontrollflasche.** Auch sie enthält ein unter Wasser en-

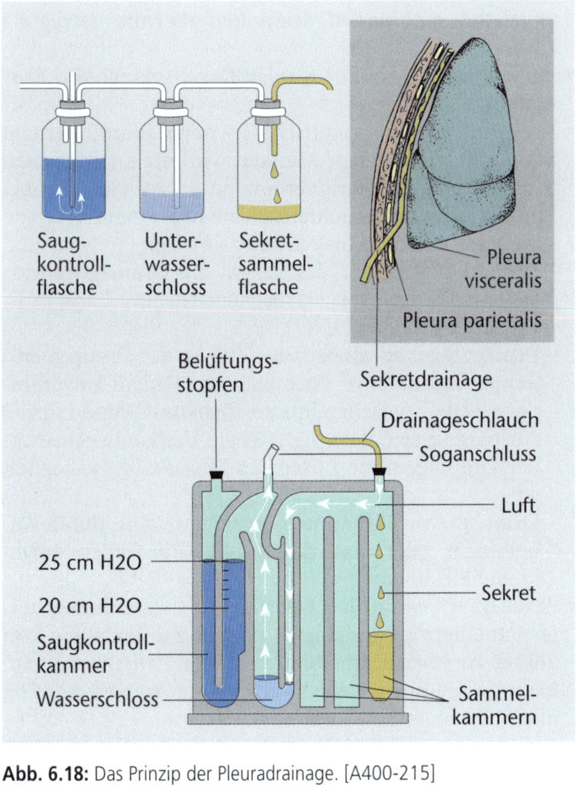

Abb. 6.18: Das Prinzip der Pleuradrainage. [A400-215]

dendes Steigrohr, das hier zur Regulation des Soges dient. Eine angeschlossene elektrische Saugpumpe oder ein Vakuum-Wandanschluss hält den Sog konstant.

Auch die heute üblichen Einweg-Absaugsysteme wie etwa Pleura-evac® oder Thorax Drain III® arbeiten nach diesem Prinzip. Die verschiedenen Komponenten sind aber in ein handliches Gehäuse integriert und es gibt zusätzliche Sicherheitsventile.

Die Sogstärke wird je nach Gerät entweder durch die Füllhöhe in der Saugkontrollkammer (bei *nasser* Saugung) oder durch das mechanische Manometer am Drainagesystem (bei *trockener* Saugung) reguliert. Meist werden 15–20 cm Wassersäule eingestellt. Die Summe aus der eingestellten Sogstärke und der Höhe der Wassersäule im Wasserschloss entspricht in etwa dem Unterdruck im Thorax des Patienten.

Legen einer Pleuradrainage

Eine Pleuradrainage wird meist in einem speziellen Eingriffsraum in der Chirurgie oder auf der Intensivstation gelegt.

Vorbereitung

Die Pflegenden der internistischen Station:
- Legen die aktuelle Röntgenaufnahme des Thorax bereit
- Verabreichen evtl. Prämedikation und Hustendämpfer
- Bringen den Patienten auf Abruf in den Eingriffsraum.

Nachbereitung
- Patienten in Rückenlage mit leicht erhöhtem Oberkörper lagern
- Atmung und Vitalzeichen überprüfen
- Sog der Drainage kontrollieren
- Röntgenaufnahme des Thorax zur Lagekontrolle der Drainage organisieren
- Bei Schmerzen angeordnete Arzneimittel geben (Bedarfsmedikation)
- Verband auf Nachblutungen kontrollieren.

Pflege bei liegender Pleuradrainage

Unabhängig von der Art des Systems sind während der Liegezeit einer Pleuradrainage folgende Pflegemaßnahmen erforderlich:
- *Frühmobilisation.* Der Patient sitzt an der Bettkante, tritt vor dem Bett auf der Stelle oder sitzt im Sessel. Die Pflegenden unterstützen ihn, auch um die Drainage vor dem Herausrutschen zu sichern. Ist eine Abkopplung vom Vakuum-Wandanschluss notwendig, so muss beim Mehrwegsystem mit Glasflasche der Drainageschlauch abgeklemmt werden. Bei modernen Einmalabsaugsystemen reduziert sich der Unterdruck je nach geförderter Luft- bzw. Sekretmenge, solange das System vom Vakuumanschluss getrennt ist. Allerdings sollte das System dabei stets aufrecht stehen. Bei beatmeten Patienten darf die Drainage wegen der Gefahr eines Spannungspneumothorax nie abgeklemmt werden!
- *Atemunterstützende Maßnahmen.* Die Pflegenden unterstützen den Patienten bei der konsequenten Durchführung von atemunterstützenden (z. B. Atem-

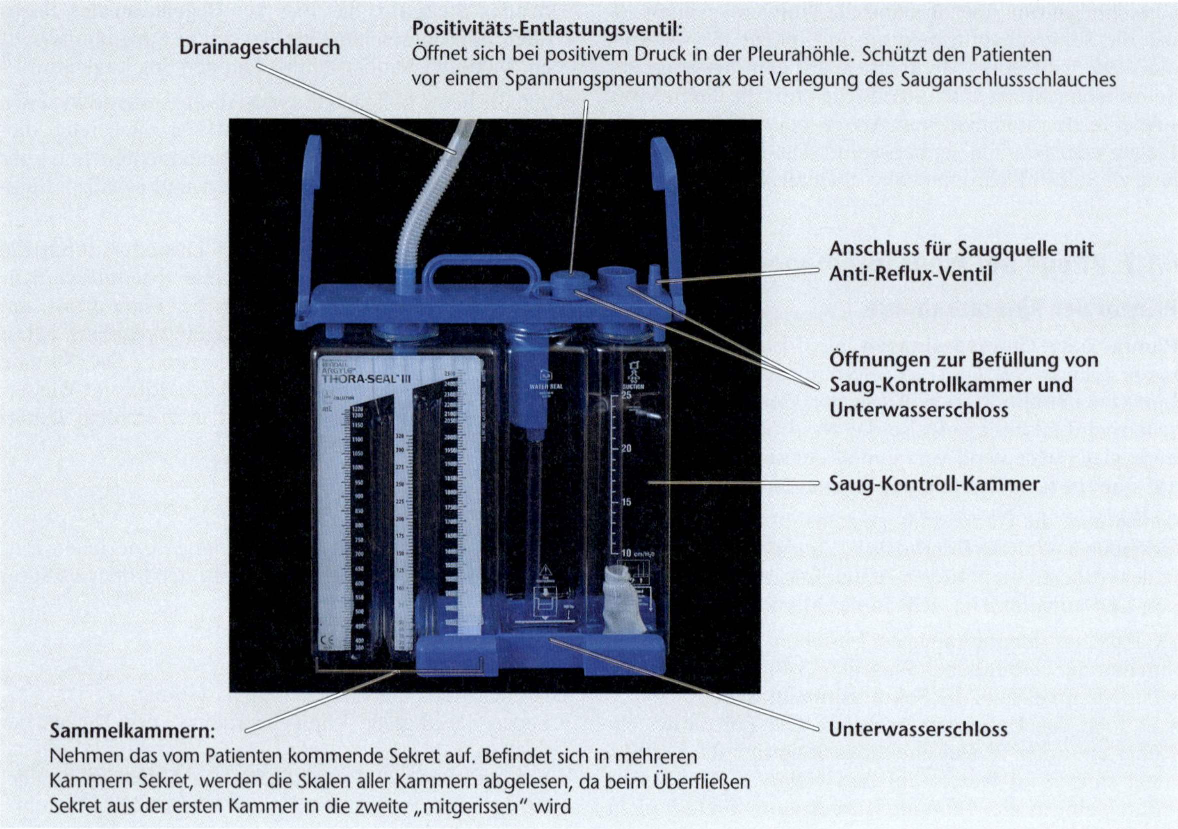

Drainageschlauch

Positivitäts-Entlastungsventil:
Öffnet sich bei positivem Druck in der Pleurahöhle. Schützt den Patienten vor einem Spannungspneumothorax bei Verlegung des Sauganschlussschlauches

Anschluss für Saugquelle mit Anti-Reflux-Ventil

Öffnungen zur Befüllung von Saug-Kontrollkammer und Unterwasserschloss

Saug-Kontroll-Kammer

Sammelkammern:
Nehmen das vom Patienten kommende Sekret auf. Befindet sich in mehreren Kammern Sekret, werden die Skalen aller Kammern abgelesen, da beim Überfließen Sekret aus der ersten Kammer in die zweite „mitgerissen" wird

Unterwasserschloss

Abb. 6.19: Funktionen des Thora-Seal der Fa. Covidien – Tyco Healthcare. [K115]

gymnastik, SMI-Trainer) und evtl. auch sekretlösenden Maßnahmen (z. B. Inhalation), um Komplikationen zu vermindern
• *Atemunterstützende Lagerung.* Zur Verbesserung der Ventilation ist eine Oberkörperhochlagerung günstig.

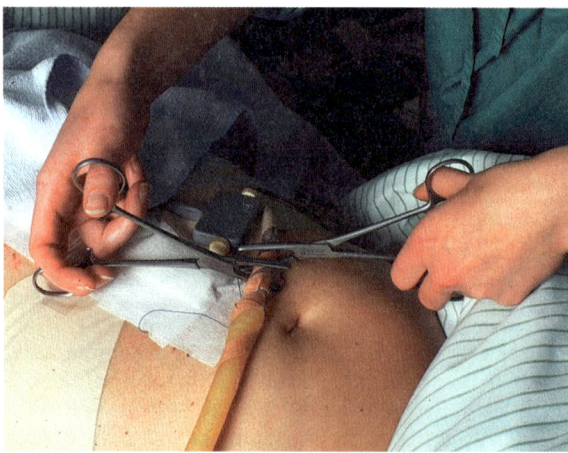

Abb. 6.20: Bei Störungen oder zum Wechseln des Absaugsystems wird der Drainageschlauch aus zwei Richtungen versetzt mit zwei Klemmen abgeklemmt. Vorsicht: Bei maschineller Beatmung darf der Schlauch nicht abgeklemmt werden. Einmalsaugsysteme mit integriertem Wasserschloss werden beim Transport mitgenommen und sollen ebenfalls nicht abgeklemmt werden. [K183]

Zusätzliche Kissen unter den Armen werden häufig als angenehm empfunden, schränken aber die Bewegung zusätzlich ein
• *Unterstützung bei der Körperpflege*, solange die Thoraxdrainage liegt
• *Verbandwechsel* (aseptisch) je nach klinikinternem Standard. In manchen Kliniken wird die Drainageaustrittsstelle täglich steril verbunden, in anderen nur bei Bedarf, z. B. durchfeuchtetem Verband. Folienverbände sind bei trockener Einstichstelle sinnvoll
  – Schlitzkompressen versetzt um die Drainageeintrittstelle legen und mit elastischem Klebeverband, z. B. Fixomull®, fixieren
  – Pflasterzügel anbringen, um Zug an der Drainage mit Schmerzen und evtl. Ausreißen des Fadens zu verhindern. Dabei zwischen Pflasterzügel und Wunde so viel Abstand lassen, dass der nächste Verbandwechsel an der Drainage ohne Lösen des Pflasterzügels möglich ist
  – Drainage vor Diskonnektion sichern, z. B. durch Kabelbinder oder über die Konnektionsstellen aufgeklebte Pflasterstreifen
• *Absaugsystem* am Bett befestigen. Es sollte immer unter Patientenniveau hängen, um ein Zurücklaufen von Sekret zu verhindern (hängt es über Patientenniveau, kann der hydrostatische Druck stärker sein als der Sog in der Drainage)
• Bei versehentlichem Herausrutschen der Drainage sofort einen Verband anlegen und die Stelle mit Folie oder

breiten Pflasterstreifen luftdicht abdecken. Es ist jedoch zu bedenken, dass bei einem eventuell entstehenden Überdruck die Luft dann auch nicht entweichen kann und damit die Gefahr eines Spannungspneumothorax besteht (🕮 5). Ausnahme: Bei Patienten mit frischem Pneumothorax oder während der maschinellen Beatmung Drainageeintrittsstelle lediglich steril abdecken. Sofort Arzt informieren.

Patientenbeobachtung

- *Atmung:* Frequenz, Intensität, Rhythmus, Schmerzen, Atemnot, Geräusche
- *Puls, Blutdruck, Temperatur* nach Arztanordnung oder Standard
- *Allgemeinbefinden und Kooperationsfähigkeit* z.B. bei der Atemgymnastik
- *Einstichstelle/Wunde:* Infektionszeichen (Rötung?), Blutung, Hautemphysem (Schwellung, auf Druck typisches Knistern)?
- *Sekret:* Menge, Beschaffenheit (Wundsekret, Blut, Eiter), Sekretmenge in einer evtl. Flüssigkeitsbilanzierung berücksichtigen
- *Absaugsystem:* Folgende Parameter werden überprüft:
  - *Sogstärke.* Bei angeschlossener Saugung und einem leichten Sprudeln ist der Flüssigkeitspegel in der Saugkontrollkammer (bei *nasser* Saugung) ein ungefähres Maß für die Saugleistung (normalerweise 20 cm Wassersäule). Bei *trockener* Saugung geben die Herstellerangaben der verschiedenen Systeme diesbezüglich Auskunft
  - *Wasserstand im Wasserschloss und in der Saugkontrollkammer.* Ist der Wasserstand durch Verdunstung gesunken, Flüssigkeit nur bei unterbrochener Saugung auffüllen. Atemsynchrone Schwankungen des Wasserspiegels im Wasserschloss sind normal. Sind keine atemsynchronen Schwankungen im Wasserschloss zu beobachten, ist das System zwischen Patient und Wasserschloss möglicherweise verstopft oder abgeknickt. Dann den Drainageschlauch kontrollieren. Bei unauffälligem Schlauch probieren, ob Lagewechsel oder Atemübungen helfen
  - *Durchgängigkeit des Systems.* Ein vernehmbares Blubbern im Wasserschloss bei einem Pneumothorax (oder bei älteren Absaugsystemen) ist normal. Blubbert das Wasserschloss in einem geschlossenen System, obwohl kein Pneumothorax vorliegt, ist die Schlauchverbindung zwischen Patient und Absaugsystem undicht, oder es besteht ein Leck innerhalb der Pleurahöhle („Fistelbildung"). Dann körpernah abklemmen. Blubbert es danach nicht mehr, ist das Leck innerhalb der Pleurahöhle oder an der Punktionsstelle (Arzt informieren). Blubbert es weiter, nach Leck im Schlauchsystem suchen.

Patientenberatung

Die Pflegenden informieren den Patienten über die Notwendigkeit der atemunterstützenden Maßnahmen wie z.B. Lagerung, Atemübungen und Mobilisation sowie darüber, dass eine Schonhaltung vermieden werden muss. Dazu wird die richtige Atemtechnik eingeübt, Husten und Pressen sollte der Patient vermeiden. Bei mobilen Patienten wird die Drainage so fixiert, dass Aufstehen ohne Hilfe möglich ist. Dies muss zuvor geübt werden. Der Patient wird außerdem darüber informiert, dass er sich bei plötzlichem Schmerz, Husten oder Kurzatmigkeit unverzüglich melden soll.

Entfernen der Pleuradrainage

Der Arzt entfernt die Drainage nach einem Pneumothorax meistens zwischen dem 3. und 8. Tag. Wurde sie gelegt, um Sekret abzusaugen, wird sie bei geringer Förderleistung meist zwischen dem 7. und 14. Tag gezogen. Bevor der Arzt sie zieht, wird der Thorax des Patienten geröntgt. Bei unauffälligem Befund wird üblicherweise die Drainage abgeklemmt und anschließend der Sog abgestellt. Meist erfolgt nach 24 Stunden eine erneute Röntgenaufnahme (Lunge weiterhin ausgedehnt?), bevor die Drainage entfernt wird.

Für das Entfernen der Pleuradrainage richten die Pflegenden folgende **Materialien:** Abwurf für gebrauchte Materialien, unsterile Kompressen und Wundbenzin zur Entfernung der Pflasterreste, Desinfektionsmittel, sterile Kompressen, sterile Watteträger, sterile Handschuhe, sterile Pinzette und Schere, Verbandmaterial (Kompressen und Fixiervlies, z.B. Omnifix®, oder Folienverband).

Bevor die Drainage gezogen wird, soll der Patient tief einatmen, während des Ziehens dann pressen oder aktiv ausatmen. Dies soll vermeiden, dass während des Entfernens der Drainage Luft in den Pleuraspalt gelangt. Evtl. wird das Pressen und Ausatmen auf Kommando vorher geübt. Wurde bei Anlage der Drainage eine Tabaksbeutelnaht angelegt, so wird diese beim Entfernen verschlossen. Nach dem Ziehen der Drainage wird die kleine Wunde mit einem sterilen Verband bedeckt, der drei Tage verbleibt. Darüber hinaus überprüfen die Pflegenden engmaschig die Vitalzeichen des Patienten, insbesondere seine Atmung. Kontrollröntgenaufnahmen der Lunge zeigen, ob die Lunge weiterhin ausgedehnt bleibt.

6.2 Hauptbeschwerden und Leitbefunde des Patienten mit Lungenerkrankungen

Thoraxschmerz ☞ 4.2.1
Zyanose ☞ 4.2.4

6.2.1 Dyspnoe

> **Dyspnoe:** Subjektiv unangenehme, erschwerte Atmung. Meist einhergehend mit **Atemnot** (Gefühl, zu wenig Luft zu bekommen, oft gleichbedeutend zu Dyspnoe benutzt) und sichtbar verstärkter Atemarbeit (z.B. zu hohe Atemfrequenz, Einsatz der Atemhilfsmuskulatur). Überwiegend Ausdruck einer respiratorischen Insuffizienz unterschiedlicher Ursache.

Die Ursachen für eine **Dyspnoe** sind vielfältig. Tabelle 6.21 gibt einen Überblick.

Ursache	Typische Begleitbeschwerden
In Minuten bis Tagen entstandene oder anfallsartige Dyspnoe	
Hyperventilationstetanie	Schnelle, tiefe Atmung, Kribbeln um den Mund, Muskelkrämpfe. Oft ausgelöst durch Aufregung
Allergische Typ-1-Reaktion	Oft Gesichtsschwellung, Hautrötung, Juckreiz. Feststellbarer Auslöser (z. B. Insektenstich)
Lungenembolie	Atemabhängiger Thoraxschmerz, meist vorherige Bettlägerigkeit/OP/Gips
Pneumothorax	Anfängliches Schmerzereignis, dann atemabhängiger Thoraxschmerz, Reizhusten
Asthma bronchiale	Atemnotanfälle, erschwerte Ausatmung, Husten. Evtl. Auslösefaktor feststellbar, meist schon frühere Anfälle
Akute Linksherzinsuffizienz, z. B. bei Herzinfarkt, -rhythmusstörungen	Husten, oft Tachykardie, evtl. „Brodeln" über den Lungen, Herzrhythmusstörungen, „Herzschmerzen", kein Fieber
Exazerbation einer chronisch-obstruktiven Lungenerkrankung	Verschlechterung einer chronischen Dyspnoe, oft bei einem Infekt
Pleuraerguss	Evtl. Zeichen der Grunderkrankung (z. B. Fieber) selten atemabhängige Schmerzen
Pneumonie	Fieber, beeinträchtigtes Allgemeinbefinden
Langsam zunehmende chronische Dyspnoe	
Neurologische/muskuläre Erkrankungen, z. B. Guillain-Barré-Syndrom	Weitere Lähmungen
Chronisch-obstruktive Lungenerkrankung	Husten, Sputum
Chronische Herzinsuffizienz	Husten, Sputum, oft Gewichtszunahme, Beinödeme
Anämie	Hautblässe, Tachykardie, evtl. feststellbare Blutungsquelle (z. B. Teerstühle)

Tab. 6.21: Überblick über die wichtigsten Ursachen einer Dyspnoe bei Erwachsenen (ohne Verletzungen und Verschlucken).

Symptome und Schweregradeinteilung

Bei Patienten mit einer organisch bedingten Dyspnoe verschlechtert sich die Dyspnoe in aller Regel bei Belastung, was auch die Einteilung der Dyspnoe in vier Schweregrade begründet (☞ Tab. 6.22). Bei ausgeprägter Dyspnoe nehmen die Patienten oft typische atemerleichternde Haltungen mit Aufstützen der Arme ein. Im Extremfall kann der Patient nur noch im Sitzen unter Einsatz der Atemhilfsmuskulatur atmen **(Orthopnoe).** Die Betroffenen sind unruhig bis zur Todesangst und ringen nach Luft.

Bei einer funktionell bedingten Dyspnoe, etwa im Rahmen einer Angststörung, werden die Beschwerden bei Belastung eher besser, da sich die Ablenkung positiv auswirkt.

Pflege

Erstmaßnahmen

Hat ein Patient akute Atemnot, handeln die Pflegenden zügig, aber ohne Hektik. Zentrales Pflegeziel ist es, die Atmung zu verbessern und der existenziellen Angst des Betroffenen entgegenzuwirken. Diese wird noch verstärkt, wenn der Patient vor Atemnot die Sprache verliert und sein Befinden nicht mehr mitteilen kann. Hier sind die Kreativität und das Einfühlungsvermögen der Pflegenden gefragt, um dem Patienten das Gefühl zu geben, auch ohne Worte verstanden zu werden.

- Patienten beruhigen und nicht alleine lassen
- Über die Rufanlage Alarm auslösen
- Oberkörper hoch, bei bekannten Herzerkrankungen Beine tieflagern. Möglichst Atemhilfsmuskulatur mit einbeziehen, z. B. Patient Arme auf ein Kissen oder die gepolsterte Nachttischplatte abstützen lassen
- Fenster öffnen, beengende Kleidung entfernen
- Bei bereits verordneter Notfall- oder Bedarfsmedikation Medikament nach Arztanordnung verabreichen
- Auf Arztanordnung Sauerstoff unter engmaschiger Überwachung (☞ 6.1.6) geben
- Zu ökonomischer Atmung anleiten (z. B. Lippenbremse)
- Ggf. Verlegung des Patienten auf die Intensivstation oder Intubation vorbereiten. Auf Arztanordnung Bronchialsekret absaugen (☞ 6.1.5)
- Bewusstseinslage, Hautfarbe, Atmung, Blutdruck und Puls engmaschig kontrollieren. Geschehen dokumentieren.

Belastungs- dyspnoe	Grad I	Atemnot nur bei größeren körperlichen Anstrengungen wie etwa schnellem Gehen auf ebener Strecke, Bergaufgehen oder Treppensteigen
	Grad II	Atemnot schon bei mäßiger körperlicher Anstrengung, z. B. beim langsamen Gehen auf ebener Strecke
	Grad III	Atemnot bereits bei geringen körperlichen Anstrengungen wie An- und Ausziehen, leichten Verrichtungen im Haushalt oder Gehen „in eigenem Tempo"
Ruhedyspnoe	Grad IV	Atemnot auch in Ruhe (Ruhedyspnoe)

Tab. 6.22: Schweregrade der Dyspnoe. Grad I – III umfasst die Belastungsdyspnoe zunehmender Schwere und Grad IV die schwerste Form, die Ruhedyspnoe.

Patientenberatung

Bei einer chronischen Erkrankung leiten die Pflegenden den Patienten im anfallsfreien Intervall zu atemerleichternden Atemtechniken und Körperhaltungen an (☞ 6.1.5), denn in der Akutsituation hat der Patient Angst und ist nicht aufnahmefähig. Beherrscht der Patient jedoch die Techniken so routiniert, dass er sie im Falle einer Atemnot automatisch anwendet, kann er sich selbst helfen und den Teufelskreis aus Angst, Erregung und weiter zunehmender Luftnot durchbrechen. Der Patient erhält Informationen zum Meiden von Anfallsauslösern und wird in speziellen Schulungsprogrammen gezielt geschult (z. B. zu Arzneimitteltherapie bei Asthma bronchiale).

6.2.2 Veränderungen der Atemfrequenz

Tachypnoe

> **Tachypnoe** (*griech.* tachy = schnell): Beschleunigte Atmung, d. h. beim Erwachsenen Atemfrequenz > 16 Atemzüge/Min., in schweren Fällen bis zu 100 Atemzüge/Min.

Einer **Tachypnoe** können zahlreiche Ursachen zugrunde liegen.

Physiologische Ursachen sind beispielsweise:
- Körperliche oder psychische Belastung
- Hitze (Sauna, heißes Bad).

Eine Tachypnoe kann aber auch Anzeichen einer Erkrankung sein, etwa:
- Mit erniedrigtem Sauerstoffangebot
  - Herz- und Lungenerkrankungen
  - Anämie (Blutarmut), Schock und Kohlenmonoxidvergiftung
- Mit erhöhtem Sauerstoffbedarf: z. B. Fieber.

Bradypnoe

> **Bradypnoe** (*griech.* brady = langsam): Verlangsamte Atmung, beim Erwachsenen < 12 Atemzüge/Min.

Normal ist eine **Bradypnoe** bei tiefer Entspannung (z. B. Meditation) und im Schlaf.

Pathologische Ursachen sind z. B.:
- Gehirnverletzungen mit Schädigungen des Atemzentrums
- Vergiftung durch zentral wirksame Schlafmittel (z. B. Benzodiazepine wie etwa Valium®)
- Stoffwechselerkrankungen mit Schädigung des Atemzentrums (z. B. Koma bei Diabetes mellitus).

Apnoe

Schlafapnoesyndrom ☞ 6.12

> **Apnoe:** Atemstillstand, z. B. durch Verlegung der Atemwege, Lähmung des Atemzentrums und/oder eine Lähmung der Atemmuskulatur. Akut lebensbedrohlicher Notfall. Verlangt sofortige Wiederbelebungsmaßnahmen (Details ☞ 3.2.1, 3.2.3, 3.2.4).

6.2.3 Veränderungen der Atemintensität und des Atemmusters

Veränderungen der Atemintensität

> **Hypoventilation:** Im Verhältnis zum Stoffwechselbedarf des Körpers zu geringe Belüftung der Alveolen mit vermindertem Atemminutenvolumen und Anstieg von pCO_2 (*respiratorische Insuffizienz* ☞ 6.3.3). Bei relevanter Hypoventilation immer auch Abfall der Sauerstoffsättigung.

Mögliche Ursachen einer **Hypoventilation** sind:
- Schmerzen in Brustkorb oder Abdomen, die zu einer *Schonatmung* führen (z. B. nach Operationen, Verletzungen, bei Rippenfell- oder Lungenentzündungen)
- Schlechter Allgemeinzustand des Patienten (z. B. nach schweren Erkrankungen oder Operationen)
- Behinderung der Atmung durch Störungen des Atemzentrums, der Atemmuskulatur oder der Atemwege.

> **Hyperventilation:** Gesteigertes Atemminutenvolumen mit zu niedrigem pCO_2 (**Hypokapnie** ☞ 6.3.4) bei normalem bis leicht erhöhtem pO_2.

Eine **Hyperventilation** kann psychogen, metabolisch (stoffwechselbedingt), zentral (ZNS-Schädigung), kompensatorisch (als Reaktion auf einen Sauerstoffmangel), hormonell oder medikamentös bedingt sein.

Bei der häufigen *psychogen bedingten Hyperventilation* kommt es zu einem Anstieg des pH-Wertes mit nachfolgender Abnahme der Kalziumionen im Serum. Diese äußert sich im **Hyperventilationssyndrom** (*Hyperventilationstetanie*) mit Muskelkrämpfen (typische *Pfötchenstellung* der Hände). Hält man dem Patienten eine kleine Plastiktüte so vor Mund und Nase, dass er seine Ausatemluft wieder einatmet, kann die Hyperventilation durchbrochen werden, da durch diese Rückatmung der pCO_2 wieder ansteigt.

Veränderungen des Atemmusters

Die (unbewusste) Atmung eines Gesunden ist regelmäßig und gleichmäßig tief (**Eupnoe**), wobei die Dauer der Einatmung etwas kürzer ist als die der Ausatmung.

Wichtigste Veränderung des Atemmusters in der Inneren Medizin ist die **Kussmaul-Atmung** (☞ Abb. 6.23) bei metabolischer Azidose (etwa bei diabetischem oder urämischem Koma): Die Atmung ist regelmäßig, die einzelnen Atemzüge aber viel tiefer als normal. Dadurch soll CO_2 abgeatmet und der pH angehoben werden (☞ 10.7.4).

6.2.4 Atemgeräusche

Schnarchen ☞ 6.12

Stridor

Ein **Stridor** ist ein pfeifendes Atemgeräusch infolge Verengung der Atemwege. Patienten mit Stridor leiden meist gleichzeitig unter Dyspnoe (☞ 6.2.1).

6

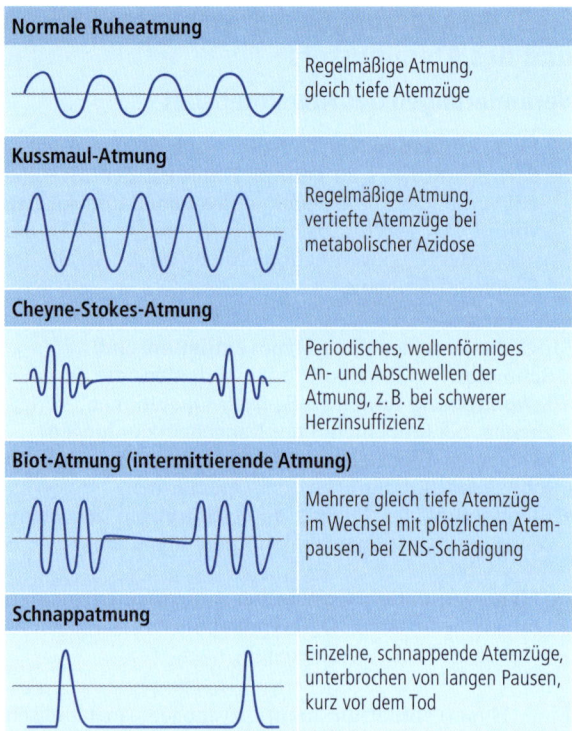

Normale Ruheatmung	Regelmäßige Atmung, gleich tiefe Atemzüge
Kussmaul-Atmung	Regelmäßige Atmung, vertiefte Atemzüge bei metabolischer Azidose
Cheyne-Stokes-Atmung	Periodisches, wellenförmiges An- und Abschwellen der Atmung, z. B. bei schwerer Herzinsuffizienz
Biot-Atmung (intermittierende Atmung)	Mehrere gleich tiefe Atemzüge im Wechsel mit plötzlichen Atempausen, bei ZNS-Schädigung
Schnappatmung	Einzelne, schnappende Atemzüge, unterbrochen von langen Pausen, kurz vor dem Tod

Abb. 6.23: Pathologische Atmungstypen in der Schemazeichnung. [A400]

- Ein *inspiratorischer Stridor*, also ein Stridor während der *Einatmung*, tritt bei einer Verengung der *extrathorakalen* Luftwege auf, z. B. einem stenosierenden Tumor des Kehlkopfs
- Ein *exspiratorischer Stridor* ist während der *Ausatmung* zu hören. Er ist bedingt durch eine Verengung der *intrathorakalen* Luftwege, etwa durch eine Verengung der Bronchien beim Asthma bronchiale (☞ 6.5)
- Auch ein *gemischter Stridor* ist möglich.

Rasselgeräusche

Bei **Rasselgeräuschen** *(RG)* handelt es sich um pathologische Atemgeräusche, die im Bereich der Bronchien entstehen:
- *Trockene Rasselgeräusche* sind Folge schwingender Schleimfäden in den Luftwegen, etwa beim Asthma bronchiale (☞ 6.5) oder einer obstruktiven Bronchitis (☞ 6.6.1). Je nach Klangqualität werden das höherfrequente *Pfeifen* und das tiefere *Brummen* unterschieden
- *Feuchte fein-, mittel- oder grobblasige Rasselgeräusche* sind durch Flüssigkeitsansammlung in Luftwegen oder Lungenbläschen bedingt. Durch die strömende Atemluft kommt es zur Blasenbildung. Feuchte Rasselgeräusche sind am ehesten mit dem Perlen von Mineralwasser zu vergleichen, können aber auch brodelnden Charakter haben.

Rasselgeräusche werden mit Hilfe der Lungenauskultation (☞ 6.3.1) differenziert und dokumentiert. Nur wenn sie sehr laut sind, sind sie mit dem bloßen Ohr zu hören.

6.2.5 Husten

> **Husten:** Heftige Ausatmung gegen die zunächst geschlossene, dann plötzlich geöffnete Stimmritze (Glottis), wodurch Sekret und Fremdkörper aus Luftröhre und Bronchien entfernt werden.

Husten ist ein Schutzreflex, der die Atemwege von Fremdkörpern und anderen Schadstoffen freihält. Husten ist gleichzeitig Leitsymptom fast aller Atemwegs- und Lungenerkrankungen sowie einiger anderer Erkrankungen (z. B. der Linksherzinsuffizienz, ☞ 4.5.1, oder des gastroösophagealen Refluxes, ☞ 7.4.1). Auch Arzneimittel können als Nebenwirkung Husten hervorrufen, etwa die ACE-Hemmer.
- **Akuter Husten** mit einer Dauer von weniger als 3–4 Wochen ist meist infektiös bedingt (z. B. bei einer akuten Bronchitis oder Lungenentzündung)
- **Chronischer Husten** von über vier Wochen Dauer kann **chronisch persistierend** („Dauerhusten") oder **chronisch intermittierend** sein. Hauptursachen beim Erwachsenen sind die chronisch-obstruktiven Lungenerkrankungen (☞ 6.6), das Asthma bronchiale (☞ 6.5) und Tumoren der Lunge (☞ 6.8).

Ein trockener Reizhusten **(unproduktiver Husten)** tritt vor allem zu Beginn einer Bronchitis und bei chronischen Reizungen auf, aber auch beim Lungenkarzinom. Wird beim Husten Sekret aus dem Bronchialbaum in die oberen Luftwege befördert, bezeichnet man diesen Husten als **produktiv**. Danach fühlt sich der Patient zumindest kurzzeitig erleichtert, während der unproduktive, „unnütze" Husten oft als besonders quälend empfunden wird.

> **Husten** kann Ausdruck einer harmlosen Erkältung, aber auch Anzeichen einer ernsten Erkrankung wie z. B. eines Lungenkarzinoms sein. Daher muss jeder Husten, der länger als vier Wochen anhält, diagnostisch abgeklärt werden.

6.2.6 Sputum

> **Sputum** *(Auswurf):* Ausgehustetes Bronchialsekret. Abgesehen von geringen Mengen gelegentlichen, glasig-hellen Sputums immer pathologisch.

Bei zahlreichen Erkrankungen wird vermehrt **Sputum** gebildet, oft mit Veränderung seiner Beschaffenheit.
- Zäh-fadenziehendes, glasiges Sputum ist beispielsweise beim Asthma bronchiale (☞ 6.5) zu beobachten
- Vor allem morgens auftretende größere Mengen weißlichen Schleims beim sog. Raucherhusten sind Zeichen einer chronischen Bronchitis (☞ 6.6.1) durch das Rauchen
- Gelblicher oder gelbgrün-eitriger Auswurf mit oft leicht süßlichem Geruch ist Hinweis auf eine bakterielle Infektion der Atemwege, z. B. eine eitrige Bronchitis oder einen Lungenabszess
- Dünnflüssiges oder schaumiges, leicht blutiges Sputum tritt z. B. beim akuten Lungenödem auf (☞ 4.5.3)
- Rotbraune Verfärbungen des Sputums deuten auf Blutbeimengungen hin (☞ unten)

- Fade-süßlicher Geruch des Sputums spricht für bakterielle Entzündungen, ein überriechend-fauliger Geruch für Gewebszerfall wie etwa bei einem Karzinom.

Die Menge des Sputums kann bei massiven Infekten oder Bronchiektasen (☞ 6.16) in Extremfällen bis zu 2 l täglich betragen. Dann muss evtl. die Sputummenge in einer Flüssigkeitsbilanz berücksichtigt werden.

Hämoptyse und Hämoptoe

Hämoptyse: Aushusten von blutigem Sputum oder geringen Blutmengen (manchmal nur als rotbraune Fädchen sichtbar).

Hämoptoe: Aushusten größerer Blutmengen.

Hämoptyse und **Hämoptoe** werden als **Bluthusten** zusammengefasst.

Die häufigsten Lungenerkrankungen, die zu Bluthusten führen, sind schwere Entzündungen (Bronchitis, Pneumonie, Tuberkulose) und Tumoren (vor allem das Lungenkarzinom). Eine Linksherzinsuffizienz kann über die daraus resultierende Lungenstauung Bluthusten verursachen. Selten liegen Gerinnungsstörungen (☞ 11.10) dem blutigem Sputum zugrunde.

Bluthusten ist von der **Hämatemesis,** dem *Bluterbrechen* (☞ 7.2.5), abzugrenzen: Stammt das Blut aus dem Magen, so ist es durch Einwirkung des sauren Magensafts meist schwärzlich und erinnert an Kaffeesatz. Bei einer Ösophagusvarizenblutung (☞ 8.4.7) dagegen ist es hellrotschaumig, und die Blutung ist meist erheblich. Auch Blutungen aus Nase oder Rachen können mit dem Aushusten von Blut verwechselt werden.

Hämoptoe und Hämatemesis lassen sich mit einem Streifen Indikatorpapier unterscheiden: Blut aus dem Magen reagiert sauer (pH < 7), Blut aus den Luftwegen dagegen alkalisch (pH >7).

Pflege

Die Beobachtungen von Husten und Sputum sollten mindestens einmal pro Schicht dokumentiert werden, ggf. informieren die Pflegenden den Patienten, Sputum nicht zu verschlucken, sondern in ein Papiertuch oder Gefäß abzuhusten. Neben Menge, Farbe und Geruch sind mögliche Beimengungen bedeutsam.

Während Bakterien oder Tumorzellen nur im Labor festgestellt werden können, sind Blut, Gewebeteile, Eiter oder Nahrungsreste makroskopisch zu erkennen. Zur bakteriologischen Untersuchung eignet sich am besten **Morgensputum** (*Nüchternsputum*). Es sollte vor dem Frühstück und vor dem Zähneputzen in ein steriles Gefäß abgegeben werden. Wichtig ist, dass der Patient nicht einfach nur Speichel ausspuckt. Am besten eignen sich spezielle Abhusttechniken (☞ 6.1.5), um Sekret aus den unteren Lungenabschnitten zu gewinnen.

Umgang mit Sputum

Ein hygienischer Umgang mit Sputum schützt Mitpatienten, Besucher und Pflegende vor Ansteckung, da Sputum als potenziell ansteckend anzusehen ist. Deshalb:

- Bei jedem Umgang mit Sputum Handschuhe tragen, um eine Selbstansteckung und eine Verschleppung von Keimen mit den Händen zu vermeiden
- Direktes Anhusten durch den Patienten vermeiden
- Bei Sputumkontamination mit Haut- oder Flächendesinfektionsmitteln desinfizieren
- Sputum in Papiertücher oder in spezielle Sputumbecher abhusten lassen, denen Desinfektionslösung zugesetzt sein kann. Heute werden meist Einwegbecher mit Deckel benutzt. Bei der Verwendung von Papiertüchern ist eine Mülltüte am Bett oder Nachtkästchen zu befestigen (mehrmals am Tag wechseln!), damit der Patient die benutzten Tücher sofort entsorgen kann und sie nicht in oder neben dem Bett „zwischenlagern" muss. Die Beobachtung des Sputums ist bei der Benutzung von Bechern leichter als bei der Verwendung von Papiertüchern.

Sputumgewinnung

Kann mit einzelnen Abhusttechniken nicht genug Sputum gewonnen werden, sind evtl. sekretlösende Maßnahmen (☞ 6.1.5) angezeigt, oder der Arzt verordnet entsprechende Arzneimittel. Ist auch dies erfolglos, wird ein bronchoskopisches Absaugen von Sekret in Betracht gezogen (☞ 6.3.6).

Erstmaßnahmen bei Hämoptoe

- Sofortige Benachrichtigung des Arztes, ggf. Alarm über die Rufanlage
- Oberkörperhochlagerung
- Beruhigung des Patienten
- Auffangen des Blutes, etwa in einer Nierenschale oder Zellstoff
- Evtl. Absaugen des Sekrets
- Mundpflege

6.3 Diagnostik bei Lungenerkrankungen

6.3.1 Anamnese und körperliche Untersuchung

Anamnese

Bei der Anamnese stehen zunächst die aktuellen Beschwerden des Patienten und ihre genauen Umstände im Vordergrund (☞ 6.2). Da sich auch viele Herzerkrankungen durch Dyspnoe bemerkbar machen, wird der Kranke nach Herzfehlern, Herzschwäche und Beinödemen gefragt. Von Interesse sind außerdem frühere allergische Erkrankungen, Tuberkulose, Tumoren (Lungenmetastasen?) und tiefe Beinvenenthrombosen (neue Thrombose mit Embolie?).

Nicht zuletzt ist es wichtig zu wissen, ob, seit wann und wie viel der Patient raucht (wenn auch häufig mit geschönten Angaben zu rechnen ist), da Rauchen einer der Hauptrisikofaktoren für die chronisch-obstruktive Bronchitis, das Emphysem und das Lungenkarzinom ist. Fragen nach Beruf und Hobbys sollen weitere Risiken wie z. B. Staubexposition aufdecken.

6

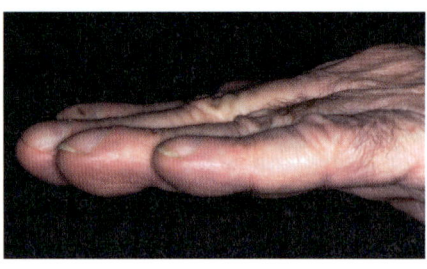

Abb. 6.24:
Uhrglasnägel.
[R179]

Bereits während der Anamneseerhebung achtet der Arzt auf direkte oder indirekte Hinweise einer Lungenerkrankung. Dazu gehören neben den oben dargestellten Leitsymptomen beispielsweise eine Zyanose (☞ 4.2.4), große, stark gewölbte **Uhrglasnägel** oder **Trommelschlegelfinger** (Auftreibung der Fingerendglieder) sowie die für starke Raucher charakteristische Braunverfärbung von Zeige- und Mittelfinger.

Inspektion

Bei der körperlichen Untersuchung der Lunge beurteilt der Untersucher zunächst den äußeren Brustkorb (Fassthorax?). Wichtig ist, ob die Atembewegungen auf beiden Thoraxseiten gleich sind oder ob sich eine Seite nur gering mitbewegt, beispielsweise bei einer Pleuritis (☞ 6.11.1). Bei der **paradoxen Atmung,** etwa bei Rippenserienbrüchen, wird die betroffene Thoraxhälfte beim Einatmen kleiner und beim Ausatmen größer.

Perkussion

Bei der **Perkussion** („Abklopfen" mit den Fingerknöcheln) der gesunden Lunge ergibt sich ein typischer Klopfschall, der als **sonor** bezeichnet wird. Ist der Luftgehalt im Thorax erhöht (wie z.B. beim Emphysem oder Pneumothorax), so ist der Klopfschall lauter und tiefer **(hypersonor)** und erinnert an den Ton, den das Beklopfen einer leeren Schachtel erzeugt. Bei einer Lungenentzündung oder einem Erguss ist der Schall dagegen deutlich leiser **(gedämpft),** vergleichbar dem beim Beklopfen des Oberschenkels.

Außerdem können mit Hilfe der Perkussion die Lungengrenzen und ihre Atemverschieblichkeit (normal 4–6 cm)

bestimmt werden. Beim Lungenemphysem beispielsweise stehen die Lungengrenzen zu tief, und die Atemverschieblichkeit ist beidseits etwa gleich stark vermindert.

Die Perkussion reicht nur wenige Zentimeter in die Tiefe, weshalb sie bei tief innen liegenden Prozessen nicht selten unauffällig ist. Bei sehr adipösen Patienten ist die Perkussion nicht verwertbar.

Auskultation

Die **Auskultation** der Lunge zeigt beim Gesunden während der Einatmung ein leises, rauschendes Atemgeräusch, das **Vesikuläratmen.** Bei der Ausatmung ist beim Gesunden nur ein sehr leises Atemgeräusch zu hören.

- Über kollabierten Lungenpartien oder beim Emphysem ist das Atemgeräusch abgeschwächt, bei großen Ergüssen fehlt es völlig
- Ein fauchendes **Bronchialatmen** ist beim Gesunden nur über der Trachea und den Hauptbronchien zu hören; ansonsten spricht es z.B. für eine Lungenentzündung
- Ebenfalls pathologisch sind sämtliche *Neben-* oder **Rasselgeräusche** (RG ☞ 6.2.4)
- Das **Pleurareiben** ist bei einer Pleuraentzündung (☞ 6.11.1) zu hören und erinnert an das Knarren von Leder.

6.3.2 Bildgebende Diagnostik

Lungenszintigraphie ☞ *6.10.1*
Röntgenverfahren mit Kontrastmittel ☞ *1.3.3*

Röntgennativaufnahme des Thorax

Die häufigste radiologische Untersuchung zur Diagnostik von Lungenerkrankungen ist die **Röntgennativaufnahme des Thorax** in zwei Ebenen (von hinten und von der Seite, ☞ Abb. 4.52 und 6.25). Der Patient sollte möglichst stehen, da dies die Beurteilbarkeit verbessert. Bei Schwerkranken ist eine orientierende Aufnahme im Liegen möglich. Eine besondere Vorbereitung des Patienten ist nicht erforderlich. Mit älteren Patienten muss evtl. das Atem-Anhalten nach tiefer Einatmung geübt werden.

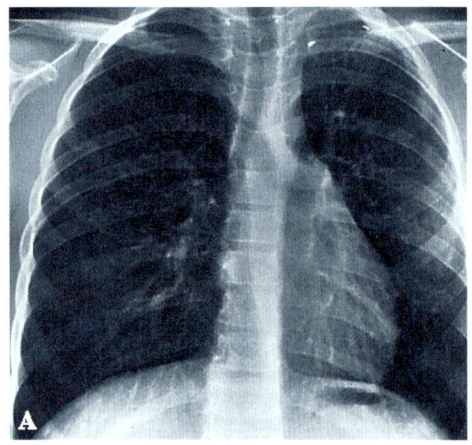

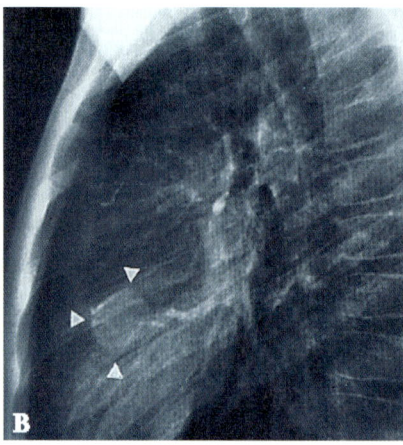

Abb. 6.25: Wie wichtig die Seitaufnahme ist, verdeutlichen diese Bilder. In der p. a.-Aufnahme (von hinten nach vorn) ist kein Tumor zu erkennen (Bild A). Erst die Seitaufnahme (Bild B) zeigt den Rundherd (hier eine Metastase). [E211-100]

Flächige Verschattungen oder Verdichtungen, die im Röntgenbild hell erscheinen, können z. B. durch eine Pneumonie oder ein Lungenödem bedingt sein. Runde Gebilde haben oft einen Tumor oder eine Tuberkulose zur Ursache. Bei einem Pneumothorax ist der betroffene Bezirk völlig schwarz, und die feine Zeichnung der gesunden Lunge fehlt. Eine Verbreiterung des Lungenhilum ist häufig Folge von Tumoren oder Lymphknotenvergrößerungen.

Computer- und Kernspintomographie

Die **Computertomographie** (☞ auch 1.3.3) wird nicht nur bei (mutmaßlich) malignen Tumoren und zur Metastasensuche eingesetzt. Moderne Verfahren wie etwa Spiral- oder Angio-CT sind heute in der Diagnostik von Lungenembolien und interstitiellen Lungenkrankheiten von wesentlicher Bedeutung.

Haupteinsatzgebiet der **Kernspintomographie** ist die Darstellung des Mediastinums und der großen thorakalen Gefäße.

Sonographie

Die transthorakale **Sonographie** (☞ 1.3.6) erlaubt die Diagnose und anschließende Punktion von Pleuraergüssen (☞ 6.11.2) und Tumoren der Thoraxwand sowie häufig eine gute Darstellung brustwandnaher Lungentumoren. Die Untersuchung ist für den Patienten nebenwirkungs- und schmerzfrei.

Zunehmend werden in der Pneumologie transösophageale und transbronchiale Endosonographien eingesetzt, z. B. zur Abklärung von Lymphknotenvergrößerungen. In diesen Fällen entspricht die Pflege derjenigen bei Gastro- bzw. Bronchoskopie (☞ 7.3.4 und 6.3.6).

6.3.3 Lungenfunktionsdiagnostik

Die **Lungenfunktionsprüfung** (*Lufu*) dient der genauen Messung der Leistungsfähigkeit der Lunge. Sie wird zur Diagnose und Verlaufskontrolle von Lungenerkrankungen und vor operativen Eingriffen eingesetzt.

Pathophysiologie der Lungenfunktion

Störungen der Lungenbelüftung (Ventilationsstörungen)

Durch die Lungenfunktionsprüfung können zwei Formen von **Ventilationsstörungen** differenziert werden, die unterschiedlich behandelt werden. Mischformen sind möglich.

- Bei **obstruktiven Ventilationsstörungen** ist der Strömungswiderstand in den Atemwegen erhöht, wobei die Lunge zunehmend überbläht wird. Beispiele sind die chronisch-obstruktive Bronchitis (☞ 6.6.1) und die Bronchialverengung beim Asthma bronchiale (☞ 6.5).
- **Restriktive Ventilationsstörungen** dagegen bezeichnen eine krankhaft veränderte Dehnbarkeit der Lunge. Mögliche Ursachen sind etwa Pleuraschwarten (☞ 6.11.1) oder eine Lungenfibrose (☞ 6.7).

Störungen des Gasaustausches (Diffusionsstörungen)

Bei einer **Diffusionsstörung** ist der Übertritt des Sauerstoffs aus den Alveolen in die Kapillaren beeinträchtigt:

- Das Lungenemphysem (☞ 6.6.2) ist gekennzeichnet durch den irreversiblen Untergang von Alveolen; dadurch kommt es zu einer Verminderung der Oberfläche der Lungenkapillaren und damit der Austauschfläche für die Diffusion
- Eine Verdickung der Alveolar- und/oder Kapillarwand oder die Einlagerung von Flüssigkeit in den Alveolarwänden führt zu einer Vergrößerung der **Diffusionsstrecke**. Beispiele hierfür sind Lungenfibrosen (☞ 6.7), die Sarkoidose (☞ 6.7.1) oder eine Lungenstauung bei Herzerkrankungen (☞ 5.6).

Störungen der Lungendurchblutung (Perfusionsstörungen)

Zu einer Beeinträchtigung der *Lungendurchblutung* **(Perfusionsstörung)** kommt es beispielsweise bei einem verlangsamten Blutfluss durch die Lunge bei hochgradiger Herzinsuffizienz (☞ 4.5).

Verteilungsstörungen

Ganz wesentlich für einen effektiven Gasaustausch ist die feine Abstimmung von Ventilation und Perfusion innerhalb der verschiedenen Lungenanteile. Selbst beim Gesunden sind Ventilation und Perfusion nicht ganz gleichmäßig verteilt: Die oberen Lungenanteile werden besser belüftet als durchblutet, die unteren besser durchblutet als belüftet. Durch reflektorische Engstellung der Gefäße in weniger gut belüfteten Abschnitten und dadurch resultierende Durchblutungsminderung werden kleinere Unterschiede ausgeglichen.

Alle stärkeren Ventilations- und Perfusionsstörungen führen jedoch zu einem ausgeprägten **Ventilations-Perfusions-Missverhältnis** und damit zu einer **Verteilungsstörung.** Ist die Belüftung relativ zu niedrig (etwa bei einer Lungenentzündung), kommt es in diesem Bezirk zu einem Rechts-Links-Shunt (☞ 4.2.4, 4.11.2), d. h. zur Beimischung venösen Blutes zum arteriellen Blut – der Sauerstoffgehalt des arteriellen Blutes nimmt ab.

> Alle genannten Mechanismen sind eng miteinander verwoben und treten oft kombiniert auf. So liegen beispielsweise bei einer Lungenfibrose gleichzeitig eine Ventilations- und eine Diffusionsstörung vor. Zudem führt die Ventilationsstörung bei stärkerer Ausprägung zu einem Ventilations-Perfusions-Missverhältnis.

Respiratorische Insuffizienz

Bei stark beeinträchtigter Lungenfunktion sinkt der Sauerstoffpartialdruck des arteriellen Blutes (p_aO_2) unter den altersabhängigen unteren Normwert von etwa 70 mmHg.

Ist der Kohlendioxidgehalt des Blutes dabei normal oder sogar erniedrigt (*Normo-* bzw. *Hypokapnie* ☞ 6.3.4), spricht man von einer **respiratorischen Partialinsuffizienz.** Ist *zusätzlich* der Kohlendioxidpartialdruck (p_aCO_2) über 45 mmHg erhöht, liegt eine **respiratorische Globalinsuffizienz** vor. Es entwickelt sich dann eine *respiratorische Azidose* (☞ 9.16.1).

Symptome der respiratorischen Insuffizienz (die aber je nach Ursache nicht alle vorliegen müssen) sind Anstieg der Herz- und Atemfrequenz, Dyspnoe (Luftnot, ☞ 6.2.1), Angst sowie in fortgeschrittenen Stadien eine Bewusstseinstrübung. Sichtbarer Ausdruck eines stark verminderten Blutsauerstoffgehaltes ist die *Zyanose* (☞ 4.2.4).

Blutgasanalyse ☞ 6.3.4, Kap. 16

(Respiratorische) Azidose und Alkalose ☞ 9.16

Spirometrie

Mit Hilfe der **Spirometrie** können die verschiedenen Atem- und Lungenvolumina (☞ 6.2.3) gemessen werden.

Der Patient sitzt auf einem Stuhl und hält ein kleines Gerät mit einem Mundstück in der Hand, durch das er während der Untersuchung atmet. Um eine Nasenatmung mit Verfälschung der Ergebnisse zu verhindern, wird die Nase mit einer Nasenklemme verschlossen. Vielen Patienten fällt das Atmen auf Kommando unter diesen Bedingungen schwer. Die Ergebnisse sind stark abhängig von der Mitarbeit des Patienten.

Ein wichtiger Parameter neben den verschiedenen Volumina ist das *forcierte exspiratorische Volumen* (FEV_1 = **Einsekundenkapazität**). Es gibt an, wie viel Luft der Patient nach tiefer Einatmung in einer Sekunde maximal ausatmen kann. Wird das forcierte exspiratorische Volumen auf die Vitalkapazität bezogen (FEV_1/VC), ergibt sich der **Tiffeneau-Wert,** der beim gesunden jungen Menschen über 75 % (bei Älteren über 70 %) liegt.

Einsekundenkapazität und Tiffeneau-Wert sind vor allem bei Verengungen der Atemwege vermindert, z. B. beim Asthma bronchiale. Durch Testwiederholung nach Inhalation eines β_2-Sympathomimetikums (z. B. Salbutamol® ☞ Pharma-Info 6.40) kann geprüft werden, ob sich die verengten Atemwege wieder erweitern können **(Bronchospasmolysetest).** Umgekehrt kann bei einem Normalbefund durch Gabe eines Parasympathomimetikums festgestellt werden, ob sich die Bronchien abnorm stark verengen **(unspezifischer inhalativer Provokationstest).**

Die Pflegenden notieren Größe, Gewicht und Alter sowie Medikation des Patienten und geben die Angaben zur Untersuchung mit.

Ganzkörperplethysmographie

Bei der aufwendigen **Ganzkörperplethysmographie** *(Bodyplethysmographie)* sitzt der Patient in einer luftdicht geschlossenen Kammer und atmet über ein Mundstück. Aus den Kammerdruckschwankungen (bzw. Luftströmen) und dem gleichzeitig am Mund des Patienten gemessenen Atemstrom können der Atemwegswiderstand **(Resistance)** und die Atem- und Lungenvolumina einschließlich des Residualvolumens berechnet werden.

Im Gegensatz zur Spirometrie ist die Ganzkörperplethysmographie weitgehend unabhängig von der Mitarbeit des Patienten.

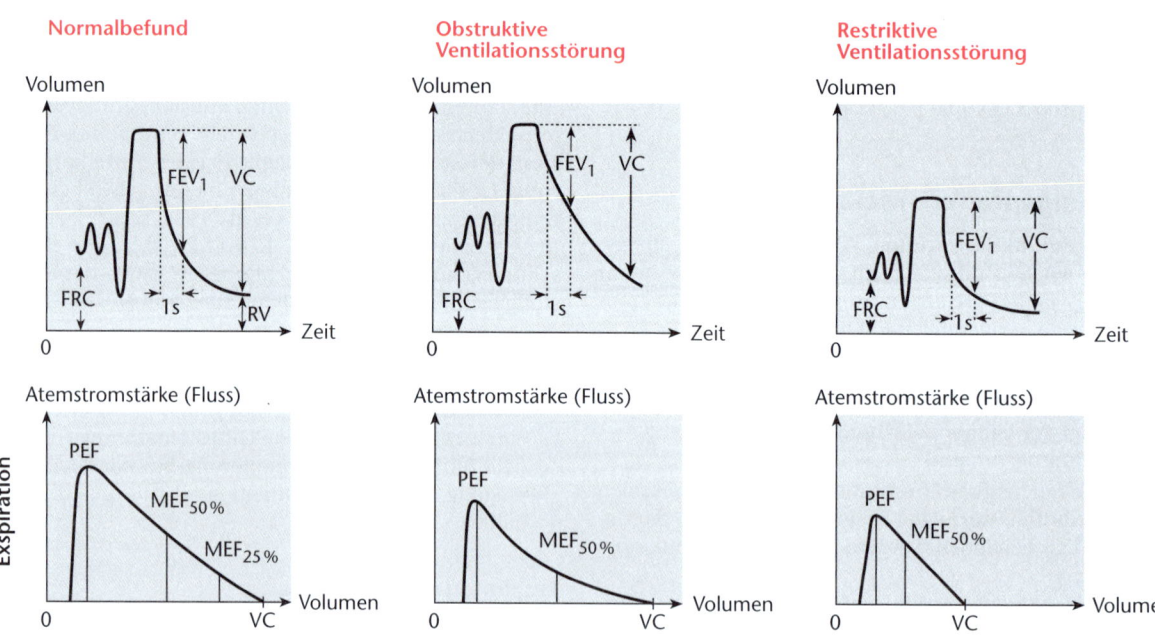

FRC = Funktionelle Residualkapazität, VC = Vitalkapazität, RV = Residualvolumen,
FEV_1 = Forciertes exspiratorisches Volumen (über 1 Sek.), PEF = Maximaler exspiratorischer Fluss
$MEF_{50\%\,(25\%)}$ = Exspiratorischer Fluss bei 50 % (25 %) der Vitalkapazität

Obstruktive Ventilationsstörung: VC normal oder (durch gesteigertes Residualvolumen) erniedrigt, FEV_1 und MEF_{50} erniedrigt, FEV_1/VC erniedrigt

Restriktive Ventilationsstörung: VC erniedrigt, FEV_1 erniedrigt, MEF_{50} und FEV_1/VC normal

Abb. 6.26: Spirometriekurven (oben Volumen-Zeit-Kurve, unten Fluss-Volumen-Kurve während der Exspiration) bei einem Gesunden, bei einer obstruktiven und bei einer restriktiven Ventilationsstörung. [E179-168]

Peak-Flow-Meter

Der ungefähr handgroße **Peak-Flow-Meter** gleicht einem Blasröhrchen. Er misst den Höchstwert des Ausatmungsstroms in l/Min. (*engl.* peak flow = Spitzenfluss) bei forcierter Ausatmung (**maximaler exspiratorischer Fluss,** *peak expiratory flow,* PEF, ☞ Abb. 6.26).

Patientenberatung

Viele Patienten mit chronischen Lungenerkrankungen sollen ihre Lungenfunktion zu Hause mit dem Peak-Flow-Meter selbstständig kontrollieren. Gemessen wird 1- bis 2-mal täglich zur gleichen Zeit (z. B. verschlechtert sich der Peak-Flow bei Asthma oft schon vor dem Anfall), zusätzlich bei subjektiver Verschlechterung der Atemfunktion, bei Medikamentenumstellung (dann häufig vor und nach der Medikamentengabe) oder bei Infektionen. Bei Inhalationen mit Bronchodilatatoren wird vor und 15 Minuten nach der Inhalation gemessen. Die Pflegenden leiten den Patienten zur korrekten Benutzung des Gerätes an:

- Im Stehen oder, falls dies nicht möglich ist, mit aufrechtem Oberkörper messen
- Zeiger des Gerätes auf Null stellen
- Gerät bzw. (je nach Gerätetyp) Mundstück des Gerätes waagerecht vor den Mund halten. Tief einatmen, Luft anhalten und Mundstück fest mit den Lippen umschließen. Dann mit einem kurzen Ausatemstoß so kräftig wie möglich ausatmen (es kommt auf die Stärke und nicht die Dauer der Ausatmung an). Dabei Gerät so festhalten, dass weder der Zeiger behindert noch die Luftöffnung verdeckt wird
- Messwert ablesen
- Messung zweimal wiederholen, den besten der drei Werte im Tagebuch/Protokoll notieren
- Gerät regelmäßig (etwa einmal wöchentlich) nach Herstellerangaben reinigen. Zeitpunkt so wählen, dass das Gerät bis zur nächsten Messung wieder trocken ist.

Bei vielen Erkrankungen sollen die Patienten auf eine Verschlechterung ihrer Lungenfunktion „begrenzt selbstständig" reagieren (☞ auch 6.5). Hierzu hat sich das *Ampelschema* bewährt:

- Grün = Gemessener Peak-Flow-Wert über 80 % des persönlichen Bestwertes: Die Erkrankung ist unter Kontrolle
- Gelb = Gemessener Peak-Flow-Wert 50–80 % des persönlichen Bestwertes: Aufpassen! Verordnete Bedarfs-

medikation nehmen, Lungenfunktion genau beobachten
- Rot = Gemessener Peak-Flow-Wert unter 50 % des persönlichen Bestwertes. Gefahr (drohender Notfall). Unverzüglich Kontakt mit dem behandelnden Arzt aufnehmen bzw. Arzt aufsuchen.

6.3.4 Blutgasanalyse

Blutgasanalyse (*BGA*): Messung der **Partialdrücke** (d. h. der *Teilkonzentrationen,* kurz *p*) der Atemgase im arteriellen oder arterialisierten Blut. Meist Mitbestimmung von pH-Wert und Standardbikarbonat des Blutes.

Hypoxie: Unzureichende Sauerstoffversorgung von Geweben (lokal oder generalisiert).

Hypoxämie: Erniedrigung des arteriellen pO_2 unter 70 mmHg (9,5 kPa; altersabhängig). Die Begriffe Hypoxie und Hypoxämie werden aber nicht einheitlich benutzt.

Hypokapnie: Erniedrigung des arteriellen pCO_2 unter 32 mmHg (4,3 kPa). Durch Hyperventilation (☞ 6.2.3) oder metabolische Azidose mit respiratorischer Kompensation (☞ 10.18.1) bedingt.

Hyperkapnie: Erhöhung des arteriellen pCO_2 über 45 mmHg (5,9 kPa). Hervorgerufen durch respiratorische Insuffizienz mit Hypoventilation (☞ 6.2.3) oder metabolische Alkalose mit respiratorischer Kompensation (☞ 9.16.2).

Die **Blutgasanalyse** erlaubt eine Beurteilung des Gasaustausches in der Lunge, was besonders bei Lungenerkrankungen, für die Indikationsstellung zur Beatmung und die Kontrolle beatmeter Patienten wichtig ist. Details zum Säure-Basen-Haushalt finden sich in Kapitel 9, die Normwerte in Kapitel 16.

Für eine **arterielle Blutentnahme** punktiert der Arzt meist die A. radialis im Handgelenk- oder die A. femoralis im Leistenbereich. Da die Arterienpunktion für den Patienten belastend und trotz aller Vorsicht mit Risiken (Nachblutung, Embolie) behaftet ist, wird meistens auf **arterialisiertes Kapillarblut** ausgewichen. Dabei wird das für die Kapillarblutentnahme vorgesehene Ohrläppchen rechtzeitig vorher mit einer durchblutungsfördernden Salbe eingerieben (z. B. Finalgon®). Diese Messung ist jedoch bei Kreislaufstörungen wie etwa im Schock (☞ 3.4) wenig zuverlässig.

Pflege

Die Pflegenden
- Richten die Materialien: sterile Handschuhe, Tupfer, Hautdesinfektionsmittel, ein spezielles BGA-Röhrchen, Tupfer oder Kompressen zum Komprimieren der Punktionsstelle, Verbandmaterial, bei Punktion der A. femoralis ein Sandsack.
- Notieren für eine korrekte Auswertung bei Patienten mit Sauerstofftherapie die O_2-Konzentration der Inspirationsluft und bei Fieber seine Körpertemperatur

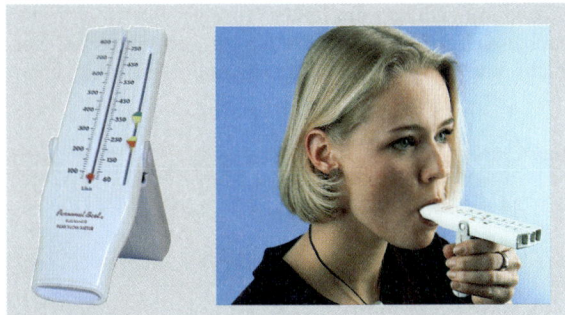

Abb. 6.27: Beim Peak-Flow-Meter kann der Höchstwert des Ausatmungsstroms auf dem Gerät abgelesen werden. [U106]

- Verschließen das gefüllte BGA-Röhrchen unmittelbar nach der Punktion luftdicht und bringen es je nach Gerätestandort zum Labor oder auf die Intensivstation
- Komprimieren die Punktionsstelle nach der Punktion mindestens fünf Minuten, da sich sonst große Blutergüsse bilden können
- Kontrollieren in der Folge an der punktierten Extremität zunächst stündlich Puls und Hautdurchblutung sowie die Punktionsstelle auf Nachblutungen.

Vorsicht: Blutspritzer bei Arterienpunktion
Während der Punktion sollte sich der/die Punktierende vor Blutspritzern schützen (Arteriendruck nicht unterschätzen).

6.3.5 Pulsoximetrie

Pulsoximetrie: Nichtinvasives Verfahren zur Messung der arteriellen Sauerstoffsättigung (S_aO_2). Normwert über 90 %.

Die **Pulsoximetrie** misst transkutan die (arterielle) Sauerstoffsättigung und erlaubt so eine Einschätzung des Gasaustausches in der Lunge. Sie wird nicht nur bei Patienten mit Lungenerkrankungen eingesetzt, sondern auch zum Monitoring in der Intensivmedizin und Anästhesie sowie bei diagnostischen und therapeutischen Eingriffen wie etwa Endoskopien.

Sauerstoffbeladenes (oxigeniertes) und nicht-sauerstoffbeladenes (desoxigeniertes) Hämoglobin schwächen Licht bestimmter Wellenlängen unterschiedlich stark ab. Eine Lichtquelle schickt rotes und infrarotes Licht durch möglichst gut durchblutetes Gewebe. Ein gegenüberliegender Photodetektor misst, abgestimmt auf die Pulswelle, das nicht absorbierte Licht, ein Mikroprozessor errechnet dann die Sauerstoffsättigung.

Bei einer Sauerstoffsättigung über 75 % funktioniert die Pulsoximetrie recht zuverlässig.

Eine Reihe von Faktoren kann allerdings das Ergebnis verfälschen, insbesondere:
- Schlechte Durchblutung und schwacher Puls, z. B. bei niedrigem Blutdruck bis zum Schock, niedrigem Herzzeitvolumen, pAVK, Vasokonstriktion jeglicher Ursache (auch durch Arzneimittel, Kälte)
- Bewegungen (z. B. Zittern)
- Lichteinfall von außen auf den Sensor
- Druck auf das Pulsoximeter
- Blutdruckmessung an der Extremität, an der das Pulsoximeter befestigt ist
- Ikterus, Schmutz, Nagellack und andere „Verfärbungen" im durchstrahlten Bereich
- Veränderte Hämoglobine, z. B. bei Kohlenmonoxidvergiftung.

Daher ist bei der Interpretation immer der Zustand des Patienten zu berücksichtigen und bei unglaubwürdigen Werten das Pulsoximeter auf korrekten Sitz und andere Störfaktoren zu überprüfen. Außerdem ist zu beachten, dass trotz prozentual ausreichender Sauerstoffsättigung die Sauerstoffversorgung des Organismus unzureichend sein kann, etwa bei hochgradiger Anämie.

Pflege

Bei Erwachsenen wird der Sensor in aller Regel an Finger, Zeh oder Ohrläppchen platziert:
- Sensor nach Herstellerangaben säubern, desinfizieren und trocknen
- Bei Platzierung am Ohr Ohrring, bei Platzierung an Finger oder Zeh Nagellack ggf. entfernen
- Pulsoximeter anbringen (Clip- oder Klebesensor), Photodetektor vollständig bedecken, damit kein Licht von außen darauf fällt
- Bei Messung an Finger oder Zeh Patient darauf hinweisen, Extremität ruhig zu halten
- Zur Vermeidung von Druckstellen Position des Pulsoximeters mindestens alle zwei Stunden wechseln.

6.3.6 Endoskopische Untersuchungen

Bronchoskopie

Bei der **Bronchoskopie** kann der Arzt die Luftwege mithilfe eines Endoskops beurteilen und kleinere Eingriffe durchführen.

Wichtige Indikationen zur *diagnostischen Bronchoskopie* (evtl. mit Biopsie) sind Tumorverdacht und die Gewinnung von Bronchialsekret (☞ unten). Die *therapeutische Bronchoskopie* dient z. B. der Fremdkörperentfernung, dem Absaugen von Bronchialsekret sowie der Laser- oder Strahlentherapie oder dem Einbringen eines Stents bei Lungenkarzinom. Bei den heute überwiegend eingesetzten *flexiblen* Bronchoskopen reichen meist Rachenanästhesie und Sedierung. Muss, z. B. zur Fremdkörperentfernung, ein *starres* Bronchoskop verwendet werden, ist eine Allgemeinanästhesie erforderlich.

Hauptkomplikationen einer Bronchoskopie sind Hypoxämie, Herzrhythmusstörungen, Blutungen, Infektionen, Asthmaanfälle, Perforationen oder Pneumothorax. Für die Bronchoskopie ist eine schriftliche Einverständniserklärung des Patienten erforderlich.

Bronchoalveoläre Lavage

Bei der **bronchoalveolären Lavage** *(BAL, Bronchiallavage, bronchoalveoläre Spülung)* werden die Bronchien bronchoskopisch mit physiologischer Kochsalzlösung gespült. Die danach wieder abgesaugte Spüllösung enthält Zellen und Mikroorganismen aus den Bronchien und den Alveolen, die im Labor untersucht werden.

Eine solche *diagnostische* bronchoalveoläre Lavage wird z. B. durchgeführt, um einen Erreger bei Infektionen nachzuweisen oder Tumorzellen zu gewinnen. Bei Verdacht auf exogen-allergische Alveolitis gibt die bron-

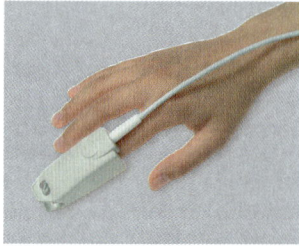

Abb. 6.28: Die Vielfalt der Pulsoximeter reicht von kleinen, einer Uhr ähnlichen Geräten für zu Hause oder Kontrollen unter Belastung bis zu komplexen, stationären Überwachungsgeräten. Angebracht werden die Sensoren an Finger, Zeh oder Ohrläppchen (hier ein Finger-Clip-Sensor). [V083]

choalveoläre Lavage mit Differenzierung der Entzündungszellen wichtige diagnostische Hinweise. Auch eine *therapeutische* Spülung kann manchmal notwendig sein, etwa um borkiges Sekret zu entfernen.

Pflege

Allgemeine Richtlinien für endoskopische Untersuchungen ☞ *1.3.7*

Vor der Untersuchung:
- Röntgennativaufnahme des Thorax, Lungenfunktionsprüfung, arterielle BGA, Blutbild und Gerinnungsstatus sowie unterzeichnete Einverständniserklärung bereitlegen
- Patienten nüchtern lassen
- Patienten kurz vor der Untersuchung bitten, Zahnprothesen zu entfernen und zur Toilette zu gehen
- Ggf. Prämedikation auf Arztanordnung verabreichen
- Patienten auf Abruf zur Untersuchung bringen bzw. Transport organisieren.

Nach dem Eingriff:
- Patienten Bettruhe und Nahrungskarenz nach Arztanordnung einhalten lassen (nach Lokalanästhesie bis zum Abklingen der Anästhesie nach ca. 2 Stunden, bei Allgemeinanästhesie meist länger)
- Engmaschig Vitalzeichen kontrollieren (Veränderungen der Atmung? Bluthusten?) und Patienten nach seinem Befinden fragen. Eine vorübergehende Heiserkeit ist normal.

6.3.7 Pleurapunktion

Indikationen

Bei der **Pleurapunktion** wird die mit krankhaft viel Flüssigkeit angefüllte Pleurahöhle punktiert (☞ auch 6.11.2). Bei der *diagnostischen Pleurapunktion* wird eine kleine Ergussmenge zur Untersuchung gewonnen. Bei einer *therapeutischen Pleurapunktion* lässt der Arzt eine größere Ergussmenge ab, damit sich die Lunge wieder entfalten kann, oder bringt Arzneimittel in die Pleurahöhle ein.

Vorbereitung

Vor der Punktion wird die Punktionsstelle rasiert und dem Patienten die Gelegenheit geboten, noch einmal zur Toilette zu gehen.

An *Materialien* werden benötigt:
- Steril abgepacktes Punktionsset (falls nicht vorhanden: 50-ml-Spritze mit Dreiwegehahn, sterilen Schläuchen, Ablauf und zwei Punktionskanülen)
- Desinfektionsmittel, sterile Tupfer und Kompressen, steriles Abdecktuch
- Materialien für eine Lokalanästhesie
- Sterile Handschuhe, Mundschutz, Kittel und Haube
- Drei beschriftete Untersuchungsröhrchen (je eins für Klinische Chemie, Pathologie und Mikrobiologie), evtl. Blutkulturflaschen nach Arztanordnung
- Evtl. Codein gegen Hustenreiz, Verbandmaterial (evtl. auch Nahtmaterial).

Durchführung

Die Punktionsstelle liegt am Rücken zwischen hinterer Axillarlinie und Skapularlinie, meist zwischen dem 5. und 7. Interkostalraum. Die genaue Ermittlung der Punktionsstelle und die Durchführung der Punktion erfolgen in der Regel unter sonographischer Kontrolle. Nach vorheriger Desinfektion und Lokalanästhesie sticht der Arzt am Oberrand einer Rippe ein. Am Unterrand einer Rippe darf nicht eingestochen werden, da dort die Interkostalnerven und -gefäße verlaufen.

Pro Sitzung sollte nicht mehr als maximal 1 l Erguss abgelassen werden, da sonst durch die plötzliche Druckentlastung ein Lungenödem auftreten kann.

Hauptkomplikationen sind Pneumothorax (☞ 6.9), Blutungen aus der Punktionsstelle oder Infektionen.

Pflege

Die Pflegenden unterstützen den Patienten bei der richtigen Haltung: Er sitzt mit angehobenen, aufgestützten Armen am Bettrand oder auf einem Stuhl. Der Oberkörper ist leicht vorgebeugt, sodass sich die Zwischenrippen-

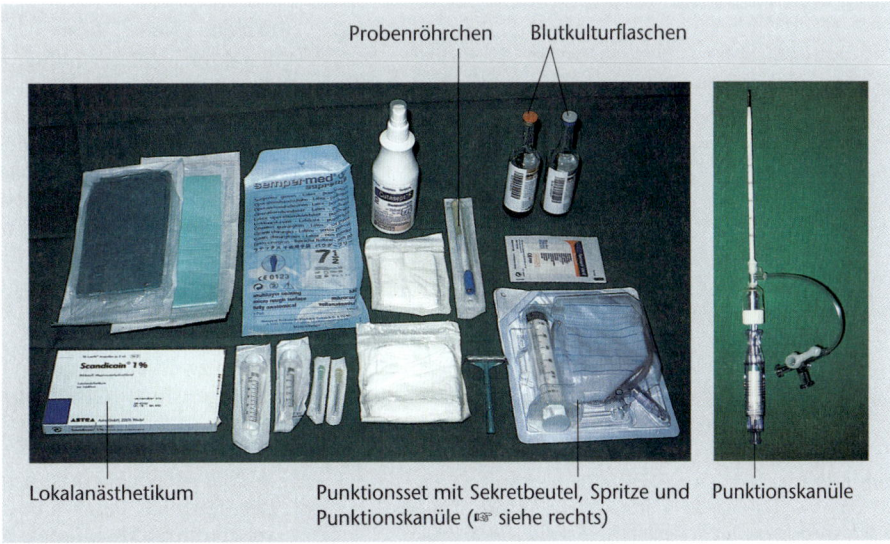

Probenröhrchen   Blutkulturflaschen

Lokalanästhetikum   Punktionsset mit Sekretbeutel, Spritze und Punktionskanüle (☞ siehe rechts)   Punktionskanüle

Abb. 6.29: Materialien zur Pleurapunktion. [K183]

räume dehnen. Während der Punktion sollte der Patient nicht husten oder pressen. Besonders günstig ist es, wenn die Pflegenden vor ihm stehen, damit er sich festhalten kann. Durch den Körperkontakt erfährt der Patient fühlbaren Zuspruch und Sicherheit.

Unmittelbar nach der Punktion wird die Punktionsstelle mit einem sterilen Verband versorgt.

Nachbereitung

Nach der Untersuchung überwachen die Pflegenden Atmung, Puls und Blutdruck des Patienten engmaschig und kontrollieren regelmäßig den Wundverband (Verbandwechsel zunächst täglich, dann alle 2–3 Tage).

Sie organisieren außerdem auf Arztanordnung die obligate Röntgenaufnahme des Thorax zum Ausschluss eines Pneumothorax (☞ 6.9) und zur Bestimmung des Restergusses.

6.3.8 Untersuchung im Schlaflabor

Eine **Untersuchung im Schlaflabor** ist bei Erwachsenen hauptsächlich bei (Verdacht auf) *Schlafapnoesyndrom* (☞ 6.12) angezeigt.

Durchführung

Der Patient verbringt die Nacht im Schlaflabor. Folgende Messungen werden üblicherweise während des Schlafes durchgeführt:
- *EEG* (*Elektroenzephalogramm* = Registrierung der Gehirnströme), *EOG* (*Elektrookulogramm* = Registrierung der Augenbewegungen) und *EMG* (*Elektromyogramm* = Registrierung der Muskelaktivität) zur Bestimmung der Schlafphasen
- EKG
- Pulsoximetrie (☞ 6.3.5)
- Messung des Luftstroms während der In- und Exspiration über einen unter der Nase platzierten Fühler
- Feststellung der Atembewegungen über an Thorax und Abdomen angebrachte Gurte
- Überwachung der Körperlage durch einen am Sternum angebrachten Sensor

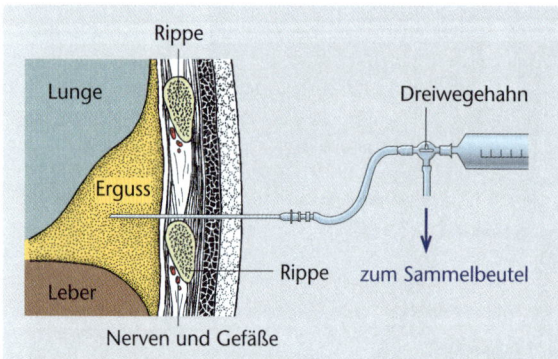

Abb. 6.30: Lage der Pleurapunktionsnadel nach der Punktion. Der Erguss wird hier mit der Spritze aspiriert und nach Umstellen des Dreiwegehahns in den Sammelbeutel gefüllt. [A400-190]

- Kehlkopfmikrophon und Mikrophon an der Zimmerdecke zur Erfassung des Schnarchens
- Infrarot-Videoüberwachung des Patienten.

Vorbereitung des Patienten

- Da für die Messungen zahlreiche (Klebe-)Elektroden befestigt werden müssen, sollte der Patient am Tag vor der Untersuchung duschen, sich danach aber nicht eincremen
- Unmittelbar vor dem Befestigen der Elektroden sollte der Patient nochmals die Toilette aufsuchen, damit der Schlaf nicht durch Harndrang und Toilettengang gestört wird.

6.4 Infektiöse Erkrankungen der Atmungsorgane

6.4.1 Influenza

Influenza *(Virusgrippe, echte Grippe):* Akute Infektion der Atemwege, die den Patienten besonders durch ihre Komplikationen gefährdet. In Deutschland schätzungsweise 5000–8000 grippebedingte Todesfälle jährlich, bei Epi- und Pandemien wesentlich mehr.

Der direkte Nachweis von **Influenza-Viren** ist namentlich meldepflichtig (☞ 15.15).

Krankheitsentstehung

Die Influenza wird durch *Influenzaviren der Typen A, B oder C* verursacht. Eine entscheidende Bedeutung kommt dabei zwei Glykoproteinen auf der Virusoberfläche zu, dem **Hämagglutinin** *(HA)* und der **Neuraminidase** *(NA)*. Sie begründen auch die Einteilung der Influenza A in Subtypen (derzeit Influenza A H1N1 und H3N2).

Die Viren werden durch Tröpfcheninfektion und direkten Kontakt (Händeschütteln) übertragen und befallen dann die Epithelien des Atemtraktes.

Problem: „Neue" Viren

Charakteristisch für Influenzaviren ist das rasche Entstehen „neuer" Viren:
- Im Bereich der für das Hämagglutinin und die Neuraminidase zuständigen Gene kommt es häufig zu Mutationen **(Antigendrift).** Dadurch verändert sich die Virusoberfläche, sodass vorhandene Antikörper evtl. nicht mehr greifen. Diese Variabilität erklärt die Influenzaepidemien ca. alle 3–4 Jahre
- Bei der Influenza A können zusätzlich komplett neue Virus-Subtypen entstehen: Eine Möglichkeit ist der Austausch größerer RNA-Abschnitte, wenn eine Zelle durch zwei verschiedene Viren gleichzeitig infiziert wird **(Antigenshift).** Dies kann eine menschliche oder tierische Zelle sein, denn Influenzaviren treten auch im Tierreich auf, z.B. bei Vögeln und Schweinen. Eine andere Möglichkeit ist das „Überspringen" bislang auf das Tierreich beschränkter Virustypen auf den Menschen durch Mutationen. Die neuen Subtypen können

dann eine Influenzapandemie hervorrufen. Gefürchtet ist derzeit eine Pandemie durch das Influenza-A-Virus H5N1, den Erreger der **Vogelgrippe** *(aviäre Influenza)*.

Symptome und Untersuchungsbefund

Das klinische Bild ist sehr variabel und reicht von erkältungsähnlichen Verläufen bis zu toxischen Formen mit Tod innerhalb von Stunden bis Tagen.

Nach einer Inkubationszeit von 1–3 Tagen bekommt der Patient typischerweise innerhalb weniger Stunden hohes Fieber. Er fühlt sich schwer krank und hat Kopf-, Glieder- und Rückenschmerzen. Trockener Husten (oft verbunden mit einem retrosternalen Brennen) und Halsschmerzen können sofort oder erst 1–2 Tage später einsetzen, ggf. mit anderen Atemwegsbeschwerden wie etwa Schnupfen.

Bei der Untersuchung zeigen sich eine Rachenrötung und evtl. einige Rasselgeräusche über den Lungen bei der Auskultation.

Diagnostik und Differenzialdiagnose

Die Diagnose erfolgt in aller Regel klinisch. Wichtigste Differenzialdiagnose sind die **grippeähnlichen Erkältungskrankheiten** *(grippaler Infekt, Influenza-like-Illness, ILI)*, z.B. durch *Adeno-, Myxo-, Echo-, Rhino-* und *RS-Viren* (kurz für *respiratory syncytial virus*). Sie verlaufen im Durchschnitt leichter als die Influenza und gehen in ca. einer Woche von selbst wieder weg. Ein plötzlicher Beginn der Beschwerden, Fieber von mindestens 38,5 °C, Muskel- oder Kopfschmerzen und trockener Husten machen eine Influenza zu Epidemiezeiten hoch wahrscheinlich.

Ein direkter Virusnachweis durch Schnelltest im Rachenabstrich kann bei der Frage einer virushemmenden Behandlung versucht werden. Serologische Blutuntersuchungen sind erst ab der zweiten Krankheitswoche aussagekräftig und kommen damit zu spät.

Komplikationen

Komplikation treten vor allem bei Abwehrgeschwächten, Älteren und Patienten mit Vorerkrankungen der Atemwege auf:
- Viruspneumonie (☞ 6.4.3), Myokarditis (☞ 4.7.2), Gefäßschädigung bis zum Kreislaufversagen, ZNS-Beteiligung (Meningoenzephalitis = Entzündung des Gehirns und der Gehirnhäute ☞ 16.13) und Nervenentzündung (Neuritis)
- Bakterielle Folgeinfektionen der durch die Viren vorgeschädigten Schleimhäute, vor allem Mittelohrentzündungen und bakterielle Pneumonien
- Respiratorische Insuffizienz (☞ 6.3.3) bis zur Beatmungsbedürftigkeit bei Menschen mit Vorerkrankungen der Atemwege.

Behandlungsstrategie

Leichte oder spät erkannte Erkrankungen werden symptomatisch behandelt, vor allem mit fiebersenkenden und schmerzlindernden Arzneimitteln (z.B. Paracetamol, etwa in ben-u-ron®). Bei bakteriellen Sekundärinfektionen ist die Gabe von Antibiotika indiziert.

Schleimlösende wie hustendämpfende Präparate sind umstritten (☞ Pharma-Infos 6.49 und 6.57).

Wird die Erkrankung frühzeitig erkannt und zeichnet sich ein schwerer Verlauf ab oder ist der Patient besonders komplikationsgefährdet, kann eine antivirale Medikation sinnvoll sein. Lange bekannt ist Amantadin (z.B. Amantadin AL® 100), welches das auf der Oberfläche der Influenza-A-Viren vorkommende M2-Protein hemmt. Heute bevorzugt werden die gegen alle Influenzaviren wirkenden **Neuraminidasehemmer** und dabei insbesondere oral einnehmbare Präparate wie etwa Oseltamivir (Tamiflu®), da das inhalierbare Zanamivir (Relenza®) bei Asthmatikern einen Asthmaanfall provozieren kann. Bei Therapiebeginn in den ersten 24(– 48) Stunden nach Symptombeginn wird der Krankheitsverlauf etwas verkürzt und das Risiko von Komplikationen vermindert. Resistenzen der Viren sind möglich.

Pflege und Patientenberatung

Nur schwer erkrankte Patienten mit Vorerkrankungen werden im Krankenhaus behandelt. Die Grundsätze der ambulanten und stationären Pflege sind aber die gleichen:
- Unterbringung in einem Einzelzimmer mit eigener Nasszelle und möglichst mit Schleuse. Aufklärung von Besuchern über die hohe Ansteckungsgefahr. Ansteckungsgefahr besteht von ungefähr einem Tag vor bis fünf Tage nach Krankheitsbeginn
- Kontrollen der Vitalzeichen und der Temperatur, Achten auf Husten und Sputum (z.B. grünliches Sputum als Zeichen einer bakteriellen Folgeinfektion)
- Leicht verdauliche, vitaminreiche Kost (Wunschkost). Ausreichende Flüssigkeitszufuhr (Vorsicht bei Herzbeteiligung!). Schleimlösend und für den Rachen wohltuend sind warme Getränke (z.B. Salbei- oder Thymiantee)
- Bei Bettruhe Dekubitus-, Thrombose-, Pneumonie- und Obstipationsprophylaxe je nach individuellem Risiko durchführen und Patienten bei allen Einschränkungen unterstützen
- Wechseln von Bettwäsche und Kleidung je nach Bedarf (oft schwitzen die Patienten stark)
- Ggf. temperatursenkende Maßnahmen (☞ 15.3.1)
- Ggf. Hilfe z.B. bei der Mobilisation und bei der Körperpflege.

Zum Selbstschutz und zum Schutz vor Übertragung sind folgende Hygienemaßnahmen zu berücksichtigen (hausinterne Richtlinien beachten, ☐ 6):
- Mundschutz, Schutzkittel und Handschuhe anlegen
- Hygienische Händedesinfektion bei Verlassen des Patientenzimmers und nach Kontakt mit dem Patienten, erregerhaltigem Material oder kontaminierten Gegenständen durchführen
- Alle Geräte im Zimmer lassen und nach Entlassung des Patienten desinfizieren. Patientennahe Flächen täglich wischdesinfizieren
- Kreis der Kontaktpersonen begrenzt halten. Bei Transport des Patienten innerhalb des Krankenhauses alle Kontaktpersonen im Vorfeld informieren, Patient trägt Mundschutz.

Prognose

Bei komplikationslosem Verlauf klingen die Krankheitserscheinungen nach wenigen Tagen bis einer Woche wieder ab. Schnelle Ermüdbarkeit mit Schwitzen bereits bei leichteren Anstrengungen und allgemeines Erschöpfungsgefühl können aber noch mehrere Wochen anhalten.

Prävention

Die Influenza-Impfung bietet ca. 90 %igen Schutz (bei Älteren weniger) und vermindert, sollte der Betreffende trotzdem erkranken, das Risiko von Komplikationen. Da sich die Viren rasch verändern, muss jedes Jahr mit den *wahrscheinlich* „aktuellen" Stämmen neu geimpft werden. Empfohlen wird die Impfung für besonders komplikationsgefährdete Patienten (☞ oben), medizinisches Personal und Personen mit sehr viel (beruflichem) Kontakt zu anderen Menschen. Zeichnet sich eine starke Epidemie ab, kann die gesamte Bevölkerung zu Impfaktionen aufgerufen werden.

Das Meiden größerer Menschenansammlungen und Hygienemaßnahmen wie etwa der Verzicht auf Händeschütteln vermindern das Risiko für den Einzelnen, bieten aber keinen sicheren Schutz.

Ist ein Fall in der Familie aufgetreten, kann je nach Aggressivität des Erregers und Komplikationsrisiko der Familienmitglieder eine prophylaktische Einnahme der oben genannten antiviralen Arzneimittel bei ungeimpften, engen Kontaktpersonen überlegt werden.

6.4.2 Akute (Tracheo-)Bronchitis

Akute Bronchitis: Entzündung der Bronchien. Häufige Erkrankung mit Jahresgipfel im Winter, meist mit einer Entzündung der Trachea **(Tracheitis)** einhergehend.

Krankheitsentstehung

Eine **akute Bronchitis** ist ganz überwiegend infektiös bedingt. Als Erreger an erster Stelle stehen Viren, z. B. Rhino-, Corona-, Influenza- oder Parainfluenzaviren. Bakterien sind weit seltener die Ursache, wobei Mykoplasmen und Chlamydien am häufigsten sind.

Manchmal ist die akute Bronchitis durch chemische Reize bedingt (z. B. Inhalation von Rauch oder Säuren, Aspiration von Magensaft) oder tritt im Rahmen generalisierter Viruserkrankungen (z. B. Masern) auf.

Symptome, Befund und Diagnostik

Die Erkrankung beginnt mit Schnupfen, Hals-, Kopf- und Gliederschmerzen und allgemeinem Krankheitsgefühl. Dann folgt ein trockener Husten, der bald produktiv wird. Das Sputum ist zunächst glasig, später meist schleimig-eitrig. Oft klagt der Patient über Brustschmerzen. Fieber über 39 °C ist selten.

Die Auskultation der Lunge ergibt wenige Rasselgeräusche. Die Diagnose wird klinisch gestellt.

Behandlungsstrategie

Die Behandlung ist bei vorher Gesunden rein symptomatisch mit fiebersenkenden und evtl. schmerzlindernden Arzneimitteln (z. B. Azetylsalizylsäure, Paracetamol, ☞ 2.4.3) und bei behinderter Nasenatmung mit Nasentropfen (z. B. Nasivin®). Die verschiedenen Expektorantien und Mukolytika (☞ Pharma-Info 6.49) sind ohne gesicherten Effekt. Antibiotika sind nur bei einer bakteriellen Sekundärinfektion angezeigt.

Pflege und Patientenberatung

- Bei hohem Fieber und schlechtem Befinden soll der Patient Bettruhe einhalten
- Empfehlenswert ist eine leichte, vitaminreiche Kost. Bei Fieber oder starker Verschleimung der Atemwege ist auf reichliche Flüssigkeitszufuhr (ca. 3–4 l täglich) zu achten, falls keine kardialen Kontraindikationen vorliegen. Insbesondere warme Getränke (z. B. Salbei- oder Thymiantee) wirken schleimlösend und wohltuend für den Rachen
- Bei trockenem, unproduktivem Husten hilft dem Patienten oft die Hustentechnik bei Reizhusten (☞ 6.1.5)
- Löst sich vorhandenes Bronchialsekret schlecht, kann durch Anfeuchten der Raumluft, Inhalationen, Vibrationsmassage oder durch eine atemstimulierende Einreibung die bronchiale Reinigung verbessert werden (☞ 6.1.5)
- Wichtig ist auch ausreichend Frischluft. Der Patient sollte nicht rauchen.

Prognose

Die akute Bronchitis heilt beim Gesunden in aller Regel folgenlos aus, der Husten kann aber durchaus 3–4 Wochen dauern. Bei Patienten mit vorbestehenden Lungenerkrankungen ist die Gefahr einer Pneumonie erhöht (☞ unten), außerdem kann sich eine respiratorische Insuffizienz entwickeln. Asthmatiker können gehäufte und schwere Anfälle erleiden. Auf die Virusinfektion kann sich auch eine bakterielle Infektion aufpfropfen (*Folge*- oder **Sekundärinfektion**).

6.4.3 Pneumonie

Pneumonie *(Lungenentzündung):* Entzündung des Lungenparenchyms durch allergische, physikalisch-chemische oder infektiöse Ursachen.

Pneumonien sind häufige Erkrankungen und in vielen Industrieländern die häufigste zum Tode führende Infektionskrankheit. Zuverlässige Zahlen gibt es nicht, Schätzungen für Deutschland liegen allein für im häuslichen Umfeld erworbene Pneumonien bei 800 000 Erkrankungen jährlich (☐ 7).

Krankheitsentstehung und Einteilung

Für die *Einteilung der Pneumonien* existieren verschiedene Prinzipien nebeneinander. Sie dienen auch der Therapiewahl bis zum Vorliegen des mikrobiologischen Erregernachweises.

Einteilung nach Krankheitsentstehung

Nichtinfektiöse Pneumonien sind z. B. allergisch oder durch physikalisch-chemische Reize (etwa Strahlen, Giftinhalation, Aspiration, Fremdkörper) bedingt. Sie werden häufig auch als *Pneumonitis* bezeichnet.

Infektiöse, d. h. *erregerbedingte* **Pneumonien** werden durch Bakterien, Viren, Pilze, Mykoplasmen oder Protozoen hervorgerufen. Das Erregerspektrum ist weit (☞ Tab. 6.31), und nicht alle dieser Pneumonien sind *kontagiös,* also ansteckend. Infektiöse Pneumonien werden begünstigt durch eine Schädigung der physiologischen Abwehrmechanismen, etwa durch Rauchen (schädigt die Zilien und steigert die Schleimproduktion), Schluckstörungen, einen beeinträchtigten Hustenreflex oder eine Intubation (lässt die mechanischen Barrieren wegfallen).

Einteilung nach Befallstyp und Röntgenbefund

Nach dem hauptsächlichen Befallstyp und Röntgenbefund werden unterschieden:

- **Lobärpneumonie:** Ein ganzer Lungenlappen ist betroffen (häufigste Erreger: Pneumokokken)
- **Bronchopneumonie:** Die Entzündung betrifft herdförmig die Bronchiolen und das sie umgebende Gewebe
- **Interstitielle Pneumonie:** Hierbei ist in erster Linie das Lungeninterstitium und nur gering der Alveolarraum betroffen. Sie ist die häufigste Form der Pneumonie bei immungeschwächten Patienten, z. B. mit AIDS (☞ 14.4) oder bei immunsuppressiver Therapie (☞ Pharma-Info 14.8)
- **Pleuropneumonie:** Neben der Lunge ist auch die Pleura entzündet (Pleuritis ☞ 6.11.1).

Einteilung nach vorherigem Gesundheitszustand

Eine dritte Einteilung differenziert **primäre** und **sekundäre Pneumonie,** je nachdem, ob der Patient zuvor völlig gesund war oder prädisponierende Vorerkrankungen wie Asthma, Herzerkrankung oder Abwehrschwäche bestanden. **Opportunistische Pneumonien** treten bei stark abwehrgeschwächten Menschen auf, etwa bei AIDS-Kranken. Die Erreger zeichnen sich dadurch aus, dass sie bei normaler Abwehrlage nur sehr selten zu Pneumonien führen.

Einteilung nach dem Entstehungsort der Infektion

Hat sich der Kranke in seinem häuslichen Umfeld infiziert, spricht man von einer **ambulant erworbenen Pneumonie** *(AEP, community-acquired pneumonia, CAP).* Als **nosokomiale Pneumonie** *(hospital-acquired pneumonia, HAP)* wird eine im Krankenhaus erworbene Pneumonie bezeichnet. Meist sind nosokomiale Pneumonien durch gramnegative Erreger verursacht, nicht selten liegen antibiotikaresistente Problemkeime vor. Die Pneumonie ist die zweithäufigste im Krankenhaus erworbene

Infektion. Daher sind Maßnahmen zur Pneumonieprophylaxe (☞ unten) besonders wichtig.

Einteilung nach den Symptomen

Unterschieden wird zwischen der **typischen,** hochakut einsetzenden, und der **atypischen Pneumonie,** bei der die Krankheitszeichen langsam entstehen. Diese Einteilung ist für die Wahl der Initialtherapie verlassen worden, da das klinische Bild nicht nur vom Erreger, sondern auch vom Gesundheitszustand des Patienten abhängt. So zeigen ältere und abwehrgeschwächte Patienten häufiger einen atypischen Verlauf. Als „Kurzbeschreibung" des Verlaufes werden die Bezeichnungen aber noch verwendet.

Symptome und Untersuchungsbefund

Typische Pneumonien entwickeln sich akut in 12–24 Stunden:

- Rascher Fieberanstieg (oft mit Schüttelfrost), hohes Fieber
- Stark beeinträchtigtes Allgemeinbefinden
- Luftnot, häufig Husten, evtl. mit eitrigem, gelblichem, grünem oder rost-braunem Sputum
- Bei Pleurabeteiligung atemabhängiger Brustschmerz *(pleuritischer Schmerz* ☞ 6.11.1)
- Evtl. schnelle, flache Atmung, Mitbewegen der Nasenflügel beim Atmen, Schonatmung der erkrankten Seite
- Evtl. Zyanose
- Schneller Herzschlag, niedriger Blutdruck.

Bei der Untersuchung ist der Klopfschall über dem betroffenen Lungenabschnitt gedämpft, und es sind Bronchialatmen und Rasselgeräusche auskultierbar.

Atypische Pneumonien beginnen langsam und uncharakteristisch:

- Fieber, meist unter 39 °C, kein Schüttelfrost
- Mäßig beeinträchtigtes Allgemeinbefinden
- Kopf- und Gliederschmerzen
- Trockener Husten.

Da auch die physikalische Untersuchung der Lunge meist wenig ergiebig ist, werden atypische Pneumonien gerade im ambulanten Bereich häufig zunächst als „Grippe" fehldiagnostiziert.

Diagnostik und Differenzialdiagnose

Die Verdachtsdiagnose wird durch Röntgenaufnahme des Thorax gesichert, welche die Infiltrate als flächige oder herdförmige Verschattungen darstellt.

Im Blutbild ist bei einer bakteriellen Pneumonie oft eine Leukozytose mit Linksverschiebung nachweisbar (☞ 15.4.2). Die BSG bzw. das CRP ist erhöht.

Bei ambulanten Patienten mit Risikofaktoren (etwa älteren Patienten, Menschen mit Lungenvorerkrankungen

Aspergillus fumigatus ☞ 15.8.4	Influenzaviren ☞ 6.4.1	Pseudomonas aeruginosa ☞ 15.5.10
Candida albicans ☞ 15.8.3	Legionella pneumophila ☞ 15.5.11	Staphylococcus aureus ☞ 15.5.3
Chlamydia pneumoniae ☞ 15.5.23	Mykoplasmen ☞ 15.5.22	Streptococcus pneumoniae (Pneumokokken) ☞ 15.5.4
Hämophilus influenzae ☞ 15.5.15	Pneumocystis carinii ☞ 14.4.2	Zytomegalieviren ☞ 15.6.5

Tab. 6.31: Überblick über mögliche Erreger einer infektiösen Pneumonie.

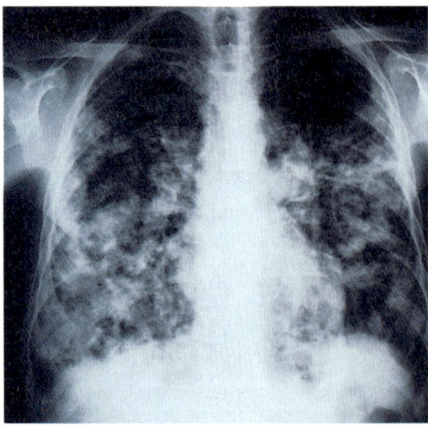

Abb. 6.32: Für Lobärpneumonien typisch ist eine flächige, homogene scharf begrenzte Verschattung (= helle Fläche im Röntgenbild, da es sich um einen Röntgen-Negativfilm handelt). Hier eine Mittellappenpneumonie rechts. [T197]

6

oder Antibiotikavorbehandlung) sowie stationären Patienten ist vor Behandlungsbeginn ein Erregernachweis anzustreben, z. B. durch Untersuchung des Sputums, eines Pleuraergusses oder bronchoskopisch gewonnenen Sekrets (BAL ☞ 6.3.6). Auch Blutkulturen, ein Legionellen-Antigen-Test im Urin und ein Tuberkuloseausschluss (☞ 6.4.4) können sinnvoll sein.

Eine BGA zeigt den Schweregrad einer respiratorischen Insuffizienz, wenn eine Beatmung diskutiert wird.

Behandlungsstrategie

Grundlage der Behandlung infektiöser Pneumonien ist die *antiinfektiöse Therapie:* Unter Berücksichtigung der Symptome, des Röntgenbildes, des Alters und der Vorerkrankungen des Patienten sowie des Ortes der Krankheitsentstehung (CAP oder HAP) überlegt der Arzt, welche Erreger am wahrscheinlichsten sind und wählt das Antibiotikum oder eine Kombination mehrerer Antibiotika dementsprechend aus (kalkulierte Antibiotikatherapie). Am häufigsten eingesetzt werden Penicilline, Makrolidantibiotika, Cephalosporine, Gyrasehemmer

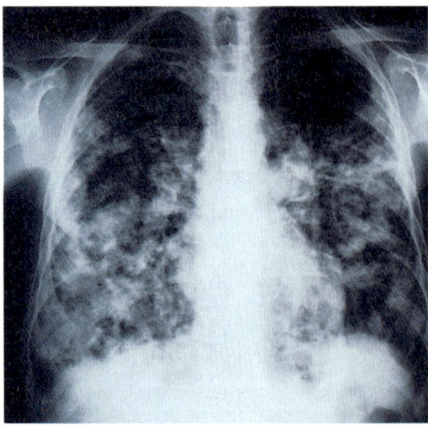

Abb. 6.33: Schwere Mykoplasmenpneumonie. Die Röntgenaufnahme des Thorax zeigt beidseits typische fleckförmige Infiltrate. [E179-168]

und Tetrazykline (alle ☞ Pharma-Info 15.17). Nach Vorliegen mikrobiologischer Untersuchungsergebnisse wird die Behandlung evtl. geändert.

Bei Pilzpneumonien müssen Antimykotika (z. B. Amphotericin B, etwa in Amphotericin B®, oder Fluconazol, etwa in Diflucan® ☞ Pharma-Info 15.39) i. v. und inhalativ gegeben werden.

Bei Viruspneumonien ist die Behandlung in aller Regel symptomatisch, weil Virustatika nur in ganz frühen Krankheitsstadien die Vermehrung der Viren hemmen können.

Hinzu treten allgemeine Maßnahmen:
- Bei unstillbarem Husten ohne Sputum werden hustendämpfende Arzneimittel (etwa Codeinpräparate wie Codicaps®) verordnet
- Bei starken Schmerzen oder hohem Fieber sind fiebersenkende und schmerzstillende Mittel angezeigt, beispielsweise Paracetamol (etwa ben-u-ron®)
- Bei fortgeschrittener respiratorischer Insuffizienz erfolgt eine Sauerstofftherapie bis hin zur Beatmung.

> Spricht die „Pneumonie" auf eine adäquate Behandlung nicht an, muss stets an eine Tuberkulose (☞ 6.4.4) oder ein Lungenkarzinom (☞ 6.8.2) gedacht werden!

Pflege

Pflegeziele bei Pneumonie sind Verbesserung des Befindens, Förderung der Sekretlösung, eine möglichst gute Lungenbelüftung, Fiebersenkung und Verhinderung von Komplikationen.

Dazu werden folgende Pflegemaßnahmen ergriffen:
- Gewissenhafte Atemtherapie (☞ 6.1.5) zur Unterstützung der Atmung, ggf. Sauerstoffgabe (☞ 6.1.6)
- Regelmäßiges kurzes Lüften, dabei Meiden von Zugluft
- Achten auf eine ausreichende Trinkmenge zur Sekretverflüssigung (falls keine Kontraindikationen vorliegen)
- Unterstützung bei allen Einschränkungen je nach Zustand des Patienten
- Allgemeine pflegerische Maßnahmen zur Fiebersenkung (z. B. Wadenwickel)
- Ggf. Lagerung zur Sekretentleerung (☞ Abb. 6.9)
- Mobilisation nach Arztanordnung. Bei hohem Fieber in der Regel Bettruhe einhalten, bei mäßigem Fieber je nach Befinden des Patienten vom Bett an den Tisch, zum Waschbecken oder zur Toilette mobilisieren. Patienten mit instabilem Kreislauf begleiten (Sturzgefahr!)
- Durchführung aller notwendigen Prophylaxen (v. a. Thromboseprophylaxe aufgrund der Bettlägerigkeit).

Beobachten
- Allgemeinzustand des Patienten: Müdigkeit, Angst, Mobilität, Appetit
- Temperatur: Regelmäßige Kontrollen, engmaschig bei Fieberanstieg und -abfall
- Atmung ☞ 6.2.1–6.2.4
- Husten, Sputum ☞ 6.2.5, 6.2.6
- Puls, Blutdruck, Ausscheidungen (Schweiß, Urin, Stuhl, evtl. Flüssigkeitsbilanz).

Patientenberatung

Bei infektiösen Pneumonien werden sowohl der Kranke als auch seine Besucher über hygienische Schutzmaßnahmen informiert, vor allem beim Husten und dem Umgang mit Sputum (☞ 6.2.6). Auch die Pflegenden achten auf hygienisches Verhalten, um sich nicht selbst oder andere anzustecken.

In der Genesungsphase besprechen die Pflegenden mit dem Patienten Maßnahmen zur Förderung der Lungenbelüftung und der Selbstreinigungskräfte der Bronchialschleimhaut.

Pneumonieprophylaxe

Die Pneumonie ist die zweithäufigste nosokomiale, d.h. im Krankenhaus erworbene Infektion. Angesichts der großen Zahl der Erkrankungen und der relativ hohen Sterblichkeit der zumeist geschwächten Patienten ist die Pneumonieprophylaxe von überragender Bedeutung.

Je mehr Risikofaktoren zusammentreffen, desto höher ist die Gefährdung, an einer Pneumonie zu erkranken. Besonders gefährdet sind:
- Ältere oder abwehrgeschwächte Patienten
- Patienten mit kardialen und pulmonalen Erkrankungen
- Schwerkranke, bewusstlose und komatöse Patienten
- Patienten mit (schmerzbedingter) Schonatmung oder mangelhafter Belüftung der Lunge (z.B. bei Bettlägerigkeit)
- Raucher.

Oft bildet eine eingeschränkte Lungenbelüftung den Nährboden für Pneumonien: Bei Bettlägerigkeit und einer damit verbundenen flacheren Atmung werden z.B. diejenigen Lungenabschnitte, die nur wenig an den Atembewegungen teilnehmen, nicht ausreichend belüftet. Diese Gebiete nicht belüfteter Alveolen (**Atelektasen** = nicht belüftete Lungenabschnitte mit kollabierten Alveolen) sind ideale Nährböden für Bakterien. Das Risiko eines Bakterienwachstums steigt weiter durch Sekretstau (viele Patienten sind so schwach, dass sie das Bronchialsekret nur unzureichend abhusten können) und/oder **Hypostase,** d.h. Blutfülle unten liegender Lungenabschnitte, etwa bei Herzschwäche (daher auch **hypostatische Pneumonie**).

Für den Patienten kann eine sorgfältige Pneumonieprophylaxe prognoseentscheidend sein. Das Gefährdungsrisiko wird individuell für jeden Patienten ermittelt, die erforderlichen Maßnahmen werden darauf abgestimmt (☞ Tab. 6.34). Die Patienten werden außerdem über das Pneumonierisiko informiert und auch darüber, was sie selbst dagegen tun können (z.B. Anleitung zur Atemgymnastik).

Prognose

Bei vorher Gesunden ist die Prognose meist gut. Bei vorbestehenden Herz-Lungen-Erkrankungen oder Immunschwäche sind Komplikationen häufiger. Hierzu gehören respiratorische Insuffizienz und ARDS (akutes Lungenversagen ☞ 6.14), eitrige Einschmelzung von Lungengewebe **(Lungenabszess),** Pleuraerguss und **Pleuraempyem** (eitriger Pleuraerguss), Herzinsuffizienz, Kreislaufsymptome bis hin zum Schock, Thrombosen mit Thromboemboliegefahr und systemische Erregerausbreitung (z.B. mit Meningitis).

Situationen mit erhöhter Pneumoniegefährdung	Pflegemaßnahmen zur Pneumonieprophylaxe
Unzureichende Lungenbelüftung	
• Eingeschränkte Atemmechanik, z.B. durch Bettruhe, ungünstige Lagerung, Erschöpfung, Störungen des Atemzentrums (etwa bei Vergiftungen) • Schmerzbedingte Schonatmung • Atelektasen (durch Sekretverlegung)	• Frühmobilisation (☞ 6.1.5) • Atemunterstützende Lagerungen (☞ 6.1.5) • Atemübungen und Atemgymnastik (☞ 6.1.5) • Wirkungsvolle Schmerzbekämpfung nach Arztanordnung • Frischluftzufuhr, Sauerstoff nach Arztanordnung
Vermehrte Sekretansammlung in den Atemwegen	
• Vermehrte Sekretproduktion (Rauchen, Bronchitis, Asthma bronchiale, nach Narkose) • Sehr zähes Sekret (Asthma bronchiale) • Mangelndes Abhusten bei Schmerzen, Erschöpfung, Bewusstseinsstörungen, Intubation	• Regelmäßige und ausreichende Flüssigkeitszufuhr (Kontraindikationen beachten) • Raucherentwöhnung (☞ 6.1.2) • Schleimlösende Tees (z.B. Spitzwegerich) • Sekretlösende Maßnahmen und Unterstützung bei der Sekretentleerung (☞ 6.1.5)
Absteigende Infektionen (aus der Mundhöhle)	
• Störung der normalen Mundflora • Mangelhafte Mundhygiene • Erkrankungen der Mundhöhle, z.B. Mundsoor • Immunschwäche	• Regelmäßige Schleimhautinspektion • Mund- und Nasenpflege • Aseptisches Arbeiten • Pneumokokken- bzw. Grippeimpfung bei gefährdeten Patienten
Aspiration (☞ 6.13)	
• Unfähigkeit, richtig zu kauen und zu schlucken (z.B. nach Schlaganfall) • Bewusstseinsstörung	• Oberkörperhochlagerung • Angemessene Ernährung • Schlucktraining • Bei Risikopatienten: Absauggerät bereithalten

Tab. 6.34: Mögliche Ursachen einer erhöhten Pneumoniegefährdung und geeignete Maßnahmen zur Pneumonieprophylaxe.

Warnzeichen einer schlechten Prognose sind Bewusstseinstrübung, Atemfrequenz > 30/Min., Pulsfrequenz > 125/Min., Blutdruck unter 90 mmHg systolisch, Untertemperatur oder hohes Fieber. Dies unterstreicht die Bedeutung einer sorgfältigen Patientenbeobachtung.

Prävention

Eine Prävention durch Impfung ist nur gegen einen Teil der Erreger infektiöser Pneumonien möglich, etwa gegen Pneumokokken. Eine Expositionsprophylaxe, d.h. ein Meiden der Erreger, ist nicht möglich.

In der Bevölkerung wie in den Kliniken steigt die Zahl älterer, oft multimorbider Menschen, die aus mehreren Gründen erhöht pneumoniegefährdet sind. Präventionsmöglichkeiten sind hier konsequente Atemgymnastik, streng hygienisches Arbeiten (Händedesinfektion) und eine individuelle Pneumonieprophylaxe (☞ oben und 6.1.5).

6.4.4 Tuberkulose

Tuberkulose *(Tb, Tbc, Schwindsucht):* Bakterielle, chronisch verlaufende Infektionskrankheit mit bevorzugtem Befall der Lungen. Besonders gefährdet sind Ältere, Alkoholkranke und Abwehrgeschwächte (z.B. HIV-Infizierte).

Die **Tuberkulose** ist ein weltweites Problem: Ungefähr ein Drittel der Weltbevölkerung ist infiziert. 2006 erkrankten ungefähr 9,2 Millionen Menschen neu an Tuberkulose, 1,7 Millionen verstarben an ihr. In Deutschland wurden 2006 gut 5400 Neuerkrankungen diagnostiziert.

Erkrankungen und Todesfälle an Tuberkulose sind namentlich meldepflichtig, außerdem Verweigern oder Abbruch einer notwendigen Behandlung (☞ 15.15) sowie der Nachweis von Tuberkuloseerregern. Bei medizinischem Personal wird die Tuberkulose unter entsprechenden Voraussetzungen als Berufserkrankung anerkannt.

Krankheitsentstehung und -verlauf

Erreger der Tuberkulose ist das sehr widerstandsfähige Stäbchenbakterium *Mycobacterium tuberculosis*. Tuberkulosebakterien werden in der Regel durch kleinste Tröpfchen übertragen, die vor allem beim Husten und Niesen freigesetzt werden und mehrere Meter weit „fliegen" können.

Unbehandelt kann die Tuberkulose einen jahrzehntelangen, komplizierten Verlauf nehmen, wobei aber nur ca. 5–10% aller Infizierten manifest erkranken. Begünstigt wird die Tuberkulose durch unzureichende Hygiene- und Ernährungsbedingungen.

Primäre Tuberkulose

Die Tuberkulosebakterien gelangen mit der Atemluft in die Lungen. Dort werden sie zwar von *Makrophagen* aufgenommen, können sich aber sowohl in diesen als auch im Lungengewebe vermehren. So entgehen sie der

körpereigenen Abwehr. In den Folgewochen bildet sich ein kleiner **Primärherd,** der zusammen mit den ebenfalls beteiligten regionalen Lymphknoten des Lungenhilum als **Primärkomplex** bezeichnet wird.

In Deutschland extrem selten sind ein Primärkomplex im Darm oder eine primäre Hauttuberkulose bei Erstinfektion über infizierte Milch bzw. verletzte Haut.

Typischer histologischer Befund ist der **Tuberkel.** Dies sind Granulome mit zentraler Nekrose, die bei der Tuberkulose auch **Verkäsung** oder *tuberkulöser Käse* genannt wird. Das Granulom wird von Bindegewebe umgeben.

Der weitere Verlauf der Infektion hängt von der Abwehrlage des Infizierten ab (☞ Abb. 6.35).
- Bei guter Abwehrlage heilt der Primärherd in der Lunge ab, häufig sogar ohne jegliche Krankheitssymptome. Einziger Ausdruck der abgelaufenen Infektion ist dann ein positiver Tuberkulin-Test (☞ Pflege). Während dieser Phase können aber durch *hämatogene Streuung* der Tuberkulosebakterien zahlreiche kleine Herde im gesamten Körper gesetzt werden, die lebenslang ohne Krankheitswert bleiben oder zur *postprimären Tuberkulose* führen können (☞ unten).
- Bei schlechter Abwehrlage breiten sich die Erreger weiter aus und führen zur manifesten **Primär-Tuberkulose:**
  - Wird ein Bronchus in die tuberkulöse Nekrose mit einbezogen, so können sich die Tuberkulosebakterien *bronchogen* (über das Bronchialsystem) ausbreiten und bei konfluierendem Befall (d.h. Zusammenfließen der Herde) zum Bild der **käsigen Pneumonie** führen
  - Die *lymphogene Streuung* führt zur Ausbildung tumorartiger Lymphknotenpakete vor allem im Mediastinum und am Hals **(Lymphknoten-Tbc)**
  - Bei sehr schlechter Abwehrlage kommt es zur *hämatogenen* Frühgeneralisation. Die Erreger brechen in die Blutbahn ein und führen zur **akuten Miliartuberkulose** *(lat.* milium = Hirse; miliar = hirsekorngroß) mit schweren tuberkulösen Entzündungen vorzugsweise der Lunge und/oder Hirnhäute. In den betroffenen Organen sind zahlreiche kleine Tuberkuloseherde zu finden. Im Extremfall bildet sich eine **tuberkulöse Sepsis** aus, die oft tödlich verläuft.

Postprimäre Tuberkulose

Insbesondere bei Abwehrschwäche können die Bakterien der Organherde im späteren Leben ihre Einkapselung überwinden, sich vermehren und zur **postprimären Tuberkulose** führen. Meist entwickelt sich eine isolierte Organtuberkulose, vor allem in:
- Lungen mit der Möglichkeit von Kavernenbildung (**Kaverne** = krankhafte Höhle) und Pneumonieentwicklung
- Urogenitalsystem *(Urogenitaltuberkulose)*
- Nebennieren *(Nebennierentuberkulose* mit Bild des M. Addison ☞ 10.6.2)
- Haut *(Hauttuberkulose)*
- Skelettsystem *(Knochen- und Gelenktuberkulose)* mit bevorzugtem Befall der Wirbelsäule, der Hüft- und Kniegelenke.

Bei einer sehr schlechten Abwehrlage kann es auch im

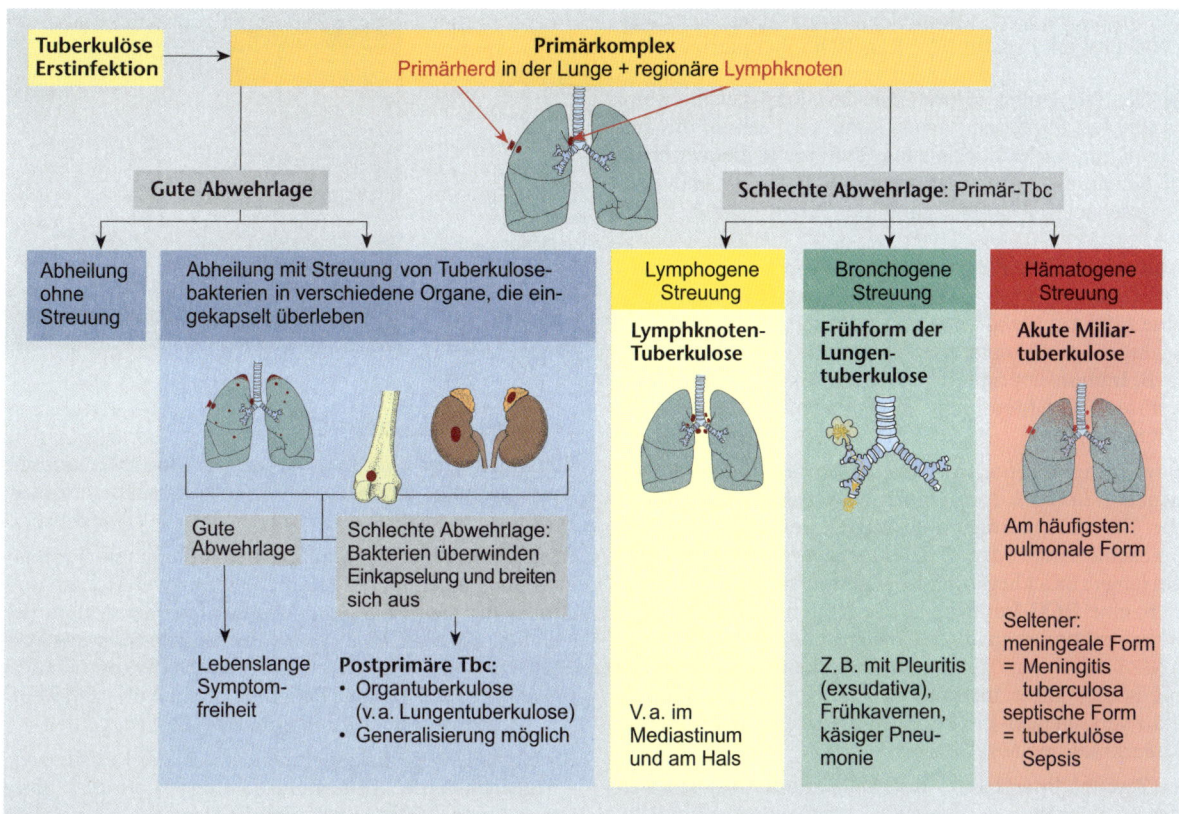

Abb. 6.35: Pathogenese der Tuberkulose. [A400-215]

Stadium der postprimären Tuberkulose wieder zur hämatogenen Streuung *(hämatogene Spätgeneralisation)* und zum Bild der Miliartuberkulose kommen.

Offene und geschlossene Tuberkulose

Die Unterscheidung zwischen offener und geschlossener Tuberkulose ist für die Einschätzung des Ansteckungsrisikos wichtig. Von einer **offenen Tuberkulose** spricht man, wenn in Sputum oder Magensaft des Patienten Tuberkulosebakterien („säurefeste" Stäbchen) nachweisbar sind (☞ Diagnose). Bei einer **geschlossenen Tuberkulose** ist dies nicht der Fall. Es liegen zwar Organherde vor, die aber keinen Anschluss nach außen gefunden haben. Eine Lungentuberkulose kann offen oder geschlossen sein. Die tuberkulöse Pleuritis, die Lymphknotentuberkulose und die Urogenitaltuberkulose werden nicht als ansteckend angesehen.

Symptome und Untersuchungsbefund

Die manifeste Primär-Tuberkulose zeigt sich meist nur durch uncharakteristische, grippeähnliche Beschwerden mit Abgeschlagenheit, subfebrilen Temperaturen, Nachtschweiß, Husten und Auswurf. Ein *Erythema nodosum* (bestimmte Form von rötlichen, druckschmerzhaften Hautknoten) ist selten. Komplizierend kann z. B. eine Pleuritis hinzutreten.

Patienten mit einer *Miliartuberkulose* sind schwer krank mit Fieber, Kopfschmerzen, Dyspnoe und Husten. Die Milz ist vergrößert. Je nachdem, welches Organsystem bevorzugt betroffen ist, werden eine *pulmonale*, eine *meningitische* und eine *septische* Form unterschieden.

Die *postprimäre Tuberkulose der Lunge* verläuft zunächst uncharakteristisch und schleichend und wird deshalb oft lange nicht bemerkt. Hauptbeschwerden sind Leistungsabfall, ständige Müdigkeit, Gewichtsverlust, subfebrile Körpertemperatur mit Nachtschweiß sowie chronischer Husten. Nicht selten sucht der Betroffene erst bei blutigem Sputum, Thoraxschmerzen (durch Pleuritis) oder stärkerer Atemnot (z. B. durch Pleuraerguss) den Arzt auf.

Diagnostik und Differenzialdiagnose

Die Befunde bei Röntgenaufnahme und ggf. CT des Thorax sind sehr variabel und reichen von Verschattungen und Verkalkungen bis hin zu Kavernen und Pleuraergüssen. Die BSG zeigt in der Regel eine mäßige Beschleunigung, das CRP ist erhöht.

Tuberkulin-Test

Unverzichtbar in der Tuberkulosediagnostik ist der **Tuberkulin-Test,** der ca. sechs Wochen nach einer Infektion positiv wird. Mit ihm wird die immunologische (Spät-) Reaktion des Körpers auf den Kontakt mit Tuberkuloproteinen getestet.

Durchführung: Zwei Tuberkulineinheiten PPD RT 23 SSI in 0,1 ml werden intrakutan an der Innenseite des

Unterarms injiziert **(Mendel-Mantoux-Test).** Die Teststelle wird mit Fettstift oder Kugelschreiber markiert.

> Die Pflegenden informieren den Betroffenen, wann der Test abgelesen werden kann, und weisen ihn darauf hin, die Markierung bis dahin nicht abzuwaschen. Sicherheitshalber vermerken sie Teststelle und (vorgesehenen) Ablesetermin in der Patientenakte.

Ablesen: Der Mendel-Mantoux-Test wird möglichst nach 72 Stunden (nach 2–7 Tagen) abgelesen. Als positiv gilt eine *tastbare Verhärtung* von ≥ 5 mm Querdurchmesser senkrecht zur Längsachse des Armes bei Risikogruppen (z. B. Immunsupprimierte, nach Kontakt mit offen Tuberkulösen). Bei Menschen ohne Risikofaktoren liegt die Grenze höher.

Bewertung: Ein positiver Test ist Ausdruck einer erworbenen *zellulären Immunität* des Getesteten gegenüber den Tuberkuloseerregern. Er beweist keine *frische* Tuberkuloseinfektion oder Tuberkulose*erkrankung*, da auch ein lange zurückliegender Kontakt mit Tuberkulosebakterien, eine **BCG-Impfung** in den letzten 3–5 Jahren oder Kreuzreaktionen auf überall in der Umwelt vorkommende Mykobakterien möglich sind. Umgekehrt kann der Test bei hochgradiger Immunschwäche, frischer oder hochakut verlaufender Infektion trotz vorhandener Tuberkuloseerkrankung negativ sein.

Im Zweifel: Interferon-γ-Test. Beim Interferon-γ-Test werden Mykobacterium-tuberculosis-Antigene zu einer Blutprobe des Patienten gegeben. Sind die T-Lymphozyten gegen Mykobacterium tuberculosis sensibilisiert, geben sie daraufhin Interferon γ ab. Der Test wird z. B. bei fraglich positivem Tuberkulintest oder bei Verdacht auf eine Kreuzreaktion durch andere Mykobakterien durchgeführt.

Nachweis der Tuberkulosebakterien

Zur Diagnosesicherung wird immer der Bakteriennachweis angestrebt, der aber nicht immer gelingt. Zuerst werden Sputum (☞ 6.2.6) und Magensaft untersucht, bei Erfolglosigkeit bronchoskopisch gewonnenes Sekret oder z. B. Pleurapunktat.

Die Tuberkulosebakterien sind nach entsprechender Färbung mikroskopisch als sog. *säurefeste Stäbchen* sichtbar (☞ 15.5.20). Da es noch weitere säurefeste Stäbchen gibt, sollte immer eine Kultur angesetzt werden, die allerdings wegen des langsamen Wachstums der Bakterien mehrere Wochen dauert. Schnelltests brauchen nur 1–2 Wochen, die PCR (Polymerase-Kettenreaktion ☞ 15.4.3) nur zwei Tage. Beide sind aber nach wie vor kein Ersatz für die Kultur.

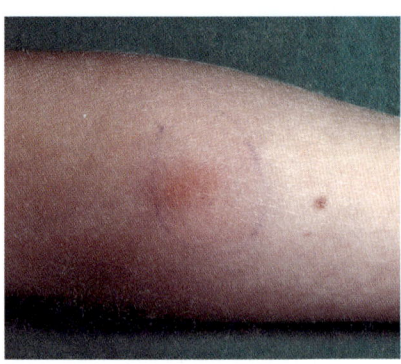

Abb. 6.36: Positive Reaktion beim Mendel-Mantoux-Test. Es haben sich eine Rötung und eine tastbare Verhärtung ausgebildet. Auch die Markierung der Teststelle ist noch erkennbar. [U210]

Behandlungsstrategie

Behandelt wird die Tuberkulose mit **antituberkulösen Arzneimitteln,** Operationen sind kaum mehr erforderlich.

Standard ist eine Kombinationsbehandlung mit vier Erstrangmedikamenten (☞ Tab. 6.37) über zwei Monate und danach mit zwei Erstrangmedikamenten über weitere vier Monate. Sobald das Ergebnis der Resistenztestung vorliegt, wird von der Vierer- auf eine Dreierkombination gewechselt. Kooperative Patienten können oft nach wenigen Wochen aus dem Krankenhaus entlassen werden.

Problematisch ist die zunehmende Zahl der Resistenzen:
- **Multiresistente Tuberkulosebakterien** (*multi drug resistance, MDR,* Häufigkeit in Deutschland gut 2%) sind mindestens gegen Isoniazid und Rifampicin resistent
- **Extrem resistente Tuberkulosebakterien** (*extensive drug resistance, XDR*) sind zusätzlich gegen (definierte) Zweitrangmedikamente unempfindlich.

Bei Resistenzen werden Zweitrangmedikamente gegeben, die weniger gut wirken und/oder mehr Nebenwirkungen haben. Trotz längerer Behandlungsdauer ist die Erfolgsquote niedriger.

Die Medikation erfolgt einschleichend, um Nebenwirkungen besser zu erkennen. Die Medikamente werden einmal täglich alle gleichzeitig eingenommen (am besten morgens), um hohe Arzneimittelspiegel zu erreichen.

Pflege bei Lungentuberkulose

Pflege bei Pneumonie ☞ 6.4.3

Bei offener Tuberkulose sollen gewissenhafte Hygienemaßnahmen eine Ansteckung von Personal, Angehörigen und Mitpatienten verhindern (hausinterne Richtlinien beachten, ☐ 8):

Substanz (Abk.)	Handelsname (Bsp.)	Wichtigste Nebenwirkungen	Besonderes
Isoniazid (INH)	Isozid®	Hepatotoxizität, Polyneuropathie, ZNS-Störungen	Vitamin-B6-Gabe, Alkoholverbot, Leberenzymkontrollen
Rifampicin (RMP)	Rifa®	Hepatotoxizität	„Pille" evtl. unwirksam
Pyrazinamid (PZA)	Pyrafat®	Harnsäureanstieg, Hepatotoxizität	Leberenzymkontrollen
Ethambutol (EMP)	Myambutol®	Neurotoxizität, Optikusneuritis	Regelmäßige Sehtests
Streptomycin (SM)	Strepto-Hefa®	Nephro-, Ototoxizität	Regelmäßige Gehörkontrollen

Tab. 6.37: Überblick über die antituberkulösen Arzneimittel (= gegen Tuberkulosebakterien wirksame Chemotherapeutika) der ersten Wahl.

- Ein Patient mit offener Tuberkulose wird in einem Einzelzimmer mit eigener Nasszelle untergebracht (☞ auch 15.1.8). Er darf sein Zimmer während dieser Zeit nicht verlassen, die Türen sind geschlossen. Beim Husten oder Niesen soll der Patient Mund und Nase mit einem Papiertuch bedecken, damit möglichst wenige Keime in die Raumluft gelangen (ausgehustete Tröpfchen haben eine Reichweite von knapp fünf Metern). Diese Maßnahme ist manchmal nur schwer zu vermitteln („ich bin doch allein im Zimmer"). Für die genaue Dauer der Isolierung gibt es unterschiedliche Richtlinien. Meist wird bis drei Wochen nach Beginn einer wirksamen und zuverlässig durchgeführten medikamentösen Therapie isoliert (drei negative Sputumbefunde an drei Tagen, hausinterne Richtlinien beachten).
- Muss der Patient unbedingt transportiert werden, trägt er während des Transports einen Mundschutz. Die Feuchtigkeit der Atemluft lässt die Bakterien nach ca. drei Stunden die Filterschicht durchdringen. Daher muss der Mundschutz rechtzeitig gewechselt werden bzw. die Aufenthaltszeit außerhalb des Patientenzimmers so kurz wie möglich geplant werden
- Alle Gebrauchsgegenstände verbleiben im Zimmer
- Für das Geschirr des Patienten reichen die krankenhausüblichen Hygienemaßnahmen aus
- Nur Wäsche, die mit kontaminiertem Material in Berührung gekommen ist, ist potenziell als infektiös anzusehen. Da eine Trennung in der Praxis allerdings schwierig ist, werden Wäsche und auch Abfall generell als infektiös gekennzeichnet. Der Wäschesack bleibt im Zimmer
- Das Personal legt zum Eigenschutz immer einen Schutzkittel und Mundschutz (Spezialmasken, FFP2- oder -3-Masken) an. Vor allem beim Umgang mit Sputum (☞ 6.2.6) ist größte Vorsicht geboten (Handschuhe tragen, sich nicht anhusten lassen). Handschuhe sind generell bei möglicher Kontamination mit Sekreten/Exkreten zu tragen, beim Absaugen zusätzlich eine Schutzbrille. Prinzipiell sollte die Zahl der betreuenden Personen möglichst gering gehalten werden
- Zur Desinfektion dürfen nur Desinfektionsmittel benutzt werden, die nach der Liste der Deutschen Gesellschaft für Hygiene (Liste des Robert Koch-Instituts) wirksam sind. In aller Regel werden eine laufende Desinfektion patientennaher Flächen und eine Schlussdesinfektion aller erreichbaren Flächen durchgeführt
- Besucher (möglichst wenige) müssen sich vor Betreten des Patientenzimmers beim Stationspersonal melden und werden über Infektionsgefährdung und Hygienemaßnahmen informiert
- Expositionsprophylaxe: Besonders gefährdeten Personen (Schwangere, Säuglinge, Ältere, Immunsupprimierte) wird von einem Besuch abgeraten.

Patientenbeobachtung und Dokumentation
- Vitalzeichen, Temperatur, Allgemeinbefinden
- Husten, Sputum
- Appetit, Gewicht (zweimal wöchentlich)
- Überwachung der Medikamenteneinnahme.

Rehabilitation
Ob und welche Rehabilitationsmaßnahmen nach Lungentuberkulose sinnvoll sind, hängt v. a. von der Schwere und den bleibenden Folgen der Erkrankung ab. Prinzipiell gilt das in 6.1.3 Gesagte, wobei Schwerpunkte auf der Vermeidung weiterer Lungenschäden (z. B. durch Rauchen) und der Gewährleistung der Medikamenteneinnahme bis zur Ausheilung liegen. Für den Erfolg der Rehabilitationsmaßnahmen spielt oft auch das Überwinden sozialer und kultureller Hürden eine Rolle, weil die Erkrankung oft z. B. Migranten und Drogenabhängige betrifft.

Patientenberatung
Die Pflegenden informieren den Patienten über die Notwendigkeit der regelmäßigen Medikamenteneinnahme (die vielen Tabletten erfordern hohe Compliance). Dosierung und Einnahmezeiten werden dem Patienten schriftlich mitgegeben. Verträgt der Patient die einmalige morgendliche Einnahme schlecht, ist auch eine gestreckte Einnahme über den Tag verteilt möglich (💊9). Der Betroffene sollte sich körperlich nicht überlasten und häufig Ruhepausen einplanen. Die Ernährung sollte kalorisch ausreichend, eiweiß- und kohlehydratreich sein. Bei Appetitlosigkeit sind häufige, kleine Mahlzeiten zu empfehlen. Die Pflegenden informieren den Patienten über alle erforderlichen Hygienemaßnahmen und das Meiden von Nikotin und Alkohohl.

Prognose
Konsequente Behandlung vorausgesetzt, können über 90 % der Betroffenen geheilt werden. Eine Ausnahme sind stark abwehrgeschwächte Patienten, z. B. HIV-Infizierte.

Prävention
In Deutschland derzeit wichtigste Präventionsmaßnahme ist die möglichst frühe Erfassung und Behandlung Erkrankter, um eine Weiterverbreitung der Infektion zu verhindern. Hierzu dienen Umgebungsuntersuchungen nach Diagnose einer Erkrankung sowie Untersuchungen von Risikogruppen. In Einzelfällen ist nach Exposition eine vorbeugende Medikamentengabe angezeigt. Die **BCG-Impfung** wird in Deutschland nicht mehr empfohlen.

Weltweit betrachtet ist der Kampf gegen Tuberkulose vor allem auch ein Kampf gegen Armut und Krieg und die damit einhergehende unzureichende medizinische Versorgung. Außerdem ist eine Kontrolle der Medikamenteneinnahme durch medizinisches Personal anzustreben (*DOTS* = *directly observed treatment, short-course*), da inkonsequente Behandlung nicht nur den Einzelnen und seine unmittelbare Umgebung gefährdet, sondern maßgeblich zum teilweise jetzt schon beängstigenden Auftreten multiresistenter Erreger beiträgt.

6.5 Asthma bronchiale

Asthma bronchiale (*Bronchialasthma*, oft kurz *Asthma*): Chronische Atemwegserkrankung, gekennzeichnet durch wiederholte Atemnotanfälle infolge reversibler Verengung der chronisch entzündeten Bronchien. Ca. 5 % der Erwachsenen sind betroffen. Schwerstform **Status asthmaticus** mit über 6–12 Stunden andauerndem Asthmaanfall.

Krankheitsentstehung

Zentral in der Pathogenese des **Asthma bronchiale** ist eine Entzündung der Bronchialwand, die auch zwischen den Anfällen besteht und wohl durch ein Zusammenspiel von genetischer Veranlagung und äußeren Faktoren bedingt ist. Diese Entzündung gilt als Ursache struktureller Atemwegsveränderungen, die im Krankheitsverlauf irreversibel werden können. Entzündung und strukturelle Veränderungen führen zu einer Übererregbarkeit der Bronchialwand, d. h. einer „Überreaktion" auf eine Vielzahl von Reizen. Diese Überreaktion löst dann durch Schwellung der Bronchialschleimhaut (Ödem), Kontraktion der Bronchialmuskulatur (Bronchospasmus) sowie übermäßige und zähe Schleimbildung (Hyper- und Dyskrinie) die akute Atemwegsverengung und damit den Asthmaanfall aus.

Es werden zwei Formen des Asthma mit „gemeinsamer Endstrecke", aber unterschiedlichen Auslösern differenziert:

- Beim **exogen-allergischen Asthma** *(extrinsic Asthma)* handelt es sich um eine allergische Typ-I-Reaktion (☞ 14.1.1), z. B. gegen Hausstaubmilben, Blütenpollen, Mehlstaub, Nahrungsmittel (etwa Nüsse) oder Tierhaare. Diese Form des Asthma ist dem *atopischen Formenkreis* zuzurechnen (☞ 14.1.1). Häufig ist dann die Eigen- oder Familienanamnese für weitere atopische Erkrankungen (Heuschnupfen, Neurodermitis) positiv
- Beim **nicht-allergischen Asthma** *(intrinsic Asthma, Infektasthma)* lösen Infekte, körperliche Anstrengungen, kalte Luft, psychische Faktoren (z. B. Stress) oder Inhalation atemwegsreizender Substanzen die Anfälle aus
- Mischformen sind häufig.

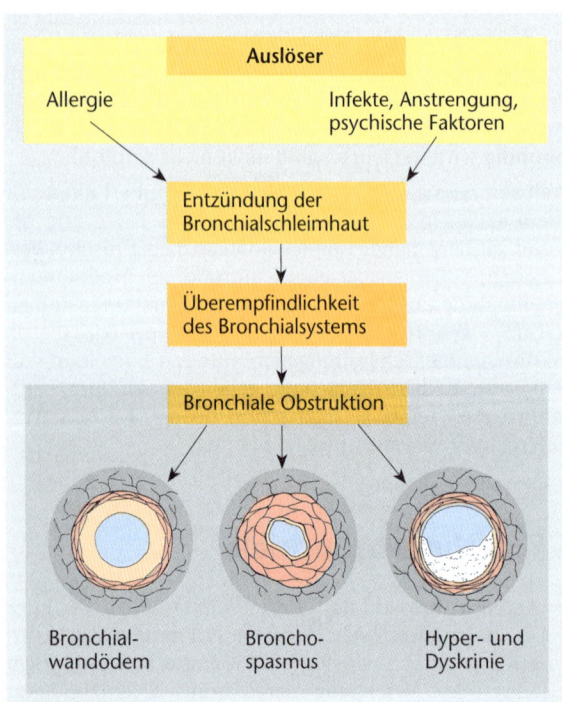

Abb. 6.38: Pathogenese und Pathophysiologie des Asthma bronchiale. [A400]

Symptome und Untersuchungsbefund

Leitsymptom ist der Atemnotanfall mit typisch *erschwerter und verlängerter Ausatmung* und giemenden, pfeifenden und brummenden Nebengeräuschen. Oft hat der Patient vor allem zu Beginn eines Anfalls auch Husten. Er wird von Erstickungs- und Todesangst gequält. Meist am Ende des Anfalls hustet der Patient zähen, glasigen Schleim aus. Fast alle Patienten nehmen im Anfall eine „Asthmatikerstellung" ein, d. h., sie sitzen aufrecht mit vornüber geneigtem Oberkörper und aufgestützten Armen.

Leichte Asthmaformen äußern sich nicht selten als rezidivierender Husten und werden dann oft lange nicht erkannt.

Zeichen eines *schweren Asthmaanfalls* sind Ruhedyspnoe, Gebrauch der Atemhilfsmuskulatur, Sprechen nur noch in Worten, nicht mehr in Sätzen, eine Atemfrequenz über 30/Min. und ein Puls über 120/Min. Oft hat der Patient einen **paradoxen Puls,** d. h. die Pulsdruckamplitude ist bei der Einatmung niedriger als bei der Ausatmung.

Lebensgefahr besteht bei allgemeiner Erschöpfung des Patienten, Bewusstseinseintrübung (verminderte Ansprechbarkeit), Abfall der Atem- oder Herzfrequenz oder „Schaukelatmung", d. h. Einsinken des Brustkorbes und Vorwölben des Bauches bei der Einatmung.

Diagnostik und Differenzialdiagnose

Bei bekanntem Asthma bronchiale ist die Diagnose eines Asthmaanfalles in aller Regel offensichtlich. Hier ist die Einschätzung der Patientengefährdung vorrangig:

- Lungenfunktionsprüfung bzw. Atemkontrolle mit dem Peak-Flow-Meter, evtl. Bronchospasmolysetest
- Labor: BB (Leukozytose?), BGA (respiratorische Insuffizienz?), Elektrolyte
- Röntgenaufnahme des Thorax: Überblähung? Pneumonie? Pneumothorax als Komplikation?
- EKG: Rechtsherzbelastung?

War bei dem Patienten bisher kein Asthma bronchiale bekannt, muss auch an ein Lungenödem (☞ 4.5.3), eine Lungenembolie (☞ 6.10.1), eine Fremdkörperaspiration (☞ 6.13) oder an die (infektbedingte) Entgleisung einer chronisch-obstruktiven Lungenerkrankung (☞ 6.6) gedacht werden. Hier erfolgt zusätzlich zur genauen Lungenfunktionsprüfung (☞ 6.3.3) eine Allergietestung im anfallsfreien Intervall.

Behandlungsstrategie

Eine bestmögliche Asthmakontrolle ist nur durch konsequente medikamentöse und nicht-medikamentöse Maßnahmen möglich. (📖 10, 11, 12)

Therapie beim akuten Asthmaanfall

- Rasch wirksame β_2-Sympathomimetika inhalativ (☞ Pharma-Info 6.40): z. B. 2–4 Hübe (mit Spacer) Salbutamol (etwa Sultanol®). Ggf. Wiederholung alle 10–15 Min. oder Dauer-Vernebelung. Vorteil der β_2-Sympathomimetika ist ihr sofortiger Wirkungseintritt
- Glukokortikoide: z. B. 50–250 mg Prednisolon oral oder i. v., etwa Decortin H®. Sie dämpfen sehr wirksam

Medikamentenreduktion (step-down) bei Stabilität

←——

Steigerung der Medikation (step-up) bei unzureichendem Behandlungserfolg

			Inhalative Glukokortikoide in hoher Dosierung plus inhalative lang wirksame β$_2$-Sympathomimetika plus: • Lang wirksames Theophyllin und/oder • Orale lang wirksame β$_2$-Sympatho-mimetika und/oder • Leukotrienmodifier Bei Therapieresistenz:
		Inhalative Glukokortikoide in niedriger bis mittlerer Dosierung plus inhalative lang wirksame β$_2$-Sympathomimetika. Alternativ: • Inhalative Glukokortikoide in mittlerer Dosierung plus orale lang wirksame β$_2$-Sympathomimetika, Theophyllin oder Leukotrienmodifier oder • Inhalative Glukokortikoide in hoher Dosierung	• Orale Glukokortikoide (intermittierend oder auf Dauer) • Bei therapieresistentem allergischem Asthma Omalizumab
	Inhalative Glukokortikoide in niedriger Dosierung. Alternativ lang wirksames Theophyllin oder Leukotrienmodifier		
Keine Dauertherapie			
Schweregrad 1: inter-mittierendes Asthma	**Schweregrad 2: geringgradig persistierendes Asthma**	**Schweregrad 3: mittelgradiges persistierendes Asthma**	**Schweregrad 4: schwergradig persistierendes Asthma**
Beschwerden: • Tags < 1/Woche • Nachts ≤ 2/Monat FEV$_1$ > 80 % des Sollwerts	Beschwerden: • Tags > 1/Woche, aber < 1/Tag • Nachts > 2/Monat FEV$_1$ > 80 % des Sollwerts	Beschwerden: • Tags täglich • Nachts > 1/Woche FEV$_1$ 60–80 % des Sollwerts	Beschwerden: • Tags ständig • Nachts häufig FEV$_1$ < 60 % des Sollwerts

Tab. 6.39: Schweregradeinteilung und medikamentöse Behandlung des Asthma bronchiale (vereinfacht nach ▯ 10, 11, 12). Bedarfsmedikation ist immer die Inhalation kurz wirksamer β$_2$-Sympathomimetika, alternativ Anticholinergika. Bei einer rein auf die medikamentöse Behandlung zentrierten Stufeneinteilung wird die Gabe von oralen Glukokortikoiden oder Omalizumab auch als Stufe 5 definiert. Details zu den Substanzen ☞ Text und Pharma-Info 6.40.

die entzündliche Schwellung der Bronchien, wirken aber erst nach mehreren Stunden.

Reicht dies nicht aus, ist der Anfall schwer oder gar lebensbedrohlich, wird die Behandlung intensiviert durch:
- Sauerstoff 2–4 l/Min. über Nasensonde unter Bewusst-seins- und evtl. BGA-Kontrolle. Vorsicht bei erhöhtem pCO$_2$ ☞ 6.1.6
- Ipratropiumbromid vernebelt
- Glukokortikoide i. v. in höherer Dosierung
- β$_2$-Sympathomimetika parenteral, z. B. Reproterol (Bronchospasmin®) langsam i. v. oder als Perfusor
- Theophyllin (z. B. Solosin®) als Kurzinfusion unter Puls-kontrolle
- Ausreichende Flüssigkeitszufuhr (oral oder i. v.)
- Evtl. therapeutische bronchoalveoläre Lavage zur Se-kretentfernung (☞ 6.3.6)
- Intubation und Beatmung bei zunehmendem Anstieg des pCO$_2$ oder der Atemfrequenz, abfallendem pO$_2$ oder pH-Wert sowie zunehmender Erschöpfung oder Be-wusstseinsstörung.

Stufenplan der Langzeittherapie
Nur bei intermittierendem Asthma (☞ Tab. 6.39) reicht eine Bedarfsmedikation mit atemwegserweiternden Me-dikamenten, vorzugsweise Inhalation von β$_2$-Sympatho-mimetika. Diese Präparate heißen *Erleichterungsme-dikamente* oder **Reliever,** da sie dem Patienten rasch Erleichterung verschaffen.

Alle anderen Patienten benötigen eine Langzeittherapie, die sich nach dem Schweregrad der Erkrankung und dem Ansprechen auf die Medikamente richtet (☞ Tab. 6.39). Entsprechend der großen Bedeutung der Entzündungs-vorgänge für die Pathogenese nehmen hier entzündungs-

hemmende Substanzen eine Vorrangstellung ein. Sie hei-ßen auch *Kontrollmedikamente* oder **Controller,** da sie die Erkrankung unter Kontrolle bringen sollen.
- Wichtigste Gruppe sind die inhalativen Glukokortiko-ide. Da bei rein inhalativer Anwendung nur eine geringe Glukokortikoidmenge in den Blutkreislauf gelangt, sind die systemischen Nebenwirkungen geringer als bei sys-temischer Glukokortikoidbehandlung. Lokale Neben-wirkungen, denen jedoch durch korrekte Anwendung (☞ Pflege) vorgebeugt werden kann, sind ein Befall des Mund-Rachen-Raumes mit *Candida albicans* und Heiserkeit. Möglich sind z. B.:
  – Beclometason (etwa AeroBec®, Sanasthmyl®)
  – Budesonid (etwa Budecort®, Pulmicort®)
  – Fluticason (etwa Atemur®, Flutide®)
- Ebenfalls antientzündlich wirksam sind **Leukotrien-modifier.** Am häufigsten eingesetzt werden **Leukotrien-(rezeptor)antagonisten** wie etwa Montelukast (Singu-lair®), das einmal täglich oral eingenommen wird
- Der **Anti-IgE-Antikörper** Omalizumab (Xolair®) ist dem therapieresistenten allergischen Asthma vorbe-halten. Er wird etwa einmal monatlich s. c. injiziert.

Ist das Asthma drei Monate stabil unter Kontrolle, wird die Medikamentendosis langsam reduziert, um die ge-ringste erforderliche Dosis zu finden.

Patienten mit exogen-allergischem Asthma sollten „ihr" Allergen so weit wie möglich meiden. Vor allem bei jüngeren Patienten mit einer Allergie gegen nur eine Substanz kann eine Hyposensibilisierung (☞ 14.1.3) Er-folg versprechend sein. Insbesondere bei Patienten mit nicht-allergischem Asthma spielen auch psychosoziale Faktoren als Anfallsauslöser eine Rolle. Dann können stützende psychotherapeutische Behandlungsmaßnah-men hilfreich sein. Patienten mit Asthma bronchiale soll-

Pharma-Info 6.40: Bronchodilatatoren

Bronchodilatatoren *(Bronchodilatoren, Bronchospasmolytika):* Substanzen, die über eine Erschlaffung der Bronchialmuskulatur die Atemwege erweitern. Hauptvertreter sind β_2-Sympathomimetika, Parasympatholytika und Theophylline.

β_2-Sympathomimetika
β_2-Sympathomimetika sind die wirksamsten Reliever. Auf die zugrunde liegende Entzündungsreaktion haben sie keinen Einfluss.

β_2-Sympathomimetika stimulieren v. a. die β_2-Rezeptoren an den Bronchien, lassen die Bronchialmuskulatur erschlaffen und erweitern dadurch die Atemwege. Allerdings wirken sie in geringerem Maße auch an den β_1-Rezeptoren des Herzens mit Pulsanstieg, Herzklopfen und Herzrhythmusstörungen als mögliche Folgen. Weitere Nebenwirkungen sind Unruhe, Zittern und Kopfschmerzen. Deshalb ist bei Patienten mit Bluthochdruck (Gefahr von Blutdruckkrisen), Herzrhythmusstörungen, koronarer Herzkrankheit (Gefahr von Angina pectoris) oder Schilddrüsenüberfunktion Vorsicht geboten.

Bei Erwachsenen werden bei Asthma in erster Linie β_2-Sympathomimetika zur Inhalation eingesetzt (Pulverinhalatoren oder Dosieraerosol):
- Kurz wirksame β_2-Sympathomimetika als Bedarfsmedikation, etwa:
  – Fenoterol (z. B. Berotec®)
  – Reproterol (z. B. Bronchospasmin®)
  – Salbutamol (z. B. Sultanol®)
- Lang wirksame β_2-Sympathomimetika als Dauermedikation zusätzlich zur Glukokortikoidmedikation. Präparate hier sind Formoterol (z. B. Oxis®, Foradil®) und Salmeterol (Aeromax®, Serevent®), wobei Formoterol einen ähnlich raschen Wirkungseintritt zeigt wie die kurz wirksamen Präparate und damit auch zur Bedarfsmedikation geeignet ist. Kombinationspräparate aus β_2-Sympathomimetikum und Glukokortikoid (z. B. Symbicort®) vermindern zwar die Flexibilität in der Dosierung, verbessern aber durch weniger Inhalationen die Compliance des Patienten.

Parasympatholytika
Parasympatholytika *(Anticholinergika)* erweitern die Bronchien durch Hemmung des Parasympathikus.

Auch bei den Parasympatholytika werden in der Asthma- und COPD-Therapie inhalierbare Präparate bevorzugt. Dann sind die Nebenwirkungen (Mundtrockenheit, verminderte Produktion von Bronchialsekret) in aller Regel nur leicht ausgeprägt. Bei Asthma sind Parasympatholytika geringer wirksam als β_2-Sympathomimetika, außerdem setzt ihre Wirkung nicht so rasch ein. Beim akuten Anfall reichen sie deshalb meist nicht. Bei COPD hingegen sind Parasympatholytika genauso wirksam wie β_2-Sympathomimetika.

Theophylline
Theophyllin und Theophyllinabkömmlinge erweitern unter anderem die Bronchien und Gefäße durch Erschlaffung der glatten Muskulatur, senken den Lungengefäßwiderstand und steigern den Atemantrieb.

Aufgrund ihrer Nebenwirkungen, zahlreichen Wechselwirkungen mit anderen Medikamenten und der geringen therapeutischen Breite (v. a. bei älteren Patienten und Patienten mit Herz- oder Lebererkrankungen) sind Theophylline nur Reservemedikamente bei Asthma und COPD. Eine Bestimmung des Serumtheophyllinspiegels ist zumindest bei Risikopatienten und/oder Nebenwirkungen sinnvoll. Wichtigste Nebenwirkungen sind Herzbeschwerden (Tachykardie, Herzrhythmusstörungen), Magen-Darm-Beschwerden (Übelkeit, Erbrechen, Durchfall) und ZNS-Symptome wie Unruhe, Kopfschmerz und Muskelzittern.

Theophylline werden grundsätzlich systemisch und in der Langzeittherapie nur in Kombination mit anderen Präparaten gegeben. Die verschiedenen Präparate (z. B. Euphylong®, Solosin®) stehen in zahlreichen Darreichungsformen zur Verfügung.

---

ten nicht rauchen und sich möglichst vor Atemwegsinfektionen schützen. Auch regelmäßiger Sport, insbesondere Ausdauersport, hat sich als günstig erwiesen.

Pflege bei Asthma bronchiale
Pflege im akuten Anfall
- Erstmaßnahmen bei Atemnot ☞ 6.3.1
- Ruhe vermitteln, um dem Patienten die Angst zu nehmen, da diese die Luftnot weiter verstärkt, ihn möglichst nicht alleine lassen
- Materialien für die zu erwartenden Anordnungen vorbereiten:
  – Arzneimittel: β_2-Sympathomimetika, Theophyllin, Glukokortikoide
  – Materialien für einen venösen Zugang, Blutentnahmeröhrchen (BB, Elektrolyte, evtl. BGA)

– Alles Notwendige für eine Sauerstoffgabe (☞ 6.1.6), zum Absaugen (☞ 6.1.5) und evtl. für eine Intubation.

Patientenberatung und Rehabilitation
Die kompetente Beratung im Rahmen der Rehabilitation des Patienten ist Voraussetzung dafür, die Sterblichkeit unter Asthmatikern zu senken. Todesfälle sind auf ungenügendes Wissen über die Krankheit, deren Auslöser, die Medikamente sowie auf falsches Verhalten während des Asthmaanfalls zurückzuführen. Mittlerweile gibt es an vielen Kliniken Schulungskonzepte, vergleichbar denen in der Diabetikerschulung (✉ 2). Es hat sich gezeigt, dass bei geschulten Asthmatikern eine deutliche Abnahme von schweren Asthmaanfällen zu verzeichnen ist (📖 13). Durch gezielte Information, Beratung und das Erlernen von Techniken, welche im Notfall helfen, erhält der

Betroffene zunehmend Kontrolle über seine Lebenssituation. Die Patientenschulung erfolgt in Kleingruppen im anfallsfreien Intervall, am günstigsten durch ein interdisziplinäres Team. Die Inhalte werden je nach Zielgruppe (Kleinkinder/Eltern, Schulkinder, Jugendliche, Erwachsene) in unterschiedlicher Weise vermittelt. Schwerpunkte der Beratung sind:

- Wissensvermittlung bezüglich der Erkrankung (Ursachen, Symptome, individuelle Auslöser, Prophylaxe, Medikamente)
- Einüben von Entspannungs- und Atemübungen zur besseren Wahrnehmung der Atmung
- Selbsteinschätzung der Dyspnoe anhand der Borg-Skala, während oder nach körperlicher Aktivität. Die 10-stufige Skala ermöglicht die Einschätzung der Atemnot von „ganz leicht" bis „schwer"
- Vermitteln von Atemtechniken zur Verminderung der Atemwegsverengung wie die dosierte Lippenbremse (☞ 6.1.5) oder langsames Einatmen mit nachfolgendem Luft-Anhalten. Diese Techniken werden so lange geübt, bis der Patient sie sicher beherrscht und auch im beginnenden Anfall „abrufen" kann. Das Gefühl, sich selbst helfen zu können, gibt ihm Ruhe und Sicherheit
- Fähigkeit zum Umgang mit dem Behandlungsplan (einschließlich eines individuellen Notfallplans) sowie den darin vorgesehenen Medikamenten. Dazu gehört auch die fachgerechte Anwendung von Inhaliergeräten (z. B. Dosieraerosol)
- Schulung in der Selbstkontrolle der Lungenfunktion mit dem Peak-Flow-Meter und nachfolgender Dokumentation der Ergebnisse (☞ 6.3.3)
- Fähigkeit zum begrenzten Selbst-Management, also Erkennen einer verschlechterten Lungenfunktion mit Selbstanpassung der Arzneimittel nach den Vorgaben des Arztes und Beherrschen der Vorgehensweise bei (drohendem) Notfall. Sinnvoll kann hier ein bereits gerichtetes Notfallset mit Notfallmedikamenten, der Arztanordnung für den Bedarfsfall sowie der Telefonnummer des behandelnden Arztes sein
- Entspannungstechniken, Ausdauertraining und Sport
- Bedeutung regelmäßiger Arztbesuche und Lungenfunktionsprüfung
- Hinweise auf Selbsthilfegruppen (✉ 3, 4)

Korrekte Anwendung von Dosieraerosolen

Vor allem durch Inhalation von β_2-Sympathomimetika und Parasympatholytika kann sich der Patient rasch selbst Erleichterung verschaffen. Die bei Erwachsenen wichtigsten Inhalationssysteme sind Treibgasdosieraerosole ohne Spacer (teilweise mit Atemzugtriggerung, da die Koordination von Atmung und Auslösen des Sprühstoßes einigen Patienten sehr schwer fällt), Treibgasdosieraerosole mit Spacer und Trockenpulverdosieraerosole. Ein Spacer erleichtert die Koordination zwischen Einatmung und Auslösung des Sprühstoßes. Aufgrund der verschiedenen Systeme sind die Herstellerangaben stets genau zu beachten.

Anwendung von Treibgasdosieraerosolen ohne Spacer und ohne Atemzugtriggerung:
- Aerosolbehälter gut schütteln
- Schutzkappe abnehmen
- Tief ausatmen

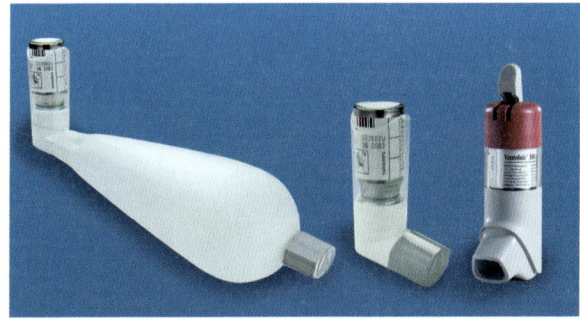

Abb. 6.41: Verschiedene Applikatoren für Dosieraerosole. V. l. n. r.: Treibgasdosieraerosol mit Spacer, Treibgasdosieraerosol ohne Spacer und Autohaler®. [U234, U335]

- Mundstück in den Mund führen (Medikamentenbehälter zeigt nach oben) und mit den Lippen fest umschließen
- Während langsamer, tiefer Einatmung Druck auf den Kanister ausüben (Arzneimittel wird freigesetzt)
- Ca. fünf Sekunden Luft anhalten
- Langsam wieder ausatmen (über die Nase oder mit Lippenbremse).

Die Anwendung von Treibgasdosieraerosolen ohne Spacer mit Atemzugtriggerung erfolgt ähnlich, der Patient braucht jedoch während der Einatmung keinen Druck auf den Kanister auszuüben, da durch den Atemstrom ein Ventilmechanismus ausgelöst wird. Voraussetzung ist entsprechend, dass der Patient noch so gut einatmen kann, dass die automatische Auslösung erfolgt.

Die Benutzung von Treibgasdosieraerosolen mit Spacer zeigt Abbildung 6.42–6.43.

Die Anwendung von Trockenpulverdosieraerosolen ist je nach System (z. B. Turbohaler®, Easyhaler®, Diskhaler®, Diskus®) sehr unterschiedlich (Herstellerangaben beachten). Die Abbildungen 6.44–6.46 zeigen exemplarisch die Anwendung des Turbohalers®.

Abb. 6.42–6.43: Dosieraerosol-Anwendung mit Spacer [K115]

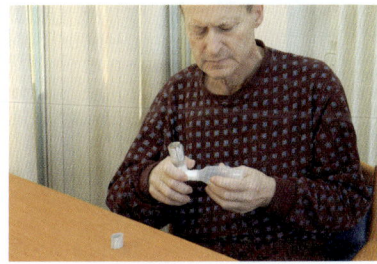

Abb. 6.42: Dosieraerosol vor der Anwendung gut schütteln. Dann Spacer aufsetzen und tief ausatmen. Spacer durch einen Sprühstoß füllen.

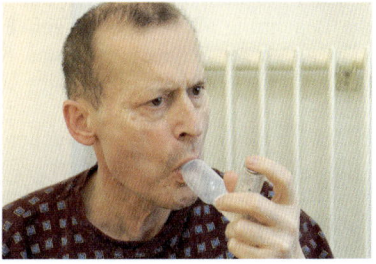

Abb. 6.43: Mundstück des Spacers fest umschließen und Aerosol inhalieren.

Abb. 6.44–6.46: Turbohaler-Anwendung [U124]

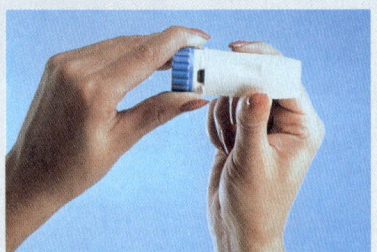
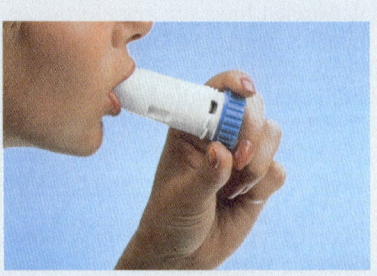

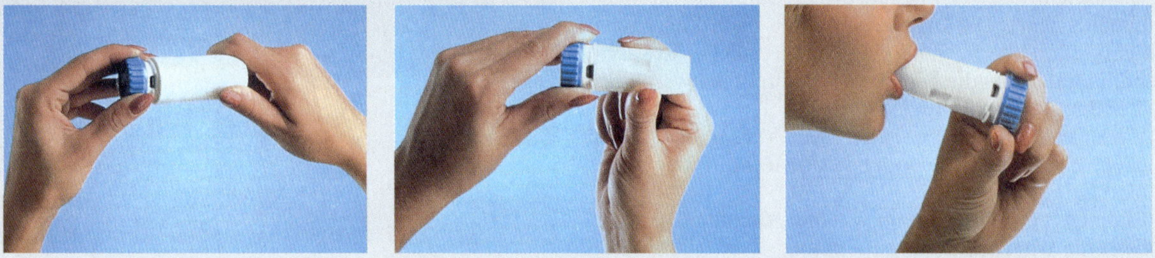

Abb. 6.44: Schutzkappe abnehmen, dann Gerät schütteln.

Abb. 6.45: Dosierrad in beide Richtungen drehen (hörbares Knacken).

Abb. 6.46: Inhalieren, anschließend Schutzkappe wieder aufsetzen.

Korrekte Gabe inhalativer Glukokortikoide

Inhalative Glukokortikoide sind heute unverzichtbarer Bestandteil der Asthmatherapie. Durch die Inhalation werden hohe Konzentrationen in den Bronchien bei minimalen systemischen Nebenwirkungen erreicht. Folgende Maßnahmen beugen einem Candida-Befall von Mund und Rachen als wichtiger lokaler Nebenwirkung vor:

- Glukokortikoide stets mit Spacer inhalieren, da dann eine geringere Menge des Arzneimittels im Mund-Rachen-Raum hängen bleibt und mehr Wirkstoff die tieferen Atemwege erreicht
- Vor den Mahlzeiten inhalieren
- Nach der Inhalation Zähne putzen oder zumindest Mund gründlich ausspülen.

Kein Aspirin bei Asthma bronchiale

Azetylsalizylsäure (z. B. Aspirin®) und nicht-steroidale Antirheumatika (z. B. Ibuprofen) sowie im Einzelfall auch Paracetamol (z. B. ben-u-ron®) können Asthmaanfälle auslösen und sind nur erlaubt, wenn der Patient sie bekanntermaßen gut verträgt. Außerdem müssen die Betroffenen bei jedem neuen Arztkontakt auf ihre Asthmaerkrankung hinweisen, da viele Arzneimittel bei Asthma kontraindiziert sind.

Prognose

Für Patienten mit mäßig häufigen Asthmaanfällen ist die Prognose gut. Allerdings kann ein schwerer Asthmaanfall auch tödlich sein. Die Langzeitprognose hängt davon ab, ob im Krankheitsverlauf irreversible Schädigungen entstehen.

Prävention

Primärprävention von Asthma ist nur im (frühen) Kindesalter möglich, und das auch nur sehr begrenzt. Selbst die Beachtung aller einschlägigen Empfehlungen bietet keinen sicheren Schutz vor Asthma. Studien zur Effizienz der diskutierten Maßnahmen gibt es nach wie vor nur wenige.

- Das Vermeiden von Passivrauchen ist sicher günstig – nicht nur in Bezug auf Asthma
- Auch ausschließliches Stillen in den ersten 4–6 Lebensmonaten kann empfohlen werden, wenn auch die genaue Risikominderung in ihrem Ausmaß unklar ist

- Der vielfach empfohlene generelle Verzicht auf Haustiere ist nach heutigem Wissen nicht vorbeugend wirksam. Am ehesten sinnvoll ist ein Verzicht auf Katzen- und Nagetierhaltung bei Risikokindern.

Besteht bereits eine Allergie, jedoch kein (allergisches) Asthma, sollte die Allergie auf jeden Fall konsequent behandelt werden. Nach wie vor strittig ist, inwieweit Verzicht auf besonders „allergieträchtige" Substanzen, gegen die noch keine Allergie besteht, etwas bringt. Belegt hingegen ist der Nutzen eines Rauchverzichts (Aktiv- wie Passivrauchen).

Bei vorhandenem Asthma bronchiale können lediglich durch eine optimale Behandlung Komplikationen verringert oder verhindert werden.

6.6 Chronisch-obstruktive Lungenerkrankungen

Chronisch-obstruktive Lungenerkrankungen *(chronic obstructive pulmonary diseases, COPD, chronic obstructive lung diseases, COLD)*: Übliche Bezeichnung für die chronisch-obstruktiven Bronchitiden und das (obstruktive) Lungenemphysem. Hauptursache sind inhalative Schadstoffe, allen voran das Rauchen. Hauptkennzeichen sind eine chronische Entzündung und fortschreitende Verengung der Atemwege.

6.6.1 Chronische und chronisch-obstruktive Bronchitis

Chronische Bronchitis: Gemäß der Weltgesundheitsorganisation (WHO) „Husten und Auswurf an den meisten Tagen von mindestens drei Monaten zweier aufeinanderfolgender Jahre":

- **Einfache chronische Bronchitis:** Schleimig-weißer Auswurf ohne bronchiale Obstruktion („Raucherhusten")
- **Chronisch-obstruktive Bronchitis:** Symptome der Bronchitis plus Obstruktion durch Bronchospasmus (☞ Abb. 6.38), zähes Sputum (Dyskrinie) und Schleimhautödem, die im Gegensatz zum Asthma

bronchiale durch inhalative β_2-Sympathomimetika und/oder Glukokortikoide nicht vollständig reversibel sind.

Bei weiterer Progredienz Entwicklung eines **obstruktiven Emphysems** mit zusätzlich vergrößertem Residualvolumen (☞ 6.3.3) und verminderter Gasaustauschfläche.

Mit einem Vorkommen bei 10–15 % aller Erwachsenen ist die **chronische Bronchitis** die häufigste chronische Lungenerkrankung. Bei wie vielen davon eine **chronisch-obstruktive Bronchitis** vorliegt, ist unklar. Männer sind häufiger betroffen als Frauen.

Krankheitsentstehung

Der chronischen Bronchitis liegt ganz überwiegend langjähriges, regelmäßiges Zigarettenrauchen oder das Einwirken anderer Schädigungsfaktoren wie etwa Feinstaubinhalation auf dem Boden einer genetischen Disposition zugrunde. Selten sind erbliche Faktoren die Ursache, vor allem ein erblicher α_1-Antitrypsin-Mangel.

> Jeder zweite Raucher über 40 Jahre hat eine chronische Bronchitis. Umgekehrt sind mehr als 80 % der Patienten mit einer chronischen Bronchitis Raucher oder ehemalige Raucher!

Am Beginn der Erkrankung steht eine Entzündung der Bronchialschleimhaut mit Hyper- und Dyskrinie sowie einer Funktionsstörung des Flimmerepithels, sodass das Sekret nicht ausreichend abgehustet werden kann. Im weiteren Verlauf häufen sich Infekte, die zu einer Verschlimmerung der Entzündung sowie einer Hyperreagibilität („Überreaktion") der Bronchien und so zu einer obstruktiven Komponente führen. Durch die Entzündung freigesetzte Botenstoffe und Enzyme zerstören in zunehmendem Maße die Alveolarsepten, Umbauvorgänge fixieren die Atemwegsverengung, sodass sich schließlich ein Lungenemphysem entwickelt.

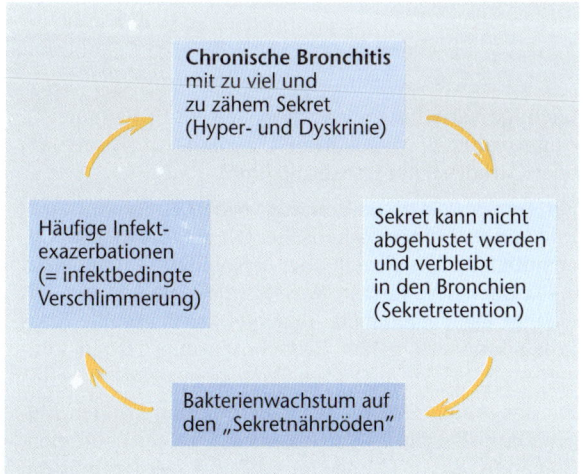

Abb. 6.47: Bei der chronischen Bronchitis entsteht ein Teufelskreis, der zur zunehmenden Verschlimmerung der Erkrankung führt.

Symptome und Untersuchungsbefund

Die Erkrankung beginnt schleichend mit einem zunächst nur morgendlichen, später über den Tag anhaltenden Husten mit schleimig-weißem Auswurf. Später tritt eine oft anfallsartige Belastungsdyspnoe hinzu, zuerst nur bei starker, später bei geringer werdender Belastung, und der ganze Organismus wird in Mitleidenschaft gezogen (mit z. B. Gewichtsabnahme, Muskelschwäche). Immer häufiger kommt es zu akuten **infektiösen Exazerbationen** (infektbedingten Verschlimmerungen). Im Endstadium entwickeln sich eine Hypoxie, Hyperkapnie sowie häufig eine Zyanose.

Weitere Folgen sind:
- Eine Rechtsherzbelastung und später Rechtsherzinsuffizienz (*Cor pulmonale* ☞ 6.10.2) infolge der Widerstandserhöhung in den Lungengefäßen
- Eine Polyglobulie (☞ 11.5.7) durch die Hypoxie.

In fortgeschrittenen Krankheitsstadien besteht eine Lungenüberblähung (hypersonorer Klopfschall), und bei der Auskultation sind Giemen und Brummen als Ausdruck der Obstruktion hörbar.

Diagnostik und Differenzialdiagnose

Die Diagnosestellung ist in der Regel anhand des klinischen Bildes möglich. Zur Einschätzung des Schweregrades und zum Ausschluss weiterer Erkrankungen sind erforderlich:
- Lungenfunktionsprüfung und BGA zur Einschätzung der Leistungsfähigkeit der Lunge und der Gefährdung
- Röntgenaufnahme des Thorax zum Ausschluss einer Pneumonie oder eines Lungenkarzinoms und zur Diagnose einer Überblähung
- Mikrobiologische und zytologische Untersuchung des Sputums zum Ausschluss von Atemwegsinfekten und Lungenkarzinom
- Blutuntersuchung: Blutbild und BSG (Entzündungszeichen? Polyglobulie?), α_1-Antitrypsin-Spiegel.

Ein verhältnismäßig neues Instrument zur Schweregradeinteilung ist der **BODE-Index:** Für **B**MI, **O**bstruktion, **D**yspnoe und Belastbarkeit (**E**xercise) werden je 0–3 Punkte vergeben. Je höher die Punktzahl, desto schwerer die Erkrankung.

Behandlungsstrategie

Allgemeinmaßnahmen

> Wichtigste Maßnahme ist die Raucherentwöhnung (☞ 6.1.2) – nur absolute Nikotinkarenz vermag das Fortschreiten der Erkrankung aufzuhalten.

Auch andere ungünstige Umgebungseinflüsse sollte der Patient weitestmöglich meiden. Außerdem hat sich gezeigt, dass individuell angepasstes körperliches Training und Atemtherapie die Prognose verbessern. Allen Patienten werden Patientenschulungen angeboten. Vor allem Patienten mit einer mindestens mäßigen COPD profitieren von Rehabilitationsmaßnahmen (☞ 6.1.3).

Medikamentöse Therapie

Für die medikamentöse Therapie der chronisch-obstruktiven Bronchitis gibt es mittlerweile einen Stufenplan vergleichbar dem bei Asthma bronchiale (☞ Abb. 6.48). Basismedikamente sind β_2-Sympathomometika und Anticholinergika, zweite Wahl Retard-Theophylline. Atemwegsinfekte werden konsequent bekämpft. Sekretolytika (☞ Pharma-Info 6.49) sind in ihrer Wirksamkeit fraglich, können aber z. B. bei Patienten mit sehr zähem Sekret gegeben werden.

Bei nachgewiesenem α_1-Antitrypsin-Mangel kann das Fortschreiten der Erkrankung durch Substitutionsbehandlung (Prolastin® HS einmal wöchentlich i. v.) verlangsamt werden.

Pflege

Allgemeine Pflegemaßnahmen richten sich auf die Unterstützung bei allen Einschränkungen, speziell bei der Atmung, auf die Verbesserung der gestörten bronchialen Reinigung (Sekretlösung und -entleerung), die Hilfe bei der erschwerten Ausatmung, die Erhaltung von Thoraxbeweglichkeit, Lungenfunktion und Zwerchfellkraft sowie die Vermeidung von Komplikationen. Hierzu gehören:

- Reichliche Flüssigkeitszufuhr zur Schleimlösung, solange keine Kontraindikationen vorliegen (Vorsicht – auf die Manifestation einer bis dahin latenten Herzinsuffizienz achten)
- Beobachtung des Patienten auf die Entwicklung von Komplikationen (z. B. Infekt, Bronchospasmus) und Anleitung zur Selbstbeobachtung
- Atemunterstützende Maßnahmen wie Atemübungen, atemerleichternde Positionen ☞ 6.1.5
- Anleitung des Patienten zur richtigen Arzneimittelanwendung (vor allem von Dosieraerosolen ☞ 6.5) und zum Umgang mit dem Peak-Flow-Meter (☞ 6.3.3)
- Sekretlösende Maßnahmen (z. B. Inhalation, Einreibungen, Sekretolytika nach Arztanordnung) und Unterstützung bei der Sekretentleerung z. B. durch Hustentechniken, Drainagelagerungen (☞ 6.1.5), evtl. durch Absaugen
- Techniken zum Ausatmen gegen Widerstand, z. B.

Schweregrad		Symptome Lungenfunktion*	Therapie
1	Leichte COPD	Mit oder ohne Symptome $FEV_1 \geq 80\%$*, $FEV_1/VC < 70\%$	Vermeiden von weiteren Schädigungen (Raucherentwöhnung!), Influenza- und Pneumokokken-Impfung. Kurz wirksame Bronchodilatatoren bei Bedarf
2	Mäßig schwere COPD	Mit oder ohne Symptome FEV_1 50–80%*, $FEV_1/VC < 70\%$	Zusätzlich regelmäßig ein oder mehrere lang wirksame Bronchodilatatoren (Formoterol, Salmeterol oder Tiotropiumbromid). Reha-Maßnahmen
3	Schwere COPD	Mit oder ohne Symptome FEV_1 30–50%*, $FEV_1/VC < 70\%$	Zusätzlich regelmäßig inhalative Glukokortikoide, besonders bei häufigen Exazerbationen. Auch als Kombinationspräparat mit lang wirksamem Bronchodilatator, zunächst Versuch über drei Monate, danach Entscheid über weitere Therapie
4	Sehr schwere COPD	$FEV_1 \leq 30\%$*, $FEV_1/VC < 70\%$ oder $FEV_1 < 50\%$* und chronische respiratorische Insuffizienz	Zusätzlich O_2-Langzeit-Therapie (über O_2-Brille oder transtrachealen Katheter, bei Erschöpfung der Atemmuskulatur evtl. intermittierende nichtinvasive Selbstbeatmung über ein Mundstück oder eine Maske), chirurgische Maßnahmen prüfen

* Jeweils in % des Sollwertes, nach Gabe eines Bronchodilatators (☞ Pharma-Info 6.40)

Abb. 6.48: Schweregradeinteilung und Therapie der COPD nach der Leitlinie zur Diagnostik und Therapie von Patienten mit chronisch obstruktiver Bronchitis und Lungenemphysem 2007 (☐ 14). Chronische und chronisch-obstruktive Bronchitis werden heute als ein Kontinuum gesehen.

Pharma-Info 6.49: Expektorantien

Expektorantien *(Expektoranzien):* Chemisch uneinheitliche Gruppe von Arzneimitteln, welche:
- Die Bronchialsekretion steigern
- Den bereits gebildeten Schleim verflüssigen (**Sekretolytika,** *Mukolytika*)
- Den Abtransport des Sekrets fördern (**Sekretomotorika**).

Expektorantien sind beliebt, ihre Wirksamkeit ist jedoch für die meisten Indikationen nicht belegt. Expektorantien wirken nur, wenn der Patient ausreichend trinkt, was z. B. bei Herzinsuffizienz nicht immer möglich ist. Bei Patienten, die zu schwach zum Abhusten sind, dürfen Expektorantien nicht gegeben werden, da das Sekret dann in den Atemwegen verbleibt.

Wichtige Vertreter sind Acetylcystein (z. B. Fluimucil®), Ambroxol (z. B. Mucosolvan®), Bromhexin (Bisolvon®) oder Carbocistein (Transbronchin®).

Für *Inhalationen* werden z. B. neben Ambroxol auch Inhalationslösungen ätherischer Öle eingesetzt. Die Arzneimittel werden einzeln oder in Kombination mit NaCl 0,9% oder destilliertem Wasser verdünnt und ein- bis viermal täglich inhaliert. Beachtet werden sollte, dass Inhalationen zu einem Bronchospasmus führen können.

Bei der *oralen Gabe* von Expektorantien können Magen-Darm-Beschwerden (vor allem Übelkeit) auftreten. Präparate, die in Flüssigkeit aufgelöst werden müssen, haben sich bei den Patienten als vorteilhaft erwiesen, die sonst nicht genug trinken.

dosierte Lippenbremse, Atemtraining mit dem Threshold©-Gerät (☞ 6.1.5) oder oszillierenden PEP-Geräten (☞ 6.1.5)

- Hilfe bei Dyspnoe (☞ 6.2.1), in fortgeschrittenen Stadien Sauerstoffgabe (☞ 6.1.6). Bei einer Sauerstofflangzeittherapie oder Heimbeatmung vermitteln die Pflegenden den Kontakt zu ambulanten Pflegediensten mit speziellen Beratungs- und Betreuungsangeboten sowie zu Selbsthilfegruppen (⊠ 5). Die Heimbeatmung kann die Lebensqualität des Patienten entscheidend verbessern, erfordert jedoch die sachgerechte Einführung von Patient und Angehörigen bzw. die Unterstützung durch ambulante Dienste (🕮 15).

Beobachtung und Dokumentation

- Atmung, Husten und Sputum
- Körpertemperatur (Fieber als Infektzeichen?)
- Hautfarbe, Puls und RR (v. a. bei Rechtsherzinsuffizienz), Ödeme
- Bewusstseinslage (Unruhe oder Somnolenz bei Hyperkapnie? Drohende CO_2-Narkose bei Sauerstoffgabe?).

Patientenberatung und Rehabilitation

Die Beratung des Patienten hat im Rahmen der Rehabilitation zum Ziel, eine Verschlechterung des Gesundheitszustands und das Auftreten von Folgeerkrankungen zu vermeiden. Dazu gehören:

- Ausschalten aller schädigenden Einflüsse und die Anleitung zu gesundheitsbewusstem Verhalten. Dies ist entscheidend für den Erhalt der Lungenfunktion. Im Vordergrund steht hier die Raucherentwöhnung (☞ 6.1.2), ungünstig ist genauso das Passivrauchen. Zur Beratung gehört auch Vermittlung von Grundlagenwissen wie z. B. einatmen über die Nase zur Anfeuchtung und Reinigung der Atemluft, keine einengende Kleidung tragen, Bauchatmung der Brustatmung vorziehen, keine blähenden Nahrungsmittel (Zwerchfellhochstand erschwert die Atmung)
- Meiden von Kälte (sowohl kalte Umgebung als auch kalte Getränke) und Nebel, da sich hierdurch die Obstruktion verstärkt. Wichtig ist ferner die Infektionsprophylaxe (z. B. Kontakt zu Grippekranken meiden, hygienischer Umgang mit Inhalationsgeräten, Impfprophylaxe)
- Anstreben einer Gewichtsreduktion bei übergewichtigen Patienten, um die Beweglichkeit zu verbessern. Umgekehrt ist auch Untergewicht zu korrigieren, insbesondere bei den höheren Schweregraden. Eine Gewichtskorrektur durch hochkalorische Ernährung kann die Muskelkraft stärken und die Syptome der Atemnot verbessern
- Anraten eines gezielten Ausdauertrainings (z. B. Gehen, Treppensteigen, Radfahren in der Ebene). Gehen in einem Tempo beginnen, bei dem noch keine Atemnot auftritt, dann Geschwindigkeit unter Einlegen kurzer Pausen steigern. Dabei soll der Patient tief einatmen und beim Ausatmen die dosierte Lippenbremse (☞ 6.1.5) anwenden. Am günstigsten ist es, wenn ein stationär eingeleitetes intensives Training zu Hause selbstständig und in einer ambulanten Lungensportgruppe fortgeführt wird (⊠ 6). Vermieden werden sollte auf jeden Fall, dass der Patient durch Dyspnoe bei Belastung körperliche Anstrengung scheut, dadurch an Leistungskraft verliert, damit jedoch noch weniger belastbar wird und die Dyspnoe zunimmt

- Empfehlung eines isolierten Krafttrainings der Extremitäten bei zu geringer Belastbarkeit des Patienten für ein Ausdauertraining. Als günstig erwiesen haben sich außerdem ein gezieltes Training der (Inspirations-) Atemmuskulatur, gymnastische Übungen zum Erhalt oder zur Verbesserung der Thoraxbeweglichkeit sowie Sprechübungen mit gezielten Sprechpausen zur Ökonomisierung der Atmung
- Rechtzeitiges Einschalten des Reha-Beraters des Arbeitsamts bzw. Sozialarbeiters bei Umschulung oder Berufsaufgabe.

Prognose

In Frühstadien der Erkrankung ist die Prognose recht gut, falls es gelingt, die Schädigungsursache auszuschalten. Meist aber führt die Erkrankung nach jahre- und jahrzehntelangem Verlauf zu einer Rechtsherzinsuffizienz (☞ 4.5.1) und respiratorischen Insuffizienz (☞ 6.3.3).

Prävention

Wichtigste Maßnahme in der Primärprävention der COPD ist der Verzicht auf Rauchen. Auch bei bereits bestehender COPD ist – neben einer konsequenten Behandlung – Raucherentwöhnung nachgewiesenermaßen wirksam.

6.6.2 Lungenemphysem

Lungenemphysem: Überblähung des Lungengewebes mit Elastizitätsverlust und irreversibler Zerstörung von Alveolen. Dadurch Bildung immer größerer Emphysemblasen, Verminderung der Gasaustauschfläche und Totraumvergrößerung.

Krankheitsentstehung

Meist ist ein **Lungenemphysem** mit einer chronisch-obstruktiven Bronchitis – bei langjährigem Rauchen – verbunden. Seltener liegen andere inhalative Schadstoffe (etwa eine berufsbedingte Staubinhalation) zugrunde. Nur bei ca. 1–2 % aller Betroffenen ist ein erblicher α_1-Antitrypsin-Mangel die Ursache.

Folge ist in allen Fällen ein **Proteasen-Antiproteasen-Ungleichgewicht** (☞ Abb. 6.50). Proteasen sind Enzyme, die den Abbau von Proteinen und Peptiden beschleunigen und durch Antiproteasen gehemmt werden. Bei einem Proteasenübergewicht können die Proteasen die Lungengerüststrukturen vermehrt „andauen" und letztlich zerstören. Der Totraum vergrößert sich, Gasaustauschfläche und Lungengefäße nehmen ab, sodass der Gasaustausch zunehmend beeinträchtig wird bis hin zur respiratorischen Insuffizienz (☞ 6.3.3). Durch die Gefäßverminderung und die damit verbundene Druckerhöhung im Lungenkreislauf entwickelt sich ein chronisches Cor pulmonale (☞ 6.10.2).

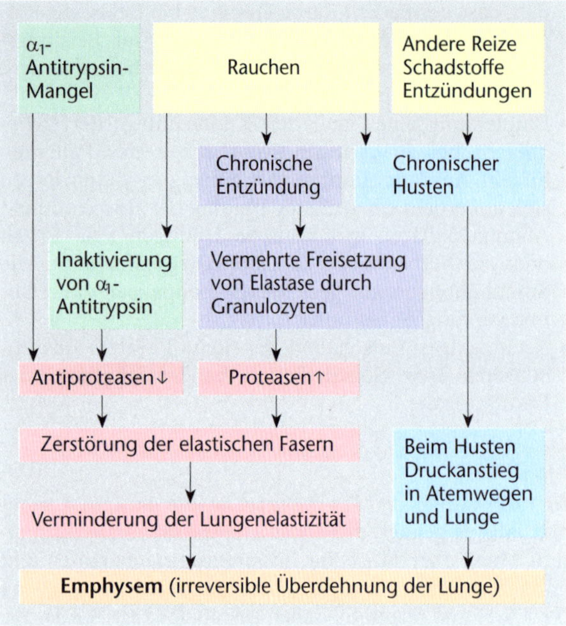

Abb. 6.50: Pathogenese und -physiologie des Lungenemphysems.

Symptome und Untersuchungsbefund

Leitsymptom ist chronische Atemnot, zunächst bei Belastung, erst spät in Ruhe. Zyanose ist möglich. Evtl. bestehen die Symptome einer chronisch-obstruktiven Bronchitis (☞ 6.6.1).

Bei der körperlichen Untersuchung fällt ein *Fassthorax* auf. Die Rippen stehen fast horizontal, d.h., der Brustkorb des Patienten verharrt ständig in Inspirationsstellung. Bei der Perkussion ist der Klopfschall durch den vermehrten Luftgehalt hypersonor, und die Perkussion bei In- und Exspiration zeigt, dass die Lungengrenzen kaum mehr verschieblich sind (2–4 cm im Vergleich zu 4–6 cm beim Gesunden). Die Atem- und Herzgeräusche sind bei der Auskultation nur ganz leise hörbar. In Spätstadien der Erkrankung bestehen zusätzlich Zeichen einer Rechtsherzinsuffizienz (☞ 4.5.1).

Diagnostik und Differenzialdiagnose

Die Verdachtsdiagnose ist anhand des klinischen Bildes möglich. Lungenfunktionsprüfung und ggf. Computertomographie sichern die Diagnose. Röntgenaufnahmen des Thorax und Blutuntersuchungen (BB, BGA) sind zur Einschätzung der respiratorischen Situation und zum Ausschluss einer Pneumonie erforderlich. Das EKG zeigt in Spätstadien die Zeichen der Rechtsherzbelastung. Bei jüngeren Patienten ohne Risikofaktoren ist zur Ursachenklärung die α_1-Antitrypsin-Bestimmung im Blut angezeigt.

Behandlungsstrategie und Pflege und Patientenberatung

Nur bei α_1-Antitrypsin-Mangel steht mit der Substitution des fehlenden Enzyms (Prolastin® HS) eine kausale Behandlungsmöglichkeit zur Verfügung. Ansonsten entspre-

chen Behandlungsstrategie, Pflege und Patientenberatung im Wesentlichen denen bei chronisch-obstruktiver Lungenerkrankung (□ 7). Operationen helfen nur einem geringen Teil der Patienten.

Lungentransplantation

Sind im Endstadium einer chronischen Lungenerkrankung alle anderen therapeutischen Maßnahmen ausgeschöpft, kann eine ein- oder doppelseitige **Lungentransplantation** einem Teil der Patienten helfen. Hauptindikationen zur Lungentransplantation sind derzeit das Lungenemphysem, die Lungenfibrose (☞ 6.7) und die Mukoviszidose (☞ 6.15).

Prognose

Die Prognose hängt ganz entscheidend von der Behebung der Ursache ab, in aller Regel also von dem Einhalten der Nikotinkarenz.

6.7 Interstitielle Lungenerkrankungen/Lungenfibrosen

Interstitielle Lungenerkrankungen: Zusammenfassende Bezeichnung für zahlreiche chronische Entzündungen des Lungenparenchyms. Bei Fortschreiten der Erkrankungen oft Entwicklung zur Lungenfibrose.

Lungenfibrose: Bindegewebiger Umbau *(Fibrosierung)* des Lungengerüsts und daraus resultierende *restriktive Ventilationsstörung* (☞ 6.3.3).

Als **interstitielle Lungenerkrankungen** werden verschiedenste Lungenerkrankungen zusammengefasst, die zu einer nicht-infektiösen Entzündung der Lungen und im Endstadium häufig zu einer **Lungenfibrose** führen. Entgegen dem Namen sind häufig primär die Alveolen und/oder die Blutgefäße und nicht das Interstitium entzündet. Außerdem zählen einige seltene Erkrankungen dazu, die über andere Mechanismen in eine Lungenfibrose münden.

Einteilung

Ungefähr bei der Hälfte der Patienten ist eine Ursache feststellbar, etwa:

- Systemerkrankungen, z. B. Sarkoidose (☞ 6.7.1), Kollagenosen (☞ 13.7), Vaskulitiden (☞ 13.8)
- Eingeatmete Schadstoffe, z. B. organische Stäube (etwa exogen-allergische Alveolitis ☞ 6.7.2), anorganische Stäube (Pneumokoniosen ☞ 6.7.3), Rauch, verschiedene Gase und Sprays
- Nicht-eingeatmete Schadstoffe, z. B. bestimmte Medikamente, nach Strahlenbehandlung
- Kreislauferkrankungen.

Bei den übrigen 50 % ist keine Ursache erkennbar (*idiopathische interstitielle Pneumonien* ☞ 6.4.3)

6.7.1 Lungensarkoidose

Sarkoidose *(Morbus Boeck, M. Besnier-Boeck-Schaumann)*: Granulombildende, meist chronische Systemerkrankung. In über 90% Befall der Lymphknoten des Lungenhilum und/oder der Lungen (häufigste interstitielle Lungenerkrankung). Altersgipfel 20.–40. Lebensjahr.

Löfgren-Syndrom: Akute Verlaufsform der Sarkoidose, an der vor allem junge Frauen erkranken.

Krankheitsentstehung

Die Ursache der **Lungensarkoidose** ist unklar. Diskutiert werden insbesondere immunologische Reaktionen auf ein noch unbekanntes Antigen. Eine genetische Komponente gilt mittlerweile als sicher.

Symptome und Untersuchungsbefund

Lungensarkoidose

Bei 95% der Patienten mit Lungensarkoidose liegt deren chronische Form vor. Sie beginnt schleichend mit wenig oder gar keinen Beschwerden und wird oft nur zufällig diagnostiziert. In späteren Stadien bekommt der Erkrankte Husten, Belastungsdyspnoe und Gelenkbeschwerden; evtl. etwas erhöhte Temperaturen.

Die akute Form, **Löfgren-Syndrom** genannt, ist mit 5% weitaus seltener. Leitbeschwerden sind Fieber, Erythema nodosum und Gelenkschmerzen, typischerweise in beiden Sprunggelenken. Husten und Belastungsdyspnoe sind möglich. Die Röntgenaufnahme der Lunge zeigt eine Hilumlymphknotenvergrößerung.

Extrapulmonale Manifestationen

Prinzipiell kann die Sarkoidose alle Organe befallen (☞ Abb. 6.51). Häufigste Ursache plötzlicher Todesfälle bei Sarkoidose ist eine Herzbeteiligung.

Diagnostik und Differenzialdiagnose

An erster Stelle steht die konventionelle Röntgenaufnahme des Thorax (nicht die CT!) zur Typeinteilung und Prognoseeinschätzung:
- **Typ 0:** Unauffälliger Röntgenbefund des Thorax bei isoliertem Befall außerhalb der Lunge
- **Typ I:** Beidseitige Vergrößerung der Hilumlymphknoten, keine Lungenveränderungen, spontane Rückbildung der Symptome *(Spontanremission)* in 80%
- **Typ II:** Beidseitige Vergrößerung der Hilumlymphknoten mit Lungenveränderungen (streifige oder fleckige Zeichnungsvermehrung), Spontanremission in 50%
- **Typ III:** Lungenveränderungen ohne vergrößerte Lymphknoten, Spontanremission etwa 30%
- **Typ IV:** Lungenfibrose, keine Spontanremission.

Die Lungenfunktionsprüfung zeigt in fortgeschrittenen Stadien eine restriktive Ventilationsstörung. Unbedingt erfolgen sollte eine Bronchoskopie mit bronchoalveolärer Lavage (☞ 6.3.6) und transbronchialer Lungenbiopsie, die typische entzündliche Veränderungen und charakteristische Granulome zeigen. Letztere ähneln denen bei Tuberkulose, „verkäsen" aber nicht, sondern fibrosieren.

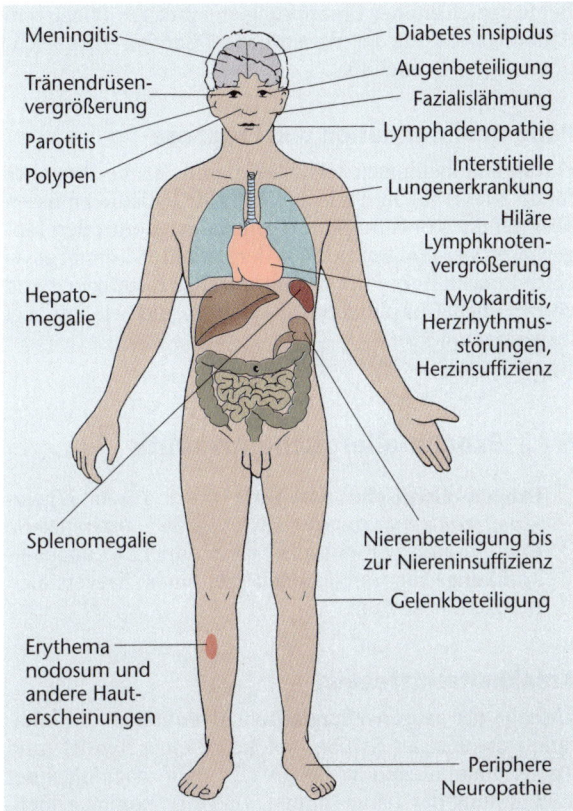

Meningitis
Tränendrüsenvergrößerung
Parotitis
Polypen
Hepatomegalie
Splenomegalie
Erythema nodosum und andere Hauterscheinungen

Diabetes insipidus
Augenbeteiligung
Fazialislähmung
Lymphadenopathie
Interstitielle Lungenerkrankung
Hiläre Lymphknotenvergrößerung
Myokarditis, Herzrhythmusstörungen, Herzinsuffizienz
Nierenbeteiligung bis zur Niereninsuffizienz
Gelenkbeteiligung
Periphere Neuropathie

Abb. 6.51: Manifestationen der Sarkoidose. [L157]

Der Serumspiegel des Hormons **A**ngiotensin **c**onverting **e**nzyme *(ACE)* ist häufig erhöht und als Aktivitätsparameter verwertbar. Ein Tuberkulin-Test (☞ 6.4.4) ist aufgrund einer gestörten T-Zell-Funktion charakteristischerweise negativ. Augenärztliche Untersuchung, EKG und Echokardiographie sollen einen weiteren Organbefall aufdecken.

Wichtigste Differenzialdiagnosen des Typ I sind die Tuberkulose (☞ 6.4.4), Lymphknotenmetastasen z.B. von Lungenkarzinomen (☞ 6.8.2) und maligne Lymphome (☞ 11.7). Bei Beteiligung der Lunge ist auch an eine Miliartuberkulose und alle anderen fibrosierenden Lungenerkrankungen (☞ unten) zu denken.

Behandlungsstrategie

Der Typ I ist wegen der häufigen Spontanheilungen nicht therapie-, wohl aber kontrollbedürftig. Ab Typ II und bei bedrohlichem extrapulmonalem Befall werden in erster Linie Glukokortikoide eingesetzt. Das Löfgren-Syndrom wird rein symptomatisch behandelt, es heilt in über 95% aus.

Pflege und Patientenberatung

Die Pflege hängt vom Krankheitsstadium und den individuellen Symptomen des Patienten ab. Sie umfasst:
- Bei Ventilationsstörungen atemerleichternde und unterstützende Maßnahmen (☞ 6.1.5)
- Bei Verschleimung sekretlösende und sekretentleerende Maßnahmen (☞ 6.1.5).

Bei fortgeschrittener Erkrankung entsprechen Pflege und Patientenberatung im Wesentlichen der bei chronisch-obstruktiver Bronchitis.

Patienteninformation und Prognose

Da Spontanheilungen sehr häufig sind, ist die Prognose für die Mehrzahl der Patienten gut. Alle Patienten müssen aber auf die Notwendigkeit regelmäßiger Kontrollen hingewiesen werden. Bei ca. 10% der Patienten kommt es zu einer Lungenfibrose mit respiratorischer Insuffizienz und chronischem Cor pulmonale (☞ 6.10.2), die Letalität liegt insgesamt um 5%.

6.7.2 Exogen-allergische Alveolitis

Exogen-allergische Alveolitis (kurz *EAA, Hypersensitivitätspneumonie, allergische interstitielle Pneumonie*): Chronische, entzündliche Lungenerkrankung, die unbehandelt zu einer irreversiblen Lungenfibrose führt.

Krankheitsentstehung

Ursache der **exogen-allergischen Alveolitis** ist die Inhalation organischer Stäube, welche zu einer Typ-III- und Typ-IV-Immunreaktion (☞ 14.1.1) mit nachfolgender Entzündung der Lunge führen. In Frage kommen mehrere Hundert Antigene von Pflanzen, Tieren und Mikroorganismen, aber auch verschiedene Chemikalien. Da nur ein kleiner Teil der Exponierten erkrankt, ist von einer genetischen Veranlagung auszugehen.

Symptome, Befund und Diagnostik

- Bei der akuten Verlaufsform treten wenige Stunden nach Allergenkontakt Fieberschübe, Husten und Atemnot auf
- Kommt der Betroffene häufig oder ständig mit nur geringen Allergenmengen in Kontakt, so entwickelt sich die chronische Verlaufsform mit uncharakteristischen Beschwerden, Husten und Atemnot.

Die Diagnose wird durch Anamnese, Röntgenaufnahme des Thorax, ggf. (hochauflösendes = HR) CT, Lungenfunktionsprüfung und Bronchoskopie mit bronchoalveolärer Lavage gestellt. Wichtig ist die Klärung, ob eine (der Berufsgenossenschaft meldepflichtige) Berufskrankheit vorliegt.

Behandlungsstrategie

Die wichtigste Behandlungsmaßnahme ist das Meiden der auslösenden Substanz. Medikamentös werden Glukokortikoide (☞ Pharma-Info 10.17) und Immunsuppressiva eingesetzt. Infektionen müssen antibiotisch behandelt werden.

Prognose

Bei Meiden des Antigens ist die Prognose der akuten Form gut. Die Prognose der chronischen Form hängt davon ab, inwieweit der Umbau bereits fortgeschritten ist.

Erkrankung	Antigenquelle
Befeuchterfieber	Befeuchtungs-, Klimaanlagen, andere Wasserbehälter
Byssinose	Baumwolle
Dachdeckerlunge	Organische Dachmaterialen (Stroh, Schilf)
Farmerlunge	Feuchtes, schimmeliges Material (Heu, Komposterde). Zweithäufigste Form
Holz- und Waldarbeiterlunge	Sägemehl von Eichen und Zedern
Käsewäscherlunge	Verschimmelter Käse
Kürschnerlunge	Pelztierhaare
Mälzerlunge	Verschimmelte Gerste und Malz
Müllarbeiterlunge	Biomüll
Taubenzüchter- und Vogelhalterlunge	Vogelexkremente, -sekrete (auch in Federn). Häufigste Form

Tab. 6.52: Wichtige Formen der exogen-allergischen Alveolitis und die je nach Antigen hauptsächlich betroffenen Berufsgruppen.

6.7.3 Weitere Lungenfibrosen

Pneumokoniosen

Auch die Inhalation zahlreicher *anorganischer Stäube* kann zur Lungenfibrose führen. Man spricht von **Pneumokoniosen** oder *Staublungenerkrankungen*. Häufig ist die Erkrankung beruflich bedingt und dann bereits bei Verdacht der Berufsgenossenschaft meldepflichtig. Hauptbeschwerden des Patienten sind Atemnot und trockener Husten. Zu den Pneumokoniosen zählen beispielsweise:
- Die **Silikose** durch Quarzstäube, bei der in 10% eine Tuberkulose komplizierend hinzutritt
- Die **Asbestose** durch Asbeststaub, bei der ein Pleuramesotheliom oder – insbesondere bei Rauchern – ein Lungenkarzinom entstehen kann.

Idiopathische interstitielle Pneumonie/Lungenfibrose

Die Ursache der **idiopathischen interstitiellen Pneumonien** ist, wie der Name schon sagt, nicht bekannt. Klinisch zeigen sie sich durch zunehmende Dyspnoe und trockenen Husten, die Lungenfunktionsprüfung ergibt eine restriktive Ventilationsstörung.

Anhand der Befunde im (hochauflösenden = HR) CT, der bronchoalveolären Lavage und der (transbronchialen) Lungenbiopsie werden sieben verschiedene Formen mit unterschiedlicher Prognose unterschieden.

Mit ca. 60% am häufigsten ist die heute als *usual interstitial pneumonia (UIP)* klassifizierte Form. Ihre Prognose ist schlecht, da Glukokortikoide und Immunsuppressiva oft ohne Wirkung bleiben. Sie ist die einzige, deren Endstadium noch als **idiopathische Lungenfibrose** bezeichnet wird, obwohl auch die anderen Formen in eine Fibrose münden können.

6.8 Lungentumoren

6.8.1 Gutartige Lungentumoren

Gutartige Lungentumoren über 1 cm Durchmesser sind selten. Sie bleiben meist symptomlos und werden dann zufällig diagnostiziert. Gutartige Lungentumoren können aber zur Verlegung von Bronchien führen und so ständige Entzündungen begünstigen oder durch ihr Größenwachstum die Lungen-, Herz- oder Kreislauffunktion beeinträchtigen.

Die diagnostischen Maßnahmen entsprechen denen bei malignen Lungentumoren. Die Prognose ist gut.

Durch die moderne Bildgebung werden immer mehr kleine Lungentumoren entdeckt, die häufiger gut- als bösartig sind. Sind sie bereits auf alten Vergleichsaufnahmen in gleicher Größe vorhanden, ist von Gutartigkeit auszugehen. Ansonsten wird je nach Einzelfall (Alter und Risikoprofil des Patienten, Lage des Herdes) entschieden, ob sofort eine diagnostische Klärung erforderlich ist oder der Tumor röntgenologisch kontrolliert und nur bei Größenzunahme invasiv abgeklärt wird.

6.8.2 Lungenkarzinom

Lungenkarzinom *(bronchogenes Karzinom, Bronchialkarzinom):* Primäres Lungenmalignom mit Ausgang vom Bronchial- bzw. Alveolarepithel.

Das **Lungenkarzinom** ist der dritthäufigste bösartige Tumor und bei Männern die häufigste zum Tode führende bösartige Erkrankung. Dies ist deprimierend, weil durch Einschränkung des Hauptrisikofaktors Rauchen ein Großteil dieser Todesfälle vermieden werden könnte. Noch sind bevorzugt Männer von der Erkrankung betroffen, doch „ziehen" die Frauen infolge zunehmenden Zigarettenkonsums „nach". Der Altersgipfel der Erkrankung liegt bei 55–65 Jahren.

Krankheitsentstehung und Einteilung

Krankheitsentstehung

Beim größten Teil der Lungenkarzinome spielen eingeatmete Schadstoffe eine entscheidende Rolle.
- Wichtigster Schädigungsfaktor ist das Rauchen, das für ca. 85 % der Lungenkarzinome bei Männern verantwortlich gemacht wird und je nach Zahl der konsumierten Zigaretten das Risiko bis zu 30fach erhöht. Besonders hoch ist das Risiko, wenn schon als Jugendlicher mit dem Rauchen begonnen wurde. Rauchen potenziert außerdem das Karzinomrisiko durch andere (z. B. berufliche) Schadstoffe. Auch Passivrauchen steigert das Lungenkrebsrisiko. Ausnahme ist das Adenokarzinom, bei dem Rauchen keine Rolle spielt
- Umweltfaktoren sind z. B. das natürliche Vorkommen radioaktiven Radons, Luftverschmutzung durch Industrie und Verkehr sowie berufliche Karzinogene (z. B. Asbest, Chrom, Kohlenteer).

Auch die Veranlagung scheint eine (geringe) Rolle zu spielen.

Histologische Einteilung

Entscheidend für die Wahl der Behandlung ist die Unterscheidung zwischen **kleinzelligen Lungenkarzinomen** (*small cell lung cancer,* kurz *SCLC*) und **nicht-kleinzelligen Lungenkarzinomen** (*non small cell lung cancer,* kurz *NSCLC,* Details ☞ Tab. 6.53).

Symptome und Untersuchungsbefund

Lungenkarzinom-Frühsymptome gibt es nicht. Erstsymptome sind häufig (länger dauernder) Husten und Atemnot. Da viele Lungenkarzinom-Patienten aber gleichzeitig eine chronisch-obstruktive Lungenerkrankung haben, fallen (Veränderungen von) Husten und Atemnot oft nicht auf. Verlegt der Tumor einen Bronchus, so können sich dahinter gelegene Lungenabschnitte entzünden (**Retentionspneumonie**), was zu wiederholten „Atemwegsinfekten" führt. Auch blutiges Sputum (Hämoptyse) ist möglich. Später kommen Appetitlosigkeit, Gewichtsverlust und Leistungsknick hinzu.

Die körperlichen Untersuchungsbefunde sind sehr variabel. Bei vielen Patienten sind Perkussions- und Auskultationsbefund der Lunge normal.

Symptome invasiven Wachstums und Metastasierung

Zeichen organüberschreitenden Wachstums und damit der Inoperabilität sind meist:
- Heiserkeit durch Kompression oder Infiltration des N. laryngeus recurrens
- (Einseitiger) Zwerchfellhochstand durch Infiltration des N. phrenicus
- Gestaute Halsvenen
- Pleuraerguss
- **Horner-Syndrom** mit Ptosis (Herabhängen des Oberlides), Miosis (enge Pupillen) und Enophthalmus (hier scheinbares Zurücksinken des Augapfels in die Augenhöhle) durch Einwachsen eines in der Lungenspitze gelegenen **Pancoast-Tumors** in die Thoraxwand und damit Beeinträchtigung des sympathischen Nervensystems. Durch Nervenreizung bestehen oft gleichzeitig hartnäckige Thoraxschmerzen.

Rückenschmerzen, Kopfschmerzen oder Lähmungen sind nicht selten Ausdruck einer bereits erfolgten Knochen- oder Gehirnmetastasierung.

Paraneoplastische Symptome

Vor allem kleinzellige Lungenkarzinome führen nicht selten zu **paraneoplastischen Symptomen** (☞ 12.3.3):
- Cushing-Syndrom (☞ 10.6.1) durch Substanzen mit ACTH-ähnlicher Wirkung

Histologischer Tumortyp	Häufigkeit (ca.)
Kleinzelliges Karzinom	20 %
Nicht-kleinzellige Karzinome	
• Plattenepithelkarzinom	40 %
• Adenokarzinom	20 %
• Großzelliges Karzinom	10 %
• Sonstige	10 %

Tab. 6.53: WHO-Klassifikation der Lungenkarzinome.

- Hyperkalzämie bei Sekretion Parathormon-ähnlicher Stoffe
- Syndrom der inadäquaten ADH-Sekretion (☞ 10.3.4) durch ADH-ähnliche Substanzen
- Weiter z.B. Schwäche insbesondere proximaler Muskeln, Thrombozytose.

Diagnostik und Stadieneinteilung

Sicherung der Tumordiagnose

An erster Stelle stehen Röntgen-Thorax-Aufnahmen in zwei Ebenen und das Thorax-CT mit Kontrastmittel.

Eine Bronchoskopie mit (transbronchialer) Biopsie und bronchoalveolärer Lavage ermöglicht oft den direkten Tumornachweis, eine histologische Artdiagnose und erste Hinweise auf die Ausbreitung des Tumors. Teilweise ist auch eine Biopsie mediastinaler Lymphknoten über die Speiseröhre möglich. Ansonsten sind eine **Thorakoskopie** (endoskopische Untersuchung der Pleurahöhle), **Mediastinoskopie** (endoskopische Untersuchung des Mediastinums) oder eine Probethorakotomie durch den Chirurgen erforderlich.

Die PET *(Positronen-Emmissions-Szintigraphie)* (☞ 1.3.5) ist etabliert, aber bestimmten Fragestellungen vorbehalten. Sehr empfindlich, aber noch nicht Routine, ist die PET-CT als Kombination von PET und CT, welche eine exakte Lokalisation besonders stoffwechselaktiver Bezirke (solche sind schnell wachsende Tumoren) ermöglicht.

Zur Früherkennung eines Lungenkarzinoms bei Risikopatienten eignet sich die **Autofluoreszenz-Bronchoskopie**. Im Rahmen einer Bronchoskopie wird dabei vom „normalen" Weißlicht auf blaues Licht einer bestimmten Wellenlänge umgeschaltet. Die dann auftretende spontane Fluoreszenz gesunder Gewebe lässt normale Schleimhaut bei Verwendung einer speziellen Kamera hellgrün, tumorös veränderte Schleimhaut jedoch bräunlich-rot erscheinen.

Tumormarker im Blut (☞ 12.4.2) sind *NSE (Neuronenspezifische Enolase,* vor allem bei kleinzelligen Karzinomen), *CYFRA 21-1 (Zytokeratinfragment,* vor allem bei

nicht-kleinzelligen Karzinomen) und *CEA (Carcinoembryonales Antigen).* Ihre Bedeutung liegt allerdings weniger in der Erstdiagnostik als vielmehr in der späteren Verlaufskontrolle.

Weitergehende Diagnostik

Ist die Tumordiagnose gesichert, folgt das Staging. Die genauen Untersuchungen hängen vom Einzelfall ab. Häufig sind Oberbauchsonographie/-CT, Computer- oder Kernspintomographie des Gehirns, Skelettszintigraphie, Mediastinoskopie und Knochenmarkpunktion. Das Lungenkarzinom wird nach der TNM-Klassifikation (☞ 12.4.5) eingeteilt, wobei bestimmte TNM-Gruppen zu Stadien zusammengefasst werden. ▯

Zur Beurteilung der Operabilität dienen Lungenfunktionsprüfung (ggf. auch unter Belastung, ☞ 6.3.3), BGA (☞ 6.3.4) und evtl. eine Lungenszintigraphie (☞ 6.3.2).

Behandlungsstrategie

Kurative Therapieansätze

Ob ein kurativer, d.h. auf Heilung gerichteter, Therapieansatz möglich ist, hängt von Größe und Art des Tumors ab: (▯ 16)

- Bei *nicht-kleinzelligen* Karzinomen ist die Behandlung bei kurativem Therapieansatz primär operativ. In der Regel muss zumindest ein Lungenlappen **(Lobektomie)**, manchmal sogar eine Lunge entfernt werden **(Pneumektomie).** Dies geht aber nur, wenn die (meist durch das Rauchen geschädigte) Restlunge einen ausreichenden Gasaustausch gewährleisten kann. Bei Inoperabilität erfolgt eine Strahlentherapie. Nach der Operation geht die Tendenz zu einer adjuvanten Chemotherapie ab Stadium II. Ab Stadium IIIA werden in klinischen Studien zunehmend multimodale Therapiekonzepte (☞ 12.5.1) eingesetzt, z.B. präoperative (neoadjuvante) Chemotherapie plus postoperative adjuvante Bestrahlung oder primäre Radio-Chemotherapie. Der Stellenwert sog. targeted therapies (etwa Erlotinib, Tarceva®, ☞ 12.5.3) ist noch unklar

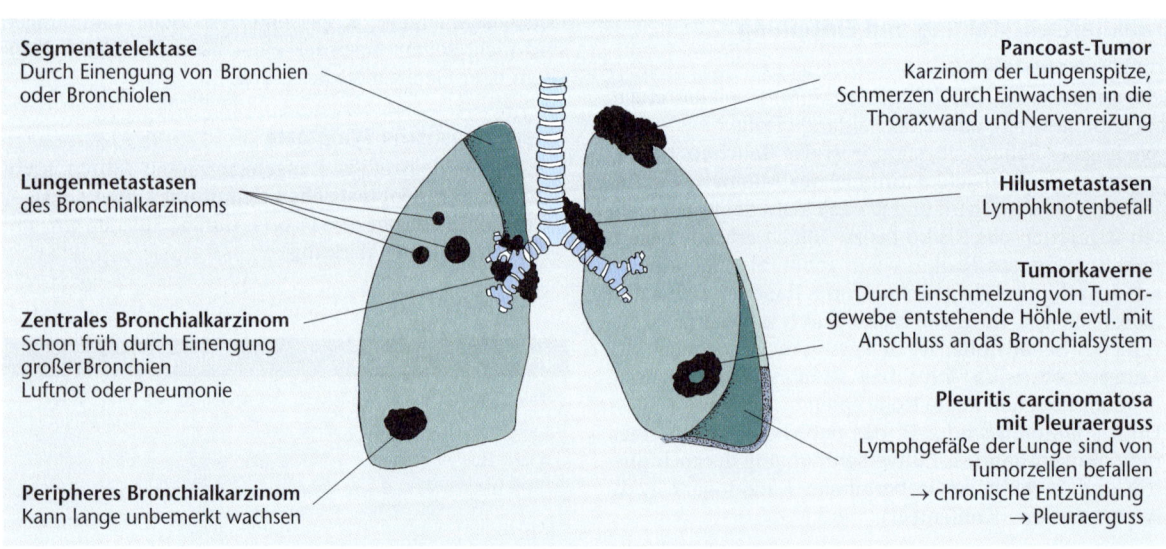

Abb. 6.54: Mögliche Befunde in der Röntgenaufnahme des Thorax bei einem Lungenkarzinom. [A400-215]

Abb. 6.55–6.56: Peripheres Lungenkarzinom [S008-3]

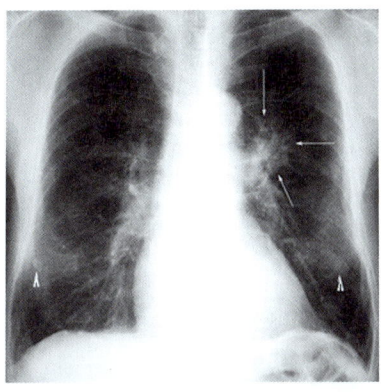

Abb. 6.55: Im Hilumbereich der linken Lunge ist eine Verschattung mit strahlenförmig in die Lunge ziehenden Ausläufern zu sehen (→). Die „Rundherde" bei ❯ entsprechen den Brustwarzen.

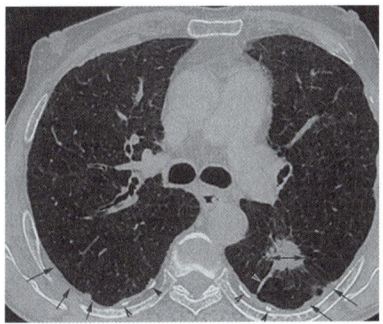

Abb. 6.56: Im CT stellt sich der Herd in der Peripherie der linken Lunge dar mit einem deutlich sichtbaren Ausläufer zur Pleura (❯). Mehrere Pleuraverdickungen und -verkalkungen (↑ bzw. ❯) sind Zeichen einer Asbestose.

- *Kleinzellige Karzinome* metastasieren sehr früh auf dem Blutweg, sodass zum Zeitpunkt der Diagnose in aller Regel eine *generalisierte* Tumorerkrankung anzunehmen ist, auch wenn (noch) keine Fernmetastasen nachweisbar sind. Bei kleinen Tumoren werden heute Operation, Chemo- und Strahlentherapie eingesetzt, bei größeren Tumoren nur Chemo- und Strahlentherapie.

Palliative Care

Palliative Therapien umfassen Chemotherapien, Strahlentherapie (perkutan wie auch durch Einbringen radioaktiver Substanzen in den Tumor) oder bronchoskopische Lasertherapien. Der Einsatz bronchialer *Stents* soll verengte Bronchien offenhalten. Selten ist eine palliative Operation sinnvoll.

Die palliative Pflege umfasst die Betreuung des Patienten im Rahmen der Chemo- und Strahlentherapie (☞ 12.5.2, 12.5.4) sowie die Unterstützung bei der Auseinandersetzung mit der Erkrankung (☞ unten).

Hustendämpfer bei unstillbarem Hustenreiz ☞ *Pharma-Info 6.57*

Medikamentöse Schmerztherapie ☞ *2.4.2–2.4.7*

Supportive Therapie bei Tumorerkrankungen ☞ *12.5.5*

Pflege und Patientenberatung

Pflege bei Tumorerkrankungen ☞ *12.1*

Atemunterstützende Maßnahmen ☞ *6.1.5*

Die Pflege eines Patienten mit Lungenkarzinom, den die Diagnose meist sehr überraschend trifft, stellt hohe An-

Pharma-Info 6.57: Antitussiva

Husten ist ein Schutzreflex, der die Atemwege von schädigenden Substanzen reinigen soll. Manchmal aber ist ein Husten nutzlos, so etwa beim Lungenkarzinom. Bei diesen Patienten oder bei Erschöpfung des Kranken durch den ständigen Husten kann eine medikamentöse Unterdrückung des Hustens sinnvoll sein. **Antitussiva** *(Hustendämpfer, Hustenmittel)* blockieren über zentrale oder periphere Angriffspunkte den Hustenreflex und lindern so den Hustenreiz.

Am häufigsten eingesetzt werden Codein oder verwandte Substanzen (z. B. Codicaps mono®, Paracodin®). Diese haben als Opiatabkömmlinge prinzipiell die gleichen Nebenwirkungen wie Opioide (Obstipation, Atemdepression, Sedierung, Abhängigkeitsrisiko ☞ 2.4.4), wenn auch schwächer ausgeprägt. Ambulante Patienten werden deshalb auf eine Beeinträchtigung der Fahrtüchtigkeit hingewiesen.

Weitere, insgesamt schwächer wirksame Substanzen, sind Dextromethorphan (z. B. Hustenstiller-ratiopharm® Dextromethorphan) und Noscapin (z. B. Capval®).

forderungen. Zum einen ist Fachkompetenz gefragt, zum anderen stehen sowohl der Patient, der unter kurativer Zielsetzung behandelt wird, als auch der unheilbar Kranke unter einer enormen psychischen Belastung und bedürfen der einfühlsamen Betreuung und Begleitung durch die Pflegenden. Dies schließt die Ängste und Sorgen der Angehörigen mit ein. Die Pflegenden unterstützen den Patienten in der Auseinandersetzung mit seiner Erkrankung und sorgen dafür, dass er Vertrauen in die Arbeit des therapeutischen Teams gewinnt.

Oberstes Ziel pflegerischen Handelns ist die Erhaltung der bestmöglichen Lebensqualität des Betroffenen. Dazu gehören:
- Schmerzfreiheit oder zumindest Schmerzarmut durch eine sorgfältige Schmerzbeobachtung und systematische Schmerztherapie (☞ Kap. 2)
- Erhaltung der Mobilität und Selbstständigkeit bei den täglichen Verrichtungen sowie Vermeidung von Sekundärerkrankungen (z. B. Dekubitus, Thrombose, Infektionen vor allem der Mundhöhle). Besonders wichtig sind atemunterstützende und sekretlösende Maßnahmen, die insbesondere Infektionen (z. B. eine Pneumonie) verhindern sollen. Sorgfältige Beobachtung der Atmung
- Gezielte Entlassungsplanung, um Versorgungsbrüche zu vermeiden (☞ 1.2.5). Die Pflegenden informieren Patient und Angehörige über die Bedeutung der Tumornachsorge und beraten zu einer gesundheitsbewussten Lebensführung (z. B. Nikotinverzicht, eiweiß- und vitaminreiche Ernährung). Sie ermöglichen außerdem den Kontakt zu Selbsthilfegruppen (✉ 8).

Prognose

Die Prognose ist insgesamt schlecht. Die 5-Jahres-Überlebensrate beim nicht-kleinzelligen Lungenkarzinom beträgt selbst im Stadium I nur ca. 50 %, beim kleinzelligen

Lungenkarzinom liegt sie mit ca. 10% für frühe Stadien und kurative Zielsetzung noch deutlich darunter.

Prävention

An erster Stelle der Primärprävention steht die Bekämpfung der exogenen Schädigungsfaktoren, insbesondere des Rauchens. Für die breite Anwendung geeignete Früherkennungsuntersuchungen gibt es bislang nicht. Auch für Risikopatienten (z.B. Raucher) liegen keine ausreichenden Daten etwa bezüglich der sog. Niedrigdosis-CT vor.

6.8.3 Sekundäre Lungenmalignome

> **Sekundäre Lungenmalignome:** Durch Metastasierung von Malignomen anderer Organe (v.a. Mamma-, Nieren- und Prostatakarzinome) entstandene, maligne Lungentumoren.

Die Prognose einer Tumorerkrankung ist bei Vorliegen von Lungenmetastasen in der Regel infaust.

6.9 Pneumothorax

> **Pneumothorax:** Ansammlung von Luft im normalerweise luftleeren, spaltförmigen Raum zwischen den beiden Pleurablättern.

Krankheitsentstehung und Formen

Krankheitsentstehung

Beim **Pneumothorax** gelangt Luft in den kapillären Spalt zwischen Pleura visceralis und Pleura parietalis, sodass der physiologische Unterdruck im Pleuraspalt aufgehoben wird. Infolge der Eigenelastizität der Lunge kollabiert die betroffene Lunge teilweise oder komplett und nimmt nur noch vermindert oder gar nicht mehr am Gasaustausch teil.

Formen

Die häufigste Form des Pneumothorax ist der **Spontanpneumothorax:**
- Der **idiopathische Spontanpneumothorax** betrifft vor allem Männer zwischen 20 und 40 Jahren. Seine Ursache ist unklar, möglicherweise führen entzündliche Veränderungen der Atemwege zu „Blasen", die dann platzen
- Der **symptomatische** oder *sekundäre* **Spontanpneumothorax** ist Folge anderer Lungenerkrankungen wie etwa einem Abszess oder einem Lungenkarzinom.

Demgegenüber steht der **traumatische Pneumothorax.** Unterschieden werden:
- **Offener Pneumothorax** mit Brustwanddefekt (z.B. nach einer Stichverletzung)
- **Geschlossener Pneumothorax,** bei dem nur die Pleura selbst verletzt ist (z.B. nach Rippenfraktur oder Bronchusriss)
- Als Sonderform der **iatrogene Pneumothorax** durch ärztliche Maßnahmen (z.B. Pleurapunktion, „zu tiefe" Injektionen im Thoraxbereich).

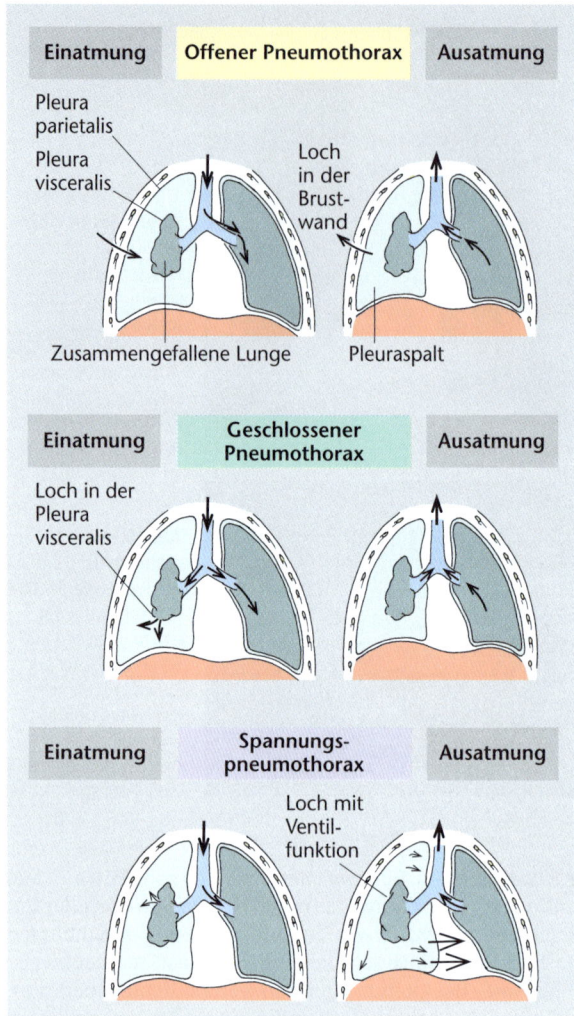

Abb. 6.58: Verschiedene Formen des Pneumothorax. [A400-190]

Symptome und Untersuchungsbefund

Erstsymptom ist meist ein einseitiger, stechender Schmerz im Brustkorb, dem Atemnot und (Reiz-)Husten folgen. Die Atmung ist meist schnell, die Atembewegungen asymmetrisch. Teilweise besteht eine Zyanose. Der Klopfschall ist einseitig hypersonor, und es sind mit dem Stethoskop nur sehr leise oder gar keine Atemgeräusche auskultierbar.

Spannungspneumothorax

Lebensbedrohlicher Notfall ist der **Spannungspneumothorax** *(Ventilpneumothorax),* bei dem die bei jeder Atembewegung in den Pleuraspalt eindringende Luft nicht mehr entweichen kann, weil z.B. ein Hautlappen an der Wunde als Ventil wirkt. Die betroffene Pleurahöhle wird mit jedem Atemzug mehr aufgepumpt und das Mediastinum zur gesunden Lungenseite verdrängt. Oft innerhalb von Minuten entwickelt sich ein lebensbedrohlicher Schock mit stärkster Atemnot, Zyanose, Tachykardie und Blutdruckabfall.

Diagnostik und Differenzialdiagnose

Die Diagnose wird durch eine Röntgenaufnahme des Thorax gesichert (☞ Abb. 6.59). Die Aufnahme wird im Gegensatz zu den üblichen Regeln in Exspiration angefertigt. Ist der Luftsaum nur klein, sodass er die betroffene Lungenhälfte wie ein Mantel umhüllt, spricht man von einem **Mantelpneumothorax.**

Ein EKG ist zum Ausschluss kardialer Erkrankungen, eine BGA zur Einschätzung der respiratorischen Situation erforderlich. Zur Ursachensuche (Emphysemblasen?) kann ein Thorax-CT angezeigt sein.

Behandlungsstrategie

Nur bei einem kleinen Spontanpneumothorax und Beschwerdefreiheit des Patienten kann die Spontanresorption der Luft innerhalb von 3–4 Tagen abgewartet werden. Diese kann durch Sauerstoffgabe gefördert werden.

Ganz überwiegend wird die Luft durch eine **(Saug-)Drainage** entfernt (☞ 6.1.7). Der Sog wird so lange aufrechterhalten, bis Röntgenaufnahmen eine voll entfaltete Lunge zeigen. Dann wird die Drainage abgeklemmt und nach 24 Stunden nochmals kontrolliert. Ist auch dann keine Luft mehr nachweisbar, kann die Drainage gezogen werden.

Schließt sich die Verbindung zwischen Pleuraspalt und Bronchialsystem – unabhängig von der Ursache – nach Wiederausdehnung der Lunge nicht, muss sie operativ verschlossen werden (heute bevorzugt videoassistiert thorakoskopisch). Auch beim Rezidiv-Spontanpneumothorax auf der gleichen Seite sind invasive Maßnahmen, etwa eine thorakoskopische Übernähung oder eine Verklebung der Pleurablätter (Pleurodese ☞ 6.11.2), angezeigt.

Notfall: Spannungspneumothorax

Lebensrettende Sofortmaßnahme bei einem Spannungspneumothorax ist die Umwandlung in einen offenen Pneumothorax: Falls kein spezielles Besteck zur Verfügung steht, wird mit einer großen Braunüle im 2. oder 3. ICR in der Medioklavikularlinie der betroffenen Seite eingestochen. Hierdurch kommt es zu einer sofortigen Entlastung des Überdrucks. Falls vorhanden, kann ein eingeschlitzter Fingerling aufgesetzt und so ein *Ventil* (sog. *Tiegel-Ventil*) geschaffen werden. Die endgültige Versorgung besteht in einer Dauersaugdrainage.

Pflege und Patientenberatung

Die Erstmaßnahmen bei Pneumothorax entsprechen den Erstmaßnahmen bei Dyspnoe (☞ 6.2.1), hinzu kommt die Pflege bei Pleuradrainage (☞ 6.1.7). Die Pflegenden achten auf die Einhaltung einer systematischen Schmerztherapie und planen darauf abgestimmt alle atemunterstützenden und sekretlösenden Maßnahmen (☞ 6.1.5). Da durch die Atembeeinträchtigung eine erhöhte Pneumoniegefahr besteht, führen die Pflegenden alle notwendigen Prophylaxen durch. Sie informieren den Patienten und leiten ihn an, damit er die Maßnahmen aktiv kontinuierlich unterstützt bzw. selbst durchführt.

In den ersten Wochen nach einem Pneumothorax sollte der Patient sich körperlich schonen, insbesondere keine schweren Lasten heben, außerdem nicht tauchen und nicht fliegen.

Prognose und Patienteninformation

Die Prognose des Spontanpneumothorax ist trotz des Rezidivrisikos meist gut. Ansonsten ist die Prognose von der Grunderkrankung abhängig.

6.10 Erkrankungen des Lungenkreislaufs

Lungenödem ☞ 4.5.3

6.10.1 Lungenembolie

Lungenembolie: Plötzliche oder schrittweise Verlegung von Lungenarterien, ganz überwiegend durch Thromben aus dem venösen Gefäßsystem. Eine der häufigsten „plötzlichen" Todesursachen überhaupt. Meist Folge einer (nicht entdeckten) tiefen Bein- oder Beckenvenenthrombose (☞ 5.9.3).

Krankheitsentstehung

Meist entsteht eine **Lungenembolie** als Komplikation einer tiefen Bein- und Beckenvenenthrombose: Ein Teil des Blutgerinnsels löst sich, erreicht mit dem Blutstrom über die V. cava inferior und das rechte Herz die Lungenstrombahn und verlegt dort eine Arterie. Selten stammen die Thromben aus der V. cava inferior, Venen der oberen Extremität oder dem rechten Herzen oder werden z. B. Tumorfragmente, Luft oder Fremdkörper in die Lungengefäße verschleppt. Die Risikofaktoren der Lungenembolie entsprechen aufgrund der Krankheitsentstehung denen der tiefen Beinvenenthrombose (☞ 5.9.3).

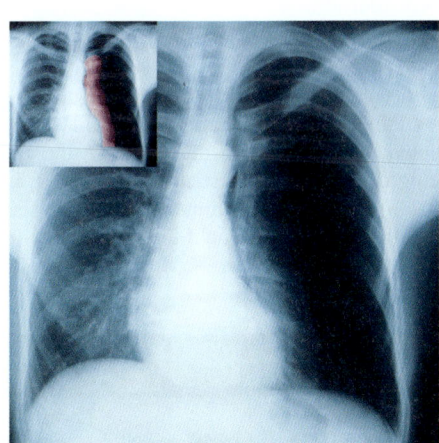

Abb. 6.59: Spannungspneumothorax links. Die linke Lunge ist völlig kollabiert und grenzt sich am linken Herzrand als Verschattung ab. Die Röntgenstrahlen werden nicht mehr (wie auf der rechten Thoraxseite) teilweise vom Lungengewebe absorbiert und schwärzen daher den Röntgenfilm mehr. Das Mediastinum und das Herz sind zur gesunden Seite hin verdrängt. [T197]

Folge der Verlegung der Lungenstrombahn ist eine akute Widerstandserhöhung im kleinen Kreislauf. Das muskelschwache rechte Herz kann gegen diesen Druck nicht „anpumpen" **(akutes Cor pulmonale),** das Herzzeitvolumen fällt ab, in Extremfällen (bei ca. 5 % der Fälle) so schnell, dass der Betroffene praktisch ohne jedes Warnzeichen stirbt.

Symptome und Untersuchungsbefund

Leitsymptome der Lungembolie sind plötzliche Atemnot, *atemabhängige Thoraxschmerzen* (beim Einatmen stärker), Husten (evtl. mit blutigem Sputum), Zyanose, Unruhe und Angst. Während kleine Lungenembolien fast ohne Beschwerden verlaufen können, kann sich bei schweren Embolien schnell ein Schock entwickeln.

Zusätzlich bestehen meist die Symptome einer tiefen Beinvenenthrombose (☞ 5.9.3), die vom Patienten oft aber nicht bemerkt oder nicht ernst genommen wurden.

Herz- und Atemfrequenz sind erhöht, der Puls möglicherweise unregelmäßig. Als Zeichen einer zentralvenösen Druckerhöhung sind die Halsvenen gestaut. Perkussion und Auskultation der Lungen ergeben oft normale Befunde.

> Eine Bradykardie bei Thoraxschmerzen spricht eher gegen eine Lungenembolie.

Komplikation: Lungeninfarkt

Das Lungengewebe wird nicht nur durch die Pulmonalarterie und ihre Äste, sondern auch durch Bronchialarterien aus der Aorta oder den Interkostalarterien mit Sauerstoff versorgt, wobei zwischen beiden zahlreiche Anastomosen bestehen. Dementsprechend kommt es bei einer Verlegung der Pulmonalarterie bzw. ihrer Äste meist nicht zu Nekrosen. Bei gleichzeitiger Linksherzinsuffizienz kann es aber durch Druckerniedrigung und Verlangsamung des Blutstroms in den Bronchialarterienästen zu einem Sauerstoffmangel des Lungengewebes und damit zum (hämorrhagischen) **Lungeninfarkt** kommen. Meist zeigt sich der Lungeninfarkt durch eine **Infarktpneumonie.**

Diagnostik

Insbesondere bei nur vagem Verdacht auf eine Lungenembolie führen viele Kliniken als Erstes einen D-Dimer-Test (☞ 5.9.3) durch. Ist dieser negativ, ist eine Lungenembolie äußerst unwahrscheinlich.

Ist der D-Dimer-Test nicht verwertbar (z. B. postoperativ, bei Sepsis, Pneumonie), positiv oder erscheint eine Lungenembolie von vornherein wahrscheinlich (z. B. bei einem Patienten mit klinischen Zeichen einer tiefen Beinvenenthrombose), wird heute meist eine CT-/MR-Angiographie durchgeführt, welche die Lungenszintigraphie (☞ unten) weitgehend verdrängt hat. Nur selten ist zum Therapieentscheid eine digitale Subtraktionsangiographie der A. pulmonalis **(Pulmonalis-DSA)** erforderlich, bei der ein Katheter über eine Vene vorgeschoben und dann Kontrastmittel zur Pulmonalisdarstellung gespritzt wird.

Die Röntgenaufnahme des Thorax soll vor allem andere Lungenerkrankungen ausschließen. Echokardiographie und EKG können eine Rechtsherzbelastung zeigen. Die Blutgasanalyse ergibt einen $p_aO_2 < 70$ mmHg bei erniedrigtem p_aCO_2.

Weitere diagnostische Maßnahmen wie etwa eine (Farb-) Duplex-Sonographie der Beinvenen (☞ 1.3.6) dienen der Ursachenklärung.

Lungenszintigraphie
Prinzip der Szintigraphie ☞ *1.3.5*

Bei der **Lungenperfusionsszintigraphie** wird die *Lungendurchblutung* durch i. v.-Gabe einer radioaktiven Substanz dargestellt, bei der **Lungenventilationsszintigraphie** die *Lungenbelüftung* durch Inhalation eines Radionuklids. Die Lungenperfusionsszintigraphie, ggf. in Kombination mit einer Ventilationsszintigraphie, war früher wichtigste Untersuchung bei Verdacht auf eine Lungenembolie.

Behandlungsstrategie

Medikamentöse Erstmaßnahmen bei einer Lungenembolie sind die Schmerzbekämpfung mit Opioiden (☞ 2.4.4), die Sedierung z. B. mit Diazepam (z. B. Valium®) und die intravenöse Gabe eines Heparinbolus (meist 10 000 IE). Bei Hypoxie sind Sauerstoffgabe und in Extremfällen Beatmung erforderlich.

Eine Vollheparinisierung mit unfraktionierten oder niedermolekularen Heparinen (☞ 5.8) verhindert relativ zuverlässig die weitere Ausbreitung der Lungenembolie. In kritischen Fällen, d. h. den Stadien III und IV, muss nach der initialen Schocktherapie die rasche Auflösung bzw. Entfernung des Embolus versucht werden. Die Lysetherapie (☞ 5.8) ist aber nicht immer erfolgreich, teuer und wegen Kontraindikationen nicht immer möglich. Manch-

Schweregrad		Ausdehnung der Gefäßverschlüsse	Klinik	Blutdruck
I	Klein	Periphere Äste	Leichte Dyspnoe, Thoraxschmerz	Normal
II	Submassiv	Segmentarterien	Akute Dyspnoe, Thoraxschmerz, Tachypnoe, Tachykardie	Leicht erniedrigt
III	Massiv	Ein Pulmonalarterienast	Akute schwere Dyspnoe, Thoraxschmerz, Zyanose, Unruhe, Synkope	Stark erniedrigt
IV	Fulminant	Pulmonalarterienhauptstamm oder mehrere Lappenarterien	Dyspnoe, Schocksymptomatik, drohender Herz-Kreislauf-Stillstand	Schock

Tab. 6.60: Schweregradeinteilung der Lungenembolie anhand ihrer Symptome und Befunde.

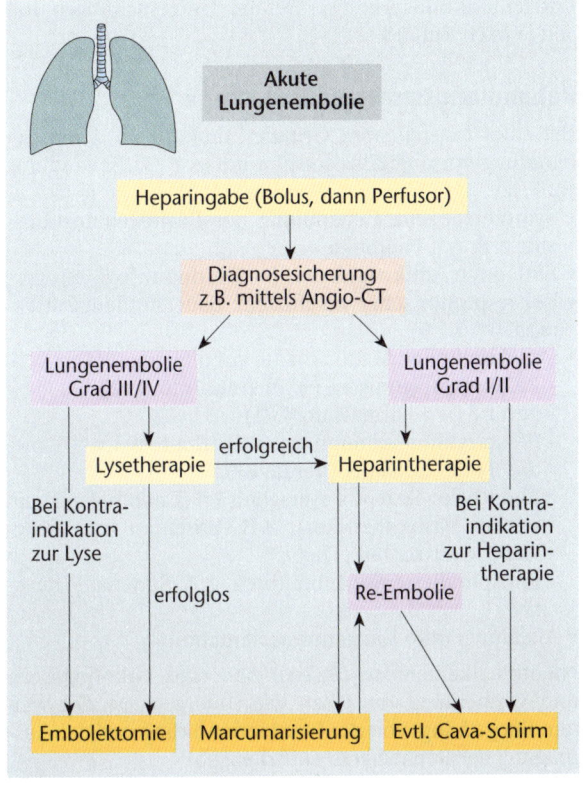

Abb. 6.61: Therapeutisches Vorgehen bei akuter Lungenembolie. [L157]

mal kann der Embolus auch über einen Katheter entfernt werden. Eine offene Operation zur Entfernung des Embolus ist nur selten angezeigt.

Pflege

Erstmaßnahmen

In der Akutphase stehen der Erhalt oder die Verbesserung der Atemfunktion und das frühzeitige Erkennen etwaiger Komplikationen im Vordergrund.

- Patienten absolute Bettruhe einhalten lassen, um weitere Embolien zu vermeiden
- Oberkörper des Patienten hoch lagern, vor allem bei eingeschränkter Atmung
- Über die Rufanlage Hilfe holen, Arzt benachrichtigen. Patienten möglichst nicht alleine lassen
- Fenster öffnen, evtl. nach Arztanordnung O$_2$ über Maske geben
- Bei Atemnot entsprechende Hilfestellung leisten (☞ 6.2.1). Durch ruhiges Verhalten Sicherheit vermitteln
- Möglicherweise notwendig werdende Intubation und Reanimation durch Kollegen vorbereiten lassen
- Vitalzeichen kontrollieren. Bei Schockzeichen (Blutdruckabfall, Pulsanstieg) Beine auf Herzniveau anheben, dabei leichte Oberkörperhochlagerung belassen. Bei Atem- oder Herzstillstand reanimieren (☞ 3.2). Keine Kopftieflage als Schocktherapie, da die Volumenverschiebung zu einem akuten Herzversagen führen kann
- Gleichzeitig die Materialien für einen venösen Zugang mit Blutabnahme, eine BGA, einen zentralvenösen Ka-

theter und die oben genannten medikamentösen Maßnahmen richten (lassen)
- Analgetika nach ärztlicher Anordnung geben
- Ggf. Verlegung auf Intensivstation organisieren.

> **Vorsicht**
> Bei Verdacht auf eine Lungenembolie keine i.m.-Injektionen (z.B. zur Schmerzbekämpfung), da diese eine Kontraindikation für die Lysetherapie darstellen!

Pflege bei Lysetherapie ☞ *Pharma-Info 5.40*
Pflege bei tiefer Beinvenenthrombose ☞ *5.9.3*

Pflege im weiteren Krankheitsverlauf

Auch während der nächsten Tage bleibt der Patient pflegebedürftig:

- Bei einer Lysetherapie hat der Patient Bettruhe. Bewegungen des Kranken und Erschütterungen des Betts sind zu vermeiden, damit sich keine weiteren Thromben ablösen. Ob und wie lange ansonsten Bettruhe erforderlich ist, hängt von der Schwere der Lungenembolie und der Grunderkrankung ab und wird vom Arzt angeordnet
- Zur Atemerleichterung sind Oberkörperhochlagerung und zusätzliche Weichlagerung im Rahmen der Dekubitusprophylaxe sinnvoll (nach Möglichkeit Wechseldruck-Matratzen einsetzen)
- Die Körperpflege des Patienten wird weitgehend von den Pflegenden übernommen. Der Patient darf sich nicht anstrengen
- Während der Lysetherapie besteht eine erhöhte Blutungsgefahr. Deswegen sind die Pflegenden bei der Körperpflege sehr vorsichtig (z.B. keine harte Zahnbürste verwenden, keine Nassrasur). Punktionsstellen werden beobachtet, ggf. sind Druckverbände anzulegen
- Die Pflegenden achten darauf, dass der Patient keine blähende Kost zu sich nimmt, weil hierdurch die Atmung weiter beeinträchtigt würde. Da die Patienten zur Verhinderung neuer Embolien zum Stuhlgang nicht pressen sollen, ist eine Obstipationsprophylaxe (☞ 7.2.7) sowie der Verzicht auf stopfende Nahrungsmittel (z.B. Bananen) erforderlich
- Bei Rechtsherzbelastung ist eine Flüssigkeitsbilanzierung und evtl. eine Beschränkung der Trinkmenge notwendig (☞ 4.5)
- Die Thromboseprophylaxe mit Kompressionsverbänden oder -strümpfen und Beinhochlagerung wird konsequent fortgesetzt
- Wegen der erhöhten Pneumoniegefahr ist eine sorgfältige Atemtherapie erforderlich (☞ 6.1.5, 6.4.3).

> **Patientenbeobachtung und Dokumentation**
> - Atmung, Bewusstsein, Puls, RR, Hautfarbe, Temperatur, Allgemeinbefinden
> - Bei Lysetherapie zusätzlich Achten auf Blutungen (Haut, Schleimhäute, Blut im Stuhl, Gelenkschmerzen).

Prävention und Patienteninformation

Patienteninformation bei Behandlung mit Antikoagulantien ☞ *5.8*

Die Primärprävention der Lungenembolie entspricht der Thromboseprophylaxe (☞ 5.9.3).

Da rezidivierende Lungenembolien zum chronischen Cor pulmonale (☞ 6.10.2) führen können, erfolgt nach der Akutphase eine Behandlung mit (oralen) Antikoagulantien (z. B. Marcumar® ☞ Pharma-Info 5.38) zur Rezidivprophylaxe (Tertiärprävention). Die Dauer der Antikoagulation hängt von der zugrunde liegenden Erkrankung bzw. den Risikofaktoren ab. Nach ihrem Absetzen wird der Patient über Thrombose-Risikofaktoren, Thrombose-Warnzeichen und nicht-medikamentöse Maßnahmen der Thromboseprophylaxe informiert.

Bei wiederholten Lungenembolien trotz Antikoagulation oder Kontraindikationen gegen eine Antikoagulation kann das Einbringen eines **Cava-Schirmes** *(Cava-Filters)* in die V. cava inferior erwogen werden, der Thromben „abfangen" soll.

6.10.2 **Pulmonale Hypertonie und chronisches Cor pulmonale**

> **Pulmonale Hypertonie:** Erhöhung des mittleren Pulmonalarteriendrucks auf > 25 mmHg in Ruhe bzw. > 30 mmHg bei Belastung.

> **Chronisches Cor pulmonale:** Pulmonale Hypertonie mit Rechtsherzbelastung und nachfolgender Hypertrophie und Insuffizienz der rechten Herzkammer (☞ auch 4.5.1) infolge von Lungen- oder Lungengefäßerkrankungen.

Krankheitsentstehung

Die **pulmonale Hypertonie** wird eingeteilt in:
- **Pulmonal-arterielle Hypertonie** *(PAH),* z. B. idiopathisch (ursächlich unklar), durch Medikamente oder im Rahmen von Kollagenosen
- Pulmonale Hypertonie bei
  - Linksherzerkrankungen
  - Lungenerkrankungen und/oder bei Hypoxämie, z. B. bei chronisch-obstruktiver Bronchitis (☞ 6.6.1)
  - (Wiederholter) Lungenarterienembolie
  - Pulmonale Hypertonie durch andere Erkrankungen, z. B. Sarkoidose.

Unter anderem durch Vasokonstriktion und später Fibrosierung der Lungengefäße steigt der Widerstand im kleinen Kreislauf und führt zu einer Rechtsherzbelastung und letztlich zur Rechtsherzinsuffizienz (☞ 4.5.1). Man spricht von einem **Cor pulmonale.**

Symptome, Befund und Diagnostik

Patienten mit einer pulmonalen Hypertonie sind oft lange beschwerdefrei. Zudem werden erste Beschwerden wie etwa leichte Ermüdbarkeit vielfach auf die ursächliche Erkrankung zurückgeführt. Zeichen der Rechtsherzinsuffizienz sind häufig Beinödeme und Belastungsdyspnoe (☞ auch 4.5.1).

Die Verdachtsdiagnose wird meist klinisch gestellt. Zu den technischen Basisuntersuchungen zählen Echokardiographie, EKG, Röntgenaufnahme des Thorax und Lungenfunktionsprüfung. Weitere Untersuchungen folgen je nach Befund.

Behandlungsstrategie und **Pflege**

Bei einer feststellbaren Grunderkrankung ist deren Behandlung vorrangig. Ansonsten umfasst die Behandlung (🕮 17):
- Symptomatische Behandlung der Rechtsherzinsuffizienz, z. B. mit Diuretika
- Evtl. orale Antikoagulation (☞ Pharma-Info 5.38)
- Bei respiratorischer Insuffizienz Sauerstofflangzeittherapie (☞ 6.1.6)
- Drucksenkende Medikamente vor allem bei PAH:
  - Kalziumantagonisten (☞ Pharma-Info 5.12)
  - Nitrate (☞ Pharma-Info 4.21)
  - Prostazyklinabkömmlinge, z. B. Iloprost i. v. (Ilomedin®) oder inhalativ (Ventavis®)
  - Endothelin-Rezeptor-Antagonisten (Endothelin ist ein starker Vasokonstrikor), z. B. Bosentan oral (Tracleer®), Sitaxsentan (Thelin®)
  - Phosphodiesterase-Inhibitoren, z. B. Sildenafil (Revatio®)
- Als ultima ratio Lungentransplantation.

Nichtmedikamentöse Maßnahmen sind Nikotinkarenz und Vermeidung von Über- wie Untergewicht. Die weitere Pflege hängt von der Grunderkrankung und der Ausprägung der Rechtsherzinsuffizienz ab.

Pflege bei Herzinsuffizienz ☞ 4.5

6.11 **Pleuraerkrankungen**

6.11.1 **Pleuritis**

> **Pleuritis** *(Brustfellentzündung,* auch anatomisch nicht ganz korrekt *Rippenfellentzündung):* Entzündung der Pleura.

Krankheitsentstehung und Einteilung

Hauptursachen einer **Pleuritis** sind Lungenerkrankungen (z. B. Pneumonie, Lungen- oder Pleuratumoren, Lungentuberkulose) sowie eine Herzinsuffizienz. Auch Virusinfektionen, eine Bauchspeicheldrüsenentzündung oder Kollagenosen (☞ 13.7) können zu einer Pleuritis führen.

Oft handelt es sich zunächst um eine **Pleuritis sicca** *(Pleuritis fibrinosa, trockene Rippenfellentzündung)* ohne Erguss. Aus ihr entwickelt sich meist eine **Pleuritis exsudativa** *(feuchte Rippenfellentzündung)* mit entzündlichem Pleuraerguss (☞ unten).

Symptome, Befund und Diagnostik

Leitsymptome der Pleuritis sicca sind heftige, atemabhängige Thoraxschmerzen, trockener Husten und schmerzbedingte Verminderung der Atembewegungen auf der erkrankten Seite. Mit Ergussbildung lassen die Schmerzen nach, dafür kommt es zu Atemnot und Druckgefühl in der Brust je nach Größe und Entstehungsgeschwindigkeit des Pleuraergusses. Überlagert werden die Beschwerden durch die Symptome der Grunderkrankung.

Bei einer Pleuritis sicca ist bei der Auskultation ein „Pleurareiben" oder „Lederknarren" zu hören (Befund bei Pleuraerguss ☞ 6.11.2).

Der Ursachenklärung dienen Blutuntersuchungen (BB, BSG, CRP, ggf. Virusserologie, Autoantikörpersuche), Röntgen-Thorax, ein Tuberkulin-Test (☞ 6.4.4, ggf. mit weitergehender Diagnostik) und die Untersuchung des Pleuraergusses bei Pleuritis exsudativa (☞ unten).

Behandlungsstrategie

An erster Stelle steht die Behandlung der Grunderkrankung. Symptomatische Schmerzmittelgabe bei der Pleuritis sicca fördert das Durchatmen.

Pflege

Pflegerisch ist wegen der schmerzbedingten Atemeinschränkung (und der damit verbundenen Schonatmung) vor allem eine konsequente Pneumonieprophylaxe (☞ 6.4.3) in Kombination mit einer gezielten Schmerztherapie wichtig. Der Patient wird über die Notwendigkeit atemfördernder Maßnahmen informiert und bei allen Einschränkungen unterstützt. Der Betroffene soll möglichst auf der gesunden Seite liegen, um die Belüftung und Ausdehnung der erkrankten Lungenabschnitte zu fördern.

Prognose

Die Prognose der Erkrankung ist abhängig vom Grundleiden. Hauptkomplikationen sind Verdickung und Verwachsungen beider Pleurablätter, die **Pleuraschwarten,** welche je nach Ausdehnung die Entfaltung der Lunge beim Atmen behindern können.

6.11.2 Pleuraerguss

Pleuraerguss: Flüssigkeitsansammlung in der Pleurahöhle. Prognose ursachenabhängig.

Krankheitsentstehung und Einteilung

Je nach Art der Flüssigkeit werden unterschieden:
- **Hydrothorax** durch **Transsudat**
  - Makroskopisch hell-serös = klar-wässrig
  - Bei der Laboruntersuchung Eiweiß < 30 g/l, Eiweiß Erguss/Serum < 0,5, LDH < 2/3 des oberen Serumnormwertes, LDH Erguss/Serum < 0,6
  - Hauptursachen Herzinsuffizienz, Hypoproteinämie (z. B. bei nephrotischem Syndrom)
- **Serothorax** durch **Exsudat**
  - Makroskopisch serös = klar-gelblich, trüb-serös, serös-eitrig, serös-blutig, fibrinös
  - Bei der Laboruntersuchung mindestens eines der Transsudat-Kriterien (☞ oben) nicht erfüllt
  - Hauptursachen Entzündungen (z. B. infektiös, bei Autoimmunerkrankungen), maligne Tumoren
- **Pleuraempyem**
  - Makroskopisch eitrig
  - Bei der Laboruntersuchung massenhaft (neutrophile) Granulozyten

  - Hauptursachen bakterielle Pneumonie (☞ 6.4.3), Lungenabszess (☞ Abb. 6.64), Speiseröhrenperforation, Operationen im Thoraxraum
- **Hämatothorax**
  - Makroskopisch Blut
  - Bei der Laboruntersuchung Hämatokrit Erguss/Serum ≥ 0,5
  - Hauptursachen Verletzungen, in der Inneren Medizin Tumoren (Pleuramesotheliom ☞ 6.11.3), **Pleurakarzinose** (Durchsetzung der Pleura von zahlreichen Karzinommetastasen), Lungenembolie (☞ 6.10.1)
- **Chylothorax**
  - Makroskopisch milchig (Austritt von Lymphflüssigkeit in den Pleuraraum)
  - Bei der Laboruntersuchung Triglyzeride ≥ 110 mg/dl
  - Hauptursachen Lymphabflussstörungen (z. B. bei malignen Lymphomen ☞ 11.7) oder Verletzungen des Ductus thoracicus (Milchbrustgang, führt Lymphe zurück ins venöse System).

Die „Top-Drei" der Ursachen sind maligne Tumoren (ca. 50 %), Herzinsuffizienz und Pneumonie. Deshalb wird jeder neu aufgetretene Pleuraerguss punktiert und das Punktat untersucht.

Symptome, Befund und Diagnostik

Hauptsymptome eines (ausgedehnten) Pleuraergusses sind Atemnot und atemabhängige Schmerzen im Brustkorb. Insbesondere langsam entstehende Pleuraergüsse werden aber lange nicht bemerkt. Bei einem Empyem besteht Fieber und meist ein erhebliches Krankheitsgefühl.

Der Klopfschall über dem Erguss ist gedämpft und das Atemgeräusch mit dem Stethoskop nur noch leise oder gar nicht mehr hörbar.

Gesichert wird die Diagnose durch Röntgen-Thorax, Ultraschalluntersuchung (empfindlichste Methode) und diagnostische Pleurapunktion (☞ 6.3.7). Bei weiter unklarer Diagnose ist eine Biopsie notwendig.

Behandlungsstrategie

Die Behandlungsstrategie eines Pleuraergusses hängt von seiner Ursache ab:
- Bei einer Herzinsuffizienz als Ursache wird die Herzinsuffizienz behandelt und der Erguss ggf. zur Beschwerdelinderung punktiert

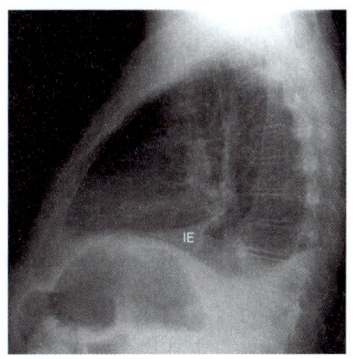

Abb. 6.62: Röntgenaufnahme des Thorax bei Pleuraerguss rechts. Typisch für einen Pleuraerguss ist das Ansteigen der glatt begrenzten Verschattung zur Seite bzw. nach hinten. IE = interlobärer Ergussanteil (zwischen zwei Lungenlappen). [S008-3]

- Bei entzündlichen Ergüssen steht die antiinfektiöse Therapie im Vordergrund. Zusätzlich muss der Erguss punktiert werden, um Pleuraschwarten vorzubeugen. Bei Pleuraempyemen sind eine Pleuradrainage mit Spülung und evtl. weitere chirurgische Maßnahmen erforderlich
- Bei ständig wiederkehrenden Pleuraergüssen, z.B. bei unheilbaren Tumoren, kann eine **Pleurodese** (medikamentöse Verklebung der Pleurablätter) versucht werden. Hierzu wird nach Punktion des Ergusses z.B. Tetrazyklin oder – thorakoskopisch – Talkum in den Pleuraraum eingebracht.

Pflege ☞ *6.1.7, 6.3.7*

6.11.3 Pleuramesotheliom

> **Pleuramesotheliom** *(Brustfellkrebs):* Hochmaligner Tumor, der von der Pleura ausgeht.

Krankheitsentstehung

Die meisten **Pleuramesotheliome** sind durch Asbest bedingt, das früher vor allem bei Bauarbeiten zur Isolierung und in der Autoindustrie breite Anwendung fand. Entsprechend sind Männer infolge beruflicher Schadstoffexposition bevorzugt betroffen.

Symptome, Befund und Diagnostik

Leitsymptome des Pleuramesothelioms sind zunehmende Atemnot (durch Pleuraerguss), atemabhängige Thoraxschmerzen (trotz Pleuraerguss) und hartnäckiger Husten. Anamnestisch ist in 70–90% eine Asbestbelastung zu eruieren.

Die Verdachtsdiagnose wird durch Thorakoskopie (☞ 6.3.6) und Biopsie gesichert. Ein CT dient der Beurteilung der Krankheitsausdehnung, eine Bronchoskopie dem Ausschluss eines Lungenkarzinoms. Da die meisten Pleuramesotheliome beruflich bedingt sind, wird jeder Patient mit Pleuramesotheliom bereits bei Verdacht der Berufsgenossenschaft gemeldet.

Behandlungsstrategie und Prognose

Aufgrund der meist diffusen Ausbreitung ist in der Regel keine radikale Entfernung möglich, auch Radio- und Chemotherapie zeigen kaum Erfolge. Palliative Maßnahmen umfassen vor allem eine Schmerztherapie und eine Pleurodese.

Die Prognose der Erkrankung ist sehr schlecht, der zeitliche Verlauf jedoch unterschiedlich.

6.12 Schlafbezogene Atmungsstörungen und Schlafapnoesyndrom

> **Schlafbezogene Atmungsstörungen:** Störungen der Atmung, die nur beim Schlafen auftreten.
>
> **Schlafapnoesyndrom** *(SAS):* Schlafbezogene Atemstörung mit Atemstillständen oder eingeschränkter

Atmung über zehn Sekunden Dauer während des Schlafes. Infolgedessen Sauerstoffmangel, wiederholte Unterbrechungen des Nachtschlafes und ausgeprägte Tagesmüdigkeit. Relativ häufiges Krankheitsbild (bis zu 4% der über 30-jährigen Männer und 2% der über 30-jährigen Frauen), das vorzugsweise übergewichtige Männer mittleren Alters betrifft.

Krankheitsentstehung und Einteilung

Schlafbezogene Atmungsstörungen mit Obstruktion der oberen Atemwege

Weitaus am häufigsten sind **schlafbezogene Atmungsstörungen mit Obstruktion** (Verengung) **der oberen Atemwege.**

Beim **obstruktiven Schlafapnoesyndrom** *(OSAS)* erschlafft die Rachenmuskulatur während des Schlafes, sodass der Atemstrom – bei gleichzeitig sichtbaren Atemanstrengungen im Brust-Bauch-Bereich – für mindestens zehn Sekunden unterbrochen wird. Der arterielle pO_2 sinkt, es resultiert eine Sympathikusaktivierung mit Aufwachreaktion. Die Atmung beginnt wieder, meist mit einem lauten Schnarchgeräusch, und der Patient schläft weiter bis zur nächsten Atempause. Das ganz kurze Aufwachen wird dem Betroffenen meist nicht bewusst *(micro arousal)*, führt aber zu einer Fragmentierung des Nachtschlafes. Bei Hypopnoen wird die Atmung zwar nicht unterbrochen, aber über mindestens zehn Sekunden erheblich eingeschränkt.

Ursächlich spielen wahrscheinlich genetische und anatomische Faktoren eine Rolle, die dann zusammen mit exogenen Faktoren zur Manifestation führen. Hier sind vor allem Übergewicht und Alkoholgenuss zu nennen. Begünstigend wirken außerdem z.B. Rückenlage, Beruhigungs- oder muskelentspannende Medikamente oder vergrößerte Tonsillen.

Der chronische Sauerstoffmangel führt langfristig zu einer Widerstandserhöhung im Lungenkreislauf (pulmonale Hypertonie ☞ 6.10.2) und später zu einer Rechtsherzinsuffizienz (☞ 4.5.1). Der gesteigerte Sympathikotonus während der Aufwachphasen hat häufig eine arterielle Hypertonie (☞ 5.4.1) und Herzrhythmusstörungen (☞ 4.6) zur Folge. Die kardiovaskuläre Mortalität ist bei Patienten mit Schlafapnoesyndrom deutlich erhöht. Hinzu kommt ein deutlich erhöhtes Unfallrisiko über Tag.

Das **obstruktive Schnarchen** entspricht im Wesentlichen dem Schlafapnoesyndrom, es fehlen aber die Atempausen. **Widerstandssyndrom der oberen Atemwege** *(Upper airway resistance Syndrom, UARS)* bezeichnet meist ein Bild mit erhöhten Atemanstrengungen durch Verengung der oberen Luftwege im Schlaf, Arousals und Tagesschläfrigkeit, aber ohne Schnarchen. Der Begriff wird jedoch nicht einheitlich definiert. Alle Formen sind abzugrenzen vom **habituellen** *(gewöhnlichen)* **Schnarchen** ohne Atem- und Schlafarchitekturstörungen.

Schlafbezogene Atmungsstörungen ohne Obstruktion der oberen Atemwege

Wesentlich seltener und deshalb hier nicht weiter ausgeführt sind **schlafbezogene Atmungsstörungen ohne**

Obstruktion der oberen Atemwege, etwa das **zentrale Schlafapnoesyndrom** mit periodischer Herabsetzung des Atemantriebs (keine erkennbaren Atembewegungen im Brust-Bauch-Bereich!) oder nächtliche Hypoventilationen bei vielen chronischen Lungenerkrankungen.

Symptome, Befund und Diagnostik

Leitsymptom ist lautes, unregelmäßiges Schnarchen während der Nacht abwechselnd mit längeren Atempausen, durch das vielfach der Partner des Betroffenen geweckt wird. Der Patient selbst bemerkt die Schlafstörung oft nicht.

Weitere charakteristische Symptome sind Müdigkeit und Konzentrationsstörungen tagsüber sowie morgendlich betonte Kopfschmerzen. Nicht wenige Kranke haben am Tag **imperative Schlafanfälle,** d. h., sie schlafen über Tag immer wieder und auch bei unpassenden Gelegenheiten (Autofahren!) kurzzeitig ein. Fast alle Patienten sind (erheblich) übergewichtig.

Bei Verdacht auf ein Schlafapnoesyndrom erfolgt zunächst ein ambulantes Schlafapnoemonitoring mit tragbaren Geräten. Bei krankhaften Ergebnissen folgt eine stationäre Untersuchung im Schlaflabor zur Diagnosesicherung und genauen Differenzierung. Bei einem Schlafapnoesyndrom treten pro Stunde mehr als zehn Apnoe-/Hypopnoephasen über zehn Sekunden Dauer auf.

Blutuntersuchungen, Lungenfunktionsprüfung und EKG decken andere Erkrankungen mit ähnlichen Beschwerden sowie bereits eingetretene Folgeschäden auf, eine HNO-ärztliche Untersuchung operativ behebbare Verengungen der Atemwege.

Behandlungsstrategie, Pflege und Patientenberatung

Allgemeinmaßnahmen sind in erster Linie der Abbau von Übergewicht, das Meiden von Rauchen, Alkohol, Schlaf- und Beruhigungsmitteln sowie das Schlafen auf der Seite (nicht auf dem Rücken).

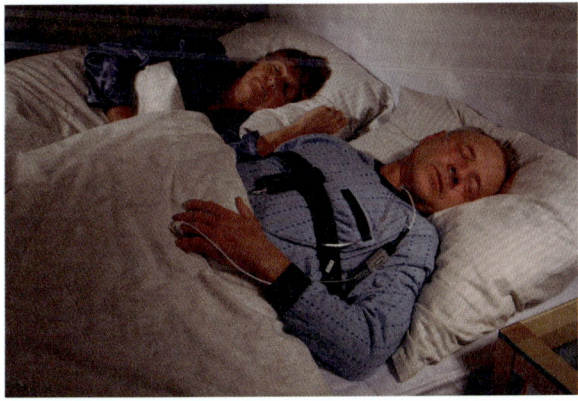

Abb. 6.63: Bei Schlafapnoesyndrom kann oft eine nächtliche nicht-invasive Überdruckbeatmung helfen. Die Sauerstoff-Brille oder -Maske ist zunächst gewöhnungsbedürftig, guter Tragekomfort (keine Druckstellen, kein Engegefühl) mitentscheidend für die Akzeptanz der Behandlung durch den Patienten. [V081]

Theophyllin zur Steigerung des Atemantriebs und des Muskeltonus oder Gebissschienen helfen in aller Regel nur bei leichter Ausprägung. Meist ist eine häusliche nächtliche Überdruckbeatmung über eine nasale Maske (**nCPAP-Therapie,** *nCPAP = **n**asal **c**ontinuous **p**ositive **a**irway **p**ressure*) angezeigt, die den Atemwegskollaps verhindert und die mittlerweile in verschiedenen Varianten verfügbar ist.

6.13 Aspiration und Aspirationspneumonie

> **Aspiration:** Eindringen flüssiger oder fester Stoffe in die Atemwege während des Einatmens.

Krankheitsentstehung

Beim Gesunden verhindern zahlreiche Schutzmechanismen (beispielsweise der Hustenreflex) das „Einatmen" von Fremdkörpern. Insbesondere bei Kranken mit fehlenden Schutzreflexen, mit Beeinträchtigungen des Schluckvorgangs sowie durch Erbrechen oder Regurgitation von Magensaft können körpereigene oder körperfremde, flüssige oder feste Substanzen in die Atemwege gelangen.

Folge ist zum einen eine teilweise oder komplette Verlegung der Atemwege, zum anderen je nach Art des aspirierten Materials z. B. eine toxische Schädigung von Atemwegen und Lunge (bis hin zum ARDS ☞ 6.14) oder bei Aspiration erregerhaltigen Materials eine bakterielle Pneumonie. Da der rechte Hauptbronchus weiter ist und steiler verläuft als der linke, rutschen feste Fremdkörper wesentlich häufiger in den rechten Hauptbronchus als in den linken.

Symptome, Befund und Diagnostik

Die Beschwerden des Patienten sind sehr unterschiedlich und reichen von völliger Beschwerdefreiheit nach „Verschlucken" über Husten, Stridor und Luftnot bis zu Zyanose und Atemstillstand.

Wird die Aspiration nicht sofort diagnostiziert, entwickelt sich bei vielen Patienten in den verlegten Lungenabschnitten eine Aspirationspneumonie, die zur Abszedierung (Abszessbildung) neigt. Besonders ernst ist die Magensaftaspiration, die zu einem akuten Lungenödem führen kann **(Mendelson-Syndrom).**

Die Diagnose wird klinisch, durch Röntgen der Lunge sowie Laryngoskopie oder Bronchoskopie gestellt.

Behandlungsstrategie

Behandlungsstrategie bei ARDS ☞ 6.14

Die Behandlung ist ursachenabhängig. Das Aspirat wird bronchoskopisch weitestmöglich abgesaugt, Fremdkörper werden entfernt. Bei einer Aspirationspneumonie werden Antibiotika gegeben, ggf. erhält der Patient Sauerstoff oder wird beatmet. Trotz dieser Therapie sind Aspiration und **Aspirationspneumonie** für nicht wenige Patienten prognoseentscheidend. Entsprechend große Bedeutung kommt der Aspirationsprophylaxe zu.

Aspirationsprophylaxe

Im Pflegealltag wichtig ist die Einschätzung der Aspirationsgefahr beim Essen oder Trinken. Dazu gehört z. B. das Wahrnehmen von Schluckstörungen (☞ 5.6.5, 7.2.2) und das Überprüfen von Husten- und Schluckreflex (☞ 7.2.2).

Besonders gefährdet sind z. B. Patienten nach einem Schlaganfall oder Intubation sowie Patienten, die häufig erbrechen oder verwirrt sind. Aus der Einschätzung der Aspirationsgefahr ergeben sich Maßnahmen zur **Aspirationsprophylaxe:**
- Oberkörperhochlagerung beim Essen oder Trinken und 30 Minuten danach
- Gefährdete Patienten nicht alleine lassen, sondern Schluckvorgang beobachten, ggf. unterstützen, ausreichend Zeit lassen
- Essensreste in den Wangentaschen, die später aspiriert werden können, nach dem Essen durch Mundpflege entfernen
- Absauggerät bereitstellen
- Ggf. Ernährung über eine Sonde sicherstellen (☞ 1.4.3, 7.1.7).

6.14 ARDS

ARDS (*acute respiratory distress syndrome*, deutsch *akutes Lungenversagen des Erwachsenen):* Schwere Lungenerkrankung mit akuter respiratorischer Insuffizienz bei vorher Lungengesunden mit nach wie hoher Letalität.

Krankheitsentstehung

Ursache des **ARDS** ist eine schwere direkte oder indirekte Schädigung der Lunge. Bei den direkten Lungenschädigungen sind beispielsweise die Aspiration z. B. von Wasser („Beinaheertrinken") oder Magensaft, Pneumonien oder die Inhalation von Atemgiften (z. B. eine Rauchvergiftung oder Sauerstoffüberdosierung) zu nennen. Indirekt kann die Lunge z. B. durch Schock, Sepsis, Verbrauchskoagulopathie (disseminierte intravasale Gerinnung ☞ 11.10.3) oder Multiorganversagen geschädigt werden.

Die unterschiedlichen Schädigungsursachen führen zu einer recht gleichförmigen Reaktion der Lunge mit gesteigerter Kapillardurchlässigkeit (→ interstitielles Lungenödem), Entzündungsreaktion und Schäden des Alveolarepithels (→ alveoläres Lungenödem, Surfactantmangel, Atelektasen, Hypoxie). Später kommt es zur zunehmenden Lungenfibrosierung.

Symptome, Befund und Diagnostik

Die Krankheitserscheinungen setzen sofort oder nach einer Latenz von bis zu vier Tagen nach der Schädigung ein. Symptome und Untersuchungsbefunde des ARDS sind zunächst Hyperventilation, Hypoxie und Atemnot. Es folgen respiratorische Globalinsuffizienz und Lungenödem.

Die Diagnose wird durch Anamnese, BGA, Röntgenaufnahme des Thorax (beidseitige Infiltrate) und Lungenfunktionsprüfung gestellt.

Behandlungsstrategie

Die (Intensiv-)Behandlung umfasst:
- Beseitigung der Ursache, z. B. des Schocks oder der Sepsis
- Bei Hypoxie trotz nichtinvasiver Sauerstoffgabe schonende Beatmung (sog. lungenprotektive Beatmung, die Lungen können auch durch die Beatmung geschädigt werden)
- Behandlung von Komplikationen.

Pflege

Patienten mit einem ARDS werden in der Regel intensivmedizinisch betreut. Hier stehen Maßnahmen im Vordergrund, die der Verbesserung des Gasaustausches dienen:
- Regelmäßige Umlagerung **(kinetische Therapie)** fördert Durchblutung und Belüftung der Lunge. Dazu gehören z. B. 30°- bzw. 135°-Lagerung, Rotationstherapie mit Spezialbetten und regelmäßige Bauchlagerung (besserer Sekretabfluss aus den dorso-basalen Lungenabschnitten). Die Bauchlagerung erfolgt auf Anordnung und anfangs in Anwesenheit des Arztes. Kontraindikationen sind z. B. instabiler Kreislauf, Verschlechterung der Sauerstoffsättigung und Herzrhythmusstörungen. Zu beachten ist, dass längerfristige Weichlagerung die Körperwahrnehmung beeinträchtigen kann. Daher sind zusätzlich Maßnahmen zur basalen Stimulation erforderlich
- Pflege bei Beatmung, endotracheales Absaugen (☞ 6.1.5).

Darüber hinaus erfordert die Pflege eines ARDS-Patienten die üblichen Pflegemaßnahmen einer Intensivstation wie Sedierung und evtl. fiebersenkende Maßnahmen (auch zur Senkung des Sauerstoffverbrauchs), Dekubitusprophylaxe, Thromboseprophylaxe (Low-dose-Heparinisierung) und Flüssigkeitsbilanzierung.

Prognose

Die Prognose ist mit einer Sterblichkeit bis zu 90 % sehr ernst. Viele Patienten sterben an Multiorganversagen.

6.15 Mukoviszidose

Mukoviszidose (*zystische Fibrose, cystische Fibrose,* kurz *CF*): Erbliche Stoffwechselstörung mit Produktion eines zu zähen Sekrets durch die exokrinen Drüsen. Hauptmanifestation an Lunge und Pankreas.

Krankheitsentstehung

Mit einer Häufigkeit von 1 : 2 500 ist die **Mukoviszidose** hierzulande die häufigste autosomal-rezessiv vererbte Stoffwechselstörung. Die verschiedenen Mutationen führen zu einer Störung der Chloridkanäle in den Epithelzellmembranen. Infolgedessen ist der Salz- und damit der

Wassergehalt in den Sekreten *aller* exokrinen Drüsen zu gering. Besonders betroffen sind aber Lunge und Pankreas: Der zu zähe Schleim sammelt sich in den Bronchien an und verstopft die Pankreasausführungsgänge und schädigt dadurch die Organe.

Symptome, Befund und Diagnostik

Bei den meisten Erwachsenen ist die Erkrankung seit dem Kindesalter bekannt. Hauptprobleme bei Jugendlichen und Erwachsenen sind:

- Chronische Bronchitis (☞ 6.6.1), rezidivierende Bronchitiden (☞ 6.4.2), auch mit atypischen Erregern, Hämoptoe (☞ 6.2.6), Atelektasen (☞ 6.4.3), Bronchiektasen (☞ 6.16) und Pneumothorax (☞ 6.9)
- Wiederholte Nasennebenhöhlenentzündungen, Nasenpolypen
- Ausgeprägte exokrine Pankreasinsuffizienz (☞ auch 8.6.2) mit Fettstühlen und Malabsorptionssyndrom (☞ 7.6.2), Rektumprolaps (Mastdarmvorfall).

Zu den Spätkomplikationen gehören eine zunehmende respiratorische Insuffizienz, ein Cor pulmonale mit nachfolgendem Rechtsherzversagen (☞ 6.10.2, 4.5), eine Leberzirrhose (auch die Gallenflüssigkeit ist zu zäh und verstopft die Leberkanälchen) und ein Diabetes mellitus (☞ 10.7).

Es gibt aber auch leichte Verläufe, die im Kindesalter nicht erkannt werden. Nicht selten führt dann im Erwachsenenalter die Abklärung einer ungewollten Kinderlosigkeit zur Diagnose, da die Fruchtbarkeit bei Frauen vermindert ist und Männer meist unfruchtbar sind.

Die Diagnose erfolgt durch Schweißtest (erhöhter Chloridgehalt des Schweißes) und molekulargenetische Untersuchung.

Behandlungsstrategie

Mukoviszidosepatienten werden am besten in spezialisierten interdisziplinären Ambulanzen betreut (es gibt knapp zwei Dutzend solcher Spezialambulanzen für Erwachsene in Deutschland).

Die Lungensymptome werden durch Inhalationen, schleimlösende Arzneimittel (Sekretolytika ☞ Pharma-Info 6.49, rekombinante humane Desoxyribonuklease = Pulmozyme®), (inhalative) Sympathomimetika (☞ Pharma-Info 6.40), frühzeitige antibiotische Behandlung bei Infekten und evtl. Glukokortikoidtherapie gebessert. In fortgeschrittenen Stadien kann eine O₂-Langzeittherapie helfen, Ultima Ratio ist eine Lungentransplantation.

Die Funktionsstörung des Pankreas und die Resorptionsstörung erfordern eine ausreichende Enzymsubstitution (z. B. mit Kreon® ☞ 8.6.2) und die zusätzliche Zufuhr fettlöslicher Vitamine. Die Kost sollte kalorien- und fettreich sein. Möglicherweise ist eine zusätzliche künstliche enterale Ernährung sinnvoll (z. B. über die Nacht).

Pflege und Patienteninformation

Ganz entscheidend für den Krankheitsverlauf sind sekretlösende Maßnahmen zur Erhaltung der Lungenfunktion (☞ 6.1.5). Im Säuglingsalter stehen Lagerungsdrainagen und Klopfmassagen, später die Sekretmobilisation durch gezielte Atemtechniken (autogene Drainage) im Vordergrund. Physiotherapie, Übungen mit oszillierenden PEP-Geräten und Inhalationen können in fortgeschrittenen Stadien mehrere Stunden täglich in Anspruch nehmen. Hilfreich ist der Kontakt zu Selbsthilfegruppen (✉ 9). Die beruflichen und privaten Möglichkeiten der Kranken sind stark eingeschränkt. Bestimmte Sportarten, z. B. Schwimmen, sind empfehlenswert.

Patienteninformation und Prognose

Lebensbegrenzend ist in aller Regel die Lungenfunktionsstörung, wobei die Lebenserwartung heute bei ca. 40–50 Jahren liegt.

Den Angehörigen des Patienten steht zur Abschätzung des Risikos für eigene Kinder eine molekulargenetische Untersuchung zur Verfügung.

6.16 Bronchiektasen

6

> **Bronchiektasen:** Irreversible Erweiterungen von Bronchien oder deren Ästen.

Krankheitsentstehung

Bronchiektasen können durch angeborene Erkrankungen (z. B. Mukoviszidose, Fehlbildung) bedingt oder Folge frühkindlicher Infektionen oder anderer schwerer Entzündungen sein.

Symptome, Befund und Diagnostik

Hauptsymptome von Bronchiektasen sind Husten und sehr viel Auswurf, der blutig sein kann. Viele Patienten leiden unter wiederholten Atemwegsinfektionen. Es gibt aber auch symptomarme Verläufe.

Komplikationen sind Hämoptysen (☞ 6.2.6), wiederholte Pneumonien (☞ 6.4.3) und ein chronisches Cor pulmonale (☞ 6.10.2) mit Ausbildung einer Rechtsherzinsuffizienz.

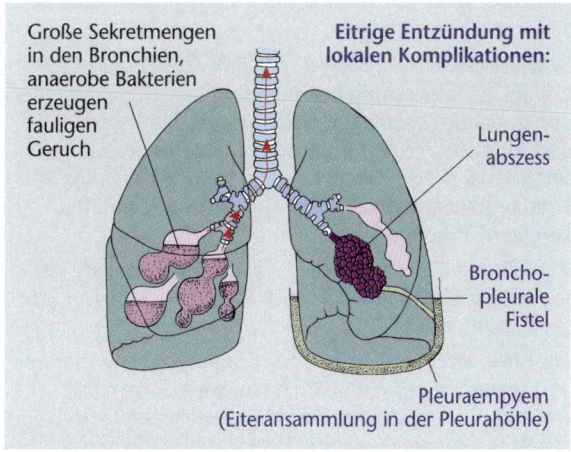

Abb. 6.64: Symptome und Komplikationen von Bronchiektasen. Große Sekretmengen verbleiben in den Bronchien. Es entsteht eine chronische Entzündung, die zu lokalen Komplikationen führt.

Nachgewiesen werden die Bronchiektasen am sichersten durch ein hochauflösendes CT (☞ 1.3.3).

Behandlungsstrategie

Die Behandlung ist schwierig und besteht in erster Linie in konsequenter Physiotherapie mit Sekretdrainage und frühzeitiger Antibiotikatherapie bei Infekten. Nur bei lokal begrenzten Bronchiektasen ist eine Resektion der betroffenen Lungenpartien angebracht. In extrem schwierigen Fällen kann eine Lungentransplantation erwogen werden.

Literatur und Kontaktadressen

📖 Literaturnachweis

1. Verbrauch, Missbrauch, Abhängigkeit – Zahlen und Fakten. Zusammengestellt vom Fachverband Sucht e. V., Walramstraße 3, 53175 Bonn, Tel.: 02 28/26 15 55, Fax: 02 28/21 58 85. Nachzulesen unter www.sucht.de, dann weiter zu Daten und Fakten.

2. Deutsche Hauptstelle für Suchtfragen e. V. (DHS), Westenwall 4, 59065 Hamm, Tel.: 0 23 81/9 01 50, Fax: 0 23 81/90 15 30. Nachzulesen im Internet unter www.dhs.de/web/datenfakten/tabak.php

3. Dingeldein, F.: Höchste Vorsicht geboten! Sicherer Umgang mit Sauerstoff und Sauerstoffflaschen. In: Die Schwester/Der Pfleger 7/2005, S. 520–523.

4. Betreiben von Sauerstoffanlagen (BGR 500, Kap. 2.32, 2005). Nachzulesen im Internet unter www.arbeitssicherheit.de/arbeitssicherheit/html/modules/bgr200500/200-500/bgr500.pdf

5. Seffel, J.: Märchen und Mythen rund um die Bülau-Drainage. In: Die Schwester/Der Pfleger 8/2006, S. 610–614.

6. Empfehlungen des Robert Koch-Instituts (RKI) zu Hygienemaßnahmen bei Patienten mit Verdacht auf bzw. nachgewiesener Influenza (Stand 25. 8. 2006). Nachzulesen im Internet unter www.rki.de, dann weiter zu Infektionsschutz, Krankenhaushygiene, Informationen zu ausgewählten Erregern, Influenza.

7. www.capnetz.de, dann weiter zu CAPNETZ.

8. Wischnewski, N.; Mielke, M.: Prävention der nosokomialen Übertragung der Tuberkulose – Übersicht über verschiedene nationale Empfehlungen. In: Hygiene und Medizin 3/2006, S. 84–92. Nachzulesen im Internet unter www.rki.de, dann weiter zu Infektionsschutz, Krankenhaushygiene, Information zu ausgewählten Erregern, Tuberkulose.

9. Wolfrum, T.: Tuberkulose. Von der „Mottenburg zur modernen Therapie", Teil 2. In: Die Schwester/Der Pfleger 9/2006, S. 710–712.

10. Buhl, R. et al.: Leitlinie zur Diagnostik und Therapie von Patienten mit Asthma. Herausgegeben von der Deutschen Atemwegsliga und der Deutschen Gesellschaft für Pneumologie und Beatmungsmedizin e. V., veröffentlicht in: Pneumologie 60/2006, S. 139–183. Nachzulesen im Internet unter www.atemwegsliga.de unter Asthma.

11. Global Initiative for Asthma (Hrsg.): Pocket Guide for Asthma Management and Prevention. A Pocket Guide for Physicians and Nurses. Revised December 2006. Nachzulesen im Internet unter www.ginasthma.com, dann weiter zu Guidelines.

12. Ukena, D.; Fishman, L.; Niebling, W.-B.: Asthma bronchiale – Diagnostik und Therapie im Erwachsenenalter. Deutsches Ärzteblatt 105 (21), S. A 385–394 (2008). Nachzulesen im Internet unter www.aerzteblatt.de (Suchfunktion benutzen).

13. Zegelin-Abt, A.: Patienteninformation, -schulung und -beratung. In: Bienstein, C.; Klein, G.; Schröder, G. (Hrsg.): Atmen. Die Kunst der pflegerischen Unterstützung der Atmung. Thieme Verlag, Stuttgart 2000.

14. Vogelmeier, C. et al.: Leitlinie der Deutschen Atemwegsliga und der Deutschen Gesellschaft für Pneumologie und Beatmungsmedizin zur Diagnostik und Therapie von Patienten mit chronisch obstruktiver Bronchitis und Lungenemphysem (COPD), veröffentlicht in: Pneumologie 61, S. e1–e40 (2007). Nachzulesen im Internet unter www.atemwegsliga.de unter COPD.

15. Schaefer, L.; Dorschner, S.: Für mich ist Lebensqualität, selbstständig handeln zu können … Wie erleben COPD-Patienten ihre Heimbeatmung. In: Pflege 3/2005, S. 159–168.

16. Passlick, B. et al.: Lungenkarzinom. Empfehlungen zur standardisierten Diagnostik, Therapie und Nachsorge, 3. Aufl. 2006. Herausgegeben vom Tumorzentrum Freiburg, Hugstetter Straße 55, 79106 Freiburg, Tel.: 07 61/2 70 33 02, Fax: 07 61/2 70 33 98. Nachzulesen im Internet unter www.tumorzentrum-freiburg.de/Medizin-Info/Leitlinien/lungenkarzinom.pdf

17. Olschewski, H. et al.: Diagnostik und Therapie der chronischen pulmonalen Hypertonie. Pneumologie 60, S. 749–771 (2006). Nachzulesen im Internet unter www.pneumologie.de/img/84bdbe4fbb879120.pdf

✉ Kontaktadressen

1. Deutsche Lungenstiftung e. V., Herrenhäuser Kirchweg 5, 30167 Hannover, Tel.: 05 11/2 15 51 10, Fax: 05 11/2 15 51 13, www.lungenstiftung.de

2. Nationales ambulantes Schulungsprogramm für erwachsene Asthmatiker (NASA), Sekretariat Patientenschulungen Medizinische Klinik 1, Klinikum Fürth, Jakob-Henle-Straße 1, 90766 Fürth, Tel.: 09 11/75 80 11 02, Fax: 09 11/75 80 11 41, www.klinikum-fuerth.de

3. Deutscher Allergie- und Asthmabund e. V. (DAAB), Fliethstraße 114, 41061 Mönchengladbach, Tel.: 0 21 61/81 49 40, Fax: 0 21 61/8 14 94 30, www.daab.de

4. Deutsche Atemwegsliga e. V., Im Prinzenpalais: Burgstraße, 33175 Bad Lippspringe, Tel.: 0 52 52/93 36 15, Fax: 0 52 52/93 36 16, www.atemwegsliga.de

5. Deutsche Selbsthilfegruppe für Sauerstoff-Langzeit-Therapie e. V. (LOT), Frühlingstraße 1, 83435 Bad Reichenhall, Tel.: 0 86 51/76 21 48, Fax: 0 86 51/76 21 49, www.selbsthilfe-lot.de

6. AG Lungensport in Deutschland e. V., c/o PCM, Wormser Straße 81, 55276 Oppenheim, Tel.: 06133/2021, Fax: 06133/2024, www.lungensport.org

7. Deutsche Emphysemgruppe e. V., Steinbrecherstraße 9, 38106 Braunschweig, Tel.: 0531/2349045, www.deutsche-emphysemgruppe.de

8. Selbsthilfe Lungenkrebs, Charité, Universitätsmedizin Berlin, Campus Virchow-Klinikum, Augustenburger Platz 1/Mittelallee 1, 13353 Berlin, Tel.: 030/4505 7 83 16, Fax: 030/4505 7 89 26, www.selbsthilfe-lungenkrebs.net

9. Mukoviszidose e. V. – Bundesverband Selbsthilfe bei Cystischer Fibrose (CF), In den Dauen 6, 53117 Bonn, Tel.: 0228/987800, Fax: 0228/9878077, www.muko.info

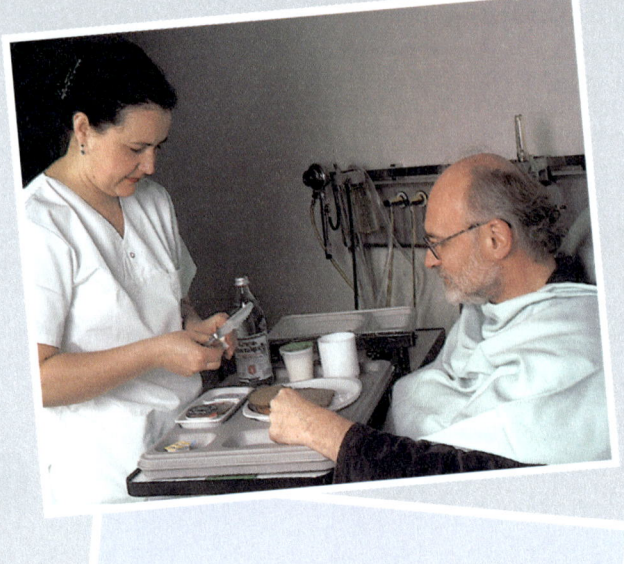

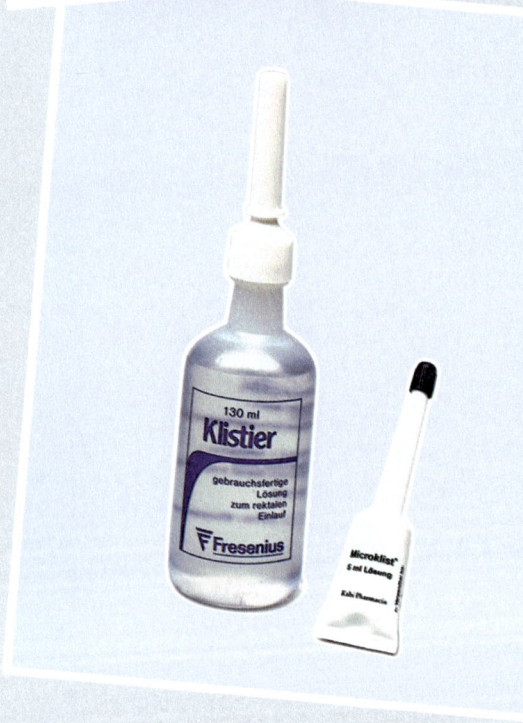

7 Pflege von Menschen mit Erkrankungen des Magen-Darm-Traktes

Anatomie ☞ 🖳

> **Gastroenterologie:** Teilgebiet der Inneren Medizin. Umfasst die Vorbeugung, Diagnostik, konservative und endoskopische Therapie von Erkrankungen des **Magen-Darm-Traktes** *(Gastrointestinaltrakt)*, der **Leber**, des **Gallensystems** und der **Bauchspeicheldrüse** *(Pankreas)*.

Pflege bei Erkrankungen von Leber, Gallensystem und Bauchspeicheldrüse ☞ *Kap. 8*

7.1 Pflege bei Erkrankungen des Magen-Darm-Traktes

Je nach zugrunde liegendem Krankheitsbild konzentriert sich die Pflege von Menschen mit Magen-Darm-Erkrankungen zunächst auf die Linderung der akuten Beschwerden. So steht z. B. bei einer akuten Gastritis, einem Magenulkus oder einer Dickdarmdivertikulitis zuerst die Schmerzbekämpfung im Vordergrund, bevor im weiteren Verlauf der vorsichtige Kostaufbau sowie die Beratung zur Vermeidung von Rezidiven (☞ unten) an Bedeutung gewinnen.

Bei chronischen Erkrankungen wie z. B. M. Crohn oder Colitis ulcerosa liegt das Augenmerk darüber hinaus auf einer langfristigen Stabilisierung der Stuhlausscheidung und Maßnahmen zur Erreichung einer bestmöglichen Lebensqualität.

Insbesondere bei akut bedrohlichen Erkrankungen wie etwa dem akuten Abdomen oder bösartigen Erkrankungen wie dem Magen- oder Darmkarzinom bildet die psychische Betreuung des Patienten mit viel Einfühlungsvermögen und Gesprächsbereitschaft einen weiteren Schwerpunkt in der Pflege.

> Viele Patienten mit Erkrankungen des Magen-Darm-Traktes werden wegen akuter Probleme mit subjektiv belastenden Symptomen stationär aufgenommen. Sie sind meist ängstlich und unsicher, ebenso ihre Angehörigen. Sie erwarten von den Pflegenden Linderung ihrer Beschwerden und ein einfühlsames Eingehen auf ihre Ängste und Fragen. Patienten mit chronisch-entzündlichen Darmerkrankungen, die oft einen jahrelangen Krankheitsverlauf hinter sich haben, erhoffen sich von den Pflegenden, dass sie ihre individuellen Erfahrungen und Gewohnheiten z. B. bezüglich Ernährung oder Stomaversorgung akzeptieren.

7.1.1 Betroffene Menschen

Unabhängig davon, ob der Betroffene an einer Gastritis oder einer chronisch-entzündlichen Darmerkrankung leidet, ist ein Teil dessen betroffen, was für viele Menschen Lebensqualität ausmacht: das Essen. Sei es zu zweit oder in gemütlicher Runde mit Freunden, Menschen mit Magen-Darm-Erkrankungen müssen meist vorsichtig sein

mit der Auswahl der Speisen. Sie können vielleicht nur einen Teil dessen essen, was auf dem Tisch steht, oder sie vertragen nur besondere Kost. Damit verlieren sie nicht nur an Genuss, sondern können sich auch von der Gruppe ausgeschlossen fühlen.

Noch viel mehr betrifft dies Menschen mit einem künstlichen Darmausgang, die Angst haben „zu riechen" oder durch Darmgeräusche aufzufallen. Dies kann psychisch sehr belastend sein (☞ 7.1.9). Sind jüngere Menschen betroffen, können sie evtl. aufgrund der Erkrankung ihren Beruf nicht mehr weiter ausüben. Zudem kommt die Angst, dass sich der Partner vor dem künstlichen Darmausgang ekelt.

Am belastendsten ist die Situation für Betroffene, die sich mit der Diagnose einer bösartigen Erkrankung auseinandersetzen müssen. Sie haben Angst vor der Behandlung (Operation, Chemotherapie) und wie es danach für sie weitergehen wird.

Altersgruppen und Begleiterkrankungen

Erkrankungen des Magen-Darm-Traktes können Menschen jeden Alters betreffen. Auch wenn aufgrund der demographischen Entwicklung zunehmend mehr ältere Menschen betreut werden, scheint das Durchschnittsalter der Betroffenen tendenziell niedriger zu sein als etwa in kardiologischen Abteilungen. „Typische" Begleiterkrankungen können nicht definiert werden.

7.1.2 Prävention

Eine Primärprävention von Magen-Darm-Erkrankungen ist nur teilweise möglich und von Krankheit zu Krankheit sehr unterschiedlich. Falls es Möglichkeiten der Primärprävention gibt, werden sie deshalb bei den einzelnen Erkrankungen besprochen.

Als Maßnahme der Sekundärprävention sind bislang nur die Darmkrebs-Vorsorgeprogramme zu nennen, die auf Tests auf okkultes Blut im Stuhl und Vorsorge-Koloskopien fußen (Details ☞ 7.3.2).

7.1.3 Rehabilitation

Besonders großer Rehabilitationsbedarf besteht in der Gastroenterologie bei Patienten mit chronisch-entzündlichen Darmerkrankungen und mit bösartigen Tumoren. Ziele sind die weitestmögliche Besserung der Erkrankung selbst, aller krankheits- oder behandlungsbedingter Folgen und die Wiedereingliederung des Betroffenen in sein bisheriges Umfeld. Die Rehabilitation wird fast immer stationär durchgeführt und muss für einen dauerhaften Rehabilitationserfolg durch ambulante Nachsorgemaßnahmen ergänzt werden.

Besondere Schwerpunkte der gastroenterologischen Rehabiliation sind (zur onkologischen Rehabilitation ☞ auch 12.1.4):
- Ausgleich von Mangelzuständen, Optimierung der Ernährung (z. B. Diät, Nahrungsergänzungen). Dadurch Verbesserung der allgemeinen Leistungsfähigkeit

7

- Bei (chronischer) Diarrhö weitestmögliche Normalisierung der Ausscheidungen, bei (neu angelegtem) Stoma bestmögliche Stomaversorgung einschließlich Anleitung des Betroffenen
- Information über die jeweilige Erkrankung
- Bei chronischen Erkrankungen Maßnahmen zur Akzeptanz der Erkrankung, Bewältigung der Erkrankung und ihrer Folgen (z. B. verändertes Körperschema)
- Motivation und Unterstützung des Betroffenen, trotz/nach der Erkrankung wieder am gesellschaftlichen und möglichst auch Arbeitsleben teilzunehmen, Abbau von krankheits(mit)bedingten ungünstigen Verhaltensweisen wie etwa Passivität, Rückzug und Resignation.

7.1.4 Patientenberatung

Zur Beratung gehört zunächst die Beratung zu Ernährung und Ausscheidung (☞ unten).

Da einige Erkrankungen des Magen-Darm-Traktes das Leben des Betroffenen drastisch verändern, ist hier eine frühzeitige Beratung über die Erkrankung und ihre Auswirkungen wichtig. Dies betrifft z. B. Lebensführung, Beruf, Körperbild und Sexualität sowie Hilfen zur Bewältigung des Alltags. So können viele Probleme schon im Vorfeld aufgefangen werden. Veränderungen im häuslichen Umfeld sowie der Umgang mit Hilfsmitteln können durch einen strukturiert durchgeführten Entlassungsprozess (☞ 1.2.5) rechtzeitig in die Wege geleitet werden. Günstig ist außerdem, den Patienten über Selbsthilfegruppen zu informieren. Kontakte mit Betroffenen erleichtern häufig die Bewältigung der akuten Erkrankung, z. B. bei Anlage eines Stomas.

Darüber hinaus sind zahlreiche Erkrankungen mit Schmerzen verbunden. Hier ist es Aufgabe der Pflegenden, den Patienten im Umgang mit den Schmerzen zu beraten (☞ 2.4.9) und durch eine optimale Zusammenarbeit mit ihm bzw. den Angehörigen größtmögliche Schmerzarmut zu erzielen.

Die speziellen Beratungsaspekte orientieren sich an der zugrunde liegenden Erkrankung und werden in den entsprechenden Kapiteln behandelt. Hierzu gehören z. B. die Beratung zur Ernährung bei Refluxösophagitis (☞ 7.4.1) oder die Beratung zur Stomaversorgung (☞ 7.1.9).

7.1.5 Beobachten, Beurteilen und Intervenieren

In der Gastroenterologie sind die Beeinträchtigung von Nahrungsaufnahme und Stuhlausscheidung die zentralen Pflegeprobleme:

Ernährung

Auf die meisten der früher bei Magen-Darm-Erkrankungen üblichen Diäten wird heute verzichtet, da sie sich als nicht entscheidend für den Krankheitsverlauf herausgestellt haben. Dies hängt sicher auch mit der verbesserten Pharmakotherapie zusammen. Die Kranken sollen lediglich die Speisen und Getränke meiden, die ihnen nicht bekommen. Hierbei können (und sollen) die Pflegenden aufgrund ihrer Erfahrung zwar zu bestimmten Nahrungsmitteln raten bzw. abraten, doch muss der Betroffene selbst ausprobieren, was ihm gut tut bzw. schadet. Hilfreich ist das Führen eines Ernährungsprotokolls, um längerfristig Unverträglichkeiten zu erkennen. Ist eine Diät hingegen zwingend notwendig, etwa bei einer akuten Divertikulitis, informieren Arzt und Pflegende den Patienten und seine Angehörigen über die Diät, ihren Zweck und ihre voraussichtliche Dauer, um eine bestmögliche Mitarbeit zu erreichen.

Auf Wünsche des Patienten eingehen

Wenn ein Patient nichts essen möchte, wird dies akzeptiert. In vielen Fällen kehrt der Appetit wieder, wenn die Akutphase der Erkrankung oder die psychische Ausnahmesituation vorbei ist. Bei länger dauernder Appetitlosigkeit kann eine Beratung durch eine Diätassistentin helfen.

Manche Patienten haben Appetit auf bestimmte Speisen, die nicht unbedingt zur Standardkost im Krankenhaus zählen. Falls die Krankenhausküche die Wünsche des Patienten nicht erfüllen kann, sind in der Regel Angehörige oder Freunde bereit, das Gewünschte zu besorgen.

Auch appetitliches Anrichten der Speisen steigert die Lust aufs Essen. Außerdem wirken sich ein frisch gelüftetes Patientenzimmer und, wenn möglich, das Essen in Tischgemeinschaft günstig aus. Bettlägerige Patienten werden zum Essen bequem, wenn möglich in sitzender Position, gelagert.

Ratsam sind weiterhin:
- Regelmäßige und kleine Mahlzeiten
- Verzicht auf Alkohol und Zigaretten, zumindest aber ein reduzierter Konsum, da Alkohol und Zigaretten den Magen reizen und Alkohol bei Stomaträgern oft zu Durchfällen führt
- Meiden von Arzneimitteln, die die Magenschleimhaut reizen, etwa Azetylsalizylsäure (z. B. Aspirin®) oder nichtsteroidale Antiphlogistika (z. B. Voltaren®). Ggf. mit dem Arzt über Alternativen reden
- Reduktion von Übergewicht (begünstigt Erkrankungen wie z. B. Refluxösophagitis, Hämorrhoiden etc.).

Ausscheidung

Pflege bei Obstipation ☞ 7.2.7

Zweites Kernproblem vieler gastroenterologischer Patienten ist die *Stuhlausscheidung*. Sie ist eng mit der Intimsphäre und dem Schamgefühl des Patienten verbunden. Daher ist es selbstverständlich, einen Patienten vor Blicken anderer zu schützen, während er das Steckbecken oder den Toilettenstuhl benutzt.

Beschwerden beim Stuhlgang oder im Bereich des Afters werden oft schamhaft verschwiegen. Für die Pflege der Analregion sollten dem Patienten daher diskret Hilfsmittel angeboten werden, um ein Wundwerden zu vermeiden (weiches Toilettenpapier, Fettcreme etc.). Die Pflegenden können nur mit Sensibilität herausfinden, ob bzw. welche Beschwerden vorliegen. Voraussetzung dafür ist ein Vertrauensverhältnis zwischen Patient und Pflegeperson.

Wichtig ist aufmerksames Zuhören. Nicht selten erwähnen Patienten ernst zu nehmende und dringend abklärungsbedürftige Beschwerden nur beiläufig. Beispielsweise ist die Äußerung eines Patienten, er leide wohl unter Hämorrhoiden, da er seit kurzem ein bisschen Blut auf dem Stuhl habe, eine sehr wichtige Information für den Arzt, da auch ein Darmtumor für die Beschwerden verantwortlich sein kann. Dann ist der frühzeitige Einsatz entsprechender diagnostischer und therapeutischer Maßnahmen evtl. lebensrettend.

Beobachtung der Stuhlausscheidung

Der gesunde Mensch hat normalerweise ein- bis zweimal täglich Stuhlgang, aber auch dreimal wöchentlich gilt noch als völlig normal. Eine hell- bis dunkelbraune Färbung des Stuhls ist physiologisch. Die tägliche Stuhlmenge beträgt ca. 100–300 g, abhängig von Ernährung, Trinkmenge, körperlicher Bewegung und psychischen Faktoren (z. B. Durchfall bei Angst).

> Die Stuhlgewohnheiten sind von Mensch zu Mensch sehr unterschiedlich. Eine Veränderung der Stuhlgewohnheiten unter sonst gleichen Lebensbedingungen kann Zeichen einer Erkrankung sein.

Stuhlveränderungen

Bei der Beurteilung des Stuhls ist vor allem die Beobachtung auf Farbveränderungen, Konsistenz, Geruch, Beimengungen und Parasitenbestandteile von diagnostischer Bedeutung. Über Veränderungen wird der behandelnde Arzt informiert.

Farbveränderungen.
- Durch *Nahrungsmittel z. B.:*
  – Rot-braun: Rote Beete (verfärbt auch den Urin)
  – Gelb-braun: Viel Milchprodukte, Eier, stärkehaltige Kost (Kartoffeln)
- Durch *Arzneimittel:*
  – Schwarz: Eisen-, Kohletabletten
- Sonstige:
  – *Acholischer Stuhl* (grau, lehmfarben): Fehlende Gallenausscheidung *(Acholie)*, z. B. durch Gallensteine, Hepatitis (☞ Kap. 8)
  – Rotbraun bis dunkelrot: Vor allem mit Blut durchmischter Stuhl bei Blutungen im Dickdarmbereich
  – Hellrote Blutauflagerungen: z. B. durch Hämorrhoiden, Rektumtumor
  – Schwarz: z. B. *Teerstuhl* (☞ 7.2.5) bei Blutung aus Magen, Dünndarm oder rechtsseitigem Dickdarm
  – Grünlich, flüssig: Z. B. bei Salmonellosen (☞ 15.5.6).

Konsistenz.
- *Kotstein:* Extrem eingedickter Kot bei Obstipation
- Dünnflüssig, schaumig: **Gärungsdyspepsie,** eine Störung der Kohlenhydratverdauung, bei der vermehrt Kohlenhydrate unverdaut in den Dickdarm gelangen und dort durch Dickdarmbakterien vergoren werden,

einhergehend mit Oberbauchbeschwerden, Blähungen, Durchfall und evtl. Erbrechen
- Schleimig, schleimig-blutig: Colitis ulcerosa, Morbus Crohn (☞ 7.6.4)
- Bleistiftförmig, bandartig: Stenosen, z. B. durch Tumoren im unteren Dickdarm
- Salbenförmig, fettig-glänzend: Fettresorptionsstörungen, z. B. bei Pankreasinsuffizienz (☞ 8.6.2)

Geruch.
- Aashaft *stinkend:* u. U. Rektumkarzinom
- *Stechend sauer:* Gärungsdyspepsie.

Beimengungen.
- *Schleim:* z. B. bei Reizdarmsyndrom (☞ 7.6.8), Colitis ulcerosa (☞ 7.6.4)
- *Eiter:* z. B. bei Abszessen im Enddarmbereich
- *Blut:* z. B. bei Tumoren und Entzündungen des Darms, Hämorrhoiden.

Wurmerkrankungen ☞ 15.10

7.1.6 Pflege bei Ösophaguskompressionssonden

> **Ösophaguskompressionssonden:** Sonden zur (temporären) Blutstillung bei blutenden Ösophagus- oder Magenfundusvarizen (☞ 8.4.7), wenn eine endoskopische Blutstillung nicht möglich ist. Wegen ihrer Risiken verhältnismäßig selten und nur im Rahmen der Intensivpflege eingesetzt.

Die **Ösophaguskompressionssonde nach Sengstaken-Blakemore** ist eine *dreilumige Doppelballonsonde* aus Gummi oder Vinyl:
- Zwei der drei Lumina sind mit Ballons verbunden. Das eine Lumen führt zum großen, 20 cm langen *Ösophagusballon* zur Kompression blutender Ösophagusvarizen, das andere zum *Magenballon* zur Fixation der Sonde im Magen. Beide werden über eine Spritze mit Luft geblockt. Steht die Blutung, muss der Druck im Ösophagusballon exakt reguliert werden: Der Druck muss so hoch sein, dass die Blutung weiterhin steht, darf aber nicht so hoch sein, dass das komprimierte Gewebe geschädigt wird. In aller Regel ordnet der Arzt zunächst einen Druck von 35–45 mmHg an, der alle 15 Minuten über ein Manometer kontrolliert wird
- Das dritte Lumen führt zu dem in den Magen hineinragenden Sondenabschnitt, der ca. 70 cm langen Magensonde (14–16 Ch). Durch sie kann blutiger Mageninhalt abgesaugt und Nahrung zugeführt werden. Evtl. befindet sich an der Sonde proximal des Ösophagusballons eine Öffnung zum Absaugen von Speichel.

Hat die Sonde bei sonst gleichem Aufbau ein separates viertes Lumen zum Absaugen des Ösophagus, spricht man von einer **Minnesota-Vier-Lumen-Sonde.**

Die **Linton-Nachlas-Sonde** ist eine *dreilumige Einballonsonde*, die bei nicht stillbaren Fundusvarizenblutungen verwendet wird.
- Ein Lumen dient dem Aufblasen des birnenförmigen *Magenballons* mit einem Fassungsvermögen von ca. 600 ml
- Die anderen zwei Lumina ermöglichen eine getrennte

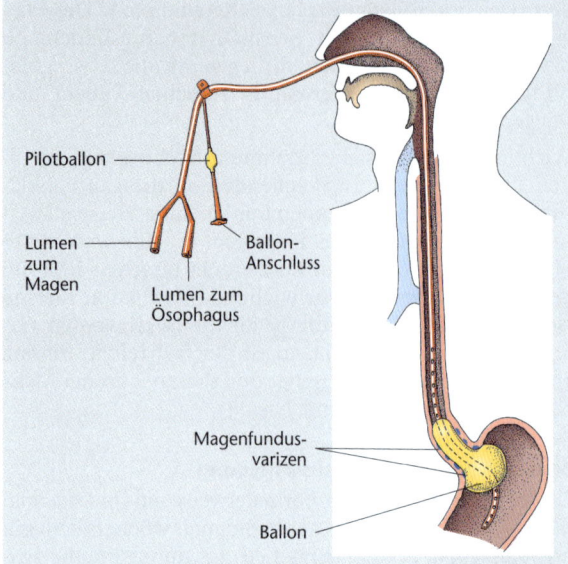

Abb. 7.1: Sengstaken-Blakemore-Sonde. [A400-190]   **Abb. 7.2:** Linton-Nachlas-Sonde. [A400-190]

Sengstaken-Blakemore-Sonde	Linton-Nachlas-Sonde
• Patienten beobachten, beim Legen assistieren. Handschuhe, Mundschutz, ggf. auch Brille zum Eigenschutz tragen, da der Patient schwallartig Blut erbrechen kann • Lage der Sonde kontrollieren, in der Regel durch Bildwandler (die Spitze der Sonde muss deutlich unterhalb des Zwerchfells liegen)	
Magenballon mit 100–150 ml Luft füllen	Ballon mit 400–700 ml Luft füllen
• Ansatz zum Magenballon sofort zwischen angesetzter Spritze und Pilotballon abklemmen • Um Erbrechen während des Aufblasens der Ballone zu verhindern, evtl. Mageninhalt über das Magensondenlumen absaugen • Sonde vorsichtig zurückziehen, bis federnder Widerstand spürbar wird	
Ggf. Zugseil an der Sonde befestigen/einhaken, freies Ende über die Aufhängevorrichtung leiten und Gewicht von 250 g anhängen	Ggf. Zugseil an der Sonde befestigen/einhaken, freies Ende über die Aufhängevorrichtung leiten und Gewicht von 500 g anhängen
Manometer nach Recklinghausen und Handpumpe am Ansatz zum Ösophagusballon befestigen	
Sonde an der Nase fixieren und im Nasenbereich mit einem Polster aus Schaumstoff unterlegen (Dekubitusprophylaxe)	
• Ösophagusballon aufpumpen bis der angeordnete Druck erreicht ist, meist bis zur 6. Std. 35–45 mmHg, dann absinkend • Ansatz zum Ösophagusballon zwischen aufgesetztem Manometer und Pilotballon abklemmen	
Vorgang dokumentieren	

Tab. 7.3: Das Legen von Ösophaguskompressionssonden.

Sengstaken-Blakemore-Sonde	Linton-Nachlas-Sonde
Engmaschige Druckkontrollen ca. alle 15 Min.	
Bei Extension Entfernen des Gewichts alle 6 Std. für 10 Min. (nach Arztanordnung)	
Nach spätestens 6 Std. Kompression aufheben	Sonde nach 6 Std. ziehen
Blutungskontrolle durch halbstündliches oder stündliches Spülen des Magens mit Wasser über den Magenzugang, bei Blutungen aus dem Magen evtl. Eiswasserspülung (auf Arztanordnung)	
Evtl. Erhöhen des Drucks im Ösophagusballon	Bei Extension evtl. Erhöhen des Zugs auf Sonde
Aspirationsprophylaxe bei Sonden ohne proximales Ösophaguslumen: Alle 30 Min. Absaugen des Speichels aus dem Mund-Rachen-Raum, ansprechbare Patienten ggf. dazu anhalten, den Speichel auszuspucken	Aspirationsprophylaxe: Alle 30 Min. Absaugen des Speichels oberhalb des Magenballons durch den Ösophaguszugang, ggf. auch Dauersog
Regelmäßige Lagekontrolle, weitere Pflegemaßnahmen wie bei gastrointestinalen Sonden (☞ 7.1.7)	
Engmaschige Vitalzeichenkontrolle, v. a. der Atmung, evtl. O₂-Gabe. Ständige Nähe einer Pflegekraft, die dem Patienten ein Gefühl der Sicherheit vermittelt	

Tab. 7.4: Pflegemaßnahmen bei liegender Ösophaguskompressionssonde.

Aspiration aus Magen und Ösophagus zur Lokalisation der Blutung (Varizenblutung? Ulkusblutung?).

Legen einer Ösophaguskompressionssonde

Material

- Alle Materialien zum Legen einer gastrointestinalen Sonde
- Großlumige Spritze (mindestens 50 ml)
- Klemme
- Schaumstoffpolster (Nase) und Pflaster
- Absauggerät mit Zubehör
- Zusätzlich bei der Sengstaken-Blakemore-Sonde eine Handpumpe und ein Manometer nach Recklinghausen
- Ggf. Aufhängevorrichtung für den Zug (Lochstabgeräte, Zugseile, Rolle) sowie Gewichte (bei der Sengstaken-Blakemore-Sonde 250 g, bei der Linton-Nachlas-Sonde 500 g, z. B. Plastikinfusionsflaschen mit 250 oder 500 ml Inhalt).

Vorbereitung

- Nach Arztanordnung Sedativum verabreichen
- Ggf. am Patientenbett Aufhängevorrichtung für die Extension anbringen
- Weitere Vorbereitungen wie beim Legen einer gastrointestinalen Sonde treffen
- Vor dem Legen einer Ösophaguskompressionssonde überprüfen, ob die Lumina durchgängig und die Ballons dicht sind. Anschließend die Luft aus den Ballons absaugen und die Ansätze mit Verschlusskappen oder Klemme schließen, um das Eindringen von Luft in die Ballons während des Vorschiebens zu vermeiden.

Legen einer Ösophaguskompressionssonde und Pflege bei liegender Sonde ☞ Tab. 7.3, Tab. 7.4

Komplikationen

Ösophaguskompressionssonden sind komplikationsträchtig. Die Hauptgefahren bestehen in:

- *Asphyxie* durch Sondendislokation und dadurch Verlegung von Trachea und Larynx
- *Aspirationspneumonie* (☞ 6.13) durch Aspiration von Speichel oder Blut aus nicht ausreichend komprimierten Ösophagusvarizen
- *Ösophagusruptur* durch zu hohen Druck im Ösophagusballon oder Aufblasen des Magenballons noch im Ösophagus. *Kardiaruptur* durch Lageveränderung des Magenballons
- *Druckulzera* im Bereich des Ösophagus durch mangelhafte Druckentlastung.

Atmung ständig beobachten

Wichtig ist die ständige Kontrolle der Atmung, da eine verrutschte Sonde oder Speichelansammlungen oberhalb des Ballons zu Dyspnoe, Aspiration und Ersticken führen können. Immer Schere am Patientenbett bereithalten, um im Notfall eine verrutschte Sonde durchtrennen und so die Ballons schnell entlüften zu können.

Entfernen der Sonde

Sengstaken-Blakemore-Sonde

Soll die Sonde nicht wegen einer Endoskopie und Sklerosierung entfernt werden, wird wie folgt vorgegangen:

- Steht die Blutung auch bei einem intraösophagealen Druck von 25 mmHg, Kompression für weitere 12 Stunden belassen
- Gewicht entfernen, falls vorhanden
- Pflasterfixierung lösen
- Luft aus dem Ösophagusballon ablassen. Den Patienten beim Entblocken des Ballons schluckweise Tee trinken lassen, um Verklebungen zu lösen
- Sonde bei geblocktem Magenballon ein kleines Stückchen in den Magen vorschieben, neu fixieren und mindestens vier Stunden, maximal 24 Stunden in dieser Lage belassen (Möglichkeit der sofortigen Komprimierung bei Rezidivblutungen)
- Weiteres Vorgehen wie bei Entfernen einer Gastroduodenalsonde.

Linton-Nachlas-Sonde

- Bei bestehender Extension Gewichte pro Stunde um 100 g vermindern
- Luft aus dem Ballon erst ablassen, wenn alle Extensionsgewichte entfernt sind (100 ml Luft pro Stunde), sonst kann der noch teilgeblockte Ballon während des Entblockens durch den Zug nach oben rutschen und die Luftwege komprimieren
- Sicherstellen, dass sich kein Blut im Aspirat von Magen oder Ösophagus befindet
- Weiteres Vorgehen wie bei Entfernung einer gastrointestinalen Sonde.

7.1.7 Pflege bei gastrointestinalen Sonden

Gastrointestinalsonde: Dünner Schlauch aus Kunststoff oder Weichgummi, der zu Diagnostik oder Therapie in Magen (**Magensonde**) oder Dünndarm (**Dünndarmsonde**, also **Duodenal-** oder **Jejunalsonde**) eingeführt wird.

Indikationen und Kontraindikationen

Indikationen

Gastrointestinale Sonden werden in der Inneren Medizin aus folgenden Indikationen gelegt:

- Zufuhr von Sondennahrung, z. B. bei Patienten nach einem Schlaganfall
- Gewinnung von Magen- oder Duodenalsaft zu diagnostischen Zwecken, z. B. zur Ermittlung der Sekretproduktion oder zum Erregernachweis bei Verdacht auf Tuberkulose (☞ 6.4.4)
- Spülung des Magens innerhalb der ersten Stunde nach oraler Aufnahme giftiger Substanzen
- Ableitung oder Absaugen von Magensaft, Blut oder Darminhalt zur Entlastung, z. B. bei blutenden Ulzera oder Ileus
- Entfernung von Luft oder Gasen, z. B. nach Reanimation.

Sonden zur Diagnostik oder Entlastung werden je nach Indikation gastral, duodenal oder jejunal platziert. Bei Er-

7

nährungssonden hingegen wird entweder eine gastrale Sonde gelegt oder eine jejunale (z. B. bei erhöhter Aspirationsgefahr), da duodenale Sonden dislozieren können und dann ungewollt gastral liegen (allgemeine Überlegungen zur Sondenwahl bei künstlicher enteraler Ernährung ☞ 1.4.3).

Kontraindikationen

Kontraindikationen für das Legen einer gastrointestinalen Sonde sind z. B. Traumen und Tumoren im Mund-Rachen-Raum, Ösophagustumoren oder eine Soorösophagitis.

Arten von Sonden

Gastrointestinalsonden zur Langzeitanwendung bestehen aus Silikonkautschuk oder Polyurethan, solche zur Kurzzeitanwendung auch aus PVC.

Am dünnsten sind reine Ernährungssonden mit nur einem Lumen (Durchmesser 8–12 Charrière, 1 Ch = 1/3 mm). Entleerungs- und Spülsonden haben einen Durchmesser von 12–16 Ch. Am dicksten ist der Schlauch zur Magenspülung mit bis zu 40 Ch. Magensonden für Erwachsene sind ca. 80–100 cm lang, Duodenalsonden ungefähr 20, die in der Inneren Medizin verwendeten Jejunalsonden meist 40–70 cm länger.

Legen einer gastrointestinalen Sonde

Grundsätzlich ist das Legen einer gastrointestinalen Sonde ärztliche Aufgabe, die an die Pflegenden delegiert werden kann. Gastrointestinale Sonden können über die Nase (**nasogastral**) oder über den Mund (**orogastral**) eingeführt werden. Letzteres ist Ausnahmefällen vorbehalten, da die Sonde im Mund den Patienten stärker beeinträchtigt und Brechreiz verursachen kann. Neben dem Legen der Sonde fallen die Verabreichung der angeordneten Sondenkost sowie die Pflege und Entfernung der Sonde in den pflegerischen Aufgabenbereich. Dünndarmsonden werden stets vom Arzt gelegt, entweder endoskopisch oder unter Bildwandlerkontrolle.

Vorbereitung

- Den Patienten über das Vorgehen informieren und klären, ob er auch vom Arzt informiert wurde und mit der Maßnahme einverstanden ist
- Materialien richten (☞ Abb. 7.5)
- Vitalzeichen kontrollieren
- Ggf. Sichtschutz anbringen
- Bewusstseinsklare Patienten mit erhöhtem Oberkörper, bewusstseinsgetrübte Patienten auf der Seite lagern
- Ggf. Zahnprothese entfernen (lassen)
- Geeignetes Nasenloch feststellen: Nase reinigen (schnäuzen lassen) und prüfen, durch welches Nasenloch der Patient leichter atmen kann; in dieses wird die Sonde eingeführt
- Oberkörper des Patienten mit einem Tuch schützen
- Sondenlänge abmessen und markieren. Die Entfernung Nase-Ohrläppchen-Magengrube entspricht der benötigten Länge bei einer Magensonde
- Dem Patienten Nierenschale und Zellstoff für möglichen Brechreiz reichen

- Evtl. Schleimhaut von Nase und Rachenhinterwand mit Spray anästhesieren und Einwirkzeit beachten.

Durchführung

- Patienten bitten, gleichmäßig durch den Mund zu atmen
- Hände desinfizieren
- Handschuhe anziehen
- Sonde gleitfähig machen, z. B. mit anästhesierendem Gel bestreichen oder gut mit Wasser befeuchten. Sonde vorsichtig etwa 10 cm tief in die Nase einführen
- Patienten ein Glas Wasser reichen (nicht bei Magensaftdiagnostik und nicht nach Rachenanästhesie). Ihn bitten, den Kopf nach vorne zu neigen, das Kinn auf die Brust zu bringen und mehrmals hintereinander zu schlucken. Währenddessen die Sonde zügig vorschieben, insgesamt bei Magensonden ca. 50–60 cm (bis zur Markierung auf der Sonde). Ein anfänglicher Würgreflex lässt meist rasch nach, sobald die Sondenspitze im Magen liegt
- Gelangt die Sonde nicht in die Speiseröhre, Mund-Rachen-Raum inspizieren, ob sich die Sonde im Mund aufgerollt hat. Dies kann durch die Verwendung eines Mandrins vermieden werden
- Muss die Sonde durch den Mund gelegt werden, Patient bitten, die Zunge herauszustrecken. Sonde hinten im Mund auf den Zungengrund legen. Dabei Zäpfchen nicht berühren, da sonst der Würgereflex verstärkt wird. Das weitere Vorgehen entspricht dem Einführen durch die Nase
- Bei Anzeichen einer Zyanose oder bei starkem Husten ist die Sonde in die Trachea gelangt. Sonde zurückziehen, dem Patienten eine Pause gönnen und erneut sondieren
- Ggf. Mandrin entfernen und Sonde abklemmen
- Lage der Magensonde kontrollieren. Dies ist auf mehrere Arten möglich:
  - Sekret aspirieren und mit Indikatorpapier pH-Wert bestimmen: Magensekret hat einen pH von 2, Duodenalsekret von etwa 7
  - Stethoskop unterhalb der Sternumspitze aufsetzen und mittels Blasenspritze Luft durch die Sonde in den Magen einblasen. Bei korrekter Sondenlage ist ein blubberndes Geräusch zu hören. Im Zweifelsfall Röntgenkontrolle

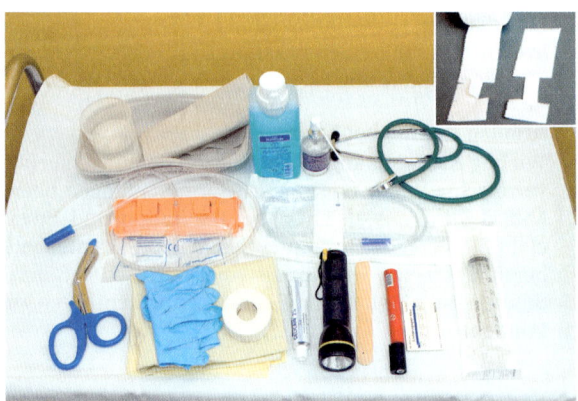

Abb. 7.5: Materialien zum Legen einer Magensonde. [K115]

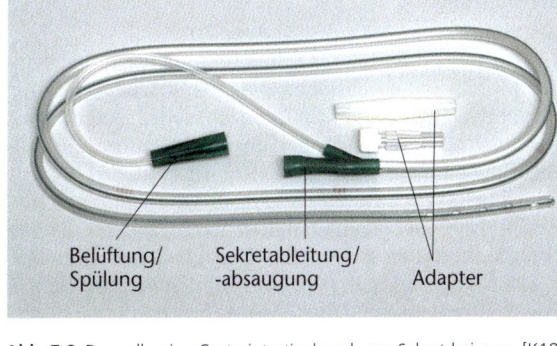

Abb. 7.6: Doppellumige Gastrointestinalsonde zur Sekretdrainage. [K183]

- Sonde an Nasenrücken oder Wange fixieren. Dabei darauf achten, dass die Sonde nicht gegen die Nasenflügel drückt (Dekubitusgefahr). Die Haut muss fettfrei sein, vorher evtl. mit Alkoholtupfern reinigen
- Bei einer Magensonde zur Magensaftentleerung Auffangbeutel anschließen und Klemme entfernen. Bei einer Ernährungssonde Verschlussstöpsel aufsetzen
- Patienten den Mund ausspülen lassen und ihm ggf. die Zahnprothese reichen
- Patienten bei der Lagerung unterstützen, Vitalzeichen kontrollieren
- Material entsorgen
- Maßnahme dokumentieren.

Abschließend informieren die Pflegenden Patienten und Angehörige über den Umgang mit der Sonde und ggf. der Ableitung (z. B. Zug an der Sonde vermeiden; Bescheid sagen, wenn die Sondenfixierung sich löst oder die Sonde (versehentlich) herausgerutscht ist).

> **Vorsicht beim Legen**
> - Sollte während des Legens ein starker Hustenreiz und/oder Zyanose auftreten, ist die Sonde wahrscheinlich in die Trachea gelangt. Dann Sonde sofort zurückziehen, bis der Hustenreiz nachlässt.
> - Die Sonde nicht gegen Widerstand einführen (Verletzungsgefahr)
> - Bei bewusstlosen Patienten ohne Hustenreflex kann die Sonde unbemerkt in die Trachea geraten. Deshalb ist es in diesem Fall besser, die Sonde unter Sicht vom Arzt legen zu lassen.

Pflege bei liegender Sonde

- Bei Sonden zur Ableitung von Magensekret Sekret regelmäßig auf Menge, Geruch, Konsistenz, Beimengungen und Aussehen überprüfen und dokumentieren. Nach Bedarf Sekretbeutel wechseln
- Nach Rückfrage beim Arzt dem Patienten zu trinken anbieten, um Schluckreflex zu erhalten
- Regelmäßig, bei Ernährungssonden *vor* jeder Nahrungszufuhr, Lage der Sonde kontrollieren (☞ oben). Dabei die Markierung auf der Sonde berücksichtigen
- Sonde nach jeder Nahrungsverabreichung, nach jeder Medikamentenapplikation und nach jedem Absaugen durchspülen (z. B. mit Tee oder 30 ml physiologischer Kochsalzlösung, ☞ auch 1.4.3). Fördert eine Sonde kein Sekret und wird auch nichts über sie verabreicht, wird sie mindestens einmal täglich durchgespült

- Die Fixierung der Sonde täglich (bei empfindlicher Haut häufiger) wechseln und an neuer Stelle anbringen. Dabei die Nase auf Druckstellen und die Haut auf Pflasterreizung inspizieren. Sonde ggf. mit Schaumstoff abpolstern
- Beim Pflasterwechsel die Sonde festhalten, um ein Herausziehen/-rutschen der Sonde zu verhindern
- Nasenschleimhaut täglich mit warmwassergetränkten Watteträgern austupfen und mit fetthaltiger Nasensalbe (z. B. Panthenolsalbe) pflegen.
- Wegen des verringerten Speichelflusses Soor- und Parotitisprophylaxe durchführen. Wenn keine Kontraindikation vorliegt, orale Flüssigkeitszufuhr zum Erhalt des Schluckreflexes und zur Förderung des Wohlbefindens ermöglichen. Bei Patienten, die wegen der Magensonde nur oberflächlich atmen, ist eine regelmäßige Pneumonieprophylaxe notwendig.

Verabreichen von Sondenkost ☞ 1.4.3

Komplikationen

Komplikationen während des Legens und bei liegender Sonde sind:
- Nasenbluten
- Via falsa („falscher Weg"): die Sonde reißt die Schleimhaut auf und wird unter der Schleimhaut weitergeschoben
- Bradykardie und/oder Herzstillstand als Folge einer Vagusreizung
- Verrutschen der Sonde in die Trachea, erkennbar an Husten und Zyanose des Patienten
- Ösophagus- oder Magenperforationen (fast nur bei vorgeschädigten Organen)
- Ösophagus- und Magenulzerationen nach längerer Liegedauer. Um diese Komplikation zu vermeiden, ist rechtzeitig die Anlage einer PEG in Erwägung zu ziehen (☞ 1.4.3).

Entfernen der Sonde

Eine Magensonde wird wie folgt entfernt:
- Fixation lösen
- Einmalhandschuhe anziehen
- Sonde mit etwas Wasser oder Tee vorsichtig durchspülen, damit sich kein Magensaft im Sondenlumen befindet, der beim Herausziehen der Sonde austreten und zu Schleimhautreizungen führen kann
- Sonde mit Verschlussstöpsel verschließen und abklemmen
- Sonde zügig herausziehen, um den Handschuh wickeln, den Handschuh darüberstülpen und in einen Abfallbeutel entsorgen
- Patienten den Mund ausspülen lassen, Nasenpflege durchführen (lassen)
- Pflasterreste mit Alkoholtupfern entfernen.

Dünndarmsonden dürfen nur langsam über Stunden und nur auf Arztanordnung entfernt werden:
- Ballon entleeren, Ansatz zum Ballon abklemmen
- Sonde stündlich um ca. 20 cm herausziehen. Bei zu schnellem Entfernen besteht die Gefahr einer *Darminvagination* (Darmeinstülpung). Das herausgezogene Stück reinigen und die Sonde erneut fixieren, um ein Tieferrutschen durch die Darmperistaltik zu verhindern

7

- Bei einer noch verbleibenden Länge von 45–50 cm Sonde durchspülen, damit sich kein Magensaft mehr im Sondenlumen befindet, der beim Herausziehen der Sonde zu Schleimhautreizungen führt
- Sonde abklemmen
- Sonde zügig entfernen. Dabei sollte der Patient zur Vermeidung einer Aspiration von Darminhalt oder anhaftendem Schleimpartikeln die Luft anhalten
- Patienten den Mund spülen (lassen) und Nasenpflege durchführen. Sonde entsorgen.

Wechseln der Sonde

Ist die Sonde verstopft, herausgerutscht oder hat der Patient sie (versehentlich) entfernt, legen der Arzt oder die Pflegenden (nach Arztrücksprache) eine neue Sonde.

7.1.8 Orthograde Darmspülung

> **Orthograde Darmspülung** (orthograd = in physiologischer Richtung): Spülung zur gründlichen Darmreinigung vor Dünn- und Dickdarmoperationen sowie vor Darmuntersuchungen (z. B. Koloskopie).

Bei der **orthograden Darmspülung** werden dem Patienten am Vortag der Untersuchung oder der Operation zur Darmreinigung ca. 4 l einer speziellen Spüllösung verabreicht (☞ unten). Im ambulanten Bereich trinkt der Patient die Spüllösung. Im Krankenhaus kann sie auch über eine Sonde gegeben werden, wenn der Patient sich nicht in der Lage fühlt, so viel zu trinken. Wichtig ist, dass der Patient die Flüssigkeit innerhalb von 4–6 Stunden erhält bzw. trinkt, da sonst die Salze resorbiert werden (mit einer erhöhten Gefahr von Elektrolytverschiebungen) und der Spüleffekt ausbleibt. Die Spülung kann abgeschlossen werden, sobald der Stuhlgang wasserklar ist.

Da der Spüleffekt bis zu sechs Stunden andauern kann, sollte rechtzeitig mit der Spülung begonnen werden, damit die Nachtruhe des Patienten nicht gestört wird.

> **Vorsicht**
> Eine orthograde Darmspülung ist kontraindiziert bei Patienten mit einem Ileus oder mit Darmstenosen sowie bei herzinsuffizienten Patienten, da eine Spülung den Kreislauf stark belasten kann.

Orthograde Darmspülung über eine Sonde
Materialien
- Materialien zum Legen einer gastrointestinalen Sonde (☞ 7.1.7)
- Körperwarme Spülflüssigkeit
- Infusionsgeräte und Klemme, ggf. Infusionsständer
- Formulare zur Flüssigkeitsbilanzierung und zur Überwachung
- Blutdruckapparat und Stethoskop
- Nachtstuhl, Bademantel oder Decke zum Warmhalten
- Je nach Anordnung Antiemetikum (z. B. Paspertin®, Vomex®).

Der Patient wird über die bevorstehende Spülung informiert und gewogen, um eine eventuelle Gewichtszunahme durch die Spülung erkennen zu können.

Durchführung
- Gastrointestinale Sonde legen (☞ 7.1.7)
- Für mobile Patienten eine Toilette freihalten, für weniger mobile Patienten einen Nachtstuhl zur Verfügung stellen. Während der Spülung Topf des Nachtstuhls regelmäßig leeren. Auf ausreichende Wärmezufuhr mittels Bademantel, Decke und Heizung achten
- Infusionssystem an die Sonde anschließen und den ersten Liter der Spülflüssigkeit in etwa einer halben Stunde einlaufen lassen. Restflüssigkeit bei guter Verträglichkeit innerhalb von 2–4 Stunden verabreichen
- Bei Komplikationen (Brechreiz, Erbrechen) die Flüssigkeitszufuhr stoppen. Auf Arztanordnung Spüllösung langsamer einlaufen lassen, ein Antiemetikum verabreichen oder die orthograde Darmspülung beenden
- Bei starken Schmerzen, anhaltendem Erbrechen und/oder fehlender Stuhlausscheidung Spülung ebenfalls abbrechen und Arzt informieren.

Während der Darmspülung kontrollieren die Pflegenden den Zustand des Patienten (Vitalzeichen, Verträglichkeit der Spüllösung, subjektives Befinden), die Einlaufgeschwindigkeit der Spüllösung und die Ausscheidung (Aussehen des Stuhls, Flüssigkeitsbilanzierung) engmaschig.

Nachbereitung
- Sonde entfernen
- Gelegenheit zur Intimtoilette bzw. Körperpflege geben, evtl. den Patienten dabei unterstützen
- Elektrolytkontrollen vorbereiten (Arztanordnung)
- Ggf. Nachtstuhl reinigen und desinfizieren
- Bis zur Untersuchung dem Patienten nur klare Flüssigkeit (Tee, Mineralwasser, Bouillon) geben
- Flüssigkeitsbilanz führen
- Gewicht des Patienten kontrollieren und mit dem Gewicht vor der Darmspülung vergleichen. Sollte der Patient deutlich zugenommen haben (mehr als 2 kg), Arzt informieren.

Orthograde Darmspülung durch orale Flüssigkeitsaufnahme

Viele Patienten empfinden das Trinken der Spüllösung als weniger unangenehm als das Legen einer Magensonde.
- Bei Klean-Prep® (= Golytely = Macrogol plus schwer resorbierbare Sulfatsalze plus bilanzierte Elektrolyte, Wirkungsweise ☞ Pharma-Info 7.20) und Endofalk® (GolytelyRSS = Golytely mit reduziertem Salzanteil) wird aus einem Pulver die trinkfertige Spüllösung zubereitet. Trotz der zugefügten Aromastoffe klagt ein Teil der Patienten über schlechten Geschmack, der die häufig auftretende Übelkeit (durch die große Flüssigkeitsmenge) noch verstärkt
- Fleet® Phospho-soda hat nur ein geringes Volumen, das durch ausreichend klare Flüssigkeit nach Wahl (z. B. Wasser, Kamille- oder Fencheltee, klare Brühe) ergänzt werden muss, was viele Patienten als weniger unangenehm empfinden als die Salzlösung.

7.1.9 Stomatherapie und Stomapflege

Stoma (*griech.* = Mund): Operativ geschaffene Öffnung eines Hohlorgans zur Körperoberfläche, vor allem zur Ableitung von Harn (*Urostoma* ☞ 10.*.*), Magen- oder Darminhalt, wenn eine physiologische Entleerung nicht möglich ist. Umgangssprachlich gleichgesetzt mit einem **Enterostoma** (*Anus praeter naturalis, AP, künstlicher Darmausgang, Kunstafter, äußere Darmfistel*), also einem operativ angelegten Darmausgang.

Die (operative) Anlage eines Enterostomas wird meist infolge einer malignen Tumorerkrankung des Darms (☞ 7.6.10) notwendig, seltener aufgrund einer entzündlichen Darmerkrankung, z. B. einer Colitis ulcerosa (☞ 7.6.4). Die **Stomatherapie** hat dann die körperliche, psychische und gesellschaftliche Rehabilitation des Stomaträgers zum Ziel. Angemessene Aufklärung, einfühlsames Verhalten und optimale Stomapflege ermöglichen die Wiedereingliederung des Betroffenen in sein bisheriges Umfeld.

Psychische Situation des Patienten

Viele Patienten mit Enterostoma sind in mehrfacher Hinsicht psychisch stark belastet. Zum einen müssen sie sich mit der zugrunde liegenden, oft malignen Erkrankung auseinander setzen. Zum anderen bedeutet die Stomaanlage selbst für die meisten Patienten eine große psychische Belastung: Das veränderte Körpergefühl führt bei den meisten Patienten zu einem veränderten Selbstempfinden, und die Tatsache, nicht mehr kontinent zu sein, seine Ausscheidungen sehen und bei sich tragen zu müssen, oft zu einem Verlust von Selbstbewusstsein und Selbstvertrauen. Andererseits kann für Patienten die Anlage eines Stomas auch einen Gewinn an Lebensqualität bedeuten, wenn sie z. B. jahrelang unter der Belastung durch unvorhersehbare Durchfälle und den damit verbundenen sozialen Folgen gelitten haben (📖 1).

Patienten mit einem Enterostoma, die auf eine internistische Station aufgenommen werden oder den Pflegenden in der ambulanten Pflege begegnen, haben in aller Regel bereits Erfahrungen mit ihrem Stoma und den Stomaartikeln gesammelt und können damit umgehen. Benötigen die Patienten aufgrund einer anderen Erkrankung Hilfe bei der Stomapflege, berücksichtigen die Pflegenden die Wünsche und Gewohnheiten der Patienten bei der Versorgung. Es können jedoch auch nach monatelanger komplikationsloser Stomaversorgung Probleme auftreten, z. B. durch Stomaveränderungen wegen Gewichtszu- oder -abnahme. Um Komplikationen rechtzeitig zu erkennen, ist daher eine regelmäßige Inspektion des Stomas, auch im ambulanten Bereich, notwendig. Wichtig ist eine kontinuierliche Betreuung des Betroffenen, um Ängsten und Unsicherheiten frühzeitig zu begegnen und eine lückenlose Versorgung zu gewährleisten (📖 2).

Konnten sich die Patienten hingegen noch nicht an das Stoma gewöhnen, versuchen die Pflegenden die Ursache dafür herauszufinden und den Patienten z. B. durch erneute Anleitung in der Stomapflege (ggf. unter Produktwechsel) oder durch Gespräche zu unterstützen.

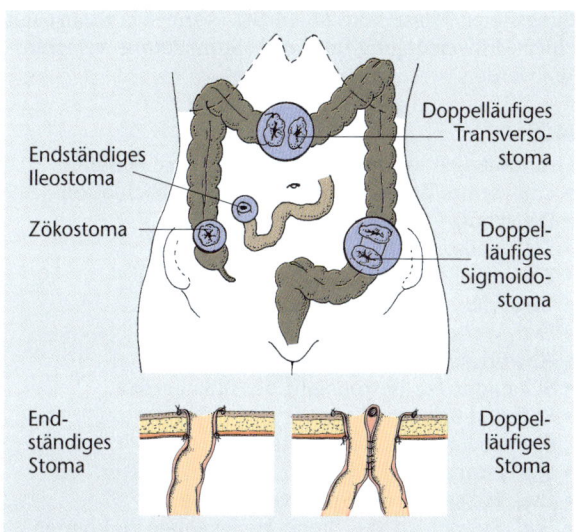

Abb. 7.7: Verschiedene Enterostomaarten und ihre typischen Platzierungen in der Bauchdecke. Im unteren Bildteil endständiges und doppelläufiges Stoma im Querschnitt. Ein endständiges Stoma wird in aller Regel gelegt, wenn das Stoma auf Dauer erforderlich sein wird, ein doppelläufiges, wenn später eine Rückverlagerung und Wiederherstellung der Darmkontinuität geplant ist. [A300-190]

Auch der Hinweis auf Selbsthilfegruppen kann hilfreich sein, um sich mit anderen Betroffenen auszutauschen (✉ 1, 2).

Stomapflege

Die Versorgung und Pflege eines Enterostomas ist für den Patienten eine sehr intime Angelegenheit. Die Unterstützung dabei erfordert viel Einfühlungsvermögen und Gesprächsbereitschaft von Seiten der Pflegenden. Die Stomapflege umfasst dabei die Reinigung des Stomas und den Wechsel der Basisplatte bzw. des Stomabeutels.

Die Details der Stomapflege hängen von der Art des Stomas ab, ob es ein **Ileostoma** (Stomaanlage im Dünndarm) oder ein **Kolostoma** (Stomaanlage im Dickdarm) ist, vom Zeitpunkt der Stomaanlage (gerade erst oder schon lange zurückliegend) und davon, ob es sich um ein ein- oder zweiteiliges System handelt: Bei einem **einteiligen System** ist der Stomabeutel mit einer Klebefläche und/oder selbstklebenden Hautschutzplatte fest verbunden. Deshalb wird bei einem Beutelwechsel immer auch die auf der Bauchhaut befestigte Klebefläche mit entfernt. Einteilige Systeme werden vor allem bei einem Sigmoidstoma verwendet, bei dem meist nur 1- bis 2-mal täglich ein Beutelwechsel notwendig ist und die Haut durch Entfernen der Klebefläche nicht zu sehr strapaziert wird. Hingegen sind bei einem **zweiteiligen System** Hautschutzplatte und Beutel nicht fest miteinander verbunden und können getrennt gewechselt werden.

Bei einem endständigen Sigmoidstoma, bei dem der größte Teil des Dickdarms erhalten ist, besteht außerdem die Möglichkeit der **Irrigation.** Hierbei werden 1,5 l körperwarmes Wasser über das Stoma eingebracht und damit eine Massenperistaltik sowie eine komplette Darmentleerung ausgelöst. In der daran anschließenden ausschei-

7

dungsfreien Phase von 24–48 Std. kann das Stoma mit einer Miniversorgung oder eine Stomakappe verschlossen werden.

Material

Grundsätzlich werden für die Stomapflege benötigt:
- Lauwarmes Wasser und pH-neutrale Waschlotion
- Bettschutz
- Evtl. Zellstoff
- Einmalhandschuhe
- Unsterile 10 × 10 cm-Kompressen
- Evtl. Wattestäbchen
- Abwurfsack
- Schablone zur Bestimmung der Stomagröße
- Stift und Schere
- Stomabeutel, ggf. Basisplatte
- Ggf. Einmalrasierer bzw. elektrischer Rasierer
- Evtl. Hilfsmittel zur Stomaversorgung
- Evtl. Spiegel, um das Stoma besser sehen zu können
- Händedesinfektionsmittel.

> Zwei Arten von Stomabeuteln lassen sich unterscheiden: der **geschlossene Beutel** und der **Ausstreifbeutel.** Der geschlossene Beutel wird gewechselt, sobald er voll ist. Er eignet sich bei weniger als drei Stuhlentleerungen pro Tag, also in erster Linie bei einem Kolostoma. Hingegen besitzt ein Ausstreifbeutel ein offenes Ende, das mit einer Klemme verschlossen wird. Durch diese Öffnung kann der Stuhl entfernt werden, ohne dass ein Beutelwechsel notwendig ist. Ein Ausstreifbeutel bietet sich wegen der hohen Ausscheidungsmengen bei einem Ileostoma an.

Vorbereitung des Patienten

- Patienten informieren, in den Ablauf einbeziehen und zur selbstständigen Versorgung anleiten
- Patienten bitten, störende Kleidungsstücke zu entfernen bzw. auszuziehen (ggf. unterstützen)
- Bettlägerige Patienten in Rückenlage bringen bzw. aufsitzen lassen, um sie in die Versorgung mit einzubeziehen. Bei mobilen Patienten die Versorgung z. B. im Badezimmer durchführen.

Durchführung bei einteiliger Stomaversorgung

- Einmalhandschuhe anziehen, gebrauchten Beutel mit Basisplatte vorsichtig entfernen und entsorgen
- Haut mit unsterilen Kompressen und Waschlotion oder nur mit Wasser behutsam von außen nach innen säubern, um eine Keimverschleppung in das umliegende Hautgebiet zu vermeiden. Stomaränder ggf. mit Wattestäbchen reinigen
- Anschließend die Waschlotion gründlich entfernen und die Haut mit Kompressen trocknen. Dabei das Stoma sorgfältig inspizieren: Sieht es gut durchblutet und feucht aus? Oder ist es trocken und geschwollen?
- Ggf. nachgewachsene Haare in der Stomaumgebung entfernen (wegen der Allergiegefahr jedoch keine Enthaarungscremes verwenden), da die Manipulationen am Versorgungssystem die Haarbälge reizen und zu einer Follikulitis führen können. Außerdem haften bei starkem Haarwuchs die Klebeflächen der Beutel bzw. Basisplatten nicht auf der Haut. Wegen möglicher Ver-

letzungen dabei vom Stoma weg rasieren. Haare mit einer feuchten Kompresse abwischen
- Mithilfe einer Schablone die Größe des Stomas bestimmen, auf der Hautschutzfläche einzeichnen und ausschneiden. Dabei kann die Verpackung der Basisplatte als Schablone dienen oder fertige Vorlagen verschiedener Hersteller (z. B. Folie mit eingezeichneten Kreisen oder Karte mit unterschiedlich großen Löchern)
- Narben und Hautunebenheiten mit Stomapaste ausgleichen
- Ggf. die Hautschutzfläche zwischen den Handflächen oder mit einem Haartrockner kurz anwärmen, damit sie weich und anschmiegsam wird
- Beutel entfalten (evtl. Luft einblasen). Evtl. medizinische Kohle oder Deodorant zur Geruchsdämmung in den Beutel geben
- Klebefläche des Stomabeutels von unten nach oben faltenfrei anbringen
- Beutel so befestigen, dass der Stuhl gut in den Beutel ablaufen kann und nicht auf dem Stoma verbleibt. Günstig: Bei bettlägerigen Patienten zeigt das untere Beutelende zur Seite hin, bei mobilen Patienten zur Leiste
- Patient anschließend wieder bei der bequemen Lagerung unterstützen
- Materialien aufräumen bzw. entsorgen (Abwurfsack direkt in den Restmüll, nicht im Patientenzimmer lassen) und Maßnahme dokumentieren

Durchführung bei zweiteiliger Stomaversorgung

Bis auf die folgenden Besonderheiten entspricht die Durchführung derjenigen bei einteiliger Versorgung:
- Basisplatte nur bei Bedarf entfernen, spätestens aber nach 3–5 Tagen. Nach dieser Zeit ist insbesondere bei Männern oft eine Rasur der nachwachsenden Haare um das Stoma herum erforderlich
- Öffnung in der Basisplatte entsprechend der Größe des Stomas zuschneiden
- Basisplatte von unten nach oben faltenfrei anbringen
- Frischen Beutel auf der Basisplatte befestigen (☞ Abb. 7.8–7.12)
- Ist ein Ausstreifbeutel Teil der Stomaversorgung und soll nur dieser geleert werden, Verschlussklammer öffnen und Stuhl in eine Nierenschale oder das Steckbecken abfließen lassen. Beutel z. B. mit Zellstoff vollends ausstreifen, Beutelöffnung reinigen und wieder verschließen

> ### Ungeeignet zur Reinigung eines Stomas sind:
> - Öle, Salben, Cremes und Hautlotionen: Wegen der rückfettenden Wirkung dieser Präparate haftet die Klebefläche von Beutel bzw. Basisplatte nicht mehr sicher auf der Haut
> - Wundbenzin: Trocknet die Haut aus, die Klebeflächen haften dann zu stark und beim Wechsel der Versorgung kommt es zu Hautirritationen
> - Pflasterentferner, Enthaarungscreme und Reinigungslotionen: Sie können Allergien auslösen
> - Waschlappen und Schwämme: Im feuchten Milieu können sich Bakterien festsetzen und ins Stoma eingeschleppt werden.

Abb. 7.8–7.12: Zweiteilige Versorgung eines Kolostomas (mit geschlossenem Beutel) [K183]

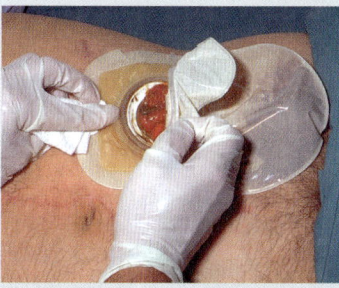 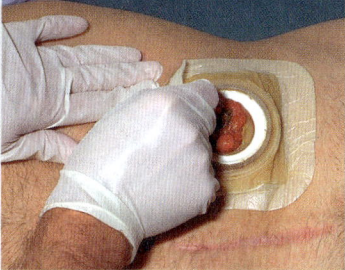 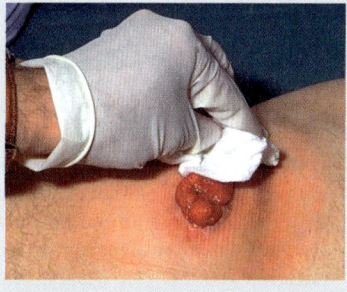

Abb. 7.8: Den gefüllten Stomabeutel von der Basisplatte lösen und entsorgen.

Abb. 7.9: Basisplatte vorsichtig abziehen.

Abb. 7.10: Haut mit Wasser und Seife reinigen und sorgfältig trocknen.

Abb. 7.11 (links): Die neue Basisplatte faltenfrei anbringen ...

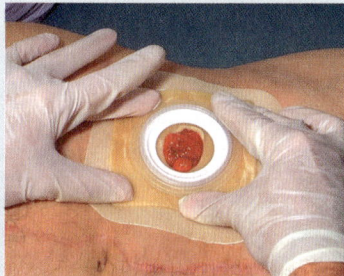 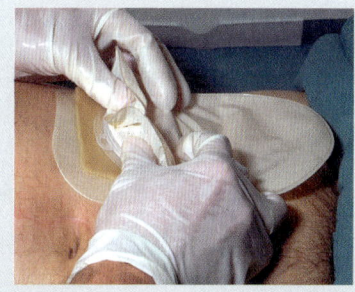

Abb. 7.12 (rechts): ... Beutel einrasten.

Parastomale Hautprobleme

Das Stoma muss von der aus der Hautschutzfläche ausgeschnittenen Öffnung exakt umschlossen sein. Es darf von der Öffnung weder eingeengt werden noch darf Haut zwischen Stoma und Klebefläche unbedeckt bleiben, da der Stuhl (insbesondere aggressiver Dünndarmstuhl) sonst innerhalb kurzer Zeit die Haut schädigen würde. Zum Ausgleich von Hautunebenheiten gibt es z. B. adhäsive Pasten oder Modellierstreifen.

Hautprobleme sind von besonderer Bedeutung. Sie erschweren nicht nur die Versorgung, sondern gefährden auch die Dichtigkeit, was wiederum zu sozialen Problemen für den Patienten führen kann (🕮 3). Folgende Hautprobleme können auftreten:
- Mechanische Hautirritationen: Verursacht z. B. durch zu häufiges Wechseln oder zu stark haftende Materialien. Die Haut braucht Ruhe (zweiteiliges System bevorzugen)
- Toxisches Kontaktekzem: Durch Kontakt mit Stuhl z. B. durch unterwanderte Basisplatten oder zu große Öffnungen. Hier werden Hautschutzpasten oder Hautschutzringe empfohlen. Außerdem können retrahierte Stomaanlagen, die nicht mit einem konvexen System versorgt wurden, zu Hautirritationen führen
- Allergisches Kontaktekzem: Führt das Versorgungsmaterial zu allergischen Reaktionen, muss es gewechselt werden. In den ersten Tagen kann sich jedoch die Allergie noch verstärken, da die Reaktion erst wieder abklingen muss
- Mykosen: Nach Abstrich erfolgt die Behandlung mit einem Antimykotikum, was meist einen häufigeren Wechsel des Versorgungssystems nach sich zieht.

Ernährung

Einer „günstigen" Ausscheidung des Stomapatienten kommt große Bedeutung zu. Allgemein gültige Ernährungstipps gibt es jedoch nicht. Jeder Patient muss für sich selbst austesten, welche Nahrungsmittel etwa zu Blähungen oder zu Verstopfung führen (☞ Tab. 7.13). Eine geeignete Methode ist das Führen eines Ernährungsprotokolls, in dem der Patient den Verzehr von Nahrungsmitteln und seine individuellen Reaktionen auf sie dokumentiert. Meist genügt ein Protokollieren über 14 Tage. Bei der Ileostomie sind Lebensmittel, die zu einer *Stomablockade* führen können (z. B. Nüsse, Spargel, Pilze, faserhaltiges Obst wie Orangen, Grapefruit), zu vermeiden.

Häufige Wirkung	Nahrungsmittel
Abführend	Spirituosen, Bier, Obst und Milch (roh), Kaffee, stark gewürzte und fette Speisen, Sauerkraut
Stopfend	Schokolade, Rotwein, Weißbrot, Kartoffeln, Teigwaren
Geruchshemmend	Spinat, grüner Salat, Petersilie, Joghurt
Geruchserzeugend	Fleisch, Fisch, Zwiebeln, Knoblauch, Käse
Blähend	Bier, Zwiebeln, Kohl, frisches Brot, kohlesäurehaltige Getränke
Blähungshemmend	Preiselbeeren, Joghurt

Tab. 7.13: Häufige Wirkungen bestimmter Nahrungsmittel auf die Stuhlbeschaffenheit bei Stomaträgern.

7.2 Hauptbeschwerden des Patienten mit Magen-Darm-Erkrankungen

7.2.1 Übelkeit und Erbrechen

Übelkeit *(Nausea)* und **Erbrechen** *(Emesis, Vomitus):* Zum Symptomkomplex vieler gastroenterologischer Erkrankungen gehörend, etwa der akuten Gastritis (Magenschleimhautentzündung ☞ 7.5.2), der Gastroenteritis (☞ 16.*.*), Magen- und Darmgeschwüren (☞ 7.5.4) und auch dem Akuten Abdomen (☞ 7.2.4).

Übelkeit und **Erbrechen** können zahlreiche Ursachen innerhalb und außerhalb des Magen-Darm-Traktes haben. Abb. 7.14 gibt einen Überblick.

Zeitpunkt und Häufigkeit des Erbrechens sowie seine Begleitsymptome geben wichtige Hinweise auf die Ursache:
- Hat der Patient zusätzlich Fieber und/oder Durchfall, kommen ursächlich vor allem *infektiöse Gastroenteritiden* (☞ 15.5.6) in Frage
- Erbrechen in Verbindung mit starken Schmerzen tritt z. B. bei der Gallen- oder Nierenkolik oder der akuten Pankreatitis auf
- Erbrechen nach *jeder* Nahrungsaufnahme ist z. B. bei einer akuten Gastritis zu beobachten
- Erbricht der Patient nur nach Aufnahme *bestimmter* Nahrungs- oder Arzneimittel, spricht dies eher für eine Unverträglichkeit dieser Speisen oder Arzneimittel

- Erbrechen bei Zytostatikatherapie ist oft *unabhängig* von der Nahrungsaufnahme
- *Morgendliches Erbrechen* mit Kopfschmerzen kann auf einen erhöhten Hirndruck hindeuten, z. B. bei Gehirntumoren
- *Nüchternerbrechen* tritt vor allem in der Frühschwangerschaft oder bei chronischem Alkoholabusus auf.

Auch Farbe, Geruch und Beschaffenheit des Erbrochenen sowie evtl. Beimengungen können auf das zugrunde liegende Krankheitsbild hinweisen. So finden sich:
- *Unverdaute Nahrungsreste* z. B. bei Aussackungen des Ösophagus (Divertikel ☞ 7.4.3) oder Verengung des Mageneingangs
- *Angedaute, säuerlich riechende Nahrungsreste* bei Störungen des Speisebreitransports im Pylorus
- *Grünfärbung* bei Abflusshindernissen unterhalb der Gallenwegseinmündung in den Zwölffingerdarm oder bei lang andauerndem Erbrechen mit leerem Magen
- *Frisches, hellrotes Blut* bei einer Blutung aus den oberen Abschnitten des Magen-Darm-Traktes *(obere Gastrointestinalblutung)*, z. B. bei einer Ösophagusvarizenblutung. *Braun-schwarze Färbung (Kaffeesatzerbrechen)* bei Beimengung von *geronnenem Blut*, z. B. bei Ulkusblutung oder Magenkarzinom *(Hämatemesis ☞ 7.2.5)*
- *Koterbrechen* (**Miserere**) bei Ileus (☞ 7.6.1).

Vor allem bei älteren Menschen und Krankenhauspatienten treten Übelkeit und Erbrechen häufig als Nebenwirkungen von Arzneimitteln auf, z. B. durch:
- Zytostatika (☞ 12.5.2)
- Morphin und Opioide (☞ 2.4.4)
- Antibiotika (☞ Pharma-Info 15.17)
- Nichtsteroidale Antirheumatika (☞ Pharma-Info 13.13)
- Digitalisglykoside (☞ Pharma-Info 4.33)
- Eisen (☞ 11.5.2)
- Theophyllin (☞ Pharma-Info 6.40).

Behandlungsstrategie

Vorrangig ist es, die Ursache von Übelkeit und Erbrechen herauszufinden und zu beseitigen.

Ob bei kurz dauerndem Erbrechen eine medikamentöse Unterdrückung des Erbrechens durch **Antiemetika** sinnvoll ist, hängt auch von der Ursache ab. Erbrechen ist ein Schutzreflex, dessen Unterdrückung bei infektiöser oder toxischer Ursache dazu führen kann, dass die schädigende Substanz länger im Körper verbleibt.

Bei länger dauerndem Erbrechen hingegen ist fast immer eine symptomatische medikamentöse Bekämpfung angezeigt, da Erbrechen für den Patienten sehr belastend ist und *Dehydratation* (☞ 9.15.2) und *Elektrolytverschiebungen* drohen, die im Extremfall lebensgefährlich sein können. Bei Zytostatikatherapie werden Antiemetika bei vielen Substanzen schon prophylaktisch gegeben (Details ☞ 12.5.2).

Pflege

- Den Patienten aufrecht sitzen lassen, damit er das Erbrochene nicht aspiriert. Ist das nicht möglich oder ist der Patient bewusstlos, ihn auf die Seite lagern

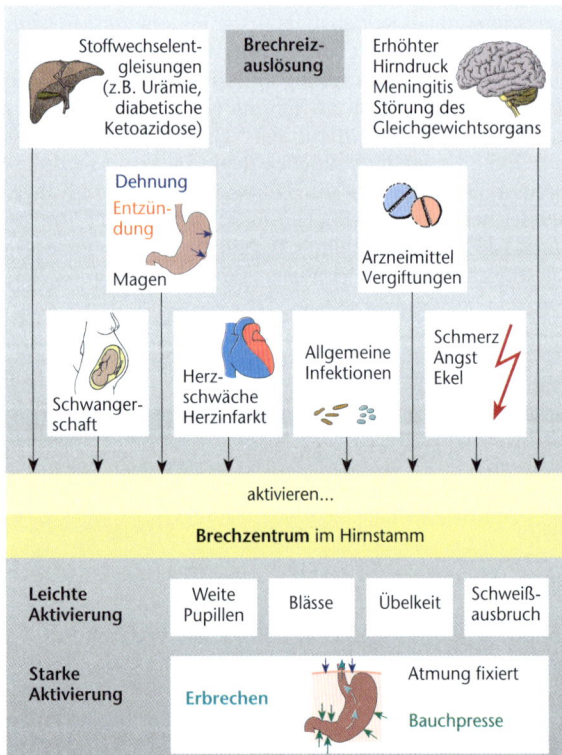

Abb. 7.14: Pathophysiologie des Erbrechens. [A400]

Substanzname	Handelsname (Bsp.)	Nebenwirkungen
Antihistaminika = H$_1$-Antagonisten ☞ auch 14.1.3 (vor allem gegen Reisekrankheit)		
Dimenhydrinat	Vomex A®	Sedierung, anticholinerge Wirkungen (z. B. Mundtrockenheit, Sehstörungen, Miktionsstörungen)
Diphenhydramin	Emesan®	
Neuroleptika vom Phenothiazintyp (zentrale Hemmung des Erbrechens)		
Perphenazin	Decentan®	Sedierung, vegetative Störungen, extrapyramidale Nebenwirkungen
Parasympatholytika = Anticholinergika (vor allem gegen Reisekrankheit)		
Scopolamin	Scopoderm® TTS	Sedierung, anticholinerge Wirkungen (z. B. Mundtrockenheit, Sehstörungen, Miktionsstörungen)
Dopaminantagonisten (zentrale Hemmung des Erbrechens, durch peripheren Angriff motilitätsfördernd = prokinetisch am Magen-Darm-Trakt)		
Domperidon	Motilium®	V. a. zentralnervöse NW (bei Domperidon geringer): Sedierung, Schwindel, extrapyramidale Bewegungsstörungen
Metoclopramid (MCP)	Gastrosil®, Paspertin®	
5-HT$_3$-(Serotonin-)Rezeptor-Antagonisten (zentrale und periphere Hemmung der Serotonin-Rezeptoren, vor allem bei zytostatikabedingtem Erbrechen, ☞ auch 12.5.2)		
Dolasetron	Anemet®	Kopfschmerzen, Magen-Darm-Beschwerden (Darmfunktion kontrollieren), Schwindel, Herzfrequenz-, EKG-Veränderungen
Granisetron	Kevatril®	
Ondansentron	Zofran®	
Tropisetron	Navoban®	

Tab. 7.15: Übersicht über häufig eingesetzte Antiemetika.

- Ggf. beengende Kleidung und Zahnprothese entfernen
- Dem Patienten eine Nierenschale und Zellstoff geben. Kleidung und Bett abdecken
- Zum ruhigen und tiefen Atmen anhalten, Kopf des Patienten halten
- Erbrochenes nach Möglichkeit in einer Nierenschale auffangen, bei Auffälligkeiten dem Arzt zeigen
- Nach dem Erbrechen eine Mundspülung anbieten und Zähne putzen (lassen), da Magensäure die Zähne stark angreift. Ggf. Zahnprothese wieder einsetzen
- Gesicht abwaschen (lassen), evtl. Hände des Patienten reinigen oder Ganzkörperwäsche durchführen
- Ggf. Kleidung und Bettwäsche wechseln
- Patienten bis zur Rücksprache mit dem Arzt nüchtern lassen (Vorsicht bei Diabetikern)
- Erbrechen dokumentieren (Uhrzeit, Menge, Art, Aussehen, Geruch, Häufigkeit des Erbrechens).

Bei jeglichem Verdacht auf eine Vergiftung Erbrochenes für die toxikologische Analyse aufheben.

7.2.2 Dysphagie

Dysphagie *(Schluckbehinderung, Schluckbeschwerden):* Schluckstörung, meist einhergehend mit Druckgefühl oder Schmerzen hinter dem Sternum oder im Oberbauch oder dem Gefühl, dass Nahrung „stecken bleibt".

Bei der **oropharyngealen Dysphagie** bereitet der Weitertransport der zerkleinerten Nahrung aus dem Mund Probleme, z. B. bei Tumoren im Rachenraum oder bestimmten neurologischen Erkrankungen wie etwa dem Schlaganfall. Der Patient hat das Gefühl, dass der Bissen „oben stecken bleibt", möglicherweise hustet er, verschluckt sich (Aspirationsgefahr!), es tritt Flüssigkeit aus der Nase oder Essen fließt aus dem Mund. Manchmal kann der eigene Speichel nicht mehr geschluckt werden.

Bei der **ösophagealen Dysphagie** handelt es sich um eine Passagebehinderung im Ösophagus, die ebenfalls häufig mit Würgereiz sowie Erbrechen verbunden ist.

Ursachen können z. B. Ösophagusstenosen jeglicher Art (etwa durch Karzinome, ☞ 7.4.5), Hiatushernien (☞ 7.4.2), Ösophagusachalasie (☞ 7.4.4) oder Lähmungen sein sowie Spasmen der Schluckmuskulatur. In seltenen Fällen ist eine Dysphagie psychogen bedingt.

Jede Form der Dysphagie ist ein Alarmsymptom und muss diagnostisch geklärt werden.

Ösophagogastroduodenoskopie (☞ 7.3.4) sowie eine Röntgenaufnahme mit Barium-Breischluck klären meist die Ursache der Dysphagie. Die Therapie richtet sich nach der Grundkrankheit.

Pflege

Pflegerische Maßnahmen hängen von der Grundkrankheit ab.

Ein Patient mit Verdacht auf eine Stenose des unteren Ösophagus beispielsweise erhält bis zur Abklärung meist die Kost, die er bislang gut vertragen hat (z. B. passierte Kost, Suppe). Schluck- und Hustenreflex sind intakt.

Hingegen kann bei einem Schlaganfallpatienten der Schluckvorgang als solcher gestört sein. Wird eine neurogene Schluckstörung vermutet, wird als erster Schritt wegen der Gefahr einer Aspiration der Husten- und Schluckreflex überprüft. Dazu legt die Pflegeperson Zeige- und Ringfinger auf den Kehlkopf des Patienten und bittet ihn zu schlucken. Die Bewegung des Kehlkopfes muss spürbar sein. Anschließend wird der Patient zum Husten aufgefordert. Bei intaktem Husten- und Schluckreflex kann in einem zweiten Schritt mit dem Schlucktraining begonnen werden.

Schlucktraining

Der Patient sitzt bei der Nahrungsaufnahme aufrecht und neigt den Kopf etwas nach vorne, damit sich die Zunge im vorderen Mundbereich befindet. Dadurch gleitet die Nahrung nicht so schnell ungekaut den Rachen hinunter. Begonnen wird das Schlucktraining mit dickflüssiger Kost (z. B. Kartoffelbrei), da diese einen Druck auf den

7

Gaumenbogen ausübt, der den Schluckreflex auslöst. Folgendes ist dabei zu beachten:

- Speisen mit einem halb vollen Löffel reichen, dabei vorderes Zungendrittel herunterdrücken
- Bei ausbleibendem Schluckreflex kann dieser durch Entlangstreichen vom Kinn zum Kehlkopf ausgelöst werden
- Dem Patienten genügend Zeit zum Schlucken geben und Schluckvorgang beobachten. Bei Zeichen von Verschlucken bzw. Husten Schlucktraining sofort abbrechen
- Nach der Nahrungsaufnahme den Patienten noch ca. 30 Minuten in der aufrechten Position belassen, um eine Aspiration zu vermeiden
- Erst nach erfolgreichem Schlucktraining dem Patienten dickflüssige Getränke (z.B. Buttermilch) anbieten. Durch die verlangsamte Fließgeschwindigkeit kann der Schluckvorgang besser kontrolliert werden. Die ersten Versuche des Trinktrainings können z.B. mit einem Strohhalm erfolgen, bevor ein Becher eingesetzt wird. Den Becher nur halb füllen, an die Unterlippe ansetzen und dabei die Zunge nicht berühren, da dies den Beißreflex auslösen kann
- Den Patienten immer nur kleine Schlucke trinken lassen, genügend Zeit zum Schlucken geben und nach jedem Schluck eine kleine Pause ermöglichen
- Kann der Patient problemlos dickflüssige Kost zu sich nehmen, kann das Schlucken von fester Nahrung versucht werden.
- Ggf. werden Besucher durch ein Hinweisschild über das Schlucktraining informiert.

> - Keine Gemische aus flüssiger und halbfester Nahrung verabreichen, da beide unterschiedliche Fließgeschwindigkeiten haben und somit die Gefahr des Verschluckens steigt
> - Getränke (z.B. Wasser, Saft oder Saftschorle) sind für das Schlucktraining nicht geeignet, da sie keinen Reiz auf die Gaumenbögen ausüben und in den Rachen fließen
> - Salzige und säurehaltige Lebensmittel fördern den Speichelfluss. Süße Speisen und Milchprodukte können die Schleimbildung anregen, was den Schluckvorgang erschwert.

7.2.3 Bauchschmerzen

Bauchschmerzen: Häufiges und vieldeutiges Symptom sowohl bei intraabdominellen Erkrankungen als auch bei Erkrankungen außerhalb des Abdomens. Können Ausdruck einer harmlosen Infektion sein, sind aber auch Leitsymptom des lebensbedrohlichen Akuten Abdomens (☞ 7.2.4).

Häufige Ursachen von **Bauchschmerzen** zeigt Abb. 7.16. Die Schmerzen entstehen dabei zunächst oft durch Dehnung oder Entzündung von Hohlorganwänden oder Organhüllen. Diese *viszeralen Schmerzen* (☞ auch 2.2.1) sind meist dumpf, krampf- oder kolikartig und schlecht lokalisierbar, und der Patient versucht durch Lageänderung, den Schmerz zu lindern. Wird im weiteren Verlauf das Peritoneum parietale gereizt, wechselt der Schmerz-

1 Rechter Oberbauch
Hepatitis, Leberzirrhose, Lebertumor, Leberruptur, Gallensteine, Cholezystitis, Ulcus duodeni, Nephrolithiasis, Pyelonephritis, subphrenischer Abszess, basale Pneumonie

2 Linker Oberbauch
Milzruptur, Pankreatitis, Ulcus ventriculi, Ulcus duodeni, Colitis, Nephrolithiasis, Pyelonephritis, Herzinfarkt, Angina pectoris, subphrenischer Abszess, basale Pneumonie

5 Epigastrisch
Hiatushernie, Ösophagitis, Ulcus ventriculi, Magentumor, Herzinfarkt, Angina pectoris

6 Periumbilikal
Pankreatitis, Appendizitis, Aortenaneurysma, Meckel-Divertikel

3 Rechter Unterbauch
Appendizitis, Ileitis (M. Crohn), Hernien, Ileus, Uretersteine, Harnverhalt, bei Frauen Adnexitis

4 Linker Unterbauch
Leistenhernien, Divertikulitis, Kolontumor, Uretersteine, Harnverhalt, bei Frauen Adnexitis

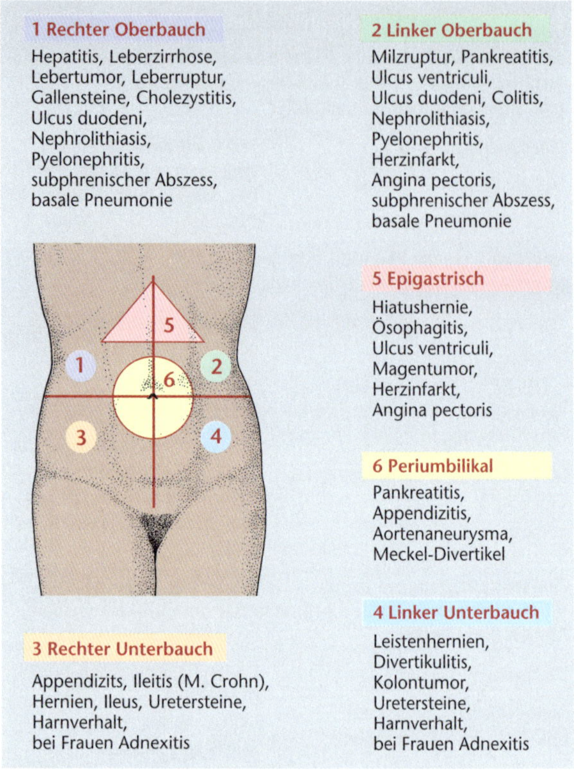

Abb. 7.16: Typische Schmerzlokalisationen von „Bauchschmerzen" in Abhängigkeit von ihrer Ursache. [L157]

charakter: Es kommt zum scharfen und gut lokalisierbaren *somatischen* Schmerz (☞ 2.2.1), der Patient liegt nun ruhig und nimmt eine Schonhaltung ein.

Je nach Ursache und Ausprägung des Krankheitsbildes können die Schmerzen akut, chronisch progredient oder chronisch rezidivierend auftreten.

Die Anamnese bei Bauchschmerzen umfasst neben der allgemeinen Schmerzanamnese (☞ 2.3.1) insbesondere die Frage nach der Abhängigkeit von Nahrungszufuhr oder Stuhlgang sowie bei Frauen nach einem eventuellen Zusammenhang zur Menstruation.

Die körperliche Untersuchung entspricht der bei anderen gastroenterologischen Erkrankungen (☞ 7.3.1), bei Frauen kann eine gynäkologische Untersuchung notwendig sein.

7.2.4 Akutes Abdomen

Akutes Abdomen *(akuter Bauch):* Akutes, ursächlich (zunächst) unklares Krankheitsbild mit den Leitsymptomen
- Akute, starke Bauchschmerzen
- Abwehrspannung des Abdomens
- Kreislaufbeeinträchtigung bis zum Schock.

Ursachen

Die Bezeichnung **Akutes Abdomen** ist ein Sammelbegriff für ganz unterschiedliche Erkrankungen. Folgende Ursachenkomplexe können unterschieden werden:

- Entzündung von Bauchorganen, z.B. Cholezystitis (☞ 8.5.2)
- Ruptur oder Perforation von Bauchorganen, z.B. Ulkusperforation (☞ 7.5.4)
- Verlegung von Hohlorganen, z.B. Harnleiter, Darm (mechanischer Ileus ☞ 7.6.1)
- Durchblutungsstörungen, z.B. Mesenterialarterieninfarkt (☞ 5.5.4)
- Blutungen in die Bauchhöhle, z.B. traumatisch
- Extraabdominelle Erkrankungen, z.B. Herzinfarkt (☞ 4.4.2), Stoffwechselentgleisungen (z.B. *Pseudoperitonitis* bei diabetischer Ketoazidose, ☞ 10.7.4).

Symptome, Befund und Diagnostik

Leitsymptome des Akuten Abdomens sind akute, starke Bauchschmerzen, Abwehrspannung des Abdomens, eine Kreislaufbeeinträchtigung bis hin zum Schock und Störungen der Darmperistaltik bei schlechtem Allgemeinbefinden (☐ 4).

Leitfragen der *Anamnese* beziehen sich auf:
- Schmerzlokalisation (☞ Abb. 7.16), -charakter und -verlauf
  - *Kontinuierlich zunehmender Schmerz* bei Entzündung: Appendizitis, Cholezystitis, Pankreatitis, Divertikulitis, Peritonitis
  - *Kolikartiger Schmerz* mit schmerzfreien Intervallen: z.B. Gallensteinkolik, Uretersteinkolik, mechanischer Ileus
  - *Plötzlicher Schmerz*, dann kurzzeitige Schmerzfreit/-armut, gefolgt von kontinuierlicher Schmerzzunahme: Perforation, Ischämie
- Letzter Stuhlgang, letzte Miktion
- Übelkeit, Erbrechen
- Fieber(-verlauf)
- Frühere Erkrankungen und Operationen
- Arzneimittel
- Bei Frauen Zyklusanamnese und letzte Regel.

Bei der *körperlichen Untersuchung* achtet der Arzt v.a. auf eine **Abwehrspannung** („brettharter Bauch") als Zeichen einer Peritonitis, auf Darmgeräusche (Peristaltik) und auf **Hernien** (*Brüche*, z.B. Leistenbruch), die dem Patienten oft nicht bekannt sind. Die Temperaturmessung erfolgt rektal *und* axillar, da eine erhöhte Differenz zwischen den beiden Werten Hinweise auf die Ursache geben

kann. Unbedingt erforderlich ist eine rektale Untersuchung (☞ 7.3.1). Bei Frauen kann eine gynäkologische (Konsiliar-)Untersuchung notwendig sein.

> Ein Akutes Abdomen erfordert unverzügliche Diagnostik und Therapie. Oft liegt eine lebensbedrohliche Erkrankung zugrunde.

Folgende technische Untersuchungen dienen der Ursachensuche wie der Operationsvorbereitung (☐ 4):
- Labor: BB, CRP, Elektrolyte, Kreatinin, Amylase und/oder Lipase, γ-GT, AP, AST, ALT, BZ, Quick, PTT, Blutgruppe, Kreuzblut, bei Frauen β-HCG (Schwangerschaftstest). Urinstatus, Urinsediment. BGA. Laktat. Weitere Laborwerte (z.B. Troponine, CK, ☞ 4.4.2) bei Verdacht auf nicht-abdominelle Ursachen
- EKG
- Röntgen-Thorax
- Sonographie des Abdomens, evtl. Abdomenübersichtsaufnahme. Falls dadurch keine Diagnose möglich ist, CT des Abdomens.

Je nach Verdachtsdiagnose schließen sich weitere diagnostische Maßnahmen an, z.B. eine Angiographie (☞ 7.3.3).

Behandlungsstrategie

Die **Erstmaßnahmen** beim Akuten Abdomen umfassen:
- Nahrungs- und Flüssigkeitskarenz
- Bettruhe
- I.v.-Zugang zur Volumengabe (Kreislauf stabilisieren)
- Bei V.a. mechanischen Ileus gastrointestinale Sonde
- Chirurgisches Konsil: Sofortige Operation bei lebensbedrohlichem Geschehen, z.B. massiver Blutung oder anhaltendem heftigen Schmerz seit mehr als sechs Stunden bei bis dahin gesundem Patienten.

Analgetikagabe bei Akutem Abdomen

Ob bei einem ursächlich noch ungeklärten Akuten Abdomen Schmerzmittel gegeben werden dürfen, ist umstritten: Viele Mediziner halten bei starken Schmerzen eine intravenöse Bolusgabe kurz wirksamer Analgetika für vertretbar, da deren Wirkung in absehbarer Zeit nachlässt und dann eine erneute, „ungeschminkte" Beurteilung der Situation möglich ist. Analgetikagabe durch Infusion oder lang wirksame Präparate ist zu vermeiden.

Pflege

Patientenbeobachtung

- Allgemeinzustand des Patienten, Bewusstsein, Vitalzeichen
- Flüssigkeitsbilanz
- Evtl. ZVD (☞ 4.1.6)
- Stuhlgang, Miktion
- Erbrechen
- Schmerzcharakter und -verlauf.

Neben der aufmerksamen Patientenbeobachtung zählen zu den Aufgaben der Pflegenden:
- Auf das Einhalten der Nahrungs- und Flüssigkeitskarenz zu achten

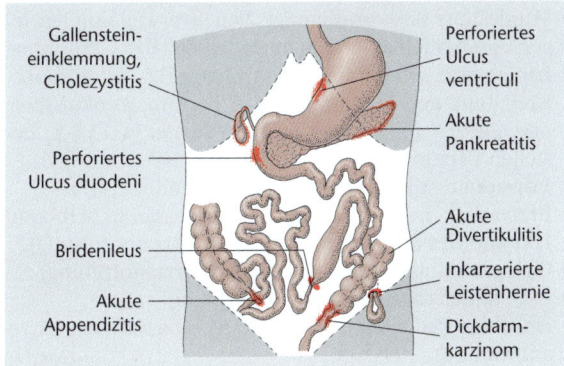

Abb. 7.17: Häufigste Ursachen des Akuten Abdomens. [A400-190]

- Ggf. den Patienten für die Operation vorzubereiten
- Evtl. Patienten beim Erbrechen zu unterstützen (☞ 7.2.1)
- Infusionen anzuhängen und zu überwachen (☞ 1.4.7)
- Ggf. einen Blasenkatheter (☞ 9.4) oder eine Magensonde zu legen (☞ 7.1.7)
- Ggf. Sauerstoff nach Absprache mit dem Arzt zu verabreichen (☞ 6.1.6)
- Alle Maßnahmen durchzuführen, die bei strenger Bettruhe des Patienten notwendig sind (Prophylaxen, Unterstützung bei allen Einschränkungen)
- Bei allen Maßnahmen an die psychische Situation des Patienten denken (Lebensgefahr!). Ruhig auftreten, alle Maßnahmen erklären und den Kranken nicht alleine lassen.

7.2.5 Hämatemesis, Teerstuhl und Blutstuhl

Hämatemesis: Bluterbrechen infolge **oberer Gastrointestinalblutung** mit Blutungsquelle oberhalb der Flexura duodenojejunalis. Entweder „kaffeesatzartig" (braun-schwarz) durch Kontakt des Blutes mit der Salzsäure des Magens oder hellrot (frisches Blut) bei sehr starker Blutung oder Blutungsquelle im Ösophagus (Ösophagusvarizenblutung ☞ 8.4.7).

Teerstuhl *(Meläna):* Durch Hämoglobinabbauprodukte schwarz gefärbter, glänzender Stuhl mit klebriger Konsistenz. Auftreten wenige Stunden nach einer Blutung im Magen oder den oberen Darmabschnitten.

Blutstuhl *(rote Darmblutung, Hämatochezie):* Peranaler Abgang von rotem Blut in oder auf dem Stuhl. Blutstuhl ist zwar Leitsymptom der **unteren Gastrointestinalblutung,** kann aber auch bei einer massiven oberen Gastrointestinalblutung auftreten.

Obere Gastrointestinalblutung

90% aller (akuten) Gastrointestinalblutungen sind **obere Gastrointestinalblutungen.** Die Blutungsquelle liegt oberhalb der Flexura duodenojejunalis in Ösophagus, Magen oder Duodenum. Häufigste Ursache ist eine Ulkusblutung (☞ auch Abb. 7.18).

Leitsymptome der oberen Gastrointestinalblutung sind **Hämatemesis** und **Teerstuhl.** Bei höhergradigem Blutverlust treten Zeichen eines akuten Blutverlustes bzw. einer Anämie (☞ 11.5) hinzu.

> Nicht jeder dunkel oder schwarz gefärbte Stuhl ist aber durch eine Blutung bedingt! Auch orale Eisenpräparate (☞ 11.5.2), Wismutpräparate (☞ Pharma-Info 7.35), Kohletabletten zur Durchfallbehandlung sowie einige Nahrungsmittel (z. B. Spinat, Blaubeeren, Rote Bete) verfärben den Stuhl.

An Blutuntersuchungen sind ein Blutbild, Gerinnungsstatus, Kreatinin, ggf. Leberwerte und Blutgruppenbestimmung erforderlich. Nach Kreislaufstabilisierung ist eine möglichst frühzeitige Notfallendoskopie angezeigt, bei der sich die Blutungsquelle in ca. 90% der Fälle finden und oft gleichzeitig stillen lässt (☐ 5).

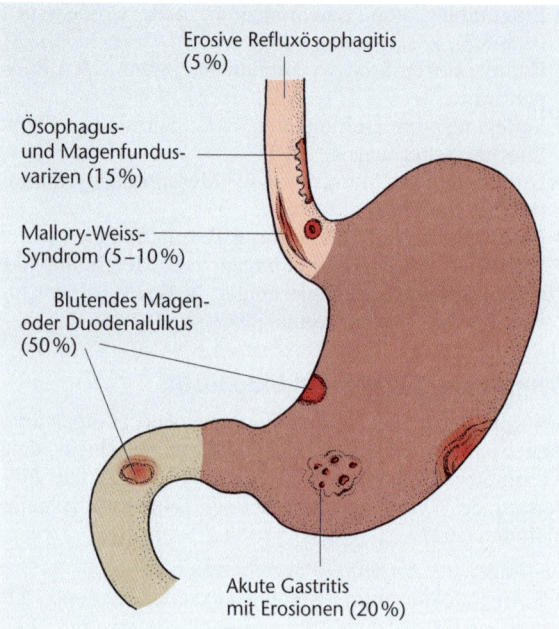

Abb. 7.18: Häufige Ursachen der oberen Gastrointestinalblutung. Beim **Mallory-Weiss-Syndrom** kommt es durch heftiges Erbrechen zu längsverlaufenden Schleimhautrissen am Übergang vom Ösophagus zum Magen. Nicht selten liegt ein Alkoholabusus vor. [A400–190]

Gelingt die Blutstillung nicht, muss sofort operiert werden. Ausnahme sind blutende Ösophagusvarizen, bei denen eine Ösophaguskompressionssonde gelegt wird (☞ 7.1.6). Ist die Blutungsquelle nicht zu finden, werden Angiographie und/oder Szintigraphie (☞ 7.3.3) notwendig.

Pflege

Jede gastrointestinale Blutung ist potenziell lebensbedrohlich (Letalität 5–10%) und erfordert von den Pflegenden ein schnelles und sicheres Vorgehen:

- Patienten Bettruhe, Nahrungs- und Flüssigkeitskarenz einhalten lassen
- Auch bei scheinbar stabilem Zustand den Patienten ständig beobachten auf: Puls, RR, Atmung, Bewusstsein, Stuhl- und Urinausscheidung (evtl. Blasenkatheter legen). Bei Hautblässe, Kaltschweißigkeit, Pulsanstieg und Blutdruckabfall Schockbehandlung einleiten (☞ 3.4) und Arzt benachrichtigen
- Mindestens zwei großlumige Venenverweilkanülen legen und Notfalllabor abnehmen lassen (BB, Gerinnung, Leberwerte, Kreatinin, Elektrolyte, BZ, Blutgruppe, Kreuzblut, ggf. Ammoniak). 4–6 Erythrozytenkonzentrate sowie 2 FFP (*Fresh Frozen Plasma* ☞ 11.4.1) bestellen (Arztanordnung)
- Infusionen anhängen und überwachen (☞ 1.4.7)
- Blutverlust möglichst exakt dokumentieren. Hb und Hkt alle vier Stunden kontrollieren (Arztanordnung)
- Ggf. gastrointestinale Sonde legen (Arztanordnung)
- Evtl. Sauerstoff geben (Arztanordnung)
- Unruhige Patienten evtl. medikamentös sedieren (Arztanordnung)
- Psychische Situation des Patienten berücksichtigen (Lebensgefahr!). Daher ruhig und ohne Hektik han-

deln, den Patienten angemessen informieren und auf Gesprächssignale achten.

Untere Gastrointestinalblutung

Blutiger Durchfall ☞ 7.2.6

Eine **untere Gastrointestinalblutung** mit Blutungsquelle unterhalb der Flexura duodenojejunalis ist wesentlich seltener. Häufige Ursachen sind z.B. Hämorrhoiden, Colitis ulcerosa und Morbus Crohn (vor allem bei jüngeren Erwachsenen ☞ auch 7.6.4), Kolondivertikel (☞ 7.6.7) oder -polypen (☞ 7.6.9), kolorektale Karzinome (☞ 7.6.10) sowie – v.a. bei älteren Patienten – **Angiodysplasien,** also Gefäßveränderungen der Schleimhaut.

Die untere Gastrointestinalblutung zeigt sich meist durch dunkel- oder hellrote Blutbeimischungen zum Stuhl oder Blutauflagerungen auf dem Stuhl, die auch als **Blutstuhl** *(Hämatochezie)* bezeichnet werden. Nach einer evtl. erforderlichen Kreislaufstabilisierung steht die Lokalisationsdiagnostik (Endoskopie, ggf. Angiographie und weitere technische Untersuchungen) im Vordergrund.

7.2.6 Diarrhö

> **Diarrhö** *(Durchfall):* Mehr als drei ungeformte, dünnflüssige Stühle täglich. Je nach zeitlichem Verlauf Unterscheidung zwischen **akuter** und **chronischer** (länger als 3–4 Wochen anhaltender) **Diarrhö.**

Krankheitsentstehung, Einteilung und Symptome

Akute Diarrhö

Häufigste Ursachen einer **akuten Diarrhö** sind Magen-Darm-Infektionen (☞ 15.5.6), Lebensmittelvergiftungen (☞ 15.5.6) und Arzneimitteleinnahme (z.B. Abführmittel, Antibiotika).

Je nach Ursache hat der Patient zusätzlich Appetitlosigkeit, Bauchschmerzen, Erbrechen und – bei infektiöser Ursache – Fieber. Bei zunehmender Exsikkose durch die Diarrhö treten Kreislaufsymptome hinzu.

Chronische Diarrhö

Chronische Diarrhöen sind Leitsymptom z.B. chronisch-entzündlicher Darmerkrankungen (☞ 7.6.4), Nahrungsmittelunverträglichkeiten, der glutensensitiven Enteropathie (☞ 7.6.3), der exokrinen Pankreasinsuffizienz (☞ 8.6.2) und bestimmter, in Deutschland eher seltener Darminfektionen. Eine chronische Diarrhö kann auch Zeichen eines Darmtumors sein und tritt dann oft im Wechsel mit Obstipation auf. Kann trotz Untersuchung keine Ursache gefunden werden, spricht man von einer **funktionellen Diarrhö.**

Malassimilation ☞ 7.6.2

Diagnostik

Neben einer ausführlichen *Anamnese* (Diarrhö auch nachts? Fieber? Gewichtsverlust?) und *körperlichen Untersuchung* des Patienten ist eine Inspektion des Stuhls sinnvoll.

Da die meisten akuten Diarrhöen nach wenigen Tagen von selbst aufhören, ist hier eine weiter gehende Diagnostik nur bei schweren Formen (blutige Diarrhö, Diarrhö nach Tropenaufenthalt) oder bei besonders komplikationsgefährdeten Patienten, z.B. immunsupprimierten oder alten Menschen, erforderlich (☞ auch 15.5.6). Chronische Diarrhöen werden dagegen stets diagnostisch abgeklärt.

Laboruntersuchungen umfassen Stuhluntersuchungen (z.B. auf Mikroorganismen) und Blutuntersuchungen. Letztere dienen dabei der Ursachensuche wie der Gefährdungseinschätzung (Dehydratation? Elektrolytveränderungen?). Weitergehende Blut- oder Stuhldiagnostik, Atemtests, Endoskopien und andere Untersuchungen folgen je nach Verdachtsdiagnose.

Therapie

Therapeutisch ist ein oraler oder intravenöser Flüssigkeits- und Elektrolytersatz vorrangig, um Dehydratation (☞ 9.15.2) und Elektrolytentgleisungen zu verhindern. Die weitere Therapie hängt von der Grunderkrankung ab. Symptomatisch wirkende Arzneimittel wie etwa das peristaltikhemmende Loperamid (z.B. Imodium®) sind nur selten angezeigt.

Pflege

Die allgemeinen pflegerischen Maßnahmen bei Diarrhö entsprechen im Wesentlichen denen bei infektiöser Diarrhö (☞ 15.5.6). Steht fest, dass die Diarrhö nicht infektiös verusacht ist, entfallen die Isolierungsmaßnahmen.

7.2.7 Obstipation

> **Obstipation** *(Konstipation, Stuhlverstopfung):* Weniger als drei Stühle pro Woche oder harte Stuhlkonsistenz.

Krankheitsentstehung und Symptome

Ursachen einer **Obstipation** sind vor allem:
- Faserarme Kost, zu geringe Nahrungsaufnahme
- Flüssigkeitsmangel
- Bewegungsmangel

> Die Kombination aus faserarmer Kost, unzureichender Flüssigkeitsaufnahme und Bewegungsmangel führt zur hierzulande häufigsten Obstipationsform, der **chronisch habituellen Obstipation** ohne organische Ursache. Entsprechend ist eine Prävention möglich durch ballaststoffreiche Kost, ausreichendes Trinken und regelmäßige körperliche Aktivität.

- Reizdarmsyndrom (☞ 7.6.8)
- Arzneimittel wie Opioide, Sedativa oder Diuretika, besonders häufig aber ein Laxantienabusus (☞ Pharma-Info 7.20)
- Erkrankungen der Analregion, sodass die Defäkation schmerzhaft ist und deswegen unterdrückt wird
- Kolonkarzinome, -polypen oder andere Prozesse, die das Darmlumen einengen

7

- Schwangerschaft
- Endokrine Störungen, v. a. Hypothyreose.

Begleitend können krampfartige Schmerzen bei der Stuhlentleerung (Tenesmen), Bauchschmerzen, Völlegefühl, Appetitlosigkeit und ein aufgeblähter Bauch hinzutreten.

Diagnostik

> Jede plötzlich einsetzende Obstipation beim Erwachsenen ist verdächtig auf ein kolorektales Karzinom, insbesondere wenn ein Wechsel von Obstipation und Diarrhö, Blutauflagerungen auf dem Stuhl und/oder unfreiwilliger Stuhlabgang mit Winden hinzutreten. Sie muss immer diagnostisch abgeklärt werden.

Die Anamnese konzentriert sich auf Ernährungs- und Bewegungsgewohnheiten sowie auf Arzneimitteleinnahme. Evtl. lassen sich bei der körperlichen Untersuchung

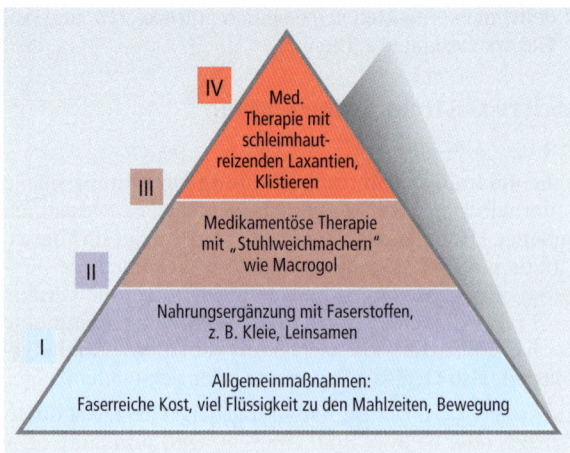

Abb. 7.19: Pyramidenschema der Obstipationsbehandlung. [L157]

Pharma-Info 7.20: Laxantien

> **Laxantien** *(Laxanzien, Abführmittel):* Arzneimittel zur Beschleunigung des Nahrungstransports im Darm und der Darmentleerung.

Indiziert sind **Laxantien** etwa bei Patienten, die während der Defäkation nicht pressen dürfen (z. B. nach einem Herzinfarkt), zur Darmreinigung vor Eingriffen oder während einer Langzeit-Opioid-Behandlung. Auf keinen Fall dürfen Laxantien bei unklaren Bauchschmerzen, Ileus (☞ 7.6.1) oder Akutem Abdomen (☞ 7.2.4) gegeben werden.

Quellmittel

Quellmittel *(Füllmittel)* sind nicht-resorbierbare Substanzen, die im Darm aufquellen, dadurch die Darmwand dehnen und reflektorisch zu einer Anregung der Darmperistaltik führen. Die wichtigsten Vertreter sind Agar-Agar, Weizenkleie, Leinsamen (z. B. Linusit®) und indische Flohsamenschalen (z. B. Mucofalk®). Quellmittel müssen immer mit reichlich Flüssigkeit eingenommen werden, da sie sonst im Darm verkleben und in Extremfällen zu einem mechanischen Ileus (☞ 7.6.1) führen können.

Gleitmittel

Gleitmittel wirken durch ihren „Schmiereffekt". Gebräuchlich sind nur noch Glyzerinpräparate als Zäpfchen oder Klysma (z. B. Glycilax®) zur Erleichterung der Stuhlentleerung, wenn sich harter Stuhl im Rektum angesammelt hat.

Osmotisch wirksame Laxantien

Osmotisch wirksame Laxantien enthalten schwer resorbierbare Substanzen, welche *osmotisch* Wasser im Darm zurückhalten und wie die Quellmittel die Peristaltik steigern. Auch sie müssen bei oraler Gabe mit reichlich Flüssigkeit gegeben werden.

Bevorzugt wird heute das synthetische Macrogol (Macrogol, z. B. Movicol®). Es ist auch in den Lösungen zur Koloskopie-Vorbereitung enthalten. Das Pulver oder Granulat wird in Flüssigkeit aufgelöst und getrunken. Durch Elektrolytzusatz sollen Elektrolytverschiebungen verringert werden. Blähungen sind eher selten, da Macrogol nicht durch Darmbakterien verstoffwechselt wird. Dadurch wird die ebenfalls osmotisch wirksame Laktulose (z. B. Bifiteral®) heute seltener eingesetzt als früher.

Präparate zur rektalen Anwendung sind z. B. PractoClyss® oder 1 × Klysma salinisch®.

Schleimhautreizende Laxantien

Schleimhautreizende Laxantien hemmen über eine Irritation der Darmschleimhaut die Resorption von Natrium und Flüssigkeit und fördern in höherer Dosierung die Elektrolyt- und damit Wasserabsonderung in den Darm.

Wichtige Verteter sind Bisacodyl (z. B. Dulcolax®) und Natriumpicosulfat (z. B. Laxoberal®). Nach oraler Gabe tritt die Wirkung nach 6–8 Stunden ein, nach rektaler Gabe (bei Bisacodyl) deutlich schneller. Anthrachinone, die etwa in Sennesblättern (z. B. Bekunis®, Liquidepur®, Agiolax®) und vielen Abführtees enthalten sind, werden nicht mehr empfohlen.

Gerade die schleimhautreizenden Laxantien werden häufig missbräuchlich zur Stuhlregulierung eingesetzt mit dem Ergebnis, dass ein Gewöhnungseffekt eintritt und ein Teufelskreis entsteht. Bei Dauereinnahme drohen außerdem eine Hypokaliämie mit Verstärkung der Obstipation (☞ 9.15.3), eine Hyponatriämie, Osteoporose durch Kalziummangel, Veränderungen der Darmschleimhaut sowie bei Anthrachinonen eine **Melanosis coli** (Schwarzpigmentierung der Dickdarmschleimhaut).

> Abführmittel sollten nur in Absprache mit dem behandelnden Arzt verabreicht bzw. eingenommen werden.

Resistenzen (Widerstände) im Abdomen tasten, eine rektale Untersuchung ist obligat. Die Basisdiagnostik umfasst außerdem eine Blutuntersuchung, eine Untersuchung des Stuhls auf okkultes Blut und eine Abdomensonographie.

Bei jüngeren Patienten ohne Hinweise auf eine organische Ursache kann dann ein Therapieversuch (☞ unten) unternommen werden. Bei Patienten über ca. 40 Jahren oder Hinweisen auf eine organische Ursache folgt eine Koloskopie zum Ausschluss eines Kolonkarzinoms. Auch wenn die unten genannten Maßnahmen erfolglos bleiben, ist eine weiter gehende Diagnostik angezeigt.

Behandlungsstrategie, Pflege und Patientenberatung

Bei organisch bedingter Obstipation ist die Behandlung der Grunderkrankung primär. Bei chronisch habitueller Obstipation stehen stuhlregulierende Allgemeinmaßnahmen im Vordergrund:

- Ballaststoffreiche Kost, ggf. auch durch Zusätze zur Nahrung, die als Füll- oder Quellmittel wirken (z. B. Leinsamen, Kleie, Flohsamen ☞ Pharma-Info 7.20). Gut wirken auch eingeweichte Trockenpflaumen oder -feigen morgens vor dem Frühstück verzehrt
- Ausreichende Trinkmenge, insbesondere wichtig bei Faserzusätzen, die immer mit reichlich Flüssigkeit einzunehmen sind
- Bewegung. Der Einfluss von körperlicher Bewegung auf die Normalisierung des Stuhlgangs ist nicht belegt. Geringe Flüssigkeitszufuhr und Immobilisation stellen zwar Risikofaktoren für Obstipation dar, allerdings kommt es durch eine erhöhte Flüssigkeitsaufnahme und Bewegung meist nicht zu einer Normalisierung der Stuhlfrequenz (◻ 6)
- Bei Stuhldrang kein Aufschieben des Stuhlganges, sondern Aufsuchen der Toilette
- Bei Patienten, die das Steckbecken benützen müssen und ihre Beine nicht anziehen können, Unterlagerung der Beine, um das Anstellen der Beine zu unterstützen und die Bauchpresse zu erleichtern (◻ 7)
- Darmtraining: Der Betroffene sollte sich jeden Tag zur gleichen Zeit (am besten morgens nach dem Frühstück) auf die Toilette begeben und sich mindestens 15 Minuten für die Stuhlentleerung Zeit nehmen. Dabei sollte er sich nicht durch Nebentätigkeiten, z. B. Zeitung lesen, ablenken. Unterstützend kann das Trinken kühler Flüssigkeit morgens nach dem Aufstehen zur reflektorischen Anregung der Darmperistaltik wirken, ebenso eine frühmorgendliche Kolonmassage.

Medikamentöse Maßnahmen

Bleiben Allgemeinmaßnahmen erfolglos, kann der Stuhl z. B. durch Macrogolpräparate (z. B. Laxofalk®) weicher gemacht werden. Bei über Tage ausbleibendem Stuhlgang kann ein Zäpfchen, (Mini-)Klistier oder Einlauf die Darmentleerung auslösen. „Stärkere" Medikamente werden nur in schweren Fällen und über kurze Zeit angewendet (☞ Pharma-Info 7.20).

7.3 Gastroenterologische Diagnostik

(Farb-)Duplex-Sonographie ☞ 1.3.6, 5.3.4

7.3.1 Anamnese und körperliche Untersuchung

Die **Anamnese** bei Verdacht auf Magen-Darm-Erkrankungen bezieht sich schwerpunktmäßig auf Appetit (Abneigung gegen bestimmte Nahrungsmittel?), Gewichtsverlust ohne Diätanstrengung (Hinweis auf einen Tumor), Schmerzen, Übelkeit oder Erbrechen, Blähungen und Stuhlgang.

Die **körperliche Untersuchung** umfasst *Inspektion*, *Palpation* und *Perkussion* sowie *Auskultation* des Abdomens. Evtl. lassen sich Resistenzen im Bauch tasten (z. B. Tumoren). Die Art der Darmgeräusche (normal, verstärkt, abgeschwächt, „totenstill") erlaubt Rückschlüsse auf die Darmfunktion. Unverzichtbar ist die digitale rektale Untersuchung. Nach der Untersuchung zeigt sich bei einer evtl. bestehenden gastrointestinalen Blutung Blut oder Teerstuhl am Fingerling.

7.3.2 Stuhluntersuchungen

Beobachtung des Stuhlgangs ☞ 7.1.5
Tumor-M2-Pyruvatkinase im Stuhl ☞ 7.6.10

Nachweis okkulten Blutes im Stuhl

Die sicherlich häufigste Stuhluntersuchung ist die Untersuchung auf **okkultes** (mit dem Auge nicht sichtbares) **Blut im Stuhl** (*FOBT* = **f**ecal **o**ccult **b**lood **t**est) zur Frühdiagnose kolorektaler Karzinome (☞ 7.6.10).

Die klassischen Tests beruhen auf der Peroxidaseaktivität des Hämoglobins. Der Patient bekommt drei verschlossene Testbriefe (z. B. Hemo-Fec-Test®, Haemoccult® oder Faecanostik®). Auf der Seite, die vom Patienten zu öffnen ist, befinden sich zwei oder drei Felder. Auf diese trägt der Patient mit den beigefügten Spateln Proben aus verschiedenen Stuhlabschnitten auf und verschließt den Testbrief. Die drei Testbriefe sollen an drei aufeinander folgenden Tagen (bzw. Tagen mit Stuhlgang) verwendet werden. Der Brief wird mit Patientenetikett und Datum der Stuhlprobe ins Labor gebracht. Hier wird die andere Seite des Briefes geöffnet und mit einer Testlösung beträufelt, die sich bei Vorhandensein von Blut blau verfärbt. Auch wenn sich nur eines der insgesamt 6–9 Felder verfärbt, gilt der Test als positiv.

> Ein positives Testergebnis kann auch durch tierische Blutfarbstoffe und bestimmte pflanzliche Substanzen hervorgerufen werden. Um solche *falsch positiven* Ergebnisse zu vermeiden, informieren die Pflegenden den Patienten, in den drei Tagen vor Gewinnung der ersten Stuhlprobe und während des Tests auf rohe oder halbrohe Fleisch- und Wurstwaren (z. B. Blutwurst) zu verzichten.

7

Die Pflegenden weisen außerdem darauf hin, dass hoch dosierte Vitamin-C-Präparate zu einem *falsch negativen* Ergebnis führen können. Eisen- oder wismuthaltige Arzneimittel verfärben den Stuhl und erschweren so die Ablesung. Bei Zahnfleisch- oder Nasenbluten, Durchfällen sowie bei Frauen während der Regelblutung wird der Test verschoben.

Neuere Stuhltests (z. B. immoCare®, gabOkkult®) weisen menschliches Hämoglobin immunologisch mittels eines Antikörpers nach. Die Stuhlprobe wird in einem kleinen Röhrchen mit Extraktionspuffer geschüttelt, dann werden vier Tropfen auf das Testfeld gegeben. Wird nur die Kontrolllinie sichtbar, ist der Test negativ, wird eine zweite Linie sichtbar, ist das Ergebnis positiv. Die oben genannten Nahrungsbeschränkungen sind nicht mehr erforderlich, Azetylsalizylsäure und nichtsteroidale Antirheumatika können allerdings den Test verfälschen. Wahrscheinlich sind diese Tests empfindlicher und spezifischer als die klassischen, große Studien stehen aber noch aus.

Ein positiver Test bedeutet nur den Nachweis von Blut im Stuhl, dem eine Diagnostik mittels Koloskopie folgen muss. Quelle der Blutung können gut- oder bösartige Tumoren, Hämorrhoiden, Magengeschwüre, Darmentzündungen oder -polypen sein.

Weitere Stuhluntersuchungen ☞ Tab. 7.22

Untersuchung	Indikation (Bsp.)	Pflegerische Aufgaben
Stuhlkultur	V. a. bakteriell bedingte Diarrhö (☞ 15.5.6)	Erbsengroße Stuhlprobe bzw. 0,5–1 ml dünnflüssigen Stuhl in einem sterilen Röhrchen ins Labor schicken (☞ auch 15.5.6)
Untersuchung des Stuhls auf Parasiten/Wurmeier	V. a. Wurmerkrankungen (☞ 15.10)	An drei aufeinander folgenden Tagen Stuhlproben in einem sterilen Röhrchen ins Labor schicken. Evtl. auch Analabstrich
Chymotrypsinbestimmung im Stuhl	V. a. exokrine Pankreasinsuffizienz (☞ 8.6.2)	Fünf Tage vor und während des Tests keine Pankreasenzyme geben
Bestimmung der pankreatischen Elastase 1 im Stuhl	V. a. exokrine Pankreasinsuffizienz (☞ 8.6.2)	Stuhlprobe ins Labor schicken. Keine Verfälschung durch Pankreasenzympräparate, kein Sammelstuhl notwendig

Tab. 7.22: Überblick über die wichtigsten Stuhluntersuchungen (Test auf okkultes Blut ☞ Text).

7.3.3 Bildgebende Verfahren

Abdominale Sonographie ☞ *1.3.6, 8.3.3*
Angiographie ☞ *5.3.5*
Endosonographie ☞ *7.3.4*
Hydro-MRT ☞ *7.6.4*

Abdomenleeraufnahme

Hauptindikation für die **Abdomenleeraufnahme** ist der Verdacht auf Magen-Darm-Perforationen (Luftsicheln unter dem Zwerchfell ☞ Abb. 7.23) oder einen Ileus („Spiegel" an der Grenze zwischen Flüssigkeit und Luft in den Darmschlingen ☞ Abb. 7.38).

Kontrastmitteldarstellungen des Magen-Darm-Traktes

Kontrastmitteldarstellungen des Magen-Darm-Kanals ermöglichen die Tumor-, Ulkus-, Fistel- und Divertikeldarstellung sowie eine Beurteilung der Beweglichkeit der

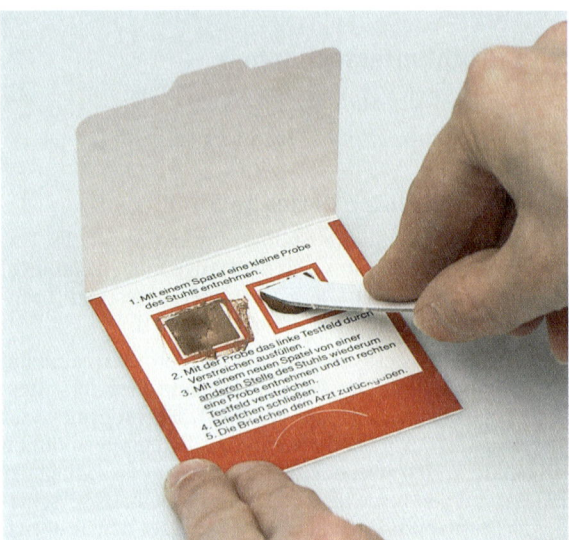

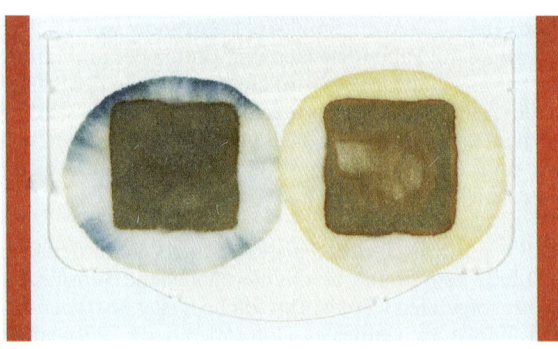

Abb. 7.21: Testbrief für okkultes Blut im Stuhl. Mit einem Spatel werden Stuhlproben in die markierten Felder aufgetragen (oben). Dann wird der Testbrief mithilfe der Klappe verschlossen und ins Labor gegeben, wo die Testlösung hinzugegeben wird. Bei Vorhandensein okkulten Blutes im Stuhl verfärbt sich das Testfeld blau (unten). [V350]

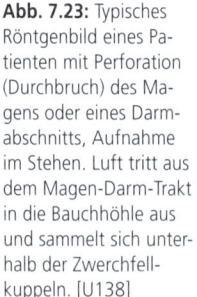
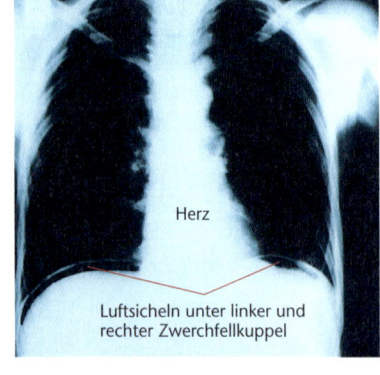

Abb. 7.23: Typisches Röntgenbild eines Patienten mit Perforation (Durchbruch) des Magens oder eines Darmabschnitts, Aufnahme im Stehen. Luft tritt aus dem Magen-Darm-Trakt in die Bauchhöhle aus und sammelt sich unterhalb der Zwerchfellkuppeln. [U138]

Herz

Luftsicheln unter linker und rechter Zwerchfellkuppel

einzelnen Organe. Folgende Untersuchungen werden unterschieden:

- **Ösophagographie** *(Ösophagusbreischluck)* zur Darstellung des Ösophagus
- **Magen-Darm-Passage** (kurz *MDP*) zur Darstellung von Magen und Duodenum
- **Doppelkontrast-Röntgenuntersuchung nach Sellink** *(Enteroklysma nach Sellink)* zur Darstellung insbesondere von Jejunum und Ileum
- **Kolonkontrasteinlauf** (kurz *Kolon-KE*) oder **Kolondoppelkontrasteinlauf** zur Darstellung des Dickdarms und Rektums.

Das Kontrastmittel wird bei der Untersuchung von Ösophagus, Magen und Duodenum oral durch Trinken, bei der Untersuchung des übrigen Dünndarms über eine (nasal eingebrachte) Duodenalsonde und bei Untersuchungen des Dickdarms durch einen Einlauf verabreicht. Darstellungen des Dünn- und Dickdarms werden meist als **Doppelkontrastuntersuchungen** durchgeführt: Durch Einsatz eines zweiten, negativen Kontrastmittels bildet das erste, positive Kontrastmittel einen zarten Beschlag auf der Schleimhaut. Dieses Verfahren ermöglicht eine bessere *Schleimhautbeurteilung* als die Prallfüllung mit Kontrastmittel (z. B. bei Darmentzündungen).

> Zwischen einer Biopsie im Gastrointestinaltrakt und einer Kontrastmitteluntersuchung muss ein Sicherheitsabstand von mehreren Tagen eingehalten werden. Sind mehrere Kontrastmitteluntersuchungen geplant, werden die Darstellungen von Gallenblase (☞ 8.3.3) und/oder Harnwegen (☞ 9.3.6) vor der Darmuntersuchung eingeplant, da das Kontrastmittel im Darm eine sichere Beurteilung der anderen Organe unmöglich macht.

Pflege

Pflege bei Kontrastmitteluntersuchungen ☞ 1.3.3

- Vor einer Ösophagographie bleibt der Patient ab 22 Uhr des Vorabends nüchtern
- Am Vortag einer MDP sollte der Patient abgeführt haben, ab 22 Uhr des Vorabends bleibt er nüchtern
- Am Vortag einer Doppelkontrast-Röntgenuntersuchung nach Sellink darf der Patient ein leichtes Frühstück und Mittagessen (kein Obst, Gemüse, Brot, Reis) einnehmen. Danach erhält er nur noch klare Flüssigkeit. Abführende Maßnahmen erfolgen nach Arztanordnung. Am Morgen der Untersuchung darf der Patient zum Frühstück Tee trinken und jedoch nicht rauchen
- Vor einem Kolonkontrasteinlauf ist eine vollständige Darmreinigung erforderlich (☞ 7.3.4, hausinterne Richtlinien beachten). Hierzu wird am Vortag meist ein Abführmittel verordnet, danach erhält der Patient nur noch flüssige Kost. Wichtig bei der Darmreinigung ist reichliches Trinken (ca. 3 l Wasser oder Tee). Am Untersuchungstag sind Kaffee, Tee oder Wasser zum Frühstück erlaubt (keine Milch). Vielfach wird am Vortag und/oder kurz vor der Untersuchung ein Einlauf durchgeführt
- Kurz vor der Untersuchung werden dem Patienten evtl. Atropin und/oder ein Spasmolytikum (z. B. Buscopan®) nach Arztanordnung verabreicht

- Nach der Untersuchung soll der Patient reichlich trinken, um einer Obstipation durch das Kontrastmittel vorzubeugen, ggf. sind zusätzliche Abführmaßnahmen nötig. Weiß gefärbter Stuhl ist Folge des Kontrastmittels und harmlos
- Nach einem Kolonkontrasteinlauf wird der Patient auf Veränderungen des Abdomens und Blut im Stuhl beobachtet

Computertomographie

Die **Computertomographie** (☞ 1.3.3) dient in erster Linie der Tumor- und Metastasensuche. Unmittelbar vor einem CT dürfen keine anderen Kontrastmitteluntersuchungen (z. B. Kolon-KE) durchgeführt werden, weil Kontrastmittelreste dieser Untersuchungen das CT-Ergebnis beeinträchtigen würden. Bestehen keine Kontraindikationen, wird bei einer Computertomographie des Abdomens stets Kontrastmittel intravenös gegeben. Je nach Fragestellung wird darüber hinaus ein spezielles Kontrastmittel oral verabreicht. Vor Untersuchungen mit intravenöser Kontrastmittelgabe bleibt der Patient nüchtern.

Mithilfe der Computertomographie ist auch eine **CT-Kolonographie** *(Computed Tomografic Colonography, CTC, virtuelle Koloskopie)* möglich: Nach einer Darmreinigung vergleichbar der vor Koloskopie (☞ 7.3.4) wird über ein Darmrohr Luft in den Darm gebracht, damit die Darmwände sich nicht berühren. Dann wird eine hochauflösende Spiral-Computertomographie angefertigt, die Daten werden danach von einem Computer zu dreidimensionalenen Bildern des Darminneren zusammengesetzt. Nachteile sind v. a., dass kleinere Polypen und Schleimhautveränderungen oft nicht dargestellt werden, es sind keine Biopsien oder therapeutischen Eingriffe möglich, es entsteht eine Strahlenbelastung, und die Untersuchung bleibt durch das Einbringen von Luft in den Darm unangenehm. Ersetzen kann die virtuelle Koloskopie die „echte" Koloskopie bislang nicht. Ähnliches gilt für vergleichbare Verfahren der Kernspintomographie (**MR-Kolonographie**).

7.3.4 Endoskopie und Endosonographie

Virtuelle Koloskopie ☞ 7.3.4

Endoskopie

Die **endoskopischen Verfahren** haben durch die gleichzeitige Biopsiemöglichkeit in den letzten Jahren große Bedeutung für die gesamte gastroenterologische Diagnostik erlangt und die Kontrastmitteldarstellungen des Magen-Darm-Traktes bei vielen Fragestellungen weitgehend verdrängt. Endoskopien ermöglichen zudem kleinere therapeutische Eingriffe (z. B. Blutstillung, Polypentfernung).

Häufig durchgeführt werden:

- Die **Ösophagogastroduodenoskopie** *(ÖGD)* zur Untersuchung von Speiseröhre, Magen und Duodenum
- Die **Koloskopie** zur Untersuchung des Dickdarms (bei Mitbeurteilung der letzten Ileumschlinge **Ileo-Koloskopie**)
- Die **Rektoskopie** zur Untersuchung des Mastdarms

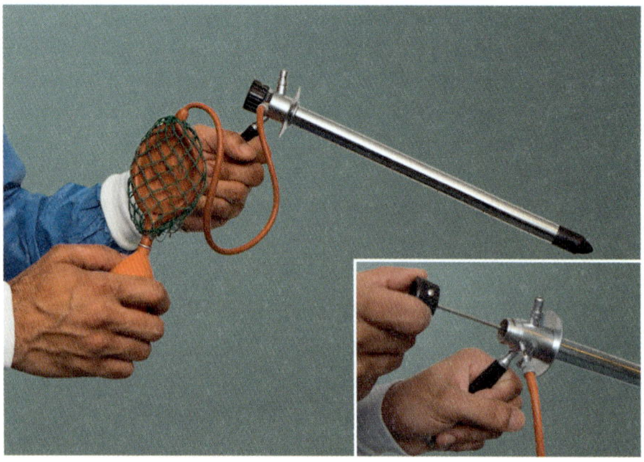

Abb. 7.24: Das Rektoskop besteht aus einem Außenrohr und einem abgerundeten Mandrin, der nach Einführen des Rektoskops entfernt wird. Mit dem Ballon wird Luft in das Rektum gepumpt, um die Darmlichtung aufzuweiten und eine bessere Sicht zu gewährleisten. Ausschnitt: Rektoskop und herausgezogener Mandrin. [K115]

- Die **Proktoskopie** zur Untersuchung des analnahen Darmabschnittes.

Die Proktoskopie wird mit einem starren Rohr, die Rektoskopie meist und alle anderen Untersuchungen werden stets mit flexiblen Instrumenten (☞ Abb. 1.16) vorgenommen. Hauptkomplikationen aller gastroenterologischen Endoskopien sind Blutungen und Perforation.

Vorbereitung des Patienten und Nachbereitung ☞ Tab. 7.25, 1.3.7

Die Endoskopie des Dünndarms ist trotz erzielter Fortschritte aufwendig und belastend und daher speziellen Fragestellungen vorbehalten.

- Bei der **Push-Enteroskopie** wird ein 250 cm langes Endoskop vom Mund aus unter Kurznarkose in den oberen Dünndarm vorgeschoben. Die **Doppelballonenteroskopie** *(Push-and-pull-Enteroskopie)* erlaubt oft die Betrachtung des gesamten Dünndarms, wobei allerdings meist von oral und (danach) anal endoskopiert werden muss. Das Endoskop besteht aus dem „eigentlichen" Endoskop, das sich in einem „Übertubus" befindet. Beide haben an ihrer Spitze je einen Ballon. Durch

abwechselndes Aufblasen und Entlüften der Ballons wird das Endoskop in den Dünndarm „eingefädelt". Die Untersuchung kann 2–3 Stunden dauern. Hauptindikation ist der Verdacht auf eine Blutung im Dünndarm. Wie bei den oben dargestellten Endoskopien sind die Entnahme von Biopsien und kleinere therapeutische Eingriffe (z. B. die Verödung blutender Gefäßfehlbildungen = *Angiodysplasien*) möglich

- Bei der **Videokapselendoskopie** schluckt der Patient eine 11 × 26 mm große Kapsel mit einer winzigen Kamera, die den Darm passiert und dabei acht Stunden lang zwei Bilder pro Sekunde aufnimmt. Für diese Zeit werden runde Sensoren auf die Bauchhaut des Patienten aufgebracht, und der Patient trägt einen Datenrekorder an einem Gürtel mit sich. Der Patient darf zwölf Stunden vor der Untersuchung nichts essen. Zwei Stunden nach Schlucken der Kapsel darf der Patient trinken, nach vier Stunden soll er eine leichte Mahlzeit zu sich nehmen. Die Videokapselendoskopie wird z. B. bei okkulten Blutungen im Magen-Darm-Trakt, chronischen Durchfällen (M. Crohn?) oder Verdacht auf eine bösartige Erkrankung des Dünndarms eingesetzt, wenn alle übrigen diagnostischen Verfahren erfolglos waren. Kontraindikationen sind vor allem Stenosen, Motilitätsstörungen und ausgeprägte Divertikulose des Magen-Darm-Traktes. Auch Herzschrittmacherträger werden mangels Erfahrung derzeit nicht untersucht. Hauptkomplikation ist ein „Steckenbleiben" der Kapsel mit der Notwendigkeit einer endoskopischen oder operativen Kapselentfernung.

Endosonographie

Die gastroenterologischen **Endosonographien** (☞ 1.3.6) sind eine Kombination aus Ösophagogastroduodenoskopie bzw. Rekto-Koloskopie und Sonographie. Diese Untersuchungen werden mit speziellen Endoskopen durchgeführt, in deren Spitze eine kleine Ultraschallsonde integriert ist.

Auf diese Weise ist nicht nur eine Beurteilung der Schleimhautoberfläche, sondern auch der Submukosa und angrenzender Organe (z. B. von Lymphknoten oder des Pankreas) möglich, was besonders beim Staging maligner

	Ösophagogastro-duodenoskopie	Proktoskopie	Rektoskopie	Koloskopie*
Vortag der Untersuchung	Abends leichte/flüssige Kost. Nahrungskarenz ab 22 Uhr	Keine besonderen Vorbereitungen	Leichte Kost	Ab Mittag nur klare Flüssgkeit (keine Milch, keine fetthaltigen Suppen). Ab ca. 15 Uhr orthograde Darmspülung (☞ 7.1.8), ggf. Laxantien
Am Untersuchungstag vor der Untersuchung	Prämedikation je nach Arztanordnung, bei allen Darmuntersuchungen Reinigung der Analregion			
	Nahrungskarenz, ggf. Entfernen von Zahnprothesen	Keine Nahrungskarenz nötig. Ggf. Klistier ca. 1 Std. vor der Untersuchung	Keine Nahrungskarenz nötig. Klistier ca. 1 Std. vor der Untersuchung	Ggf. Klistier. Patient darf morgens trinken
Nach der Untersuchung	Vitalzeichenkontrolle, Achten auf Veränderungen des Abdomens und der Stuhlausscheidung (Blut im Stuhl?), Nahrungskarenz nach Arztanordnung			

Tab. 7.25: Besondere Pflegemaßnahmen bei gastroenterologischen Endoskopien. Allgemeine Vor- und Nachbereitung endoskopischer Untersuchungen ☞ 1.3.7

* Bereits mehrere Tage vorher keine Körner, keine faserhaltigen Lebensmittel (z. B. Spargel), kein Obst mit kleinen Kernen. Zwei Tage vorher ballaststoffarme Kost. Die Richtlinien zur Darmreinigung vor Koloskopie variieren, deshalb stets hausinterne Vorschriften beachten.

Tumoren hilfreich ist. Zunehmend wird die Endosonographie für sonographisch gesteuerte Punktionen anliegender Tumoren z. B. durch die Ösophagus-, Magen- oder Duodenalwand eingesetzt. Auch Interventionen wie die Einlage von Drainagen sind möglich, z. B. bei Pankreaspseudozysten durch die Magenwand.

Die Vorbereitung des Patienten entspricht derjenigen zur Ösophagogastroduodenoskopie, Koloskopie oder Rektoskopie.

7.3.5 Funktionsdiagnostik

Langzeit-pH-Metrie

Bei der **Langzeit-pH-Metrie** wird dem Patienten eine pH-Messsonde über die Nase in den unteren Ösophagus bzw. den Magen eingeführt und ein Registriergerät umgehängt. Die Sonde misst dann den pH-Wert in Speiseröhre oder Magen über 24 Stunden. Hauptindikation ist der Verdacht auf gastroösophagealen Reflux bei unauffälliger Endoskopie oder Therapieversagen.

Ösophagusmanometrie

Für die **Ösophagusmanometrie** wird eine Sonde in den Magen geschoben und der Druck in Ösophagus und Magenfundus an verschiedenen Stellen ohne und mit Schlucken gemessen. Dies ermöglicht eine Aussage über den Verschlussmechanismus zwischen Magen und Ösophagus und die Ösophagusbeweglichkeit.

Tests zur Überprüfung der Dünndarmresorption

Schilling-Test ☞ *11.5.4*

Der **Laktosetoleranztest** weist einen Laktasemangel (Laktose spaltendes Enzym) im Dünndarm nach. Der nüchterne Patient trinkt morgens 50 g Laktose in 400 ml Wasser. Bei Laktasemangel wird der Zweifachzucker Laktose im Dünndarm nicht in Glukose und Galaktose aufgespalten, sodass der Blutglukosespiegel kaum ansteigt (BZ-Anstieg nach 120 Minuten unter 20 mg/dl). Durch die bakterielle Laktosevergärung im Darm treten außerdem typischerweise Blähungen und/oder Durchfall auf.

Der **D-Xylose-Test** (Xylose = Holzzucker) zeigt Störungen der Kohlenhydratresorption im Dünndarm. Nach Entleerung der Blase trinkt der Patient 25 g Xylose in 300 ml Wasser. Xylose ist ein Einfachzucker, der im Darm über die gleichen Mechanismen wie Glukose aufgenommen, im Körper aber kaum verstoffwechselt wird. Nach dem Xylosetrunk sammelt der Patient fünf Stunden Urin, nach zwei Stunden wird der Xylosespiegel im Blut bestimmt. Bei einer Resorptionsstörung sind der Xylosespiegel im Blut und die Ausscheidung der Xylose mit dem Urin im Vergleich zum Gesunden erniedrigt.

Auch der **H$_2$-Atemtest** *(H$_2$-Exhalationstest, Wasserstoffexhalationstest)* testet die Kohlenhydratresorption im Dünndarm. Der Patient nimmt oral 50 g des betreffenden Zuckers (Laktose, Laktulose, Fruktose, Glukose) zu sich. Bei einer Resorptionsstörung im Dünndarm gelangt der Zucker in den Dickdarm, wo er von Bakterien verstoffwechselt wird. Der dabei entstehende Wasserstoff (H$_2$) diffundiert durch die Darmwand und ist in der Ausatemluft des Patienten in erhöhter Konzentration nachweisbar. Auch bei einer bakteriellen Fehlbesiedelung des Darmes fällt der Test pathologisch aus. Blutentnahmen sind nicht nötig.

7.3.6 Tests zum Nachweis von Helicobacter pylori

Helicobacter pylori ist ein gramnegatives Bakterium, das im sauren Milieu des Magens überleben und die Schleimhaut schädigen kann. Trotz lokaler und systemischer Immunabwehr (Antikörperproduktion) vermag der Körper den Keim nicht zu eliminieren.

Helicobacter pylori spielt bei der Entstehung von Magenschleimhautentzündungen (☞ 7.5.2), Magengeschwüren (☞ 7.5.4), Magenlymphomen (☞ 7.5.6) sowie Magenkarzinomen (☞ 7.5.5) eine Rolle.

Invasive Verfahren

Die Helicobacter-Erstdiagnostik fußt wegen der meist ohnehin erforderlichen Gastroskopie (☞ auch 7.3.4) überwiegend auf gastroskopisch gewonnenen Magenbiopsaten und dabei auf dem **Ureaseschnelltest** (z. B. CLOtest®, Pyloritek®). Das Biopsat wird in ein vorgefertigtes Medium gegeben, das Vorhandensein von Helicobacter pylori ist nach 1–3 Stunden anhand einer Verfärbung erkennbar.

Nichtinvasive Verfahren

Es gibt zwei nichtinvasive Tests, die beide über 90 % der aktuell bestehenden Helicobacter-Infektionen entdecken. Eine Beurteilung der Magenschleimhaut ist mit ihnen naturgemäß nicht möglich. Sie kommen deshalb vor allem zur Therapiekontrolle nach Behandlung der Helicobacter-Infektion in Betracht, falls keine Kontrollgastroskopie erforderlich ist, außerdem zu epidemiologischen Fragestellungen. In der Erstdiagnostik sind sie nur für junge Patienten geeignet, da kein Karzinomausschluss möglich ist. Protonenpumpenhemmer und Wismutpräparate müssen vier Wochen vor dem Test abgesetzt werden, da sonst falsch negative Ergebnisse möglich sind.
- Beim **^{13}C-Harnstoff-Atemtest** atmet der nüchterne Patient in einen speziellen Beutel aus, die Analyse der Ausatemluft liefert den ^{13}C-Ausgangsgehalt. Darauf trinkt der Patient eine Lösung mit ^{13}C-markiertem Harnstoff. Ist Helicobacter pylori und damit Urease im Magen vorhanden, wird der Harnstoff in ^{13}C-Kohlendioxid und Ammoniak gespalten. Das Kohlendioxid wird ins Blut resorbiert und über die Lunge ausgeatmet, und die Konzentration von ^{13}C in der Ausatemluft des Patienten steigt im Vergleich zum Ausgangswert an
- Beim **Helicobacter-Stuhl-Antigen-Test** wird eine Stuhlprobe auf das Vorhandensein von Helicobacter-Antigenen untersucht.

Serologische Methoden haben nur in epidemiologischen Untersuchungen Bedeutung, da nicht zwischen einer früheren und einer aktuellen Infektion unterschieden werden kann.

Therapie einer Helicobacter-Besiedelung ☞ *7.5.4*

7

7.4 Erkrankungen des Ösophagus

Soorösophagitis ☞ 15.8.3

7.4.1 Refluxkrankheit und Refluxösophagitis

Gastroösophagealer Reflux: Rückfluss von Mageninhalt in den Ösophagus.

Refluxkrankheit: Beschwerden und/oder Komplikationen durch den gastroösophagealen Reflux. Mit 10–20 % der Bevölkerung in den Industriestaaten sehr häufige Erkrankung. Unterteilt in Refluxkrankheit mit **Refluxösophagitis** (Entzündung der Ösophagusschleimhaut infolge eines gastroösophagealen Refluxes) und Refluxkrankheit ohne Nachweis von Speiseröhrenveränderungen.

Krankheitsentstehung

Mehrere Mechanismen, u. a. ein schraubenförmiger Verlauf der glatten Muskulatur, sorgen für einen funktionellen Verschluss des unteren Ösophagus außerhalb der Mahlzeiten *(unterer Ösophagussphinkter)*. Bei der **Refluxkrankheit** ist diese Verschlussfunktion gestört **(Kardiainsuffizienz).** Die aggressive Magensäure (seltener Galle- und Pankreassekret) fließt zurück in den Ösophagus **(Reflux)** und greift die Ösophagusschleimhaut an. Auf Dauer entsteht eine (chronische) Speiseröhrenentzündung, die **Refluxösophagitis.**

Bei der häufigen **primären Refluxkrankheit** bleibt die Ursache unklar (begünstigende Faktoren ☞ Abb. 7.26). Bei der **sekundären Refluxkrankheit** ist eine Ursache wie etwa eine Sklerodermie (☞ 13.7.2) feststellbar.

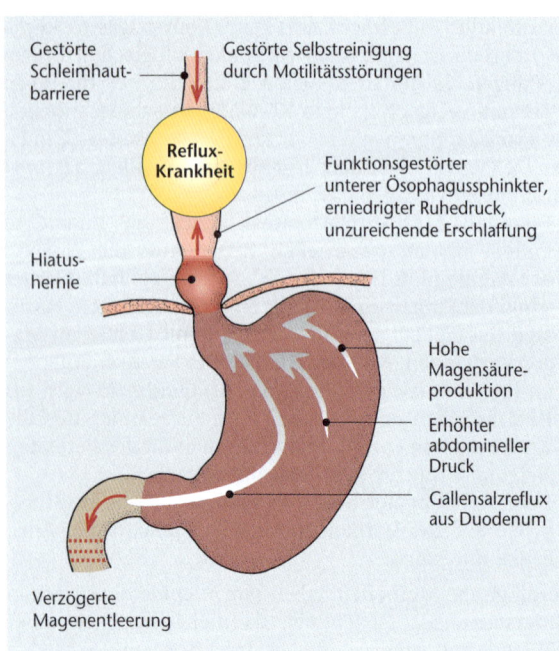

Gestörte Schleimhautbarriere

Gestörte Selbstreinigung durch Motilitätsstörungen

Reflux-Krankheit

Funktionsgestörter unterer Ösophagussphinkter, erniedrigter Ruhedruck, unzureichende Erschlaffung

Hiatushernie

Hohe Magensäureproduktion

Erhöhter abdomineller Druck

Gallensalzreflux aus Duodenum

Verzögerte Magenentleerung

Abb. 7.26: An der Entstehung einer Refluxösophagitis beteiligte Faktoren. [L157]

Symptome, Befund und Diagnostik

Leitsymptome sind **Sodbrennen** (brennendes Gefühl hinter dem Sternum) und (saures) Aufstoßen vor allem beim Bücken, im Liegen und nach der Nahrungsaufnahme. In späteren Stadien treten Schmerzen hinter dem Sternum und beim Schlucken sowie **Regurgitation** (Zurückströmen) von Mageninhalt hinzu. Auch Atemwegsbeschwerden (Heiserkeit, chronischer Husten, asthmaähnliche Luftnot) und Halsschmerzen sind möglich und können sogar im Vordergrund stehen.

Die Stadien der Refluxösophagitis lassen sich endoskopisch nachweisen beginnend bei Rötung und Schleimhautdefekten über Ulzera bis hin zu narbigen Schrumpfungen mit Lumeneinengung. Bei Fehlen eindeutiger Schleimhautveränderungen und Dominieren von Atemwegsbeschwerden kann die Klärung schwierig sein. Eine Langzeit-pH-Metrie ist z. B. angezeigt, wenn eine Probetherapie ohne Erfolg bleibt.

Komplikationen

Gefährliche Komplikationen sind:
- Blutungen aus Ulzera
- Narbige Strikturen des Ösophagus **(peptische Stenose)**
- Maligne Entartung der chronisch entzündeten Schleimhaut. Wird das Plattenepithel des unteren Ösophagus durch Zylinderepithel ersetzt, spricht man von *Zylinderzellmetaplasie* oder **Barrett-Syndrom.** Das Risiko einer malignen Entartung ist dann erhöht (Präkanzerose), regelmäßige endoskopische Kontrollen sind erforderlich.

Behandlungsstrategie

Mittel der Wahl sind Protonenpumpenhemmer (z. B. Antra®) zur Hemmung der Magensäurebildung (☞ Pharma-Info 7.35), die in der Regel binnen etwa zwei Wochen zu Beschwerdefreiheit führen. Meist ist danach eine Langzeittherapie nötig, entweder als Dauer- oder als Bedarfsbehandlung (🕮 8).

Nur bei geringen Beschwerden ohne Schleimhautveränderungen kommen andere Arzneimittel in Betracht, vor allem H_2-Antagonisten (z. B. Sostril®, Tagamet®, ☞ Pharma-Info 7.35), die ebenfalls die Magensäurebildung vermindern, sowie Antazida (z. B. Maaloxan®) zur Neutralisierung der Magensäure (☞ Pharma-Info 7.35). Arzneimittel, die den Sphinktertonus senken, z. B. Nitrate oder Kalziumantagonisten, werden möglichst vermieden.

Bei Erfolglosigkeit der konservativen Therapie, schweren Komplikationen oder Medikamentennebenwirkungen bei notwendiger Langzeittherapie wird operiert.

Patientenberatung

- Häufige, kleine Mahlzeiten einnehmen
- Im Sitzen essen und danach nicht hinlegen. Günstig ist, nach dem Essen Kaugummi zu kauen, da dies den Speichelfluss anregt (Spülwirkung)
- In den letzten drei Stunden vor dem Schlafengehen nichts mehr essen
- Mit leicht erhöhtem Oberkörper schlafen (Kopfteil um mindestens 10–15 cm hochstellen)

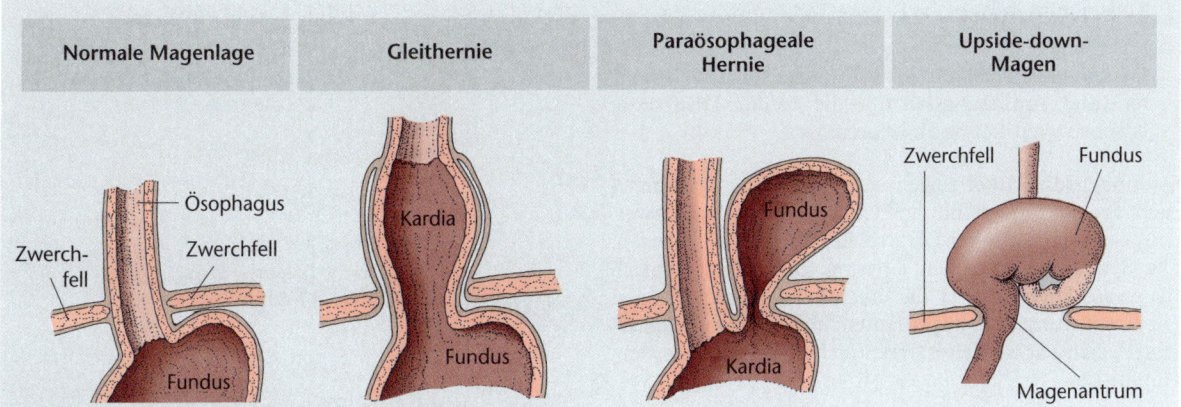

Normale Magenlage	Gleithernie	Paraösophageale Hernie	Upside-down-Magen

Abb. 7.27: Formen der Hiatushernie. [A400-190]

- Übergewicht abbauen (Übergewicht erhöht den Druck im Bauchraum)
- Beim Bücken Oberkörper nicht nach unten hängen lassen, sondern in die Hocke gehen
- Keine einschnürende Kleidung (z. B. Gürtel, Korsetts) anziehen
- Obstipationsprophylaxe durchführen (Pressen bei der Defäkation erhöht den abdominellen Druck)
- Rauchen einstellen. Nikotin verschlechtert die Durchblutung der Ösophagusschleimhaut und vermindert so den Schutz vor der Magensäure.

Alkohol, Kaffee, fettreiche und Süßspeisen steigern die Magensäureproduktion und/oder senken den Tonus des Ösophagussphinkters. Dadurch können sie die Beschwerden verstärken. Im Gegenzug sollten vermehrt kohlenhydrat- und fettarme, eiweißreiche Nahrungsmittel auf dem Speiseplan stehen (Eiweiß steigert den Tonus des Ösophagussphinkters). Auch Milchprodukte werden meist gut vertragen.

7.4.2 Hiatushernie

Hiatushernie: Verlagerung von Teilen des Magens durch den Hiatus oesophageus in den Brustraum (ohne Einstülpung des Ösophagus). Häufigste Form des *Zwerchfellbruches* (Hiatus oesophageus = *Bruchpforte*, Magen = *Bruchorgan*).

Krankheitsentstehung und Einteilung

- Die mit 80–90 % häufigste Form der **Hiatushernie** ist die **Gleithernie** *(gastroosöphageale Hernie, axiale Hernie)*, bei der Kardia und zum Teil Fundus des Magens zeitweise oder ständig oberhalb des Zwerchfells liegen. Sie ist bei älteren Menschen häufig (60 % der 60-Jährigen)
- Wesentlich seltener ist die vor allem im mittleren Lebensalter auftretende **paraösophageale Hernie.** Ösophagus und Kardia liegen an normaler Stelle im Brustbzw. Bauchraum, während sich der Magenfundus neben dem Ösophagus in den Brustraum drängt. Extremform ist der **Upside-down-Magen** (☞ Abb. 7.27)
- **Mischformen** kommen vor.

Begünstigend wirken ein anlage- oder altersbedingter Verlust der Bindegewebselastizität und ein erhöhter Druck im Bauchraum, z. B. verstärkte Bauchpresse bei chronischer Obstipation, chronischer Husten, lang anhaltendes Erbrechen oder Schwangerschaft.

Symptome, Befund und Diagnostik

Gleithernien bereiten meist keinerlei Beschwerden und werden oft nur zufällig entdeckt. Evtl. tritt eine Refluxösophagitis (☞ 7.4.1) wegen des fehlenden unteren Ösophagusverschlusses auf.

Paraösophageale Hernien führen zu Völlegefühl, Druckgefühl in der Herzgegend, Schluckbeschwerden oder Luftnot. Refluxösophagitiden hingegen sind wegen der intakten Sphinkterfunktion selten.

Komplikationen drohen insbesondere bei der paraösophagealen Hernie: Möglich sind Ulzera mit Perforationsgefahr, blutende Schleimhauterosionen, Einklemmung des Magens mit Strangulation der Blutzufuhr, Stieldrehung des Magens **(Magenvolvulus)** oder Speiseröhreneinklemmung **(Ösophagusinkarzeration).**

Die Diagnose wird durch Endoskopie und Röntgenbreischluck in Kopftieflage gestellt.

Behandlungsstrategie

Gleithernien bedürfen nur bei Refluxkrankheit einer Therapie (☞ 7.4.1). Paraösophageale Hernien dagegen werden wegen der möglichen Komplikationen immer (laparoskopisch) operiert.

Pflege wie bei Refluxösophagitis ☞ 7.4.1

7.4.3 Ösophagusdivertikel

Divertikel: Angeborene oder erworbene, sackartige Schleimhautausstülpung umschriebener Wandbezirke in Ösophagus, Magen (selten), Dünndarm (selten) oder Dickdarm (☞ 7.6.7). Unterschieden werden **echte Divertikel** mit Ausstülpung der *gesamten* Darmwand und **falsche Divertikel** *(Pseudodivertikel)*, die als erworbene *Schleimhauthernien* durch Lücken der

Muskulatur dringen, z. B. an Durchtrittsstellen von Gefäßen (☞ Abb. 7.28).

Ösophagusdivertikel: Ausstülpungen der Speiseröhrenwand. Am häufigsten sind die **Zenker-Divertikel,** falsche Divertikel im Halsbereich.

Ösophagusdivertikel zeigen sich durch üblen Mundgeruch, Fremdkörpergefühl im Hals und Schluckbeschwerden. Besonders Zenker-Divertel führen zu Beschwerden. Die Symptome entstehen langsam über Jahre. Typisch für große Divertikel ist das nächtliche Zurückströmen *(Regurgitieren)* von unverdauten, nicht sauren Speiseresten, sichtbar an den morgendlichen Flecken auf dem Kopfkissen.

Komplikationen entstehen durch Aspiration der nächtlich zurückströmenden Speisereste (Gefahr einer Aspirationspneumonie) und Entzündungen (Divertikulitis) mit erhöhter Perforationsneigung.

Die Diagnose wird durch Ösophagusbreischluck (☞ 7.3.3) und vorsichtige Endoskopie gestellt.

Das Zenker-Divertikel wird grundsätzlich endoskopisch oder operativ entfernt. Bei den anderen Divertikeln ist dies nur bei Beschwerden nötig.

7.4.4 Ösophagusmotilitätsstörungen

Bei den **Ösophagusmotilitätsstörungen** ist die Beweglichkeit des Ösophagus gestört. Unterschieden werden eine **hypomotile Form,** die *Achalasie,* und zwei **hypermotile Formen,** der *idiopathische diffuse Ösophagusspasmus* und der *hyperkontraktile Ösophagus.* Übergangsformen kommen vor.

Ösophagus-Achalasie

Achalasie: Seltene Erkrankung des mittleren Lebensalters mit ungeordneter Peristaltik im unteren Ösophagusanteil und Unfähigkeit des unteren Ösophagussphinkters zu erschlaffen.

Ursächlich liegt der **Achalasie** eine Degeneration von Nervenzellen in der Ösophaguswand zugrunde.

Typischerweise kommt es langsam über Jahre zu zunehmenden Schluckbeschwerden (Dysphagie ☞ 7.2.2), retrosternalem Druck und Zurückfließen unverdauter, nicht saurer Speisen in die Mundhöhle. Deshalb essen die Betroffenen wenig und verlieren an Gewicht.

Die Diagnose wird durch Ösophagusbreischluck (typische Sekt- oder Weinglasform des Ösophagus mit engem unterem Ösophagus und erweitertem Ösophagus darüber), Endoskopie und Manometrie gesichert.

Bei älteren Patienten besteht die Therapie meist in der Aufweitung des unteren Ösophagussphinkters durch einen in den Ösophagus eingeführten aufblasbaren Ballonkatheter (**pneumatische Dilatation,** *Ballondilatation*), die in bis zu 70 % einen Langzeiterfolg bringt. Hauptalternative ist das Einspritzen von Botulinustoxin (z. B. Dysport®) in den unteren Ösophagussphinkter während einer Endoskopie. Das Botulinustoxin hemmt die Freisetzung von Azetylcholin an der motorischen Endplatte und lässt

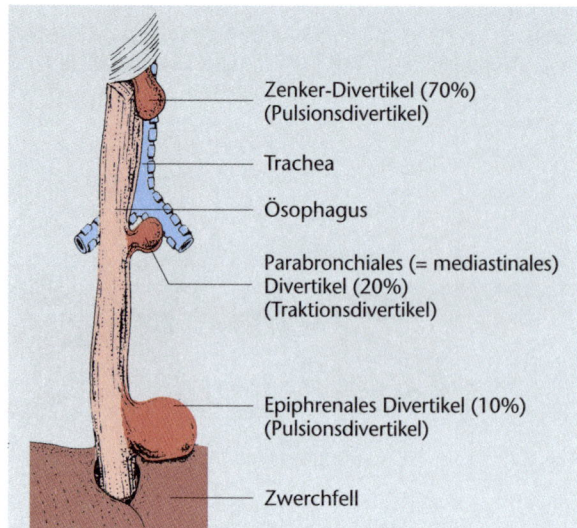

Abb. 7.28: Lokalisation der Ösophagusdivertikel und Häufigkeit. [A300-190]

den unteren Ösophagussphinkter erschlaffen. Die Wirkung hält ca. 3–12 Monate an. Vor allem bei jüngeren Patienten sollte die operative Spaltung der verdickten Muskelschichten (**Kardiomyotomie**) erwogen werden, die auch laparoskopisch möglich ist.

Idiopathischer diffuser Ösophagusspasmus und hyperkontraktiler Ösophagus

Idiopathischer diffuser Ösophagusspasmus *(Korkenzieher-Ösophagus):* Kontraktionen des mittleren und unteren Ösophagus ohne propulsive (vorantreibende) Wirkung bei normaler Funktion des unteren Ösophagussphinkters.

Hyperkontraktiler Ösophagus *(Nussknacker-Ösophagus):* Abnorm lange oder starke (peristaltische) Kontraktionen des distalen Ösophagus bei regelrechter Funktion des unteren Ösophagussphinkters. Ursache unklar.

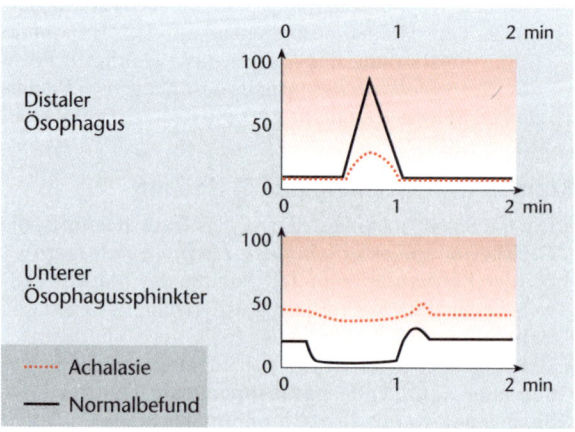

Abb. 7.29: Ösophagus-Manometrie. Normalbefund und Befund bei Achalasie. Nach dem Schlucken ist bei der Achalasie die Kontraktion im distalen Ösophagus vermindert, der Tonus im unteren Ösophagussphinkter hingegen erhöht. [L157]

Die Patienten haben krampfartige Brustschmerzen ähnlich denen einer Angina pectoris (☞ 4.4.1) sowie eine Dysphagie. Die Diagnose wird durch Ösophagusbreischluck, Endoskopie und Manometrie gestellt.

Als therapeutische Allgemeinmaßnahmen werden langsames Essen, gutes Kauen und Meiden schlecht verträglicher Speisen empfohlen. Medikamentös werden vor allem Kalziumantagonisten, Nitrate und die Injektion von Botulinustoxin versucht.

7.4.5 Ösophaguskarzinom

Ösophaguskarzinom *(Speiseröhrenkrebs):* Maligner Speiseröhrentumor, überwiegend im unteren und mittleren Speiseröhrendrittel, der meist spät diagnostiziert wird mit entsprechend schlechter Prognose. Altersgipfel ca. 60–75 Jahre, Männer häufiger betroffen als Frauen. 70 % Plattenepithel-, 30 % Adenokarzinome.

Krankheitsentstehung

Risikofaktoren des **Ösophaguskarzinoms** sind insbesondere solche Einflüsse, welche die Ösophagusschleimhaut längere Zeit reizen und schädigen. Für das Plattenepithelkarzinom besonders bedeutsam sind langjähriger Konsum hochprozentiger Alkoholika, Nikotinabusus, heiße und scharf gewürzte Speisen, bestimmte chemische Substanzen (Nitrosamine, etwa in Gepökeltem), Aflatoxine (Schimmelpilzgifte, etwa in Nüssen) und Achalasie (☞ 7.4.4), für das Adenokarzinom das Barrett-Syndrom durch Refluxkrankheit (☞ 7.4.1).

Da die Speiseröhre keine Serosa hat, kann der Tumor schon früh das lokale Bindegewebe infiltrieren. Das Ösophaguskarzinom setzt typischerweise früh lymphogene Metastasen.

Symptome und Untersuchungsbefund

Die Leitsymptome des Ösophaguskarzinoms sind Spätsymptome:
- Schluckbeschwerden (Dysphagie), zunächst nur bei festen Speisen, später auch bei weicher Nahrung und Flüssigkeit

- Gewichtsverlust durch die unzureichende Nahrungszufuhr
- Fauliges Aufstoßen, Regurgitation der Nahrung (Aspirationsgefahr)
- Bei Infiltration in die Umgebung Schmerzen hinter dem Sternum und bei Karzinomen des oberen Ösophagus durch Schädigung der Kehlkopfnerven Heiserkeit oder Stimmlosigkeit *(Aphonie)*
- Bei Fistelbildung zum Tracheobronchialsystem Husten und Atemnot.

In der körperlichen Untersuchung können die Halslymphknoten als Zeichen einer lymphogenen Metastasierung vergrößert tastbar sein.

Diagnostik

Entscheidend ist die Endoskopie mit Biopsieentnahme. Zur genauen Stadieneinteilung schließen sich Endosonographie, CT oder Kernspintomographie von Thorax und/ oder Abdomen und evtl. Bronchoskopie (Tumorinfiltration in das Tracheobronchialsystem?) an.

Behandlungsstrategie

Die radikale operative Entfernung des Tumors als einzige Chance des Patienten auf Heilung ist bei weniger als einem Drittel der Patienten möglich (Operationsletalität ca. 5 %). Bei fortgeschrittenen Tumoren kann mit Chemotherapie und Bestrahlung versucht werden, den Tumor zu verkleinern *(downstaging)*, um doch noch Operabilität zu erreichen. Karzinome im oberen Ösophagusdrittel werden meist primär bestrahlt. Bei kleinen Tumoren inoperabler Patienten kann eine photodynamische Therapie mit Gabe einer lichtsensibilisierenden Substanz und anschließender Laserbehandlung des Tumors versucht werden.

Häufig ist nur eine palliative Therapie möglich, die insbesondere die Nahrungspassage sicherstellen und so die Lebensqualität des Patienten verbessern soll. Durch endoskopische Lasertherapie, Bestrahlung des Tumors von innen oder endoskopisches Einlegen eines Stents wird das Lumen offen gehalten. Das Legen einer perkutanen endoskopischen Gastrostomie (PEG ☞ 1.4.3) ermöglicht die Nahrungszufuhr auch bei komplettem Verschluss des Ösophagus.

7

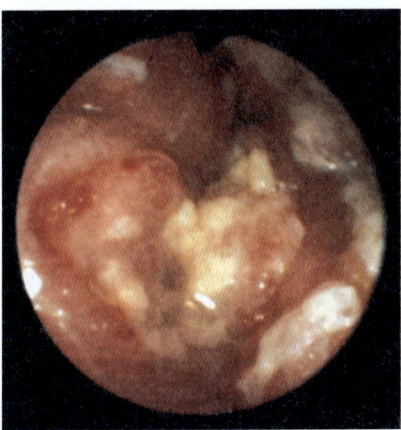

Abb. 7.30 (links): Endoskopischer Befund eines Ösophaguskarzinoms. [E179-168]

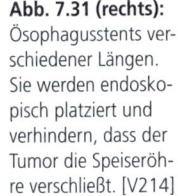

Abb. 7.31 (rechts): Ösophagusstents verschiedener Längen. Sie werden endoskopisch platziert und verhindern, dass der Tumor die Speiseröhre verschließt. [V214]

Pflege bei Ösophaguskarzinom

Pflege onkologischer Patienten ☞ *Kap. 12*

- Viele kleine Mahlzeiten verabreichen und mit reichlich Flüssigkeit einnehmen (lassen). Nach den Mahlzeiten den Patienten zum Umhergehen auffordern (erleichtert den Speiseübertritt in den Magen). Beobachten, ob das Schlucken zunehmend schwerer fällt, der Patient vermehrt hustet oder schlechter atmet
- Die Mahlzeiten mit flüssiger (Zusatz-)Kost und Vitaminen ergänzen, um die Ernährungssituation des Patienten zu verbessern. Regelmäßig Gewichtskontrollen durchführen
- Bei Dysphagie (☞ 7.2.2) und Schmerzen (☞ 2.3) unterstützen. Bei Schmerzen beim Schlucken vor den Mahlzeiten Analgetikum auf Arztanordnung verabreichen
- Darauf achten, ob sich die Stimme des Patienten verändert (vermehrte Heiserkeit?). Bei Stimmlosigkeit (Aphonie) Logopäden einschalten und andere Kommunikationsmöglichkeiten nutzen (z. B. durch Aufschreiben).
- Ggf. hyperkalorisch parenteral über einen ZVK ernähren oder Anlage einer PEG (☞ 1.4.3) erwägen.

Prognose

Die Prognose des Ösophaguskarzinoms ist mit einer 5-Jahres-Überlebensrate von ca. 10 % schlecht. Selbst bei anfänglich unter kurativer Zielsetzung operierten Patienten beträgt die 5-Jahres-Überlebensrate nur 20–35 %.

Prävention

Gerade die prognostisch besonders ungünstigen Adenokarzinome des unteren Ösophagus als Folge des Barrett-Syndroms nehmen derzeit zu. Ihnen könnte zum Großteil durch eine konsequente Behandlung der zugrunde liegenden Refluxösophagitis vorgebeugt werden.

Ansonsten sind die einzig möglichen Präventionsmaßnahmen die Nikotinkarenz und ein vernünftiger Umgang mit Alkoholika.

7.5 Erkrankungen des Magens

7.5.1 Funktionelle Dyspepsie

> **Funktionelle Dyspepsie** *(funktionelle Magenbeschwerden, Reizmagen):* Sammelbegriff für funktionelle Oberbauchbeschwerden ohne fassbare organische Ursache.

Die **funktionelle Dyspepsie** gehört zu den *funktionellen gastrointestinalen Störungen* (zur Pathogenese ☞ 7.6.8).

Symptome, Befund und Diagnostik

Zur Diagnosestellung müssen nach der Rom-III-Klassifikation eines oder mehrere der folgenden Leitsymptome über mindestens drei Monate innerhalb des letzten halben Jahres bestanden haben (🕮 9):
- Störendes Völlegefühl nach dem Essen
- Beschleunigtes Sättigungsgefühl

- Brennen im Oberbauch
- Schmerzen im Oberbauch

Dabei dürfen keine Anhaltspunkte für eine organische Erkrankung bestehen. Die Diagnose ist eine Ausschlussdiagnose. Welche technischen Untersuchungen durchgeführt werden, hängt vom Einzelfall und insbesondere vom Alter des Patienten ab. Meist empfiehlt sich jedoch neben Laboruntersuchungen und Sonographie auch eine Gastroskopie mit Untersuchung auf Helicobacter pylori.

Behandlungsstrategie

Sind organische Erkrankungen ausgeschlossen, sollte der Patient über das Krankheitsbild aufgeklärt werden (kein erhöhtes Karzinomrisiko!). Nikotin- und Alkoholverzicht, regelmäßige Lebensführung und Ernährung wirken sich in aller Regel günstig aus. Eine symptomatische, zeitlich begrenzte Medikation z. B. mit Antazida (☞ Pharma-Info 7.35), Metoclopramid (☞ Tab. 7.15) oder H_2-Antagonisten (☞ Pharma-Info 7.35) kann angezeigt sein.

7.5.2 Gastritis

> **Gastritis:** Entzündung der Magenschleimhaut. Kann zu **Erosionen** (fleckförmigen, oberflächlichen Defekten der Magenschleimhaut) führen und wird dann als **erosive Gastritis** bezeichnet.

Akute Gastritis

Die **akute Gastritis** *(akute Magenschleimhautentzündung, Magenverstimmung)* ist fast immer verursacht durch:
- Virale oder bakterielle Infektionen oder bakterielle Toxine („Lebensmittelvergiftung" ☞ 15.5.6)
- Übermäßigen Alkohol- und Nikotingenuss
- Bestimmte Medikamente, z. B. nichtsteroidale Antirheumatika (NSAR ☞ Pharma-Info 13.13)
- Stress bei schweren Verbrennungen, Schock, Sepsis oder Operationen.

Symptome, Befund und Diagnostik

Leitsymptome sind Druckgefühl in der Magengegend, Appetitlosigkeit, Übelkeit und Erbrechen.

Meist reicht eine nicht-invasive Basisdiagnostik (Anamnese, Untersuchung, ggf. Laboruntersuchungen). Die Diagnose wird also streng genommen nicht gesichert, da dies eine histologische Untersuchung erfordert. Nur bei anhaltender Symptomatik wird gastroskopiert, bei Zeichen einer gastrointestinalen Blutung notfallmäßig.

Behandlungsstrategie und Pflege

Eine akute Gastritis wird mit Nahrungskarenz oder Tee und Zwieback über 24–36 Stunden behandelt. Alle nicht unbedingt notwendigen Arzneimittel werden abgesetzt, um den Magen nicht weiter zu belasten. Auf Kaffee, Alkohol und Nikotin muss der Patient verzichten.

Prognose

Die akute Gastritis, etwa bei einem Virusinfekt, heilt nach einigen Tagen ohne Folgeschäden aus. Entscheidend für die Prognose der erosiven Gastritis sind die Grunderkrankung und die Ursachenbeseitigung.

Infektiöse Gastroenteritis ☞ *15.5.6*

Chronische Gastritis

Die **chronische Gastritis** *(chronische Magenschleimhautentzündung)* ist relativ häufig. Die Anfangsbuchstaben der drei dominierenden Ursachen ergeben die **ABC-Klassifikation:**

Typ A: Autoimmungastritis

Die auf Magenkorpus und -fundus beschränkte *Autoimmungastritis* ist mit 2–5% der Gastritiden insgesamt selten. Sie ist gekennzeichnet durch Autoantikörperbildung gegen die Salzsäure produzierenden Belegzellen der Magenschleimhaut und den Intrinsic Factor. Infolgedessen kommt es zu einem Salzsäuremangel im Magensaft **(Anazidität)** und einer *perniziösen Anämie* (☞ *11.5.4*).

Von Seiten des Magens hat der Patient meist keine Beschwerden, die Erkrankung zeigt sich durch neurologische und hämatologische Symptome.

Die Diagnose wird durch Endoskopie mit Biopsie gestellt.

Eine spezifische Therapie gibt es nicht. Den Betroffenen wird lebenslang alle drei Monate das fehlende Vitamin B$_{12}$ parenteral verabreicht. Es besteht ein mäßig erhöhtes Magenkarzinom- und Karzinoidrisiko (durch die Hypergastrinämie, ☞ auch *10.10.2*), jährliche Gastroduodenoskopien werden überwiegend empfohlen.

Typ B: Bakterielle Gastritis

Die *bakterielle Gastritis* durch *Helicobacter pylori* (☞ *7.3.6*) ist mit ca. 80–85% der Gastritiden am häufigsten; ca. 25% der 25-Jährigen, 50% der 50-Jährigen und 75% der 75-Jährigen sind betroffen. Die Gastritis ist meist symptomlos, und erst bei Auftreten von Komplikationen (z.B. Ulkus ☞ *7.5.4*) wird nach einer Helicobacter-Besiedelung gesucht. Ob bei *asymptomatischen* Patienten eine Helicobacter-Eradikationstherapie (☞ *7.5.4*) erfolgen soll, ist strittig (☞ auch *7.5.5*).

Typ C: Chemisch-toxische Gastritis

Die *chemisch-toxische Gastritis* (10–15%) ist z.B. durch die Einnahme nichtsteroidaler Antiphlogistika oder einen Gallereflux bedingt. Die Diagnose wird endoskopisch-histologisch gestellt.

Therapeutisch wird wenn irgend möglich die Ursache beseitigt.

Bis zu 50% aller länger andauernd mit nichtsteroidalen Antirheumatika behandelten Patienten zeigen endoskopisch Magenschleimhautschädigungen. Häufig bereiten diese dem Patienten nur wenig Beschwerden (schmerzlindernde Wirkung der NSAR) und zeigen sich erst durch eine evtl. lebensbedrohliche obere Gastrointestinalblutung (☞ *7.2.5*).

7.5.3 Riesenfaltengastritis

Bei der **Riesenfaltengastritis** *(Ménétrier-Syndrom, hypertrophe Gastropathie)* kommt es aus noch unklarer Ursache zu einer Magenschleimhauthyperplasie mit Erweiterung der Drüsengänge im Magenkorpus. Zumindest bei einem Teil der Fälle ist eine ursächliche Beteiligung von Helicobacter pylori (☞ *7.3.6*) anzunehmen.

Nicht wenige Patienten haben nur uncharakteristische Symptome wie etwa Oberbauchbeschwerden, Übelkeit und evtl. Erbrechen. Leitsymptome in schweren Fällen sind Durchfälle und eine **exsudative Enteropathie,** d.h. ein massiver Eiweißverlust über den Darm mit nachfolgendem Eiweißmangel und Ödembildung.

Die Diagnose wird durch Gastroskopie („Riesenfalten") mit Biopsie gesichert.

Bei Vorhandensein von Helicobacter pylori wird – neben einer symptomatischen Behandlung z.B. des Eiweißmangels – eine entsprechende Eradikationstherapie durchgeführt (☞ *7.5.4*). In schweren Fällen wird operiert. Wegen des erhöhten Magenkarzinomrisikos sind regelmäßige gastroskopische Kontrollen erforderlich.

7.5.4 Peptisches Ulkus

Ulkus *(Geschwür):* Ein durch Verdauungssäfte entstandener Schleimhautdefekt, der im Gegensatz zur *Erosion* auch die Muscularis mucosae der Schleimhaut durchbricht. Am häufigsten entwickeln sich die Ulzera im Magen (**Ulcus ventriculi**, *Magengeschwür*) und im Duodenum (**Ulcus duodeni,** *Zwölffingerdarmgeschwür*), selten im Ösophagus durch gastroösophagealen Reflux oder, vor allem beim Magenoperierten, im Jejunum.

Krankheitsentstehung

Der Ulkusentstehung liegt letztlich ein Ungleichgewicht zwischen *aggressiven* (die Schleimhaut angreifenden) und *defensiven* (die Schleimhaut schützenden) Faktoren zugrunde. Hauptfaktoren sind:

- Besiedelung mit Helicobacter pylori. Fast alle Patienten mit einem Duodenalulkus und 75% der Patienten mit einem Magenulkus weisen eine Besiedelung der Magenschleimhaut mit Helicobacter pylori auf. Die Helicobacter-Besiedelung alleine führt aber nicht zu einem Ulkus – viele Erwachsene sind infiziert, ohne jemals an

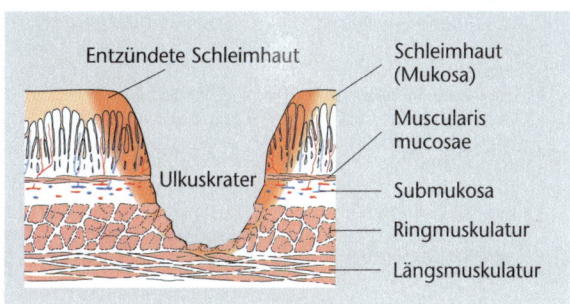

Abb. 7.32: Schematische Darstellung eines Geschwürs (Ulkus). [A400-190]

einem Ulkus zu erkranken. Es müssen also noch weitere Faktoren wie etwa Alkohol- oder Nikotinkonsum hinzutreten
- Einnahme nichtsteroidaler Antirheumatika (NSAR ☞ Pharma-Info 13.13). Hier wird die ulkusfördernde Wirkung auf eine Hemmung der (schützenden) Prostaglandinsynthese im Magen, eine lokale Durchblutungsminderung sowie eine direkte zellschädigende Wirkung zurückgeführt
- Einwirkung von Magensäure. Nach wie vor gilt „ohne Säure kein Ulkus". Allerdings können die Magensäurespiegel durchaus normal, ja sogar vermindert sein.

Sonderform: Stressulkus

Abgegrenzt wird das Stressulkus, das bei Schwerkranken durch die akute physische und psychische Stress-Situation auftritt und in aller Regel ein einmaliges Ereignis ist.

Ulkusformen
- **Ulcus ventriculi:** Betrifft meist ältere Menschen. Keine Geschlechterdifferenz. Häufigste Lokalisation im Antrum und an der kleinen Kurvatur.
- **Ulcus duodeni:** 2- bis 3-mal häufiger als Magenulkus. Meist jüngere Menschen betreffend (Männer häufiger als Frauen). Vermehrte Produktion von Magensäure, evtl. infolge einer zu starken Gastrinsekretion aufgrund der Helicobacter-pylori-Infektion.

Symptome und Untersuchungsbefund

Die Beschwerden sind oft uncharakteristisch: Appetitlosigkeit, Übelkeit (evtl. mit Gewichtsverlust), Völlegefühl und Schmerzen im Oberbauch. Typisch sind ein Sofortschmerz im Oberbauch *direkt nach* einer Mahlzeit beim Ulcus ventriculi und ein *Spät-* oder *Nüchternschmerz* im Ober- bis Mittelbauch mit Besserung nach Nahrungsauf-

nahme beim Ulcus duodeni. Vor allem bei Einnahme nichtsteroidaler Antirheumatika können die Schmerzen aber durch deren schmerzstillende Wirkung fehlen.

Der körperliche Untersuchungsbefund ist bis auf einen eventuellen Druckschmerz im Oberbauch (bei Ulcus ventriculi) bzw. Mittelbauch (bei Ulcus duodeni) meist unauffällig.

Nicht selten wird ein Ulkus allerdings erst nach Auftreten von Komplikationen erkannt (☞ Tab. 7.34).

Diagnostik

Die Diagnose wird durch Gastroduodenoskopie mit Biopsie gesichert. Wichtig sind ein Karzinomausschluss (Biopsie) und die Klärung, ob eine Besiedelung mit Helicobacter pylori vorliegt (☞ 7.3.6).

Bei Verdacht auf ein **Zollinger-Ellison-Syndrom,** bei dem ein Gastrin bildender Tumor über eine massive Steigerung

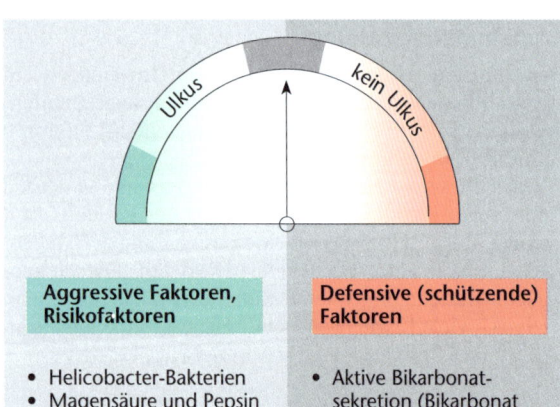

Abb. 7.33: Faktoren, die zur Ulkusentstehung im Magen beitragen oder die Magenschleimhaut davor schützen.

Komplikationen und Symptome	(Sofort-)Maßnahmen
Akute Blutung (☞ auch 7.2.5)	
• Hämatemesis (Bluterbrechen) • Teerstuhl • Volumenmangel • Schock	• Vitalzeichenkontrolle, Nahrungskarenz, möglichst Flachlagerung des Patienten • Infusionstherapie, ggf. Transfusionen, ZVD-Messung • Notfallendoskopie mit endoskopischer Blutstillung (durch Unterspritzung mit Adrenalin, Clipping = Applikation eines Metallclips auf einem sichtbaren Gefäßstumpf, Laserkoagulation, Fibrinkleber) • Evtl. Legen einer Magensonde zur Entlastung • Medikamentöse Säurehemmung (Protonenpumpenhemmer) • Wenn Blutung nicht gestillt werden kann: Notoperation
Chronische Blutung	
• Teerstuhl • Anämie	• Ggf. Transfusion
Perforation	
• Plötzliche Schmerzen • Zunehmende Bauchdeckenspannung (Peritonitis) • Tachykardie, Kreislaufschock	• Vitalzeichenkontrolle, Nahrungskarenz • Schockbekämpfung (☞ 6.3.4), evtl. Plasma- oder Blutersatz • Sofortige Notoperation • Hochdosiert Antibiotika
Penetration in umliegende Organe	
• Anhaltende, starke, bohrende Schmerzen (oft bis in den Rücken und die linke Schulter)	• Vitalzeichenkontrolle, Nahrungskarenz • Infusionstherapie (☞ 1.4.7) • Meist Operation
Pylorusstenose (Magenausgangsstenose)	
• Langsame Entwicklung • Völlegefühl, Übelkeit, Erbrechen • Gewichtsverlust	• Legen einer Magensonde zur Magenentleerung • Parenterale Ernährung (☞ 1.4.4) • Hemmung von Säuresekretion und Motorik (Anticholinergika) • Endoskopische Dilatation, Operation

Tab. 7.34: Ulkuskomplikationen und (Sofort-)Maßnahmen. Weitere diagnostische und therapeutische Maßnahmen ☞ Text.

der Magensäuresekretion zu rezidivierenden Ulzera auch in tieferen Dünndarmabschnitten führt (☞ auch 10.10.2), wird der Gastrinspiegel im Blut bestimmt.

Behandlungsstrategie

Konservative Therapie

- Bei Helicobacter-Besiedelung wird eine Keimausrottung angestrebt (Eradikationstherapie ☞ 7.5.4)

- Liegt keine Helicobacter-Besiedelung vor, werden Protonenpumpenhemmer zur Hemmung der Säuresekretion über vier Wochen gegeben. Rezidive können auf gleiche Weise angegangen werden
- Ulkusbegünstigende Arzneimittel (v.a. nichtsteroidale Antirheumatika) werden möglichst abgesetzt.

Bei einem Ulcus ventriculi wird der Behandlungserfolg nach ca. zwei Monaten durch eine Kontrollgastroskopie

---

Pharma-Info 7.35: Ulkustherapeutika

Entsprechend der Ursachen gastrointestinaler Ulzera richten sich **Ulkustherapeutika** vor allem gegen die Magensäure und gegen Helicobacter pylori.

Medikamente gegen die Magensäure

Protonenpumpenhemmer

Protonenpumpenhemmer (kurz *PPH, PPI*) wie z.B. Omeprazol (etwa Antra®MUPS), Lansoprazol (etwa Lanzor®) oder Pantoprazol (etwa Pantozol®) hemmen irreversibel das Enzym H^+/K^+-ATPase, ein Schlüsselenzym für den Protonentransport der Salzsäure produzierenden Belegzellen. Sie sind die stärksten verfügbaren säurehemmenden Medikamente und Mittel der ersten Wahl bei gastrointestinalen Ulzera und Refluxösophagitis. Wichtigste Nebenwirkungen sind Magen-Darm-Beschwerden (Durchfall, Obstipation, Blähungen) und Blutbildveränderungen. Protonenpumpenhemmer sollen vor dem Frühstück eingenommen werden.

Histamin-H₂-Antagonisten

Histamin-H₂-Antagonisten *(H₂-Blocker)*, etwa Famotidin (z.B. Pepdul®), Nizatidin (z.B. Gastrax®) oder Ranitidin (z.B. Sostril®, Zantic®), blockieren die Histamin-H₂-Rezeptoren der Belegzellen und vermindern dadurch die Magensäureproduktion. Sie sind weniger stark wirksam als die Protonenpumpenhemmer und werden heute vor allem in der Stressulkus- und Rezidivprophylaxe eingesetzt.

Hauptnebenwirkungen der H₂-Antagonisten sind allergische Reaktionen, gastrointestinale Symptome (z.B. Durchfall), Müdigkeit, Kopfschmerzen und Schwindel. Seltener sind ein Anstieg des Serumkreatinins oder der Leberwerte. Histamin-H₂-Antagonisten werden einmal am Tag abends eingenommen.

Antazida

Antazida neutralisieren die bereits gebildete Magensäure. Sie enthalten meist Aluminium- oder Magnesiumhydroxid oder Magnesiumtrisilikat und sind als Gel, Suspension oder (Kau-)Tabletten erhältlich (z.B. Maaloxan®, Riopan®). Aluminiumhaltige Präparate wirken eher obstipierend, magnesiumhaltige laxierend.

Die Präparate sind 1–2 Stunden *nach* den Mahlzeiten und ggf. – bei längerer Essenspause – noch einmal nach drei Stunden einzunehmen. Andere Arzneimittel sollten mit einem Sicherheitsabstand von einer Stunde zu den Antazida verabreicht werden, da ansonsten deren Resorption beeinträchtigt werden kann. Antazida haben

kaum mehr Bedeutung bei Ulzera, sondern werden vor allem in der Selbstmedikation z.B. von Sodbrennen eingesetzt. Sie sollten nicht dauerhaft angewendet werden.

Weitere Substanzen

Weitere Substanzen haben nur noch wenig Bedeutung.
- **Schutzfilmbildner**, z.B. Sucralfat (etwa in Ulcogant®), überziehen die Magenschleimhaut mit einem dünnen Film. Sie werden möglichst auf leeren Magen eine Stunde vor einer Mahlzeit gegeben, Wasser kann nachgetrunken werden. Antazida und H₂-Antagonisten dürfen nicht zeitgleich mit Schutzfilmbildnern gegeben werden
- **Anticholinergika** wie etwa Pirenzepin (z.B. Gastrozepin®) hemmen als Azetylcholin-Rezeptor-Antagonisten die vagal vermittelte Magensäuresekretion. Vor allem bei höherer Dosierung haben sie durch die Hemmung auch anderer Parasympathikusfasern unangenehme Nebenwirkungen (Mundtrockenheit, Akkomodationsstörungen, Blasenentleerungsstörungen, Tachykardie).

Medikamente gegen Helicobacter pylori

Helicobacter pylori ist ein wesentlicher aggressiver Faktor für die Magenschleimhaut. Die **Helicobacter-Eradikationstherapie** hat die Ulkustherapie revolutioniert, da sie nicht nur die akute Erkrankung heilt, sondern auch weitgehend vor Rezidiven schützt.

Unumstrittene Indikationen zur Eradikationstherapie sind gastroduodenale Ulzera, eine HP-positive Gastritis, ein Ménétrier-Syndrom, ein MALT-Lymphom des Magens sowie ein HP-Nachweis bei erhöhtem Magenkarzinomrisiko (etwa bei einem Magenkarzinom enger Verwandter).

Empfohlen werden zurzeit *einwöchige* Schemata aus drei Arzneimitteln **(Tripel-Therapie)**: einem Protonenpumpenhemmer und zwei Antibiotika (bevorzugt Clarithromycin und Amoxicillin). Im Vergleich zu früheren, mehrwöchigen Schemata brechen weniger Patienten die Behandlung ab, die Erfolgsrate beträgt ca. 90 %.

Wismutpräparate als die ersten wirksamen Arzneimittel gegen Helicobacter pylori sind heute Reservesubstanzen. Sie werden $^1/_2$–1 Stunde vor den Mahlzeiten eingenommen. Der Stuhl und – je nach Präparat und Art der Einnahme – möglicherweise auch Zunge, Zahnfleisch und Zahnprothesen verfärben sich (vorübergehend) schwarz.

mit abermaligen Biopsien zum sicheren Karzinomausschluss sowie HP-Test überprüft. Beim Ulcus duodeni sind Kontrollendoskopien nicht nötig, hier kann der Therapieerfolg der Eradikationstherapie durch einen nichtinvasiven Atemtest kontrolliert werden.

Rezidivprophylaxe

Gelingt bei HP-positiven Ulzera die Eradikation, bekommen nur 1–2% der Betroffenen ein Rezidivulcus. Wenn bei NSAR-bedingten Ulzera die Medikamente abgesetzt werden, ist auch hier ein Rezidiv selten. Ist dies nicht möglich, muss eine Rezidivprophylaxe mit Protonenpumpenhemmern in halber Dosierung erfolgen.

Operative Ulkusbehandlung

Eine Operation ist nur noch selten bei Nichtansprechen auf die medikamentöse Therapie und bei bestimmten Ulkuskomplikationen (z.B. Perforation) erforderlich.

Pflege und Patientenberatung

Folgende Maßnahmen können vor allem zu Beginn der Behandlung die Beschwerden des Patienten lindern:
- Ernährung: Keine festen Diätvorschriften, jedoch Meiden schlecht verträglicher Nahrungsmittel. Tabu sind lediglich hochprozentige Alkoholika und Nikotin. Ansonsten gelten die Empfehlungen bei Refluxösophagitis (☞ 7.4.1)
- Geregelter Tagesablauf, ausreichend Zeit zum Essen
- Ggf. Information über Möglichkeiten zur Stressbewältigung (z.B. über Entspannungstechniken)
- Patientenbeobachtung und Dokumentation: Beobachtung auf typische Ulkussymptome (z.B. Schmerzen, Übelkeit, Appetitlosigkeit, Gewichtsverlust) und Komplikationen (☞ Tab. 7.34), Beobachtung von Stuhl (Teerstuhl?) und Erbrochenem (Hämatemesis?), Vitalzeichenkontrolle.

Prognose

Fast alle Patienten können heute durch eine konservative Behandlung geheilt werden.

Prävention

Rezidivprophylaxe ☞ oben

Einige ulkusfördernde Faktoren, etwa die Einnahme nichtsteroidaler Antirheumatika oder das Rauchen, sind einer Prävention zugänglich. Eine Primärprävention der Helicobacter-pylori-Infektion ist nicht möglich, wobei die Infektionsrate in Deutschland derzeit wegen der verbesserten Hygiene sinkt.

7.5.5 Magenkarzinom

Magenkarzinom: Maligner Tumor des Magens, meist Adenokarzinom. Betrifft vor allem Männer im 50.–70. Lebensjahr. In Deutschland abnehmende Häufigkeit, derzeit unter 5% der Krebsneuerkrankungen (unter 20 000 Neuerkrankungen pro Jahr).

Krankheitsentstehung

Als wichtigster Risikofaktor des **Magenkarzinoms** wird heute die chronische Gastritis vom Typ B bzw. Helicobacter pylori angesehen.

Weitere Risikofaktoren sind:
- Chronische Gastritits vom Typ A
- Riesenfaltengastritis, Magenpolypen, Zustand nach Magenresektion
- Familiäre Disposition
- Nikotin- und Alkoholabusus
- Nitrosamine in der Nahrung, z.B. in Fleisch- und Wurstwaren sowie Käse, z.T. auch im Bier
- Nationalität (z.B. Japaner, wahrscheinlich ernährungsbedingt).

Einteilung

Das Magenkarzinom wird nach dem TNM-System eingeteilt. Die auf Mukosa und Submukosa beschränkten T1-Tumoren werden auch als **Frühkarzinome** bezeichnet.

Symptome und Untersuchungsbefund

Frühsymptome gibt es nicht! Zudem können alle Symptome des Magenkarzinoms auch bei gutartigen Magenerkrankungen auftreten.

Das Magenkarzinom bereitet dem Patienten lange Zeit keine oder nur unspezifische Beschwerden („empfindlicher Magen"). Gewichtsabnahme, Leistungsknick, Schmerzen, Übelkeit und evtl. Abneigung gegenüber bestimmten Speisen (häufig Fleisch und Wurst) sind Spätsymptome. Bei Lokalisation des Tumors am Mageneingang treten Dysphagie (☞ 7.2.2), bei Lokalisation am Magenausgang Magenentleerungsstörungen mit Völlegefühl und evtl. (Blut-)Erbrechen hinzu. Chronische Blutverluste (Teerstuhl) können zu einer Anämie mit entsprechenden Beschwerden (☞ 11.5.1) führen.

Diagnostik

An erster Stelle steht die Gastroskopie mit Biopsie. Endosonographie, Sonographie und CT des Abdomens sowie Röntgenaufnahme des Thorax dienen der Bestimmung der Tumorausdehnung (Staging) und der Metastasensuche. Geeignete Tumormarker zur späteren Verlaufskontrolle sind CA 72–4, CA 19–9 und CEA (☞ 12.4.2).

Behandlungsstrategie

Die einzige Erfolg versprechende Therapie ist die weitgehende oder vollständige operative Entfernung des Magens (**Magenresektion** bzw. **Gastrektomie**). Zunehmend werden multimodale Therapiekonzepte angewandt, z.B. bei lokal fortgeschrittenen Tumoren eine neoadjuvante Chemotherapie mit nachfolgender Operation. Nach einer Gastrektomie muss Vitamin B_{12} lebenslang ersetzt werden.

Palliativmaßnahmen zur Verbesserung der Nahrungspassage sind die endoskopische Abtragung des Tumors mit einer *Diathermieschlinge* (Hochfrequenzwärme ☞

Abb. 7.48), die Lasertherapie oder die Einlage einer Dünndarm-Ernährungssonde (☞ 1.4.3).

Pflege ☞ 7.1, Kap. 12

Prognose

Nur Frühkarzinome haben mit einer 5-Jahres-Überlebensrate um 90 % eine gute Prognose. Insgesamt beträgt die 5-Jahres-Überlebensrate 30–35 %.

Prävention

Eine zuverlässige Prävention ist nicht möglich. Risikominderung gelingt durch eine gesunde Ernährung mit viel Obst und Gemüse, wenig Gegrilltem und Gepökeltem sowie Verzicht auf zu heiße Speisen, hochprozentige Alkoholika und Nikotin. Bei Risikoerkrankungen des Magens sind regelmäßige Gastroskopien anzuraten. Eine Untersuchung auf Helicobacter pylori, ggf. mit nachfolgender Behandlung, wird Beschwerdefreien derzeit nur bei erhöhtem Magenkarzinomrisiko empfohlen.

7.5.6 MALT-Lymphom des Magens

Das **MALT-Lymphom** (*MALTom*, MALT = *mucosa associated lymphoid tissue*) ist ein außerhalb der Lymphknoten und vorzugsweise im Magen lokalisiertes Non-Hodgkin-Lymphom (☞ 11.7.2).

Wahrscheinlich wandert im Rahmen einer Helicobacter-Gastritis (☞ 7.5.2) lymphatisches Gewebe in den Magen ein, wo dann schließlich ein Lymphom entsteht.

Die Beschwerden des Patienten sind meist uncharakteristisch, im Vordergrund stehen Oberbauchbeschwerden, Übelkeit sowie evtl. Gewichtsverlust. Diagnostisch sind insbesondere die Endoskopie mit Biopsie und die Endosonographie von Bedeutung.

Bei einem niedrigmalignen MALT-Lymphom des Magens im Frühstadium reicht oft die Helicobacter-Eradikation (☞ 7.5.4). Bei hochmalignen Lymphomen, fortgeschrittenen Stadien niedrigmaligner Lymphome oder Erfolglosigkeit der Behandlung sind Operation, Radio- und/oder Chemotherapie erforderlich.

7.6 Erkrankungen des Dünn- und Dickdarms

Durchblutungsstörungen des Darmes ☞ 5.5.4, 7.6.6

7.6.1 Ileus

> **Ileus** („Darmverschluss"): Lebensbedrohliches Krankheitsbild mit Unterbrechung der Dünn- oder Dickdarmpassage durch ein mechanisches Hindernis **(mechanischer Ileus)** oder eine Darmlähmung **(paralytischer Ileus).**

Krankheitsentstehung
Mechanischer und paralytischer Ileus

Beim **mechanischen Ileus** *(Darmverschluss im engeren Sinne)* wird die Darmlichtung durch ein mechanisches Hindernis verlegt und die Darmpassage dadurch unterbrochen:
- Von *innen* durch stenosierende Tumoren, Polypen oder Fremdkörper
- Von *außen*, vor allem durch Verwachsungen **(Bridenileus).**

Sonderform ist der **Strangulationsileus** mit *zusätzlicher* Durchblutungsstörung der Darmwand durch Abschnü-

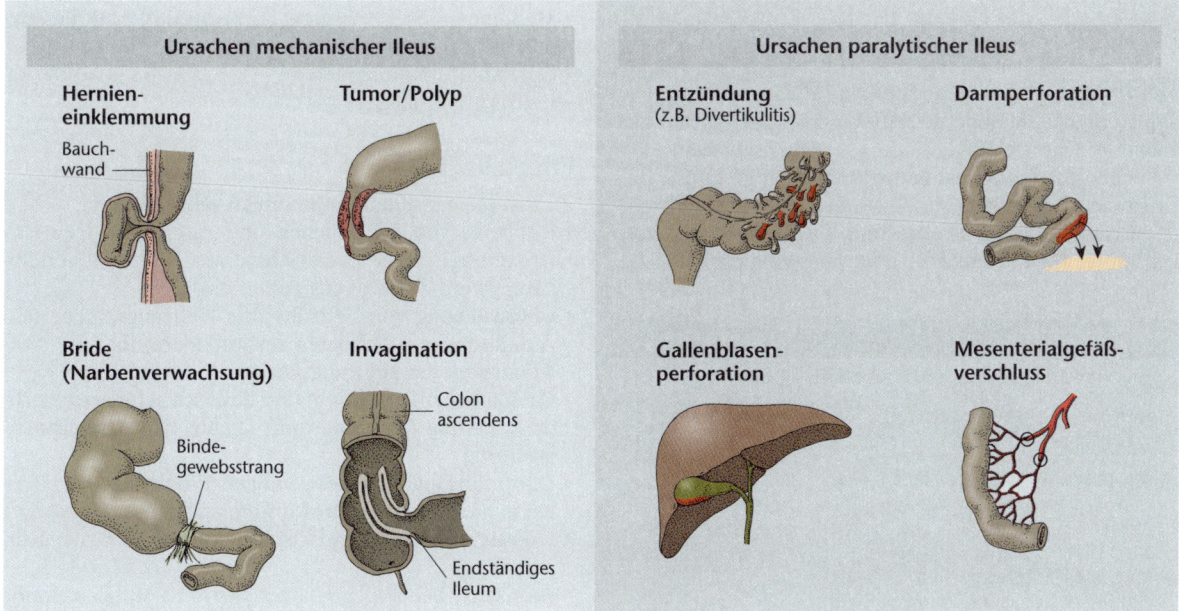

Abb. 7.36: Häufige Ursachen des mechanischen und des paralytischen Ileus. [A400-190]

rung oder Verdrehung der Mesenterialgefäße (etwa bei einer eingeklemmten Hernie).

Beim **paralytischen Ileus** *(Darmlähmung)* ist die Darmpassage funktionell unterbrochen:
- Reflektorisch bei schweren Entzündungen im Bauchraum (z. B. Pankreatitis oder Peritonitis), Gallen- oder Nierenkoliken, nach Bauchoperationen *(Darmatonie)* oder -verletzungen
- Durch Stoffwechselentgleisungen (z. B. Urämie, Kaliummangel)
- Vaskulär (z. B. bei reinem Darmarterienverschluss ohne mechanische Komponente)
- Durch Überdosierung von Psychopharmaka oder Opioiden.

Ein beginnender, (noch) unvollständiger Ileus heißt **Subileus.**

Bei beiden Ileusformen wird der Darminhalt nicht mehr weitertransportiert und die Darmwand immer mehr gedehnt und immer schlechter durchblutet. Interstitielle Flüssigkeit tritt in die Darmlichtung, Bakterien wandern in die Darmwand und durch sie hindurch; letztlich resultieren ein Kreislaufschock und eine sekundäre Peritonitis.

Dünn- und Dickdarmileus

Nach der Lokalisation des Stopps untescheidet man **Dünndarmileus** und **Dickdarmileus.**

Symptome und Untersuchungsbefund

Leitsymptome und -befunde beider Ileusformen sind:
- **Übelkeit und Erbrechen,** bei fortgeschrittenem Ileus auch Kot-Erbrechen **(Miserere)** durch Rückstau des Darminhalts in den Magen
- **Meteorismus**
- **Volumenmangel/-schock** durch den Flüssigkeitsverlust in die Darmlichtung und das Erbrechen
- Evtl. Fieber, Tachykardie, Leukozytose.

Unterscheidung von mechanischem und paralytischem Ileus ☞ *Tab. 7.37*

Diagnostik

Die Röntgenaufnahme des Abdomens zeigt typisch aufgeblähte Darmschlingen mit Flüssigkeitsspiegeln. Der Ursachenklärung dienen Sonographie (Pankreatitis? Gallensteine? Harnaufstau?) sowie evtl. eine Kontrastmitteluntersuchung des Darmes mit wasserlöslichem Kontrastmittel (Darmstenose?) oder eine Angiographie der

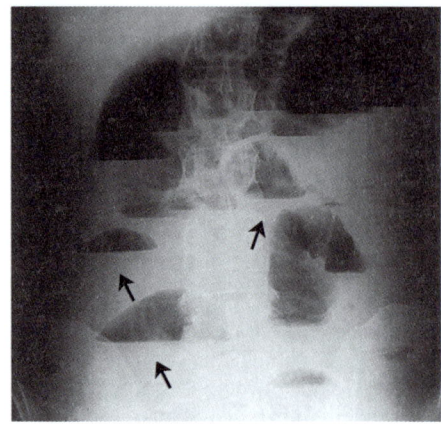

Abb. 7.38: Röntgenaufnahmen eines Patienten mit mechanischem Ileus bei stenosierendem Karzinom im Colon descendens. Dünndarm- und Kolonschlingen sind mit Luft gefüllt und aufgedehnt. Zusätzlich sind mehrere typische Flüssigkeitsspiegel zu sehen (Pfeile, die Flüssigkeit im Darm wird nicht transportiert, sammelt sich in den Darmschlingen und wird als Flüssigkeitsspiegel sichtbar). [E179-168]

Bauchgefäße (Gefäßverschluss?). Die Blutuntersuchung kann zur Ursachenfindung beitragen und ist zur Operationsvorbereitung erforderlich.

Behandlungsstrategie

Ein *mechanischer Ileus* erfordert in der Regel eine rasche Operation.

Der *paralytische Ileus* wird nur operiert, wenn die Ursache chirurgisch behandelbar ist oder eine Peritonitis vorliegt. Ansonsten wird konservativ behandelt mit:
- Nahrungskarenz
- Legen einer gastrointestinalen Sonde und Absaugen des gestauten Sekrets
- Korrektur des Flüssigkeits- und Elektrolythaushaltes durch Volumensubstitution
- Medikamentöser Anregung der Peristaltik (z. B. Prostigmin® i. v., Bepanthen® i. v.)
- Ggf. Abführmaßnahmen
- Evtl. Antibiotikagabe.

Pflege bei Ileus

Zu den pflegerischen Maßnahmen gehören:
- Kontrolle von Vitalzeichen und Ausscheidungen (Bilanzierung), Frage nach Schmerzen (Zeitabstände abhängig vom Zustand des Patienten)
- Überwachung von Bettruhe und Nahrungskarenz und Aufklärung des Patienten insbesondere über die Notwendigkeit der Nahrungskarenz
- Bauchdeckenentspannte und dadurch schmerzlindernde Lagerung (Knierolle und leichte Oberkörperhochlagerung)
- Durchführung aller notwendigen Prophylaxen, Patienten je nach Zustand zur Mithilfe anleiten
- Hilfestellung bei allen Einschränkungen (z. B. der Körperpflege)
- (Assistenz beim) Legen einer gastrointestinalen Sonde (☞ 7.1.7), Beobachtung des abfließenden Sekrets (Menge? Aussehen?)

Mechanischer Ileus	Paralytischer Ileus
Krampfartige Schmerzen durch Hyperperistaltik	Meist nur Druckgefühl
Stuhl-/Windverhalt bei Dickdarm- und tiefem Dünndarmileus	Stuhl-/Windverhalt
• Bei Auskultation Stenoseperistaltik (Darmmuskulatur kämpft gegen die Stenose an): „metallische", „spritzende", „hochgestellte" oder „klingende" Darmgeräusche • Nach Stunden bis Tagen Fehlen von Darmgeräuschen (Ermüdung der Darmmuskulatur)	Bei Auskultation Fehlen von Darmgeräuschen („Totenstille")

Tab. 7.37: Unterscheidung von mechanischem und paralytischem Ileus.

- Führen einer Flüssigkeitsbilanz, nach Arztanordnung Legen eines Blasenkatheters
- Überwachen der Infusionstherapie
- Ggf. Operationsvorbereitung (hausinterne Richtlinien beachten)
- Bei konservativer Therapie eines paralytischen Ileus intermittierendes Legen eines Darmrohrs (mechanischer Reiz, erleichtert den Abgang von Blähungen), Durchführung von Schwenkeinläufen zur Anregung der Peristaltik nach Arztanordnung
- Bei allen Maßnahmen Berücksichtigung der psychischen Situation des Patienten, z. B. durch Erklärung der Maßnahmen, Vermeiden von Hektik.

> **Vorsicht**
>
> Bei einem mechanischen Ileus sind Einläufe und orale Abführmittel kontraindiziert! Sie verstärken die Überdehnung der Darmschlingen und erhöhen die Gefahr einer Darmperforation.

Prognose

Die Letalität liegt bei ca. 10–25 %. Die günstigste Prognose hat ein frühzeitig operierter mechanischer Ileus, der nicht durch bösartige Erkrankungen bedingt ist. Besonders schlecht ist die Prognose, wenn bereits Komplikationen eingetreten sind („letale Trias" aus *Sepsis* ☞ 15.12, *akutem Nierenversagen* ☞ 9.9 und *ARDS* ☞ 6.14).

7.6.2 Malassimilationssyndrom

> **Malassimilationssyndrom:** Symptomenkomplex durch verminderte Ausnutzung der in der Nahrung enthaltenen Nährstoffe infolge:
> - **Maldigestion:** Unzureichende Verdauung der Nahrung, z. B. bei exokriner Pankreasinsuffizienz (☞ 8.6.2) oder Cholestase (☞ 8.2.1)
> - **Malabsorption:** Resorptionsstörung der bereits aufgespaltenen Nährstoffe z. B. infolge chronischer Dünndarmerkrankungen (z. B. Morbus Crohn ☞ 7.6.4), Darmresektion oder durch angeborenen Enzymmangel (z. B. Laktasemangel).

Symptome und Untersuchungsbefunde

Ein **Malassimilationssyndrom** zeigt sich durch:
- Gestörtes Allgemeinbefinden, Schwäche
- Gewichtsabnahme
- Magen-Darm-Beschwerden: Blähungen, voluminöse Durchfälle, evtl. **Fettstühle** (*Steatorrhö* = lehmartige, klebrige, glänzende, scharf riechende Stühle, Volumen > 300 g, Fettgehalt > 7 g täglich)
- Mangelerscheinungen, z. B.:
  - Ödeme durch Eiweißmangel
  - Anämie durch Eisen-, Vitamin B_{12}-, Folsäuremangel
  - Glossitis, Mundwinkelrhagaden durch Eisenmangel
  - Knochenschmerzen, Tetanie, Missempfindungen durch Kalziummangel
  - Nachtblindheit, verminderte Tränensekretion, trockene Haut durch Vitamin-A-Mangel
  - Osteomalazie durch Vitamin-D-Mangel
  - Blutungsneigung durch Vitamin-K-Mangel
- Evtl. Nierensteine durch erhöhte Oxalatresorption, Gallensteine durch Gallensäurenverlust
- Evtl. Zeichen der ursächlichen Erkrankung.

> Klassische Symptomtrias bei Malassimilation **(Malassimilations-Syndrom):** chronische Diarrhö, Gewichtsverlust, Mangelerscheinungen.

Diagnostik

Die Diagnose eines Malassimilationssyndroms erfolgt klinisch und ggf. durch Stuhluntersuchungen. Laboruntersuchungen weisen Mangelerscheinungen nach. Der Ursachenklärung dienen Stuhluntersuchungen (z. B. Bestimmung der Elastase im Stuhl ☞ 7.3.2), Funktionstests wie z. B. Laktose-Toleranz- oder H_2-Atemtest (☞ 7.3.5), Endoskopie mit Darmschleimhautbiopsie sowie weitere Untersuchungen bis hin zur CT.

Behandlungsstrategie

Wenn irgend möglich wird die Ursache der Malassimilation beseitigt. Symptomatisch werden der Wasser- und Elektrolythaushalt reguliert und der bestehende Mangel an Vitaminen, Mineralstoffen und Spurenelementen ausgeglichen. Evtl. ist eine parenterale Ernährung erforderlich (☞ 1.4.4).

7

Störung der Digestion (Maldigestion)	Lymphatische Obstruktion (Verlegung von Lymphgefäßen)	Störung der Absorption (Malabsorption)
• Verminderte enterale Konzentration an Pankreasenzymen, z. B. bei chronischer Pankreatitis, Mukoviszidose • Verminderte enterale Konzentration an Gallensäuren, z. B. durch – Cholestase – Gallensäureverlust	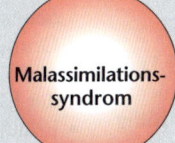 Malassimilationssyndrom	• Verminderte oder geschädigte enterale Resorptionsfläche, z. B. bei glutensensitiver Enteropathie • Verminderte Enzymaktivität der Darmmukosa, z. B. Laktasemangel • Spezifische Transportdefekte der Mukosazelle (selten) • Durchblutungsstörungen der Darmschleimhaut

Abb. 7.39: Überblick über die Ursachen einer Malassimilation. [L157]

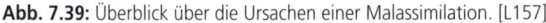

7.6.3 Glutensensitive Enteropathie

Glutensensitive Enteropathie (*gluteninduzierte Enteropathie*, früher auch *einheimische Sprue*): Durch Glutenunverträglichkeit bedingte Schädigung der Dünndarmzotten mit Resorptionsstörungen und Malabsorptionssyndrom. Manifestation meist schon im Kindesalter, dann auch als **Zöliakie** bezeichnet.

Etwa 0,1 % der Deutschen zeigen das Vollbild der **glutensensitiven Enteropathie.** Symptomarme oder sogar -freie Verläufe mitgerechnet, liegt die Erkrankungshäufigkeit deutlich höher, in Deutschland wohl um 0,5 %.

Krankheitsentstehung

Die glutensensitive Enteropathie ist eine Autoimmunerkrankung. Durch Autoantikörper gegen die im ganzen Körper vorkommende *Gewebstransglutaminase* (tTG, t = tissue = *engl.* für Gewebe) wird diese aus den Zellen freigesetzt und verändert das im **Gluten** (*Klebereiweiß*) der Nahrung enthaltene **Gliadin**. Das veränderte Gliadin aktiviert T-Zellen, welche die Dünndarmschleimhaut schädigen bis hin zur totalen Zottenatrophie.

Eine genetische Disposition (familiär gehäuftes Auftreten) gilt als sicher. Welche Faktoren dann zur Manifestation führen, ist unbekannt.

Symptome, Befund und Diagnostik

Man unterscheidet mehrere Verlaufsformen mit unterschiedlichem klinischem Bild, wobei die Bezeichnungen allerdings nicht einheitlich sind:
- Vollbild mit gestörtem Allgemeinbefinden, chronisch-rezidivierenden Durchfällen, Fettstühlen und allen Symptomen eines Malabsorptionssyndroms
- Atypische Verläufe, bei denen Beschwerden außerhalb des Magen-Darm-Traktes im Vordergrund stehen, z. B. eine Eisenmangelanämie
- **Stumme** (*silente*) **Zöliakie** mit positiven Antikörpern und pathologischer Dünndarmbiopsie, aber ohne Beschwerden
- **Latente Zöliakie** mit positiven Antikörpern, aber normaler Dünndarmschleimhaut in der Biopsie und ohne Beschwerden.

Diagnostik

Heute werden im Blut zunächst die Antikörper gegen Gewebstransglutaminase und ggf. Endomysium bestimmt. Sind beide negativ, ist eine glutensensitive Enteropathie ausgeschlossen. Bei positivem Befund schließt sich eine Dünndarmbiopsie an. Ein entsprechender histologischer Befund sichert dann zusammen mit einer deutlichen Beschwerdebesserung bei glutenfreier Diät die Diagnose.

Behandlungsstrategie

Gluten ist nicht lebensnotwendig. Unter glutenfreier Diät bildet sich die Zottenatrophie zurück, die Antikörper sinken ab und die meisten Betroffenen werden völlig beschwerdefrei.

Die Diät muss lebenslang eingehalten werden. Zwar führt Glutenzufuhr später nicht mehr sofort zu Beschwerden,

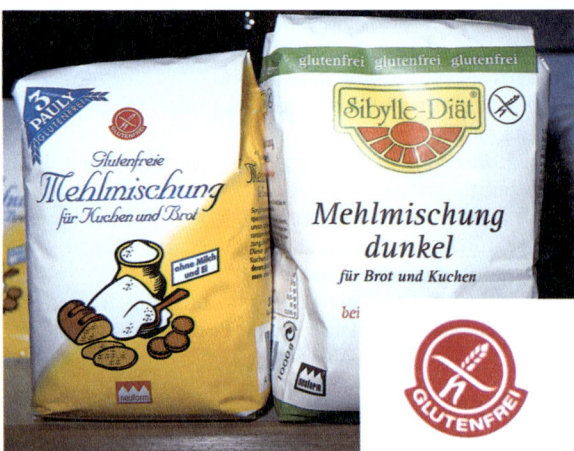

Abb. 7.40: Glutenfreie Fertigprodukte erleichtern Betroffenen die Diät. Mithilfe eines eindeutigen Logos lassen sie sich schnell erkennen. [M161]

doch steigt das Risiko weiterer Autoimmunerkrankungen und maligner Lymphome des Verdauuungstraktes mit der Dauer der Glutenbelastung.

Milch und Milchprodukte werden durch die Zottenatrophie oft schlecht vertragen und sollten dann gemieden werden, bis sich die Schleimhaut erholt hat. Zusätzlich werden in den Anfangsmonaten fehlende Vitamine, Elektrolyte und Eisen parenteral verabreicht. Haben sich die Zotten regeneriert, sodass die Nährstoffe wieder resorbiert werden, ist dies nicht mehr nötig.

Patientenberatung

Eine lebenslange glutenfreie Diät erfordert eine sehr hohe Kooperationsbereitschaft von Seiten des Patienten. Wichtig ist eine umfassende Aufklärung durch eine Diätassistentin. Auch die Pflegenden sollten über geeignete bzw. ungeeignete Nahrungsmittel informieren können:
- Weizen, Roggen, Gerste, Dinkel und Grünkern enthalten Gluten. Hafer führt wahrscheinlich nicht zu einer Schleimhautschädigung. Da aber praktisch alle Hafermehle mit Anteilen vor allem von Weizen verunreinigt sind und somit Gluten enthalten, sollten sie zu Beginn vollständig gemieden werden. Deshalb sind fast alle „normalen" Brot- und Backwaren, Grieß, Nudeln, Bier und Malzgetränke für die Patienten tabu. Später sind nach Ansicht der meisten Mediziner geringe Hafermengen tolerabel
- Da Gluten auch „versteckt" in vielen anderen Produkten vorhanden ist, z. B. löslichem Kaffee, Saucen, Suppen, Puddings und Fertiggerichten, ist es ratsam, die Empfehlungen der *Deutschen Zöliakie-Gesellschaft* zu prüfen, die Listen mit geeigneten bzw. nicht geeigneten Nahrungsmitteln herausgibt sowie solchen, in denen Gluten versteckt enthalten ist (✉ 3)
- Grundsätzlich sollten bei allen Produkten die Inhaltsstoffe vor dem Verzehr genau geprüft werden. Innerhalb der EU besteht eine Kennzeichnungspflicht für Gluten
- Erlaubt sind Kartoffeln, Mais, Reis, Hirse, Buchweizen, Leinsamen, Johannisbrotkernmehl, Soja, Amaranth, Sorghum, Quinua und Tapioka sowie daraus hergestellte Produkte, außerdem Fleisch, Fisch, Gemüse

und Obst. Vielerorts sind glutenfreie Mehle und Brote erhältlich
- Amaranth, Quinua und Sorghum sind Pseudogetreide, d. h. sie zählen botanisch nicht zu den Getreiden, ähneln diesen aber in Nährwert und Verwendung
- Tapioka ist aus Maniokwurzeln hergestellte körnige Stärke
• Bewährt hat sich, die Kost anfangs zusätzlich milchfrei zuzubereiten (☞ oben) und Fett in Form von mittelkettigen Triglyzeriden zu geben (z. B. Ceres®-Öl, -Margarine).

7.6.4 Chronisch-entzündliche Darmerkrankungen

Die bedeutendsten chronisch-entzündlichen Darmerkrankungen sind der **Morbus Crohn** und die **Colitis ulcerosa.** Sie betreffen vor allem jüngere Erwachsene (Erstmanifestation meist im 20.–30. Lebensjahr) und schränken Lebensqualität und Arbeitsfähigkeit teils erheblich ein. In 10% der Fälle ist eine eindeutige Zuordnung nicht möglich.

Morbus Crohn

> **Morbus Crohn** *(sklerosierende chronische Enteritis, Ileitis terminalis, Enteritis regionalis):* Chronische Entzündung unklarer Ursache, die alle Schichten der Darmwand umfasst. Betroffen sind v. a. das terminale Ileum und der Dickdarm. Prinzipiell kann aber jede Stelle des Magen-Darm-Traktes betroffen sein. Zurzeit nimmt der Morbus Crohn in allen Industrieländern zu.

Krankheitsentstehung

Die Ursache des **M. Crohn** ist unbekannt. Möglicherweise ist aufgrund einer genetischen Disposition die Barrierefunktion der Darmschleimhaut gestört, was z. B.

über (fehlgeleitete) Immunreaktionen auf eingedrungene Darmbakterien oder körperfremde Stoffe eine chronische Entzündung verursachen könnte.

Zunächst bilden sich flache Schleimhautgeschwüre. Später erfasst eine Entzündung die gesamte Darmwand und führt evtl. zu Abszessen und Fisteln zu anderen Darmabschnitten, Bauchorganen oder der Haut sowie zu Darmstenosen. Bei gut 50% der Patienten finden sich histologisch nichtverkäsende **Granulome** (knötchenförmige Neubildung aus Granulationsgewebe ☞ Abb. 7.41). Charakteristisch für den Morbus Crohn ist der *diskontinuierliche* Befall, d. h. gesunde und veränderte Schleimhaut wechseln einander ab *(skip lesions).*

Symptome und Untersuchungsbefund

Die Erkrankung beginnt meist allmählich und verläuft typischerweise in Schüben. Setzt sie akut im terminalen Ileum ein, ähnelt sie einer akuten Appendizitis. Die Patienten haben chronische Durchfälle (selten blutig), krampfartige Bauchschmerzen verschiedener Lokalisation (je nach betroffenem Darmabschnitt) und im akuten Schub auch Fieber. Der Gewichtsverlust ist Folge einer unzureichenden Nährstoffresorption im Darm und einer verminderten Nahrungsaufnahme aus Angst vor Schmerzen nach dem Essen.

Mitunter sind aufgrund der immunologischen Entstehung der Erkrankung (☞ oben und 14.2) andere Organe mitbetroffen (☞ Abb. 7.42).

Bei der körperlichen Untersuchung lässt sich die Verdickung des Darmes evtl. als druckschmerzhafte Resistenz

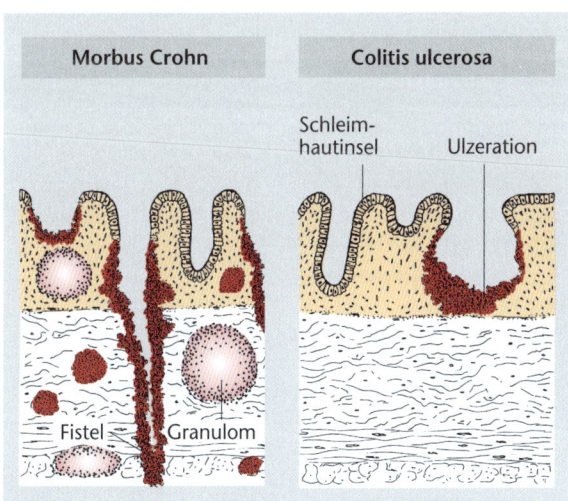

Abb. 7.41: M. Crohn und Colitis ulcerosa im Vergleich. Während die Ulzerationen bei der Colitis ulcerosa auf Mukosa und Submukosa begrenzt sind, ergreifen sie beim M. Crohn alle Wandschichten und führen häufig zur Fistelbildung. [A400-190]

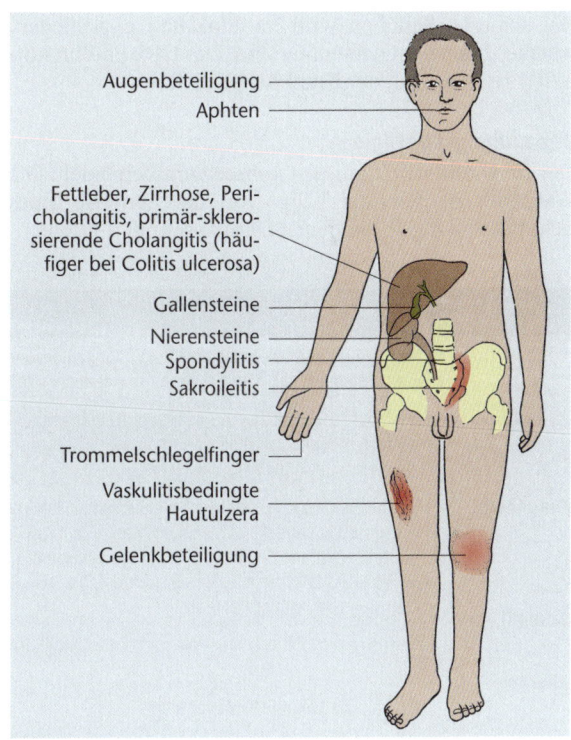

Abb. 7.42: Extraintestinale Manifestationen von Morbus Crohn und Colitis ulcerosa. Die extraintestinalen Manifestationen zeigen, dass es sich um Allgemeinerkrankungen handelt. Sie sind beim Morbus Crohn insgesamt häufiger als bei der Colitis ulcerosa. [L157]

im Bauch tasten. Bei der Inspektion der Analregion können Fistelausgänge sichtbar sein.

Komplikationen

Typische Komplikationen sind:
- Fisteln zwischen verschiedenen Darmabschnitten und im Analbereich, aber auch zu Blase und Vagina
- Teils ausgedehnte Abszesse
- Narbige Darmstenosen (mit Ileusgefahr)
- Penetration in die Nachbarorgane.

Perforationen und maligne Entartung sind dagegen selten.

Diagnostik

Bei der Erstmanifestation wird die Diagnose durch Ileo-Koloskopie (☞ 7.3.4) und die histologische Untersuchung dabei entnommener Gewebeproben gesichert. Außerdem wird nach Herden im übrigen Magen-Darm-Trakt gesucht: Eine Sonographie des Abdomens gehört immer dazu, da erfahrene Untersucher mit modernen Ultraschallgeräten oft entzündliche Darmwandveränderungen, Fisteln, Abszesse und Stenosen darstellen können. Für Speiseröhre, Magen und Duodenum ist die Ösophagogastroduodenoskopie Methode der Wahl. Zur Herdsuche im Dünndarm wird heute in der Regel ein **Hydro-MRT** *(MR-Enteroklysma)* des Dünndarms angefertigt. Nach Wasserfüllung des Dünndarms (mit Zusatz osmotisch wirksamer Substanzen) durch Trinken, medikamentöser Darmentspannung und Gabe eines speziellen Kontrastmittels wird eine hoch auflösende Kernspintomographie durchgeführt.

Bei späteren Schüben wird im Einzelfall entschieden, welche Untersuchungen nötig sind. Das CRP im Blut korreliert recht gut mit der Krankheitsaktivität.

Behandlungsstrategie

Der M. Crohn wird zunächst *konservativ* behandelt. Die Wahl der Arzneimittel hängt von der Schwere eines Schubes und dem betroffenen Darmabschnitt ab (🕮 10):

- Bei leichten Schüben im terminalen Ileum und Colon ascendens wird Budenosid oral (Budenofalk®, Entocort®) gegeben, ein Glukokortikoid, das aufgrund seiner schnellen Verstoffwechselung in der Leber weniger systemische Nebenwirkungen hat als die übrigen Glukokortikoide.
Mesalazin (*5-Aminosalizylsäure,* kurz *5-ASA,* z. B. Claversal®, Salofalk®) und andere Aminosalizylsäureabkömmlinge wie etwa Olsalazin (z. B. Dipentum®) hemmen die Entzündung über eine Beeinflussung der Prostaglandin- und Leukotriensynthese. Sie werden wegen schwächerer Wirksamkeit bei Befall des Ileozökalbereiches nicht generell empfohlen. Bei M. Crohn wirkt am ehesten Sulfasalazin (Salazosulfapyridin), das aber wegen seiner Sulfonamidkomponente mehr Nebenwirkungen hat.
Bei einem leichten Schub im Kolon kommen Sulfasalzin, Budenosid oder andere systemische Glukokortikoide in Betracht.
- Bei mäßigen und schweren Schüben sind systemische Glukokortikoide (☞ Pharma-Info 10.17) am wirksamsten, die bei Besserung möglichst ausgeschlichen werden.
Bei Nichtansprechen werden Immunsuppressiva (v. a. Azathioprin, aber auch Methotrexat) eingesetzt. Bleiben auch diese erfolglos, kommen TNFα-Inhibitoren (z. B. Infliximab, in Remicade®) in Betracht
- Bei Patienten mit Fisteln wird zusätzlich ein Antibiotikum gegeben (Metronidazol, z. B. Clont®, oder Ciprofloxacin, z. B. Ciprofloxacin AL®).

Bei raschen Rezidiven oder Unmöglichkeit, die Glukokortikoide zu reduzieren, werden ebenfalls Immunsuppressiva sowie bei Versagen TNFα-Antikörper eingesetzt. Über eine medikamentöse Rezidivprophylaxe nach Erreichen einer Remission wird individuell entschieden.

Der Stellenwert komplementärmedizinischer medikamentöser Verfahren ist wegen unzureichender Studienlage oft unklar:
- Die Wirksamkeit lebender *probiotischer Keime,* insbesondere E. coli Nissle und Laktobazillen (Milchsäure-

	Morbus Crohn	Colitis ulcerosa
Lokalisation	Abschnittsweiser (segmentaler) Befall von terminalem Ileum und Kolon, selten Befall des gesamten Gastrointestinaltraktes	Beginn im Rektum, kontinuierliche Ausbreitung im Kolon nach proximal, selten bis ins terminale Ileum
Symptome	3–6 Durchfälle pro Tag, selten blutig. Darmkrämpfe, Schleimabgang. Appendizitisähnliche Symptome. Schubweiser Verlauf ohne richtige Ausheilung	Bis zu 30 blutig-schleimige Durchfälle pro Tag. Krampfartige Bauchschmerzen, Temperaturerhöhung. Meist chronisch-rezidivierender Verlauf mit zwischenzeitlicher Abheilung
Diagnostik	• Anamnese und körperliche Untersuchung (Stuhlfrequenz? Blutauflagerung? Fisteln? Abszesse?) • Blut: BB (Anämie?), Entzündungsparameter (BSG, Leukozyten) • Stuhlkultur und Serologie (Ausschluss infektiöser Ursachen, z. B. Yersinien, Salmonellen) • Rekto-/Koloskopie mit Biopsie, Sonographie, evtl. Kolonkontrasteinlauf. Bei M. Crohn Suche nach weiteren Herden ☞ Text	
Komplikationen	Stenosen, Fistelbildung, Abszesse, Malabsorption mit Gewichtsverlust, selten Perforation. Mäßig erhöhtes Kolonkarzinomrisiko	Ulzerationen mit Blutungen, Abszesse, toxisches Megakolon mit septischem Krankheitsbild. Stark erhöhtes Kolonkarzinomrisiko
Therapie	Im ausgeprägten Schub niedermolekulare Elementardiät oder parenterale Ernährung. Milchfreie Kost bei Patienten mit Unverträglichkeit von Laktose. Arzneimittel ☞ Text	
	Bei Komplikationen chirurgisch (so sparsam wie möglich resezieren). Fast alle Patienten müssen irgendwann operiert werden. Hohe Rezidivrate. Meist keine Heilungen	Bei Komplikationen oder Versagen der konservativen Therapie chirurgisch: Proktokolektomie, möglichst kontinenzerhaltend mit ileoanalem Pouch

Tab. 7.43: Vergleichende Übersicht Morbus Crohn – Colitis ulcerosa.

bakterien), welche Darmflora und Immunsystem positiv beeinflussen sollen, ist nicht belegt. Wahrscheinlich sind sie bei M. Crohn weniger wirksam als bei Colitis ulcerosa

- Es gibt Hinweise auf die Wirksamkeit von Omega-3-Fettsäuren (in Fischöl-Präparaten), eine endgültige Stellungnahme und Beurteilung auf dem Markt befindlicher Präparate ist aber derzeit nicht möglich

Ggf. werden zusätzlich Mangelerscheinungen behandelt, vor allem Vitamine, Folsäure, Eisen und Zink zugeführt.

Komplikationen wie Stenosen, Perforation, Ileus, Blutungen oder ausgedehnte Fisteln werden operiert. Eine Heilung der anderen betroffenen Darmabschnitte kann hierdurch naturgemäß nicht erreicht werden.

Das Rauchen sollte der Patient unbedingt aufgeben (Raucherentwöhnung ☞ 6.1.2), da es das Rezidivrisiko erhöht und die Erkrankung dann oft schlechter auf Medikamente anspricht.

Der Morbus Crohn ist nach heutigem Wissen nicht psychisch bedingt. Die Betroffenen leiden aber oft an psychischen Folgeschäden der Erkrankung. Dann können Psychotherapien den Umgang der Betroffenen mit ihrer Erkrankung bessern und so den Leidensdruck lindern.

Pflege und Patientenberatung

Im akuten Schub sind folgende Pflegemaßnahmen besonders hervorzuheben:

- Einhalten der Diät/parenterale Ernährung überwachen
- Patienten sorgfältig beobachten (Vitalzeichen, Temperatur, Stuhlgang, Haut, Schmerzen), regelmäßig wiegen und zur Selbstbeobachtung anleiten (Zeitpunkt des Auftretens der Durchfälle? Stuhlbeschaffenheit? Dehydrationszeichen?). Hilfreich ist außerdem, wenn der Patient die Beobachtungen festhält (Stuhltagebuch), um z. B. auslösende Faktoren zu erkennen
- Bei Schmerzen feuchtwarme Wickel und rhythmische Einreibungen mit Kümmel probieren, sie wirken oft schmerzlindernd
- Intimsphäre des Patienten beachten und frühzeitig Hilfsmittel zur Verfügung stellen (Fettsalbe für den Analbereich, weiches Toilettenpapier). Dafür sorgen, dass dem Patienten immer eine freie Toilette zur Verfügung steht, ggf. Nachtstuhl bereitstellen
- Evtl. Fisteln oder Abszesse verbinden, ggf. fotografisch dokumentieren
- Einfühlsam auf den Patienten eingehen. Die Erkrankung ist nicht nur physisch, sondern auch psychisch belastend (Einschränkung der Lebensqualität, Angst vor dem nächsten Schub, evtl. drohender Arbeitsplatzverlust, Probleme in der Partnerschaft usw.). Ggf. Sozialdienst einschalten, um Rehamaßnahmen einzuleiten. Außerdem kann der Hinweis auf Selbsthilfegruppen hilfreich sein, um den Austausch mit Betroffenen zu ermöglichen (✉ 4, 5).

Nach Abklingen des akuten Schubes wird die enterale Ernährung langsam wieder aufgebaut bzw. die Diät gelockert (☐ 11):

- Bei anfänglicher parenteraler Ernährung wird mit niedermolekularer Elementardiät begonnen, dann werden gut verträgliche kohlenhydratreiche Nahrungsmittel wie etwa Reis oder Zwieback hinzugefügt, auch Brühe und Haferschleim sind geeignet (Kohlenhydratphase)
- Im nächsten Schritt kommen Weißbrot, Teigwaren, Kartoffeln und mageres Fleisch hinzu. Gemüse (anfangs nur leicht verdauliche in passierter Form) werden fettarm zubereitet (Kohlenhydrat-/Eiweißphase)
- Als Letztes werden Fette (zuerst mittelkettige Triglyzeride, später Butter und kaltgeschlagene Öle) hinzugefügt. Gemüse werden nicht mehr passiert, jedoch sehr weich gekocht (keine rohen Gemüse oder Salate)
- Im weiteren Verlauf kann sich der Patient seine Kost je nach Verträglichkeit selbst zusammenstellen, eine spezielle Diät gibt es nicht
- Die Kost sollte grundsätzlich den Kalorienbedarf des Patienten decken (bei Normalgewichtigen 30–35 kcal/kg Körpergewicht). Der Gesamtenergiebedarf ist u. a. abhängig von Größe, Gewicht und körperlicher Aktivität. Menschen mit chronisch entzündlichen Darmerkrankungen haben einen erhöhten Eiweißbedarf (1,0–1,2 g/kg Körpergewicht bzw. im akuten Schub 1,2–1,5 g/kg Körpergewicht). Besonders eiweißreich sind z. B. Milch- und Milchprodukte, Eier, Sojaprodukte, Fleisch
- Durchfälle führen zu Flüssigkeitsverlusten, daher achten die Pflegenden auf ausreichende Flüssigkeitszufuhr. Früchtetees werden wegen des Fruchtsäuregehalts oft schlecht vertragen, ebenso Zitrusfruchtsäfte
- Um Mangelzuständen aufgrund gestörter Resorption vorzubeugen, wird die Einnahme eines Multivitamin-Mineralstoff-Präparats empfohlen
- Bei Fettstühlen wird MCT-reiche Kost gegeben, bei Laktoseunverträglichkeit milchfreie Kost, bei Stenosen ballaststoffarme Kost.

Die Beratung umfasst neben Informationen zur Selbstbeobachtung und zur Ernährung folgende Punkte:

- Information des Patienten zu Medikamenten und ihren Nebenwirkungen (z. B. regelmäßige Augenarztkontrollen bei Kortisoneinnahme)
- Patient auf Bedeutung regelmäßiger Artzbesuche hinweisen, um Komplikationen rechtzeitig zu erkennen (z. B. erhöhtes Kolonkarzinomrisiko)
- Beratung zum Umgang mit dem Stoma (☞ 7.1.9), falls ein Stoma angelegt wird.

Rehabilitation

Viele Patienen profitieren von Rehabilitationsmaßnahmen. Neben den allgemeinen Zielen und Inhalten (☞ 1.2.2, 7.1.3) sind die Ernährung (☞ oben) und die psychosoziale Betreuung besondere Schwerpunkte. Verschiedene Psychotherapien und Vermittlung von Strategien zur Krankheitsbewältigung vermindern die psychischen Folgen der chronischen Erkrankung. Nicht wenige Betroffene sind von Arbeitsplatzverlust und/oder Erwerbsunfähigkeit bedroht. Dann ist der Sozialdienst zur Einleitung von Umschulungs- oder weiteren Rehamaßnahmen einzuschalten. Im Einzelfall sind z. B. eine Anleitung zur Stomaversorgung oder Hilfen/Training bei Inkontinenz notwendig.

Prognose

Der Morbus Crohn zeigt über Jahrzehnte hinweg eine hohe Rezidivneigung. Mit zunehmendem Alter kann die Krankheitsaktivität abnehmen, heilbar ist die Erkrankung

7

jedoch nicht. Die Lebenserwartung der Betroffenen ist (praktisch) nicht verkürzt.

Colitis ulcerosa

Colitis ulcerosa: Chronische Dickdarmentzündung, im Rektum beginnend und in Richtung Dünndarm fortschreitend. Nicht selten isolierter Rektumbefall, in 30% Befall des gesamten Dickdarms. Nach langjähriger Erkrankung deutlich erhöhtes Entartungsrisiko.

Krankheitsentstehung

Die Ursache der Erkrankung ist nicht bekannt. Wahrscheinlich spielen wie beim Morbus Crohn genetische und immunologische Faktoren eine Rolle.

Die Entzündung ist im Gegensatz zum Morbus Crohn auf die Schleimhaut und die Submukosa begrenzt, wo sie zu Ulzerationen und Abszessen führen kann. Das Rektum ist stets betroffen, von hier aus breitet sich die Erkrankung *kontinuierlich* aus. Das Ileum ist selten mitbefallen.

Symptome, Befund und Diagnostik

Die Erkrankung kann sowohl allmählich als auch akut beginnen und in Schüben oder chronisch fortschreiten. Leitsymptom sind blutig-schleimige Durchfälle bis zu 30-mal am Tag (auch nachts), begleitet von krampfartigen Schmerzen *(Tenesmen)*. Bei schwerer Entzündung kommen Fieber, Appetitlosigkeit, Übelkeit und Gewichtsabnahme hinzu.

Extraintestinale Manifestationen ☞ Abb. 7.42

Auch bei der Colitis ulcerosa steht die Endoskopie mit Biopsie diagnostisch an erster Stelle.

Komplikationen

Hauptkomplikationen der Colitis ulcerosa sind Blutungen und Stenosen. Gefährlichste Akutkomplikation ist das **toxische Megakolon,** eine massive Erweiterung des Darmlumens durch Schädigung der Darmwandnerven. Symptome sind Erbrechen, hohes Fieber, ein aufgetriebenes, gespanntes Abdomen und Schockzeichen.

Nach ca. 8- bis 15-jähriger Krankheitsdauer steigt das Risiko für ein kolorektales Karzinom.

Behandlungsstrategie

Die medikamentöse Therapie ähnelt der des Morbus Crohn. Mesalazin/-abkömmlinge nehmen aber eine höhere Stellung ein. Bei schweren Verläufen werden Glukokortikoide eingesetzt (☞ Pharma-Info 10.17), bei weiterer Therapieresistenz zunächst Immunsuppressiva und dann TNFα-Inhibitoren. Mesalazin und Glukokortikoide können bei (alleinigem) Befall des Rektums und tiefer Dickdarmabschnitte auch als Zäpfchen oder Klysma gegeben werden. Im akuten Schub mit massivem Durchfall müssen Elektrolyt- und Flüssigkeitsverluste ausgeglichen werden. Beim toxischen Megakolon wird in Absprache mit dem Chirurgen ein zeitlich befristeter konservativer Therapieversuch unternommen. Bei ausbleibender Besserung wird operiert.

Mittel der ersten Wahl zum Remissionserhalt ist Mesalazin. Bei Erfolglosigkeit oder Nebenwirkungen werden E. coli-Präparate (z. B. Mutaflor®) und ggf. Azathioprin versucht.

Auch die Ernährung gleicht der beim M. Crohn (☞ oben). Bei der relativ häufig vorkommenden Milchunverträglichkeit müssen Milch und Milchprodukte gemieden werden.

Versagt die konservative Therapie oder treten Komplikationen auf, ist eine *Proktokolektomie* angezeigt. Bei dieser Operation wird der gesamte Dickdarm einschließlich des Rektums entfernt. Der Schließapparat des Rektums und die sensible Darmschleimhaut (und damit die Kontinenz) bleiben aber nach Möglichkeit erhalten. Bewährt hat sich die Anlage eines *ileoanalen Pouch*, bei dem dem Patienten als Ersatz für die Rektumampulle aus einer Dünndarmschlinge ein Reservoir angelegt wird. Die Operation wird auch nach langjährigem Krankheitsverlauf empfohlen, um der Entstehung eines Kolonkarzinoms zuvorzukommen.

Pflege und Patientenberatung bei konservativer Therapie ☞ M. Crohn

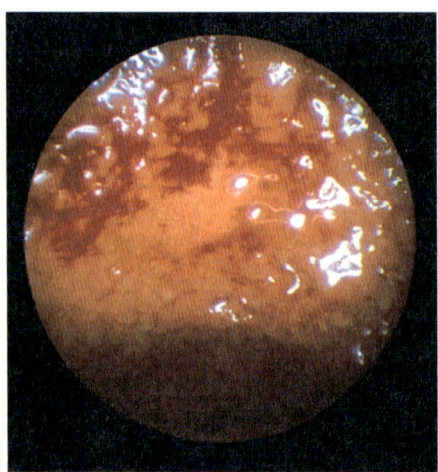 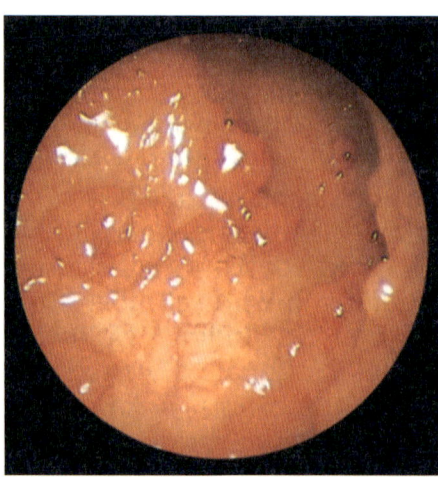

Abb. 7.44: Endoskopiebefund bei Colitis ulcerosa. Links: Akute Entzündung mit Blutung. Die unregelmäßige Schleimhautoberfläche ist an der Aufsplitterung des Lichtreflexes erkennbar. Rechts: Pseudopolypen bei Colitis ulcerosa. [E179-168]

Prognose

Die Lebenserwartung hängt von Schwere und Dauer der Erkrankung sowie den auftretenden Komplikationen (Karzinom?) ab.

7.6.5 Pseudomembranöse Kolitis

Pseudomembranöse Kolitis: Oft schwere Durchfallerkrankung vorerkrankter Patienten durch das Bakterium Clostridium difficile.

Krankheitsentstehung

Clostridium difficile, ein sporenbildendes, obligat anaerobes Stäbchenbakterium (☞ auch 15.5.19), kommt bei ca. 3% der gesunden Erwachsenen im Darm vor, bei stationären Patienten mit zunehmender Dauer des Aufenthaltes bis zu 20%. Die Erreger werden mit dem Stuhl ausgeschieden (symptomlose Träger sind möglich), durch Schmierinfektion verschleppt und dann durch Personen wie Gegenstände übertragen.

Verantwortlich für die Durchfälle und die Schleimhautschädigung sind die vom Erreger produzierten Toxine. Stämme, die kein Toxin bilden, haben keinen Krankheitswert.

Hauptsächlich gefährdet sind Kranke mit verminderter Schutzfunktion der Darmschleimhaut, z. B. Patienten nach länger dauernder Antibiotikatherapie mit Reduktion der normalen Darmflora und Überwuchern von Clostridium difficile oder Patienten unter Immunsuppressiva- oder Strahlentherapie.

Symptome, Befund und Diagnostik

Die **pseudomembranöse Kolitis** beginnt oft wenige Tage nach Ansetzen einer Antibiotikatherapie, selten bis zu mehrere Wochen später. Leitsymptom sind wässrige oder schleimige, nicht selten auch blutige Durchfälle mit krampfartigen Bauchschmerzen. Viele Patienten haben Fieber und sind in einem schlechten Allgemeinzustand. Das Spektrum reicht von ganz milden bis zu lebensbedrohlichen Verläufen.

Hauptkomplikationen sind ein toxisches Megakolon (☞ 7.6.4) oder eine Kolonperforation mit Peritonitis (☞ 7.7) und eine Sepsis (☞ 15.12).

Bei der Untersuchung ist vor allem der linke Unterbauch druckschmerzhaft. Die Diagnose wird endoskopisch (Kolitis mit hellen Pseudomembranen auf der Schleimhaut) sowie durch Toxin- und Erregernachweis im Stuhl des Patienten gesichert.

Wichtigste Differenzialdiagnose sind die viel häufigeren milden Formen der **Antibiotika-assoziierten Diarrhöen** durch eine Störung der normalen Darmflora mit leichteren, nicht-blutigen Durchfällen ohne Bauchkrämpfe. Sie hören nach Beendigung der Antibiotikabehandlung von selbst wieder auf.

Behandlungsstrategie

Therapeutisch werden die bis dahin gegebenen Antibiotika abgesetzt. Patienten mit leichter Diarrhö benötigen keine spezifische Behandlung. Bei schweren Verläufen werden v.a. Vancomycin (Vancomycin®) oder Metronidazol (Clont®) oral gegeben.

Pflege

Pflege bei Diarrhö ☞ 7.2.6, 15.5.6

Pflege bei Infektionskrankheiten ☞ Kap. 15

Unterbringung in einem Einzelzimmer ist nur bei mangelhaftem hygienischen Verhalten des Patienten nötig. Patienten, in deren Stuhl der Erreger nachgewiesen wurde, sind aber möglichst von besonders gefährdeten Mitpatienten zu trennen (auch nach Beschwerderückgang kann die Erregerausscheidung noch 3–6 Wochen andauern).

7.6.6 Ischämische Kolitis

Akute arterielle Durchblutungsstörungen der Eingeweidearterien (Mesenterialinfarkt) ☞ 5.5.4

Die **ischämische Kolitis** ist eine lokal begrenzte Dickdarmentzündung infolge einer Minderdurchblutung der Darmschleimhaut. Ursächlich liegt der Minderdurchblutung meist eine Arteriosklerose der überwiegend älteren Patienten zugrunde, seltener Herzinsuffizienz, Schock oder Gefäßentzündungen.

Die ischämische Kolitis zeigt sich durch teils starke Bauchschmerzen (meist im linken Mittel- bis Unterbauch), blutige Stühle (teils Durchfälle), Übelkeit bis zum Erbrechen und evtl. Fieber. Die Diagnose wird durch Koloskopie, Sonographie und/oder CT gesichert.

Eine leichte ischämische Kolitis wird konservativ behandelt und heilt meist innerhalb weniger Tage bis Wochen aus. In schweren Fällen kann eine Resektion irreversibel geschädigter Darmabschnitte nötig sein.

7.6.7 Dickdarmdivertikulose und -divertikulitis

Dickdarmdivertikulose: Vorhandensein von meist zahlreichen, meist falschen Divertikeln im Dickdarm, vor allem in Colon descendens und Sigma. Mit ca. 50% der über 70-jährigen häufige, aber oft asymptomatische Erkrankung.

Dickdarmdivertikulitis: Entzündung der Wand und meist auch der Umgebung eines Dickdarmdivertikels.

Krankheitsentstehung

Dickdarmdivertikel entstehen durch eine *Darmwandschwäche* (konstitutionell, im Alter) in Kombination mit *erhöhtem Darminnendruck*. Begünstigend wirken sich ballaststoffarme Ernährung, Obstipation, Adipositas und Bewegungsmangel aus.

Ursächlich für eine **Divertikulitis** ist in der Aussackung gestauter Darminhalt, der die Divertikelwand reizt und schließlich zur Entzündung führt.

7

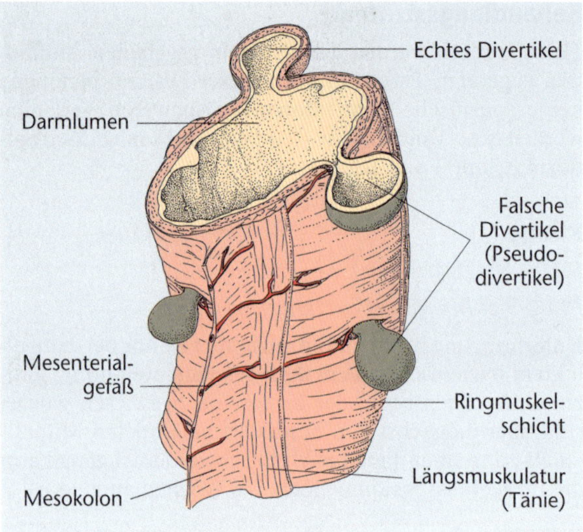

Echtes Divertikel

Darmlumen

Falsche Divertikel (Pseudo-divertikel)

Mesenterial-gefäß

Ringmuskel-schicht

Mesokolon

Längsmuskulatur (Tänie)

Abb. 7.45: Echte und falsche Kolondivertikel. Bei den echten Divertikeln stülpt sich die gesamte Darmwand aus, bei den falschen Divertikeln nur Mukosa und Submukosa. Besondere Schwäche zeigt die Darmwand an den Eintrittsstellen von Blutgefäßen. [A400-190]

Symptome und Untersuchungsbefund

Nur 20 % aller Menschen mit Divertikulose haben (überwiegend uncharakteristische) Beschwerden. Zu deutlichen Symptomen kommt es meist erst bei einer Divertikulitis, wobei die **Sigmadivertikulitis** am häufigsten ist. Typischerweise klagen die Betroffenen hier über krampfartige Schmerzen im linken Unterbauch, die oft nach dem Essen zu- und nach Defäkation abnehmen, über Stuhlunregelmäßigkeiten (Verstopfungen und/oder Durchfälle) und Meteorismus. Die Symptome ähneln denen einer akuten Appendizitis, sind aber im *linken* Unterbauch lokalisiert („Linksappendizitis"). Blut- und Schleimbeimengungen im Stuhl sowie Fieber sind möglich. Bei der Untersuchung lässt sich mitunter eine walzenförmige Resistenz im linken Unterbauch tasten.

Komplikationen der Divertikulitis
Hauptkomplikationen der Divertikulitis sind:
- Divertikelblutung
- Abszesse
- Perforation mit Peritonitis
- Fisteln zu Harnblase und Vagina
- Insbesondere bei chronischem Verlauf narbige Einengungen des Darmes, die zu einem mechanischen Ileus (☞ 7.6.1) führen können.

Diagnostik

Die Diagnose einer Divertikulose wird durch Koloskopie oder CT gestellt, oft als Nebenbefund bei Untersuchungen wegen anderer Erkrankungen. Wegen der erhöhten Perforationsgefahr wird die Koloskopie nicht bei akuter Divertikulitis durchgeführt. Hier steht neben der CT (meist mit rektaler Kontrastmittelfüllung) die Sonographie zur Verfügung. Nach Abklingen der Beschwerden wird die Koloskopie zum Ausschluss eines Kolonkarzinoms dann „nachgeholt". Die Blutuntersuchung

zeigt bei einer Divertikulitis die typischen Entzündungszeichen.

Behandlungsstrategie und **Pflege**

Die Behandlung der nichtperforierten Divertikulitis erfolgt zunächst konservativ. Unter Antibiotikabehandlung zusammen mit ausreichender Flüssigkeitszufuhr und ballaststoffarmer oder niedermolekularer Diät heilen leichte Entzündungen meistens aus. In ausgeprägten Fällen sind zunächst Nahrungskarenz und parenterale Ernährung angezeigt. Spasmolytika (z. B. Buscopan®) können krampfartige Bauchschmerzen lindern. Einläufe dürfen wegen der Perforationsgefahr nicht gegeben werden.

Bei Versagen der konservativen Therapie, Rezidiven oder Perforation muss der betroffene Darmabschnitt reseziert werden.

Nach Abklingen der akuten Beschwerden ist die langfristige Stuhlregulierung durch ballaststoffreiche Ernährung wichtig.

7.6.8 Reizdarmsyndrom

Reizdarmsyndrom *(RDS, irritable bowel syndrome, IBS)*: Häufige funktionelle Darmstörung ohne fassbare organische Ursache. Altersgipfel 30–40 Jahre, Frauen häufiger betroffen als Männer.

Krankheitsentstehung

Die Ursache des **Reizdarmsyndroms** ist unklar. Diskutiert werden unter anderem eine erniedrigte viszerale Reizwahrnehmungsschwelle, eine veränderte Darmmotilität und psychosoziale Faktoren. Eine Überlappung mit der funktionellen Dyspepsie (☞ 7.5.1) ist möglich.

Symptome, Befund und Diagnostik

Die Rom-III-Kriterien (🕮 9) fordern abdominelle Schmerzen oder andere Beschwerden (z. B. Spannungs-, Völlegefühl) an mindestens drei Tagen pro Monat während der vorangegangenen drei Monate, Beginn vor mindestens sechs Monaten, mit mindestens zwei der folgenden Zeichen:

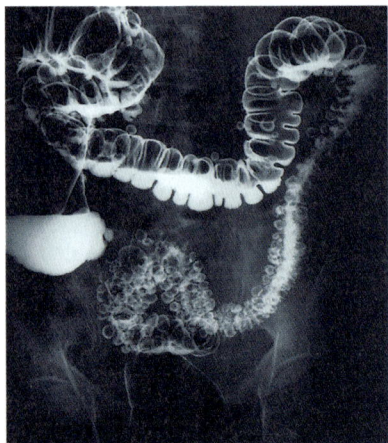

Abb. 7.46: Ausgeprägte Divertikulose von Sigma und Colon descendens im Kolonkontrasteinlauf. [E179-168]

- Besserung durch Stuhlgang
- Änderung der Stuhlfrequenz (Obstipation, Durchfall) mit Beginn der Beschwerden
- Änderung der Stuhlkonsistenz mit Beginn der Beschwerden.

Der körperliche Untersuchungsbefund ist unergiebig. Auffällig ist der trotz der chronischen Beschwerden gute Allgemeinzustand des Patienten.

Die Diagnose eines Reizdarmsyndroms darf erst nach Ausschluss organischer Krankheiten gestellt werden. Je kürzer die Vorgeschichte und je älter der Patient ist, desto unwahrscheinlicher ist ein Reizdarmsyndrom. Gegen ein Reizdarmsyndrom sprechen insbesondere Gewichtsabnahme, Leistungsknick, Nachtschweiß, Fieber, zunehmende Beschwerden sowie Blut im Stuhl.

Zur Basisabklärung werden Blutuntersuchungen (BB, BSG, CRP, Kreatinin, Elektrolyte, Leberwerte, evtl. Eiweiß, TSH, Lipase, Amylase) und Stuhluntersuchungen (Test auf okkultes Blut, pathogene Keime, Parasiten) empfohlen. Sind diese Untersuchungen unauffällig, wird für Patienten unter 45 Jahren eine Sigmoidoskopie als ausreichend erachtet. Bei älteren Patienten erfolgt eine Koloskopie zum Ausschluss organischer Darmerkrankungen.

Behandlungsstrategie

Die Behandlung ist schwierig. Basis ist die Aufklärung des Patienten über die Erkrankung. Kostveränderung (kleine, ballaststoffreiche Mahlzeiten, evtl. zusätzlich Weizenkleie, keine blähenden Speisen), körperliche Bewegung und psychotherapeutische Beratung können langfristig helfen. Arzneimittel werden zurückhaltend und symptomorientiert eingesetzt, ihr Erfolg ist oft nur mäßig.

7.6.9 Dickdarmpolypen

Dickdarmpolyp: Benigne Schleimhauterhabenheit im Dickdarm, wobei es sich meist um *Adenome* handelt. Häufigkeit ca. 10% der Erwachsenen, Lokalisation in 50% der Fälle im Rektum.

Krankheitsentstehung

Bei ca. 80% der **Dickdarmpolypen** handelt es sich um *Adenome*, also gutartige, von der Schleimhaut ausgehende Tumoren. Ihre Ursache ist nach wie vor unklar, bei

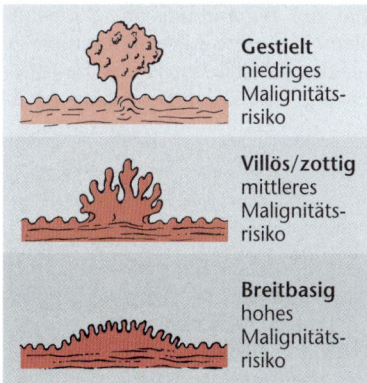

Gestielt niedriges Malignitätsrisiko

Villös/zottig mittleres Malignitätsrisiko

Breitbasig hohes Malignitätsrisiko

Abb. 7.47: Unterschiedliche Wuchsformen von Dickdarmpolypen. [A400-190]

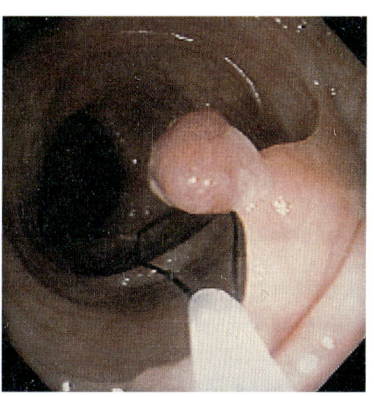

Abb. 7.48: Polypektomie mit Hochfrequenz-Diathermieschlinge. Die Schlinge wird um den Stiel des Polypen gelegt und zugezogen. Durch den Hochfrequenzstrom erhitzt sich der Schlingendraht, durchtrennt den Polypenstiel und wirkt gleichzeitig durch Eiweißgerinnung und Gewebeverkochung blutstillend. [R229]

ihrem Wachstum spielen die gleichen Faktoren wie beim kolorektalen Karzinom eine Rolle. Die Adenome können über die Jahre durch weitere Mutationen zunächst **Epitheldysplasien** (Differenzierungsstörungen) entwickeln und dann zum Adenokarzinom entarten **(Adenom-Karzinom-Sequenz).**

Besonders viele Polypen treten im Rahmen verschiedener **Polyposis-Syndrome** auf. Zu erwähnen ist hier vor allem die autosomal-dominant vererbte **familiäre adenomatöse Polyposis** (*kurz FAP*, auch *Adenomatosis coli*), bei der die Kolonschleimhaut von Adenomen förmlich übersät ist.

Symptome, Befund und Diagnostik

Meist führen die Adenome nicht zu Beschwerden und werden nur bei einer Dickdarmuntersuchung aus anderen Gründen diagnostiziert. Mitunter können kleinere Mengen Blut (Nachweis okkulten Blutes im Stuhl) abgesetzt werden. Bei großen Polypen sind Passagestörungen (Ileus), abdominelle Schmerzen und Koliken möglich.

Behandlungsstrategie

Wegen des Entartungsrisikos sollte jeder Polyp durch *endoskopische Polypektomie* (☞ Abb. 7.48) oder *endoskopische Mukosaresektion (EMR)* abgetragen und histologisch beurteilt werden. Der Patient sollte in regelmäßigen, risikoabhängigen Abständen nachuntersucht werden. Bei größeren Adenomen und Passagestörungen kann eine Operation erforderlich sein.

Liegt eine familiäre Polypose vor, ist immer eine *Proktokolektomie* angezeigt, da alle Betroffenen bis zum 40. Lebensjahr mindestens ein Karzinom entwickeln. Diese wird nach der Pubertät, aber vor dem 20. Lebensjahr empfohlen.

7.6.10 Kolorektales Karzinom

Kolorektales Karzinom (*Kolon-Rektum-Karzinom*): Dick- bzw. Mastdarmkrebs. In Deutschland bei Männern wie Frauen zweithäufigste maligne Erkrankung. Histologisch meist Adenokarzinom. Mit dem Alter zunehmende Häufigkeit, Altersgipfel 65.–75. Lebensjahr, Männer:Frauen = 3:2. Bei Therapie in frühem Stadium gute Prognose.

Krankheitsentstehung

Bei der Entstehung des **kolorektalen Karzinoms** spielen viele endo- und exogene Einflüsse mit, wobei ihre Gewichtung umstritten ist. Umweltfaktoren und hier insbesondere der Ernährung („westliche" Ernährung mit viel Fleisch und tierischen Fetten, wenig Ballaststoffen) wird eine bedeutende Rolle zugeschrieben. Ungefähr 80% der kolorektalen Karzinome sind in Rektum oder Sigma lokalisiert, ca. 5% der Patienten haben mehrere Karzinome gleichzeitig.

Ein erhöhtes Karzinomrisiko haben Patienten mit *Adenomen* (die meisten Kolonkarzinome entstehen durch Entartung eines Adenoms), mit langjähriger Colitis ulcerosa und Morbus Crohn. Besonders hoch ist das Risiko mit ca. 50–75% beim **hereditären nichtpolypösen Kolonkarzinom** (*HNPCC, Lynch-Syndrom*) und der familiären adenomatösen Polyposis (☞ 7.6.9). Gut 5% der Kolonkarzinome sind auf diese beiden autosomal dominant erblichen Erkrankungen zurückzuführen.

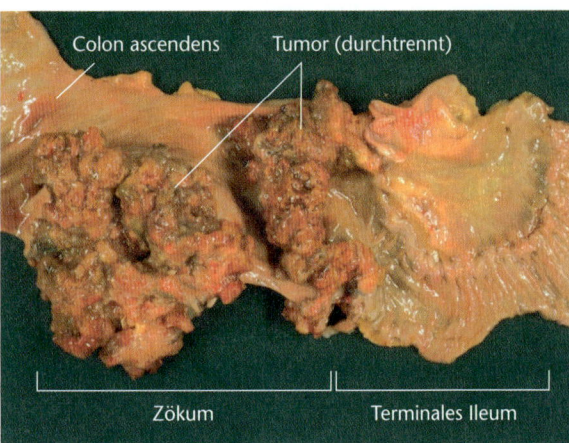

Abb. 7.49: Adenokarzinom im Zökumbereich (OP-Präparat). Der große, blumenkohlartig wachsende Tumor hat die Darmlichtung eingeengt und zu einem Ileus geführt. [M207]

Symptome, Befund und Diagnostik

Die Symptome sind in der Regel Spätsymptome:
- Wechsel von Stuhlgewohnheiten
- Teerstuhl bei Tumor im Colon ascendens, sichtbare Blutbeimengungen/-auflagerungen im Stuhl bei tieferen Tumoren
- Schmerzen im Abdomen, Ileussymptome (durch die Tumorstenose)
- Anämie (durch die chronischen Blutverluste)
- Leistungsknick, Gewichtsabnahme.

> Jeder Wechsel von Stuhlgewohnheiten ohne erklärbare Ursache, z.B. Obstipation und/oder Diarrhö (auch abwechselnd), ist bei Menschen ab dem 40. Lebensjahr verdächtig auf ein kolorektales Karzinom.

Ergibt sich aus Anamnese und körperlicher Untersuchung (einschließlich rektaler Untersuchung) der Verdacht auf ein kolorektales Karzinom, erfolgt die weitere Diagnostik durch Koloskopie mit Biopsie und beim Rektumkarzinom mit Endosonographie. CT- oder MR-Kolonographie können die Koloskopie nicht ersetzen und werden nur durchgeführt, wenn wegen einer tumorbedingten Darmstenose keine komplette Koloskopie möglich ist.

Derzeit haben ca. 25% der Patienten zum Zeitpunkt der Diagnose schon Lebermetastasen. Zur Metastasensuche werden v.a. eine Sonographie und meist auch eine CT des Abdomens sowie eine Röntgenaufnahme des Thorax durchgeführt. Die Blutuntersuchung zeigt evtl. eine Anämie und CEA-Erhöhung. Die wiederholte Bestimmung der Tumormarker CEA und CA 19–9 (☞ 12.4.2) ermöglicht eine Verlaufskontrolle.

Klassifiziert wird das kolorektale Karzinom nach dem TNM-System, ggf. mit darauf basierender Zuordnung zu Stadien nach UICC oder Dukes. 🖥

Behandlungsstrategie

Praktisch immer ist eine operative Entfernung des Tumors angezeigt, entweder unter kurativer Zielsetzung oder um absehbare lokale Komplikationen durch den Tumor zu verhindern. Oft kann auch bei Rektumtumoren die Schließmuskelfunktion erhalten werden.

Als adjuvante (unterstützende ☞ 12.5.1) Therapie kann beim Kolonkarzinom eine postoperative Chemotherapie (z.B. 5-Fluoruracil plus Folinsäure plus Oxaliplatin) erfolgen, beim Rektumkarzinom stadienabhängig eine neoadjuvante und/oder adjuvante Radio- und/oder Chemotherapie (🖥 12).

Einzelne bzw. wenige Leber- oder Lungenmetastasen werden, evtl. nach Chemotherapie, operativ entfernt, wenn der Primärtumor kurativ operiert wurde, eine vollständige Entfernung möglich erscheint und keine weiteren Fernmetastasen nachweisbar sind. Postoperativ folgt meist eine Chemotherapie.

Palliativmaßnahmen umfassen einzeln oder in Kombination:
- Kombinationschemotherapien. Es gibt mehrere Schemata, häufig verabreicht wird 5-Fluoruracil/Folinsäure mit Oxaliplatin (Eloxatin®) oder Irinotecan (Campto®)
- Antikörpertherapien wie z.B. Bevacizumab (Avastin®) oder Cetuximab (Erbitux®). Sie werden teilweise auch mit Zytostatika kombiniert
- Operationen, Strahlen- oder Laserbehandlungen.

Der Rehabilitationsbedarf von Patienten mit einem kolorektalen Karzinom ist sehr unterschiedlich und hängt von Art und Intensität der Behandlung ab (Stomaanlage? Kontinenzprobleme? Intensive Chemotherapie?). Betroffene sollten aber die Möglichkeit von Reha-Maßnahmen einschließlich psychosozialer Betreuung erhalten (☞ auch Kap. 12).

Pflege ☞ Kap. 12.1, 🖥

Prognose

Im Stadium I hat das kolorektale Karzinom mit einer 5-Jahres-Überlebensrate von über 90% eine gute Prognose. Insgesamt liegt die 5-Jahres-Überlebensrate derzeit um 60%. Regelmäßige Kontrollen dienen der Früherkennung von Lokalrezidiven und Metastasen.

Prävention

Primärprävention. Eine sichere Prävention gibt es nicht. Wahrscheinlich kann eine „gesunde" Ernährung mit reichlich Obst und Gemüse („Fünf am Tag"), aber wenig (rotem) Fleisch und tierischen Fetten der Entstehung des kolorektalen Karzinoms vorbeugen. Möglicherweise wirkt auch (langjährige) Einnahme von Azetylsalizylsäure präventiv. Aufgrund der Nebenwirkungen (vor allem gastrointestinalen Blutungen mit allen ihren Risiken) wird dies aber nicht empfohlen.

Sekundärprävention. Zur Sekundärprävention gibt es in Deutschland folgendes Früherkennungsprogramm:
- Jährliche Stuhltests auf okkultes Blut zwischen 50 und 55 Jahren (☞ 7.3.2). Die Kosten für die klassischen Tests auf Guajakharz-Basis werden von den Krankenkassen getragen, für die immunologischen derzeit nicht. Konsequente Abklärung positiver Tests vorausgesetzt, vermögen Guajakharz-Tests die Sterblichkeit des kolorektalen Karzinoms um mehr als 20 % zu senken
- Routinemäßige Koloskopie auch beschwerdefreier Menschen. Durch die hierbei mögliche Polypenentfernung werden viele kolorektale Karzinome wirklich verhindert, zudem werden mehr Karzinome in den prognostisch günstigen Frühstadien entdeckt. Die Kosten für eine „Basiskoloskopie" ab dem 56. Lebensjahr sowie bei unauffälligem Befund eine Wiederholungsuntersuchung nach zehn Jahren werden von den Krankenkassen übernommen. Die Akzeptanz dieser Untersuchung durch die Bevölkerung ist bisher gering, da die Koloskopie nach wie vor schambesetzt ist und viele Menschen – heute unbegründete – Angst vor Schmerzen haben.

Für Risikogruppen fußt die (Sekundär-)Prävention im Wesentlichen auf Koloskopien. Ab welchem Zeitpunkt und in welchen Abständen die Koloskopien empfohlen werden, kann speziellen Richtlinien entnommen werden. Bei Angehörigen von Menschen mit familiärer adenomatöser Polyposis kann eine Genanalyse klären, ob sie ebenfalls Träger der Erkrankung sind.

7.7 Peritonitis

Peritonitis: Bauchfellentzündung. Lebensbedrohliches Krankheitsbild mit einer Letalität bis 30 %.

Krankheitsentstehung

Bakterielle – abakterielle Peritonitis

Eine **Peritonitis** ist ganz überwiegend *bakteriell* bedingt.
- Meist entsteht die **bakterielle Peritonitis** *sekundär* als:
  - **Perforationsperitonitis** nach Perforation eines bakteriell besiedelten Hohlorgans (z. B. einer entzündeten Appendix)
  - **Durchwanderungsperitonitis** bei durch Entzündung oder Durchblutungsstörung stark geschädigter Darmwand, sodass Darmkeime „hindurchwandern" können
  - **Spontan bakterielle Peritonitis** bei Leberzirrhose mit Aszites (☞ 8.4.7)

- Die *primäre* bakterielle Peritonitis durch hämatogene Streuung von Bakterien (etwa bei Pneumonkokkenpneumonie, ☞ 6.4.3) oder eine über die Eileiter in den Bauchraum aufsteigende Infektion (z. B. mit Gonokokken) ist selten.

Bei der **abakteriellen Peritonitis** führen z. B. sterile Substanzen wie etwa Blut oder Galle *(chemisch-toxischen Peritonitis)* oder auch Strahlen zu einer Entzündung des Peritoneums.

Lokale – generalisierte Peritonitis

Bei der **lokalen Peritonitis** ist die Entzündung (noch) umschrieben. Der Kreislauf des Kranken ist wenig beeinträchtigt. Die **generalisierte** *(diffuse)* **Peritonitis** betrifft das gesamte Peritoneum. Die dabei auftretenden pathophysiologischen Vorgänge schädigen den ganzen Organismus. Eine generalisierte Peritonitis kann von Beginn der Erkrankung an vorliegen oder aus einer unzureichend behandelten lokalen Peritonitis entstehen.

Symptome, Befund und Diagnostik

Die akute generalisierte Peritonitis äußert sich in einem Akuten Abdomen mit nachfolgendem paralytischen Ileus (☞ 7.2.4, 7.6.1).

Die lokale Peritonitis verursacht vor allem einen starken, aber örtlich eingrenzbaren Bauchschmerz.

Für die generalisierte Peritonitis charakteristisch ist neben starken Bauchschmerzen eine zunehmende Abwehrspannung der *gesamten* Bauchmuskulatur, die sich bis zum „brettharten" Bauch steigern kann.

Die Diagnostik bei Peritonitis entspricht derjenigen bei einem Akuten Abdomen.

Komplikationen

Akute Komplikationen einer generalisierten Peritonitis sind v. a. eine Sepsis (☞ 15.12) und ein Kreislauf- oder Multiorganversagen. Im Rahmen jeder Peritonitis können sich außerdem Abszesse innerhalb der Bauchhöhle entwickeln und Darmschlingen verkleben.

Behandlungsstrategie

Die primäre Peritonitis kann meist konservativ behandelt werden. Bei der sekundären Peritonitis ist nach Kreislaufstabilisierung und Schockbehandlung die möglichst rasche Operation angezeigt, bei der die Perforationsstelle bzw. Infektionsquelle beseitigt wird. Antibiotika sind bei der bakteriellen Peritonitis indiziert.

Literatur und Kontaktadressen

Literaturnachweis

1. Baker, B.: Neues Leben mit dem Stoma. Patientenbericht. In: Heilberufe 3/2008, S. 20.

2. von Reibnitz, Ch.: Professionell lückenlos. Homecare-Versorgung von Stomapatienten. In: Heilberufe 5/2007, S. 22–23.

3. Sachsenmaier, B.: Passende Versorgung finden. Pflegerische Interventionen nach Stomaanlage. In: Heilberufe 3/2008, S. 21–24.

4. Lankisch, P. G.; Mahlke, R.; Lübbers, H.: Das akute Abdomen aus internistischer Sicht. Deutsches Ärzteblatt 103, S. A 2179–2188 (2006). Nachzulesen im Internet unter www.aerzteblatt.de (Suchfunktion benutzen).

5. Blecker, E. et al.: Effiziente Diagnostik und Therapie oberer gastrointestinaler Blutungen. Deutsches Ärzteblatt 105, S. A 85–94 (2008). Nachzulesen im Internet unter www.aerzteblatt.de (Suchfunktion benutzen).

6. Burke, U.: Therapie bei Verstopfung. In: Heilberufe 3/2008, S. 34–35.

7. Deschka, M.: Was tun bei Obstipation? Beratungstipps für ambulante Pflegekräfte. In: Heilberufe 8/2004, S. 42–43.

8. Koop, H. et al.: Gastroösophageale Refluxkrankheit – Ergebnisse einer evidenzbasierten Konsensuskonferenz der Deutschen Gesellschaft für Verdauungs- und Stoffwechselkrankheiten. Z Gastroenterol 43, S. 165–194 (2005). Nachzulesen im Internet unter www.dgvs.de, dann weiter zu Leitlinien.

9. Hürlimann, R.; Stenz, V.: Gastroenterologie: Die Wiederauferstehung Roms. Schweiz Med Forum 6, S. 1155–1157 (2006).

10. Hoffmann, J. C. et al.: S3-Leitlinie „Diagnostik und Therapie des Morbus Crohn" – Ergebnisse einer evidenzbasierten Konsensuskonferenz der Deutschen Gesellschaft für Verdauungs- und Stoffwechselkrankheiten zusammen mit dem Kompetenznetz Chronisch entzündliche Darmerkrankungen. Z Gastroenterol 46, S. 1094–1146 (2008). Nachzulesen im Internet unter www.dgvs.de, dann weiter zu Leitlinien.

11. Müller-Nothmann, S.-D.: Voll unterstützender Energie: Ernährungstherapie bei Morbus Crohn und Colitis ulcerosa. In: Die Schwester/Der Pfleger 7/2005, S. 528–531.

12. Schmiegel, W. et al.: S3-Leitlinie „Kolorektales Karzinom"–Aktualisierung 2008. Z Gastroenterol 46, S. 799–840 (2008). Nachzulesen im Internet unter www.dgvs.de, dann weiter zu Leitlinien.

✉ Kontaktadressen

1. Deutsche ILCO e. V. (Deutsche Ileostomie-Colostomie-Urostomie-Vereinigung), Thomas-Mann-Straße 40, 53111 Bonn, Tel.: 02 28/33 88 94 50, Fax: 02 28/33 88 94 75, www.ilco.de

2. DVET Fachverband Stoma und Inkontinenz e. V., Postfach 1351, 59371 Selm, Tel.: 0 25 92/97 31 41, Fax: 0 25 92/97 31 42, www.dvet.de

3. Deutsche Zöliakie-Gesellschaft e. V. (DZG), Filderhauptstraße 61, 70599 Stuttgart, Tel.: 07 11/4 59 98 10, Fax: 07 11/45 99 81 50, www.dzg-online.de

4. Deutsche Mobus Crohn/Colitis Ulcerosa Vereinigung e. V. (DCCV), Paracelsusstraße 15, 51375 Leverkusen, Tel.: 02 14/87 60 80, Fax: 02 14/8 76 08 88, www.dccv.de

5. Kompetenznetz chronisch entzündliche Darmerkrankungen e. V. (CED), c/o Universitätsklinikum Schleswig Holstein, Campus Kiel, Klinik für Allgemeine Innere Medizin, Haus 6, Arnold-Heller-Straße 3, 24105 Kiel, Tel.: 04 31/5 97 39 37, Fax: 04 31/5 97 39 88, www.kompetenznetz-ced.de

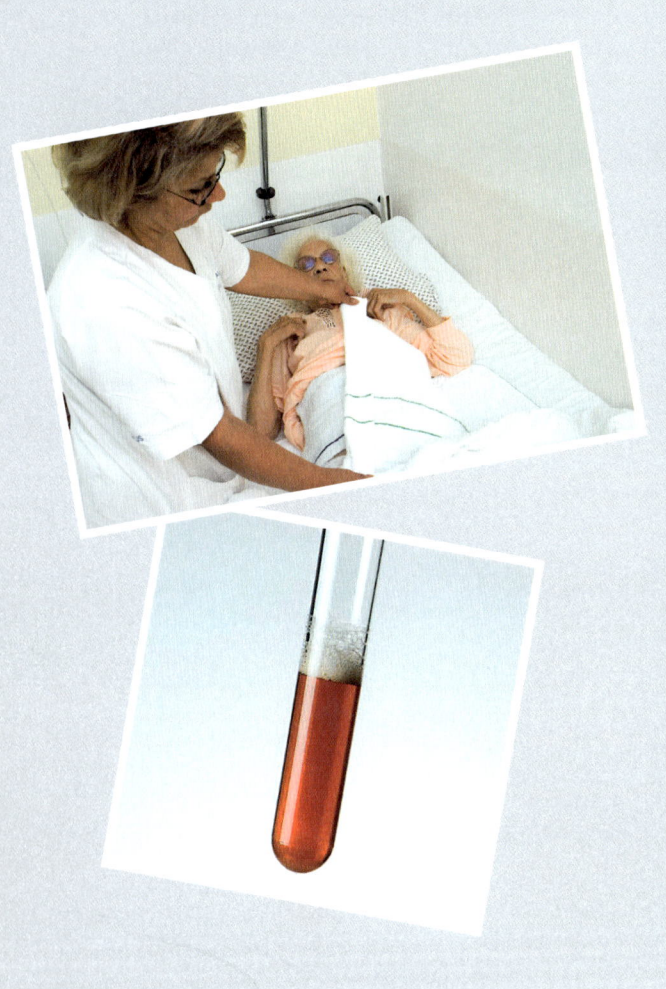

8 Pflege von Menschen mit Erkrankungen von Leber, Gallenwegen, Pankreas und Milz

Anatomie ☞ 🖥

Neben dem Magen-Darm-Trakt (☞ Kap. 7) gehören die **Leber,** die **Gallenblase** und das **Pankreas** *(Bauchspeicheldrüse)* zu den Verdauungsorganen und damit zum Fachgebiet des *Gastroenterologen.* Die **Milz,** selbst kein Verdauungsorgan, liegt in enger Nachbarschaft zu diesen und ist durch das Pfortadersystem mit ihnen verbunden. Daher kann sie bei Erkrankungen der Verdauungsorgane mit betroffen sein.

8.1 Pflege bei Erkrankungen von Leber, Gallenwegen, Pankreas und Milz

Das Spektrum der Erkrankungen von Leber, Gallenwegen, Pankreas und Milz ist breit. Es reicht von der chronischen Leberzirrhose über die akute, schmerzhafte Gallensteinkolik bis hin zum rasch fortschreitenden Pankreaskarzinom. Dementsprechend vielfältig gestalten sich die Aufgabengebiete der Pflegenden. Im Vordergrund stehen:
- Kontrolle von Blutdruck und Puls wegen häufig instabiler Kreislaufverhältnisse
- Kontrolle der Temperatur wegen krankheitsbedingter Entzündungsprozesse
- Schmerzbekämpfung bei akutem Geschehen oder Entzündungen
- Beobachtung von Urin und Stuhl zur Beurteilung des Krankheitsverlaufs
- Beobachtung auf Blutungen (Haut/Schleimhaut bzw. Stuhlgang) wegen häufiger Gerinnungsstörungen bei Lebererkrankungen
- Patientenberatung bezüglich einer gesunden Lebensweise zur Vermeidung von Rezidiven z. B. bei Gallensteinleiden oder akuter Pankreatitis. Ein wesentlicher Bestandteil der Patientenberatung liegt außerdem in der Unterstützung des Erkrankten bei der Alkoholentwöhnung.

8.1.1 Betroffene Menschen

Bei vielen Erkrankungen werden die Betroffenen ganz unerwartet mit beängstigenden (z. B. Ikterus) oder belastenden Symptomen (z. B. Schmerzen) konfrontiert. Sie sind außerdem in ihrer Leistungsfähigkeit stark eingeschränkt und haben (z. B. bei akuter Pankreatitis) zunächst Nahrungskarenz. Nach Abklingen der Akutphase fühlen sich die Patienten jedoch meist rasch besser.

Im Gegensatz dazu stehen Krankheitsbilder mit chronischem Verlauf, die die Betroffenen oft auch psychisch verändern. Ist zusätzlich noch eine Alkoholerkrankung im Spiel, versuchen die Betroffenen meist, Symptome zu verdrängen oder herunterzuspielen.

Häufig sind mit chronischen Lebererkrankungen Libido-, Potenz- und Hormonstörungen verbunden. Sie beeinträchtigen das Sexualleben und schränken die Fruchtbarkeit ein. In manchen Fällen muss sogar von der Familiengründung abgeraten werden, z. B. bei den oft jungen Frauen mit einer primär biliären Leberzirrhose (☞ 8.5.4). Vielen Betroffenen fällt es schwer, über ihre Gefühle diesbezüglich zu reden.

In tiefe Krisen stürzen auch Patienten, die sich mit einer Karzinomerkrankung auseinandersetzen müssen. Die Erkrankungen schreiten häufig rasch voran, ändern das Leben des Betroffenen radikal und zwingen durch die stark eingeschränkte Leistungsfähigkeit oft zur Aufgabe der Berufstätigkeit.

Altersgruppen und Begleiterkrankungen

Menschen mit Erkrankungen von Leber, Gallenwegen, Pankreas und Milz sind durchschnittlich jünger als der „typische" internistische Patient. Patienten mit einer Virushepatitis sind häufig jung, alkoholbedingte Leber- und Pankreaserkrankungen treten oft im mittleren Lebensalter auf, Autoimmunerkrankungen und Gallensteine zwischen 40 und 60 Jahren.

Insgesamt wohl häufigste ursächliche bzw. Begleiterkrankung sind ein Alkoholabusus und andere mit Alkoholabusus verbundene Erkrankungen wie etwa ein Magenulkus oder Ösophagusvarizen.

8.1.2 Prävention: Alkoholprävention und -entwöhnung

8

Alkoholmissbrauch ist in Deutschland die häufigste (Einzel-)Ursache für Leberschäden und chronische Bauchspeicheldrüsenentzündungen. Daher ist der maßvolle Umgang mit Alkohol wesentliche Maßnahme der Primärprävention. Durch risikobewusstes Verhalten und Impfungen könnten zudem viele Hepatitis-Erkrankungen mit allen daraus resultierenden Komplikationen verhindert werden (☞ 8.4.1).

Programme zur Früherkennung (Sekundärprävention) von Leber-, Gallenwegs- und Pankreaserkrankungen gibt es in Deutschland nicht. In Österreich gehört seit 2005 wegen der Häufigkeit alkoholbedingter Leberschäden neben einem Fragebogen eine routinemäßige Bestimmung der γ-GT im Blut zum Vorsorgeprogramm.

Bei der Tertiärprävention von Lebererkrankungen ist – neben der optimalen Behandlung der ursächlichen Erkrankung – die Vermeidung jeglicher weiterer Leberschädigungen wichtig. In der Praxis bedeutet dies vor allem einen absoluten Alkoholverzicht (auch wenn dieser nicht die Ursache der Erkrankung war) sowie die Überprüfung aller eingenommenen Medikamente.

Alkoholabhängigkeitssyndrom *(Alkoholabhängigkeitserkrankung, Alkoholkrankheit,* früher *Alkoholismus):* Vorliegen von mindestens drei der folgenden Merkmale während des letzten Jahres:
- Starker Wunsch oder Zwang, Alkohol zu konsumieren (Craving)

- Verminderte bis aufgehobene Kontrollfähigkeit bezüglich des Alkoholkonsums; der Betroffene kann nicht mehr steuern, wann er wie viel Alkohol trinkt
- Körperliche Entzugserscheinungen bei geringerer oder gar keiner Alkoholaufnahme, Alkoholkonsum zur Verminderung von Entzugserscheinungen
- Toleranzentwicklung (es wird immer mehr Alkohol „vertragen")
- Vernachlässigung anderer Interessen, Alkohol (einschließlich z. B. Beschaffung, Rauschzuständen) nimmt immer mehr Zeit in Anspruch
- Weiterer Alkoholkonsum trotz bereits eingetretener schädlicher Folgen.

Daneben werden weitere, nicht einheitlich definierte Begriffe gebraucht, z. B.:

Alkoholmissbrauch (nach DSM IV): Alkoholkonsum, der mindestens eines der folgenden Kriterien, aber nicht die obigen Kriterien der Alkoholabhängigkeit erfüllt: Vernachlässigung von Pflichten, Konsum von Alkohol trotz rechtlicher oder psychosozialer Probleme oder Gesundheitsgefährdung.

Schädlicher Alkoholkonsum (nach ICD 10): Alkoholkonsum, der zu nachweisbaren psychischen und/oder physischen Schäden geführt hat, ohne dass die obigen Kriterien der Alkoholabhängigkeit erfüllt sind.

Riskanter Alkoholkonsum (nach WHO): Länger dauernde tägliche Alkoholaufnahme, die in epidemiologischen Studien mit einem erhöhten Risiko alkoholbedingter psychischer und/oder physischer Schäden verbunden ist (🕮 1).

Mit einem jährlichen Pro-Kopf-Konsum von gut 10 l reinen Alkohols zählt Deutschland zu den sog. Hochkonsumländern. Nach einer Umfrage 2005 konsumierten ca. 11 % der Befragten im Alter von 18–65 Jahren täglich im Durchschnitt mehr als 20 g (Frauen) bzw. 30 g (Männer) Reinalkohol pro Tag und überschritten damit das Maß des Zuträglichen. Männer sind insgesamt stärker betroffen als Frauen, der Altersgipfel zu hohen Alkoholkonsums liegt bei 45–55 Jahren. Etwa 42 000 Todesfälle sind in Deutschland pro Jahr auf alkoholbedingte Krankheiten oder Unfälle zurückzuführen. Auch der finanzielle Aspekt ist enorm: Das Robert Koch-Institut etwa schätzt die jährlichen Kosten durch alkoholbezogene Erkrankungen in Deutschland auf 20 Milliarden Euro – vom nicht in Zahlen zu fassenden menschlichen Leid ganz zu schweigen (🕮 1, 2).

Wirkungen von Alkohol

Der im Magen-Darm-Trakt resorbierte Alkohol gelangt mit dem Blut ins Gehirn. Über Angriff im Neurotransmitterhaushalt (vor allem im Dopaminhaushalt, also dem körpereigenen „Belohnungssystem") wirkt Alkohol in geringen Dosen anregend, stimmungshebend und angstabbauend und kann dadurch z. B. die Kontaktbereitschaft fördern. Diese von vielen als angenehm empfundenen Wirkungen werden bei höherer Alkoholaufnahme abgelöst von Gereiztheit (evtl. bis zu Aggressionen und Gewaltbereitschaft), Einschränkung von Wahrnehmung und Urteilsfähigkeit (mit den möglichen Folgen zu hoher Risikobereitschaft und Eigenüberschätzung), Koordinations-

und Sprachstörungen. Sehr hohe Alkoholaufnahme führt zur akuten Intoxikation bis hin zum tödlichen Koma.

Bei regelmäßiger Alkoholaufnahme verändert sich das Neurotransmittergefüge im Gehirn – eine psychische und physische Abhängigkeit entsteht.

Entstehung der Alkoholabhängigkeit

Bei der Entstehung einer Alkoholabhängigkeit spielen zahlreiche Faktoren eine Rolle:

- **Soziales Umfeld.** Beispielsweise ist maßgeblich, wie im Elternhaus mit Konflikten umgegangen wurde und wird und ob ein Kind Gelegenheit hat, Problembewältigungsstrategien zu erlernen. Eine Rolle spielt weiter, welchen Rang Alkohol bei den Bezugspersonen eines Kindes oder Jugendlichen einnimmt („Alkoholtradition" im Elternhaus, hoher Alkoholkonsum im Freundeskreis)
- **Erbliche Veranlagung.** Eine erbliche Veranlagung zur Alkoholabhängigkeit gilt als sicher. Zwillings- und Adoptionsstudien haben ergeben, dass nahe Verwandte von Alkoholabhängigen ein vierfach höheres Risiko als die Durchschnittsbevölkerung haben, alkoholabhängig zu werden. Dies wird auf genetisch bedingte Veränderungen des Neurotransmitterhaushaltes im Gehirn zurückgeführt
- **Krisen.** Lebenskrisen werden weniger als Ursache, sondern mehr als Auslöser für eine Alkoholabhängigkeit gesehen.

Hat der Alkoholkonsum erst einmal zu Folgeproblemen wie etwa Partnerschaftskonflikten oder Arbeitsplatzverlust geführt, entwickelt sich oft eine Abwärtsspirale: Schuldgefühle, finanzielle und soziale Probleme lassen den Alkoholkonsum weiter steigen, dies verstärkt die Schwierigkeiten und vermindert die Fähigkeiten zur Problembewältigung usw.

Zeichen einer Alkoholabhängigkeit

Die Grenzen zwischen „normalem" Alkoholkonsum und Alkoholmissbrauch/-abhängigkeit sind fließend, die Zeichen der Abhängigkeitserkrankung v. a. vor dem Eintreten von Organschäden variabel und teils sehr diskret. Sehr viele Betroffene fallen lange nicht auf und sind sozial integriert. Auf ihren Alkoholkonsum angesprochen beteuern etliche, sie „hätten alles unter Kontrolle und könnten jederzeit aufhören". Andere reagieren gereizt oder werden aggressiv. Die meisten trinken heimlich und verstecken ihre Flaschen, viele wechseln zu höherprozentigen Alkoholika und/oder trinken auch schon im Laufe des Tages Alkohol. Auch scheinbar grundlose Verhaltensänderungen und Verhaltensschwankungen wie etwa Aggressivität und nachlassendes Verantwortungsgefühl können auf eine Alkoholabhängigkeit hinweisen.

Es gibt mehrere Fragebögen zur Erkennung einer Alkoholabhängigkeit, etwa den *Audit-Fragebogen* (*alcohol use disorders identifikation test*), den *Lübecker Alkoholabhängigkeits- und Missbrauchs-Screening-Test* (*LAST*) oder, als kürzesten, den *CAGE-Fragebogen* (bei mehr als zwei Ja-Antworten besteht Verdacht auf eine Alkoholabhängigkeit):

- **C** (**c**ut-down on drinking): Haben Sie schon einmal das Gefühl gehabt, dass Sie Ihren Alkoholkonsum verringern sollten?

Bezeichnung	Charakteristika	Abhängigkeit	Abstinenz/Kontrollverlust
Alpha-Typ	Problem-, Erleichterungs-, Konflikttrinker	Psychisch	Fähigkeit zur Abstinenz, kein Kontrollverlust
Beta-Typ	Gelegenheitstrinker, alkoholnaher Lebensstil	Keine	Fähigkeit zur Abstinenz, kein Kontrollverlust
Gamma-Typ	Süchtiger Trinker	Zuerst psychisch, später physisch	Zeitweilig Fähigkeit zur Abstinenz (längere alkoholfreie Phasen), Kontrollverlust
Delta-Typ	Gewohnheitstrinker, rauscharmer, kontinuierlicher Trinker, nicht selten Entwicklung aus Beta-Typ	Physisch	Unfähigkeit zur Abstinenz, kein Kontrollverlust
Epsilon-Typ	Episodischer Trinker, Trinkexzesse mit Gedächtnisverlust, die sich z.T. durch Ruhelosigkeit und Reizbarkeit ankündigen	Physisch	Fähigkeit zur Abstinenz, Kontrollverlust

Tab. 8.1: Trinkmuster nach Jellinek

- **A** (angry about criticism) Haben Sie sich schon mal geärgert, wenn man Sie auf Ihren Alkoholkonsum angesprochen hat?
- **G** (guilty feelings): Haben oder hatten Sie Schuldgefühle oder ein schlechtes Gewissen wegen Ihres Alkoholkonsums?
- **E** (eye-opener): Haben Sie schon einmal morgens als erstes Alkohol getrunken, um „in die Gänge" zu kommen?

Laborwerte (v. a. γ-GT-, MCV-, CDT-Erhöhung) können Hinweise auf einen Alkoholmissbrauch geben. Sie erfassen aber nicht alle Betroffenen und insbesondere einer γ-GT- und MCV-Erhöhung können auch andere Erkrankungen zugrunde liegen.

Eine Einteilung der Alkoholabhängigkeitserkrankten in „Typen" ist schwierig. Am gebräuchlichsten sind die Einteilung nach Jellinek (1960) und die nach Babor (1992), wobei in der Praxis Überschneidungen häufig sind.

Alkoholassoziierte Erkrankungen

Bei vielen Betroffenen stehen (zunächst) die Leberschäden im Vordergrund (☞ auch 8.4.4). Alkohol verursacht jedoch noch weitere organische Schädigungen:
- *ZNS:* Abgesehen von der akuten Alkoholintoxikation und dem Entzugsdelir mit den Symptomen einer akuten Psychose (☞ unten) leiden manche chronisch Alkoholabhängige unter:
  - **Korsakow-Syndrom** mit massiver Störung des Kurzzeitgedächtnisses, Desorientiertheit und *Konfabulationen* („erfundene Geschichten")
  - **Wernicke-Enzephalopathie** (Gangunsicherheit, Augenmuskellähmungen, Reflexstörungen und Bewusstseinsstörungen)
  - *Polyneuropathien* (Erkrankung der peripheren Nerven mit Sensibilitätsstörungen ☞ 10.7.6)

- *Blutbildung:* Viele Alkoholabhängige haben eine makrozytäre Anämie
- *Herz/Kreislauf:* Lebensbegrenzend kann eine Herzinsuffizienz infolge alkoholbedingter dilatativer Kardiomyopathie („Münchener Bierfahrerherz", toxische

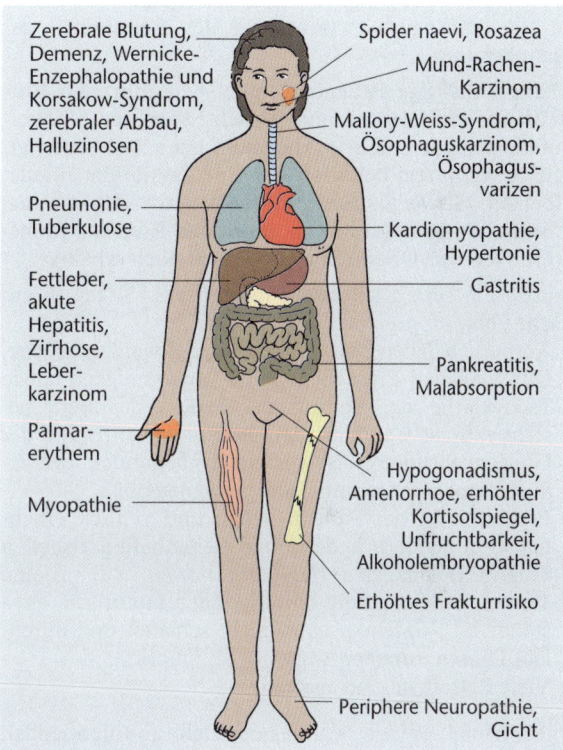

Abb. 8.3: Organische Veränderungen bei Alkoholabhängigkeitserkrankung. [L157]

	Typ A	Typ B
Beginn	Spät (ab ca. 30 Jahre)	Früh (bis ca. 21 Jahre)
Risikofaktoren in der Kindheit	Wenige	Viele (z. B. „broken home")
Begleitende psychiatrische Auffälligkeiten/Erkrankungen	Seltener	Häufiger
Belastende Faktoren in Beruf/Familie	Wenige	Viele
Abhängigkeit	Geringer	Stark, häufig Missbrauch auch anderer Substanzen

Tab. 8.2: Einteilung der Alkoholabhängigkeitserkrankung nach Babor et al. (vereinfacht).

Schädigung der Herzmuskelfasern durch Alkohol (☞ 5.4.8) sein. Der Blutdruck steigt

- *Magen und Darm:* Häufig sind Ösophagitiden (☞ 7.4.1), Gastritiden (☞ 7.5.2), Magen-Darm-Ulzera (☞ 7.5.4) und als Folge obere gastrointestinale Blutungen (☞ 7.2.5)
- *Pankreas:* Alkoholabhängige leiden gehäuft an Pankreatitiden (☞ 8.6.1). Bei hochgradiger Pankreaszerstörung kann es dann zur exokrinen Pankreasinsuffizienz (☞ 8.6.2) oder zum Diabetes mellitus kommen. Gefährlich ist die Neigung zu Hypoglykämien
- *Stoffwechsel:* Typischerweise sind Triglyzerid- und Harnsäurespiegel im Blut erhöht
- *Immunsystem:* Es besteht ein stark erhöhtes Risiko für Tuberkulose, Pneumonien und Hirnhautentzündungen
- *Malignome:* Das Risiko vor allem für Karzinome des Rachens und des Magen-Darm-Traktes ist erhöht.

Alkoholentzugsdelir

Häufiges Problem bei ungeplanten Krankenhausaufenthalten Alkoholabhängiger ist das **Entzugsdelir.** Teilweise ist die Abhängigkeitserkrankung des Betroffenen gar nicht bekannt.

Mäßig abhängige Patienten durchleben „nur" ein **Prädelir,** das etwa zehn Stunden nach Stopp der Alkoholzufuhr beginnt und sein Maximum nach 1–2 Tagen erreicht. Warn- und Leitsymptome sind Tremor der Hände, Übelkeit, Schweißausbrüche, Tachykardie, Hypertonie, Unruhe, Stimmungsschwankungen und Konzentrationsstörungen. Die Orientierung ist jedoch noch erhalten.

Ansonsten geht das Prädelir meist am 2.–3. Tag in ein **Delir** über:
- Körperlich fallen mäßiges Fieber, Schweißausbrüche, Durchfall und Erbrechen, starke Kurzatmigkeit sowie Tachykardie auf. Verlässt der Patient das Bett, besteht extreme Gangunsicherheit (Sturzgefahr!) und der Gleichgewichtssinn ist gestört. Unbehandelt drohen auch zerebrale Krampfanfälle mit Zungenbiss
- Psychisch ist der Patient örtlich und zeitlich erheblich desorientiert, leidet unter szenenhaften visuellen Trugwahrnehmungen (*Halluzinationen,* z.B. „kleine Tiere"), ist hochgradig unruhig (auch motorisch, etwa ständiges „Nesteln"), kann nicht schlafen und durchlebt Phasen extremer Angst oder Euphorie
- Viele Betroffene sind aggressiv.

Zeichnet sich ein beginnendes Delir ab (oft abends), überwachen die Pflegenden den Patienten engmaschig und benachrichtigen sofort den Arzt. Je später die Medikation einsetzt, desto schwerer ist das Delir zu beherrschen. Behandlung und Pflege umfassen:
- Medikamente gegen die Entzugssymptome (je nach Symptomen und Vorerkrankungen):
  – Clomethiazol (Distraneurin®) oral
  – Haloperidol (z.B. Haldol®) oder Benzodiazepine (z.B. Diazepam, etwa in Valium®) oral oder intravenös
  – Clonidin® intravenös (nur auf Intensivstationen)
- Carbamazepin (z.B. Tegretal®), Diazepam zur Krampfprophylaxe
- Vitamin B_1 täglich intravenös bis zum Abklingen des Delirs

- Vitalzeichenkontrolle (Atmung, Puls, Blutdruck, Temperatur), Beobachtung von Bewusstsein und psychischer Verfassung. Beobachtung der Ausscheidungen, evtl. Flüssigkeitsbilanzierung
- Reizabschirmung soweit möglich. Beruhigung des Patienten und Vermitteln von Sicherheit durch Zuwendung, Vermeiden von Hektik
- Ernährung je nach Zustand des Patienten. Prüfen, ob der Patient selbstständig essen und trinken kann (Aspirationsgefahr!), ggf. parenterale Ernährung mit Flüssigkeits- und Elektrolytsubstitution
- Schutz vor Verletzungen (Begleitung beim Aufstehen), im Extremfall Fixieren (auf ärztliche Anordnung), auch zur Gewährleistung der Infusionstherapie und zum Selbstschutz
- Evtl. Unterstützung beim Abhusten des Bronchialsekrets bis zum Absaugen, da Clomethiazol zu starker Verschleimung führen kann
- Prophylaxen entsprechend dem Zustand des Betroffenen (Pneumonieprophylaxe!).

Alkoholprävention

Das „Einstiegsalter" in die Droge Alkohol ist im letzten Jahrzehnt gesunken, gleichzeitig hat die Zahl der Jugendlichen und jungen Erwachsenen, die exzessiv Alkohol trinken („Komatrinken"), erheblich zugenommen. Entsprechend ist es wesentlich, dass Jugendliche möglichst spät erstmalig Alkohol trinken und einen maßvollen Umgang mit Alkohol erlernen.
- Eltern und Erzieher haben Vorbildfunktion. Sie sollten versuchen zu vermitteln, dass Alkohol oder andere Drogen keine Mittel zur Konfliktlösung sind, und einen „vernünftigen" Umgang mit Alkohol vorleben
- Suchtpräventionsprogramme an Schulen sollen das Selbstbewusstsein der Kinder und Jugendlichen stärken, damit diese bewusst „Nein" zum Alkohol sagen können. Abschreckungsstrategien haben sich als wenig wirksam erwiesen
- Prävention des Alkoholmissbrauchs ist auch eine gesamtgesellschaftliche und gesetzgeberische Aufgabe – man denke etwa an das Alkoholabgabeverbot an Kinder und Jugendliche unter 18 Jahren oder die Preisgestaltung der „Alcopops"
- Rauchen erhöht das Risiko, alkoholabhängig zu werden. Daher gilt alles oben Gesagte ebenso für Tabakwaren (☞ 6.1.2), wobei hier aber das Ziel der völlige Verzicht ist.

Nach den Empfehlungen des wissenschaftlichen Kuratoriums der Deutschen Hauptstelle für Suchtfragen (DHS) liegt die „Grenze" für einen risikoarmen Alkoholkonsum für gesunde Erwachsene bei 24 g (Männer) bzw. 12 g (Frauen) Alkohol täglich. 24 g sind z.B. enthalten in 0,5–0,6 l Bier oder 0,25–0,3 l Wein. An zwei Tagen pro Woche sollte außerdem überhaupt kein Alkohol getrunken werden.

Alkoholentzug und -entwöhnung

Am Beginn steht immer die Motivation des Betroffenen zu Alkoholentzug und -entwöhnung. Diese zu erreichen ist eine wesentliche Aufgabe aller Mitarbeiter und kann

Alkohol pro Getränk [g]	:	$\dfrac{\text{Vol. \%}}{100}$ x Vol. des Getränks [ml] x 0,8 $\dfrac{g}{ml}$		
Getränk		**Vol. %**	**Menge pro Drink**	**Reiner Alkohol pro Drink**
Alco-Pops		5	0,3 l	12 g
Apfelwein		5	0,25 l	10 g
Bier		5	0,3 l	12 g
Cognac, Weinbrand		40	0,05 l	16 g
Doppelkorn, Wodka		40	0,02 l	6 g
Korn, Likör		30	0,02 l	5 g
Rotwein		14	0,1 l	11 g
Sekt		10	0,1 l	8 g
Sherry		15	0,05 l	6 g
Weißwein		10	0,1 l	8 g
Whisky		50	0,02 l	8 g

Abb. 8.4: Alkoholgehalt verschiedener Getränke (Zahlen gerundet). [K115]

Monate dauern, evtl. auch gar nicht gelingen. Viele Kranke können sich erst bei sehr hohem Leidensdruck dazu entschließen.

Wünscht der Kranke eine Langzeittherapie, wird dem Betroffenen ein Platz in einer entsprechenden Einrichtung vermittelt (Therapiedauer ca. drei Monate), im Krankenhaus meist durch einen Sozialarbeiter. Wurde der Kranke wegen einer akuten Erkrankung stationär aufgenommen, sodass im Krankenhaus bereits ein Alkoholentzug erfolgte, ist ein direkter Wechsel in die Langzeiteinrichtung am besten, vielfach ist dies wegen Wartezeiten jedoch nicht möglich. Viele Einrichtungen fordern dann einen erneuten Krankenhausaufenthalt unmittelbar vor der geplanten Aufnahme (Dauer ca. eine Woche), da eine akute Entzugssymptomatik den Kranken gefährdet und die Arbeit mit ihm unmöglich macht.

Zunehmend werden ambulante Langzeittherapien durchgeführt. Sie sind insbesondere für Patienten mit (noch) wenig beeinträchtigtem sozialem Umfeld von Vorteil, da die Betroffenen nicht aus ihrer Umgebung herausgerissen werden und nicht über Wochen am Arbeitsplatz fehlen. Voraussetzung ist allerdings eine gute Compliance des Patienten und ein unterstützendes Umfeld. Hat ein Patient (schlechte) Vorerfahrungen gemacht, gelingt die Motivation eher, wenn man diese Erfahrungen berücksichtigt und dem Betroffenen ein anderes therapeutisches Konzept vorschlägt.

Unter Experten umstritten ist, ob immer völlige Abstinenz angestrebt werden sollte oder ob auch sog. kontrolliertes Trinken mit Reduktion des Alkoholkonsums und Einhalten bestimmter Regeln (z. B. nicht vor 18 Uhr) eine Option (und besser als nichts) ist.

Die Rolle von Arzneimitteln in der Rückfallprophylaxe ist umstritten; auf jeden Fall sind sie nur eingebettet in ein therapeutisches Gesamtkonzept und mit Einverständnis des Patienten sinnvoll. In Deutschland zugelassen sind:

- Acamprosat (Campral®), das vor allem in den ersten Monaten den Suchtdruck mindert

- Disulfiram (Antabus®), das bereits nach geringer Alkoholaufnahme zu unangenehmen Erscheinungen wie Flush, Herzklopfen, Schwindel und Übelkeit führt. Es besteht eine Reihe von Kontraindikationen. Disulfiram kommt nur bei Patienten mit hoher Compliance in Frage.

Pflege alkoholabhängiger Menschen

Pflegende begegnen Alkoholabhängigen wie anderen Patienten auch: wertfrei und ohne Vorurteile. Alle an der Therapie Beteiligten bemühen sich um ein Vertrauensverhältnis zum Patienten. Wünschenswert ist, dass eine Atmosphäre entsteht, in der er – mit einer Person seiner Wahl – über seine Probleme reden kann.

Auf der internistischen Station befinden sich Alkoholabhängigkeitserkrankte meistens, wenn es bereits zu massiven Gesundheitsschäden gekommen ist. Der Patient ist in einer extremen Belastungssituation. Ihm wird im Laufe des Entzugs bewusst, welchen Einfluss der Alkohol bereits auf das eigene Leben und seine Umgebung genommen hat. Das erhöht den Leidensdruck und kann zu abweisendem oder aggressivem Verhalten den Pflegenden gegenüber führen. Dieser Leidensdruck kann für den Patienten allerdings auch ein wesentlicher Antrieb zur Entwöhnung sein.

Für viele Alkoholabhängige besteht die größte Schwierigkeit darin, sich einzugestehen, dass sie krank sind und Hilfe brauchen. Sie haben meist große Schuld- und Minderwertigkeitsgefühle. Der Wille zur Veränderung kann jedoch immer nur vom Patienten selber ausgehen und er muss diese für sich selbst wollen. Es hat keinen Sinn, für den Partner oder die Kinder „trocken“ werden zu wollen. Schuldzuweisungen und Druck, auch durch das therapeutische Team, sind kontraproduktiv. Ebensowenig darf jedoch das Versteckspiel vieler Abhängiger, die ihr Alkoholproblem leugnen, unterstützt werden. Alle an der Therapie Beteiligten weisen ganz klar auf die Zeichen der Erkrankung hin und halten sich an feste Regeln im Umgang mit dem Patienten.

Der Patient darf dabei nicht allein gelassen werden, wenn er mit der Realität seiner Erkrankung konfrontiert wird und seine Scheinwelt zusammenbricht. Er muss Gelegenheit bekommen, sein Selbstbewusstsein wieder zu stärken, z. B. indem er sich selbstständig um Termine mit dem Sozialamt kümmert. Eine oft jahrelang bestehende Scheinwelt zu verlassen löst große Ängste aus und kann eine erhöhte Suizidgefahr zur Folge haben.

Eine Betreuung durch ein multiprofessionelles Team (Pflegende, Arzt, Psychologe, Sozialarbeiter, evtl. Seelsorger) ist unerlässlich.

Pflegende können auf Selbsthilfegruppen sowie auf Informationsquellen im Internet hinweisen (⊠ 1, 2).

Vorsicht

Alkoholabhängige sind insbesondere bei gerade zusammengebrochenem sozialen Umfeld in hohem Maße *suizidgefährdet*.

Patientenbeobachtung und Dokumentation
- Vitalzeichen (Atmung, Puls, RR), Temperatur
- Ausscheidungen, evtl. Flüssigkeitsbilanzierung
- Bewusstsein, psychischer Zustand.

8.1.3 **Rehabilitation**

Bei der Rehabilitation von Menschen mit Erkrankungen von Leber, Gallenwegen, Pankreas und Milz stehen zahlenmäßig die Patienten mit chronischen Leber- und Bauchspeicheldrüsenerkrankungen im Vordergrund. Tab. 8.5 fasst die Besonderheiten der Rehabilitation zusammen (Allgemeines ☞ 1.2.2, onkologische Rehabilitation ☞ 12.1.4).

Ist die Erkrankung durch Alkoholmissbrauch bzw. -abhängigkeit bedingt, kommen zusätzliche Aspekte hinzu: verschiedene Psychotherapien (etwa zum Aufdecken ungünstiger und Erlernen adäquater Verhaltensmuster, zu Konfliktbewältigungsstrategien, zu Gründen des Alkoholkonsums), Ergotherapie (z. B. zur Rückführung in einen geregelten Tagesablauf, zur Wiedererlangung von Alltagskompetenzen), Entspannungsverfahren, allgemeine Gesundheitsberatung (z. B. Ernährungsberatung) sowie die meist notwendige Raucherentwöhnung (☞ 6.1.2). Auch die Angehörigen werden in die Rehabiliation einbezogen.

8.1.4 **Patientenberatung**

Bei Erkrankungen von Leber, Gallenwegen und Pankreas handelt es sich überwiegend um chronische Erkrankungen. Bei der Patientenberatung stehen Informationen zu einer gesunden Lebensweise und ausgewogenen Ernährung im Vordergrund. Hierzu gehört z. B. bei allen Leber- und Bauchspeicheldrüsenerkrankungen das strikte Meiden von Alkohol. Nur so kann langfristig weiteren Erkrankungen bzw. einem Fortschreiten der bestehenden Erkrankung vorgebeugt werden (Sekundärprävention).

Während der akuten Krankheitsphase ist der Patient über Sinn und Zweck der therapeutischen Maßnahmen informiert. Die Beratung richtet sich nach dem zugrunde liegenden Krankheitsbild. Ein Patient mit einer akuten Cholezystitis wird über geeignete Nahrungsmittel in Bezug auf seine Erkrankung beraten (☞ 8.5.2), ein Patient mit einer Virushepatitis über die erforderlichen Maßnahmen zur Vermeidung einer Übertragung (☞ 8.4.2) oder ein Patient mit einer akuten Pankreatitis über auslösende Faktoren (☞ 8.6.1).

8.1.5 **Beobachten, Beurteilen und Intervenieren**

Die Pflegenden unterstützen Patienten mit Erkrankungen von Leber, Gallenwegen, Pankreas oder Milz bei allen Einschränkungen und führen sämtliche erforderlichen Prophylaxen durch. Von besonderer Bedeutung ist die Pneumonieprophylaxe. Schmerzen und Aszites, evtl. mit Flüssigkeitsrestriktion, schränken die Atmung ein und erhöhen die Pneumoniegefahr. Daher führen die Pflegenden konsequent die Maßnahmen zur Pneumonieprophylaxe (☞ 6.4.3) aus, beobachten die Atmung und sorgen für Schmerzfreiheit.

	Besonderheiten/Schwerpunkte bei	
	Chronischen Lebererkrankungen	Chronischen Bauchspeicheldrüsenerkrankungen
Rehabilitations-ziele	• Wissen über die Erkrankung • Verbesserung der körperlichen und geistigen Leistungsfähigkeit und des psychischen Befindens • Wiedereingliederung in das berufliche und soziale Umfeld	
	• Besserung z. B. von Juckreiz, Meteorismus, Aszites • Anpassung des Lebensstils, v. a. Verzicht auf Alkohol	• Besserung von Beschwerden, Ausgleich von Ernährungsdefiziten/Untergewicht, Verbesserung der Stoffwechseleinstellung bei Diabetes durch Pankreatitis/Pankreasresektion • Anpassung des Lebensstils, v. a. Verzicht auf Alkohol, Nikotin. Angemessener Umgang mit Schmerzmitteln
Medizinische Behandlung	Fortsetzung der medikamentösen Behandlung	
Patienten-schulung	• Informationen über die Erkrankung einschließlich Komplikationen wie Ösophagusvarizenblutung, hepatischer Enzephalopathie • Lebergesundes Verhalten (Alkoholabstinenz), Beobachtung des Wasserhaushaltes • Umgang mit Medikamenten	• Informationen über die Erkrankung (in Gruppen nach Krankheiten getrennt) • Maßnahmen zur Alkohol- und Nikotinentwöhnung • Umgang mit Medikamenten (Enzympräparate), Schmerzbehandlung • Ggf. zusätzlich Diabetikerschulung
Physiotherapie	Angepasstes körperliches Training	
Ernährungs-beratung	• Vor allem eiweißreduzierte Ernährung bei Leberzirrhose	• Kalorisch ausreichende, ausgewogene Ernährung • Ggf. zusätzliche Berücksichtigung postoperativer Probleme (z. B. nach Pankreasresektion)
Psychotherapie Ergotherapie	• Aufbau von Zukunftsperspektiven • Aufbau von Bewältigungsstrategien	• Verbesserung der Krankheitsverarbeitung, Minderung von Ängsten • Schmerzbewältigungsstrategien, Entspannungstechniken
	• Motivation zur Alkoholabstinenz, ggf. Einleitung einer entsprechenden Behandlung (☞ Text und 8.4.4)	
Soziale Betreuung	• Ggf. Hilfe zur Wiedereingliederung in den Beruf (Arbeitsplatzsuche, Umschulung) • Ggf. Hilfe bei Rentenfragen	

Tab. 8.5: Besonderheiten und Schwerpunkte der Rehabilitation bei chronischen Leber- und Bauchspeicheldrüsenerkrankungen.

Sie beobachten den Patienten außerdem auf Blutungen (z. B. Nasenbluten, Hautblutungen, Blutungen nach invasiven Eingriffen), da hochgradige Leberfunktionseinschränkungen zu einer Gerinnungsstörung mit erhöhter Blutungsneigung führen.

Ein weiterer Fokus der Pflegemaßnahmen liegt auf Ernährung und Ausscheidung.

Ernährung

Bis vor kurzem wurden praktisch allen Patienten mit Erkrankungen an Leber, Gallenwegen und Pankreas spezielle Diäten abverlangt. In einzelnen Fällen sind diätetische Maßnahmen nach wie vor berechtigt, doch

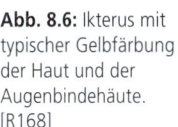

führen sie nach neuen wissenschaftlichen Erkenntnissen oft eher zu einer Fehlernährung als zu einem therapeutischen Nutzen. Deshalb gelten nur folgende Diätempfehlungen:

- Patienten mit akuten und chronischen *Lebererkrankungen* vertragen häufig keine fetthaltigen oder in Fett zubereiteten Speisen, Kohl oder Hülsenfrüchte. Bei einer Leberzirrhose im fortgeschrittenen Stadium (☞ 8.4.7) wird die Eiweiß- und Kochsalzzufuhr reduziert
- Patienten mit *Gallensteinen* (☞ 8.5.1) sollten jene Speisen meiden, die bei ihnen Koliken auslösen. Dies sind v. a. solche Nahrungsmittel, die eine starke Kontraktion der Gallenblase bewirken und dadurch die Steine in die engen Gallenwege treiben. Besonders häufig sind dies fetthaltige und gebratene Speisen, Eier, Kohl, Vollkornprodukte, Kaffee, aber auch rohes Obst
- Bei Patienten mit *chronischen Pankreaserkrankungen* (☞ 8.6.2) ist oft trotz medikamentösen Ersatzes der Verdauungsenzyme die Fettverdauung beeinträchtigt, weshalb fette Speisen oft Beschwerden bereiten. In diesem Fall ist eine fettarme Kost unter Bevorzugung mehrfach ungesättigter Fettsäuren empfehlenswert
- Bei allen Lebererkrankungen und Bauchspeicheldrüsenleiden, egal welcher Ursache, ist Alkohol absolut tabu. Für einen Teil der Patienten ist dies kein Problem. Patienten mit Alkoholabhängigkeit halten sich jedoch oft nicht an die Alkoholkarenz, wodurch die Grunderkrankung fortschreitet
- Gelegentlich ist eine Nahrungskarenz notwendig, z. B. bei der akuten Pankreatitis. Um das Organ ruhig zu stellen und die Produktion von Pankreassaft zu stoppen, dürfen die Patienten überhaupt nichts oral zu sich nehmen und werden vollständig parenteral ernährt (☞ 1.4.4).

Ausscheidung

Pflege bei Ösophaguskompressionssonden ☞ 7.1.6

Wichtig ist die Beobachtung der Ausscheidungen des Patienten, da das Aussehen von Stuhl und Urin Hinweise auf Krankheitsursache und -verlauf geben kann. So weisen blasse, salbenartige Fettstühle *(Steatorrhö)* auf Pankreaserkrankungen oder ein tonfarbener *(acholischer)* Stuhl und bierbrauner Urin auf einen Verschluss der Gallengänge hin. Bei Patienten mit hepatischer Enzephalopathie ist eine exakte Bilanzierung von Ein- und Ausfuhr notwendig sowie ggf. Hilfestellung beim Urinsammeln und der Dokumentation aller aufgenommen Flüssigkeiten.

Bei einer Leberzirrhose mit Ösophagus- und/oder Magenfundusvarizen (☞ 8.4.7) besteht außerdem die Gefahr einer (lebensbedrohlichen) oberen Gastrointestinalblutung. Daher beobachten Pflegende diese Patienten besonders genau und informieren schon bei leichten Blutungen oder bei Erbrechen geringer Blutmengen (Frischblut oder Kaffeesatz?) bzw. bei rektalem Blutabgang (Frischblut oder Teerstuhl?) umgehend den Arzt. Der Patient muss diese Blutungszeichen kennen und wissen, dass er sich ggf. sofort melden muss.

8.2 Hauptbeschwerden bei Erkrankungen von Leber, Gallenwegen, Pankreas und Milz

8.2.1 Ikterus und Cholestase

Ikterus

> **Ikterus** *(Gelbsucht):* Gelbfärbung von Haut und Schleimhäuten durch Anstieg des Bilirubins im Blut mit nachfolgendem Bilirubinübertritt in die Gewebe. Mit dem bloßen Auge sichtbar ab einem Gesamtbilirubin von etwa 34 µmol/l (= 2 mg/dl), zuerst als **Sklerenikterus** am Auge, weil hier die Gelbfärbung der Bindehaut vor dem Hintergrund der weißen Sklera (Lederhaut) besonders gut sichtbar wird.

Beim Hämoglobinabbau entsteht *wasserunlösliches,* **indirektes Bilirubin** *(unkonjugiertes Bilirubin)*, das im Blut an *Albumin* gebunden transportiert wird. In den Leberzellen wird das Bilirubin vom Albumin gelöst, an *Glukuronsäure* gekoppelt und dadurch *wasserlöslich* (**direktes Bilirubin,** *konjugiertes Bilirubin*). Anschließend wird das direkte Bilirubin mit der Galle in den Darm ausgeschieden und dort durch Dickdarmbakterien über **Sterkobilinogen** und **Urobilinogen** zu **Sterkobilin** bzw. **Urobilin** umgewandelt. Sterkobilin wird mit dem Stuhl ausgeschieden und verleiht ihm seine bräunliche Farbe. Ein Teil dieser Gallenfarbstoffe wird aus dem Darm rückresorbiert (ca. 20%) und gelangt erneut in die Leber (enterohepatischer Kreislauf) oder wird über die Nieren ausgeschieden.

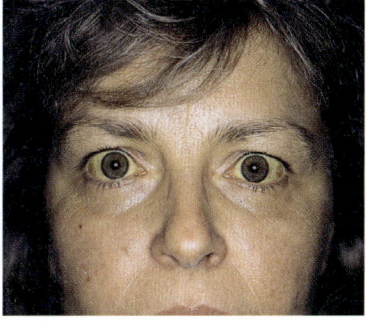

Abb. 8.6: Ikterus mit typischer Gelbfärbung der Haut und der Augenbindehäute. [R168]

Krankheitsentstehung und Formen

Drei Formen des Ikterus lassen sich unterscheiden:

- **Prähepatischer Ikterus** *(nicht-hepatischer Ikterus, Überproduktionsikterus):* Meist bedingt durch erhöhten Abbau roter Blutkörperchen *(hämolytischer Ikterus, Hämolyse* ☞ 11.5.5). Die (gesunde) Leber kann das vermehrt anfallende Bilirubin nicht bewältigen (d. h. konjugieren), und das indirekte Bilirubin im Blut steigt an
- **Intrahepatischer Ikterus** *(Parenchymikterus):* Durch krankhafte Veränderungen der Leberzellen, etwa bei bestimmten Vergiftungen, Leberentzündungen (☞ 8.4.1) oder Leberzirrhose (☞ 8.4.7). Dabei können die Aufnahme des indirekten Bilirubins aus dem Blut in die Leberzelle, die einzelnen Stoffwechselschritte oder die Ausscheidung des direkten Bilirubins in die Gallenwege einzeln oder in Kombination gestört sein
- **Posthepatischer** *Ikterus (Verschlussikterus, obstruktiver Ikterus, cholestatischer Ikterus):* Verursacht durch Verlegung der Gallenwege mit nachfolgender Gallenabflussstörung (Cholestase ☞ unten), z. B. durch Gallensteine oder Tumoren. Das nach der Konjugation von den Leberzellen ausgeschiedene, direkte Bilirubin kann nicht abfließen, sondern staut sich zurück und steigt im Blut an.

Vor allem beim posthepatischen Ikterus werden die Patienten von starkem Juckreiz gequält, der auf den erhöhten Gallensäurespiegel im Blut zurückgeführt wird. Je nach Ikterusform kann außerdem der Stuhl hell werden und sich der Urin (dunkel-)braun färben.

Diagnostik

Eine erste Differenzierung der Ikterusformen erfolgt anhand von Anamnese und Klinik (z. B. Fieber, Urin- und Stuhlfarbe, Schmerzen). Es folgen Laboruntersuchungen (☞ Tab. 8.8, 8.3.2) und Sonographie, die oft eine Ursacheneingrenzung erlaubt (z. B. Erweiterung der Gallenwege bei tumorbedingtem Choledochusverschluss, aber nicht bei Virushepatitis). Weitere Untersuchungen hängen von der vermuteten Ursache ab.

Behandlungsstrategie

Prä- und intrahepatischer Ikterus werden meist konservativ behandelt, während die Ursachen eines posthepatischen Ikterus in aller Regel endoskopisch oder operativ beseitigt werden (z. B. Gallensteine, Tumoren).

Der Juckreiz lässt sich durch gallensäurebindende Arzneimittel, z. B. Cholestyramin (auch Colestyramin, etwa Quantalan®) lindern. Helfen diese nicht, werden Ursodes-

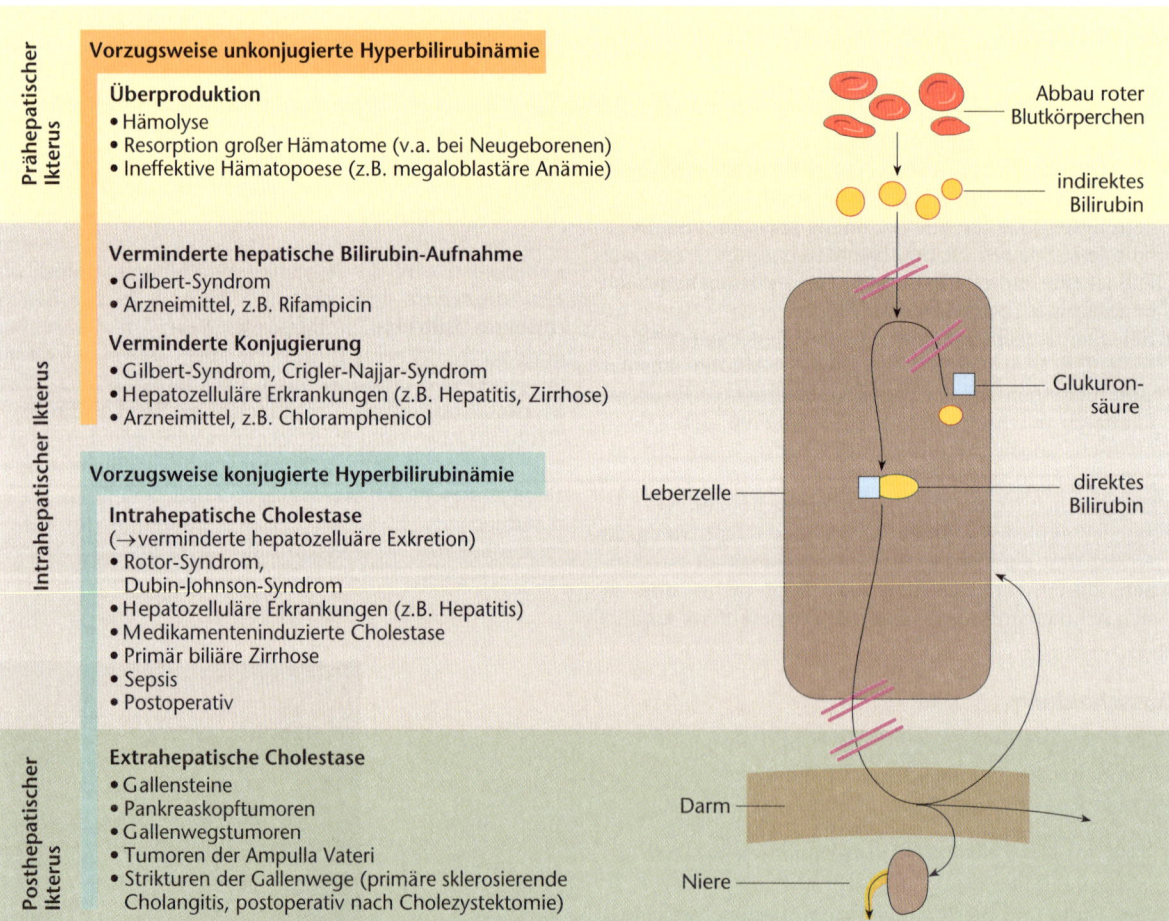

Abb. 8.7: Die drei Ikterusformen und ihre häufigsten Ursachen. [L157]

	Prähepatisch	Intrahepatisch	Posthepatisch
Ursache	Hämolyse	Parenchym-schäden	Cholestase
Serum			
• Indirektes Bilirubin	↑↑	Normal bis ↑	(↑)
• Direktes Bilirubin	Normal	↑↑	↑↑
• ALT, AST	Normal	↑↑	↑
• AP und γ-GT	Normal	↑	↑↑
Urin			
• Bilirubin	–	↑	↑↑
• Urobilinogen	↑	↑↑	–
• Urinfarbe	Normal	Dunkel	Dunkel
Stuhlfarbe	Dunkel	Hell bis dunkel	Hell
Juckreiz	Nein	Evtl.	Ja

Tab. 8.8: Differenzialdiagnose des Ikterus anhand von Laboruntersuchungen und klinischen Kriterien. Ist der Quotient direktes Bilirubin/Gesamt-Bilirubin > 0,5, so spricht dies für eine posthepatische Ursache des Ikterus. Zu den sonstigen Laborparametern ☞ 8.3.2.

oxycholsäure, Phenobarbital, Ondansentron (Zofran®) oder der Opiatantagonist Naloxon (☞ auch 2.4.4) gegeben, da Serotonin und (endogenen) Opioiden wahrscheinlich eine Mediatorfunktion bei der Juckreizwahrnehmung im Gehirn zukommt. Antihistaminika helfen wenig.

Pflege bei Juckreiz

Die Haut sollte mit W/O-Lotionen gepflegt werden, damit sie nicht austrocknet und der Juckreiz dadurch verstärkt wird. Eine kühle Dusche kann zwar kurzzeitig den Juckreiz lindern, andererseits im Anschluss jedoch zu einer Mehrdurchblutung führen, die den Juckreiz noch verstärkt. Nachts empfiehlt sich das Tragen von Baumwollhandschuhen, um ein Kratzen im Schlaf zu vermeiden. Generell günstig ist leichte und lockere Kleidung.

Cholestase

Cholestase: Einschränkung oder Unterbrechung des Gallenflusses mit „Rückstau" gallenpflichtiger Substanzen (vor allem Bilirubin, Gallensäuren, Cholesterin) ins Blut.

Je nach ihrer Ursache werden zwei Formen der Cholestase unterschieden:
• Die **nicht-obstruktive Cholestase** durch eine gestörte Gallenausscheidung aus den Hepatozyten, etwa bei Leberentzündungen, als Arzneimittelnebenwirkung oder familiäre Formen
• Die **obstruktive Cholestase** durch mechanischen Gallenwegsverschluss, etwa durch einen im Ductus choledochus eingeklemmten Gallenstein oder ein Pankreaskarzinom.

Leitsymptome der Cholestase sind Ikterus, brauner Urin bei hellem Stuhl, Juckreiz und Fettstühle durch das Fehlen der Gallensäuren im Darm.

Blutuntersuchungen (zu hoher Bilirubinspiegel), Sonographie sowie ggf. Computer- und Kernspintomographie (einschließlich Varianten wie etwa MRCP), ERCP oder Leberbiopsie dienen der Ursachensuche. Die Behandlung ist ursachenabhängig.

8.2.2 Aszites

Aszites *(Bauchwassersucht):* Ansammlung von Flüssigkeit in der freien Bauchhöhle.

Krankheitsentstehung

Mit ca. 80% häufigste Ursache eines **Aszites** ist die Leberzirrhose (☞ 8.4.7). Seltener ist ein Aszites zurückzuführen auf:
• Maligne Tumoren im Bauchraum (v.a. Metastasenleber, Peritonealkarzinose), ca. 10%
• Entzündungen im Bauchraum (Pankreatitis, Peritonitis)
• Herzerkrankungen (v.a. Rechtsherzinsuffizienz)
• Albuminmangel im Blut.

Symptome, Befund und Diagnostik

Dem Patienten fällt meist der vergrößerte Bauchumfang auf (Hosenbund und Gürtel werden zu eng), teilweise auch eine Gewichtszunahme. Diese kann aber durch gleichzeitige Abmagerung infolge der Grunderkrankung maskiert werden (Widerspruch zwischen „dickem" Bauch und dünnen Extremitäten). Viele Betroffene haben außerdem Blähungen.

Bei der körperlichen Untersuchung ist der Bauch vorgewölbt und der Nabel verstrichen, evtl. besteht eine Nabelhernie (☞ Abb. 8.9).

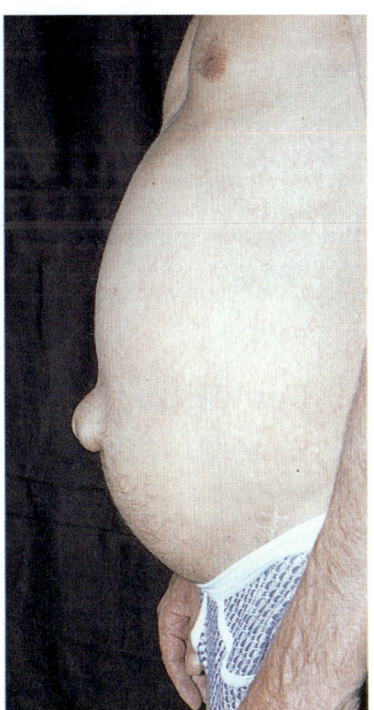

Abb. 8.9: Massive Aszitesbildung infolge einer alkoholischen Leberzirrhose. Der Aszites übt einen solchen Druck im Bauchraum aus, dass sich eine Nabelhernie gebildet hat. [R168]

8

Empfindlichstes Verfahren zum Aszitesnachweis ist die Sonographie, die Flüssigkeitsmengen ab etwa 50–100 ml darstellt. Bei unklarer Aszitesursache ist eine diagnostische Aszitespunktion (☞ 8.3.4) mit nachfolgender klinisch-chemischer, zytologischer und mikrobiologischer Untersuchung des Punktats angezeigt.

Behandlungsstrategie

Die symptomatische Therapie besteht in erster Linie in kochsalzarmer Kost und Flüssigkeitsrestriktion (☞ Pflege). Reicht dies nicht, wird der Aszites mit Diuretika (☞ Pharma-Info 9.27) ausgeschwemmt, vorzugsweise mit Spironolacton (z.B. Aldactone®), ggf. in Kombination mit anderen Diuretika wie etwa Torasemid (z.B. Aquaphor®) oder Furosemid (z.B. Lasix®).

Bei Erfolglosigkeit der medikamentösen Behandlung werden therapeutische Aszitespunktionen durchgeführt (☞ 8.3.4). In schwersten, therapieresistenten Fällen werden die Implantation eines TIPS (☞ 8.4.7) oder – bei geringen sonstigen Organschäden und damit guter Lebenserwartung – eine Lebertransplantation erwogen.

Pflege

- Achten auf das Einhalten relativer Bettruhe (sofern angeordnet) zur Verstärkung der Ausscheidung
- Unterstützung bei der Ganzkörperwäsche zur körperlichen Schonung
- Sorgfältige Hauptpflege (Juckreiz) und Hautbeobachtung (Leberhautzeichen, ☞ 8.4.7)
- Evtl. Lagerung mit Knierolle oder angezogenen Beinen zur Bauchdeckenentlastung
- Bei eingeschränkter Mobilität des Patienten Durchführen entsprechender Prophylaxen, insbesondere Pneumonie- und Dekubitusprophylaxe (sorgfältige Hautpflege!)
- Beschränkung der Salz- und Flüssigkeitszufuhr auf 3–5 g bzw. 1000–1500 ml täglich (je nach Arztanordnung)
- Flüssigkeitsbilanzierung (evtl. Menge des Punktats mitbilanzieren)
- Tägliches Wiegen des Patienten und tägliches Messen des Bauchumfangs zur Verlaufskontrolle; die tägliche Gewichtsabnahme sollte bei maximal 300–500 g liegen, bei zusätzlich peripheren Ödemen bei maximal 1 kg
- Bei liegendem ZVK ZVD-Messung
- Assistenz bei einer Aszitespunktion (☞ 8.3.4).

8.3 Der Weg zur Diagnose

8.3.1 Anamnese und körperliche Untersuchung

Anamnese

In der Anamnese fragt der Untersucher gezielt nach früheren Lebererkrankungen sowie leberschädigenden Einflüssen, v.a.:
- Alkoholkonsum, Arzneimitteleinnahme
- Belastungen durch leberschädigende Substanzen am Arbeitsplatz

- Bluttransfusionen, Dialyse, i.v.-Drogenkonsum, Geschlechtsverkehr mit häufig wechselnden Partnern
- Auslandsaufenthalten
- Stoffwechselstörungen in der Familie.

Körperliche Untersuchung

Bei der Untersuchung achtet der Arzt auf:
- Haut: Ikterus? Kratzspuren? Hautblutungen? Sichtbare Bauchhautvenen? Leberhautzeichen (☞ 8.4.7)?
- Ödeme, Aszites
- Neurologische Auffälligkeiten, z.B. Konzentrations-, Bewusstseinsstörungen, Zittern
- Leber (Größe? Hart oder weich? Druckschmerz?), Milzgröße
- Bei Männern: Gynäkomastie? Verminderung der Schambehaarung?

8.3.2 Laboruntersuchungen

Leberdiagnostik

Enzymdiagnostik

Die Bestimmung von Enzymaktivitäten im Blut (☞ 1.3.2) spielt in der Diagnostik von *Leber-* und *Gallenwegserkrankungen* eine überragende Rolle. Die wichtigsten Enzyme sind (Details ☞ Kap. 16):
- Die **Transaminasen AST** (*Aspartat-Amino-Transferase*, früher *Glutamat-Oxalazetat-Transaminase*, kurz *GOT*) und **ALT** (*Alanin-Amino-Transferase*, früher *Glutamat-Pyruvat-Transaminase*, kurz *GPT*) als Marker von Leberzellschäden
- Die **cholestaseanzeigenden Enzyme** γ-GT *(γ-Glutamyl-Transferase)*, **AP** *(Alkalische Phosphatase)* und **LAP** (*Leucin-Arylpeptidase*, auch *Leucin-Arylamidase*)
- Die mitochondriale **GLDH** *(Glutamat-Dehydrogenase)*, die schwere Leberschäden mit Nekrosen anzeigt.

Beurteilung der Syntheseleistung der Leber

Das Plasmaeiweiß Albumin, das Enzym *Cholinesterase* (kurz **CHE**) und viele Gerinnungsfaktoren werden in der Leber synthetisiert. Bei einer Leberfunktionsstörung mit verminderter Syntheseleistung der Leber fallen sie im Blut ab.

Beurteilung der Entgiftungsleistung der Leber

Als Parameter für die Entgiftungsleistung der Leber können, wenn auch mit Einschränkungen, der Bilirubinspiegel (☞ 8.2.1) und der Ammoniakspiegel im Blut herangezogen werden.

Weitere Blutuntersuchungen

- **CDT** bei Verdacht auf Alkoholabusus. Das Glykoprotein Transferrin wird in der Leber gebildet. Bei einer Aufnahme von mehr als 60 g Alkohol über mindestens eine Woche werden Transferrinformen mit zu wenigen Kohlenhydraten gebildet, die *Kohlenhydrat(carbohydrate)-defizienten Transferrine*. Nach 2–3 Wochen Abstinenz sinken die CDT wieder in den Normbereich. Falsch positive Ergebnisse sind selten
- *Eiweißelektrophorese* (Albuminverminderung bei beeinträchtigter Syntheseleistung, γ-Globulinerhöhung bei chronischer Entzündung)

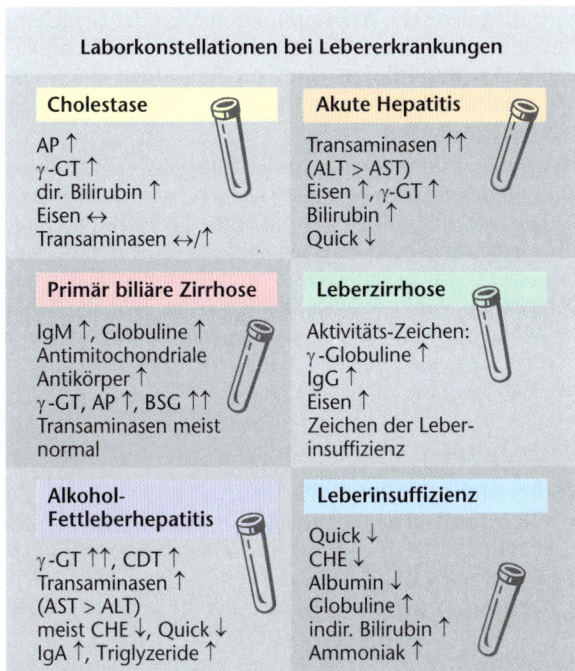

Laborkonstellationen bei Lebererkrankungen

Cholestase
AP ↑
γ-GT ↑
dir. Bilirubin ↑
Eisen ↔
Transaminasen ↔/↑

Akute Hepatitis
Transaminasen ↑↑
(ALT > AST)
Eisen ↑, γ-GT ↑
Bilirubin ↑
Quick ↓

Primär biliäre Zirrhose
IgM ↑, Globuline ↑
Antimitochondriale
Antikörper ↑
γ-GT, AP ↑, BSG ↑↑
Transaminasen meist
normal

Leberzirrhose
Aktivitäts-Zeichen:
γ-Globuline ↑
IgG ↑
Eisen ↑
Zeichen der Leber-
insuffizienz

Alkohol-Fettleberhepatitis
γ-GT ↑↑, CDT ↑
Transaminasen ↑
(AST > ALT)
meist CHE ↓, Quick ↓
IgA ↑, Triglyzeride ↑

Leberinsuffizienz
Quick ↓
CHE ↓
Albumin ↓
Globuline ↑
indir. Bilirubin ↑
Ammoniak ↑

Abb. 8.10: Laborkonstellationen bei Lebererkrankungen. Bei den verschiedenen Lebererkrankungen sind die einzelnen Laborwerte unterschiedlich stark verändert, sodass hieraus Rückschlüsse auf die zugrunde liegende Lebererkrankung möglich sind. Abkürzungen ☞ Text. [L157]

- *Serologische Untersuchungen* (☞ 1.3.2) bei Verdacht auf eine *akute Virushepatitis* (☞ 8.4.1)
- *Autoantikörpersuche* (☞ 8.4.3, 8.5.4 und 14.2)
- Bestimmung von *Ferritin, Transferrinsättigung, Kupfer- und Coeruloplasminspiegel* im Blut (☞ 8.4.2 und 8.4.7) bei Verdacht auf Speicherkrankheiten
- *AFP-Bestimmung* ☞ 8.4.8.

Pankreasdiagnostik

Enzymdiagnostik
Die für die Pankreasdiagnostik wichtigen Enzyme sind die **Amylase** und die **Lipase.** Ihre Bestimmung im Blut eignet sich vor allem zur Diagnostik einer akuten Bauchspeicheldrüsenentzündung, bei der die Werte erhöht sind (☞ auch 8.6.1).

Eine Erhöhung der Gesamt-α-Amylase kann durch Mund- oder Bauchspeicheldrüsenentzündung bedingt sein, während eine Erhöhung der Pankreas-Amylase oder der Lipase ganz überwiegend durch eine Bauspeicheldrüsenentzündung verursacht ist.

Beurteilung der exokrinen Pankreasfunktion
Heute wichtigster Test bei Verdacht auf eine Störung der exokrinen Pankreasfunktion (exokrine Pankreasinsuffizienz) ist die Bestimmung der **Elastase 1 im Stuhl.** Diese wird vom Pankreas ins Duodenum abgegeben und während der Darmpassage nicht abgebaut, sodass der Elastasegehalt im Stuhl die Elastaseproduktion des Pankreas widerspiegelt. Normal sind 175–2500 µg/g Stuhl. Bei einer exokrinen Pankreasinsuffizienz ist die Elastase 1 im Stuhl vermindert.

Bei exokriner Pankreasinsuffizienz sind außerdem der Fettgehalt im Stuhl erhöht und das Chymotrypsin im Stuhl vermindert. Beide Untersuchungen sind aber weniger empfindlich als die Elastasebestimmung; außerdem können vor der Stuhlgewinnung zur Elastasebestimmung Pankreasenzympräparate weiter eingenommen werden.

8.3.3 Bildgebende Verfahren

Sonographie
Die **abdominale Sonographie** (Pflege ☞ 1.3.6) nimmt wegen ihrer Nebenwirkungsfreiheit und minutenschnellen Ergebnisse eine Vorrangstellung in der Beurteilung von Leber, Gallenblase, Pankreas und Milz ein (Organgröße? Tumoren? Gallensteine?). Sie weist außerdem Flüssigkeitsansammlungen (Blut, Eiter, Aszites) in der Bauchhöhle nach.

Mithilfe der **Doppler- bzw. Duplex-Sonographie** können auch die großen Gefäße im Bauchraum und deren Strömungsverhältnisse dargestellt werden, etwa bei Verdacht auf Pfortaderhochdruck oder Milzvenenthrombose.

Eine **Kontrastmittelsonographie** (z. B. mit Sonovue®) kann bei unklaren Leberherden oft mit hoher Wahrscheinlichkeit zwischen gut- und bösartigen Läsionen unterscheiden. Die hierzu erforderlichen hochmodernen Ultraschallgeräte sind aber nur an großen Kliniken verfügbar, auch bei schlechten Schallbedingungen (z. B. Adipositas) stößt das Verfahren an seine Grenzen.

In der Pankreasdiagnostik wird die abdominale Sonographie häufig ergänzt durch die **Endosonographie,** die mit einem Endoskop mit Schallkopf vom Magen oder Duodenum aus durchgeführt wird. Die Pflege des Patienten entspricht derjenigen bei Ösophagogastroduodenoskopie.

CT und Kernspintomographie
Wie bei anderen Organsystemen auch, haben *Computer-* (☞ 1.3.3) und *Kernspintomographie* (☞ 1.3.4) große Bedeutung in der Tumor- und Metastasensuche.

Zur Darstellung der Gallenwege und ggf. zusätzlich des Pankreasgangsystems wird heute zunehmend die *Magnetresonanzcholangiographie* (**MRC**) bzw. *Magnetresonanzcholangiopankreatikographie* (**MRCP**) eingesetzt. Letztere ist mittlerweile für die meisten diagnostischen Fragestellungen ausreichend und hat die invasive ERCP hier zurückgedrängt, erlaubt aber keine therapeutischen Eingriffe. Ähnliches gilt für die MR-Angiographie. Auch hier ist die Bildqualität heute so gut, dass nur noch in besonderen Fällen präoperativ eine konventionelle Angiographie erfolgt. Neue Techniken ermöglichen konventionelle Kernspintomographie, MRCP und MR-Angiographie in einer Untersuchung („One-stop-shop-MRT", „All-in-one-MRT").

ERCP (Endoskopisch-retrograde Cholangio-Pankreatikographie)
Die *endoskopisch-retrograde Cholangio-Pankreatikographie* (kurz **ERCP**) ist eine Kombination aus Endoskopie und Kontrastmittelröntgen zur Darstellung des

8

Gallen- und Pankreasgangsystems. Sie wird heute nur noch selten aus rein diagnostischen Gründen durchgeführt. Hauptindikationen sind (gleichzeitige) therapeutische Interventionen, etwa eine Papillenschlitzung (**Papillotomie**) oder Steinentfernung bei Steinen im Ductus choledochus.

Mit einem Duodenoskop, einem speziellen Seit-Blick-Endoskop, wird die Papille im Duodenum aufgesucht und der Gallen- und Pankreasgang sondiert, *retrograd* („rückwärts", hier: in Gegenrichtung zum physiologischen Gallenfluss) Kontrastmittel in Gallengang bzw. Gallen- und Pankreasgang gespritzt und geröntgt.

Hauptkomplikation einer ERCP ist eine Pankreatitis (☞ 8.6.1), seltener sind Blutung, Perforation oder Cholangitis.

Pflege bei ERCP

Die Pflege bei ERCP entspricht im Wesentlichen derjenigen bei Ösophagogastroduodenoskopie (☞ 1.3.7, 7.3.4). Nach der Untersuchung kontrollieren die Pflegenden engmaschig das Allgemeinbefinden (Übelkeit, Erbrechen) und die Vitalwerte des Patienten und achten dabei v. a. auf Veränderungen des Abdomens (zunehmende Bauchschmerzen, Abwehrspannung). Die Zeitdauer der Nahrungskarenz nach der Untersuchung, Infusionen und Kostaufbau richten sich nach der Art des Eingriffs (Rachenanästhesie? Diagnostischer oder therapeutischer Eingriff?) und werden ebenso wie evtl. Kontrollen der Amylase vom Arzt angeordnet.

8.3.4 Aszitespunktion

Bei der **Aszitespunktion** *(Bauchpunktion, Bauchhöhlenpunktion, Peritonealpunktion)* punktiert der Arzt die Bauchhöhle, um die Flüssigkeit, die sich dort angesammelt hat (Aszites), zu gewinnen.

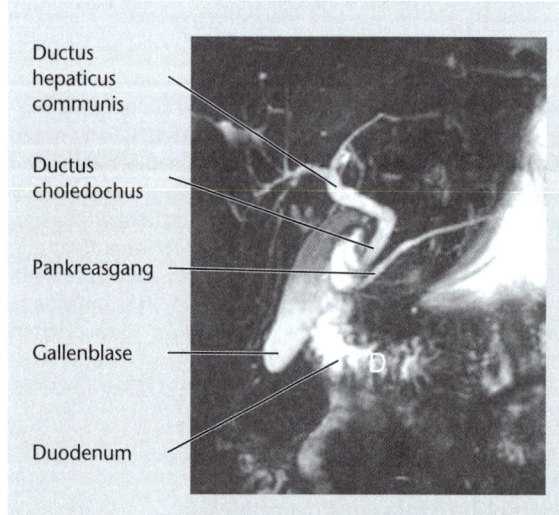

Ductus hepaticus communis

Ductus choledochus

Pankreasgang

Gallenblase

Duodenum

Abb. 8.11: Normalbefund einer Magnetresonanzcholangiopankreatikographie (MRCP). Pankreasgang und Gallenwege stellen sich regelrecht dar. [S008-3]

Eine **diagnostische Aszitespunktion** dient der Ursachenfindung bei unklarem Aszites (☞ 8.2.2). Die **therapeutische Aszitespunktion** dient zur Entlastung eines ausgeprägten Aszites und zur Drainage bei einer Peritonitis oder einem Abszess.

Bevorzugter Punktionsort ist der Übergang vom äußeren zum mittleren Drittel auf einer gedachten Linie zwischen Nabel und Spina iliaca anterior superior links (vorderer oberer Darmbeinstachel); hier besteht die geringste Gefahr, den Darm zu verletzen. Alternativ sind auch der entsprechende Punkt auf der rechten Seite oder die Mitte zwischen Nabel und Symphyse möglich. Heute wird meist unter Ultraschallkontrolle punktiert, um Verletzungen der Bauchorgane zu vermeiden.

Vorbereitung

Vorbereitung des Patienten

- Alle erforderlichen Unterlagen richten (z. B. aktuelles Blutbild, Gerinnungswerte, unterschriebene Einverständniserklärung)
- Patienten unmittelbar vor der Punktion bitten, Blase und möglichst auch Darm zu entleeren
- Bereich der Einstichstelle ggf. rasieren (hausinterne Richtlinien beachten)
- Bauchumfang messen und dokumentieren (Messort mit Filzschreiber beidseits des Maßbandes markieren)
- Patienten in leichter Linksseitenlage lagern, um dem Arzt den Zugang zur Punktionsstelle und das Ablaufen des Punktats zu erleichtern

Vorbereitung der Materialien

- Flüssigkeitsdichte Unterlage zum Bettschutz
- Maßband, Filzschreiber, ggf. Einmalrasierer
- Händedesinfektionsmittel
- Abwurfbehälter
- Materialien zur Hautdesinfektion (☞ 1.3.2)
- Instrumententisch mit steriler Auflage
- Bei Punktion auf Station: mobiles Ultraschallgerät
- Materialien zur Lokalanästhesie: Lokalanästhetikum, passende Spritze und Kanüle (z. B. Nr. 12 oder Nr. 14)
- Materialien zur Punktion: Steriles Abdecktuch, sterile Handschuhe, OP-Kittel, zusätzlich
  - bei der diagnostischen Punktion 20-ml-Spritze und Kanüle Nr. 1
  - bei der Entlastungspunktion z. B. Venenverweilkanüle mit einem sterilen Pleurapunktionsset mit Verlängerungsschlauch, Dreiwegehahn, Spritze (50 ml) und Sekretbeutel in einem geschlossenen System
- Materialien zur Diagnostik:
  - Beschriftete Untersuchungsröhrchen (klinische Chemie, Pathologie, Mikrobiologie) und Anforderungsscheine
  - Ggf. Urometer zur Bestimmung des spezifischen Gewichts
- Materialien zum Wundverschluss:
  - Pflaster, sterile Kompressen
  - Evtl. breite Bauchbinde
  - Evtl. Sandsack zur Kompression der Punktionsstelle

Abb. 8.12–8.14: Aszitespunktion zur Entlastung [K115]

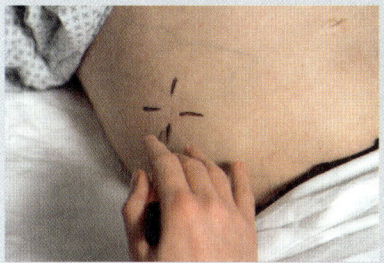 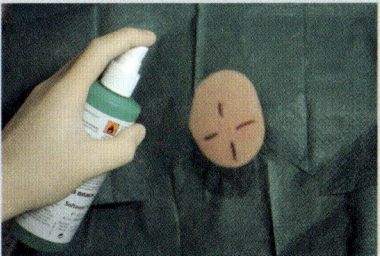 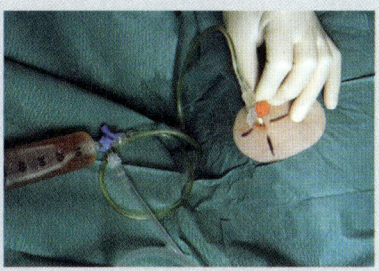

Abb. 8.12: Punktionsstelle am Übergang vom mittleren zum äußeren Drittel einer gedachten Verbindungslinie zwischen Nabel und Spina iliaca anterior superior links markieren.

Abb. 8.13: Bauch und Oberschenkel mit sterilem Lochtuch abdecken und Punktionsstelle desinfizieren. Anschließend mit spezieller Punktionskanüle oder Braunüle® punktieren.

Abb. 8.14: Wenn die Braunüle® liegt, Aszitesprobe (hier blutig) in eine Spritze ziehen bzw. über den durch Dreiwegehahn angeschlossenen Schlauch in ein Gefäß abfließen lassen.

Durchführung und Pflege

Die eigentliche Aszitespunktion (Durchführung ☞ Abb. 8.12–8.14) ist eine ärztliche Tätigkeit. Die Pflegenden haben neben der Assistenz folgende Aufgaben:
- Während der Punktion Vitalzeichen des Patienten kontrollieren (Schockzeichen durch zu rasche Druckentlastung?)
- Infusionen nach Arztanordnung geben, meist ab einer Punktionsmenge von 3 l pro weiterem Liter Punktat 250 ml Humanalbumin 5 %
- Punktatmenge messen und spezifisches Gewicht (☞ auch 9.3.3) bestimmen
- Aussehen des Punktats beobachten: Klar? Blutig? Trüb?
- Probe zur weiteren Diagnostik ins Labor weiterleiten
- Verlauf der Punktion und alle ermittelten Werte im Dokumentationssystem festhalten.

Nachbereitung

Die Nachbereitung umfasst:
- Einstichstelle und Verband auf Zeichen einer Nachblutung oder Infektion kontrollieren, ggf. Sandsack zur Komprimierung der Einstichstelle auflegen
- Bauchumfang und Gewicht regelmäßig kontrollieren (nachlaufender Aszites?)
- Allgemeinbefinden und Vitalzeichen einschließlich Temperatur des Patienten überprüfen, um mögliche Komplikationen (Peritonitis, Schock) frühzeitig zu erkennen
- Laboruntersuchungen nach Arztanordnung organisieren, z. B. Bluteiweißbestimmung zur Erfassung möglicher Verluste
- Evtl. Infusionen (z. B. Albumin) überwachen.

8.3.5 Leberbiopsie

Eine **Leberbiopsie** kann zur Diagnosefindung bei unklaren Lebererkrankungen wie auch zu Verlaufskontrolle und Therapieentscheid bei bestimmten Lebererkrankungen (z. B. einer chronischen Hepatitis) angezeigt sein.

Übliches Verfahren zur Gewinnung einer Leberhistologie ist die **Menghini-Punktion,** die heute unter Ultraschallkontrolle durchgeführt und deshalb auch als *sonographisch assistierte Leberblindpunktion* (kurz *SALB*) bezeichnet wird.

Hauptkomplikationen sind Blutungen, Peritonitis (☞ 7.7) und Pneumothorax (☞ 6.9).

Vorbereitung

- Punktion ggf. in der Funktionsabteilung anmelden. Rechtzeitig alle erforderlichen Unterlangen richten (z. B. Blutgruppennachweis, aktuelles Blutbild und Gerinnungswerte, unterschriebene Einverständniserklärung)
- Patienten vor der Punktion nüchtern lassen (Dauer gemäß Arztanordnung)
- Ggf. Punktionsstelle rasieren (hausinterne Richtlinien beachten)
- Patientenakte und genügend Etiketten für die Probenröhrchen mitgeben, sofern die Punktion nicht auf der Station durchgeführt wird
- Patienten unmittelbar vor der Punktion bitten, Blase und möglichst auch Darm zu entleeren

8

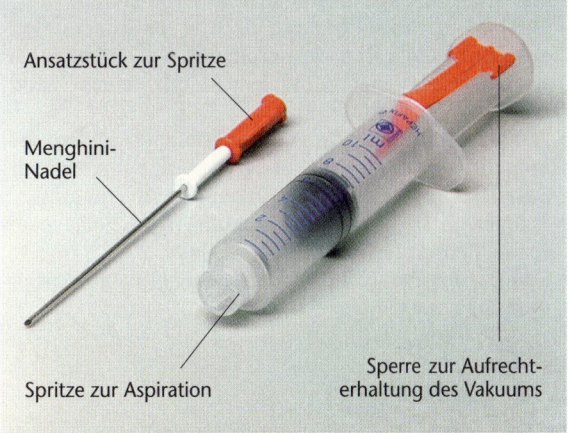

Ansatzstück zur Spritze

Menghini-Nadel

Spritze zur Aspiration

Sperre zur Aufrechterhaltung des Vakuums

Abb. 8.15: Menghini-Nadel und Spezialspritze zur Leberpunktion. [K183]

Abb. 8.16–8.19: Leberpunktion [K183]

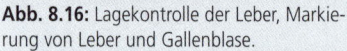
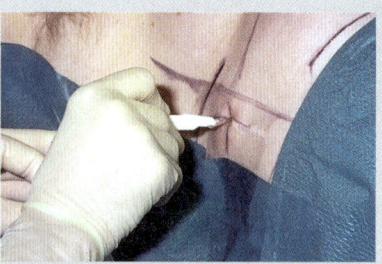
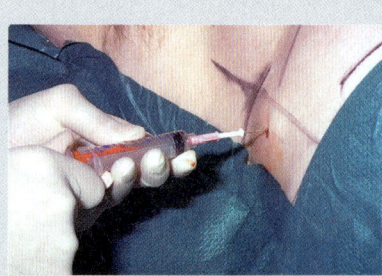

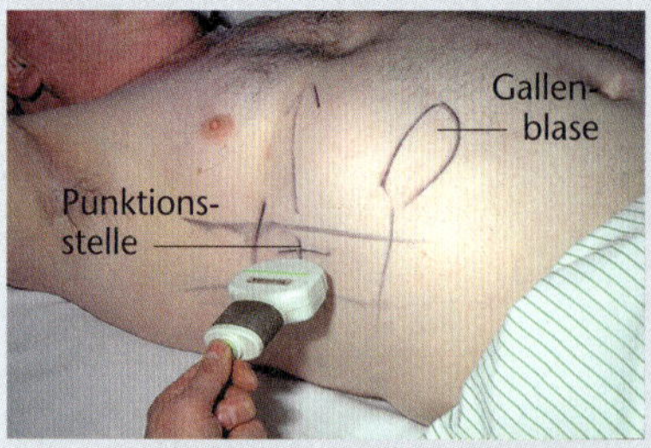

Abb. 8.16: Lagekontrolle der Leber, Markierung von Leber und Gallenblase.

Abb. 8.17: Nach Lokalanästhesie Inzision der Haut an der Punktionsstelle.

Abb. 8.18: Einstechen der Nadel und Durchführung der eigentlichen Punktion.

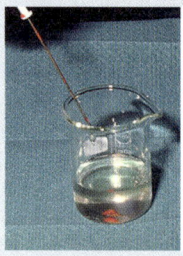
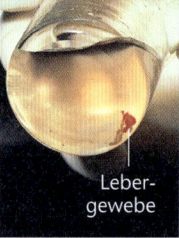

Abb. 8.19: Ausspritzen des Lebergewebes in Konservierungslösung.

- Materialien vorbereiten: Ggf. alles zum Legen einer Venenverweilkanüle, Hautdesinfektionsmittel, alles zur Lokalanästhesie, spezielles Punktionsbesteck mit Leberpunktionsnadeln nach Menghini und Spezialspritze, Skalpell oder Lanzette, NaCl 0,9 %, sterile Handschuhe, sterile Abdecktücher, sterile Kompressen, Tupfer, Verbandmaterial, Gefäß mit Fixierlösung für Leberzylinder, Sandsack zur Kompression.

Durchführung

Leberpunktionen werden in aller Regel in entsprechenden Funktionsabteilungen unter aseptischen Bedingungen durchgeführt (☞ Abb. 8.16–8.19).

Nachbereitung

- Vitalzeichen des Patienten (Pneumothorax? Blutungen?) und Verband (Blutungen? Austritt von Galle?) vier Stunden lang halbstündlich kontrollieren
- Patienten nach der Punktion für ca. sechs Stunden Bettruhe einhalten lassen, davon die ersten zwei in Rechtsseitenlage auf einem Kühlelement oder einem Sandsack
- Auf das Einhalten der Nahrungskarenz achten: Bei komplikationslosem Verlauf darf der Patient nach sechs Stunden wieder essen und trinken (Arztanordnung)
- Schmerzen in der rechten Schulter sind Folge einer Zwerchfellreizung und völlig harmlos
- Sonographische Kontrolluntersuchung nach Arztanordnung anmelden.

8.3.6 Laparoskopie

In der Inneren Medizin wird die **Laparoskopie** *(Bauchspiegelung)* in erster Linie zur Diagnostik eingesetzt: Sie ermöglicht die direkte Betrachtung erkrankter Organe und eine gezielte Punktion von Krankheitsherden.

Die Bauchhöhle wird (in aller Regel in Allgemeinanästhesie) über eine Kanüle mit Kohlensäure- oder Lachgas aufgebläht, sodass sich die inneren Organe voneinander abheben. Anschließend wird nach einem kleinen Bauchschnitt im Bereich des Nabels das Laparoskop eingeführt. Der Arzt kann sich nun die inneren Organe ansehen und nach einem zweiten Einschnitt Biopsien entnehmen. Eine Verkleinerung der Geräte (z. B. Trokardurchmesser unter 3 mm) hat zur sog. **internistischen Mini-Laparoskopie** geführt, die meist in Lokalanästhesie plus Analgo-Sedierung möglich ist. Sie wird in den letzten Jahren zunehmend häufiger zur Gewinnung einer Leberbiopsie durchgeführt.

Komplikationen

Hauptkomplikationen sind Blutungen in Bauchdecke oder -höhle, Peritonitis, Verletzung intraabdomineller Organe und Kreislaufstörungen bis zum Schock.

Pflege
Vorbereitungen bis zum Vorabend
- Rechtzeitig alle erforderlichen Unterlagen richten (z. B. Blutgruppennachweise und Gerinnungswerte, unterschriebene Einverständniserklärung)
- Ggf. Operationsgebiet rasieren (hausinterne Richtlinien beachten)
- Patient bitten zu duschen (ggf. bei der Ganzkörperwäsche unterstützen) und Nagellack zu entfernen
- Bauchnabel reinigen
- (Mikro-)Klysma verabreichen, wenn der Patient über mehrere Tage keinen Stuhlgang hatte
- Abends leichte Kost geben, ab 22.00 Uhr nüchtern lassen
- Prämedikation auf Arztanordnung verabreichen.

Vorbereitungen am OP-Tag
- Körperpflege:
  - Nach Möglichkeit Patienten nochmals duschen (lassen)
  - Prothesen, Schmuck, Kontaktlinsen entfernen (lassen), OP-Hemd anziehen (lassen)
- Thromboseprophylaxe:
  - Medizinische Thromboseprophylaxestrümpfe anziehen

	Laparoskopie in Allgemeinanästhesie
Vitalzeichen-kontrolle	Zunächst 3-mal stündlich, dann – je nach Zustand des Patienten und ermittelten Werten – 1-mal am Tag
Ernährung	Ca. 6 Std. Nahrungskarenz (Anästhesieprotokoll beachten). Bei starkem Durst Ausspülen des Mundes oder – falls erlaubt – Lutschen von Eiswürfeln oder Trinken kleiner Mengen Tee. Am OP-Abend Suppe oder Tee und Zwieback, ab 1. postop. Tag leichte Vollkost
Wundkontrolle, -versorgung	Am OP-Tag lediglich Kontrolle des Verbands auf Durchbluten. Nach Gewebeentnahme Kompression der Einstichstelle durch einen Sandsack. Entfernen des Verbands, wenn die Wunde trocken ist
Mobilisation	Nach Blutdruckkontrolle erstes Aufstehen 4–6 Std. nach der Laparaskopie (dabei möglichst auch erster Toilettengang)
Besonderes	Postoperative Schmerzen (unterhalb des Zwerchfells bis zum Nacken) sind durch das eingeleitete Gas bedingt

Tab. 8.20: Nachbereitung nach Laparoskopie.

– Ggf. Low-dose-Heparinisierung (☞ Pharma-Info 5.37) beginnen
• Vor Verabreichung der Prämedikation Blase entleeren lassen
• Erforderliche Patientenunterlagen bereithalten und in OP mitgeben.

Nachbereitung ☞ *Tab. 8.20*

8.4 Erkrankungen der Leber

Die Leber reagiert auf die unterschiedlichsten Schädigungen (z. B. Viren, Sauerstoffmangel, Toxine) gleich, nämlich mit Cholestase, Verfettung, Entzündung (Hepatitis), Nekrose sowie bei längerer Dauer Fibrose mit dem Endstadium Leberzirrhose.

8.4.1 Hepatitis: Überblick

Hepatitis: Entzündung der Leber.

Bei einer **Hepatitis** kommt es aus den verschiedensten Ursachen zu einer Entzündung der Leber mit Untergang von Leberzellen. Entzündungsreaktion, Nekrosen und auch klinischer Verlauf können dabei sehr unterschiedlich stark sein.

Einteilung und Formen

Nach der Ursache werden vor allem differenziert:
• **Infektiöse Hepatitiden** durch Viren, Bakterien, Pilze, Protozoen und Parasiten. Bei einer **Begleithepatitis** dominieren die Erscheinungen an anderen Organen (etwa bei Epstein-Barr- oder Zytomegalie-Virus-Infektionen). **Virushepatitis** (im engeren Sinne) bezeichnet nur die Hepatitiden durch Hepatitis-Viren (☞ 8.4.2)
• **Autoimmunhepatitis** (☞ 8.4.3)
• **Toxische Hepatitiden,** allen voran die **Alhoholhepatitis** (☞ 8.4.4)
• Hepatitiden im Rahmen von **Stoffwechselerkrankungen**, z. B. bei M. Wilson (☞ 8.4.9).

Nach dem Verlauf werden die **akute Hepatitis** (Dauer unter sechs Monate) und die **chronische Hepatitis** (Dauer über sechs Monate) abgegrenzt.

Die Einteilung nach histologischen Kriterien tritt demgegenüber zurück.

8.4.2 Akute Virushepatitis

Akute Virushepatitis: Nicht-eitrige Leberentzündung durch die **Hepatitis-Viren A – E.** Unterschiedliches Risiko der Chronifizierung und anderer Komplikationen je nach ursächlichem Virus.

Virushepatitiden (Erkrankung und Tod) sind ebenso wie der Nachweis von Hepatitis-Viren meldepflichtig (☞ 15.15). 2007 wurden dem Robert Koch-Institut gut 10 000 akute bzw. erstmalig festgestellte Virushepatitiden

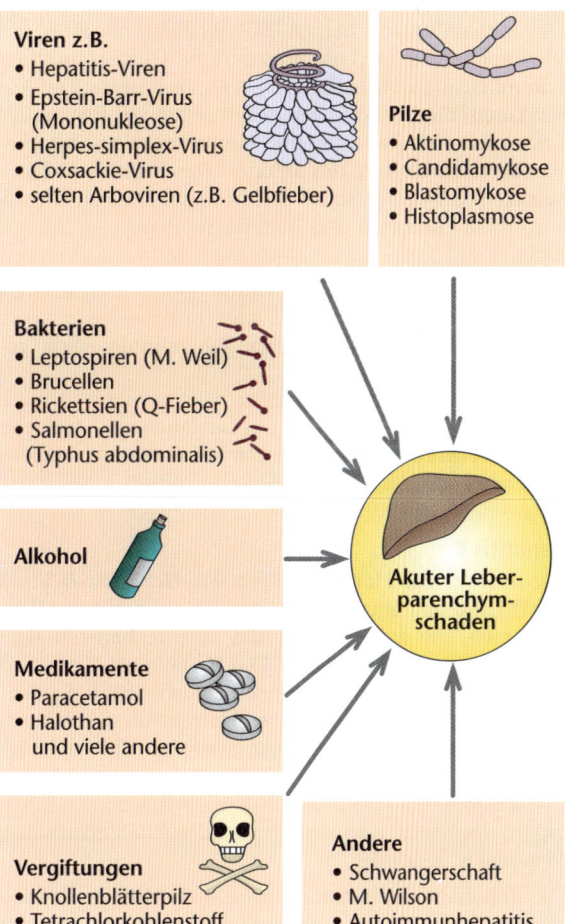

Abb. 8.21: Ursachen der Hepatitis. [L157]

gemeldet. Bei medizinischem Personal sind Virushepatitiden die wichtigste berufsbedingte Infektion und werden als Berufskrankheit anerkannt. (☞ auch 15.1.4).

Krankheitsentstehung und Symptome

Die **akute Virushepatitis** kann durch verschiedene **Hepatitis-Viren** hervorgerufen werden. In allen Fällen kommt es durch direkte Leberzellschädigung (Hepatitis C und teils auch Hepatitis B) oder durch Immunreaktionen (übrige Formen) zu einer Entzündung der gesamten Leber, typischerweise mit verstreuten *Einzelzellnekrosen*.

Leitsymptome sind Abgeschlagenheit, leichtes Fieber, Übelkeit, Oberbauchbeschwerden und Ikterus. Allerdings sind anikterische Verläufe (ohne Ikterus) und asymptomatische Verläufe möglich, weshalb die Dunkelziffer hoch ist. Ein Rückschluss von den Symptomen auf das verursachende Virus ist nicht möglich.

Hepatitis A

Die **Hepatitis A** *(epidemische Virushepatitis)* wird durch das *Hepatitis-A-Virus* **(HAV)** hervorgerufen, ein weltweit verbreitetes RNS-Virus, das fäkal-oral v. a. durch Schmierinfektion, infizierte Nahrungsmittel oder verseuchtes Wasser übertragen wird. Übertragung durch Blut(-produkte) ist möglich, aber aufgrund der kurzen Virämie (Vorhandensein von Viren im Blut) selten.

Die Inkubationszeit beträgt 2–7 Wochen, ca. 50 % der Infektionen verlaufen asymptomatisch. Durchschnittlich erkranken ältere Menschen schwerer als jüngere. Die Ansteckungsfähigkeit ist in den 1–2 Wochen vor Beginn der Erkrankung am höchsten und dauert meist nur bis eine Woche nach Beginn des Ikterus. Die Krankheitsdauer beträgt 4–6 Wochen, selten 3–4 Monate. Die Hepatitis A wird nicht chronisch und hinterlässt lebenslange Immunität.

Die Durchseuchungsrate ist desto höher, je schlechter die hygienischen Verhältnisse sind. Entsprechend ist sie in Deutschland in den letzten Jahrzehnten stetig gesunken.

> Die Hepatitis A ist in Deutschland eine typische *Reiseerkrankung* nach Reisen in Länder mit schlechterem Hygienestandard („Reisehepatitis").

Hepatitis B

Verursacher der **Hepatitis B** ist das *Hepatitis-B-Virus* **(HBV),** ein umhülltes DNS-Virus. Es gibt mehrere HBV-Mutanten, die zum Teil für das Ansprechen auf eine Therapie von Bedeutung sind. Das Hepatitis-B-Virus wird in erster Linie durch Körpersekrete wie Blut, Samenflüssigkeit bzw. Vaginalsekret sowie seltener durch Speichel übertragen. Risikogruppen sind v. a. Bluterkranke, Dialysepatienten, Drogenabhängige ohne eigenes Injektionsbesteck und Personen mit häufig wechselnden Sexualpartnern. Auch medizinisches und zahnmedizinisches Personal ist gefährdet.

Die Inkubationszeit beträgt etwa 1–6 Monate. In den meisten Fällen heilt die Hepatitis B folgenlos ab, danach besteht Immunität. Bei ca. 5–10 % der Erwachsenen wird sie chronisch.

Hepatitis C

Die **Hepatitis C** ist durch eine Infektion mit dem *Hepatitis-C-Virus* **(HCV),** einem RNS-Virus, bedingt. Bis heute sind sechs Genotypen (hier: Virustypen mit erheblichen Unterschieden im Erbgut) bekannt, die sich im Ansprechen auf die Interferontherapie (☞ unten und 8.4.3) unterscheiden. Übertragungswege und Risikogruppen entsprechen denen der Hepatitis B, die Hepatitis C ist aber weniger ansteckend. Die Inkubationszeit beträgt ½–5 Monate. Die Hepatitis C verläuft bei Erwachsenen in ca. 80 % der Fälle ohne oder nur mit unspezifischen Beschwerden, wird aber in ca. 50–80 % chronisch.

Hepatitis D

Die zur **Hepatitis D** *(Hepatitis Delta)* führende Infektion mit dem *Hepatitis-Delta-Virus* **(HDV)** stellt einen Sonderfall dar, denn das HDV benötigt für seine Ausbreitung im infizierten Organismus das HBV. Das HDV wird v. a. parenteral übertragen und ist in Deutschland selten (ca. 5 % der HbsAg-Träger).

Das Risiko der Chronifizierung hängt vom Zeitpunkt der Infektion ab. Wird die HDV-Infektion gleichzeitig mit der HBV-Infektion erworben (**HBV-HDV-Koinfektion** oder *-Simultaninfektion*), beträgt das Risiko einer Chronifizierung lediglich 5–10 %. Pfropft sich hingegen eine HDV-Infektion auf eine bereits bestehende HBV-Infektion auf **(HDV-Superinfektion),** zeigen bis zu 95 % der Betroffenen einen chronischen Verlauf.

Hepatitis E und G

Die **Hepatitis E,** hervorgerufen durch das fäkal-oral übertragene *Hepatitis-E-Virus* **(HEV),** kommt v. a. in Asien, Afrika, Mittel- und Südamerika vor. In Deutschland spielt sie nur als eingeschleppte Erkrankung eine Rolle.

Es gibt außerdem ein *Hepatitis-G-Virus* **(GBV-C),** das nach heutigem Wissen vor allem parenteral und wahrscheinlich auch sexuell übertragen wird. Seine pathogenetische Bedeutung ist (wieder) unklar.

Symptome und Untersuchungsbefund

Das klinische Erscheinungsbild ist bei allen Hepatitisformen so ähnlich, dass Rückschlüsse von der Klinik auf den Erreger nicht möglich sind. Typisch ist ein dreiphasiger Verlauf:

Prodromalphase (Präikterisches Stadium)

Die Erkrankung beginnt mit einer Prodromalphase von einigen Tagen bis Wochen Dauer:
- Grippeähnliche Allgemeinsymptome (z. B. Mattigkeit, Kopfschmerzen, subfebrile Temperaturen)
- Appetitlosigkeit, Übelkeit, Brechreiz, Durchfall und Druckgefühl im Oberbauch
- Evtl. Gelenk- und Muskelschmerzen
- Evtl. Störungen des Geschmacks- und Geruchsempfindens
- Evtl. Hautausschläge.

Krankheitsphase (Ikterisches Stadium)

In der Krankheitsphase dominieren die leberspezifischen Symptome. Sie dauert meist 2–6 Wochen.

- Ikterus
- Dunkler Urin und – je nach Ausprägung der Chole-
stase – grau-gelber Stuhl (☞ 8.2.1)
- (Druckschmerzhafte) Vergrößerung von Leber, evtl.
auch Milz und Lymphknoten
- Insbesondere bei ausgeprägtem Ikterus Juckreiz.

Eine Beteiligung anderer Organe, z. B. von Haut, Gelenken und Nieren, ist möglich und tritt am ehesten bei Hepatitis B auf.

Rekonvaleszenzphase (Postikterisches Stadium)

In der Rekonvaleszenzphase bilden sich alle Krankheitszeichen langsam zurück. Uncharakteristische Beschwerden wie Müdigkeit und Abgeschlagenheit können
noch über längere Zeit bestehen bleiben. Insbesondere
bei der Hepatitis A kommen zweigipflige Verläufe mit
einem „zweiten Kranksein" innerhalb von sechs Monaten vor.

Komplikationen

Gefährlichste Frühkomplikation ist ein **fulminanter Verlauf** mit schwersten Leberfunktionsstörungen, der sich
als Erstes durch einen Abfall der Lebersyntheseparameter
(☞ 8.3.2) äußert. Wegen der hohen Letalität ist frühzeitige
Kontaktaufnahme mit einem Transplantationszentrum
sinnvoll (☞ auch 8.4.7).

Wichtigste Spätkomplikation ist die Entwicklung einer
chronischen Hepatitis mit erhöhtem Risiko einer *Leberzirrhose* (☞ 8.4.7) und eines *Leberzellkarzinoms*
(☞ 8.4.8). Das Risiko hängt von der Hepatitisform ab
(☞ auch Tab. 8.24).

> Ein milder oder anikterischer klinischer Verlauf ist
> *nicht* gleichbedeutend mit einem komplikationslosen
> Abheilen der Erkrankung. Gerade Patienten mit einer
> Hepatitis C haben in bis zu 75 % keinen Ikterus, ent-
> wickeln aber in 50–80 % eine chronische Hepatitis.

Diagnostik

Bei einer akuten Virushepatitis sind Bilirubin und Transaminasen (ALT > AST) deutlich, AP und γ-GT meist nur

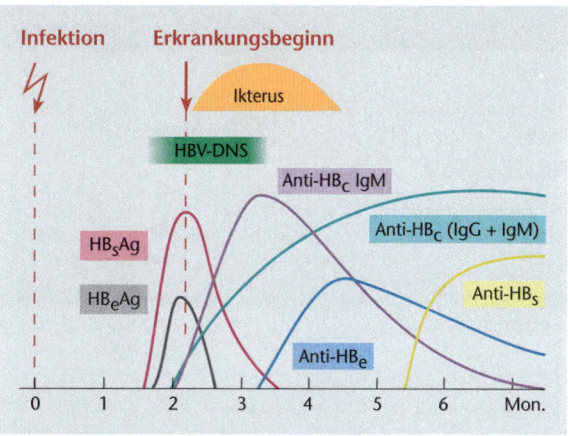

Abb. 8.23: Nachweisbarkeit von Virusantigenen und -antikörpern bei
Hepatitis B. Nachweis von HB$_s$Ag bedeutet mögliche, von HBV-DNS
definitive Ansteckungsfähigkeit.

leicht erhöht (Ausnahme: cholestatische Verläufe). Der
Eisenspiegel und die γ-Globulinfraktion der Elektrophorese sind ebenfalls vermehrt. Gerinnungsstatus und Cholinesterase ermöglichen Rückschlüsse auf die noch ver-
fügbare Lebersyntheseleistung.

Die Anamnese erlaubt Vermutungen über den Virustyp
(z. B. nach Reisen in die Tropen HAV, bei Tätigkeit im medizinischen Bereich HBV/HCV wahrscheinlicher). Eine
Sicherung des Erregers ist durch verschiedene serologische Untersuchungen (☞ Tab. 8.24) möglich, wobei
zunächst Anti-HAV-IgM, HB$_s$-Ag, Anti-HB$_c$-IgM und
Anti-HCV bestimmt werden. Wird hiermit keine Klärung
erzielt, folgen weitere Untersuchungen, z. B. auf HBV-
DNS, HCV- oder HDV-RNS.

Behandlungsstrategie

Die symptomatische Behandlung besteht v. a. in der Ausschaltung leberschädigender Noxen (z. B. Alkohol, Arzneimittel) und einer sorgfältigen Pflege.

Medikamentös behandelt wird in zwei Fällen: Zeichnet
sich bei einer akuten Hepatitis B ein fulminanter Verlauf
ab, wird Lamivudin (z. B. Zeffix®) gegeben. Die akute
Hepatitis C wird wegen des hohen Risikos einer chronischen Hepatitis mit α-Interferon über sechs Monate
behandelt. α-Interferon wirkt nach heutigem Wissen direkt
antiviral und verstärkt die (zelluläre) Abwehr des Organismus. Bevorzugt werden pegylierte (also an Polyethylen-
glykol gebundene) Interferone, da sie nur einmal wöchentlich s. c. injiziert werden und die Wirkstoffspiegel wenig
schwanken (☞ auch 8.4.3). Hauptnebenwirkungen sind
grippeähnliche Symptome, Magen-Darm-Beschwerden,
Blutbildveränderungen und psychische Nebenwirkungen,
insbesondere Depressionen.

Pflege und Patientenberatung

Bei Patienten mit einer Hepatitis A oder E geht die Haupt-
infektionsgefahr vom Kontakt mit infektiösem Stuhl aus
(fäkal-orale Schmierinfektion), bei Patienten mit einer
Hepatitis B, C oder D vom Kontakt mit infektiösen Körpersekreten, allen voran Blut.

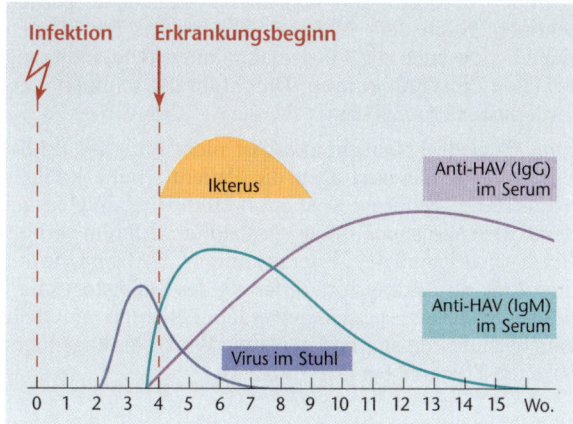

Abb. 8.22: Die Nachweisbarkeit der Hepatitis-A-Viren im Stuhl oder der
HAV-Antikörper im Blut ist abhängig vom Krankheitsstadium.

	Hepatitis A	Hepatitis B	Hepatitis C	Hepatitis D	Hepatitis E
Erreger	HAV	HBV	HCV	HDV	HEV
Hauptübertragungsweg	Fäkal-oral	Parenteral, sexuell, perinatal	Parenteral, sexuell, perinatal	Parenteral, sexuell, perinatal	Fäkal-oral
Inkubationszeit	2–7 Wochen	1–6 Monate	2 Wochen–5 Monate	4–7 Wochen	2–8 Wochen
Dauer der Infektiosität	2 Wochen vor bis 2 Wochen nach Symptombeginn	Bis HB$_s$-Ag bzw. HBV-DNA negativ, Anti-HBs-Ag positiv	Bis HCV-RNS negativ	Bis HDV-RNS negativ	Unklar
Serologische Routinediagnostik	Anti-HAV-IgM	HB$_s$-Ag (in 5–10% neg.), Anti-HB$_c$-IgM, (HBV-DNS, HB$_e$-Ag)	Anti-HCV (erst nach 2–6 Mon. positiv), HCV-RNS	Anti-HDV-IgM, (HDV-RNS), plus Hepatitis-B-Serologie	Anti-HEV-IgM, (HEV-RNS)
Besonderheiten des Verlaufs	Fulminante Verläufe ca. 0,1%, keine chron. Verläufe	Fulminante Verläufe < 1%, 5–10% chron. Verläufe bei Erwachsenen	Fulminante Verläufe < 1%, ohne Therapie ca. 50–80% chron. Verläufe bei Erwachsenen	Fulminante Verläufe 2–10%, bei HBV-HDV-Koinfektion 5%, bei HDV-Superinfektion bis 95% chron. Verläufe	Fulminante Verläufe möglich, bei Schwangeren bis 20%, keine chron. Verläufe
Impfung	Passiv und aktiv	Passiv und aktiv	Nicht möglich	Schutz durch Impf. gegen Hepatitis B*	Nicht möglich

* Für die besonders gefährdete Gruppe der HB$_s$-Ag-Träger gibt es somit keine Möglichkeit der Immunprophylaxe

Tab. 8.24: Übersicht über wichtige Kriterien der verschiedenen Hepatitisformen.

Eine stationäre Aufnahme ist nur bei Patienten mit erheblich beeinträchtigtem Allgemeinbefinden und/oder ausgeprägten Leberfunktionsstörungen erforderlich. Ansonsten können die Erkrankten zu Hause betreut werden, sofern die häusliche Versorgung gewährleistet ist und durch sorgfältige Hygiene (je nach Erreger, v.a. Hände-, Toilettenhygiene) eine weitere Übertragung vermieden wird.

Patienten (einschließlich betreuender Personen) darüber informieren:
- Bei Hepatitis A und E Hände nach jedem Toilettengang zu desinfizieren, bei Hepatitis B, C, D nach Kontakt mit Blut
- Betreuende Personen müssen Handschuhe und Schutzkittel tragen, wenn Kontakt zu virushaltigem Material zu befürchten ist. Eine korrekte Händedesinfektion ist auch bei Tragen von Handschuhen erforderlich (☐4)
- Wenn möglich separate Waschmöglichkeit und Toilette für Patienten mit Hepatitis A und D.

Hygienemaßnahmen im Krankenhaus

Patienten mit einer Hepatitis A oder E müssen bei unzureichender persönlicher Hygiene (etwa Demenz, Stuhlinkontinenz) in einem Einzelzimmer untergebracht werden. Bei Patienten mit einer Hepatitis B, C oder D ist dies nur in Sonderfällen nötig, etwa einer Gastrointestinalblutung, blutigen Durchfällen oder anderen schweren Blutungen.

Stets gilt:
- Patienten über Hygienemaßnahmen informieren
- Handschuhe und Schutzkittel (ggf. auch Mundschutz und Schutzbrille) tragen, wenn ein Kontakt zu virushaltigem Material wie Blut, Urin, Stuhl oder anderen Körperflüssigkeiten möglich ist (z.B. beim endotrachealen Absaugen)
- Nach Umgang mit virushaltigem Material Handschuhe ausziehen und Hände desinfizieren. Auch eingetrocknetes Blut ist ansteckend!

- Kanülen in einen als „infektiös" gekennzeichneten Abfallbehälter werfen (☒3). Ggf. Behälter direkt im Zimmer anbringen (☞ 15.1.2)
- Laborröhrchen besonders kennzeichnen (je nach Richtlinien des Hauses)
- Mit virushaltigem Material in Berührung gekommene Gegenstände sofort verwerfen bzw. desinfizieren. Kontaminierte Bettwäsche sowie Verbandmaterial kennzeichnen und gesondert entsorgen. Dies gilt ebenso für Abfall bei Kontamination mit infektiösem Material
- Hygieneartikel des Patienten beschriften und gesondert aufbewahren (z.B. im Nachttisch)
- Separate Toilette/Waschbecken zur Verfügung stellen. Falls dies nicht möglich ist, Nachtstuhl oder Steckbecken benutzen und entsprechend entsorgen.

Allgemeine Pflegemaßnahmen

Die früher angeratene Bettruhe wird heute nicht mehr empfohlen. Vielmehr darf sich der Patient je nach seinem Befinden bewegen, soll sich aber insgesamt körperlich schonen. Nach dem Allgemeinzustand des Betroffenen richten sich auch die Pflegemaßnahmen (Unterstützung bei allen Einschränkungen, Durchführung sämtlicher erforderlicher Prophylaxen).

Eine spezielle Leberschonkost ist nicht nötig (☞ 8.1.5). Erfahrungsgemäß vertragen die Patienten eine kohlenhydratreiche, fettarme Kost am besten. Unabdingbar bei der akuten Virushepatitis ist ein absolutes Alkoholverbot! Bei stark ausgeprägtem Ikterus kann nach Absprache mit dem Arzt ein Laxans zur Förderung des Stuhlganges und des Gallenabflusses gegeben werden. Patienten mit Oberbauchschmerzen empfinden warme Wickel als angenehm (☞ auch Therapie bei Ikterus 8.2.1).

Patientenbeobachtung
- Allgemeinbefinden, Vitalzeichen, Temperatur, Gewicht

- Ausscheidungen (Häufigkeit, Konsistenz, Blut, Farbe)
- Haut und Skleren (Gelbfärbung? Juckreiz?).

Prognose und Patienteninformation

Die Gesamtletalität im Akutstadium einer Virushepatitis liegt unter 1 %. Langfristig am gefährlichsten ist in Deutschland die Hepatitis C, die ohne Behandlung in ca. 50–80 % chronisch wird (☞ auch Tab. 8.24 und 8.4.3). Bei frühzeitiger Interferonbehandlung ist die Prognose mit über 90 % Ausheilung deutlich besser.

Meist werden die Patienten schon entlassen, bevor sich die Laborwerte vollständig normalisiert haben. Dann ist es wichtig, sie auf regelmäßige Kontrolluntersuchungen und die Notwendigkeit einer absoluten Alkoholkarenz hinzuweisen. (Möglicherweise) leberschädigende Medikamente (einschließlich der „Pille" bei Frauen) dürfen für eine gewisse Zeit nicht eingenommen werden.

Patienten mit einer Hepatitis B und C müssen wissen, dass sie bis zum Negativwerden der serologischen Untersuchungen ihren Sexualpartner anstecken können. Wie bei HIV gilt auch hier: Kondome schützen (✉ 4).

Prävention

Expositionsprophylaxe

Hepatitis A und E werden fäkal-oral übertragen, entsprechend kann die Übertragung meist durch sorgfältige Händehygiene (insbesondere bei der Zubereitung von Speisen und nach dem Toilettengang) vermieden werden. Auf Reisen schützen die gleichen Maßnahmen, wie sie auch zum Schutz vor infektiösen Durchfällen empfohlen werden (☞ 15.5.6).

Hepatitis B, C und D werden bei Erwachsenen sexuell und parenteral übertragen. Erster Hauptpfeiler der Expositionsprophylaxe ist somit die konsequente Benutzung von Kondomen außerhalb jeder monogamen Beziehung. Zweiter Hauptpfeiler ist die Vermeidung von Blutkontakten. Auch wenn das Risiko in Deutschland gering ist, sollten Blutprodukte nur nach strenger Indikationsstellung und unter Ausnutzung aller heutigen Testmöglichkeiten auf Hepatitisviren gegeben werden (☞ auch 11.4.1). Bei Reisen in Länder mit schlechter medizinischer Versorgung empfiehlt sich die Mitnahme von Einmalspritzen und -kanülen. Bei Ohrlochstechen, Piercing und Tätowierungen ist auf das Einhalten der Hygieneregeln zu achten. Besonders wichtig ist der Schutz vor Blutkontakten für medizinisch Tätige, in erster Linie durch das Tragen von Handschuhen (Details hierzu ☞ 14.4.6).

Immunprophylaxe

Eine spezifische Immunprophylaxe ist nur gegen Hepatitis A und B möglich (☞ auch Tab. 15.2):
- Sowohl gegen Hepatitis A als auch gegen Hepatitis B gibt es gut verträgliche Aktivimpfstoffe.
  - Die aktive Impfung gegen Hepatitis A (z. B. HAVpur®, Havrix®) wird vor allem für Menschen empfohlen, die in Hepatitis-A-Endemiegebieten reisen, außerdem für Bewohner von psychiatrischen Einrichtungen sowie alle, die im Erziehungs- oder Gesundheitssektor ar-

beiten oder beim Beruf Kontakt mit Abwasser haben. Außerdem sollten alle Patienten mit chronischen Lebererkrankungen oder häufiger Übertragung von Blutbestandteilen gegen Hepatitis A geimpft werden, da das Risiko fulminanter Verläufe bei ihnen deutlich erhöht ist
  - Seit 1995 zählt die aktive Hepatitis-B-Impfung, z. B. mit Engerix®-B, zu den für Säuglingen, Kindern und Jugendlichen *allgemein* empfohlenen Impfungen. Auffrischimpfungen sind voraussichtlich alle zehn Jahre erforderlich. Bei Erwachsenen wird die aktive Impfung aus Kostengründen weiterhin nur für bestimmte Personengruppen empfohlen, z. B. Angehörige von HbsAg-Trägern, Patienten mit bereits bestehenden Lebererkrankungen, Dialysepatienten, medizinisches Personal oder Polizisten. Bei Menschen mit erhöhtem Risiko oder möglicherweise schlechterem Impferfolg wird der Impferfolg durch Bestimmung des Anti-HBs-Titers kontrolliert. Die Impfung gegen Hepatitis B schützt auch vor Hepatitis D
  - Mittlerweile sind auch Kombinationsimpfstoffe gegen Hepatitis A und B auf dem Markt (z. B. Twinrix®)
- Die passive Impfung hat durch die guten Möglichkeiten der aktiven Immunisierung erheblich an Bedeutung verloren.
  - Hauptindikation einer Passivimmunisierung gegen Hepatitis A durch Gabe von Immunglobulin (z. B. Beriglobin®) ist eine ganz kurzfristige Reise in ein Endemiegebiet. Der Schutz hält aber nur 3 (–6) Monate an
  - Nach Kontakt mit virushaltigem Material (z. B. durch eine Nadelstichverletzung) kann eine Hepatitis B verhindert werden, wenn in den ersten Stunden danach Hepatitis-B-Hyperimmunglobulin gegeben wird (z. B. Hepatitis-B-Immunglobulin® Behring)
  - In allen Fällen einer passiven Immunisierung sollte geprüft werden, ob nicht eine Simultanimpfung sinnvoll ist, d. h. die gleichzeitige aktive und passive Impfung (an verschiedenen Körperstellen).

Die Ständige Impfkommission (STIKO) beim Robert Koch-Institut (RKI) empfiehlt für alle im Gesundheitsdienst Tätigen die Impfung gegen Hepatitis A und B (📖 5).

8.4.3 Chronische Hepatitis

Chronische Hepatitis *(chronische Leberentzündung):* Länger als sechs Monate bestehende Entzündung der Leber mit definierten histologischen Veränderungen.

Krankheitsentstehung und Einteilung

Die Klassifikation der **chronischen Hepatitis** beruht auf drei Kriterien:
- Der Ursache (☞ unten)
- Dem Grad der entzündlichen Aktivität: minimal (leichte Entzündung nur der Portalfelder) – mild – mäßig – schwer (ausgeprägte Nekrosen).
- Dem Ausmaß der Fibrose und der Zerstörung der normalen Leberstruktur: keine – milde Fibrose – mäßige Fibrose – schwere Fibrose – Zirrhose.

Ursache

- **Virusbedingte chronische Hepatitis** infolge einer Hepatitis-B-, -C- oder -D-Infektion (☞ auch 8.4.2). Sie ist die weltweit häufigste Ursache der chronischen Hepatitis
- **Autoimmunhepatitis.** Die meist schleichend beginnende Autoimmunhepatitis betrifft vor allem jüngere Frauen. Sie tritt gehäuft bei bestimmten HLA-Typen auf, weitere Organe können betroffen sein (z. B. autoimmun bedingte Schilddrüsenentzündung)
- **Exogen-toxische chronische Hepatitis** durch Arzneimittel oder Chemikalien (☞ 8.4.5)
- **Stoffwechselkrankheiten,** die unter dem Bild einer chronischen Hepatitis verlaufen können. Hier sind bei Erwachsenen insbesondere die *Hämochromatose* (☞ 8.4.9), der *Morbus Wilson* (☞ 8.4.9) und der *α₁-Antitrypsin-Mangel* (☞ auch 6.6.2) zu nennen
- Die *primär biliäre Zirrhose* (☞ 8.5.4) und die *primär sklerosierende Cholangitis* (☞ 8.5.5) zählen zwar nicht zu den chronischen Hepatitiden im engeren Sinne, können aber diesen klinisch sehr ähnlich sein. Auch die *alkoholische* oder *nicht-alkoholische Fettleberhepatitis* wird nicht zu den chronischen Hepatitiden im engeren Sinne gezählt.

Symptome und Untersuchungsbefund

Bei geringer Entzündungsaktivität haben die Betroffenen meist keine Beschwerden. Ansonsten stehen uncharakteristische Symptome wie beispielsweise Müdigkeit, verminderte Leistungsfähigkeit sowie Völle- und Druckgefühl im Oberbauch im Vordergrund. Extrahepatische Symptome, am häufigsten Gelenkschmerzen, sind möglich. In fortgeschrittenen Stadien treten die typischen Zeichen einer Leberfunktionseinschränkung auf (☞ 8.4.7). Im entzündlichen Schub kann der Patient ikterisch sein. Bei der körperlichen Untersuchung ist die Leber oft vergrößert und verhärtet tastbar.

Diagnostik

Der Verdacht entsteht meist durch eine lang andauernde Erhöhung der Transaminasen. Es folgen weitere Blutuntersuchungen zur Ursachensuche:

- Hepatitisserologie (☞ Tab. 8.24), HBV-DNS, HCV- oder HDV-RNS zur Diagnose einer chronischen Virushepatitis
- **ANA** = *antinukleäre Antikörper,* **LKM** = *Leber/Niere-mikrosomale Antikörper* (engl. liver/kidney), **SLA** = *Antikörper gegen lösliches Leberantigen* (engl. *soluble liver*), **SMA** = *Antikörper gegen glatte Muskulatur* (engl. *smooth muscle*) und **AMA** = *antimitochondriale Antikörper* als wichtigste Autoantikörper bei Autoimmunhepatitis. Es gibt einen **Autoimmunhepatitis-Score,** der die Diagnose der Autoimmunhepatitis erleichtert: Für verschiedene Kriterien gibt es Punkte. Je höher die Gesamtpunktzahl ist, desto wahrscheinlicher ist eine Autoimmunhepatitis
- Ferritin, Kupfer, Coeruloplasmin, α₁-Antitrypsin zum Ausschluss einer Hämochromatose, eines M. Wilson und eines α₁-Antitrypsin-Mangels.

Stets wird eine Sonographie des Oberbauchs durchgeführt, oft ist eine Leberbiopsie (☞ 8.3.5) erforderlich.

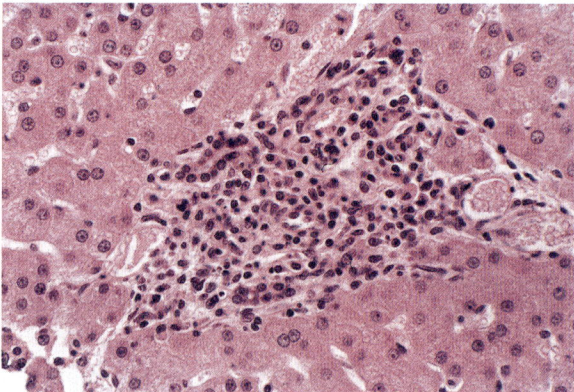
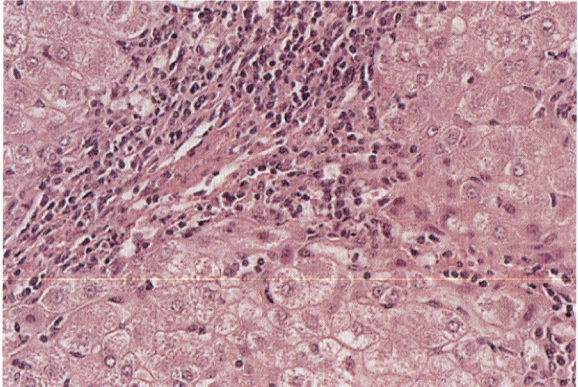

Abb. 8.25: Histologisches Bild bei chronischer Hepatitis. Bei der chronischen Hepatitis mit minimaler entzündlicher Aktivität (oben) bleiben die entzündlichen Infiltrate größtenteils auf das Portalfeld beschränkt. Die Leberzellen sind intakt. Bei der chronischen Hepatitis mit schwerer entzündlicher Aktivität (unten) dringen die Entzündungszellen aus dem Portalfeld in das Läppchen vor, sodass die Grenze nicht mehr erkennbar ist. Leberzellen gehen einzeln oder in Gruppen zugrunde. [R175]

In ca. 20 % der Fälle überlappt sich die Autoimmunhepatitis mit einer primär biliären Zirrhose (☞ 8.5.4) oder einer primär sklerosierenden Cholangitis (☞ 8.5.5, **autoimmunes Overlap-Syndrom**).

Behandlungsstrategie

Eine chronische Hepatitis B mit Entzündungszeichen wird bei Vorliegen bestimmter Kriterien mit (pegyliertem) α-Interferon (PEG-Intron A®, Pegasys®) behandelt. Bei Nichtansprechen oder Kontraindikationen (z. B. Autoimmunhepatitis, fortgeschrittene Leberzirrhose) werden Nukleosid- oder Nukleotidanaloga gegeben (z. B. Lamivudin = Zeffix®, Adefovir = Hepsera®, Entecavir = Baraclude® oder Telbivudin = Sebivo®, ☞ auch 14.4.4). Bei der Hepatitis C ist eine Kombination von pegyliertem α-Interferon mit Ribavirin (z. B. Rebetol®) Standard. Schreitet die Erkrankung bis zur Zirrhose fort, sollte eine Lebertransplantation diskutiert werden. Substanzen, die HCV-spezifische Enzyme hemmen sollen, befinden sich in der Entwicklung (🕮 6, ✉ 5).

Bei der Autoimmunhepatitis wird eine immunsuppressive Therapie (☞ 14.2) v. a. mit Glukokortikoiden und Azathioprin (z. B. Imurek®) durchgeführt. Die immunsuppressive Therapie wird über mindestens vier Jahre durchgeführt, bevor ein Auslassversuch sinnvoll ist.

Pflege, Patientenberatung und Rehabilitation

Die pflegerischen Interventionen richten sich nach dem Allgemeinzustand des Patienten. Die Pflegenden achten auf Schmerzäußerungen, beobachten die Haut auf Leberhautzeichen (☞ 8.4.7) und bitten den Patienten, sich bei Schmerzen zu melden.

Außerdem informieren die Pflegenden den Betroffenen, leberschädigende Noxen unbedingt zu meiden. Dazu gehören ein absoluter Alkoholverzicht und das Absetzen aller nicht dringend notwendigen Arzneimittel nach Rücksprache mit dem Arzt. Vor der Verordnung eines neuen Medikaments weist der Patient den Arzt ggf. auf seine Erkrankung hin, um die leberschädigende Wirkung zu prüfen. Der Patient soll sich mäßig körperlich bewegen und auf eine ausgewogene, vitaminreiche Ernährung achten.

Frühzeitige Rehabilitationsmaßnahmen sollen Informationsdefizite bezüglich der Erkrankung, ihrer Behandlung und Komplikationen beheben, den Patienten zu einem gesundheitsfördernden Lebensstil hinführen, seine allgemeine Leistungsfähigkeit bessern und eine Berentung vermeiden oder zumindest hinauszögern.

Prognose

Bei der chronischen Virushepatitis B oder C sprechen je nach Untergruppe ca. 40–80 % der Patienten auf die Behandlung an. Die Prognose für Patienten mit einer autoimmunbedingten chronischen Hepatitis hat sich durch die immunsuppressive Therapie sehr verbessert (5-Jahres-Überlebensrate etwa 90 %).

8.4.4 Alkoholische Leberschädigung

Pflege von alkoholabhängigen Menschen ☞ 8.1.2

Alkohol-Fettleber

Krankheitsentstehung

Beim Alkoholabbau hat die Leber eine zentrale Rolle. Insbesondere bei regelmäßiger Zufuhr größerer Alkoholmengen kommt es zu erheblichen Stoffwechselveränderungen der Leber, unter anderem zu:

- Vermindertem Fettsäureabbau und gesteigerter Fettsäuresynthese mit der Folge einer zunehmenden Leberzellverfettung und -vergrößerung (Hepatomegalie) bis zur **Fettleber**
- Verringerter Glukoneogenese (Glukoseneubildung) mit daraus resultierender Hypoglykämiegefahr
- Vermehrtem Anfall von Azetaldehyd, das die Leberzelle über mehrere Mechanismen schädigt und zu einer Lebervergrößerung und einer vermehrten Bildung von Bindegewebe führt (Fibrosierung).

Neben Alkohol sind Diabetes mellitus (☞ 10.7), Adipositas (☞ 10.8.1) und Fettstoffwechselstörungen (☞ 10.8.2) weitere Ursachen einer Fettleber.

Symptome, Befund und Diagnostik

Die meisten Patienten haben keinerlei Beschwerden, sodass die Fettleber eher zufällig diagnostiziert wird. Die Leber ist vergrößert tastbar, die sonographische Leberstruktur verändert. Bei den Laborwerten weisen eine erhöhte γ-GT, ein erhöhtes MCV (☞ 11.3.3) sowie erhöhte CDT (☞ 8.3.2) auf den langjährigen Alkoholkonsum hin.

Alkohol-Fettleberhepatitis

Bei einer Fettleber infolge Alkohoabusus kann es insbesondere nach Alkoholexzessen zur **Alkohol-Fettleberhepatitis** *(alkoholische Steatohepatitis, ASH)* mit entzündlich-nekrotischen Leberveränderungen kommen. Möglich, aber nicht zwingend sind verminderte Leistungsfähigkeit, Übelkeit, Erbrechen und Ikterus bis hin zu fulminanten Verläufen. Im Blut zeigt sich eine Erhöhung von Transaminasen, γ-GT, Bilirubin und Blutfetten (☞ Abb. 8.10). Abgegrenzt werden müssen nicht-alkoholische Fettleberhepatitiden (vor allem bei Diabetes mellitus Typ 2) sowie andere chronische Hepatitiden.

> Einzig wirksame Behandlung ist absoluter Alkoholverzicht und das Vermeiden leberschädigender Arzneimittel.

Bei schweren Verläufen kann der Patient unter Ersatz der fehlenden Vitamine (v. a. Vitamin B$_1$, Folsäure) und Ausgleich des Flüssigkeits- und Elektrolythaushaltes unter bestimmten Voraussetzungen für einige Wochen mit Kortikosteroiden behandelt werden.

Behandlung bei Aszites ☞ 8.2.2
Behandlung bei Enzephalopathie ☞ 8.4.7

> Sonderform der alkoholischen Leberschädigung ist das meist nach längerem Alkoholexzess auftretende **Zieve-Syndrom,** die Kombination aus Alkohol-Hepatitis, hämolytischer Anämie und Hyperlipidämie. Eine spezifische Therapie gibt es nicht, vorrangig ist absolute Alkoholkarenz.

8

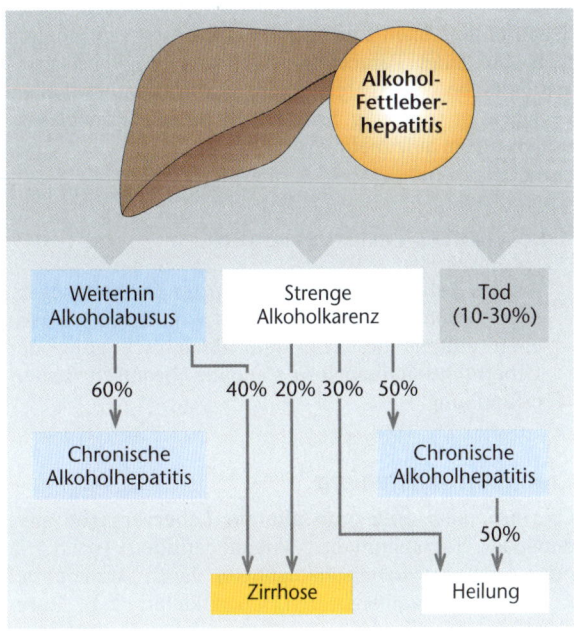

Abb. 8.26: Verlaufsmöglichkeiten der Alkohol-Fettleberhepatitis. [L157]

Alkoholbedingte Leberzirrhose

Bei weiter fortgesetztem Alkoholabusus entwickelt sich eine irreversible, **alkoholbedingte Leberzirrhose** (oft auch *Alkoholzirrhose* genannt ☞ 8.4.7).

8.4.5 Leberschädigungen durch andere Noxen

Krankheitsentstehung

Nicht nur Alkohol, sondern auch zahlreiche andere Fremdstoffe können die Leber akut und/oder chronisch schädigen:

- Nahrungsmittel und -zusatzstoffe
- Toxine, z. B. des *Knollenblätterpilzes*
- Arzneimittel, z. B. Tetrazykline, Paracetamol, Immunsuppressiva, Zytostatika, Östrogene oder Halothangas
- Gewerbliche Stoffe, z. B. Pestizide in der Landwirtschaft.

Man unterscheidet eine *toxische Form* mit dosisabhängiger Leberschädigung von einer *Überempfindlichkeitsreaktion,* die dosisunabhängig (also auch bei kleinsten Mengen) nur bei einigen Menschen auftritt.

Symptome, Befund und Diagnostik

Die Symptome reichen von geringem Druckgefühl im Oberbauch bis zum akuten, tödlichen **Leberversagen** (☞ 8.4.6) und können die Krankheitszeichen aller anderen Lebererkrankungen hervorrufen. Die Diagnose wird anhand von Anamnese, Klinik und ggf. Leberbiopsie mit nachfolgender histologischer Untersuchung zum Ausschluss anderer Erkrankungen gestellt.

Behandlungsstrategie

Vordringlich ist das Absetzen der schädigenden Substanz. Ansonsten ist die Therapie meist symptomatisch, spezifische Maßnahmen sind nur bei einigen Noxen möglich (z. B. bei einer Paracetamolvergiftung möglichst frühzeitige Gabe von Acetylcystein). Bei drohendem Leberversagen ist frühzeitig Kontakt mit einem Transplantationszentrum aufzunehmen.

8.4.6 Akutes Leberversagen

Akutes Leberversagen *(fulminantes Leberversagen, akute Lebernekrose):* Innerhalb von Tagen bis Wochen auftretende, schwerste Beeinträchtigung der Leberfunktion ohne vorbestehende chronische Lebererkrankung.

Krankheitsentstehung

Ca. 90% aller Fälle von **akutem Leberversagen** sind entweder auf fulminante Virushepatitiden (☞ 8.4.2) oder schwerste Leberschädigungen durch Arzneimittel (z. B. Paracetamolvergiftung), Chemikalien (z. B. Tetrachlorkohlenstoff) oder andere Lebergifte zurückzuführen (☞ 8.4.5).

Symptome, Befund und Diagnostik

Symptome sind ein Ikterus, eine rasch zunehmende hepatische Enzephalopathie (☞ 8.4.7) und der typische Foetor hepaticus (Geruch nach roher Leber). Komplizierend treten Gerinnungsstörungen (Magen-Darm-Blutungen), Hirnödem, Kreislauf-, Nieren- und Lungenversagen sowie Infektionen bis zur Sepsis hinzu. Die Verdachtsdiagnose wird durch Blutuntersuchungen gesichert.

Behandlungsstrategie

Trotz maximaler symptomatischer Intensivtherapie einschließlich Beatmung und Dialyse sowie ggf. Maßnahmen zur Giftelimination/-neutralisation ist die Prognose des akuten Leberversagens mit einer Letalität von ca. 80% schlecht. Deshalb ist bei allen Patienten, die unter konservativer Therapie keine prompte Besserung zeigen und bei denen keine Kontraindikationen gegen eine Lebertransplantation bestehen, frühzeitig Kontakt mit einem Transplantationszentrum aufzunehmen. Da eine Lebertransplantation mit erheblichen (Langzeit-)Risiken für den Patienten verbunden ist (☞ 1.4.8 und 8.4.7) und die Leber sehr regenerationsfähig ist, werden zurzeit verschiedene Methoden zur *temporären* Leberentlastung erprobt, etwa die Teilleber-Transplantation mit späterer Entfernung des Transplantats (**auxiliäre partielle orthotope Lebertransplantation**, *APOLT*). Verfahren zum künstlichen Ersatz der Leberfunktion befinden sich in der Erprobung (*Molecular Adsorbent Recirculation System, MARS*).

8.4.7 Leberzirrhose und Leberkoma

Leberzirrhose *(Schrumpfleber):* Chronisch fortschreitende, irreversible Zerstörung der Leberläppchen, einhergehend mit knotig-narbigem Umbau der Leber. Mögliches Endstadium nahezu aller Lebererkrankungen. Lebensbedrohlich durch ihre Folgezustände. Altersgipfel 50.–60. Lebensjahr, Männer : Frauen = 7 : 3.

Krankheitsentstehung

Häufigste Ursachen einer Leberzirrhose sind in Mitteleuropa mit ca. 50% ein chronischer Alkoholabusus und mit ca. 25% eine chronische Virushepatitis.

Weitere Ursachen einer Leberzirrhose sind:

- Autoimmunhepatitis (☞ 8.4.3), primär biliäre Zirrhose (☞ 8.5.4), primär sklerosierende Cholangitis (☞ 8.5.5)
- Gallenwegserkrankungen mit Gallenstau (**sekundär biliäre Zirrhose)**
- Kardiovaskuläre Erkrankungen, z. B. Stauungsleber bei chronischer Rechtsherzinsuffizienz oder Lebervenenverschluss (chronische Form des **Budd-Chiari-Syndroms**)
- Leberschäden durch Arzneimittel oder Gifte
- Stoffwechselerkrankungen (z. B. Hämochromatose ☞ 8.4.9, Morbus Wilson ☞ 8.4.9, α_1-Antitrypsin-Mangel ☞ 8.4.2 und 6.6.1, 6.6.2).

Leberzelluntergang und narbig-bindegewebige Umwandlung der Leber führen zum einen zu Durchblutungsstörungen mit fortschreitender Leberfunktionseinschrän-

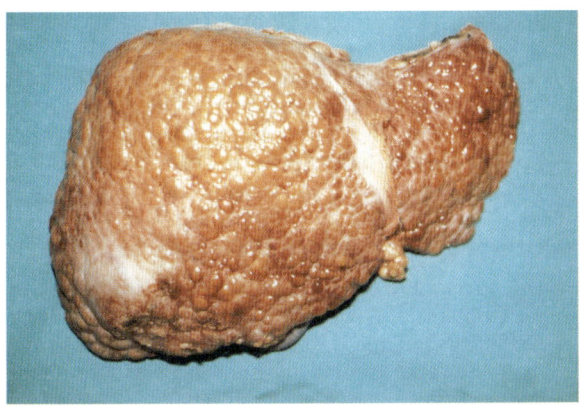

Abb. 8.27: Makroskopisches Bild bei Leberzirrhose. Die Leber ist geschrumpft, ihre Oberfläche nicht mehr glatt, sondern durch zahlreiche kleinere und größere Parenchymknoten höckrig. [R132]

kung, zum anderen durch die mechanische Beeinträchtigung des Blutstromes zu einem Pfortaderhochdruck (☞ unten). Die Oberfläche der Leber ist nicht mehr glatt und weich, sondern höckrig und hart.

Symptome und Untersuchungsbefund

Die Leberzirrhose macht sich meist erst im fortgeschrittenen Zustand bemerkbar:

- *Allgemeinbeschwerden.* Müdigkeit, verminderte Leistungsfähigkeit, Gewichtsverlust, Schwitzen, psychische Verstimmung, evtl. Druckgefühl oder Schmerzen im Oberbauch

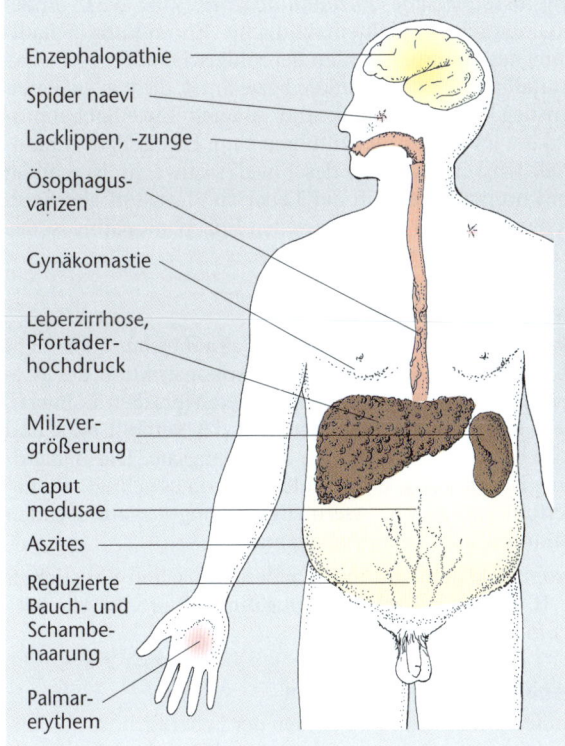

Abb. 8.28: Typische Symptome eines Patienten mit Leberzirrhose. [A400-190]

Enzephalopathie
Spider naevi
Lacklippen, -zunge
Ösophagusvarizen
Gynäkomastie
Leberzirrhose, Pfortaderhochdruck
Milzvergrößerung
Caput medusae
Aszites
Reduzierte Bauch- und Schambehaarung
Palmarerythem

- **Leberhautzeichen:**
  - **Spider naevi** (Gefäßspinnen, -sternchen)
  - **Palmarerythem** (gerötete Handinnenflächen)
  - **Lackzunge** (glatte und rote Zunge durch Vitamin-B-Mangel), Mundwinkelrhagaden (eingerissene Mundwinkel)
  - **Caput medusae** (*Medusenhaupt*, verstärkte Venenzeichnung um den Bauchnabel infolge eines Umgehungskreislaufs bei Pfortaderhochdruck)
  - **Pergamenthaut** (dünne, atrophische Haut)
- *Hormonelle Störungen:* bei Männern Potenzstörungen und Libidoverlust, *Gynäkomastie* (Brustbildung beim Mann), Hodenatrophie und Verminderung/Verlust der männlichen Sekundärbehaarung. Bei Frauen Störungen der Regelblutung bis hin zur Amenorrhö
- Evtl. Modifikation der Symptome durch die Grunderkrankung, z. B. starker Juckreiz, falls eine Erkrankung mit Cholestase die Ursache ist
- Symptome der Komplikationen, z. B. Hautblutungen bei Gerinnungsstörungen, erweiterte Bauchhautvenen bei Pfortaderhochdruck, ☞ unten.

Bei der körperlichen Untersuchung zeigt sich oft ein von Blähungen und Aszites aufgetriebener Bauch.

Komplikationen der Leberzirrhose und Leberkoma

Schreitet die Leberzirrhose fort, führt sie bei praktisch allen Patienten früher oder später zu tödlichen Komplikationen.

Pfortaderhochdruck

Der bindegewebige Umbau des Lebergewebes behindert den Blutfluss durch die Leber. Das Blut staut sich zurück und es entsteht ein **Pfortaderhochdruck** *(portale Hypertension)*. Der Blutstau führt zum einen zu einer Milzvergrößerung (*Splenomegalie* ☞ 8.7.1) mit vermehrtem Abbau von Blutkörperchen (Panzytopenie). Zum anderen bilden sich Umgehungskreisläufe zwischen Pfortader- und Hohlvenensystem. Klinisch bedeutsam sind hierbei *äußere Hämorrhoiden*, das *Caput medusae* (erweiterte Venen unter der Bauchhaut ☞ Abb. 8.31) und vor allem

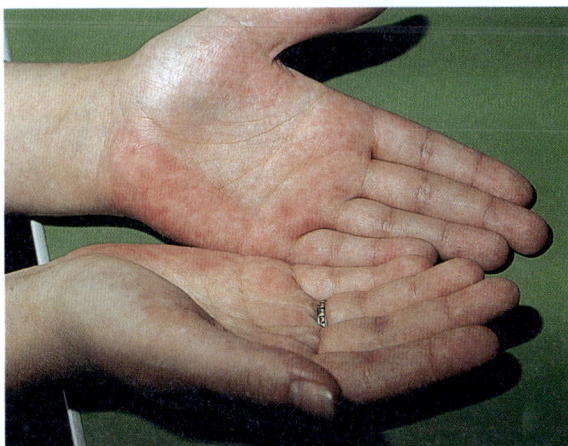

Abb. 8.29: Ein solches Palmarerythem ist typisches Hautzeichen einer Leberzirrhose. [S100]

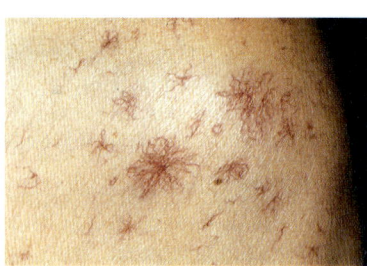

Abb. 8.30: Spider naevi. [R168]

Ösophagus- und **Magenfundusvarizen,** die leicht platzen und zu einer akut lebensbedrohlichen *oberen Gastrointestinalblutung* (☞ 7.2.5) führen können.

Ein Aszites bei Leberzirrhose ist häufig und nicht allein durch den Pfortaderhochdruck, sondern multifaktoriell bedingt.

Weitere Auswirkungen des Pfortaderhochdrucks auf verschiedene Organe ☞ *Abb. 8.32*

Pfortaderthrombose

Patienten mit einer Leberzirrhose erleiden gehäuft **Pfortader-** oder **Milzvenenthrombosen,** die meist zu Ösophagus- bzw. Magenfundusvarizen mit der Gefahr von Varizenblutungen (☞ 7.12.5) führen.

Spontane bakterielle Peritonitis

Bei einer Leberzirrhose mit Aszites können auch ohne Perforation Bakterien durch die Darmwand treten und eine **spontane bakterielle Peritonitis** *(SBP)* verursachen. Beweisend ist eine Granulozytenzahl im Aszites über 250/µl, der Keimnachweis gelingt nicht immer. Die Behandlung besteht in einer intravenösen Antibiotikagabe. Die Prognose des Betroffenen ist insgesamt schlecht.

Beeinträchtigte Syntheseleistung der Leber

- Durch die beeinträchtigte Syntheseleistung der Leber werden nicht mehr genügend Gerinnungsfaktoren ge-

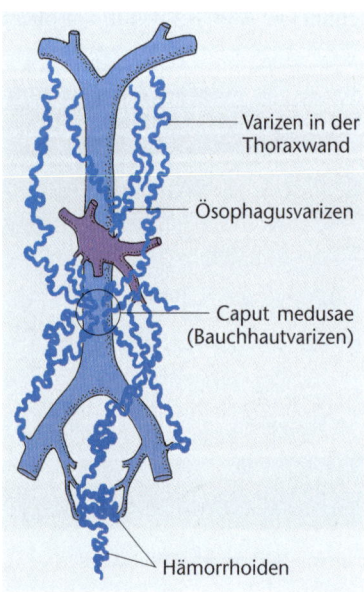

Varizen in der Thoraxwand

Ösophagusvarizen

Caput medusae (Bauchhautvarizen)

Hämorrhoiden

Abb. 8.31: Bei einem Blutstau in/vor der Leber bilden sich Kollateralen zwischen Pfortader und V. cava superior und inferior aus, die als Varizen z. B. in der Bauchhaut sichtbar sein können. [A400-190]

bildet, was eine erhöhte *Blutungsneigung* (☞ 11.10) zur Folge hat
- Die unzureichende Albuminsynthese der Leber und der Pfortaderhochdruck begünstigen die Ödem- und Aszitesentwicklung, die dann durch einen *sekundären Hyperaldosteronismus* (☞ auch 10.5.1) unterhalten werden.

Hepatische Enzephalopathie und Leberkoma

Hepatische Enzephalopathie (*portosystemische Enzephalopathie, PSE*): Neurologische und psychische Auffälligkeiten, die bei Lebererkrankungen v. a. durch Anstieg von Ammoniak und anderer Eiweißabbauprodukte im Blut aufgrund der gestörten Entgiftungsfunktion der Leber entstehen. Schwerstform Leberkoma.

Leberkoma (*hepatisches Koma, Coma hepaticum*): Schwerste Bewusstseinsstörung bis zur tiefen Bewusstlosigkeit durch Ausfall der Entgiftungsfunktion der Leber. Häufig tödlich. Unterteilt in:
- **Leberzerfallkoma** (*endogenes Leberkoma*) bei massivem Leberzelluntergang etwa im Rahmen einer fulminanten Hepatitis oder Vergiftungen (☞ auch 8.4.6)
- **Leberausfallkoma** (*exogenes Leberkoma*) bei Leberzirrhose mit Umgehungskreislauf, ausgelöst durch zusätzliche, „exogene" Belastungen des Organismus wie z. B. hohe Eiweißzufuhr, gastrointestinale Blutung, Alkohol oder Infektionen.

Auch die Entgiftungsfunktion der Leber ist durch Leberzellschädigung und/oder Umgehungskreisläufe des venösen Darmblutes gestört. Als **hepatische Enzephalopathie** (*portosystemische Enzephalopathie,* kurz *PSE;* Enzephalopathie = nichtentzündliche Erkrankung/Schädigung des Gehirns) werden neurologische und psychische Auffälligkeiten des Kranken bezeichnet, die v. a. auf einen Anstieg von Ammoniak und anderen Eiweißabbauprodukten im Blut zurückzuführen sind. Das Zellgift Ammoniak wird im Rahmen des Eiweißstoffwechsels gebildet und normalerweise in der Leber zu Harnstoff abgebaut. Schwerste Form der hepatischen Enzephalopathie ist das lebensbedrohliche **Leberkoma.**

Hepatorenales Syndrom

Bei schwerer Leberzirrhose kann es auf bisher noch nicht ganz geklärte Weise zu einer Vasokonstriktion der Nierengefäße mit (funktionellem) Nierenversagen kommen, dem **hepatorenalen Syndrom.** Typ 1 verläuft akut und schwer mit hoher Letalität, Typ 2 langsam. Die Behandlung ist schwierig, entscheidend ist, ob es gelingt, die Leberfunktion zu verbessern (Beseitigung der auslösenden Faktoren, evtl. Lebertransplantation).

Prophylaktisch wird in besonders kritischen Situationen (z. B. Aszites-Ausschwemmung durch Diuretika) die Nierenfunktion beobachtet.

Hepatopulmonales Syndrom

Außerdem kann es im Rahmen der Leberzirrhose zu Lungenfunktionsstörungen **(hepatopulmonales Syndrom)** kommen. Ursache ist eine Weitstellung der Lungengefäße mit erhöhtem Blutfluss durch die Lunge bei gleich blei-

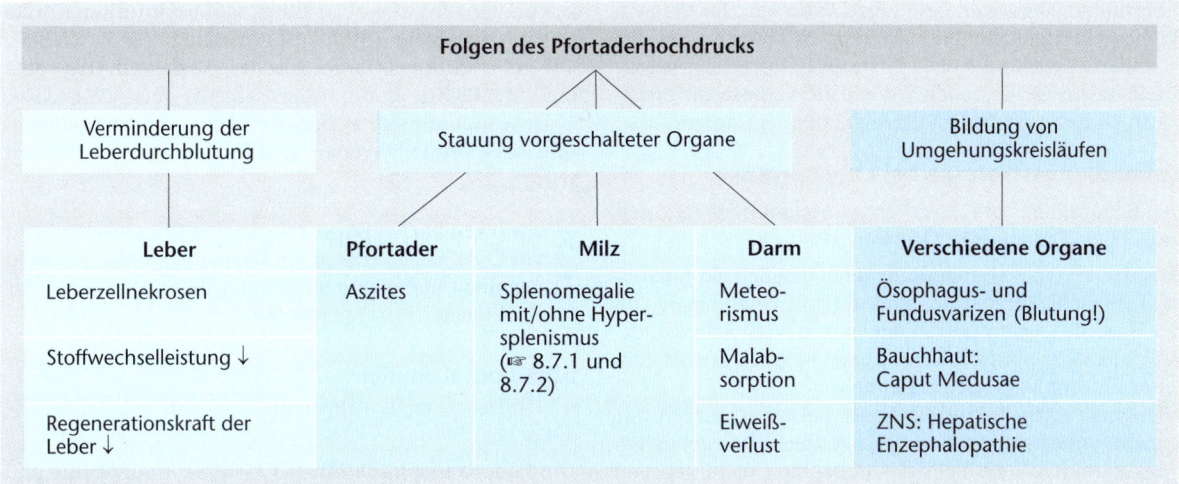

Folgen des Pfortaderhochdrucks

Verminderung der Leberdurchblutung	Stauung vorgeschalteter Organe			Bildung von Umgehungskreisläufen
Leber	**Pfortader**	**Milz**	**Darm**	**Verschiedene Organe**
Leberzellnekrosen	Aszites	Splenomegalie mit/ohne Hypersplenismus (☞ 8.7.1 und 8.7.2)	Meteorismus	Ösophagus- und Fundusvarizen (Blutung!)
Stoffwechselleistung ↓			Malabsorption	Bauchhaut: Caput Medusae
Regenerationskraft der Leber ↓			Eiweißverlust	ZNS: Hepatische Enzephalopathie

Abb. 8.32: Auswirkungen des Pfortaderhochdrucks auf verschiedene Organe.

bender Lungenbelüftung, sodass sich ein (funktioneller) Shunt innerhalb der Lunge ausbildet. Typischerweise bessern sich Luftnot und Sauerstoffsättigung des Blutes im Liegen und verschlechtern sich beim Aufrichten (also genau umgekehrt wie beim Herzkranken). Symptomatisch kann Sauerstoff gegeben werden.

Hepatozelluläres Karzinom
Patienten mit einer Leberzirrhose haben ein erhöhtes Risiko, an einem **Leberzellkarzinom** (☞ 8.4.8) zu erkranken.

Diagnostik bei Leberzirrhose
- *Labor:* Transaminasen, γ-GT, AP und Bilirubin sind leicht erhöht. Wegen der Funktionsstörung der Leber sind Gerinnungsfaktoren und damit Quick-Wert, Cho-

linesterase und Albumin vermindert. Das Blutbild zeigt oft eine Anämie, Leukozytopenie und Thrombozytopenie. Elektrolytstörungen, insbesondere eine Hypokaliämie, sind häufig. Die Hepatitisserologie und die Suche nach Autoantikörpern dienen der Ursachenklärung *Diagnostik bei Verdacht auf Hämochromatose oder Morbus Wilson* ☞ 8.4.9
- *Oberbauchsonographie:* Zirrhotische Veränderungen der Leber sind ab einem bestimmten Stadium sichtbar, evtl. zeigt sich Aszites. Andere Oberbaucherkrankungen können ausgeschlossen werden
- *Duplex-Sonographie:* Mithilfe der Duplex-Sonographie können Fließrichtung und Flussgeschwindigkeit in der Pfortader dargestellt und so das Ausmaß des Pfortaderhochdrucks eingeschätzt werden
- *Endoskopie:* Unbedingt erforderlich ist eine Ösophagogastroduodenoskopie zum Nachweis oder Ausschluss von Ösophagus- und Magenfundusvarizen
- *Biopsie:* Eine Biopsie mit nachfolgender histologischer Untersuchung des entnommenen Lebergewebes ist ins-

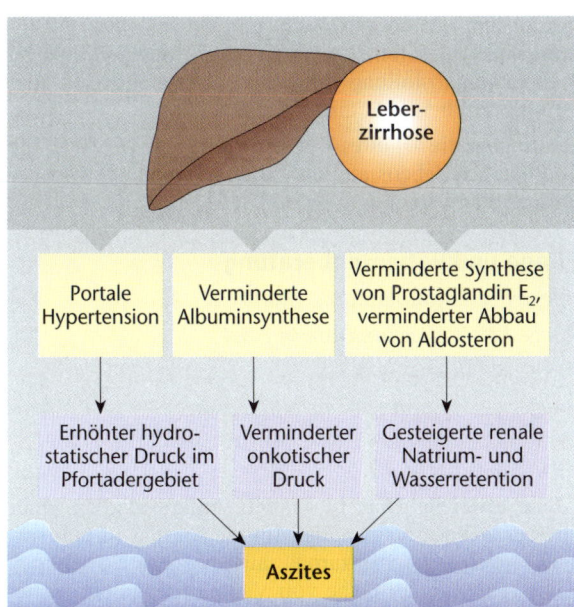

Abb. 8.33: Entstehungsmechanismen des Aszites bei Leberzirrhose. [L157]

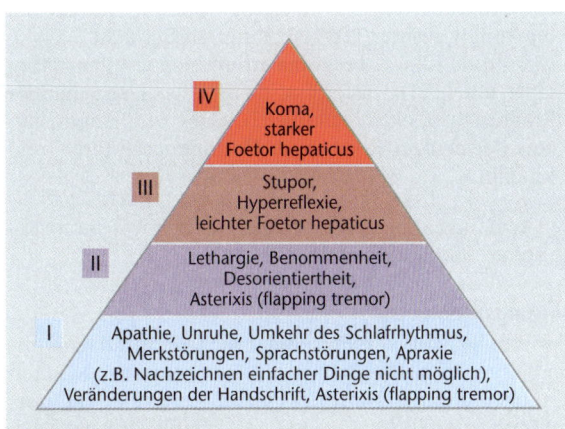

Abb. 8.34: Stadien der hepatischen Enzephalopathie. Als **Asterixis,** *flapping tremor* oder *Flattertremor* bezeichnet man einen symmetrischen, distal betonten Armtremor mit 1–3 Flexionen pro Sekunde im Handgelenk zusammen mit einem Fingertremor, der besonders deutlich bei nach vorn ausgestreckten Armen zu beobachten ist. [L157]

besondere anzuraten bei jungen Patienten, für die evtl. eine Lebertransplantation in Betracht kommt, sowie bei unklarer Ursache der Leberzirrhose. Bei fortgeschrittener Leberzirrhose lässt sich jedoch die Genese im umgebauten Lebergewebe häufig nicht mehr erkennen.

Behandlungsstrategie bei Leberzirrhose

Die Behandlung bei Leberzirrhose besteht in der frühestmöglichen Therapie der Grunderkrankung.

Ansonsten ist eine Behandlung nicht möglich, so genannte „Leberschutzpräparate" sind nutzlos. Unabhängig von der Ursache werden zusätzliche Noxen (z. B. Schadstoffe, Alkohol, Arzneimittel) wenn irgend möglich ausgeschaltet und Komplikationen behandelt:

- Da viele Arzneimittel die Leber belasten, werden alle nicht unbedingt notwendigen Arzneimittel abgesetzt. Insbesondere Beruhigungsmittel sollten nicht gegeben werden, da sie zudem die Zeichen einer hepatischen Enzephalopathie verschleiern
- Aszites und Ödeme werden – falls die Allgemeinmaßnahmen (☞ Pflege) nicht zum Erfolg führen – medikamentös ausgeschwemmt. Dabei werden vorzugsweise die Diuretika Spironolacton (z. B. Aldactone®) und Xipamid (z. B. Aquaphor®), evtl. auch Furosemid (z. B. Lasix®), eingesetzt. Bei starkem Aszites können eine oder mehrere Entlastungspunktionen (☞ 8.3.4) erforderlich sein. Bei therapierefraktärem Aszites kann die Anlage eines TIPS (transjugulären portosystemischen Shunts ☞ unten) überlegt werden
- Bei Ösophagus- oder Magenfundusvarizenblutungen ist zur Diagnostik immer eine Endoskopie erforderlich, in deren Rahmen der Arzt eine endoskopische Blutstillung versucht (meist durch Gummibandligatur, alternativ durch Injektion eines speziellen Kunstharzes = Histoacryl® in das blutende Gefäß). Medikamentös kann der Pfortaderdruck durch Terlipressin oder Somatostatin/-Analoga gesenkt werden (z. B. Glycylpressin®, Somatostatin Ferring®, Sandostatin®).
Ist die Blutung endoskopisch nicht zu stillen oder eine Endoskopie nicht akut verfügbar, legt der Arzt zunächst eine Kompressionssonde (☞ 7.1.6).
Bei auf Dauer unkontrollierbarer Blutung kommt die Implantation eines TIPS (☞ unten) in Betracht
- Ein (drohendes) Leberkoma erfordert eine Intensivtherapie, u. a. mit Darmsterilisation (☞ Pflege), parenteraler Ernährung (Elektrolytausgleich, Gabe von Aminosäuren) sowie dem Ersatz von Gerinnungsfaktoren und Vitamin K.

Unabdingbar bei jeder Form der Leberzirrhose ist absolute Alkoholkarenz!

Blutungsprophylaxe

Zur Prophylaxe einer lebensgefährlichen Ösophagusvarizenblutung dient die Gabe von β-Blockern oder Nitraten (Druckentlastung). Hatte der Patient bereits eine Blutung, kommen zusätzlich v. a. die Gummibandligatur der Varizen sowie bei Erfolglosigkeit die Anlage eines **portosystemischen Shunts** in Betracht. Dabei wird das Blut aus dem Pfortaderkreislauf teilweise oder vollständig an der geschädigten Leber vorbei ins Hohlvenensystem geleitet, sodass die Ösophagusvarizen kollabieren.

Bevorzugt wird heute der **transjuguläre intrahepatische portosystemische (Stent-)Shunt** (kurz *TIPS, TIPPS*), ein interventionell-radiologisches Verfahren, bei dem eine Metallgitter-Endoprothese (Stent) über V. jugularis, V. cava superior und Lebervene in die Leber eingebracht und zwischen Lebervenen- und Pfortadersystem platziert wird.

Zwar schützt ein portosystemischer Shunt weitgehend vor Ösophagusvarizenblutungen, doch steigt aufgrund der noch geringeren Entgiftung durch die Leber das Risiko einer Enzephalopathie.

Lebertransplantation

Auxiliäre partielle orthotope Lebertransplantation ☞ *8.4.6*

Die **Lebertransplantation** *(LTX)* ist sehr aufwändig und komplikationsreich, aber für viele Patienten im Endstadium einer Lebererkrankung die einzige Überlebenschance.

Hauptindikationen sind in Deutschland die verschiedenen Leberzirrhosen, primäre Tumoren von Leber oder Gallenwegen sowie das (sub-)akute Leberversagen. Die Kontraindikationen entsprechen im Wesentlichen denen anderer Transplantationen (z. B. metastasierende Tumorleiden). Ist eine Alkoholabhängigkeit Ursache der Lebererkrankung, muss der Patient vor Aufnahme auf die Warteliste mindestens sechs Monate abstinent gewesen sein.

In geeigneten Fällen wird nicht die ganze Spenderleber transplantiert, sondern eine **Split-Leber-Transplantation,** bei der die Leber in zwei Teile (für zwei verschiedene Empfänger) geteilt wird, oder eine **Leberlebendspende** des linken Leberlappens durchgeführt. So können trotz Organmangels möglichst viele Patienten versorgt werden.

Postoperativ bedürfen die Patienten einer konsequenten Immunsuppression (☞ 14.2) und lebenslanger Nachkontrollen. Gefürchtet sind die akute oder chronische Transplantatabstoßung und das Wiederauftreten der Grundkrankheit, z. B. einer Virushepatitis.

Heute liegt die 1-Jahres-Überlebensrate bei ca. 80%, die 5-Jahres-Überlebensrate um die 60% (abhängig von der Grunderkrankung).

Pflege und Patientenberatung

Pflege bei Alkoholabhängigkeit ☞ *8.1.2*

Pflege bei Aszitespunktion ☞ *8.3.4*

Pflege bei Ikterus ☞ *8.2.1*

Pflege bei Ösophagusvarizenblutungen ☞ *7.1.6 und 7.2.5*

ZVD-Messung ☞ *4.1.6*

- Eine spezielle Diät ist in den Anfangsstadien einer Leberzirrhose nicht nötig. Am günstigsten ist eine vitaminreiche, kochsalzarme, ausgewogene Mischkost. Die (parenterale) Gabe von Vitaminpräparaten ist bei Vitaminmangelerscheinungen sinnvoll, die in erster Linie die fettlöslichen Vitamine A, D, E, K (z. B. 1 Amp. ADEK-Falk® alle zwei Wochen) und die wasserlöslichen Vitamine B_1, B_6, B_{12} und Folsäure betreffen. Bei einer hepatischen Enzephalopathie ist eine Verminderung der Eiweißzufuhr erforderlich

- Die Pflegenden achten auf eine ausreichende Kalorienzufuhr, da sowohl die Erkrankung selbst als auch die Therapie zu Appetitlosigkeit führen können
- Zur Stuhlregulierung wird bei Leberzirrhose oral Lactulose (z. B. Bifiteral®) gegeben, deren Dosierung sich nach dem Stuhlverhalten richtet. Anzustreben sind zwei weiche Stuhlgänge täglich. Außerdem senkt Lactulose den Blutammoniakspiegel (☞ unten)
- Bei Aszites begünstigen Bettruhe, Kochsalz- und Flüssigkeitsbeschränkung die Ödemausschwemmung. Es wird eine Gewichtsabnahme von 300–500 g täglich angestrebt, bei zusätzlichen peripheren Ödemen bis zu 1 kg (regelmäßige Gewichtskontrollen). Ansonsten steigt die Komplikationsgefahr, insbesondere das Risiko eines hepatorenalen Syndroms
- Aszites kann zu einer eingeschränkten, oberflächlichen Atmung führen. Daher führen die Pflegenden die notwendigen Maßnahmen zur Pneumonieprophylaxe (☞ 6.4.3) durch
- Häufig wird eine *Darmsterilisation (selektive Darmdekontamination)* durch orale Gabe von Antibiotika und Lactulose (z. B. Bifiteral®, oral oder als Einlauf) oder durch Natriumacetateinläufe angeordnet, um die Ammoniak produzierenden Bakterien im Darm zu reduzieren, die Ammoniakbildung zu hemmen und vorhandenes Ammoniak auszuscheiden. Im Akutstadium liegen die Patienten auf der Intensivstation
- Wegen einer vorliegenden Gerinnungsstörung (☞ 11.10) achten Pflegende besonders darauf, dass es nicht zu Verletzungen kommt. Hierzu gehört auch die Sturzprophylaxe bei gangunsicheren Patienten
- Die Haut der Patienten ist oft atrophisch und bedarf daher sorgfältiger Hautpflege
- Patienten mit einer Leberzirrhose sind in einem reduzierten Allgemeinzustand und dadurch besonders infektgefährdet. Deshalb ist eine Infektionsprophylaxe erforderlich (☞ auch 11.4.2). Die Pflegenden unterstützen den Patienten bei allen Einschränkungen
- Die Pflegenden bemühen sich, die oft eingeschränkte Beweglichkeit des Patienten zu erhalten bzw. zu verbessern. Bei Bedarf führen die Pflegenden sämtliche erforderlichen Prophylaxen durch.

Vorsicht: Arzneimittel bei Leberzirrhose

Der Patient soll keine Arzneimittel eigenmächtig einnehmen, da auch etliche frei verkäufliche Arzneimittel die Leber belasten und alle durch die Leber abgebauten Arzneimittel niedriger dosiert werden müssen.

Patientenbeobachtung

- Allgemeinbefinden und Bewusstsein (Bewusstseinstrübung durch Ammoniakanstieg? Drohendes Leberkoma? Drohendes Alkoholdelir?)
- RR, Puls, Temperatur, Atmung, ZVD (2-mal täglich)
- Haut (Gelbfärbung, Pergamenthaut)
- Bauchumfang (2-mal täglich), Gewicht (1-mal täglich), Ausscheidung (6-stündige Flüssigkeitsbilanzierung)
- Blutungszeichen.

Prognose

Die Prognose der Leberzirrhose ist insgesamt schlecht. Sind bereits Komplikationen (Ikterus, Aszites, Gastrointestinalblutungen, Enzephalopathie, hepatorenales Syndrom) aufgetreten, liegt die 5-Jahres-Überlebensrate bei konservativer Therapie nur bei ca. 20 %. ▣

8.4.8 Tumoren der Leber

Gutartige Lebertumoren

Die häufigsten **gutartigen Lebertumoren** sind **Hämangiome** (gutartige Blutgefäßtumoren). Meist werden sie zufällig bei einer Sonographie diagnostiziert. Entfernt werden Hämangiome nur, wenn sie rasch an Größe zunehmen oder zu Beschwerden führen.

Auch das **Leberzelladenom** und die **fokale noduläre Hyperplasie** (lokal begrenzte, knotenförmige Leberzellhyperplasie) verlaufen meist ohne Beschwerden. In beiden Fällen müssen orale Kontrazeptiva („Pille") abgesetzt werden, weil sie diese Erkrankungen begünstigen. Adenome werden wegen des Entartungsrisikos stets operativ entfernt, Hyperplasien nur bei Beschwerden oder (drohenden) Komplikationen.

Bösartige Lebertumoren

Lebermetastasten

Bösartige Lebertumoren kommen am häufigsten als *sekundäre bösartige Lebertumoren*, als **Lebermetastasen**, vor. Bei Männern sind Lebermetastasen am häufigsten auf Magen-Darm- und Bronchialkarzinome zurückzuführen, bei Frauen auf Magen-Darm-, Mamma- und Uteruskarzinome. Lebermetastasen können *solitär* (einzeln) oder *multipel* auftreten und werden gewöhnlich bei der Ultraschalluntersuchung als rundliche Knoten erkannt.

Eine solitäre Lebermetastase kann evtl. operativ entfernt werden, falls der Primärtumor behandelt ist. Multiple Lebermetastasen zwar zunehmend behandelt, z. B. durch regionale Chemotherapie mit isolierter Zytostatikadurchspülung der Leber, lokalchirurgisch, durch künstliche Embolisation der tumorversorgenden Blutgefäße, durch (CT-gesteuertes) Einbringen radioaktiver Substanzen in die Metastasen oder „Verkochen" der Metastasen mittels Laser. Hierdurch kann die Lebenszeit zwar verlängert werden, eine Heilung ist aber nicht möglich.

Hepatozelluläres Karzinom

Hepatozelluläres Karzinom (kurz *HCC, primäres Leberzellkarzinom*): In Europa seltenes, von den Leberzellen ausgehendes Karzinom, das Männer fünfmal häufiger betrifft als Frauen.

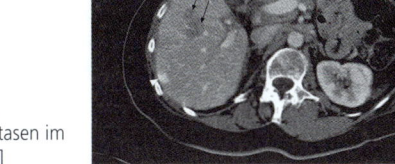

Abb. 8.35:
Lebermetastasen im CT. [S008-3]

Hepatozelluläre Karzinome treten am häufigsten auf dem Boden einer Leberzirrhose auf, wahrscheinlich durch den chronischen Entzündungs- und Regenerationsreiz. Besonders hoch ist das Risiko bei hepatitis- oder hämochromatosebedingter Leberzirrhose. Zusammenhänge bestehen auch zu bestimmten chemischen Noxen, z. B. Arsen oder den Aflatoxinen des Schimmelpilzes Aspergillus flavus.

Leitbeschwerden sind Müdigkeit, Gewichtsverlust, Oberbauchbeschwerden und Ikterus. Evtl. besteht ein Aszites. Die Leber ist meist vergrößert und hart. Die Diagnose wird sonographisch oder mittels Computer- bzw. Kernspintomographie gestellt. Häufig ist der Tumormarker AFP (α-Fetoprotein ☞ 12.4.2) erhöht.

> Patienten mit Leberzirrhose werden halbjährliche Sonographie- und AFP-Kontrollen zur Früherkennung eines hepatozellulären Karzinoms empfohlen.

Ist der Tumor klein und lokal begrenzt, kann er evtl. durch eine Leberteilresektion entfernt werden. Ist eine Resektion nicht möglich, der Tumor aber auf die Leber begrenzt, kann eine Lebertransplantation sinnvoll sein. Ansonsten kommen palliativ die gleichen lokalen Verfahren in Betracht wie bei Lebermetastasen. Die Prognose ist mit einer 5-Jahres-Überlebensrate von 20 % schlecht.

8.4.9 Stoffwechselerkrankungen mit Hauptmanifestation an der Leber

α_1-Antitrypsin-Mangel ☞ 6.6.1, 6.6.2

Familiäre Hyperbilirubinämien

Bei **familiären Hyperbilirubinämien** ist aufgrund erblicher Defekte die Aufnahme des indirekten Bilirubins in die Leberzelle, die Konjugation des indirekten Bilirubins oder die Ausscheidung des konjugierten Bilirubins aus der Leberzelle gestört. Als Folge steigt der Bilirubinspiegel im Blut an.

Mit ca. 5–10 % der Bevölkerung am häufigsten ist das **Gilbert-Syndrom** *(Gilbert-Meulengracht-Syndrom)*, das zu den Konjugationsstörungen zählt. Das Bilirubin im Blut ist leicht bis mäßig erhöht, verschiedene Faktoren wie etwa Fasten, Stress oder Infektionen lassen den Bilirubinspiegel weiter ansteigen und können zu einem sichtbaren Ikterus führen. Beschwerden bestehen meist keine. Auch Folgeschäden der Leber entwickeln sich nicht, sodass keine Behandlung nötig ist.

Hämochromatose und Hämosiderose

Die **primäre** *(hereditäre)* **Hämochromatose** ist eine autosomal-rezessiv vererbte Eisenstoffwechselstörung. Betroffen sind ca. 0,1–0,3 % der Bevölkerung.

Infolge einer chronisch erhöhten Eisenresorption kommt es zu Eisenablagerungen und zunehmenden Organschäden. Alkohol beschleunigt die Manifestation, weil es Eisen aus Ferritin freisetzt und selbst leberschädigend wirkt.

Symptome treten in aller Regel erst auf, wenn der Organismus mehr als 20–40 g überschüssigen Eisens gespei-

chert hat. Männer erkranken meist nach dem 40. Lebensjahr, Frauen aufgrund der monatlichen Eisenverluste durch die Menstruation seltener und erst in der Postmenopause.

Charakteristisch für die primäre Hämochromatose ist die Trias aus Lebererkrankung (bis zur Leberzirrhose), Diabetes mellitus und bronzefarbener Haut. Auch eine Herzinsuffizienz, Herzrhythmusstörungen, Gelenkschäden und endokrine Störungen (insbesondere der Keimdrüsen) sind möglich.

Die Diagnose wird durch Blutuntersuchungen (Serumeisen, Plasmaferritin und Transferrinsättigung erhöht) und evtl. Leberpunktion oder Kernspintomographie der Leber zum Nachweis der Eisenüberladung gestellt. Mithilfe einer molekulargenetischen Untersuchung kann bei über 90 % der Gendefekt nachgewiesen werden. Bei gesicherter Diagnose sollen Familienuntersuchungen betroffene, aber noch erscheinungsfreie Familienmitglieder aufdecken, damit diese rechtzeitig behandelt werden.

Die Behandlung besteht in wiederholten, lebenslangen Aderlässen, zunächst häufiger, später nur noch einmal im Vierteljahr. Setzt diese früh genug ein, ist die Prognose gut. Besteht bereits eine Leberzirrhose oder eine Herzinsuffizienz, wird evtl. eine Leber- oder Herztransplantation erwogen.

Die Patienten sollen sehr eisenhaltige Nahrungsmittel meiden (z. B. Fleisch). Da Vitamin C die Eisenresorption fördert, sollte hier zumindest eine Überversorgung vermieden werden. Schwarzer Tee als Getränk zu den Mahlzeiten vermindert umgekehrt die Eisenaufnahme. Alkohol ist aus dem oben genannten Grunde tabu.

Abzugrenzen sind **sekundäre Hämosiderosen,** z. B. durch langjährige Transfusionen bei angeborenen Anämien (☞ 11.5). Hier ist wegen einer bestehenden Anämie oft keine Aderlassbehandlung möglich. Dann wird über eine subkutane Infusionspumpe Desferoxamin (z. B. Desferal®) gegeben, welches Eisen in Blut und Gewebe bindet und dann ausgeschieden wird.

Morbus Wilson

Beim autosomal rezessiv vererbten **Morbus Wilson** *(hepatolentikuläre Degeneration)* kommt es aufgrund zu geringer Kupferausscheidung mit der Galle zu einer abnormen Kupferspeicherung insbesondere in der Leber und in den Basalganglien (tief gelegene Kerngebiete im Groß- und Zwischenhirn).

In der Regel zeigt sich der Morbus Wilson zuerst durch eine Transaminasenerhöhung, gefolgt von einer chronischen Hepatitis (☞ 8.4.3) und schließlich einer Leber-

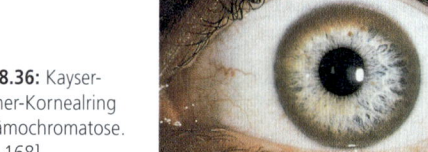

Abb. 8.36: Kayser-Fleischer-Kornealring bei Hämochromatose. [E179-168]

zirrhose (☞ 8.4.7). Außerdem kommt es bei vielen Betroffenen zu neurologischen Erscheinungen, v.a. Tremor, verlangsamten Bewegungen, Störungen der Motorik und der Koordination sowie psychiatrischen Auffälligkeiten. Sichtbares Zeichen der Erkrankung, das aber in Frühstadien oft fehlt, ist der **Kayser-Fleischer-Kornealring,** ein braun-grüner Ring am Rande der Hornhaut (Spaltlampenuntersuchung). Durch freies Kupfer sind akute Entgleisungen mit Hepatitis und/oder Anämie möglich.

Coeruloplasmin (Transportprotein für Kupfer) und Kupfer im Blut sind erniedrigt, Kupfer im Urin hingegen erhöht. Bei der quantitativen Kupferbestimmung im Lebergewebe zeigt sich ein zu hoher Kupfergehalt des Lebergewebes. Wie bei der primären Hämochromatose sind bei gesicherter Diagnose Familienuntersuchungen erforderlich.

> Bei jeder unklaren Lebererkrankung von Patienten unter ca. 35 Jahren muss differenzialdiagnostisch an einen Morbus Wilson gedacht werden!

Die medikamentöse Therapie besteht in der Gabe von *Chelatbildnern,* welche das freie Kupfer binden und zur Ausscheidung bringen. Langfristig wird hierdurch auch das Gewebekupfer vermindert. Am häufigsten eingesetzt wird D-Penicillamin (z.B. Metalcaptase®). Wird dieses nicht vertragen (z.B. Zunahme der neurologischen Symptomatik), sind z.B. Zinksulfat (Solvezink®) oder Triethylentetramin (Trientine®, nur über internationale Apotheken) Alternativen. Alle Arzneimittel sollen möglichst 1–2 Stunden vor den Mahlzeiten eingenommen werden. Die Patienten sollen auf kupferreiche Nahrungsmittel (z.B. Nüsse, Kakao, Rosinen) verzichten. Listen solcher Nahrungsmittel sind bei Selbsthilfegruppen erhältlich. Kupferreiches Leitungswasser sollte vor Genuss entmineralisiert, kupferhaltige Töpfe gegen Edelstahl- oder Glasgefäße ausgetauscht werden.

Bei fulminanten Krankheitsverläufen oder bereits dekompensierter Leberzirrhose kommt eine Lebertransplantation in Betracht.

Bei rechtzeitiger, lebenslanger Behandlung ist die Prognose heute gut, unbehandelt schlecht.

8.5 Erkrankungen von Gallenblase und Gallenwegen

8.5.1 Cholelithiasis

> **Cholelithiasis** *(Gallensteinkrankheit, Gallensteinleiden):* Bildung von Konkrementen in der Gallenblase **(Cholezystolithiasis)** und/oder den Gallengängen **(Choledocholithiasis).** Häufige und mit dem Alter zunehmende Erkrankung: In Deutschland sind ca. 10% der über 40-jährigen Männer und ca. 20% der über 40-jährigen Frauen betroffen, jedoch in 80% der Fälle symptomlos.

Krankheitsentstehung

In Mitteleuropa sind ca. 80% aller Gallensteine **Cholesterinsteine,** die weitgehend oder ausschließlich aus Cho-

lesterin bestehen. Vor allem drei Faktoren spielen bei ihrer Entstehung eine Rolle: ein zu hoher Cholesteringehalt der Galle, ein gestörtes Verhältnis zwischen steinfördernden und steinhemmenden Substanzen in der Galle und eine Beweglichkeitsstörung der Gallenblase.

Rund 20% der Gallensteine sind **Pigmentsteine** mit den Hauptbestandteilen Bilirubin und Kalzium(-salzen).

Risikofaktoren für Gallensteine sind entsprechend Entzündungen, Transportstörungen und Stauung der Gallenwege, hämolytische Anämien (☞ 11.5.5), Diabetes mellitus (☞ 10.7), Hypercholesterinämie (☞ 10.8.2), niedriges HDL-Cholesterin, unausgewogene Ernährung, Übergewicht, Schwangerschaft und eine positive Familienanamnese.

> 6-F-Regel bei Cholelithiasis: female (weiblich), fair (blond), fat (übergewichtig), forty (mittleres Lebensalter), fertile (Kinder), family (positive Familienanamnese).

Symptome und Untersuchungsbefund

Viele Gallensteinträger haben keinerlei Beschwerden **(stumme Steine),** ein weiterer Teil hat wiederholte uncharakteristische Oberbauchbeschwerden.

Wird ein Stein aus der Gallenblase in den Ductus cysticus oder Ductus choledochus ausgetrieben und eingeklemmt, kommt es zur typischen **Gallenkolik:** Der Patient hat heftige, krampfartige Schmerzen im rechten Ober- und Mittelbauch, die in den Rücken oder die rechte Schulter ausstrahlen können. Vegetative Begleiterscheinungen wie Schweißausbruch, Brechreiz und Erbrechen sowie evtl. Kreislaufkollaps sind häufig. Die Temperatur kann leicht erhöht sein. Die körperliche Untersuchung ergibt einen Druckschmerz über der Gallenblase.

Komplikationen

Bei einem relativ geringen Teil der Patienten führt das Gallensteinleiden zu ernsten Komplikationen. Abb. 8.38 und Tab. 8.37 geben einen Überblick.

Diagnostik und Differenzialdiagnose

Erste technische Untersuchung ist heute die Sonographie, sowohl zur Gallensteindiagnose als auch zur Feststellung von Komplikationen, etwa erweiterter Gallengänge oder entzündungsbedingter Verdickungen der Gallenblasenwand.

Zum differenzialdiagnostischen Ausschluss anderer Erkrankungen oder Komplikationen sind erforderlich:
- Blutuntersuchungen (Blutbild, Elektrolyte, AST, ALT, AP, γ-GT, Bilirubin, Lipase, CK, Troponine, LDH, Gerinnungsstatus)
- Urinuntersuchung (Pyelonephritis?)
- EKG (Herzinfarkt?)
- Evtl. Röntgenaufnahme des Thorax (Pneumonie?)
- Evtl. Röntgenleeraufnahme des Abdomens (Ileus? Freie Luft?).

Diese Untersuchungen dienen gleichzeitig der Vorbereitung einer ERCP oder Operation (☞ 8.3.3 und Behandlungsstrategie).

8

Komplikation	Ursache	Symptome	Therapie
Verschluss-ikterus	Steineinklemmung im Ductus choledochus → Gallenstau	Ikterus, Juckreiz, entfärbter Stuhl, dunkler Urin	Endoskopische Intervention, Cholezystektomie
Gallenblasen-hydrops	Verschluss des Ductus cysticus durch einen Stein → Stau von Schleim und Galle in der Gallenblase	Meist unspezifische Oberbauchbeschwerden. Evtl. tastbare schmerzlose Schwellung am Leberunterrand	Cholezystektomie
Gallenblasen-empyem	Bakterielle Besiedelung eines Gallenblasenhydrops → Eiteransammlung in der Gallenblase	Starke Oberbauchschmerzen, hohes Fieber, Schüttelfrost, schlechtes Allgemeinbefinden. Sepsisgefahr!	Antibiotika, raschestmögliche Cholezystektomie
Cholezystitis, Cholangitis	Steineinklemmung → Gallenstau, Schleimhaut-schädigung → bakterielle Besiedelung/Entzündung	☞ 8.5.2 – 8.5.5	
Pankreatitis	Steineinklemmung in der Papille	☞ 8.6.1	
Peritonitis	Perforation in die freie Bauchhöhle	☞ 7.7	
Gallenstein-ileus	Gedeckte Perforation und Penetration in den Darm	Wechselnde Ileussymptomatik (☞ 7.6.1)	

Tab. 8.37: Die wichtigsten Komplikationen einer Cholezystolithiasis im Überblick.

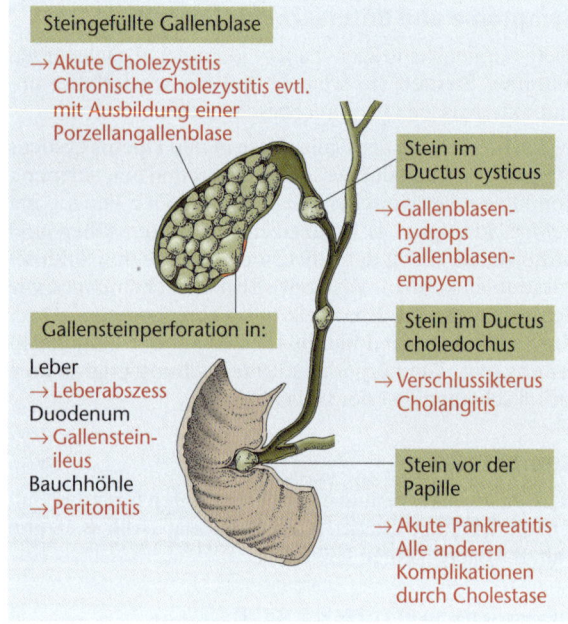

Abb. 8.38: Mögliche Komplikationen von Gallensteinen (rote Schrift) in Abhängigkeit von ihrer Lokalisation. [A400-190]

Je nach Fragestellung (Gallengangsteine?) sind weitergehende Untersuchungen erforderlich, vor allem Endosonographie, MRCP (☞ 8.3.3), CT und als therapeutische Maßnahme die ERC/ERCP (☞ 8.3.3).

Behandlungsstrategie

Stumme Steine bedürfen keiner Behandlung, da das Komplikationsrisiko gering ist. Ausnahme ist z. B. die **Porzellangallenblase** (Gallenblase mit verkalkter, verhärteter Wand), die wegen des Entartungsrisikos operativ entfernt werden sollte.

Patienten mit einer Gallenkolik erhalten krampflösende (z. B. Buscopan®) und schmerzlindernde (z. B. Voltaren®, Novalgin®, Dolantin®) Arzneimittel intravenös. Die Pa-

tienten dürfen nichts essen und haben Bettruhe. Klingt die Gallenkolik hierunter ab, ist dem Patienten meist eine **Cholezystektomie** (Gallenblasenentfernung) im beschwerdefreien Intervall anzuraten *(Intervalloperation)*, um erneuten Koliken mit entsprechender Komplikationsgefahr vorzubeugen. Diese ist heute meist laparoskopisch möglich. Bei anhaltenden Schmerzen und Entzündungszeichen ist die *Frühoperation* angezeigt, um z. B. einer Gallenblasenperforation vorzubeugen.

Bei Gallensteineinklemmung im Ductus choledochus geht man möglichst in zwei nacheinander geschalteten Eingriffen vor:

- Zunächst wird eine endoskopische Steinentfernung durch ERCP mit Papillotomie und Extraktionskörbchen (Dormiakörbchen) durchgeführt. Im beschwerdefreien Intervall folgt die Cholezystektomie, die dann meist laparoskopisch möglich ist
- Schlägt der Versuch der endoskopischen Steinentfernung fehl, wird meist eine konventionelle Cholezystektomie mit **Choledochusrevision** (Eröffnung des Ductus choledochus mit evtl. Steinentfernung) vorgenommen.

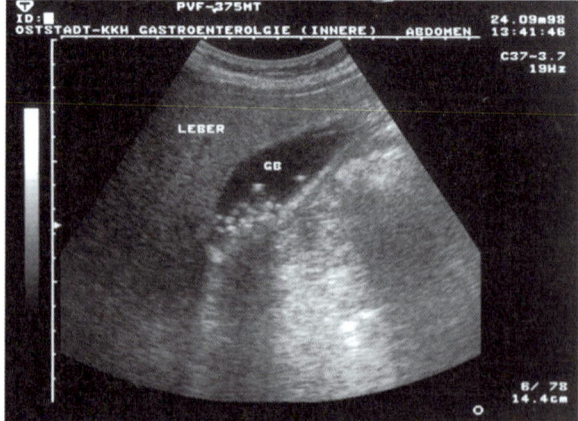

Abb. 8.39: Die Sonographie ermöglicht heute in den meisten Fällen die Diagnose von Gallensteinen in nur wenigen Minuten. Hier stellen sich viele kleine Steine in der Gallenblase dar. [M181]

Nichtoperative Steinentfernung

Verfahren zur *nichtoperativen Steinentfernung* sind wegen der teils sehr langen Behandlungsdauer und der hohen Rezidivquote nur selten sinnvoll. Erwähnenswert sind vor allem:

- Die *medikamentöse Steinauflösung* bei nicht-röntgendichten Steinen (Gabe von Urso- und/oder Chenodesoxycholsäure über 12–18 Monate, zusätzlich Gewichtsreduktion und fettarme Kost)
- Die extrakorporale *Stoßwellenlithotripsie* bei einzelnen Gallensteinen (☞ auch 9.12).

Pflege bei Gallenkolik

- Die Pflegenden achten darauf, dass die Patienten Bettruhe und Nahrungskarenz einhalten. Ab dem 2. Tag wird die Kost langsam wieder aufgebaut (Tee → Haferschleim → Weißbrot, Zwieback → Kartoffelbrei → Gallenschonkost bzw. die Nahrungsmittel, die der Betroffene verträgt)
- Die meisten Patienten empfinden eine bauchdeckenentspannte Lagerung als angenehm. Darüber hinaus können warme Bauchwickel oder eine Wärmflasche krampflösend und damit schmerzstillend wirken. Da Wärme grundsätzlich einen entzündlichen Prozess verschlechtern kann, darf die Wärmeanwendung nur auf Arztanordnung erfolgen. Analgetika werden ebenfalls nach ärztlicher Anordnung verabreicht
- Die Pflegenden kontrollieren regelmäßig das Allgemeinbefinden des Patienten (Bauchschmerzen), das Abdomen (harte Bauchdecken als Zeichen einer Peritonitis), Temperatur, Puls und Blutdruck
- Nach Indikationsstellung zur Operation bereiten die Pflegenden die Verlegung des Patienten auf eine chirurgische Station vor und beginnen evtl. mit der OP-Vorbereitung (Klysma am Vortag, am Vorabend nur noch Flüssigkeit, ab 22.00 Uhr des Vorabends nüchtern, Rasur, vor einer laparoskopischen Cholezystektomie gründliche Reinigung des Nabels).

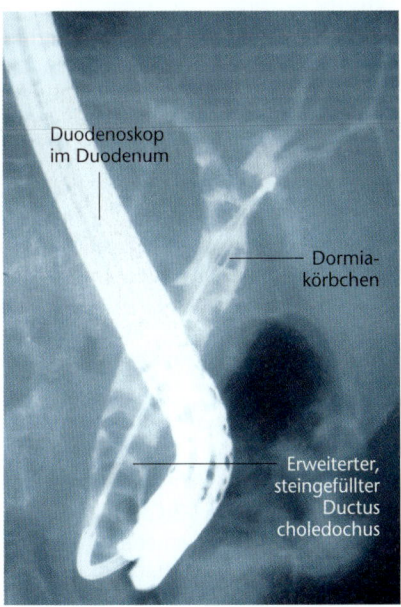

Abb. 8.40: Endoskopische Gallensteinentfernung mit Dormiakörbchen (☞ Abb. 9.37). [X211]

Der Patient sollte über eine angepasste Ernährung informiert sein (☞ 8.1.4). Im beschwerdefreien Intervall wird häufig eine fettarme Diät zur Vermeidung von Koliken empfohlen, obwohl eine positive Auswirkung auf das Beschwerdebild wissenschaftlich nicht erwiesen ist. Individuell nicht vertragene Nahrungsmittel wird der Betroffene naturgemäß ohnehin vermeiden. Übergewicht sollte der Patient abbauen.

Prognose

Die Prognose ist meist sehr gut. Nach einer Cholezystektomie können die meisten Betroffenen nach einer Übergangszeit wieder völlig normal essen. Es können sich aber Steinrezidive im Gallengangsystem bilden, die dann mit ERCP, Stenteinlage, Papillenschlitzung oder Choledochusrevision behandelt werden müssen.

8.5.2 Cholezystitis

Cholezystitis: Entzündung der Gallenblase, meist bei bestehendem Gallensteinleiden. Je nach zeitlichem Verlauf Unterteilung in **akute** und **chronische Cholezystitis.**

Akute Cholezystitis

Krankheitsentstehung

Ganz überwiegend handelt es sich bei der **akuten Cholezystitis** um eine *sekundäre* Gallenblasenentzündung bei Vorhandensein von Gallensteinen: Zuerst kommt es nach Verlegung des Ductus cysticus durch einen Stein zu einer *abakteriellen* Entzündung der gedehnten Gallenblase, dann wandern Bakterien ein, vorzugsweise E. coli und Enterokokken, und führen zu einer *bakteriellen* Entzündung.

Symptome und Untersuchungsbefund

Bei der akuten Cholezystitis haben die Patienten Schmerzen im rechten Oberbauch (evtl. mit Ausstrahlung in die rechte Schulter), Übelkeit, Erbrechen, Fieber über 38,5 °C, Schüttelfrost und evtl. auch einen Ikterus. Die Gallenblase ist druckschmerzhaft.

Komplikationen

Die Hauptkomplikationen sind Perforation der Gallenblasenwand mit Gefahr eines Gallensteinileus oder einer galligen Peritonitis, Penetration z. B. in die Leber, Gallenblasenempyem und Sepsis. Übergang in eine chronische Cholezystitis (☞ unten) ist möglich.

Diagnostik

Die Diagnose kann meist sonographisch und anhand einer Blutuntersuchung (BSG-Erhöhung, Leukozytose, Leberwertanstieg) gestellt werden. Die weiteren technischen Untersuchungen und differenzialdiagnostischen Überlegungen sind die gleichen wie bei einer Gallenkolik. Bei hohem Fieber werden zusätzlich Blutkulturen (☞ 15.4.3) abgenommen.

8

Duodenoskop im Duodenum

Dormiakörbchen

Erweiterter, steingefüllter Ductus choledochus

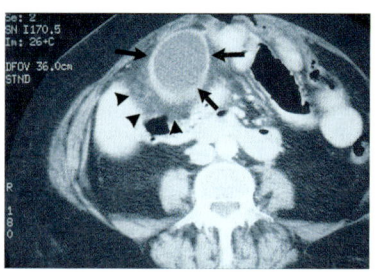

Abb. 8.41: Kontrastmittel-CT bei akuter Cholezystitis. Die Gallenblase ist vergrößert, die Gallenblasenwand verdickt (→). Auch das Gewebe in der Umgebung ist entzündlich verändert. [E211-100]

Behandlungsstrategie und Pflege

Eine akute Cholezystitis bedarf immer der stationären Behandlung. Sie besteht in Nahrungs- und Flüssigkeitskarenz mit parenteraler Ernährung, Bettruhe, intravenöser Antibiotikagabe und Schmerzbekämpfung wie bei einer Gallenkolik (☞ oben). Am günstigsten ist es, wenn die entzündete Gallenblase innerhalb der ersten 72 Stunden nach Symptombeginn entfernt wird. Ist dies wegen anfangs unsicherer Diagnose oder schlechtem Allgemeinzustand des Patienten nicht möglich, wird zunächst konservativ behandelt und im beschwerdefreien Intervall operiert.

> **Patientenbeobachtung und Dokumentation**
> - Temperatur, Puls, Blutdruck
> - Schmerzen, Bauchdeckenspannung
> - Pankreatitiszeichen (☞ 8.6.1), Darmtätigkeit.

Chronische Cholezystitis

Die **chronische Cholezystitis** ist Folge einer akuten Cholezystitis (☞ oben) oder einer (evtl. symptomlosen) Cholelithiasis (☞ 8.5.1).

Hauptsymptome sind Beschwerden nach Verzehr von bestimmten Nahrungsmitteln (v. a. fettreiche Speisen), Oberbauchdruck oder -schmerz sowie Koliken und Meteorismus. Die Beschwerden können abklingen (und später wieder auftreten), aber auch in eine akute Cholezystitis übergehen.

Die Behandlung besteht in der Cholezystektomie.

8.5.3 Akute eitrige Cholangitis

> **Akute eitrige Cholangitis:** Entzündung der Gallenwege, in der Regel durch Gallenabflussbehinderung mit nachfolgender bakterieller Besiedelung der gestauten Galle.

Krankheitsentstehung

Am häufigsten ist die **akute eitrige Cholangitis** Folge einer Gallenabflussbehinderung durch Gallengangsteine. Eine tumorbedingte Gallenstauung ist demgegenüber seltener.

Symptome und Untersuchungsbefund

Typische Dreifach-Symptomkombination ist die sog. **Charcot-Trias** aus Fieber mit Schüttelfrost, Ikterus und Koliken.

Hauptkomplikation ist ein septischer Schock (☞ 15.12) mit Verbrauchskoagulopathie (☞ 11.10.3) und Nierenversagen (☞ 9.9).

Diagnostik und Behandlungsstrategie

Erste diagnostische Maßnahmen sind Blutuntersuchungen und Sonographie. Zeigt die Sonographie Steine im Ductus choledochus, wird unter intravenöser Antibiotikatherapie eine ERCP (☞ 8.3.3) mit Papillotomie und Steinextraktion durchgeführt. Eine Cholezystektomie schließt sich nach Abklingen des akuten Bildes an.

Schlägt die endoskopische Steinentfernung fehl oder ist sie – etwa nach bestimmten Bauchoperationen – nicht möglich, erfolgt eine konventionelle Cholezystektomie mit Choledochusrevision.

Liegt ein tumorbedingter Verschluss ursächlich zugrunde, wird eine endoskopische Gallendrainage angestrebt.

Die übrige Therapie entspricht derjenigen bei einer akuten Cholezystitis (☞ 8.5.2).

Pflege

Die Patienten bedürfen der Intensivüberwachung mit Kontrolle von Blutdruck, Puls, Ausscheidungen und Atmung (BGA ☞ 6.3.4). Sie müssen Nahrungs- und Flüssigkeitskarenz sowie Bettruhe einhalten.

8.5.4 Nicht-eitrige chronisch-destruierende Cholangitis und primär biliäre Zirrhose

> **Nicht-eitrige chronisch-destruierende Cholangitis** (destruieren = zerstören): Chronisch fortschreitende, nicht-eitrige Entzündung der kleinen intrahepatischen Gallengänge. Betrifft zu 90 % Frauen, meist im mittleren Lebensalter. Endstadium ist die **primär biliäre Zirrhose,** kurz *PBC*, eine Sonderform der Leberzirrhose (☞ 8.4.7).

Krankheitsentstehung

Die Ursache der **nicht-eitrigen chronisch-destruierenden Cholangitis** ist nicht genau bekannt. Vermutlich handelt es sich um eine Autoimmunerkrankung auf dem Boden einer genetischen Disposition im Zusammenspiel mit Umweltfaktoren.

Symptome, Befund und Diagnostik

Die Patienten sind lange Zeit nur abgeschlagen, haben uncharakteristische Oberbauchbeschwerden und Juckreiz. Eine Beteiligung extrahepatischer Organe, v. a. in Form von Gelenkentzündungen (☞ 13.2), Schilddrüsenentzündung (☞ 10.4.5) und Sicca-Syndrom (☞ 13.3.4), ist häufig.

Infolge der Cholestase sind AP, γ-GT und Bilirubin im Blut erhöht. Der wichtigste Laborbefund aber ist der Nachweis antimitochondrialer Autoantikörper (☞ 14.2).

Sonographie und in Einzelfällen die ERCP dienen dem Ausschluss anderer cholestaseverursachender Erkrankungen. Nur selten ist zur Diagnosestellung die Leberbiopsie nötig.

Mittlerweile wird die Diagnose häufig in einem noch asymptomatischen Stadium gestellt, z. B. durch Abklärung einer erhöhten γ-GT.

Behandlungsstrategie

- Eine kausale Therapie ist nicht bekannt. Trotz der autoimmunologischen Ursache waren Studien mit Glukokortikoiden und/oder Immunsuppressiva erfolglos
- Ursodesoxycholsäure (z. B. Urofalk®) regt den Gallenfluss an, wirkt günstig auf Cholestase und Juckreiz und verzögert etwas den Krankheitsverlauf
- Bei starkem Juckreiz wirkt am ehesten Cholestyramin (z. B. Quantalan®), das die Gallensäureausscheidung mit dem Stuhl erhöht. Ein Abstand von 1–2 Stunden zu anderen Arzneimitteln verhindert Resorptionsbeeinträchtigungen
- Wegen der Resorptionsstörungen infolge der Cholestase müssen die fettlöslichen Vitamine (A, D, E, K) ersetzt werden. Als Nahrungsfett eignen sich mittelkettige Triglyzeride (MCT-Fette, z. B. Ceres®-Margarine), da sie auch ohne Gallensäuren resorbiert werden
- Bei Versagen der konservativen Therapie ist frühzeitig eine Lebertransplantation zu erwägen.

Prognose

Eine Prognoseabschätzung ist anhand des Bilirubinwertes möglich. Bei einem Bilirubinwert über 6 mg/dl liegt die Lebenserwartung unter zwei Jahren. Bei Lebertransplantation beträgt die 5-Jahres-Überlebensrate 75 %, Rezidive sind jedoch möglich.

8.5.5 Primär sklerosierende Cholangitis

Primär sklerosierende Cholangitis *(PSC):* Chronisch-fibrosierende, ursächlich unklare Entzündung der Gallenwege, die bis zur Leberzirrhose fortschreitet. Meist Männer zwischen 25 und 45 Jahren betroffen.

Die **primär sklerosierende Cholangitis** ist eine seltene, cholestatische Lebererkrankung. Sie ist wahrscheinlich autoimmunogen bedingt, bis zu 75 % der Patienten leiden gleichzeitig an einer chronisch-entzündlichen Darmerkrankung, meist einer Colitis ulcerosa (☞ 7.6.4).

Leitsymptome sind Müdigkeit, Juckreiz und Ikterus. Im Blut sind die γ-GT und die AP erhöht, und bei der Mehrzahl der Patienten lassen sich Autoantikörper nachweisen (pANCA = **p**erinukleäre **A**nti-**N**eutrophilen-**C**ytoplasma-**A**ntikörper, jedoch keine antimitochondrialen Antikörper). ERC bzw. MRC zeigen perlenschnurartige Gallenwege, die beweisend sind.

Die Behandlung entspricht im Wesentlichen derjenigen der primär biliären Zirrhose. Im Endstadium muss eine Lebertransplantation erwogen werden.

8.5.6 Gallenblasen- und Gallengangkarzinom

Gallenblasen- und **Gallengangkarzinome** sind selten. (Spät-)Symptome sind langsam zunehmende, schmerz-lose Gelbsucht (ohne Koliken), Oberbauchbeschwerden, Übelkeit, Erbrechen und Gewichtsverlust.

Die Diagnosestellung erfolgt durch (Endo-)Sonographie, ERC (**e**ndoskopisch-**r**etrograde **C**holangiographie ☞ auch 8.3.3) und CT.

Zum Zeitpunkt der Diagnose ist eine Radikaloperation mit kurativer Zielsetzung meist nicht mehr möglich. Dann kann z. B. die (endoskopische) Einlage eines Stents, eine photodynamische Therapie (Zerstörung der Tumorzellen durch Licht nach vorheriger Gabe einer photosensibilisierenden Substanz), eine perkutane Gallendrainage oder eine palliative Operation zur Gallenableitung die Beschwerden des Patienten lindern. Die Prognose ist schlecht.

8.6 Erkrankungen des Pankreas

Endokrin aktive Pankreastumoren ☞ 10.10.1
Mukoviszidose ☞ 6.15

8.6.1 Akute Pankreatitis

Akute Pankreatitis *(akute Bauchspeicheldrüsenentzündung):* Plötzlich einsetzende Entzündung der Bauchspeicheldrüse mit *Autolyse* (Selbstandauung) des Organs und Beeinträchtigung der Pankreasfunktion. Hauptursachen sind Gallengangssteine (45–50 %) und Alkoholabusus (ca. 35 %). Altersgipfel 30.–50. Lebensjahr. In 80–85 % leichte Pankreatitis mit Organödem, in 10–15 % schwere Pankreatitis mit Teil- oder Totalnekrose des Pankreas und/oder anderen Organkomplikationen.

Krankheitsentstehung

Bei einer **akuten Pankreatitis** werden die Verdauungsenzyme des Pankreas bereits im Pankreas und nicht erst im Dünndarm aktiviert. Folge ist eine Autolyse des Organs. Als Mechanismus dieses Prozesses werden v. a. diskutiert:
- *Stauung des Pankreassekrets* und nachfolgende Schädigung der Drüsenzellen bei Gallensteineinklemmung im Papillenbereich
- *Direkte* Schädigung der Pankreaszellen durch Alkohol.

Seltene Ursachen sind z. B. Arzneimittel (etwa Glukokortikoide, Zytostatika), Infektionen (etwa Mumps, Scharlach, Hepatitis), exzessive Erhöhungen des Triglyzeridspiegels im Blut, ein zu hoher Blutkalziumspiegel (☞ auch 9.15.4 und 10.5.1), Traumen (auch ERCP!) sowie erbliche Formen.

Symptome und Untersuchungsbefund

Charakteristisch ist ein plötzlicher Beginn mit schweren Dauerschmerzen im Oberbauch, die oft gürtelförmig in den Rücken ausstrahlen. Außerdem bestehen Übelkeit, Erbrechen, ein Subileus oder Ileus (☞ 7.6.1) und evtl. Fieber. In schweren Fällen treten Ikterus, Aszites, Pleuraer-

8

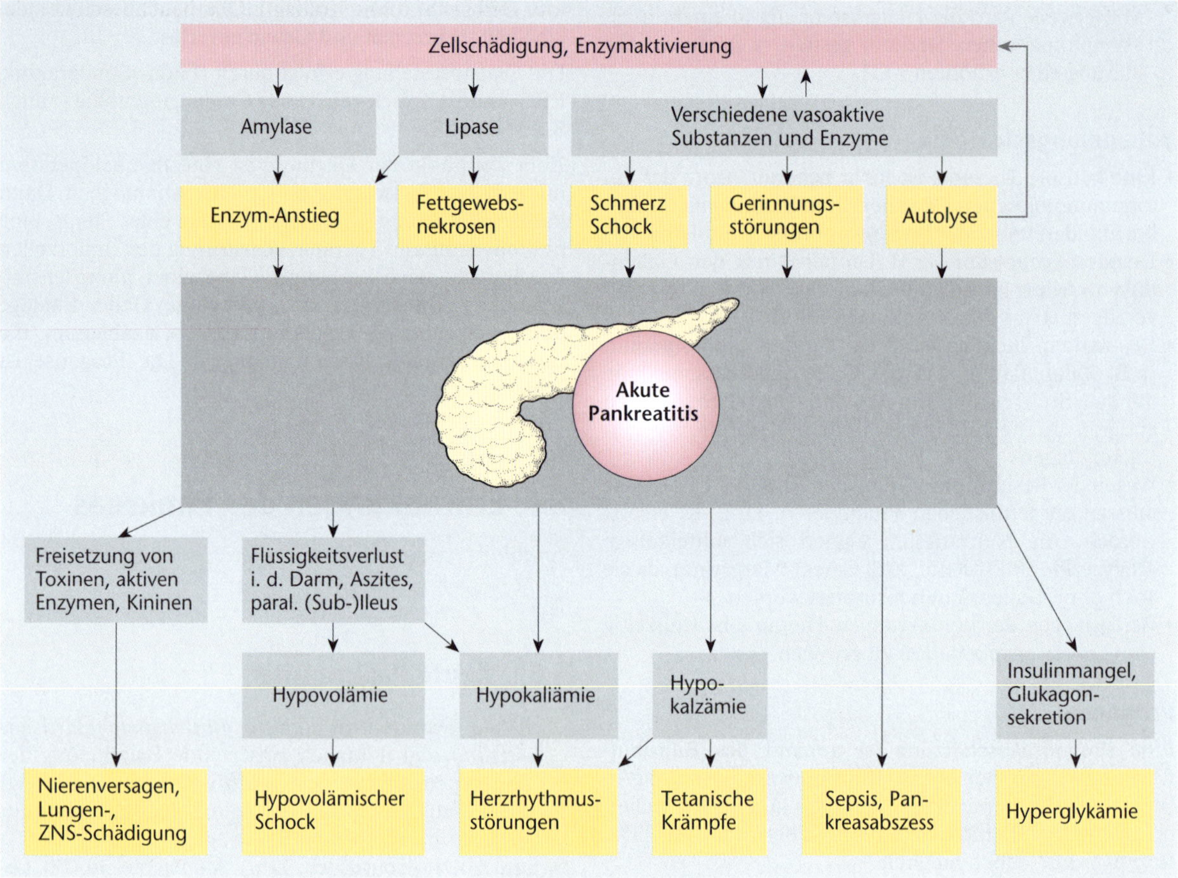

Abb. 8.42: Pathogenese, Klinik und Komplikationen der akuten Pankreatitis.

güsse sowie Schock- und Sepsiszeichen hinzu. Typisch bei der körperlichen Untersuchung sind ein druckschmerzhaftes Abdomen und ein sog. „Gummibauch", der durch Meteorismus und (mäßige) Abwehrspannung bedingt ist.

Komplikationen und Verlauf

> **Vorsicht**
> Die Gefährlichkeit der akuten Pankreatitis wird zu Beginn der Erkrankung leicht unterschätzt!

Akut sind die Patienten vor allem durch die Hypovolämie infolge der Verluste eiweißreichen Exsudats in den Peritonealraum bedroht. Dies kann zu Kreislaufversagen mit nachfolgendem *akuten Nierenversagen* (☞ 9.9) und *Schocklunge, Verbrauchskoagulopathie* (☞ 11.10.3) sowie *Sepsis* (☞ 15.12) führen. Blutungen, Nekrosen, Abszesse und **Pseudozystenbildung** (krankhafter Hohlraum, der nur von Bindegewebe umgeben ist und nicht von Epithel ausgekleidet wird) sind wei-tere teils lebensbedrohliche Komplikationen der akuten Pankreatitis.

Diagnostik und Differenzialdiagnose

Die Pankreasenzyme Lipase und α-Amylase im Blut sind stark erhöht. Außerdem bestehen eine Leukozytose, eine CRP-Erhöhung sowie erhöhte γ-GT, alkalische Phospha-

tase und Bilirubin bei Gallengangssteinen als Ursache. Blutzuckeranstieg, Elektrolytstörungen (Hypokalzämie, Hypokaliämie), Kreatininanstieg, Gerinnungsstörungen und Azidose weisen auf einen schweren Verlauf mit Komplikationen hin.

Bei der Sonographie lassen sich oft Pankreasnekrosen, Gallensteine, Gallengangerweiterungen oder – meist erst ab der 2. Krankheitswoche – Pseudozysten nachweisen. Zum Ausschluss anderer Grunderkrankungen werden eine Röntgenleeraufnahme des Abdomens (Luftsicheln? Ileus?), eine Röntgenaufnahme des Thorax (Pleuraergüsse? Pneumonie?) und ein EKG (Herzinfarkt?), oft auch ein Abdomen-CT angefertigt. Die rein diagnostische ERC/ERCP ist heute von Endosonographie und MRCP abgelöst worden, bei biliärer Ursache ermöglicht sie aber gleichzeitig die Therapie.

Behandlungsstrategie

Die Basistherapie umfasst:
- Allgemeinmaßnahmen ☞ Pflege
- Parenterale Ernährung mit Elektrolyt- und Volumenersatz, zunächst meist mehrere Liter täglich (z.B. je 1500 ml Glukose 5% und Ringer-Lösung). Eine frühzeitige enterale Ernährung über eine nasojejunale Sonde sollte angestrebt werden, da so die Darmschleimhaut erhalten bleibt und Infektionen seltener sind
- Intravenöser Ausgleich der Elektrolytstörungen

- Schmerzbekämpfung mit Procain über Perfusor, evtl. zusätzlich Paracetamol, Pethidin (Dolantin®) oder Buprenorphin (Temgesic®)
- Protonenpumpenhemmer (z. B. Antra®) zur Unterdrückung der Magensaftsekretion
- Bei schwerem Verlauf mit wiederholtem Erbrechen Legen einer Magensonde mit Absaugen des Magensaftes
- Evtl. intravenöse Antibiotikagabe (meist bei Fieber über 38,5 °C und/oder Nekrosen)
- Je nach Komplikationen z. B. Schocktherapie, maschinelle Beatmung, Hämodialyse.

Bei Verdacht auf eine Gallensteineinklemmung im Papillenbereich ist eine frühzeitige ERCP mit Papillenschlitzung und Steinentfernung angezeigt.

Treten konservativ und endoskopisch nicht beherrschbare Komplikationen auf (etwa infizierte Nekrosen), ist ein interventionelles, endoskopisches oder chirurgisches Eingreifen nötig.

Pflege und Patientenberatung

Patienten mit einer akuten Pankreatitis benötigen eine umfassende Betreuung, bei sehr schweren Verläufen auf der Intensivstation. Vitalzeichen (einschließlich Schmerzbeobachtung), Bewusstsein, Ausscheidung und ZVD (☞ 2.*.*) werden engmaschig kontrolliert, das Infusionsprogramm nach Anordnung verabreicht und überwacht. Wegen des stark eingeschränkten Allgemeinzustandes unterstützen die Pflegenden den Patienten bei allen Einschränkungen und führen die notwendigen Prophylaxen durch (v. a. Pneumonie-, Dekubitus- und Thromboseprophylaxe).

In der Akutphase:
- Wird der Patient parenteral ernährt (Pflege ☞ 1.4.4). Daher achten die Pflegenden auf die Einhaltung absoluter Nahrungskarenz
- Achten die Pflegenden darauf, dass der Magenbeutel unter Magenniveau hängt und der Magensaft ablaufen kann; ggf. saugen sie den Magensaft regelmäßig ab
- Wirkt eine bauchdeckentlastende Lagerung (z. B. durch Knierolle) schmerzlindernd, ebenso – nach Rücksprache mit dem Arzt – ein Kühlelement auf dem Oberbauch.

Nach Abklingen der Akutphase:
- Wird der Patient langsam mobilisiert und die Kost vorsichtig wieder aufgebaut. In den meisten Häusern gibt es hierzu „Stufenpläne", die einen Beginn mit Tee und Zwieback und eine Steigerung je nach Befinden des Patienten und ermittelten Lipase- bzw. Amylasewerten, höchstens aber alle 2–3 Tage, vorsehen
- Raten die Pflegenden dem Patienten, mehrere kleine Mahlzeiten über den Tag verteilt zu essen, weil dies besser vertragen wird. Reizstoffe wie Alkohol oder Koffein sind tabu, Fett wird erst am Ende in kleinen Mengen hinzugegeben.

Prognose

Die Sterblichkeit in der Akutphase beträgt bei leichten Formen unter 5 %, bei schwersten Verläufen dagegen über 50 %.

Die langfristige Prognose hängt maßgeblich davon ab, ob es gelingt, Rezidive zu verhüten. Je nach Ursache bedeutet dies in den meisten Fällen Alkoholentzug oder eine Sanierung der Gallensteinerkrankung.

8.6.2 Chronische Pankreatitis und Pankreasinsuffizienz

Chronische Pankreatitis *(chronische Bauchspeicheldrüsenentzündung)*: Kontinuierlich oder in Schüben fortschreitende Bauchspeicheldrüsenentzündung mit zunehmendem Verlust der endokrinen und exokrinen Pankreasfunktion **(Pankreasinsuffizienz)**. In ca. 75 % durch Alkoholabusus bedingt.

Symptome und Untersuchungsbefund

Leitsymptom der **chronischen Pankreatitis** sind wiederholte Oberbauchschmerzen über Stunden bis Tage, die häufig gürtelförmig in den Rücken ausstrahlen. Oft werden die Schmerzen durch Mahlzeiten verstärkt, vor allem fettes Essen und Alkohol. Die Patienten nehmen wegen der Schmerzen oft eine gekrümmte Körperhaltung ein. Im Endstadium der Erkrankung lassen die Schmerzen meist nach („Ausbrennen" der Pankreatitis). Nur in ca. 10 % verläuft die Erkrankung von Beginn an schmerzlos. Viele Patienten nehmen außerdem schon früh an Gewicht ab.

Erst wenn mehr als 90 % des Pankreas zerstört sind, treten mit Fettunverträglichkeit, Fettstühlen, Malassimilationssyndrom (☞ 7.6.2) und Diabetes mellitus (☞ 10.7.2) die Zeichen einer exokrinen und endokrinen **Pankreasinsuffizienz** auf.

Bei der Palpation des Abdomens geben die meisten Patienten einen Druckschmerz im Oberbauch an.

Komplikationen

Als Komplikationen können z. B. Pseudozysten mit Ikterus durch Kompression der Gallenwege oder mit Erbrechen durch Kompression des Duodenums, Abszesse, eine Milzvenen- oder Pfortaderthrombose oder ein Aszites auftreten. Verschließen Konkremente den Pankreasgang, leiden die Patienten unter kaum erträglichen Schmerzen. Das Risiko eines Pankreaskarzinoms (☞ 8.6.3) ist erhöht. Patienten mit chronischer Pankreatitis leiden außerdem gehäuft an Magen-Darm-Geschwüren (☞ 7.5.4).

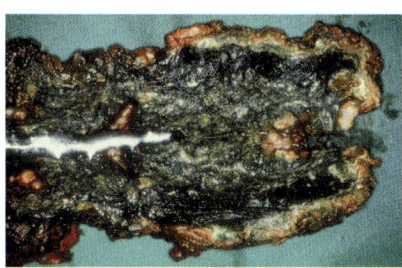

Abb. 8.43: Nekrotisierende Pankreatitis im OP-Präparat. Die schwarzgrünliche Verfärbung zeigt, dass fast das gesamte Organ nekrotisiert ist. [X211]

Diagnostik und Differenzialdiagnose

Eine Verdachtsdiagnose ist meist aufgrund von Anamnese und klinischer Untersuchung möglich. (Endo-)Sonographisch können v.a. in späteren Krankheitsstadien Verkalkungen, Gangunregelmäßigkeiten oder Pseudozysten nachgewiesen werden.

Die α-Amylase und die Lipase im Blut sind in der Regel nur während eines akuten Schubes erhöht und liegen in fortgeschrittenen Stadien oft im Normbereich. Die Elastase 1 im Stuhl ist bereits recht früh vermindert.

In der ERCP ist der Pankreasgang typisch verändert, u. U. sind auch therapeutische Maßnahmen möglich. Auch hier löst die MRCP die rein diagnostische ERCP ab.

Ist ein Alkoholabusus Ursache der chronischen Pankreatitis, finden sich vielfach weitere Hinweise auf einen Alkoholabusus sowie dadurch bedingte Folgeerkrankungen (☞ 8.4.4).

Der Nachweis einer endokrinen Pankreasinsuffizienz ist durch einen oralen Glukosetoleranztest möglich (☞ 10.7.3).

Behandlungsstrategie, Pflege und Patientenberatung

- Akute Schübe entsprechen in Behandlung und Pflege einer akuten Pankreatitis (☞ 8.6.1)
- Vielfach müssen stark wirksame Analgetika gegeben werden
- Bei einem Diabetes mellitus ist eine Insulintherapie notwendig (☞ 10.7.7, 10.7.8)
- Pankreasgangsteine oder Pankreasgangstenosen können oft endoskopisch angegangen werden, ebenso ist eine Drainage von Pseudozysten meist über endoskopisch eingebrachte Katheter möglich. Dadurch sind offene Operationen seltener als früher erforderlich, etwa bei endoskopisch nicht behebbaren Stenosen, Pseudozysten oder Fisteln
- Die Pflegenden informieren den Patienten über eine angemessene Ernährung und die Bedeutung von Alkohol (☞ auch 8.1.2):
  - Alle Patienten müssen unabhängig von der Ursache der Erkrankung absolut auf Alkohol verzichten, da dieser das Pankreas zusätzlich schädigt
  - Am günstigsten ist eine kohlenhydrat- und eiweißreiche Kost, verteilt auf kleine Mahlzeiten. Bei Fettstühlen werden Pankreasenzyme substituiert (z. B. Kreon®) und der Fettgehalt der Nahrung reduziert. Am besten werden dann spezielle Fette, sog. *mittelkettige Triglyzeride* (kurz *MCT*, z. B. in Ceres®-Margarine) resorbiert
  - Ob eine Vitamin- und Spurenelementgabe notwendig ist, hängt davon ab, wie stark die Verdauungsfunktion des Organs (z. B. gestörte Fettverwertung) beeinträchtigt ist.

Prognose

Sind Choledochus- oder Papillensteine bzw. -stenosen Anlass der Erkrankung, ist nach operativer Beseitigung der Ursache die Prognose gut. Alle anderen Formen sind durch einen langen Leidensweg, aber geringe Letalität ge-

kennzeichnet. Der Krankheitsverlauf lässt sich jedoch durch eine konsequente Diät und absolute Alkoholkarenz positiv beeinflussen. Zum Erreichen dieses Ziels können Rehabilitationsmßnahmen sinnvoll sein (☞ 8.1.3).

8.6.3 Pankreaskarzinom

> **Pankreaskarzinom** *(Bauchspeicheldrüsenkrebs):* Zu ca. 70 % im Pankreaskopf lokalisierter, maligner Tumor des Pankreas. Histologisch fast immer Adenokarzinom. Betrifft Männer etwas häufiger als Frauen, mit zunehmendem Alter häufigeres Auftreten. Sehr schlechte Prognose.

Tumoren des gastroentero-pankreatischen Systems ☞ 10.10

Krankheitsentstehung

Als Risikofaktoren des **Pankreaskarzinoms** werden eine familiäre Belastung, Rauchen, Alkoholabusus und die chronische Pankreatitis (☞ 8.6.2) angenommen.

Symptome und Untersuchungsbefund

Das Pankreaskarzinom bereitet lange Zeit nur unspezifische Beschwerden, vornehmlich Gewichtsverlust, Mattigkeit und Leistungsknick, Oberbauchbeschwerden (typischerweise nachts bzw. im Liegen stärker), Verdauungsstörungen und Rückenschmerzen. Pankreaskopf- und Papillenkarzinome können aber bereits recht früh durch Verlegung der ableitenden Gallenwege zu einem Ikterus (*ohne* begleitende Schmerzen) und einer vergrößerten, nicht druckschmerzhaften Gallenblase **(Courvoisier-Zeichen)** führen. Paraneoplastische Thrombosen und Thrombophlebitiden (Paraneoplasie ☞ 12.3.3) sind möglich.

Diagnostik

Erster Schritt der Diagnostik ist heute die Sonographie. Es folgen meist eine Endosonographie und eine Kernspintomographie kombiniert mit MRCP und MR-Angiographie, alternativ eine (Spiral-)CT und/oder eine ERCP. Bei unklaren Befunden kann eine endosonographische oder CT-gesteuerte Punktion die Diagnose sichern. Geeignete Tumormarker (☞ 12.4.2) sind CEA und CA 19-9.

Bei gesichertem Pankreaskarzinom folgen je nach Einzelfall weitere Untersuchungen zum Staging.

Behandlungsstrategie

Eine kurative Zielsetzung mit radikaler Entfernung des Tumors weit im Gesunden ist nur bei 20 % aller Patienten möglich. Nach einer vollständigen Entfernung des Pankreas **(Pankreatektomie)** müssen Pankreasenzyme und Insulin lebenslang ersetzt werden, nach einer teilweisen Pankreasentfernung hängt dies von der Organrestfunktion ab. Postoperativ folgt eine adjuvante Chemotherapie mit Gemcitabin (Gemzar®).

Meist sind nur Palliativmaßnahmen möglich, etwa:
- Chemotherapie. Erstlinienmedikament ist auch hier Gemcitabin. Ob Kombinationen mit anderen Zytosta-

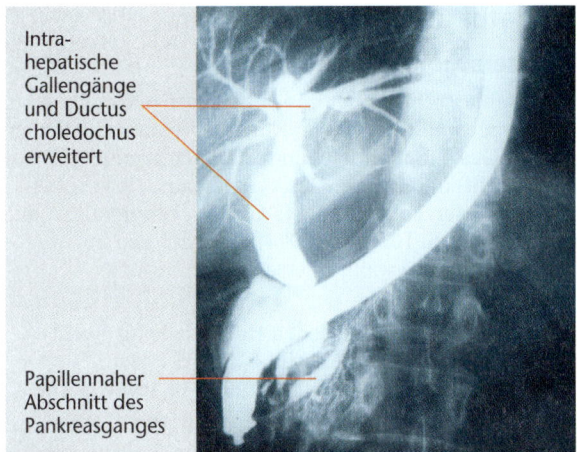

Intrahepatische Gallengänge und Ductus choledochus erweitert

Papillennaher Abschnitt des Pankreasganges

Abb. 8.44: Pankreaskarzinom in der ERCP. Durch das Kontrastmittel lässt sich der Pankreasgang nur im Pankreaskopfbereich darstellen. Dann weist der komplette Kontrastmittelabbruch auf eine Verlegung des Ganges durch den Tumor hin. Der Ductus choledochus und die intrahepatischen Gallengänge sind erweitert, der Tumor muss also zu einer papillennahen Kompression des Ductus choledochus geführt haben. [X211]

tika, Tyrosinkinaseinhibitoren oder anderen neuen Therapien die Prognose verbessern, ist noch offen
- Strahlentherapie oder Radiochemotherapie
- Bei Ikterus das endoskopische Einlegen einer Drainage oder eine chirurgisch angelegte **biliodigestive Anastomose** (operative Verbindung zwischen Gallenwegen und Magen-Darm-Trakt) zur Gallenableitung möglich
- Bei einer Magenentleerungsstörung **Gastrojejunostomie** (operative Verbindung von Magen und Jejunum) zum Erhalt der Magen-Darm-Passage.

Pflege bei Pankreaskarzinom

Auf internistischen Stationen werden in erster Linie Patienten mit noch unklarer Diagnose sowie unheilbar Kranke zur Schmerztherapie (☞ 2.4, 12.5.5) und Sterbebegleitung gepflegt.

Die Pflegenden bemühen sich, die Lebensqualität des Betroffenen in den engen Grenzen seiner Erkrankung so weit wie möglich zu erhalten. Sie unterstützen den Patienten nach dessen Zustand und Bedürfnissen, beobachten seine Schmerzsituation und geben ihm nach Arztanordnung Schmerzmittel. Wegen des häufig schlechten Ernährungszustandes erhält der Patient Wunschkost nach individueller Speisenverträglichkeit.

Prognose

Zum Zeitpunkt der Diagnosestellung sind 80 % der Patienten inoperabel, ein Grund für die geringe mittlere Überlebenszeit von nur sechs Monaten. Damit ist das Pankreaskarzinom der Gastrointestinaltumor mit der schlechtesten Prognose.

8.7 Erkrankungen der Milz

8.7.1 Splenomegalie

Splenomegalie *(Milzschwellung, Milztumor):* Vergrößerung der Milz, wodurch die ansonsten nicht tastbare Milz unter dem linken Rippenbogen tastbar wird.

Krankheitsentstehung

Mögliche Ursachen einer Splenomegalie sind:
- Infektionskrankheiten, z. B. infektiöse Mononukleose (☞ 15.6.6), Malaria (☞ 15.9.1), akute Virushepatitis (☞ 8.4.2) oder Sepsis (☞ 15.12)
- Hämatologische und lymphatische Erkrankungen, z. B. hämolytische Anämie (☞ 11.5.5), Polycythaemia vera (☞ 11.8) und andere myeloproliferative Erkrankungen (☞ 11.8), Leukämien (☞ 11.6) oder Lymphome (☞ 11.7), die dazu führen können, dass die Milz derart an Größe zunimmt, dass sie bis ins kleine Becken reicht
- Pfortaderstau (☞ 8.4.7), beispielsweise bei chronischer Hepatitis (☞ 8.4.3), Leberzirrhose (☞ 8.4.7) oder Pfortaderthrombose
- Rheumatische Erkrankungen wie Lupus erythematodes (☞ 13.7.1)
- Speicherkrankheiten, etwa Hämochromatose (☞ 8.4.9)
- Primäre Milzerkrankungen, z. B. Milztumoren (Sarkom) oder Milzzysten.

Symptome, Befund und Diagnostik

Die vergrößerte Milz kann zu einem Druckgefühl und zu Schmerzen im linken Oberbauch führen. Die Diagnose wird durch Palpation (in Seitenlage) und Sonographie gestellt. Häufig schließen sich weitere technische Untersuchungen zur Ursachenklärung an.

Behandlungsstrategie und Pflege

Therapie und Pflege sind abhängig von der Grundkrankheit.

Viele Grunderkrankungen werden durch eine **Splenektomie** *(Milzentfernung)* günstig beeinflusst. Die Milz ist für einen Erwachsenen nicht lebenswichtig.

Hauptkomplikationen nach Milzentfernung sind:
- In den ersten Wochen postoperativ Thrombosen, aber auch eine erhöhte Blutungsneigung durch Thrombozytenfunktionsstörungen. Der Patient sollte also in dieser Zeit alles vermeiden, was die Thrombosegefahr oder die Blutungsgefahr erhöht (also keine stundenlangen Autofahrten, aber auch keine Sportarten mit hoher Verletzungsgefahr)
- Langfristig eine erhöhte Infektionsgefährdung, vor allem drohen noch Jahre später schwere bakterielle Infektionen mit Sepsis und Verbrauchskoagulopathie (sog. *overwhelming postsplenectomy infection*, kurz **OPSI,** vor allem durch Pneumokokken). Daher werden die Patienten gegen Pneumokokken geimpft (bei geplanten Milzentfernungen noch präoperativ), viele Mediziner empfehlen außerdem Impfungen gegen Haemophilus influenze Typ B (HiB) und Influenza sowie

8

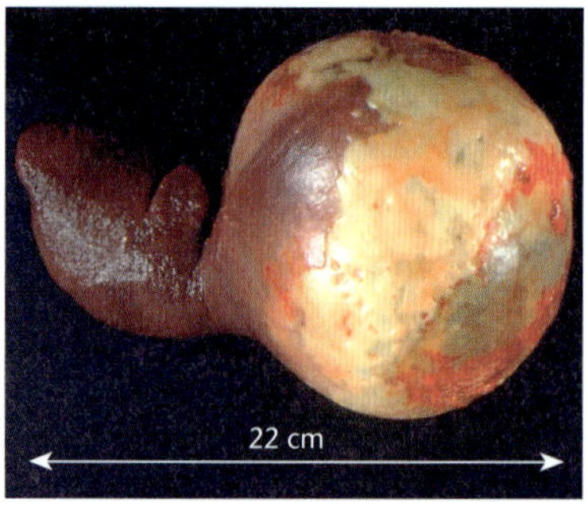

Abb. 8.45:
OP-Präparat einer Milz, deren gesundes Gewebe zur Hälfte von einem riesigen, abgekapselten Milztumor verdrängt wird. [X211]

22 cm

Meningokokken (bei Aufenthalt in entsprechenden Gebieten).

Die Patienten erhalten einen Notfallausweis, aus dem auch evtl. erfolgte Impfungen hervorgehen. Bei Eingriffen mit voraussichtlicher Bakteriämie (z. B. Zahnbehandlungen) ist eine Antibiotikaprophylaxe erforderlich.

8.7.2 Hypersplenismus

> **Hypersplenismus** *(Hypersplenie-Syndrom):* Überaktivität der Milz, dadurch Mangel an Blutzellen im Blut.

Beim **Hypersplenismus** werden die Blutzellen in der Milz beschleunigt abgebaut. Bis zu einem gewissen Maß kann der Blutzellverlust durch eine *Knochenmarkhyperplasie* kompensiert werden. Ist jedoch die Funktionsreserve des Knochenmarks erschöpft, kommt es zu einem Mangel an Blutzellen im peripheren Blut, wobei einzelne Blutzellreihen (meist Granulozyten und/oder Thrombozyten) oder alle drei Blutzellreihen betroffen sein können.

Ursächlich kommen alle Erkrankungen in Frage, die eine Splenomegalie (☞ oben) hervorrufen **(sekundärer Hypersplenismus).** Ob es einen **primären Hypersplenismus** ohne erkennbare Grundkrankheit gibt, ist umstritten.

Diagnostisch wegweisend ist ein Mangel an Blutzellen bei gleichzeitiger Knochenmarkhyperplasie. Mit nuklearmedizinischen Methoden (☞ 1.3.5) wird die Lebensdauer der Blutzellen bestimmt und die erhöhte Milzaktivität nachgewiesen. Therapie und Pflege entsprechen denen bei Splenomegalie (☞ oben).

Literatur und Kontaktadressen

📖 Literaturnachweis

1. Riskanter, schädlicher und abhängiger Alkoholkonsum: Screening, Diagnostik, Kurzintervention. Leitlinien der Dt. Ges. f. Suchtforschung und Suchttherapie (DG-Sucht) und der Dt. Ges. f. Psychiatrie, Psychotherapie und Nervenheilkunde (DGPPN), veröffentlicht in: Sucht 50 (2), S. 102–112 (2004). Nachzulesen im Internet unter www.uni-duesseldorf.de/awmf/ll/076–003.htm

2. Zahlen nach der Deutschen Hauptstelle für Suchtfragen e. V. (DHS), Westenwall 4, 59065 Hamm, Tel.: 02381/901 50, Fax: 02381/901 53 0, www.dhs.de

3. Bloomfield, K.; Kraus, L.; Soyka, M.: Alkoholkonsum und alkoholbezogene Störungen. Gesundheitsberichterstattung des Bundes, Heft 40. Herausgegeben vom Robert Koch-Institut, Berlin 2008.

4. Ebner, W.; Ludwig, A.-C.: Virale Erkrankungen, Teil 4: Virenübertragung durch Blut und Blutprodukte. In: Heilberufe 1/2006, S. 36–39.

5. Empfehlungen der Ständigen Impfkommission (STIKO) am Robert Koch-Institut, Stand Juli 2007, veröffentlicht in: Epidemiologisches Bulletin 30/2007. Nachzulesen im Internet unter www.rki.de, dann weiter zu Infektionsschutz und Impfen.

6. Graziadei, I.: Hepatitis B und C: Neue Substanzen in der Therapie. Journal für gastroenterologische und hepatologische Erkrankungen 6 (3), S. 25–31 (2008).

✉ Kontaktadressen

1. Anonyme Alkoholiker Interessengemeinschaft e. V. (AA), Waldweg 6, 84177 Gottfrieding-Unterweilnbach, Tel.: 08731/325730, Fax: 08731/3257320, www.anonyme-alkoholiker.de

2. Deutsche Hauptstelle für Suchtfragen e. V. (DHS), Westenwall 4, 59065 Hamm, Tel.: 02381/901 50, Fax: 02381/901 53, www.dhs.de

3. Siehe auch www.nadelstichverletzung.de

4. Deutsches Hepatitis C Forum e. V. (DHCF), Hauptstraße 16, 34474 Diemelstadt, Tel.: 0700/43736786, www.hepatitis-c.de

5. Lebertransplantierte Deutschland e. V., Maiblumenstraße 12, 74626 Bretzfeld, Tel.: 06202/70 26 13, Fax: 06202/70 26 14, www.lebertransplantation.de

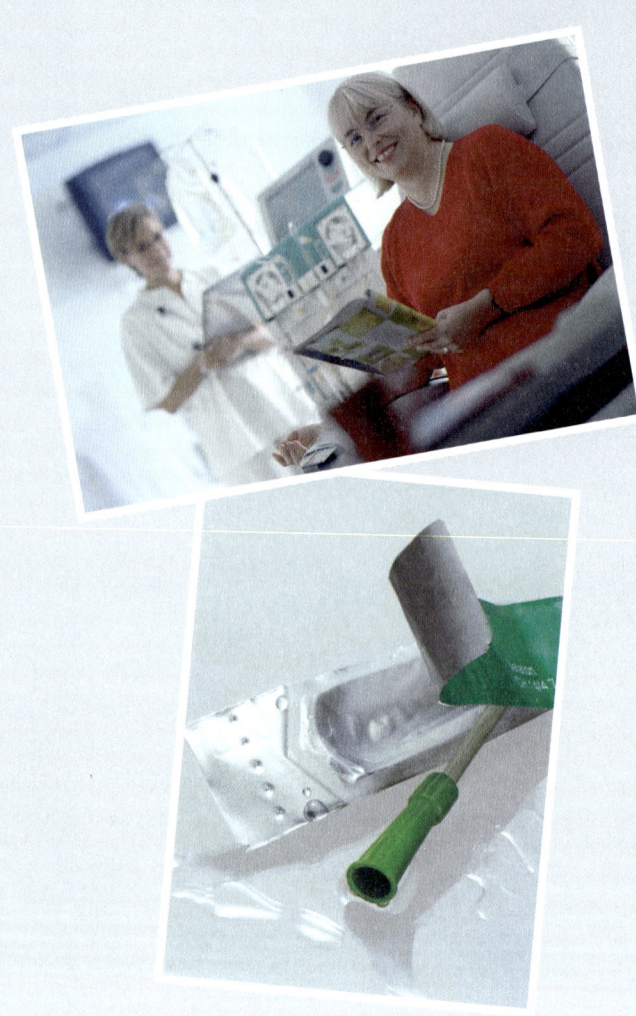

9

Pflege von Menschen mit Erkrankungen der Nieren und der ableitenden Harnwege

Anatomie ☞ 🖳

> **Nephrologie:** Teilgebiet der Inneren Medizin, das vor allem die Prophylaxe, Diagnostik und konservative Therapie von Nierenerkrankungen, des nierenbedingten Bluthochdrucks und die Nierenersatztherapien zum Gegenstand hat.

9.1 Pflege in der Nephrologie

In der Nephrologie werden Pflegende mit sehr unterschiedlichen Krankheitsbildern konfrontiert: Sie reichen von der akuten Pyelonephritis mit hohem Fieber über die plötzliche Schmerzattacke im Rahmen einer Nephrolithiasis bis zu chronischen Erkrankungen wie etwa Nierenversagen mit Dialysepflicht.

Pflegende betreuen Menschen mit nephrologischen Erkrankungen nicht nur in Akutkrankenhäusern oder der häuslichen Pflege, sondern auch z.B. in Dialysezentren. Im Vordergrund der therapeutischen Bemühungen steht die Wiederherstellung einer bestmöglichen Nierenfunktion. Die Beobachtung der Urinausscheidung ist daher ein wesentlicher Bestandteil der Pflege. Da viele Nierenerkrankungen mit Fieber und Schmerzen einhergehen, ist dies ein weiterer Schwerpunkt der pflegerischen Maßnahmen.

Pflege von Patienten mit Schmerzen ☞ *Kap. 2*

9.1.1 Betroffene Menschen

Die Situation nephrologischer Patienten und entsprechend ihre Probleme und Bedürfnisse sind ganz unterschiedlich.

Nicht wenige Patienten werden innerhalb kürzester Zeit mit einer schweren akuten oder chronischen Erkrankung konfrontiert. So verläuft z.B. eine chronische Niereninsuffizienz oft lange symptomarm, bis sie dann zum terminalen Nierenversagen dekompensiert und der Patient erfährt, dass er sein Leben lang auf eine Nierenersatztherapie angewiesen sein wird. Die (Verdachts-)Diagnose eines Nierentumors stürzt den Betroffenen nicht selten innerhalb von Stunden in eine existenzielle Krise.

Menschen mit chronischen Nierenerkrankungen können u.U. ihren Beruf und ihre Hobbys nicht mehr ausüben. Dies bedeutet für viele einen Verlust an Lebensqualität und sozialem Status. Dies kann zu Sinnkrisen führen.

Einige nephrologische Erkrankungen können außerdem zum Verlust sexueller Funktionen führen. Frauen mit einer chronischen Niereninsuffizienz beispielsweise zeigen meist Menstruationsstörungen bis hin zur Unfruchtbarkeit.

9

Auch (noch) fruchtbaren Frauen wird in der Regel von einer Schwangerschaft abgeraten, da diese Mutter und Kind gefährden kann.

Andere Betroffene kämpfen dagegen mit Schmerzen verursacht durch Nierensteine oder mit Fieber durch Infektionen (vom „harmlosen" Harnwegsinfekt bis zur schweren Pyelonephritis). Sie fühlen sich in ihrer allgemeinen Leistungsfähigkeit teils erheblich eingeschränkt.

> Da die meisten nephrologischen Erkrankungen mit Fragen zur Ausscheidung einhergehen und diese den Betroffenen gewöhnlich peinlich sind, wird von den Pflegenden viel Sensibilität erwartet, damit der Patient seine Scheu verliert, über seine Einschränkungen zu reden.

Altersgruppen

Nierenerkrankungen können Menschen jeden Alters betreffen. Entzündungen und immunologisch (mit)bedingte Erkrankungen z.B. zeigen einen (ersten) Altersgipfel im Kindes- und Jugendalter. Infolge der zunehmenden ursächlichen Bedeutung von arterieller Hypertonie, Diabetes mellitus und Arteriosklerose verschiebt sich aber die Altersverteilung derzeit ins höhere Lebensalter: Diese Erkrankungen beginnen typischerweise im mittleren Lebensalter und führen dann in der zweiten Lebenshälfte zu Folgeschäden an den Nieren.

Begleiterkrankungen

Begleiterkrankungen bestehen vor allem bei älteren Patienten. Überzufällig häufig handelt es sich dabei um die „Zivilisationskrankheiten" Hypertonie, Diabetes und Arteriosklerose, da sie nicht nur typische „Alterskrankheiten" sind, sondern auch Risikoerkrankungen für Nierenfunktionsstörungen.

9.1.2 Prävention

Eine Primärprävention von Nierenerkrankungen ist nur begrenzt möglich. In den Industrieländern am wichtigsten sind die optimale Einstellung einer Hypertonie und eines Diabetes mellitus, da diese heute wesentliche Ursachen einer chronischen Niereninsuffizienz sind. Andere Maßnahmen wie etwa die fachgerechte Behandlung von Streptokokkeninfekten treten zahlenmäßig dahinter zurück.

Die Maßnahmen zur Sekundärprävention, also Früherkennungsuntersuchungen, sind in Deutschland nicht optimal. Der im Rahmen der Gesundheitsuntersuchung der gesetzlichen Krankenkassen vorgesehene Urin-Streifentest eignet sich nur bedingt zum Screening auf Nierenerkrankungen. Insbesondere erfasst er nicht die Mikroalbuminämie (gering erhöhte Albuminausscheidung mit dem Urin, ☞ auch 9.3.3) als Frühzeichen einer diabetischen oder bluthochdruckbedingten Nierenschädigung. Zumindest Diabetiker und Bluthochdruckkranke sollten einen entsprechenden Urin-Streifentest regelmäßig durchführen (lassen).

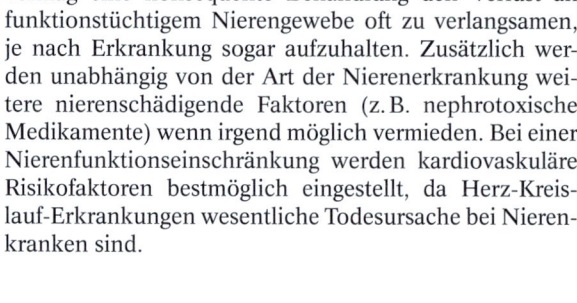

Ist es bereits zu einer Nierenerkrankung gekommen, so vermag eine konsequente Behandlung den Verlust an funktionstüchtigem Nierengewebe oft zu verlangsamen, je nach Erkrankung sogar aufzuhalten. Zusätzlich werden unabhängig von der Art der Nierenerkrankung weitere nierenschädigende Faktoren (z.B. nephrotoxische Medikamente) wenn irgend möglich vermieden. Bei einer Nierenfunktionseinschränkung werden kardiovaskuläre Risikofaktoren bestmöglich eingestellt, da Herz-Kreislauf-Erkrankungen wesentliche Todesursache bei Nierenkranken sind.

9.1.3 Rehabilitation

Onkologische Rehabilitation ☞ *12.1.3*

Wesentlicher Schwerpunkt der nephrologischen Rehabiliation ist die Rehabilitation von Patienten mit Niereninsuffizienz aller Stadien (einschließlich Dialysepatienten) und nach Nierentransplantation. Ziele sind eine bestmögliche Organ- bzw. Transplantatfunktion, die Minimierung von Folgeschäden (z.B. Anämie, Knochenbeteiligung), die Verbesserung der Lebensqualität und die weitestmögliche Wiedereingliederung der Patienten in ihr soziales und berufliches Umfeld. Hierzu dienen:

- (Medizinische) Diagnose- und Therapiemaßnahmen wie z.B. 24-Stunden-Blutdruckmessung, Fortsetzung der Nierenersatztherapie
- Nierenschulung: Vermittlung von Wissen über die Erkrankung, Anleitung z.B. zu Selbstkontrollen oder Umgang mit Medikamenten
- Ernährungstherapie, Diätberatung – sowohl Übergewicht als auch die in späteren Stadien häufige Mangelernährung infolge der krankheitsbedingten Nahrungsmitteleinschränkungen sind ungünstig (☞ auch 9.1.5)
- Psychologische Betreuung, um die Krankheitsverarbeitung sowie Selbstverantwortung und Aktivität des Kranken zu fördern
- Bewegungstherapie. Eine fortgeschrittene Niereninsuffizienz beeinträchtigt die körperliche Leistungsfähigkeit erheblich, gleichzeitig profitieren die Betroffenen von körperlicher Aktivität. Bewegungsübungen sind selbst während einer Hämodialyse möglich
- Klärung der beruflichen Möglichkeiten. Diese ist oft besonders schwierig. Viele Patienten sind noch im erwerbsfähigen Alter. Die Niereninsuffizienz kann aber jederzeit zu krankheitsbedingten Ausfällen führen und Nierenersatztherapien erfordern große Kooperationsbereitschaft von Patient wie Arbeitgeber. Dennoch ist eine berufliche (Wieder-)Eingliederung immer anzustreben.

9.1.4 Patientenberatung

So vielfältig wie die Krankheitsbilder in der Nephrologie, so vielfältig sind die Anforderungen für die Patientenberatung. Sie erstreckt sich von der Beratung zur Lebensweise bei Patienten mit chronischer Niereninsuffizienz (☞ 9.10) oder mit Nierensteinleiden (☞ 9.12) bis hin zur Ernährungsberatung bei Dialysetherapie (☞ 9.1.5, 9.11). Wissen und Einflussnahme mindern bei den Betroffenen das Gefühl, der Erkrankung ohnmächtig ausgeliefert zu sein.

9.1.5 Beobachten, Beurteilen und Intervenieren

Ausscheiden

Je nach Erkrankung sind Urinbildung oder -ausscheidung unterschiedlich stark beeinträchtigt. Daher beobachten und dokumentieren die Pflegenden zum einen die Ausscheidungsmenge (meist täglich, teils sogar stündlich) und die Flüssigkeitsaufnahme.

Zum anderen beobachten die Pflegenden Farbe und Aussehen des Urins. Verschiedene Nierenerkrankungen können dazu führen, dass z. B. rote oder weiße Blutkörperchen im Urin enthalten sind, was zu einer Rotfärbung bzw. Trübung führt.

Ist die Harnableitung beeinträchtigt, wird der Urin meist über Katheter oder Drainagen nach außen geleitet. Die Aufgabe der Pflegenden besteht insbesondere in der fachgerechten Katheter- und Drainagenversorgung (☞ 9.4) sowie in der Anleitung des Patienten im Umgang damit.

Neben diesen pflegerischen Interventionen übernehmen die Pflegenden außerdem Aufgaben im Rahmen der diagnostischen (☞ 9.3) und therapeutischen Maßnahmen (☞ 9.5) zur Beurteilung bzw. Unterstützung der Ausscheidungsfunktion der Niere.

Ernährung

Die verschiedenen Nierenerkrankungen haben unterschiedlichen Einfluss auf die Ausscheidung von Wasser, Eiweißen und Elektrolyten. Eine für alle Nierenerkrankungen allgemein gültige Diät existiert daher nicht, vielmehr werden Ernährung und Trinkmenge individuell an die Erkrankung und ihren Schweregrad angepasst. Folgende Nahrungsbestandteile bedürfen bei Patienten mit (hochgradigen) Funktionseinschränkung der Nieren (Niereninsuffizienz) besonderer Beachtung (☞ auch 9.10 und 9.11):

Kalorien. Viele chronisch Nierenkranke sind unzureichend ernährt. Dies liegt vor allem an Appetitlosigkeit, Übelkeit und/oder Erbrechen im Zusammenspiel mit den teils erheblichen diätetischen Einschränkungen. Als Richtwert für eine kalorisch ausreichende Ernährung gilt ein Bedarf von 30–35 kcal pro kg Körpergewicht.

Eiweiß. Die Eiweißzufuhr hängt von Art und Stadium der Nierenerkrankung ab. So muss bereits bei einer beginnenden Niereninsuffizienz die tägliche Eiweißzufuhr auf 0,6–0,7 g pro kg Körpergewicht beschränkt werden. Hämodialysepflichtige Patienten hingegen verlieren durch die Therapie Eiweiß und benötigen daher 1,0–1,2 g Eiweiß pro kg Körpergewicht (bei Hämodialyse) bzw. 1,2–1,5 g Eiweiß pro kg Körpergewicht (bei Peritonealdialyse). Allerdings sind viele eiweißreiche Lebensmittel auch reich an Phosphat, das von dialysepflichtigen Patienten nur in möglichst geringen Mengen aufgenommen werden sollte.

Kalium. Mit zunehmendem Verlust der Nierenfunktion gerät der Kaliumhaushalt aus dem Gleichgewicht, es droht eine akute lebensbedrohliche Hyperkaliämie (☞ 9.15.3). Deshalb muss die Kaliumzufuhr von normal 3–4 g täglich auf 0,5–2 g reduziert werden. Auch unter Hämodialyse ist eine Kaliumbeschränkung erforderlich. Unter Peritonealdialyse sind die Verhältnisse von Patient zu Patient sehr verschieden, meistens ist jedoch eine Kaliumbeschränkung nicht notwendig.

Kaliumquellen sind insbesondere pflanzliche Lebensmittel, vor allem Nüsse, Bananen, Aprikosen, Kiwis, Trockenobst, Kartoffeln/Kartoffelprodukte, Hülsenfrüchte, Pilze, Tomaten, Spinat und Broccoli. Der Kaliumgehalt dieser Lebensmittel lässt sich allerdings durch *Wässern* (24 Stunden vor der Zubereitung, Kochwasser nicht weiterverwenden) erheblich verringern.

Tiefkühl- und Konservenprodukte enthalten insgesamt weniger Kalium als Frischware, allerdings muss das Auftauwasser bzw. die Konservenflüssigkeit ebenfalls verworfen werden. Obst- und Gemüsesäfte sind tabu, ebenso „Diätsalz" wegen des darin enthaltenen Kaliumchlorids. Für die Zubereitung von Fleisch und Fisch gilt, dass durch Kochen und Verwerfen des Suds ebenfalls Kalium verloren geht.

Da bei einer kaliumarmen Diät viele wichtige Vitaminträger nicht oder nur in geringen Mengen verzehrt werden dürfen und das „Wässern" und Kochen in viel Wasser nicht nur den Kalium-, sondern auch den Vitamingehalt weiter reduzieren, müssen bei diesen Patienten zusätzlich wasserlösliche Vitamine durch entsprechende Präparate zugeführt werden.

Phosphat. Ähnliche diätetische Richtlinien gelten auch für die Zufuhr von Phosphat, wobei hier die Einschränkungen für alle Dialyseverfahren gleichermaßen gelten (ca. 0,8–1,2 g pro Tag). Phosphatbinder werden, trotz möglicher Komplikationen bei der Langzeitanwendung, vielfach zusätzlich zur Diät verschrieben und müssen dann zu den Mahlzeiten eingenommen werden.

Phosphatreich sind Nüsse, Hartkäse, Kochkäse, Schmelzkäse, Milch- und Milchprodukte und Fleisch (v. a. Innereien). In Fertigprodukten finden phosphathaltige Zusatzstoffe ebenfalls Verwendung. Kenntlich gemacht werden diese u. a. mit den E-Nummern E 322 (Lecithin),

9

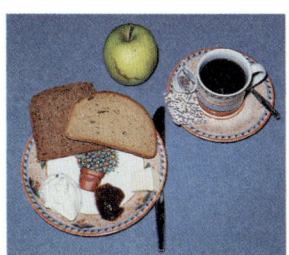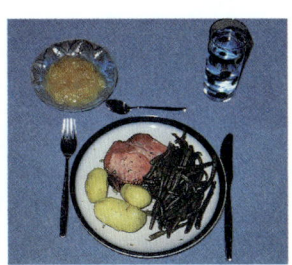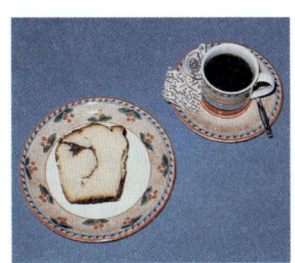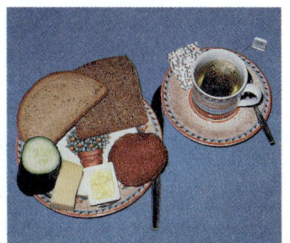

Abb. 9.1: Möglicher Tageskostplan eines Dialysepatienten. Details zur Zubereitung ☞ Text. [M161]

E 338 (Orthophosphatsäure), E 339, E 340, E 341, E 343 (Natrium-, Kalium-, Calcium-, Magnesiumorthophosphate), E 450a (Diphosphat).

Kochsalz und Flüssigkeit. Kochsalz- und Wasserhaushalt hängen eng zusammen, da eine erhöhte Kochsalzzufuhr zu einem gesteigerten Durst und dadurch zu vermehrtem Trinken führt.

In frühen Stadien der Niereninsuffizienz ist oft eine eher hohe Flüssigkeitszufuhr von 2–2,5 l täglich notwendig, damit die Niere ihre Ausscheidungs- und Entgiftungsfunktion erfüllen kann.

In späteren Stadien der Niereninsuffizienz sowie beim Dialysepatienten ist aber in aller Regel eine Kochsalz- und Flüssigkeitsbeschränkung erforderlich, am strengsten für Patienten, die hämodyalisiert werden (☞ 9.8–9.11).

Salzreduktion bedeutet den Verzicht auf jegliches Salzen von Speisen (auch kein „Diätsalz" ☞ oben) sowie auf bekanntermaßen salzige Lebensmittel (z. B. in Fertiggerichten, Knabbereien, Geräuchertem). Doch auch in vielen Süßigkeiten und süßem Gebäck findet sich Salz. Der Geschmacksverlust kann z. B. durch die Verwendung von frischen Kräutern oder anderen Gewürzen (Vorsicht vor Fertigwürzen!) ausgeglichen werden.

Noch schwieriger ist die Flüssigkeitsbeschränkung. Vergleichbar den Kohlenhydraten bei Diabetikern müssen Nierenkranke mit einer verordneten Flüssigkeitsbeschränkung den Wasseranteil der einzelnen Nahrungsmittel berechnen und dürfen nur die ihnen individuell erlaubte Gesamtmenge zu sich nehmen. So sind bei 100 g gekochten Nudeln 25 ml Wasser zu berücksichtigen.

Bei einer erlaubten Trinkmenge für Patienten unter Hämodialyse (ohne Resturinausscheidung) von meist nur 500–800 ml täglich wird klar, dass die Betroffenen oft Durst leiden. Evtl. kann das Lutschen z. B. von Eiswürfeln helfen, die allerdings ebenfalls in der Flüssigkeitsbilanz berücksichtigt werden müssen.

> Aufgrund der teils zahlreichen Beschränkungen ist für Nierenkranke und ihre Angehörige eine individuelle Diätberatung unverzichtbar. Auch Literaturempfehlungen sollten am besten mit der Diätberatung abgestimmt werden.

Diät bei Patienten mit Nierensteinen ☞ *9.12*
Ernährung bei Dialyse ☞ *9.11.1*

Haut

Da der Körper bei einer mangelnden Ausscheidung über die Nieren vermehrt Wasser einlagert, können Ödeme entstehen. Daher sind eine sorgfältige Hautbeobachtung (z. B. Schwellung im Knöchelbereich) und regelmäßige Gewichtskontrollen wichtig, um Ödeme rechtzeitig zu erkennen.

Eine sorgfältige Hautbeobachtung ist außerdem wichtig, da auch Urochrome und andere Stoffe, die normalerweise über die Nieren ausgeschieden werden, sich anreichern und zu schmutzig-braunen Hautveränderungen führen können. Die Haut ist bei Nierenfunktionsstörungen zudem oft sehr trocken und juckt und wird z. B. mit W/O-Emulsionen gepflegt.

9.2 Hauptbeschwerden des nierenkranken Patienten

9.2.1 Veränderungen der Harnproduktion

Oligurie und Anurie

> **Oligurie:** Verminderung der Harnausscheidung auf 100–500 ml täglich.
>
> **Anurie:** Verminderung der Harnausscheidung auf weniger als 100 ml Harn täglich. Nephrologischer Notfall.

Bei **Oligurie** und **Anurie** ist die Harnmenge krankhaft vermindert.

Eine **funktionelle Oligurie** mit Ausscheidung eines stark konzentrierten Harns ist häufig Folge einer *Dehydratation* (☞ 9.15.2) und dann durch Ersatz der fehlenden Flüssigkeit reversibel. Bei weiter bestehendem Flüssigkeitsmangel kann sich ein akutes Nierenversagen entwickeln. In der Inneren Medizin sind ältere Menschen besonders gefährdet.

Ansonsten sind Oligo- und Anurie Leitsymptome des akuten Nierenversagens (☞ 9.9) und der fortgeschrittenen chronischen Niereninsuffizienz (☞ 9.10).

Erster Schritt in der Diagnostik ist heute die Sonographie zur Abgrenzung vom **Harnverhalt** bei Harnabflussbehinderung, z. B. durch Prostatavergrößerung. In diesem Fall hat der Patient typischerweise Schmerzen durch die volle Blase. Bei „echter" Oligo-/Anurie folgen Urin- und Blutuntersuchungen.

Polyurie

> **Polyurie:** Erhöhung der Urinmenge auf mehr als 3 l täglich, in Extremfällen auf 10–20 l täglich.

Häufige Ursache einer **Polyurie** ist die Hyperglykämie beim Diabetes mellitus (☞ 10.7). Dabei scheiden die Nieren große Mengen Glukose aus, was nur in Verbindung mit viel Flüssigkeit möglich ist. Beim Diabetes insipidus (☞ 10.3.3) ist die große Urinmenge Folge einer gestörten Wasserrückresorption in den Sammelrohren. Auch bestimmte Phasen des akuten oder chronischen Nierenversagens sind durch eine Polyurie gekennzeichnet (☞ 9.9, 9.10).

Als Reaktion auf die Polyurie verspürt der Patient starken Durst und versucht, durch vermehrtes Trinken **(Polydipsie)** den hohen Flüssigkeitsverlust über die Nieren auszugleichen.

9.2.2 Veränderungen der Miktion

> **Dysurie:** Erschwertes Wasserlassen, z. B. bei Prostatavergrößerung.
>
> **Algurie:** Schmerzhaftes Wasserlassen.
>
> **Pollakisurie:** Häufiger Harndrang mit jeweils nur geringer Urinmenge bei in der Regel normaler Urinmenge über 24 Stunden.

9

Nykturie: Vermehrtes nächtliches Wasserlassen (einmaliges Wasserlassen in der Nacht ist insbesondere bei älteren Menschen normal).

Harninkontinenz *(Blaseninkontinenz):* Unwillkürlicher Harnabgang.

Algurie, Pollakisurie und Nykturie

In der Inneren Medizin am häufigsten sind **Algurie, Pollakisurie** und **Nykturie:**

- Algurie und Pollakisurie sind oft Ausdruck eines Harnwegsinfekts und treten meist kombiniert auf. Bei (älteren) Frauen sind sie zudem häufig durch eine Reizblase bedingt, bei Männeren durch eine Prostatavergrößerung. Seltener sind Blasentumoren die Ursache
- Eine Nykturie ist oft durch Herzinsuffizienz (☞ 4.5) oder Prostataerkrankungen verursacht. Nierenerkrankungen führen zu einer Nykturie, wenn die Nieren den Harn nur noch unzureichend konzentrieren können und deshalb die nächtliche Urinmenge steigt.

Harninkontinenz

Harninkontinenz tritt v. a. bei älteren Menschen auf und belastet sie oft stark. Meist wird die Erkrankung aus Scham verschwiegen.

Internistisch behandelbar ist vor allem die **Urge-Inkontinenz** *(Dranginkontinenz).* Der Patient verspürt plötzlich einen so starken, zwanghaften Harndrang *(imperativer Harndrang),* dass er die Toilette nicht mehr rechtzeitig aufsuchen kann. Ursache ist eine gesteigerte Blasensensibilität **(sensorische Urge-Inkontinenz),** z. B. bei Harnwegsinfekten, oder eine Übererregbarkeit des *M. detrusor vesicae,* dessen Kontraktionen physiologischerweise die Blasenentleerung einleiten **(motorische Urge-Inkontinenz).**

Ansonsten liegt die weitere Abklärung in der Hand des Urologen oder Gynäkologen.

Pflege und Patientenberatung

Hauptaufgabe der Pflegenden auf internistischen Stationen ist die Beratung des Patienten über:

- Notwendigkeit einer ausreichenden Trinkmenge. Viele Patienten trinken aus Angst vor häufigem Wasserlassen zu wenig, v. a. wenn der Gang zur Toilette bei eingeschränkter Mobilität erschwert ist. Dies führt zu Dehydratation, Harnwegsinfekten und Hautproblemen im Genitalbereich
- Umgang mit verschiedenen Hilfsmitteln (z. B. Vorlagen, Kondom-Urinale)
- Möglichkeiten der Kontinenzförderung (z. B. Toilettentraining, Beckenbodentraining)
- Angemessene Hautpflege: möglichst nur mit Wasser, wenn nötig Syndets (keine Seife) verwenden; Zitronensaft im Waschwasser nimmt Gerüche und führt zur Ansäuerung des alkalischen Milieus (📖 1)
- Informationsmöglichkeiten und Selbsthilfegruppen (✉ 1).

9.2.3 Schmerzen bei nephrologischen Erkrankungen

Nephrologische Erkrankungen können mit starken **Schmerzen** verbunden sein:

- Bei Organschwellung durch Entzündung oder Tumor klagt der Patient über ein Druckgefühl und einen dumpfen **Dauerschmerz.** Beispiel ist der Flankenschmerz bei einer Nierenbeckenentzündung. Ausstrahlung in benachbarte Regionen ist möglich
- Bei der Verlegung eines Hohlorgans, z. B. einer Ureterverlegung durch Nierensteine, kommt es zu auf- und abschwellenden, krampfartigen Schmerzen, der **Kolik.** Oft strahlen die Schmerzen in den Rücken oder die Genitalregion aus. Die gleichzeitige Bauchfellreizung führt zu Übelkeit, (Sub-)Ileus (☞ 7.6.1) und Kollapszuständen.

> Der Patient mit einem Entzündungs- oder Tumorschmerz liegt eher ruhig, während sich der Patient mit einer Kolik unruhig windet und krümmt.

Leider verlaufen viele chronische nephrologische Erkrankungen aber völlig schmerzlos. Durch das Fehlen des Warnhinweises Schmerz werden diese Erkrankungen oft erst sehr spät diagnostiziert.

9.3 Der Weg zur Diagnose in der Nephrologie

9.3.1 Anamnese und körperliche Untersuchung

Die *Anamnese* zielt auf

- Eine genaue Darstellung der Beschwerden (☞ 9.2). Wichtig ist auch ausdrückliches Fragen nach Urinveränderungen, z. B. bezüglich Farbe, Geruch oder „Schäumen" des Urins
- Allgemeinerkrankungen, die erfahrungsgemäß häufig mit Nierenschäden verbunden sind, allen voran Diabetes mellitus (☞ 10.7) und arterielle Hypertonie (☞ 5.4.1)
- Frühere Nieren- und Harnwegserkrankungen sowie Operationen im Bereich des Beckens, da z. B. ein Gebärmutterkrebs oder Narben nach einer Bauchoperation die Ureter von außen komprimieren können
- Arzneimitteleinnahme, da Arzneimittel Hinweise auf vergessene Allgemeinerkrankungen geben und zudem selbst Ursache einer chronischen Nierenfunktionsstörung sein können (Schmerz-, Rheumamittel).

Die körperliche Untersuchung besteht in einer gründlichen *Allgemeinuntersuchung,* die nephrologisch-urologische Aspekte besonders berücksichtigt:

- Beobachtung der Hautfarbe und des Geruchs des Patienten. Patienten mit einer Anämie bei Niereninsuffizienz sehen blass aus. Typisch für Kranke mit einer *Urämie* (☞ 9.10) sind eine schmutzig-fahle Hautfarbe und *Uringeruch* in der Atemluft
- Sorgfältige Untersuchung des Kranken auf Ödeme (☞ 9.15.1)

9

- Blutdruckmessung, da viele Nierenerkrankungen mit einem erhöhten Blutdruck einhergehen (☞ 5.3.2, 5.4.1, 9.6, 9.9, 9.10, 9.13)
- Bei Männern *rektale Untersuchung* zur Beurteilung der Prostata, da eine Prostatavergrößerung mit Harnstau zu immer wiederkehrenden Entzündungen der Harnwege führen kann
- Bei Frauen evtl. *vaginale Untersuchung* durch den Gynäkologen, da gynäkologische Erkrankungen auch die Harnorgane beeinträchtigen können (z. B. infiltrierende Tumoren oder Gebärmuttersenkung).

9.3.2 Diagnostische Uringewinnung

Transurethraler Blasenkatheter und suprapubische Blasendrainage ☞ 9.4

Gewinnung von Spontanurin

Am häufigsten wird **Spontanurin** *(Spontanharn)* untersucht. Frauen sollten vor der Uringewinnung die Schamlippen spreizen, Männer die Vorhaut zurückziehen und dann das äußere Genitale gründlich mit Wasser reinigen, um einer Verfälschung des Untersuchungsergebnisses vorzubeugen. Für bakteriologische Untersuchungen wird ein *steriles* Uringefäß verwendet.

Mittelstrahlurin

Bei der Untersuchung des **Mittelstrahlurins** *(MSU)* wird nur die *mittlere* Harnportion aufgefangen und untersucht: Der Patient lässt ein wenig Urin in die Toilette und unterbricht den Harnstrahl dann. Die folgenden, „mittleren" 20–40 ml Urin werden in einem Gefäß aufgefangen. Danach entleert der Patient den restlichen Harn in die Toilette.

Morgenurin

Bestimmte Untersuchungen, z. B. eine Urinkultur auf Bakterien, werden vorzugsweise am **Morgenurin** oder sogar am **konzentrierten Morgenurin** vorgenommen. Als Morgenurin wird der Urin der ersten morgendlichen Miktion bezeichnet. Von konzentriertem Morgenurin ist die Rede, wenn der Patient vor dem morgendlichen Wasserlassen zwölf Stunden lang nichts getrunken hat.

Blasenpunktions- und Katheterurin

Bleibt trotz Wiederholung das Ergebnis bei Untersuchungen aus Mittelstrahlurin unklar (in erster Linie zweifelhafte Bedeutung eines Keimnachweises), gewinnt der Arzt **Blasenpunktionsurin** durch eine *suprapubische Blasenpunktion*.

Eine transurethrale Katheterisierung zur Gewinnung von **Katheterurin** (kurz *K-Urin*) ist heute die Ausnahme. Sowohl kann die Urinprobe mit Keimen aus der vorderen Urethra kontaminiert als auch durch die Katheterisierung eine Harnwegsinfektion hervorgerufen werden. Bei bereits liegendem Dauerkatheter kann Katheterurin aus der Punktionsstelle am Ableitungsschlauch des geschlossenen Drainagesystems entnommen werden.

Sammelurin

Zur Flüssigkeitsbilanzierung oder für quantitative Bestimmungen (z. B. Eiweißausscheidung mit dem Urin/24 Stunden, Kreatinin-Clearance) kann das Sammeln des Urins über eine bestimmte Zeit nötig sein.

Die Sammelperiode dauert meist 24 Stunden, beginnt dann in der Regel um 7.00 Uhr morgens und endet um 7.00 Uhr des Folgetages. Um exakt 24 Stunden zu sammeln, entleert der Patient zu Beginn der Sammelperiode (also um 7.00 Uhr) seine Blase. Dieser Urin wird verworfen. Am Ende der Sammelperiode lässt der Patient nochmals seinen Urin in das Sammelgefäß, auch wenn er keinen Harndrang verspürt.

Vor der Untersuchung des Sammelurins oder der Entnahme einer Laborprobe wird der Sammelurin aufgerührt, damit sich alle Bestandteile gleichmäßig verteilen. Wird nur eine Probe ins Labor gesandt, so notieren die Pflegenden die Gesamt-Sammelurin-Menge auf der Laboranforderung.

9.3.3 Urinuntersuchungen

Untersuchungsverfahren

Streifen-Schnelltests

Streifen-Schnelltests haben sich wegen ihrer einfachen Handhabung und schnellen Ergebnisse zum Screening und als Urin-Erstuntersuchung durchgesetzt. Die trockenen chemischen Reagenzien der Testfelder reagieren mit dem Urin und verfärben sich je nach Urinbefund.

Am häufigsten werden Kombinationsteststreifen benutzt. Der Teststreifen wird kurz in den Urin getaucht, sodass alle Testfelder benetzt sind. Dann streift man den überschüssigen Urin z. B. am Rand des Urinprobenbechers ab und wartet die vom Hersteller angegebene Wartezeit ab. Die Teststreifen können dann entweder visuell durch Vergleich mit der Farbskala des Herstellers oder automatisch mithilfe „passender" Geräte ausgewertet werden.

Streifenschnelltests zum Screening auf eine Mikroalbuminurie (z. B. Micral-Test® S) haben insbesondere Bedeutung in der Betreuung von Patienten mit Diabetes mellitus und/oder arterieller Hypertonie.

Seltener ist im täglichen Klinikalltag der Gebrauch von Urinteststreifen oder -kassetten zum Drogennachweis (z. B. Frontline® Opiates).

- Die Teststreifen der verschiedenen Anbieter unterscheiden sich in Farbgebung, Farbreaktion und Wartezeit bis zum Ablesen. Deshalb Packungsbeilage und Farbfelder auf dem Behälter beachten
- Luftfeuchtigkeit verändert die Reagenzien und verfälscht die Ergebnisse. Daher Teststreifen im verschlossenen Originalbehälter aufbewahren und diesen nur für die Entnahme eines Teststreifens kurz öffnen
- Patienten, die zu Hause selbstständig Teststreifenuntersuchungen durchführen sollen, werden von den Pflegenden rechtzeitig entsprechend informiert und angeleitet.

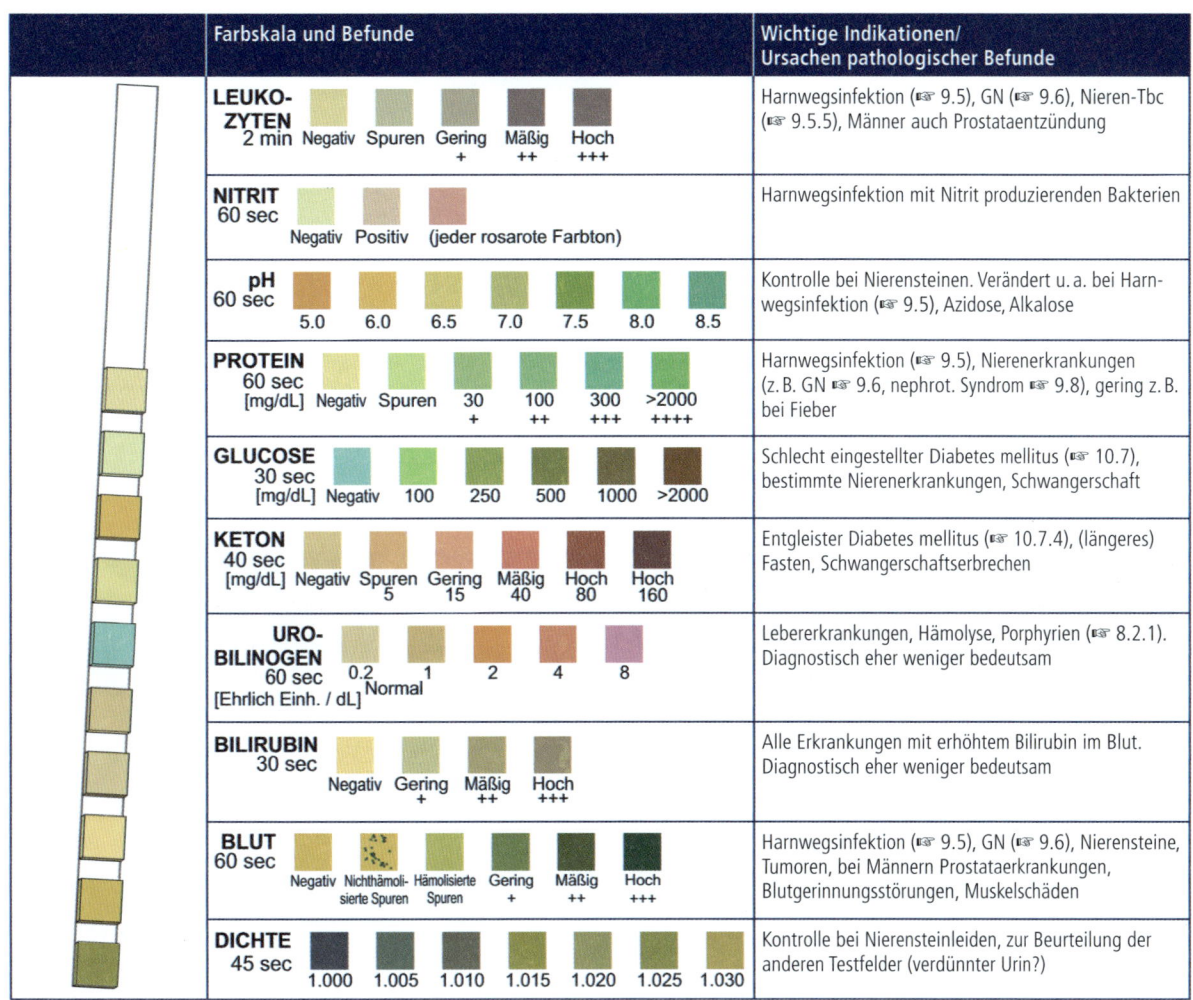

Farbskala und Befunde							Wichtige Indikationen/ Ursachen pathologischer Befunde
LEUKO-ZYTEN 2 min	Negativ	Spuren	Gering +	Mäßig ++	Hoch +++		Harnwegsinfektion (☞ 9.5), GN (☞ 9.6), Nieren-Tbc (☞ 9.5.5), Männer auch Prostataentzündung
NITRIT 60 sec	Negativ	Positiv	(jeder rosarote Farbton)				Harnwegsinfektion mit Nitrit produzierenden Bakterien
pH 60 sec	5.0	6.0	6.5	7.0	7.5	8.0 8.5	Kontrolle bei Nierensteinen. Verändert u. a. bei Harnwegsinfektion (☞ 9.5), Azidose, Alkalose
PROTEIN 60 sec [mg/dL]	Negativ	Spuren	30 +	100 ++	300 +++	>2000 ++++	Harnwegsinfektion (☞ 9.5), Nierenerkrankungen (z. B. GN ☞ 9.6, nephrot. Syndrom ☞ 9.8), gering z. B. bei Fieber
GLUCOSE 30 sec [mg/dL]	Negativ	100	250	500	1000	>2000	Schlecht eingestellter Diabetes mellitus (☞ 10.7), bestimmte Nierenerkrankungen, Schwangerschaft
KETON 40 sec [mg/dL]	Negativ	Spuren 5	Gering 15	Mäßig 40	Hoch 80	Hoch 160	Entgleister Diabetes mellitus (☞ 10.7.4), (längeres) Fasten, Schwangerschaftserbrechen
URO-BILINOGEN 60 sec [Ehrlich Einh. / dL]	0.2 Normal	1	2	4	8		Lebererkrankungen, Hämolyse, Porphyrien (☞ 8.2.1). Diagnostisch eher weniger bedeutsam
BILIRUBIN 30 sec	Negativ	Gering +	Mäßig ++	Hoch +++			Alle Erkrankungen mit erhöhtem Bilirubin im Blut. Diagnostisch eher weniger bedeutsam
BLUT 60 sec	Negativ	Nichthämolisierte Spuren	Hämolisierte Spuren	Gering +	Mäßig ++	Hoch +++	Harnwegsinfektion (☞ 9.5), GN (☞ 9.6), Nierensteine, Tumoren, bei Männern Prostataerkrankungen, Blutgerinnungsstörungen, Muskelschäden
DICHTE 45 sec	1.000	1.005	1.010	1.015	1.020	1.025 1.030	Kontrolle bei Nierensteinleiden, zur Beurteilung der anderen Testfelder (verdünnter Urin?)

Abb. 9.2: Beispiel eines Kombinationsteststreifens mit den wichtigsten Indikationen und pathologischen Befunden. GN = Glomerulonephritis [Foto:V456]

Urinsediment

Zeigt der Teststreifen einen positiven Befund an oder besteht bei negativem Teststreifenbefund weiter ein Krankheitsverdacht, wird – in der Regel im Labor – das **Urinsediment** untersucht.

Das Urinsediment besteht aus den festen Bestandteilen des Urins. Der frisch gelassene Urin wird zentrifugiert und der Bodensatz *(Sediment)* unter dem Mikroskop ausgewertet. Alternativ wird der Urin *ohne* vorheriges Zentrifugieren in eine spezielle Zählkammer gegeben und mikroskopiert **(Zählkammermethode).** Die Zellzahlen werden dann pro mm³ (= µl) Urin angegeben.

- *Erythrozyten:* Sie dürfen nur vereinzelt auftreten (≤ 3 pro Gesichtsfeld)
- *Leukozyten:* Normal sind ≤ 5 pro Gesichtsfeld
- *Epithelzellen:* Abgeschilferte Zellen der Epithelgewebe von Nieren oder ableitenden Harnwegen dürfen nur vereinzelt vorkommen. Sie sind bei vermehrtem Auftreten Zeichen entzündlicher Veränderungen
- *Zylinder:* Zylinder sind rollenförmige Zusammenballungen, die in den Nierentubuli entstehen. *Hyaline Zylinder* bestehen aus Eiweiß und sind auch beim Gesunden, etwa nach sehr geringer Flüssigkeitsaufnah-

me, in geringer Zahl zu beobachten. Zylinder aus roten oder weißen Blutkörperchen oder Epithelzellen weisen immer auf eine Nierenschädigung hin
- Krankhaft sind *Keime* wie Bakterien und Trichomonaden.

Urinkultur

Bakteriurie: Vorhandensein von Bakterien im Urin.

Bei Verdacht auf eine *bakterielle* Infektion der Nieren oder der ableitenden Harnwege (☞ 9.5) dient die **Urinkultur** der Keimzahlbestimmung, der Keimdifferenzierung und der Resistenztestung der Keime gegen Antibiotika (☞ 15.4.3).

Heute wird üblicherweise ein fertig vorbereiteter Eintauchnährboden (z. B. Uricult®) in den möglichst frisch gelassenen Urin getaucht und für 24 Stunden bei 37 °C bebrütet. Bakterienkolonien sind dann als runde Herde auf dem Nährmedium erkennbar. Ihre Zahl wird anhand einer Vergleichstabelle geschätzt.

Der Urin des Gesunden ist *steril*. Beim Wasserlassen wird jedoch auch sachgerecht gewonnener Mittelstrahlurin

9

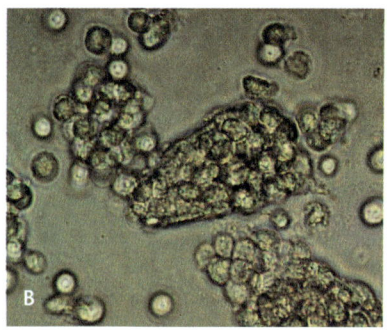
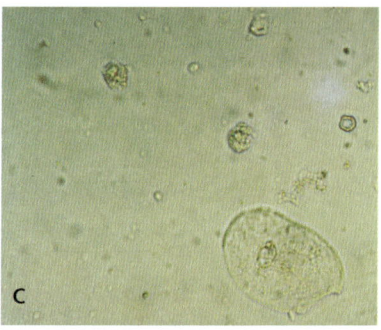

Abb. 9.3: Verschiedene Urinsedimente im Licht- oder Phasenkontrastmikroskop (LM bzw. PhM) bei 400facher Vergrößerung. A: Mikrohämaturie mit normaler Form der Erythrozyten (LM). B: Leukozyturie und Leukozytenzylinder (PhM). C: Epithelzellen (LM; große Zelle = Plattenepithelzelle, kleine runde Zelle = Tubulusepithelzelle). Erythrozytenzylinder ☞ Abb. 9.21 [O157]

Abb. 9.4–9.6: Anlegen einer Urinkultur [M161]

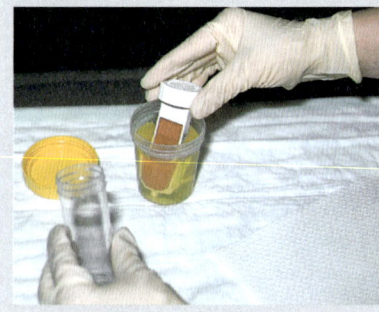
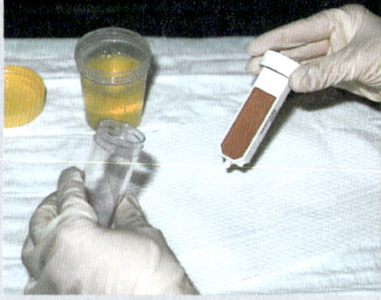
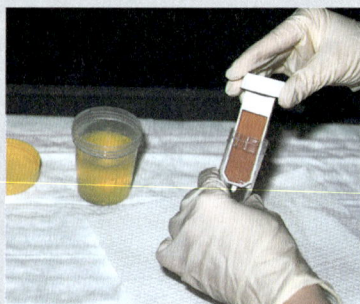

Abb. 9.4: Nährboden in den Urin tauchen.

Abb. 9.5: Eintauchnährboden abtropfen lassen (Abtropfpapier nicht berühren).

Abb. 9.6: Benetzten Nährboden im sterilen Röhrchen zum Brutschrank bringen.

mit Bakterien aus den äußeren Anteilen der Urethra oder der Genitalorgane verunreinigt. Daher spricht man erst dann von einer **signifikanten Bakteriurie,** wenn in einer aus Mittelstrahl gewonnenen Urinkultur 100 000 Keime/ml (= 10^5/ml) oder mehr wachsen. Bei weniger als 1000 Keimen/ml Mittelstrahlurin liegt meist eine Verunreinigung vor. Befunde in der „Grauzone" dazwischen sollten kurzfristig kontrolliert werden.

Bei Katheterurin sind schon 10 000 Keime/ml, bei Blasenpunktionsurin ist jeder Keimnachweis als pathologisch zu bewerten. Absolutwerte sind diese Zahlen allerdings nicht. Wachsen z. B. mehr als zwei Bakterienarten, handelt es sich häufig um Verunreinigungen.

Eine signifikante Keimzahl im Urin ohne Beschwerden des Patienten wird als **asymptomatische Bakteriurie** bezeichnet. Vielen Patienten fällt aber ein unangenehmer Geruch (scharf oder übel riechend) oder eine Trübung des Urins auf.

Urinkonzentration

Die gesunden Nieren können den Urin je nach Flüssigkeitsangebot *verdünnen* oder *konzentrieren*. Die Messung der Urinkonzentration durch Bestimmung von Osmolalität oder spezifischem Gewicht des Urins spielt heute vor allem in der Differenzialdiagnostik der verschiedenen Polyurieformen eine Rolle.

• Das **spezifische Gewicht des Urins** kann *semiquantitativ* durch Teststreifen bestimmt werden. Reines Wasser wiegt 1000 g/l, Urin ist je nach Menge der in ihm gelösten Stoffe entsprechend schwerer. Der Normwert liegt bei 1010–1025 mg/ml (= g/l = g/cm³ = kg/m³). Wird das spezifische Uringewicht auf das spezifische

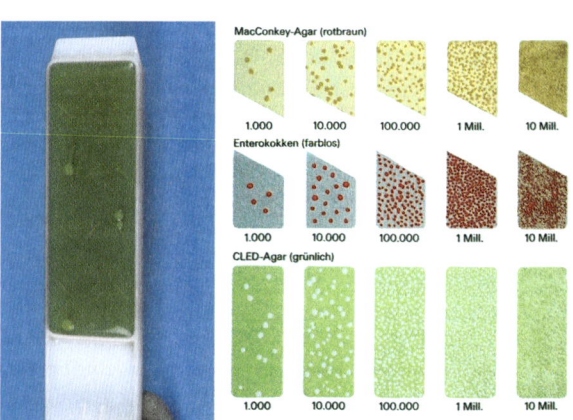

Abb. 9.7: Auf der vom Hersteller mitgelieferten Vergleichstafel lässt sich die ungefähre Keimzahl auf dem entsprechenden Nährboden ablesen. Bei dem hier verwendeten Eintauchnährboden liegt die Keimzahl unter 1000/ml. [K183, U163]

Gewicht des Wassers (1000 g/cm³) bezogen, ergibt sich ein Normbereich von 1,010–1,025

- Reicht dies nicht aus, wird heute ganz überwiegend die **Urinosmolalität** gemessen (durch Gefrierpunkterniedrigung). Der Normwert liegt bei 50–1200 mosmol/kg, nach Durstversuch 855–1335 mosmol/kg bzw. ein Osmolalitätsverhältnis Urin : Serum ≥ 3.

Pathologische Untersuchungsergebnisse

Bakteriurie ☞ *oben*

Hämaturie

> **Hämaturie** („Blut im Urin"): Krankhafte Ausscheidung von roten Blutkörperchen mit dem Urin.

Man unterscheidet:

- **Makrohämaturie,** bei der das Blut bereits mit bloßem Auge sichtbar ist (ab ca. 0,5–1 ml Blut/l Urin)
- **Mikrohämaturie,** bei der das Blut nur mit Teststreifen oder Mikroskopie (☞ oben) nachweisbar ist. Da eine ganz geringe Zahl von roten Blutkörperchen auch beim Gesunden im Urin vorhanden sein kann, spricht man erst ab 5 Erythrozyten/mm³ Urin, entsprechend 3 Erythrozyten bei der Sediment-Gesichtsfeld-Untersuchung, von einer Mikrohämaturie.

Neben der Zahl ist auch das Aussehen der roten Blutkörperchen wichtig: Erythrozyten aus der Niere sind meist verformt (*dysmorph,* z. B. mit bläschenartigen Ausstülpungen), während solche aus den Harnwegen normal aussehen.

Eine Hämaturie ist am häufigsten durch Tumoren, Steine und Entzündungen von Nieren und Blase verursacht, seltener z. B. durch Gerinnungsstörungen (☞ Abb. 9.8). Abgegrenzt werden müssen bei Frauen eine Verunreinigung des (Spontan-)Urins durch gynäkologische Blutungen oder Rotfärbung des Urins durch einige Nahrungs-mittel oder Medikamente (z. B. Rote Bete, Sulfonamide, einige Schmerzmittel).

> Jede Hämaturie erfordert eine weitergehende Diagnostik, auch wenn sie bereits von selbst wieder aufgehört hat. Eine Makrohämaturie sollte wenn irgend möglich noch während der Blutung abgeklärt werden.

Leukozyturie und Pyurie

> **Leukozyturie:** Krankhafte Ausscheidung von weißen Blutkörperchen mit dem Urin (> 10 Leukozyten/mm³ Urin bzw. > 5 Leukozyten pro Gesichtsfeld im Urinsediment).

Am häufigsten ist eine **Leukozyturie** durch einen Harnwegsinfekt (☞ 9.5) bedingt. Eine augeprägte Leukozyturie führt zu trübem Urin bis hin zur eitrigen **Pyurie** durch massenhaft weiße Blutkörperchen im Urin.

Proteinurie

> **Proteinurie:** Ausscheidung von Eiweiß im Urin > 150 mg/24 Std.

> **Mikroalbuminurie:** Ausscheidung von 30–300 mg Albumin/24 Std. Wichtiges Frühzeichen einer Nierenschädigung durch Diabetes mellitus oder Bluthochdruck.

Eiweiße *(Proteine)* erscheinen beim Gesunden nur in Spuren im Urin, denn die wenigen kleinen Eiweiße, die in den Primärharn filtriert werden, werden im Tubulussystem weitgehend wieder rückresorbiert. Gelegentlich tritt eine geringe, vorübergehende **Proteinurie** bei Fieber, Kälte, körperlicher Anstrengung (*Anstrengungsproteinurie*), langem Stehen oder Laufen (*Marschproteinurie*) auf.

Wiederholte Eiweißausscheidungen von mehr als 1,5 g täglich beruhen überwiegend auf einer Schädigung der Nierenkörperchen oder der Tubuli, bestimmten Bluterkrankungen (Hämolyse, Plasmozytom) oder Verletzungen (Myoglobinurie). Neben der Menge ist auch die Art der ausgeschiedenen Eiweiße wichtig: Große Eiweiße wie etwa Albumin oder Immunglobuline weisen auf eine glomeruläre Ursache hin („undichter Filter"), kleine wie z. B. β_2-Mikroglobulin auf eine Tubulusschädigung mit beeinträchtigter Rückresorption.

Bei einer schweren Proteinurie treten aufgrund des Eiweißmangels im Blut *Ödeme* (☞ auch 9.15.1) auf.

9.3.4 Blutuntersuchungen bei Nierenerkrankungen

Kreatinin und Harnstoff

Kreatinin (Endprodukt des Muskelstoffwechsels) und **Harnstoff** (Endprodukt des Eiweißstoffwechsels) sind **harnpflichtige Substanzen.** Diese werden ausschließlich durch die Nieren ausgeschieden und reichern sich deshalb bei Nierenfunktionsstörungen im Blut an.

Die größere Bedeutung hat der Kreatininwert. Der Normbereich liegt für Männer bei 0,6–1,1 mg/dl (= 53–97 μmol/l), für Frauen bei 0,5–0,9 mg/dl (= 44–80 μmol/l).

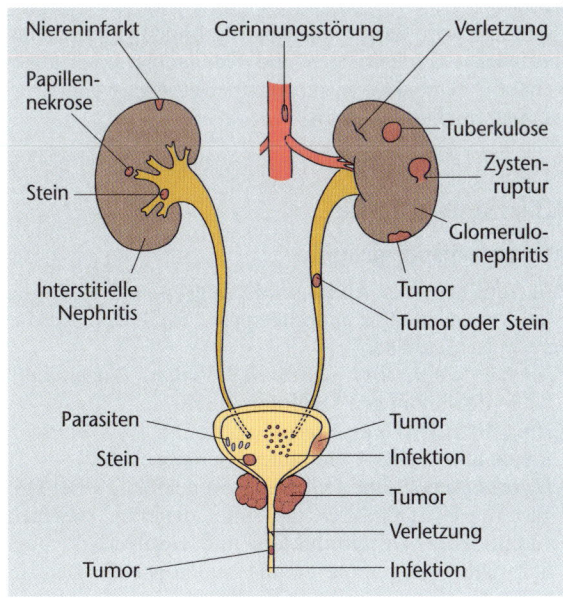

Abb. 9.8: Mögliche Ursachen der Hämaturie in der Übersicht. [L157]

- Der Kreatininspiegel im Blut wird von der Muskelmasse beeinflusst
- Hohe Fleischzufuhr lässt den Kreatininspiegel kurzzeitig steigen
- Bei einer Nierenfunktionsstörung steigt der Kreatininspiegel im Blut, allerdings erst bei einer Abnahme der glomerulären Filtrationsrate von ca. 50 %.

Ein normaler Kreatininwert schließt somit eine leichte bis mäßige Nierenfunktionsstörung nicht aus (**kreatininblinder Bereich** ☞ Abb. 9.9).

Harnstoff wird wie Kreatinin glomerulär filtriert. Da Harnstoff aber in nennenswertem Umfang tubulär rückresorbiert und sein Blutspiegel zudem durch Ernährung, Flüssigkeitshaushalt und Begleiterkrankungen stärker beeinflusst wird als der des Kreatinins, ist der Harnstoffspiegel im Blut zur Beurteilung der glomerulären Filtrationsrate schlechter geeignet: Erst bei einer Einschränkung auf ca. 25 % des Normalen steigt er messbar an. Der Normwert für Harnstoff liegt bei etwa 10–50 mg/dl (= 2–8 mmol/l).

Kreatinin-Clearance

> **Clearance** (*engl.* für Klärung): Plasmavolumen, das pro Zeiteinheit von einer bestimmten Substanz befreit („geklärt") wird.

Im kreatininblinden Bereich erlaubt die Bestimmung der **Kreatinin-Clearance** die genauere Einschätzung der Nierenfunktion. Die Kreatinin-Clearance ist insbesondere bei normaler oder gering beeinträchtigter Nierenfunktion ein Maß für die glomeruläre Filtrationsrate.
- Am genauesten ist die Berechnung der Kreatinin-Clearance (C) aus dem Kreatininwert im Blut (P), dem Urinkreatinin (U), dem Urinvolumen (V) und der Urinsammelzeit (t) nach der Formel

$$C = \frac{U \times V}{P \times t}$$

Entsprechend sind eine Blutabnahme und ein Sammelurin (am besten über 24 Stunden) erforderlich
- Orientierend kann die Kreatinin-Clearance aus entsprechenden Formeln berechnet oder Nomogrammen abgelesen werden, wenn Serumkreatinin, Alter, Geschlecht und Gewicht des Patienten bekannt sind und der Serumkreatininwert stabil ist.

Der Normwert der Kreatinin-Clearance liegt für junge Männer um 110 ml/Min., für junge Frauen um 100 ml/Min. Er sinkt mit zunehmendem Alter ab, und zwar ab dem 4. Lebensjahrzehnt um ca. 10 ml/Min. alle zehn Jahre.

Exzessive körperliche Anstrengung und hoher Fleischverzehr vor der Untersuchung können die Ergebnisse verfälschen.

Cystatin C

Cystatin C ist ein kleines Eiweiß, das von fast allen Körperzellen gebildet wird. Es wird in den Primärharn filtriert und von den Tubuluszellen wieder aufgenommen und abgebaut. Cystatin C wird von anderen Organen weder verstoffwechselt noch ausgeschieden. Deshalb hängt sein Blutspiegel praktisch nur von der Nierenfunktion ab.

Normal ist ein Cystatinspiegel im Blut von ca. 0,6–1,2 mg/l (laborabhängig). Bei Nierenfunktionsstörungen steigt der Spiegel an. Aus dem Cystatin-C-Spiegel im Blut kann außerdem die glomeruläre Filtrationsrate näherungsweise berechnet werden.

Im Vergleich zum „klassischen" Nierenwert Kreatinin hat Cystatin C folgende Vorteile:
- Cystatin C ist empfindlicher. Es steigt bereits bei einer Einschränkung der glomerulären Filtrationsrate um ca. 30 % an und ist daher insbesondere im kreatininblinden Bereich eine Hilfe
- Cystatin C wird von weit weniger Faktoren beeinflusst als Kreatinin. So haben z. B. Alter, Geschlecht und Muskelmasse keinen Einfluss. Nur bei Autoimmunerkrankungen ist gelegentlich ein Anstieg ohne Nierenfunktionsstörung beobachtet worden
- Der Cystatin-Spiegel im Blut steht eng mit der glomerulären Filtrationsrate in Beziehung. Das fehlerträchtige Urinsammeln entfällt.

Cystatin C wird derzeit aus Kostengründen vor allem bei speziellen Fragestellungen und Patientengruppen angewendet, z. B. bei Nierentransplantierten oder wenn Urinsammeln nicht möglich ist.

9.3.5 Sonographie

Abdominalsonographie

Praktisch bei jeder **Abdominalsonographie** werden die Nieren routinemäßig mituntersucht. Sie gibt insbesondere Aufschluss über:
- *Anzahl, Form und Größe der Nieren:* Einzelniere? Nierenfehlbildungen? Schrumpfniere?
- *Binnenstruktur der Nieren* (☞ Abb. 9.10): Tumoren, Steine oder Zysten? Gestautes Nierenbecken?
- *Harnblasenfüllung:* Urinmenge in der Blase? Bei Oligo-/Anurie ist dadurch die Differenzierung zwischen verminderten Urinproduktion und Harnverhalt möglich. Die Sonographie erlaubt außerdem die Berechnung des Urinvolumens in der Blase. Lässt der Patient unmittelbar vor der Untersuchung Wasser, ist auf diese

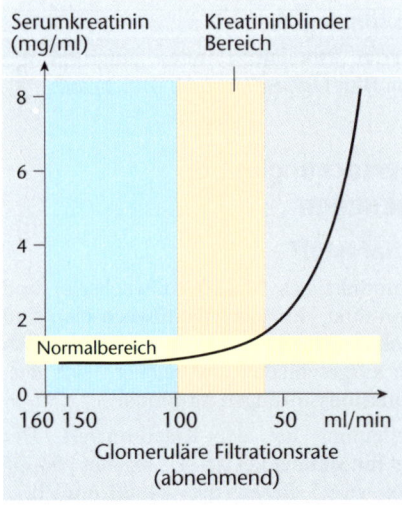

Abb. 9.9: Kreatininblinder Bereich. Die Abbildung zeigt, dass es zu einem erheblichen Abfall der Kreatinin-Clearance ohne Ansteigen des Plasmakreatinins kommen kann. [L157]

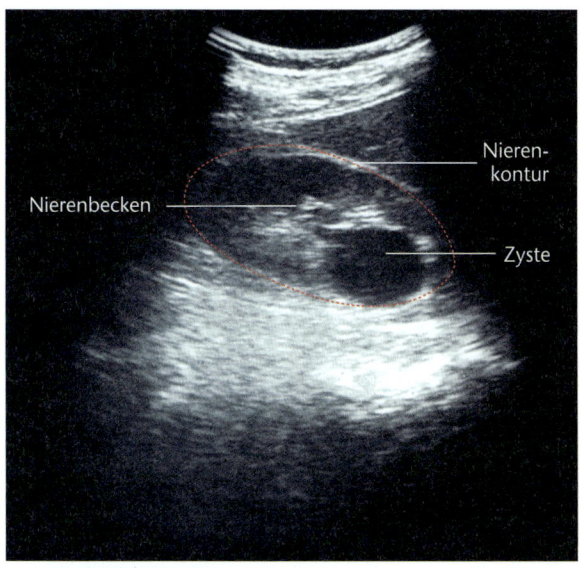

Abb. 9.10: Sonographische Darstellung einer Nierenzyste. Zysten stellen sich als schwarze, flüssigkeitsgefüllte Hohlräume dar und sind meist leicht zu erkennen. [T196]

Weise eine nichtinvasive *Restharnbestimmung* möglich (**Restharn** = restlicher Blaseninhalt nach vorheriger maximaler Blasenentleerung)

Pflege bei Sonographie ☞ 1.3.6

(Farb-)Duplex-Sonographie

Die **(Farb-)Duplex-Sonographie** (☞ auch 1.3.6) wird insbesondere bei Verdacht auf eine Nierenarterienstenose oder Nierenvenenthrombose sowie zur Beurteilung der Durchblutung nach Transplantation eingesetzt.

9.3.6 Röntgenverfahren

Intravenöse und Infusionsurographie

Komplikationen und Pflege bei Kontrastmitteluntersuchungen ☞ 1.3.3

Bei der **intravenösen** bzw. **Infusionsurographie** wird dem Patienten in der Röntgenabteilung ein jodhaltiges Kontrastmittel intravenös gespritzt oder infundiert, das durch die Nieren ausgeschieden wird. In bestimmten Zeitabständen angefertigte Röntgenbilder zeigen dann, wie sich bereits nach Minuten kontrastierter Harn im Nierenbecken sammelt, über die Harnleiter abfließt und (bei normaler Nierenfunktion) nach 15–20 Minuten weitgehend in der Blase angekommen ist. Die Urographie wird heute fast nur noch in der Urologie angewendet. In der Inneren Medizin ist sie weitgehend durch Computer- und Kernspintomographie verdrängt worden.

Hauptkomplikationen sind Kontrastmittelzwischenfälle und ein akutes Nierenversagen. Bei bereits beeinträchtigter Nierenfunktion oder zu geringem zirkulierendem Blutvolumen ist das Risiko eines akuten Nierenversagens erhöht. Hochgradige Nierenfunktionseinschränkung (Kreatininwert im Blut > 2,5 mg/dl) und Kontrastmittelunverträglichkeiten sind Kontraindikationen.

Pflege bei Urographie

- Vor der Untersuchung werden Abführmittel nach Arztanordnung bzw. hausinternen Richtlinien und leichte Kost gegeben. In den letzten sechs Stunden vor einem i.v.-Urogramm soll der Patient nichts mehr essen und trinken und nicht rauchen
- Sofern keine Kontraindikationen bestehen, halten Pflegende den Patienten nach der Untersuchung zu reichlichem Trinken an (ca. 2 l am ersten Tag), um das Kontrastmittel auszuschwemmen.

Angiographie

Komplikationen und Pflege bei angiographischen Untersuchungen ☞ 1.3.3, 5.3.5

Bei der **Angiographie** der Nierengefäße (meist als *intraarterielle digitale Subtraktionsangiographie, i.a.-DSA,* ☞ 5.3.5) wird die A. femoralis punktiert und ein Katheter über die Aorta bis in die Nierenarterie vorgeschoben. Die Angiographie der Nierengefäße wird in der Inneren Medizin heute vor allem bei einer Nierenarterienstenose durchgeführt, wenn eine Aufdehnung im gleichen Eingriff möglich erscheint (☞ 9.13 und Abb. 9.39).

Computer- und Kernspintomographie

Computer- und **Kernspintomographie** werden in der Inneren Medizin am häufigsten zur Abklärung unklarer Raumforderungen (Tumor? Zyste?) und zum *Staging* (☞ 12.4.5) bei bereits bekannter Tumorerkrankung eingesetzt. Moderne Geräte ermöglichen heute außerdem eine gute Darstellung der ableitenden Harnwege und der Gefäße, sodass dem Patienten häufig komplikationsbehaftete oder invasive Untersuchungen erspart werden können.

9.3.7 Nierensequenzszintigraphie

Die **Nierensequenzszintigraphie** gehört zu den *Funktionsuntersuchungen* der Niere. Sie erlaubt für jede einzelne Niere Aussagen über deren Ausscheidungsleistung (renale Clearance ☞ 9.3.4). Eine Variante ist die **Captoprilszintigraphie** zur Klärung, ob eine Nierenarterienstenose funktionelle Bedeutung hat (☞ auch 9.13).

Dem Patienten wird ein radioaktives Pharmakon i.v. gespritzt, das mit dem Blut die Nieren erreicht, in den Urin gelangt und mit diesem ausgeschieden wird. Dieser Weg des Radiopharmakons wird durch engmaschige Erfassung der Radioaktivität über der rechten und linken Niere über ca. 30 Minuten mit einer γ-Kamera nachverfolgt. Aus den seitengetrennten Zeit-Aktivitäts-Kurven kann dann die prozentuale Teilleistung jeder Niere und bei gleichzeitigen Blutabnahmen auch die Clearance jeder Niere ermittelt werden.

Pflege

Allgemeine Pflege bei nuklearmedizinischen Untersuchungen ☞ 1.3.5

- Vor der Nierenszintigraphie mindestens drei Tage keine Kontrastmitteluntersuchungen einplanen, da Kontrast-

9

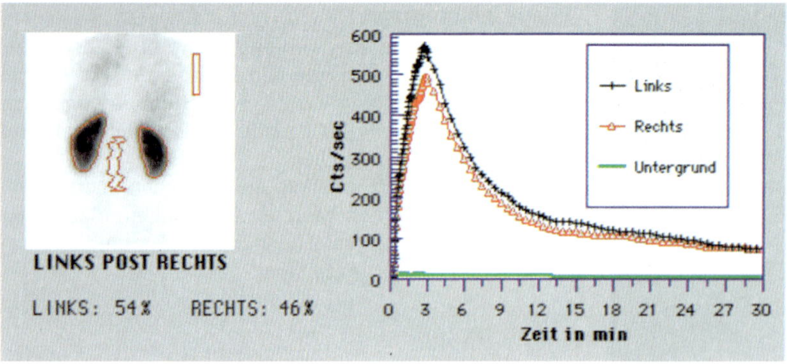

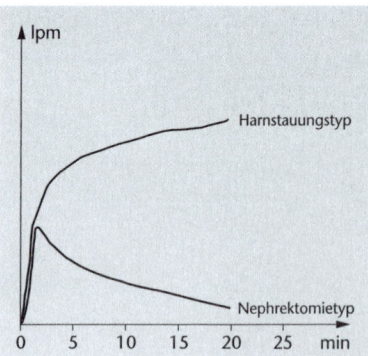

Abb. 9.11: Normale Nierensequenzszintigraphie. Links Summationsbild, rechts Zeit-Aktivitäts-Kurven. [S008-3]

Abb. 9.12: Zwei pathologische Nierensequenz-szintigraphien (Schemazeichnung).

mittel meist über die Nieren ausgeschieden werden und zu Überlagerungen führen würden
- Auf Arztanordnung Patienten 30–60 Min. vor der Untersuchung 7–10 ml Wasser/kg Körpergewicht trinken lassen oder entsprechende Infusionen verabreichen
- Bei Varianten wie etwa der Captoprilszintigraphie werden Abweichungen von diesen Richtlinien vom Arzt angeordnet.

9.3.8 Nierenbiopsie

Eine **Nierenbiopsie** wird insbesondere bei vermuteter Glomerulonephritis (☞ 9.6) oder nephrotischem Syndrom (☞ 9.8) entnommen, um die Diagnose zu sichern, die Prognose abschätzen und die Therapie besser planen zu können. Gelegentlich sind wiederholte Biopsien im Krankheitsverlauf erforderlich. Da die genannten Erkrankungen immer beide Nieren betreffen, wird immer nur eine Seite (meist die linke) punktiert. Einen besonderen Stellenwert hat die Nierenbiopsie nach Nierentransplantation.

Die Nierenbiopsie erfolgt heute immer unter Ultraschallkontrolle. In aller Regel werden spezielle Ultraschallköpfe mit Extrakanal für die Biopsienadel benutzt, sodass die Lage der Nadel zur Niere während des gesamten Vorgangs kontrolliert werden kann. Hierdurch sind Komplikationen insgesamt selten. Am häufigsten sind eine vorübergehende Hämaturie und kleine Hämatome. Eine retroperitoneale Hämatombildung ist zwar selten, aber aufgrund der guten Durchblutung der Nieren gefürchtet.

Die Nierenbiopsie wird in einem Eingriffsraum durchgeführt, in aller Regel unter Lokalanästhesie. Der Patient wird auf dem Bauch gelagert. Nach Hautdesinfektion und Lokalanästhesie entnimmt der Arzt die Gewebeprobe mit einer speziellen Biopsienadel. Nach der Nadelentfernung wird der Patient mit untergelegtem Sandsack auf dem Rücken gelagert. Bei Punktion einer Transplantatniere, die im Unterbauch platziert ist, ist ein Druckverband erforderlich.

Pflege vor der Untersuchung
- Prüfen, ob die schriftliche Einständniserklärung des Patienten und aktuelle Laborwerte (BB, Gerinnungs-

status, Elektrolyte) vorliegen. Nach vorheriger Blutgruppenbestimmung zwei Blutkonserven bestellen
- Rechtzeitig vor der Untersuchung gerinnungshemmende Medikamente und Antidiabetika nach Arztanordnung absetzen
- Patienten zur Biopsie nüchtern lassen, da bei Zwischenfällen eine Intubation erforderlich werden kann (sorgfältige Terminabsprache mit bevorzugter Behandlung von Diabetikern)
- Patienten direkt vor der Untersuchung bitten, die Blase zu entleeren und ein Patientenhemd anzuziehen
- Evtl. Prämedikation nach Arztanordnung verabreichen
- Alle Patientenunterlagen (Kurve, Röntgenbilder) und genügend Etiketten zum Bekleben des Probengefäßes und der Begleitpapiere mitgeben.

Pflege nach der Untersuchung
- Regelmäßig Vitalzeichen (Tachykardie? Blutdruckabfall? Übermäßiger Blutdruckanstieg?) und Einstichstelle (Nachblutung?) kontrollieren. Nach Schmerzen und vegetativen Symptomen wie Übelkeit oder Unwohlsein fragen
- Patienten für 24 Stunden Bettruhe einhalten lassen, davon die ersten sechs Stunden möglichst in flacher Rückenlage, um das Nierenlager zu entlasten
- Auf das Einhalten einer zweistündigen Nahrungskarenz achten und Patienten danach zum reichlichen Trinken animieren (2–3 l täglich). Bei Nierenfunktionsstörungen (z. B. Oligurie oder Anurie) Flüssigkeitszufuhr nach Arztanordnung
- Ersten Urin nach der Biopsie auf Blutbeimengungen beobachten (Makrohämaturie?). Kleine Mengen sind normal
- Für den Tag nach der Biopsie Blutbild- und Ultraschallkontrolle (Hämatom um die Niere?) einplanen. In den 3–4 Folgetagen Urinkontrollen je nach Arztanordnung und Vorbefunden durchführen (lassen)
- Patienten darauf hinweisen, für 1–2 Wochen größere körperliche Anstrengungen zu vermeiden, um Komplikationen vorzubeugen.

9.4 Künstliche Harnableitung

Transurethrale Katheterisierung

Diagnostisch braucht man die transurethrale (= durch die Harnröhre) Katheterisierung selten zur Gewinnung einer Urinprobe (*Katheterurin* ☞ 9.3.2) oder zum Einbringen von Kontrastmittel bei retrograden (hier: entgegen der normalen Harnflussrichtung) Kontrastmitteldarstellungen der Harnwege. Wichtige *therapeutische* Indikationen sind beispielsweise Harnabflussbehinderungen unterhalb der Harnblase oder Blasenentleerungsstörungen. 🖵

Suprapubische Blasendrainage und Blasenpunktion

Bei der **suprapubischen Blasendrainage** *(suprapubischer Blasenkatheter, suprapubische Blasenfistel, Zystostomie)* wird der Katheter oberhalb des Schambeins (von *lat.* supra = oberhalb, pubes = Schamgegend) durch die Bauchdecke hindurch in die Blase eingeführt. Dieses Verfahren ist bei fachgerechter Durchführung im Vergleich zur transurethralen Katheterisierung komplikationsärmer (weniger mechanische Verletzungen und Infektionen).

Die Indikationen der suprapubischen Blasendrainage entsprechen denen der transurethralen Harnableitung. Sie ist außerdem möglich bei Harnröhrenverletzungen und höhergradigen Harnröhrenverengungen, die für einen transurethralen Katheter nicht mehr passierbar sind.

Bei Blasentumoren, Blutgerinnungsstörungen, nicht füllbarer Harnblase und Schwangeren darf die suprapubische Blasendrainage nicht durchgeführt werden.

Perkutane Nephrostomie

Bei einer **perkutanen Nephrostomie** *(Nierenfistel)* wird das Nierenbecken durch Haut und Nierengewebe hin-

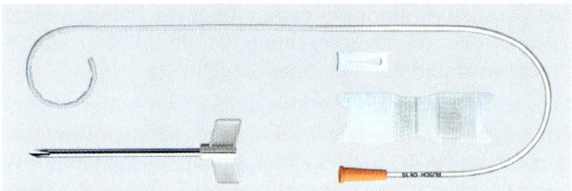

Abb. 9.14: Punktionsbesteck zur suprapubischen Harnableitung. [U140, U139]

durch punktiert und der Urin über einen Kunststoffkatheter nach außen abgeleitet. Eine perkutane Nephrostomie kann z.B. zur Entlastung des Nierenbeckens bei Harnabflussstörung durch einen festsitzenden Harnleiterstein angezeigt sein, außerdem wird das Nierenbecken für bestimmte Röntgendarstellungen des Nierenbeckens oder vor Entfernung eines Nierenbeckensteins (als Einführungskanal für die Instrumente) punktiert. Bei Erwachsenen erfolgt die perkutane Nephrostomie in Lokalanästesie und unter ständiger sonographischer Kontrolle. Nach dem Einlegen wird der Katheter mit einigen Nähten fixiert. Bleibt der Nephrostomiekatheter länger liegen, wird er bei komplikationslosem Verlauf alle 4–6 Wochen gewechselt.

Pflege

Der Katheter ist ein Fremdkörper im Nierenbecken und kann zu Infektionen durch Bakterien oder Pilze führen. Deshalb wird der Patient regelmäßig auf Infektionszeichen wie trüben Harn, gerötete Punktionsstelle, Fieber oder Verschlechterung des Allgemeinbefindens beobachtet. Die weiteren Pflegemaßnahmen entsprechen der Pflege bei künstlicher Harnableitung (☞ unten).

Ureterenkatheter

Bei einem **Ureterenkatheter** *(Splint, Schienungsdrain, Ureterenschienung)* handelt es sich um eine Hohlsonde

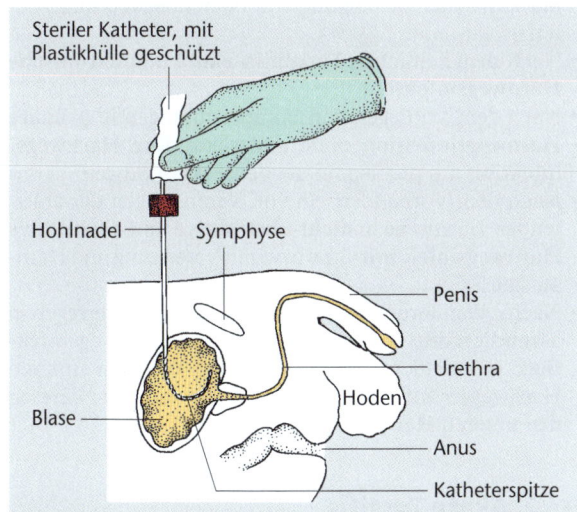

Abb. 9.13: Prinzip der suprapubischen Blasendrainage. Der vordere Teil des Katheters wird in den Punktionstrokar geschoben, damit bei der Punktion kein Gewebe hineingelangt und den Trokar verstopft. Nach Punktion der Blase mit dem Trokar wird der Katheter weiter vorgeschoben und dann der Trokar gespalten und entfernt. [A400]

Bildbeschriftungen: Steriler Katheter, mit Plastikhülle geschützt · Hohlnadel · Symphyse · Penis · Urethra · Hoden · Blase · Anus · Katheterspitze

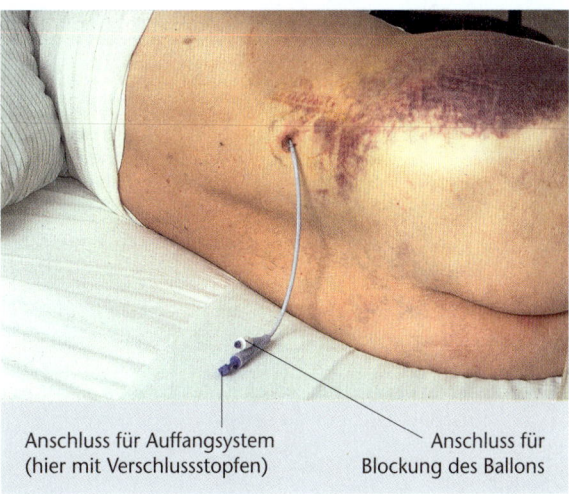

Abb. 9.15: Nephrostomiekatheter. Der Katheter liegt mit seiner Spitze im Nierenbecken der rechten Niere. Vorsicht! Je nach Ausscheidungsleistung der Niere darf ein Nephrostomiekatheter allenfalls ganz kurzzeitig abgestöpselt werden, damit es nicht zu einem Harnstau kommt. [K183]

Bildbeschriftungen: Anschluss für Auffangsystem (hier mit Verschlussstopfen) · Anschluss für Blockung des Ballons

aus Kunststoff, die intraoperativ oder im Rahmen einer *Zystoskopie* (Blasenspiegelung) in den Ureter eingebracht wird und ihn von innen schient.

Diagnostisch wird ein Ureterenkatheter zur seitengetrennten Nierenfunktionsdiagnostik und retrograden Röntgendarstellung (☞ 9.3.6) verwendet, therapeutisch kann z. B. bei Harnleitersteinen oder palliativ bei Tumoren der Urinabfluss gewährleistet werden.

Bei einem **inneren Splint** wird der Urin aus der Niere über den Katheter in die Harnblase geleitet. Hierzu wird ein *Pigtail-Katheter* verwendet, dessen Enden (wie ein Schweineschwänzchen) eingerollt sind, um die Verletzungsgefahr in den Organen zu senken. Bei einem **äußeren Splint** wird der Urin durch die Urethra nach außen abgeleitet.

Pflege

• Beim inneren Splint sind keine besonderen Pflegemaßnahmen erforderlich
• Beim äußeren Splint wird die Fixierung des Katheters am transurethralen Dauerkatheter oder am Oberschenkel des Patienten regelmäßig kontrolliert und ggf. erneuert. Ebenso muss die Ausscheidung regelmäßig kontrolliert werden (Menge? Farbe?). Weitere Pflegemaßnahmen entsprechen der Pflege bei künstlicher Harnableitung (☞ unten). Die Mobilisation des Patienten erfolgt auf Arztanordnung (hausinterne Richtlinien beachten).

Pflege bei künstlicher Harnableitung

• Intimbereich schützen, Patienten umfassend informieren, ruhig und zielgerichtet arbeiten

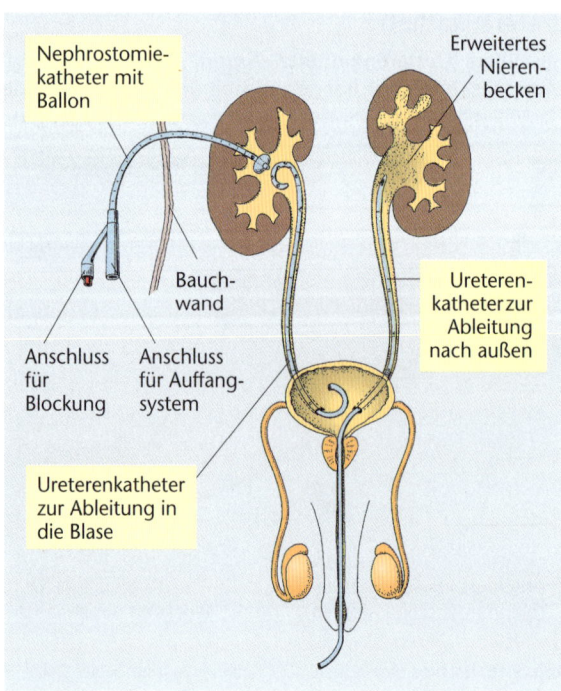

Abb. 9.16: Häufig verwendete Katheter in der Nephrologie und Urologie. [A400-190]

• Im Umgang mit Katheter und Urinauffangsystem Hygienerichtlinien streng einhalten
• Bei liegendem Katheter: Katheter auf Durchgängigkeit prüfen
• Auf Veränderungen im Urin achten (Trübung? Blutbeimengung?)
• Katheter nicht abknicken (Harnstau begünstigt Infektionen) oder abklemmen (Ausnahme: suprapubische Katheter zum Blasentraining)
• Patienten zu vermehrtem Trinken anhalten (außer bei Kontraindikationen), weil eine gesteigerte Diurese Infektionen vorbeugt
• Aseptischen Verbandwechsel bei *perkutan* angelegten Kathetern durchführen, dabei auf Entzündungszeichen achten
• Patienten und Angehörige darauf hinweisen, dass Katheterschlauch und Urinbeutel nicht über Blasenniveau hängen dürfen (Rückstau vermeiden)

9.5 Harnwegsinfekte und bakterielle Nierenentzündungen

9.5.1 Überblick über die Harnwegsinfekte

Harnwegsinfektion (*Harnwegsinfekt*, kurz *HWI*): Meist bakteriell bedingte Entzündung der ableitenden Harnwege mit den Leitsymptomen schmerzhaftes und häufiges Wasserlassen. Bei Beteiligung der Nieren zusätzlich Fieber, allgemeines Unwohlsein und Nierenlagerklopfschmerz. Bei Frauen eine der häufigsten bakteriellen Infektionen überhaupt.

Harnwegsinfekte werden üblicherweise nach folgenden, sich teilweise überlappenden Kriterien eingeteilt:
• Nach der Lokalisation in **untere Harnwegsinfektion** von Urethra und Blase und **obere Harnwegsinfektion** mit klinischer Beteiligung von Nierenbecken und Nieren
• Nach dem zeitlichen Verlauf in **akute** und **chronische Harnwegsinfektion**
• Nach dem Vorliegen von Vorerkrankungen in **primäre Harnwegsinfektion** ohne und **sekundäre Harnwegsinfektion** mit prädisponierenden Erkrankungen
• Nach dem Vorhandensein von Verengungen der ableitenden Harnwege in **nicht-obstruktive** und **obstruktive Harnwegsinfektion** ohne bzw. mit Verengung und Harnaufstau
• Nach „Wanderungsrichtung" der Krankheitserreger in **aszendierende** und **deszendierende Harnwegsinfektion,** je nachdem, ob die Infektion von den unteren Harnwegen zur Niere aufsteigt oder von der Niere zu den unteren Harnwegen absteigt.

9.5.2 Akute Zystitis

Akute Zystitis: Akute Harnblasenentzündung. Meist durch Aufsteigen von Bakterien durch die Urethra bedingt. In der Regel besteht gleichzeitig eine

Akute Urethritis: Akute Urethraentzündung.

Krankheitsentstehung

Bei der **akuten Zystitis** handelt es sich meistens um eine aufsteigende Infektion: Bakterien wandern aus dem Darm über die Urethra in die Harnblase ein. Wegen der räumlichen Nähe von Darm- und Harnröhrenöffnung und der kurzen Urethra sind Frauen wesentlich häufiger betroffen als Männer. Begünstigt wird eine Zystitis durch Harnabflussstörungen, Katheterisierung und bei Frauen Geschlechtsverkehr *(Flitterwochen-Zystitis)*. Als weitere auslösende Faktoren sind Kälte, Nässe, Stress, unzureichende oder falsche Intimhygiene und Menstruation zu nennen.

Andere Ursachen wie etwa Viren, Pilze (am häufigsten Candida albicans ☞ 15.8.3), Protozoen (insbesondere Trichomonaden), Parasiten (v. a. Schistosoma-Würmer ☞ 15.10.2) sowie physikalische oder chemische Noxen (Zystitis nach Radio- oder Chemotherapie) treten demgegenüber zurück.

Symptome und Untersuchungsbefund

Die klinischen Zeichen einer Zystitis können sich innerhalb weniger Stunden entwickeln. Klassisch ist die Symptomkombination aus:

- Pollakisurie (☞ 9.2.2): Häufiger Harndrang mit jeweils nur geringer Urinmenge
- Dysurie, Algurie (☞ 9.2.2): Brennen und Schmerzen beim Waserlassen.

Einige Patienten haben außerdem krampfartige Schmerzen oberhalb des Schambeins **(Blasentenesmen)** oder eine **Drang-Inkontinenz** *(Urge-Inkontinenz)* mit so plötzlichem und starkem Harndrang, dass sie die Toilette nicht mehr rechtzeitig erreichen. Fieber besteht nicht.

Der körperliche Untersuchungsbefund ist bis auf einen Druckschmerz in der Blasenregion unauffällig.

Diagnostik und Differenzialdiagnose

Erster Schritt der Diagnostik ist die Durchführung eines Urinstreifentests: Das Testfeld auf Leukozyten reagiert immer, die auf Nitrit und Erythrozyten häufig positiv. Abgesehen von der erstmaligen Zystitis einer erwachsenen Frau (hier kann eine kalkulierte Antibiotikatherapie erfolgen, ☞ unten) wird immer eine Urinkultur zum Keimnachweis angelegt.

Dort zeigt sich bei Fehlen prädisponierender Faktoren in 80 % der Fälle ein Wachstum von *Escherichia coli* (☞ 15.5.9). Im Gegensatz dazu wachsen bei Vorerkrankungen und nosokomialen Infektionen häufig „Problemkeime" wie z. B. Pseudomonaden oder Klebsiellen (☞ 15.5.10 bzw. 15.5.9) oder es liegt eine Mischinfektion mit mehreren Keimen vor.

Bei wiederholten Harnwegsinfekten nicht-schwangerer Frauen, bei jedem Harnwegsinfekt eines Mannes oder bei ausbleibendem Therapieerfolg muss abgeklärt werden, ob begünstigende Faktoren wie Abflusshindernisse (z. B. bis dahin unerkannte Fehlbildungen der Harnwege oder ein Blasenstein) oder ein Diabetes mellitus vorliegen.

Abzugrenzen: Reizblase

Die klinischen Erscheinungszeichen einer Zystitis treten auch bei der **Reizblase** auf. Hier sind jedoch keine

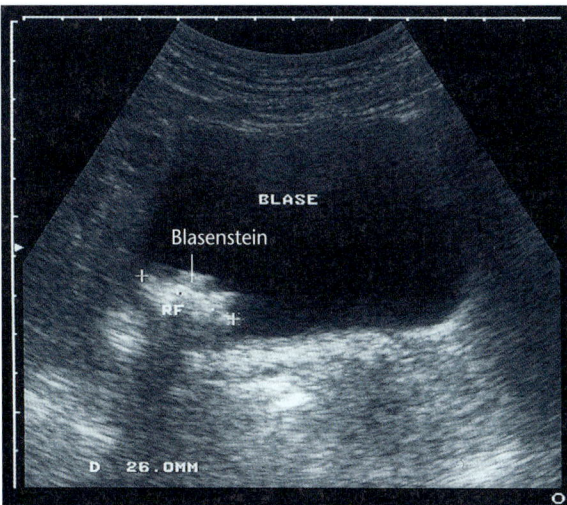

Abb. 9.17: Sonographischer Befund der Blase bei einem 73-jährigen Patienten mit rezidivierenden Zystitiden. Im Blasenlumen stellt sich ein großer, bei Umlagerung beweglicher Blasenstein als prädisponierender Faktor dar. [M181]

Keime im Urin nachweisbar. Es müssen aber durch Spezialnährböden auch die Erreger ausgeschlossen werden, die nicht in einer normalen Urinkultur wachsen, etwa Trichomonaden, Pilze und Chlamydien. Als Ursachen der Reizblase werden unter anderem Östrogenmangel (die meisten Patienten sind Frauen) und vegetative Einflüsse diskutiert.

Behandlungsstrategie

Der untere Harnwegsinfekt wird bei Frauen mit Kurzzeit-Antibiotikagabe über 1–3 Tage behandelt (häufig mit Gyrasehemmern, z. B. Ciprofloxacin, etwa in Ciprobay®). Bei Männern, Diabetikerinnen und Schwangeren werden die Antibiotika länger gegeben, da das Rückfallrisiko sonst deutlich größer ist. Bei sehr starken Schmerzen sind zusätzlich Schmerzmittel und krampflösende Arzneimittel indiziert.

Der Behandlungserfolg wird eine Woche nach Ende der Antibiotikabehandlung durch eine Urinuntersuchung mit Anlage einer Kultur gesichert.

> Dem Patienten erklären, dass der Infekt nur ausheilen kann, wenn die Antibiotika ausreichend lange und ausreichend hoch dosiert genommen werden, da viele Patienten die Antibiotika nach Beschwerdebesserung eigenmächtig absetzen (☞ auch Pharma-Info 15.17).

Pflege und Patientenberatung

- Den Patienten zu reichlichem Trinken und damit zum „Blasenspülen" animieren. Anzustreben sind mindestens 2 l täglich, falls keine Kontraindikationen wie etwa eine Herzinsuffizienz vorliegen
- Den Patienten dazu anhalten, bei bestehendem Harndrang sofort die Toilette aufzusuchen, auch wenn er dabei auf Hilfe angewiesen ist, um ein Aufsteigen der Infektion zu verhindern

9

- Ggf. lokal Wärme zur Beschwerdelinderung applizieren (nach Arztrücksprache)
- Temperatur regelmäßig kontrollieren.

Bei rezidivierenden Harnwegsinfekten ohne prädisponierende Faktoren wird der Patient über die allgemeine Lebensführung beraten:

- Eine hohe Trinkmenge „spült" die Harnwege und schwemmt Bakterien aus
- Bei einsetzendem Harndrang sollen die Patienten sofort die Toilette aufsuchen. Die Blasenentleerung sollte ohne Betätigung der Bauchpresse erfolgen
- Evtl. kann ein Gespräch über die richtige Intimhygiene notwendig sein. Ungünstig sind hautreizende Pflegemittel, Desinfektionsmittel, Bidetbenutzung und lange (Voll-)Bäder, die die Haut aufweichen und dadurch das Eindringen von Bakterien begünstigen. Eine Säuberung des Genitalbereiches von vorne nach hinten, also vom Schambein zum Anus hin, vermindert die Keimeinschleppung aus dem Darm
- Frauen sollten nach dem Geschlechtsverkehr Wasser lassen und den Intimbereich reinigen
- Darüber hinaus sollte im Gespräch auf vernünftige Kleidung (z. B. ausreichend warme Unterwäsche) eingegangen werden
- Prophylaktisch kann außerdem der Verzehr von Cranberry-Produkten erwogen werden. Die amerikanische Kranichbeere (= Cranberry) ist mit der deutschen Preiselbeere verwandt. Sie erschwert die Besiedelung der Schleimhaut mit Bakterien. Beliebt in der häuslichen und Altenpflege sind z. B. Cranberry-Säfte, die in Reformhäusern oder Getränkehandlungen erhältlich sind (📖 2).

Prognose

Die akute Zystitis heilt in aller Regel folgenlos aus.

Prävention

Die oben genannten Maßnahmen bei rezidivierenden Harnwegsinfekten können insbesondere Frauen auch zur Primärprävention empfohlen werden.

9.5.3 Akute Pyelonephritis

> **Pyelonephritis** (*Nieren-* und *Nierenbeckenentzündung*, kurz *PN*): Meist bakteriell bedingte Entzündung des Nierenbeckens und Nierenparenchyms, am häufigsten durch das Aufsteigen von Bakterien beim unteren Harnwegsinfekt.

Krankheitsentstehung

Die **akute Pyelonephritis** entsteht in erster Linie durch das Aufsteigen von bakteriellen Erregern einer Zystitis in das Nierenbecken. Eine hämatogene Ausbreitung der Erreger ist demgegenüber wesentlich seltener.

Die Bakterien führen zu einer Entzündung von Nierenbecken und Nierenparenchym, wobei insbesondere das Niereninterstitium und die Tubuli betroffen sind. Mikroskopisch finden sich viele kleine Abszesse.

Symptome und Untersuchungsbefund

Die Krankheitszeichen sind ungleich heftiger als bei einer Zystitis mit:

- Starker Beeinträchtigung des Allgemeinbefindens
- Fieber über 38 °C
- Oft Übelkeit und Erbrechen
- Klopfschmerz über einem oder beiden Nierenlagern. Evtl. Rücken- oder Flankenschmerzen
- Zusätzlich meist die Zeichen einer Zystitis (☞ 9.5.2).

> Insbesondere bei alten Patienten oder Diabetikern kann sich eine Pyelonephritis allein durch unspezifische Beschwerden wie Fieber, Übelkeit, Erbrechen, Bauchschmerzen oder Verwirrtheit zeigen.

Diagnostik und Differenzialdiagnose

Die Verdachtsdiagnose wird durch Urinuntersuchung (Leukozytenzylinder im Sediment) und Urinkultur gesichert. Um etwaige Komplikationen rechtzeitig zu erfassen, erfolgt eine Blutuntersuchung mit Blutbild (Leukozytose?), BSG oder CRP und Kreatininwertbestimmung (Nierenfunktionsverschlechterung?). Eine Sonographie soll prädisponierende Erkrankungen (Fehlbildungen? Harnaufstau? Nierensteine?) und weitere Komplikationen (Abszess?) ausschließen. Je nach Befunden entscheidet der Arzt, ob weitere Untersuchungen wie etwa CT oder Urographie nötig sind.

Komplikationen

Komplikationen der akuten Pyelonephritis sind:

- Keiminvasion in die Blutbahn mit evtl. nachfolgender lebensbedrohlicher **Urosepsis**
- Eitrige Einschmelzung von Nierengewebe mit Bildung eines oder mehrerer Abszesse (**Pyonephrose**, *Eiterniere*). Aus diesen kann sich ein **paranephritischer Abszess** neben der Niere entwickeln. Neben einer Antibiotikatherapie ist eine chirurgische Abszessdrainage erforderlich.

Behandlungsstrategie

Bei einer akuten Pyelonephritis beginnt die antibiotische Behandlung sofort nach Abnahme der Urin- und vorzugsweise auch Blutkultur, bei Risikopatienten als Kombinationstherapie mit mehreren hochwirksamen Antibiotika. Je nach Ergebnis des Antibiogramms (☞ 15.4.3) wird evtl. auf ein anderes Antibiotikum gewechselt. Insgesamt wird mindestens über 10–14 Tage therapiert. Wichtig sind zwei Kontrolluntersuchungen etwa eine und sechs Wochen nach Ende der Behandlung.

Pflege

Zusätzlich zu den pflegerischen Maßnahmen bei einem unkomplizierten Harnwegsinfekt (☞ 9.5.2) sind erforderlich:

- Patienten je nach seinem Befinden (weitgehende) Bettruhe einhalten lassen und je nach Bedarf bei allen Einschränkungen unterstützen
- Notwendige Prophylaxen (z. B. Pneumonie-, Dekubitusprophylaxe) durchführen
- Flüssigkeitsbilanz führen, um rechtzeitig ein drohendes akutes Nierenversagen zu erkennen.

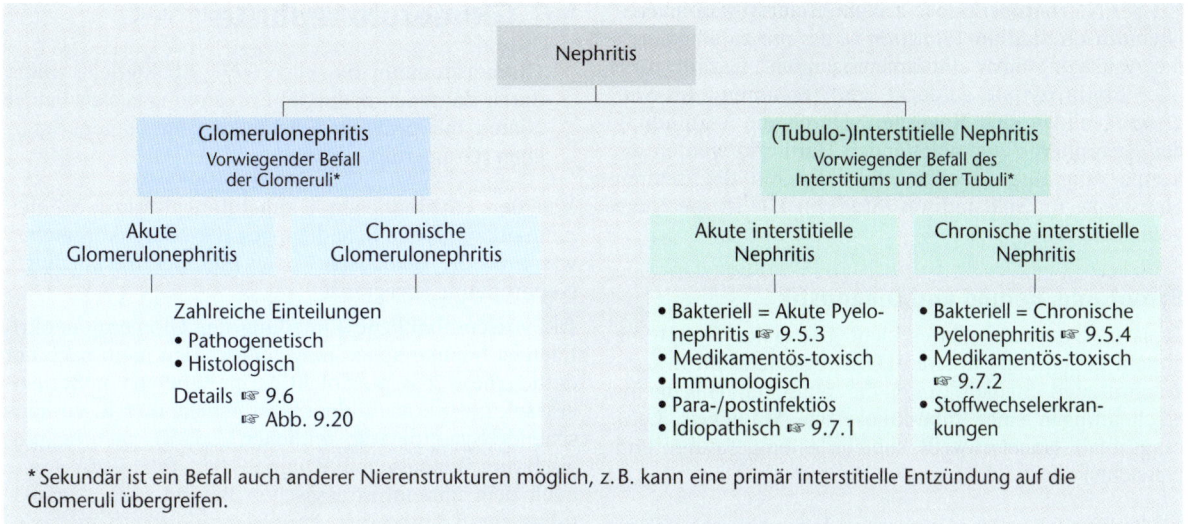

Abb. 9.18: Es ist nicht leicht, angesichts der verschiedenen Einteilungen und Namen von entzündlichen Nierenerkrankungen den Überblick zu behalten. Dieses (vereinfachte) Schema soll eine Orientierungshilfe sein. [A400]

Prognose

Die Prognose der unkomplizierten Pyelonephritis ist gut. Bei prädisponierenden Faktoren, die nicht beseitigt werden können, kann die Erkrankung jedoch zur chronischen Pyelonephritis fortschreiten (☞ 9.5.4).

9.5.4 Chronische Pyelonephritis

Chronische Pyelonephritis: Chronisch-rezidivierende, bakterielle Entzündung von Nierenbecken und Nierenparenchym.

Krankheitsentstehung

Eine akute Pyelonephritis heilt bei ansonsten Nierengesunden aus. Bestehen aber eine Harnabflussbehinderung (etwa durch Fehlbildungen), ein vesikoureteraler Reflux oder Nierensteine, so kann sich eine **chronische Pyelonephritis** entwickeln, auf deren Boden immer wieder akute Pyelonephritiden entstehen. Unbehandelt kann es langfristig zu narbigen Umbauvorgängen mit Deformierung der Nierenkelche, Glomerulus- und Tubulusschäden bis hin zur chronischen Niereninsuffizienz (☞ 9.10) kommen.

Beim **vesikoureteralen Reflux** ist der Ventilmechanismus der Harnleitermündung in die Blase unzureichend ausgeprägt, sodass beim Wasserlassen Urin in Richtung Niere zurückfließt. Folgen sind eine Erweiterung des Harnleiters und rezidivierende Harnwegsinfekte, die bei Symptomarmut lange unbemerkt bleiben und zu Folgeschäden führen können.

Symptome, Befund und Diagnostik

Die Symptome sind häufig uncharakteristisch mit allgemeinem Unwohlsein, Mattigkeit, Appetitlosigkeit, häufigen Kopfschmerzen und Rückenschmerzen. Bei Aufpfropfen einer akuten Pyelonephritis verschlechtert sich das Befinden des Betroffenen. Das Vollbild der Pyelonephritis ist aber nicht zwingend, möglicherweise bestehen z. B. nur unklare Fieberschübe. Dem Arzt können eine abnorme Blässe und ein erhöhter Blutdruck auffallen.

Im Urinbefund zeigen sich Leukozyturie und Bakteriurie. Die Ultraschalluntersuchung ergibt je nach Dauer der Erkrankung Vernarbungen und Schrumpfung der Nieren. Weitere Untersuchungen folgen zur Diagnostik der zugrunde liegenden prädisponierenden Faktoren.

Behandlungsstrategie

Vorrangig ist die Beseitigung der begünstigenden Faktoren wie etwa einer Harnabflussstörung. Akute Harnwegsinfektionen werden antibiotisch behandelt.

Prognose

Gelingt es, die begünstigenden Faktoren rechtzeitig auszuschalten, ist die Prognose gut. Gelingt dies nicht, ist kaum eine Ausheilung möglich, sodass über die Jahre zunehmend Nierengewebe vernarbt und zerstört wird und es im schlimmsten Fall zum chronischen Nierenversagen kommt (☞ 9.10).

9.5.5 Urogenitaltuberkulose: Nierentuberkulose

Pflege ☞ 6.4.4, 15.1

Urogenitaltuberkulose: Tuberkulose der Nieren, der ableitenden Harnwege und/oder der Geschlechtsorgane. Gehört zu den meldepflichtigen Infektionskrankheiten (☞ 15.15).

Krankheitsentstehung

Am häufigsten entsteht die **Urogenitaltuberkulose** durch hämatogene Verschleppung von Tuberkulosebakterien bei einer Lungentuberkulose (☞ 6.4.4).

Bei der **Nierentuberkulose** kommt es zuerst zum **paren-chymatösen Stadium** *(Stadium I),* das nur zufällig durch die Abklärung einer „therapieresistenten" Leukozyturie oder Erythrozyturie entdeckt wird (☞ unten). Im *Stadium II* bilden sich **Kavernen.** Durch die Verbindung der Nierenherde zum ableitenden Harntrakt werden die Keime nun ausgeschieden und infizieren die unteren Harnwege. Im **Spätstadium** *(Stadium III)* ist die Niere völlig zerstört.

Symptome, Befund und Diagnostik

Typische Symptome gibt es nicht. Die ersten Symptome ähneln denen einer unteren Harnwegsinfektion. In fortgeschrittenen Stadien treten die typischen Allgemeinerscheinungen einer Tuberkulose wie Müdigkeit, Leistungsabfall, Nachtschweiß, subfebrile Temperaturen und Gewichtsverlust auf.

> Da die mit dem Harn ausgeschiedenen Mykobakterien in der normalen Urinkultur nicht wachsen, ist bei jeder „sterilen" Leukozyturie auch an eine Tuberkulose zu denken.

Die Diagnose erfordert den Erregernachweis im Urin durch spezielle Färbung, Kultur oder molekularbiologische Diagnostik (Polymerase-Kettenreaktion, kurz PCR, ☞ 9.3.3, 15.4.3).

Behandlungsstrategie

Die Behandlung beginnt stets mit den antituberkulösen Arzneimitteln, die auch bei der Lungentuberkulose eingesetzt werden (☞ 6.4.4). Später werden ggf. Vernarbungen der ableitenden Harnwege oder funktionslose Nierenbezirke operativ entfernt.

Pflege

Bei einer reinen Urogenitaltuberkulose muss der Patient nicht isoliert werden. Schutzmaßnahmen wie Anziehen von Schutzkitteln oder Handschuhen sind bei Kontakt zu erregerhaltigem Material erforderlich.

9.6 Glomerulonephritis

> **Glomerulonephritis** (kurz *GN*): Abakterielle (nicht durch Bakterien bedingte) Entzündungen stets beider Nieren mit primärer Schädigung der Nierenkörperchen (Glomeruli).

Von den entzündlichen Glomerulonephritiden werden nicht-entzündliche Schädigungen der Nierenkörperchen wie z. B. die diabetische oder bluthochdruckbedingte Nephropathie abgegrenzt.

Die wissenschaftliche Einteilung der Glomerulonephritiden ist hochkomplex. Eingeteilt werden kann nach der Pathogenese (z. B. postinfektiös, im Rahmen von Systemerkrankungen), nach klinischen Aspekten (z. B. vorherrschende Symptomatik, zeitlicher Verlauf), nach histologisch-morphologischen Kriterien (☞ Abb. 9.20) sowie nach dem immunhistologischen Befund (z. B. Anti-Basalmembran-Antikörper, Antigen-Antikörper-Komplexe). Die Einteilung in diesem Lehrbuch orientiert sich an klinischen Kriterien.

9.6.1 Akute Glomerulonephritis

> **Akute Glomerulonephritis:** Akute, abakterielle Entzündung primär der Nierenkörperchen, die häufig im Rahmen einer fehlgeleiteten Immunreaktion 1–4 Wochen nach einer Infektion auftritt **(akute postinfektiöse GN).** Beim jungen Menschen hat sie in der Regel eine gute Prognose.

Selten geht die Glomerulonephritis mit einer raschen Verschlechterung der Nierenfunktion einher. Diese **rasch progrediente GN** *(rapid progressive GN,* kurz *RPGN,* auch *perakute GN)* ist oft Folge von Autoimmunkrankheiten (☞ 14.2). Sie stellt einen nephrologischen Notfall dar.

Krankheitsentstehung

Bei der **akuten postinfektiösen Glomerulonephritis** bilden sich während und nach der Ersterkrankung (meist

Klin. Verlaufsform	Charakterisierung/Beispiele
Mono-/oligosymptomatischer Verlauf	• Hämaturie und/oder geringe Proteinurie ohne Beschwerden, ohne weitere Zeichen einer Nierenfunktionsstörung und ohne Systemerkrankung. Oft Zufallsbefund (mono-/oligosymptomatisch = nur ein/wenige Symptome zeigend) • Oft zeitlebens ohne Nierenfunktionseinschränkung, evtl. jedoch Übergang in eine der anderen Verlaufsformen möglich. Daher Kontrolluntersuchungen sinnvoll • Beispiel **IgA-Nephritis:** Makro- oder Mikrohämaturie, oft nach Atemwegsinfekt. Ursache meist unklar. Verlauf unterschiedlich, Risiko der chronischen Niereninsuffizienz ca. 10%
Akutes nephritisches Syndrom (☞ 9.6.1)	• Akute, oft schwere Erkrankung mit Hämaturie, Zylindern im Urin, oft Oligurie/Anurie, Ödemen, Hypertonie • Beispiele: akute postinfektiöse Glomerulonephritis, rasch progrediente Glomerulonephritis
Nephrotisches Syndrom (☞ 9.8)	• Unterschiedlich schweres Bild mit Proteinurie, Ödemen, Hypoproteinämie, Hyperlipoproteinämie • Verlauf unterschiedlich je nach zugrunde liegender histologischer Form
Chron. Verlauf/ Glomerulonephritis (☞ 9.6.2)	• Mögliches Endstadium aller (auch unbemerkter) Glomerulonephritiden • Bei subjektiv zunächst lange symptomarmem Verlauf Erythrozyturie, Proteinurie, Hypertonie, zunehmender Verlust der Nierenfunktion bis zur Dialysepflicht

Tab. 9.19: Klinische Verlaufsformen der Glomerulonephritiden. Die gleichen Ursachen und histologischen Befunde können zu unterschiedlichen klinischen Verläufen führen, umgekehrt können einer klinischen Verlaufsform unterschiedliche Ursachen bzw. histologische Befunde zugrunde liegen.

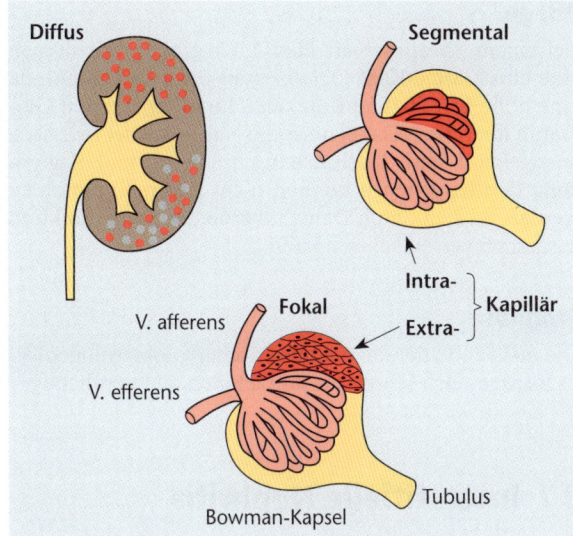

Abb. 9.20: Einteilung der Glomerulonephritis nach histologisch-morphologischen Veränderungen (Auszug). Hierbei handelt es sich um eine rein beschreibende Einteilung. [E179–168]

Streptokokkeninfektionen wie Scharlach) Antikörper gegen die Krankheitserreger. Die Antikörper lagern sich mit den Antigenen der Bakterien zu Komplexen zusammen, die durch den Blutstrom in die Nieren getragen werden, wo sie eine Entzündung der Glomeruli hervorrufen.

Die **rasch progrediente Glomerulonephritis** kann ebenfalls postinfektiös entstehen, wesentlich häufiger aber tritt sie im Rahmen einer Autoimmunerkrankung (z. B. systemischer Lupus erythematodes ☞ 13.7.1, Vaskulitiden ☞ 13.8.1) oder idiopathisch, d. h. aus ungeklärter Ursache, auf.

Symptome und Untersuchungsbefund

Bei der postinfektiösen Glomerulonephritis kommt es ungefähr 1–4 Wochen nach einer „banalen" Infektion erneut zu Krankheitsgefühl mit Müdigkeit, Kopfschmerzen, subfebrilen Temperaturen oder Fieber und Gelenkschmerzen. Gleichzeitig kann ein dumpfes Schmerzgefühl in beiden Nierenlagern auftreten. Oft bemerkt der Patient, dass sein Gesicht „verquollen" ist (Ödeme, besonders um die Augen). Vielleicht fällt auch eine rötlich-braune Verfärbung des Urins auf (Hämaturie).

Bei der Untersuchung wird oft *erstmalig* eine Hypertonie festgestellt, die durch die Glomerulonephritis verursacht ist. Durch die oft vorhandene Oligurie mit nachfolgender Überwässerung ist insbesondere bei älteren Patienten das Herz überfordert, wodurch es zu einem Lungenödem (☞ 4.5.3, 9.9, 9.15.1) kommen kann. Evtl. ist der Krankheitsherd, z. B. eine chronische Mandelentzündung, noch sichtbar.

Die rasch progrediente Glomerulonephritis beginnt wie die postinfektiöse Glomerulonephritis, es treten jedoch schnell die Zeichen einer Niereninsuffizienz hinzu, und meist ist kein Infekt festzustellen. Zusätzlich können die Zeichen der zugrunde liegenden (Autoimmun-)Erkrankung bestehen.

> Der Patient ist durch die eingeschränkte Nierenfunktion gefährdet, es droht ein akutes Nierenversagen.

Diagnostik und Differenzialdiagnose

- Die Urinuntersuchung zeigt neben einer unterschiedlich starken Proteinurie eine Mikro- oder Makrohämaturie, wobei das Auftreten von Erythrozytenzylindern und verformten Erythrozyten kennzeichnend ist
- Zum Basislabor gehören BB, BSG, Kreatinin, Harnstoff, Elektrolyte und Bluteiweiße. Der Antistreptolysin- und Anti-DNAse-B-Titer sind pathologisch hoch, die Komplementfaktoren meist vermindert, falls ein Streptokokken-Infekt ursächliche Erkrankung war. Eine Autoantikörpersuche soll Autoimmunerkrankungen als Grunderkrankung aufdecken. Bei einer IgA-Nephritis (☞ Tab. 9.19) können die IgA im Blut erhöht sein
- Die Ultraschallbefunde der Nieren bei einer akuten Glomerulonephritis sind zwar uncharakteristisch, die Untersuchung ermöglicht jedoch die Abgrenzung zur chronischen Form, bei der die Nieren verkleinert sind
- Eine Nierenbiopsie ist bei einer Eiweißausscheidung von mehr als 1–3 g täglich sowie schnell zunehmendem oder länger als zwei Wochen dauerndem Kreatininanstieg indiziert. Hier besteht der Verdacht auf eine rasch progrediente Glomerulonephritis, bei der nur eine *frühzeitig beginnende* Therapie die Prognose verbessert.

Behandlungsstrategie

Eine evtl. vorhandene Hypertonie und Ödeme werden symptomatisch behandelt. Hinzu tritt die spezifische Therapie: Bei einer Poststreptokokken-Glomerulonephritis wird Penicillin gegeben, bei einer rasch progredienten Glomerulonephritis gelangen je nach immunhistologischem Typ insbesondere Glukokortikoide (☞ Pharma-Info 10.17), Cyclophosphamid (z. B. Endoxan®) oder eine Plasmapheresetherapie (Plasmaaustauschtherapie) zur Anwendung.

Pflege und Patientenberatung

- Bei Hypertonie, Ödemen oder deutlichem Kreatininanstieg körperliche Schonung. Strenge Bettruhe ist meist nicht erforderlich. Die Pflegenden unterstützen den Patienten bei der Körperpflege und führen je nach Schwere der Erkrankung alle erforderlichen Prophylaxen durch

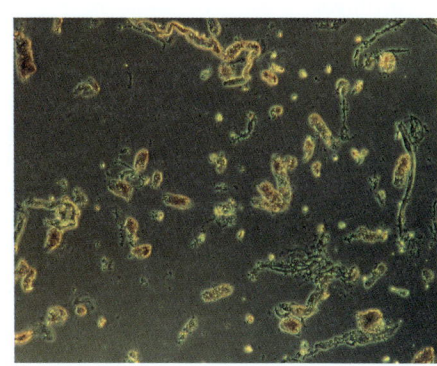

Abb. 9.21: Urinsediment bei akuter Glomerulonephritis im Phasenkontrastmikroskop, 100fach vergrößert. Zu sehen sind massenhaft rot-bräunlich gefärbte Erythrozytenzylinder. [O157]

9

- Engmaschige Kontrollen von Puls und Blutdruck, Gewicht und Temperatur. Beobachtung des Urins auf Aussehen und Menge, Flüssigkeitsbilanzierung
- Ernährung in Abhängigkeit von der Schwere des Krankheitsbildes. Grundsätzlich gilt, dass Hypertonie, Ödeme und/oder eine eingeschränkte Nierenfunktion eine Reduzierung der Kochsalz- und Flüssigkeitszufuhr erfordern. Als Richtwert für die Eiweißzufuhr gelten 0,7 g/kg Körpergewicht, wobei bei hochgradigem Eiweißverlust über die Nieren ein Zuschlag erforderlich ist. Steigt infolge der Nierenfunktionseinschränkung das Serumkalium an, muss der Patient auf kaliumhaltige Lebensmittel verzichten (☞ 9.1.5).

Prognose

Die Prognose der akuten postinfektiösen Glomerulonephritis ist recht gut: Bei Erwachsenen heilt sie in ca. 50 % aus. Kleine Defekte wie z. B. eine Mikrohämaturie (☞ 9.3.3) können aber zurückbleiben. Komplikationen bestehen im akuten Nierenversagen (☞ 9.9) und in der Entwicklung einer chronischen Niereninsuffizienz (☞ 9.10).

Bei der rasch progredienten Glomerulonephritis hängt die Prognose wesentlich vom Zeitpunkt des Therapiebeginns und von einer evtl. bestehenden Grunderkrankung ab. Eine vollständige Ausheilung ist allerdings nicht zu erwarten.

Auch nach einer (scheinbar) ausgeheilten akuten Glomerulonephritis sollten die Patienten über Jahre ärztlich nachkontrolliert werden, da spätere Nierenfunktionseinschränkungen beobachtet worden sind.

9.6.2 Chronische Glomerulonephritis

> **Chronische Glomerulonephritis:** Schleichend über Jahre bis Jahrzehnte voranschreitende Glomerulonephritis, oft aus ungeklärter Ursache.

Symptome, Befund und Diagnostik

Die **chronische Glomerulonephritis** verläuft typischerweise sehr lange symptomarm. Sie wird oft diagnostiziert durch Abklärung einer Hypertonie oder wenn der Patient wegen der meist uncharakteristischen Beschwerden des bereits fortgeschrittenen Nierenversagens den Arzt aufsucht.

Meist liegen eine (Mikro-)Hämaturie und Proteinurie sowie die Blutbefunde eines chronischen Nierenversagens (☞ 9.10) vor.

Behandlungsstrategie

Eine spezifische Behandlung ist meist nicht möglich. Der optimalen Einstellung des Blutdruckes auf niedrig-normale Werte (maximal 125/75 mmHg in der 24-Stunden-Blutdruckmessung) kommt die größte Bedeutung zu. ACE-Hemmer und Angiotensin-II-Antagonisten (☞ Pharma-Info 5.12) hemmen dabei über ihre blutdrucksenkende Wirkung hinaus das Fortschreiten der Niereninsuffizienz. Eine zusätzliche Nierenschädigung z. B. durch Arzneimittel (etwa nicht-steroidale Antirheumatika) muss auf jeden Fall vermieden werden.

Pflege

Bei einem Kreatininwert über 1,5 mg/dl empfiehlt sich eine eiweißarme Kost (0,5–0,7 statt 0,9 g/kg täglich), da eine hohe Eiweißzufuhr die noch funktionierenden Glomeruli überlastet. Dabei muss die Nahrung aber kalorisch ausreichend sein. Kochsalzeinschränkung und Begrenzung der Trinkmenge können nicht generell empfohlen werden, da sich durch Dehydratation die Nierenfunktion zusätzlich verschlechtern kann.

Prognose

Die meisten Patienten mit chronischer Glomerulonephritis werden nach Jahren bis Jahrzehnten dialysepflichtig.

9.7 Interstitielle Nephritis

> **Interstitielle Nephritis** *(tubulo-interstitielle Nephritis):* Entzündung der Nieren unterschiedlicher Ursache mit vorwiegendem Befall des Niereninterstitiums und meist auch der Tubuli. Sekundär kann es aber zu einer Beteiligung der Glomeruli kommen.

9.7.1 Akute interstitielle Nephritis

Krankheitsentstehung

Die **akute interstitielle Nephritis** kann durch zahlreiche Faktoren hervorgerufen werden:
- Bakteriell – hier spricht der Kliniker in der Regel von einer akuten Pyelonephritis (☞ 9.5.3)
- Medikamentös-allergisch, v. a. durch Antibiotika (z. B. Penicilline, Cephalosporine, Sulfonamide), Diuretika und nichtsteroidale Antirheumatika
- Immunologisch, etwa im Rahmen eines systemischen Lupus erythematodes (☞ 13.7.1)
- Infektiös oder parainfektiös, z. B. bei Virusinfektionen (etwa mit dem Epstein-Barr-, dem Zytomegalie- oder dem Hantavirus) oder bakteriellen Infektionen (etwa Streptokokkeninfektionen)
- Idiopathisch.

Symptome, Befund und Diagnostik

Klinik und Diagnostik der akuten Pyelonephritis ☞ *9.5.3*

Das klinische Bild ist sehr unterschiedlich und reicht von einer geringen Einschränkung der Nierenfunktion, die innerhalb weniger Tage von selbst wieder verschwindet, bis zum akuten Nierenversagen (☞ 9.9). Fieber, Hautausschläge und Gelenkbeschwerden sind möglich, Bluthochdruck und Ödeme fehlen in der Regel.

Der Urinbefund zeigt eine Erythro- und (sterile) Leukozyturie sowie eine Proteinurie (meist unter 3 g täglich). Das Serumkreatinin ist erhöht. Leichte Formen der akuten interstitiellen Nephritis werden oft nicht diagnostiziert. Kommt es bei schweren Verläufen zu einem akuten Nierenversagen, ist zur Diagnosesicherung eine Nierenbiopsie erforderlich.

Behandlungsstrategie und Prognose

Die ursächlichen Faktoren werden schnellstmöglich beseitigt, vielfach werden Glukokortikoide zur Unterdrückung des auslösenden Immunprozesses und entzündlichen Geschehens gegeben. Ein akutes Nierenversagen wird symptomatisch behandelt.

Die Prognose ist für den überwiegenden Teil der Patienten gut. Nur selten entwickelt sich eine chronische Niereninsuffizienz (☞ 9.10).

Pflege bei akutem Nierenversagen ☞ 9.9

9.7.2 Chronische interstitielle Nephritis: Analgetikanephropathie

Chronische Pyelonephritis ☞ 9.5.4

> **Analgetikanephropathie** *(Phenacetin-Niere):* Durch lang andauernde Analgetikaeinnahme hervorgerufene chronische interstitielle Nephritis mit zunehmender Nierenfunktionseinschränkung. Frauen sind wesentlich häufiger betroffen als Männer.

Die **chronische interstitielle Nephritis** kann Folge zahlreicher Schädigungsfaktoren sein. In Deutschland nach wie vor am bedeutsamsten ist die **Analgetikanephropathie.**

Krankheitsentstehung

Die Einnahme von Prostaglandinsynthesehemmern führt wahrscheinlich über eine Verminderung der Markdurchblutung und eine Anreicherung toxischer Substanzen in der Mark- und Papillenregion zu einer chronischen interstitiellen Entzündung. Typisch sind **Papillennekrosen,** die häufig verkalken.

> Die „notwendige" Gesamtmenge an Paracetamol liegt bei ca. 1–3 kg. 2 Tabletten zu 500 mg täglich über 2,5 Jahre ergeben 1 kg!

Symptome, Befund und Diagnostik

Lange Zeit bestehen keine oder nur unspezifische Beschwerden. Infolge des herabgesetzten Konzentrationsvermögens der Niere durch die Tubulusschädigung können sich Poly- und Nykturie entwickeln. Später stehen eine langsam zunehmende Niereninsuffizienz, gehäufte Harnwegsinfekte und Nierenkoliken durch nekrotische Papillenanteile im Vordergrund.

Manchmal wird eine Analgetikanephropathie auch durch diagnostische Maßnahmen infolge anderer Schmerzmittelnebenwirkungen (vor allem des Magen-Darm-Traktes ☞ 2.4.3) entdeckt. Nicht selten besteht das Schmerzproblem, das zur Analgetikaeinnahme geführt hat, weiter fort.

Bereits in der Anamnese lassen sich Hinweise auf den Schmerzmittelmissbrauch oder ein chronisches Schmerzproblem finden. Die weitere Diagnostik umfasst Urin- und Blutuntersuchungen, eine Sonographie der Nieren und ein i.v.-Urogramm (Kelche plump, Papillenveränderungen).

> Frühzeichen einer Analgetikanephropathie ist nicht selten eine sterile Leukozyturie!

Behandlungsstrategie und Prognose

Wichtigste Maßnahme ist das konsequente Absetzen der Schmerzmittel. Eine evtl. bereits vorhandene Nierenfunktionseinschränkung wird nach den üblichen Richtlinien behandelt (☞ 9.10).

Bei einer nur geringen Nierenfunktionseinschränkung ist nach Absetzen des Schmerzmittels in der Regel kein weiteres Fortschreiten der Erkrankung zu beobachten. Liegt der Kreatininwert über 2,5–3 mg/dl, schreitet die Niereninsuffizienz meist fort. Darüber hinaus ist das Risiko eines *Urothelkarzinoms* der ableitenden Harnwege erheblich erhöht.

9.8 Nephrotisches Syndrom

> **Nephrotisches Syndrom:** Sammelbezeichnung für verschiedene Erkrankungen mit massiven Eiweißverlusten über die Nieren und Ödemen.

Krankheitsentstehung

Beim **nephrotischen Syndrom** wird die sonst für großmolekulare Substanzen sehr dichte glomeruläre Filtrationsbarriere stark durchlässig, sodass große Eiweißmengen über den Urin ausgeschieden werden. Durch den sinkenden Eiweißgehalt des Serums nimmt dessen Rückhaltekraft für Wasser ab, das dadurch verstärkt ins umliegende Gewebe abdiffundiert und so zu Ödemen führt.

In 75% ist eine Glomerulonephritis für das „Leck" der glomerulären Filtrationsbarriere verantwortlich, wobei bei Kindern eine *minimal-change Glomerulonephritis* und bei Erwachsenen eine *membranöse Glomerulonephritis* am häufigsten ist. Häufigste nicht-entzündliche Ursache ist heute die diabetische Nephropathie (☞ 10.7.6).

Nur manchmal lassen sich Arzneimittel wie z.B. Quecksilber- oder Goldverbindungen, ein Plasmozytom (☞ 11.7.3), eine Kollagenose (☞ 13.7), eine Nierenvenenthrombose oder Infektionskrankheiten (z.B. Endokarditis, Hepatitis B und C, Malaria, HIV-Infektion) als Ursache identifizieren.

Symptome, Befund und Diagnostik

Vier Symptome bzw. Befunde definieren das nephrotische Syndrom:

- Ausgeprägte Ödeme, zunächst der Beine, der Lider und des Gesichts („aufgedunsenes Aussehen"), später des ganzen Körpers. Im Gegensatz zu den Ödemen bei Herzschwäche sind die Ödeme beim nephrotischen Syndrom lageunabhängig
- Proteinurie > 3,5 g/Tag, bezogen auf eine Körperoberfläche von 1,73 m² („Durchschnittserwachsener", 1,70 m groß, 65 kg schwer). In Extremfällen verliert der Patient täglich bis zu 50 g Eiweiß über die Nieren

9

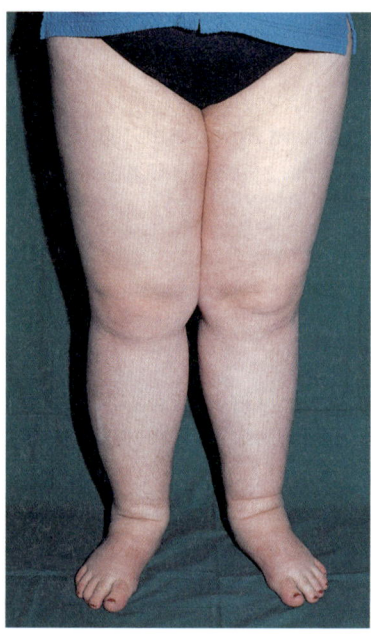

Abb. 9.22: Patientin mit massiven Beinödemen bei nephrotischem Syndrom. [M181]

- Eiweißmangel im Blut (Hypoproteinämie) als Folge der Eiweißverluste. Sowohl Albumin als auch γ-Globuline (Immunglobuline) sind vermindert
- Triglyzerid- und Cholesterinerhöhung im Blut.

Die weitere Abklärung des nephrotischen Syndroms erfolgt vergleichbar der Glomerulonephritis durch Sonographie, Antikörpernachweis im Blut, Suche nach einer Grunderkrankung und in der Regel durch eine Nierenbiopsie.

Behandlungsstrategie

- Eine feststellbare Ursache wird behandelt, z. B. ein Diabetes mellitus (☞ 10.7) optimal eingestellt. Bei minimal-change- und membranöser Glomerulonephritis werden Glukokortikoide (☞ Pharma-Info 10.17) oder/und Cyclophosphamid (z. B. Endoxan®) gegeben
- Die Ödeme können meist durch Diuretika (☞ Pharma-Info 9.27) und Trinkmengenbeschränkung ausgeschwemmt werden. Ein diuretikabedingter Kaliumverlust erfordert evtl. eine Kaliumsubstitution
- ACE-Hemmer, zur Wirkungsverstärkung evtl. kombiniert mit Angiotensin-II-Antagonisten (etwa Lorzaar®), senken den Filtrationsdruck in den Glomeruli und dadurch die Proteinurie. Gleichzeitig wirken sie einer Hypokaliämie entgegen
- Wegen der erhöhten Thrombosegefahr durch den Verlust gerinnungshemmender Eiweiß-Faktoren (z. B. AT III) über den Urin ist häufig Heparingabe notwendig. Bei chronischen Verläufen ist eine orale Antikoagulation zu erwägen
- Bei längerem Bestehen eines nephrotischen Syndroms ist eine diätetische und medikamentöse Senkung der erhöhten Blutfettspiegel erforderlich
- Die Infusion von Humanalbumin und/oder Immunglobulinen nützt wegen der raschen Ausscheidung über die Niere nur wenig und ist teuer, deshalb sollte sie auf Einzelfälle beschränkt bleiben.

Pflege und Patientenberatung

- Patienten aufklären, dass er sich körperlich schonen soll
- Thromboseprophylaxe/Antikoagulation wegen der erhöhten Thrombosegefahr gewissenhaft durchführen
- Puls, Blutdruck und Gewicht engmaschig kontrollieren
- Urinausscheidung beobachten und Flüssigkeitsbilanz führen
- Darauf achten, dass der Patient die vom Arzt verordnete Trinkmengenbeschränkung einhält
- Kochsalzarme Kost reichen (ca. 3–6 g/Tag). Die Eiweißzufuhr sollte bei 0,8 (–1) g/kg Körpergewicht liegen, da eine eiweißreduzierte Kost die Proteinurie vermindert
- Patienten auf die Anzeichen von möglichen Komplikationen beobachten: Pleuraergüsse (☞ 6.11.2), Lungenödem (☞ 4.5.3), Aszites (☞ 8.2.2)
- Auf Anzeichen einer Infektion achten (der Patient ist durch den Immunglobulinverlust erhöht infektionsgefährdet)
- Bei Diuretikatherapie Flüssigkeitsbilanz durchführen und Elektrolyte auf Arztanordnung kontrollieren
- Ödemausschwemmung wenn möglich durch Hochlagern der entsprechenden Körperpartie fördern.

Prognose

Das nephrotische Syndrom durch minimal-change-Glomerulonephritis bei Kindern hat eine gute Prognose. Etwa ein Drittel erwachsener Patienten mit einer membranösen Glomerulonephritis dagegen entwickelt im Verlaufe der Erkrankung eine chronische Niereninsuffizienz. Schlechter noch sind die Aussichten bei Patienten mit diabetischer Nephropathie und bei anderen histologischen Glomerulonephritis-Typen.

9.9 Akutes Nierenversagen

Akutes Nierenversagen (kurz *ANV*, auch *akute Niereninsuffizienz*): Plötzlicher, prinzipiell reversibler Funktionsausfall der Nieren bei vorher Nierengesunden.

Krankheitsentstehung

In ca. 75 % handelt es sich um ein **prärenales Nierenversagen.** Eine starke (generalisierte) Durchblutungsminderung führt zum Absinken der glomerulären Filtrationsrate trotz Autoregulation und später zum Untergang von Tubuluszellen, der die Nierenschädigung verstärkt. Auch nach Beseitigung der Ursache kehrt die Nierenfunktion (zunächst) nicht wieder. Ursachen sind:

- Hochgradiger Volumenmangel mit Blutdruckabfall
- Kreislaufinsuffizienz bei Sepsis
- Hepatorenales Syndrom (☞ 8.4.7).

Zunehmend häufig und gefürchtet ist das akute Nierenversagen im Rahmen eines Multiorganversagens bei Sepsis, nach großen Operationen oder schweren Verletzungen.

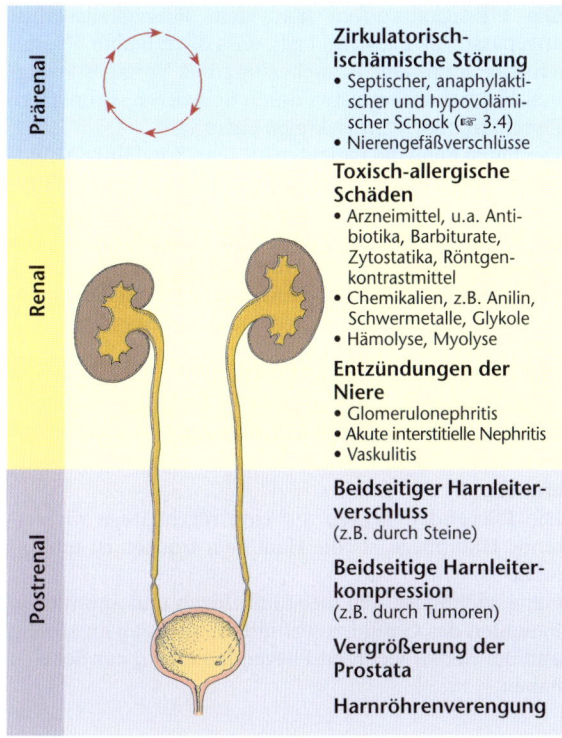

Prärenal

Zirkulatorisch-ischämische Störung
- Septischer, anaphylaktischer und hypovolämischer Schock (☞ 3.4)
- Nierengefäßverschlüsse

Renal

Toxisch-allergische Schäden
- Arzneimittel, u.a. Antibiotika, Barbiturate, Zytostatika, Röntgenkontrastmittel
- Chemikalien, z.B. Anilin, Schwermetalle, Glykole
- Hämolyse, Myolyse

Entzündungen der Niere
- Glomerulonephritis
- Akute interstitielle Nephritis
- Vaskulitis

Postrenal

Beidseitiger Harnleiterverschluss
(z.B. durch Steine)

Beidseitige Harnleiterkompression
(z.B. durch Tumoren)

Vergrößerung der Prostata

Harnröhrenverengung

Abb. 9.23: Mögliche Ursachen eines akuten Nierenversagens. Sonderstellung des postrenalen Nierenversagens ☞ Text. [A400-190]

In ca. 20% liegt ein **(intra-)renales Nierenversagen** vor, etwa als Folge einer toxischen Tubulusschädigung (auch durch Medikamente und Kontrastmittel), schwerer Nierenentzündungen (z.B. akute Glomerulonephritis, akute interstitielle Nephritis) oder einer Gefäßerkrankung der Niere.

Ein akuter Harnverhalt mit Anurie wird oft als **postrenales Nierenversagen** klassifiziert, obwohl hier primär eine *Abflussstörung* vorliegt. Wird die Abflussstörung nicht beseitigt, kommt es jedoch zu einer sekundären Schädigung der Nierenfunktion.

Symptome und Untersuchungsbefund

Leitsymptome des akuten Nierenversagens sind:
- Oligo- oder Anurie. Aber Vorsicht – bei ca. 15% der Patienten ist die Urinmenge anfangs normal oder sogar erhöht!
- „Überwässerung" durch unzureichende/fehlende Kochsalz- und Wasserausscheidung. Dadurch kommt es zu (interstitiellem) Lungenödem mit Luftnot und schneller Atmung *(fluid lung)*, Hypertonie und Ödemen. Warnzeichen eines Hirnödems sind Unruhe, Krampfanfälle und Bewusstseinsstörung bis zum Koma
- Herzrhythmusstörungen durch Hyperkaliämie (☞ 9.15.3)
- Metabolische Azidose (☞ 9.16.1) durch verminderte H^+-Ionenausscheidung
- Bei längerem Bestehen Urämiesymptome (Übelkeit, Erbrechen, Juckreiz, Bewusstseinsstörungen ☞ 9.10).

Diagnostik

Diagnosesicherung, Ursachensuche und Gefährdungseinschätzung müssen schnell erfolgen:
- Blutuntersuchung: Kreatinin, Harnstoff, Elektrolyte, Phosphat, BSG, BB, Gerinnung, BGA, Coombs-Test, Autoantikörpersuche
- Blutdruck, Puls, ggf. ZVD, Füllungszustand der Halsvenen und Hautturgor zur Feststellung einer Hypovolämie oder Exsikkose
- Abdominalsonographie zur Abgrenzung des akuten Nierenversagens im engeren Sinne (normal große Nieren) zum Harnverhalt (volle Blase, gestaute Nierenbecken) und dem Nierenversagen als Dekompensation unbemerkt chronisch geschädigter Nieren (kleine *Schrumpfnieren* ☞ 9.11)
- Urinuntersuchung mit Streifen-Schnelltest, Sedimentuntersuchung, Urinkultur und Bestimmung des spezifischen Gewichts sowie Messung des Einstunden-Urins. Während der Urin bei einer *funktionellen Oligurie* (☞ 9.15.2) maximal konzentriert ist, ist die Niere bei einem akuten Nierenversagen nicht mehr in der Lage, den Urin zu konzentrieren
- EKG, um die typischen Veränderungen einer Hyperkaliämie bis hin zu Herzrhythmusstörungen rechtzeitig zu erfassen (☞ Abb. 9.43)
- Röntgenaufnahme des Thorax (fluid lung? ☞ oben)
- Farb-Doppler-/-Duplex-Sonographie zur Beurteilung der Nierengefäße (Gefäßverschlüsse?)
- Weitere Maßnahmen je nach Einzelfall, z.B. CT, CT-/MR-Angiographie, Nierenbiopsie (Glomerulonephritis?), Zystoskopie.

AKIN-Definition der akuten Nierenschädigung

Bislang gab es keine einheitliche Definition des akuten Nierenversagens, gleichzeitig stellte sich heraus, dass auch ein relativ geringer Kreatininanstieg die Prognose verschlechtert. Deshalb wurde der Begriff der **akuten Nierenschädigung** (*acute kidney injury, AKI*) eingeführt und definiert als plötzliche Abnahme der Nierenfunktion (innerhalb von 48 Stunden) mit:
- Anstieg des Serum-Kreatinins um mindestens 0,3 mg/dl oder 50% des Ausgangswertes *oder*
- Verminderung der Urin-Ausscheidung unter 0,5 ml/kg und Std. über mehr als 6 Std. (nach Ausgleich eines Flüssigkeitsdefizits).

Um die Schwere (und damit die Prognose) der Nierenschädigung besser einschätzen zu können, werden dann je nach genauem Ausmaß des Kreatininanstiegs bzw. der Ausscheidungsverminderung drei Gruppen differenziert (🕮 3).

Behandlungsstrategie

Das akute Nierenversagen verläuft unabhängig von der Ursache der Schädigung gleichförmig in vier Stadien (☞ Abb. 9.24). Dabei birgt jedes Stadium typische Gefahren für den Patienten und stellt jeweils eigene Therapie- und Pflegeanforderungen.

Die Therapie im Stadium einer Oligo- oder Anurie umfasst:
- Behandlung der Ursache, z.B. Volumengabe bei Flüssigkeitsverlust

9

- Nach definitivem Ausschluss/Korrektur einer Dehydratation i. v.-Gabe von Schleifendiuretika, z. B. Furosemid (etwa in Lasix®) über wenige Tage
- Ausgleich der Elektrolyte, vor allem der Hyperkaliämie und der metabolischen Azidose. Gegen die Hyperkaliämie sind Kationenaustauscher (z. B. Resonium® oral oder rektal) sowie i. v.-Gabe von Insulin und Glukose wirksam (bewirkt eine Kaliumaufnahme in die Zellen mit Sinken des *Serumkaliums*)
- Ggf. Natriumbikarbonat i. v. gegen die Azidose
- Antibiotikagabe bei Verdacht auf Infektionen
- Rechtzeitige Dialyse, meist Hämodialyse über speziellen ZVK (z. B. mehrlumigen Shaldon-Katheter) bei trotz Therapie fortbestehender Anurie, raschem Kreatininanstieg, nicht beherrschbarer Überwässerung, Azidose, Hyperkaliämie oder klinischen Urämiezeichen.

Pflege im Stadium der Oligo-/Anurie

Pflege des Dialysepatienten ☞ *9.11.1*

- Viele Patienten mit einem akuten Nierenversagen sind aufgrund ihrer Grunderkrankung in einem kritischen Allgemeinzustand und werden intensivmedizinisch betreut
- Es ist eine exakte Flüssigkeitsbilanzierung erforderlich (incl. tägliche Gewichtskontrollen, Messung des ZVD; meist wird ein ZVD um 8–12 cm H_2O angestrebt). Vielfach wird hierzu zunächst ein Blasendauerkatheter gelegt, der aber nach Diagnosesicherung und anfänglicher Stundenbilanzierung wegen der Infektionsgefahr so rasch wie möglich wieder entfernt wird. Bei noch vorhandener Urinproduktion werden Menge, Aussehen und spezifisches Gewicht bzw. Osmolalität des Urins kontrolliert und dokumentiert

- Die Flüssigkeitszufuhr wird dem Flüssigkeitsverlust angepasst. Als Faustregel gilt, dass die erlaubte Flüssigkeitsaufnahme der Ausscheidung des Vortages zuzüglich Flüssigkeitsverlusten durch Schwitzen, Erbrechen, Durchfall oder Wundsekreten entspricht.
  Der Durst quält die Patienten oft sehr. Sorgfältige Mundpflege mit häufigem Ausspülen, und, falls erlaubt, Lutschen von Eiswürfeln (Wasser in der Flüssigkeitsbilanz berücksichtigen) können das Durstgefühl lindern
- Kalorisch ausreichende Ernährung, ggf. eiweißreduziert sowie natrium- und kaliumarm, wobei Bedarfsänderungen durch die zum Nierenversagen führende Grunderkrankung möglich sind
- Engmaschige Kontrollen von Blutdruck (Hypertonie?), Puls (Herzrhythmusstörungen?), Atmung (Lungenödem?), Temperatur (Infektion?) und Bewusstsein (Urämie? Hirnödem?) sollen Komplikationen frühzeitig erfassen
- Die Pflegenden achten auf eine regelmäßige rückfettende Hautpflege, da die Haut eher trocken ist und oft juckt
- Ganz wichtig ist, den meist unruhigen und ängstlichen Patienten das Gefühl zu vermitteln, nicht allein zu sein und bei Bedarf jederzeit Pflegende helfend zur Seite zu haben.

Pflege im Stadium der Polyurie

Im polyurischen Stadium scheidet der Patient durchschnittlich 5 l Urin täglich aus und ist deshalb durch Mineralstoffverluste *(Hyponatriämie, Hypokaliämie)* gefährdet:

- Körpergewicht und Ausscheidung (Urinvolumen) werden weiterhin engmaschig kontrolliert

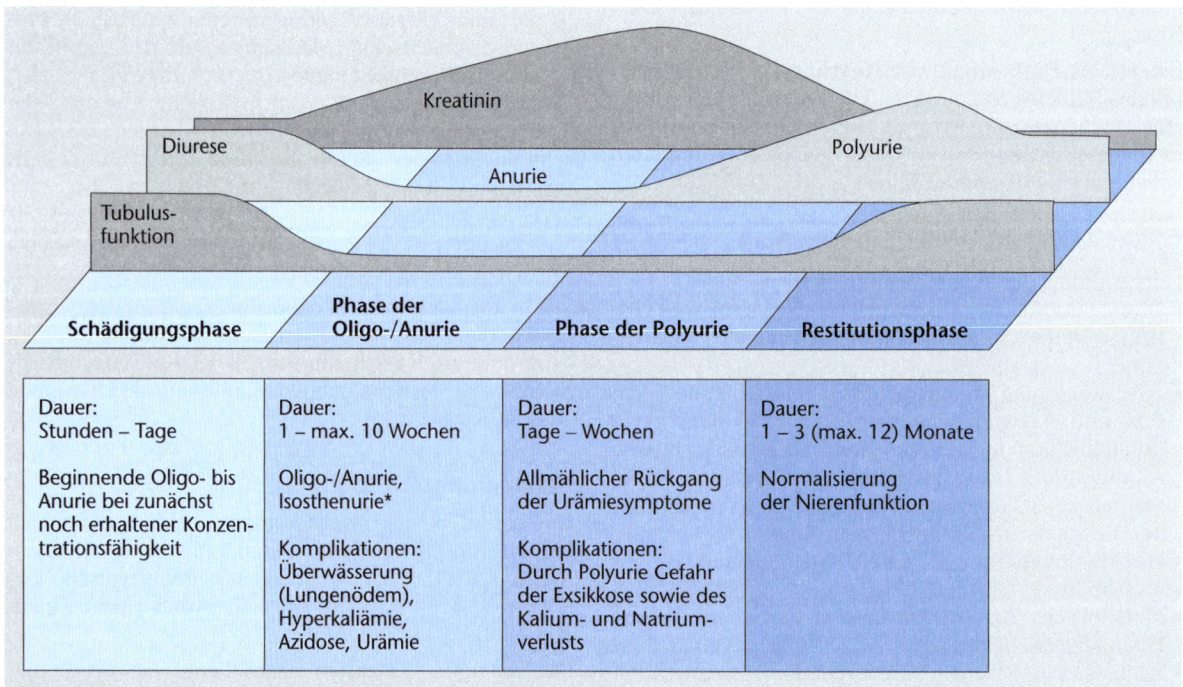

Abb. 9.24: Stadien des akuten Nierenversagens. * Isosthenurie (Harnstarre) = konstantes spezifisches Uringewicht um 1,012 unabhängig von der Flüssigkeitszufuhr. [A300]

- Die Ernährungsvorschriften sind denen des anurischen Stadiums entgegengesetzt: Reichliches Trinken zum Ausgleich des Flüssigkeitsverlustes, kräftig gesalzene Kost (Natriumverlust mit dem Urin) und kaliumreiche Lebensmittel (Trockenobst, Nüsse und einige Gemüsesorten wie Hülsenfrüchte sowie Kräuter wie Petersilie und Schnittlauch). Evtl. ist eine medikamentöse Zufuhr von Kalium (z. B. Kalinor®) erforderlich. Mit fortschreitender Wiederkehr der Nierenfunktion kann der Eiweißgehalt der Nahrung schrittweise angehoben werden.

Prognose

Die Prognose des akuten Nierenversagens ist abhängig von der Schädigungsursache, der Dauer der Schädigungseinwirkung, der Schwere der Nierenschädigung sowie von Alter und Erkrankungen des Patienten. Die mit durchschnittlich 50 % immer noch hohe Gesamt-Letalität ist v. a. auf die Grunderkrankung zurückzuführen.

Prävention

Angesichts der Häufigkeit des prärenalen Nierenversagens ist es besonders wichtig, Gefährdete genau zu beobachten und Risikofaktoren wie etwa einen Volumenmangel zu beheben.

9.10 Chronische Niereninsuffizienz

Chronische Niereninsuffizienz *(CNI, chronisches Nierenversagen, CNV):* Langsam zunehmende Nierenfunktionsstörung auf dem Boden zahlreicher Grunderkrankungen. Endet mit dem völligen Funktionsverlust beider Nieren.

Urämie *(Harnvergiftung):* Komplexes klinisches Bild als Folge der Anreicherung harnpflichtiger Substanzen, insbesondere stickstoffhaltiger Endprodukte des Eiweißstoffwechsels, bei weit fortgeschrittener Niereninsuffizienz.

Krankheitsentstehung

Hauptursachen der chronischen Niereninsuffizienz sind in Deutschland:
- Die diabetische Nephropathie als Langzeitkomplikation des Diabetes mellitus (☞ 10.7.6). Sie ist mittlerweile mit ca. 35 % häufigste Ursache einer neu eingetretenen Dialysepflicht (🕮 4)
- Die vaskuläre Nephropathie (Gefäßschäden der Nieren durch Arteriosklerose oder Bluthochdruck, mehr als 20 %)
- Chronische Glomerulonephritiden (☞ 9.6.2)
- Chronische interstitielle Nephritiden/Pyelonephritiden.

Weitere Ursachen sind **Zystennieren,** bei denen zahlreiche Zysten die Nieren durchsetzen und kaum noch funktionstüchtiges Nierengewebe verbleibt, sowie die Analgetikanephropathie (☞ 9.7.2).

In allen Fällen kommt es zu einem fortschreitenden Nephronenverlust. Die Nieren sind immer weniger in der Lage, ihre Ausscheidungsfunktion *(exkretorische Nierenfunktion)* und ihre Rollen im Hormonhaushalt *(inkretorische Nierenfunktion)* zu erfüllen.

Symptome und Befund

Aufgrund der hohen Leistungsreserve der Nieren bleibt ein Patient mit einer langsam fortschreitenden Nierenschädigung oft lange beschwerdefrei. Meist fällt dem Patienten zuerst ein Leistungsknick auf, er fühlt sich einfach nicht mehr wohl.

In der Folge bekommt der Patient immer mehr Beschwerden (Stadieneinteilung ☞ Tab. 9.26), bis die Zeichen der chronischen Niereninsuffizienz schließlich alle Organsysteme betreffen:
- *Allgemeinbefinden:* Müdigkeit und Leistungsminderung
- *Herz und Kreislauf:* Hypertonie (☞ 5.4.1), Überwässerung, Perikarditis (☞ 4.7.3, evtl. mit Perikarderguss), Herzrhythmusstörungen (☞ 4.6) mit der Gefahr eines Herzstillstands aufgrund der Hyperkaliämie (☞ 9.15.3)
- *Lunge:* Lungenödem (☞ 4.5.3), Pleuritis (☞ 6.11.1), Pneumoniegefahr bei allgemeiner Abwehrschwäche, vertiefte Atmung bei Azidose (☞ 9.16.1)
- *Magen-Darm-Trakt:* Mundgeruch, Geschmacksstörungen, Übelkeit, Erbrechen, Durchfälle, urämische Gastroenteritis
- *Nervensystem:* Konzentrationsstörungen, Kopfschmerzen, Wesensveränderung, Verwirrtheit, Krampfneigung, Bewusstlosigkeit bis hin zum urämischen Koma. Periphere Polyneuropathie, typischerweise mit vermindertem Vibrations- und Temperaturempfinden, Gangstörungen und dem Bedürfnis, ständig die Beine zu bewegen *(restless legs)*
- *Haut:* Juckreiz, bräunlich-gelbes Hautkolorit, Uringeruch
- *Blut:* Renale Anämie aufgrund verminderter Produktion des Hormons Erythropoetin in der Niere und verkürzter Lebensdauer der Erythrozyten (☞ auch 11.5.1), Blutungsneigung durch Thrombozytenfunktionsstörung
- *Knochensystem:* **Renale Osteopathie.**
  - Zum einen kann die Niere das mit der Nahrung aufgenommene Vitamin D nicht mehr in seine aktive Form überführen. Dadurch wird im Darm zu wenig Kalzium aufgenommen und der Knochen kann nicht ausreichend mineralisieren. Folge ist eine Osteomalazie (☞ 9.15.4)
  - Zum anderen verliert die Niere die Fähigkeit, ausreichend Kalzium aus dem Primärharn zurückzuresorbieren und gleichzeitig genügend Phosphat auszuscheiden. Dies bedingt eine gesteigerte Parathormonsekretion der Nebenschilddrüsen *(sekundärer Hyperparathyreoidismus* ☞ 10.5.1) und infolgedessen einen erhöhten Knochenum- und -abbau
- *Hormonsystem:* Neben den bereits genannten Veränderungen werden vor allem Störungen des Kohlenhydrat- und Fettstoffwechsels und der Sexualfunktionen beobachtet.

9

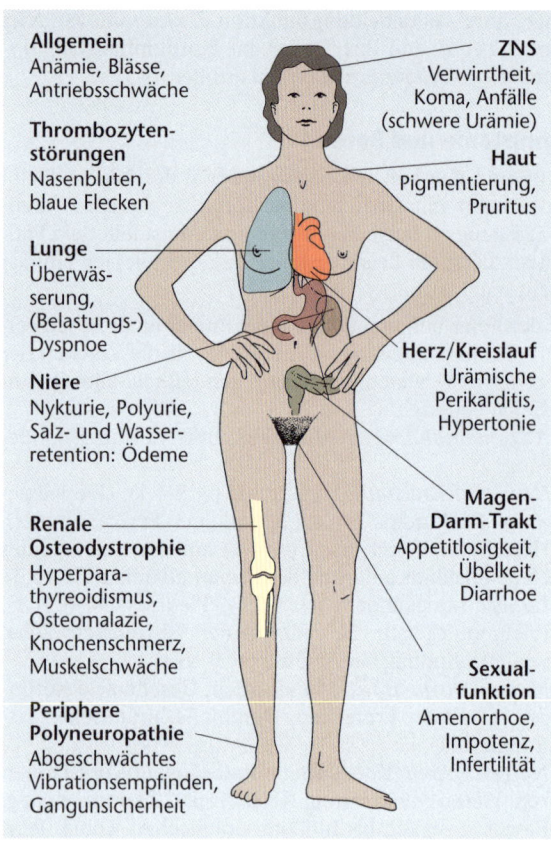

Allgemein
Anämie, Blässe,
Antriebsschwäche

Thrombozyten-
störungen
Nasenbluten,
blaue Flecken

Lunge
Überwäs-
serung,
(Belastungs-)
Dyspnoe

Niere
Nykturie, Polyurie,
Salz- und Wasser-
retention: Ödeme

Renale
Osteodystrophie
Hyperpara-
thyreoidismus,
Osteomalazie,
Knochenschmerz,
Muskelschwäche

Periphere
Polyneuropathie
Abgeschwächtes
Vibrationsempfinden,
Gangunsicherheit

ZNS
Verwirrtheit,
Koma, Anfälle
(schwere Urämie)

Haut
Pigmentierung,
Pruritus

Herz/Kreislauf
Urämische
Perikarditis,
Hypertonie

Magen-
Darm-Trakt
Appetitlosigkeit,
Übelkeit,
Diarrhoe

Sexual-
funktion
Amenorrhoe,
Impotenz,
Infertilität

Abb. 9.25: Symptome und klinische Befunde bei chronischer Niereninsuffizienz (Urämie). [L157]

9

Diagnostik

- Urinuntersuchung mit Sedimentuntersuchung und Urinkultur
- Kreatinin-Clearance-Bestimmung zur Abschätzung des
noch verbliebenen Glomerulusfiltrats
- Blutabnahme: BB (Anämie?), Elektrolyte (Entgleisung mit Azidose und Hyperkaliämie? Hyperphosphat-
ämie?), Kreatinin, Harnstoff, Blutzucker (Diabetes mellitus?), Parathormon
- Abdominal-, Farb-Duplex-Sonographie: Meist sind die

Nieren bei einer chronischen Niereninsuffizienz klein
(Schrumpfnieren). Auch eine Zystennierenerkrankung
ist so leicht und nichtinvasiv diagnostizierbar
- Bei Verdacht auf Nierenarterienstenosen, die sich evtl.
noch korrigieren lassen, Darstellung der Nierengefäße
durch Angiographie (☞ 9.3.6).

Behandlung bei kompensierter Retention

Eine vorhandene Grunderkrankung wird wenn möglich
therapiert. Ansonsten soll die medikamentöse Behandlung das Fortschreiten der Niereninsuffizienz verlangsamen, ihre Folgen für den Gesamtorganismus verringern
und die Beschwerden des Betroffenen lindern.
- Optimale Hypertonieeinstellung, da eine Hypertonie
das Fortschreiten der Niereninsuffizienz erheblich beschleunigt. Zielwert für den Blutdruck ist 125/75 mmHg
als Durchschnitt in der 24-Stunden-Messung. Nach
heutigem Kenntnisstand besonders geeignet sind ACE-
Hemmer (etwa Pres®) und Angiotensin-II-Antagonisten
(etwa Lorzaar® ☞ Pharma-Info 5.12), da sie einen zusätzlichen nierenprotektiven Effekt besitzen (Vorsicht:
Verstärkung einer Hyperkaliämie und nicht bei gefäß-
bedingter chronischer Niereninsuffizienz). Gut geeignet
sind auch **Diuretika** (☞ Pharma-Info 9.27), da die Hypertonie bei Niereninsuffizienz v. a. durch eine erhöhte
Natrium- und Wasserretention ausgelöst wird
- Bei Hyperlipidämie medikamentöse Senkung des Cholesterinspiegels, da sich ein hohes Blutcholesterin wahrscheinlich negativ auf die Nierenfunktion auswirkt und
zudem das ohnehin schon hohe kardiovaskuläre Risiko
Nierenkranker weiter erhöht
- Konsequente Behandlung von Harnwegsinfekten
(☞ 9.5.1–9.5.4)
- Korrektur der Serumelektrolyte
- Zunächst phosphatarme Diät. Später orale Gabe von
Phosphatbindern zur Hemmung der Phosphataufnah-
me im Darm, in der Regel Kalziumverbindungen (z. B.
Calciumacetat-Nefro®). Die neuen kalzium- und alumi-
niumfreien Phosphatbinder Sevelamer (Renagel®) und
Lanthancarbonat (Fosrenol®) scheinen vorteilhafter
für Knochenstoffwechsel und Gefäßschäden, sind aber
(noch) teuer
- Bei hochgradiger renaler Anämie Gabe von Eisen oral
und gentechnisch hergestelltem Erythropoetin (z. B.
Erypo®) s. c.

Stadium (GFR)	Klinisches Stadium	Symptome
I (> 89)	Normale Nierenfunktion	Keine
II (60–89)	Volle Kompensation (leichtgradige Nierenfunktionseinschränkung)	Kreatinin-Clearance eingeschränkt, Serum-Kreatinin normal (kreatininblinder Bereich), keine Beschwerden, evtl. Hypertonie
III (30–59)	Kompensierte Retention (mäßiggradige Nierenfunktionseinschränkung)	Serum-Kreatinin- und -Harnstoff erhöht, Einsetzen von Leistungsschwäche, Anämie, art. Hypertonie, sek. Hyperparathyreoidismus, metabolischer Azidose. Bei Infektion oder verminderter Flüssigkeitszufuhr rascher Übergang in Stadium IV möglich
IV (15–29)	Dekompensierte Retention (hochgradige Nierenfunktionseinschränkung, präterminale Niereninsuffizienz)	Serum-Kreatinin ≥ 6 mg/dl. Urämiesymptome (☞ Text). Bei erfolgreicher Therapie (vorübergehende) Stabilisierung möglich
V (< 15)	Terminale Niereninsuffizienz	Irreversibles Nierenversagen, Serum-Kreatinin ≥ 10 mg/dl. Nierenersatztherapie notwendig

Tab. 9.26: WHO-Stadieneinteilung der chronischen Niereninsuffizienz. *Angegeben in ml/Min. bezogen auf eine Körperoberfläche von 1,73 m²

- Bei Überfunktion der Nebenschilddrüsen Vitamin-D-Gabe, evtl. operative Entfernung der Nebenschilddrüsen mit Implantation eines Nebenschilddrüsenrestes in den Arm
- Bei Hyperkaliämie – trotz Diät – orale Gabe von Ionenaustauschern (z. B. Resonium A®), bei schwerer Azidose (selten) Bikarbonat
- Vorbereitung des Patienten auf die Dialyse: Anlage einer Cimino-Fistel einige Wochen (Gefäßshunt ☞ 9.11.1) oder eines Peritonealkatheters (☞ 9.11.2) kurz vor Dialysebeginn.

> Alle Arzneimittel, die wegen anderer Grunderkrankungen erforderlich sind, müssen auf eine notwendige Dosisreduktion bei Niereninsuffizienz überprüft werden. Dies gilt insbesondere für die häufig verordneten Digitalispräparate und Antibiotika, da die verminderte Ausscheidung zu einer Anreicherung des Arzneimittels und evtl. zu toxischen Nebenwirkungen führt.

Pflege und Patientenberatung

Rehabilitation ☞ 9.1.3

Zur Pflege eines Patienten mit chronischer Niereninsuffizienz zählt die Beratung des Patienten über eine der chronischen Erkrankung angepasste Lebensweise. Ziel ist die bestmögliche Lebensqualität trotz aller Einschränkungen.

- Solange der Patient sich leistungsfähig fühlt, sollte er sich regelmäßig (maßvoll) körperlich anstrengen (z. B. Nordic Walking, Joggen, Fahrradfahren, Schwimmen)
- Die Ernährung sollte eiweiß-, kalium- und phosphatarm sein, muss dabei aber den Kalorienbedarf des Kranken decken (Details ☞ 9.1.5) (📖 5)
- Eine generelle Flüssigkeits- und Kochsalzeinschränkung ist nicht angezeigt. In frühen Stadien ist die Urinmenge infolge der nachlassenden Konzentrationsfähigkeit der Nieren eher hoch. Flüssigkeits- und Kochsalzzufuhr sollten also individuell je nach Ausscheidung, Blutdruck und Ödemneigung gehandhabt werden. Die Flüssigkeit wird am günstigsten gleichmäßig über den Tag verteilt, Flüssigkeitsbilanzierung und tägliche Gewichtskontrollen sind notwendig
- Nicht nur der Patient selbst, sondern auch seine Angehörigen sollten über die Diätvorschriften informiert sein (Diätberaterin einschalten)
- Bei der Patientenbeobachtung ist besonders auf Blutdruck, Puls, Atmung, Temperatur, beginnende Infekte, Urämiesymptome und Symptome einer Überdosierung über die Niere ausgeschiedener Arzneimittel wie z. B. Digoxin zu achten. In diesem Rahmen leiten die Pflegenden den Patienten auch zur Selbstdiagnostik an, insbesondere zur Kontrolle von Harnausscheidung, Körpergewicht, Ödemen und Blutdruck
- Sorgfältige Hautpflege und kühl-feuchte Umschläge sowie kühlende Körperwaschungen können den bei einer Urämie auftretenden Juckreiz vermindern (evtl. verschlechtert sich die Symptomatik aber auch durch die reaktive Mehrdurchblutung nach der Waschung)
- Bei aller Sorge um Urinmenge und Serumkalium darf das psychische Wohlbefinden des Patienten nicht vergessen werden

- Auch die Bereiche Sexualität und Fertilität sind von den Folgen der chronischen Niereninsuffizienz betroffen. Bei Männern besteht je nach Stadium der Erkrankung häufig eine erektile Dysfunktion. Bei Frauen tritt nicht selten eine sekundäre Amenorrhö ein, und ein bestehender Kinderwunsch bleibt meist unerfüllt. Kommt es zur Schwangerschaft, ist diese in der Regel mit einem erhöhten Frühgeburtsrisiko und Dystrophie verbunden. Auch die Niereninsuffizienz kann sich u. U. bei gleichzeitig bestehender Schwangerschaft verschlechtern. Einfühlsame und fachkundige Beratung ist notwendig
- Jugendliche mit einer chronischen Nierenerkrankung sollten sich auf jeden Fall beraten lassen, welche Berufe für sie infrage kommen.

> Die Pflegenden informieren den Patienten, dass seine Unterarmvenen beidseitig für eine evtl. spätere Shuntanlage (☞ 9.11.1) geschont werden sollten, sodass er z. B. am Wochenende Dienst habende Ärzte, die ihn nicht kennen, vor einer Blutentnahme darauf aufmerksam machen kann.

Behandlung und Pflege bei (prä-)terminaler Niereninsuffizienz

Zeichnet sich ab, dass der Patient trotz Behandlung in absehbarer Zeit dialysepflichtig werden wird **(präterminale Niereninsuffizienz),** wird mit ihm rechtzeitig besprochen, welche Nierenersatztherapie (☞ 9.11) für ihn in Frage kommt. Behandlung und Pflege – einschließlich diätetischer Führung – bestehen gewissermaßen in einer „verschärften" Form der Richtlinien bei kompensierter Niereninsuffizienz. Außerdem ist es wichtig, den Patienten auch psychisch auf ein Leben mit einer Nierenersatztherapie vorzubereiten, wozu evtl. auch eine berufliche Umschulung gehört.

Prognose

Die Prognose der Erkrankung ist schlecht. Sie schreitet in aller Regel bis zur Dialysepflicht fort, wobei die Behandlung das Fortschreiten verlangsamen kann.

Prävention

Entsprechend der Ursachen der chronischen Niereninsuffizienz sind die Vermeidung bzw. optimale Einstellung von Diabetes und Hypertonie die wesentlichen Pfeiler der Primärprävention. Für Risikogruppen ist die regelmäßige Untersuchung auf Mikroalbuminurie wichtige Maßnahme der Sekundärprävention. Bei bereits bekannter Erkrankung entspricht die Tertiärprävention der oben dargestellten Behandlungsstrategie.

9.11 Nierenersatztherapie

Nierenersatztherapien sollen, wie der Name schon sagt, die verloren gegangene Nierenfunktion übernehmen. Unterschieden werden die verschiedenen physikalischen Verfahren, oft vereinfachend als **Dialyse** („Blutwäsche") zusammengefasst, und die **Nierentransplantation.**

Pharma-Info 9.27: Diuretika

Diuretika: Arzneimittel, die durch direkten Angriff an der Niere harntreibend *(diuretisch)* wirken. Bei den heute verfügbaren Diuretika handelt es sich überwiegend um **Saluretika,** die primär die Salz- und dadurch indirekt die Wasserausscheidung erhöhen.

Eingesetzt werden **Diuretika** vor allem bei Herzinsuffizienz (einschließlich dem akuten Lungenödem), arterieller Hypertonie, Aszites infolge Leberzirrhose und Nierenerkrankungen. Dabei ist zu beachten, dass Diuretika die Harnmenge erhöhen, aber weder die glomeruläre Filtrationsrate steigern noch das Fortschreiten der Nierenerkrankung wesentlich beeinflussen.

Thiaziddiuretika
Thiaziddiuretika hemmen die NaCl-Rückresorption am frühdistalen Tubulus. Dadurch werden vermehrt Kochsalz und Wasser ausgeschieden. Auch K^+ und Mg^{2+} gehen verstärkt verloren, wohingegen die Ausscheidung von Ca^{2+} und Phosphat zurückgeht. Thiaziddiuretika sind insgesamt schwach bis mittelstark wirksam.

Die wichtigsten Nebenwirkungen sind Hypokaliämie, Blutzucker- und Harnsäureanstieg. Auch die Blutfettspiegel können ansteigen.

Häufig benutzte Thiaziddiuretika sind z. B. Hydrochlorothiazid, etwa in Esidrix®, Mefrusid, etwa in Baycaron®, Indapamid, etwa in Natrilix®, und Butizid, etwa in Saltucin®. Lang wirksam ist Chlortalidon, z. B. Hygroton®.

Schleifendiuretika
Schleifendiuretika hemmen die NaCl-Rückresorption im aufsteigenden Teil der Henle-Schleife. Sie sind stärker wirksam als Thiazide und auch bei einer fortgeschrittenen Niereninsuffizienz noch effektiv. Im Gegensatz zu den Thiaziddiuretika wird auch Ca^{2+} vermehrt ausgeschieden. Wichtige Präparate sind etwa Furosemid (z. B. Lasix®), Torasemid (z. B. Torem®) oder Piretanid (z. B. Arelix®). Schleifendiuretika werden immer dann gegeben, wenn eine kurzfristige, intensive Wirkung erwünscht ist, etwa beim akuten Lungenödem.

Die Nebenwirkungen entsprechen denen der Thiazide, zusätzlich ist ein (reversibler) Hörverlust möglich.

Kommt es während der Therapie mit Schleifendiuretika zu einem Wirkverlust der Diuretika, ist eine Kombination mit Thiaziddiuretika möglich und sinnvoll (**sequenzielle Nephronblockade** durch unterschiedliche Angriffspunkte).

Kaliumsparende Diuretika
Kaliumsparende Diuretika sind entweder Aldosteronantagonisten (Spironolacton, etwa in Aldactone®) oder hemmen die NaCl-Rückresorption im spätdistalen Tubulus und in den Sammelrohren (Amilorid, Triamteren). Im Gegensatz zu den bisher genannten Substanzen verringern sie die Ausscheidung von K^+. Da sie nur schwach wirksam sind, werden sie meist in Kombination mit Thiaziden oder Schleifendiuretika eingesetzt (feste Kombination z. B. in Dytide H®). Bei einer Niereninsuffizienz und einer bereits bestehenden Hyperkaliämie dürfen kaliumsparende Diuretika nicht gegeben werden.

Pflege bei Diuretikagabe
- Der Blutdruck wird täglich, das Gewicht mindestens zwei- bis dreimal wöchentlich kontrolliert. Evtl. ist das Führen einer Flüssigkeitsbilanz erforderlich
- Zu schnelle Ödemausschwemmung (mehr als 500 g täglich) erhöht die Thrombosegefahr. Daher ist die Thromboseprophylaxe von besonderer Bedeutung
- Die Pflegenden beobachten die Patienten auf Zeichen einer Exsikkose, da diese zu Verschlechterung der Gehirndurchblutung und Kreislaufbeschwerden führen kann. Patienten mit Blutdruckabfällen werden beim Aufstehen begleitet
- Der Blutzucker wird bei Diabetikern häufiger als sonst überprüft
- Diuretika werden am günstigsten morgens verabreicht, da so die Nachtruhe des Patienten am wenigsten durch Toilettengänge gestört wird
- Die Pflegenden achten auf Zeichen des Kaliummangels (Hypokaliämie ☞ 9.15.3): Muskelkrämpfe, Herzrhythmusstörungen, Obstipation. Dann geben sie eine kaliumreiche Ernährung oder auf Arztanordnung medikamentös Kalium (z. B. Kalinor®)
- Puls und EKG werden regelmäßig kontrolliert, da sich auch die Hyperkaliämie bei kaliumsparenden Diuretika durch Herzrhythmusstörungen bemerkbar macht.

Hauptindikation der Nierenersatztherapie ist die terminale Niereninsuffizienz (☞ 9.9). Dabei tendiert man heute zu einem eher frühen Dialysebeginn (Kreatinin-Clearance ca. 10–15 ml/Min., möglichst noch erhaltene Restausscheidung), insbesondere bei der zunehmenden Zahl dialysepflichtiger Diabetiker. Seltener werden Dialyseverfahren z. B. zur Giftelimination bei Vergiftungen eingesetzt.

Für viele Betroffene kommen sowohl Hämo- als auch Peritonealdialyse in Betracht. Beide sind heute als gleichwertig anzusehen. Deshalb sollte ein niereninsuffizienter Patient rechtzeitig über Vor- und Nachteile

beider Methoden aufgeklärt werden. Evtl. können ein Kontakt zu anderen Patienten hergestellt oder einige Techniken im Vorfeld mit dem Patienten geübt werden, damit er eine fundierte Entscheidung treffen kann.

9.11.1 Hämodialyse und Hämofiltration

Hämodialyse (kurz *HD*) und **Hämofiltration** (kurz *HF*): *Extrakorporale* Verfahren (d. h. das Blut wird *außerhalb* des Körpers gereinigt) zum Ersatz der Ausscheidungsfunktionen der Nieren. Kombinationsform **Hämodiafiltration.**

Hämodialyse

Die (intermittierende) **Hämodialyse** ist mit knapp 90 % die gebräuchlichste Nierenersatztherapie und wird von vielen Laien mit der „künstlichen Blutreinigung" gleichgesetzt (□ 6).

Das Blut des Patienten wird in ein System semipermeabler (halbdurchlässiger) Kunststoffmembranen innerhalb des Dialyseapparats geleitet. An der anderen Seite der Kunststoffmembran strömt gegenläufig das **Dialysat** vorbei. Dies ist speziell aufbereitetes Wasser mit Elektrolyt-, Puffer- und ggf. Glukosezusatz, in dem die wichtigsten Elektrolyte in der Konzentration vorhanden sind, auf die das Patientenblut korrigiert werden soll. Durch den Konzentrationsunterschied zwischen Patientenblut und Dialysierflüssigkeit diffundieren die kleinmolekularen Substanzen so lange in das Dialysat, bis der Konzentrationsunterschied abgebaut ist. Blutzellen und -eiweiße können die Membran nicht passieren. Zusätzlich wird dem Körper in der Regel durch **Ultrafiltration,** d. h. durch Abpressen von Wasser durch hydrostatischen Druck, Wasser entzogen. Nach Passage eines oft sehr langen Kreislaufes im Dialysegerät wird das entgiftete Blut dem Patienten über ein weiteres Schlauchsystem wieder zugeleitet.

Damit sich im Dialyseapparat keine Blutgerinnsel bilden, wird das Blut heparinisiert, was allerdings zu Blutungskomplikationen führen kann. In aller Regel sind drei Dialysebehandlungen wöchentlich über jeweils 4–5 Stunden erforderlich, um die harnpflichtigen Substanzen auf tolerable Werte zu senken. Ziel ist eine Senkung des Serumharnstoffs um 65–70 % des Ausgangswertes bei jeder Dialysebehandlung.

Dialyseformen

Folgende Dialyseformen werden unterschieden:
- **Zentrumsdialyse:** Der Betroffene kommt in ein Dialysezentrum und wird dort von ausgebildetem Fachpersonal (Ärzte, Pflegende) betreut
- **Heimdialyse:** Das Dialysegerät steht in der Wohnung des Betroffenen. Dieser und/oder seine Angehörigen führen die Dialyse selbstständig durch
- **Limited care dialysis:** In einem Zentrum wird die Dialyse durch ausgebildetes Pflegepersonal durchgeführt; ein Arzt ist nicht ständig anwesend.

Alle Formen haben Vor- und Nachteile (z. B. Möglichkeit zur Kontaktaufnahme mit anderen Betroffenen, Bindung an ein Zentrum, Angst vor Komplikationen bei der Heimdialyse). Die Entscheidung, welche Form die geeignete ist, wird in Absprache mit dem Patienten und unter Berücksichtigung seiner Ressourcen und Lebensumstände getroffen (□ 7).

Voraussetzung: Großkalibrige Gefäßzugänge

Die Dialyse erfordert zwei großkalibrige Zugänge. Ein kurzzeitiger Gefäßzugang, z. B. beim akuten Nierenversagen, ist über einen speziellen zentralvenösen Katheter (z. B. mehrlumigen Shaldon-Katheter) möglich.

Bei Patienten, die über lange Zeit dialysiert werden müssen, wird aber ein spezieller Gefäßzugang angelegt, der auf Dauer problemlos punktiert werden kann. Meist erhalten die Patienten operativ einen subkutanen **Brescia-Cimino-Shunt** (*Brescia-Cimino-Fistel*), der in einem Kurzschluss *(shunt)* eine Armarterie (z. B. A. radialis) mit einer Armvene (z. B. V. cephalica) verbindet. Dadurch erhöht sich der Druck in der Vene und erweitert diese mit der Zeit, so dass sie gute Punktionsmöglichkeiten für die Gefäßzugänge während der Dialyse bietet. Diese Anpassung erfordert jedoch einige Wochen Zeit. Daher sollte der Shunt rechtzeitig vor der ersten Dialyse angelegt werden. Bei Patienten, bei denen ein solcher *nativer Shunt* etwa aufgrund schlechter Venenverhältnisse nicht möglich ist, kann auf Kunststoffimplantate oder, als letzte Möglichkeit, auf permanente zentrale Venenkatheter ausgewichen werden.

Komplikationen der Dialyse

Die lebensrettende Hämodialyse birgt auch Gefahren:
- Da der Patient in den Tagen zwischen den Dialysen häufig (fast) keine Flüssigkeit ausscheidet, muss dem Blut – auch bei strenger Trinkmengenbegrenzung – in den wenigen Stunden der Dialyse viel Flüssigkeit entzogen werden. Dies kann zu erheblichen **Kreislaufproblemen** mit Schwindel und Kollaps führen
- Wahrscheinlich durch die schnelle Harnstoffentfernung und den nachfolgenden Abfall der Osmolarität verursacht, kann es – besonders nach Einleitung einer Dialysebehandlung – zu einem passageren Hirnödem kommen, das sich durch Kopfschmerz, Schwindel, Bewusstseinsstörungen und zerebrale Krampfanfälle äußert **(Dysäquilibrium-Syndrom)**
- Durch den Kaliumentzug während der Behandlung drohen bei Hypokaliämie **Herzrhythmusstörungen**
- Allergische Reaktionen, z. B. gegen Membranbestandteile, sind möglich
- Vor allem bei mangelhafter Hygiene drohen **Shunt-Infektionen** mit Gefahr der Abszessbildung und der Sepsis. Durch die Heparinisierung des Blutes besteht insbesondere an den Punktionsstellen Blutungsgefahr (arterieller Druck). Umgekehrt kann der Shunt auch thrombosieren.

Pflege und Patientenberatung

Während der Dialyse wird der Patient durch speziell geschulte Pflegende betreut und beraten, damit er bestmöglich mit seiner Erkrankung umgehen kann. Aber auch die **allgemeine Pflege von Dialysepatienten** stellt hohe Anforderungen:
- Zur täglichen Shuntpflege gehören die Inspektion der Shuntregion auf Rötungen, Schwellungen oder Hämatome und die Funktionskontrolle durch Palpation und Auskultation mit dem Stethoskop. Normal sind ein deutlich tastbares „Schwirren" und ein auskultatorisch hörbares Rauschen über dem Shunt. Die Hautpartie um den Shunt wird täglich mit Wasser und Seife gereinigt und an den dialysefreien Tagen gut eingecremt
- Gewicht und Blutdruck des Patienten werden täglich kontrolliert. Am Shuntarm werden keine Kompressionen (wie z. B. Blutdruckmessung) durchgeführt. Die Kompression durch die Blutdruckmanschette am Shuntarm führt zu einer Aussackung shuntnaher, peripherer Venen. Dies kann die Flussrate in dem zu punktierenden Gefäß vermindern und letztlich zum Verschluss dieses Gefäßes führen. Der Patient weiß darüber Bescheid, so dass er ggf. selber darauf hinweisen kann

9

Heparinzufuhr   Druckmessung

Klemme   Blutpumpe

Bluteingang

Dialysat-
ausgang

Dialysat-
eingang

Klemme

Blutausgang

Luftfalle

Abb. 9.28: Prinzip der Hämodialyse. Aus dem punktierten
Shuntgefäß wird Blut entnommen, durch ein System semipermeabler Membranen geleitet
und in einen zweiten Gefäßzugang des Patienten zurückgeleitet.
Zu sehen ist auch der Cimino-
Shunt, der durch Anschluss
der distalen V. cephalica an
die A. radialis gebildet wird.
[A400-190, L107]

- Wegen der Behandlung mit gerinnungshemmenden Arzneimitteln wird auf Blutungskomplikationen (Hämatome, gastrointestinale, urologische sowie zerebrale Blutungen) geachtet und der Patient zur Selbstbeobachtung angeleitet.

Vorsicht: Shuntgefäße schonen
Keine Blutabnahmen und keine Blutdruckmessung am Shuntarm! Keine abschnürende Kleidung oder komprimierenden Verbände (Ausnahme: Druckverband bei Shuntblutungen sowie nach der Dialyse).

Ernährung
Die Umstellung der Ernährung hat eine optimale Dialyse, einen guten Ernährungszustand und die bestmögliche Lebensqualität zum Ziel. Angaben für die Nährstoffzufuhr unter Nierenersatztherapie richten sich im deutschsprachigen Raum nach den DACH-Referenzwerten (☞ Tab. 9.31). Folgende Grundregeln gelten (🕮 8):
- Je nach körperlicher Aktivität des Patienten ist eine Kalorienzufuhr von 30–35 kcal/kg täglich angemessen, davon etwa 50 % Kohlenhydrate. Eiweiß sollte ein Dialysepatient vermehrt zu sich nehmen (1,2 g/kg Körpergewicht täglich), da während der Behandlung Proteine ausgewaschen werden. Die Kost sollte dabei kalium- und phosphatarm sein. Die Einschränkung der Natriumzufuhr richtet sich nach Blutdruck, Durstgefühl und Restdiurese
- Der Patient wird über die Symptome eines zu hohen Kaliumspiegels mit Muskelschwäche, schweren Beinen, Müdigkeit oder Erbrechen informiert

- Grundsätzlich ist das Einschalten einer Diätberaterin hilfreich, um Patient und Angehörige bestmöglich zu informieren
- Die Trinkmenge wird so bemessen, dass der Patient im dialysefreien Intervall möglichst nicht mehr als 1 kg täglich zunimmt (☞ auch 9.1.5). Als Faustregel gilt: 500–750 ml plus die Restausscheidung vom Vortag. Um ein verstärktes Durstgefühl zu vermeiden, wird der Patient darauf hingewiesen, stark gesalzene oder gesüßte

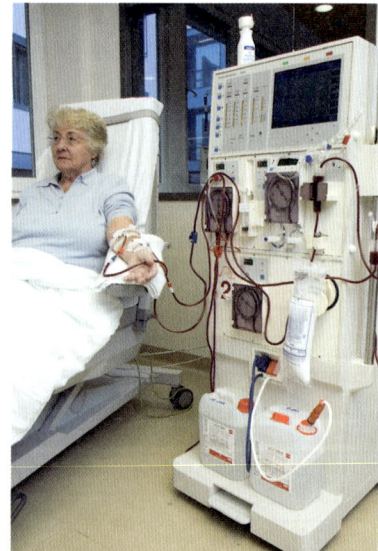

Abb. 9.29: Patientin
während der Dialyse.
[K115]

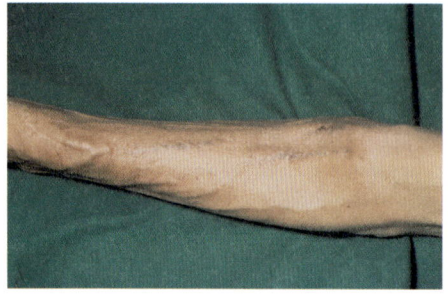

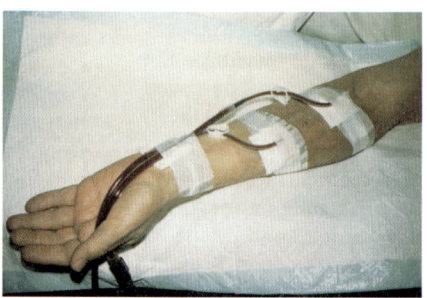

Abb. 9.30: Brescia-Cimino-Shunt.
Links: Am linken Bildrand ist die
Narbe über der Anastomose
zwischen A. radialis und Shunt-
vene zu erkennen. Das Shuntgefäß zeichnet sich als Vorwöl-
bung unter der Haut ab, auch die
Punktionsstellen sind (schwach)
zu erkennen. Rechts: Der gleiche
Arm mit liegenden Shuntnadeln
(☞ auch Abb. 9.28). [O157]

	Richtwert	Besonders viel enthalten z. B.
Eiweiß	1,0–1,2 g/kg Körpergewicht	Getreide, Kartoffeln, Soja, Nüsse, Hülsenfrüchte
Fette	Deckung von 35% des Energiebedarfs, ca. 1,0–1,2 g/kg Körpergewicht	Fleisch, Fisch, Sahne, Öle
Kohlenhydrate	Deckung von 50% des Energiebedarfs	Getreide, Kartoffeln, Hülsenfrüchte
Kochsalz	5000–6000 mg	Gewürzmischungen, Fertiggerichte, Sauerkonserven, Geräuchertes, Salzgebäck
Kalium	Ca. 2000 mg	Obst- und Gemüsesäfte, Trockenfrüchte, Tomatenmark, Nüsse, Bananen, Aprikosen, Kiwi, Pilze, Spinat, Brokkoli
Kalzium	1500–2000 mg	Milch, Milchprodukte, Brokkoli, Grünkohl
Phosphat	800–1200 mg	Nüsse, Hartkäse, Schmelzkäse, Fleisch, Fisch, Milch, Milchprodukte

Tab. 9.31: Richtwerte für Dialysepatienten nach den DACH-Referenzwerten (D = Deutschland, A = Österreich, CH = Schweiz), den Empfehlungen der European Dialysis & Transplant Nurses Association (EDTNA) und der European Renal Care Association (ERCA).

Speisen zu meiden und z. B. langsam und bewusst aus kleineren Gläsern zu trinken. Er soll sich außerdem auf die Zeichen einer Überwässerung beobachten (Atemnot, Husten, Ödeme).

Psychische Probleme

Zu Beginn empfindet der Patient die Dialyse oft als Erleichterung, da die unmittelbare Lebensgefahr gebannt ist und er sich meist wesentlich wohler fühlt. Mit der Zeit werden ihm – und seiner Familie – jedoch mehr und mehr die Einschränkungen bewusst:
- Einhalten einer strengen Diät
- Trinkmengenbeschränkung mit (oft) quälendem Durstgefühl
- Häufig Müdigkeit und Abgeschlagenheit nach der Dialyse
- Dominanz der Dialysetermine über den gesamten Lebensablauf. Dadurch und durch das reduzierte Allgemeinbefinden werden Unternehmungen oft verhindert
- Eingeschränkte Reise- und Freizeitmöglichkeiten wegen der notwendigen Nähe zu Dialysezentren
- Nicht selten Aufgabe der beruflichen Tätigkeit.

Die tägliche Konfrontation mit der Krankheit hat sehr häufig psychische Probleme zur Folge, insbesondere Ängste vor möglichen Komplikationen bzw. Langzeitfolgen und Wesensveränderungen (z. B. Passivität, Aggressionen) aufgrund der starken Abhängigkeit von den Dialysemaschinen und dem therapeutischen Team.

Kontakte zu Selbsthilfegruppen sind vielen Patienten und ihren Angehörigen eine Hilfe (✉ 2, 3). Dort ist ein Erfahrungsaustausch über viele Alltagsprobleme, z. B. auch über die Dialysemöglichkeiten in Ferienorten, möglich.

Hämofiltration

Unter intensivmedizinischen Bedingungen, etwa bei Vergiftungen oder akutem Nierenversagen, wird häufig die technisch einfachere **Hämofiltration** durchgeführt. Dies ist ein reines **Ultrafiltrationsverfahren,** bei dem allein durch eine (hydrostatische) Druckdifferenz über einer relativ grobporigen Membran ein Ultrafiltrat abgepresst wird. Harnpflichtige Substanzen werden dabei mitgenommen. Der Vorgang ähnelt also dem Abpressen des Glomerulusfiltrats in den Nierenkörperchen. Das not-

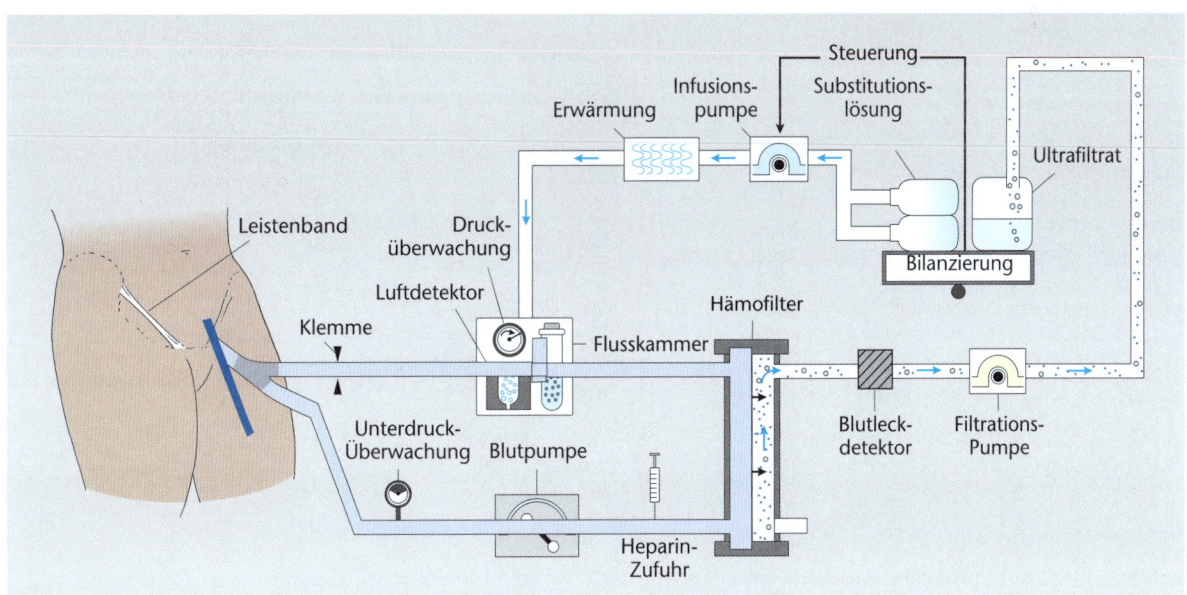

Abb. 9.32: Prinzip der Hämofiltration. Hier wird unter Verwendung eines Doppellumenkatheters nur eine Vene punktiert. [A400-190]

wendige Druckgefälle wird bei der heute üblichen **kontinuierlichen venovenösen Hämofiltration** *(CVVH)* durch eine zwischengeschaltete Pumpe hergestellt.

Da das gesamte Ultrafiltrat verworfen wird, entstehen dem Patienten enorme Flüssigkeitsverluste, die durch Zufuhr geeigneter Infusionslösungen ausgeglichen werden müssen. In beiden Fällen sind außerdem eine Antikoagulation und Immobilisierung des Patienten für die Dauer der Hämofiltration erforderlich.

9.11.2 Peritonealdialyse

> **Peritonealdialyse** (kurz *PD*): *Intrakorporales* Blutreinigungsverfahren zur Nierenersatztherapie, wobei das *Peritoneum* als semipermeable Membran dient.

Bei der **Peritonealdialyse** (ca. 5 % der Dialysen) wird das gut durchblutete Peritoneum (Bauchfell) als Dialysemembran benutzt.

Die Dialyselösung wird über einen implantierten Peritonealdauerkatheter (z. B. *Tenckhoff-Katheter*) in die Bauchhöhle eingebracht und nach einer bestimmten, methodenabhängigen Zeit wieder abgelassen. Der Flüssigkeitsentzug erfolgt bei der Peritonealdialyse durch Zusatz von Glukose zum Dialysat, die osmotisch Wasser an sich zieht. Dieser Glukosezusatz kann die Glukosetoleranz verschlechtern. Ein Gefäßzugang oder eine Heparinisierung des Blutes sind nicht erforderlich. Eine noch bestehende Nierenrestfunktion ist von großem Vorteil.

Die Peritonealdialyse ist schonender als die Hämodialyse, weil die Urämietoxine nicht nur dreimal wöchentlich, sondern je nach Verfahren fast rund um die Uhr heraus-

gefiltert werden. Die diätetischen Einschränkungen sind meist geringer, die tageszeitliche Flexibilität des Patienten ist am größten.

Fast 90 % der Peritonealdialysen sind Heimdialysen, die eine intensive Schulung des Patienten erfordern. Nach der Entlassung aus dem Krankenhaus oder der Dialysestation muss der Patient bei Problemen immer einen Arzt oder eine Pflegekraft rufen können. Diese sollten auch für Hausbesuche zur Verfügung stehen. Alle 4–6 Wochen erfolgt eine Kontrolle in der Klinik, bei der bestehende Probleme angesprochen und geklärt werden können.

Komplikationen

Es besteht nicht nicht nur die Gefahr von Entzündungen am Katheter selbst, sondern auch einer Peritonitis (*Bauchfellentzündung* ☞ 7.7) über den liegenden Peritonealkatheter. Deshalb sind insbesondere beim Umgang mit dem Katheter strenge Hygieneregeln zu beachten (Schließen von Fenster und Türen, Händedesinfektion, Tragen eines Mundschutzes). Der erhöhte Druck im Bauchraum kann z. B. zu Hernien führen. Nicht wenige Patienten lehnen die Peritonealdialyse ab, weil der ständig liegende Katheter sie selbst oder ihren Partner sehr stört.

Verfahren

Bei der **kontinuierlichen ambulanten Peritonealdialyse** *(CAPD)* füllt der Patient 4- bis 5-mal täglich ca. 2 l Dialysat aus einem Beutel über den Peritonealdauerkatheter in die Bauchhöhle ein und lässt die Flüssigkeit nach 5–8 Stunden wieder in den Beutel ab. Für die nächste Spülung benötigt er einen neuen Beutel. In der Nacht

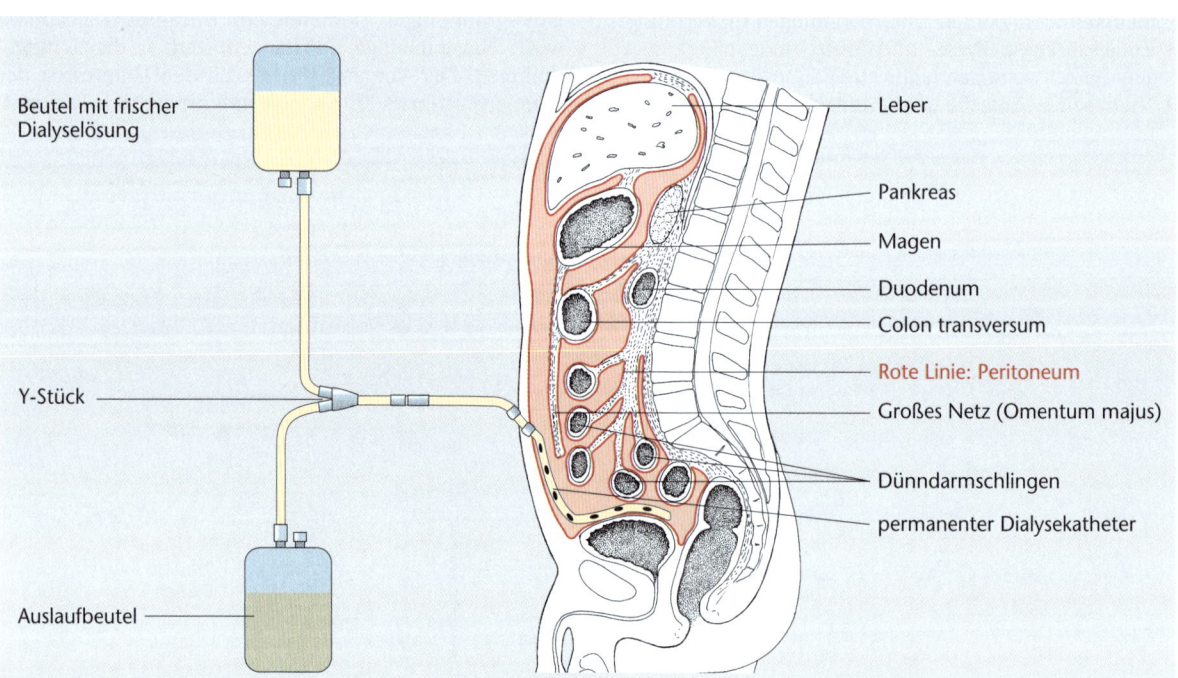

Abb. 9.33: Prinzip der kontinuierlichen ambulanten Peritonealdialyse (CAPD). Der Patient schließt für den Dialysatwechsel ein Y-Stück mit Dialysat- und Ablaufbeutel an. Er lässt das „verbrauchte" Dialysat ablaufen, spült das Schlauchsystem mit frischem Dialysat durch und lässt dann aus dem Dialysatbeutel frische Lösung einlaufen. [A400-190]

Beutel mit frischer Dialyselösung

Leber

Pankreas

Magen

Duodenum

Colon transversum

Rote Linie: Peritoneum

Y-Stück

Großes Netz (Omentum majus)

Dünndarmschlingen

permanenter Dialysekatheter

Auslaufbeutel

bleibt das Dialysat für die Schlafenszeit, also ca. acht Stunden, in der Bauchhöhle. Für einen Beutelwechsel von Hand muss ca. eine halbe Stunde veranschlagt werden. 🖳

Mittlerweile sind auch Automaten für den Beutel- bzw. Dialysatwechsel, sog. **Cycler,** erhältlich. Sie ermöglichen zum einen sehbehinderten Patienten die Peritonealdialyse, zum anderen haben sie zu den verschiedenen Verfahren der **automatischen Peritonealdialyse (APD)** geführt: Bei der **kontinuierlichen zyklischen Peritonealdialyse (CCPD)** schließt sich der Patient nur nachts an den Cycler an, der nach programmierten Daten für das regelmäßige Ein- und Auslaufen des Dialysats sorgt. Am Morgen „stöpselt" sich der Patient vom Gerät ab und ist meist für den Tag von der Dialyse unabhängig. Das kurz vor dem Aufstehen eingeflossene Dialysat verbleibt über Tag in der Bauchhöhle. Nachteilig ist allerdings der gestörte Nachtschlaf, etwa durch (Fehl-)Alarme des Geräts. Die **nächtliche intermittierende Peritonealdialyse** *(NIPD)* funktioniert genauso, tagsüber befindet sich jedoch kein Dialysat in der Bauchhöhle, weshalb diese Form nur für Patienten mit raschem Stoffaustausch über das Peritoneum in Frage kommt. Die **Tidal-Peritonealdialyse** *(TPD)* unterscheidet sich von der NIPD dadurch, dass bei insgesamt größerem Dialysatvolumen in der Bauchhöhle immer nur ein Teil der Lösung ausgetauscht wird, sodass insgesamt mehr Zeit für den Stoffaustausch zur Verfügung steht.

Pflege von Patienten unter Peritonealdialyse

Patienten unter Peritonealdialyse kennen sich in aller Regel bestens mit dem Verfahren aus (Heimdialyse). Für die Pflege gilt:

- Dokumentieren, wie viel Flüssigkeit zugeführt und abgelassen wurde. Dialyseflüssigkeit immer nur körperwarm zuführen. Die Differenz zwischen Ein- und Ausfuhr entspricht der dem Körper entzogenen Flüssigkeit. Eine Trübung der ablaufenden Flüssigkeit weist immer auf eine Peritonitis hin
- Katheteraustrittstelle mindestens alle zwei Tage unter Einhaltung strenger Hygienemaßnahmen verbinden (hausinterne Richtlinien beachten). Dabei Austrittstelle des Tenckhoff-Katheters und umgebende Bauchhaut auf Zeichen einer Infektion beobachten (Rötung, Sekret, Druckschmerz). Jeglichen Druck oder Zug auf den Katheter vermeiden

> Der sorgfältige hygienische Umgang mit dem Katheter zur Verhinderung einer Peritonitis ist ganz wesentlich für den Erfolg einer Peritonealdialyse.

- Regelmäßig Blutdruck und Gewicht kontrollieren
- Wegen des Proteinverlustes über das Peritoneum für eine ausreichende Eiweißzufuhr sorgen (täglich 1,2–1,5 g Eiweiß pro Kilogramm Körpergewicht). Kalium- und Wasserzufuhr werden individuell bestimmt. Die Beschränkungen sind meist nicht ganz so streng wie bei der Hämodialyse (Details ☞ 9.1.5).

Patientenberatung

Zusätzlich zu den Beratungsinhalten bei chronischer Niereninsuffizienz (☞ 9.10) gehen die Pflegenden im Gespräch mit dem Patienten auf die Besonderheiten der Diät bei Peritonealdialyse (☞ oben und 9.1.5) ein. Sie leiten ihn zur Selbstkontrolle an (Ausscheidung, Körpergewicht, Ödeme, Blutdruck). Der Patient muss außerdem wissen, dass er auch unter Peritonealdialyse nur vermindert belastbar ist und Haut- wie Mundpflege nach wie vor besonderer Sorgfalt bedürfen.

Da die Peritonealdialyse überwiegend zu Hause durchgeführt wird, vergewissern sich die Pflegenden, dass der Patient den selbstständigen Beutelwechsel beherrscht (☞ oben), die Katheteraustrittsstelle selbstständig korrekt verbindet und dabei auf mögliche Infektionszeichen (z. B. Rötung) beobachtet sowie ggf. mit dem nächsten Dialysezentrum Kontakt aufnehmen kann. Beim Baden und Schwimmen soll er die Katheteraustrittsstelle mit einem wasserundurchlässigen Pflaster abdichten.

Die Pflegenden betonen, dass sich der Patient auch bei Problemen und Fragen zwischen den Kontrollterminen (☞ oben) nicht scheuen soll, die für ihn Zuständigen des therapeutischen Teams anzusprechen.

9.11.3 Nierentransplantation

Seitdem wirksame Arzneimittel zur gezielten Unterdrückung von Abstoßungsreaktionen zur Verfügung stehen, ist die **Nierentransplantation** eine Alternative zur lebenslangen Dialyse. 2007 wurden in Deutschland 2907 Nierentransplantationen durchgeführt, davon ca. 80 % Leichennierentransplantationen und 20 % Lebendspenden von Verwandten oder nahe stehenden Angehörigen, z. B. Ehepartnern. Ungefähr 8000 Patienten stehen auf der Warteliste für eine Nierentransplantation, und die Wartezeit beträgt derzeit ungefähr fünf Jahre (📖 9).

Indikation zur Nierentransplantation ist eine irreversible, dialysepflichtige Niereninsuffizienz. Die allgemeinen Überlegungen zu Indikation, Kontraindikationen und ethischen Problemen entsprechen denen bei anderen Transplantationen (☞ 1.4.8).

Immunsuppression nach Nierentransplantation

Die Immunabwehr der Patienten wird intra- und postoperativ medikamentös unterdrückt. Lange eingesetzt werden Glukokortikoide, Ciclosporin (z. B. Sandimmun®) und Azathioprin (z. B. Imurek®). Neuere Präparate sind Tacrolimus (Prograf®), Mycophenolatmofetil (Cellcept®, Myfortic®), Sirolimus (Rapamune®) und Everolimus (Certican®) sowie poly- und monoklonale Antikörper (letztere zur i. v.-Gabe). Standard im ersten Jahr nach der Transplantation ist eine Dreierkombination immunsuppressiver Medikamente, z. B. Glukokortikoid plus Ciclosporin A plus Mycophenolatmofetil. Antikörper werden insbesondere verwendet bei Hochrisikopatienten oder einer Abstoßungsreaktion, die auf die Standardtherapie nicht anspricht.

Grundsätzliche Nebenwirkungen sind eine erhöhte Infektgefährdung und ein langfristig leicht erhöhtes Tumorrisiko. Insbesondere Ciclosporin und Tacrolimus haben darüber hinaus neben negativen Eigenschaften auf Blutdruck, Fettstoffwechsel und Blutzucker selbst eine nierenschädigende, toxische Wirkung. Ihre Wirkspiegel müssen daher eng überwacht werden.

9

In der Inneren Medizin begegnen den Pflegenden nierentransplantierten Patienten nach der akuten postoperativen Phase. Risiken sind:

- *Abstoßungsreaktionen* (☞ 1.4.8, 14.2). Sie sind wenige Minuten nach der Transplantation, aber auch noch nach Jahren möglich. Am häufigsten ist eine **akute Abstoßung,** meist Tage bis Wochen postoperativ, die sich durch Symptome wie Druckschmerz über dem Organ, Bauchschmerzen, Verschlechterung des Allgemeinbefindens, Fieber, Hypertonie, ein Ansteigen der weißen Blutkörperchen im Blut (*Leukozytose* ☞ 11.3.3), Oligurie und Ödeme zeigen kann. Mitunter zeigt aber einzig ein ansonsten unerklärlich ansteigendes Serumkreatinin eine Abstoßung an. Eine Biopsie aus der transplantierten Niere kann dann die Diagnose bestätigen. Diese akute Abstoßungsreaktion kann in den meisten Fällen erfolgreich medikamentös bekämpft werden. Hoch dosierte Kortisongaben kommen dabei regelmäßig zur Anwendung.
  Dagegen ist das symptomarme **chronische Transplantatversagen** (*chronische Transplantatdysfunktion*) nur schwer zu beeinflussen. Seine Ursache ist noch nicht in allen Einzelheiten geklärt. Nach heutigem Wissen spielen immunologische Faktoren (chronische Abstoßungsreaktionen), degenerative Prozesse und toxische Effekte der Immunsuppressiva (Ciclosporin A, Tacrolimus) eine Rolle. Das chronische Transplantatversagen führt meist im Verlauf mehrerer Jahre zur abermaligen Niereninsuffizienz
- *Infektionen*, z. B. Harnwegsinfektionen, CMV-Infektionen
- *Tumoren.* Das Tumorrisiko nach Nierentransplantation ist erhöht, vor allem für Hauttumoren, maligne Lymphome und Tumoren des Urogenitaltraktes. Auch hier sind die Ursachen im Detail noch unklar
- *Befall der Transplantatniere von der Grunderkrankung*, z. B. einer Glomerulonephritis.

Die Patienten werden deshalb über Jahre engmaschig ärztlich kontrolliert. Prinzipiell ist bei Transplantatversagen eine zweite oder gar dritte Nierentransplantation möglich, doch sind die Chancen geringer als bei der ersten Transplantation.

Die Lebenserwartung nach einer Transplantation ist zwar gegenüber gesunden Vergleichspersonen vermindert, ein Überlebensvorteil gegenüber vergleichbaren Dialysepatienten jedoch mittlerweile gesichert und die Lebensqualität oft deutlich besser als bei Dialysepatienten. Nach fünf Jahren sind nach Lebendspende gut 80 %, nach Leichenspende ca. 70 % der transplantierten Nieren noch funktionsfähig.

Pflege und Patientenberatung

Rehabilitation ☞ 9.1.3

Maßnahmen der Pflegenden in der Inneren Medizin nach der akuten postoperativen Phase sind (▯ 10):

- Regelmäßige Kontrollen von Vitalzeichen (einschließlich Temperatur), Gewicht und Ausscheidung zur Früherkennung von Infektionen und Abstoßungsreaktionen
- Flüssigkeitsbilanzierung. Die tägliche Trinkmenge richtet sich nach der Urinausscheidung

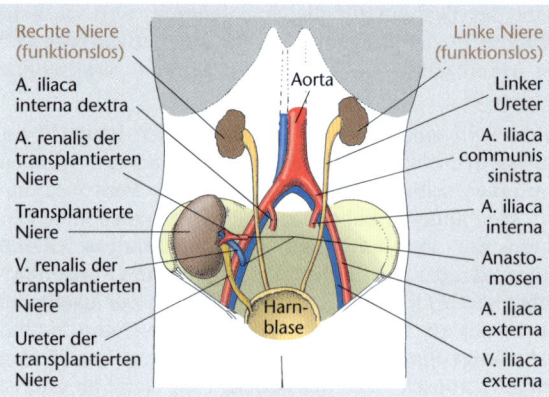

Abb. 9.34: Lage einer transplantierten Niere. Die Spenderniere wird zusätzlich zu den eigenen, funktionslosen Nieren in die Fossa iliaca der Darmbeinschaufel eingepflanzt, die Gefäße der Spenderniere mit den Iliakalgefäßen des Empfängers und der fremde Harnleiter mit der Harnblase des Patienten verbunden. [A400-190]

- Ernährung je nach Transplantatleistung. Eine Gewichtszunahme ist unerwünscht (oft gesteigerter Appetit durch Kortisoneinnahme)
- Gewährleistung einer regelmäßigen Medikamenteneinnahme, Beobachtung des Patienten auf Nebenwirkungen
- Infektionsprophylaxe wegen erhöhtem Infektionsrisiko durch Dauertherapie mit Immunsuppressiva: Vorsicht bei Nagel- und Zahnpflege, um Verletzungen und damit einem Eindringen von Keimen vorzubeugen; sorgfältige Hautpflege (wegen Gefahr von Pilzinfektionen feuchte Kammern vermeiden)
- Dem Patienten alle Maßnahmen begründen und ihn zur Selbstbeobachtung/-durchführung anleiten
- Patienten über sicheres Verhalten nach der Entlassung informieren:
  - Einhalten der Nachsorgetermine, Information aller behandelnden Ärzte über die Transplantation und die immunsuppressive Therapie (z. B. Zahnarzt wegen häufiger Zahnfleischwucherungen)
  - Kein Heben schwerer Lasten, Maß der körperlichen Aktivität bzw. Sportarten mit dem Arzt absprechen
  - Infektionsprophylaxe (z. B. Gartenarbeit mit Handschuhen), ☞ oben und 12.5.2
  - Keine Reisen in Länder mit schlechtem hygienischen Standard oder hohem Infektionsrisiko. Durchfallerkrankungen z. B. erhöhen das Risiko einer Abstoßungsreaktion. Ärztliche Bescheinigung in englischer Sprache mit verordneten Medikamenten bei sich führen.

9.12 Nephrolithiasis

Nephrolithiasis *(Urolithiasis, Nierensteinleiden, -krankheit):* Konkrementbildung in den ableitenden Harnwegen, häufig verbunden mit typischen Schmerzanfällen, den **Nierenkoliken.** Betrifft ungefähr 5 % der mitteleuropäischen Bevölkerung, Männer häufiger als Frauen.

Krankheitsentstehung

Normalerweise halten sich steinfördernde und -hemmende Stoffe im Harn die Waage. Diese Balance kann durch zahlreiche Faktoren zugunsten einer Auskristallisation von Salzen im Urin umschlagen, vor allem:

- Hohe Ausscheidung steinbildender Substanzen, z. B. Kalzium, Harnsäure
- Niedrige Konzentration steinhemmender Substanzen, z. B. Zitrat
- Harnwegsinfekte
- Harnstau
- Starke Abweichungen vom normalen Urin-pH
- Geringe Trinkmenge mit daraus resultierender hoher Harnkonzentration.

Es bilden sich zunächst kleine Salzkristalle, die immer größer werden. Kalziumhaltige Steine (*Kalziumoxalat* oder *-phosphat*) sind mit ca. 70–75 % die häufigste Steinart, gefolgt von *Harnsäuresteinen* (ca. 15–20 %).

Symptome und Untersuchungsbefund

Leitsymptom der **Nephrolithiasis** ist die **Nierenkolik** (*akuter Steinanfall,* ☞ auch 9.2.3) bei Einklemmung des Steines:

- Stärkste, krampfartige Schmerzen, die wellenförmig wiederkehren
- Ausstrahlung der Schmerzen bei Steinen im Nierenbecken oder oberen Ureter in den Rücken, bei Steinen im unteren Ureter in den Hoden oder die Schamlippen
- Bewegungsdrang des Patienten während der Kolik
- Dysurie, Makrohämaturie
- Häufig Übelkeit, Erbrechen oder *Subileus* (☞ 7.6.1).

Nicht jeder Stein muss sich durch eine Nierenkolik bemerkbar machen. So verursachen z. B. große Nierenbeckensteine, die im Extremfall das ganze Nierenbecken ausfüllen können *(Nierenbeckenausgussstein),* oftmals nur einen leichten Dauerschmerz. Dennoch kann dieser Stein viel gefährlicher sein, indem er durch ständigen Reiz auf die Nierenschleimhaut zu Entzündungen und Dauerschäden bis hin zur Schrumpfniere führt.

Diagnostik und Differenzialdiagnose

Die Erstdiagnostik umfasst:

- *Anamnese:* Wichtig sind v. a. die Fragen nach einem Steinleiden beim Patienten selbst oder engen Familienangehörigen, rezidivierenden Harnwegsinfekten sowie Ernährungsgewohnheiten (z. B. führt hoher Fleischkonsum zu vermehrter Harnsäurebildung)
- *Körperliche Untersuchung:* Meist besteht ein einseitiger Nierenlagerklopfschmerz
- *Urinuntersuchung:* In der Regel besteht eine Mikro- oder Makrohämaturie infolge der Schleimhautläsionen. Manchmal sind im Urinsediment Kristalle zu erkennen
- *Urinkultur,* um gleichzeitig bestehende Infektionen zu erfassen
- *Blutuntersuchung:* Bestimmung von Kreatinin- und Harnstoffwert, um eine Nierenschädigung nicht zu übersehen. Überprüfen der Blutgerinnung wegen der Blutungsgefahr durch den Stein
- *Sonographie:* Steine ab ca. 0,5 cm Durchmesser stellen sich im Ultraschall dar. Ebenso wichtig ist, ob durch einen Harnstau bereits Ureter und Nierenbecken erweitert sind, oder ob sogar eine Schrumpfniere vorliegt
- *Röntgenverfahren:* Bei unsicherer Diagnose oder therapeutischen Konsequenzen wird zunehmend ein (Spiral-)CT des Abdomens angefertigt. *Nierenleeraufnahme* (75 % aller Steine sind schattengebend) und die erst nach Abklingen der Kolik mögliche *i. v.-Urographie* werden dadurch seltener als früher durchgeführt.

Die weitere Diagnostik soll die Steinzusammensetzung bestimmen und Grunderkrankungen aufdecken:

- Die chemische Analyse abgegangener Steine ist wichtig für die Rezidivprophylaxe. Daher soll der Patient den Urin *sieben,* um abgehende Steine oder kleinste Konkremente *(Harngries)* zu erfassen
- Der Urin-pH wird (mehrfach) bestimmt
- Der Sammelurin (☞ 9.3.2) wird auf die wichtigsten Steinbestandteile (Kalzium, Phosphat, Oxalat, Harnsäure, Zystin) und Hemmstoffe (Zitrat, Magnesium) untersucht
- Im Blut werden Kalzium und Phospat sowie Harnsäure bestimmt. Die Parathormonbestimmung im Blut ist zum Ausschluss einer Überfunktion der Nebenschilddrüsen *(Hyperparathyreoidismus* ☞ 10.5.1) angezeigt, die zu Nierensteinen führen kann.

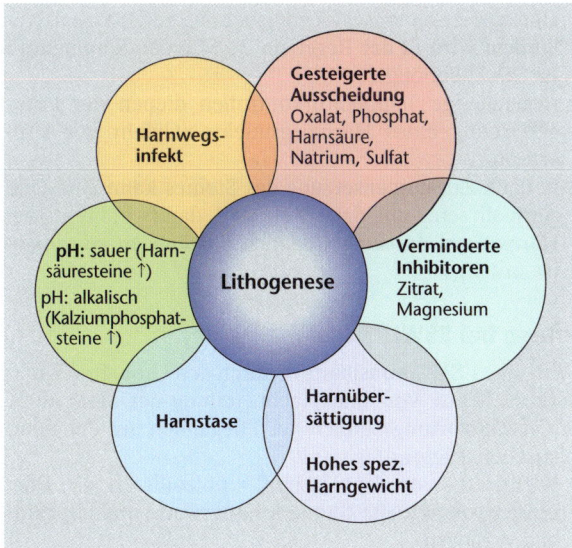

Abb. 9.35: Die Nephrolithiasis entsteht bei einem Ungleichgewicht zwischen steinbegünstigenden (lithogenen) und steinhemmenden (antilithogenen) Faktoren. Inhibitoren sind Hemmstoffe, die ein Steinwachstum verzögern bzw. vermindern. [L157]

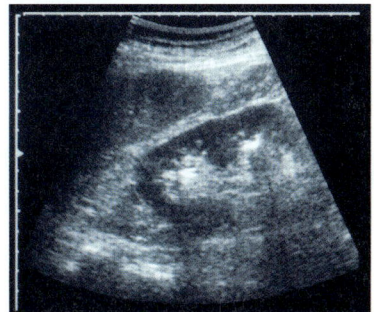

Abb. 9.36: Bildgebendes Verfahren erster Wahl bei Verdacht auf Nephrolithiasis ist heute die Sonographie. Hier zwei Steine im Nierenbeckenkelchsystem (weiße Ovale) mit typischem Schallschatten (von den Ovalen ausgehende dunkle Streifen). [M181]

Weitere technische Untersuchungen können zum Ausschluss eines Tumors der ableitenden Harnwege erforderlich sein.

Behandlungsstrategie

Akutbehandlung

Die medikamentöse Therapie hat zuerst einmal das Ziel, den Patienten von seinen quälenden Schmerzen zu befreien. Dies ist am besten möglich mit der Gabe von Analgetika (z. B. Novalgin®, Fortral®) in Kombination mit krampflösenden Arzneimitteln (z. B. Buscopan®). Hierdurch und durch geeignete pflegerische Maßnahmen (☞ Pflege) gehen 80 % der Steine ab. Bereits beim geringsten Verdacht einer Harnwegsinfektion muss eine Behandlung mit Antibiotika einsetzen, da die Gefahr der *Urosepsis* besteht.

Bleibt diese Behandlung erfolglos oder ist sie bei großen Steinen von Anfang an wenig erfolgversprechend, werden konsiliarisch oder nach Verlegung des Patienten verschiedene urologische Verfahren durchgeführt:

- Bei fest sitzendem Stein mit Harnaufstau ggf. als Erstes Nephrostomie (☞ 9.4), um das Nierenbecken zu entlasten, insbesondere wenn der Patient gleichzeitig Fieber hat
- **Extrakorporale Stoßwellenlithotripsie** *(ESWL, Lithotripsie)*. Sie hat mittlerweile bei fast allen Steinlokalisationen große Bedeutung. Übrig bleiben zahlreiche kleine Steinfragmente, die über den Ureter abgehen (und dabei Koliken auslösen) können
- **Intrakorporale Lithotripsien** mittels spezieller, über ein Endoskop eingeführter Sonden
- **Endoskopische Entfernung** mittels spezieller Instrumente (z. B. Zangen oder *Dormia-Körbchen*), die über das Zystoskop bzw. Ureteroskop eingeführt werden. Je nach individuellem Befund kann die Einlage einer Harnleiterschiene (Pigtail-Katheter) für 2–4 Wochen erforderlich sein
- **Perkutane Nephrolitholapaxie** *(PNL)*. Hierbei wird ein Nephroskop in Allgemeinanästhesie *perkutan* in das Nierenbeckenkelchsystem eingeführt und der *Nierenbeckenstein* über Spezialgeräte entfernt oder zertrümmert
- **Offene Operation** (heute selten).

Pflege

- Die Pflegenden weisen den Patienten darauf hin, dass er viel trinken sollte – wenn keine Kontraindikationen vorliegen, ca. 3 l täglich. Durch die erhöhte Urinausscheidung wird die Harnübersättigung mit steinbildenden Substanzen und damit eine erneute Konkrement-

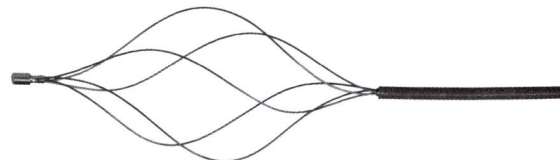

Abb. 9.37: Dormiakörbchen, das durch ein Endoskop vorgeschoben wird, in aufgespanntem Zustand den (Nieren-, Gallen-) Stein umfasst und ihn dann mit Herausziehen des Endoskops entfernt. [K183]

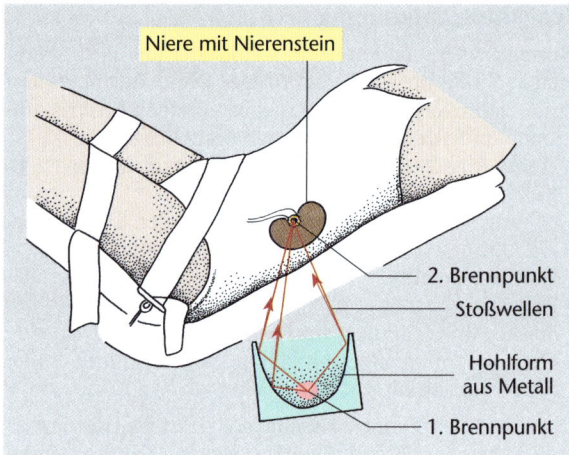

Abb. 9.38: Extrakorporale Stoßwellenlithotripsie (ESWL). Die Stoßwellen werden durch Reflektoren auf den zu zertrümmernden Nierenstein gebündelt. Eine wiederholte Stoßwellenbelastung lockert den Mineralverbund, und der Stein zerbröckelt in sandkorngroße Teile, die mit dem Urin ausgeschieden werden. [A400-190]

bildung verhindert. Einer Harnübersättigung während der Nacht kann durch spätabendliches und nächtliches Trinken vorgebeugt werden
- Außerdem ist dem Patienten körperliche Bewegung, z. B. Treppensteigen oder Hüpfen, zu empfehlen, da hierdurch gelegentlich ein spontaner Steinabgang gelingt
- Viele Patienten empfinden lokale Wärme als sehr angenehm. Diese Maßnahme erfordert aber ärztliche Zustimmung (kontraindiziert bei akuten Entzündungen)
- Der Urin wird auf Farbe und Menge kontrolliert und der pH-Wert mittels Indikatorpapier oder im Labor bestimmt. Das spezifische Gewicht sollte unter 1012–1015 liegen. Darüber hinaus informieren die Pflegenden den Patienten darüber, während der Behandlung den Urin zu sieben, um abgehende Steine oder Konkremente für eine spätere chemische Untersuchung aufzufangen. Außerdem wird in der Regel ein 24-Stunden-Sammelurin (☞ 9.3.2) benötigt.
- Regelmäßige Temperaturkontrollen dienen der Früherkennung eines Harnwegsinfekts (Gefahr der Urosepsis)
- Je nach Zusammensetzung des Steines kann eine Diät sinnvoll sein, um den Blut- und damit indirekt den Harnspiegel der steinbildenden Substanzen zu senken (☞ unten).

Pflege bei ESWL

Wird eine ESWL konsiliarisch durch den Urologen durchgeführt, liegen Vor- und Nachbereitung der Maßnahme im Verantwortungsbereich der Pflegenden auf der internistischen Station:
- Rechtzeitig vor dem Eingriff kontrollieren die Pflegenden, ob aktuelle Blutgerinnungswerte und ein Blutbild vorliegen
- Am Vortag sollte der Patient keine blähenden Speisen zu sich nehmen (auch kein kohlensäurehaltiges Mineralwasser). Evtl. ist die Gabe von entblähenden Arzneimitteln, z. B. Sab-Simplex®, erforderlich

- Ob der Patient vor der Untersuchung nüchtern sein muss, hängt von der Art der Anästhesie (Allgemein-, Regional- oder Lokalanästhesie) und der weiteren Medikation (Sedativa oder Analgetika i. v. oder oral) ab und wird vom Arzt angeordnet
- Nach dem Eingriff wird der Patient je nach seinem Zustand und der Art der Anästhesie für einige Zeit überwacht. Dabei achten die Pflegenden insbesondere auf seine Herz-Kreislauf-Situation und Ausscheidung (ggf. Flüssigkeitsbilanzierung und zur Steinanalyse Auffangen der Steinreste in einem Steinsieb). Bei unkompliziertem Verlauf darf der Patient nach 2–4 Stunden wieder essen und trinken. Wichtig ist dabei vor allem eine ausreichende Flüssigkeitszufuhr (mind. 2 l).

Prognose

Die Prognose des Nierensteinleidens ist trotz der Rückfallneigung für die meisten Patienten gut. Allerdings besteht bei jeder Steineinklemmung die Gefahr einer Infektion und damit der Urosepsis und/oder Abszessbildung in der Niere.

Prävention und Patientenberatung

Primärprävention. Jeder kann sein individuelles Risiko durch eine „gesunde" Ernährung mit ausreichend Flüssigkeit, aber ohne übermäßigen Verzehr von Fleisch, Milch- und Milchprodukten, Alkohol, Kaffee und Schwarztee verringern. Wahrscheinlich senken viel Obst, Gemüse und Salat das Risiko. Übergewicht sollte vermieden werden. Auch ausreichend Bewegung wirkt sich günstig aus.

Tertiärprävention/Rezidivprophylaxe. Bei Menschen, die bereits einen Nierenstein hatten, werden diese Regeln im Rahmen der Rezidivprophylaxe „verschärft", da es sonst zur erneuten Steinbildung kommt:

- Reichlichem Trinken (2–3 l täglich, ☞ auch 9.5.2) zur Vermeidung einer Harnübersättigung kommt entscheidende Bedeutung zu. Bei starkem Schwitzen, Saunagang oder anderen Flüssigkeitsverlusten (etwa Durchfällen) muss die Trinkmenge nochmals gesteigert werden. Wichtig ist abendliches Trinken, damit der Harn während der Nacht nicht zu stark konzentriert wird. Das spezifische Gewicht des Harns kann der Patient heute mit Urinteststreifen leicht zu Hause kontrollieren
- Bei den häufigen Kalziumoxalatsteinen sollte die Oxalatzufuhr (z. B. in schwarzem Tee, Kakao, Schokolade, Spinat und Rhabarber) vermindert werden. Die Kalziumaufnahme mit der Nahrung sollte im Gegensatz zu früheren Empfehlungen nicht reduziert werden, allerdings sollten kalziumhaltige Lebensmittel auch nicht im Übermaß verzehrt werden. Bei harnsäurehaltigen Steinen ist Fleisch weitgehend und Innereien vollständig zu meiden
- Je nach Steinart ist Ansäuern oder Alkalisieren des Urins empfehlenswert. Bei Phosphatsteinen wird der Urin z. B. durch Methioningabe (etwa in Acimethin®) angesäuert, bis ein pH-Wert unter 6 erreicht ist. Bei Harnsäuresteinen und gelegentlich bei kalziumhaltigen Steinen ist eine Alkalisierung des Harns angezeigt, z. B. durch Zitrate, etwa in Uralyt-U®. Der Urin-pH wird regelmäßig durch Teststreifen kontrolliert

- Harnwegsinfekte werden konsequent bekämpft, da sich Stein und Infekt gegenseitig begünstigen.

Spezielle Arzneimittel sind nur bei Harnsäuresteinen (Gabe von Allopurinol, z. B. Zyloric®) und bei seltenen, oft erblich bedingten Stoffwechselkrankheiten erforderlich.

9.13 Nierenarterienstenose

Nierenarterienstenose: Angeborene oder erworbene Verengung der Nierenschlagader. Verantwortlich für ca. 2 %, bei älteren Menschen für bis zu 10 % der Bluthochdruckerkrankungen (☞ 5.4.1). Die durch eine Nierenarterienstenose bedingte Hypertonie heißt auch **renovaskuläre Hypertonie** (*nierengefäßbedingter Bluthochdruck*).

Krankheitsentstehung

In 80 % der Fälle ist die Nierenarterienverengung arteriosklerosebedingt (☞ 5.5.1). Die Patienten sind meist älter, Männer sind häufiger betroffen als Frauen. In 20 % (oft jüngere Frauen) ist eine teils beidseitige **fibromuskuläre Dysplasie** (bindegewebige Fehlbildung) die Ursache.

Die Verengung der Nierenarterie führt zu einer Minderdurchblutung der betroffenen Niere. Um die *lokale* Blutdruckerniedrigung auszugleichen, produziert die Niere mehr Renin, das über das Renin-Angiotensin-Aldosteron-System (RAAS, ☞ Abb. 5.8) zu Vasokonstriktion, Natrium- und Wasserretention und damit einem Blutdruckanstieg im *Gesamtorganismus* führt.

Symptome und Untersuchungsbefund

Die klinischen Zeichen der renovaskulären Hypertonie entsprechen im Wesentlichen denen anderer Hypertonieformen (☞ 5.4.1). Meist ist der diastolische Blutdruckwert stärker erhöht als der systolische, und durch den Hyperaldosteronismus besteht häufig eine Hypokaliämie. Bei ca. 40 % der Patienten ist im Oberbauch ein Stenosegeräusch zu auskultieren.

Diagnostik und Differenzialdiagnose

Eine Nierenarterienstenose wird meist im Rahmen der Bluthochdruckdiagnostik (☞ 5.4.1) aufgedeckt:

- Erster Schritt ist die Farb-Duplex-Sonographie der Nierenarterien. Allerdings ist z. B. bei adipösen Patienten nicht immer eine ausreichende Darstellung möglich
- Alternative ist eine CT- oder MR-Angiographie
- Der **Captopriltest** klärt, ob eine Stenose Bedeutung hat für den Blutdruck: Die Gabe des ACE-Hemmers Captopril® (☞ Pharma-Info 5.12) führt bei Vorliegen einer für den Bluthochdruck maßgeblichen Nierenarterienverengung zu deutlichem Blutdruckabfall und hohem Reninanstieg nach einer Stunde. Die Aussagekraft des Tests kann deutlich verstärkt werden, wenn er mit einer Nierenszintigraphie (Captoprilszintigraphie, ☞ auch 9.3.7) kombiniert wird

ACE-Hemmer und Diuretika werden vor einem Captopriltest auf Arztanordnung abgesetzt.

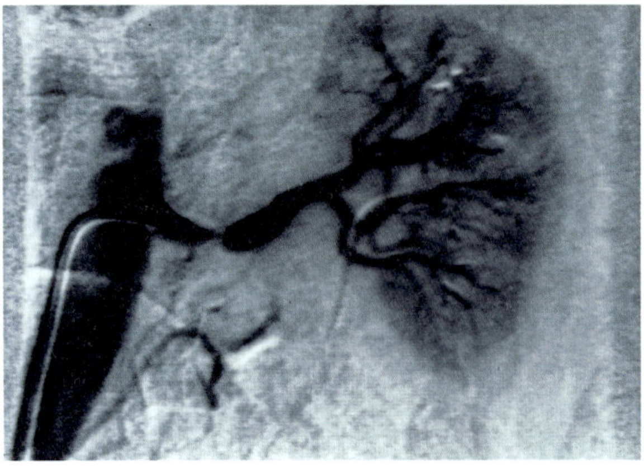

Abb. 9.39: Angiographie (DSA) der linken Nierenarterie mit deutlich sichtbarer Stenose. Ursächlich war hier eine Arteriosklerose. [M181]

- Beweisend ist die Stenosedarstellung durch eine Nierenangiographie (meist als DSA ☞ 9.3.6), die angezeigt ist, wenn Aufdehnung oder Operation erwogen werden (☞ Abb. 9.39). Sinnvollerweise sollte eine Aufdehnung in gleicher Sitzung möglich sein.

Behandlungsstrategie

Die Behandlung besteht in:
- Der Aufdehnung der Verengung mittels eines eingeführten Ballonkatheters (*Ballondilatation*, kurz *PTA = perkutane transluminale Katheterangioplastie*), meist mit Einlage eines Stents, um das Gefäß offen zu halten
- Selten in der operativen Beseitigung der Stenose bei Unmöglichkeit oder Erfolglosigkeit einer PTA.

Die medikamentöse Therapie der renovaskulären Hypertonie entspricht den allgemeinen Richtlinien bei Hochdruckerkrankungen.

Pflege bei Hypertonie ☞ 5.4.1

Prognose

Die Prognose der *rechtzeitig* behandelten fibromuskulären Dysplasie ist gut. Ist eine Arteriosklerose Ursache der Hypertonie oder hat die Hypertonie bereits zu Folgeschäden an Nieren oder Herz-Kreislauf-System geführt, ist die Prognose schlechter. Auch erfolgreich aufgedehnte Verengungen neigen aufgrund des Fortschreitens der Arteriosklerose zum Rezidiv.

Prävention

Eine Primärprävention ist nur bei der arteriosklerosebedingten Nierenarterienstenose in Grenzen möglich (☞ 5.1.2). Sekundärpräventiv sind regelmäßige Blutdruckkontrollen hervorzuheben.

9.14 Nierentumoren

9.14.1 Gutartige Nierentumoren

Gutartige Tumoren der Niere, des Nierenbeckens und des Ureters sind selten. Da sie dem Patienten meist keine Beschwerden bereiten, werden diese Tumoren häufig zufällig diagnostiziert, etwa bei einer sonographischen Untersuchung.

Viele gutartige Tumoren bedürfen keiner Behandlung, sondern lediglich regelmäßiger Kontrollen. Beispielsweise haben mehr als 50 % der über Fünfzigjährigen einzelne Nierenzysten, die im Gegensatz zu den *Zystennieren* (☞ 9.10) meistens ohne Bedeutung sind. Eine Behandlung ist nur erforderlich, wenn die Zyste zu Beschwerden führt, etwa zu einer Kompression des Nierenhohlsystems mit Harnaufstau. Eine Operation ist auch bei großen **Hämangiomen** *(Blutgefäßgeschwülsten)* der Niere wegen der Blutungsgefahr notwendig.

9.14.2 Bösartige Nierentumoren: Nierenzellkarzinom

> **Nierenzellkarzinom** *(Nierenkarzinom, Hypernephrom, Grawitz-Tumor, Adenokarzinom der Niere):* Karzinom der Niere, das durch maligne Entartung der Tubuluszellen in der Nierenrinde entsteht und ungefähr 2 % aller malignen Tumoren des Erwachsenen ausmacht. Altersgipfel 45.–65. Lebensjahr, Männer : Frauen = 2 : 1.

Krankheitsentstehung

Die Ursache des **Nierenzellkarzinoms** ist unbekannt. Neben genetischen Faktoren werden Zusammenhänge mit narbigen Veränderungen, übermäßiger Schmerzmitteleinnahme, Chemikalien (Cadmium) und Rauchen diskutiert.

Symptome und Untersuchungsbefund

Die meisten Patienten haben lange keine Beschwerden. Die „klassischen" Symptome einer schmerzlosen Mikro- oder Makrohämaturie und Schmerzen im Nierenlager oder in der Flanke sind keine Früh-, sondern Spätsymptome. Verlegen Blutgerinnsel nach einer Tumorblutung den Ureter, kann eine Nierenkolik erstes Symptom sein. In späteren Stadien der Erkrankung berichtet der Patient über einen Leistungsknick, Gewichtsabnahme, Nachtschweiß und evtl. Fieberschübe.

Vielfach machen sich Nierentumoren auch durch paraneoplastische Symptome (☞ 12.3.3) wie etwa Hyperkalzämie, Hypertonie, Polyglobulie, Leberfunktionsstörungen **(Stauffer-Syndrom)** oder Cushing-Syndrom bzw. durch Zeichen einer bereits eingetretenen Metastasierung z. B. in Lunge, Gehirn oder Knochen bemerkbar.

> Mittlerweile werden über 60 % der Nierenzellkarzinome zufällig durch eine aus anderem Grunde durchgeführte Sonographie entdeckt.

Diagnostik und Stadieneinteilung

- (Farbdoppler-)Sonographie: Tumorausdehnung? Lebermetastasen? Tumorzapfen in Nierenvene oder V. cava inferior?
- Computer- oder Kernspintomographie, ggf. als CT-/ MR-Angiographie

- Blutuntersuchung: BSG-Erhöhung und erhöhter Blutkalziumspiegel? Tumoranämie, Polyglobulie?
- Röntgen-Thorax (evtl. CT) und Knochenszintigramm (Metastasensuche in Lunge und Knochen).

Bei bestimmten Fragestellungen zusätzlich v.a.:
- Angiographie zur präoperativen Klärung der Gefäßverhältnisse
- I.v.-Urographie
- Nierensequenzszintigraphie zur Einschätzung der Funktion der anderen Niere.

Behandlungsstrategie

Erster Schritt ist die radikale operative Entfernung des Tumors. Meist wird die ganze Niere einschließlich der Nebenniere, eines Großteils des Ureters und der regionalen Lymphknoten entfernt **(Tumornephrektomie).** Nur bei kleinen Tumoren, wenn die andere Niere fehlt oder nicht funktioniert, wird versucht, einen Teil der Niere zu erhalten. Einzelne Metastasen werden ebenfalls operativ entfernt.

Die Behandlung bei metastasiertem Nierenzellkarzinom ist nicht einheitlich. Versucht werden vor allem die Immunchemotherapie mit α-Interferon, Interleukin 2 und 5-Fluorouracil sowie Tyrosinkinasehemmer (z.B. Sorafenib, in Nexavar®) und Antikörper (Bevacizumab, in Avastin®), welche die Blutgefäßbildung des Tumors hemmen sollen (☞ auch 12.5.3).

Pflege ☞ *9.1.5, 1.2.2, 12.1*

Prognose

Die Prognose ist stadienabhängig. Bei kleinen Tumoren liegt die 5-Jahres-Überlebensrate um 80%, bei Vorliegen von Fernmetastasen bei höchstens 5%.

9.15 Störungen des Wasser- und Elektrolythaushaltes

9.15.1 Ödeme

> **Ödem** *(Wassersucht):* Ansammlung wässriger Flüssigkeit im Gewebe, die sich durch eine schmerzlose, nicht gerötete Schwellung zeigt. Auftreten *lokalisiert* oder *generalisiert.* Die Prognose hängt von der Ursache ab.

Krankheitsentstehung

Beim Gesunden ist das Verhältnis ausbalanciert zwischen:
- *Flüssigkeitsausstrom* aus den Kapillaren: Am arteriellen Schenkel der Kapillare sind die nach außen gerichteten Kräfte, also der hydrostatische Druck des Blutes auf die Kapillarwände und der kolloidosmotische Druck des Interstitiums, insgesamt größer als die nach innen gerichteten Kräfte, d.h. der kolloidosmotische Druck in den Kapillaren und der (geringe) hydrostatische Druck des Interstitiums. Daher tritt Flüssigkeit in das umliegende Gewebe aus *(Filtration)*
- *Flüssigkeitseinstrom* in die Kapillaren: Am venösen Schenkel überwiegen die nach innen gerichteten Kräfte, im Wesentlichen infolge des Abfalls des hydrostatischen

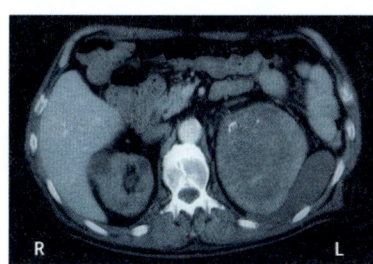

Abb. 9.40: Nierenzellkarzinom im CT. Im Bereich der linken Niere (R = rechts, L = links) findet sich ein großer Tumor, die normale Binnenstruktur der Niere ist nicht mehr erkennbar. Am seitlichen Rand der rechten Niere ist als harmloser Nebenbefund eine Nierenzyste zu sehen. [M181]

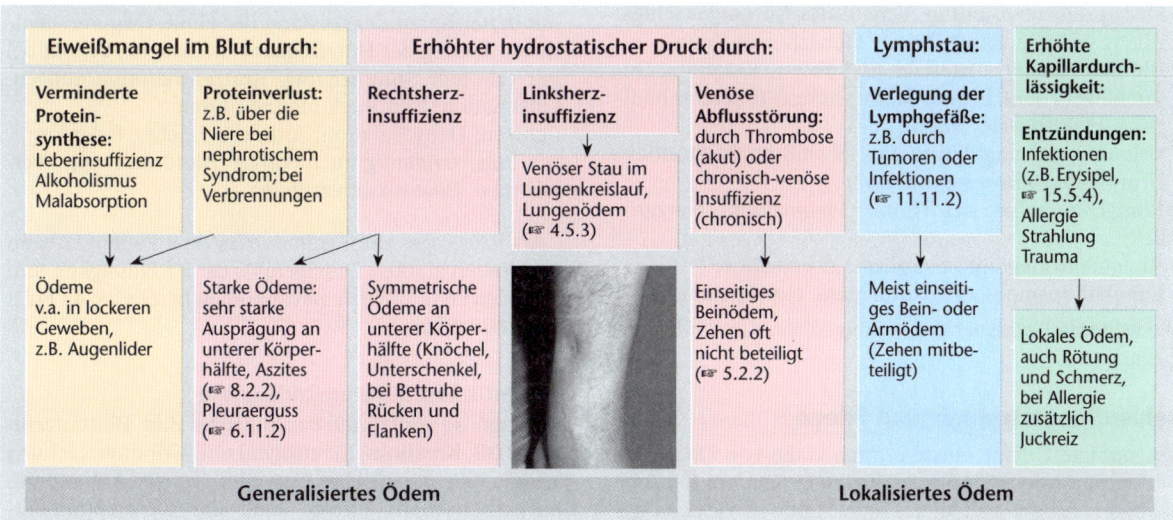

Eiweißmangel im Blut durch:		Erhöhter hydrostatischer Druck durch:			Lymphstau	Erhöhte Kapillardurchlässigkeit:
Verminderte Proteinsynthese: Leberinsuffizienz Alkoholismus Malabsorption	**Proteinverlust:** z.B. über die Niere bei nephrotischem Syndrom; bei Verbrennungen	**Rechtsherzinsuffizienz**	**Linksherzinsuffizienz** ↓ Venöser Stau im Lungenkreislauf, Lungenödem (☞ 4.5.3)	**Venöse Abflussstörung:** durch Thrombose (akut) oder chronisch-venöse Insuffizienz (chronisch)	**Verlegung der Lymphgefäße:** z.B. durch Tumoren oder Infektionen (☞ 11.11.2)	**Entzündungen:** Infektionen (z.B. Erysipel, ☞ 15.5.4), Allergie Strahlung Trauma
↓ Ödeme v.a. in lockeren Geweben, z.B. Augenlider	↓ Starke Ödeme: sehr starke Ausprägung an unterer Körperhälfte, Aszites (☞ 8.2.2), Pleuraerguss (☞ 6.11.2)	Symmetrische Ödeme an unterer Körperhälfte (Knöchel, Unterschenkel, bei Bettruhe Rücken und Flanken)		Einseitiges Beinödem, Zehen oft nicht beteiligt (☞ 5.2.2)	Meist einseitiges Bein- oder Armödem (Zehen mitbeteiligt)	Lokales Ödem, auch Rötung und Schmerz, bei Allergie zusätzlich Juckreiz
Generalisiertes Ödem				**Lokalisiertes Ödem**		

Abb. 9.41: Übersicht über die möglichen Ursachen und die unterschiedlichen Symptome einer Ödembildung. [T127]

Drucks in den Kapillaren. Daher strömt Flüssigkeit aus dem Gewebe in die Kapillaren zurück *(Reabsorption)*.

Bei **Ödemen** ist dieses Verhältnis zugunsten des Flüssigkeitsausstromes aus den Kapillaren gestört. Die am arteriellen Ende ausgetretene Flüssigkeit kann nicht vollständig in die Kapillaren zurückströmen und sammelt sich als Ödem im Gewebe an.

Häufigste pathophysiologische Mechanismen sind:
- Eine Erhöhung des hydrostatischen Drucks, z. B. generalisiert bei der Herzinsuffizienz (☞ 4.5.1) oder lokal nach venösen Thrombosen (☞ 5.9.3)
- Eine Erniedrigung des (kolloid-)osmotischen Drucks durch Hypoproteinämie, z. B. bei nephrotischem Syndrom (☞ 9.8) oder Leberzirrhose (☞ 8.4.7)
- Eine Störung des Lymphabflusses, etwa infolge von Tumoren
- Eine erhöhte Durchlässigkeit der Kapillarwände, beispielsweise bei einer Allergie oder Entzündung.

Symptome und Untersuchungsbefund

Nur größere Wasseransammlungen im Gewebe bemerkt der Patient durch:
- (Rasche) Gewichtszunahme
- „Dicke Beine", Schwellung im Knöchelbereich (typisch für die Herzinsuffizienz)
- Zunahme des Leibesumfanges („mir passt keine Hose mehr im Bund, dabei hab' ich doch so dünne Beine", typisch für Aszites bei Lebererkrankungen ☞ 8.2.2)
- Verquollenes Gesicht (besonders im lockeren Bindegewebe der Lider kann sich leicht Flüssigkeit ansammeln)
- Nach Eindrücken der Haut im Ödembereich nur langsames Zurückbilden der „Delle".

Symptome und Untersuchungsbefund werden durch die Grunderkrankung beeinflusst. So ist ein entzündlich bedingtes Ödem häufig gerötet und druckschmerzhaft.

Diagnostik und Differenzialdiagnose

Die Diagnostik dient zum einen der Einschätzung des Schweregrades, zum anderen der Ursachensuche. Basisuntersuchungen sind:
- Flüssigkeitsbilanzierung, Verlauf des Körpergewichtes: Bilanz weiter positiv? Weitere Gewichtszunahme?
- Blutuntersuchung: Blutbild, Elektrolyte, Kreatinin, Gesamteiweiß und Eiweißelektrophorese (Nierenschädigung, Elektrolytstörung?)
- Urinuntersuchung: Urinstatus, Eiweiß im 24-Stunden-Urin (Nephrotisches Syndrom?)
- Röntgenaufnahme des Thorax: Pleuraerguss, Herzgröße?
- Abdomensonographie: Aszites, Leberzirrhose?
- Echokardiographie: Perikarderguss, Herzleistung?

Die weiteren Untersuchungen hängen von der Verdachtsdiagnose ab.

Behandlungsstrategie und Pflege

Ausgeprägte Ödeme müssen durch Gabe von *Diuretika* (☞ Pharma-Info 9.27) ausgeschwemmt werden. Bei sehr niedrigem Albumingehalt des Blutes können – je nach Ursache des Eiweißmangels – Albumininfusionen sinnvoll sein.

Begleitend wird, wenn irgend möglich, die Ursache der Ödembildung (z. B. eine Herzinsuffizienz) behandelt, da die Ödeme sonst schnell wieder „nachlaufen".

Pflegerisch sind eine sorgfältige Thromboseprophylaxe durch die erhöhte Thrombosegefahr (oft Low-dose-Heparinisierung), eine salzarme Kost und eine Trinkmengenbeschränkung nach Arztanordnung zu beachten.

9.15.2 Störungen des Wasser- und Natriumhaushaltes

Dehydratation

Dehydratation *(Hypohydratation)*: Volumenverminderung des extrazellulären Körperwassers. Je nach begleitender Na^+-Konzentration und Osmolalität verbunden mit Volumenveränderungen des Intravasalraumes und des Intrazellulärraumes.

Hypovolämie: Reine Verminderung des Intravasalvolumens. Leitsymptome Tachykardie und niedriger Blutdruck.

Krankheitsentstehung

Eine Dehydratation geht zurück auf:
- Verminderte Flüssigkeitsaufnahme: z. B. bei gestörtem Durstempfinden (häufig bei alten Menschen), beeinträchtigter Mobilität (der Gang zur Toilette wird gescheut) oder Angst vor Einnässen bei Inkontinenz
- Flüssigkeitsverluste: z. B. durch Erbrechen, Durchfall, Schwitzen, Fieber oder erhöhte Urinausscheidung (etwa bei Diabetes mellitus, Diuretikabehandlung oder Nierenerkrankungen).

Symptome und Untersuchungsbefund

Symptome und Untersuchungsbefund sind abhängig vom Ausmaß der Dehydratation:
- Leichte Dehydratation: Schleimhäute leicht trocken, Achselschweiß vermindert (Tasten), Urin weniger und konzentrierter, leichter Anstieg der Herzfrequenz
- Mäßige Dehydratation: Trockene Schleimhäute, verminderter Spannungszustand der Haut, Oligurie, deutlicher Anstieg der Herzfrequenz, Schwäche, Schwindel mit erhöhter Sturzneigung, Konzentrationsstörungen, Obstipation, Blutdruck niedrig-normal
- Schwere Dehydratation: Anurie, schneller, fadenförmiger Puls, eindeutig zu niedriger Blutdruck, evtl. Verwirrtheit, Bewusstseinstrübung.

Als Faustregel kann gelten, dass dem Patienten beim Auftreten starken Durstgefühls ca. 2 l Flüssigkeit und bei den ersten Kreislaufsymptomen bereits ca. 4 l Flüssigkeit fehlen.

Diagnostik und Differenzialdiagnose

Die Diagnose wird durch das klinische Bild, Blutuntersuchung (BB, Kreatinin, Elektrolyte) und Urinuntersuchung (Osmolarität, spezifisches Gewicht) gestellt. Anhand des Blutnatriumgehalts erfolgt auch die therapie(mit)entscheidende Einteilung in **hypotone, isotone** und **hypertone Dehydratation** (☞ Tab. 9.42).

Art der Dehydratation	Kurzcharakterisierung	Ursache (Bsp.)	Serum-Natrium und -Osmolarität
Hypoton	Na$^+$-Verlust relativ größer als Wasserverlust	Verbrennungen, Nebenniereninsuffizienz, Erbrechen, Pankreatitis, Diarrhö, Polyurie bei Nierenversagen	↓
Isoton	Verlust von Wasser und Na$^+$ ausgewogen	Erbrechen, Durchfall, unzureichendes Trinken	Normal
Hyperton (Exsikkose)	Verlust von „freiem" Wasser	Diabetes mellitus, Diabetes insipidus, Schwitzen, Dursten, iatrogen	↑

Tab. 9.42: Hypotone, isotone und hypertone Dehydratation.

Behandlungsstrategie

In schweren Fällen muss der Patient Infusionen erhalten, die auf die Elektrolytstörung abgestimmt sind. Abgesehen von Ausnahmefällen (z. B. Patienten mit schweren ZNS-Symptomen durch den Flüssigkeitsmangel) wird die Elektrolytstörung möglichst langsam korrigiert (etwa über zwei Tage), um Nebenwirkungen eines zu raschen Ausgleichs, insbesondere ein Hirnödem, zu vermeiden. Die Prognose hängt von Ursache und Schweregrad der Störung ab.

Pflege

- 30–40 ml Flüssigkeit pro kg Körpergewicht gilt als Faustregel für die notwendige Flüssigkeitszufuhr. Für ältere, meist untergewichtige Patienten, legt die Deutsche Gesellschaft für Ernährung folgende Berechnung zugrunde: 100 ml/kg Körpergewicht für die ersten 10 kg, 50 ml/kg Körpergewicht für die zweiten 10 kg und 15 ml/kg Körpergewicht für jedes weitere kg (□ 11)
- Die Pflegenden führen eine Flüssigkeitsbilanz und achten darauf, dass z. B. bei Fieber mit starkem Schwitzen der Flüssigkeitsbedarf erhöht ist
- In leichten Fällen kann das Flüssigkeitsdefizit allein durch ausreichendes Trinken behoben werden. Die Pflegenden bieten dem Patienten immer wieder seine Lieblingsgetränke an und animieren ihn zum Trinken. Es sollte immer ein gefülltes Gefäß in Reichweite stehen. Gefäße verwenden, mit denen der Patient gut umgehen kann, dabei nicht zu voll einschenken
- Geeignet sind bei isotoner und hypotoner Dehydratation v. a. salzhaltige Getränke (ca. 10 g NaCl auf 2–3 l Flüssigkeit, „Maggisuppe"), bei hypertoner Dehydratation (Natriumüberschuss) dagegen Wasser oder Tee
- Fällt das Trinken schwer (z. B. bei älteren Patienten), alternativ Speisen mit hohem Flüssigkeitsanteil anbieten (z. B. Kompott, Suppe, Brei)
- Gleichzeitig achten Pflegende bei den häufig älteren Patienten darauf, ob durch die erhöhte Flüssigkeitszufuhr eine bis dahin gerade noch kompensierte Herzinsuffizienz entgleist (☞ 4.5.1). Bei Patienten mit Begleiterkrankungen Flüssigkeitszufuhr generell nach Arztanordnung.

Prävention

Ein beträchtlicher Teil der „Hitzetodesfälle" alter Menschen während sommerlicher Hitzewellen ist auf eine Dehydratation zurückzuführen. Da sich „Jahrhundertsommer" wie 2003 in Zukunft wahrscheinlich häufen werden, wurden verschiedene Hitzewarnstufen mit ent-sprechenden Vorsichtsmaßnahmen erarbeitet. Prinzipiell sollten alle Menschen diese beachten, besondere Bedeutung haben sie aber in Altenpflegeeinrichtungen sowie in der ambulanten Betreuung alter Menschen.

Hyperhydratation

> **Hyperhydratation:** Volumenvermehrung des extrazellulären Körperwassers. Je nach begleitender Na$^+$-Konzentration und Osmolalität verbunden mit Volumenveränderungen des Intravasalraumes und des Intrazellulärraumes.

Krankheitsentstehung

Häufige Ursachen der **Hyperhydratation** sind Herzinsuffizienz (☞ 4.5), Nierenversagen (☞ 9.9, 9.10), nephrotisches Syndrom (☞ 9.8), Leberzirrhose (☞ 8.4.7) oder Nebennierenrindenüberfunktion (☞ 10.6.1). *Iatrogen* (d. h. vom Arzt verursacht) ist die Hyperhydratation durch „Überinfusion" oder Langzeitkortikoidbehandlung.

Symptome und Untersuchungsbefund

Leitsymptome der Hyperhydratation sind Gewichtszunahme und Ödeme (☞ 9.15.1). Die Patienten fühlen sich oft abgeschlagen und haben Herzklopfen sowie Luftnot, die sich beim flachen Liegen verstärkt. Ihre Haut ist prall-glänzend und die Halsvenen sind gestaut. Bei Druck auf die Haut entsteht eine Vertiefung, die sich nur langsam wieder zurückbildet. Auch wenn die Hyperhydratation nicht durch eine Herzinsuffizienz bedingt ist, kann ein vorgeschädigtes Herz durch die übermäßige Volumenzufuhr dekompensieren (Symptome der Herzinsuffizienz ☞ 4.5). Insbesondere bei begleitenden Störungen der Serumosmolarität bestehen ZNS-Symptome, z. B. Verwirrtheit, Bewusstseinsstörungen oder Krampfanfälle.

Diagnostik und Differenzialdiagnose

Die Laboruntersuchungen entsprechen denen bei einer Dehydratation. Je nach der Serumnatriumkonzentration werden unterschieden:
- Die **hypotone Hyperhydratation** (Na$^+$ erniedrigt)
- Die **isotone Hyperhydratation** (Na$^+$ normal)
- Die **hypertone Hyperhydratation** (Na$^+$ erhöht).

Behandlungsstrategie

Neben der Behandlung der Grunderkrankung ist eine Einschränkung der Flüssigkeitszufuhr, oft auch der Salzaufnahme mit der Nahrung, erforderlich. Reicht dies allein nicht aus, werden Diuretika (☞ Pharma-Info 9.27)

9

gegeben. In schwersten Fällen muss das überschüssige Wasser durch Dialyse oder Hämofiltration (☞ 9.11.1) entfernt werden. Die Prognose hängt von Ursache und Schweregrad der Störung ab.

Pflege bei Hyperhydratation

Neben der Flüssigkeitsbilanzierung steht für die Pflegenden die Beachtung der diätetischen Vorschriften im Vordergrund. Die Ödeme werden beobachtet (z. B. durch Umfangsmessungen).

9.15.3 Störungen des Kaliumhaushaltes

Hypokaliämie

Hypokaliämie: Unter den Normbereich von 3,6–4,8 mmol/l verminderte Kaliumkonzentration des Blutes.

Kalium (K^+) ist das Haupt-Kation in der Zelle. Es spielt unter anderem eine wichtige Rolle bei der Erregungsübertragung im Nervensystem und am Herzen.

Krankheitsentstehung

Eine **Hypokaliämie** kann bedingt sein durch:
- Kaliumverlust. Ursache ist meist die Einnahme von Diuretika (☞ Pharma-Info 9.27) oder Abführmitteln (*Laxantien* ☞ Pharma-Info 7.20). Auch Erbrechen, Durchfälle oder bestimmte Hormonstörungen (z. B. Hyperaldosteronismus ☞ 10.6.1) können starke Kaliumverluste hervorrufen
- Zu geringe Kaliumaufnahme mit der Nahrung (sehr selten)
- Kaliumumverteilung (Verlagerung von Kalium in die Zelle) z. B. durch Insulin oder bei Störungen des Säure-Basen Haushaltes bei Alkalose.

Symptome, Befund und Diagnostik

Klinisch zeigt sich eine Hypokaliämie durch Muskelschwäche an Skelettmuskulatur und Darm (dadurch Verstärkung der Obstipation und Einnahme von noch mehr Abführmitteln zur „Heilung" der Verstopfung) sowie Herzrhythmusstörungen bis hin zum lebensbedrohlichen Kammerflimmern. Bewusstseinsstörungen können hinzutreten.

Die Diagnose wird durch die Bestimmung des Kaliumspiegels im Blut (immer mit gleichzeitiger Blutgasanalyse, da die Kaliumkonzentration im Blut pH-abhängig ist) und ein EKG gestellt.

Oft ist die Ursache der Hypokaliämie anamnestisch eruierbar. Manchmal aber gestaltet sich die Ursachensuche schwieriger und umfasst dann z. B. eine Elektrolytbestimmung im Urin, Hormonuntersuchungen (z. B. Conn-Syndrom) und weitere technische Untersuchungen je nach Verdacht.

Behandlungsstrategie und Pflege

Häufig reicht der Verzehr kaliumreicher Nahrungsmittel (z. B. Bananen, grünes Gemüse, Trockenobst ☞ 9.1.5) oder die orale Gabe von Kaliumpräparaten (z. B. Kalinor® Brause, Rekawan®). Diese sollten mit viel Flüssigkeit genommen werden, da sie die Schleimhäute des Magen-

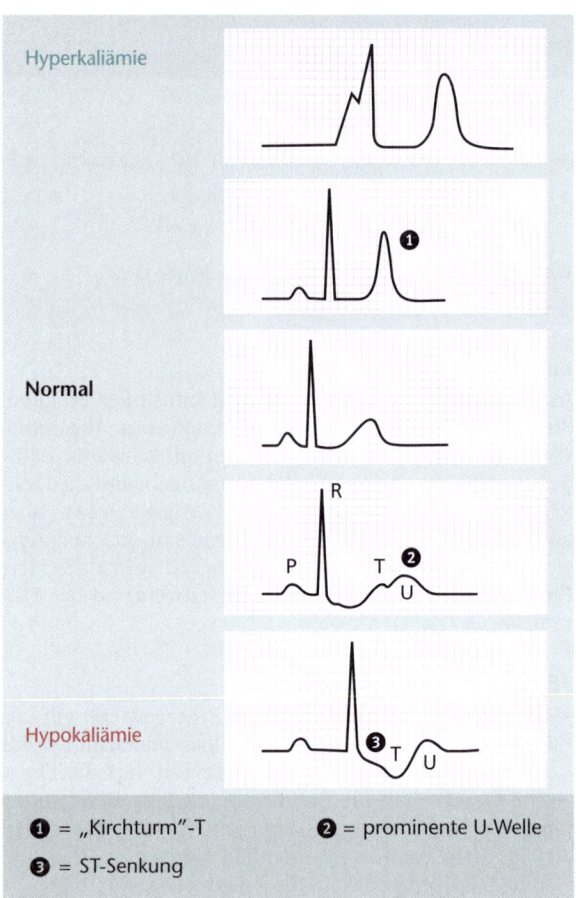

Abb. 9.43: Veränderung des EKGs bei zunehmend hoher (oben) und niedriger (unten) Kaliumkonzentration im Blut. Sowohl extreme Hyper- als auch Hypokaliämie führen unbehandelt rasch zum Tod. [A400]

① = „Kirchturm"-T
② = prominente U-Welle
③ = ST-Senkung

Darm-Traktes angreifen. Evtl. muss das Präparat auch gewechselt werden.

Nur in schweren Fällen wird Kalium *langsam* intravenös gegeben (max. 10–20 mmol/Std. über Infusionspumpe bzw. Perfusor, weil sonst lebensbedrohliche Herzrhythmusstörungen drohen).

Vorsicht: Kalium schädigt die Venenwände

Da Kalium die Venenwand reizt, dürfen Konzentrationen über 40 mmol/l nur über einen ZVK infundiert werden.

Hyperkaliämie

Hyperkaliämie: Über den Normbereich von 3,6–4,8 mmol/l erhöhte Kaliumkonzentration des Blutes.

Krankheitsentstehung

Auch bei der **Hyperkaliämie** sind drei Ursachenkomplexe zu unterscheiden:
- Verminderte Kaliumausscheidung: Dies ist der wichtigste Mechanismus und meist Folge einer (chronischen) Niereninsuffizienz. Auch Arzneimittel, z. B. kaliumsparende Diuretika und ACE-Hemmer, können die Kaliumausscheidung vermindern.

9

- Vermehrte Kaliumaufnahme. Beim Nierengesunden ist eine vermehrte Kaliumaufnahme ohne Belang, da Kaliumüberschüsse problemlos über die Nieren ausgeschieden werden
- Kaliumumverteilung (Verlagerung von Kalium aus den Zellen hinaus) durch Azidose, massiven Zelluntergang (z. B. bei Verbrennungen, starker Hämolyse, großen Weichteilverletzungen), bestimmte Medikamente (z. B. Digitalis).

Symptome, Befund und Diagnostik

Die Symptome der Hyperkaliämie ähneln denen der Hypokaliämie: Muskelschwäche bis zu Lähmungen, Herzrhythmusstörungen bis zum Herzstillstand, evtl. Muskelzuckungen oder Kribbelgefühl auf der Haut („Ameisenlaufen" um den Mund, Pelzigkeit der Zunge).

Die Diagnose wird durch EKG und Blutuntersuchung gesichert. Bei unklarer Ursache sind weitergehende Untersuchungen indiziert (M. Addison?).

Langes Stauen bei der Blutentnahme kann die Erythrozyten platzen lassen und einen hohen Kaliumspiegel vortäuschen. Im Zweifel Blutabnahme wiederholen (lassen).

Behandlungsstrategie

In leichten Fällen reichen das Absetzen ursächlicher Arzneimittel und der Verzicht auf kaliumreiche Lebensmittel (z. B. Obst, Gemüse, Säfte).

Ansonsten werden Kationenaustauscher, z. B. Resonium®, in ausreichend Flüssigkeit gegeben (bevorzugt oral, evtl. auch rektal). Bei schwerer Hyperkaliämie mit Herzrhythmusstörungen muss der Patient auf der Intensivstation u. a. mit Schleifendiuretika (z. B. Lasix® i. v.), Infusionen (z. B. Glukose plus Insulinzusatz, da Insulin die Kaliumaufnahme in die Zellen fördert), Elektrolytzufuhr und Kationenaustauschern behandelt werden. In Extremfällen ist eine sofortige Dialyse (☞ 9.11.1) erforderlich.

Notfall
Kaliumkonzentrationen über 6,0 mmol/l können akut lebensbedrohlich sein! Bei solchen Laborbefunden immer sofort Arzt informieren!

9.15.4 Störungen des Kalziumhaushaltes

Hypokalzämie

Hypokalzämie: Unter den Normbereich von 2,2–2,6 mmol/l erniedrigte Kalziumkonzentration des Blutes.

Kalzium (Ca^{2+}) ist am Aufbau von Knochen und Zähnen beteiligt und wichtig für die Erregungsübertragung von den Nerven auf die Muskeln sowie die Muskelkontraktion. Reguliert wird der Kalziumhaushalt durch Vitamin-D-Hormon, Parathormon und Kalzitonin.

Krankheitsentstehung

Eine **Hypokalzämie** hat ihre Ursache am häufigsten in hormonellen Störungen (Vitamin-D-Stoffwechselstörungen ☞ 10.5.3, 10.8.3, Parathormonmangel ☞ 10.5.2, oder

Kalzitonin produzierende Tumoren ☞ 10.4.6). Häufige iatrogene Ursache ist die Gabe von Schleifendiuretika, z. B. Lasix®.

In Pubertät, Schwangerschaft und Stillzeit ist der Kalziumbedarf erhöht und wird durch die Nahrung oft nicht gedeckt. Heutzutage selten ist die Vitamin-D-Unterversorgung mit resultierender Hypokalzämie bei zu wenig Sonnenlicht oder Mangelernährung.

Ein „falsch" niedriger Kalziumwert tritt bei Hypoalbuminämie, z. B. im Rahmen eines nephrotischen Syndroms, auf. Da Kalzium im Plasma zu großen Teilen an Protein gebunden ist, nimmt seine Konzentration im Blut bei Eiweißmangel entsprechend ab.

Symptome, Befund und Diagnostik

Die **akute Hypokalzämie** führt zu einer gesteigerten neuromuskulären Erregbarkeit (gesteigerte Erregbarkeit von Nerven und Muskeln) mit Pelzigkeitsgefühl und Kribbeln der Haut (meist um den Mund) und tetanischen Krämpfen der Muskulatur (typische „Pfötchenstellung" der Hände, Spitzfußstellung der Füße). Auch zerebrale Krampfanfälle sind möglich. Am Herzen sind eine Abnahme von Schlagkraft und Herzfrequenz zu beobachten.

Abgegrenzt werden muss das **Hyperventilationssyndrom** (☞ auch 6.2.3), bei dem kein eigentlicher Kalziummangel, sondern ein Mangel an *ionisiertem* Kalzium im Blut vorliegt, der durch eine Alkalose infolge übersteigerter Atmung entstanden ist (☞ 9.16.2).

Chronischer Kalziummangel zeigt sich durch trophische Hautstörungen (trockene, rissige Haut), Haarausfall, Querrillen an den Nägeln sowie v. a. auch Knochenveränderungen. Die typische Veränderung beim Erwachsenen ist die **Osteomalazie,** bei der die Knochengrundsubstanz zu wenig Mineralstoffe enthält. Dadurch wird der Knochen weich und biegsam, es kommt zu krankhaften Knochenverkrümmungen besonders der statisch belasteten Knochen, zu Gangstörungen und Schmerzen, v. a. im Brustkorb-, Wirbelsäulen- und Beckenbereich.

Blutuntersuchungen sichern die Verdachtsdiagnose und sind auch zur Ursachenklärung erforderlich.

Behandlungsstrategie

Bei der akuten Hypokalzämie wird Kalzium *langsam* intravenös gegeben, jedoch nicht bei digitalisierten Patienten, da die Digitalistoxizität durch die Kalziumgabe verstärkt wird.

Bei der chronischen Hypokalzämie wird Kalzium oral gegeben (Milch- und Milchprodukte, Kalziumbrausetabletten), evtl. auch Vitamin D. Manchmal ist auch ein Magnesiumersatz erforderlich. Zusätzlich wird wenn irgend möglich die Ursache beseitigt.

Hyperkalzämie

Hyperkalzämie: Über den Normbereich von 2,2–2,6 mmol/l erhöhte Kalziumkonzentration des Blutes.

Krankheitsentstehung

Eine **Hyperkalzämie** ist in 80–90 % durch maligne Tumoren (*paraneoplastisch* oder durch Knochenmetastasen)

9

oder Nebenschilddrüsenüberfunktion (☞ 10.5.1) bedingt. Seltener sind z. B. Vitamin-D-Vergiftung oder die Einnahme von Thiaziddiuretika ursächlich.

Symptome, Befund und Diagnostik

Oft wird ein erhöhter Blutkalziumspiegel nur zufällig diagnostiziert. Symptomatische Patienten haben:
- (Muskel-)Schwäche
- Magen-Darm-Beschwerden (Appetitlosigkeit, Übelkeit, Erbrechen, Verstopfung), Herzrhythmusstörungen
- Polyurie mit Exsikkose
- In ausgeprägten Fällen Bewusstseinsstörungen bis zu Verwirrtheit und Koma.

> **Notfall: Hyperkalzämische Krise**
> Akut lebensbedrohlich ist die **hyperkalzämische Krise** (Serumkalzium meist über 3,0–3,5 mmol/l) mit massiver Polyurie und Polydipsie, Übelkeit, Erbrechen, Exsikkose, Fieber, Bewusstseinsstörungen bis zum Koma und Herzrhythmusstörungen.

Behandlungsstrategie

Die Behandlung besteht in einer kalziumarmen Diät (keine Milch und -produkte), Flüssigkeitszufuhr und evtl. – scheinbar widersprüchlich – einer forcierten Diurese (☞ unten).

Ist die Hyperkalzämie tumorbedingt, werden oft Glukokortikoide oder sog. *Bisphosphonate* (z. B. Aredia®, ☞ auch 10.5.3) notwendig.

Die Behandlung der hyperkalzämischen Krise auf der Intensivpflegestation besteht in:
- Forcierter Diurese (z. B. Lasix® i. v.) mit gleichzeitigem Flüssigkeits- und ggf. Elektrolytersatz (v. a. Kalium) unter sorgfältiger Flüssigkeitsbilanzierung
- Gabe von Kalzitonin (schnelle, aber nur kurze Wirkung)
- Gabe von Glukokortikoiden und Biphosphonaten
- Evtl. Hämodialyse (☞ 9.11.1) gegen ein kalziumarmes Dialysat.

9.15.5 Störungen des Magnesiumhaushaltes

> **Hypomagnesiämie:** Blutmagnesiumspiegel unter 0,7 mmol/l. Oft besteht gleichzeitig eine Hypokalzämie.

Ursache einer **Hypomagnesiämie** sind häufig Mangelernährung (z. B. bei Alkoholabusus), erhöhter Bedarf (z. B. Schwangerschaft), verminderte Resorption (z. B. bei Erbrechen oder Durchfall) oder erhöhte Ausscheidung (etwa bei Diuretikagabe oder einigen hormonellen Störungen).

Leichter Magnesiummangel äußert sich oft durch Beinschmerzen (v. a. der Waden) und Müdigkeit. Später zeigen die Patienten eine erhöhte neuromuskuläre Erregbarkeit, Darmkrämpfe, Herzrhythmusstörungen und in schweren Fällen Bewusstseinsstörungen bis zum Koma sowie zerebrale Krampfanfälle. Die *Diagnose* wird durch eine Blutuntersuchung gestellt.

Als Behandlung reichen oft magnesiumreiche Ernährung (Obst, Gemüse, Nüsse) und/oder eine Medikation mit Magnesiumsalzen (z. B. Magnesium Verla®) aus. In

schweren Fällen ist eine langsame intravenöse Magnesiumgabe unter ständiger Beobachtung des Patienten erforderlich (Vorsicht bei Nierenfunktionseinschränkung).

9.16 Störungen des Säure-Basen-Haushaltes

9.16.1 Azidose

> **Azidose:** Absinken des arteriellen Blut-pH-Wertes unter 7,36. Je nach Ursache Unterscheidung zwischen **metabolischer** und **respiratorischer Azidose**.

Metabolische Azidose

Krankheitsentstehung

Die Ursache einer **metabolischen Azidose** geht auf den Stoffwechsel zurück und besteht:
- In einem vermehrten Anfall von sauren Stoffwechselprodukten, z. B. bei der **Ketoazidose** durch ein diabetisches Koma mit erhöhter Produktion von Ketonkörpern (in Mitteleuropa häufigste Ursache), bei der **Laktatazidose** durch Laktatanfall (etwa infolge Gewebehypoxie, Sepsis) oder bei bestimmten Vergiftungen
- In einer verminderten H^+-Ausscheidung über die Nieren (vor allem bei Nierenversagen)
- Im Verlust von (basischem) Bikarbonat (z. B. bei Durchfall).

Symptome, Befund und Diagnostik

Hauptsymptom einer metabolischen Azidose ist eine vertiefte, in fortgeschrittenen Stadien auch beschleunigte Atmung, da der Körper versucht, die Azidose durch vermehrtes Abatmen von Kohlensäure in Form des gasförmigen CO_2 auszugleichen. Vielfach erlaubt der Atemgeruch bereits Rückschlüsse auf die Ursache der Azidose (obstartiger Geruch der Ausatemluft beim diabetischen Koma). Bei schwerer Azidose treten eine Herzinsuffizienz (☞ 4.5), ein Blutdruckabfall, psychische Veränderungen (z. B. Verwirrtheit) und Bewusstseinstrübungen hinzu.

Die Diagnose wird durch eine Blutgasanalyse (BGA ☞ 6.3.4) gesichert: Zuerst *(primär)* sinkt das Bikarbonat, eine wichtige körpereigene Puffersubstanz zum „Abfangen" von Säuren. Um den Blut-pH dennoch konstant zu halten, wird wie bereits oben erwähnt vermehrt CO_2 abgeatmet, demzufolge sinkt *kompensatorisch* (sekundär, ausgleichend) der pCO_2 (☞ Tab. 9.44). Man spricht von einer **kompensierten Azidose**, wenn der Blut-pH zwar noch im Normbereich liegt, die übrigen Werte der BGA die Störung aber bereits anzeigen.

Außerdem besteht häufig eine Hyperkaliämie (☞ 9.15.3).

Behandlungsstrategie

Die kausale Behandlung der Azidose besteht in der Behandlung der Grundkrankheit, z. B. des entgleisten Diabetes mellitus. Symptomatisch müssen bei einer *schweren akuten Azidose* unter intensivmedizinischen Bedingungen Puffersubstanzen (z. B. Natriumbikarbonat, Tris-Puffer) infundiert werden. Bei einer *chronischen Azidose* kann auch Zitrat (etwa Acetolyt®) oral gegeben werden.

9

	pH*	pCO₂ [mmHg]	Bikarbonat [mmol/l]
Normwert	7,36–7,44	32–45	22–26
Störung	**pH**	**Primäre Veränderung**	**Kompensatorische Veränderung**
Metabolische Azidose	↓	Bikarbonat ↓	pCO₂ ↓
Metabolische Alkalose	↑	Bikarbonat ↑	pCO₂ ↑
Respiratorische Azidose	↓	pCO₂ ↑	Bikarbonat ↑
Respiratorische Alkalose	↑	pCO₂ ↓	Bikarbonat ↓

Tab. 9.44: Blutgasanalyse bei den verschiedenen Formen von Azidose und Alkalose. BE = Base excess = Differenz der nachweisbaren gegenüber den normalen Pufferbasen.

* Bei kompensierten Veränderungen ist der pH noch im Normbereich, die übrigen Parameter sind jedoch schon verändert.

Faustregel: Metabolisch Miteinander: Bei metabolischen Störungen verändern sich pH, Bikarbonat und pCO₂ stets gleichsinnig!

Respiratorische Azidose

Krankheitsentstehung

Eine **respiratorische Azidose** entsteht immer dann, wenn die Abatmung von Kohlendioxid gestört ist und sich damit CO_2 bzw. Bikarbonat und Wasserstoffionen im Körper ansammeln. Häufige Ursachen sind Lungenerkrankungen mit Ventilationsstörungen (z. B. Asthma bronchiale, ☞ 6.5, oder chronisch obstruktive Lungenerkrankung, ☞ 6.6), wenn sich der Patient bei der Atmung muskulär erschöpft hat und sein im Körper entstehendes CO_2 nicht mehr abzuatmen schafft. Auch eine Dämpfung des Atemantriebs durch Arzneimittel (z. B. durch Benzodiazepine, etwa in Valium®, oder Opioide ☞ 2.4.4) kann zu einer ventilatorischen Insuffizienz und in der Folge respiratorischen Azidose führen.

Symptome, Befund und Diagnostik

Symptome der respiratorischen Azidose sind Atemnot, Zyanose, Herzrhythmusstörungen, psychische Veränderungen und Bewusstseinstrübung bis zum Koma.

Die Diagnose wird durch eine BGA gestellt.

Behandlungsstrategie

Gelingt es nicht, die Atemstörung zu beheben, muss der Patient unter intensivmedizinischer Betreuung beatmet werden (Grenz-pH-Wert ungefähr 7,2).

9.16.2 Alkalose

Alkalose: Anstieg des arteriellen pH-Wertes über 7,44. Je nach Ursache Unterscheidung zwischen **metabolischer** und **respiratorischer Alkalose.**

Metabolische Alkalose

Krankheitsentstehung

Die **metabolische Alkalose** entsteht durch:
- Übermäßige Zufuhr von Basen (z. B. bei nicht ausgewogener Infusionstherapie)
- Verlust von Säuren, beispielsweise bei Erbrechen, längerem Ableiten des sauren Magensafts oder endokrinen Störungen (M. Cushing und M. Conn ☞ 10.6.1)
- Diuretikabehandlung mit Hypokaliämie oder über-

mäßige Sekretion von Mineralokortikoiden, da beides zu einer gesteigerten H⁺-Ausscheidung über die Nieren führt
- Eine durch Therapie gebesserte dekompensierte chronisch obstruktive Lungenerkrankung (☞ 6.6). Diese Sonderform der metabolischen Alkalose ist bedingt durch eine noch nachhängende, vermehrte Bikarbonatrückresorption in den Nieren.

Symptome, Befund und Diagnostik

Der Organismus versucht zwar, durch Einschränkung der Atmung (Hypoventilation) die Störung auszugleichen, doch wird diese durch den Sauerstoffbedarf der Gewebe begrenzt und ist klinisch nur schwer fassbar.

9

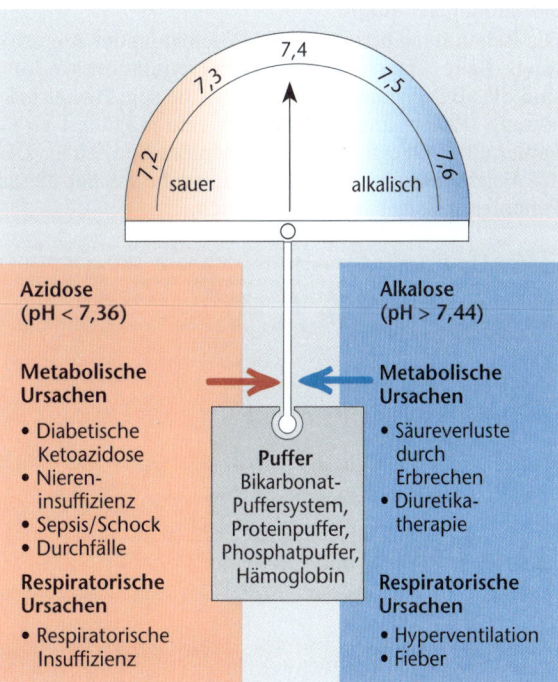

Abb. 9.45: Häufige Ursachen von Azidosen und Alkalosen: Die Puffersysteme im Körper halten den pH-Wert in einem engen Rahmen konstant. Durch Überlastung der Systeme kann es zu Azidosen oder Alkalosen kommen. [A400]

Daher stehen die Symptome der begleitenden Hypokali-ämie (☞ 9.15.3), der Verminderung des ionisierten Kal-ziums (☞ oben) sowie evtl. des Volumenmangels (Durst) im Vordergrund.

Die Diagnose wird durch die BGA gestellt.

Behandlungsstrategie

In leichten Fällen reicht die Behandlung der Grund-erkrankung aus. Schwere Störungen werden durch Infu-sionen (z. B. NaCl 0,9 %, HCl- oder L-Argininhydrochlo-ridlösung) behandelt. Gleichzeitig wird oral oder durch Infusionen Kalium ersetzt.

Respiratorische Alkalose

Krankheitsentstehung

Ursache der **respiratorischen Alkalose** ist eine übermäßig gesteigerte Atmung **(Hyperventilation)**. Am häufigsten ist dies *psychosomatisch* bedingt (**Hyperventilations-syndrom**, *Hyperventilationstetanie*, etwa bei Angst- oder Erregungszuständen), seltener durch Fieber, Gehirner-krankungen (z. B. Meningitis, Enzephalitis ☞ 15.13) oder Sepsis (☞ 15.12).

Symptome, Befund und Diagnostik

Die gesteigerte Atmung fällt meist auf den ersten Blick auf. Typischerweise hat der Patient Atemnot und ist ängstlich, die Haut ist aber nicht zyanotisch (Teufelskreis Alkalose → Verengung der Atemwege → noch mehr Angst und weitere Steigerung der Atmung). Durch die Ver-minderung des *ionisierten* Kalziums entsteht eine *Teta-nie* (☞ 9.15.4).

Behandlungsstrategie

Die Behandlung besteht in der Beseitigung der Atemstö-rung. Beim „psychogenen" Hyperventilationssyndrom sind dies Beruhigung des Patienten, die sog. Beutelrück-atmung (Patient atmet langsam in eine möglichst große Papiertüte) und evtl. die medikamentöse Sedierung, z. B. mit Benzodiazepinen. Eine Kalziumgabe ist bei diesen Patienten meistens nicht erforderlich.

Literatur und Kontaktadressen

📖 Literaturnachweis

1. Sachsenmaier, B.: Inkontinenz: Hautschäden vermeiden. In: Heilberufe 1/2008, S. 17–19.

2. Wittig, J.; Stroeks, H.: Beerenstark. In: Altenpflege 3/2006, S. 58–59.

3. Mehta, R.V. et al.: Acute Kidney Injury Network: report of an initiative to improve outcomes in acute kidney injury. Critical Care 11, S. R31 (2007).

4. Renz-Polster, H.; Krautzig, S. (Hrsg.): Basislehrbuch Innere Medizin. 4. Aufl., Elsevier, Urban & Fischer Verlag, München 2008.

5. Blättermann, D.: Ernährung bei Niereninsuffizienz. In: Heilberufe 4/2008, S. 29–30.

6. Frei, U.; Schober-Halstenberg, H.-J.: Nierenersatz-therapie in Deutschland. Bericht über Dialysebehand-lung und Nierentransplantation in Deutschland 2005/2006. QuaSi-Niere gGmbH, Berlin 2006. Nachzulesen im Internet unter www.quasi-niere.de

7. N.N.: Heimdialyse bringt mehr Lebensqualität. In: Pflegen Ambulant 2/2005, S. 46–47.

8. Marks, S.: Ernährungshinweise für dialysepflichtige Patienten: Zwischen Diät und Lebensqualität. In: Pflegezeitschrift 12/2006, S. 754–757.

9. Deutsche Stiftung Organtransplantation (Hrsg.): Organspende und Transplantation in Deutschland, Jahresbericht 2007. Nachzulesen im Internet unter www.dso.de/pdf/dso_jb2007_d.pdf

10. Schmidt, D.: Therapieoption Nierentransplantation, Teil 2: Aktivitäten am Beginn eines neuen Lebens stärken. In: Pflegezeitschrift 3/2007, S. 132–136.

11. Schulz, R.-J.: Dehydratation im Alter: Wenn der Durst fehlt. In: Pflegezeitschrift 12/2006, S. 758–759.

✉ Kontaktadressen

1. Bundesverband Niere e. V., Weberstraße 2, 55130 Mainz, Tel.: 06131/85152, Fax: 06131/835198, www.bundesverband-niere.de

2. KfH Kuratorium für Dialyse und Nierentrans-plantation e. V., Martin-Behaim-Straße 20, 63263 Neu-Isenburg, Tel.: 06102/3590, Fax: 06102/359344, www.kfh-dialyse.de

3. www.dialyse-online.de

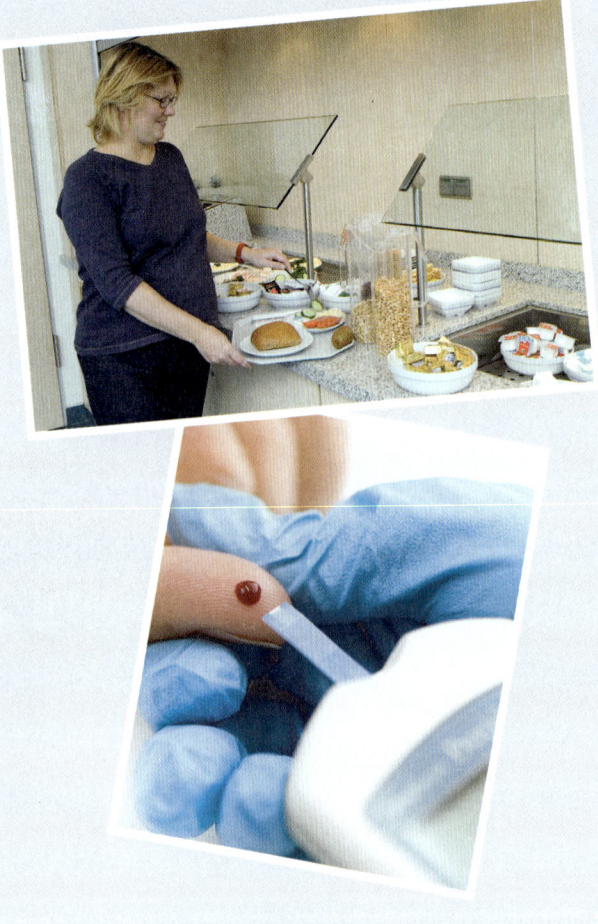

10 Pflege von Menschen mit endokrinologischen, stoffwechsel- und ernährungsbedingten Erkrankungen

Anatomie ☞ 🖳

> **Endokrinologie und Diabetologie:** Teilgebiet der Inneren Medizin, das die Vorbeugung, Diagnostik und (konservative) Behandlung von Störungen des Hormonsystems zum Gegenstand hat. Umfasst auch Vorbeugung, Diagnostik und Behandlung des metabolischen Syndroms, des Diabetes mellitus sowie der Diabetes-Folgeerkrankungen.

10.1 Pflege bei endokrinologischen, stoffwechsel- und ernährungsbedingten Erkrankungen

Patienten mit endokrinologischen, stoffwechsel- und ernährungsbedingten Erkrankungen begegnen Pflegenden in allen Abteilungen des Krankenhauses, in Rehaeinrichtungen und in der häuslichen Pflege. Bei der Vielschichtigkeit der unterschiedlichen Krankheitsbilder lassen sich nur grob pflegerische Schwerpunkte benennen:

- Krankenbeobachtung: z. B. Beobachtung der Vitalzeichen (etwa veränderte Pulsfrequenz bei Hypo- oder Hyperthyreose, ☞ 10.4.3, 10.4.4), Schmerzassessment (etwa beim Gichtanfall ☞ 10.9), Gewichtskontrollen (etwa bei Adipositas oder Mangelernährung, ☞ 10.8.1, 10.1.4)
- Unterstützung bei allen eingeschränkten Aktivitäten und Durchführung der nötigen Prophylaxen: v. a. bei massiven Entgleisungen des Hormonstoffwechsels und ausgeprägten Diabetes-Folgeschäden
- Anleitung und Beratung des Patienten: z. B. zur angemessenen Ernährung bei Diabetes (☞ 10.7.10) oder Gicht (☞ 10.9), zur Blutzuckerbestimmung (☞ 10.7.11) oder zur Hormonsubstitution (☞ 10.4.4, 10.6.2) einschließlich der Insulininjektion (☞ 10.7.7).

Zusätzlich vermitteln die Pflegenden auf Wunsch den Kontakt zu Selbsthilfegruppen (✉ 1, 2, 3, 4).

10.1.1 Betroffene Menschen

Einige Betroffene werden von der Erkrankung überrascht, wie z. B. beim Gichtanfall. Andere haben sich schon längere Zeit müde und schlapp gefühlt, z. B. viele Patienten mit Hypothyreose oder Typ-2-Diabetes.

Unabhängig davon sind viele hormonelle Erkrankungen chronisch und erfordern eine lebenslange Umstellung z. B. der Ernährung. Einige Patienten müssen sich damit auseinandersetzen, dauerhaft Hormone einzunehmen oder sie sich sogar selbst zu spritzen wie beim insulinpflichtigen Diabetes. Je nach Art und Schwere der Erkrankunge und Verabreichungsform des Hormons ergeben sich daraus unterschiedliche Veränderungen im Alltag, die den Betroffenen teils vor erhebliche Herausforderugen stellen.

Altersgruppen und Begleiterkrankungen

Genaue Daten zur Altersverteilung bei endokrinologischen, stoffwechsel- und ernährungsbedingten Erkran-

10

kungen fehlen. Führt man sich jedoch die Altersverteilung der häufigsten dieser Erkrankungen vor Augen, so ist davon auszugehen, dass die Betroffenen durchschnittlich jünger sind als der „typische" internistische Patient.

Über die Begleiterkrankungen bei Menschen mit endokrinologischen, stoffwechsel- und ernährungsbedingten Erkrankungen sind keine pauschalen Aussagen möglich, da sie von Erkrankung zu Erkrankung unterschiedlich sind. So leiden Menschen mit Diabetes mellitus Typ 1 gehäuft an weiteren Autoimmunerkrankungen z. B. der Schilddrüse, solche mit Diabetes mellitus Typ 2 oder Gicht hingegen an weiteren „Zivilisationskrankheiten" wie etwa Bluthochdruck oder Fettstoffwechselstörungen.

10.1.2 Prävention

Primärprävention

Eine Primärprävention ist bei den meisten endokrinologischen Erkrankungen nicht möglich. Wesentliche Ausnahme ist die euthyreote Struma, der durch ausreichende Jodzufuhr mit der Nahrung vorgebeugt werden kann (☞ 10.4.2).

Anders sieht es bei den Erkrankungen aus, die durch falsche Ernährung begünstigt oder hervorgerufen werden. In Deutschland von großer Bedeutung sind Übergewicht (Adipositas ☞ 10.8.1), metabolisches Syndrom (☞ 10.7.3), Diabetes mellitus Typ 2 (☞ 10.7.3), Fettstoffwechselstörungen (☞ 10.8.2) und Gicht (☞ 10.9). Eine „gesunde" Ernährung von Kindesbeinen an kann die Manifestation dieser Erkrankungen wesentlich hinauszögern oder sogar verhindern. Deshalb sollten alle Menschen über die Grundsätze einer ausgewogenen Ernährung Bescheid wissen. Krankheitsspezifische Aspekte sind bei den einzelnen Erkrankungen aufgeführt.

Sekundärprävention

In Deutschland gibt es für Erwachsene zur Früherkennung von endokrinologischen, stoffwechsel- und ernährungsbedingten Erkrankungen lediglich die Gesundheitsuntersuchung für Versicherte ab 35 Jahren (alle zwei Jahre): Durch Untersuchung, Blutcholesterin- und Blutzuckermessung sollen Übergewicht, Blutfettstoffwechselstörungen und Diabetes mellitus erkannt werden.

Tertiärprävention

Wie auch bei anderen Erkrankungen ist bei endokrinologischen, stoffwechsel- und ernährungsbedingten Erkrankungen eine konsequente Behandlung wesentlich zur Vorbeugung von Komplikationen und Folgeschäden. Im Vordergrund stehen dabei ein Ersatz fehlender Hormone und/oder eine Umstellung von Ernährung und Lebensweise, die meist lebenslang nötig sind und entsprechende Schulung und Kooperation der Patienten erfordern.

10.1.3 Rehabilitation

Einige endokrinologische, stoffwechsel- und ernährungsbedingte Erkrankungen bedürfen keiner speziellen Rehabilitationsmaßnahmen, bei anderen reichen einmalige Maßnahmen, z. B. postoperativ. Bei den Erkrankungen mit hohem Rehabilitationsbedarf stehen die Adipositas (☞ 10.8.1), der Diabetes mellitus (☞ 10.7) und die Osteoporose (☞ 10.5.3) zahlenmäßig im Vordergrund. Da sich die Maßnahmen so stark unterscheiden, dass eine gemeinsame Betrachtung wenig sinnvoll erscheint und zudem die Rehabilitation bei Diabetes mellitus sehr komplex ist, wird die Rehabilitation bei den jeweiligen Erkrankungen abgehandelt (zu den allgemeinen Zielen ☞ 1.2.2).

10.1.4 Patientenberatung: Ernährungsberatung

Die Patientenberatung bei endokrinologischen, stoffwechsel- und ernährungsbedingten Erkrankungen ist sehr unterschiedlich und findet sich daher bei den einzelnen Krankheitsbildern. Ein gemeinsamer Aspekt ist jedoch die Ernährungsberatung, die daher im Folgenden detaillierter dargestellt wird.

Adipositas (☞ 10.8.1), metabolisches Syndrom (☞ 10.7.3), Diabetes mellitus Typ 2 (☞ 10.7.3) und Fettstoffwechselstörungen (☞ 10.8.2) nehmen rapide zu – mehr als die Hälfte der Deutschen ist z. B. übergewichtig.

Umgekehrt sind 2–2,5 % der deutschen Bevölkerung untergewichtig (BMI < 18,5, BMI ☞ 10.8.1). Diese Zahl hört sich zwar zunächst nicht dramatisch an. Hinzu kommen aber zum einen Betroffene mit einer *Mangelernährung* **(Malnutrition),** die (noch) nicht untergewichtig sind, entweder weil nur einzelne Nährstoffe fehlen oder weil die Mangelernährung noch nicht lange genug besteht. Zum anderen sind die Zahlen in den Risikogruppen deutlich höher und erschreckend: Bei Krankenhausaufnahme war in einer Studie mehr als ein Viertel aller Patienten mangelernährt, vor allem Patienten geriatrischer (ca. 56 %), onkologischer (ca. 38 %) und gastroenterologischer (ca. 33 %) Abteilungen. 41 % der in stationären Pflegeeinrichtungen und 37 % der von ambulanten Pflegediensten betreuten alten Menschen sind mangelernährt (📖 1, 2).

Einschätzung des Ernährungszustandes

In der Praxis hat sich gezeigt, dass Übergewicht meist auffällt und zu einer genauen Gewichtseinschätzung führt (Details ☞ 10.8.1).

Mangelernährung mit und ohne Untergewicht hingegen wird häufig übersehen. Pflegende sollten deshalb den Ernährungszustand systematisch einschätzen und dokumentieren (📖 3). Hierzu gibt es mehrere Screening-Bögen, die Menschen mit drohender oder vorhandener Mangelernährung mit wenigen Fragen (meist nach BMI ☞ 10.8.1, ungewolltem Gewichtsverlust, verminderter Nahrungsaufnahme und Erkrankungen in letzter Zeit) recht gut herausfiltern (📖 4, 5). Für die Klinik wird üblicherweise der **NRS-2002** *(Nutritional Risk Screening)* empfohlen, für die Praxis der **MUST** *(Malnutrition Uni-*

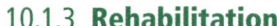

versal Screening Tool) und für alle geriatrischen Patienten der **MNA** *(Mini Nutritional Assessment).*

Bei auffälligem Screening-Test wird der Ernährungszustand genauer erfasst. Evtl. empfiehlt sich das (befristete) Führen eines **Ernährungsprotokolls,** in dem alle aufgenommenen Speisen und Getränke erfasst werden, um herauszufinden, ob der Patient wirklich zu wenig isst. Stellt sich tatsächlich eine Mangelernährung heraus, folgt die Ursachensuche, ggf. auch mithilfe technischer Untersuchungen: Neben praktisch allen (schweren) chronischen Erkrankungen können z. B. Kauprobleme, Schluckstörungen oder psychische Störungen dahinterstecken. Besonders bei alten Menschen spielen oft mehrere Faktoren eine Rolle, etwa nachlassender Geschmackssinn plus schlecht sitzende Zahnprothese plus Appetitlosigkeit durch soziale Isolierung plus Unlust oder Unfähigkeit zu kochen oder ungewohntes Essen (bei stationären Einrichtungen oder „Essen auf Rädern").

Zum professionellen Umgang mit Mangelernährung steht der Expertenstandard „Ernährungsmanagement zur Sicherstellung und Förderung der oralen Ernährung in der Pflege" zur Verfügung (🕮 6).

Ernährungspyramide

Essen ist mehr als nur Nährstoffaufnahme. Essen bedeutet auch Genuss, Essen ist geprägt von individuellen Vorlieben, familiären Traditionen, regionalen Besonderheiten und oft genug auch von den Anforderungen der Arbeitswelt. Gute **Ernährungsberatung** berücksichtigt all diese Faktoren.

Rigide Diätvorschriften und Nahrungsmittelverbote werden heute nur noch für bestimmte Krankheiten befürwortet. Möglicherweise können Essverbote sogar Ess-Störungen begünstigen.

Ernährungsberatung sollte möglichst leicht im Alltag umzusetzen sein, ohne Kalorien- oder Nährstofftabellen. Und: Es ist besser, auch kleine Schritte in der Ernährungsumstellung zuzulassen als eine sofortige und komplette Abkehr von allem „Ungesundem" zu fordern – besser ein kleiner Schritt als Anfang eines Umstellungsprozesses als gar keiner.

Basis jeder Ernährungsberatung ist das Wissen, wie viel Energie und Nährstoffe ein Mensch pro Tag braucht (☞ Tab. 10.1). Dieses reicht allerdings alleine für eine op-

timale Lebensmittelauswahl bzw. eine praxisnahe Ernährungsberatung nicht aus. In Deutschland ist zur möglichst einfachen Veranschaulichung einer vollwertigen Lebensmittelauswahl die **Ernährungspyramide** verbreitet, wobei derzeit die *Dreidimensionale Ernährungspyramide* favorisiert wird (☞ Abb. 10.2).

Am Boden der Pyramide ist der **Ernährungskreis** mit den vier Lebensmittelgruppen (pflanzliche Lebensmittel, tierische Lebensmittel, Fette und Öle, Getränke). Die Größe des Kreissegments einer Lebensmittelgruppe stellt dabei den empfohlenen prozentualen Anteil dieser Lebensmittelgruppe am Gesamt-Lebensmittelgewicht dar (🕮 8).

Die vier Seiten der Pyramide stellen die qualitativen Aspekte getrennt für die vier Lebensmittelgruppen dar. Lebensmittel unten an der Basis sind wertvoller, solche an der Spitze sind weniger wertvoll. Ein Farbstreifen an der Seite (von grün unten über gelb in der Mitte bis rot an der Spitze) unterstreicht die Aussage optisch:

- Bei den überwiegend oder rein pflanzlichen Lebensmitteln sollten Obst und Gemüse am reichlichsten verzehrt werden – sie sind verhältnismäßig energiearm und gleichzeitig reich an Vitaminen, Ballaststoffen und sekundären Pflanzenstoffen. **Ballaststoffe** *(Nahrungsfasern)* sind organische Verbindungen, v.a. Kohlenhydrate, die für den Menschen nicht verdaulich sind, aber positiv auf Darm und Stoffwechsel wirken. Auch **sekundäre Pflanzenstoffe,** z.B. Carotinoide, Phytosterine und Flavonoide, sind nicht energetisch verwertbar, entfalten aber teilweise positive Wirkungen. Ideal sind fünf Portionen Obst, Salat oder Gemüse täglich („5 am Tag", am besten „bunt"). Eine Portion ist dabei ungefähr so groß wie die Faust des Betreffenden. Eine Portion kann ein Obst- oder Gemüsesaft bzw. -püree sein. Darüber stehen Vollkornprodukte (lange sättigend) und (fettlos oder -arm zubereitete) Kartoffeln, wiederum darüber Weißmehlprodukte und geschälter Reis. Süßigkeiten sind ganz an der Spitze zu finden („Genuss-" und keine Lebensmittel). Sie enthalten in der Regel sehr viel Zucker und industriell gehärtete Fette, die sich beide ungünstig auf den Stoffwechsel auswirken
- Für die Sortierung der vorwiegend oder rein tierischen Lebensmittel (einschließlich Milch und Milchprodukte) sind Energie- und Nährstoffdichte (z.B. Kalzium- und Eisengehalt) sowie die Fettqualität maßgeblich. Entsprechend stehen fettarme Milchprodukte, Fisch (Meeresfische sind wichtige Jodlieferanten) und mageres Fleisch (einschließlich Geflügel) unten in der Pyramide
- Bei den Fetten und Ölen ist das Fettsäureprofil wichtig. Die Fettsäuren werden unterteilt in **gesättigte Fettsäuren** (nur Einfachbindungen zwischen den C-Atomen), **einfach ungesättigte Fettsäuren** (eine Doppelbindung) und **mehrfach ungesättigte Fettsäuren** (mehrere Doppelbindungen). Bei Letzteren werden je nach Position der ersten Doppelbindung **n-3-Fettsäuren** *(Omega-3-Fettsäuren),* **n-6-Fettsäuren** *(Omega-6-Fettsäuren)* und **n-9-Fettsäuren** *(Omega-9-Fettsäuren)* unterschieden. Während n-6-Fettsäuren zu Thromboxan und entzündungsfördernden Botenstoffen verstoffwechselt werden, werden n-3-Fettsäuren zu entzündungshemmenden Substanzen umgebaut.

Als Faustregel kann gelten, dass sich die Gesamt-Fettsäureaufnahme auf jeweils ca. 1/3 gesättigte, einfach

Energie	Frauen ca. 2300 kcal/Tag (9500 kJ/Tag), Männer ca. 2900 kcal/Tag (12 000 kJ/Tag) bei mittlerer körperlicher Aktivität
Kohlenhydrate	55–60 % der Energie. Möglichst hoher Anteil an langsam resorbierbaren Kohlenhydraten
Eiweiß	10–15 % der Energie (0,8 g/kg Körpergewicht und Tag)
Fett	25–30 % der Energie (ca. 60 g bei Frauen, 75 g bei Männern)
Ballaststoffe	Mindestens 30 g/Tag.

Tab. 10.1: Überblick über den Bedarf an Energie und Nährstoffen. Zu den Vitaminen und Spurenelementen ☞ 10.8.3 (🕮 7).

10

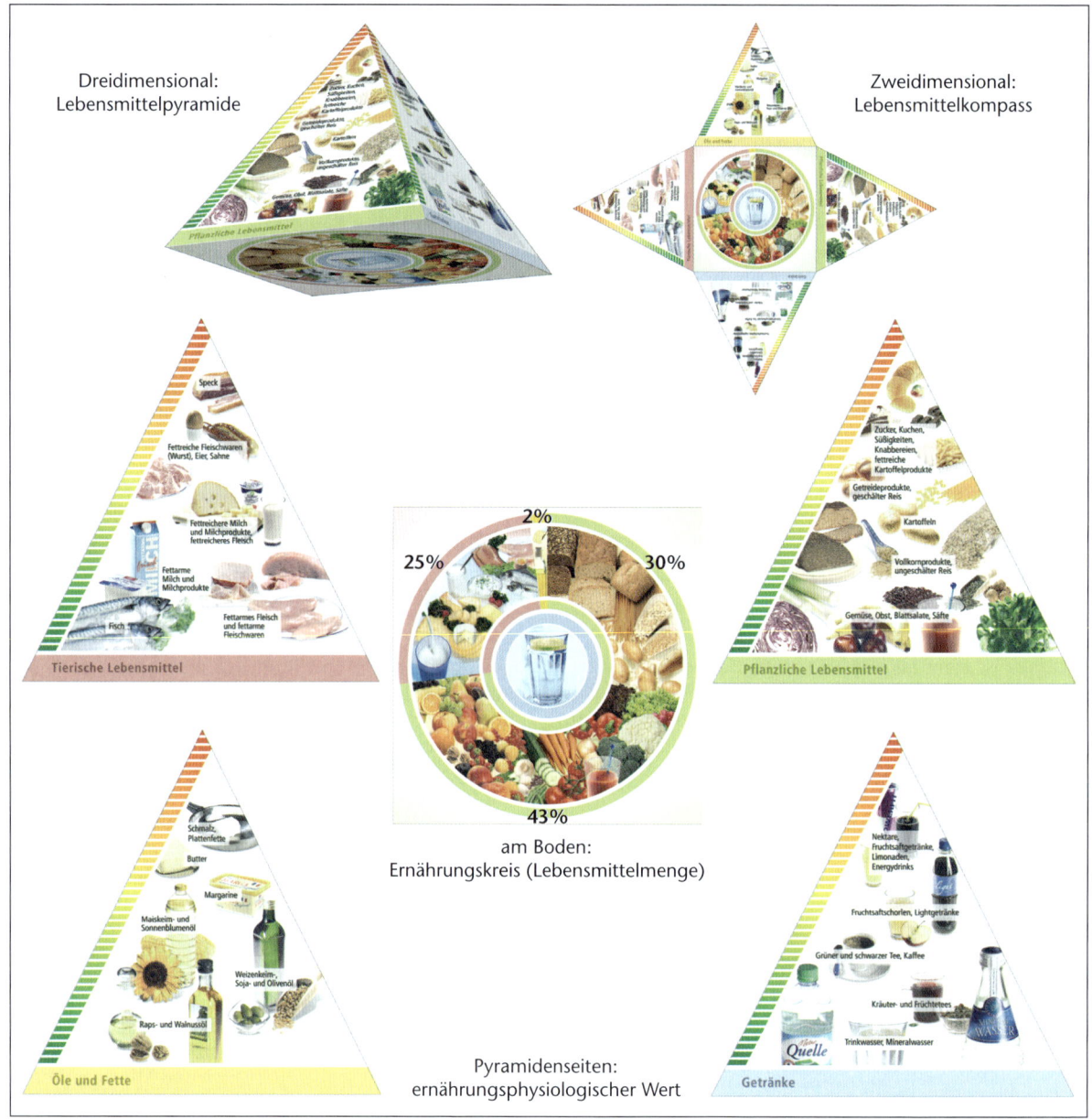

Abb. 10.2: Die Dreidimensionale Lebensmittelpyramide mit dem Ernährungskreis am Boden veranschaulicht quantitative und qualitative Aspekte einer vollwertigen Ernährung. Die Faltvorlage kann auch als zweidimensionaler Lebensmittelkompass benutzt werden. [W245]

ungesättigte und mehrfach ungesättigte Fettsäuren verteilen und bei Letzteren das Verhältnis n-6-Fettsäuren : n-3-Fettsäuren ≤ 5:1 sein sollte.

Entsprechend sind Raps-, Walnuss-, Soja- und Olivenöl qualitativ am günstigsten, andere Pflanzenöle wie Sonnenblumenöl oder -margarine nicht ganz so hochwertig und tierische Fette wie Butter oder Schmalz an der Pyramidenspitze zu finden

• Die vierte Seite sind die Getränke (wobei Obst- und Gemüsesäfte zu den pflanzlichen und Milch zu den tierischen Lebensmitteln zählen). 1,5–2 l täglich gelten für den Erwachsenen als optimal. Energiefreie Mineralwässer, Kräuter- oder Früchtetees sollten dabei den Hauptanteil ausmachen. In kleineren Mengen sind z. B.

Kaffee oder Saftschorlen möglich. Am ungünstigsten sind Nektare, Limonaden, Colagetränke oder sog. Energy-Drinks.

Generell sollten frische und selbst zubereitete Speisen gegenüber Fertigprodukten bevorzugt werden. Fertigprodukte enthalten neben den Aroma- und Konservierungsstoffen oft versteckt Salz, Zucker und Fett. Dabei schneiden Tiefkühlprodukte (z. B. geputztes Gemüse ohne Sauce) meist besser ab als Konserven.

Auch das Essverhalten ist wichtig: Gegessen werden sollte nicht nebenher und den ganzen Tag über (bei der Arbeit, beim Fernsehen etc.), sondern es sollten drei Haupt- sowie evtl. zwei Zwischenmahlzeiten eingenommen werden.

Ernährungsberatung in besonderen Situationen

Ernährungsberatung spielt bei vielen internistischen Erkrankungen eine Rolle. Von besonderer Bedeutung ist sie bei älteren Patienten, die häufig unter einer Mangelernährung leiden (☞ oben).

Ein schlechter Ernährungszustand birgt zahlreiche Risiken:

- Reduzierter Allgemeinzustand und Schwäche führen zu weniger Bewegung und damit zu erhöhter Thrombose- und Pneumoniergefahr
- Veränderte Hautbeschaffenheit, weniger „Fettpolster" und Bewegungsminderung erhöhen die Dekubitusgefahr
- Malnutrition bedeutet meist auch zu wenig Flüssigkeitszufuhr mit Folgen wie z. B. Schwindel oder Verwirrtheit, aber auch häufigeren Harnwegsinfekten (begünstigt durch zu geringe Urinmenge).

Folgende Pflegemaßnahmen können den Ernährungszustand verbessern:

- Essen in Gesellschaft anbieten, z. B. Patienten gemeinsam mit anderen Patienten am Tisch essen lassen
- Auf besondere Vorlieben des Patienten eingehen, Wunschkost bestellen bzw. durch Angehörige mitbringen lassen
- Auf leicht verträgliche Kost achten. Sie sollte wenig Fett enthalten (niedrigerer Energiebedarf des älteren Menschen), dafür reich an Kohlenhydraten, hochwertigem Eiweiß, Vitaminen, Mineral- und Ballaststoffen sein. Patienten informieren, gut zu kauen und mehrere kleine Mahlzeiten zu bevorzugen
- Bei Kauproblemen Sitz der Prothese überprüfen und weiche Kost (Griesbrei, Kompott, Suppe) bestellen
- Getränke in verschiedenen Geschmacksrichtungen anbieten und auf ausreichende Flüssigkeitszufuhr achten
- Ernährungsempfehlungen für besondere Krankheitsbilder berücksichtigen, z. B. bei Demenzkranken „Fingerfood" oder „Eat-by-walking".

10.1.5 Beobachten, Beurteilen und Intervenieren

Die einzelnen Krankheitsbilder sind so unterschiedlich, dass sich davon keine allgemein gültigen pflegerischen Maßnahmen ableiten lassen. Die Pflege findet sich daher bei den einzelnen Erkrankungen.

10.2 Der Weg zur Diagnose in der Endokrinologie

10.2.1 Anamnese und körperliche Untersuchung

Endokrinologische oder stoffwechselbedingte Erkrankungen bereiten gerade zu Beginn oft nur vage Beschwerden wie etwa allgemeines Schwächegefühl. Wegen ihrer langsamen Entwicklung werden sie zudem vom Patienten lange Zeit nicht bemerkt oder in ihrer Bedeutung unterschätzt.

Deshalb nehmen Fragen nach dem *Allgemeinzustand* bei der **Anamneseerhebung** großen Raum ein, z. B. nach:

- *Allgemeinerscheinungen* wie etwa Müdigkeit, Appetitlosigkeit, Gewichtsab- oder -zunahme
- *Psychischen Veränderungen,* etwa Antriebslosigkeit, depressive Verstimmung, Nervosität oder Unruhe
- *Vegetativen Funktionen.* Patienten mit Schilddrüsenüberfunktion klagen oft über Durchfälle, Schwitzen und Herzrasen. Diabetiker berichten über großen Durst und häufiges Wasserlassen mit großen Urinmengen.

Bei der **Untersuchung** achtet der Arzt auf Veränderungen von Körperbau, Haut und Haaren. Patienten mit Cushing-Syndrom (☞ 10.6.1) entwickeln oft eine *Stammfettsucht* und *Hautstriae* (zunächst blaurote, später gelblich-weiße, breite Streifen). Bei Kranken mit Nebennierenunterfunktion können *Hyperpigmentierungen* auftreten (☞ 10.6.2).

10.2.2 Blut- und bildgebende Untersuchungen

Blutuntersuchungen

Unabdingbar bei Verdacht auf eine endokrinologische Erkrankung sind Blutuntersuchungen. Heute sind *Blutspiegelbestimmungen* für alle Hormone verfügbar. Bei Hormonen, die im Blut an Transportproteine gebunden werden, muss entweder das Transportprotein mitbestimmt oder müssen die freien Hormone gemessen werden. Ein

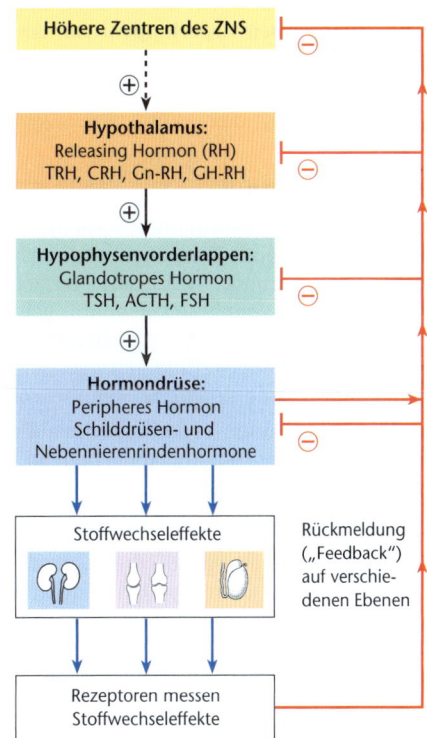

Abb. 10.3: Hierarchie der Hormonregulation. Die Bestimmung mehrerer Hormone im Blut erlaubt oft eine Eingrenzung der Ursache. Reicht dies nicht aus, so wird in Stimulations- oder Hemmtests von außen in den Regelkreis eingegriffen, um durch die Reaktion des Körpers nähere Aufschlüsse zu erhalten. [L157]

10

Zuwenig oder Zuviel an Transportglobulinen führt nämlich zu einem veränderten *Gesamt*hormonspiegel, ohne dass der freie Anteil und damit die biologische Aktivität des Hormons verändert ist.

Wegen des hierarchischen Aufbaus des endokrinen Systems ist oft die Analyse *mehrerer* Hormone notwendig, ggf. ergänzend *Stimulations-* oder *Hemmtest*s (☞ z. B. 10.4.1, 10.6.1).

Bildgebende Untersuchungen

Ist die hormonelle (Funktions-)Störung gesichert, folgen gezielte bildgebende Untersuchungen zur Lokalisation. Bei der oberflächennahen Schilddrüse steht dabei die Sonographie im Vordergrund, ggf. ergänzt durch die Szintigraphie (Details ☞ 10.4.1). Ansonsten sind heute Computer- und Kernspintomographie oft Verfahren der Wahl. Weitere Untersuchungen, z. B. PET, folgen je nach Verdachtsdiagnose.

10.3 Erkrankungen der Hypophyse

10.3.1 Unterfunktion des Hypophysenvorderlappens

> **Hypophysenvorderlappeninsuffizienz** *(Hypopituitarismus):* Unterfunktion des Hypophysenvorderlappens mit teilweisem oder völligem Fehlen dort gebildeter Hormone. Der teilweise Ausfall heißt auch **partielle Hypophysenvorderlappeninsuffizienz,** der völlige Ausfall **komplette Hypophysenvorderlappeninsuffizienz** oder *Panhypopituitarismus.* Insgesamt selten.

Krankheitsentstehung

Der **primären Hypophysenvorderlappeninsuffizienz** liegt eine Zerstörung oder Verdrängung des Hypophysenvorderlappens zugrunde. Häufigste Ursache sind Tumoren und dabei Hypophysenadenome, gefolgt von Schädel-Hirn-Traumen, neurochirurgischen Operationen und Durchblutungsstörungen. Entzündungen einschließlich Autoimmunprozessen sind demgegenüber seltener.

Die **sekundäre Hypophysenvorderlappeninsuffizienz** ist durch Erkrankungen des Hypothalamus bedingt.

Symptome und Untersuchungsbefund

Die Symptome sind überwiegend verursacht durch das Fehlen der normalerweise im Hypophysenvorderlappen gebildeten glandotropen Hormone FSH, TSH und ACTH. Durch die unzureichende Stimulation produzieren die Hormondrüsen im Körper zu wenig Hormone. Die Beschwerden setzen in der Regel schleichend ein, bei Erwachsenen meist in folgender Reihefolge:

- Eierstock- bzw. Hodenunterfunktion: Lichten der Schambehaarung, Libidoverlust, bei Männern verminderter Bartwuchs, Potenzverlust, bei Frauen Zyklusstörungen bis zum Ausbleiben der Menstruation (Amenorrhö)

- Schilddrüsenunterfunktion: z. B. Müdigkeit, Frieren, Bradykardie ☞ 10.4.4
- Nebennierenrindenunterfunktion: u. a. Antriebsarmut, Blässe, Gewichtsabnahme, niedriger Blutdruck ☞ 10.6.2.

Der Wachstumshormonmangel führt bei Erwachsenen, wenn er überhaupt bemerkt wird, vor allem zu uncharakteristischen Beschwerden (z. B. Abgeschlagenheit).

Entsteht der Mangel akut oder kommt es bei gerade noch kompensiertem chronischen Mangel zu zusätzlichen Belastungen (z. B. Verletzungen, Operationen), steht der ACTH- und damit Glukokortikoidmangel im Vordergrund. Leitsymptome sind Atem- und Kreislaufstörungen (Hypoventilation, Bradykardie, Hypotonie), Hypothermie (Abfall der Körpertemperatur), Hypoglykämie (☞ 10.7.5), abdominelle Beschwerden (Schmerzen, Übelkeit, Erbrechen) und Bewusstseinstrübungen bis hin zum **hypophysären Koma.**

Diagnostik und Differenzialdiagnose

Die Diagnose wird heute meist durch den **kombinierten Hypophysenvorderlappen-Stimulationstest** gesichert. I. v.-Gabe von CRH, TRH, LHRH und GHRH führt beim Gesunden zu einem Anstieg von Kortisol, ACTH, TSH, FSH, LH und Wachstumshormon (STH) im Blut. Bei einer Unterfunktion des Hypophysenvorderlappens sind diese Reaktionen abgeschwächt oder aufgehoben. Vor der Injektion der stimulierenden Hormone wird für die Bestimmung des Ausgangswertes Blut abgenommen; zur Kontrolle des Hormonanstiegs sind weitere Blutentnahmen nach 15, 30, 45, 60 und 90 Minuten erforderlich. Hauptnebenwirkungen des Tests sind Wärmegefühl, *Flush* (Hautrötung mit Hitzegefühl), Schwindel und Harndrang kurz nach der Injektion.

Bildgebende Untersuchungen (vor allem Kernspintomographie) sowie Gesichtsfeldprüfungen durch den Augenarzt (Hinweis auf Tumor im Bereich der Hypophyse, der auch auf den Sehnerv drückt?) sollen die Ursache der Erkrankung feststellen.

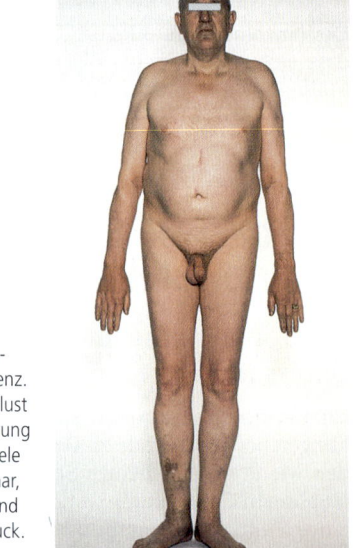

Abb. 10.4: Patient mit Hypophysenvorderlappeninsuffizienz. Charakteristisch sind der Verlust der Brust- und Schambehaarung sowie die Hodenatrophie. Viele Betroffene haben dünnes Haar, eine blasse, trockene Haut und einen müden Gesichtsausdruck. [E273]

Behandlungsstrategie

Wann immer möglich, wird die zugrunde liegende Erkrankung behandelt, etwa durch eine Tumorentfernung.

Oft müssen die fehlenden Hormone ersetzt werden. Die Substitutionstherapie umfasst:
- Glukokortikoide oral (☞ Pharma-Info 10.17)
- Schilddrüsenhormone oral
- Periphere Geschlechtshormone, auch für ältere Patienten, da sonst das Osteoporoserisiko erhöht und oft das allgemeine Wohlbefinden eingeschränkt ist
- Bei ausgeprägtem Mangel auch bei Erwachsenen Wachstumshormon (s.c.-Injektion einmal täglich abends mittels spezieller Pens).

Eine Substitution von Mineralokortikoiden ist nicht erforderlich, da die Nebennierenrinde intakt ist und weitgehend unabhängig von der Stimulation durch den Hypophysenvorderlappen arbeitet.

Pflege

- Je nach Gefährdung des Patienten ist eine engmaschige Kontrolle der Vitalzeichen erforderlich, um ein drohendes hypophysäres Koma zu erkennen
- Die sehr dünne, trockene und empfindliche Haut der Patienten bedarf einer sorgfältigen und individuell abgestimmten Haut- und Haarpflege.

Patienteninformation

Die Hormonsubstitution ist in aller Regel lebenslang notwendig und erfordert regelmäßige Blutkontrollen. In Belastungssituationen (Erkrankung, Operation) muss die Glukokortikoiddosis unverzüglich erhöht werden. Der Betroffene sollte stets einen Notfallausweis bei sich tragen, damit z.B. bei Unfällen sofort ausreichend Hormone substituiert werden, auch wenn er selbst nicht mehr Auskunft geben kann.

Hilfreich kann zusätzlich der Kontakt zu einer Selbsthilfegruppe sein (✉ 1).

10.3.2 Überfunktion des Hypophysenvorderlappens

> **Überfunktion des Hypophysenvorderlappens** *(Hyperpituitarismus)*: Vermehrte Sekretion *eines* oder – selten – *mehrerer* Hypophysenvorderlappenhormone.

Krankheitsentstehung

Die Ursache einer **Überfunktion des Hypophysenvorderlappens** sind vorwiegend gutartige, hormonproduzierende Tumoren *(Adenome)*.

Symptome, Befund und Diagnostik

Das Zuviel an Hormonen führt meist zu typischen Krankheitsbildern:
- Überproduktion von Prolaktin beim **Prolaktinom** führt bei Frauen zu Zyklusstörungen, Sterilität, Brustwachstum und Milchfluss, bei Männern häufig zu Libidostörungen sowie seltener zu Brustwachstum und Brustschmerzen

- Überproduktion von **Wachstumshormon** verursacht beim Erwachsenen die **Akromegalie** (*Akren* = distale Körperteile) mit Vergröberung der Gesichtszüge und Vergrößerung von Kinn, Nase, Lippen, Zunge, Händen und Füßen. Auch die inneren Organe können vergrößert sein **(Viszeromegalie).** Viele Patienten klagen über Kopfschmerzen und Gewichtszunahme, nicht selten besteht ein Diabetes mellitus (Wachstumshormon ist ein Gegenspieler des Insulins)
- **ACTH-produzierende Adenome** führen zu einem Cushing-Syndrom (☞ 10.6.1)
- Die sehr seltenen TSH-sezernierenden **Thyreotropinome** bedingen eine Hyperthyreose (Schilddrüsenüberfunktion ☞ 10.4.3).

Wird das normale Gewebe durch den Tumor geschädigt, entwickelt sich zusätzlich eine partielle Hypophysenvorderlappeninsuffizienz (☞ 10.3.1). Drückt der Tumor auf die Sehnervenkreuzung, sind Gesichtsfeldeinschränkungen die Folge.

Die Diagnose wird durch Hormonbestimmungen im Blut mit nachfolgenden Lokalisationsuntersuchungen gestellt.

Behandlungsstrategie

Bei Prolaktinomen ist die Therapie der Wahl eine medikamentöse Hemmung der Hormonproduktion durch Dopaminagonisten (Bromocriptin, z.B. Pravidel®, Quinagolid, z.B. Norprolac®, Cabergolin, z.B. Dostinex®), die oft zu einer weitgehenden Rückbildung des Tumors führt. Hauptnebenwirkungen sind Übelkeit (Tabletten nicht auf nüchternen Magen einnehmen) und Orthostaseprobleme.

Bei allen anderen Tumoren wird eine operative Entfernung angestrebt. Zur Behandlung der Akromegalie bei inoperablen Patienten oder zur präoperativen Tumorverkleinerung kommen Bromocriptin (Pravidel®, ein Dopaminagonist), Octreotid (Sandostatin®, ein Somatostatin-Analogon) und Pegvisomant (Somavert®, ein Wachstumshormonrezeptor-Antagonist) in Frage. Eine Strahlentherapie kommt in Betracht, wenn der Tumor inoperabel ist und nur unzureichend auf die Arzneimittel anspricht.

10

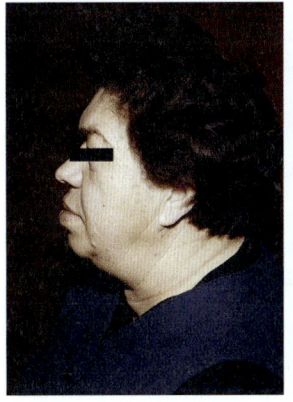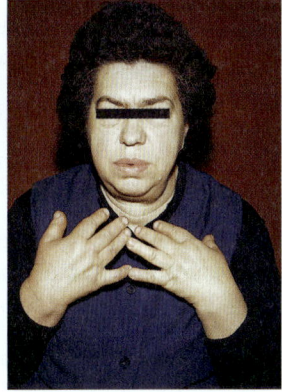

Abb. 10.5: Patientin mit Akromegalie. Stirnbein, Nase sowie Kinn lassen eine deutliche Vergrößerung erkennen, die Lippen sind fleischig. Typisch sind auch die großen, plumpen Hände. [R168]

Hat der Patient eine partielle Hypophysenvorderlappeninsuffizienz, werden die fehlenden Hormone substituiert.

10.3.3 Diabetes insipidus

> **Diabetes insipidus:** Störung des Wasser- und Elektrolythaushaltes mit Ausscheidung großer, unkonzentrierter Urinmengen infolge verminderter Fähigkeit der Nieren zur Wasserrückresorption.

Krankheitsentstehung

Dem **zentralen Diabetes insipidus** liegt ein ADH-Mangel zugrunde, am häufigsten durch Schädel-Hirn-Traumen, Hypothalamus- oder Hypophysentumoren. Der **renale Diabetes insipidus** mit Nicht-Ansprechen der Nieren auf das normal vorhandene ADH ist selten.

Symptome, Befund und Diagnostik

Leitsymptome sind Polyurie (tägliche Urinmengen bis 20 l, Nykturie), starker Durst (nächtliches Trinken!) und oft eine Dehydratation. Da der Urin sehr verdünnt ist, steigen Natriumkonzentration und Osmolarität des Plasmas.

Die Diagnose wird durch Bestimmung der Serum- und Urinosmolalität sowie durch einen **Durstversuch** (Harnkonzentrierung bei Verminderung des Flüssigkeitsangebots?) gestellt. Die Differenzierung zwischen zentralem und renalem Diabetes insipidus ist durch eine probeweise Zufuhr von ADH oder ADH-Abkömmlingen möglich **(Vasopressintest).**

Behandlungsstrategie

Liegt keine behandelbare Grunderkrankung vor, wird beim zentralen Diabetes insipidus ein ADH-Abkömmling als Spray oder Tablette gegeben (z. B. Desmopressin, etwa in Minirin®).

Beim renalen Diabetes insipidus bleibt nur der Ausgleich von Flüssigkeits- und Elektrolytverlusten. Medikamentös können Thiaziddiuretika (☞ Pharma-Info 9.27), Indometacin (☞ 2.4.3 und Pharma-Info 13.13) oder ACE-Hemmer (Pharma-Info 5.12) versucht werden.

Pflege

> Keine Trinkmengenbeschränkung bei Patienten mit Diabetes insipidus, da das Trinken vor Exsikkose schützt.

Der Patient sollte auf Kaffee und Tee verzichten, da diese diuretisch wirken. Er erhält einen Notfallausweis, den er stets bei sich tragen sollte.

10.3.4 Syndrom der inadäquaten ADH-Sekretion

> **Syndrom der inadäquaten ADH-Sekretion** *(SIADH, Schwartz-Bartter-Syndrom):* Hypotone Hyperhydratation (Überwässerung ☞ 9.15.2) infolge überschießender Bildung von ADH oder ADH-ähnlichen Substanzen.

Am häufigsten ist das **Syndrom der inadäquaten ADH-Sekretion** paraneoplastisch bedingt (vor allem bei kleinzelligem Bronchialkarzinom). Durch die überschießende Sekretion von ADH oder ADH-ähnlichen Substanzen wird in der Niere zu viel Wasser rückresorbiert.

Leitsymptome sind Übelkeit, Erbrechen, Schwindel, Kopfschmerzen und Reizbarkeit sowie Muskelkrämpfe als Zeichen der Hyperhydratation. Typischerweise bestehen keine Ödeme.

Die Diagnose wird durch Blut- und Urinuntersuchungen gestellt (Serumnatrium und -osmolalität niedrig bei konzentriertem Urin und hohem Urinnatrium).

Wenn möglich, wird die Grunderkrankung behandelt. Die symptomatische Behandlung besteht v. a. in Flüssigkeitsbeschränkung auf 500–800 ml täglich und ggf. Schleifendiuretika. Vasopressin-Rezeptor-(V2-)Antagonisten (sog. *Vaptane,* z. B. Tolvaptan, Conivaptan) sind in der Erprobung.

10.4 Schilddrüsenerkrankungen

Schilddrüsenerkrankungen sind sehr häufig. Sie können eingeteilt werden in:
- Erkrankungen mit *normalen* Schilddrüsenhormonspiegeln **(Euthyreose)**
- Erkrankungen mit *Störung* der Schilddrüsenstoffwechsellage. Bei *erhöhtem* Schilddrüsenhormonspiegel spricht man von einer **Hyperthyreose,** bei *erniedrigtem* von einer **Hypothyreose.**

Unabhängig von der Schilddrüsenstoffwechsellage kann die Schilddrüse normal groß oder vergrößert **(Struma)** sein. Entsprechend bezeichnet man eine vergrößerte Schilddrüse bei normaler Stoffwechsellage als *euthyreote Struma* ☞ (10.4.2).

10.4.1 Schilddrüsendiagnostik

Palpation

Bei Verdacht auf Schilddrüsenerkrankungen tastet der Untersucher die Schilddrüse auf Größe, Knoten und Konsistenz (verhärtet?) ab. Fühlt sich die Schilddrüse wärmer an als die Umgebung und ist sie druckschmerzhaft, deutet dies auf eine Entzündung hin (*Thyreoiditis* ☞ 10.4.5). Knoten in der Schilddrüse sind je nach Größe und Lage tastbar.

Blutuntersuchungen

TSH und Schilddrüsenhormone

Weitaus am häufigsten sind primäre Schilddrüsenfunktionsstörungen mit Ursache in der Schilddrüse selbst. Empfindlichster Blutwert ist hier das (basale) **TSH** (*Thyreoidea-stimulierendes Hormon,* ☞ Abb. 10.3). Um den Schilddrüsenhormonhaushalt im Gleichgewicht zu halten, steigt es schon an bzw. fällt schon ab, bevor sich die Blutspiegel der peripheren Schilddrüsenhormone **Thyroxin** *(T_4)* und **Trijodthyronin** *(T_3)* verändern. Deshalb dient der TSH-Wert auch zum Screening bzw. zum Ausschluss von Schilddrüsenfunktionsstörungen.

Bei verändertem TSH oder konkretem Verdacht auf eine Schilddrüsenerkrankung erfolgt zusätzlich die Bestimmung von T_3 und T_4. Um Verfälschungen durch Veränderungen des thyroxinbindenden Globulins zu vermeiden, werden fast nur noch die Spiegel an *freiem* Hormon (FT_3 und FT_4) bestimmt (☞ 10.2.2).

Selten nötig ist der **TRH-Test** mit TSH-Bestimmung vor und nach Stimulation durch TRH (*Thyreotropin-Releasing Hormon*, ☞ Abb. 10.3).

Schilddrüsen(auto)antikörper

Einige Schilddrüsenerkrankungen, z.B. M. Basedow (☞ 10.4.3) und Hashimoto-Thyreoiditis (☞ 10.4.5), sind immunogen (mit-)bedingt (☞ auch 14.2). Bei vielen dieser Patienten sind im Blut **Schilddrüsen(auto)antikörper** nachweisbar. Wichtig sind insbesondere:

- **Antikörper gegen thyreoidale Peroxidase,** kurz *TPO-AK* oder *Anti-TPO* (*TPO* = *t*hyreoidale *Per*oxidase = ein bestimmtes Enzym der Schilddrüse), früher auch *Mikrosomale Antikörper*, kurz *MAK*
- **Antikörper gegen Thyreoglobulin** (*TgAK, TAK,* Thyreoglobulin ist ein in der Schilddrüse gebildeter Vorläufer der Schilddrüsenhormone)
- **Antikörper gegen TSH-Rezeptoren** (TRAK).

Sonographie

Die **Sonographie** zeigt schnell und nebenwirkungsfrei Lage, Größe und Gewebestruktur der Schilddrüse sowie Knoten und Zysten. Bei Verdacht auf ein Nebenschilddrüsenadenom (☞ 10.5.1) vermag die Sonographie manchmal die Lokalisation zu klären.

Schilddrüsenszintigraphie

Die **Schilddrüsenszintigraphie** (☞ 1.3.5) ist die häufigste Isotopenuntersuchung in der Endokrinologie. Sie ist z.B. bei einer Überfunktion der Schilddrüse oder bei der Funktionsdiagnostik von Knoten angezeigt.

Dem Patienten wird in der nuklearmedizinischen Abteilung eine geringe Dosis radioaktiv markierten Technetiums (^{99m}Tc) i.v. gespritzt, das von der Schilddrüse aufgenommen wird (radioaktives Jod wird nur zu bestimmten

Fragestellungen verwendet). Aufnahmen mit der Gammakamera erlauben dann die zweidimensionale Darstellung des Schilddrüsengewebes (☞ Abb. 10.7).

Während **kalte Knoten** das Radionuklid nicht aufnehmen, speichern **heiße Knoten** das Nuklid sehr intensiv und das übrige Schilddrüsengewebe stellt sich nur abgeschwächt oder gar nicht dar. **Warme Knoten** speichern das Radionuklid ebenso stark wie das umgebende Gewebe und können nur durch Palpation oder Ultraschalluntersuchung identifiziert werden.

> **Kalte Schilddrüsenknoten** sind nicht stoffwechselaktiv und daher karzinomverdächtig. **Heiße Schilddrüsenknoten** sind stoffwechselaktiv und produzieren evtl. große Schilddrüsenhormonmengen.

Bei der Untersuchungsplanung ist zu beachten, dass in den letzten vier Wochen vor der Untersuchung keine Schilddrüsenhormone, Jodpräparate, jodhaltigen Arzneimittel oder schilddrüsenblockierende Arzneimittel wie z.B. Thyreostatika (☞ 10.4.3) eingenommen werden dürfen, denn dann würde die Schilddrüse das radioaktive Nuklid evtl. nicht aufnehmen (ggf. auf Arztanordnung vorher absetzen). Aus dem gleichen Grund dürfen vor einer Schilddrüsenszintigraphie keine Untersuchungen mit jodhaltigen Röntgenkontrastmitteln erfolgen und keine jodhaltigen Desinfektionsmittel zur Hautdesinfektion verwendet werden.

Die **Suppressionsszintigraphie** soll autonome Adenome aufdecken. Zunächst wird ein Ausgangsszintigramm angefertigt. Die Gabe von Schilddrüsenhormonen über einige Tage führt dann bei intaktem Regelkreis zu einer verringerten TSH-Sekretion und dadurch zu einer verminderten Radionuklidaufnahme des normalen Schilddrüsengewebes. Hingegen speichern *autonome Bezirke*, die sich der Kontrolle durch das übergeordnete TSH entziehen, das Radionuklid ebenso stark wie im Ausgangsszintigramm.

Pflege bei Schilddrüsenszintigraphie
Pflege bei Szintigraphie ☞ 1.3.5

Nach der Untersuchung halten die Pflegenden den Patienten zum Trinken an, da reichliche Flüssigkeitszufuhr die Ausscheidung der radioaktiven Substanz beschleunigt und so die Strahlenbelastung vermindert.

Feinnadelpunktion der Schilddrüse

Eine **Feinnadelpunktion der Schilddrüse** (*Aspirationszytologie*) ist insbesondere bei den immer karzinomverdächtigen kalten Knoten sowie zur Differenzierung der Schilddrüsenentzündungen indiziert. Unter sonographischer Kontrolle wird der verdächtige Bezirk mit einer dünnen Kanüle punktiert und Material für die zytologische Untersuchung entnommen.

Pflege bei Feinnadelpunktion

- *Benötigtes Material:* Hautdesinfektionsmittel, sterile Tupfer und Kompressen, dünne Kanülen, mehrere Spritzen (10–30 ml), evtl. Hilfsgeräte zur Punktion wie etwa *Cameco-(Pistolet-)Handgriff*, Handschuhe, Pflaster,

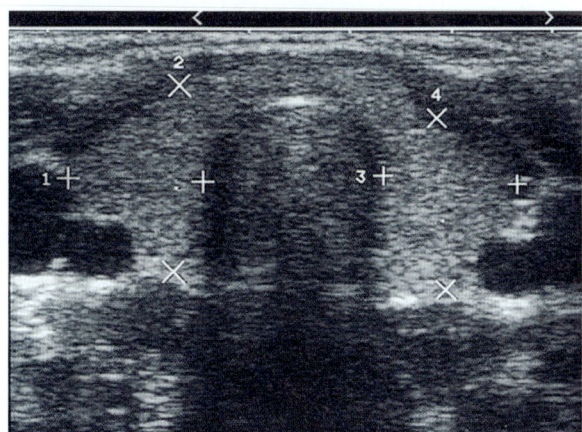

Abb. 10.6: Sonographie der Schilddrüse (Normalgröße). Die weißen Kreuze markieren die ungefähre Größe der Schilddrüse. [M103]

10

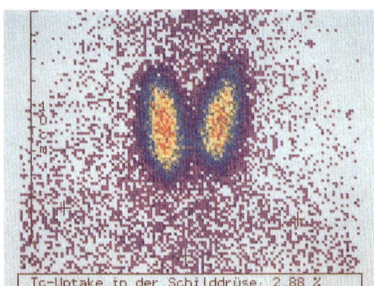
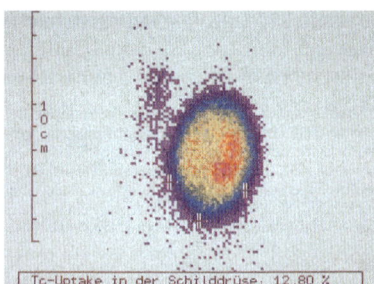
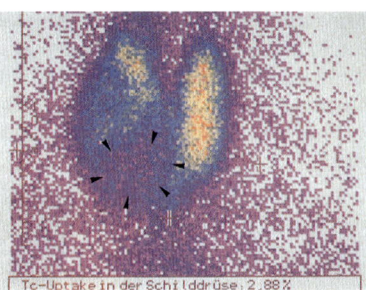

Abb. 10.7: Schilddrüsenszintigraphie. Die linke Abb. zeigt einen Normalbefund mit gleichmäßiger, seitengleicher Aufnahme des Radionuklids. In der Mitte ist eine Schilddrüsenszintigraphie bei einem heißen Knoten (unifokale dekompensierte Autonomie) zu sehen: Im linken Lappen wird das Radionuklid viel zu stark aufgenommen, im rechten gar nicht mehr. In der Abb. ganz rechts ist ein kalter Schilddrüsenknoten im rechten Schilddrüsenlappen erkennbar – in dem durch Pfeile markierten Bereich lagert sich kein Radionuklid ein. [E179-168]

Objektträger, Behälter für das Punktat, Begleitpapiere, Sonographiegerät
- *Vorbereitung des Patienten:* Den Patienten kurz vor der Punktion bitten, die Blase zu entleeren. Patienten ggf. zur Punktion begleiten
- *Nachbereitung:* Einstichstelle auf Blutung oder Zeichen einer Infektion beobachten.

10.4.2 Euthyreote Struma

> **Struma:** Vergrößerung von Teilen oder der ganzen Schilddrüse unabhängig von der Ursache der Vergrößerung oder der Funktion der Schilddrüse. Bei gleichmäßiger Vergrößerung als **Struma diffusa,** bei vorhandenen Knoten als **Struma nodosa** bezeichnet.
>
> **Euthyreote Struma** *(blande Struma):* Schilddrüsenvergrößerung bei regelrechter Schilddrüsenstoffwechsellage. Sehr häufige Erkrankung, in Deutschland sind 15–30 % der Bevölkerung betroffen.

Krankheitsentstehung

Hauptursache der **Struma** ist Jodmangel in der Nahrung, welcher eine ausreichende Synthese der Schilddrüsenhormone behindert. In der Folge stimulieren intrathyreoidale (innerhalb der Schilddrüse) Wachstumsfaktoren und TSH das Größenwachstum der Schilddrüse, sodass trotz des geringen Jodangebots lange genügend Hormone produziert werden.

Mit zunehmender Größe der Struma, Dauer ihres Bestehens und Knotenbildung steigt die Wahrscheinlichkeit einer Autonomie (☞ 10.4.1 und 10.4.3).

Symptome und Untersuchungsbefund

Als Erstes fällt dem Patienten meist eine Verdickung des Halses auf, gelegentlich auch ein Engegefühl im Halsbereich. Eine große Struma führt durch Druck auf Trachea und Ösophagus zu Luftnot (☞ 6.2.1), Kloßgefühl, Schluckbeschwerden und evtl. zu *inspiratorischem Stridor* (☞ 6.2.4). Dies ist besonders dann der Fall, wenn Teile der Struma hinter dem Sternum liegen (**retrosternale Struma**).

Die Schilddrüsenvergrößerung ist meist bei der Untersuchung tast- und/oder sichtbar.

Diagnostik und Differenzialdiagnose

- Blutabnahme mit Bestimmung des freien T_3 und T_4 und des TSH (Basalwert). Bei einer *euthyreoten Struma* ist die Hormonproduktion regelrecht. Bei jeder hyperthyreoten Struma besteht der Verdacht auf *autonome* Schilddrüsenbezirke (☞ 10.4.3)
- Ultraschall zur genauen Bestimmung des Schilddrüsenvolumens und zur Diagnose von Knoten oder einer Entzündung. Normal ist ein Schilddrüsenvolumen von bis zu 18 ml bei Frauen und bis zu 25 ml bei Männern
- Bei tastbaren oder im Ultraschall sichtbaren Knoten Szintigraphie zur Erfassung karzinomverdächtiger „kalter Knoten" und autonomer „heißer Knoten"
- Evtl. Bestimmung von BSG, CRP und Schilddrüsenantikörpern im Blut zum Ausschluss einer Schilddrüsenentzündung
- Evtl. Feinnadelpunktion bei V. a. Karzinom oder Entzündung.

Behandlungsstrategie

Bei einer euthyreoten Struma ohne Autonomie (TSH normal, bei älteren Patienten ggf. vorher zum Ausschluss Suppressionsszintigraphie) werden 200 µg Jodid

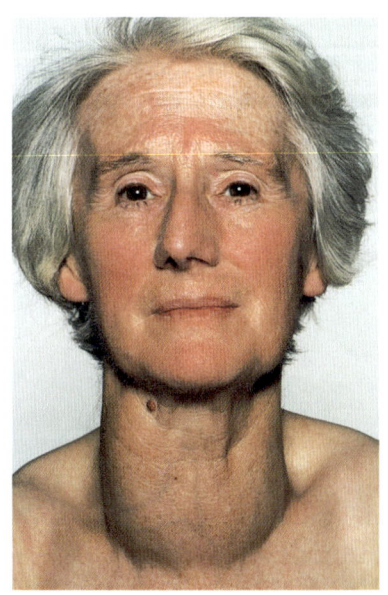

Abb. 10.8: Patientin mit großer Knotenstruma (Struma nodosa). Der Hals ist deutlich verdickt, der rechte Seitenlappen reicht bis zur Glandula submandibularis. Augenzeichen als Anhalt für einen M. Basedow fehlen. [E273]

täglich gegeben (z. B. Jodid 200®, Jodetten 200®), um der Schilddrüse den Wachstumsreiz zu nehmen. Bei unzureichendem Erfolg wird das Jodid mit dem Schilddrüsenhormon Thyroxin kombiniert (z. B. Jodthyrox®, Thyronajod®).

Bei erheblichen Beschwerden des Patienten oder Erfolglosigkeit der medikamentösen Therapie ist eine **subtotale Strumaresektion** angezeigt. Dabei wird nicht die gesamte Schilddrüse entfernt, sondern beidseitig ein Schilddrüsenrest und die Nebenschilddrüsen belassen. Ein *einzelner* Strumaknoten (selten) kann auch *reseziert* (ausgeschält) werden.

Weitere Alternative z. B. bei älteren Patienten, allgemeiner Inoperabilität oder Rezidivstruma ist eine **Radiojodtherapie** (☞ 10.4.6).

Rezidivprophylaxe

Nach einer Strumaresektion unabdingbar ist eine Rezidivprophylaxe, da Schilddrüsenrestgewebe sonst erneut zu einer Struma auswachsen kann **(Rezidivstruma).** Sie wird in der Regel mit Thyroxin durchgeführt, bei größeren Schilddrüsenresten auch mit einer Kombination aus Thyroxin und Jodid oder Jodid allein.

Prognose

Die Prognose einer Struma ist desto besser, je früher die Therapie einsetzt und insgesamt sehr gut.

Strumaprävention

Viele Gegenden Deutschlands enthalten zu wenig Jod im Boden und damit in den Nahrungsmitteln, sodass weniger als die erforderlichen 150–200 µg Jodid täglich aufgenommen werden. Entsprechend haben dort verhältnismäßig viele Menschen eine Struma – man spricht von **endemischer Struma.**

Mediziner empfehlen deshalb die Verwendung jodierten Kochsalzes (15–25 µg Jod/g Kochsalz) im Haushalt, den bevorzugten Kauf jodsalzgewürzter Produkte und häufige Meeresfischmahlzeiten (z. B. Seelachs, Kabeljau, Schellfisch). Selbst Patienten mit einer (unbekannten) Schilddrüsenüberfunktion sind durch Jodsalzverwendung nicht gefährdet, da die für eine Stoffwechselentgleisung „kritische" Menge von 300–500 µg Jod dabei nicht erreicht wird. In Phasen besonders hohen Bedarfs (Pubertät, Schwangerschaft, Stillzeit) können Jodidtabletten sinnvoll sein. Das Beispiel anderer Länder zeigt, dass sich hierdurch die Strumahäufigkeit auf ca. 2–3% senken lässt. Auch in Deutschland nimmt die Strumahäufigkeit mittlerweile ab.

10.4.3 Hyperthyreose

Hyperthyreose *(Schilddrüsenüberfunktion):* Überproduktion von Schilddrüsenhormonen. Häufige Erkrankung, meist aufgrund einer **Schilddrüsenautonomie** (ungehemmte Produktion von Schilddrüsenhormonen) oder eines **M. Basedow** (chronische immunogene Schilddrüsenerkrankung, oft Frauen mittleren Alters betreffend).

Krankheitsentstehung

Zwei Ursachen stehen bei der Hyperthyreose im Vordergrund:
- Bei der **Schilddrüsenautonomie** haben sich abgegrenzte Schilddrüsenbezirke oder diffus das ganze Gewebe der Kontrolle durch die übergeordneten Zentren entzogen und produzieren ungehemmt Schilddrüsenhormone. Am häufigsten entwickelt sich die Schilddrüsenautonomie auf dem Boden einer Jodmangelstruma. Liegt nur ein einzelner autonomer Knoten vor, spricht man von *unifokaler Autonomie* (früher als *autonomes Adenom* bezeichnet), bei mehreren von *multifokaler Autonomie* und bei enthemmter Hormonproduktion in der gesamten Schilddrüse von *disseminierter Autonomie*
- Der **M. Basedow** ist eine chronische Autoimmunerkrankung (☞ 14.2). Die Autoantikörper besetzen die TSH-Rezeptoren und führen zu einer ständigen Stimulation der hormonbildenden Schilddrüsenzellen. Eine Struma ist möglich.

Seltener tritt eine Hyperthyreose im Anfangsstadium einer *Thyreoiditis* (Schilddrüsenentzündung ☞ 10.4.5) oder infolge Überdosierung von Schilddrüsenhormonen auf.

Symptome und Untersuchungsbefund

Die Symptome der Hyperthyreose betreffen den ganzen Organismus. Häufig sind:
- Psychische Veränderungen. Meist Unruhe, Nervosität, Reizbarkeit bis zur Psychose *(endokrines Psychosyndrom).* Schlafstörungen. Seltener Antriebsarmut
- Erhöhte Herzfrequenz, evtl. Herzrhythmusstörungen
- Warme und gerötete Haut, feucht-warme Hände sowie dünnes, weiches Haar
- Wärmeempfindlichkeit mit schnellem Schwitzen
- Erhöhte Stuhlfrequenz bis zu Durchfällen
- Muskelschwäche und feinschlägiger Fingertremor („Zittern" der Finger)
- Gewichtsverlust trotz eher reichlicher Nahrungsaufnahme infolge des gesteigerten Energiebedarfs.

Vor allem bei älteren Patienten kann die Hyperthyreose symptomarm verlaufen und sich lediglich durch Gewichtsverlust, Schwäche, Herzinsuffizienz oder Herzrhythmusstörungen (v. a. eine absolute Arrhythmie bei Vorhhofflimmern) zeigen.

Bei über 50% der Patienten mit einem M. Basedow sind Zeichen einer ebenfalls immunbedingten **endokrinen Orbitopathie** *(endokrine Ophthalmopathie)* zu beobachten. Der Augapfel tritt aus der Augenhöhle hervor **(Exophthalmus),** das Oberlid ist zurückgezogen und der Lidschlag zu selten. In schweren Fällen bestehen Augenmuskellähmungen mit Doppelbildern. Typisch für den M. Basedow ist auch das mit 5% aller Betroffenen seltenere **prätibiale Myxödem,** eine blaurote, grobporige Schwellung in der Schienbeinregion. Im Gegensatz zu den Beinödemen des Herzkranken (☞ 4.5.1) bleibt beim Myxödem auf Druck keine Delle zurück. Die für den M. Basedow charakteristische Symptomkombination aus Struma, Tachykardie und Exophthalmus wird als **Merseburger Trias** bezeichnet.

10

Diagnostik und Differenzialdiagnose

Die technischen Untersuchungen entsprechen denen bei einer euthyreoten Struma (☞ 10.4.2):

- Blutabnahme: Hyperthyreose (TSH erniedrigt, T_3 und T_4 erhöht). Bei M. Basedow in der Autoantikörper-Bestimmung TRAK in 90%, TPO-AK in ca. 70% positiv (☞ 10.4.1)
- Sonographie: beim M. Basedow diffuse, homogene Echoarmut des Schilddrüsengewebes (d.h. das Gewebe sieht im Ultraschallbild gleichmäßig, aber dunkler als normal aus), bei Autonomien entsprechende knotige Veränderungen
- Szintigraphie: bei heißen Knoten umschriebene mehrspeichernde Areale in der Schilddrüse, bei M. Basedow intensive Speicherung des Radionuklids in der gesamten Schilddrüse.

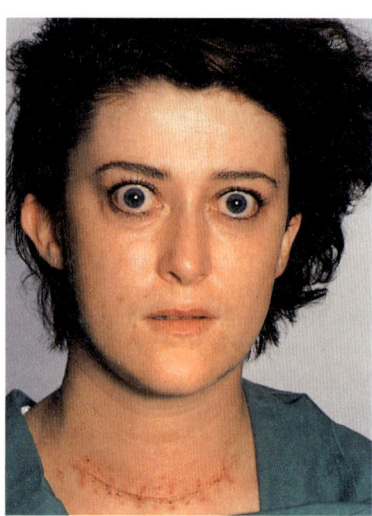

Abb. 10.10: Junge Frau mit M. Basedow. Auffallend sind die hervortretenden Augen mit zurückgezogenen Oberlidern und der starre Blick. [E273]

Behandlungsstrategie

Erster Behandlungsschritt beim *M. Basedow* ist meist eine ca. einjährige medikamentöse Therapie mit oralen **Thyreostatika,** welche die Schilddrüsenhormonsynthese hemmen. Ziele sind eine Normalisierung der Schilddrüsenfunktion und das Erreichen einer *Remission* (Rückgang der Krankheitszeichen). Die meistgebrauchten Substanzen sind Carbimazol (z.B. Neo-Thyreostat®), Thiamazol (z.B. Favistan®) und Propylthiouracil (z.B.

Propycil®). Die Dosierung wird durch Kontrolle der Schilddrüsenwerte überprüft. Nebenwirkungen der Thyreostatika sind Juckreiz, Hautausschläge, Leberschäden sowie (selten) Agranulozytose (☞ 11.6.4, regelmäßige Blutbildkontrolle). Da die Wirkung erst nach 1–2 Wochen einsetzt, müssen die Symptome anfänglich oft durch β-Blocker und evtl. Sedativa bekämpft werden. Auch Seleneinnahme soll sich günstig auswirken, ein Wirksamkeitsnachweis steht aber nach wie vor noch aus.

Bleibt diese Behandlung erfolglos oder kommt es nach Absetzen der Arzneimittel zu einem Rezidiv, werden eine Radiojodtherapie (☞ 10.4.6) oder eine Operation durchgeführt.

Auch für die *endokrine Orbitopathie* ist das Erreichen einer Euthyreose vordringlich. Das Rauchen sollte der Patient unbedingt einstellen, da es die endokrine Opthalmopathie auf noch nicht genau geklärte Weise verschlimmert. Bei ausgeprägten Verläufen sind Glukokortikoide erste Wahl, auch eine Strahlentherapie ist möglich. Evtl. ist eine Operation (Orbitadekompression, Lid-, Augenmuskelkorrektur) angezeigt.

Bei einer *Schilddrüsenautonomie* wird eine Beseitigung des autonomen Gewebes durch Radiojodtherapie (☞ 10.4.6) oder Operation angestrebt. Dabei ist nicht immer eine subtotale Strumaresektion erforderlich. Einzelne Knoten können oft aus dem gesunden Gewebe ausgeschält (reseziert) werden. Vor der Operation muss die Schilddrüsenfunktion normalisiert worden sein. Hierzu werden vorzugsweise Thyreostatika, seltener hochdosiertes Jod eingesetzt.

> ### Notfall! Thyreotoxische Krise
>
> Lebensbedrohliche Komplikation einer Hyperthyreose ist die **thyreotoxische Krise.** Sie tritt spontan oder nach Gabe *jodhaltiger Arzneimittel* oder *Kontrastmittel* (☞ 1.3.3) bei *unerkannter* Schilddrüsenüberfunktion auf.
>
> Die Symptome sind hochgradige Tachykardie, Herzrhythmusstörungen, Fieber, Durchfall, Erbrechen, Muskelschwäche und Erregung, die später von Somnolenz und Koma abgelöst wird.

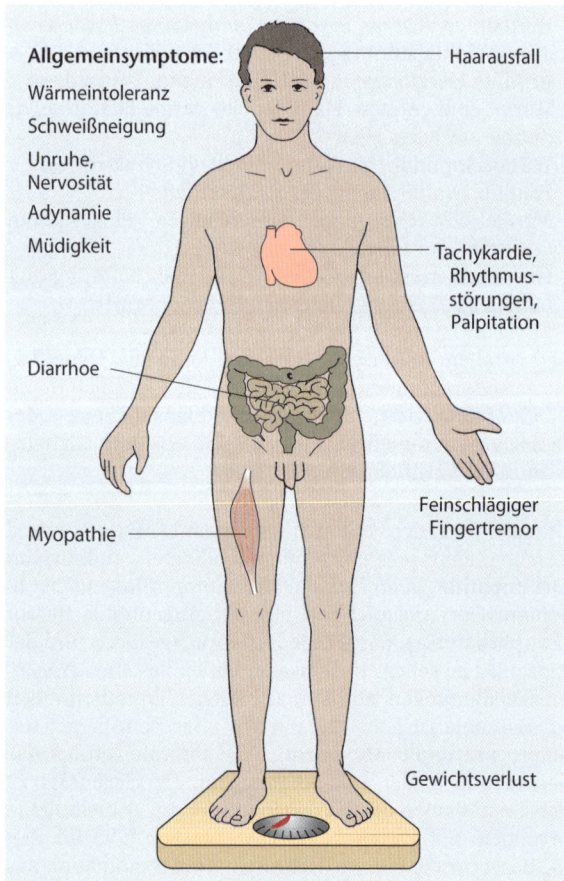

Allgemeinsymptome:

Wärmeintoleranz
Schweißneigung
Unruhe, Nervosität
Adynamie
Müdigkeit

Haarausfall

Tachykardie, Rhythmusstörungen, Palpitation

Diarrhoe

Myopathie

Feinschlägiger Fingertremor

Gewichtsverlust

Abb. 10.9: Symptomspektrum bei Hyperthyreose. [L157]

Sofortige intensivmedizinische Therapie ist lebensrettend:
- Thyreostatika, evtl. Perchlorat
- Vor allem bei jodinduzierter Hyperthyreose evtl. Plasmapherese und/oder frühzeitige subtotale Strumaresektion
- Flüssigkeitsersatz (ca. 4 l täglich), hohe Kalorienzufuhr
- Evtl. β-Blocker, Glukokortikoide i. v.
- Evtl. medikamentöse Sedierung des Patienten, z. B. mit Diazepam (etwa in Valium®)
- Fiebersenkende physikalische Maßnahmen
- Thromboseprophylaxe.

Die Prophylaxe der kontrastmittelinduzierten thyreotoxischen Krise besteht aus:
- Bestimmung der Schilddrüsenwerte vor Kontrastmitteluntersuchungen (auf Arztanordnung, meist reicht TSH)
- Gabe von Perchlorat (z. B. Irenat® Tropfen, 900 mg = 60 Tropfen, hemmt die Jodaufnahme der Schilddrüse) am besten 24 Stunden, spätestens 2–4 Stunden vor der Untersuchung bei Patienten mit einer autonomen Schilddrüsenüberfunktion. Bei bekannter autonomer Hyperthyreose Kombination mit einem Thyreostatikum (☞ oben).

Pflege

Die Pflegenden kontrollieren engmaschig die Kreislaufparameter sowie Temperatur und Bewusstsein, um rechtzeitig eine thyreotoxische Krise zu erkennen. Darüber hinaus berücksichtigen sie die zum Teil nervöse und hektische Grundstimmung des hyperthyreoten Patienten, da zusätzliche Unruhe (z. B. auch durch Fernsehsendungen) das Bild ungünstig beeinflussen kann:
- Unterbringung in einem ruhigen Zimmer, bei schweren Krankheitsverläufen Bettruhe, soweit der Patient dies toleriert
- Raumtemperatur gemäß den Wünschen des Patienten. Als angenehm werden in aller Regel Temperaturen unter 20 °C empfunden; manche Patienten bevorzugen kühle Anwendungen wie kalte Wickel oder Teil- bzw. Ganzwaschungen
- Verzicht auf stimulierende Getränke wie Kaffee oder Tee. Anbieten von beruhigenden Tees (z. B. Baldriantee) bei Schlafstörungen
- Verabreichung von künstlichen Tränen oder entzündungshemmenden Augentropfen sowie Augensalben zur Nacht bei einer endokrinen Orbitopathie mit Gefährdung der Hornhaut.

Patientenbeobachtung und Dokumentation
- Puls (Tachykardie?), RR, Temperatur (Fieber?)
- Psychischer Zustand (Unruhe?), Schlaf, Bewusstsein
- Motorik (Tremor?, Hyperaktivität?, Muskelschwäche?)
- Ausscheidungen (Durchfälle?)
- Haut, Rachen (Angina als möglicher Hinweis auf Agranulozytose?)
- Gewicht.

Patienteninformation

Die Prognose der *Schilddrüsenautonomie* ist gut. Hingegen lassen sich beim *M. Basedow* die endokrine Orbitopathie und das prätibiale Myxödem nicht immer befriedigend bessern.

Die Behandlung beider Erkrankungen erfordert aufgrund ihrer langen Dauer und der regelmäßigen Kontrollen die Mitarbeit des Patienten. Nach einer Operation hängt die Notwendigkeit einer Schilddrüsenhormonsubstitution bzw. Rezidivprophylaxe von der Größe des Schilddrüsenrestes ab (☞ auch 10.4.2).

Vorsicht: Keine Selbstmedikation bei Hyperthyreose!
Patienten mit einer Hyperthyreose sollen keine Arzneimittel eigenmächtig einnehmen. Das „banale" Schmerzmittel Aspirin® etwa kann durch Verdrängung der Schilddrüsenhormone aus ihrer Bindung an die Bluteiweiße die Hyperthyreose verstärken.

10.4.4 Hypothyreose

Hypothyreose *(Schilddrüsenunterfunktion):* Mangel an Schilddrüsenhormonen. Seltener als die Hyperthyreose.

Krankheitsentstehung

Bei der **primären Hypothyreose** liegt die Ursache in der Schilddrüse. Sie ist v. a. Folge einer chronischen Thyreoiditis (Schilddrüsenentzündung ☞ 10.4.5), einer Schilddrüsenoperation, einer Radiojodtherapie (☞ 10.4.6) oder von Arzneimitteln. Der selteneren **sekundären Hypothyreose** liegt eine Hypophysenvorderlappeninsuffizienz zugrunde (☞ 10.3.1).

Symptome und Untersuchungsbefund

Die Hypothyreose beginnt schleichend und steigert sich langsam zum Vollbild mit:
- Antriebsarmut, Müdigkeit, Verlangsamung und Desinteresse
- Bradykardie, evtl. Herzinsuffizienz
- Kühler, blasser, trockener und teigig geschwollener Haut **(generalisiertes Myxödem).** Auf Druck mit dem Finger bleiben keine Dellen zurück
- Struppigem, trockenem Haar
- Rauer, heiserer Stimme
- Kälteempfindlichkeit
- Gewichtszunahme
- Verlangsamten Reflexen.

Bei älteren Menschen verläuft die Hypothyreose oft wenig eindrücklich und wird nicht selten als Depression oder Demenz verkannt.

Leitsymptome des seltenen **hypothyreoten Komas** *(Myxödem-Koma)* sind Bradykardie mit Hypotonie, Atemstörungen (Hypoventilation), Hypothermie und Bewusstseinsstörungen. Die Therapie erfolgt auf der Intensivstation (Schilddrüsenhormon- und Glukokortikoidgabe, Infusionen, langsame Erwärmung, ggf. Beatmung). Trotzdem ist die Letalität hoch.

10

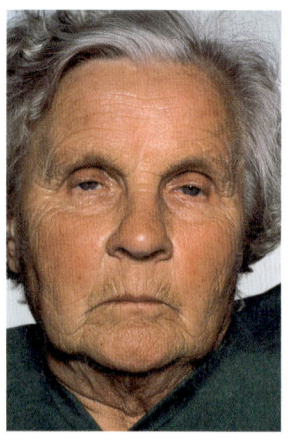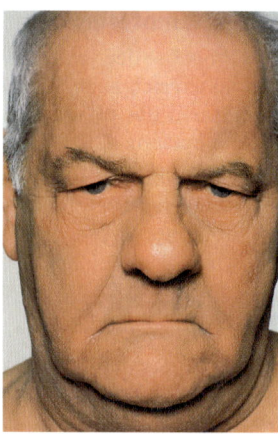

Abb. 10.11–10.12: Typisch für eine Hypothyreose sind ein aufgedunsenes, müdes Gesicht und trockene, struppige Haare. [E273]

Diagnostik und Differenzialdiagnose

Wie bei allen Schilddrüsenerkrankungen ist die Blutuntersuchung diagnostisch entscheidend:

Freies T_3 und T_4 erniedrigt, TSH bei primärer Hypothyreose erhöht, bei sekundärer erniedrigt. Bei der Hashimoto-Thyreoiditis als häufigster Ursache Autoantikörper TPO-AK und TAK in aller Regel erhöht. Zusätzlich hohes Blutcholesterin.

Zur weiteren diagnostischen Abklärung wird eine Sonographie durchgeführt.

Behandlungsstrategie

Die Behandlung besteht in der Dauersubstitution von Schilddrüsenhormonen, z.B. Euthyrox® oder L-Thyroxin®. Eine einschleichende Dosierung soll Herzbeschwerden vermeiden (je älter der Patient, desto vorsichtiger).

Pflege bei Hypothyreose

- Puls, Blutdruck und EKG zu Beginn der medikamentösen Substitution regelmäßig kontrollieren, um Herzrhythmusstörungen und Zeichen einer bis dahin latenten KHK (☞ 4.4.1) rechtzeitig zu erkennen (erhöhter Sauerstoffverbrauch des Herzens bei Verabreichung von Schilddrüsenhormonen)
- Erhöhten Zeitbedarf bei verlangsamten Patienten für eine aktivierende Pflege einplanen
- Eigenaktivitäten der Patienten wie z.B. (kürzere) Spaziergänge fördern, Überforderung jedoch vermeiden
- Wegen der trockenen Haut für eine adäquate Haut- und Haarpflege sorgen
- Raumtemperatur nach den Wünschen des Patienten richten (erhöhte Kälteempfindlichkeit)
- Auf eine ballaststoffreiche, kalorienbewusste Ernährung achten und Maßnahmen zur Obstipationsprophylaxe wegen erhöhter Obstipationsneigung ergreifen.

Patientenbeobachtung und Dokumentation

- Puls (Bradykardie?)
- Gewicht, Appetit, Stuhlgang
- Haut (Ödeme?)
- Allgemeines Befinden, Aktivität, Motorik.

Patienteninformation

Die Prognose einer Hypothyreose ist bei konsequenter Behandlung gut. Der Patient muss wissen, dass er sich nur unter einer *lebenslänglichen* Dauertherapie mit Schilddrüsenhormonen wohl fühlen wird und dazu regelmäßige ärztliche Kontrollen erforderlich sind. Am besten nimmt der Patient die Schilddrüsenhormone morgens ca. 30 Minuten vor dem Frühstück ein.

10.4.5 Thyreoiditis

> **Thyreoiditis:** Schilddrüsenentzündung. Differenzierung je nach Verlauf in **akute, subakute** und **chronische Thyreoiditis.** Mit schätzungsweise 1% der Bevölkerung am häufigsten ist die chronische **Hashimoto-Thyreoiditis,** die meist zur permanenten Hypothyreose führt. Altersgipfel im mittleren Erwachsenenalter, Frauen häufiger betroffen als Männer.

Hashimoto-Thyreoiditis

Die **Hashimoto-Thyreoiditis** *(chronisch-lymphozytäre Thyreoiditis)* zählt zu den Autoimmunerkrankungen, weitere Autoimmunerkrankungen treten überzufällig häufig auf (☞ auch 10.6.2).

Die Hashimoto-Thyreoiditis verläuft meist symptomarm. Manchmal kommt es anfänglich zu einer vorübergehenden Hyperthyreose durch die Freisetzung von Hormonen aus den geschädigten Zellen (☞ 10.4.3). Typischerweise wird die Krankheit aber erst bemerkt, wenn es in der Folge zu einer Hypothyreose gekommen ist (☞ 10.4.4), da die Schilddrüsenfollikel durch Bindegewebe ersetzt werden.

Diagnostisch wegweisend sind Blutuntersuchung (Hypothyreose, in 90% TPO-AK) und Ultraschalluntersuchung der Schilddrüse.

Therapeutisch müssen lebenslang die fehlenden Schilddrüsenhormone ersetzt werden.

Thyreoiditis de Quervain

Die Ursache der akuten bis subakuten **Thyreoiditis de Quervain** ist unklar; vermutlich wird sie bei entsprechender Veranlagung durch eine Virusinfektion ausgelöst.

Die Erkrankung beginnt meist mit Allgemeinsymptomen, insbesondere ausgeprägtem Krankheitsgefühl, Abgeschlagenheit, Glieder- und Rückenschmerzen sowie Temperaturerhöhung (meist um 38 °C). Die Betroffenen haben oft heftige Schmerzen im Schilddrüsenbereich, die in Kiefer oder Ohr oder gelegentlich zu den Schultern ausstrahlen. Die Schilddrüse ist berührungsempfindlich und oft hart und geschwollen. In den ersten Wochen kann eine (milde) Schilddrüsenüberfunktion bestehen (☞ 10.4.3), die von selbst wieder verschwindet. Es sind aber auch symptomarme Verläufe möglich.

Die Diagnose wird aufgrund der ausgeprägten Entzündungszeichen (BSG und CRP stark erhöht), der Sonographie (inhomogenes Bild) und ggf. der Punktionszytologie mit dem Nachweis von Riesenzellen gestellt.

10

Die Prognose der Thyreoiditis de Quervain ist gut (70 % Spontanheilung). Lindernd wirken Glukokortikoide (☞ Pharma-Info 10.17) oder nichtsteroidale Antiphlogistika (☞ 2.4.3, Pharma-Info 13.13). Etwaige Hyperthyreosesymptome werden symptomatisch behandelt.

Akute Thyreoiditis

Die **akute Thyreoiditis** als Folge einer bakteriellen oder viralen Infektion oder einer Strahlentherapie ist sehr selten. Leitsymptome sind Fieber, lokale Schmerzen und Rötung.

10.4.6 Schilddrüsenkarzinom

Schilddrüsenkarzinom: Bösartiger Tumor der Schilddrüse. Mit 0,5 % aller Malignome zwar insgesamt selten, aber häufigster bösartiger Tumor des endokrinen Systems. In über 90 % ausgehend vom Follikelepithel: **differenzierte Karzinome** (nochmals unterteilt in *papilläre* und *follikuläre Karzinome*) sowie **undifferenzierte** *(anaplastische)* **Karzinome.** Weniger als 10 % **medulläre Karzinome** durch Entartung der Kalzitonin produzierenden C-Zellen. Letztere treten in 25–30 % familiär gehäuft auf im Rahmen einer **multiplen endokrinen Neoplasie.**

Symptome und Untersuchungsbefund

Leitsymptom der **Schilddrüsenkarzinome** sind schmerzlose, harte Knoten in der Schilddrüse. Spätsymptome sind z. B. Schluck- oder Atembeschwerden, Heiserkeit (durch Infiltration des N. recurrens) oder Schmerzen. Differenzierte Schilddrüsenkarzinome treten bevorzugt bei jüngeren, undifferenzierte bei älteren Patienten auf.

Diagnostik und Differenzialdiagnose

Die Diagnosestellung erfolgt durch Ultraschall, Szintigraphie, Computer- oder Kernspintomographie und Feinnadelpunktion. Bei dann noch unsicherer Diagnose wird operiert. Als Tumormarker für die postoperative Verlaufskontrolle sind das *Thyreoglobulin* (Vorläuferprotein der Schilddrüsenhormone) für differenzierte Karzinome und das *Kalzitonin* für C-Zell-Karzinome geeignet (☞ auch 12.4.2). In der Metastasen- und Rezidivdiagnostik hat außerdem die PET einen hohen Stellenwert.

Multiple endokrine Neoplasie

Bei einem C-Zell-Karzinom muss durch Blutuntersuchung auf die zugrunde liegende Genmutation eine **Multiple endokrine Neoplasie** *(MEN)* ausgeschlossen werden. Bei diesen autosomal-dominant erblichen Leiden ist das Risiko außerordentlich groß, an mehreren, teils malignen endokrinen Tumoren in verschiedenen Organen zu erkranken:

- **MEN Typ I** *(Wermer-Syndrom):* Tumoren von Hypophysenvorderlappen, Nebenschilddrüse und Inselzellen der Bauchspeicheldrüse
- **MEN Typ IIa** *(Sipple-Syndrom):* Tumoren von Schilddrüse, Nebenschilddrüse und Nebennierenmark
- **MEN Typ IIb:** Tumoren von Schilddrüse, Nebennieren-

mark und Nervenzellen der Schleimhäute sowie Veränderungen des Bewegungsapparates.

Bei gesicherter MEN werden die Familienangehörigen des Patienten genetisch beraten und ggf. regelmäßig auf Tumoren untersucht. Genträgern für die MEN Typ II wird eine prophylaktische Schilddrüsenentfernung im Kindesalter angeraten, da alle Betroffenen – oft schon in jungen Jahren – ein medulläres Schilddrüsenkarzinom entwickeln.

Behandlungsstrategie

Erster Therapieschritt ist in aller Regel die Entfernung der *gesamten* Schilddrüse (**totale Thyreoidektomie**) und der regionalen Lymphknoten. In fortgeschrittenen Stadien ist eine **neck dissection** (operative Ausräumung der Halsweichteile) indiziert.

Bei differenzierten, hormonell aktiven Karzinomen folgt nach ca. vier Wochen eine **Radiojodtherapie,** die auch kleinste Metastasen zerstören soll (☞ unten). Zwischen Operation und Radiotherapie dürfen *keine* Schilddrüsenhormone oder Jodpräparate gegeben werden, da die Metastasen das Jod bei hohem TSH besser aufnehmen. Bei weit fortgeschrittenen papillären Karzinomen oder undifferenzierten Tumoren, die nicht am Jodstoffwechsel teilnehmen, ist oft eine postoperative perkutane Bestrahlung (☞ 12.5.4) sinnvoll. Zytostatika (☞ 12.5.2) spielen bisher nur eine untergeordnete Rolle.

Zur Vermeidung einer Hypothyreose werden lebenslang Schilddrüsenhormone substituiert, wobei bei allen Tumoren, die vom Follikelepithel ausgegangen sind, der TSH-Wert sehr niedrig sein soll („TSH-suppressive Dosis"), um ein Wachstum doch noch verbliebener Tumorzellen so weit wie möglich zu unterdrücken.

Radiojodtherapie

Die **Radiojodtherapie** mit [131]Jod ist eine nuklearmedizinische Strahlentherapie (☞ 1.3.5). Sie ist bei bestimmten Formen der Hyperthyreose und bei differenzierten Schilddrüsenkarzinomen angezeigt.

Jod wird fast ausschließlich vom Schilddrüsengewebe aufgenommen. Bei Zufuhr radioaktiven Jods werden somit die Schilddrüse und funktionell aktive, Jod speichernde Schilddrüsenkarzinome einschließlich ihrer Metastasen mit sehr hohen Dosen bestrahlt und zerstört. Die Strahlenbelastung des Knochenmarks, der Keimdrüsen und der Nachbarorgane ist gering (die Reichweite der von [131]Jod abgegebenen Strahlung liegt bei ca. 2 mm).

Zur Dosisberechnung wird vorher ein **Radiojodtest** durchgeführt. Dabei wird nach Gabe radioaktiven Jods eine Schilddrüsen- bzw. Ganzkörperszintigraphie zur Berechnung des Jodumsatzes und zur Lokalisation etwaiger Metastasen angefertigt.

Aus Strahlenschutzgründen wird die Radiojodtherapie in Deutschland nur in speziellen nuklearmedizinischen Stationen mit Strahlenschutzeinrichtungen durchgeführt. Die Patienten schlucken das radioaktive Jod und bleiben so lange in der Klinik, bis die von ihnen ausgehende Radioaktivität unter den gesetzlichen Grenzwert gefallen ist. Während des stationären Aufenthaltes versorgen sich die Patienten nach Möglichkeit selbst, um die Strahlenbelastung für die Pflegenden gering zu halten.

10

Nebenwirkungen sind selten und beschränken sich meist auf leichte, gut behandelbare lokale Beschwerden. Nach der Radiojodtherapie sollten die Patienten für 6–12 Monate eine zuverlässige Methode der Empfängnisverhütung wählen.

Pflege ☞ 12.1, 12.5.4

Prognose

Die Prognose hängt vor allem von Histologie und Tumorstadium bei Diagnose ab. Die 10-Jahres-Überlebensrate für differenzierte Karzinome liegt bei ca. 75–90 %, für medulläre Karzinome um 50 %. Bei undifferenzierten Karzinomen überleben nur wenige Patienten mehr als ein Jahr nach der Diagnosestellung.

10.5 Erkrankungen der Nebenschilddrüsen und metabolische Knochenerkrankungen

Renale Osteopathie ☞ 9.10

10.5.1 Überfunktion der Nebenschilddrüsen

Hyperparathyreoidismus: Überfunktion der Nebenschilddrüsen mit gesteigerter Sekretion von Parathormon (PTH), die durch den veränderten Kalzium- und Phosphathaushalt zu einer klassischen Symptomkombination aus „Stein-, Bein- und Magenpein" führt. Betrifft vor allem Frauen über 50 Jahre.

Krankheitsentstehung

Multiple endokrine Neoplasie (MEN) ☞ 10.4.6

Beim **primären Hyperparathyreoidismus** liegt die Ursache in der Nebenschilddrüse selbst: In ca. 85 % produzieren ein oder mehrere **Nebenschilddrüsenadenome** unabhängig vom Blutkalziumspiegel Parathormon. Bei ca. 15 % der Patienten sind die Nebenschilddrüsen diffus vergrößert **(Nebenschilddrüsenhyperplasie).** Ein **Nebenschilddrüsenkarzinom** ist als Ursache extrem selten.

Die gesteigerte PTH-Sekretion des **sekundären Hyperparathyreoidismus** ist Folge eines erniedrigten Kalziumspiegels im Blut (z. B. bei Niereninsuffizienz).

Das Parathormon führt über eine vermehrte Kalziumresorption aus dem Darm und eine gesteigerte Knochendemineralisation zu einem erhöhten Blutkalziumspiegel, der seinerseits zahlreiche Stoffwechselveränderungen bewirkt (Stimulation der Gastrin- und Säurebildung des Magens, Beeinflussung des Nerven- und Muskelstoffwechsels).

Symptome und Untersuchungsbefund

Die meisten Patienten haben allenfalls unspezifische Beschwerden (Zufallsdiagnose bei Abklärung einer Hyperkalzämie). Leitsymptome sind ansonsten:

- Durst, hohe Trink- und Urinmenge (Polydipsie und Polyurie)
- Wiederholte Nierensteine („Steinpein") durch den erhöhten Blutkalziumspiegel
- Knochenschmerzen („Beinpein") durch den gesteigerten Knochenumbau
- Obstipation und Magenbeschwerden („Magenpein") bis zum Magengeschwür (☞ 7.5.4)
- Psychische Veränderungen, Müdigkeit und Muskelschwäche
- Weichteilverkalkungen an Faszien, Bändern, Muskeln und Gefäßen.

Diagnostik und Differenzialdiagnose

Die Blutuntersuchung ergibt einen erhöhten Kalzium- und PTH-Spiegel sowie eine Erniedrigung des Phosphatspiegels. Bei Knochenbeteiligung ist die Alkalische Phosphatase erhöht. Die Röntgenaufnahmen des Skeletts zeigen im Spätstadium Knochenentkalkungen, zystische Auftreibungen und Verformungen der Knochen. Nierensteine oder -verkalkungen werden sonographisch nachgewiesen (☞ 9.12). Die Adenomlokalisation gelingt meist durch Ultraschalluntersuchung der Schilddrüsenregion, CT und Kernspintomographie sowie intraoperativ durch den Chirurgen. Vor der Operation wird ein gleichzeitig bestehendes Phäochromozytom (☞ 10.6.3) bei MEN ausgeschlossen.

Behandlungsstrategie

Bei einem zufällig diagnostizierten *asymptomatischen* Hyperparathyreoidismus mit normalem Serumkalzium kann oft unter regelmäßiger ärztlicher Kontrolle abgewartet werden. Ansonsten wird sowohl bei einem Adenom als auch bei Hyperplasie operiert. Ein Karzinom erfordert die **Hemithyreoidektomie** *(halbseitige Schilddrüsenentfernung)* auf der erkrankten Seite.

Postoperativ wird der Blutkalziumspiegel bis zur Stabilisierung kontrolliert, da es durch den überstürzten Kalziumeinbau in die Knochen zu einer Hypokalzämie mit Muskelkrämpfen kommen kann.

Die symptomatische Therapie bei älteren oder inoperablen Patienten entspricht der bei Hyperkalzämie (☞ 9.15.4), außerdem ist eine medikamentöse Osteoporoseprophylaxe sinnvoll.

> **Patientenbeobachtung**
>
> Ein unbehandelter Hyperparathyreoidismus kann zu einer **hyperkalzämischen Krise** (☞ 9.15.4) führen. Um diese frühzeitig zu erkennen ist, neben engmaschigen Kalziumkontrollen im Blut, eine gezielte Beobachtung des Patienten auf die Warnsymptome erforderlich: massive Polyurie, Polydipsie, Erbrechen, Exsikkose, Fieber und Bewusstseinstrübung. Bei einer hyperkalzämischen Krise wird der Patient auf die Intensivstation verlegt.

10.5.2 Unterfunktion der Nebenschilddrüsen

Hypoparathyreoidismus: Unterfunktion der Nebenschilddrüsen mit Parathormon-Mangel.

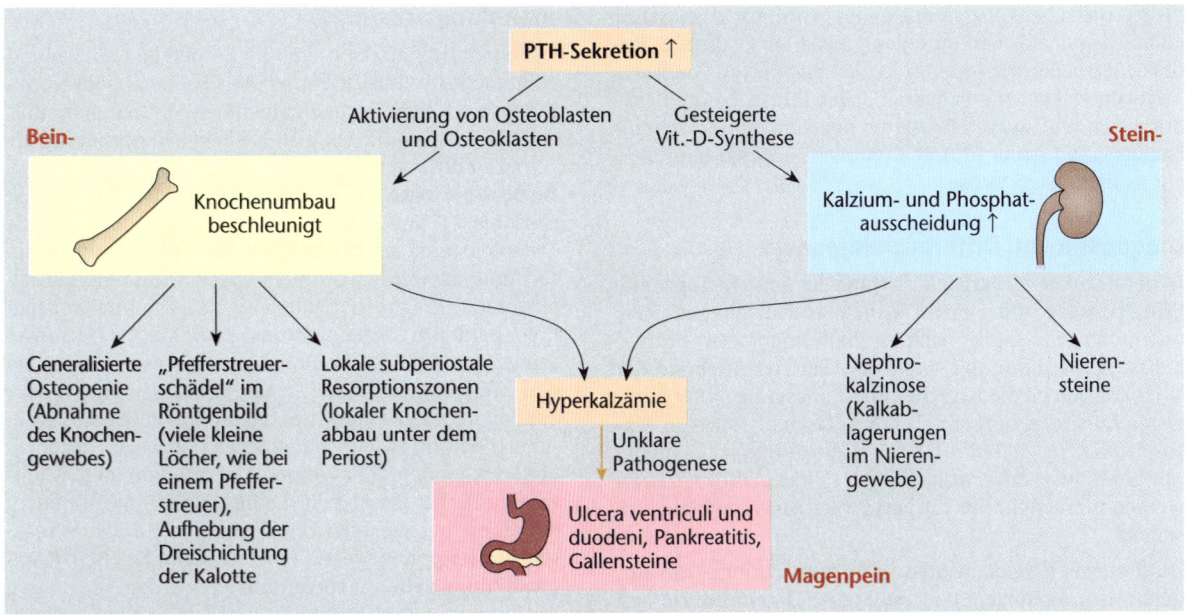

Abb. 10.13: Pathogenese und klinisches Bild bei primärem Hyperparathyreoidismus. Das Vollbild der Erkrankung ist mittlerweile aber selten geworden. [L157]

Krankheitsentstehung

Ein **Hypoparathyreoidismus** ist meist Folge einer zu „radikalen" Schilddrüsen-, Nebenschilddrüsen- oder Kehlkopfoperation mit (versehentlicher) Entfernung aller vier Nebenschilddrüsen.

Symptome, Befund und Diagnostik

Folge des niedrigen Serumkalziums ist vor allem eine Übererregbarkeit von Nerven und Muskulatur mit gesteigerten Reflexen, Parästhesien und anfallsartigen Muskelkrämpfen (**Tetanie** ☞ 9.15.4, 9.16.2) mit typischer Pfötchenstellung der Hände. Auch psychische Veränderungen sind möglich.

Die Diagnose wird durch Anamnese (Halsoperation) und Blutuntersuchung gestellt (zu niedriger Kalzium- und PTH-Spiegel bei erhöhtem Blutphosphat).

Behandlungsstrategie

Die Behandlung erfolgt medikamentös durch Kalzium- und Vitamin-D-Zufuhr (z. B. Vigantol®, Rocaltrol®). Wegen der Gefahr einer Hyperkalzämie sind regelmäßige Kontrollen des Blutkalziumspiegels erforderlich.

10.5.3 Osteoporose

Osteoporose: Systemische Skeletterkrankung mit krankhafter Verminderung der Knochenmasse, veränderter Knochenstruktur und dadurch erhöhtem Frakturrisiko. Häufige Erkrankung des höheren Lebensalters, Frauen sind 3- bis 4-mal häufiger betroffen als Männer. Folge sind oft Wirbelkörper- und/oder Schenkelhalsfrakturen, die nicht selten zu dauerhafter Pflegebedürftigkeit führen.

Krankheitsentstehung

Etwa ab dem 40. Lebensjahr nimmt die Knochenmasse physiologischerweise ab. Je nach Ausprägung spricht der Mediziner zuerst von **Osteopenie,** später von **Osteoporose.** Zugleich leidet die Mikroarchitektur der Knochen. Beides zusammen führt zu verminderter Knochenstabilität und erhöhtem Frakturrisiko.

95 % der Erkrankten haben eine **primäre Osteoporose:**
- Die *Typ-I-* oder **postmenopausale Osteoporose** mit hohem Knochenumsatz befällt vor allem Frauen 10–15 Jahre nach den Wechseljahren. Wichtigster Faktor ist wahrscheinlich Östrogenmangel, der unter anderem zu einer gesteigerten Osteoklastenaktivität führt. Typische Fraktur ist die Wirbelkörperfraktur
- Die *Typ-II-* oder **senile Osteoporose** mit niedrigem Knochenumsatz tritt in aller Regel nach dem 70. Lebensjahr auf (Männer : Frauen = 1 : 2) und verläuft meist schleichend. Wahrscheinlich spielen vor allem ein ernährungsbedingter Kalziummangel, ein Vitamin-D-Mangel (oft durch verminderten Aufenthalt an der frischen Luft und damit in der Sonne) und körperliche Inaktivität eine Rolle. Charakteristisch sind v. a. Schenkelhals- und (Unter-)Armfrakturen
- Mischformen sind möglich.

Hauptursachen der weit selteneren **sekundären Osteoporose** sind eine Langzeitbehandlung mit Glukokortikoiden (☞ Pharma-Info 10.17), eine Schildrüsenüberfunktion (☞ 10.4.3), Alkoholabusus, Mangelernährung, Tumoren und Bewegungsmangel (*Inaktivitätsosteoporose*).

Symptome und Untersuchungsbefund

Einige Osteoporose-Erkrankte haben Rückenschmerzen (z. B. durch Wirbelkörperverformungen mit reaktiven Muskelverspannungen). Viele sind aber beschwerdefrei,

10

bis sie typischerweise durch einen Sturz aus dem Stand einen Knochenbruch erleiden, meist eine distale Radius-, Wirbelkörper- oder Schenkelhalsfraktur. Auch der „Witwenbuckel" älterer Frauen, „der Tannenbaumeffekt" durch schlaffe, quere Hautfalten am Rücken und scheinbar zu lange Arme (durch Rumpfverkürzung) sind Zeichen einer Osteoporose.

Diagnostik und Differenzialdiagnose

In der normalen Röntgenaufnahme des Knochens ist eine Osteoporose erst bei einem Knochenverlust von ca. 30 % erkennbar. Sie eignet sich deshalb nicht zur Früherkennung. Methode der Wahl und Referenzmethode der WHO ist derzeit die **Knochendichtemessung** *(Knochen-, Osteodensitometrie)* mittels **DXA** *(Doppel-Röntgen-Absorptiometrie,* engl. *dual X-ray absorptiometry).* Andere Verfahren wie etwa *quantitative Ultraschallverfahren* werden momentan nur für bestimmte Ausnahmefälle angeraten.

Blutuntersuchungen werden zur Abgrenzunge von anderen Erkrankungen wie etwa der **Osteomalazie** (zu weicher Knochen mit Verbiegungstendenz, meist durch Störung des Vitamin-D-Stoffwechsels) empfohlen. Immer sollten Kalzium, Phophat, Alkalische Phosphatase, γ-GT, Kreatinin, BSG und TSH bestimmt und eine Serum-Eiweißelektrophorese durchgeführt werden.

Blut-Marker des Knochenab- oder -umbaus können die Diagnose nicht sichern. Sie sind aber bei krankhaftem Ergebnis ein unabhängiger Risikofaktor und werden häufig zum Screening (umstritten) und zur Therapie-Kontrolle eingesetzt. Problematisch ist ihre fehlende Standardisierung. Mit am besten untersucht sind die β-CTX *(β-Crosslaps).* Dies sind Kollagenbruchstücke, die beim Abbau von (älterer) Knochensubstanz freigesetzt werden. Erhöhte Werte zeigen einen gesteigerten Knochenabbau an, sagen aber nichts über dessen Ursache.

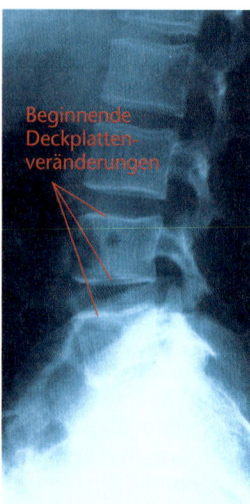 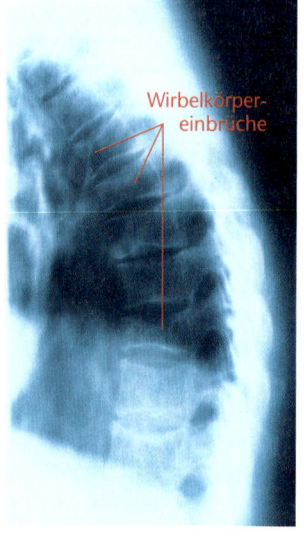

Abb. 10.14: Osteoporose der Lendenwirbelsäule (links) und der Brustwirbelsäule (rechts) in der seitlichen Röntgenaufnahme. Die Wirbelkörper erscheinen fein und durchsichtig. In der Brustwirbelsäule sind sie so porös, dass sie teilweise in sich zusammengestürzt sind. [T170]

Behandlungsstrategie

Die Behandlung umfasst eine nicht-medikamentöse und medikamentöse Basistherapie (☞ Osteoporoseprävention) sowie spezifische medikamentöse Maßnahmen, falls das 10-Jahres-Frakturrisiko 30 % übersteigt oder es bereits zu einer Fraktur gekommen ist (🕮 9):

- **Bisphosphonate.** Bisphosphonate wie etwa Alendronat (Fosomax®) und Risedronat (Actonel®) hemmen die Osteoklastentätigkeit. Ihre Wirksamkeit ist nachgewiesen und sie werden prophylaktisch wie therapeutisch eingesetzt. Bisphosphonate sind insgesamt gut verträglich, häufigste Nebenwirkung sind Magen-Darm-Beschwerden. Das Risiko von Kiefernekrosen ist nur bei den hohen Dosierungen in der Onkologie, nicht aber bei den in der Osteoporosebehandlung üblichen Dosierungen erhöht. Bisphosphonate werden wegen der sonst unzureichenden Resorption getrennt von den Mahlzeiten mit viel Flüssigkeit (keine Milch) eingenommen, bei einer gleichzeitigen Behandlung mit Kalzium müssen die Präparate wegen einer sonst möglichen Komplexbildung getrennt eingenommen werden
- Strontiumranelat (Protelos®) wird in den Knochen eingebaut, stimuliert die Osteoblasten und hemmt die Osteoklasten. Hauptnebenwirkungen sind Magen-Darm-Beschwerden, Kopfschmerzen und Hautreaktionen. Außerdem ist das Thromboserisiko gering erhöht. Das Präparat muss mit zwei Stunden Zeitabstand zu Kalziumpräparaten eingenommen werden
- **Selektive Östrogenrezeptor-Modulatoren** *(SERM)* wie etwa Raloxifen (Evista®) wirken am Knochen ähnlich wie Östrogene, steigern das Risiko eines Uteruskarzinoms aber nicht. Sie senken nur das Risiko von Wirbelfrakturen, nicht das von Schenkelhalsfrakturen und können Wechseljahresbeschwerden verstärken
- **Parathormon-Abkömmlinge.** Parathormonabkömmlinge wie etwa Teriparatid (Forsteo®) sind derzeit Medikamente zweiter Wahl bei manifester Osteoporose und nur für höchstens 18 Monate zugelassen.

Östrogene sind zwar wirksam, werden aber wegen der Erhöhung des Brustkrebs-, kardiovaskulären und Thromboserisikos nur noch im Einzelfall eingesetzt. Fluoride (z. B. Tridin®) werden ebenfalls kaum noch verwendet, weil sie schlechter verträglich sind und der neugebildete Knochen minderwertig ist.

Bei einer klinisch manifesten Osteoporose ist außerdem eine ausreichende Schmerzbekämpfung unumgänglich, damit der Betroffene nicht immobil wird. Passive Stützmaßnahmen, etwa durch Korsetts oder Mieder, sind nur temporär sinnvoll, da sie die Muskulatur schwächen.

Rehabilitation und Pflege

Rehabilitation und Pflege sind eng miteinander verzahnt. Sie werden stationär begonnen und müssen nach der Entlassung weitergeführt werden, wenn sie auf Dauer erfolgreich sein sollen.

Alle Maßnahmen haben zum Ziel, den Knochenabbau aufzuhalten, Schmerzen zu lindern, Mobilität und Koordination zu verbessern und für mehr Belastbarkeit zu sorgen. Dies erfolgt durch:

- Interdisziplinäre Schmerztherapie
- Patientenschulung über die Erkrankung einschließlich ihrer Risikofaktoren
- Ernährungsberatung (kaziumreiche Kost, ☞ unten)
- Beratung über Sturzprophylaxe im Alltag (z. B. Wohnraumanpassung, geeignete Schuhe, Vermeiden sturzfördernder Medikamente wie etwa Schlafmittel), Einsatz von Hüftprotektoren (werden von den Betroffenen nicht immer akzeptiert)
- Umfangreiche Physio- und, falls möglich, Sporttherapie (☞ unten)
- Ggf. Hilfsmittelversorgung (z. B. Rollator)
- Ggf. psychologische Hilfen zur Schmerz- und Krankheitsbewältigung
- Ggf. Einleitung von Hilfen für die Zeit nach der Entlassung.

Aufgabe der Pflegenden ist außerdem, bereits jüngere Patienten über die Gefahren einer Osteoporose und die möglichen präventiven Maßnahmen zu informieren.

Physiotherapie bei Osteoporose

Die Physiotherapie hat einen hohen Stellenwert in Prävention, Therapie und Rehabilitation der Osteoporose und osteoporosebedingter Frakturen.

Bewegungen mit mechanischer Belastung der Knochen erhöhen zeitlebens die Knochendichte und senken damit das Frakturrisiko (Walking ist also besser als z. B. Radfahren). Gute Koordination beugt Stürzen vor. Entsprechend sind Programme mit Krafttraining aller großen Muskelgruppen einschließlich der Rückenstrecker, Koordinations- und Gleichgewichtstraining (z. B. Schattenboxen) *und* geeigneten Sportarten (z. B. Walking, Tanzen) am erfolgversprechendsten. Viele Patienten sind in ihrer Leistungsfähigkeit stark beeinträchtigt, sodass die Übungen der individuellen Belastbarkeit angepasst werden müssen (vorsichtiger Anfang mit langsamer Steigerung). Am besten sind Übungen unter Aufsicht in Kombination mit einem häuslichen Eigentraining. Der Patient muss wissen, dass die Physiotherapie nur wirkt, solange sie konsequent fortgesetzt wird. Insbesondere bei schon stark beeinträchtigten Patienten ist das Üben von Alltagsbewegungen sinnvoll.

Prognose

Ohne Behandlung schreitet die Osteoporose fort, und auch mit den heutigen Möglichkeiten lässt sich der Knochen nur unvollständig wieder aufbauen.

Osteoporoseprävention

Primärprävention

Die Osteoporoseprävention beginnt bereits im Kindes- und Jugendalter, um eine möglichst hohe maximale Knochenmasse zu erreichen. Bei Erwachsenen sollen die Basismaßnahmen den (physiologischen) Abbau verlangsamen.

Ausreichende Kalziumzufuhr. Zeitlebens wirkt sich ausreichende Kalziumzufuhr positiv auf die Knochen aus. Heute werden 1500 mg Kalzium täglich für postmenopausale Frauen und 1200 mg täglich für alle übrigen Erwachsenen empfohlen. Hauptkalziumquelle sind Milch

und Milchprodukte – ein Liter Milch enthält rund 1250 mg Kalzium.

Genug Vitamin D. Ähnliches gilt für Vitamin D. Eine halbe Stunde Sonnenlichtexposition von Armen und Beinen (etwa beim Spazierengehen) reicht. Auch hier ist insbesondere die Versorgung älterer Menschen kritisch, da sie sich im Vergleich zu Jüngeren weniger an der frischen Luft aufhalten und dann oft langärmlige Kleidung tragen. Im Zweifel sollte ein Kalzium- und Vitamin-D-Defizit durch entsprechende Präparate vermieden werden.

Bewegung. Ganz wesentlich in der Osteoporoseprophylaxe ist zeitlebens Bewegung (☞ Rehabilitation).

Genussmittel. Rauchen und hoher Alkoholkonsum (≥ 30 g täglich) sind auch in puncto Knochengesundheit ungünstig.

Sekundärprävention

Programme zur Früherkennung einer Osteoporose gibt es in Deutschland derzeit nicht. Die deutschen Leitlinien empfehlen eine Diagnostik (Anamnese, Kraft- und Koordinationstests, Knochendichtemessung, ggf. Laboruntersuchungen und Röntgen der Wirbelsäule) nur bei einem 10-Jahres-Frakturrisiko über 20%. Dieses ist bei über 70-jährigen Frauen und über 80-jährigen Männern allein schon durch das Lebensalter gegeben. Im Lebensjahrzehnt davor müssen Risikofaktoren (z. B. Immobilität, mehrere Stürze, Rauchen, Untergewicht) oder bereits stattgehabte Frakturen vorliegen.

10.6 Erkrankungen der Nebennieren

10.6.1 Überfunktion der Nebennierenrinde

Cushing-Syndrom und Morbus Cushing

Cushing-Syndrom: Störung des Nebennierenrindenhormonhaushalts mit (überwiegender) Erhöhung von Kortisol (Hauptvertreter der körpereigenen Glukokortikoide) im Blut.

Krankheitsentstehung

- Häufigste Ursache überhaupt ist eine Glukokortikoid-Dauertherapie (**iatrogenes Cushing-Syndrom** ☞ Pharma-Info 10.17)
- Zweithäufigste Ursache ist eine ACTH-Hypersekretion mit nachfolgender beidseitiger Nebennierenrindenhyperplasie und -überfunktion. Diesem **Morbus Cushing** *(zentrales Cushing-Syndrom)* liegen überwiegend (gutartige) Tumoren des Hypophysenvorderlappens zugrunde. ACTH kann auch *paraneoplastisch* vor allem bei kleinzelligem Lungenkarzinom (☞ 6.8.2) gebildet werden
- Verhältnismäßig selten ist eine *autonome* Kortisol-Hypersekretion durch gutartige Nebennierenrindenadenome **(peripheres Cushing-Syndrom)**, noch seltener die durch **Nebennierenrindenkarzinome.**

Je nach Ursache können Mineralokortikoide und Androgene in geringem Ausmaß mit erhöht sein.

10

Symptome und Untersuchungsbefund

Das Cushing-Syndrom beginnt meist unspezifisch mit Leistungsabfall, Müdigkeit und Schwäche. Das Vollbild der Erkrankung ist eindrücklich:

- Stammfettsucht, Rundgesicht, Fettansammlung im Nacken und mit Fett ausgefüllte Supraklavikulargruben durch Gewichtszunahme und Fettumverteilung
- Gesichtsrötung, Hauteinblutungen, dunkelrote, breite Streifen *(Striae rubrae)* und schlecht heilende Wunden durch Eiweißabbau und Bindegewebsatrophie
- Proximal betonte Muskelschwäche durch Eiweißabbau (Patient kann z. B. kaum oder nicht aus der Hocke aufstehen)
- Buckelbildung und Knochenschmerzen durch erhöhten Knochenumbau und Osteoporose
- Infektanfälligkeit durch Verminderung des lymphatischen Gewebes
- Psychische Veränderungen, meist Depressionen
- Fettige Haut, Akne und männlicher Schambehaarungstyp bei Frauen infolge Androgenwirkung
- Zyklusstörungen bei Frauen, Potenzminderung bei Männern.

Bei der Untersuchung werden häufig eine Hypertonie und Ödeme festgestellt.

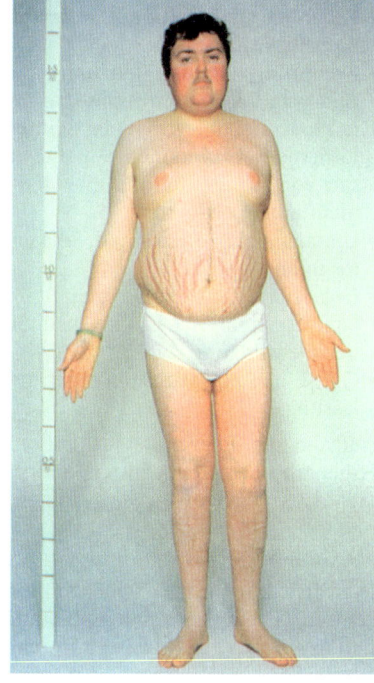

Abb. 10.15: Patient mit M. Cushing. Gut zu erkennen sind das Rundgesicht mit roter Gesichtsfärbung, die stammbetonte Adipositas mit verstrichenen Supraklavikulargruben und die breiten Striae. [E273]

Diagnostik und Differenzialdiagnose

Erster Schritt ist der Nachweis der erhöhten Kortisolspiegel durch:

- Plasmakortisol-Tagesprofil (beim Cushing-Syndrom morgendlich erhöhte Werte und fehlender abendlicher bzw. nächtlicher Abfall)
- Messung des freien Kortisols im Speichel
- Messung des Kortisols im 24-Stunden-Urin (☞ 9.3.2)
- **Dexamethason-Kurztest:** Dexamethason hemmt beim Gesunden wie körpereigenes Kortisol die ACTH- und damit die Kortisolproduktion. Bei Vorliegen eines Cushing-Syndroms sinkt der Plasma-Kortisolspiegel nach oraler Gabe von 2 mg Dexamethason gegen 23 Uhr Uhr bis zum nächsten Morgen nicht oder nicht ausreichend ab. Depressionen oder Alkoholabusus können hier allerdings zu falschen Ergebnissen führen.

Bei der Blutuntersuchung zeigen sich sekundär oft eine diabetische Stoffwechsellage und Blutbildveränderungen. Zur Ursacheneingrenzung erfolgen dann:

- Bestimmung des ACTH-Spiegels im Blut, ggf. **CRH-Stimulations-Test** mit Blutabnahmen vor und nach CRH-Gabe: ACTH- und Kortisolanstieg bei M. Cushing, nicht aber bei den übrigen Ursachen
- **Hoch dosierter Dexamethason-Hemmtest** mit Dexamethasongabe über drei Tage. Fallen ACTH und Kortisol im Plasma ab, handelt es sich um einen M. Cushing, fallen sie nicht ab, um Ursachen in der Nebenniere oder ektope ACTH-Sekretion.

Der Lokalisationsdiagnostik dienen v. a. Sonographie, CT und Kernspintomographie von Nebenniere und Hypophyse.

Behandlungsstrategie

Das nicht-iatrogene Cushing-Syndrom wird in erster Linie chirurgisch behandelt. Bei Hypophysen- oder Nebennierenadenomen wird zunächst versucht, lediglich den Tumor operativ zu entfernen. Gelingt es durch die Operation nicht, ACTH und Kortisol zu normalisieren, kann die beidseitige Entfernung der Nebennieren (**bilaterale Adrenalektomie**) oder eine Strahlenbehandlung der Hypophyse angezeigt sein. Auch bei multiplen Nebennierenrindenadenomen müssen beide Nebennieren entfernt werden. Bei Karzinomen der Nebenniere ist meistens die Entfernung der betroffenen Nebenniere ausreichend. Oft ist eine Nachbestrahlung erforderlich. Postoperativ müssen zunächst hohe Glukokortikoidmengen substituiert werden, da die Nebennieren erst allmählich wieder „anspringen" und der Patient sonst durch eine akute Nebennierenrindeninsuffizienz gefährdet ist (☞ 10.6.2). Nach beidseitiger Nebennierenentfernung müssen, vergleichbar der primären Nebennierenrindeninsuffizienz (☞ 10.6.2), die Nebennierenrindenhormone lebenslang substituiert werden.

Bei malignen Tumoren, Inoperabilität des Patienten oder als Überbrückungsmaßnahme bis zur Operation kann eine medikamentöse Hemmung der Hormonsynthese versucht werden. Eingesetzt werden z. B. Ketoconazol (z. B. Nizoral®), Mitotan (etwa in Lysodren®), Metyrapon (etwa in Metopiron®) oder Aminoglutethimid (etwa in Orimeten®).

Bei paraneoplastischem Cushing-Syndrom steht die Behandlung des Primärtumors im Vordergrund.

Pflege

- Psychische Unterstützung bei Auseinandersetzung mit dem veränderten Aussehen sowie bei Depressionen, auf Wunsch Kontaktvermittlung zu Selbsthilfegruppen (✉ 1)
- Tägliche Gewichtskontrolle wegen der Gefahr der Flüssigkeitsretention

10

- Kalorien- und salzarme, jedoch kaliumreiche Kost
- Wegen der Hautveränderungen sorgfältige Hautpflege und Vermeidung zusätzlicher Belastungen (z. B. möglichst keine Pflaster)
- Postoperativ sind bei Patienten mit M. Cushing die Infektions- und Thrombosegefahr besonders erhöht, daher Durchführung entsprechender Prophylaxen.

Prognose
Die Prognose hängt vor allem von der Grunderkrankung ab.

Hyperaldosteronismus

> **Hyperaldosteronismus:** Nebennierenrindenhormon-Überproduktion mit Erhöhung des Aldosterons.

Krankheitsentstehung
Der **primäre Hyperaldosteronismus** *(Conn-Syndrom)* ist durch gutartige Adenome der Nebennierenrinde, eine beidseitige idiopathische Nebennierenrindenhyperplasie oder – selten – ein Aldosteron produzierendes Nebennierenrindenkarzinom verursacht.

Ein **sekundärer Hyperaldosteronismus** ist Folge einer übermäßigen Aktivierung des Renin-Angiotensin-Aldosteron-Systems (☞ Abb. 5.8), z. B. bei Diuretika-Therapie oder Nierenarterienstenose (☞ 9.13).

Symptome und Untersuchungsbefund
Leitsymptom ist eine Hypertonie mit allen ihren Symptomen und Folgeerscheinungen (☞ 5.4.1). Ein Teil der Patienten klagt außerdem über Obstipation, Muskelschmerzen und -schwäche bis zu Lähmungen, aber auch über tetanische Muskelkrämpfe und Parästhesien (Missempfindungen) als Folge der Elektrolytstörungen, insbesondere der Hypokaliämie.

Diagnostik und Differenzialdiagnose
Die Aldosteronbestimmung in Blut und 24-Stunden-Urin ergibt erhöhte Werte. Beim Conn-Syndrom ist der Reninspiegel erniedrigt, beim sekundären Hyperaldosteronismus erhöht. Kalium-, Magnesium- und Chloridspiegel sind erniedrigt, die Natriumkonzentration dagegen erhöht. Es besteht eine metabolische Alkalose (☞ 9.16.2). Die Lokalisation eines Aldosteron produzierenden Tumors gelingt meist mit Ultraschall, Szintigraphie, CT und Kernspintomographie. Selten ist eine seitengetrennte Blutentnahme aus den Nebennierenvenen mit Aldosteronbestimmung erforderlich.

Behandlungsstrategie
Bei einem sekundären Hyperaldosteronismus wird die Ursache behandelt, etwa die Nierenarterienstenose beseitigt. Bei einem Adenom oder Karzinom als Ursache eines Conn-Syndroms wird operiert. Bei einer Nebennierenrindenhyperplasie muss die Aldosteronwirkung z. B. mit Spironolacton (etwa in Aldactone®) dauerhaft unterdrückt werden. Evtl. sind weitere Diuretika (☞ Pharma-Info 9.27) erforderlich.

Prognose
Die Prognose hängt vor allem davon ab, ob sich der Bluthochdruck wieder auf Normwerte senken lässt und ob bereits Folgeschäden vorliegen.

10.6.2 Unterfunktion der Nebennierenrinde

> **Nebennierenrindeninsuffizienz** *(Unterfunktion der Nebennierenrinde):* Möglicherweise lebensbedrohlicher Mangel an Mineralo- und Glukokortikoiden.

Krankheitsentstehung
Bei der **primären Nebennierenrindeninsuffizienz** *(Morbus Addison, Addison-Krankheit)* ist die Nebennierenrinde zerstört. Mit 80 % der Fälle häufigste Ursache ist eine **Autoimmunadrenalitis.** Bei einem Teil dieser Patienten sind im Rahmen eines **polyglandulären Autoimmunsyndroms** *(autoimmunes polyglanduläres Syndrom, APS)* weitere endokrine Drüsen (Schilddrüse, Pankreas) betroffen. Andere Ursachen wie z. B. Tuberkulose, andere Infektionen oder Nebennierenblutungen sind demgegenüber selten.

Die **sekundäre Nebennierenrindeninsuffizienz** ist Folge einer verminderten Stimulation bei Hypothalamus- oder Hypophysenerkrankungen sowie Nebenwirkung einer Dauerbehandlung mit Glukokortikoiden durch Unterdrückung der Nebennieren (☞ Pharma-Info 10.17).

Symptome und Untersuchungsbefund
Bei der primären Nebennierenrindeninsuffizienz fehlen Gluko- *und* Mineralokortikoide. Praktisch immer vorhandene Leitsymptome sind Müdigkeit, Schwäche, niedriger Blutdruck, Gewichtsverlust sowie eine Hyperpigmentierung nicht sonnenbeschienener Hautbezirke wie Handinnenflächen, Fußsohlen und Mundschleimhaut. Weitere Beschwerden sind Übelkeit, Erbrechen und andere abdominale Symptome, Hypoglykämien, Salzhunger, psychische Störungen sowie bei Frauen eine Verminderung der Schambehaarung (durch Androgenmangel).

Bei der sekundären Nebennierenrindeninsuffizienz ist die überwiegend ACTH-unabhängige Mineralokortikoidsekretion weitgehend erhalten. Es dominieren die Glukokortikoidmangelerscheinungen und die Patienten sind eher blass. Oft zeigen sie komplexe Hormonstörungen durch Mangel mehrerer glandotroper Hormone.

> #### Notfall: Addison-Krise
> Typische Erstmanifestation ist die **Addison-Krise,** die bei bis dahin (gerade noch) kompensierter Insuffizienz durch zusätzliche Belastungen (z. B. Infekte, Unfälle) ausgelöst wird. Zusätzlich zu den oben aufgeführten Symptomen bestehen eine deutliche Exsikkose, ein Schock mit Oligurie und Bewusstseinsstörungen bis zum Koma und evtl. auch Erbrechen und Durchfälle. Lebensrettend ist dann die Intensivtherapie mit Kortisongabe und Volumensubstitution.

Diagnostik und Differenzialdiagnose
Kortisol im Blut sowie im Urin ist vermindert. Beim M. Addison bestehen ein Aldosteronmangel und eine me-

10

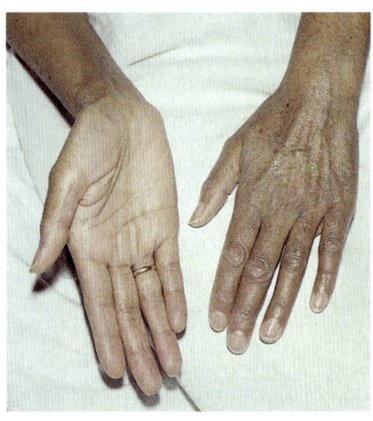

Abb. 10.16: Typisch für die primäre Nebennierenrinden-insuffizienz ist die Hyperpigmentierung nicht sonnenbeschienener Haut, hier besonders deutlich an den Handlinien. [R168]

tabolische Azidose (☞ 9.16.1) mit erhöhter Kalium- und erniedrigter Natriumkonzentration des Blutes. ACTH-Bestimmung im Blut, CRH-Test (☞ 10.6.1) und **ACTH-Test** (Kortisolbestimmung nach Gabe von ACTH = Synacthen®) erlauben die Differenzierung zwischen primärer und sekundärer Nebennierenrindeninsuffizienz. Bei primärer Nebennierenrindeninsuffizienz folgen eine Blutuntersuchung auf Nebennierenrinden-Autoantikörper und Computer- bzw. Kernspintomographie der Nebenniere, bei sekundärer Nebennierenrindeninsuffizienz Computer- bzw. Kernspintomographie des Gehirns.

Behandlungsstrategie

Die Behandlung besteht in einer Substitutionstherapie, wobei beim M. Addison sowohl Mineralo- als auch Glukokortikoide lebenslang ersetzt werden müssen (☞ Pharma-Info 10.17). Bei der sekundären Nebennierenrindeninsuffizienz ist nur die Substitution von Glukokortikoiden nötig.

Der Gesunde (mit 70 kg Körpergewicht) produziert täglich ca. 25–50 mg Kortisol. Um den normalen Tagesrhythmus nachzuahmen, wird die Kortisondosis in eine morgendliche und eine geringere mittägliche und/oder abendliche Dosis aufgeteilt, z. B. morgens 20 mg, mittags 10 mg oder morgens 15 mg, mittags 10 mg, abends 5 mg.

Pflege

* Die Pflegenden beobachten Patienten mit Verdacht auf eine Nebennierenrindeninsuffizienz auf die Warnsymptome einer Addison-Krise. Anfangs sind dies insbesondere zunehmende Schwäche bei gleichzeitiger Unruhe, Übelkeit, Erbrechen und Verminderung der Urinmenge. Das Auftreten möglicher Hypotonien erfordert regelmäßige Blutdruckkontrollen
* Sie klären die Patienten darüber auf, viel zu trinken und sich eher kochsalzreich zu ernähren.

Prognose und Patienteninformation

Unbehandelt verläuft die Nebennierenrindenunterfunktion tödlich. Durch geeignete Hormonsubstitution können die meisten Patienten heute jedoch normal leben und sind auch leistungsfähig. Wichtig ist, dem Patienten zu erklären, dass die Behandlung lebenslang fortgeführt werden muss.

Bei Infekten, Erbrechen, aber auch starker körperlicher Anstrengung oder anderen Belastungen ist eine vorübergehende *Erhöhung* der Kortisondosis auf das 2- bis 5fache erforderlich. Bei Zweifeln sollte der Arzt zu Rate gezogen werden. Der Patient sollte stets einen Notfallausweis und eine „Notportion" Kortison bei sich tragen.

10.6.3 Erkrankungen des Nebennierenmarks: Phäochromozytom

Phäochromozytom: Seltener, meist vom Nebennierenmark ausgehender und in über 90% gutartiger Tumor, der mit einer periodischen oder ständigen Überproduktion von Katecholaminen einhergeht und zu anfallsartigem oder permanentem arteriellem Hochdruck führt. Liegt bei Patienten mit arterieller Hypertonie in 0,1–0,7% als Ursache zugrunde. Erwachsene im mittleren Lebensalter sind am häufigsten betroffen.

Krankheitsentstehung

Etwa 85–90% der **Phäochromozytome** gehen vom Nebennierenmark aus. Das Nebennierenmark gehört zum sympathischen Nervensystem (es ist entwicklungsgeschichtlich ein umgewandeltes sympathisches Ganglion) und produziert Adrenalin und Noradrenalin.

Extraadrenale Phäochromozytome **(Paragangliome)** treten vor allem in den lumbalen oder thorakalen Sympathikusganglien auf.

Die Phäochromozytome produzieren v. a. Noradrenalin, seltener Adrenalin, Dopamin oder andere hormonell wirksame Peptide.

Phäochromozytome können sporadisch, d. h. als Einzelfälle, oder familiär gehäuft auftreten, vor allem im Rahmen einer *Multiplen endokrinen Neoplasie Typ IIa/IIb* (☞ 10.4.6).

Symptome und Untersuchungsbefund

Typischerweise klagen die Patienten über anfallsartig auftretendes Herzklopfen, Herzjagen, Schweißausbruch bei blasser Haut, Kopfschmerzen, Schwindel, Sehstörungen, Ohrensausen, Angstgefühle, Übelkeit, Erbrechen und Schwarzwerden vor den Augen. Dabei ist der Blutdruck stark erhöht, in ca. 40% anfallsartig, bei 60% dauernd. Auslöser der unterschiedlich langen Anfälle sind oft körperliche Anstrengungen oder psychischer Stress.

Diagnostik und Differenzialdiagnose

Differenzialdiagnosen bei Hypertonie ☞ 5.4.1

Die Diagnose wird durch den Nachweis erhöhter Katecholamine bzw. Katecholaminabbauprodukte in Plasma und/oder Urin gesichert. In Zweifelsfällen wird im **Clonidin-Hemmtest** die Reaktion des Körpers auf Clonidingabe geprüft: Bei essenzieller Hypertonie sinken die Katecholamine im Urin ab, bei einem Phäochromozytom hingegen nicht.

10

Pharma-Info 10.17: Glukokortikoidtherapie

Pharmakologische Glukokortikoidtherapie

Glukokortikoide wirken entzündungshemmend und immunsuppressiv. Hauptindikationen der pharmakologischen Glukokortikoidtherapie sind entsprechend Allergien, Autoimmunerkrankungen, Asthma sowie die Prophylaxe und Behandlung von Abstoßungsreaktionen nach Transplantation.

Bei einer Langgzeittherapie mit Dosen oberhalb der sog. *Cushing-Schwelle* (bei Prednisolon z. B. ca. 7 mg) kommt es zum iatrogenen Cushing-Syndrom mit allen in 10.6.1 genannten Symptomen. Außerdem hemmt das von außen zugeführte Glukokortikoid die CRH- und ACTH-Sekretion und führt so zu einer sekundären Nebennierenrindeninsuffizienz. Grundregeln der pharmakologischen Glukokortikoidtherapie sind daher:

- Lokale Glukokortikoidgabe (z. B. inhalative Gabe bei Asthma) gegenüber der systemischen bevorzugen, da für die meisten Nebenwirkungen die Dosis im Blutkreislauf maßgeblich ist
- Geringste noch wirksame Dosis geben
- Tagesrhythmus nachahmen durch morgendliche Gabe (bei hohen Dosierungen größere morgendliche und geringe abendliche Dosis). Evtl. Gabe nur jeden zweiten Tag, damit die körpereigene Glukokortikoidproduktion möglichst wenig gehemmt wird
- Bei zusätzlichen Belastungen (z. B. Operation) Dosis erhöhen, da die unterdrückten Nebennierenrinden den Mehrbedarf nicht decken können
- Bei Therapieende Medikation langsam reduzieren (ausschleichen), damit sich die Nebennierenrinden wieder an die „Eigenarbeit" gewöhnen können.

Pflege bei Glukokortikoidtherapie

- Die Pflegenden beobachten den Patienten auf das Auftreten von Cushing-Symptomen
- Während einer Therapie mit Glukokortikoiden kommt es oft zu blutenden Magen- und Duodenalgeschwüren, ohne dass der Patient nennenswerte Beschwerden hat. Daher achten die Pflegenden auf Teerstuhl und führen ggf. einen Test auf okkultes Blut (☞ 7.3.2) durch
- Auch Infektionen können „maskiert" sein. Deshalb kontrollieren die Pflegenden regelmäßig die Temperatur des Kranken und achten auf Entzündungszeichen
- Die Ernährung soll der katabolen Wirkung der Kortikoide und den evtl. Elektrolytverschiebungen entgegensteuern. Daher sorgen die Pflegenden für eine eiweiß-, kalzium- und kaliumreiche, aber salzarme Kost. Bei vielen Patienten führt die Kortikoidgabe zu einer deutlichen Appetit- und Gewichtssteigerung; dann mag es notwendig sein, den Kaloriengehalt der Nahrung zu reduzieren. Der Blutzucker sollte regelmäßig kontrolliert werden
- Wegen der Gefahr der Flüssigkeitsretention überprüfen die Pflegenden täglich das Gewicht des Patienten

- Der Patient sollte einen Notfallausweis erhalten, aus dem Indikation, Dauer und Dosierung der Glukokortikoidtherapie hervorgehen. Pflegende verdeutlichen dem Patienten, wie notwendig und sinnvoll es ist, den Ausweis stets bei sich zu tragen, damit etwa bei Unfällen keine zusätzliche Gefährdung durch die sekundäre Nebennierenrindenunterfunktion entsteht (☞ 10.6.2).

Substanz	Cushing-Schwelle [mg/Tag]
Kortison	37
Hydrokortison (z. B. Hydrocortison „Hoechst"®, Cortison CIBA®)	40
Prednison (z. B. Decortin®)	7
Prednisolon (z. B. Decortin H®)	7
Methylprednisolon (z. B. Urbason®)	6
Dexamethason (z. B. Fortecortin®)	2

Übersicht über die häufigsten therapeutisch eingesetzten Glukokortikoide. Von oben nach unten nimmt die „Stärke" des Glukokortikoids zu und die Cushing-Schwelle ab.

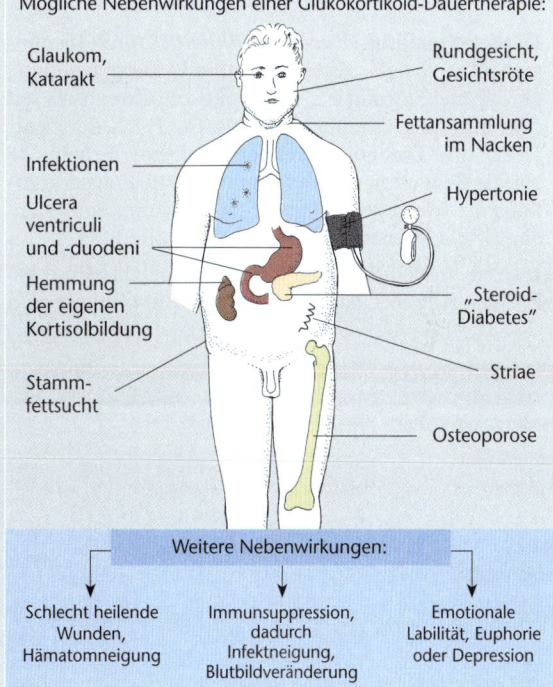

Mögliche Nebenwirkungen einer Glukokortikoid-Dauertherapie:

Glaukom, Katarakt — Rundgesicht, Gesichtsröte — Fettansammlung im Nacken — Infektionen — Ulcera ventriculi und -duodeni — Hypertonie — Hemmung der eigenen Kortisolbildung — „Steroid-Diabetes" — Stammfettsucht — Striae — Osteoporose

Weitere Nebenwirkungen:

Schlecht heilende Wunden, Hämatomneigung — Immunsuppression, dadurch Infektneigung, Blutbildveränderung — Emotionale Labilität, Euphorie oder Depression

Substitutionstherapie

Seltener werden Glukokortikoide zur Substitutionstherapie bei Nebennierenrindeninsuffizienz eingesetzt. Bei korrekter Dosierung sind die oben genannten Nebenwirkungen nicht zu befürchten.

10

Der Nachweis des Tumors gelingt heute mit CT oder Kernspintomographie. Ein spezifisches Verfahren ist die szintigraphische Darstellung der Tumoren mit der **MIBG-Szintigraphie** *(MIBG = Metajodbenzylguanidin)*.

Bei gesichertem Phäochromozytom folgt eine Blutuntersuchung auf die Genmutation bei multipler endokriner Neoplasie (☞ 10.4.6).

Behandlungsstrategie

Die Therapie der Wahl ist die chirurgische (evtl. minimalinvasive endoskopische) Entfernung des Tumors. Vorbehandlung mit α-Blockern und ggf. zusätzlich β-Blockern verhindert krisenhafte Blutdruckanstiege während der Operation und postoperative Blutdruckabfälle.

Prognose

Die Prognose ist bei den gutartigen Phäochromozytomen günstig. Es können jedoch Rezidive auftreten, weshalb die Patienten regelmäßig nachkontrolliert werden müssen. Bei den seltenen malignen Phäochromozytomen hängt die Prognose vom Tumorstadium ab.

10.7 Diabetes mellitus

10.7.1 Definition und Einteilung

Diabetes mellitus *(Zuckerkrankheit):* Durch Insulinmangel und/oder gestörte Insulinwirkung bedingte, chronische Störung v. a. des Glukosestoffwechsels mit Erhöhung des Blutzuckerspiegels. Ca. 7–8% der Deutschen sind Diabetiker, Tendenz steigend. Erhebliche soziale Bedeutung v. a. durch gravierende Folgeerkrankungen wie etwa Herz-Kreislauf-Komplikationen, chronische Niereninsuffizienz oder Erblindung.

Insulin: In den B-Zellen der Bauchspeicheldrüse gebildetes Hormon, das den Einstrom von Glukose und Kalium in die Zellen, die Glukoseverbrennung, die Glykogen-, Triglyzerid- und Proteinbildung fördert. Einziges blutzuckersenkendes Hormon des Körpers.

Der manifeste Diabetes mellitus wird eingeteilt in:
- **Diabetes mellitus Typ 1** (☞ 10.7.2)
- **Diabetes mellitus Typ 2** (☞ 10.7.3)
- **Andere spezifische Diabetestypen:** z. B. durch Pankreaserkrankungen (☞ 8.6.2, 8.6.3), hormonelle Erkrankungen (Akromegalie ☞ 10.3.2, Cushing-Syndrom ☞ 10.6.1), genetische Defekte oder Arzneimittel (Glukokortikoide ☞ Pharma-Info 10.17, Thiaziddiuretika ☞ Pharma-Info 9.27)
- **Schwangerschaftsdiabetes** *(Gestationsdiabe*tes): Jede Störung der Glukosetoleranz, die erstmals während einer Schwangerschaft auftritt. Mit 0,5–3% aller Schwangeren häufigste Stoffwechselerkrankung in der Schwangerschaft. Nach der Schwangerschaft meist Normalisierung des Stoffwechsels, jedoch erhöhtes Risiko eines (Typ-2-)Diabetes im späteren Leben.

10.7.2 Diabetes mellitus Typ 1

Ungefähr 10% der Diabetiker in Deutschland leiden an einem **Diabetes mellitus Typ 1.** Er kann sich in jedem Alter manifestieren, am häufigsten aber im Kindes-, Jugend- und jungen Erwachsenenalter.

Krankheitsentstehung

Wahrscheinlich lösen Virusinfekte auf dem Boden einer genetischen Veranlagung eine Autoimmunreaktion gegen die Insulin produzierenden B-Zellen des Pankreas aus. Je mehr B-Zellen zerstört sind, desto weniger Insulin wird produziert, es kommt es zu einem *absoluten* Insulinmangel. Erst wenn ca. 80% der Zellen zerstört sind, wird die Erkrankung klinisch manifest.

Wie andere Autoimmunerkrankungen, so nimmt auch der Diabetes mellitus Typ 1 in Deutschland seit Jahren zu.

	Diabetes mellitus Typ 1	Diabetes mellitus Typ 2
Manifestationsalter	Meist vor dem 40. Lebensjahr	Meist im mittleren bis höheren Lebensalter
Ursache und Auslöser	Absoluter Insulinmangel infolge autoimmun bedingter Zerstörung der Insulin produzierenden B-Zellen des Pankreas	Zunächst Insulinresistenz mit kompensatorisch erhöhter Insulinproduktion, die sich später erschöpft. Hauptmanifestationsfaktoren Übergewicht, Bewegungsmangel
Erbliche Komponente	Vorhanden, jedoch eher gering	Stärker ausgeprägt als bei Typ 1
Klinik	Rascher Beginn der Erkrankung mit starkem Durst, Polyurie, Übelkeit, Schwäche und teils erheblichem Gewichtsverlust. Oft auch diabetisches Koma als Erstmanifestation. Patient in aller Regel schlank	Schleichender Beginn mit (wiederholten) Infekten (Harnwege, Haut), Juckreiz, Schwäche. Oft gleichzeitig Fettstoffwechselstörungen, Bluthochdruck und Übergewicht. Häufig jahrelang unbemerkt, deshalb bei Diagnose oft bereits Folgeerkrankungen
Besondere Laborbefunde	C-Peptid als Maß der körpereigenen Insulinproduktion niedrig. Oft Autoantikörper	C-Peptid zu Beginn hoch. Serumlipide erhöht
Stoffwechsellage	Eher labil	Eher stabil
Therapie	Insulin, angepasste Ernährung	Bewegung, Gewichtsreduktion, angepasste Ernährung. Erst bei Versagen dieser Maßnahmen orale Antidiabetika, bei Sekundärversagen Insulin

Tab. 10.18: Unterscheidung von Diabetes mellitus Typ 1 und 2.

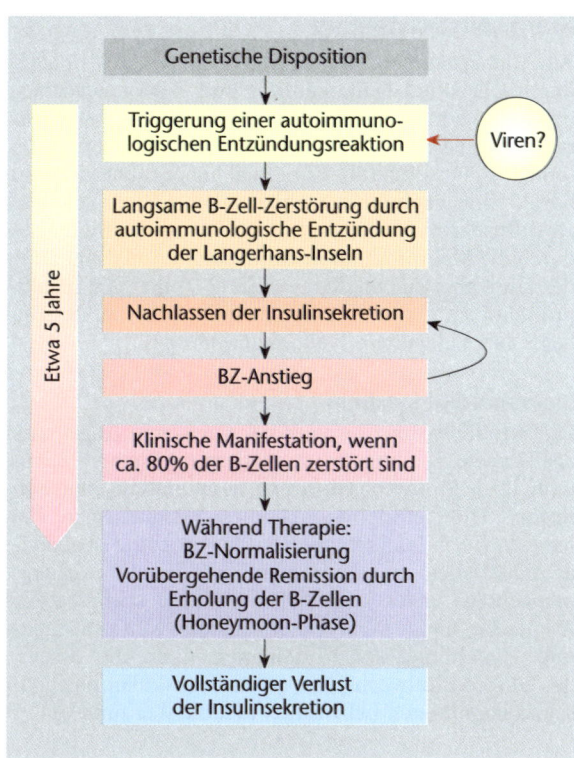

Abb. 10.19: Vermutete Pathogenese des Diabetes mellitus Typ 1. [L157]

Symptome und Untersuchungsbefund

Das klinische Bild des Diabetes mellitus Typ 1 entwickelt sich häufig rasch in Tagen bis Wochen:

- Durch die erhöhte Zuckerausscheidung mit dem Urin (**Glukosurie** ☞ Abb. 10.20) kommt es zu einer *Polyurie*. Obwohl die Patienten sehr viel trinken *(Polydipsie)*, um den Flüssigkeitsverlust auszugleichen, entwickelt sich eine zunehmende Exsikkose
- Die Patienten nehmen trotz starken Hungers an Gewicht ab, Typ-1-Diabetiker sind zum Zeitpunkt der Diagnosestellung typischerweise schlank oder gar mager
- Die zunehmende Stoffwechselentgleisung führt zu Übelkeit, Schwäche, Leistungsknick und Bewusstseinsstörungen bis hin zum Koma (☞ 10.7.4).

Bei Bewusstlosen weisen vertiefte Atmung und *Azetongeruch* der Atemluft auf ein **ketoazidotisches Koma** hin (☞ 10.7.4).

Diagnostik

Die typischen Symptome des Diabetes verbunden mit einem Blutzucker ≥ 200 mg/dl, gemessen zu einem beliebigen Zeitpunkt des Tages (unabhängig von der letzten Mahlzeiteneinnahme), sichern die Diagnose.

Die Messung des **C-Peptids,** das bei der Abspaltung des Insulins aus *Pro-Insulin* entsteht, ermöglicht in Zweifelsfällen die Differenzierung von Typ-1- und Typ-2-Diabetes (bei Typ-1-Diabetes niedrig).

In über 90% lassen sich zum Zeitpunkt der Diagnose Autoantikörper nachweisen: *Inselzell-Autoantikörper* (**ICA**), *Glutaminsäure-Decarboxylase-Antikörper*

(GADA), *Tyrosin-Phosphatase-IA-2-Autoantikörper* (IA-2A) und/oder *Insulin-Autoantikörper* (IAA). Der Autoantikörpernachweis wird wegen fehlender therapeutischer Konsequenzen derzeit v. a. im Rahmen von Studien eingesetzt (Risikomarker für die Entwicklung eines Diabetes mellitus z. B. bei Kindern Betroffener). Die Diagnose des Diabetes mellitus erfolgt jedoch allein anhand des Blutzuckers.

Wichtig ist die Einschätzung der akuten Gefährdung durch Blutgasanalyse (☞ 6.3.4), Bestimmung der Elektrolyte, des Phosphatspiegels, der Nierenretentionswerte und der Serumosmolarität.

Diagnostik bei ketoazidotischem Koma ☞ *10.7.4*

Behandlungsstrategie

Der Diabetes mellitus Typ 1 erfordert neben einer angepassten Ernährung immer das lebenslange Spritzen von Insulin (Details ☞ 10.7.7). Therapieziel ist ein möglichst normaler Blutzucker (nahe-normoglykämische Blutzuckereinstellung), um das Wohlbefinden des Patienten wiederherzustellen und Folgeerkrankungen vorzubeugen. Grundlage dafür ist die umfassende Schulung und Betreuung durch Diabetologen, Diabetesberater und Diätassistenten (☞ unten). Außerdem ist Ziel der Therapie eine größtmögliche Flexibilität bei der Nahrungsaufnah-

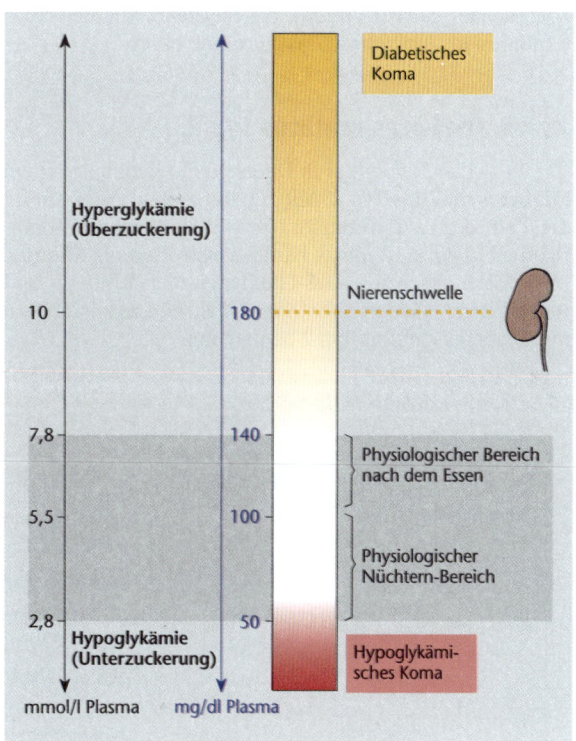

Abb. 10.20: Blutzuckerspiegel (alle Angaben in mg/dl).
Unterhalb eines Wertes von 50 mg/dl liegt eine *Hypoglykämie* (Unterzuckerung) vor, oberhalb von 140 mg/dl eine *Hyperglykämie* (Überzuckerung). Ab einer Blutzuckerkonzentration von 180 mg/dl ist die *Nierenschwelle* überschritten, d. h., die Niere schafft es nicht mehr, die filtrierte Glukose zu resorbieren und ins Blut zurückzuführen. Folglich findet man Glukose im Urin (Glukosurie). Durch einfache Streifentests (☞ 9.3.3) kann die Glukosurie nachgewiesen werden. [A400]

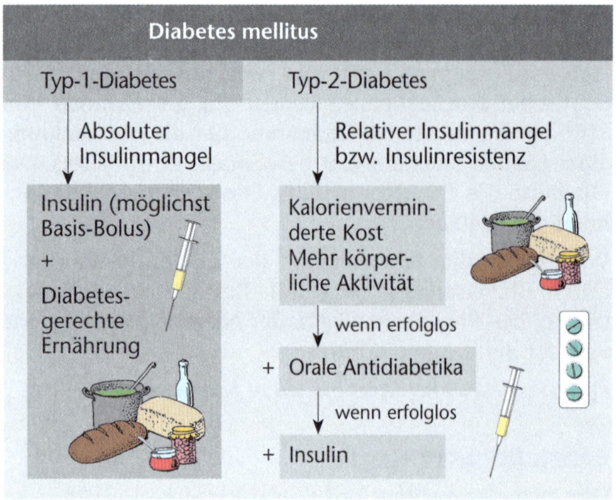

Diabetes mellitus

Typ-1-Diabetes

Absoluter
Insulinmangel

Insulin (möglichst
Basis-Bolus)
+
Diabetes-
gerechte
Ernährung

Typ-2-Diabetes

Relativer Insulinmangel
bzw. Insulinresistenz

Kalorienvermin-
derte Kost
Mehr körper-
liche Aktivität

wenn erfolglos

+ Orale Antidiabetika

wenn erfolglos

+ Insulin

Abb. 10.21: Übersicht der Grundbausteine der Diabetestherapie. [A400]

me, um ein weitgehend normales Leben in Beruf und Freizeit zu ermöglichen (💭 10).

Pflege ☞ 10.7.4, 10.7.5, 10.7.7, 10.7.9–10.7.12

Patienteninformation und Prognose

Diabetesbedingte Folgeerkrankungen lassen sich heute durch eine normnahe BZ-Einstellung wesentlich hinauszögern oder gar verhindern, die meisten Patienten können Jahre bis Jahrzehnte (fast) normal leben.

10.7.3 Diabetes mellitus Typ 2

Ca. 90% aller Diabetiker in Deutschland leiden an einem **Diabetes mellitus Typ 2.** Mit zunehmendem Alter nimmt die Zahl der Erkrankten zu (über 20% der über 60-Jährigen). Frauen sind etwas häufiger betroffen als Männer. Mit steigender Adipositas-Häufigkeit bei Kindern und Jugendlichen werden aber immer mehr jüngere Patienten mit Diabetes mellitus Typ 2 beobachtet.

Krankheitsentstehung

Am Anfang des Typ-2-Diabetes steht eine im Wesentlichen durch Über- und Fehlernährung und Bewegungsmangel bedingte verminderte *Insulinempfindlichkeit* **(Insulinresistenz)** der Fett-, Muskel- und Leberzellen. Die Gesamt-Insulinproduktion ist normal oder erhöht, die Insulinsekretion nach einer Mahlzeit aber zeitlich verzögert **(Insulinsekretionsstörung).** Zunächst ist der Blutzucker durch die Mehrproduktion von Insulin normal. Im Laufe der Jahre aber erschöpfen sich die B-Zellen, die Insulinproduktion sinkt, und es kommt zum Auftreten des Diabetes durch einen *relativen Insulinmangel.*

Metabolisches Syndrom

Die Insulinresistenz ist nicht nur Dreh- und Angelpunkt des Diabetes mellitus Typ 2, sondern auch einer überaus komplexen Stoffwechselstörung, des **metabolischen Syndroms.** Die pathophysiologischen Mechanismen sind dabei in vielen Punkten noch unklar, unstrittig ist aber die zentrale Bedeutung von Überernährung und Bewegungsmangel. Als erstes zeigt sich meist eine stammbetonte Adipositas, einige Jahre später Fettstoffwechselstörungen und Hypertonie, später dominiert dann die Störung des Glukosestoffwechsels. Das kardiovaskuläre Risiko ist schon im mittleren Lebensalter (deutlich) erhöht.

Symptome und Untersuchungsbefunde

Die Krankheitserscheinungen setzen langsam über Monate bis Jahre ein:
- Harnwegsinfekte und Pilzinfektionen treten gehäuft auf
- Die Betroffenen kann ständiger Juckreiz quälen
- Oft berichten die Patienten über allgemeine Schwäche und Leistungsknick
- Erst in späteren Stadien treten die typischen Diabetessymptome wie starker Durst, Polyurie und Gewichtsabnahme hinzu.

Selten manifestiert sich der Diabetes mellitus Typ 2 durch ein hyperosmolares Koma (☞ 10.7.4). Viel häufiger wird

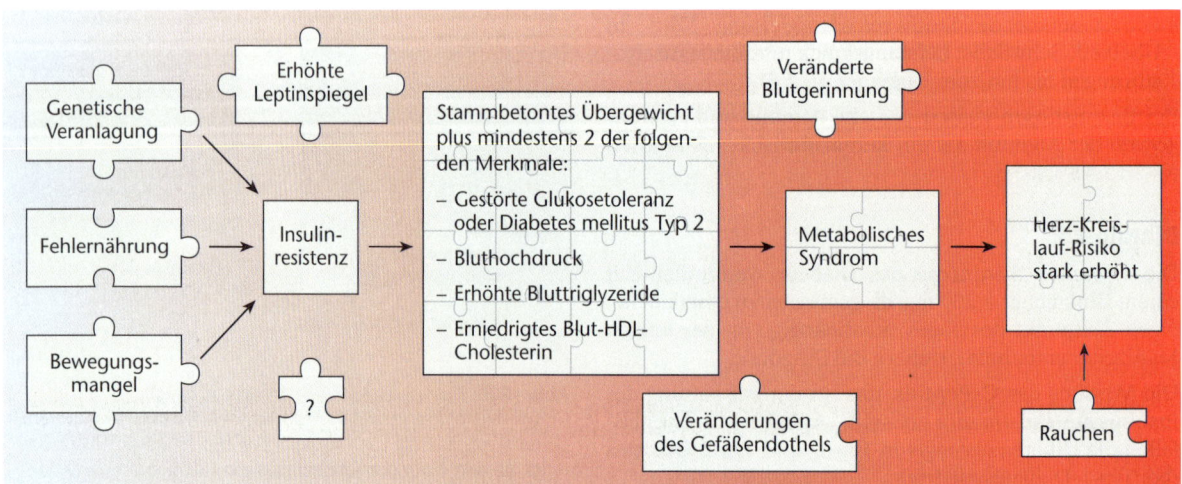

Abb. 10.22: Bei dem Puzzle „metabolisches Syndrom" ist bei etlichen Teilen noch unklar, wohin sie gehören – zu den Ursachen, zu den Folgen? Und was oft vergessen wird: Ein manifester Diabetes mellitus ist nicht Bedingung, sondern eine von mehreren Erscheinungsformen des metabolischen Syndroms.

er zufällig durch eine Routineuntersuchung des Blutes diagnostiziert.

Bei der Untersuchung ist die Suche nach bereits manifesten diabetischen Folgeschäden (☞ 10.7.6) von Bedeutung, da der Diabetes oft schon Jahre unbemerkt bestanden hat. Erforderlich sind eine sorgfältige Inspektion der Füße auf Wunden und Zeichen einer Minderdurchblutung, das Tasten aller peripheren Pulse (arterielle Verschlusskrankheit? ☞ 5.5.2) und eine neurologische Untersuchung (diabetische Polyneuropathie? ☞ 10.7.6). Außerdem sollte eine augenärztliche Untersuchung stattfinden (diabetische Retinopathie? ☞ 10.7.6).

Als technische Untersuchungen sind eine Bestimmung des Albumin im Urin (diabetische Nephropathie? ☞ 10.7.6) sowie EKG- und Belastungs-EKG (KHK? ☞ 4.4.1) nötig.

Diagnostik und Differenzialdiagnose

Ein Diabetes mellitus wird diagnostiziert, wenn eines der folgenden Kriterien erfüllt ist:
- Vorliegen der klassischen Symptome des Diabetes und ein Glukosespiegel im Plasma oder kapillären Vollblut ≥ 200 mg/dl = 11,1 mmol/l zu einem beliebigen Zeitpunkt des Tages gemessen, ohne Rücksicht auf die letzte Mahlzeiteneinnahme
- Nüchtern-Plasmaglukose ≥ 126 mg/dl = 7,0 mmol/l (im kapillären Vollblut ≥ 110 mg/dl = 6,1 mmol/l). Nüchtern bedeutet hier keine Kalorienzufuhr für wenigstens acht Stunden
- Im **oralen Glukosetoleranztest** *(OGT, OGTT)* 2-Stunden-Wert im Plasma oder kapillären Vollblut ≥ 200 mg/dl = 11,1 mmol/l (Testdurchführung nach WHO-Richtlinien).

Die Glukosemessungen müssen in einem entsprechend qualifizierten Labor erfolgen. Geräte zur Blutzuckerselbstmessung durch Patienten sind dazu nicht geeignet. Ohne die eindeutigen Zeichen der Hyperglykämie (☞ 10.7.2 und oben) müssen die Ergebnisse der Glukosebestimmung durch Wiederholungsmessungen zu einem späteren Zeitpunkt bestätigt werden.

> **Durchführung des oralen Glukosetoleranztests (nach WHO-Richtlinien)**
> - In den drei Tagen vor dem Test mindestens 150–200 g Kohlenhydrate pro Tag bei normaler körperlicher Aktivität zuführen
> - Nach 10–16 Stunden Nahrungs- und Alkoholkarenz um 8 Uhr Nüchtern-BZ bestimmen und Patienten dann 75 g Glukose, gelöst in 250–300 ml Wasser, innerhalb von 5 Minuten trinken lassen
> - Blutzucker zwei Stunden nach dem Glukosetrunk messen. In dieser Zeit muss der Patient ruhig sitzen oder liegen und darf nicht rauchen

- Störfaktoren:
  - Menstruation: Mindestens drei Tage Abstand
  - Arzneimittel (z.B. Thiaziddiuretika, Glukokortikoide, Kontrazeptiva, Laxantien): Mindestens drei Tage vorher absetzen
  - Akute Erkrankungen, Hypokaliämie, Magen- und Duodenalulkus, Magenteilresektion.

Glykohämoglobine

Glukose lagert sich je nach Blutzuckerspiegel fest an die Hämoglobinmoleküle an, diese Verbindung bleibt bis zum normalen Abbau des Hämoglobinmoleküls bestehen. Der Anteil dieses **Glykohämoglobins** kann laborchemisch gemessen werden. In aller Regel wird das **HbA$_{1c}$** bestimmt, das eine Aussage über den durchschnittlichen Blutzuckerspiegel der letzten 6–8 Wochen und damit eine Behandlungskontrolle erlaubt.

Beim Gesunden beträgt der Anteil des HbA$_{1c}$ laborabhängig bis ca. 6%. Bei Diabetikern bedeutet ein HbA$_{1c}$ unter 6,5% eine gute, eines über 7,5% eine unbefriedigende Stoffwechselführung.

Nur bei unzuverlässigem HbA$_{1c}$ (z.B. bei hämolytischer Anämie) werden die **Fruktosamine** bestimmt, „gezuckerte" Proteine (hauptsächlich Albumin), die eine Aussage über die Blutzuckereinstellung der letzten zwei Wochen erlauben.

Behandlungsstrategie

Die Therapieziele sind grundsätzlich die gleichen wie beim Typ-1-Diabetes. In hohem Alter oder bei schweren Begleiterkrankungen mit nur noch begrenzter Lebenserwartung werden sie aber individuell angepasst. Weitere kardiovaskuläre Risikofaktoren wie etwa erhöhte Blutfette oder Hypertonie werden optimal eingestellt.

Bei adipösen Patienten reichen häufig eine konsequente kalorienreduzierte Kost (☞ 10.7.10) und körperliche Bewegung aus, die zur Gewichtsreduktion führen und die Stoffwechselveränderungen des metabolischen Syndroms angehen. Erst wenn hierdurch keine ausreichende Senkung des Blutzuckers zu erzielen ist, wird eine medikamentöse Therapie, zunächst mit *oralen Antidiabetika*, begonnen (☞ 10.7.8). Ist das HbA$_{1c}$ auch hierdurch nicht unter 7% zu senken, wird zusätzlich Insulin gegeben (☐ 11).

Pflege ☞ 10.7.4, 10.7.5, 10.7.7–10.7.12

Prognose

Auch die Prognose des Diabetes mellitus Typ 2 wird wesentlich bestimmt von den diabetesbedingten Spätschäden (☞ 10.7.6).

10

Tab. 10.23: Beurteilung des oralen Glukosetoleranztests. Er wird in Zweifelsfällen sowie zum Screening bei Patienten mit Risikofaktoren empfohlen.

Bewertung*	Normal	Pathologische Glukosetoleranz	Diabetes mellitus
Nüchtern	< 110 mg/dl (6,1 mmol/l)	110–125 mg/dl (6,1–7,0 mmol/l)	≥ 126 mg/dl (7,0 mmol/l)
2-Std.-Wert	< 140 mg/dl (7,8 mmol/l)	140–199 mg/dl (7,8–11,1 mmol/l)	≥ 200 mg/dl (11,1 mmol/l)

*Alle Werte beziehen sich auf die Plasmaglukose. Der Blutzucker im venösen Vollblut ist etwa 10–15% niedriger als im Plasma.

10.7.4 Diabetisches Koma

Diabetisches Koma *(Coma diabeticum, hyperglykämisches Koma):* Stets lebensbedrohliche Komplikation des Diabetes mellitus mit teilweise extrem hohen Blutzuckerwerten.

Krankheitsentstehung und Einteilung

Es gibt zwei Formen des **diabetischen Komas:**
- **Ketoazidotisches Koma,** vor allem bei Typ-1-Diabetikern auftretend und bei ungefähr 25% aller Typ-1-Diabetiker Erstmanifestation des Diabetes. Typische Auslöser bei bereits behandelten Diabetikern sind ein erhöhter Insulinbedarf (z. B. bei einem Infekt), Dosierungsfehler, aber auch das Vergessen von Insulininjektionen. Der hochgradige Insulinmangel führt zu einer Hyperglykämie (BZ meist 300–700 mg/dl = 17–39 mmol/l) und einer *Lipolyse* (Fettabbau) mit Ketonkörperproduktion, in deren Folge eine Azidose entsteht. Durch die Azidose entgleist sekundär der Elektrolythaushalt, insbesondere der Kaliumhaushalt
- **Hyperosmolares Koma,** häufiger bei Patienten mit Diabetes mellitus Typ 2 vorkommend. Als Erstmanifestation wie auch infolge von (gehäuften) Diätfehlern, vernachlässigter Arzneimittelzufuhr oder erhöhtem Insulinbedarf möglich. Die extreme Blutzuckererhöhung (BZ zum Teil > 700 mg/dl entsprechend 39 mmol/l) führt zu einer ausgeprägten Glukosurie mit hohen Flüssigkeits- und Elektrolytverlusten über die Nieren, sodass sich eine schwere Exsikkose entwickelt. Die vom Körper produzierten Insulinmengen reichen hier häufig aus, um die Lipolyse zu hemmen, sodass meist keine Azidose entsteht
- Mischformen sind möglich.

Symptome und Untersuchungsbefund

Die Symptome von ketoazidotischem und hyperosmolarem Koma ähneln sich sehr: Nach zunehmender Polyurie, starkem Durst, Schwäche, Übelkeit und Erbrechen kommt es zu einer zunehmenden Bewusstseinstrübung (☞ Tab. 10.24).

Beim *ketoazidotischen Koma* können abdominelle Schmerzen mit Abwehrspannung auftreten **(Pseudoperitonitis).** Typisch sind außerdem eine vertiefte, regelmäßige Atmung *(Kussmaul-Atmung)* und Azetongeruch in der Atemluft.

Dagegen dominieren beim *hyperosmolaren Koma* mit Exsikkose, Tachykardie und niedrigem Blutdruck bis zum Schock die Zeichen des Volumenmangels. Die Haut der Patienten ist warm und trocken.

Diagnostik und Differenzialdiagnose

Die Diagnose ist durch einen einfachen **BZ-Stix** möglich, d. h. einen Streifen-Schnelltest zur Blutzuckerbestimmung aus Kapillarblut (Prinzip ☞ 9.3.3). Zur Abschätzung der aktuellen Gefährdung sind eine Blutgasanalyse (☞ 6.3.4), die Bestimmung der Elektrolyte, des Blutbilds, der Serumosmolarität und der Nierenretentionswerte im Blut sowie der Ketonkörper im Urin erforderlich.

	Ketoazidotisches Koma	Hyperosmolares Koma
Bevorzugt Betroffene	Typ-1-Diabetiker	Typ-2-Diabetiker
Zeitdauer bis zum Vollbild	Stunden bis Tage	Tage bis Wochen
BZ-Werte	Ca. 300–700 mg/dl (17–39 mmol/l)	Evtl. > 700 mg/dl (39 mmol/l)
Typische Symptome	Appetitlosigkeit. Polyurie, Polydipsie, Dehydratation durch osmotische Diurese (massive Glukosurie), Tachykardie und Hypotonie bis zum Schock (dann Oligo-/Anurie bis zum akuten Nierenversagen). Verlangsamte Reflexe, hypotone Muskulatur, Bewusstseinsstörungen	
	Azidose mit Übelkeit, Erbrechen, Peritonitissymptomen, Azetongeruch der Atemluft, vertiefte (Kussmaul-)Atmung	Trockene, heiße Haut

Tab. 10.24: Symptome bei ketoazidotischem und bei hyperosmolarem Koma. [A300]

Behandlungsstrategie

Die Behandlung erfolgt auf der Intensivstation:
- Intravenöse Volumensubstitution mit Kochsalzlösung unter Kontrolle des zentralen Venendrucks (ZVD). In den ersten zwölf Stunden können bis zu 10% des Körpergewichts an Flüssigkeit erforderlich sein (Vorsicht bei vorbestehender Herz- oder Niereninsuffizienz)
- Intravenöse Gabe von Normalinsulin (☞ 10.7.7) über Perfusor (meist 6–10 IE/Std.). Dabei darf der Blutzuckerspiegel stündlich nur um maximal 100 mg/dl (5,6 mmol/l) sinken, da sonst die Gefahr eines Hirnödems besteht
- Vorsichtige Kaliumzufuhr unter Serumkaliumkontrolle, da durch den Azidoseausgleich und das Insulin vermehrt Kalium in die Zellen einströmt und es oft zur Hypokaliämie kommt
- Bei BZ < 250 mg/dl (13,8 mmol/l) zusätzlich Glukose intravenös, um den Blutzuckerabfall zu verlangsamen, da die Insulingabe nicht gestoppt werden darf (ist zur Azidosekorrektur notwendig)
- Nur bei ausgeprägter Azidose Bikarbonatgabe zur Korrektur des Säure-Basen-Haushalts (☞ 9.16.1)
- Thromboseprophylaxe mit Heparin.

Pflege

- Flüssigkeitsbilanzierung. Legen eines Blasendauerkatheters zur exakten Messung der Ausscheidung, bei starkem Erbrechen auch Legen einer Magensonde
- Durchführung aller notwendigen Prophylaxen
- Überwachung der Infusionstherapie (Wechseln der Infusionen, Kontrollieren der Perfusoren), Pflege der venösen Zugänge.

Patientenbeobachtung und Dokumentation
- Stündliche Kontrollen von BZ, Kalium, Natrium, ZVD (☞ 4.1.6)
- Ein- bis vierstündliche Kontrollen der BGA (☞ 6.3.4)

- Regelmäßige Kontrolle von Blutdruck, Puls, Atmung (Aspirationsgefahr), Temperatur, Haut und Bewusstsein
- Flüssigkeitsbilanzierung mit stündlicher Bilanz.

Prognose

Die Sterblichkeit beim diabetischen Koma liegt immer noch bei bis zu 10 %.

10.7.5 Hypoglykämie

Hypoglykämie: Blutzucker unter ca. 50 mg/dl (2,8 mmol/l). Bei einer **leichten Hypoglykämie** bestehen zwar Symptome, der Patient ist aber noch bewusstseinsklar und handlungsfähig. Bei einer **schweren Hypoglykämie** ist der Betroffene bewusstseinsgestört bis komatös und handlungsunfähig.

Krankheitsentstehung

Die **Hypoglykämie** ist meist Folge von Arzneimittelüberdosierung (Insulin, Sulfonylharnstoffe), Alkoholgenuss oder starker körperlicher Anstrengung bei Diabetikern. Nicht selten liegt die Ursache darin, dass Patienten zu wenig oder gar nichts essen, sich aber trotzdem die verordnete Menge Insulin spritzen oder ihre Tabletten einnehmen.

Seltener sind andere Grunderkrankungen die Ursache, z. B. eine Alkoholvergiftung, Leberfunktionsstörungen oder ein Insulin produzierender Tumor (☞ 10.10.1).

Symptome, Befund und Diagnostik

Die Symptome entwickeln sich oft innerhalb weniger Minuten. Sie sind zum Teil Folge der sympathikusvermittelten Gegenregulation des Körpers, um den Blutzucker konstant zu halten, zum Teil Folge des Glukosemangels im Gehirn. Im typischen Fall verspürt der Patient Heißhunger, wird unruhig, zittrig und hat einen zu schnellen Puls. Seine Haut ist blass, kalt und infolge eines Schweißausbruches feucht (☞ auch Abb. 10.25). Es folgen psychische Störungen jeglicher Art (z. B. Albernheit, Aggressivität), Bewusstseinstrübungen bis zur Bewusstlosigkeit (Koma) sowie neurologische Ausfälle, die denen eines Schlaganfalls ähneln können. Auch zerebrale Krampfanfälle sind möglich. In Extremfällen hat der Patient zentrale Atem- und Kreislaufregulationsstörungen.

Nächtliche Hypoglykämien ☞ 10.7.5

Die Medikation mit β-Blockern (☞ Pharma-Info 5.12) oder eine diabetischen Neuropathie (☞ 10.7.6) können die Symptomatik verschleiern. Insbesondere bei häufigen Hypoglykämien kann sich auch eine **Hypoglykämiewahrnehmungsstörung** ausbilden. In diesen Fällen gerät der Patient scheinbar unvermittelt ins Koma.

Möglich ist aber auch, dass Hypoglykämien ganz langsam entstehen und sich zunächst lediglich durch auffälliges Verhalten bemerkbar machen.

Die Diagnosestellung ist durch einen BZ-Stix sofort möglich.

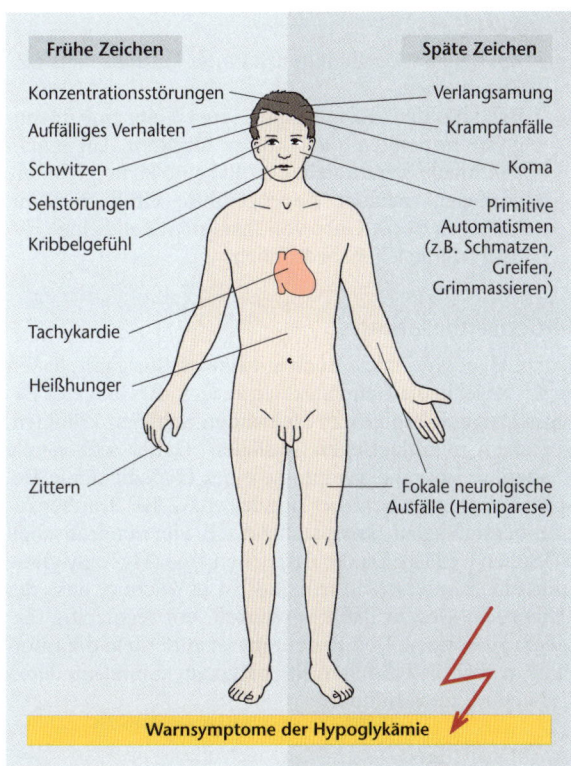

Abb. 10.25: Überblick über die Symptome bei Hypoglykämie. [L157]

Behandlungsstrategie

Diabetiker fangen die meisten Hypoglykämie bereits im Frühstadium selbst ab. Würfel- oder Traubenzucker oder zuckerhaltige Getränke (z. B. Cola, Saft) führen zu einem raschen Blutzuckeranstieg. Verschwinden die Hypoglykämiezeichen danach, empfiehlt es sich, $^1/_2$–1 Scheibe Brot, ein Stück Obst oder einen Riegel Schokolade zu essen (keine Diätprodukte), um länger dauernde Blutzuckerstabilität zu erreichen.

Ist der Patient nicht mehr ansprechbar, können geschulte Angehörige noch außerhalb der Klinik eine *Glukagon-Fertigampulle* s. c. spritzen (bei alkoholbedingten Hypoglykämien wirkungslos).

Im Krankenhaus besteht die Behandlung in der intravenösen Gabe von Glukose 40 %. Manche Stationen bevorraten diese auf einem „Hypotablett" mit Venenverweilkanülen, Hautdesinfektionsmittel, Tupfer und Pflastern (☐ 12). Die weitere Behandlung hängt davon ab, wie schnell der Patient aufklart und welche Ursache der Hypoglykämie zugrunde lag. Da Hypoglykämien durch orale Antidiabetika aufgrund ihrer zum Teil langen Halbwertszeit länger andauern, wird der Patient in diesem Fall über 24–48 Stunden beobachtet und erhält entsprechend der BZ-Werte Glukoseinfusionen. Immer ist eine Überprüfung der Medikation erforderlich.

Pflege

Patienten sorgfältig überwachen: Puls und RR halbstündlich kontrollieren, Bewusstsein beobachten, BZ in den ersten 24 Stunden alle zwei Stunden bestimmen.

10

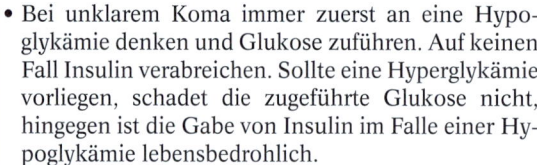

Vorsicht
- Bei Bewusstlosigkeit unbekannter Ursache stets BZ-Stix machen
- Bei unklarem Koma immer zuerst an eine Hypoglykämie denken und Glukose zuführen. Auf keinen Fall Insulin verabreichen. Sollte eine Hyperglykämie vorliegen, schadet die zugeführte Glukose nicht, hingegen ist die Gabe von Insulin im Falle einer Hypoglykämie lebensbedrohlich.

Patientenberatung

Kurze Hypoglykämien, auch mit Bewusstlosigkeit, lassen in der Regel keine Dauerschäden zurück. Bei längerer Bewusstlosigkeit kann es zu bleibenden Schäden kommen, vor allem neurologischen Ausfällen. Daher sollten alle Diabetiker über die Symptome einer Hypoglykämie Bescheid wissen und *immer* mindestens 2 BE Traubenzucker bei sich haben, entsprechend z. B. vier quadratischen Plättchen (= 23 g). Da die Anzeichen einer Hypoglykämie individuell unterschiedlich sind, ist es wichtig, dass der Patient ein Gespür dafür entwickelt, um rechtzeitig reagieren zu können. Von Bedeutung ist außerdem die Information über die Ursachen einer Hypoglykämie, um deren Entstehung zu verhindern.

Vorsicht
Bei Hypoglykämien während einer Kombinationstherapie mit Acarbose (z. B. Glucobay® ☞ 10.7.8) wirkt oral nur reine Glukose (Traubenzucker, Monosaccharid). Würfelzucker (Disaccharid) und in Schokolade enthaltener Zucker werden nicht resorbiert und sind daher unwirksam.

10.7.6 Folgeerkrankungen des Diabetes mellitus

Der Diabetes mellitus gefährdet den Patienten nicht nur durch akute Stoffwechselentgleisungen. Entscheidend für die Langzeitprognose sind heute die **diabetischen Folgeerkrankungen** *(diabetisches Spätsyndrom)* durch den chronisch erhöhten Blutzuckerspiegel. Bei einem schlecht eingestellten Diabetiker treten sie schon nach 5–10 Jahren auf. Eine gute Stoffwechselführung vermag das Risiko für Neuauftreten und Fortschreiten diabetischer Folgeerkrankungen signifikant zu vermindern.

Die **diabetischen Spätkomplikationen** betreffen vor allem die arteriellen Gefäße und damit so gut wie alle Organsysteme:
- Die **Makroangiopathie** (Erkrankung der großen Blutgefäße) entspricht einer (vorzeitigen) Arteriosklerose (☞ 5.5.1). Ursächlich sind die Stoffwechselveränderungen des metabolischen Syndroms – entsprechend sind Typ-2-Diabetiker besonders stark betroffen. KHK (☞ 4.4.1), Herzinfarkt (oft ohne Schmerzen! ☞ 4.4.2), Schlaganfall (☞ 5.6) und periphere arterielle Verschlusskrankheit (pAVK ☞ 5.5.2) treten gehäuft und früher als bei Nicht-Diabetikern auf. Eine arteriosklerotische Nierenschädigung ist möglich
- Die **Mikroangiopathie** (Erkrankung der kleinen Blutgefäße) ist eine *diabetesspezifische Gefäßschädigung*

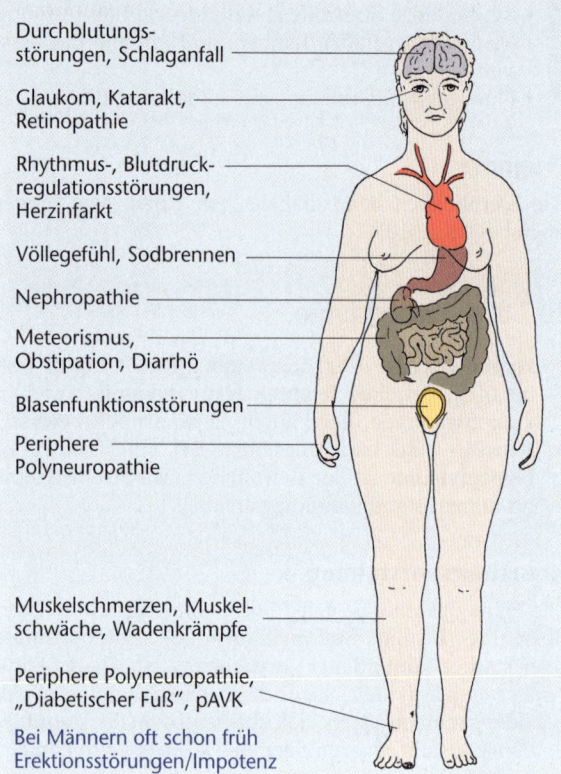

Durchblutungsstörungen, Schlaganfall

Glaukom, Katarakt, Retinopathie

Rhythmus-, Blutdruckregulationsstörungen, Herzinfarkt

Völlegefühl, Sodbrennen

Nephropathie

Meteorismus, Obstipation, Diarrhö

Blasenfunktionsstörungen

Periphere Polyneuropathie

Muskelschmerzen, Muskelschwäche, Wadenkrämpfe

Periphere Polyneuropathie, „Diabetischer Fuß", pAVK

Bei Männern oft schon früh Erektionsstörungen/Impotenz

Abb. 10.26: Diabetische Spätschäden. Todesursache bei Diabetikern ist in 50 % ein Herzinfarkt bei koronarer Herzkrankheit, in 30 % ein Schlaganfall und in 12 % Nierenversagen durch diabetische Nephropathie. [A400-190]

mit Verdickung der kapillären Basalmembranen. Ursächlich kommt der Hyperglykämie die Hauptbedeutung zu
- Die typische **diabetische Nephropathie** (nicht-entzündliche Nierenschädigung) ist die *Glomerulosklerose Kimmelstiel-Wilson*. Frühsymptom ist eine *Mikroalbuminurie*, d. h. eine leicht gesteigerte Albuminausscheidung über die Nieren (30–300 mg/24 Std.), die durch spezielle Urinteststreifen (z. B. Micral-Test® S) ohne großen Aufwand festgestellt werden kann (☞ auch 9.3.3, Herstellerangaben beachten). Die Nierenfunktion nimmt langsam ab und im Endstadium ist der Patient dialysepflichtig (☞ 9.11). Die mit der Niereninsuffizienz einhergehende Blutdruckerhöhung schädigt die Gefäße zusätzlich. Das Fortschreiten der diabetischen Nephropathie lässt sich durch eine optimale Blutzucker- und Blutdruckeinstellung sowie eine Reduktion der Eiweißaufnahme auf maximal 0,8 g Eiweiß/kg Körpergewicht täglich („fast-vegetarische" Kost) erheblich verzögern. Vermutlich sind genetische Faktoren (mit-)entscheidend dafür, ob und wann ein Diabetiker eine diabetische Nephropathie entwickelt
- Am Auge führt die Mikroangiopathie zur **diabetischen Retinopathie** mit Mikroaneurysmen, Einblutungen und Gefäßwucherungen der Netzhaut und Netzhautablösung. Sie ist eine der häufigsten Erblindungsursachen bei Erwachsenen

- Auch **Katarakt** *(Linsentrübung)* und **Glaukom** *(Erhöhung des Augeninnendrucks)* können als Folge eines Diabetes mellitus am Auge auftreten
- Ursache der **diabetischen Polyneuropathie** (Nervenschädigung infolge eines Diabetes mellitus) ist wahrscheinlich eine direkte Schädigung der Nervenfasern durch Stoffwechselprodukte der Hyperglykämie kombiniert mit einer Schädigung der winzig kleinen Blutgefäße, welche die Nerven versorgen. Sie zeigt sich vor allem als **periphere Polyneuropathie** (Schädigung der peripheren Nerven) mit Sensibilitätsstörungen, Schmerzen und Lähmungen. Frühzeichen ist ein vermindertes Vibrationsempfinden (Stimmgabeltest). Besonders typisch sind schmerzhafte Missempfindungen der distalen Unterschenkel und der Füße *(burning feet)*

  Oft besteht auch eine **autonome Polyneuropathie**, d.h. eine Mitbeteiligung des vegetativen (autonomen) Nervensystems. Hauptsymptome sind Herzrhythmusstörungen, Störungen der Blutdruckregulation mit Schwindel sowie Übelkeit und Völlegefühl durch eine Magenentleerungsstörung und Durchfall oder Obstipation durch Beeinträchtigung der Darmperistaltik. Besonders belastend sind Störungen der Blasenentleerung sowie Erektionsstörungen. Sind sympathische Bahnen betroffen, spürt der Patient unter Umständen die Warnsymptome einer Hypoglykämie (☞ 10.7.5) nicht mehr, da diese auch über den Sympathikus vermittelt werden
- Das **diabetische Fußsyndrom** ist meist durch ein Zusammenspiel von Makro- und Mikroangiopathie, Neuropathie und erhöhter Infektneigung des Diabetikers verursacht
  - Beim **neuropathischen diabetischen Fuß** ist der Fuß typischerweise warm, die Fußpulse sind tastbar, die Haut ist trocken und die Sensibilität gestört. Vermindertes Schmerzempfinden führt nicht selten dazu, dass Druckstellen oder kleine Verletzungen erst bemerkt werden, wenn sie zu Nekrosen geführt haben oder infiziert sind. Typisch ist das *Mal perforans*, ein wie ausgestanzt wirkendes, schmerzloses Ulkus, das vor allem an mechanisch belasteten Regionen der Fußsohle entsteht (☞ Abb. 10.27)
  - Der **ischämische Fuß** ist Folge einer pAVK (☞ auch 5.5.2): Der Fuß ist kalt und blass, die Fußpulse sind nicht tastbar, die Sensibilität erhalten. Charakteristisch sind hier (schmerzhafte) Nekrosen der Akren (Zehen, Fersen). Diese führen unbehandelt ebenso wie kleine Wunden durch Infektion und Durchblutungsstörungen oft zu einer *diabetischen Gangrän*
  - Mischformen sind möglich.

Die Behandlung des diabetischen Fußsyndroms ist interdisziplinär, vielerorts gibt es spezielle Fußambulanzen. Grundvoraussetzung für ein Abheilen ist stets eine konsequente Druckentlastung durch spezielle orthopädische Schuhe bzw. Nutzen von Rollstuhl oder Gehhilfen. In Frühstadien ist eine konservative Behandlung der Läsionen mit antiseptischen Verbänden und ggf. systemischer Antibiotikagabe fast immer erfolgreich. Bei relevanter arterieller Durchblutungsstörung ist die Möglichkeit einer gefäßchirurgischen Intervention zu prüfen. In Spätstadien können Operationen oder sogar Amputationen notwendig werden.

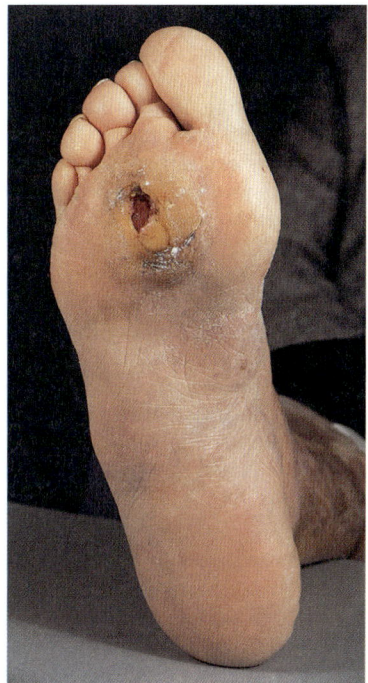

Abb. 10.27: Mal perforans an typischer Stelle am Vorfuß. Viele Diabetiker nehmen infolge einer Neuropathie Schmerzen nicht rechtzeitig oder gar nicht wahr, sodass sich diese z. T. tiefen Geschwüre bilden können. [M108]

10.7.7 Insulintherapie bei Diabetes mellitus

Eine Insulintherapie ist bei Patienten mit einem Typ-1-Diabetes immer erforderlich. Häufig kommt es hier nach Einleitung der Behandlung zu einer vorübergehenden Remissionsphase *(Honeymoon-Phase)* mit sehr geringem Insulinbedarf. Es sollte jedoch auch während dieser Zeit eine gering dosierte Insulintherapie erfolgen.

Typ-2-Diabetiker müssen „spritzen", wenn Diät, Bewegung und orale antidiabetische Medikation (☞ 10.7.8) nicht mehr ausreichen **(Sekundärversagen)**. Insulingabe ist auch erforderlich beim diabetischen Koma und perioperativ bei größeren Operationen.

Insulinarten

Humaninsuline und tierische Insuline

Heute werden fast nur noch gentechnisch produzierte und mit dem menschlichen Insulin identische **Humaninsuline** oder von diesen hergeleitete **Insulin-Analoga** verwendet. **Tierische Insuline** von Schweinen oder Rindern sind in Deutschland nicht mehr auf dem Markt (in zwingend notwendigen Fällen Bezug über internationale Apotheke).

Kurz wirksame Insuline

Normalinsulin. Die blutzuckersenkende Wirkung von **Normalinsulin** (früher *Altinsulin*) setzt nach subkutaner Injektion bereits nach 15–30 Minuten ein und erreicht nach ca. zwei Stunden ihren Gipfel. Da die Normalinsuline nur 4–6 Stunden (je nach Dosis) wirken, sind 3–4 Injektionen täglich erforderlich. Normalinsuline werden im Rahmen der intensivierten Insulintherapie (☞ unten), bei akuten Stoffwechselentgleisungen und perioperativ eingesetzt. Beispiele sind Actrapid®, Huminsulin® Normal oder Insuman® Rapid.

10

Normalinsulin ist das einzige Insulin, das auch intramuskulär oder intravenös gespritzt werden kann.

Kurz wirksame Insulin-Analoga. Bei den kurz wirksamen Insulin-Analoga sind im Vergleich zum Humaninsulin ein bis zwei Aminosäuren verändert. Deshalb lagern sie sich im Gewebe nicht wie Normalinsulin in Sechsergruppen zusammen und werden schneller resorbiert. Auf dem Markt sind Insulin aspart (z. B. Novo Rapid®), Insulin glulisin (z. B. Apidra®) und Insulin lispro (z. B. Humalog®). Die Wirkung beginnt bereits nach 15 Minuten, die Maximalwirkung wird bereits nach einer Stunde erreicht, nach 2–4 Stunden ist die Wirkung abgeklungen. Vorteile sind, dass kein Spritz-Ess-Abstand eingehalten werden muss und postprandiale Hyperglykämien sowie Hypoglykämien 3–4 Stunden nach dem Essen reduziert werden. Die Anwendungsgebiete entsprechen denen von Normalinsulin.

Verzögerungsinsuline

Durch Änderung der physikochemischen Eigenschaften oder durch Bindung an Verzögerungssubstanzen konnte eine Verlängerung der Insulinwirkung erzielt werden (**Verzögerungsinsuline**, *Depotinsuline*):

- **Intermediärinsuline** wie z. B. Insuman® Basal oder Protaphane® beginnen nach ungefähr einer Stunde zu wirken (Herstellerangaben beachten), erreichen das Maximum ihrer Wirkung nach 4–8 Stunden und haben eine Wirkdauer von ca. 20 Stunden, wobei die Dauer der Insulinwirkung auch von der injizierten Menge abhängt (die Wirkdauer verlängert sich mit steigender Dosis). Intermediärinsuline dienen zur Deckung des basalen Insulinbedarfs und sind Bestandteil von **Mischinsulinen** (☞ unten). Auch das Insulin-Analogon Insulin detemir (z. B. Levemir®) kann aufgrund seiner Wirkdauer zu den Intermediärinsulinen gerechnet werden
- **Langzeitinsuline** wirken bis zu 30 Stunden und werden ebenfalls zur Deckung des Basalbedarfs eingesetzt. Ihre Wirkung setzt erst 2–3 Stunden nach der Injektion ein. Heute wird vor allem das lang wirksame Insulin-Analogon Insulin glargin (Lantus®) eingesetzt
- **Mischinsuline** (z. B. Insuman Comp® 15/25/50, Actraphane® 30/50; Humalog Mix®, Novo Mix®) bestehen aus einer Mischung aus kurz wirksamem und Verzögerungsinsulin und sind in verschiedenen Mischungsverhältnissen erhältlich, um durch unterschiedliche Wirkprofile den verschiedenen Stoffwechselbedürfnissen Rechnung zu tragen. Ihr Hauptanwendungsgebiet ist die konventionelle Insulintherapie (☞ unten).

Bei Mischinsulinen gibt der Zusatz nach dem Präparatenamen das Mischungsverhältnis von Normal- und Intermediärinsulin an. Heute am gebräuchlichsten ist eine Zahl, die den Prozentanteil des Normalinsulins widergibt, z. B. enthält Actraphane® 30 30% Normalinsulin.

Insulindosierung

Insuline werden nach *internationalen Einheiten*, kurz **IE**, dosiert. In Deutschland sind Insuline für Einmalsprit-

zen in den Konzentrationen 40 IE/ml und 100 IE/ml im Handel. Ampullen für Insulin-Pens (☞ unten) enthalten immer 100 IE/ml und sind meist durch Zusätze wie „100", „Penfill" oder „für Pens" gekennzeichnet. Insulinfertigspritzen sind Einmalpens mit 300 IE Gesamtinsulingehalt.

Insulinlagerung

Der Insulinvorrat wird bei +2 bis +8 °C aufbewahrt, z. B. im Butter- oder Gemüsefach des Kühlschranks. Tiefkühltemperaturen verträgt das Insulin ebenso wenig wie Hitze (z. B. im Handschuhfach des Autos), weil es dann ausflockt und unwirksam wird. Das gerade benutzte Fläschchen bzw. die gerade im Pen befindliche Patrone kann vier Wochen bei Zimmertemperatur gelagert werden (ggf. Anbruchdatum daraufschreiben). Auf Reisen gehören Insulin, Spritzbesteck und Pen ins Handgepäck (je nach Umgebungstemperatur z. B. am Körper tragen oder in einem Thermosbehälter transportieren).

Schemata der Insulintherapie

Unabhängig von der Art der Insulintherapie gilt:
- Die Insulintherapie ist im Grunde genommen unphysiologisch, da die Mahlzeit von der Insulininjektion abhängt – physiologischerweise hängt die Insulinsekretion vom nahrungsbedingten Blutzuckeranstieg ab
- Es besteht Hypoglykämiegefahr
- Die Insulintherapie erfordert eine angepasste Ernährung
- In besonderen Situationen (z. B. geänderter Tagesablauf, Sporturlaub, Krankheit) ist eine Anpassung der Insulindosis erforderlich

Es gibt mehrere Schemata der Insulintherapie (🕮 10).

Konventionelle Insulintherapie

Bei der **konventionellen Insulintherapie** *(CT)* wird vor dem Frühstück und eventuell vor dem Abendessen ein Mischinsulin injiziert. Meist werden morgens zwei Drittel und abends ein Drittel der Gesamtdosis gespritzt. Der Vorteil besteht darin, dass nur 1–2 Injektionen am Tag nötig sind, die auch von einem ambulanten Pflegedienst verabreicht werden können, falls der Patient die Injektionen nicht selbst erlernt. Von Nachteil ist, dass Tages- und Essensablauf des Patienten festgelegt sind und die Einstellung selbst dann oft unbefriedigend bleibt.

Die konventionelle Insulintherapie wird hauptsächlich bei Typ-2-Diabetikern eingesetzt. Beim Typ-1-Diabetiker ist sie nur eine Notlösung, wenn der Patient zu mehrfach täglichen Blutzuckermessungen und Insulininjektionen nicht fähig oder bereit ist.

Intensivierte konventionelle Insulintherapie

Bei der **intensivierten konventionellen Insulintherapie** *(ICT)* **nach dem Basis-Bolus-Konzept** spritzt der Patient zur Deckung des Basalbedarfs abends oder morgens und abends ein Verzögerungsinsulin (40–50% des Gesamttagesbedarfs = **Basalrate**). Zusätzlich ist zu den Hauptmahlzeiten die Gabe eines kurz wirksamen Insulins erforderlich, dessen Menge sich nach dem unmittelbar zuvor bestimmten aktuellen Blutzuckerwert und dem Kohlen-

10

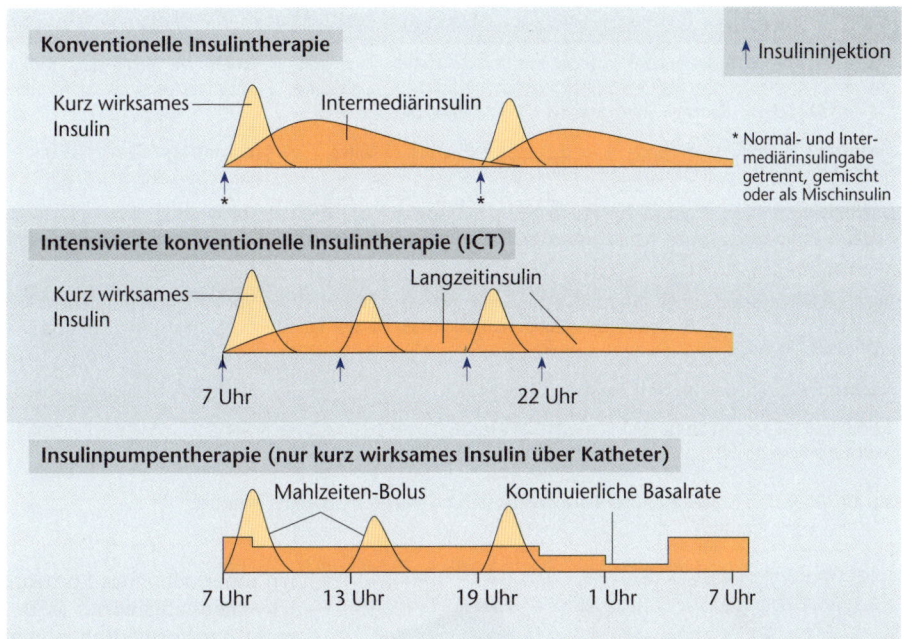

Abb. 10.28: Verschiedene Therapieschemata der Insulintherapie. Die Pfeile bezeichnen die Insulininjektionen, wobei das Mischen von Alt- und Verzögerungsinsulin möglich ist. [A300]

hydratgehalt (☞ 10.7.10) der vorgesehenen Mahlzeit richtet **(Mahlzeitenbolus).** Kurz wirksame Insulin-Analoga werden zu Beginn (evtl. auch erst direkt nach) der Mahlzeit gespritzt, Normalinsuline meist 15–20 Minuten vor der Mahlzeit. Ob ein solcher **Spritz-Ess-Abstand** notwendig ist, ist allerdings umstritten (ebenso wie das Insulin müssen auch die Kohlenhydrate erst ins Blut gelangen). Im Zweifel helfen Blutzuckermessungen.

Pro Broteinheit sind morgens mehr Insulineinheiten erforderlich als mittags und abends. Vorhersehbare Zwischenmahlzeiten können bei Verwendung von Normalinsulin schon bei der vorangegangenen Hauptmahlzeit einberechnet werden. Bei Benutzung von kurz wirksamen

Insulin-Analoga müssen die BE der Zwischenmahlzeiten separat „abgedeckt" werden.

Richtwerte ☞ *Tab. 10.29*

Vorteile sind eine größere Flexibilität des Diabetikers in der Lebensführung und eine in aller Regel bessere Stoffwechseleinstellung.

Nachteilig ist, dass der Patient vor jeder Mahlzeit den Blutzucker messen und Insulin spritzen muss. Voraussetzung für die Berechnung der jeweils notwendigen Insulindosis und die Korrektur von Blutzuckerschwankungen ist eine gute Schulung des Patienten.

Insulinpumpentherapie

Die **Insulinpumpentherapie** *(CSII = kontinuierliche,* engl. *continuous, subkutane Insulininfusion)* kommt in Betracht, wenn mit der Injektionstherapie keine guten Ergebnisse zu erzielen sind oder eine besonders strenge Stoffwechseleinstellung nötig ist (diabetische Neuropathie, vor und während einer Schwangerschaft). Wie bei der intensivierten konventionellen Insulintherapie findet auch hier das Basis-Bolus-Prinzip Anwendung. Über eine in der Bauchdecke subkutan liegende Katheternadel wird mittels einer Pumpe, die außerhalb des Körpers getragen wird, kurz wirksames Insulin appliziert. Zur Deckung des basalen Insulinbedarfs wird kontinuierlich eine geringe, vorprogrammierte Menge Insulin zugeführt (Basalrate). Zusätzlich ruft der Patient vor den Mahlzeiten einen Insulinbolus ab (Mahlzeitenbolus, ☞ oben), dessen Dosierung er wie bei der konventionellen Insulintherapie kurz vorher berechnet. Wesentlicher Vorteil der Insulinpumpe ist ihre Flexibilität. Die Einstellung auf eine Insulinpumpe muss stationär erfolgen.

Ausblick der Insulintherapie

Es gibt mittlerweile eine Insulinpumpe, die mit einem **Glukosesensor** „zusammenarbeiten" kann. Der Glukose-

Insulintages-bedarf	Jugendliche	0,7–0,8 IE/kg KG, davon ca. 45% Basalrate
	Erwachsene	0,5–0,7 IE/kg KG, davon ca. 50% Basalrate
Bolus zu den Mahlzeiten	Morgens	1,5–2 IE/BE
	Mittags	1–1,5 IE/BE
	Abends	1,5 IE/BE
Zielbereich Blutzucker	Nüchtern und vor den Hauptmahlzeiten	90–120 mg/dl
Zielbereich HbA₁c	< 6,5% (Schwangere < 6,1%)	
Korrektur-möglichkeiten	• 1 IE kurz wirksames Insulin senkt den Blutzucker am Tag um ca. 30 mg/dl, in der Nacht um ca. 50 mg/dl • 1 BE hebt den Blutzucker um ca. 50 mg/dl (entspricht 2 quadratischen Plättchen Dextro Energen® oder 100 ml Fruchtsaft)	

* pp = postprandial (nach dem Essen)

Tab. 10.29: Richtwerte für die intensivierte konventionelle Insulintherapie (ICT). Sie geben einen Anhaltspunkt zu Beginn der Therapie und müssen individuell korrigiert werden.

BZ zu hoch	BZ zu tief
Nüchtern: Abendliche Insulindosis zu gering oder Injektionszeitpunkt zu früh am Abend, Abendbrot oder Spätmahlzeit zu reichlich, nächtliche Hypoglykämie (→ Gegenreaktion = Somogyi-Effekt, durch 3-Uhr-BZ auszuschließen)	**Nüchtern:** Verzögerungsinsulindosis am Abend zu hoch. Spätmahlzeit zu gering, Alkoholgenuss, Sport
Vormittag: beim Frühstück zu viel BE für die gespritzten Insulineinheiten, BE-Zusammensetzung ungünstig (leicht resorbierbare Kohlenhydrate)	**Vormittag:** Frühstück zu gering, Insulin am Morgen zu hoch dosiert, Alkoholgenuss, Sport
Nachmittag: Mittags- oder Nachmittagsmahlzeit zu reichlich, morgendliches Verzögerungsinsulin zu gering, Normalinsulin zum Mittag zu gering	**Nachmittag:** Basalrate zu hoch, kurz wirksames Insulin am Mittag zu viel, Mittags- und/oder Nachmittagsmahlzeit zu gering, Alkoholgenuss, Sport
Vor dem Schlafengehen: Abendbrot zu reichlich, kurz wirksames Insulin zum Abendbrot zu wenig, BE-Zusammensetzung ungünstig (leicht resorbierbare Kohlenhydrate)	**Vor dem Schlafengehen:** Abendbrot zu gering, kurz wirksames Insulin zum Abendbrot zu viel, Alkoholgenuss, Sport
Nachts: Spätmahlzeit zu reichlich, Basalrate zu gering	**Nachts:** Spätmahlzeit zu gering, Basalrate zu hoch, Alkoholgenuss
BZ-Niveau insgesamt zu hoch: Unerkannter Infekt, zusätzliche Medikation (z.B. Kortison), Änderung der Essgewohnheiten, weniger körperliche Aktivität, Änderung des Injektionsortes	

Tab. 10.30: Häufige Probleme bei der Blutzucker-Einstellung und deren mögliche Ursachen.

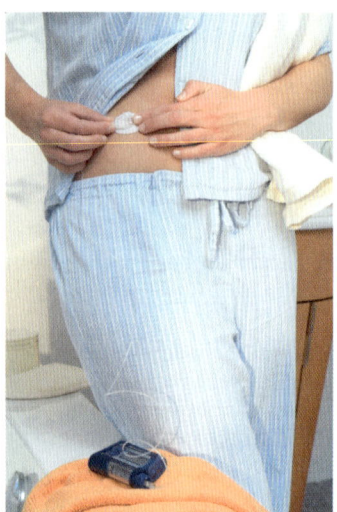
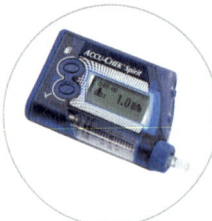

Abb. 10.31: Insulinpumpe. [U126,V336]

sensor liegt ebenfalls subkutan und sendet seine Daten an die Insulinpumpe, die daraufhin z.B. einen Insulinbolus vorschlägt. Die Pumpe wird derzeit in Studien getestet.

Das Fernziel, auf eine exogene Insulinzufuhr verzichten zu können, ist nach wie vor in weiter Ferne. Eine **Pankreastransplantation** wird vor allem zusammen mit oder nach einer Nierentransplantation vorgenommen und sollte bei einer notwendigen Nierentransplantation immer überlegt werden. Die **Inselzelltransplantation,** bei der isolierte Inselzellen transplantiert werden, wird nur an wenigen Zentren und im Rahmen von Studien durchgeführt. Beide haben z.B. den Nachteil einer lebenslangen Einnahme von Immunsuppressiva. (Autologe) Stammzelltransplantationen befinden sich ebenfalls noch am Anfang der Forschungen.

Durchführung der Insulininjektion

Insulin wird, abgesehen von der i.v.-Injektion durch den Arzt, immer subkutan gespritzt. Mögliche Injektionsorte für die subkutane Injektion sind Bauch, Oberschenkel und Gesäß. Systematisches Wechseln der Injektionsstel-

len innerhalb eines Spritzareals beugt Schädigungen des Unterhautfettgewebes (z.B. Verhärtungen) vor. Sie sind nicht nur kosmetisch störend, sondern vermindern bzw. verändern auch die Insulinresorption. Dies ist eine häufige Ursache für vermeintlich unerklärliche Blutzuckerschwankungen. Eine Hautdesinfektion vor der Injektion sollte im Krankenhaus bei Fremdinjektion erfolgen, ist aber bei der selbstständigen Injektion durch den Patienten zu Hause bei Einhaltung der üblichen Körperhygiene nicht erforderlich (💡 13).

Ob eine Insulinspritze oder eine Injektionshilfe (Pen, Einmalpen) benutzt wird, ist Geschmackssache. Pen-Benutzer sollten aber für den Fall eines Defekts Einmalspritzen sowie passendes Insulin bzw. einen Ersatz-Einmalpen zu Hause haben.

Die richtige Technik der Insulininjektion: Schritt für Schritt

Insuline können über einen Pen oder eine Spritze verabreicht werden. Dabei ist zu beachten, dass es Insulin-

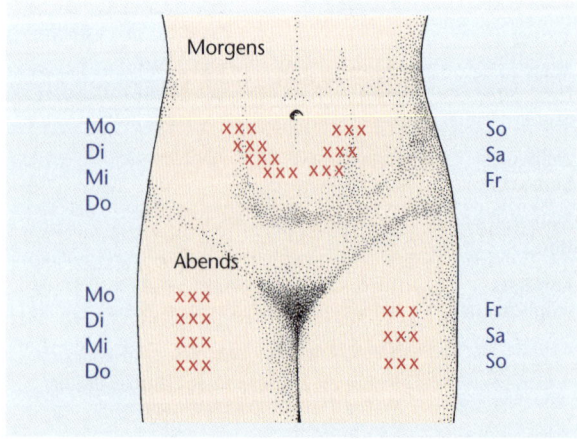

Abb. 10.32: Beispiel für einen Spritzenkalender für die Insulininjektion. Bevorzugte Bereiche sind das Unterhautfettgewebe des Bauches und des Oberschenkels, weil der Patient sie bei der Selbstinjektion gut erreicht. [A300-190]

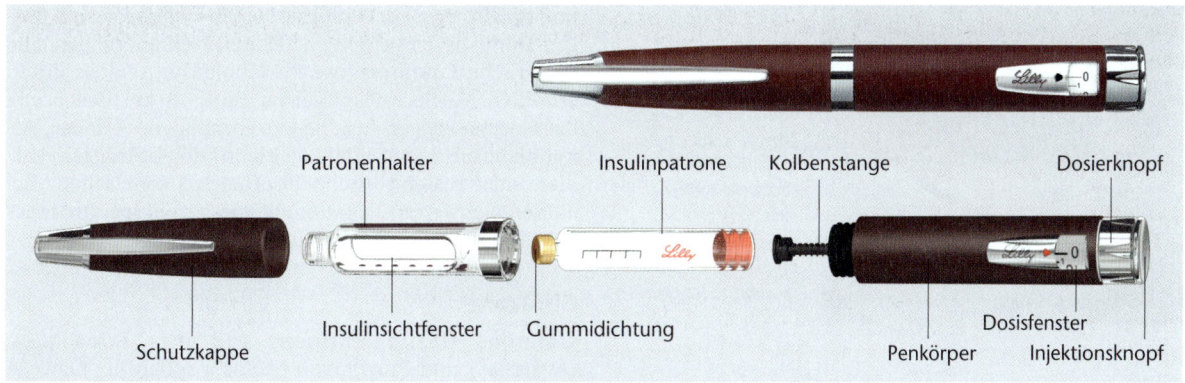

Abb. 10.33: Insulinpen, zerlegt in seine Einzelteile. Der Pen erlaubt eine exakte und schnelle Insulingabe, bei der das Aufziehen des Insulins nicht mehr nötig ist. Im Pen liegt eine Insulinpatrone. Man stellt am Dosierknopf die gewünschte Insulinmenge in Einheiten ein und kontrolliert sie im Sichtfenster. Durch Knopfdruck wird die vorgegebene Insulinmenge gespritzt. [U126]

fläschchen und Spritzen mit 40 und 100 IE/ml gibt. Die Konzentrationsangabe auf der Spritze muss mit der der Insulinampulle übereinstimmen. Penpatronen enthalten immer 100 IE/ml. Ob mit Pen oder Spritze – in beiden Fällen ist NPH-Verzögerungsinsulin vor dem Aufziehen durch mehrfaches vorsichtiges Schwenken (20-mal) zu durchmischen. Es sieht dann trüb aus. Nicht schütteln, da dies zur Schaumbildung führt.

Insulininjektion über Pen:
- Überprüfen, ob der Pen dem Patienten gehört. Um Verwechslungen zu vermeiden, ist der Pen mit dem Namen des Besitzers versehen
- Die zum Pen dazugehörige Einmalkanüle aufsetzen (je nach Dicke des subkutanen Fettgewebes 8–12 mm Länge)
- Verzögerungsinsulin 20-mal schwenken
- 1–2 Einheiten zur Funktionskontrolle abgeben
- Am Dosierrad verordnete Insulinmenge einstellen (wenn der Patient dies nicht selbst kann)
- An der geplanten Injektionsstelle Hautfalte abheben, ggf. desinfizieren (☞ oben), Hautfalte halten und im 45- oder 90°-Winkel einstechen
- Zur Injektion Knopf am Pen ganz herunterdrücken und im Sichtfenster prüfen, ob alle Einheiten verabreicht wurden
- Nach der Wartezeit (☞ unten) Sicherheitskappe aufsetzen, Kanüle abdrehen und im Abwurfbehälter entsorgen (🕮14).

Vorsicht!
Von der bei Selbstinjektion gelegentlich praktizierten Wiederverwendung von Penkanülen ist abzuraten: Eine mögliche Folge sind Dosierungenauigkeiten. Wiederverwendung fördert außerdem durch Nadelverformung mittel- und langfristig Veränderungen des Subkutangewebes, welche die Insulinresorption beeinträchtigen.

Insulininjektion über Spritze:
- Verzögerungsinsulin 20-mal schwenken
- So viel Luft in die Spritze aufziehen, wie Insulin aus der Ampulle entnommen werden soll
- Die Luft in die stehende Insulinampulle spritzen
- Insulinampulle kippen und Insulin aufziehen, zu viel aufgezogenes Insulin in die Ampulle zurückspritzen
- Aufziehkanüle abnehmen, Injektionskanüle aufsetzen
- An der geplanten Injektionsstelle eine Hautfalte abheben, ggf. desinfizieren (☞ oben) und in einem Winkel zwischen 45 und 90° (je nach Dicke des Unterhautfettgewebes) einstechen.

Insulin sollte grundsätzlich langsam injiziert werden. Eine vorherige Aspiration ist nicht erforderlich (und beim Pen auch nicht möglich). Etwa zehn Sekunden lang nach der Injektion abwarten, damit sich das Insulin verteilen kann und nicht wieder aus dem Stichkanal austritt (🕮15). Dann die Hautfalte loslassen und die Nadel herausziehen. Kurz mit einem Tupfer auf die Injektionsstelle drücken.

Wirkbeginn und -dauer des Insulins

Wie schnell und wie lange das gespritzte Insulin wirkt, hängt von mehreren Faktoren ab:
- Bei einer Injektion in den Bauch wird Insulin schneller resorbiert als am Oberschenkel oder Gesäß. Deshalb sollte das Insulin nicht planlos, sondern nach einem festen Muster gespritzt werden (☞ Abb. 10.32). Bei der Mischinsulintherapie empfiehlt sich, morgens in den Bauch und abends in die Beine zu spritzen. Bei der intensivierten konventionellen Insulintherapie ist es zweckmäßig, kurz wirksames Insulin in den Bauch und Verzögerungsinsulin in Oberschenkel oder Gesäß zu injizieren. Zum Nabel sollte ein Abstand von etwa 2 cm eingehalten werden, am Oberschenkel wird mindestens eine Handbreit oberhalb des Kniegelenks gespritzt
- Die Injektion in den Oberarm (nur Außenseite) ist problematisch, da der Patient bei der Selbstinjektion diese Körperstelle schlecht nutzen kann und eine versehentliche i.m.-Injektion relativ häufig ist. Manche Diabetiker spritzen aber ihr kurz wirksames Insulin bei hohem Blutzucker absichtlich i.m., um eine schnellere Wirkung zu erzielen
- Nach Wärme (warmes Baden, Saunabesuch) oder Muskelarbeit tritt die Insulinwirkung schneller ein
- Je höher die Insulindosis (bei gleichem Präparat), desto länger wirkt das Insulin.

10

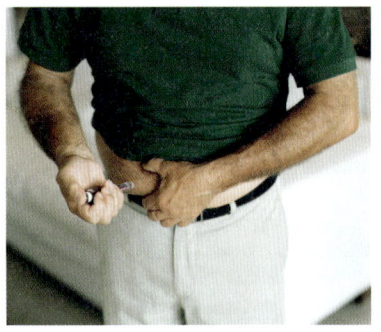

Abb. 10.34: Der Patient injiziert das Insulin in eine Bauchfalte, hier mit einem Insulinpen. Die Einstichstelle sollte nach einem festen Plan gewechselt werden, um das Unterhautfettgewebe zu schonen. [U126]

Mischen von Insulin

Viele Diabetiker müssen Normal- und Verzögerungsinsulin zum gleichen Zeitpunkt spritzen. Das Mischen der Insuline würde diesen Patienten eine zweite Injektion ersparen. Die meisten Diabetiker benutzen aber verschiedenfarbige Pens für unterschiedliche Insuline und ziehen die zweimalige Injektion mit einem Pen dem arbeitsintensiveren Mischen aus zwei Ampullen vor.

10.7.8 Orale medikamentöse Therapie des Diabetes mellitus Typ 2

Eine orale medikamentöse Therapie ist bei den Typ-2-Diabetikern angezeigt, deren Stoffwechsel mit Ernährungsumstellung, Gewichtsabnahme und regelmäßiger Bewegung nicht befriedigend eingestellt werden kann. Voraussetzung ist, dass die Bauchspeicheldrüse noch Insulin produziert (🕮 11).

Hemmstoffe der Kohlenhydratresorption

Hemmstoffe der Kohlenhydratresorption verzögern die Kohlenhydratresorption im Magen-Darm-Trakt und vermindern so den Blutzuckeranstieg nach den Mahlzeiten. Sie werden zu Beginn der Mahlzeit eingenommen. Häufig verwendet werden die **Enzymhemmer** Acarbose (Glucobay®) und Miglitol (z.B. Diastabol®), Hemmstoffe der Kohlenhydrate spaltenden Darmenzyme. Blähungen, Völlegefühl und Durchfall sind häufige Folgen der nicht resorbierten Kohlenhydrate im Dickdarm, können aber durch eine einschleichende Dosierung verringert werden. Hemmstoffe der Kohlenhydratresorption rufen bei alleiniger Gabe keine Hypoglykämien hervor, werden aber wegen ihrer Nebenwirkungen von vielen Patienten nicht akzeptiert.

Biguanide

Biguanide sind insbesondere bei stark adipösen jüngeren Patienten angezeigt. In Deutschland ist nur Metformin (z.B. Glucophage®) im Handel. Metformin reduziert die Glukoseresorption, hemmt die Glukoseneubildung in der Leber und verstärkt die periphere Insulinwirkung. Es hemmt außerdem den Appetit (erleichtert die Gewichtsabnahme) und beeinflusst die Blutfette günstig. Da die Insulinsekretion nicht gesteigert wird, verursacht es keine Hypoglykämien. Metformin wird nach der Mahlzeit eingenommen und kann mit anderen oralen Antidiabetika

kombiniert werden. Häufigste Nebenwirkungen sind Magen-Darm-Beschwerden und Blutbildveränderungen. Die gefährliche **Laktatazidose** (metabolische Azidose durch erhöhten Milchsäurespiegel im Blut) ist bei Beachtung der Gegenanzeigen (v.a. bereits vorhandene Azidose, Alkoholabusus, Leber- und Nierenfunktionsstörungen, kardiale oder respiratorische Insuffizienz) sehr selten. Bei akuten (schweren) Erkrankungen oder präoperativ muss Metformin abgesetzt werden.

Glitazone

Glitazone *(Insulinsensitizer)* wie etwa Rosiglitazon (Avandia®) und Pioglitazon (Actos®) sollen die Gewebe für die Insulinwirkung empfindlicher machen. Fettstoffwechsel, Blutdruck und Nierenschäden sollen ebenfalls positiv beeinflusst werden. Glitazone sind in Deutschland in der Monotherapie sowie in Kombination mit Metformin und Sulfonylharnstoffen (bei Metforminunverträglichkeit) zugelassen. Sie können unabhängig von den Mahlzeiten eingenommen werden. Wichtige Nebenwirkungen sind Kopfschmerzen, Gewichtszunahme, Leberschäden, eine Anämie und Ödeme vor allem der Beine. Weitere mögliche Nebenwirkungen sind eine Herzinsuffizienz sowie ein erhöhtes Frakturrisiko bei Frauen. Bei Herzinsuffizienz, Leber- oder Nierenfunktionsstörungen dürfen Glitazone nicht gegeben werden.

Glinide

Glinide *(Sulfonylharnstoff-Analoga, prandiale Glukoseregulatoren)* wie Repaglinid (z.B. NovoNorm®) oder Nateglinid (z.B. Starlix®) steigern die Insulinfreisetzung aus der Bauchspeicheldrüse *in Abhängigkeit* vom Blutglukosespiegel. Sie werden zu Beginn einer Mahlzeit eingenommen und erreichen ihre maximale Wirkung nach 45 Minuten. Da die Wirkung auch schnell wieder nachlässt, ist die Hypoglykämiegefahr geringer als bei Sulfonylharnstoffen. Glinide sollen die Flexibilität des Typ-2-Diabetikers bei der Nahrungsaufnahme erhöhen. Eine Kombination z.B. mit Metformin ist möglich, nicht jedoch mit Sulfonylharnstoffen.

Sulfonylharnstoffe

Sulfonylharnstoffe, z.B. Glibornurid (z.B. Glutril®), Gliquidon (z.B. Glurenorm®) oder das stark wirksame Glibenclamid (z.B. Euglucon®) stimulieren die Insulinsekretion der Bauchspeicheldrüse und wirken so blutzuckersenkend. Aus pathogenetischem Blickwinkel betrachtet sind Sulfonylharnstoffe ungünstig: Sie verstärken die Hyperinsulinämie des Typ-2-Diabetikers und erschweren aufgrund der anabolen Insulinwirkungen die notwendige Gewichtsreduktion („Insulinmast"). Deshalb stehen sie nicht am Anfang der Therapie.

Sulfonylharnstoffe werden 1- bis 2-mal täglich eine halbe Stunde vor der Mahlzeit eingenommen. Häufigste Nebenwirkung sind Hypoglykämien, die je nach Präparat teils lange anhalten können.

Glimepirid (Amaryl®) wirkt zusätzlich durch eine Hemmung der Glukoseneubildung in der Leber und Verbesserung der Insulinempfindlichkeit der Zielzellen blutzuckersenkend. Trotzdem ist die Hypoglykämiegefahr nach

10

heutigem Wissen geringer als bei den älteren Substanzen.

Weitere Nebenwirkungen der Sulfonylharnstoffe bestehen in Magen-Darm-Beschwerden (Übelkeit, Erbrechen) und allergischen Hautreaktionen. Eine Kombination mit Insulin ist möglich und kann beim fortgeschrittenen Diabetes mellitus Typ 2 praktiziert werden.

Inkretin-Verstärker

Seit 2007 sind **Inkretin-Verstärker** zur Kombinationstherapie des Diabetes mellitus Typ 2 zugelassen.

Inkretine sind im Darm gebildete Hormone, die bei erhöhtem Blutzuckerspiegel (also nach Kohlenhydrataufnahme) freigesetzt werden. Sie verlangsamen die Magenentleerung, stimulieren die Insulinproduktion in der Bauchspeicheldrüse, vermindern die Glukoneogenese in der Leber und hemmen den Appetit. Möglicherweise fördern sie auch das Wachstum der Insulin produzierenden B-Zellen des Pankreas. Wichtigster Vertreter ist *Glucagon like peptide 1 (GLP-1)*, das im Körper rasch vom Enzym *Dipeptidyl-Peptidase 4 (DPP-4)* abgebaut wird. Nach heutigem Wissen sind beim Typ-2-Diabetes Inkretinproduktion wie auch Inkretinwirkung vermindert.

- **Inkretin-Mimetika** *(Inkretin-Rezeptor-Agonisten, GLP-1-Analoga)* greifen an den gleichen Rezeptoren an wie GLP-1. Seit 2007 ist Exenatid (Byetta®) in Deutschland zugelassen. Es wird aus dem Speichel einer Krustenechse gewonnen und wird 1- bis 2-mal täglich vor der Mahlzeit in einer festen Dosis s. c. injiziert. Blutzuckermessungen sind nicht nötig. Hauptnebenwirkung ist Übelkeit, außerdem ist eine Antikörperbildung mit möglicher Wirkungsverminderung möglich. Liraglutid, ebenfalls zur s. c.-Gabe, wird zurzeit in Studien getestet
- **DPP-4-Hemmer** *(DPP-4-Inhibitoren)* vermindern den Abbau der körpereigenen Inkretine und verstärken dadurch deren Wirkung. Erste zugelassene Substanz ist Sitagliptin (Januvia®), seit 2008 ist Vildagliptin (z. B. Galvus®) verfügbar. DPP-4-Hemmer können als Tablette unabhängig von den Mahlzeiten geschluckt werden. Wichtigste Nebenwirkungen sind gastrointestinale Beschwerden.

Langzeiterfahrungen stehen naturgemäß noch aus.

10.7.9 Pflege des Patienten mit Diabetes mellitus

Viele Diabetiker in der Inneren Medizin haben bereits langjährige Erfahrung mit ihrer Erkrankung und sind zum Teil sehr gut geschult. Pflege bedeutet hier vor allem, den Patienten in seinem gewohnten Umgang mit der Erkrankung sowie bei allen Einschränkungen zu unterstützen und seine Selbstständigkeit so weit wie möglich zu erhalten.

Hingegen sind bei Erstdiagnose eines Diabetes – neben der Beobachtung auf die Warnzeichen von Stoffwechselentgleisungen – die Unterstützung des Patienten in der Auseinandersetzung mit der Erkrankung sowie die Information und Schulung von herausragender Bedeutung. Diese erfolgt durch Fachpersonal wie Diabetesberater oder Diätassistenten und findet in Fachabteilungen von Kliniken bzw. in spezialisierten Arztpraxen statt.

Sowohl Typ-1- als auch Typ-2-Diabetiker sehen sich mit einer chronischen Erkrankung konfrontiert, die sie ihr Leben lang begleiten wird und die mit Konsequenzen für Familie, Beruf und Freizeit verbunden ist. Für viele Patienten bedeutet das Bewusstwerden dieser weit reichenden Konsequenzen einen Schock, der inneren Rückzug oder Abwehrverhalten zur Folge haben kann. Die Pflegenden akzeptieren dies und versuchen den Patienten einfühlsam zu begleiten. Vielen Patienten helfen Kontakte zu anderen Betroffenen, die gelernt haben, mit der Krankheit umzugehen. Krankenkassen oder verschiedene Organisationen für Diabetiker bieten Informationsmaterialien und stellen den Kontakt zu örtlichen Selbsthilfegruppen her (✉ 3, 4).

Bewegung

Grundsätzlich ist die Mobilität von Diabetikern erst beim Eintreten von Folgeerkrankungen (☞ 10.7.6) eingeschränkt. So lange dies nicht der Fall ist, können und sollen sie wie Gesunde körperlich aktiv sein.

Typ-1-Diabetiker sind in der Regel jünger, wollen ihre Freizeit so normal wie möglich gestalten und treiben oft gerne Sport, evtl. auch Leistungs- oder Wettkampfsport. Sie müssen so geschult werden, dass sie „ihren" Sport risikoarm ausüben können. Anders ist die Situation bei den oft älteren, übergewichtigen Typ-2-Diabetikern, bei denen Bewegungsmangel meist wesentlicher Faktor bei der Diabetesentstehung war. Sie müssen an körperliche Bewegung oft erst herangeführt werden, die bei ihnen den Stoffwechsel deutlich zu verbessern vermag.

Bewegung wirkt blutzuckersenkend. Ältere Typ-2-Diabetiker, die nachmittags eine Stunde spazieren gehen und mit ihrem Blutzucker ohnehin eher hoch liegen, brauchen keine Angst vor einer Unterzuckerung zu haben. Ansonsten sind vor allem Typ-1-Diabetiker beim Sport hypoglykämiegefährdet. Daher sollten alle Betroffenen stets genügend Traubenzucker und/oder süße Getränke dabei haben und Begleitpersonen über ihre Erkrankung informieren. Sind früher bereits Hypoglykämien mit Bewusstlosigkeit aufgetreten, ist es sinnvoll, diese Personen in die Technik der Glukagoninjektion einzuweisen.

Die meisten Sportarten sind auch Diabetikern möglich. Besonders geeignet sind z. B. Rad fahren, Laufen, Walken und viele Mannschaftssportarten. Wegen der Hypoglykämiegefahr sind all diejenigen Sportarten problematisch, die allein ausgeübt werden, nicht unterbrochen werden können (tagelanges Segeln) oder mit einer hohen Selbst- und Fremdgefährdung einhergehen (Fallschirmspringen). Zu bedenken ist außerdem, dass Patienten mit einer peripheren Neuropathie Schmerzen beim Sport (z. B. Druckstellen durch schlecht sitzendes Schuhwerk) weniger wahrnehmen und sich daraus Komplikationen ergeben können. Hier eignen sich eher Sportarten, bei denen die Füße nicht belastet sind (z. B. Schwimmen).

Nur durch häufige Blutzuckerselbstkontrollen vor, während und nach der körperlichen Belastung kann der Diabetiker herausfinden, wie sein Blutzucker beeinflusst wird, und sich darauf einstellen:

- Im Rahmen von *kurzzeitigen Belastungen* genügt meist eine zusätzliche Kohlenhydratzufuhr (Sport-BE) zur Vermeidung einer Hypoglykämie. Je nach Zeitpunkt des Sports kann alternativ der Bolus kurz wirksamen Insulins vor der Mahlzeit davor vermindert werden, also z. B. vor dem Lauftreff um 14.00 Uhr der Mittagessen-Bolus. Grundsätzlich gilt: Je höher die körperliche Belastung, desto stärker sinkt der Blutzucker. Und je ballaststoffreicher die Nahrung war, desto eher bleibt der Blutzucker (einigermaßen) konstant. Als Richtwert kann gelten: Eine Stunde Tennis oder Joggen erfordert bei normalem Blutzuckerausgangswert zusätzlich ca. 2 BE
- Bei *länger andauernden Belastungen* (z. B. Radtour) ist in der Regel eine vorherige Reduktion der Insulindosis erforderlich, um Hypoglykämien vorzubeugen. Durch zusätzliche Kohlenhydratzufuhr werden auch hier niedrige Blutzuckerwerte ausgeglichen. Eine Reduktion der Insulinmenge kann selbst nach Beendigung der Belastung noch erforderlich sein, denn Sport wirkt bis zu 24 Stunden „nach". Blutzuckermessungen sind beim Sport also unumgänglich.

Allerdings: Bei bestehendem Insulinmangel (also hohen Blutzuckerwerten) kann Sport zu Blutzuckeranstieg mit Ketoazidosegefahr führen, da Glukose aus der Leber freigesetzt wird, aber nicht in die Muskulatur aufgenommen werden kann. Daher sollte ein Diabetiker mit einem Blutzucker über 300 mg/dl (17 mmol/l) und einem deutlich positiven Azetontest keinen Sport treiben, sondern erst den Blutzucker korrigieren.

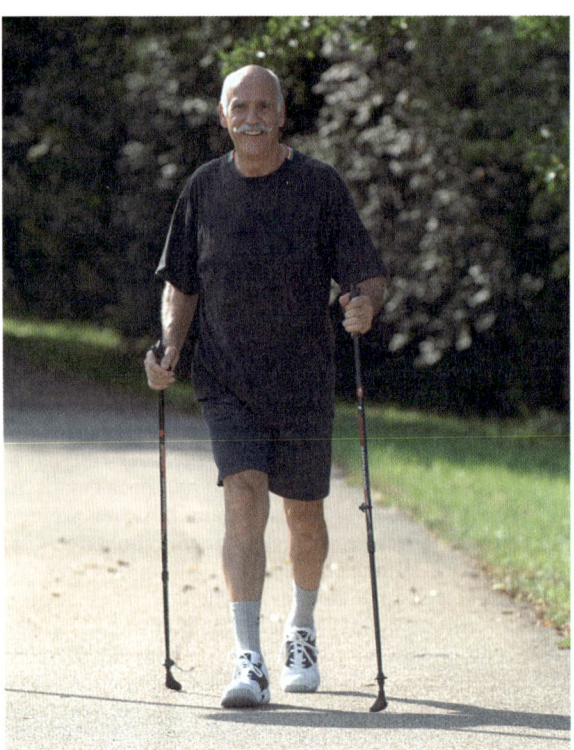

Abb. 10.35: Bei Typ-2-Diabetikern verbessert regelmäßige körperliche Aktivität den Stoffwechsel oft erheblich. Sportart und -intensität müssen Neigungen und Leistungsfähigkeit des Betroffenen berücksichtigen, damit der Sport auf Dauer durchgehalten wird. [J784-004]

Haut

Diabetiker sind erhöht infektionsgefährdet. Mitursache ist ein zuckerhaltiges Haut- und Schleimhautmilieu, das die Keimbesiedelung begünstigt. Sorgfältige Körperpflege und das Beachten allgemeiner Hygienemaßnahmen beugt *Candidosen* (Hefepilzinfektionen ☞ 15.8.3) und bakteriellen Hautinfektionen vor.

Wichtig ist die Vermeidung von feuchten Kammern. Daher sollte die Haut nach dem Waschen gut abgetrocknet (besonders auch zwischen Hautfalten) und mit rückfettenden Salben eingecremt werden, denn Risse sind Eintrittspforten für Erreger. Besondere Aufmerksamkeit bei der Körperpflege verdient die *Fußpflege*.

Fußpflege des Diabetikers

Viele Diabetiker haben diabetische Folgeschäden an den Füßen (☞ 10.7.6). Wegen der reduzierten Schmerzempfindung werden Verletzungen oft spät oder gar nicht bemerkt, und durch eine verminderte Schweißsekretion ist die Haut trockener und wird schneller rissig. Um gefährlichen Komplikationen vorzubeugen, kommt der Fußpflege besondere Bedeutung zu:

- Die Füße täglich mit körperwarmem Wasser (Thermometer benutzen) und einer rückfettenden, milden Seife waschen. Ein Fußbad sollte nicht länger als drei Minuten dauern, um die Haut nicht aufzuweichen. Danach die Füße und besonders die Zehenzwischenräume gut abtrocknen. Bei trockener, rissiger Haut die Füße (aber *nicht* die Zehenzwischenräume) mit einer Pflegecreme oder einem Pflegeschaum, z. B. Allpresan®, eincremen
- Strümpfe tragen, die die Füße nicht „einschließen" (z. B. aus Baumwolle oder Seide)
- Die Füße täglich auf Druckstellen, Hornhaut, Blasen, Rötungen und Verletzungen, die Zehenzwischenräume auf Mykosen inspizieren. Zum Betrachten der Fußsohle einen Spiegel benutzen. Ggf. Angehörigen darum bitten
- Die Zehennägel gerade und nur mit einer kleinen Abrundung an den Ecken feilen. Bei Hühneraugen, Hornhaut und eingewachsenen Nägeln muss ein Podologe oder ein diabetologisch geschulter medizinischer Fußpfleger (Hautarztrezept) die Fußpflege übernehmen. Keine scharfen Werkzeuge verwenden (Verletzungsgefahr)
- Auch kleinste Verletzungen an den Füßen desinfizieren und (ärztlich) beobachten lassen, ebenso alle anderen Veränderungen, da Entzündungen und Nekrosen drohen (☞ auch 10.7.6). Nicht barfuß gehen, um Verletzungen vorzubeugen
- Wegen der häufigen Sensibilitätsstörungen bei kalten Füßen keine Wärmflaschen und kein Heizkissen benutzen (Verbrennungsgefahr). Besser ist z. B. das Tragen von warmen Socken
- Schuhe innen regelmäßig auf Falten, eingetretene Nägel oder erhabene Nähte kontrollieren, damit diese nicht unbemerkt zu Druckstellen oder Verletzungen und in der Folge zu ernsteren Schäden führen. Manchmal sind von Orthopädie-Schuhtechnikern angefertigte Schuhzurichtungen zur Druckentlastung erforderlich, die auch Rezidiven vorbeugen (☐ 16).

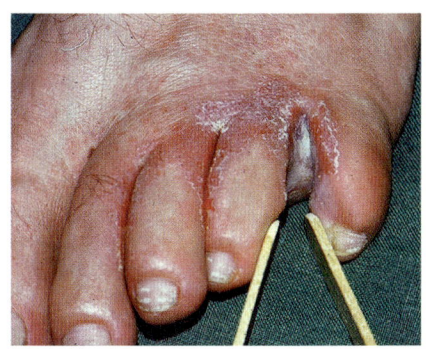

Abb. 10.36:
Mykose bei
Diabetes. [M123]

Körpertemperatur

Hat ein Diabetiker Fieber, muss die Ursache schnell geklärt werden, weil es im Rahmen einer Infektion rasch zu einer hyperglykämischen Stoffwechselentgleisung kommen kann. Die Pflegenden messen den Blutzucker engmaschig, kontrollieren die Körpertemperatur und informieren den Patienten, nach Entlassung aus der Klinik jedes Fieber ernst zu nehmen und im Zweifelsfall den Hausarzt aufzusuchen.

Vorsicht: Diabetiker mit fieberhaftem Infekt

Bei älteren, vor allem alleinstehenden Diabetikern kann bei fieberhaften Infekten wegen der Gefahr einer Stoffwechselentgleisung eine Krankenhauseinweisung erforderlich sein. In der ambulanten Pflege sollte bei Diabetikern mit scheinbar harmlosen Infekten stets (ca. alle 2h) der Blutzucker gemessen und der Besuch des Hausarztes angefordert werden.

Ernährung

Das Thema „Ernährung bei Diabetes" ist sehr komplex (☞ ausführlich 10.7.10). Erwähnenswert ist das gehäufte Auftreten von Essstörungen (z. B. Bulimie) bei Typ-1-Diabetikern, deren Krankheit vor dem 10. Lebensjahr begann. Ursächlich diskutiert werden die früher üblichen vielen Verbote (z. B. Süßigkeiten) und der durch die herkömmlichen Therapien bedingte Esszwang zu bestimmten Tageszeiten, durch den das natürliche Ess- und Sättigungsverhalten häufig verloren ging.

Moderne Insulintherapien mit nahezu freier Ernährung können helfen, Essstörungen zu vermeiden.

Ausscheidung

Eine erhöhte Urin- und Trinkmenge sind immer verdächtig auf einen Diabetes mellitus bzw. schlechte Blutzuckereinstellung (☞ 10.7.2).

Bei Diabetikern und insbesondere bei *Glukosurie* ist das Risiko eines Harnwegsinfekts deutlich erhöht. Daher klären Pflegende die Patienten unbedingt über die Zeichen einer Blasen- (☞ 9.5.2) oder Nierenbeckenentzündung (☞ 9.5.3) auf. Im Rahmen einer diabetischen Polyneuropathie können Blasenentleerungsstörungen mit *Restharnbildung* die Infektgefahr weiter erhöhen. Nicht selten hilft hier ein Blasentraining weiter. Außerdem können die Beschwerden einer Reizblase auftreten.

Eine autonome Neuropathie kann verantwortlich für Phasen von (nächtlichen) Durchfällen im Wechsel mit einer Obstipation sein. Die damit verbundene unterschiedliche Nahrungsresorption erschwert die Stoffwechseleinstellung.

Schlaf

Übergewichtige Typ-2-Diabetiker haben ein höheres Risiko für eine Schlafapnoe. Fallen dem Pflegepersonal Atempausen auf, sollte ein Schlafapnoe-Screening angeregt werden.

Bei Patienten mit einer diabetischen Polyneuropathie (☞ 10.7.6) können die Missempfindungen nachts so stark werden, dass sie die Bettdecke als geradezu schmerzhaft schwer empfinden. Dann hilft es, einen Deckenheber („Tunnel", „Bahnhof") ins Bett zu legen.

Nächtliche Blutzuckerentgleisungen nach oben sind zwar möglich (z.B. wenn die Insulininjektion vergessen wurde), doch ist es eher selten, dass ein Patient von normalen Werten am Abend innerhalb von Stunden in ein ketoazidotisches Koma rutscht. Ein größeres Problem sind Hypoglykämien, meist zwischen 2 und 3 Uhr nachts.

Vorsicht: Nächtliche Hypoglykämien

Die Hauptsymptome nächtlicher Hypoglykämien sind Unruhe, Schwitzen, Alpträume sowie Auffälligkeiten in Gestik und Sprache des Patienten (☞ 10.7.5).

Langjährige Diabetiker schlafen häufig trotzdem weiter, sodass den Pflegenden u.U. nur ein vermehrtes Schwitzen des Patienten auffällt:
- Die Pflegenden wecken dann den Patienten und kontrollieren den Blutzucker. Bei niedrigem Blutzucker soll der Patient schnell resorbierbare Kohlenhydrate, z.B. vier Plättchen Dextro-Energen® oder Apfelsaft, zu sich nehmen
- Ist der Patient nicht weckbar, benachrichtigen die Pflegenden *sofort* den Arzt. Danach wird der Blutzucker bestimmt.

Nächtliche Blutzuckerkontrollen

Bei vielen Diabetikern sind vor allem in der Einstellungsphase nächtliche Blutzuckerkontrollen nötig:
- Ist der BZ um 22 Uhr zwischen 80 und 120 mg/dl und ist auch der Nüchtern-BZ am nächsten Morgen normal, kann davon ausgegangen werden, dass der BZ während der Nacht in Ordnung war
- Ist der BZ um 22 Uhr < 50 mg/dl, soll der Patient 2 BE Kohlenhydrate zusätzlich essen. Ob die normale oder eine reduzierte Insulindosis gespritzt wird, hängt vom Einzelfall ab und wird vom Arzt angeordnet. Weitere BZ-Kontrollen erfolgen um 24 und um 3 Uhr
- Ist der BZ um 22 Uhr normal, aber morgendlich erhöht, sollte der Wert um 3 Uhr ebenfalls kontrolliert werden, da ein hoher Nüchtern-BZ auch eine Gegenreaktion auf eine nächtliche Hypoglykämie sein kann (**Somogyi-Effekt**). Zweite Möglichkeit kann die vermehrte Ausschüttung blutzuckersteigernder Hormone im Verlauf der frühen Morgenstunden sein (**Dawn-Phänomen**). Dritte Möglichkeit ist ein ungünstiges Mischungsverhältnis oder eine zu geringe Dosis des abendlichen Insulins.

Grundsätzlich angestrebt wird ein nächtlicher BZ-Wert zwischen 80 und 150 mg/dl. Bei nächtlichen Blutzuckerwerten zwischen 60 und 80 mg/dl sollte der Patient mindestens 1 BE, unter 60 mg/dl 2 BE essen.

Diabetes im Alltag

Diabetiker können heute weitgehend wie Nicht-Diabetiker leben, d. h. berufstätig sein, eine Familie gründen, reisen und vieles andere mehr.

Fast alle Berufe stehen auch insulinpflichtigen Diabetikern offen. Berufe mit Nacht- oder Schichtdienst sind zwar eher ungünstig, aber bei kooperativen, gut geschulten Patienten durchaus möglich. So sind z. B. unter Ärzten und Pflegenden viele insulinpflichtige Diabetiker zu finden, die dank ihres Wissens um die Erkrankung ihren Blutzuckerspiegel trotz Nachtdiensten gut eingestellt haben.

Berufe mit erhöhter Eigen- oder Fremdgefährdung sind ungeeignet und nur in Ausnahmefällen möglich, da eine Hypoglykämie zu schweren Unfällen führen kann. Hier sind etwa Dachdecker, Gerüstbauer, Fensterputzer, Lokomotivführer, Taxi- und Busfahrer zu nennen.

Ob ein Verbleib im erlernten Beruf nach Manifestation eines Diabetes mellitus möglich ist, muss im Einzelfall entschieden werden. Hilfreich ist eine gute Zusammenarbeit zwischen Diabetologen, Betiebsarzt und Betroffenem. Evtl. kann eine Umschulung erforderlich sein.

Sexualität

Gut eingestellte Diabetiker sind in ihrer Sexualität nicht eingeschränkt. Im Rahmen der diabetischen Neuropathie sind allerdings bei Männern Erektionsstörungen bis zur Impotenz häufig, bei Frauen sind verringerte Erregbarkeit und Scheidentrockenheit möglich. Darüber zu reden fällt vielen Diabetikern jedoch schwer, wenngleich ihre Beziehung darunter stark leiden kann. Die Pflegenden versuchen, ein Vertrauensverhältnis zu den Betroffenen aufzubauen und auf Anzeichen zu achten, die auf mögliche Probleme hinweisen. Sie sprechen diese einfühlsam an, informieren über vorhandene Hilfen (z. B. Medikamente, Gleitmittel) und vermitteln ein Gespräch mit dem Arzt (Fachmann ist der Urologe bzw. Gynäkologe).

Schwangerschaft

Heute kann eine Diabetikerin wie jede andere Frau ein gesundes Kind zur Welt bringen. Die Schwangerschaft gilt zwar als Risikoschwangerschaft, aber bei sehr guter Stoffwechseleinstellung (HbA1c im oberen Normbereich) ist das Komplikationsrisiko für Mutter und Kind wesentlich geringer als früher. Unabdingbar sind eine gute Diabeteseinstellung schon vor der Empfängnis und engmaschige Betreuung durch Diabetologen/Diabetesberater und Gynäkologen während der Schwangerschaft.

10.7.10 Ernährung bei Diabetes mellitus

Diabetiker haben den gleichen Kalorien- und Nährstoffbedarf wie Gesunde (☞ 10.1.4), und die Ernährung bei Diabetes mellitus entspricht im Wesentlichen einer gesunden Vollwertkost, wie sie auch für Gesunde wünschenswert ist. Die Bezeichnung „Diät" ist somit ungünstig. Besser ist es, z. B. von angepasster Ernährung zu sprechen. Sie ist eine der Grundsäulen einer erfolgreichen Diabetesbehandlung und wesentlicher Bestandteil der Diabetikerschulung (☞ unten).

Ernährungsberatung

Der Kostplan muss sich in erster Linie dem Patienten anpassen und nicht umgekehrt. Jeder Patient ist und isst anders. Es ist unabdingbar, mit dem Patienten zusammen einen Kostplan zu erarbeiten, den er selbst mit trägt und den er einhalten kann.

Erster Schritt hierzu ist die gezielte und präzise Ernährungsanamnese.

Die Ernährungsanamnese erfragt:
- Mahlzeitenrhythmus, -häufigkeit, -regelmäßigkeit und -zusammenstellung
- Beruflichen Tagesablauf (z. B. feste Arbeitspausen, Schichtdienst, Arbeit und Essen außer Haus)
- Individuelle Geschmacksvorlieben
- „Naschereien zwischendurch" (z. B. Eis, Süßigkeiten, Salzgebäck)
- Getränke (z. B. Limonade, Milch, Alkoholika)
- Freizeitaktivitäten (z. B. Sport, Gartenarbeit, Vereine, Stammtisch, Einladungen, Essen gehen).

Es folgt die Erstellung eines Kostplans mit unterschiedlichen Schwerpunkten je nach Behandlungsform:
- Die übergewichtigen Typ-2-Diabetiker (also ca. 80 % der Patienten) brauchen sich mit dem Zählen von Broteinheiten (☞ unten) nicht zu belasten. Sie müssen vielmehr zu einer *Reduktionsdiät* mit dem Ziel einer langfristigen Ernährungsumstellung beraten werden – eine Gewichtsabnahme um 10 % würde bei einem Großteil der Typ-2-Diabetiker die Stoffwechsellage kompensieren
- Insulin spritzende Diabetiker mit konventioneller Insulintherapie müssen über Kohlenhydratmengen und Broteinheiten Bescheid wissen. Für diese meist älteren Patienten empfiehlt sich die Erstellung beispielhafter Tageskostpläne, um eine gleichmäßige Verteilung der Kohlenhydrate über den Tag sicherzustellen. Außerdem sollten die Patienten wissen, welche Nahrungsmittel sie gegeneinander austauschen können
- Patienten mit intensivierter konventioneller Insulintherapie oder Pumpentherapie können über Zahl, Zeitpunkt und Art der Mahlzeiten weitgehend frei entscheiden. Voraussetzungen sind Blutzuckerselbstkontrollen (☞ unten) sowie Übung im Schätzen von Kohlenhydratmengen und im Berechnen der notwendigen Insulindosis.

> Wichtig ist, dass der Patient all diese Maßnahmen im Rahmen einer angepassten Ernährung nicht als erdrückende Einschnitte empfindet, sondern die Chancen erkennt, die darin für eine positive Einflussnahme auf seine Erkrankung liegen. Dies gilt im Übrigen für die gesamte Lebensführung. Mittlerweile gibt es viele gute Kochbücher und Kochkurse für Diabetiker, die die Freude am Essen trotz erforderlicher Rücksichtnahme auf die Erkrankung erhalten helfen.

10

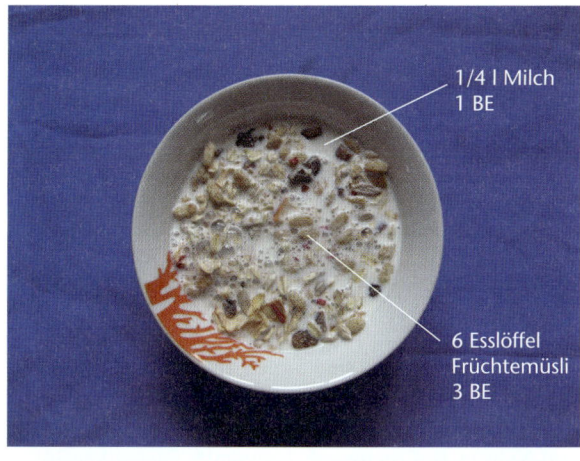

1/4 l Milch
1 BE

6 Esslöffel
Früchtemüsli
3 BE

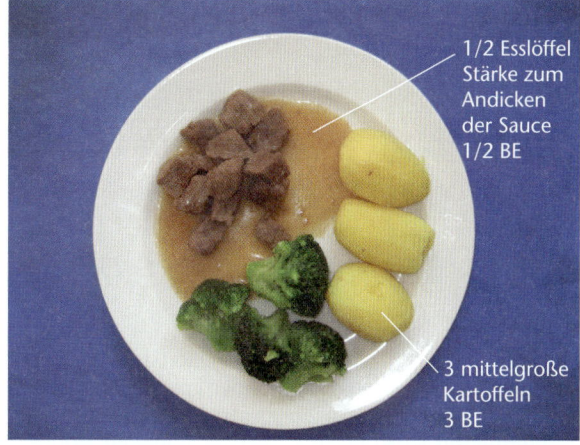

1/2 Esslöffel
Stärke zum
Andicken
der Sauce
1/2 BE

3 mittelgroße
Kartoffeln
3 BE

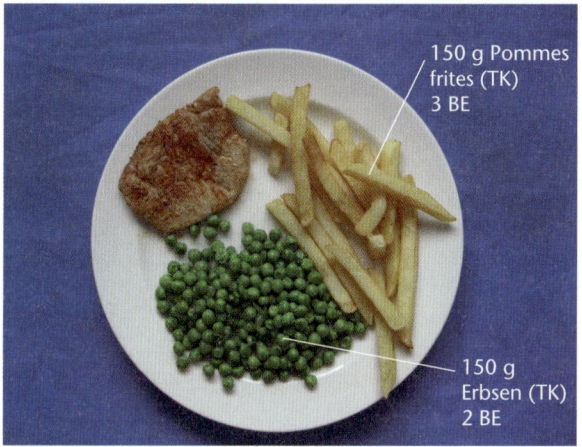

150 g Pommes
frites (TK)
3 BE

150 g
Erbsen (TK)
2 BE

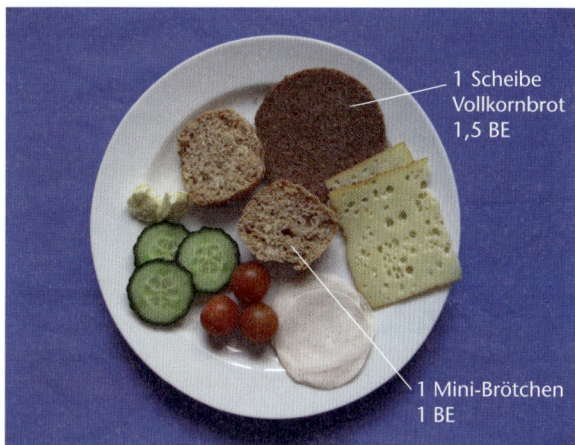

1 Scheibe
Vollkornbrot
1,5 BE

1 Mini-Brötchen
1 BE

Abb. 10.37: Insulinpflichtige Diabetiker müssen wissen, welche Nahrungsmittel Kohlenhydrate enthalten (also „berechnet" werden) und welche nicht. Auf vielen Lebensmittelverpackungen ist heute der Kohlenhydratgehalt aufgeführt. Oft reicht auch Abschätzen mit Küchenmaßen und gelegentliche Kontrolle der Schätzwerte durch Abwiegen. [O408]

10

Kohlenhydrate und Broteinheiten

Blutzuckerwirksame Bestandteile der Nahrung sind die *Kohlenhydrate*. Während sich beim Gesunden die Insulinproduktion der Bauspeicheldrüse nach der Kohlenhydratzufuhr richtet, werden beim Diabetiker die Kohlenhydrataufnahme und die noch vorhandene körpereigene Insulinsekretion bzw. die Insulinzufuhr von außen aufeinander abgestimmt.

Die Ernährung muss den Kalorien- und Nährstoffbedarf des Patienten decken (☞ 10.1.4). Wie viele Kalorien benötigt werden, hängt wie beim Gesunden von Geschlecht, Größe, Alter, Beruf und Freizeitgewohnheiten ab. Aus dem Kalorienbedarf, dem Kaloriengehalt der Kohlenhydrate (1 g KH liefert 4,1 kcal) und dem angestrebten Verhältnis der Nährstoffe zueinander (Kohlenhydrate ca. 55 %, Eiweiß ca. 15 %, Fett ca. 30 %) lässt sich dann die Kohlenhydratmenge pro Tag errechnen (☞ Tab. 10.38).

Das Wissen um die genauen *Kohlenhydratmengen* ist vor allem für Insulin spritzende Diabetiker zur Berechnung der Insulindosis erforderlich. Das gebräuchliche Maß für die Kohlenhydratmenge ist die **Broteinheit** (*BE*, auch *Kohlenhydrateinheit, KE*). Sie ist als *Kohlenhydrat-Schätzwert* definiert und entspricht ungefähr der Menge eines Nahrungsmittels in Gramm, in der 10–12 g verwertbare Kohlenhydrate enthalten sind.

Zu den kohlenhydrathaltigen Nahrungsmitteln zählen:
- Getreide- und Getreideprodukte (z. B. Brot, Zwieback, Nudeln, Reis, Mais)
- Kartoffeln und Kartoffelprodukte (z. B. Pommes frites, Kartoffelpüree, Chips)
- Obst, Säfte
- Milch und einige Milchprodukte (z. B. Joghurt, Buttermilch, Kefir, Molke)
- Zuckerhaltige Nahrungsmittel (z. B. Honig, Süßigkeiten, Kuchen, Eis)

Die meisten Gemüse und Salate enthalten vorwiegend Wasser und Ballaststoffe; sie haben kaum Einfluss auf den Blutzucker und müssen daher bei Normalportionen nicht berechnet werden.

Da der Kohlenhydratgehalt der Nahrungsmittel sehr unterschiedlich ist, muss der Patient wissen, wie viel Lebensmittel in Gramm einer BE entspricht und wie schwer die vorgesehene Portion ist. Dazu benötigt zumindest der Anfänger eine Küchenwaage, mit der er alle kohlenhydratreichen Lebensmittel auswiegen kann. Der Geübte kann den BE-Gehalt einer Portion abschätzen.

	kJ/Tag [kcal/Tag]	[kcal] aus KH	KH in g	BE (ca.)
Ältere, normalgewichtige Patienten	7100 kJ [1700 kcal]	4000 kJ [940]	225	19
Stark übergewichtige Patienten	5000 kJ [1200 kcal]	2750 kJ [660]	160	14
Normal große, arbeitende Patienten und Schwangere	10 500 kJ [2500 kcal]	8500 kJ [1375]	335	28
Große, körperlich schwer arbeitende Patienten	≥ 12 500 kJ [3000 kcal]	6900 kJ [1650]	400	33
Bei Gewichtsreduktion	2/3 des Kalorienbedarfs			

Tab. 10.38: Richtwerte zur Abschätzung des Kalorienbedarfs und der Kohlenhydratmenge (KH = Kohlenhydrate) bei Erwachsenen. Die Kohlenhydratmenge (angegeben in g bzw. Broteinheiten = BE) ergibt sich aus dem Kalorienbedarf und dem gewünschten Verhältnis der verschiedenen Nährstoffe zueinander.

Nahrungsmittelmengen mit den gleichen BE, also dem gleichen Kohlenhydratgehalt, können gegeneinander ausgetauscht werden. Hierzu gibt es als Hilfe eine Reihe sog. **Kohlenhydrat-(Austausch-)Tabellen.** Nützlich sind dabei insbesondere solche Tabellen, die zusätzlich zu den Grammangaben entsprechende Küchenmaße enthalten, z. B. 1 BE ist enthalten in:

- 25 g Weizenbrötchen = 1/2 Brötchen
- 30 g Roggenmischbrot = 1/2 Scheibe
- 100 g Apfelfruchtfleisch = 1 kleiner Apfel
- 50 g gekochten Erbsen = 4 Esslöffel gekochte Erbsen (📖 17).

Sogar für industrielle Fertigprodukte sind solche Tabellen mittlerweile verfügbar.

Es kommt allerdings nicht nur auf die Menge, sondern auch auf die *Art der Kohlenhydrate* an. Einige kohlenhydrathaltige Nahrungsmittel lassen den Blutzucker sehr schnell ansteigen, z. B. Säfte oder Weißbrot. Andere, die viele Ballaststoffe enthalten (z. B. Vollkornbrot), erhöhen den Blutzucker nur langsam und sind deshalb besonders empfehlenswert.

Dritte Einflussgröße neben Menge und Art der Kohlenhydrate ist ihre *zeitliche Verteilung* über den Tag. Für Patienten mit einer konventionellen Insulintherapie ist eine relativ regelmäßige Verteilung der Kohlenhydrate über den Tag in sechs Mahlzeiten am günstigsten; so lassen sich Blutzuckerspitzen, aber auch unerwünscht niedrige Werte vermeiden. Gut geschulte Diabetiker mit einer intensivierten Insulintherapie können Zahl, Zeitpunkt und Zusammensetzung ihrer Mahlzeiten weitgehend frei wählen.

> Ziel der Ernährung bei Diabetes mellitus ist nicht wie fälschlicherweise oft angenommen das Einsparen von Kohlenhydraten, sondern die richtige Auswahl der Kohlenhydrate und ihre optimale Verteilung über den Tag.

Süßungsmittel

Das Dogma des absoluten Zuckerverbots für Diabetiker ist gefallen. **Zucker** darf heute bis zu 10 % der Kalorien ausmachen, sofern er im Rahmen von Mahlzeiten verzehrt und durch eine entsprechende Insulindosis abgedeckt wird. Ausnahme sind zuckerhaltige Getränke (z. B. Säfte), die der Behandlung von Hypoglykämien vorbehalten bleiben.

Süßstoffe wie z. B. Saccharin, Cyclamat und Aspartam sind für Diabetiker ebenso geeignet wie für Nicht-Diabetiker. Sie enthalten keine Kalorien und müssen nicht berechnet werden. Es gibt sie in flüssiger Form, als Tabletten

und zum Streuen und sie können auch zum Kochen und Backen verwendet werden.

Zuckeraustauschstoffe wie Fructose, Isomaltose, Sorbit und Xylit (z. B. Fructosan®, Laevoral®, Diabetiker-Süße® und Sionon®, außerdem in zahlreichen Diabetiker-Produkten) enthalten Kalorien und sind daher zum Abnehmen ungeeignet. Sie führen zwar nur zu einem geringen Blutzuckeranstieg, haben aber ansonsten keine Vorteile für den Stoffwechsel. Fruktose wirkt sich nach heutigem Wissen in größeren Mengen (nicht in den in Obst enthaltenen Mengen) sogar negativ aus. Außerdem können Zuckeraustauschstoffe bei empfindlichen Patienten oder übermäßigem Verzehr zu Blähungen und Durchfall führen. Aus diesen Gründen werden sie in der Ernährung bei Diabetes nicht mehr empfohlen.

Darüber hinaus sind so genannte „Diabetiker-Lebensmittel" wie etwa Spezialpuddingpulver überflüssig. Besser ist es, sich bei den „normalen" Lebensmitteln an der Liste der Inhaltsstoffe auf der Verpackung zu orientieren. Je weiter vorne ein Inhaltsstoff in der Liste angegeben ist, desto höher ist dessen Gehalt in dem Produkt.

Getränke

Diabetiker sollen reichlich trinken. *Geeignet* sind z. B. Tee, Mineralwasser oder ungesüßter Kaffee.

Bedingt geeignet sind verdünnte Fruchtsäfte ohne Zuckerzusatz, da hier BE- und Kaloriengehalt zu berücksichtigen sind (1 BE/100 ml Saft). Schorlen sind umso besser geeignet, je stärker verdünnt sie sind. Da Fruchtsäfte im Gegensatz zu Frischobst keine Ballaststoffe mehr enthalten, steigt der Blutzucker schneller an. Alkohol kann in Maßen genossen werden, wobei Getränke mit wenig Restsüße zu empfehlen sind (trockene Weine, trockener Sekt).

Ungeeignet sind alle stark zuckerhaltigen Getränke wie Cola, Limonaden, unverdünnte Säfte und Alkoholika mit reichlich Zucker (Liköre, Dessertweine, süßer Sekt, Alkopops). Zu beachten ist, dass Alkohol bei Therapie mit oralen Antidiabetika oder Insulin zu einer Hypoglykämie führen kann, da er die Glukoneogenese in der Leber hemmt und damit die Gegenregulation im Falle eines niedrigen Blutzuckerspiegels verhindert.

10.7.11 Diabetikerselbstkontrolle

Die **Diabetikerselbstkontrolle** ist Bestandteil der Diabetikerschulung (☞ unten) und Grundlage der modernen Diabetestherapie. Sie dient nicht nur der *Therapiekontrolle,* sondern ermöglicht dem Diabetiker in gewissem

Umfang auch eigenständige *Korrekturen* der Behandlung. Dies erfordert aber das Führen eines **Diabetikertagebuches,** in dem alle Befunde der Selbstkontrolle sowie Besonderheiten der Lebensführung (z.B. Einladungen, Sport) und Erkrankungen (z.B. Infekte) eingetragen werden. Nur so kann der Diabetiker nachvollziehen, welche Auswirkungen z.B. eine Korrektur bei Hyperglykämie gehabt hat. Das Führen des Diabetikertagebuches erlernt der Patient bereits während der Ersteinstellung. Das Tagebuch oder einen Notfall-Ausweis sollte der Diabetiker stets bei sich tragen, damit etwa bei einer Bewusstlosigkeit rasch die richtige Hilfe erfolgt. Bei vielen Diabetikern sind darüber hinaus Blutdruckselbstkontrollen (☞ auch 5.4.1) sinnvoll.

Urinzucker-Selbstkontrolle

Die **Urinzucker-Selbstkontrolle** durch Streifen-Schnelltest (Durchführung ☞ 9.3.3) beruht darauf, dass oberhalb eines Blutzuckers von 160–180 mg/dl (der sog. **Nierenschwelle**) Zucker mit dem Urin ausgeschieden wird.

Für die Auswertung ist wichtig zu wissen, dass die Urinzucker-Kontrolle immer ein *Sammelwert* für den Blutzucker seit der letzten Blasenentleerung ist. Bei Diabetikern mit Nierenschäden ist der Test nur eingeschränkt oder gar nicht verwertbar, weil sich durch die Nephropathie die Nierenschwelle geändert haben kann.

Urinazeton-Selbstkontrolle

Azeton gehört zu den sog. *Ketonkörpern,* die bei gesteigertem Fettabbau (etwa bei Insulinmangel) vermehrt gebildet und mit dem Urin ausgeschieden werden. Für den Azetonnachweis im Urin sind Teststreifen vergleichbar denjenigen für den Urinzuckernachweis im Handel.

Ein Azetonnachweis im Urin **(Ketonurie)** zusammen mit einem hohen Blutzucker ist beim Diabetiker immer ein Alarmsignal (Insulinmangel mit drohender diabetischer Ketoazidose ☞ 10.7.4). Führen Insulingabe und reichliches Trinken nicht zu einer raschen Besserung der Stoffwechsellage, muss ein Arzt konsultiert werden (= akuter Notfall). 🖳

Harmlose Ursache für eine Ketonurie ist (längeres) Fasten. Der Blutzucker ist dann normal.

Blutzucker-Selbstkontrolle

Blutzucker-Selbstkontrollen sind leicht zu erlernen. Welches Messgerät gewählt wird, hängt von den persönlichen Bedürfnissen und Vorlieben des Patienten ab. In jedem Fall sind zur korrekten Handhabung die Angaben des Herstellers zu beachten.

Nur noch wenige Geräte müssen codiert werden. Der Code auf dem Gerät muss mit der Codenummer der Teststreifenpackung übereinstimmen. Die Teststreifen sind kühl (2–30 °C) und trocken zu lagern.

Zur Blutzucker-Selbstkontrolle sollte der Patient warme Hände haben. Im häuslichen Bereich reicht vorheriges Händewaschen, eine Hautdesinfektion ist nicht nötig. Der Patient sticht mit einer der zahlreichen Stechhilfen *seitlich* in die Fingerbeere ein. Dort stört die Einstichstelle nicht beim Tasten und ist weniger schmerzhaft. Moderne Geräte benötigen nur einen stecknadelkopfgroßen Blutstropfen und liefern nach 5–20 Sekunden das Ergebnis. Der Blutstropfen darf nicht aus dem Finger gequetscht werden, denn das kann falsch niedrige Werte ergeben.

Die Häufigkeit der Kontrollen richtet sich nach der Therapieform. Als grober Anhaltspunkt gilt, dass die Zahl der täglichen Blutzuckerselbstkontrollen etwa denen der täglichen Insulininjektionen entspricht und zusätzlich ca. alle zwei Wochen postprandiale und alle zwei Monate nächtliche Messungen sinnvoll sind.

10

Datum: 1.6.2009		Arbeitstag ☒		Urlaubstag ☐		Mo ☐	Di ☒	Mi ☐		Do ☐	Fr ☐	Sa ☐	So ☐
Uhrzeit		8		12				18				22	Gesamt
BZ		100		110				90				120	
HZ/Az.													
BE		6		7				5					18
BE-Faktor		2		1				1,5					
Bolus		12		7				8					2,7
Basis		10										10	20
Blutdruck/ Puls													Korrektur-Regel:

Datum:		Arbeitstag ☐		Urlaubstag ☐		Mo ☐	Di ☐	Mi ☐	Do ☐	Fr ☐	Sa ☐	So ☐
Uhrzeit												Gesamt
BZ												
HZ/Az.												
BE												
BE-Faktor												
Bolus												
Basis												
Blutdruck/ Puls												Korrektur-Regel:

Tab. 10.39: Beispiel für ein Diabetikertagebuch. BE-Faktor = die Menge kurz wirkenden Insulins, die für 1 BE zu einer bestimmten Uhrzeit benötigt wird. HZ = Harnzucker. Korrektur-Regel = blutzuckersenkende Wirkung durch eine Einheit kurz wirkenden Insulins. [U126]

10.7.12 Diabetikerschulung und -rehabilitation

Sowohl Typ-1- als auch Typ-2-Diabetes sind chronische Erkrankungen, die den Betroffenen ihr Leben lang begleiten. Je besser ein Diabetiker geschult ist und bei der Behandlung mitwirken kann, desto geringer sind die Einschränkungen seiner Lebensqualität und desto günstiger ist die Langzeitprognose.

Jeder Diabetiker sollte deshalb baldmöglichst nach Diagnosestellung die Möglichkeit haben, an einem strukturierten Schulungsprogramm teilzunehmen. Diabetikerschulungen werden zwar auch in Arztpraxen angeboten. Gerade für (neu diagnostizierte) Typ-1-Diabetiker empfehlen sich jedoch teilstationäre oder stationäre Angebote, da z. B. durch Vorhandensein von Lehrküchen oder Sportmöglichkeiten Theorie und Praxis besser miteinander verknüpft werden können.

Diabetikerschulungen sind immer interdisziplinär unter Beteiligung z. B. von speziell ausgebildeten Pflegenden (**Diabetesberatern**) und Ärzten (**Diabetologen**), Diätassistenten, Physiotherapeuten und Psychologen. Ziele von Rehabilitation und Schulung sind insbesondere ein möglichst „normales" Leben und eine Vermeidung diabetischer Folgeerkrankungen durch nahe-normale Blutzuckerwerte.

Die genauen Inhalte der Rehabilitations- und Schulungsmaßnahmen hängen vom Typ des Diabetes, aber auch von der Lernfähigkeit und den Begleiterkrankungen des Patienten ab. Bausteine, die dann individuell angepasst werden, sind:

- Wissensvermittlung zu Entstehung, Diagnostik und Behandlung der Erkrankung sowie möglicher Folgeerkrankungen
- Umgang mit Medikamenten. Besonders umfangreich bei Insulinbehandlung (Umgang mit Insulin, Selbstinjektion, jeweils mit praktischen Übungen)
- Ernährungsberatung (einzeln und in der Gruppe): Bei Typ-2-Diabetikern zentriert auf den Kalorien- und Fettgehalt der Nahrung sowie langsam und schnell resorbierbare Kohlenhydrate. Bei Typ-1-Diabetikern Broteinheit als Maß für die Kohlenhydratmenge, unterschiedliche Blutzuckerwirksamkeit der Kohlenhydrate einschließlich des Abschätzens des BE-Gehalts von Nahrungsportionen (☞ 10.7.10). Praktische Übungen in der Lehrküche, aber auch außerhalb (Einkaufen, Restaurant)
- Führen eines Diabetikertagebuches
- Selbstkontrollen: Bei Behandlung eines Typ-2-Diabetikers mit oralen Antidiabetika Anleitung zur Urinzucker-Selbstkontrolle, je nach Medikation (Hypoglykämiegefahr) auch zur Blutzucker-Selbstkontrolle. Bei Typ-1-Diabetikern immer Schulung in der Blutzucker-Selbstkontrolle. Oft ist auch Schulung in der Selbstdurchführung des Urin-Streifentests auf Mikroalbuminurie und in der Blutdruckselbstmessung sinnvoll
- (Begrenztes) Selbstmanagement bei Hyper- und Hypoglykämie
- Körper-, insbesondere Fußpflege (mit praktischer Anleitung zu Selbstinspektion der Füße und Fußpflege)
- Sport: Geeignete Sportarten (ausdauer- wie kraftorientiert, Einzel- und Mannschaftssportarten). Effekte von Sport auf den Blutzucker und ggf. den Insulinbedarf. Individuelles Sportprogramm, bei Typ-2-Diabetikern oft Wieder-Heranführen an Bewegung, bei Typ-1-Diabetikern oft Fortsetzung der gewohnten Sportarten unter Anpassung von Ernährung und Insulinzufuhr
- Umgang mit Alkohol
- Ggf. Tabakentwöhnung zur Minimierung des gesamten kardiovaskulären Risikos
- Notwendigkeit ärztlicher Kontrollen auch bei Beschwerdefreiheit, möglichst mit Dokumentation der Befunde und Behandlungsziele (z. B. im Gesundheitspass Diabetes der Deutschen Diabetes-Gesellschaft):
  - Alle drei Monate beim Hausarzt Besprechung des Diabetikertagebuches, Blutdruckmessung, Hautinspektion der Injektionseinstichstellen, Bestimmung von Blutzucker und HbA$_{1c}$
  - Zusätzlich jährlich: Bestimmung von Gewicht, Kreatinin, Blutfetten. EKG, evtl. Belastungs-EKG. Stimmgabeltest zur Prüfung des Vibrationsempfindens, Tasten der Fußpulse, Fußinspektion, Urin-Streifentest auf Mikroalbuminurie. Augenärztliche Untersuchung.
- Verhalten in besonderen Situationen (z. B. Krankheit, Reisen ☞ auch 10.7.9)
- Psychologische Beratung und Therapie zur Förderung der Krankheitsbewältigung
- Ggf. soziale Beratung, Maßnahmen zur beruflichen (Wieder-)Eingliederung
- Kontaktvermittlung zu Selbsthilfegruppen
- Angehörigenschulung.

10.7.13 Diabetesprävention

Diabetes mellitus Typ 1

Bei Diabetes mellitus Typ 1 ist derzeit keine Vorbeugung möglich. Alle Versuche, beim Nachweis von Autoimmunphänomenen den Autoimmunprozess zu unterdrücken und dadurch die Manifestation des Diabetes hinauszuzögern oder zu vermeiden, waren bislang erfolglos.

Diabetes mellitus Typ 2

Ganz anders sieht das Bild beim Diabetes mellitus Typ 2 aus. Auch hier lässt sich zwar die genetische Veranlagung nicht ändern, doch sind die Manifestationsfaktoren in hohem Maße beeinflussbar. Kernpunkte sind die Vermeidung bzw. Reduktion von Übergewicht durch „gesunde" Ernährung mit reichlich Vollkornprodukten und mäßigem Fettverzehr sowie mindestens 30 Minuten sportlicher Betätigung an den meisten Tagen der Woche.

Es hat sich jedoch gezeigt, dass die meisten Erwachsenen auf sich alleine gestellt eine solche Änderung des Lebensstils nicht auf Dauer schaffen und die Erfolgsrate durch die Einbindung in entsprechende Programme erheblich steigt. Studien haben ergeben, dass eine intensive Betreuung von Risikogruppen die Diabeteshäufigkeit um 50–60 % zu senken vermag. Am sinnvollsten ist es aber, wenn Kindern ein solcher „gesunder" Lebensstil von klein auf als „normal" vermittelt wird.

10.8 Ernährungsbedingte Erkrankungen

10.8.1 Übergewicht und Adipositas

Übergewicht: Body-Mass-Index > 25 kg/m².

Adipositas *(Fettleibigkeit, Fettsucht):* Übergewicht mit Body-Mass-Index > 30 kg/m².

In praktisch allen Wohlstandsgesellschaften mittlerweile ein großes Problem. In Deutschland sind gut die Hälfte aller Frauen und ca. 2/3 der Männer übergewichtig, fast 20% aller Erwachsenen sind sogar adipös. Gefährlich insbesondere durch das erhöhte Risiko von Herz-Kreislauf-Erkrankungen wie etwa Schlaganfall und Herzinfarkt.

Krankheitsentstehung

Bei der Entstehung der häufigen **primären Adipositas** spielen mehrere Faktoren eine Rolle:

- Zwillings- und Adoptionsstudien haben gezeigt, dass genetische Faktoren zweifellos eine Rolle spielen
- Übergewicht hat in den Industrieländern während der letzten Jahrzehnte erheblich zugenommen. In dieser Zeit ist die genetische Ausstattung des Menschen (die auf das Anlegen von Fettspeichern in guten Zeiten angelegt ist, um in schlechten Zeiten davon zehren zu können) praktisch gleich geblieben. Die Umwelt hingegen hat sich erheblich verändert. Vor allem Bewegungsmangel und Über- sowie Fehlernährung sind für die „Adipositas-Epidemie" verantwortlich
- Weitere Faktoren wie etwa psychosomatische Faktoren (Essen aus Kummer, emotionaler Leere oder nervöser Anspannung) sind in ihrer Bedeutung nach wie vor umstritten, auf jeden Fall aber weit weniger bedeutsam als die genannten Umweltfaktoren.

Die **sekundäre Adipositas** als Folge anderer organischer Ursachen ist demgegenüber mit 3–5% weit seltener. Hier sind z. B. das Cushing-Syndrom (☞ 10.6.1), die Schilddrüsenunterfunktion (☞ 10.4.4), Hypophysenschäden, das Insulinom (☞ 10.10.1), aber auch genetisch bedingte Erkrankungen oder Medikamente (etwa bestimmte Antidepressiva) zu nennen.

Fettgewebe ist weit mehr als ein bloßer Energiespeicher. Fettgewebe ist ein endokrin aktives Organ, das eine Vielzahl von Hormonen und Zytokinen freisetzt (etwa Leptin, TNF-alpha oder Angiotensinogen) und dadurch nicht nur eine zentrale Rolle im Energiehaushalt einnimmt, sondern z. B. auch Blutdruck, Glukosestoffwechsel, Blutgerinnung und vegetatives Nervensystem bis hin zum Menstruationszyklus beeinflusst. Viele Details sind noch unklar, etwa auch zu genetisch bedingten Unterschieden im Ansprechen des Organismus auf diese Signalstoffe. Aber auch wenn oft kaum festzustellen ist, was Ursache und was Wirkung ist: Maßgeblich ist, dass die zugeführte Energiemenge höher ist als der Energieverbrauch und dass hierbei den Faktoren Essverhalten und Bewegung eine Schlüsselstellung zukommt.

Symptome, Befund und Diagnostik

Das Gewicht wird heute anhand des *Body-Mass-Index* **(BMI)** beurteilt, der eng mit der Fettmasse korreliert:

$$\text{BMI } [\text{kg/m}^2] = \frac{\text{Körpergewicht [kg]}}{\text{Quadrat der Körpergröße [m}^2]}$$

Normal ist ein BMI von 18,5–24,9 kg/m². Bei einem BMI von 25–29,9 kg/m² spricht man von *Übergewicht* oder **Präadipositas,** darüber von *Fettsucht* oder **Adipositas.** Die Adipositas wird weiter unterteilt in Adipositas Grad I (BMI 30–34,9 kg/m²), Grad II (BMI 35–39,9 kg/m²) und Grad III (Adipositas per magna) mit einem BMI über 40 kg/m².

Bedeutsam ist außerdem das Verhältnis zwischen Taillen- und Hüftumfang:

- Beim **stammbetonten Fettverteilungstyp** (*androider Fettverteilungstyp, männlicher Fettverteilungstyp,* „Apfelform") befinden sich die Hauptfettansammlungen am Stamm des Patienten. Die Extremitäten sind relativ schlank. Der Quotient aus Taillen- und Hüftumfang beträgt mehr als 0,85 bei Frauen und mehr als 1 bei Männern. Als absolute Grenzwerte können ein Bauchumfang von mehr als 90 cm bei Frauen und mehr als 100 cm bei Männern gelten. Patienten mit dieser Fettverteilung haben ein hohes Risiko für Folgeerkrankungen (☞ unten und 10.8.2)
- Beim **hüftbetonten Fettverteilungstyp** (*gynoider Fettverteilungstyp, weiblicher Fettverteilungstyp,* „Birnen-

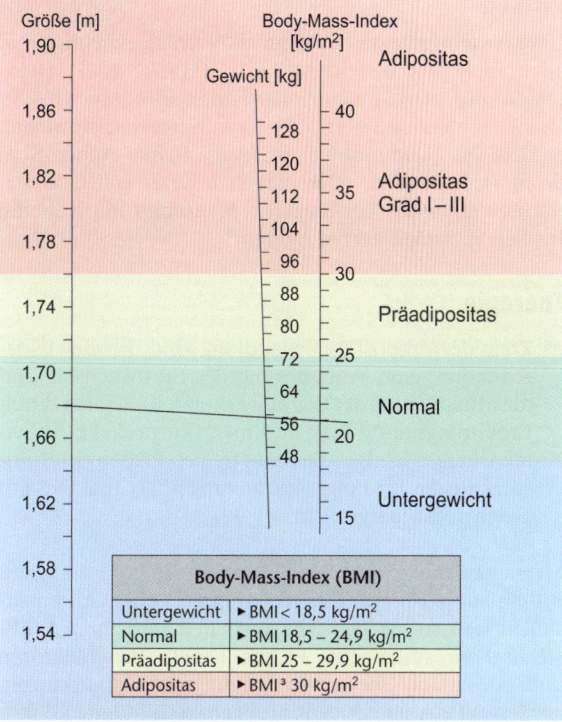

Abb. 10.40: Nomogramm zur Bestimmung des Body-Mass-Index. Zieht man eine Linie zwischen Körpergröße und Gewicht, so ergibt der Schnittpunkt dieser Linie mit der Skala rechts den Body-Mass-Index. Ein Beispiel: Eine 1,68 m große und 59 kg schwere Person hat einen BMI von knapp 21, also Normalgewicht.

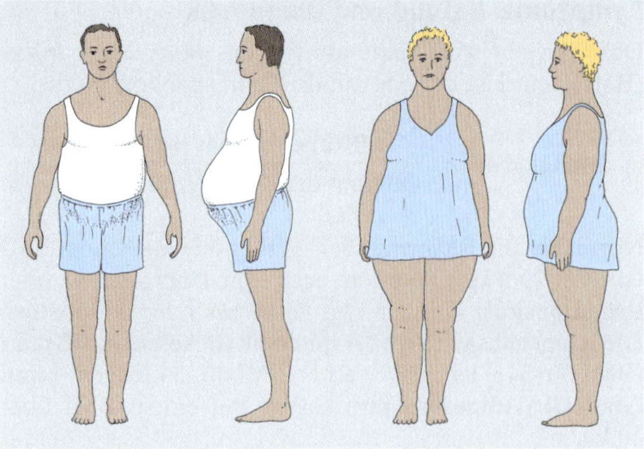

Abb. 10.41: Stamm- und hüftbetonter Fettverteilungstyp. Für das Risiko von Folgeerkrankungen ist nicht nur maßgeblich, wie viel Fett vorhanden ist, sondern auch, wo es lokalisiert ist. [A400-190]

form") lagert sich das Fett mehr an Hüften und Oberschenkeln an. Die Gefahr von Folgeerkrankungen ist geringer.

Besteht aufgrund von Anamnese und Untersuchung der Verdacht auf eine sekundäre Adipositas, sind z.B. Hormonbestimmungen erforderlich. Außerdem sollten weitere kardiovaskuläre Risikofaktoren wie etwa ein Bluthochdruck, eine Glukosetoleranz- oder Fettstoffwechselstörung festgestellt bzw. ausgeschlossen werden.

Risiken

Übergewichtige leiden häufiger als Normalgewichtige u. a. an arterieller Hypertonie (☞ 5.4.1), KHK (☞ 4.4.1), Herzinsuffizienz (☞ 4.5), metabolischem Syndrom (☞ 10.7.3), Diabetes mellitus (☞ 10.7.3), Fettstoffwechselstörungen (☞ 10.8.2), Atemproblemen (z.B. Schlaf-Apnoe-Syndrom, ☞ 6.12) sowie auch manchen Karzinomen. Generell ist Adipositas bei jüngeren Menschen mit höheren Risiken verknüpft als bei Älteren.

Therapie

Ziele der Adipositas-Behandlung sind die Gewichtsreduktion, eine Verbesserung des Stoffwechsels und die Minimierung der (kardiovaskulären) Risiken durch Ernährungsumstellung und mehr körperliche Aktivität. Übergewichtige, die Sport treiben, haben ein geringeres Risiko für Folgeeerkrankungen als Inaktive mit gleichem Körpergewicht.

Menschen mit einem BMI zwischen 25 und 30 kg/m² sollten auf jeden Fall versuchen, ihren Lebensstil umzustellen und so ihr Gewicht zu halten und ihren Stoffwechsel zu verbessern. Liegen bereits Risikofaktoren und/oder durch Übergewicht begünstigte Erkrankungen vor (etwa Fettstoffwechselstörungen, verminderte Glukosetoleranz), ist eine Gewichtsabnahme um ca. 5–10% anzustreben. Auch wenn der Patient unter seinem Übergewicht stark leidet, ist eine Behandlung angezeigt. Patienten mit einem BMI über 30 kg/m² brauchen auf jeden Fall eine Therapie (🕮 18).

Neben der Ernährungsumstellung stehen als weitere Therapiemöglichkeiten zur Verfügung:

- **Arzneimittel:** Arzneimittel können bei einem BMI über 30 versucht werden, wenn Maßnahmen wie Ernährungsumstellung und Bewegung trotz konsequenter Durchführung über ca. drei Monate nur unzureichenden Erfolg gezeigt haben. In Deutschland eingesetzt werden der Lipase- und damit Fettabsorptionshemmer Orlistat (Xenical®) und das zentral wirksame Sibutramin (Reductil®). Rimonabant (Acomplia®) wurde im Oktober 2008 wegen psychiatrischer Nebenwirkungen vom Markt genommen. Arzneimittel sind aber weder auf Dauer noch als Monotherapie sinnvoll, sondern nur eingebettet in ein therapeutisches Gesamtprogramm. Die meist eher geringe zusätzliche Gewichtsabnahme muss abgewogen werden gegen die Nebenwirkungen und die Kosten (vom Patienten zu tragen).
- **Operative Maßnahmen:** Eine operative Behandlung ist nur bei Adipositas Grad III nach Ausschöpfen aller Möglichkeiten einer konservativen Gewichtsreduktion angezeigt. Favorisiert wird zurzeit die überwiegend laparoskopische Implantation eines **verstellbaren Magenbandes** *(gastric banding)*, nach dessen Implantation der Patient nur noch kleinste Mengen zu essen vermag. Das Magenband kann später wieder entfernt werden. Die oft angesprochene **Liposuktion** *(Fettabsaugen)* ist zur Gewichtsreduktion abzulehnen, sie ist eine rein ästhetische Operation und ohne Vorteile für den Stoffwechsel.

Weitere Maßnahmen

- **Verhaltenstherapie:** Beispielsweise kann das Erlernen entspannender Maßnahmen zur Stressbewältigung bei Patienten sinnvoll sein, die unter Belastung vermehrt essen
- **Selbsthilfegruppen:** Manchen Patienten erleichtert das Abnehmen in der Gruppe das Durchhalten (z.B. „Weight Watchers", ✉ 5).

Pflege

Viele Krankenhauspatienten sind adipös. Bei der Körperpflege ist besonders auf die sorgfältige Reinigung, Inspektion und das gute Abtrocknen zwischen Körperfalten zu achten, um Hautpilzinfektionen vorzubeugen. Evtl. braucht der Patient Unterstützung bei der Körperpflege (z.B. beim Füße waschen, Strümpfe anziehen etc.).

Bei der Mobilisation, der Körperpflege oder dem Umlagern sehr adipöser Patienten ist die Unterstützung mehrerer Pflegender oder das Nutzen von Hilfsmitteln (z.B. Patientenlifter) nötig, um einerseits die Sicherheit des Patienten zu gewährleisten, aber auch um die körperliche Beanspruchung der Pflegenden auf mehrere Schultern zu verteilen.

Ernährung

Eine Hauptsäule jeder Adipositas-Therapie ist eine langfristige Ernährungsumstellung hin zu einer *ballaststoffreichen, fettarmen Kost*, wie sie in 10.1.4 dargestellt ist. Dies und und das Meiden kalorienhaltiger Getränke wie Bier, Limonade und unverdünnter Säfte reichen bei vielen schon für eine langsame, aber stetige Gewichtsabnahme

10

aus: Ein „Minus" von 500 kcal täglich im Vergleich zum Bedarf ist beispielsweise mit einem Gewichtsverlust von ca. 1,5 kg pro Monat verbunden. Wichtig ist, dass der Patient viel trinkt. Dies hilft auch gegen das Hungergefühl.

Nächste Stufe ist die *mäßig energiereduzierte Mischkost*, bei der neben der Fettzufuhr auch die Kohlenhydrat- und Eiweißzufuhr beschnitten werden. Auch dies ist langfristig ohne Nebenwirkungen möglich. Bei unzureichendem Erfolg oder schneller gewünschter Gewichtsabnahme können einzelne Mahlzeiten durch *Formulaprodukte* ersetzt werden.

Kurzzeitige Diäten sind umstritten, weil das falsche Essverhalten nicht korrigiert wird, der Organismus mit „Sparschaltung" reagiert (was den „Jo-Jo-Effekt" fördert) und Niedrigst-Kalorien-Diäten evtl. auch gefährlich sein können. Vertretbar sind Niedrigst-Kalorien-Diäten (meist Formuladiäten) dann, wenn die rasche Gewichtsabnahme dem Patienten den Einstieg in eine langfristige Kostumstellung erleichtern soll oder eine rasche Gewichtsabnahme aus medizinischen Gründen nötig ist und die Diät zeitlich befristet unter ärztlicher Kontrolle durchgeführt wird.

Einseitige Diäten sind abzulehnen, weil sie Mangelerscheinungen fördern und auch durch sie falsches Essverhalten nicht korrigiert wird. „Light"-Produkte spielen dem Betroffenen eine gesunde Lebensführung meist nur vor.

Die Pflegenden motivieren den Patienten und stehen für Fragen zur Verfügung. Erster Schritt der Ernährungsumstellung sollte ein Ernährungsprotokoll über 1–2 Wochen sein, um die bisherigen Gewohnheiten zu erfassen und damit auch besser angehen zu können (z. B. unbewusstes Essen „nebenher"). Es folgt eine individuelle Ernährungsberatung, welche die Vorlieben des Patienten, Beruf und Freizeitgewohnheiten berücksichtigt. Hat der Patient Familie, wird diese möglichst mit einbezogen. Eine ballaststoffreiche, fettarme Kost ist nicht als Diät, sondern als Normalkost anzusehen, und wenn nur diese Lebensmittel im Haus sind, erleichtert es dem Betroffenen die Kostumstellung.

Körperliche Bewegung

Ebenso wichtig wie die Kalorienreduktion – und meist genauso schwierig durchzuhalten – ist ein Mehr an körperlicher Bewegung. Zum einen soll der Patient sich im „ganz normalen Alltag" möglichst viel bewegen, also Treppen steigen statt Aufzug fahren. Zum anderen sollte der Patient regelmäßig Ausdauersport betreiben. Da die Patienten auf sich alleine gestellt erfahrungsgemäß nicht lange durchhalten, ist eine Bindung an Vereine oder Sportgruppen sinnvoll. Aus dem gleichen Grunde sollte der Patient einen Sport nach seinen Neigungen auswählen – wenn er sich täglich dazu zwingen muss, ist das Scheitern vorprogrammiert. Nach Erreichen des Wunschgewichtes verhindert bzw. vermindert körperliche Betätigung eine neuerliche Gewichtszunahme.

Rehabilitation

Stationäre Therapien in Reha-Kliniken sind bei Adipositas nur als Einstieg in eine grundlegende Lebensstil-änderung sinnvoll, wenn vorherige ambulante Maßnahmen ohne Erfolg blieben oder der BMI über ca. 35 kg/m² liegt. Ziele sind neben der Gewichtsabnahme eine Minderung adipositasbedingter Erkrankungen und des kardiovaskulären Risikos sowie eine Besserung von körperlicher Leistungsfähigkeit und seelischem Befinden.

Bausteine sind (🕮 19):
- Information über Entstehung, Folgen und Therapie der Adipositas
- Ernährungstherapie: Meist ist eine vollwertige Reduktionskost am sinnvollsten mit dem Ziel einer Gewichtsabnahme von 5–10 % im ersten Jahr
- Bewegungstherapie zum Hinführen an Bewegung, Steigerung des Selbstwertgefühles und Verbesserung des Stoffwechsels
- Verhaltenstherapie zum Erlernen eines gesundheitsfördernden Essverhaltens.

In allen Fällen werden theoretische Wissensvermittlung und praktische Übungen miteinander kombiniert. Ein Teil der Maßnahmen erfolgt in der Gruppe, andere als Einzeltherapien je nach individuellen Problemen des Betroffenen. Unabdingbar ist eine rechtzeitige Einleitung von Nachsorgemaßnahmen, um eine dauerhafte Verhaltensänderung zu erzielen.

Adipositasprävention

Angesichts der rapiden Zunahme der Adipositas und der damit verbundenen Folgeprobleme ist eine Adipositasprävention dringend erforderlich. Säulen jeder Adipositasprävention sind Vermeiden von Überernährung (🖙 10.1.4) und Förderung von körperlicher Bewegung, und zwar von Kindesbeinen an, denn eine Umstellung des Lebensstils im Erwachsenenalter fällt weit schwerer (und ist weniger wirkungsvoll) als das Erlernen eines vernünftigen Lebensstiles von klein auf. Ist ein Familienmitglied adipös, sollten möglichst alle Familienmitglieder medizinisch betreut werden, da meist von einer erhöhten Gefährdung auszugehen ist.

Bislang ist die Adipositasprävention in Kindergärten, Schulen und medizinischen Programmen allenfalls ansatzweise verwirklicht. Umso wichtiger ist es, dass alle medizinisch Tätigen sich der Bedeutung von Adipositas und Adipositasprävention bewusst sind und Gefährdeten oder bereits Betroffenen Hilfen anbieten, die über „Sie müssen abnehmen" hinausgehen, z. B. durch Aufklärung über die Krankheitsentstehung, Therapieansätze und Weitervermittlung an entsprechende Institutionen wie Ernährungsberatern oder Sportgruppen.

10.8.2 Fettstoffwechselstörungen

Hyperlipoproteinämie *(Hyperlipidämie):* Erhöhung des Triglyzeridspiegels und/oder des Cholesterinspiegels im Blut. Sehr häufige Erkrankung mit enormer sozialer Bedeutung, da durch eine Hyperlipoproteinämie koronare Herzkrankheit mit Herzinfarkt (🖙 4.4.2), Schlaganfälle (🖙 5.6) und arterielle Verschlusskrankheit (🖙 5.5.2) begünstigt werden.

10

Krankheitsentstehung

Die **primären Hyperlipoproteinämien** sind genetisch (mit-)bedingt:

- Am häufigsten ist die **polygene Hypercholesterinämie.** Hier führen äußere Faktoren wie falsche Ernährung auf dem Boden einer polygen vererbten Veranlagung zur Manifestation der Hyperlipoproteinämie. Das Gesamtcholesterin ist meist mäßig auf ca. 300 mg/dl erhöht
- Die autosomal dominant vererbte **familiäre (monogene) Hypercholesterinämie** ist demgegenüber deutlich seltener, geht aber mit einem sehr hohen Herz-Kreislauf-Risiko einher. Das Gesamtcholesterin liegt typischerweise um 350–400 mg/dl
- Die **familiäre Hypertriglyzeridämie** und die **familiäre kombinierte Hyperlipidämie** werden autosomal dominant vererbt.

Sekundäre *(symptomatische)* **Hyperlipoproteinämien** sind auf Grunderkrankungen wie Diabetes mellitus (☞ 10.7), Hypothyreose (☞ 10.4.4), bestimmte Nierenerkrankungen (☞ 9.8) oder Arzneimittel (z. B. Thiaziddiuretika) zurückzuführen.

Symptome und Untersuchungsbefund

Die Hyperlipoproteinämien bereiten dem Patienten in der Regel keinerlei Beschwerden und werden nur zufällig diagnostiziert. **Xanthelasmen** (gelbliche Fettablagerungen im Bereich der Augenlider) oder der **Arcus lipoides** (ringförmige, weißliche Hornhauttrübung) treten bei Patienten mit Fettstoffwechselstörungen gehäuft auf, sind aber in höherem Lebensalter auch bei Gesunden zu finden. Die Erstsymptome sind oft Zeichen arteriosklerosebedingter Komplikationen, etwa ein Herzinfarkt (☞ 4.4.2) oder ein Schlaganfall (☞ 5.6).

Nur sehr hohe Blutfettspiegel führen zu **Xanthomen** durch Fetteinlagerung oder in Extremfällen zu einer Pankreatitis.

Diagnostik und Differenzialdiagnose

Eine Blutabnahme nach 14-stündiger Nahrungskarenz mit Bestimmung von Gesamtcholesterin, Triglyzeriden, HDL- und LDL-Cholesterin sichert die Diagnose. Die

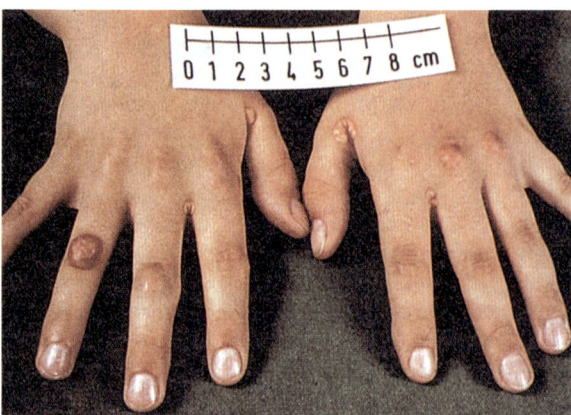

Abb. 10.42: Xanthome bei homozygoter familiärer Hypercholesterinämie. [E179-168]

Normgrenzen sind allerdings strittig. Weitere Untersuchungen sind nur bei bestimmten Fragestellungen nötig. Immer sollte aber nach weiteren kardiovaskulären Risikofaktoren wie Bluthochdruck gesucht werden.

Behandlungsstrategie

Ursächliche Grunderkrankungen werden behandelt.

Der Zielwert bei den Blutfettwerten hängt davon ab, ob der Patient noch weitere Risikofaktoren aufweist, da dies das Risiko vervielfacht, z. B. frühzeitig einen Herzinfarkt zu erleiden. Therapieziel ist nicht die bloße Senkung erhöhter Werte, sondern eine Senkung des individuellen kardiovaskulären Risikos.

Bei der überwiegenden Mehrzahl der Patienten ist der Cholesterinwert nur mäßig auf 250–350 mg/dl (6,5–9,1 mmol/l) erhöht. Dann besteht der erste Behandlungsschritt in einer fett- und cholesterinarmen Diät (☞ Pflege). Führt diese nicht zu einem Erreichen des Zielwertes, ist eine medikamentöse Therapie angezeigt. Bei hohen Cholesterinwerten über 350 mg/dl (9,1 mmol/l) sollte die medikamentöse Behandlung (☞ Pharma-Info 10.45) sofort beginnen.

	Serumcholesterin	LDL-Cholesterin	HDL-Cholesterin	Triglyzeride
Normal	< 200 mg/dl (5,2 mmol/)	< 135 mg/dl (3,5 mmol/)	> 45 mg/dl (1,2 mmol/)	< 150 mg/dl (1,7 mmol/)
Grenzwertig	200–250 mg/dl (5,2–6,5 mmol/l)	135–155 mg/dl (3,5–4,0 mmol/l)	35–45 mg/dl (0,9–1,2 mmol/l)	150–200 mg/dl (1,7–2,3 mmol/l)
Pathologisch	> 250 mg/dl (6,5 mmol/)	> 155 mg/dl (4,0 mmol/)	< 35 mg/dl (0,9 mmol/)	> 200 mg/dl (2,3 mmol/)

Tab. 10.43: Richtwerte für die Blutfette.

Charakterisierung	Keine Risikofaktoren	Risikofaktoren	Manifeste KHK oder andere Gefäßerkrankung oder Diabetes mellitus
Therapieziel	LDL ≤ 160 mg/dl (4 mmol/l)	LDL ≤ 130 mg/dl (3,5 mmol/l)	LDL ≤ 100 mg/dl (2,5 mmol/l)

Risikofaktoren: Rauchen, Bluthochdruck, HDL-Cholesterin ≤ 40 mg/dl, Alter (Männer ≥ 45 Jahre, Frauen ≥ 55 Jahre), positive Familienanamese für frühe KHK (Männer ≤ 55 Jahre, Frauen ≤ 65 Jahre)

Tab. 10.44: Risikoabschätzung und Therapieziele bei Hyperlipoproteinämie.

In sehr schweren Fällen können invasive Therapieverfahren erforderlich sein. Bei der **Lipid-Apherese** wird das LDL-Cholesterin außerhalb des Körpers aus dem Blut entfernt, die Methode ist also fast schon mit der Dialyse vergleichbar. Die Behandlungen müssen in regelmäßigen Abständen zwischen einer und wenigen Wochen wiederholt werden.

Bei allen Patienten, bei denen eine medikamentöse Therapie als notwendig erachtet wird, sollte zudem die niedrig dosierte Gabe von Azetylsalizylsäure erwogen werden (☞ auch Pharma-Info 5.39).

Pflege

Von herausragender Bedeutung bei der Behandlung von Hyperlipoproteinämien sind die langfristige Ernährungsumstellung, körperliche Bewegung und der Abbau weiterer kardiovaskulärer Risikofaktoren.

Da eine *lebenslange* Umstellung der Lebensgewohnheiten sehr schwer fällt, kommt den Pflegenden besondere Bedeutung bei der Motivation des Patienten zu. Sie unterstützen ihn, stehen für Fragen zur Verfügung bzw. leiten sie an Arzt oder Diätassistenz weiter.

Ernährung

- Die Nahrung sollte fett- und cholesterinarm sein: Weniger als 30% der Kalorien sollten aus Fett stammen. An

Cholesterin sind maximal 300 mg täglich erlaubt. Diese Menge ist bereits in einem einzigen großen Eidotter enthalten.
Als wesentlich hat sich außerdem die Art der Fette herausgestellt. Der Gesamtfettverzehr soll zu mindestens einem Drittel aus mehrfach ungesättigten, zu einem Drittel aus einfach ungesättigten und zu höchstens einem Drittel aus gesättigten Fettsäuren bestehen. 🖳
Gesättigte Fettsäuren sind v. a. in tierischen Fetten enthalten. Auch industriell gehärtete Fette (sog. *Trans-Fette*) wirken sich ungünstig auf die Blutfette aus und sollten gemieden werden. (Mehrfach) ungesättigte Fettsäuren kommen v. a. in pflanzlichen Fetten vor. Günstig sind dabei insbesondere *n-3-Fettsäuren*. Lieferanten sind beispielsweise bestimmte Pflanzenöle (z. B. Raps-, Olivenöl) und Kaltwasserfische (z. B. Hering)
- Darüber hinaus ist der reichliche Verzehr von Faserstoffen (mindestens 35 g täglich) anzuraten, insbesondere Haferkleie und Apfelpektin (senkt ebenfalls den Blutfettspiegel)
- Patienten mit einer Erhöhung der Triglyzeride sollten auf Alkohol ganz verzichten. Bei Patienten mit einer reinen Erhöhung des Cholesterinspiegels erhöht der Genuss geringer Alkoholmengen den Cholesterinspiegel meist nicht
- Auf Zucker (Süßigkeiten), Teigwaren und Mehlspeisen sollten insbesondere Patienten mit einer Erhöhung der

---

Pharma-Info 10.45: Medikamentöse Lipidsenkung

Folgende Substanzen werden zur Verhinderung von Folgeschäden bei zu hohem Blutfettspiegel eingesetzt:
- **Anionenaustauscher,** z. B. Cholestyramin, etwa in Quantalan®: Sie senken den Cholesterinspiegel durch Bindung der zur Synthese benötigten Gallensäuren im Darm. Häufigste und nicht selten zum Therapieabbruch führende Nebenwirkungen sind Blähungen und Obstipation. Vorbeugend wirken einschleichende Dosierung bzw. eine ausreichende Trinkmenge. Außerdem vermindern die Anionenaustauscher die Resorption anderer Arzneimittel, die daher eine Stunde vor oder vier Stunden nach den Anionenaustauschern eingenommen werden sollen
- **Statine** *(Cholesterinsynthese-Enzymhemmer, HMG-CoA-Reduktasehemmer, CSE-Hemmer),* z. B. Atorvastatin, etwa in Sortis®, Lovastatin, etwa in Mevinacor®, Pravastatin, etwa in Pravasin®, Simvastatin, etwa in Zocor®: Statine hemmen ein Schlüsselenzym der körpereigenen Cholesterinsynthese und senken den Cholesterinspiegel mit 30–40% am stärksten. Darüber hinaus wirken sie sich wahrscheinlich unabhängig von der LDL-Senkung günstig auf eine Arteriosklerose aus. In der Primärprävention ist eine Verringerung koronarer Ereignisse, in der Sekundärprävention sogar eine Sterblichkeitsminderung belegt. Deshalb sind Statine heute Medikamente erster Wahl bei erhöhtem LDL-Cholesterin sowie bei KHK- oder Hochrisikopatienten. Der relativ guten subjektiven Verträglichkeit stehen einige ernste Nebenwirkungen an Leber und Muskulatur (Muskelfaserauflösung mit Nieren-

versagen als mögliche Folge) gegenüber. Daher sollten die Leberwerte kontrolliert und eine Kombinationsbehandlung z. B. mit Fibraten möglichst vermieden werden
- **Fibrate,** z. B. Bezafibrat, etwa in Cedur®: Fibrate senken vor allem den Triglyzeridspiegel, weniger das Cholesterin. Sie sind meist nebenwirkungsarm und gut verträglich, können aber neben Magen-Darm-Beschwerden selten Muskelschmerzen und Muskelentzündungen verursachen
- **Nikotinsäureabkömmlinge,** z. B. Nikotinsäure, etwa in Nicotinsäureamid Jenapharm®: Auch dieses Präparat senkt die Triglyzeride stärker als das Cholesterin. Häufige Nebenwirkungen sind vor allem ein mit der Zeit nachlassender Flush, andere Hauterscheinungen und Magen-Darm-Beschwerden. Harnsäure- und Blutzuckerspiegel können während der Behandlung ansteigen und sollten daher kontrolliert werden
- **Cholesterin-Absorptionhemmer,** z. B. Ezetimib (Ezetrol®). Ezetimib lagert sich in der Darmschleimhaut ein und hemmt die Cholesterinresorption (nicht aber z. B. die Aufnahme fettlöslicher Vitamine). Hauptnebenwirkungen sind gastrointestinale Beschwerden und Kopfschmerzen. Ezetimib wird vor allem bei einer Statinunverträglichkeit oder in Kombination mit Statinen eingesetzt, wenn deren Wirkung nicht ausreicht. Allerdings ist dann das Risiko von Muskelschäden und Leberwertanstieg zu beachten. Langzeiterfahrungen stehen noch aus.

10

Triglyzeride weitgehend verzichten, um eine kohlenhydratverursachte Hyperlipoproteinämie zu vermeiden
- Ein Abbau von Übergewicht ist stets zu empfehlen, wobei Patienten mit einer Erhöhung der Triglyzeride besonders gut darauf ansprechen.

Bewegung
Alle Patienten profitieren von *regelmäßiger* körperlicher Aktivität. Zu empfehlen sind insbesondere Ausdauersportarten wie etwa schnelles Gehen oder Rad fahren. Die körperliche Aktivität senkt die Triglyzeridspiegel, erhöht (leicht) das HDL-Cholesterin und wirkt sich günstig auf den Gesamtstoffwechsel und damit das individuelle kardiovaskuläre Risiko aus.

Abbau weiterer Risikofaktoren
Das kardiovaskuläre Risiko eines Patienten hängt nicht nur von seinen Blutfetten ab, sondern ergibt sich aus dem Zusammenspiel zahlreicher Faktoren.

Daher sollten Patienten mit einer Hyperlipoproteinämie zur Optimierung ihres persönlichen Risikoprofils weitere kardiovaskuläre Risikofaktoren unbedingt meiden. Dazu gehört, auf das Rauchen zu verzichten und den Blutdruck regelmäßig kontrollieren zu lassen.

Prognose und Patienteninformation
Nur wenn es gelingt, die erhöhten Blutfette dauerhaft zu senken, wird das Risiko gefährlicher Folgeerkrankungen deutlich vermindert. Weitere Risikofaktoren (☞ Tab. 10.44) müssen unbedingt ausgeschaltet werden, da sie sich in ihrer Wirkung nicht nur addieren, sondern potenzieren.

10.8.3 Vitaminmangelsyndrome und Hypervitaminosen

Vitaminmangelsyndrome
Krankheitsentstehung
In unserer heutigen Wohlstandsgesellschaft sind vitaminreiche Lebensmittel während des ganzen Jahres verfügbar, und bei einer ausgewogenen Ernährung treten beim Gesunden keine Mängel auf. Ein Vitaminmangel entsteht jedoch als Folge von:
- Fehlernährung, z.B. bei Alkoholikern oder Personen, die sich in erster Linie mit Fast-Food-Produkten ernähren
- Erhöhtem Bedarf, z.B. während Schwangerschaft und Stillzeit
- Resorptionsstörungen, z.B. nach Magen-Darm-Resektionen oder bei schweren Darmentzündungen
- Arzneimitteln, z.B. Langzeitgabe von Antibiotika, die die Darmflora zerstören.

Symptome und Untersuchungsbefunde
Leichte Vitaminmangelsymptome werden als **Hypovitaminosen,** schwere als **Avitaminosen** bezeichnet. Vitaminmangelsymptome betreffen selten nur ein einzelnes Vitamin (☞ Tab. 10.46). Meist liegen komplexe Störungen mit einer Mischsymptomatik vor. So werden nach

einer Darmresektion zahlreiche Nahrungsbestandteile nicht ausreichend aufgenommen, und beim Alkoholkranken bestehen zusätzlich zur Vitaminmangelsymptomatik toxische Erscheinungen durch den Alkohol selbst.

Diagnostik
Die Diagnose wird v.a. klinisch gestellt. Zwar können viele Vitamine oder ihre Metaboliten im Blut bestimmt werden, dies erlaubt aber oft keinen sicheren Rückschluss auf die Langzeit-Vitaminversorgung des Organismus. Ausnahmen sind die Bestimmungen von Vitamin B_{12}, Vitamin D und Folsäure, die häufiger sinnvoll sind.

Behandlungsstrategie
Die Behandlung verfolgt zwei Ziele:
- Das bestehende Vitamindefizit muss durch Zufuhr des Vitamins beseitigt werden. Ob eine orale oder parenterale Gabe erforderlich ist, hängt u.a. von der Ursache der Erkrankung ab. Bei Resorptionsstörungen nach Darmresektionen ist die parenterale Zufuhr angezeigt, bei Fehlernährung als Ursache kann das Vitamin oral gegeben werden
- Die Grunderkrankung muss nach Möglichkeit beseitigt werden, also die Ernährung umgestellt oder eine Darmerkrankung behandelt werden.

Prognose
Während die leichteren Hypovitaminosen oft völlig reversibel sind, können Avitaminosen bleibende Schäden hinterlassen, z.B. Sensibilitätsstörungen nach schwerem Vitamin B_{12}-Mangel oder Zahnverlust nach Skorbut.

Hypervitaminosen
Hypervitaminosen, d.h. Krankheitserscheinungen durch eine zu *hohe* Vitaminzufuhr, sind nur bei den *fettlöslichen Vitaminen* A, D, E und K möglich, da diese im Körper gespeichert werden können. Auslöser ist meistens eine Überdosierung von Vitaminpräparaten:
- Die **Vitamin-A-Hypervitaminose** zeigt sich *akut* durch Schmerzzustände, Schwindel und Erbrechen oder *chronisch* durch Knochenhautveränderungen, Blutungen und neurologisch-psychiatrische Störungen (z.B. Reizbarkeit)
- Die Vitamin-D-Hypervitaminose äußert sich in Knochenentkalkung, Nierenverkalkungen und *Hyperkalzämie* (☞ 9.15.4)
- Hypervitaminosen der Vitamine E und K hingegen sind beim Menschen bisher nicht bekannt.

Dagegen kann der Mensch einen Überschuss an wasserlöslichen Vitaminen über die Nieren ausscheiden. Ob dies auch für die Langzeiteinnahme extrem hoher Dosierungen gilt, lässt sich aber noch nicht endgültig beurteilen.

10.8.4 Spurenelementmangelsyndrome

Für viele Spurenelemente sind Mangelsyndrome beim Menschen nicht gesichert, auch wenn sie in der Laienpresse immer wieder postuliert und mit dem Verkauf entsprechender Präparate zur Vorbeugung und Behandlung verbunden werden.

Vitamin	Funktion	Vorkommen	Mangelerscheinungen	Tages-bedarf (ca.)
Vitamin A (Retinol), Vorstufe β-Carotin	Bestandteil der Netzhaut-Photo-pigmente, Wachstum/Erhalt von Epithelien, Infektionsabwehr, Oxidationsschutz	Karotten, Grünkohl, Spinat, Leber, Milch(-produkte), Eier, Butter	Nachtblindheit, Hornhautschäden, Haut-/Schleimhautveränderungen, Immunschwäche	0,8– 1 mg
Vitamin D (Calciferole)	Regulation des Kalzium- und Phosphatstoffwechsels	Bei ausreichender Sonnenlicht-exposition Synthese in der Haut. Sonst Fische, Eier, Leber	Beim Erwachsenen Osteomalazie (☞ 9.15.4). Bei älteren Menschen erhöhtes Frakturrisiko, evtl. Muskel-schwäche	5 μg (≥ 65 J. 10 μg)
Vitamin E (Tokopherole)	Oxidationsschutz (v. a. für Lipide, z. B. LDL), Membranschutz	Pflanzenöle, Getreidekeime, Vollkornprodukte, Blattgemüse	Nicht genau bekannt. In Extrem-fällen (Resorptionsstörung) Neuro-, Myopathie	11–15 mg
Vitamin K	Nötig zur Bildung einiger Blut-gerinnungsfaktoren	Grüne Gemüse, Fleisch, Milch, Eier, Getreide. Bildung durch Darm-bakterien	Blutgerinnungsstörungen (therap. genutzt bei der Antikoagulation durch Vit.-K-Antagonisten)	60–80 μg
Vitamin B$_1$ (Thiamin)	Coenzym im Kohlenhydratstoff-wechsel, Einfluss auf Herzfunktion und Nerventätigkeit	Hefe, Vollkornprodukte, Hülsen-früchte, Kartoffeln, Fleisch	Leistungsminderung, Muskel-schwund, Herzinsuffizienz, neurolog. Störungen	1,0–1,3 mg
Vitamin B$_2$ (Riboflavin)	Als Enzymbestandteil der Atmungs-kette Beeinflussung des gesamten Stoffwechsels	Hefe, Vollkornprodukte, Fleisch, Leber, Fisch, Eier, Milch(-produkte)	Anämie, Entzündungen von Haut und Schleimhaut (v. a. des Gesichts), Hornhautveränderungen	1,2–1,5 mg
Niazin	Als Enzymbestandteil der Atmungs-kette zentrale Stellung im Stoff-wechsel	Bildung aus der Aminosäure Trypto-phan. Sonst Hefe, Fleisch, Leber, Fisch, Milch(-produkte), Eier, Kaffee	Pellagra (3-D-Krankheit): Hautent-zündung (Dermatitis), Verdauungs-störung (Diarrhö), neurologisch-psychiatrische Störungen (z. B. Depressionen, demenzartige Bilder)	13–17 mg
Vitamin B$_6$ (Pyridoxin)	Enzymbestandteil v. a. im Eiweißstoffwechsel	Hefe, Vollkornprodukte, Fleisch, Fisch, Grüngemüse, Kartoffeln, Bananen	Anämie, neurologische Störungen (z. B. Neuritis, Bewegungsstörungen), Dermatitis	1,2–1,5 mg
Vitamin B$_{12}$ (Cobalamine)	Nukleinsäurebildung, Folsäure-stoffwechsel, Markscheidenbildung	Alle tierischen Lebensmittel. Zur Resorption wird Intrinsic Factor benötigt	Häufig: Perniziöse Anämie (☞ 11.5.4)	3 μg
Folsäure	Schlüsselposition bei der Zellteilung, Nukleinsäurebildung, Umwandlung von Homocystein in Methionin	Vollkornprodukte, Fleisch, Leber, Milch, Eier, grüne Blattgemüse, Kartoffeln, Tomaten, Gurken, Apfelsinen	Häufig: Makrozytäre Anämie, Abwehrschwäche, Veränderungen der Darmschleimhaut. Im Embryonal-stadium: Häufung von Neuralrohr-defekten	400 μg (Schwangere 600 μg)
Pantothen-säure	Zentraler Enzymbestandteil im gesamten Stoffwechsel	Vollkornprodukte, Fleisch, Fisch, Milch, Hülsenfrüchte, gering in fast allen Lebensmitteln	Extrem selten, am ehesten Burning-feet-Syndrom mit Kribbeln und Schmerzen der Füße	6 mg
Biotin (Vitamin H)	Als Enzymbestandteil Einfluss auf Kohlenhydrat-, Aminosäuren- und Fettsäurenstoffwechsel	Synthese durch Darmflora, außerdem Innereien, Sojabohnen, Eigelb	Extrem selten (falsche parenterale Ernährung): Dermatitis, Übelkeit, Schwäche, Depression	30–60 μg
Vitamin C (Ascorbin-säure)	Aufbau von Bindegeweben (Knochen, Wundheilung) und Hormonen, wahrscheinlich auch Oxidationsschutz	Frisches Obst und Gemüse, Tomaten, Kartoffeln	Müdigkeit, Infektanfälligkeit, verzögerte Wundheilung. Heute sehr selten: Skorbut mit Blutungsneigung, Zahnausfall, Störung des Knochen-wachstums	100 mg

Tab. 10.46: Übersicht über Funktion, Vorkommen, Mangelerscheinungen sowie Tagesbedarf der Vitamine (◻ 7). Hellblau unterlegt = fettlösliche Vitamine, mittelblau unterlegt = wasserlösliche Vitamine. Vitamin D wird heute auch den Hormonen zugeordnet.

Nach heutigen Erkenntnissen kann man davon ausge-hen, dass durch eine gesunde, vollwertige Ernährung der Spurenelementbedarf eines ansonsten Gesunden gedeckt wird. Kritisch ist es lediglich beim Eisen mit der Folge einer Eisenmangelämie (☞ 11.5.2) und beim Jod, dessen Mangel zu einer Schilddrüsenvergrößerung und evtl. ei-ner Schilddrüsenunterfunktion führt (☞ 10.4.4).

10.9 Hyperurikämie und Gicht

Purine: Bestandteile der Nukleinsäuren. Endprodukt des Purinstoffwechsels ist in erster Linie die verhält-nismäßig schlecht lösliche **Harnsäure.**

Hyperurikämie: Harnsäureerhöhung im Serum über 6,4 mg/dl (380 μmol/l).

Gicht *(Urikopathie):* Klinische Manifestationsform der Hyperurikämie, äußert sich insbesondere in Gichtanfällen mit starken Gelenkbeschwerden **(Arthritis urica).** Häufigkeit ca. 1% der Deutschen, davon gut 90% Männer. Tritt häufig zusammen mit einem metabolischen Syndrom auf (☞ 10.7.3).

Krankheitsentstehung

Die **primäre Hyperurikämie/Gicht** ist fast immer Folge einer polygen vererbten Minderausscheidung von Harnsäure durch die Nieren. Bei purinreicher Ernährung mit viel Fleisch (Überernährung als wichtigster Manifestationsfaktor) steigt der Harnsäurespiegel im Blut an. Bei hoher Harnsäurekonzentration fallen Harnsäurekristalle *(Urate)* aus, lagern sich insbesondere in den Gelenken ab und führen dort zu der typischen Entzündungsreaktion.

Sekundäre Hyperurikämien sind auf Grunderkrankungen mit erhöhter Harnsäurebildung (z.B. Leukämien, solide Tumoren mit Zellzerfall während Therapie) oder verminderte Harnsäureausscheidung durch die Nieren (etwa bei Niereninsuffizienz oder Einnahme bestimmter Arzneimittel) zurückzuführen.

Symptome und Untersuchungsbefund

Es werden vier Stadien der Gichtkrankheit differenziert:
- **Asymptomatische Hyperurikämie** *(Prägicht):* Symptomlose Erhöhung des Harnsäurespiegels über Jahre bis Jahrzehnte
- **Akuter Gichtanfall:** Plötzliche Arthritis eines Gelenks, am häufigsten des Großzehengrundgelenks **(Podagra).** Auslöser ist oft reichliches Essen mit Alkoholgenuss oder umgekehrt (längeres) Fasten. Das Gelenk ist stark geschwollen, gerötet und extrem schmerzhaft. Selbst das Gewicht der Bettdecke und leichteste Berührungen oder Erschütterungen lösen heftige Schmerzen aus. Manchmal hat der Patient Fieber
- **Interkritische Phase:** Zeitraum zwischen zwei Gichtanfällen (im weiteren Verlauf wechseln akute Gichtanfälle mit Beschwerdefreiheit)
- **Chronische Gicht:** Bei ausbleibender Behandlung nach 5–15 Jahren entstehend, heute selten:
  - Gelenkdeformierungen
  - Sichtbare Harnsäureablagerungen in Weichteilen und Knochen **(Gichttophi)**
  - Nierenbeteiligung, entweder mit Nierensteinen oder als **Gichtnephropathie** *(Gichtniere)* bis hin zur Niereninsuffizienz.

Diagnostik und Differenzialdiagnose

Die Blutuntersuchung zeigt einen erhöhten Harnsäurespiegel. Im akuten Gichtanfall ist die BSG beschleunigt, und es liegt eine Leukozytose vor. Manchmal ist die Differenzialdiagnose zu einer eitrigen Gelenkentzündung schwierig. Dann ist eine Punktion des betroffenen Gelenks erforderlich. Bei der Gicht sind im Punktat mikroskopisch Uratkristalle nachweisbar. In fortgeschrittenen Stadien sind in der Röntgenleeraufnahme typische Knochendefekte sichtbar.

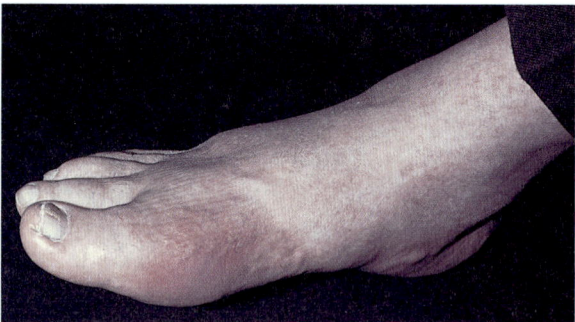

Abb. 10.47: Akuter Gichtanfall im Großzehengrundgelenk (Podagra). Der Bereich des Großzehengrundgelenks und der mediale Fußrand sind gerötet, geschwollen und sehr schmerzhaft. [R168]

Behandlungsstrategie

Beim *akuten Gichtanfall* werden entzündungs- und schmerzhemmende Arzneimittel gegeben:
- Nichtsteroidale Antirheumatika wie etwa Indometacin, z.B. Indometacin AL®, oder Diclofenac, z.B. Voltaren®, jedoch nicht Azetylsalizylsäure, da diese die Harnsäureausscheidung vermindert
- Colchizin, z.B. Colchicum-Dispert®, vier Stunden lang 1 mg oral pro Stunde, dann 0,5–1 mg alle zwei Stunden, jedoch nicht mehr als 6 mg/Tag. Schnelle Dosisreduktion am zweiten Tag. Die rasche Wirksamkeit des Colchizins bei Gicht ist so typisch, dass dies auch als diagnostisches Kriterium genutzt wird. Fast alle Patienten bekommen gastrointestinale Beschwerden, vor allem Durchfälle. Deshalb wird Colchizin heute vor allem gegeben, wenn nichtsteroidale Antirheumatika keine ausreichende Wirkung zeigen
- Glukokortikoide *intraartikulär* (in das Gelenk) oder systemisch nur bei Erfolglosigkeit obiger Behandlungsschritte.

Nach Abklingen des akuten Gichtanfalls wird der Harnsäurespiegel durch Diät (☞ Pflege) und Arzneimittel gesenkt. Mittel der Wahl ist Allopurinol, beispielsweise in Zyloric®, das die Harnsäureproduktion reduziert. Hauptnebenwirkung sind Magen-Darm-Beschwerden.

Urikosurika, die die Harnsäureausscheidung erhöhen (z.B. Benzbromaron, etwa in Narcaricin®), werden weit seltener gegeben, etwa wenn Allopurinol nicht vertragen wird.

Pflege

- Im akuten Gichtanfall lindern die Pflegenden die Beschwerden des Patienten durch Ruhigstellung und Kühlen des betroffenen Gelenks. Ist bereits der Druck der Bettdecke schmerzhaft, hilft oft ein Bettbogen
- Darüber hinaus achten die Pflegenden darauf, dass der Patient ausreichend trinkt. Insbesondere bei der Behandlung mit Urikosurika sollte die tägliche Urinausscheidung mindestens 2 l betragen, um die Bildung von Harnsäuresteinen zu verhindern
- Eine Urinalkalisierung, etwa durch Uralyt-U®, kann bei erhöhtem Harnsäureanfall, z.B. während einer Chemotherapie, oder bei Harnsäuresteinen angezeigt sein. Die dazu erforderlichen Urinkontrollen mit Indikatorpapier

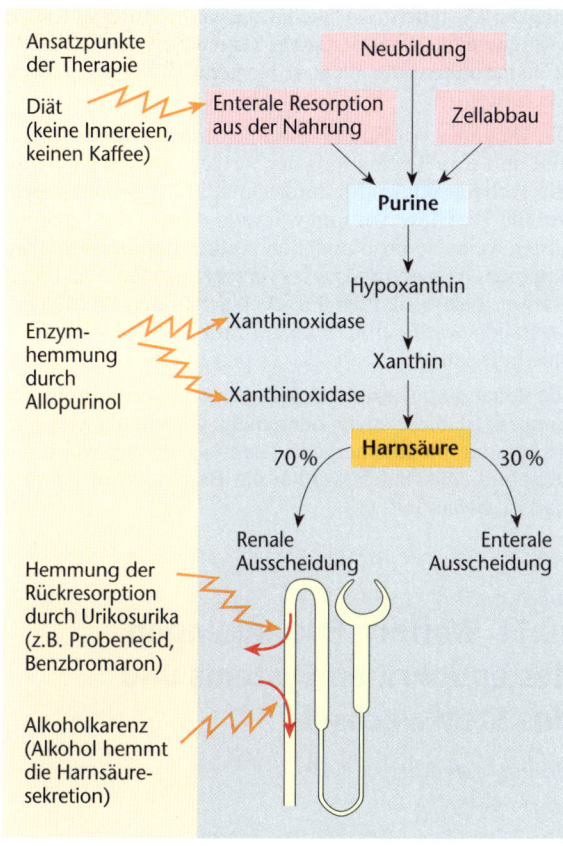

Abb. 10.48: Purinstoffwechsel und Angriffspunkte der Gichtbehandlung. [L157]

Adipositas oder Fettstoffwechselstörungen führen aber auch bei der Gicht erst ungünstige Umweltfaktoren zur manifesten Erkrankung, vor allem die in Wohlstandszeiten häufige Überernährung, reichlicher Fleisch- und Alkoholkonsum (Alkohol verschlechtert die Harnsäureausscheidung, Bier ist zudem purinreich). Entsprechend beugt „gesunde" Ernährung auch der Gicht vor.

10.10 Neuroendokrine Tumoren: Insulinom, Gastrinom und Karzinoide

> **Neuroendokrine Tumoren** *(NET):* Seltene, gut- und bösartige Tumoren ausgehend von endokrinen Zellen, die verstreut im ganzen Organismus vorkommen. Hauptvertreter sind das **Insulinom,** das **Gastrinom** und die **Karzinoide.** Die übrigen **(Glukagonom, Somatostatinom, VIPom)** sind sehr selten.

Hormone werden nicht nur in umschriebenen endokrinen Drüsen gebildet, sondern auch in verstreuten endokrin aktiven Zellen. Früher wurde das System aufgrund der biochemischen Eigenschaften der Zellen als *APUD-System* (**APUD** = *Amine precursor uptake and decarboxylation*) bezeichnet, auch die Begriffe *neuroendokrines System, Helle-Zellen-System* oder *enterochromaffine Zellen* (für die im Magen-Darm-Trakt gelegenen Zellen) waren und sind üblich. Die disseminierten endokrinen Zellen des Magen-Darm-Traktes werden mit den endokrinen Langerhans-Inseln des Pankreas auch zum **gastro-entero-pankreatischen System** *(GEP)* zusammengefasst.

Die Tumoren des diffusen neuroendokrinen Systems werden heute meist als **neuroendokrine Tumoren** *(NET),* seltener als *Apudome* bezeichnet, bei Lokalisation im Magen-Darm-Trakt als **GEP-Tumoren.** Die einzelnen Tumoren werden nach dem von ihnen (vorwiegend) produzierten Hormon benannt (z. B. Insulinom, Glukagonom, Gastrinom).

Apudome können funktionell *aktiv* sein und sezernieren dann eines oder mehrere Hormone. Funktionell *inaktive* Apudome geben keine Hormone in die Blutbahn ab und werden oft erst spät durch Lokalsymptome manifest.

Familiär gehäuftes Auftreten im Rahmen der verschiedenen multiplen endokrinen Neoplasien ist möglich (☞ 10.4.6).

10.10.1 Insulinom

> **Insulinom:** Von den B-Zellen des Pankreas ausgehender, in 90 % gutartiger, Insulin produzierender Tumor. Gekennzeichnet durch **Whipple-Trias:** Spontanhypoglykämie plus Hypoglykämie-Symptome plus Besserung der Beschwerden durch Glukosezufuhr.

Die Insulinüberproduktion führt zu allen Zeichen einer Hypoglykämie (☞ 10.7.5) und oft auch zu psychischen

---

führen die Pflegenden entweder selbst durch oder organisieren sie im Labor (angestrebt wird ein pH von 5–7)
- Die Pflegenden informieren den Patienten über eine purinarme Ernährung; Fleisch ist nur in kleinen Portionen erlaubt, Innereien, Wild, Sardinen und Fleischextrakte sind zu meiden. Als Eiweißträger eignen sich Milch und Milchprodukte sowie bei normalem Blutcholesterinspiegel Eier
- Alkohol ist zu vermeiden, da Alkoholgenuss die Harnsäureausscheidung vermindert. Auch auf Kaffee sollte verzichtet werden. Generell ist übergewichtigen Patienten eine Gewichtsnormalisierung anzuraten, allerdings nicht durch radikale Fastenkuren, da sie den Harnsäurespiegel erhöhen
- Die Pflegenden machen den Patienten darauf aufmerksam, dass extreme körperliche Anstrengung oder Unterkühlung ebenfalls Anfälle auslösen können.

Patienteninformation

Bei konsequenter Behandlung ist die Prognose gut. Der Patient wird darüber aufgeklärt, dass Diät und meist auch die medikamentöse Behandlung lebenslang nötig sind, da die Stoffwechselanomalie als solche bestehen bleibt.

Prävention

Der erblichen Veranlagung zur Harnsäureminderausscheidung kann nicht vorgebeugt werden. Wie z. B. bei

Auffälligkeiten. Durch die vermehrte Nahrungsaufnahme (Heißhunger bei Hypoglykämie) nehmen die meisten Patienten an Gewicht zu.

Die Diagnose wird durch einen stationären **Fastenversuch** über 72 Stunden zur Provokation einer Hypoglykämie gestellt. Während des Fastenversuches werden regelmäßig der Blutzucker, der Insulinspiegel und das C-Peptid im Blut bestimmt; der Patient soll täglich mindestens 2 l kalorienfreie Flüssigkeit trinken. Es folgen bildgebende Verfahren zur Lokalisation des Tumors, die jedoch präoperativ nicht immer gelingt.

Die Behandlung besteht in der operativen Entfernung des Tumors. Bei Inoperabilität oder postoperativen Tumorresten kann eine medikamentöse Hemmung der Insulinproduktion mit Diazoxid (Proglicem®) oder dem Somatostatinanalogon Octreotid (Sandostatin®) versucht werden. Bei Erfolglosigkeit wird eine Behandlung mit Streptozotocin und 5-Fluorouracil zur Zerstörung der B-Zellen durchgeführt.

10.10.2 Gastrinom

> **Gastrinom:** Von den D-Zellen ausgehender, meist in Bauchspeicheldrüse oder Zwölffingerdarm lokalisierter und in zwei Drittel der Fälle bösartiger Tumor. Leitsymptom multiple Magen-Darm-Geschwüre.

Der Überschuss an Gastrin beim **Gastrinom** führt zum **Zollinger-Ellison-Syndrom,** für das ständig wiederkehrende Magen- und Zwölffingerdarmgeschwüre (teils auch Jejunalgeschwüre) sowie Durchfälle kennzeichnend sind.

Die Diagnose lässt sich meist durch Gastrinbestimmung im Blut stellen, ggf. nach Stimulation mit Sekretin. Zur Lokalisation des Tumors dienen (Endo-)Sonographie, Gastroduodenoskopie, Computer- und Kernspintomographie.

Bei einem Teil der Patienten gelingt es, das gesamte Tumorgewebe operativ zu entfernen. Bei Inoperabilität wird symptomatisch mit Protonenpumpenhemmern (z. B. Omeprazol, etwa Antra®) sowie mit den gleichen Medikamenten wie beim Insulinom behandelt.

10.10.3 Karzinoide

> **Karzinoide:** Seltene neuroendokrine Tumoren, die Serotonin und andere Hormone wie etwa Histamin produzieren. Meist im Magen-Darm-Trakt, außerhalb des Magen-Darm-Traktes am ehesten in der Lunge lokalisiert. Karzinoide der Appendix sind fast immer gut-, die übrigen ganz überwiegend bösartig.

Im Magen-Darm-Trakt lokalisierte Tumoren bereiten oft lange keine Beschwerden, da das Serotonin in der Leber abgebaut wird. Meist bilden sich erst bei Vorhandensein von Lebermetastasen die typischen Symptome des **Karzinoidsyndroms** aus: Am häufigsten ist ein **Flush** mit rötlicher Verfärbung insbesondere des Gesichts- und Halsbereiches. Durchfälle durch die Hormone sind ebenso möglich wie Koliken und Subileus durch die Stenosie-

rung der Darmlichtung. Verhältnismäßig häufig sind auch Asthmaanfälle. In Spätstadien kann eine Endokardfibrose insbesondere des rechten Herzens zu Herzbeschwerden führen.

Die Diagnose wird durch eine Serotoninbestimmung im Blut und eine Bestimmung der 5-Hydroxyindolessigsäure (ein Abbauprodukt des Serotonins) im 24-Stunden-Urin gestellt. Drei Tage vor und während dieser Untersuchung dürfen keine serotoninreichen Nahrungsmittel wie etwa Bananen, Nüsse und Ananas verzehrt werden. Die Lokalisationsdiagnostik folgt den oben genannten Richtlinien, zusätzlich kann eine Somatostatin-Rezeptor-Szintigraphie hilfreich sein.

Die Behandlung besteht in der operativen Entfernung des Tumors. Ist diese nicht oder nicht vollständig möglich, erfolgt eine medikamentöse Therapie, vorzugsweise mit Octreotid. Zusätzlich werden die Beschwerden symptomatisch behandelt.

10.11 Weitere Erkrankungen des endokrinen Systems und des Stoffwechsels

Hämochromatose ☞ *8.4.9*
Morbus Wilson ☞ *8.4.9*

10.11.1 Porphyrien

> **Porphyrien:** Durch vererbte oder erworbene Enzymdefekte bedingte Stoffwechselerkrankungen mit gestörter Hämbildung und dadurch gesteigerter Bildung von Zwischenprodukten der Hämbiosynthese – der **Porphyrine** bzw. ihrer Vorstufen. Leitsymptome der **akuten Porphyrien** sind Bauchbeschwerden, Herz-Kreislauf-Symptome und psychische oder neurologische Auffälligkeiten. Leitsymptome der **chronischen Porphyrien** sind lichtbedingte Hautveränderungen.

Die Hämbiosynthese erfolgt über mehrere Zwischenprodukte, die Porphyrinvorstufen und die **Porphyrine.** Die einzelnen Reaktionsschritte werden durch unterschiedliche Enzyme beschleunigt. Ist das erste, physiologischerweise geschwindigkeitsbestimmende Enzym in seiner Aktivität vermindert, entwickelt sich eine Anämie (☞ 11.5.1) mit typischer Ablagerung des nicht verwerteten Eisens in den Zellen der Erythropoese. Sind nachgeschaltete Enzyme beeinträchtigt, resultiert eine Aktivitätssteigerung des ersten Enzyms und damit eine Mehrproduktion der vor dem „Engpassenzym" anfallenden Zwischenprodukte. Dadurch kann zwar eine ausreichende Hämsynthese gewährleistet werden, doch kommt es zu den verschiedenen **Porphyrien** mit erhöhten Konzentrationen bestimmter Porphyrine und Porphyrinvorstufen im Blut *(Porphyrinämie)* sowie abhängig vom beeinträchtigten Enzym zu Ablagerung der Porphyrine (-vorstufen) in Geweben oder zu ihrer Ausscheidung mit dem Harn *(Porphyrinurie).*

10

Die klinische Symptomatik der Porphyrien hängt von den sich anhäufenden Zwischenprodukten ab.

Porphyria cutanea tarda

Porphyria cutanea tarda *(PCT, chronisch-hepatische Porphyrie):* Häufigste Porphyrieform mit typischen Hautschäden. Männer häufiger betroffen als Frauen, Altersgipfel in der zweiten Lebenshälfte.

Krankheitsentstehung

Der Enzymdefekt bei **Porphyria cutanea tarda** ist wahrscheinlich bei ungefähr der Hälfte der Betroffenen angeboren, bei der anderen Hälfte durch toxische Schädigungen bedingt. Tritt zu dem Enzymdefekt eine Lebererkrankung, z. B. durch Alkohol oder Hepatitis-C-Infektion, kann sich die Erkrankung bei zusätzlichen Faktoren manifestieren. Es werden Porphyrine in den Geweben eingelagert; die Lichtabsorption der in der Haut gespeicherten Porphyrine führt dann zu den charakteristischen Hautveränderungen.

Symptome, Befund und Diagnostik

Meist erst nach dem 40. Lebensjahr bildet sich eine ausgeprägte Lichtempfindlichkeit aus, die an den Handrücken besonders augenfällig ist: Es kommt zu Blasenbildung, Erosionen, Krusten, verstärkter Pigmentierung, hellen Narben und erhöhter Verletzbarkeit der Haut. Der Haarwuchs im Schläfenbereich ist typischerweise vermehrt. Die Patienten scheiden einen rosa bis braun nachdunkelnden Urin aus.

Die Diagnose wird durch Bestimmung der Porphyrine in Blut, Stuhl und sowie Leberbiopsie gestellt. Die Identifizierung erblicher Formen ist heute möglich.

Behandlungsstrategie

Die Porphyrinausscheidung kann durch Chloroquin (z. B. Resochin®) und bei einem Teil der Patienten auch Aderlässe gesteigert werden. Die Lebererkrankung und die Hautveränderungen werden nach den üblichen Richtlinien behandelt.

Da sich ein Rückfall durch Wiederansteigen der Porphyrine in Blut und Urin ankündigt, werden regelmäßige Kontrollbestimmungen durchgeführt.

Prognose

Die Prognose ist ganz wesentlich davon abhängig, ob die auslösenden Faktoren gemieden werden können (Alkoholkarenz, keine hormonellen Kontrazeptiva, möglichst geringe Sonneneinwirkung auf die Haut).

Akute intermittierende Porphyrie

Akute intermittierende Porphyrie: Zweithäufigste, autosomal-dominant vererbte Porphyrieform. Ausgelöst durch verschiedene Provokationsformen kommt es bei ca. 20% der Anlageträger zur akuten Manifestation der Erkrankung mit einer Vielzahl möglicher Symptome, jedoch keiner Porphyrinspeicherung in den Geweben.

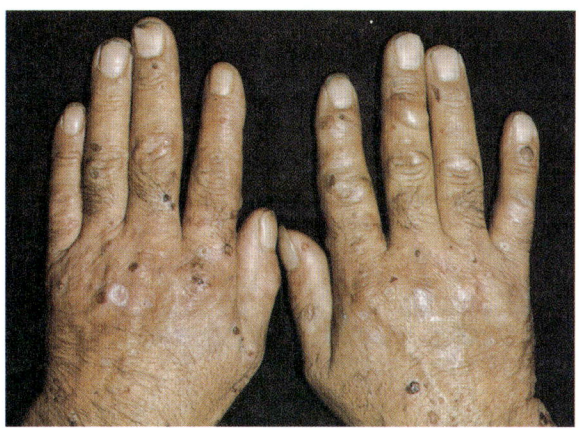

Abb. 10.49: Hände eines Patienten mit Porphyria cutanea tarda. Frische Blasen, Erosionen, Krusten und Narben als typische Symptome sind deutlich zu erkennen. [E179-168]

Symptome, Befund und Diagnostik

Meist zeigt sich die Erkrankung erstmalig im jüngeren Erwachsenenalter, ausgelöst vor allem durch Arzneimittel, Alkohol, Hunger oder Infektionen. Frauen sind häufiger betroffen als Männer. Die Symptomatik ist vielgestaltig und reicht von Bauchkoliken und Erbrechen über Fieber, Bluthochdruck und Herzrhythmusstörungen bis hin zu psychischen Symptomen, Sensibilitätsstörungen, Lähmungen, Krampfanfällen und Bewusstseinsstörungen. Deshalb kommt es häufig zu Fehldiagnosen.

Die Kombination aus unklaren Bauchschmerzen, Tachykardie und neurologischen oder psychiatrischen Auffälligkeiten ist stets verdächtig auf das Vorliegen einer Porphyrie.

Der Urin der Kranken verfärbt sich beim Stehenlassen rot oder rot-braun. Die Diagnose wird durch Bestimmung der verschiedenen Porphyrine und ihrer Vorstufen in Blut, Stuhl und Urin gestellt. Angesichts der Konsequenzen der Erkrankung sind heute molekularbiologische Verfahren zur exakten Diagnostik anzuraten.

Behandlungsstrategie und Patienteninformation

Akute Krisen können lebensbedrohlich sein; deshalb muss der Patient auf einer Intensivpflegestation betreut werden. Hochprozentige Glukose- und Häminfusionen sollen die übersteigerte Hämbiosynthese hemmen. Verdächtige Arzneimittel werden sofort abgesetzt. Zusätzlich werden die Beschwerden des Patienten symptomatisch behandelt, etwa β-Blocker gegen Bluthochdruck oder Tachykardie gegeben.

Nach Abklingen der akuten Symptomatik wird der Patient über die möglichen Auslöser aufgeklärt: An erster Stelle sind hier Arzneimittel zu nennen, etwa Diclofenac, Diazepam oder Sulfonamide. Vorbeugend sind diese Arzneimittel ebenso zu meiden wie Alkohol oder Hungersituationen. Der Patient erhält einen Notfallausweis, der auch eine Liste „unsicherer" Arzneimittel beinhaltet. Familienuntersuchungen dienen einer Ermittlung bislang beschwerdefreier Anlageträger, eine genetische Beratung wird angeboten.

10

Prognose

Bei rechtzeitiger Diagnose und Therapie bilden sich die Symptome meist vollständig zurück. Bei Meiden der auslösenden Faktoren ist die Prognose dann gut.

10.11.2 Alpha-1-Antitrypsin-Mangel

Alpha-1-Antitrypsin-Mangel *(Alpha-1-Proteaseninhibitormangel, Laurell-Eriksson-Syndrom):* Autosomal-rezessiv vererbter Stoffwechseldefekt mit Mangel an Alpha-1-Antitrypsin, der in erster Linie zu Leber- und Lungenschädigung führt.

Krankheitsentstehung

Alpha-1-Antitrypsin ist ein vornehmlich in Leber und Lunge gebildetes Protein, das Eiweiß spaltende Enzyme wie Trypsin oder Chymotrypsin hemmt. Bei einem **Alpha-1-Antitrypsin-Mangel** kommt es durch die nun überschießende Aktivität Eiweiß spaltender Enzyme zu einem Abbau körpereigenen Gewebes.

Symptome, Befund und Diagnostik

Die genaue Ausprägung des Defektes und damit die Symptomatik variieren. Hauptsächlich treten Leber- und Lungenschäden auf: Bei Homozygoten kann es bereits im Säuglingsalter zu einer Leberschädigung (verlängerte Neugeborenengelbsucht) kommen. Zeigt sich die Erkrankung erst im Erwachsenenalter, sind klinisch vor allem eine chronische Hepatitis (☞ 8.4.3) mit nachfolgender Leberzirrhose (☞ 8.4.7) und/oder ein früh einsetzendes Lungenemphysem (☞ 6.6.2) zu beobachten.

Bei einem schweren Alpha-1-Antitrypsin-Mangel fällt bereits in der Serumelektrophorese das fast völlige Fehlen der Alpha-1-Globulin-Fraktion auf. Gesichert wird die Diagnose durch Bestimmung des Alpha-1-Antitrypsinspiegels im Blut und ggf. durch eine Leberbiopsie.

Behandlungsstrategie und Patienteninformation

Heute kann der Mangel durch die regelmäßige intravenöse Verabreichung von Alpha-1-Antitrypsin (Prolastin®) behoben werden. Zusätzlich müssen die bestehenden Organerkrankungen behandelt werden, in Extremfällen kommt eine Leber- oder Lungentransplantation in Betracht.

Die Patienten sollten weitere lungenschädigende Faktoren unbedingt meiden (z. B. Rauchen). Betroffenen sollte eine genetische Beratung vermittelt werden; ein Heterozygotennachweis und eine pränatale Diagnostik sind mittlerweile möglich.

Literatur und Kontaktadressen

📖 Literaturnachweis

1. Pirlich, M. et al.: Deutsche Studie zur Mangelernährung im Krankenhaus. Clinical Nutrition (25), 4, S. 563–572 (2006). Abstract auch nachzulesen auf den Internetseiten der Deutschen Gesellschaft für Ernährungsmedizin: www.dgem.de, dann weiter zu Mangelernährung.

2. Zahlen nach einer Presseerklärung der Deutschen Seniorenliga vom 4.5.2005. Nachzulesen auf den Internetseiten der Deutschen Seniorenliga, www.dsl.de

3. Tannen, A. et al.: Mangelernährung und ungenügende Nahrungszufuhr in der stationären Pflege. Das Problem rechtzeitig erkennen. In: Pflegezeitschrift 10/2007, S. 548–551.

4. NRS und MUST in der deutschen Fassung. Nachzulesen auf den Internetseiten der Deutschen Gesellschaft für Ernährungsmedizin, www.dgem.de, dann weiter zu Fortbildung, Materialien.

5. MNA in der deutschen Fassung im internet nachzulesen unter www.mna-elderly.com/, dann weiter zu MNA® Forms und German.

6. Deutsches Netzwerk für Qualitätsentwicklung in der Pflege (DNQP) (Hrsg.): Expertenstandard Ernährungsmanagement zur Sicherstellung und Förderung der oralen Ernährung in der Pflege. Osnabrück 2009.

7. Deutsche Gesellschaft für Ernährung, Österreichische Gesellschaft für Ernährung, Schweizerische Gesellschaft für Ernährungsforschung, Schweizerische Vereinigung für Ernährung (Hrsg.): Referenzwerte für die Nährstoffzufuhr. Neuer Umschau Buchverlag, Neustadt/Weinstraße 2008.

8. Stehle, P. et al.: Grafische Umsetzung von Ernährungsrichtlinien – traditionelle und neue Ansätze. Ernährungsumschau 4, S. 128–135 (2005). Nachzulesen auf den Internetseiten der Deutsche Gesellschaft für Ernährung, www.dge.de, links unten die dreidimensionale Ernährungspyramide anklicken und dann weiter zum Sonderheft Ernährungsumschau.

9. Baum, E.; Peters, K. M.: Primäre Osteoporose – leitliniengerechte Diagnostik und Therapie. Deutsches Ärzteblatt 105, S. 573–582 (2008). Nachzulesen im Internet unter www.aerzteblatt.de (Suchfunktion benutzen).

10. Scherbaum, W. A.; Kerner, W.: Evidenzbasierte Leitlinie der DDG – Therapie des Diabetes mellitus Typ 1. Publiziert: 5/2003, aktualisiert 5/2007. Nachzulesen auf den Internetseiten der Deutschen Diabetes-Gesellschaft, www.deutsche-diabetes-gesellschaft.de, dann weiter zu Leitlinien und Evidenzbasierte Leitlinien.

11. Matthaei, S.; Häring, H. U.: Behandlung des Diabetes mellitus Typ 2. Diabetologie 3, Suppl 2, S. 157–161 (2008). Nachzulesen auch auf den Internetseiten der Deutschen Diabetes-Gesellschaft, www.deutsche-diabetes-gesellschaft.de, dann weiter zu Leitlinien und Praxis-Leitlinien.

12. Kludt, K. J. V.: Diabetes mellitus – eine Herausforderung für die Pflege von morgen: Den Patienten zum Experten machen. In: Pflegezeitschrift 10/2007, S. 552–554.

13. Herz, U. von: Diabetiker in Alten- und Pflegeheimen: Das Alter ist süß. In: Die Schwester/Der Pfleger 5/2008, S. 402–408.

14. Wittmann, A. et al.: Infektionsschutz: Insulinpens im Klinikalltag. In: Die Schwester/Der Pfleger 5/2005, S. 356–358.

15. Schöning, D.: Insulintherapie. Nicht nur die Dosis entscheidet. Vom richtigen Umgang mit Insulin und Injektionen. In: Die Schwester/Der Pfleger 12/2005, S. 928–932.

16. Jäckle, R. et al.: Gut leben mit Typ-1-Diabetes. Arbeitsbuch zur Basis-Bolus-Therapie mit PIN. 6. Aufl., Elsevier, Urban & Fischer Verlag, München 2008.

17. Schumacher, W.; Toeller, M.: KH-Tabelle für Diabetiker. 8. Aufl., Kirchheim Verlag, Mainz 2006.

18. Deutsche Adipositas-Gesellschaft, Deutsche Diabetes-Gesellschaft, Deutsche Gesellschaft für Ernährung, Deutsche Gesellschaft für Ernährungsmedizin (Hrsg.): Evidenzbasierte Leitlinie Prävention und Therapie der Adipositas. Version 2007. Nachzulesen auf den Internetseiten der Deutschen Adipositas-Gesellschaft, www.adipositas-gesellschaft.de, dann weiter zu Leitlinien.

19. Deutsche Adipositas-Gesellschaft: Leitlinien zur Adipositastherapie in Rehakliniken. Stand 2005. Nachzulesen auf den Internetseiten der Deutschen Adipositas-Gesellschaft, www.adipositas-gesellschaft.de, dann weiter zu Leitlinien.

✉ **Kontaktadressen**

1. Netzwerk Hypophysen- und Nebennierenerkrankungen e. V., Waldstraße 34, 91054 Erlangen, Tel.: 09131/815046, Fax: 09131/815047, www.glandula-online.de

2. Schilddrüsen-Liga Deutschland e. V., Dachverband der Selbsthilfegruppen für Schilddrüsenkranke und deren Angehörige, c/o Ev. Kliniken Bonn, Waldstraße 73, 53177 Bonn, Tel.: 0228/3869060, www.schilddruesenliga.de

3. Deutscher Diabetiker Bund e. V. (DDB), Goethestraße 27, 34119 Kassel, Tel.: 0561/7034770, Fax: 0561/7034771, www.diabetikerbund.de

4. Deutsche Diabetes Gesellschaft e. V. (DDG), Bürkle-de-la-Camp-Platz 1, 44789 Bochum, Tel.: 0234/978890, Fax: 0234/9788921, www. deutsche-diabetes-gesellschaft.de

5. Weight Watchers (Deutschland), Grafenberger Allee 295, 40237 Düsseldorf, Fax: 0211/9686260, www. weightwatchers.de

10

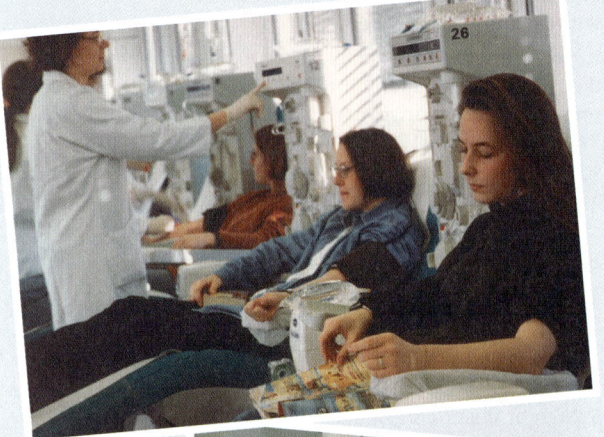

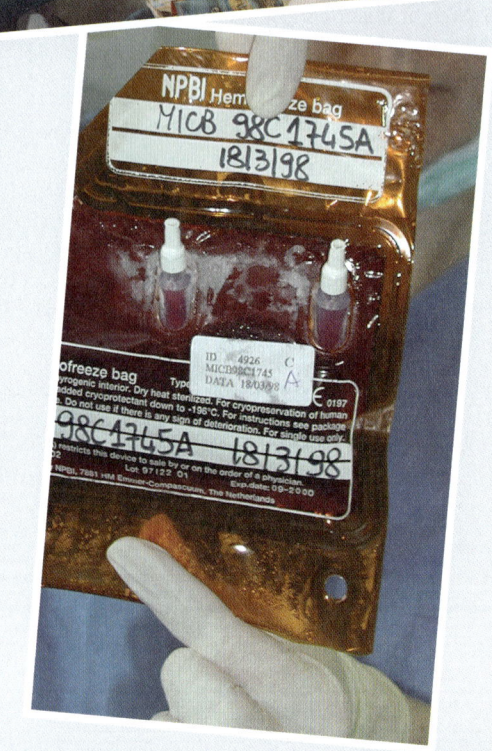

11 Pflege von Menschen mit hämatologischen Erkrankungen

Anatomie ☞ 🖵

> **Hämatologie:** Lehre von den Erkrankungen des Blutes und der Blut bildenden Organe sowie den Krankheiten der Bluteiweiße, der Blutgerinnung (**Hämostaseologie**) und des Lymphsystems (**Lymphologie**) einschließlich ihrer Prophylaxe, Diagnostik und Therapie. Bildet zusammen mit der *Internistischen Onkologie* (☞ Kap. 12) ein Teilgebiet der Inneren Medizin.

11.1 Pflege in der Hämatologie

Hämatologisch Erkrankte begegnen Pflegenden nicht nur im Krankenhaus, sondern auch in der häuslichen Pflege und in Rehaeinrichtungen. Schwerpunkte der pflegerischen Betreuung liegen in der:
- Beobachtung und Bewertung des Allgemeinzustandes und der Vitalfunktionen
- Maßnahmen zur Infektionsprophylaxe
- Beratung zur gesundheitsfördernden Lebensweise
- Begleitung, Unterstützung und Anleitung zur Rückführung in die unabhängige Lebensgestaltung
- Begleitung im Rahmen palliativer Konzepte (☞ 1.2.2).

Akute Verschlechterungen, wie sie vor allem bei hämatologisch-onkologischen Erkrankungen auftreten, fordern von den Pflegenden eine sorgfältige Patientenbeobachtung, rasches Eingreifen, Flexibilität, Fachkenntnisse und emotionale Kompetenz.

11.1.1 Betroffene Menschen

Das Spektrum hämatologischer Erkrankungen reicht von der gut behandelbaren Blutarmut bis zu lebensbedrohlichen hämatoonkologischen Erkrankungen. Entsprechend unterschiedlich ist die Situation der Betroffenen. Sehr häufig wird aber ihre Lebensqualität durch Schwäche, Müdigkeit und verminderte Leistungsfähigkeit erheblich beeinträchtigt.

Patienten mit hämatoonkologischen Erkrankungen müssen sich zudem mit schwerwiegenden Diagnosen auseinandersetzen, möglicherweise sind intensive Therapien mit langen Krankenhausaufenthalten erforderlich, welche die Betroffenen völlig aus ihrem bisherigen Umfeld werfen. Diese Menschen fragen sich nach dem Sinn von Leben, Leiden und Tod (☞ Kap. 12).

Alter und Begleiterkrankungen

Hämatologische Erkrankungen können Menschen jeden Alters betreffen, allerdings mit erheblichen Unterschieden von Erkrankung zu Erkrankung. So treten Eisenmangelanämien besonders häufig bei Kindern und Frauen vor der Menopause auf, die perniziöse Anämie hingegen bei Erwachsenen in der zweiten Lebenshälfte. Details finden sich bei den einzelnen Erkrankungen.

Über die „alterstypischen" Erkrankungen hinausgehende Begleiterkrankungen finden sich bei den meisten hämatologischen Erkrankungen nicht.

11.1.2 Prävention

Eine Primärprävention ist nur bei wenigen Erkrankungen möglich, so etwa bei den mangelbedingten Formen der Blutarmut wie der Eisenmangelanämie.

Gerade für die hämatologisch-onkologischen Erkrankungen sind zwar Risikofaktoren wie etwa bestimmte Chemikalien, radioaktive Strahlen oder Viren (☞ 11.6.1) bekannt. Bei der Mehrzahl der Patienten ergeben sich aber keinerlei Hinweise auf diese Risikofaktoren; somit ist eine Prävention für den Einzelnen nicht möglich.

Früherkennungsprogramme gibt es in Deutschland abgesehen von der Untersuchung Schwangerer auf eine Blutarmut nicht.

11.1.3 Rehabilitation

Die Rehabilitation von stationär behandelten Menschen mit hämatologischen Erkrankungen beginnt bereits im Krankenhaus, etwa wenn die Pflegenden kreislaufinstabile Patienten mobilisieren.

Bei vielen hämatologischen Erkrankungen sind darüber hinaus keine Reha-Maßnahmen nötig. Patienten mit hämatologisch-onkologischen Erkrankungen benötigen aber fast immer eine Rehabilitation. Die Grundsätze entsprechen dabei denen bei anderen onkologischen Erkrankungen (☞ 12.1.3), wobei der beruflichen Rehabilitation besondere Bedeutung zukommt, da viele der Betroffenen noch im Arbeitsprozess stehen. Die speziellen Aspekte der Frührehabilitation nach hämatopoetischer Stammzelltransplantation sind in 11.4.2 dargestellt.

11.1.4 Patientenberatung

Die Beratungsinhalte z. B. eines Patienten mit Stammzelltransplantation (☞ 11.4.2) im Vergleich zu einem Patienten mit Eisenmangelanämie (☞ 11.5.2) sind so unterschiedlich, dass dazu keine allgemeinen Aussagen getroffen werden können. Die Schwerpunkte der Patientenberatung liegen auf den häufigen Problemfeldern bei hämatologischen Erkrankungen wie Anämie (☞ 11.5), Störungen der Blutgerinnung (☞ 11.10), erhöhte Infektanfälligkeit und den Folgen maligner hämatologischer Erkrankungen (☞ 11.7).

11.1.5 Beobachten, Beurteilen, Intervenieren

Einige Problemfelder tauchen in der Hämatologie immer wieder auf und sind von zentraler Bedeutung für die Pflege:
- Viele Patienten mit hämatologischen Erkrankungen haben eine Anämie (Pflege bei Anämie ☞ 11.5.1, 11.6.3)
- Nicht nur bei isolierten Störungen der Blutstillung und -gerinnung, sondern auch bei hämatologisch-onko-

11

logischen Erkrankungen neigen die Patienten zu teils schweren Blutungen (Pflege bei erhöhter Blutungsneigung ☞ 11.10.6). Umgekehrt kann bei einigen Erkrankungen aber auch eine erhöhte Thromboseneigung auftreten (Pflege ☞ 5.9.3)

- Bei hämatologisch-onkologischen Krankheitsbildern sind die Betroffenen infolge der Erkrankung selbst oder infolge der notwendigen Therapien durch einen Mangel funktionsfähiger Leukozyten hochgradig infektionsgefährdet. Dies erfordert besondere Maßnahmen zum Schutz vor Infektionen (Pflege bei Leukozytopenie ☞ 11.4.2).

Pflegerische Maßnahmen bei Patienten mit hämatoonkologischen Erkrankungen entsprechen meist denen bei Patienten mit anderen onkologischen Erkrankungen (☞ 12.1). Häufig leiden die Patienten unter denselben Beschwerden wie z.B. einer erhöhten Infektanfälligkeit mit allen damit verbundenen Risiken, Appetitlosigkeit und Gewichtsabnahme oder Obstipation durch Medikamentennebenwirkung. Auch die Auseinandersetzung mit der Frage nach dem Sinn des Lebens und die Angst vor dem Tod betreffen beide Patientengruppen und fordern viel Einfühlungsvermögen und Gesprächsbereitschaft von den Pflegenden (psychische Betreuung ☞ 12.1.5).

11.2 Hauptbeschwerden und Leitbefunde des Patienten in der Hämatologie

Die Symptome bei hämatologischen bzw. hämatologisch-onkologischen Erkrankungen sind häufig uncharakteristisch. Oft empfindet der Patient nur allgemeines Unwohlsein oder abnorme Müdigkeit, seltener Fieber oder Nachtschweiß.

Anämie ☞ 11.5.1

Erhöhte Blutungsneigung ☞ 11.10

Milzvergrößerung (Splenomegalie) und Hypersplenismus ☞ 8.7.1, 8.7.2

11.2.1 Fieber und Nachtschweiß

Manche hämatologischen Erkrankungen zeigen sich zuerst nur durch *Fieberzustände* und *Nachtschweiß*, die sich nicht durch einen Infekt erklären lassen. Beispielsweise tritt bei einigen Patienten mit Morbus Hodgkin (☞ 11.7.1) das seltene, aber typische, wellenförmige Fieber (**Pel-Ebstein-Fieber**) auf.

11.2.2 Infektionsneigung

Einige Bluterkrankungen, insbesondere Leukämien (☞ 11.6.1–11.6.3), und Leukozytopenien (☞ 11.3.3, 11.4.2) führen zu einem Mangel an *funktionsfähigen* Abwehrzellen im Blut. Folge ist eine **Abwehrschwäche** und dadurch eine erhöhte **Infektionsneigung.** Ein Granulozytenabfall mit Werten unter 500 Granulozyten/µl Blut

(= 0,5/nl) zeigt eine ernsthafte Infektionsgefährdung des Patienten an. Die Infektionen sind typischerweise nicht nur häufiger, sondern auch schwerer (Gefahr von Sepsis oder ZNS-Beteiligung) und durch ansonsten seltene Erreger verursacht.

Abwehrschwäche bei Zytostatikatherapie ☞ 12.5.2

Abwehrschwäche nach Knochenmarktransplantation ☞ 11.4.2

11.2.3 Lymphknotenvergrößerung (Lymphom)

Lymphknotenvergrößerungen *(Lymphome)* können bei Entzündungen vorkommen, etwa ein Anschwellen der Halslymphknoten bei einer Angina tonsillaris oder tastbare Leistenlymphknoten bei einem Erysipel am Fuß. Kennzeichnend für diese **entzündlichen Lymphknotenvergrößerungen** ist, dass die vergrößerten Lymphknoten weich, druckschmerzhaft und gut verschieblich sind. Nach Ausheilen der Entzündung wird der Lymphknoten von selbst wieder kleiner.

Dagegen sind **maligne Lymphome in der Regel** schmerzlos, hart und schlecht verschieblich („verbacken"). Der Patient bemerkt die Schwellung meist zufällig, etwa beim Blick in den Spiegel während der Rasur. Die Schwellung bleibt über Wochen gleich groß oder wird sogar größer.

Lymphome treten *lokal* (also nur an *einer* Körperregion, z.B. bei lokal begrenzten Entzündungen oder Tumoren) oder *generalisiert* (an weiten Teilen des Körpers, z.B. bei bösartigen Erkrankungen des lymphatischen Systems) auf.

Jede nicht durch eine Entzündung oder Infektionskrankheit erklärbare Vergrößerung der Lymphknoten ist verdächtig und muss nach ca. drei Wochen auch bei Beschwerdefreiheit durch eine Lymphknotenentnahme geklärt werden. Nur so kann eine bösartige Erkrankung, z.B. ein M. Hodgkin (☞ 11.7.1), ausgeschlossen werden.

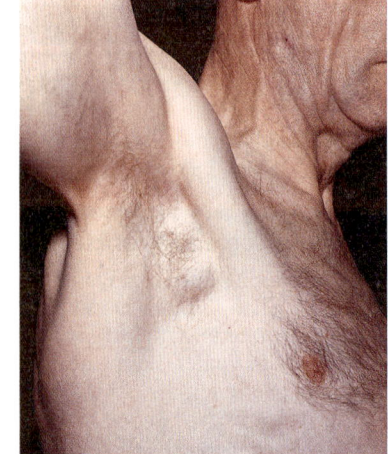

Abb. 11.1: Patient mit mehreren deutlich sichtbaren Lymphknoten in der Achsel. Bei der Diagnostik stellte sich ein Non-Hodgkin-Lymphom (☞ 11.7.2) heraus. [R168]

11.3 Diagnostik in der Hämatologie

11.3.1 Anamnese und körperliche Untersuchung

Wichtige Bestandteile der **Anamneseerhebung** in der Hämatologie und hämatologischen Onkologie sind:

- Die Ernährungs- und Arzneimittelanamnese, da etwa eine Fehlernährung für eine Eisenmangelanämie verantwortlich sein kann und bestimmte Arzneimittel die Zellbildung im Knochenmark schädigen können (☞ 11.6.4)
- Die Fragen nach Appetitlosigkeit, Geschmacksstörungen und Abneigungen gegenüber bestimmten Nahrungsmitteln, z. B. Fleisch
- Bei Anämie die Frage nach schwarzem Stuhlgang (Teerstuhl ☞ 7.2.5) und Stärke der Regelblutung, da Blutungen aus dem Magen-Darm-Trakt oder verstärkte Menstruationen *(Hypermenorrhö)* die häufigsten Ursachen einer Anämie sind
- Die Frage nach sog. B-Symptomen (ungewollter Gewichtsverlust > 10 % in den letzten sechs Monaten, ungeklärtes Fieber > 38 °C oder Nachtschweiß) als Hinweis auf ein malignes Lymphom (☞ 11.7).

Die **körperliche Untersuchung** umfasst alle Elemente einer gründlichen allgemein-internistischen Untersuchung. Besonders ist zu achten auf:

- Beurteilung des Ernährungszustands (z. B. anhand des BMI ☞ Abb. 10.40)
- Hautfarbe (Ikterus? Blässe?)
- Kleinste Blutungen, z. B. punktförmige Hautblutungen *(Petechien)* an den Beinen
- Lymphome in den Achselhöhlen und den Leisten, am Hals und über den Schlüsselbeinen
- Entzündliche Prozesse im Einzugsgebiet vergrößerter Lymphknoten
- Blut oder Teerstuhl am Handschuh bei der rektalen Untersuchung.

11.3.2 Blutsenkung

> **Blutsenkung** *(Blutkörperchensenkungsgeschwindigkeit, Blutsenkungsreaktion,* kurz **BSG**, **BKS** oder *BSR):* Maß für die Sedimentationsgeschwindigkeit der Erythrozyten in ungerinnbar gemachtem Blut.

Durch Zitratzusatz kann die Blutgerinnung verhindert werden, sodass sich die Erythrozyten bei längerem Stehen der Probe am Boden des Gefäßes absetzen. Die **Blutsenkung** gibt an, wie schnell die Erythrozyten sedimentieren. Normal ist eine Absenkung um bis zu 20 mm in der ersten Stunde bei Frauen (bei über 50-Jährigen bis zu 30 mm) und um bis zu 15 mm bei Männern (bei über 50-Jährigen bis zu 20 mm).

Eine erhöhte BSG tritt bei infektiösen und nicht-infektiösen Entzündungen, Tumoren, fast allen Anämien und bei Veränderungen der Bluteiweiße auf. Physiologisch ist eine BSG-Erhöhung in der Schwangerschaft. Sind die Erythrozyten im Blut vermehrt (**Polyglobulie** ☞ 11.5.7, 11.8), ist die BSG auf weniger als 1 mm/Std. verlangsamt.

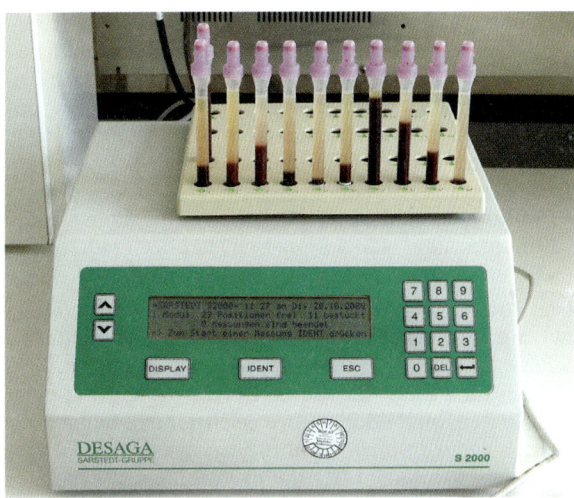

Abb. 11.2: Die BSG kann manuell mittels eines Ständers oder automatisch (hier im Bild ein BSG-Automat) ermittelt werden. Der jeweilige Messwert ist die Grenze zwischen festen und flüssigen Blutbestandteilen. Hier ist z. B. die BSG im Röhrchen ganz rechts stark erhöht. [K115]

Die BSG wurde zwar insbesondere in der Infektionsdiagnostik vom CRP (☞ 15.4.4) abgelöst, hat aber als Suchtest nach wie vor ihre Berechtigung.

> BSG-Bestimmung ohne lange Wartezeit durchführen (lassen), da längeres Liegen der Probe die Werte verfälscht. Darüber hinaus ist die BSG temperaturabhängig; die üblichen Normwerte beziehen sich auf „normale" Raumtemperaturen von 20 °C. Um falsch hohe Werte zu vermeiden, darf der Ständer zur Bestimmung z. B. nicht in der Nähe der Heizung oder in der Sonne stehen.

11.3.3 Blutbilduntersuchungen

Die **Blutbilduntersuchung** ist eine der häufigsten Laboruntersuchungen. Die Anfertigung aus dem Venenblut erfolgt heute ganz überwiegend halb- oder vollautomatisch durch **Hämatologie-Analyzer.** Nur in Zweifelsfällen werden die weißen Blutkörperchen in einem gefärbten Blutausstrich manuell ausgezählt. Dabei beurteilt der Arzt gleichzeitig das Aussehen der Zellen.

Unterschieden werden:

- **Kleines Blutbild** *(kleines BB)* aus dem *roten Blutbild* (Hämatokrit, Hämoglobingehalt, Erythrozytenzahl), den daraus abgeleiteten Erythrozytenindizes (☞ unten) und der Gesamtleukozytenzahl
- **Differenzialblutbild** *(DiffBB)* oder *großes Blutbild (großes BB)* mit zusätzlicher Bestimmung der Thrombozytenzahl und der verschiedenen Leukozytengruppen.

Rotes Blutbild

Die grundlegenden Größen des **roten Blutbildes** sind:

- **Hämatokrit** *(Hkt):* Volumenanteil der Blutkörperchen (v. a. der Erythrozyten) in % bezogen auf das Gesamtblutvolumen (☞ Abb. 11.3). Der Normbereich liegt für Männer bei 36–48 % und für Frauen bei 34–44 %

- **Hämoglobingehalt des Blutes** *(Hb):* Menge des roten Blutfarbstoffes in g pro Liter Blut. Da Hämoglobin ausschließlich in Erythrozyten vorkommt, ist der Hb-Gehalt des Blutes von der Anzahl der Erythrozyten und vom Hb-Gehalt des einzelnen Erythrozyten abhängig. Normwert beim Mann 13,6–17,2 g/dl, bei der Frau 12–15 g/dl
- **Erythrozytenzahl** *(Erys):* Normwert beim Mann 4,3–5,9 Millionen/µl (= 4,3–5,9/pl) Blut, bei der Frau 3,8–5,0 Millionen/µl (= 3,8–5,0/pl) Blut.

Die Bestimmung der **Retikulozytenzahl** *(Retis)* erfolgt nur auf separate Anforderung, weil vor der (automatischen) Auszählung eine spezielle Färbung nötig ist. Normal sind 0,5–2,0 % der Gesamt-Erythrozyten. Bei einer gesteigerten Blutbildung, etwa nach einem Blutverlust, werden vermehrt junge Erythrozyten aus dem Knochenmark ausgeschwemmt **(Retikulozytose)**.

Anämie ☞ *11.5.1–11.5.6*

Polyglobulie ☞ *11.5.7, 11.8*

Erythrozytenindizes

Aus den Grundgrößen lassen sich weitere Größen errechnen (**Erythrozytenindizes,** *-parameter*), die insbesondere bei der Differenzialdiagnose der verschiedenen Anämien eine Rolle spielen:
- **Mittleres korpuskuläres Volumen** *(MCV):* Mittleres Volumen eines einzelnen Erythrozyten, Normwert 81–96 µm³
- **Mittleres korpuskuläres Hämoglobin** *(MCH, Hb_E, Färbekoeffizient):* Durchschnittlicher Hämoglobingehalt des einzelnen Erythrozyten, Normwert 27–34 pg (Pikogramm = 10^{12} g).
- **Mittlere korpuskuläre Hämoglobinkonzentration** *(MCHC):* Durchschnittliche Hämoglobinkonzentration des Erythrozyten, Normwert 320–360 g/l Erythrozyten (= 32–36 g/dl Erythrozyten). Die Erythrozyten bestehen also zu rund einem Drittel aus Hämoglobin.

Der Mangel einer Zellfamilie wird als **-penie** (Leukozytopenie, Erythrozytopenie, Thrombozytopenie), ein Zuviel als **-zytose** (Leukozytose, Erythrozytose, Thrombozytose) und eine Funktionsstörung als **-pathie** (Thrombozytopathie ☞ 11.10.4) bezeichnet.

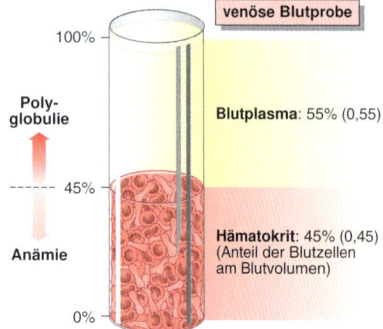

Abb. 11.3: Zentrifugiert man eine venöse Blutprobe, so setzen sich die Blutzellen vom Blutplasma ab. Da die Leukozyten normalerweise nur einen ganz schmalen Saum ausmachen, kann der Hämatokrit in aller Regel mit dem Erythrozytenanteil gleichgesetzt werden. [R124-4]

Weißes Blutbild

Die Gesamtleukozytenzahl beträgt normalerweise etwa 4000–10000/µl. Davon sind rund 60 % neutrophile Granulozyten und ca. 35 % Lymphozyten. Eosinophile und basophile Lymphozyten sowie Monozyten sind demgegenüber weit seltener (☞ Kap. 16, Differenzialblutbild).

Leukozytose

Bei einer **Leukozytose** beträgt die Leukozytenzahl im peripheren Blut über 10000/µl. Meist sind die Neutrophilen vermehrt **(Neutrophilie),** z.B. bei einer akuten Infektion oder einem Herzinfarkt. Eine Vermehrung der Eosinophilen **(Eosinophilie)** kommt vor allem bei allergischen und parasitären Erkrankungen vor. Eine **Basophilie** ist z.B. bei der chronisch-myeloischen Leukämie oder bei den myeloproliferativen Erkrankungen (☞ Tab. 11.34) zu beobachten. Krankheiten, die mit einer **Monozytose** einhergehen können, sind z.B. bestimmte Formen myeloproliferativer Syndrome, die Tuberkulose oder die Malaria.

Leukozytopenie

Leukozytopenie *(Leukopenie)* bezeichnet die Verminderung der weißen Blutkörperchen unter 4000/µl (4/nl). Sie kann einzelne Leukozytengruppen oder alle gemeinsam betreffen.

Linksverschiebung

Bei einer **Linksverschiebung** gelangen vermehrt „junge" Granulozyten (stabkernige ≥ 5 %) ins Blut. Ist die Linksverschiebung Ausdruck eines erhöhten Zellbedarfs, etwa bei bakteriellen Infektionen, reicht die Linksverschiebung in aller Regel (höchstens) bis zu den Myelozyten. Bei den Leukämien hingegen finden sich mit den Myeloblasten noch jüngere Granulozytenvorstufen im Blut.

Beurteilung der Zellmorphologie

Auch das Aussehen der Erythrozyten und Leukozyten kann sich im Rahmen bestimmter Krankheiten verändern. Wichtige Veränderungen der Erythrozytenmorphologie, auf die bei der mikroskopischen Betrachtung eines Blutausstriches stets geachtet wird, zeigt Abb. 11.5.

11.3.4 Blutgruppenbestimmung

Auf der Oberfläche der Erythrozyten befinden sich zahlreiche Antigene, die zu **Blutgruppen(systemen)** zusammengefasst werden. Diese haben enorme Bedeutung in der Transfusionsmedizin, da es bei *blutgruppenunverträglichen* Transfusionen (☞ 11.4.1) zu Antigen-Antikörper-Reaktionen bis zur Zerstörung der Erythrozyten *(Hämolyse)* und anaphylaktischem Schock (☞ 3.4, 14.1.1) kommen kann. Die Blutgruppenantigene werden vererbt und bleiben während des ganzen Lebens gleich.

Das AB0-System

Das wichtigste Blutgruppensystem ist das **AB0-System,** da *jeder* Mensch im Plasma hohe Antikörperspiegel gegen diejenigen AB-Antigene besitzt, die bei ihm selbst nicht

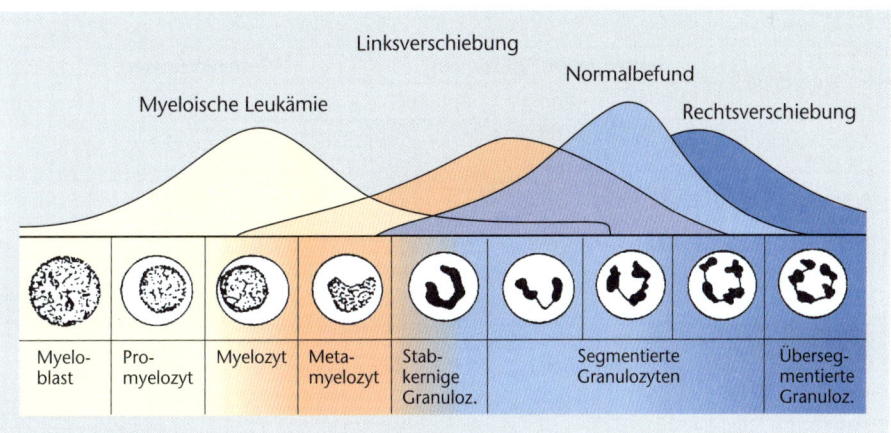

Abb. 11.4: Von links nach rechts sind die einzelnen Entwicklungsstufen der Granulozyten dargestellt. Bei einer Linksverschiebung (z.B. bei Entzündung) gelangen verstärkt stabkernige Granulozyten ins Blut. Bei einer Rechtsverschiebung (z.B. bei der perniziösen Anämie ☞ 11.5.4) kommt es zu einer Überalterung der Granulozyten mit vielen übersegmentierten Granulozyten. [A400]

vorhanden sind. Daher kommt es bereits bei der *ersten* Fehltransfusion zu lebensbedrohlichen Transfusionsreaktionen mit Agglutination (Verklumpung) des transfundierten Blutes.

Um bei geplanten Transfusionen Fehlbestimmungen zu vermeiden, werden bei der **Blutgruppenbestimmung** im AB0-System nicht nur die Antigene auf den Erythrozyten durch spezielle Testseren nachgewiesen, sondern es wird umgekehrt auch das Serum des Patienten mithilfe von Testerythrozyten auf das Vorhandensein der „passenden" Antikörper geprüft (☞ Abb. 11.7). Beispielsweise kann

eine Blutprobe mit der angeblichen Blutgruppe A nicht den Antikörper Anti-A enthalten, da das Blut im Körper des Patienten sonst ständig von selbst agglutinieren würde.

Für eine Blutgruppenbestimmung inkl. Rhesus-System (☞ unten) sind 10 ml zitratfreies Blut erforderlich. Besonders wichtig sind die exakte Beschriftung des Probenröhrchens *und* des Laborscheins mit den Daten des Patienten sowie die Unterschrift des Blut abnehmenden Arztes auf dem Laborschein und in einigen Kliniken auch auf dem Probenröhrchen. Eine Blutgruppenbestimmung ist – außer in extremen Notfällen – wegen der Verwechslungsgefahr auch bei solchen Patienten zu veranlassen, in deren Impfpass oder Blutspendeausweis bereits eine Blutgruppe vermerkt ist.

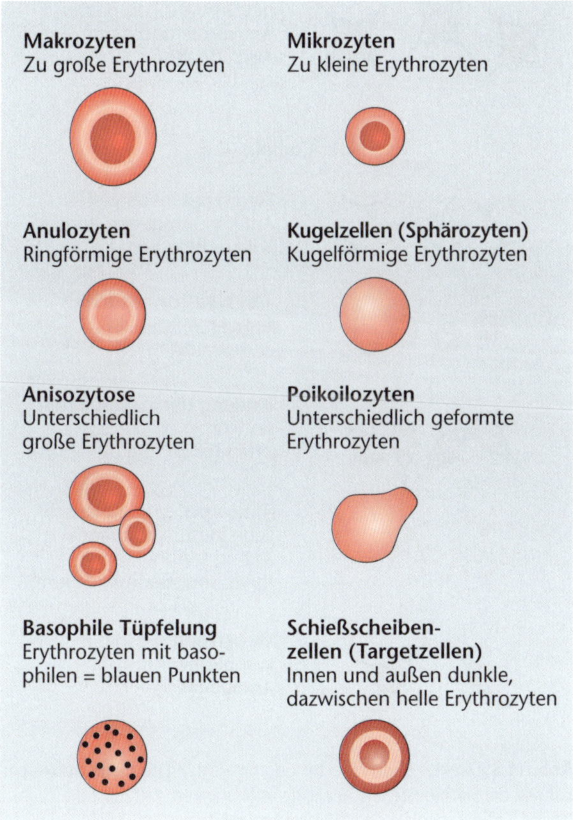

Das Rhesus-System

Das **Rhesus-System** umfasst mehrere Antigene mit **Antigen D** als wichtigstem. 86% der Bevölkerung haben das D-Antigen und werden als **Rhesus-positiv** *(Rh pos., D pos.)* bezeichnet, 14% sind **Rhesus-negativ** *(Rh neg., D neg.)*. In der Routinediagnostik sind ferner noch die Antigene C, c, E und e von Bedeutung.

Es gibt schwache Formen (**D$^{w(eak)}$,** d^u) sowie qualitativ veränderte Varianten (**partielles D,** am wichtigsten: D^{VI}) des Antigens D. Patienten mit D^w sind als Spender und Empfänger Rhesus-positiv, Patienten mit D^{VI} als Spender Rh-positiv und als Empfänger Rh-negativ, da sie Antikörper gegen Antigen D bilden.

Bei der Schreibweise ist heute die **CDE-Nomenklatur** Standard, bei der alle drei Antigene berücksichtigt werden

Makrozyten
Zu große Erythrozyten

Mikrozyten
Zu kleine Erythrozyten

Anulozyten
Ringförmige Erythrozyten

Kugelzellen (Sphärozyten)
Kugelförmige Erythrozyten

Anisozytose
Unterschiedlich große Erythrozyten

Poikilozyten
Unterschiedlich geformte Erythrozyten

Basophile Tüpfelung
Erythrozyten mit basophilen = blauen Punkten

Schießscheibenzellen (Targetzellen)
Innen und außen dunkle, dazwischen helle Erythrozyten

Abb. 11.5: Pathologische Erythrozytenmorphologie (vereinfachte Schemazeichnung). Sichelzellen ☞ Abb. 11.23. [L157]

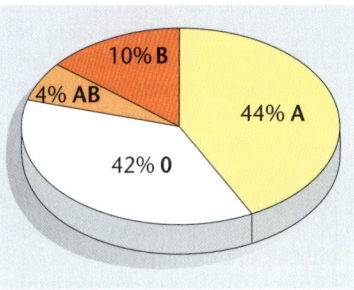

Abb. 11.6: Häufigkeitsverteilung der vier Blutgruppen nach dem AB0-System für die deutsche Bevölkerung. [A400]

11

Blutgruppe	Testserum mit Antikörpern			Testerythrozyten		
	Anti-A	Anti-B	Anti-A+B	A	B	0
A	Agglutination	Keine Agglutination	Agglutination	Keine Agglutination	Agglutination	Keine Agglutination
B	Keine Agglutination	Agglutination	Agglutination	Agglutination	Keine Agglutination	Keine Agglutination
AB	Agglutination	Agglutination	Agglutination	Keine Agglutination	Keine Agglutination	Keine Agglutination
0	Keine Agglutination	Keine Agglutination	Keine Agglutination	Agglutination	Agglutination	Keine Agglutination

⊙ Agglutination   ● Keine Agglutination

Abb. 11.7: Blutgruppenbestimmung – normales Reaktionsschema. [A400]

(z. B. CcD.ee, CCD.ee, CcddEe). Die Antigene D, C, c, E und e können durch entsprechende Antikörpertests nachgewiesen werden, d bisher nicht (es ist definiert durch das Fehlen von D). Da rhesus-positive Personen den Genotyp DD oder Dd haben können, wird D. oder nur D geschrieben. Bei rhesus-negativen Menschen hingegen ist der Genotyp sicher und wird mit dd bezeichnet.

Im Gegensatz zum AB0-System werden Antikörper gegen die Antigene des Rhesus-Systems erst *nach* Kontakt mit dem Antigen gebildet (Fehltransfusion sowie Geburt, Fehlgeburt, Fruchtwasserpunktion oder Abtreibung eines Rhesus-positiven Kindes bei Rh-negativer Mutter).

Antikörpersuchtest

Neben dem AB0- und dem Rhesus-System existieren noch ca. 20 weitere Blutgruppensysteme. Deren Antigene sind nur schwach immunogen und werden deshalb nicht einzeln, sondern zusammen ausgetestet. Durch den **Antikörpersuchtest** wird das Vorhandensein sog. **irregulärer Antikörper** gegen diese Systeme ausgeschlossen. Der Antikörpersuchtest ist Bestandteil jeder Blutgruppenbestimmung sowie der Schwangerenvorsorge. Außerdem wird er bei jeder Verträglichkeitsprobe wiederholt, falls der letzte Antikörpersuchtest älter ist als drei Tage (in definierten Ausnahmen sieben Tage). Heute besteht der Antikörpersuchtest in der Regel aus einem indirekten Coombs-Test oder einem vergleichbaren Test. Die Antigene der Testerythrozyten (und damit die zu suchenden Antikörper) sind dabei genau definiert. Bei positivem Antikörpersuchtest folgen weitere Untersuchungen zur Antikörperdifferenzierung.

Coombs-Test

Der **Coombs-Test** *(Antiglobulintest, Antihumanglobulintest, AHG-Test)* dient dem Nachweis *inkompletter Antikörper* gegen menschliche Erythrozyten:
- Der **direkte Coombs-Test** weist inkomplette Antikörper *auf den Erythrozyten* nach (etwa nach Transfusionszwischenfällen oder bei einer autoantikörperbedingten hämolytischen Anämie ☞ 11.5.5)
- Will man hingegen wissen, ob das Serum *freie* inkomplette Antikörper gegen Erythrozyten enthält, wird der **indirekte Coombs-Test** durchgeführt (etwa bei Antikörpersuchtest oder Verträglichkeitsprobe).

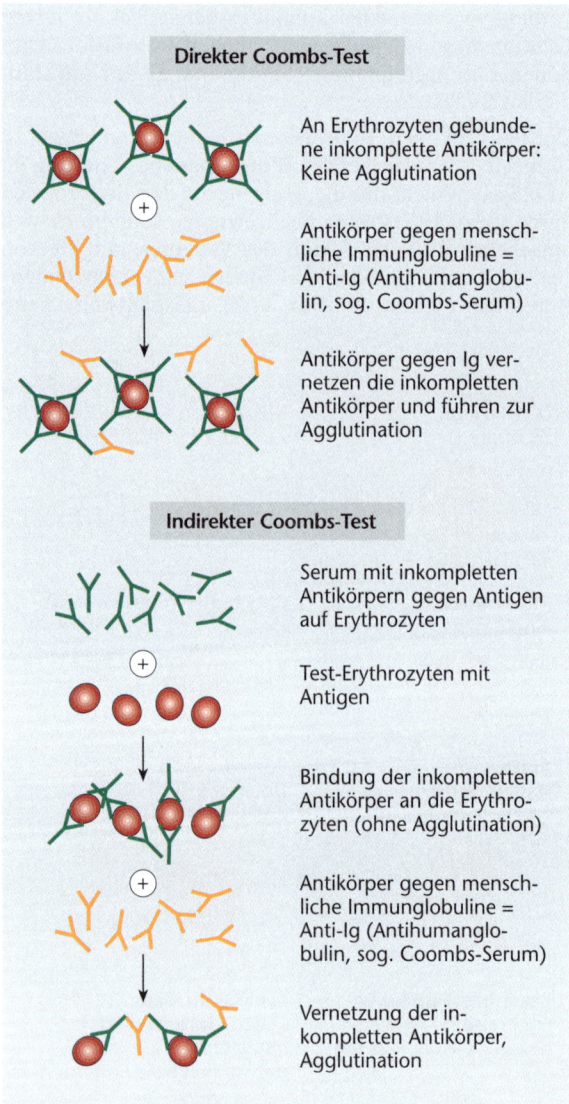

Direkter Coombs-Test

An Erythrozyten gebundene inkomplette Antikörper: Keine Agglutination

Antikörper gegen menschliche Immunglobuline = Anti-Ig (Antihumanglobulin, sog. Coombs-Serum)

Antikörper gegen Ig vernetzen die inkompletten Antikörper und führen zur Agglutination

Indirekter Coombs-Test

Serum mit inkompletten Antikörpern gegen Antigen auf Erythrozyten

Test-Erythrozyten mit Antigen

Bindung der inkompletten Antikörper an die Erythrozyten (ohne Agglutination)

Antikörper gegen menschliche Immunglobuline = Anti-Ig (Antihumanglobulin, sog. Coombs-Serum)

Vernetzung der inkompletten Antikörper, Agglutination

Abb. 11.8: Direkter und indirekter Coombs-Test. Inkomplette Antikörper können die Erythrozyten nicht alleine agglutinieren, hierzu ist die Zugabe von Antihumanglobulin (AHG) nötig. [L157]

Serologische Verträglichkeitsprobe

Die **serologische Verträglichkeitsprobe** *(Kreuzprobe)* soll seltene irreguläre Antikörper und AB0-Vertauschungen bzw. -Fehlbestimmungen ausschließen. Obligater Bestandteil ist der **Majortest** (☞ Abb. 11.9), bei dem die Verträglichkeit von Empfängerserum mit Spendererythrozyten geprüft wird. Der **Minortest,** bei dem Empfängererythrozyten und Spenderserum vermischt werden, kann je nach Spendervortestung entfallen.

Für die serologische Verträglichkeitsprobe werden Spenderblut sowie 5–10 ml zitratfreies Empfängerblut benötigt. Dieses muss dem Patienten speziell dafür abgenommen werden. Die Verwendung des Blutes, aus dem die Blutgruppe bestimmt wurde, ist nicht zulässig. Die Verträglichkeitsprobe ist nur für drei, unter bestimmten Bedingungen sieben Tage gültig. Wurde die Blutkonserve bis dahin nicht transfundiert, muss die Probe wiederholt werden.

Bedside-Test

Unmittelbar vor *jeder* Transfusion muss der Arzt dem Patienten nochmals Blut abnehmen und dessen Blutgruppe anhand des **Bedside-Tests** (☞ Abb. 11.10) überprüfen. Die Bezeichnung „Bedside"-Test rührt daher, dass der Test am Patientenbett und nicht im Labor durchgeführt wird.

Die Blutgruppe des Spenders wird bei Fremdblut vom Labor geprüft und garantiert, aber zur Dokumentation oft mitbestimmt. Bei Eigenbluttransfusionen müssen alle Eigenblutpräparate getestet werden, um Vertauschungen zu vermeiden.

Material

- Blutgruppen-Dokumentationskarte, entweder mit vom Hersteller aufgetragenem Anti-Serum oder zusätzlich Fläschchen-Satz mit Anti-Serum (Anti-A, Anti-B, Anti-AB und evtl. Anti-D)
- Alles zur venösen Blutentnahme (mit normaler Luer-Spritze)

Patient hat ...		Patientenserum wird vermischt mit Ery-Konzentrat der Blutgruppe ...			
Blut-gruppe	Anti-körper	A	B	AB	0
A	Anti-B	🔴	🟠	🟠	🔴
B	Anti-A	🟠	🔴	🟠	🔴
AB	—	🔴	🔴	🔴	🔴
0	Anti-A Anti-B	🟠	🟠	🟠	🔴

🟠 Agglutination   🔴 Keine Agglutination

Abb. 11.9: Majortest. Empfängerserum wird mit Spendererythrozyten vermischt. Beispiele: Empfängerserum der Blutgruppe A zeigt keine Agglutination mit Erythrozyten der Blutgruppe A und der Blutgruppe 0. Erythrozyten der Blutgruppe 0 tragen auf ihrer Oberfläche keine Antigene des AB0-Systems (deshalb Gruppe 0) und vertragen sich daher mit den Seren aller anderen Blutgruppen. [A400]

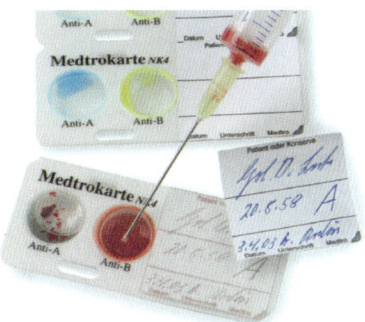

Abb. 11.10: Bedside-Test. Mit einer Spritze wird in jedes Feld ein Tropfen Blut gegeben, das Antiserum ist bereits unter der Folie enthalten. Nach einfachem Schwenken kann das Ergebnis binnen weniger Sekunden abgelesen werden. Diese Patientin hat die Blutgruppe A. [V353]

- Ggf. Gegenstand zum Verrühren der Blutprobe (z. B. Glasampulle oder Kanülenschutz) und unsterile Tupfer.

Dokumentiert wird das Ergebnis heute meist durch Einkleben des Selbstklebeetiketts der Testkarte in die Patientenakte. Die Testfelder selbst werden bis mindestens 24 Stunden nach der Transfusion aufbewahrt und können dann vernichtet werden.

Bedside-Test

Anti-Seren für den Bedside-Test bzw. Testkarten im Kühlschrank aufbewahren.

11.3.5 Gerinnungstests

Basistests der Blutgerinnung sowohl anlässlich einer Krankenhausaufnahme als auch bei Verdacht auf Blutgerinnungsstörungen sind:

- **Quick-Test** *(Thromboplastinzeit, Prothrombinzeit):* Der Quick-Test (☞ Abb. 11.12) ist ein Globaltest für das *exogene System*, d. h. insbesondere die Faktoren I, II, V, VII und X. Mit Zitrat versetztes Blut wird mit Gewebsthrombokinase und Kalzium vermischt und dadurch die Gerinnungskaskade in Gang gebracht. Die Dauer bis zur Gerinnung wird gemessen und bezogen auf eine Standardzeit in Prozent angegeben. Der Quick-Wert dient diagnostischen Zwecken, außerdem der Überwachung einer Marcumar®-Therapie (☞ Pharma-Info 5.38) und der Leberfunktion. Normal sind 70–120 %.
  Wegen der Methodenabhängigkeit sind die Quick-Werte verschiedener Labors schlecht vergleichbar. Daher wird bei der Therapiekontrolle zunehmend die *International normalized ratio,* kurz **INR,** bestimmt, bei der diese Unterschiede durch einen Korrekturfaktor ausgeglichen werden. Normal ist eine INR von 1,0.
  Je stärker die Gerinnung herabgesetzt ist, desto niedriger ist der Quick und desto höher ist die INR. Die therapeutischen Zielwerte hängen von der Indikation zur Antikoagulation ab (z. B. nach Beinvenenthrombose oder bei Vorhofflimmern Quick-Wert 25–35 %, INR 2–3, nach wiederholten Thromboembolien oder bei mechanischer Herzklappenprothese Quick-Wert 15–25 %, INR 3–4,5)
- **Partielle Thromboplastinzeit** *(PTT, aPTT):* Zitratplasma wird mit Kalzium und einer speziellen Verbindung,

11

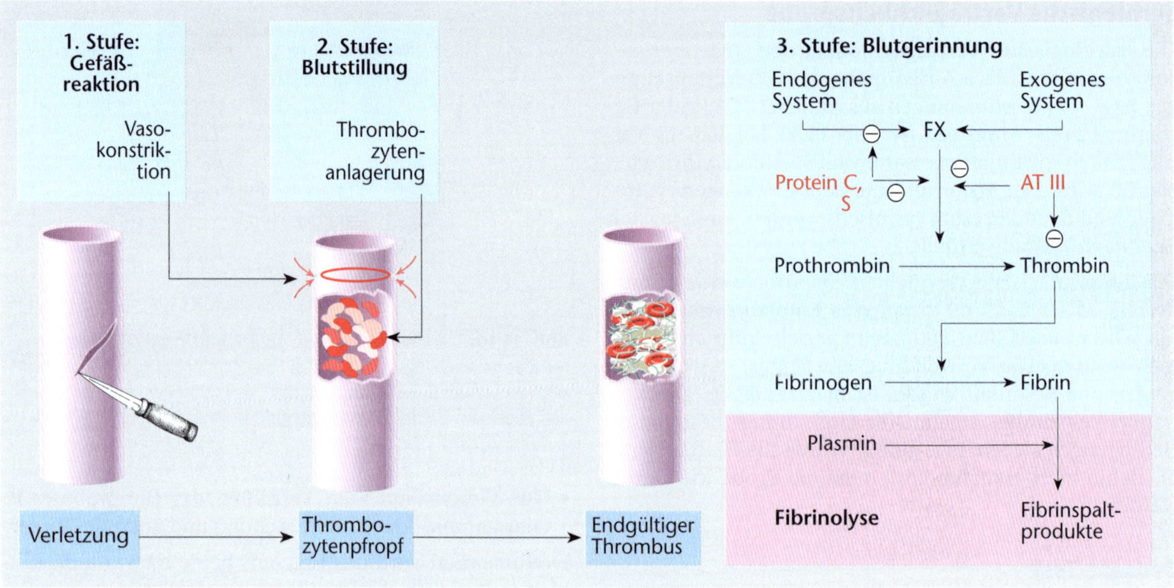

Abb. 11.11: Das Gerinnungssystem vermag meist z. B. durch Verletzungen oder Entzündungen „undichte" Gefäße in drei Stufen wieder zu verschließen und so schwere Blutungen zu vermeiden. Umgekehrt verhindern Gerinnungsinhibitoren (-hemmstoffe), v. a. Antithrombin (AT III), Protein C und S, eine überschießende Gerinnung, und die Fibrinolyse sorgt für eine Wiederauflösung des Thrombus. Details zur Gerinnungskaskade ☞ Abb. 11.12. [A400-190]

die den Plättchenfaktor simuliert, vermischt und die Gerinnungszeit gemessen. Die PTT (☞ Abb. 11.12) ist ein Globaltest des *endogenen Systems* und damit der Faktoren I, II, V, VIII, IX, X, XI und XII. Der Normwert liegt bei ca. 30–40 Sekunden. Sie wird auch bei der Überwachung einer Vollheparinisierung eingesetzt

• **Thrombozytenzahl** Normal sind 150 000–400 000 Thrombozyten/µl Blut (150–400/nl).

Zur Bestimmung der **Thrombinzeit** *(Plasmathrombinzeit, PTZ)* wird die Gerinnungszeit *n*ach Zusatz von Thrombin zu Zitratplasma gemessen (normal 17–24 Sekunden). Die Thrombinzeit dient vor allem zur Kontrolle der Vollheparinisierung.

Die **Blutungszeit** testet die Thrombozytenfunktion. Es ist die Zeit, die vom Setzen einer definierten Verletzung bis zum Blutungsstillstand unter reproduzierbaren Bedingungen vergeht. Normal sind 120–300 Sekunden. Die Blutungszeit hat den Nachteil, dass sie stark vom Untersucher abhängig ist. Deshalb wird bei Verdacht auf Thrombozytenfunktionsstörungen oft die **In-vitro-Blutungszeit** bestimmt: Blut wird in eine ganz dünne Kapillare gesaugt und dann gemessen, wie lange es dauert, bis die Kapillare nicht mehr durchgängig ist.

In den meisten Häusern werden für Gerinnungstests die Spezialröhrchen des Monovetten®- oder Vacutainer®-Systems verwendet, die bereits Zitrat enthalten. Da nur ein bestimmtes Verhältnis zwischen Zitrat und Blut zuverlässige Ergebnisse gewährleistet, müssen die Röhrchen für Gerinnungstests immer genau bis zur Markierung mit Blut gefüllt sein.

Beim **Rumpel-Leede-Test** legt man dem Patienten eine Blutdruckmanschette um den Oberarm und pumpt sie für fünf Minuten 10 mmHg über den diastolischen Blutdruck auf. Punktförmige Hautblutungen (Petechien) in der Ellenbeuge sprechen bei normalen Thrombozytenwerten für eine Blutungsneigung infolge Gefäßstörung (☞ 11.10, 11.10.5).

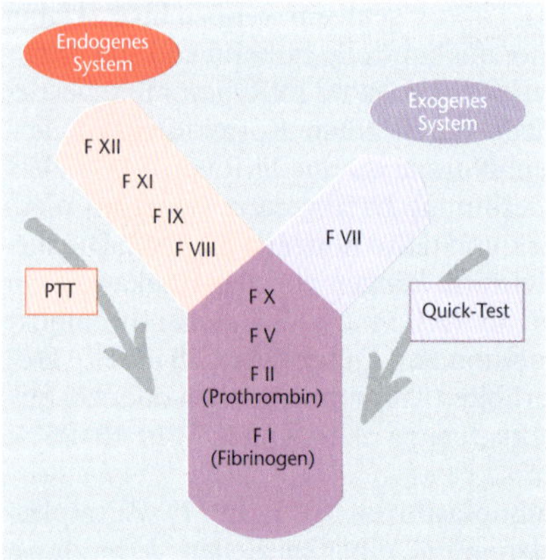

11.3.6 Knochenmarkpunktion und -biopsie

Eine **Knochenmarkpunktion** oder **-biopsie** ist angezeigt, wenn bei hämatologischen Erkrankungen eine exakte Diagnosestellung aus dem Blut nicht möglich oder bei onkologischen Erkrankungen fraglich ist, ob Tumorzellen bereits in das Knochenmark gelangt sind. Weiterhin wird sie zur Verlaufs- und Therapiekontrolle z. B. bei Leukämien eingesetzt.

• Zum einen kann durch eine Nadel das flüssige rote Knochenmark (Knochenmarkblut) *aspiriert* werden, was die Untersuchung der (Blut-)Zellen darin erlaubt **(Knochenmarkaspirationszytologie)**

Abb. 11.12: Überblick über die Gerinnungskaskade und die bei Quick-Test/INR und PTT geprüften Gerinnungsfaktoren. [L157]

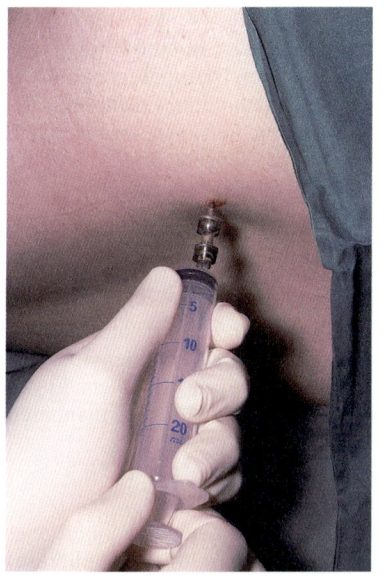

Abb. 11.13: Knochenmarkpunktion am Beckenkamm. Die Patientin liegt auf der Seite. Die Umgebung der Punktionsstelle ist steril abgedeckt, der Arzt trägt sterile Handschuhe. Hier wurde der Mandrin der Punktionsnadel bereits entfernt und die Spritze zur Aspiration aufgesetzt. [E279]

- Zum anderen kann die mit einer *Stanzbiopsie* gewonnene Gewebeprobe (also Blutzellen, Knochen, Gefäße) histologisch beurteilt werden (**Knochenmarkhistologie).**

Ob eine *Aspiration* oder *Biopsie* durchgeführt wird, hängt von der Fragestellung ab. Eine Biopsie ist außerdem erforderlich, wenn die Punktion kein Material liefert *(Punctio sicca).*

Beim Erwachsenen werden in aller Regel am hinteren Beckenkamm Aspirationszytologie und Biopsie unmittelbar nacheinander in einer Sitzung durchgeführt (**Beckenkammpunktion** und **-biopsie**). Die Punktion des Brustbeins **(Sternalpunktion)** hat ein höheres Komplikationsrisiko und ermöglicht zudem nur die Gewinnung einer Aspirationszytologie.

Eine Knochenmarkpunktion oder -biopsie erfordert das schriftliche Einverständnis des Patienten.

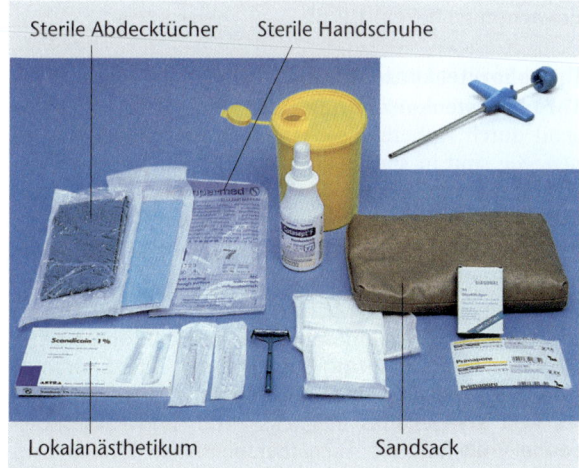

Sterile Abdecktücher   Sterile Handschuhe

Lokalanästhetikum   Sandsack

Abb. 11.14: Set zur Knochenmarkpunktion, hier zur Beckenkammbiopsie mit der Yamshidi-Stanznadel. [M161]

Vorbereitung

- **Materialvorbereitung:** Ggf. Einmalrasierer, Hautdesinfektionsmittel, Lokalanästhetikum, je nach Haus/Untersucher etwa 4 einfache Objektträger (auf saugfähigem Papier auf einem Tablett angeordnet), 4–8 Objektträger mit Namensfeld, plangeschliffene Deckgläschen (zum Übertragen der Markbröckel), 5-ml-Spritze mit 2 ml Natriumzitrat, Ampullensäge, Abwurfbehälter, Sandsack. Steriles Material: 10-ml-Spritzen mit Kanülen, Skalpell für evtl. Hautschnitt, Handschuhe, Lochtuch, Tupfer, Verbandmaterial (möglichst Klebeverband mit breitflächiger Auflage), *Yamshidi-Stanznadel* für die Beckenkammpunktion/-biopsie (bzw. entsprechende Nadel für die Sternalpunktion). Im Falle einer Knochenmarkbiopsie zusätzlich verschließbarer Glaszylinder oder Plastikröhrchen mit Fixierungslösung
- **Vorbereitung des Patienten:** Patient bitten, noch einmal die Blase zu entleeren. Punktionsstelle rasieren. Je nach Arztanordnung Prämedikation, z. B. Midazolam (etwa Dormicum®), verabreichen. Sehr selten wird die Punktion unter Kurznarkose durchgeführt
- **Lagerung des Patienten:** Patienten für die Beckenkammpunktion in Bauchlage mit einer Rolle unter dem Bauch (oberhalb der Symphyse) oder in Seitenlage mit angewinkelten Knien bringen. Für die Sternalpunktion: flache Rückenlage.

Durchführung

Die Knochenmarkpunktion/-biopsie ist Aufgabe des Arztes. Die Pflegenden beruhigen den Patienten und reichen evtl. Material an.

Nachbereitung

- Punktionsstelle für mindestens 3 Minuten komprimieren, danach Pflasterverband anlegen und Patienten auf einen Sandsack lagern bzw. Sandsack auflegen
- Auf Nachblutungen achten und Patient informieren, sich bei Blutungen und Schmerzen zu melden
- Patienten Bettruhe nach Arztanordnung einhalten lassen
- Nach einer Kurznarkose Vitalzeichen kontrollieren und Patienten noch 2 Stunden nüchtern lassen
- Verband nach 24 Stunden entfernen bzw. wenn notwendig erneuern.

Untersuchungsbefund

Pathologische Befunde sind z. B.:
- Verschiebung der Mengenverhältnisse der Zellen untereinander, Vermehrung oder Verminderung der Zellen der Erythro-, Granulo- oder Thrombozytopoese
- Physiologischerweise nicht zum Knochenmark gehörende Zellen, z. B. Tumorzellen
- **Hyperzellularität:** Pathologischer Zellreichtum (durch Wucherung einzelner/mehrerer Knochenmarkzellreihen), z. B. bei Leukämien (☞ 11.6.1–11.6.3) oder den myeloproliferativen Erkrankungen (☞ 11.8)
- **Knochenmarkaplasie,** d. h. Verminderung der Blutzellbildung aller Reihen, etwa nach bestimmten Arzneimitteln oder Strahlenbehandlung.

11

11.4 Therapiemaßnahmen in der Hämatologie

11.4.1 Blutprodukte

Bei Patienten mit Blut- oder Tumorerkrankungen, Gerinnungsstörungen oder Blutverlusten ist nicht selten die Gabe von **Blutprodukten** *(Blutpräparaten)* erforderlich. Die hierfür gebräuchliche Bezeichnung **Transfusion** *(lat. transfusio = das Hinübergießen)* stammt aus einer Zeit, als Vollblut direkt vom Spender auf den Empfänger übertragen wurde. (⊠ 1)

Risiken durch Blutprodukte

Auch wenn Blutprodukte in Deutschland vergleichsweise sicher sind, bergen sie Risiken für den Patienten und werden daher nur nach strenger Indikationsstellung eingesetzt.

Unverträglichkeitsreaktionen und Immunisierung

Blutprodukte enthalten Zellen und Eiweiße fremder Spender. Bis heute ist nur ein Teil der zu **Unverträglichkeitsreaktionen** (☞ unten) führenden Antigene bekannt, und von diesen können nur die wichtigsten vor der Gabe von Blutpräparaten getestet werden. Auch die weitestmögliche Verminderung der Restleukozyten **(Leukozytendepletion)** bei allen zellulären Blutprodukten konnte das Risiko zwar mindern, aber nicht ausschalten.

Unverträglichkeitsreaktionen gefährden den Patienten zum einen akut. Zum anderen besteht bei jeder Gabe von Blutprodukten auch die Gefahr einer **Immunisierung,** die den Erfolg späterer Transfusionen, aber auch die Erfolgschancen einer späteren Organtransplantation vermindert.

Übertragung von Infektionen

Bei einigen Blutprodukten besteht die Gefahr, **Infektionserreger** zu übertragen. Besonders bedrohlich sind Hepatitis- und HI-Viren (☞ 8.4.1 bzw. 14.4.1). Anamnese und Untersuchung aller Blutspender sowie eine Testung des Spenderblutes auf eine erhöhte ALT, HBs-Antigen, Antikörper gegen HIV-1/2, HBc, HCV und Treponema pallidum (☞ 15.5.21) sowie eine molekulargenetische Untersuchung auf Erbsubstanz von HCV und HIV-1 sollen das Risiko minimieren (⌂ 1) Viele Hersteller führen außerdem freiwillig weitere Untersuchungen durch.

Bei einem Teil der Blutprodukte können die Viren heute mit einem Höchstmaß an Sicherheit inaktiviert werden, für andere ist eine mehrmonatige **Quarantänelagerung** *(Sperrlagerung)* vorgeschrieben, bis eine zweite Untersuchung des Spenders auf Viren negativ war. Außerdem besteht für angewendete Blutprodukte und Plasmaderivate zum Zwecke der Rückverfolgung (z. B. bei Infektion durch ein Blutprodukt) eine patienten- und präparatebezogene **Chargendokumentationspflicht** (Name, Charge und Dosierung des Präparats, Hersteller, Datum der Anwendung, Empfängerdaten).

> Das Risiko einer Virusinfektion durch Blutprodukte ist heute in Deutschland minimal. Schätzungen zufolge liegt es für Hepatits-B-Viren bei unter 1 : 500 000, für HIV und Hepatitis-C-Viren unter 1 : 1 Million. (⌂ 1)

Stoffwechselentgleisungen

Auch **Stoffwechselentgleisungen,** z. B. eine Zitratvergiftung mit Azidose durch das in den Blutkonserven enthaltene Zitrat oder eine Hyperkaliämie und Gerinnungsstörungen durch Hämolyse, können auftreten, insbesondere nach der Übertragung größerer Mengen von Plasma oder Erythrozytenkonzentraten.

Arten von Blutprodukten

Blutstammzellapherese ☞ *11.4.2*

Die im Folgenden beschriebenen Arten von Blutprodukten stehen zur Verfügung. Hinzu kommen spezielle oder modifizierte Verfahren, etwa die vor allem in der Chirurgie wichtige **Eigenbluttransfusion** bei planbaren Operationen (⌂ 1, 2).

Erythrozytenkonzentrate

Erythrozytenkonzentrate *(EK)* werden aus Vollblut oder mithilfe von Zellseparatoren **(maschinelle Apherese)** gewonnen und sind bei Aufbewahrung in geeigneten Kühlschränken 4–7 Wochen haltbar.

Erythrozytenkonzentrate werden bei akutem Blutverlust oder Anämie gegeben. Die „Grenze" für eine Transfusion liegt etwa bei einem Hb von 7–8 g/dl, genaue Zahlenwerte sind aber nicht möglich, denn wie gut ein Patient einen Erythrozytenmangel toleriert, hängt von der Geschwindigkeit des Verlustes und den Vorerkrankungen des Patienten ab. Durch wiederholtes Aufschwemmen der Erys in NaCl- oder Additivlösung und Abzentrifugieren wird der Restleukozytenanteil und damit die Immunogenität des Präparats bei besonderer Indikation weiter gesenkt **(gewaschene EKs).**

Erythrozytenkonzentrate werden immer AB0-gleich (in Notfällen AB-kompatibel = AB-verträglich) und unter Berücksichtigung des Rhesussystems transfundiert. AB0-kompatible Erythrozytentransfusion bedeutet, dass das Spenderblut nicht verklumpen darf. Ein Patient mit der Blutgruppe A darf also neben Blut der Gruppe A (= blutgruppengleiche Transfusion) nur noch Blut der Gruppe 0 erhalten (= AB-kompatibel, Erythrozyten der Blutgruppe 0 haben keine AB-Antigene). 1 EK steigert den Hb beim Erwachsenen um ca. 1 g/dl.

Thrombozytenkonzentrate

Thrombozytenkonzentrate *(TK)* werden heute überwiegend durch Apherese bei einem Einzelspender gewonnen. Sie sind in speziellen Kunststoffbeuteln und unter ständiger gleichförmiger Bewegung (in Spezialschränken) maximal fünf Tage haltbar. Pool-TKs aus 4–6 Vollblut-Spenden mehrerer Spender haben ein höheres Infektions- und Immunisierungsrisiko.

Indikationen für Thrombozytenkonzentrate sind Thrombozytopenien (Thrombos bei manifester Blutung unter 50, sonst unter 10–20/nl) oder Thrombozytenfunktionsstörungen. Thrombozytenkonzentrate werden wegen ihres Rest-Ery-Gehaltes möglichst AB0- und rhesuskompatibel transfundiert. Eine therapeutische Einheit (= 1 *Einzelspender-Apherese TK* oder 1 *Pool-TK* aus 4–6 Einzelspenden) steigert die Thrombozytenzahl beim Erwachsenen um ca. 30/nl.

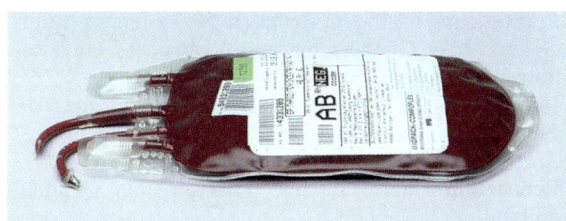

Abb. 11.15: Blutkonservenbeutel. Das Etikett enthält die genaue Blutgruppe, den Ort der Herstellung und eine Liste der zugesetzten (Konservierungs-)Stoffe. Die zwei blutgefüllten Schläuche wurden zum Füllen des Beutels benötigt und sind jetzt verschlossen. Die beiden mit einer Folienkappe versehenen Schlauchenden dienen dem Anschluss des Transfusionsbesteckes. [K183]

Granulozytenkonzentrate

Granulozytenkonzentrate *(GK)* werden nur durch Apherese nach medikamentöser Vorbehandlung der Spender gewonnen und innerhalb weniger Stunden nach Herstellung transfundiert. Ihre Indikation sind (schwere) Infektionen bei gleichzeitiger Granulozytopenie ≤ 500/μl Blut, die sich nicht innerhalb der nächsten Tage bessern wird. Die Präparate werden AB0- und rheskompatibel gegeben.

Bestrahlung von Blutprodukten

Mit ionisierenden Strahlen (30 Gy) bestrahlte Erythrozyten-, Thrombozyten- oder Granulozytenkonzentrate werden nur verwendet, wenn die in den Konzentraten enthaltenen Lymphozytenreste die Zellen des Empfängers angreifen könnten (z. B. bei hämatopoetischer Stammzelltransplantation oder schweren Immundefekten, ☞ auch Graft-versus-Host-Krankheit, 11.4.2), außerdem vor Blutstammzellentnahme.

Gefrorenes Frischplasma

Gefrorenes Frischplasma *(GFP, FFP)* kann aus Vollblut oder durch Apherese gewonnen werden. *Einzelspenderplasma* unterliegt der Quarantänelagerung, bei *Poolplasma* werden Verfahren zur Virensuche sowie -inaktivierung eingesetzt. Gefrorenes Frischplasma enthält alle Gerinnungs- und Fibrinolysefaktoren und deren Inaktivatoren und wird gegeben z. B. bei Massiv- und Austauschtransfusionen, Verbrauchskoagulopathie, einem Mangel an den Gerinnungsfaktoren V und XI (für die es noch keine Einzelfaktorpräparate gibt) oder Guillain-Barré-Syndrom nach Plasmaaustausch. Die Präparate werden blutgruppengleich oder zumindest -kompatibel transfundiert.

Präparate zum Ersatz einzelner Plasmabestandteile

Präparate zum Ersatz einzelner Plasmabestandteile sind Fertigarzneimittel zur blutgruppenunabhängigen Gabe. Alle werden aus Poolplasma gewonnen, auf Viren getestet und Verfahren zur Virusinaktivierung unterzogen.

• **Humanalbumin** wird bei Volumen- oder Albuminmangel sowie bei Plasmaaustausch gegeben. Humanalbumin muss lichtgeschützt gelagert werden, je nach Angaben des Herstellers bei Raumtemperatur oder im Kühlschrank

• **Immunglobuline** dienen der passiven Immunisierung (☞ 16.15.3). Sie werden unterteilt in:
  – **Normale Immunglobuline**
  – **Spezifische Immunglobuline** mit einem besonders hohen Gehalt bestimmter Antikörper, z. B. gegen den Rhesusfaktor D (etwa Rhesogam® S), gegen Hepatitis-A- oder -B-Viren (etwa Hepatitis-B-Immunoglobulin S Behring®) oder gegen Tetanus (etwa Tetagam®)

• **PPSB** (*Prothrombinkomplex*, z. B. Beriplex® HS) enthält die Gerinnungsfaktoren II, VII, IX und X. Diese werden alle in der Leber produziert, entsprechend wird PPSB vor allem bei Blutungen infolge von Vitamin-K-Mangel, Marcumar®-Überdosierung oder Lebererkrankungen gegeben

• Bei den **Einzelfaktorkonzentraten** am häufigsten verwendet werden diejenigen für die Faktoren I (Fibrinogen), VII, VIII, VIII/von-Willebrand-Faktor, IX, XIII und Antithrombin III. Sie werden bei Einzelfaktormangel verabreicht, teilweise auch gentechnisch hergestellt (sog. rekombinante humane Faktoren) und sind dann frei von Infektionsrisiken. Eine Einheit/kg Körpergewicht lässt den betreffenden Faktor im Plasma um 1–2 % steigen.

Vorbereitung einer Transfusion

> Im Gegensatz zu Infusionen kann der Arzt die Durchführung von Transfusionen nicht vollständig an die Pflegenden delegieren. Der Arzt ist für die Kreuzprobe zuständig und hängt die Transfusion an. Die Pflegenden übernehmen die Vor- und Nachbereitung sowie die Beobachtung des Patienten während der Transfusion.

Im Folgenden wird die Transfusion eines Erytrozytenkonzentrats beschrieben. Für andere Blutprodukte müssen evtl. noch weitere Voraussetzungen für die Transfusion geschaffen werden (hausinterne Richtlinien beachten).

Aufwärmen der Konserve

In aller Regel werden die gekühlten Blutkonserven im Blutdepot (Labor) bis auf Zimmertemperatur erwärmt, bevor sie an die Station abgegeben werden. Ansonsten dauert es ca. eine Stunde, bis die Konserve Zimmertemperatur erreicht hat. Bei speziellen Indikationen, z. B. unterkühlten Patienten oder Vorliegen von Kälteantikörpern, werden Blutkonserven auf max. 37 °C erwärmt.

Muss eine Transfusion im Notfall sofort gegeben werden, wird die Konserve ggf. auf Station erwärmt (Arztanordnung). Um eine Hämolyse zu vermeiden, darf das Aufwärmen nur mit speziellen *Blutwärmegeräten* erfolgen.

Transfusionsbesteck anschließen

Hat die Konserve die richtige Temperatur, wird das Transfusionsbesteck angeschlossen und dabei eine Sicherheitsüberprüfung durchgeführt:
• Arbeitsfläche desinfizieren
• Benötigte Materialien bereitlegen: Händedesinfektionsmittel, Infusionsständer, Blutkonserve mit Begleitpapieren, Transfusionsbesteck (mit Standardfilter, Porengröße 170–230 μm)
• Sicherheitsüberprüfung durchführen (zwei Personen):

11

Angaben auf der Konserve mit denen der Begleitpapiere und der Patientenunterlagen vergleichen (Personalien des Patienten, Blutgruppe und Rhesusfaktor, Ergebnis der Kreuzprobe, Registriernummer der Konserve und der Begleitpapiere, Herstellungsdatum der Konserve und Verfallsdatum, besondere Anforderungen wie etwa Bestrahlung oder negative Testung auf das Zytomegalie-Virus). Evtl. Unstimmigkeiten müssen erst zweifelsfrei geklärt werden, bevor die Konserve verwendet werden darf. Danach Konservenbeutel auf Beschädigungen und Konserve auf Farbveränderungen (z. B. hellrot oder fast schwarz) prüfen. Im Zweifelsfall entscheidet der Arzt über die Freigabe der Konserve (Bedside-Test ☞ 11.3.4)
- Hygienische Händedesinfektion durchführen
- Blutkonserve durch Kippen (nicht Schütteln) vorsichtig durchmischen
- Ggf. Folienkappe bzw. Lasche am Konservenbeutel öffnen, um die vom Labor beigelegte physiologische Kochsalzlösung (Ery-Set®) zur Konserve hinzuzufügen. Beides durchmischen. Das geleerte Ery-Set® verbleibt am Beutel
- Folienkappe bzw. Lasche am Konservenbeutel öffnen, Dorn der Transfusionsleitung in den Konservenbeutel einstechen
- Beutel flach hinlegen, Transfusionsbesteck schräg nach oben halten (Tropfkammer steht auf dem Kopf), durch sanften Druck auf den Beutel Tropfkammer füllen, bis Filter benetzt ist
- Rollenklemme schließen, Konservenbeutel aufhängen, Spiegel in der Tropfkammer einrichten
- Rollenklemme öffnen, Transfusionsleitung langsam luftfrei füllen und Schlauchklemme wieder schließen
- Transfusionsprotokoll vorbereiten
- Evtl. Material für großlumigen venösen Zugang bereitstellen (☞ 1.4.5). Über den Transfusionszugang dürfen neben dem Blutprodukt und Kochsalzlösung keine anderen Infusionen oder Arzneimittel gegeben werden.

Vorbereitung des Patienten

Die Aufklärung des Patienten und Einholung des Einverständnisses ist Sache des Arztes. Die Pflegenden bitten den Patienten unmittelbar vor der Transfusion, noch einmal zur Toilette zu gehen.

Durchführung und Überwachung der Transfusion

Das Anlegen einer Transfusion ist ausschließlich Aufgabe des Arztes. Er lässt bei Erythrozytenkonzentraten ca. 50 ml Blut zügig einlaufen und kontrolliert das Befinden des Patienten über 10–15 Minuten zum Ausschluss von Sofortreaktionen (**Oehlecker-Probe**, *Vorprobe*). Danach stellt er die Tropfgeschwindigkeit der Transfusion auf 40–60 Tropfen pro Minute ein, d. h. ein Erythrozytenkonzentrat läuft in etwa einer Stunde ein. Bei Patienten mit einer Herzinsuffizienz (☞ 4.5) wird die Durchlaufzeit auf 3–4 Stunden verlängert. Für Transfusionen anderer Blutprodukte gelten andere Richtlinien, z. B. sollte ein Thrombozytenkonzentrat in ca. 30 Minuten einlaufen.

Im weiteren Verlauf der Transfusion überwachen Pflegende den Patienten engmaschig. Empfohlen wird, die Vitalzeichen des Patienten alle 30 Minuten zu kontrollieren:

- Erkundigung nach dem Befinden des Patienten (Kopf-, Gelenk- oder Gliederschmerzen? Übelkeit? Hitzewallungen? Juckreiz?)
- Information des Patienten, sich bei Veränderungen des Befindens sofort zu melden (Rufanlage in Reichweite). Anleitung zur Selbstbeobachtung
- Beobachtung der Haut auf Rötungen und Quaddelbildung
- Messen von Puls, RR, Überwachen von Atmung und Bewusstseinslage
- Kontrolle von Transfusionssystem und Füllungszustand des Konservenbeutels und Inspektion der Einstichstelle
- Dokumentation aller Befunde im Transfusionsprotokoll

> **Vorsicht: Auch diffuse Beschwerden können auf einen Transfusionszwischenfall hinweisen**
> Auch unklare Beschwerden des Patienten wie etwa „mir wird so komisch" oder „irgendwie habe ich ein flaues Gefühl" sind unbedingt ernst zu nehmen. In solchen Fällen wird die Transfusion gestoppt, der Patient kontinuierlich überwacht und der Arzt benachrichtigt. Der Venenzugang wird belassen, um bei Bedarf schnell Arzneimittel injizieren zu können.

Transfusionsreaktionen

Bei ca. 1 % aller Transfusionen kommt es während oder kurz nach der Transfusion zu **Transfusionsreaktionen** *(Transfusionszwischenfällen)*:
- Am häufigsten sind heute **allergische Transfusionsreaktionen,** wobei die Symptome meist auf die Haut beschränkt bleiben (Urtikaria, Juckreiz, ☞ auch 14.4.1)
- **Fieberhafte, nicht-hämolytische Transfusionsreaktionen** durch Immunreaktionen gegen mittransfundierte Leukozyten sind nach Einführung der Leukozytendepletion für zelluläre Blutprodukte seltener geworden. Leitsymptome sind Schüttelfrost oder Hitzegefühl und Fieber
- **Hämolytische Transfusionsreaktionen vom Soforttyp** sind selten, aber lebensbedrohlich und durch sorgfältige Kontrollen (Bedside-Test!) fast immer vermeidbar. Leitsymptome sind Unruhe, Übelkeit, Erbrechen, Hautrötung oder -blässe, Rücken- oder Brustschmerzen, Fieber, Schweißausbruch, Pulsanstieg und Blutdruckabfall
- **Hämolytische Transfusionsreaktionen vom verzögerten Typ** treten auf, wenn ein bereits immunisierter Empfänger wieder mit seinem „Antigen" in Kontakt kommt. Die Antikörper im Blut, die vor der Transfusion unter der Nachweisbarkeitsgrenze gelegen haben, steigen an und führen nach ½–2 Wochen zu einer Hämolyse mit Fieber, erneutem Hb-Abfall und Ikterus
- Durch Transfusion können auch andere als die oben genannten Infektionen übertragen werden, z. B. **bakterielle Infektionen** mit Fieber und Schüttelfrost.

> **Notfall: Erstmaßnahmen beim Transfusionszwischenfall**
> - Transfusion stoppen, angebrochene Transfusion für Untersuchungen aufbewahren
> - Weitere Pflegende rufen, Arzt benachrichtigen
> - Patienten nicht alleine lassen
> - Venösen Zugang mit NaCl 0,9 % offen halten

- Ggf. Sauerstoffgabe, Schockbehandlung, Reanimation (☞ 3.2) durchführen
- Materialien für eine Blutentnahme (☞ 1.3.2) und ggf. für eine Blutkultur (☞ 16.4.2) richten.

Beenden der Transfusion

Wenn die Blutkonserve bis auf einen Rest von ca. 10 ml eingelaufen ist, wird die Transfusion beendet:
- Venöse Zugänge werden nach abgeschlossener Transfusion vom Arzt z. B. mit NaCl 0,9 % durchgespült (Verstopfungsgefahr) und belassen. Ggf. auf Anordnung Folgeinfusion anhängen
- Der Zugang wird zunächst noch belassen, um eventuelle Spätkomplikationen schnell medikamentös behandeln zu können
- Der Patient wird nach der Transfusion noch ca. eine Stunde engmaschig überwacht
- Das gebrauchte Transfusionssystem inklusive Blutbeutel und Bedside-Test wird gut verpackt (Infektionsgefahr) für 24 Stunden im Kühlschrank aufbewahrt, damit bei etwaigen Spätkomplikationen noch Blut für Nachuntersuchungen vorhanden ist
- Das Transfusionsprotokoll wird abgeschlossen und den Patientenunterlagen hinzugefügt.

11.4.2 Hämatopoetische Stammzelltransplantation

Grundlagen von Transplantationen ☞ 1.4.8

Hämatopoetische Stammzelltransplantation *(HSZT, HSCT):* Übertragung von Stammzellen der Blutbildung durch **Knochenmarktransplantation** *(KMT)* oder **periphere Blutstammzelltransplantation** *(PBST, Stammzelltransplantation, SZT).* Heute fester Bestandteil der therapeutischen Möglichkeiten, jedoch wegen ihres Aufwandes und ihrer Nebenwirkungen nur in größeren Zentren durchgeführt, meist im Rahmen von klinischen Studien.

Alle Blutzellen entwickeln sich höchstwahrscheinlich aus einer *pluripotenten* **hämatopoetischen Stammzelle** mit noch vielen Differenzierungsmöglichkeiten (☞ auch Abb. 11.16). Diese Stammzelle bringt weitere pluripotente Stammzellen sowie *Vorläuferzellen* oder *determinierte Stammzellen* mit nur noch eingeschränkten Entwicklungsmöglichkeiten hervor. Gesteuert wird die **Hämatopoese** *(Blutzellbildung)* durch **Wachstumsfaktoren,** v. a. **Erythropoetin, Thrombopoetin,** *koloniestimulierende Faktoren* oder kurz **CSF** und **Interleukine.** Auch im Körper des Erwachsenen sind noch hämatopoetische Stammzellen vorhanden und können therapeutisch genutzt werden.

Indikationen

Angezeigt ist eine hämatopoetische Stammzelltransplantation insbesondere bei Erkrankungen, bei denen die Blut bildenden Zellen des Knochenmarks durch Krankheit oder vorangegangene Therapie geschädigt sind, z. B. bei:

- Hämatologisch-onkologischen Erkrankungen wie Leukämien (☞ 11.6.1–11.6.3) oder malignen Lymphomen (☞ 11.7), um einen nur schwer zu behandelnden Rückfall zu verhindern
- Hämatologischen Erkrankungen mit unzureichender oder fehlender Blutbildung, etwa die aplastischen Anämien (☞ 11.5.6)
- *Hochdosis-Chemotherapie* (☞ 12.5.2) bei soliden Tumoren
- Einigen genetisch bedingten Erkrankungen, etwa Thalassämie (☞ 11.5.5) oder schwere Immundefekte (☞ 14.3).

Allogene oder autologe Transplantation

Bei der **allogenen hämatopoetischen Stammzelltransplantation** werden Stammzellen eines anderen Menschen übertragen. Zunächst wird überprüft, ob ein Verwandter des Patienten HLA-identisch oder -teilidentisch ist (☞ 1.4.8) und damit als Spender in Frage kommt. Je höher die Gewebeverträglichkeit ist, desto größer ist die Wahrscheinlichkeit, dass die transplantierten Zellen ihre Funktion aufnehmen. Steht kein verwandter Spender zur Verfügung, wird meist nach einem HLA-identischen oder -kompatiblen Fremdspender gesucht (✉ 2).

Die allogene Transplantation ist Methode der Wahl bei allen genetisch bedingten Erkrankungen, da alle patienteneigenen Zellen den genetischen Defekt haben. Sie wird auch für viele hämatologische Systemerkrankungen bevorzugt, da immunkompetente Lymphozyten des Transplantats die Tumorzellen des Patienten als fremd erkennen und zerstören, was die Rezidivgefahr mindert (**Graft-versus-Tumor-** bzw. **-Leukämie-Effekt**).

Bei der **autologen hämatopoetischen Stammzelltransplantation** kommen die Stammzellen vom Patienten selbst. Sie wird nach Hochdosis-Chemotherapien durchgeführt, um die therapiebedingte Knochenmarkinsuffizienz abzufangen, sowie teilweise bei hämatologisch-onkologischen Erkrankungen, wenn kein geeigneter Fremdspender gefunden wird.

Aufgrund der raschen technischen Weiterentwicklung sowohl der Transplantationstechniken als auch der übrigen Therapien ist die Indikationsstellung zur hämatopoetischen Transplantation ständig im Fluss.

Vorbereitung des Patienten

Die Vorbereitung des Patienten zur hämatopoetischen Stammzelltransplantation (**Konditionierung**) hängt von der Art und der Ursache der Transplantation ab. Bei allogenen Transplantationen ist meist eine hochgradige Immunsuppression zur Vermeidung späterer Abstoßungsreaktionen erforderlich. Insbesondere bei den Leukämien ist zudem eine möglichst weitgehende Vernichtung der Tumorzellen im Körper notwendig. Heute wird dazu überwiegend eine Kombination aus Hochdosis-Chemotherapie (☞ 12.5.2) und Ganzkörperbestrahlung angewandt. Bei einer autologen Transplantation ist in der Regel keine Ganzkörperbestrahlung erforderlich.

Bei der **Stammzelltransplantationen mit (toxizitäts-) reduzierter Konditionierung** wird auf die weitestmögliche Vernichtung der Leukämiezellen verzichtet, Haupt-

11

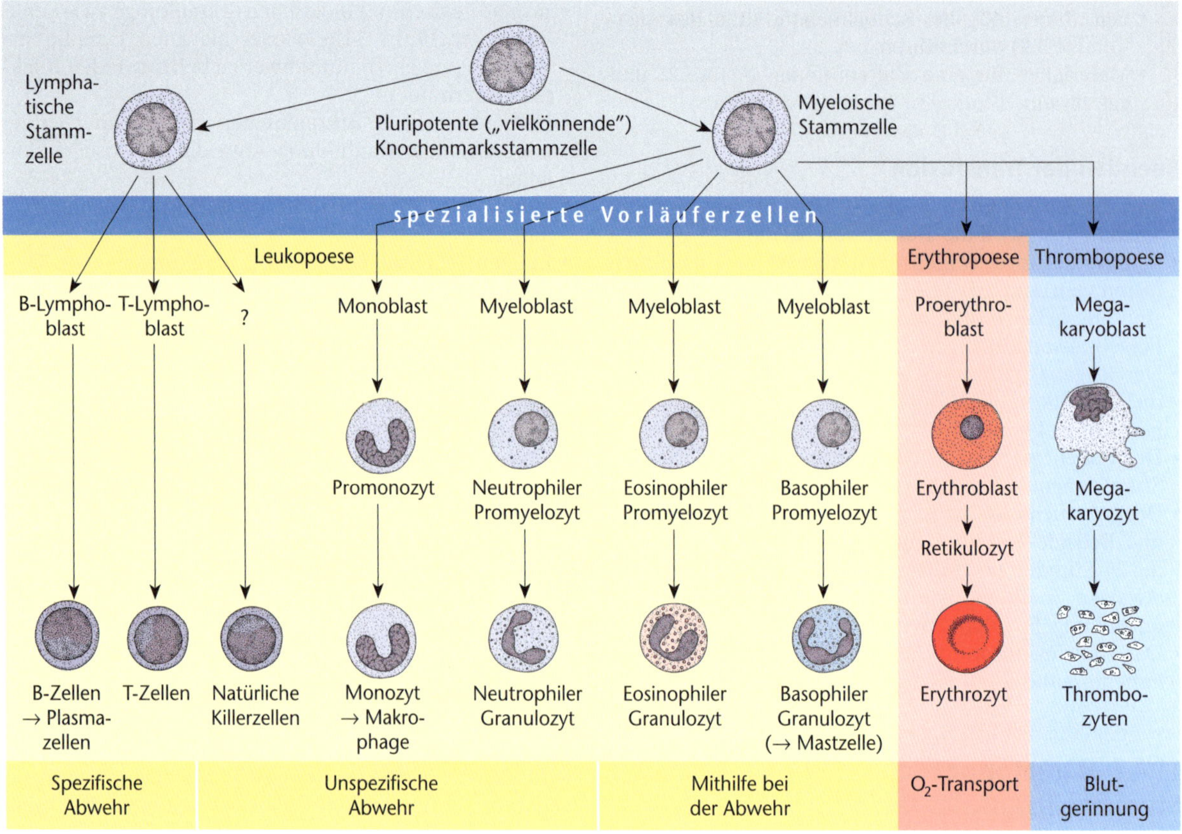

Lympha-
tische
Stamm-
zelle

Pluripotente ("vielkönnende")
Knochenmarksstammzelle

Myeloische
Stammzelle

spezialisierte Vorläuferzellen

	Leukopoese					Erythropoese	Thrombopoese
B-Lympho-blast	T-Lympho-blast	?	Monoblast	Myeloblast	Myeloblast	Myeloblast	Proerythro-blast	Mega-karyoblast

Promonozyt · Neutrophiler Promyelozyt · Eosinophiler Promyelozyt · Basophiler Promyelozyt · Erythroblast · Mega-karyozyt

Retikulozyt

B-Zellen → Plasma-zellen	T-Zellen	Natürliche Killerzellen	Monozyt → Makro-phage	Neutrophiler Granulozyt	Eosinophiler Granulozyt	Basophiler Granulozyt (→ Mastzelle)	Erythrozyt	Thrombo-zyten
Spezifische Abwehr		Unspezifische Abwehr			Mithilfe bei der Abwehr		O₂-Transport	Blut-gerinnung

Abb. 11.16: Überblick über die Hämatopoese und die Aufgaben der einzelnen Blutzellen. [A400]

ziel ist die Immunsuppression (☞ auch unten), wichtiger Therapie-Mechanismus der Graft-versus-Leukämie-Effekt. Sie wird zunehmend und nicht mehr nur bei älteren oder vorerkrankten Patienten eingesetzt, für die eine „normale" Konditionierung zu risikoreich und eine Knochenmarktransplantation nicht möglich ist.

Durchführung einer hämatopoetischen Stammzelltransplantation

Durchführung einer Knochenmarktransplantation

Bei der **allogenen Knochenmarktransplantation** wird dem Spender in Vollnarkose durch vielfache Nadelpunktionen Knochenmark aus dem Beckenkamm entnommen, aufbereitet und dann dem Empfänger über einen Hickman-Katheter gegeben. Die Stammzellen siedeln sich „von selbst" im Knochenmark des Empfängers an **(Homing)** und beginnen, dauerhaft Erythrozyten, Leukozyten und Thrombozyten zu produzieren. Die Tatsache, dass der Empfänger nun Zellen mit verschiedener genetischer Ausstattung besitzt, wird als **Chimärismus** bezeichnet und zur Therapieüberwachung ausgenutzt.

Durchführung einer peripheren Blutstammzelltransplantation

Nicht nur im Knochenmark, auch im peripheren Blut kommen Stammzellen der Blutbildung vor. Diese können durch **Stammzellapherese** *(Leukapherese)*, ein Verfahren, das an die Dialyse erinnert, aus dem peripheren Blut

entnommen werden. Eine Vollnarkose ist dazu nicht erforderlich. Allerdings muss der normalerweise sehr geringe Stammzellanteil im peripheren Blut durch Vorbehandlung des Patienten mit Zytostatika und/oder Wachstumsfaktoren der Blutbildung gesteigert werden

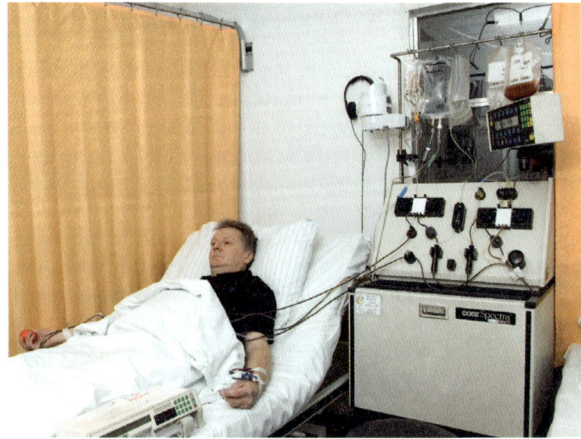

Abb. 11.17: Hämatopoetische Stammzellen können durch Knochenmarkpunktion oder Stammzellapherese (hier im Bild) gewonnen werden. Der Spender wird über zwei periphere Venenzugänge an das Gerät angeschlossen: Über den ersten Zugang wird das Blut entnommen. Im Gerät werden die Stammzellen herausgefiltert und die übrigen Blutbestandteile dem Betroffenen dann über den zweiten Zugang zurückgegeben. [K115]

(dies schwemmt Stammzellen aus dem Knochenmark ins Blut aus), damit ausreichend Zellen gewonnen werden können. Für die Dauer der Zellgewinnung wird das Blut heparinisiert. Dann werden die Zellen aufbereitet, ggf. tiefgefroren und später wieder aufgetaut und schließlich zur Transplantation wie Knochenmark infundiert.

Für den Fall, dass sich auch durch wiederholte Stammzellapheresen nicht genügend Stammzellen gewinnen lassen, muss sich der Spender mit einer Knochenmarkentnahme einverstanden erklären, da zum Zeitpunkt der Apherese die Konditionierung des Empfängers schon läuft und Letzterer somit auf die Stammzellen des Spenders angewiesen ist. Langzeitfolgen der (evtl. wiederholten) medikamentösen Vorbehandlung des Spenders zur Stammzellmobilisierung sind sehr unwahrscheinlich, können aber zum jetzigen Zeitpunkt noch nicht völlig ausgeschlossen werden.

Derzeit werden die meisten autologen und allogenen Transplantationen mit peripheren Stammzellen durchgeführt.

Nabelschnurblut-Transplantation

Reich an Blut bildenden Stammzellen insbesondere früher Stadien ist auch Nabelschnurblut, das ohne Nebenwirkungen für Mutter und Kind gewonnen, aufbereitet und gelagert werden kann. Nabelschnurblut hat nach heutigem Kenntnisstand immunologische Vorteile und birgt kaum Infektionsrisiken. Für Erwachsene kann es allerdings noch nicht routinemäßig verwendet werden, da die in „einer Portion" enthaltene Stammzellmenge nur für Menschen bis zu 40 kg Körpergewicht ausreicht. Möglicherweise wird sich dies in Zukunft durch Methoden der Stammzellvermehrung ändern.

Komplikationen

Frühkomplikationen

In den ersten Wochen und Monaten nach der Transplantation ist der Patient durch einen Mangel an neutrophilen Granulozyten infolge der Knochenmarkinsuffizienz hochgradig infektionsgefährdet (die ersten Spenderleukozyten sind nach ca. zwei Wochen im Blut zu finden). Daher ist die Pflege in einer *erweiterten Umkehrisolation* in *Laminar-air-flow-Räumen* oder einer *Sterilbetteinheit* (Details ☞ unten) notwendig. Eine regelmäßige Gabe von Antibiotika, Virustatika und Antimykotika (☞ unten, Kap. 15) dient der Infektionsprophylaxe. Der ebenfalls durch die Knochenmarkinsuffizienz bedingte Erythrozyten- und Thrombozytenmangel lässt sich meist durch die Gabe entsprechender Blutprodukte „abfangen". Nach peripherer Blutstammzelltransplantation ist die Phase der Knochenmarkinsuffizienz durchschnittlich kürzer als nach Knochenmarktransplantation.

Die zweite wesentliche Gefahr für den Patienten besteht in der **akuten Graft-versus-Host-Krankheit** *(GvHD, GVH),* einer Abstoßungsreaktion des Transplantats *(graft)* gegen den Empfänger *(host).* Betroffen sind vor allem Haut, Leber und Darm des Empfängers. Es kommt zu Juckreiz und sonnenbrandähnlichen Hauterscheinungen, Durchfällen und Leberfunktionsstörungen. Die Behandlung besteht in der Gabe von Glukokortikoiden, Ciclosporin A, ggf. Methotrexat und anderen Arzneimitteln, welche die immun-

kompetenten Zellen schädigen (etwa *Anti-T-Lymphozyten-Globulin*). Alle diese Arzneimittel verstärken aber die bereits vorhandene Abwehrschwäche.

Eine Möglichkeit, der Graft-versus-Host-Krankheit vorzubeugen, ist die Gabe von Methotrexat und Ciclosporin A nach der Transplantation. Da das transplantierte Knochenmark nach einiger Zeit den Organismus des Empfängers nicht mehr als „fremd" ansieht und die Abstoßungsversuche einstellt, können die Immunsuppressiva im Normalfall nach ca. 4–6 Monaten ausgeschlichen werden. Im Gegensatz zu den meisten Organtransplantationen ist also keine lebenslange Immunsuppression erforderlich.

Die GvHD ist durch immunkompetente Zellen des Spenders bedingt, welche die für sie fremden Empfängerzellen bekämpfen. Nach heutigem Kenntnisstand führen diese Zellen aber auch zu dem oben erwähnten Graft-versus-Leukämie-Effekt.

Weitere Frühkomplikationen sind Organschäden durch die vorangegangene Chemo- oder Strahlentherapie. Beispielsweise schädigt die Konditionierung die Schleimhäute des Empfängers so sehr, dass er parenteral ernährt werden muss. Sollten die Stammzellen die gewünschte Funktion nicht aufnehmen **(Transplantatversagen),** ist eine erneute Knochenmark-/Stammzelltransplantation notwendig.

Spätkomplikationen

Patienten nach einer Knochenmark-/Stammzelltransplantation bedürfen lebenslanger ärztlicher Kontrollen, zum einen wegen der Grunderkrankung (z. B. Rezidiv), zum anderen wegen möglicher Spätfolgen der Therapie. Hier sind vor allem **chronische Graft-versus-Host-Krankheit,** Organschäden durch die hoch dosierte Chemo- und Strahlentherapie (z. B. grauer Star nach Bestrahlung) und endokrine Störungen (z. B. Sterilität) zu erwähnen. Das Risiko von Zweittumoren ist erhöht.

Pflege bei Leukozytopenie und Agranulozytose

Therapie- oder krankheitsbedingt kann es bei hämatologischen und onkologischen Erkrankungen zu einer Leukozytopenie bis hin zur **Agranulozytose** (Absinken der Granulozyten unter 500/μl Blut) kommen, bei hämatopoetischer Stammzelltransplantation ist dies regelhaft der Fall. Folge ist eine erhöhte Infektionsgefährdung des Patienten, die spezielle medizinische und pflegerische Maßnahmen sowie ggf. unterschiedliche Isolationsstufen erforderlich macht.

Die Stufen reichen von einer **Umkehrisolation** *(kleine Umkehrisolation, einfache Umkehrisolation, Schutzisolierung)* z. B. bei einer Leukozytopenie (☞ unten, Pflege bei Umkehrisolation) über die **erweiterte Umkehrisolation** (☞ unten, Pflege bei erweiterter Umkehrisolation) bis zur **Sterilbetteinheit** (☞ unten, Pflege bei Unterbringung in einer Sterilbetteinheit). Wie die Maßnahmen im Detail in die Praxis umgesetzt werden, ist von Haus zu Haus unterschiedlich (hausinterne Richtlinien beachten).

Liegt nicht nur eine Leukozytopenie, sondern gleichzeitig auch eine Thrombozytopenie vor, sind zusätzliche Maßnahmen zur Blutungsprophylaxe erforderlich (☞ 11.10.1, 11.10.4), zumal Hämatome und Verletzungen auch eine Infektionsquelle darstellen können.

11

Pflege bei Umkehrisolation

Drei Ziele der Umkehrisolation

- Reduktion der Keime in der Umgebung des Patienten
- Verminderung der körpereigenen Keime des Patienten
- Früherkennung und Frühbehandlung auftretender Infektionen.

Reduktion der Umgebungskeime

Während die allgegenwärtigen Umweltkeime einem Gesunden nicht schaden, können sie beim Abwehrgeschwächten lebensbedrohliche Infektionen hervorrufen. Der Patient muss daher vor den Bakterien, Viren und Pilzen seiner Umgebung, also auch seiner Mitmenschen, geschützt werden. Außerhalb des Patientenzimmers trägt der Patient einen Mundschutz. Damit keine Keime aus der Umgebung eingeschleppt werden, sind folgende Maßnahmen erforderlich:

- Vor jedem Kontakt mit dem Patienten werden die Hände desinfiziert
- Regelmäßige Zimmer- und Händedesinfektion vermindert die Keime auf den Gegenständen im Zimmer. Auch Gegenstände (z. B. Infusionsständer), die im Zimmer benötigt werden, werden desinfiziert
- Blumen sind ebenfalls Keimträger und daher im Patientenzimmer und auf der gesamten Station untersagt
- Die Wäsche des Patienten (einschließlich Bettwäsche) wird bei mindestens 60 °C gewaschen und täglich nach der Ganzkörperwäsche gewechselt (die Bettwäsche in einigen Häusern nur bei erweiterter Umkehrisolation)
- Waschlappen und Handtücher werden nach jedem Gebrauch gewechselt, da sie Brutstätten für Bakterien sind, die dann (wieder) auf den Körper des Patienten gelangen
- Auch die Nahrung muss keimarm sein. Dies bedeutet z. B. den Verzicht auf frischen Salat, nicht schälbares Obst, nicht mitgekochte Gewürze, Schimmelkäse und Milchprodukte aus unpasteurisierter Milch (z. B. Rohmilchkäse) sowie Sauermilchprodukte. Erlaubt sind dagegen schälbares Obst, z. B. Bananen, Obstkonserven oder Salate aus dem Glas. Angebrochene Getränkepackungen (Mineralwasser, Säfte) werden nach 24 Stunden weggeworfen
- Besucher gelten generell als Kontaminationsquelle. Ihre Zahl ist daher in Absprache mit dem Patienten zu begrenzen. Die Besucher müssen gesund sein, wobei auch eine „harmlose" Erkältung als „nicht gesund" gilt
- Ständiges Hinein- und Hinausgehen aus dem Zimmer erhöht das Risiko einer Infektion. Daher sollte der Patient seine Wünsche an die Pflegenden oder Besucher bündeln.

Verminderung der körpereigenen Keime

Der Patient ist nicht nur durch Keime von außerhalb, sondern auch durch eigene Haut- und Darmkeime gefährdet. Über folgende Maßnahmen informieren ihn die Pflegenden:

- Der Patient soll den ganzen Körper täglich waschen
- Nach dem Waschen soll der Patient die Haut gut abtrocknen. Besonders wichtig sind alle Hautfalten, z. B.

im Genitalbereich, unter den Brüsten oder zwischen den Zehen. Sonst bilden sich „feuchte Kammern", in denen sich Bakterien und Pilze optimal vermehren können. Durch Eincremen schützt der Patient die Haut vor dem Austrocknen und beugt Hauteinrissen vor, die Keimen als Eintrittspforte dienen
- Nach jedem Gang zur Toilette ist eine Händedesinfektion erforderlich, ebenso vor dem Essen
- Nach jeder Mahlzeit und vor dem Zubettgehen putzt der Patient sich die Zähne mit einer weichen Zahnbürste (Ausnahme: Blutungsgefahr, hier sind nur Mundspülungen erlaubt). Mindestens viermal täglich bzw. nach jeder Mahlzeit sind Mundspülungen erforderlich, meist mit milden Lösungen. Das genaue Schema ist von Haus zu Haus unterschiedlich. Viele Patienten entwickeln mit der Zeit eine zunehmende Abneigung gegenüber den Mundspülungen. Dann suchen Pflegende und Ärzte nach einer individuellen Lösung wie z. B. dem Wechsel des Präparates, um zu verhindern, dass der Patient die Mundspülungen einfach weglässt
- Die Darmkeime werden durch eine *Darmdekontamination* vermindert: Durch die Einnahme von Antibiotika und Antimykotika wird die Darmflora zerstört und einem Pilzbefall im Gastrointestinaltrakt vorgebeugt
- Vielfach soll der Patient antivirale Arzneimittel auch prophylaktisch einnehmen, da er z. B. durch ein Wiederaufflackern einer Herpes-Infektion vital gefährdet würde.

Früherkennung von Infektionen

Trotz aller Vorsicht lassen sich Infektionen nicht immer vermeiden. Möglichst frühe Erkennung und Behandlung von Infektionen dienen der „Schadensbegrenzung":

- Die Pflegenden wechseln den Verband eines Venenkatheters bei reizloser Einstichstelle und Folienverband (z. B. Tegaderm®) nach hausinternen Richtlinien. Ein Folienverband kann grundsätzlich länger belassen werden als ein Pflasterverband. Zur Erkennung von Infek-

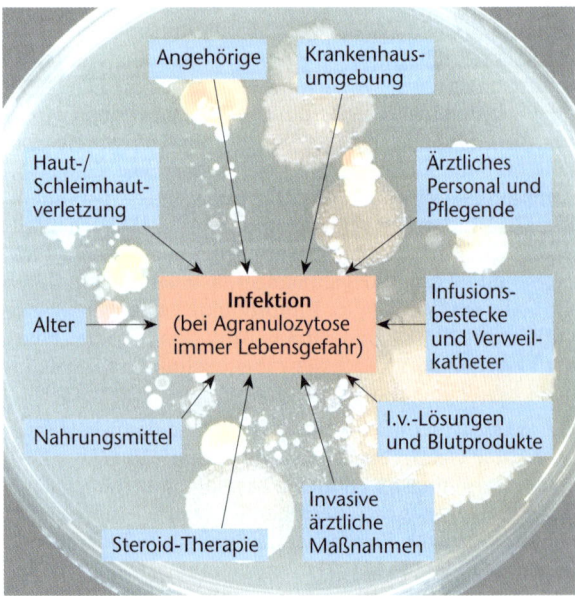

Abb. 11.18: Der Tumorpatient ist während der Chemotherapie von vielen Seiten infektionsbedroht. [A400, Foto: W178]

tionen werden die Einstichstelle genau inspiziert und die Beobachtungen dokumentiert. Bei entzündlichen Veränderungen muss der Zugang gewechselt werden (Arztinformation)

- Die Pflegenden leiten den Patienten an, selbstständig Haut und Mundschleimhaut täglich auf Risse, Rötungen, Druckstellen und Blutungen zu beobachten
- Darüber hinaus informieren sie ihn, zwei- bis viermal täglich (je nach hausinternen Richtlinien) seine Temperatur zu messen (nicht rektal) und auf Erkrankungssymptome wie z. B. Husten, Auswurf, Übelkeit, Durchfälle oder Veränderungen beim Wasserlassen zu achten
- Da auch scheinbare Kleinigkeiten wie leichte Kopfschmerzen, abnormes Schwitzen, Frieren oder Blähungen eine Infektion ankündigen können, halten die Pflegenden den Patienten an, alle Auffälligkeiten mitzuteilen.

Vorsicht

Bei Patienten mit einer Leukozytopenie können Infektionen z. B. im Bereich von Kathetereintrittsstellen oder anderen Wunden ohne Eiterbildung einhergehen, da die Abwehrzellen, aus denen der Eiter besteht, weitgehend fehlen.

Pflege bei erweiterter Umkehrisolation

Pflege bei Chemotherapie ☞ 12.5.2

In den meisten Häusern werden für die erweiterte Umkehrisolation sog. keimarme Zimmer genutzt, die fast wie normale Patientenzimmer aussehen, deren Luft aber z. B. gefiltert ist. Die Vorschriften stellen eine „Verschärfung" der oben aufgeführten Regeln dar. So darf der Patient z. B. das Zimmer nicht verlassen, Fenster und Türen bleiben geschlossen. In der persönlichen Hygiene sind Waschungen mit einem Wasch-Antiseptikum und akribische Mundpflege erforderlich, in den meisten Zentren außerdem mehrfach tägliche Desinfektion von Körperöffnungen und -falten mit Antiseptika oder Antibiotika. Kleidung und Bettwäsche werden täglich gewechselt.

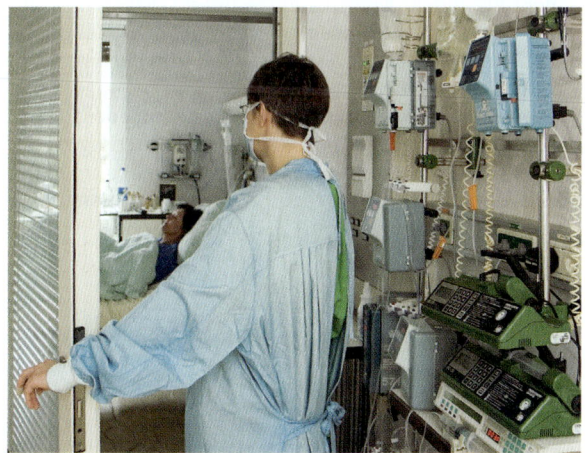

Abb. 11.19: Patientin mit schwerer Immunschwäche in Umkehrisolation. Die Pflegende hat in der Schleuse Schutzkleidung angezogen. Die Infusionspumpen sind in der Schleuse installiert, die Leitungen werden durch eine kleine Öffnung in das Patientenzimmer geführt. [K115]

Pflege bei Unterbringung in einer Sterilbetteinheit

Am strengsten sind die Vorschriften bei der Unterbringung in einer **Sterilbetteinheit.** Da die meisten Infektionen von körpereigenen Keimen des Patienten ausgehen, wird sie heute deutlich seltener als früher eingesetzt, am ehesten noch bei Patienten nach allogener Stammzelltransplantation.

Prinzipiell wird der Kontakt des Patienten zur Außenwelt auf das Nötigste beschränkt. Günstig ist ein Vorraum als Schleuse, der Waschbecken und Fäkalienspüle enthält.

- Alle Personen, die das Patientenzimmer betreten möchten (Ärzte, Pflegende, weitere Krankenhausangestellte, Besucher), ziehen Schutzkittel, Mundschutz und Überschuhe sowie bei langem Haar einen Haarschutz an und desinfizieren sich vor dem Betreten des Zimmers die Hände. Diese Maßnahmen werden oft auch als *Einschleusen* bezeichnet
- Alle Gegenstände einschließlich der Pflegeutensilien und der persönlichen Gegenstände (z. B. Bücher) werden steril eingeschleust. Selbst die Nahrung des Patienten ist keimfrei und steril verpackt, sofern er nicht – wie in der ersten Zeit nach der Knochenmarktransplantation – vollkommen parenteral ernährt wird (☞ 1.4.4).

Die persönlichen Hygienemaßnahmen entsprechen weitgehend denen der erweiterten Umkehrisolation.

Psychische Betreuung des isolierten Patienten

Die isolierten Patienten befinden sich – zusätzlich zu ihrer schweren körperlichen Erkrankung – in einer psychischen Ausnahmesituation. Der Bewegungsradius ist eingeschränkt, die sozialen Kontakte sind stark reduziert. Die Pflegenden können den Patienten in dieser Phase entscheidend unterstützen:

- Nur ein gut informierter Patient ist bereit, die Beschränkungen seiner persönlichen Freiheit auf sich zu nehmen und alle Maßnahmen mit der gebotenen Sorgfalt auszuführen. Daher informieren ihn die Pflegenden ausführlich über Sinn und Ablauf der Umkehrisolation
- Die notwendigen Maßnahmen werden nicht negativ, als Verbot oder Einschränkung, dargestellt, sondern positiv formuliert, als notwendige Maßnahmen „zu Ihrer Sicherheit". Nicht wenigen Patienten hilft es auch, (einen Teil der) Prophylaxemaßnahmen selbst durchzuführen, so aktiv zu bleiben und wenigstens ein Stück weit Unabhängigkeit zu bewahren
- Der Patient vermisst seine gewohnten Bezugspersonen. Ganz wichtig ist es, dass die Pflegenden sich bemühen, trotz der engen Grenzen der Isolierungsmaßnahmen dem Patienten den Kontakt zur Außenwelt durch Briefe, Telefonate, Zeitungen, Fernsehen und flexible Besuchszeiten zu erhalten. Flexible Besuchszeiten machen auch einmal eine spontane Krisenintervention durch einen nahe stehenden Menschen möglich
- Die Angehörigen werden mit Einverständnis des Patienten von den Pflegenden ebenso aufgeklärt und informiert wie der Patient, damit ein Gedankenaustausch mit dem Patienten auf einer gemeinsamen Grundlage möglich ist

11

- Bereits wenige persönliche Sachen (z. B. Fotos, Bücher) machen das Patientenzimmer vertrauter und damit „gemütlicher"
- Die Gefahr ist groß, dass der isolierte Patient sich abhängig und unmündig fühlt. Deshalb akzeptieren Pflegende kleine Eigenheiten des Patienten, solange sie den Therapieerfolg nicht gefährden, da dies dem Patienten das Gefühl der Selbstbestimmung und Unabhängigkeit gibt. Auch werden Dinge, die der Patient vorhersehbar benötigen wird, *vorher* bereitgestellt, damit er nicht darum bitten muss, da dies seine Abhängigkeitsgefühle verstärken würde.

> Auch wenn ein isolierter Patient die notwendigen Maßnahmen nachvollziehen kann und als vernünftig akzeptiert, durchlebt er depressive oder aggressive Phasen. In diesen Phasen benötigt der Patient besonders intensive Betreuung von Seiten der Pflegenden.

Patientenberatung bei hämatopoetischer Stammzelltransplantation

> Die Patientenberatung bei hämatopoetischer Stammzelltransplantation ist sehr umfangreich und umfasst sowohl die Beratung zum Verhalten während des stationären Aufenthalt als auch für die Zeit danach. Die meisten Transplantationszentren haben (zusätzlich z. B. zu Anweisungen und Standards für die Pflegenden) Patientenmerkblätter und -broschüren, die für die Beratung genutzt werden können und dem Patienten zum Nachlesen mitgegeben werden sollten.

In der ersten Zeit steht bei den meisten Patienten die Angst im Vordergrund, dass das Transplantat abgestoßen wird und es nicht zu der erwünschten Zellneubildung kommt. Hier ist Einfühlungsvermögen und Gesprächsbereitschaft von den Pflegenden verlangt. Sie informieren die Angehörigen, damit auch sie den Patienten einfühlsam begleiten und evtl. aus der Angst resultierendes aggressives Verhalten besser verstehen können.

Bei komplikationslosem Verlauf wird der Patient etwa sechs Wochen nach der Knochenmarktransplantation entlassen. Aber auch dann ist das Leben noch lange nicht normal. Die Pflegenden informieren den Patienten und seine Angehörigen gemeinsam mit dem Arzt über die entsprechenden Verhaltensregeln. Erst nach ungefähr einem Jahr ist das Immunsystem des Patienten nach hämatopoetischer Stammzelltransplantation wieder gefestigt. Bis dahin gilt:

- Der Patient darf die ersten Wochen keinen direkten Kontakt zu Tieren, Pflanzen oder Pflanzenerde haben. Menschenansammlungen (Kino, Konzerte) sind zu meiden; evtl. ist ein Mundschutz zu tragen, um einer Ansteckung vorzubeugen. Generell soll der Betroffene keinen Kontakt zu kranken Menschen haben und auf regelmäßiges Händewaschen achten
- Die anfangs zahlreichen Nahrungsbeschränkungen können erst langsam und auf Arztanordnung gelockert werden. Die Nahrung ist unmittelbar nach der Transplantation keimfrei. Danach dürfen z. B. Obst und Gemüse nur gekocht verzehrt werden, bevor dann in der nächsten Stufe auf Arztanordnung schälbares Obst gegessen werden kann. Kräuter und Gewürze müssen

mitgegart werden, und bei Senf/Ketchup, Marmelade und Butter sind nur Portionspackungen erlaubt. Schimmelpilzkäse darf der Patient nicht essen. Prinzipiell soll die Nahrung frisch zubereitet bzw. durchgegart werden, längeres Warmhalten oder Erwärmen auf lauwarme Temperaturen sind nicht erlaubt
- Direkte Sonneneinstrahlung ist insbesondere wegen der Graft-versus-Host-Krankheit (z. B. wegen der sonnenbrandähnlichen Hauterscheinungen) zu vermeiden. Jegliche Hautveränderungen sind sofort dem Arzt zu zeigen
- Manipulationen an den Zähnen sind erst nach einem Jahr erlaubt. Um Infektionen rechtzeitig zu erkennen, ist die regelmäßige Inspektion der Mundhöhle notwendig, ebenso eine sorgfältige Mundpflege
- Je nach Konditionierung und Art der Transplantation hat der Patient keinen Impfschutz mehr. Ob der Impfschutz nur aufgefrischt werden oder die Grundimmunisierung wiederholt werden muss, entscheiden die Ärzte im Transplantationszentrum, ebenso, wann wieder geimpft werden kann. Als Faustregel kann gelten, dass nach autologer Transplantation erste Totimpfungen nach frühestens einem halben Jahr, nach allogener Transplantation nach einem Jahr durchgeführt werden können.

Rehabilitation bei hämatopoetischer Stammzelltransplantation

Da maligne Erkrankungen Hauptindikation hämatopoetischer Stammzelltransplantationen sind, entsprechen die Grundzüge der Rehabilitation dem in 11.1.3 und 12.1.3 Gesagten. Es gibt aber einige Besonderheiten:
- Während der Frühphase der Rehabilitation können noch ernste medizinische Komplikationen auftreten, sodass die Frührehabilitation nur in ausgewählten Kliniken möglich ist
- Die hämatopoetische Stammzelltransplantation ist eine extrem belastende Therapieform. Oft kommt es erst nach der Akutphase zu starker Erschöpfung als Reaktion auf das Durchgemachte. Patienten nach hämatopoetischer Stammzelltransplantation leiden zudem noch mehr als andere Krebspatienten unter Gedächtnis- und Konzentrationsstörungen. Psychologische Betreuung und dosierte Belastungssteigerungen sind entsprechend besonders wichtig
- Ein weiterer Schwerpunkt ist die Vertiefung der Patientenberatung zu den besonderen Anforderungen der Haut- und Körperpflege, den weiteren Maßnahmen des Infektionsschutzes und der Ernährung im ersten Jahr nach der Transplantation.

11.5 Erkrankungen der Erythrozyten

11.5.1 Übersicht über die Anämien

> **Anämie:** Verminderung der Hämoglobinkonzentration und des Hämatokrits bei normalem Blutvolumen (Hb < 12 g/dl bei Frauen, Hb < 13 g/dl bei Männern). Meist gleichzeitig erniedrigte Erythrozytenzahl. Eigenständige Krankheit oder Folge einer anderen Erkrankung.

Krankheitsentstehung und Einteilung

Anämien lassen sich nach verschiedenen Gesichtspunkten einteilen:
- Eine ursachenorientierte Einteilung zeigt Abb. 11.20
- Labordiagnostisch wird unterschieden
  - Nach der Größe der Erythrozyten zwischen *mikrozytären* (MCV zu niedrig ☞ 11.3.3), *normozytären* (MCV normal) und *makrozytären* (MCV zu hoch) Anämien
  - Nach dem Hämoglobingehalt des Einzelerythrozyten zwischen *hypochromen* (MCH zu gering), *normochromen* (MCH normal) und *hyperchromen* (MCH zu hoch) Anämien.

Symptome und Untersuchungsbefund

Patienten mit einer Anämie fühlen sich müde und ihre Leistungsfähigkeit ist eingeschränkt. Sie sehen blass aus, ihre Handflächen sind heller als die eines Gesunden. Um trotz der Anämie genug Sauerstoff zu transportieren, schlägt das Herz schneller (Tachykardie). Schon bei geringer körperlicher Anstrengung haben viele Patienten Herzklopfen und Atemnot. Häufig sind sie kälteempfindlicher als Gesunde und neigen zu Schwindel.

Die Stärke der Beschwerden hängt auch davon ab, wie schnell die Anämie entstanden ist. Bei langsamer Entwicklung werden auch sehr niedrige Werte nicht selten erstaunlich gut toleriert.

Bei einer ausgeprägten Anämie kann die Sauerstofftransportkapazität des Blutes so weit absinken, dass insbesondere bei vorgeschädigten Organen eine kritische Schwelle unterschritten wird. So kann sich beispielsweise eine bis dahin unbekannte koronare Herzkrankheit (☞ 4.4.1) infolge der Anämie erstmals durch Herzschmerzen oder Luftnot bei Belastung zeigen. Bei vielen älteren Anämiepatienten mit einer Arteriosklerose der hirnversorgenden Blutgefäße sinkt die Sauerstoffversorgung des Gehirns vor allem nachts so weit ab, dass neurologische Störungen wie beispielsweise Verwirrtheit auftreten.

Je nach Ursache der Anämie bestehen weitere Symptome, die auf die Grunderkrankung hinweisen, etwa Teerstühle bei einer chronischen Blutung aus dem Magen-Darm-Trakt.

Diagnostik

Erster Schritt ist die Blutbilduntersuchung (☞ 11.3.3) einschließlich einer Retikulozyten- und Thrombozytenbestimmung. Ggf. folgen weitere Laboruntersuchungen, vor allem zu Einschätzung des Eisenhaushaltes (Ferritin und Transferrinsättigung, ☞ Kap. 16) oder einer Hämolyse (LDH, Haptoglobin und Bilirubin, ☞ 8.2.1, 11.5.5, Kap. 16). Eine Knochenmarkuntersuchung kann ebenfalls erforderlich werden. Weitere Untersuchungen können nötig sein, um die Ursache der Anämie herauszufinden.

Behandlungsstrategie

Die Behandlung hängt von der Ursache der Anämie ab.

Pflege

Für die Pflege von Patienten mit Anämie gilt:
- Regelmäßig RR und Puls kontrollieren, Hautfarbe beobachten (zunehmende Blässe?). Auf Abnahme der Leistungsfähigkeit und zunehmende Müdigkeit achten
- Wegen der verminderten Leistungsfähigkeit Belastungen gering halten und gleichmäßig über den Tag verteilen (ausreichend Ruhepausen einplanen). Bei längeren Wegen ggf. Rollstuhl benutzen. Andererseits Patienten durchaus unterstützen, sich im Rahmen seiner Möglichkeiten zu bewegen, damit so viel Selbstständigkeit wie möglich erhalten bleibt
- Patienten mit niedrigem Blutdruck bei Mobilisation langsam aus dem Liegen über das Sitzen aufstehen lassen (Sturzgefahr durch einen orthostatischen Blutdruckabfall). Patienten bei allen Einschränkungen unterstützen, z. B. so lange begleiten, bis er kreislaufstabil ist
- Auf ausgewogene Ernährung und ausreichende Flüssigkeitszufuhr (2–3 l) achten, soweit keine Kontraindikationen vorliegen
- Dekubitusprophylaxe durchführen, da die verminderte Sauerstoffversorgung der Haut die Dekubitusgefahr erhöht. Bei verminderter Mobilität besteht außerdem erhöhte Thrombose- und Pneumoniegefahr

Zusätzliche Pflegemaßnahmen können je nach Anämieform erforderlich sein und werden dort behandelt.

Blutverlust	Verminderte Erythropoese		Gesteigerte Hämolyse
– Akute Blutung, z.B. durch Unfall, OP – Chronische Blutung, z.B. aus Magengeschwüren oder Karzinomen des Urogenital- oder Magen-Darm-Traktes	Gestörte Hämoglobin-Bildung – Eisenmangel	Gestörte DNS-Bildung – Vit.-B_{12}-Mangel – Folsäuremangel	Ursache in den Erythrozyten – Membran-, Enzym-, Hämoglobindefekte
	Eisenverwertungsstörung, verminderte Erythropoetinwirkung u. a. bei – Tumor – Chronischer Entzündung	Erythropoetinmangel – Chronische Niereninsuffizienz	Ursache außerhalb der Erythrozyten – Antikörper – Infektionen – Arzneimittel – mechanische Zerstörung
		Gestörte Stammzellenbildung im Knochenmark – Aplastische Anämie – Myelodysplastische Syndrome	

Abb. 11.20: Übersicht über die häufigsten Ursachen einer Anämie. [A400]

11

11.5.2 Eisenmangelanämie

Die **Eisenmangelanämie** ist mit 80% aller Anämien die häufigste Anämieform überhaupt.

Krankheitsentstehung

Notwendiger Bestandteil des Hämoglobins und eines der klinisch bedeutsamsten Spurenelemente ist das **Eisen**. Bei Eisenmangel ist entsprechend die Hämoglobinsynthese und damit die Erythrozytenbildung gestört, da nicht genügend Eisen zum Einbau zur Verfügung steht.

Ursachen des Eisenmangels sind:
- Chronische Blutungen z. B. aus dem Magen-Darm-Trakt (etwa bei Ulzera, Karzinomen) sowie verlängerte oder zu häufige Menstruationsblutungen
- Zu geringe Eisenaufnahme bei Fehlernährung (einseitige Diäten), verminderter Eisenresorption nach Darmoperationen oder bei bestimmten Darmerkrankungen
- Erhöhter Eisenbedarf bei Schwangeren oder Kindern.

Symptome und Untersuchungsbefund

Zusätzlich zu den allgemeinen Symptomen einer Anämie (☞ 11.5.1) haben die Patienten mit einer Eisenmangelanämie oft Hohlnägel, Haarausfall, trockene, rissige Haut mit Mundwinkelrhagaden sowie Zungenbrennen und Schluckbeschwerden durch Schleimhautatrophie **(Plummer-Vinson-Syndrom)**. Nicht selten decken Anamnese und Untersuchung bereits die Ursache des Eisenmangels auf (z. B. Teerstuhl bei gastrointestinalen Blutungen).

Diagnostik und Differenzialdiagnose

Die Eisenmangelanämie ist eine hypochrome mikrozytäre Anämie. MCV, MCH und MCHC sind vermindert (☞ 11.3.3). Einige Hämatologie-Analyser geben den Anteil der hypochromen Erythrozyten sogar in% an (normal $\leq 2,5\%$, bei $\geq 10\%$ Eisenmangelanämie gesichert). Die Retikulozyten, das Eisenspeicherprotein **Ferritin** und die **Transferrinsättigung** (prozentuale Eisenbeladung des

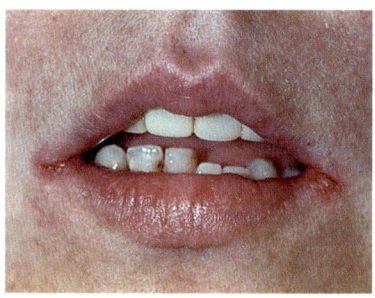

Abb. 11.22: Mundwinkelrhagaden bei Eisenmangelanämie. [R168]

Transferrin, des Transporteiweißes für Eisen im Blut) sind erniedrigt, die beiden letztgenannten allerdings z. B. bei stärkeren Entzündungen wenig aussagekräftig. In diesen Fällen oder bei der Abgrenzung zur Anämie bei chronischer Erkrankung hilft der **lösliche Transferrinrezeptor** *(sTfR)* im Blut weiter. Dies sind von den Erythrozyten/-vorstufen ins Blut abgeschilfte Transferrinrezeptoren, die bei Eisenmangel oder Stimulation der Erythropoese vermehrt gebildet werden.

Da die Ursache des Eisenmangels gefunden werden muss, wird:
- Nach Blutungen im Magen-Darm-Trakt und im Bereich der Harnwege gesucht
- Bei Frauen gynäkologisch untersucht.

Wichtigste Differenzialdiagnose ist die Anämie der chronischen Erkrankung (☞ 11.5.3).

Behandlungsstrategie

An erster Stelle steht die Behandlung der Grunderkrankung. Zusätzlich ist meist eine medikamentöse Eisenzufuhr erforderlich. Am besten ist trotz der relativ schlechten Magen-Darm-Verträglichkeit (Übelkeit, Obstipation) die orale Gabe zweiwertiger [Fe^{2+}] Eisenpräparate (z. B. Eryfer® 100, Lösferron®). Die parenterale Gabe dreiwertiger [Fe^{3+}] Eisenpräparate (z. B. Ferrlecit®) kann zu Kopfschmerzen, Übelkeit, Hitzegefühl, Herzschmerzen und im Extremfall sogar zu einem Schock führen (☞ 4.4) und ist daher die Ausnahme, z. B. bei Malabsorption. Wegen der gesteigerten Erythrozytenneubildung ist evtl. eine Substitution von Vitamin B_{12} und Folsäure erforderlich.

Pflege

Pflege bei Test auf okkultes Blut im Stuhl ☞ 7.3.2

Zusätzlich zur allgemeinen Pflege bei Anämie (☞ 11.5.1) gilt:
- Durch intensive Hautpflege Beschwerden durch trockene, rissige Haut, Mundwinkelrhagaden und brüchige Nägel lindern bzw. vorbeugen
- Auf eine intakte Mundschleimhaut achten, regelmäßig inspizieren bzw. den Patienten zur Selbstbeobachtung anleiten. Maßnahmen zur Soor- und Parotitisprophylaxe durchführen
- Eisentabletten zwischen den Mahlzeiten nehmen lassen, vorzugsweise mit Wasser und nicht mit Milch, da Kalzium die Eisenresorption vermindert. Aus dem gleichen Grund keine anderen Tabletten gleichzeitig einnehmen lassen. Wegen häufiger Magen-Darm-Unverträglichkeiten (z. B. Obstipation) Patienten nach Ver-

11

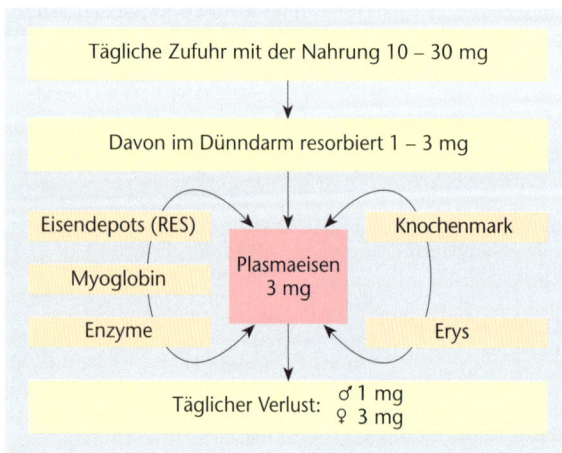

11.21: Die Darstellung des täglichen Eisenstoffwechsels zeigt, dass insbesondere bei Frauen das Gleichgewicht zwischen Eisenzufuhr und Eisenverlust sehr labil ist und bereits kleinere zusätzliche Blutverluste (1 ml Blut enthält 0,5 mg Eisen) zu einer Eisenmangelanämie führen können. [A400-190]

änderungen der Stuhlausscheidung fragen bzw. ihn zur Selbstbeobachtung anleiten. Ggf. Arztinformation, um auf ein anderes Präparat zu wechseln. In Ausnahmefällen Eisentabletten zu den Mahlzeiten verabreichen, um eine parenterale Gabe oder einen eigenmächtigen Therapieabbruch des Patienten zu vermeiden

- Retikulozytenkontrolle (☞ 11.3.3) im Blut ungefähr eine Woche nach Behandlungsbeginn einplanen, da ein Retikulozytenanstieg das Ansprechen auf die Eisengabe zeigt.

Patientenberatung

- **Stuhlverfärbung:** Der Patient wird darüber aufgeklärt, dass sich der Stuhl durch die Eisentabletten schwarz verfärbt
- **Ernährung:** Tierisches Eisen (Fleisch, Leber, Eier) wird besser resorbiert als pflanzliches Eisen (Kartoffeln, grünes Gemüse, Hülsenfrüchte, Nüsse, Vollkorngetreide). Jedoch wird Leber wegen ihres Schwermetallgehalts heute nicht mehr empfohlen. Genügend Vitamin C (Obst, frisches Gemüse) ist wichtig, da Vitamin C das Eisen in der zweiwertigen Form stabilisiert und so die Resorption verbessert
- **Behandlungsdauer:** Die Fortsetzung der Behandlung ist noch für einige Monate nötig, um die Eisenspeicher des Körpers aufzufüllen. Als Faustregel gilt: Nach Normalisierung des Hämoglobinwertes sollte zusätzlich so lange substituiert werden, wie die Normalisierung des Hb-Wertes in Anspruch genommen hat.

Prävention

Die Prävention einer Eisenmangelanämie besteht für ansonsten Gesunde in einer ausgewogenen Ernährung (☞ oben). Bei einer vegetarischen Kost ist das Risiko erhöht, hier sollte deshalb noch mehr auf den Eisengehalt der Lebensmittel geachtet werden.

11.5.3 Anämie bei chronischer Erkrankung

Zweithäufigste Anämieform ist die **Anämie bei chronischer Erkrankung** (engl. *anemia of chronic disease*, daher kurz *ACD*).

Krankheitsentstehung

Hauptursachen sind chronische Infektionen, nicht-infektiöse chronische Entzündungen (z.B. Autoimmunkrankheiten) und Tumorerkrankungen.

Die Erythrozytenüberlebenszeit ist leicht verkürzt, die Eisenverwertung gestört („innerer Eisenmangel"), es besteht ein relativer Erythropoetinmangel und das Ansprechen des Knochenmarks auf Erythropoetin ist vermindert. Dabei spielen die durch die Entzündung bzw. den Tumor stimulierten Abwehrzellen und die von ihnen freigesetzen Zytokine eine bedeutende Rolle.

Symptome, Befund und Diagnostik

Die unspezifischen Beschwerden der Anämie (☞ 11.5.1) werden überlagert von den Symptomen der Grunderkrankung.

Die Blutuntersuchung ergibt eine normochrom-normozytäre, später hypochrom-mikrozytäre Anämie. Das Serumeisen und die Retikulozyten sind wie bei der Eisenmangelanämie niedrig, Ferritin und Transferrinsättigung erhöht. Weitere Untersuchungen hängen von der mutmaßlichen Grunderkrankung ab.

Behandlungsstrategie und Pflege

Mit Behandlung der Grunderkrankung (soweit dies möglich ist) bessert sich die Anämie der chronischen Erkrankung von selbst. Nur bei sehr ausgeprägter Anämie wird ein Versuch mit Erythropoetin s.c. unternommen. Eisengabe ist sinnlos.

Die Pflege entspricht zum einen der Pflege bei Anämie, nach Feststellung der Ursache wird auch sie meist von der Grunderkrankung bestimmt.

11.5.4 Megaloblastäre Anämien

Megaloblastären Anämien haben ihren Namen von den zu großen Vorstufen der Erythrozyten im Knochenmark, den **Megaloblasten** (*griech.* mega = groß).

Krankheitsentstehung

Hauptursachen sind der Vitamin-B_{12}- und der Folsäuremangel.

Häufigste Form ist dabei die **perniziöse Anämie** (perniziös = verderblich, weil sie unbehandelt zum Tode führt): Eine chronische Autoimmungastritis (☞ 7.5.2) führt hier zu einem Mangel an **Intrinsic Factor,** der normalerweise in der Magenschleimhaut gebildet wird und notwendig ist zur Vitamin-B_{12}-Resorption im terminalen Ileum.

Vitamin-B_{12}- und Folsäuremangel können außerdem durch mangelhafte Zufuhr von Vitamin B_{12} bzw. Folsäure bedingt sein, z.B. bei lang andauernder Mangelernährung (bei Alkoholkranken oder Veganern) oder Malabsorption (etwa infolge Zöliakie ☞ 7.6.2).

Der Mangel führt zu einer gestörten Kernreifung und damit bei den Erythrozytenvorläufern zu den erwähnten Megaloblasten mit unreifen Kernen bei ausgereiftem Zytoplasma. Außerdem gehen viele Erythrozytenvorläufer noch im Knochenmark vorzeitig zugrunde (**ineffektive Erythropoese).**

Symptome und Untersuchungsbefund

Zusätzlich zu den allgemeinen Anämiesymptomen (☞ 11.5.1) bestehen bei der Vitamin-B_{12}-Mangelanämie weitere hämatologische, gastrointestinale und neurologische Störungen wie z.B. glatt-rote, „brennende" Zunge (**Hunter-Glossitis),** strohgelbe Hautfarbe, Gangunsicherheit, Kribbeln und schmerzhafte Missempfindungen. Neurologische Symptome können auch ohne Anämie bestehen. Ob reiner Folsäuremangel zu neurologischen Symptomen führt, ist nach wie vor umstritten.

Diagnostik und Differenzialdiagnose

Diagnostisch sind erforderlich:
- Blutbilduntersuchung: hyperchrome, makrozytäre Anämie. Häufig Thrombo- und Leukozytopenie sowie zu

11

viele übersegmentierte Granulozyten, da auch bei diesen Zellreihen die Reifung gestört ist
- Bestimmung des Vitamin-B$_{12}$- und des Folsäurespiegels im Blut
- Autoantikörpersuche im Blut: Bei perniziöser Anämie sehr oft Autoantikörper gegen die Parietalzellen des Magens und Intrinsic Factor, oft auch gegen Schilddrüsengewebe positiv
- Evtl. **Schilling-Test** zur Differenzierung, ob niedrige Vitamin B$_{12}$-Spiegel auf Malabsorption im Dünndarm oder einen Mangel an Intrinsic Factor zurückzuführen sind.
  Durchführung: 1 µg radioaktiv markiertes Vitamin-B$_{12}$ oral auf nüchternen Magen geben. Nach zwei Stunden 1000 µg unmarkiertes Vitamin-B$_{12}$ i.m. als „Ausschwemmdosis" spritzen. Dann 24-Stunden-Urin sammeln (☞ 9.3.2). Eine zu niedrige Ausscheidung des radioaktiv markierten Vitamin-B$_{12}$ bedeutet einen Mangel an Intrinsic Factor. Bei Malabsorption führt orale Gabe von Intrinsic Factor nicht zu einer Normalisierung des Tests
- Evtl. Knochenmarkuntersuchung: Nachweis von **Megaloblasten.**

Behandlungsstrategie

- Behandlung der Grunderkrankung, Beseitigung einer Fehlernährung
- Bei perniziöser Anämie i.m.-Injektion von Vitamin-B$_{12}$, z.B. Aquo-Cytobion® 500
- Bei Folsäureanämie orale Folsäurepräparate, z.B. Folsan®
- In beiden Fällen gleichzeitige Gabe von Eisenpräparaten, da durch die überaus rasche Erythrozytenneubildung nach Behandlungsbeginn ein Eisenmangel entsteht
- Kontrollen des Serumkaliums, da die rasche Erythrozytenneubildung darüber hinaus eine Hypokaliämie verursachen kann. Evtl. medikamentöse Kaliumsubstitution.
- Retikulozytenkontrolle eine Woche nach Behandlungsbeginn einplanen, da es bei Ansprechen auf die Behandlung zu diesem Zeitpunkt zu einer **Retikulozytenkrise** mit sehr hohen Retikulozytenzahlen kommt
- Ggf. kaliumreiche Kost mit reichlich Obst, insbesondere Bananen und Trockenobst, geben.

Patienteninformation

Patienten mit perniziöser Anämie durch Gastritis oder nach Magenresektion müssen lebenslang einmal monatlich Vitamininjektionen erhalten, da sich der Mangel an Intrinsic Factor nicht bessern wird.

Prävention

Ein Mangel an Folsäure ist in Mitteleuropa verhältnismäßig häufig und erhöht bei Frauen die Gefahr eines kindlichen Neuralrohrdefekts. Frauen mit Kinderwunsch sollten daher schon vor der Empfängnis Folsäuretabletten einnehmen.

Patienten mit Autoimmungastritis oder nach Magenentfernung sollten bereits prophylaktisch Vitamin-B$_{12}$-Injektionen bekommen.

11.5.5 Hämolytische Anämien

Hämolyse: Zerstörung von Erythrozyten durch Schäden der Erythrozytenmembran.

Kompensierte Hämolyse: Verkürzte Erythrozytenlebensdauer, die durch Steigerung der Erythrozytenbildung im Knochenmark noch ausgeglichen wird (normales Hb).

Hämolytische Anämien: Anämien, bei denen die Erythrozyten vorzeitig (im Extremfall nach nur wenigen Tagen) zugrunde gehen.

Hämolytische Transfusionsreaktion ☞ *11.4.1*

Krankheitsentstehung

Die Ursache einer hämolytischen Anämie kann in zahlreichen Störungen liegen (☞ auch Tab. 11.24):
- Bei **korpuskulären hämolytischen Anämien** liegt die Ursache im Bereich der Erythrozyten, z.B. in Defekten der Erythrozytenmembran (etwa bei der **Kugelzellenanämie**), Enzymstörungen (z.B. **Glukose-6-Phosphat-Dehydrogenase-Mangel**) oder Hämoglobindefekten (etwa bei der **Sichelzellenanämie**). Da diese Erkrankungen fast immer angeboren sind, heißen sie auch *hereditäre hämolytische Anämien*
- **Extrakorpuskuläre hämolytische Anämien** (mit Ursache außerhalb der Erythrozyten) werden durch Autoantikörper (aus unklarer Ursache oder z.B. im Rahmen von Lymphomen), durch Arzneimittel oder Infektionskrankheiten (z.B. Malaria), seltener durch künstliche Herzklappen hervorgerufen. Sie werden auch als *erworbene hämolytische Anämien* bezeichnet. Sonderfall sind die **mikroangiopathischen hämolytischen Anämien,** z.B. die **thrombotisch-thrombozytopenische Purpura** *(TTP),* bei der Blutgerinnselbildung in den Kapillaren zu Thrombozytopenie und Anämie führt. Ursachen sind Arzneimittel, Infektionen oder Tumoren. Manchmal ist keine Ursache zu finden (idiopathische Form).

Symptome, Befund und Diagnostik

Zusätzlich zu den allgemeinen Anämiesymptomen bestehen bei den chronischen hämolytischen Anämien eine Milzvergrößerung (☞ 8.7.1, die Erythrozyten werden hauptsächlich in der Milz abgebaut) und ein Ikterus (☞ 8.2.1), da die Leber die Abbauprodukte des Hämoglobins, insbesondere das Bilirubin, nicht so rasch verarbeiten kann. Augenfällig ist die Dunkelfärbung des Urins durch die Bilirubin-Abbauprodukte.

Bei einer weiteren (temporären) Steigerung der Hämolyse, ausgelöst etwa durch Infektionen, kann es zur **hämolytischen Krise** mit Verschlechterung des Allgemeinbefindens, Zunahme des Ikterus, zu Fieber und Bauchschmerzen, in Extremfällen zum Multiorganversagen kommen. Umgekehrt ist auch eine **aplastische Krise** mit krisenhaftem Stopp der Erythropoese möglich.

Die Diagnose wird in erster Linie durch Blutuntersuchungen gesichert:
- Erhöhung der LDH (genauer LDH$_1$ = HBDH ☞ Kap. 16) infolge des vermehrten Erythrozytenuntergangs

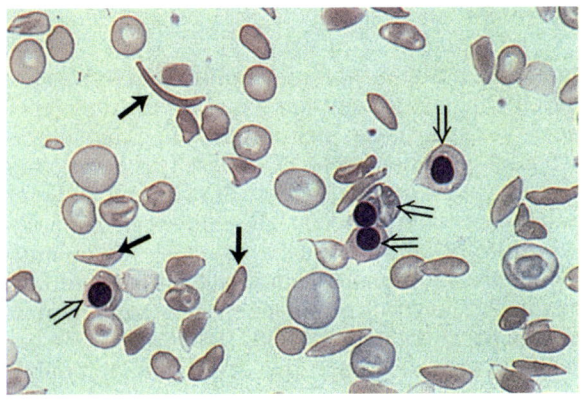

Abb. 11.23: Sichelzellen im peripheren Blutausstrich. Neben den Sichelzellen (schwarze Pfeile) finden sich zahlreiche Normoblasten als Zeichen einer gesteigerten Blutneubildung (helle Pfeile). [E179-168]

- Anstieg des Bilirubins durch vermehrten Hämoglobinabbau (☞ auch 8.2.1)
- Verminderung des **Haptoglobins,** wenn Erythrozyten *in* den Gefäßen zugrunde gehen. Das Transportprotein Haptoglobin fängt frei werdendes Hämoglobin ab und bringt es zum Abbau zum *mononukleären Phagozytose-System* (*MPS*, auch *retikulo-endotheliales System*, *RES*)
- Vermehrung der Retikulozyten als Zeichen einer gesteigerten Erythrozytenbildung.

Weitere Laboruntersuchungen (z. B. Hämoglobinelektrophorese, Antikörpersuche) dienen der Ursachenfindung.

Behandlungsstrategie

Die Behandlung richtet sich nach der Ursache der Anämie. Bei den angeborenen Erythrozytenmembran- und Hämoglobindefekten vermag die Milzentfernung die Beschwerden des Patienten zu bessern. Lösen äußere Einflüsse einen Hämolyseschub aus, soll der Patient diese Faktoren meiden. Zunehmend wird für schwere Formen die hämatopoetische Stammzelltransplantation empfohlen, da nur durch sie der Defekt behoben werden kann.

Bei Autoantikörperbildung wird eine fassbare Grunderkrankung behandelt. Oft ist eine Immunsuppression mit Glukokortikoiden, Azathioprin (z. B. Imurek®) oder Cyclophoshamid (z. B. Endoxan®) angezeigt. Bei therapierefraktären Formen wird seit kurzem der monoklonale, gegen B-Lymphozyten gerichtete Antikörper Rituximab (Mabthera®) eingesetzt.

Pflege und Patientenberatung

- Soll Blut zur Antikörpersuche verschickt werden, muss die Probe für die Suche nach Wärmeantikörpern *kalt*, diejenige für die Untersuchung auf Kälteantikörper dagegen *warm* verschickt werden. Die Blutprobe für die Untersuchung auf Kälteantikörper darf zwischen Abnahme und Ankunft im Labor keinen Augenblick abkühlen, bei Weiterversand muss sie der zuständigen MTA direkt übergeben werden
- Patienten mit Kälteantikörpern werden darüber aufgeklärt, dass sie sich vor Kälte schützen sollten
- Kranke mit einem Glukose-6-Phosphat-Dehydrogena-

Erkrankung	Kurzcharakterisierung	Behandlung
Korpuskuläre hämolytische Anämien		
Kugelzellenanämie (*Sphärozytose*)	Infolge eines Membrandefektes kugelförmige Erythrozyten, die vorzeitig in der Milz abgebaut werden. Häufig Skelettanomalien. In Mitteleuropa häufigste korpuskuläre hämolytische Anämie	Milzentfernung
Favismus (*Glukose-6-Phosphat-Dehydrogenase-Mangel*)	Hämolytische Krisen bei Verzehr von Saubohnen (Favabohnen), Infektionen, bestimmten Arzneimitteln (z. B. ASS, Sulfonamide), da die entstehenden Peroxide infolge des Enzymmangels nicht abgebaut werden können. Im Mittelmeerraum häufig	Meiden der Auslöser
Sichelzellenanämie	Durch einen Hämoglobindefekt (Synthese eines fehlerhaften HbS mit Austausch einer Aminosäure) bei Sauerstoffmangel sichelförmige Erythrozyten, die nicht nur zu Hämolyse, sondern wegen ihrer schlechten Verformbarkeit auch zu Durchblutungsstörungen und Organinfarkten führen können. Häufig Schmerzkrisen.	Meiden von Infekten, Austrocknung und Sauerstoffmangel. Bei schweren Verläufen verwandt-allogene hämatopoetische Stammzelltransplantation
Thalassämie	Verminderte Synthese der α- oder β-Kette des Hb mit kompensatorischer Vermehrung der γ- oder δ-Kette (HbF bzw. HbA$_2$). Bei Heterozygoten leichte Minor-Form (symptomlos oder leichte Anämie), bei Homozygoten schwere und prognostisch ungünstige Major-Form (mit Knochenveränderungen, Hepatosplenomegalie und Ikterus). Im Mittelmeerraum häufig	Bei Minor-Formen keine Behandlung, bei Major-Formen heute möglichst frühe hämatopoetische Stammzelltransplantation. Ggf. Transfusion von Erythrozytenkonzentraten (Gefahr der Eisenüberladung mit Eisenablagerung in den Organen = Hämosiderose, daher Gabe von Chelatbildnern, z. B. Deferoxamin)
Extrakorpuskuläre hämolytische Anämien		
Autoimmunhämolytische Anämien	Verkürzte Erythrozytenüberlebenszeit durch Bildung von Autoantikörpern gegen die Erythrozytenmembran, ohne erkennbare Ursache oder – häufiger – im Rahmen z. B. von Non-Hodgkin-Lymphomen, eines systemischen Lupus erythematodes (☞ 13.7.1) oder nach bestimmten Arzneimitteln	Behandlung einer etwaigen Grunderkrankung. Sonst Immunsuppression (☞ 14.2), evtl. Milzentfernung, in Notfällen Entfernung der Antikörper aus dem Blut durch Plasmapherese

Tab. 11.24: Überblick über die hämolytischen Anämien (Auswahl).

11

se-Mangel müssen bestimmte Arzneimittel und den Genuss von Saubohnen (Favabohnen) meiden
- Nach einer Milzentfernung ist postoperativ eine gewissenhafte Thromboseprophylaxe wichtig, da es zu einer vorübergehenden Thrombozytose und damit Thrombosegefährdung kommt.

11.5.6 Aplastische Anämien und Panzytopenie

Aplastische Anämie *(AA):* Seltene Anämie infolge (erworbener) Schädigung der Stammzellen im Knochenmark und demzufolge unzureichender Erythrozytenbildung. Tritt in erster Linie im Rahmen einer **Panzytopenie,** d. h. einer Verminderung *aller* Blutzellreihen, auf.

Krankheitsentstehung

Ein Teil der **aplastischen Anämien** und **Panzytopenien** kann auf vorangegangene Arzneimittelgabe (z. B. Chloramphenicol), Gifte (z. B. Insektizide, Benzol), ionisierende Strahlung oder Virusinfekte (z. B. Hepatitisviren ☞ 8.4.2, Parvoviren) zurückgeführt werden. Oft bleibt die Ursache aber unklar. Die mangelhafte Teilung der Blut bildenden Stammzellen führt zu einer Verminderung aller Blutzellen, wobei eine Reihe den anderen zeitlich vorausgehen kann.

Symptome, Befund und Diagnostik

Die Symptome hängen davon ab, welche Blutzellreihe am stärksten betroffen ist:
- Überwiegt die Anämie, klagt der Patient vor allem über Müdigkeit, verminderte Belastbarkeit, Herzklopfen und Schwindel (☞ auch 11.5.1)
- Die Granulozytopenie zeigt sich durch häufige Infekte sowie Ulkusbildung z. B. der Mundschleimhaut (☞ auch 11.4.2 und 12.5.2)
- Die Thrombozytopenie führt zu einer erhöhten Blutungsneigung (☞ auch 11.10).

Diagnostisch ist neben Blutuntersuchungen (Panzytopenie, verminderte Retikulozyten) unbedingt eine Knochenmarkuntersuchung erforderlich (zellarmes Knochenmark).

Behandlungsstrategie

Alle verdächtigen Substanzen müssen sofort weggelassen werden. Dabei sind prinzipiell *alle* Arzneimittel verdächtig, auch „alternative" Arzneimittel und Nahrungsmittelergänzungsstoffe.

Therapie der Wahl ist die Kombinationstherapie mit Antithymozytenglobulin (ATG), Ciclosporin und dem Wachstumsfaktor G-CSF. Steht ein HLA-identischer Spender zur Verfügung und bleibt die anfängliche immunsuppressive Therapie wirkungslos, kann durch hämatopoetische Stammzelltransplantation die Überlebensrate auf 80 % gesteigert werden.

Bei entsprechender Symptomatik werden Blutprodukte gegeben.

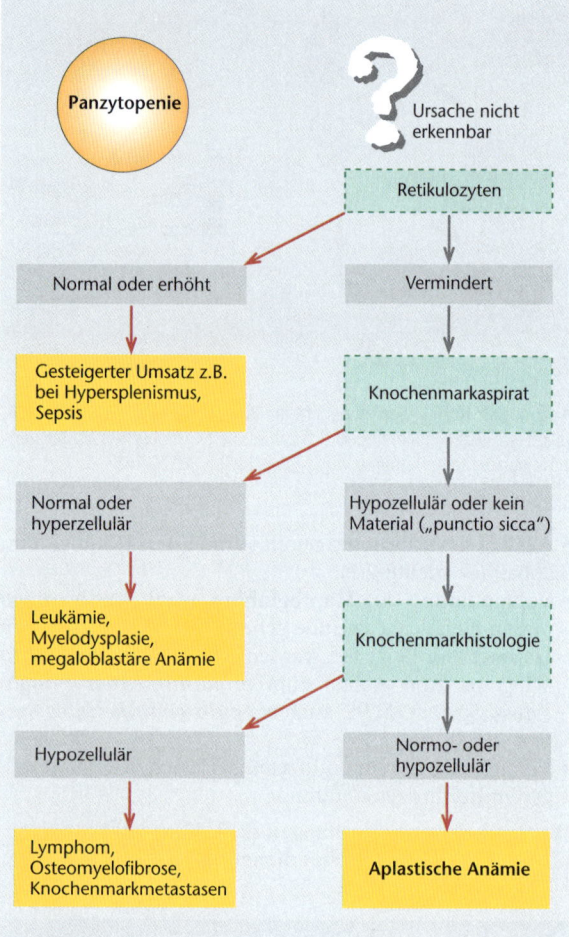

Abb. 11.25: Überblick über das diagnostische Vorgehen bei Panzytopenie (vereinfachte Darstellung). [L157]

11.5.7 Sekundäre Polyglobulie

Polyglobulie *(Erythrozytose):* Erythrozytenvermehrung bei normalem Plasmavolumen. Bei einem Hämatokrit über 55 % Gefahr von Durchblutungsstörungen und Thromboembolien.

Sekundäre Polyglobulie: Polyglobulie durch feststellbare Ursache/Grunderkrankung.

Krankheitsentstehung

Sekundäre Polyglobulien sind meist Folge eines Sauerstoffmangels, z. B. bei Lungenfunktionsstörungen, Aufenthalt in großer Höhe oder Herzfehlern. Dadurch steigt die Sekretion von Erythropoetin, des Hauptwachstumsfaktors der Erythopoese, und in der Folge die Erythrozytenbildung.

Seltener liegt eine Erythropoetinerhöhung durch hormonelle Störungen oder paraneoplastisch bei bösartigen Erkrankungen zugrunde.

Häufigste Ursache der Polyglobulie überhaupt ist das Rauchen.

Symptome, Befund und Diagnostik

Die Patienten haben typischerweise eine rot-blaue Hautfarbe. Bei hohem Hämatokrit und demzufolge hoher Blutviskosität bestehen oft „Kreislaufbeschwerden" (Schwindel, Ohrensausen, Atemnot), Kopfschmerzen, Angina pectoris und Nasenbluten. Der Blutdruck ist häufig erhöht.

Diagnosesicherung und Abgrenzung zur Polycythaemia vera (☞ 11.8) sind in aller Regel durch Blutbilduntersuchungen, Bestimmung der arteriellen Sauerstoffsättigung und des Erythropoetinspiegels im Blut sowie Ultraschalluntersuchung (Milzgröße) möglich. Sie dienen gleichzeitig der Ursacheneingrenzung (Lungenerkrankung? Tumor?) und werden bei Bedarf durch weitergehende Untersuchungen ergänzt.

Behandlungsstrategie und Pflege

Vorrangig ist die Behandlung der Grunderkrankung. Die Betroffenen sind besonders bei einem Hämatokrit über 50% durch kardiovaskuläre Komplikationen (Herzinfarkt, Schlaganfall, Thrombosen) gefährdet, wobei pflegerisch vor allem das erhöhte Thromboserisiko zu berücksichtigen ist.

Prognose

Die Prognose der sekundären Polyglobulie ist abhängig von der Grunderkrankung.

11.6 Erkrankungen der Leukozyten

11.6.1 Übersicht über die malignen hämatologischen Erkrankungen

Krankheitsentstehung

Maligne hämatologische Erkrankungen entstehen wie die übrigen onkologischen Erkrankungen durch Entartung einer Zelle. Man spricht auch von *klonaler Genese* (**Klon** bezeichnet die genetisch identischen Abkömmlinge einer Zelle).

Prinzipiell kann jede teilungsfähige Zelle des in Abb. 11.6 gezeigten Stammbaumes entarten, entsprechend können *eine* oder *mehrere* Zelllinien betroffen sein. Am häufigsten ist aber die weiße Blutzellreihe betroffen.

Die Ursache der Entartung bleibt in aller Regel unklar. Zwar ist bekannt, dass genetische Faktoren (z. B. Trisomie 21), chemische Substanzen (z. B. Benzol, Zytostatika), radioaktive Strahlung oder einige Viren zumindest bei einem Teil der Erkrankungen das Krankheitsrisiko erhöhen. Bei den meisten Patienten liegen aber keine Risikofaktoren vor.

Mit der Entartung gehen je nach Erkrankung und Krankheitsstadium in unterschiedlicher Ausprägung einher:
- Unkontrolliertes Wachstum. Die Nachkommen der entarteten Zelle verdrängen die gesunden Blut bildenden Zellen im Knochenmark mehr und mehr. Mögliche Folgen sind:
  - Ein Mangel an *gesunden* Blutzellen im peripheren Blut (z. B. Anämie, Thrombozytopenie) und/oder

  - Ein massenhaftes Auftreten abnormer Zellen im peripheren Blut (falls die abnormen Zellen ins Blut ausgeschwemmt werden)
- Erhöhter oder verminderter Untergang der entarteten Zellen im Vergleich zu den normalen Blutzellen
- Abnorme Differenzierung oder Differenzierungsverlust der entarteten Zellen.

Einteilung

Die Einteilung der malignen hämatologischen Erkrankungen ist hochkompliziert; historisch gewachsene Einteilungen stehen neben modernen Klassifikationen, die immunologische, zyto- und molekulargenetische Diagnosekriterien berücksichtigen.

Leukämien

Je nach der Abstammung der entarteten Blutkörperchen werden die **Leukämien** (= weißes Blut) unterteilt in **lymphatische Leukämien,** bei denen die malignen Zellen der lymphatischen Reihe angehören, und **myeloische** *(nichtlymphatische)* **Leukämien,** bei denen die myeloische Reihe betroffen ist. Selten und an dieser Stelle daher nicht weiter behandelt sind die Leukämien mit unklarer Linienzugehörigkeit.

Weitere Einteilungen unterscheiden je nach zeitlichem Verlauf zwischen **akuten** und **chronischen** sowie in Abhängigkeit von der Morphologie der Zellen zwischen **unreifzelligen** und **reifzelligen Leukämien,** wobei unreifzellige Leukämien in aller Regel akut und reifzellige zum weit überwiegenden Teil chronisch verlaufen.

11.6.2 Akute Leukämien

Akute Leukämien sind aggressiv verlaufende, maligne Erkrankungen, welche die Patienten unbehandelt nur Wochen bis wenige Monate überleben. Bei Erwachsenen handelt es sich in ca. 80% der Fälle um **akute myeloische Leukämien** *(AML)* und in knapp 20% um **akute lymphatische (lymphoblastische) Leukämien** *(ALL).*

Symptome und Untersuchungsbefund

Die akute Leukämie beginnt mit uncharakteristischen Allgemeinsymptomen (Leistungsabfall, unklares Fieber), kombiniert mit Beschwerden durch einen Mangel an *normalen* Blutzellen:
- Anämie mit Blässe, Luftnot, Abgeschlagenheit und Müdigkeit
- Erhöhte Blutungsneigung
- Gehäufte Infektionen (auch Pilzinfektionen) mit häufiger Ulkusbildung an den Schleimhäuten und hoher Sepsisgefahr.

Seltener sind Bauch- oder Knochenschmerzen sowie Zahnfleischwucherungen. Die Anamnese ist typischerweise kurz.

Bei Patienten mit einer ALL fallen bei der Untersuchung oft Lymphknotenschwellungen und eine Milzvergrößerung auf. In fortgeschrittenen Krankheitsstadien können leukämische Infiltrate z. B. in den Nieren, der Haut (☞ Abb. 11.28), der Lunge und im Gehirn auftreten.

11

Diagnostik und Differenzialdiagnose

Im Vordergrund steht die Untersuchung des Blutes und des Knochenmarks:

- Meist sind die *Blasten*, d.h. die Vorstufen der Leukozyten (☞ Abb. 11.29), schon im Differenzialblutbild sichtbar. Dabei kann die Gesamtleukozytenzahl im Blut normal, erhöht oder erniedrigt sein
- Häufig bestehen eine Anämie, Granulozytopenie und Thrombozytopenie durch Verdrängung der normalen Zellen im Knochenmark
- Die Knochenmarkuntersuchung (☞ 11.3.6) zeigt ein zellreiches, viel zu viele Blasten enthaltendes Mark.

Therapieplanung und Risikoabschätzung erfordern eine exakte Klassifikation der Leukämieform. Sie umfasst heute neben mikroskopischer und zytochemischer Untersuchung auch eine Immunphänotypisierung (Welche Oberflächen-/Zytoplasmaantigene sind nachweisbar? ☞ auch Abb. 11.26) sowie zyto- und molekulargenetische Untersuchungen (Chromosomenaberrationen in den Leukämiezellen?).

Durch Sonographie (Leber-, Milz-, Lymphknotenvergrößerung?), Computer- oder Kernspintomographie von Gehirn, Thorax und Abdomen und Liquoruntersuchung sollen weitere Organmanifestationen aufgedeckt werden.

> Ein normales Differenzialblutbild schließt eine akute Leukämie nicht aus!

Da durch die Therapie die körpereigene Abwehr des Patienten noch weiter unterdrückt wird, müssen chronische Entzündungsherde (Nasennebenhöhlen, Zähne) vor der Behandlung diagnostiziert und saniert werden. Außerdem sind Röntgen-Thorax, EKG, Sonographie und Nierenfunktionsuntersuchungen angezeigt, um z.B. eine Pneumonie zu erkennen und vorbestehende Herz-, Lungen- oder Nierenschäden auszuschließen, da dann bestimmte Zytostatika nur eingeschränkt gegeben werden können (☞ 12.5.2).

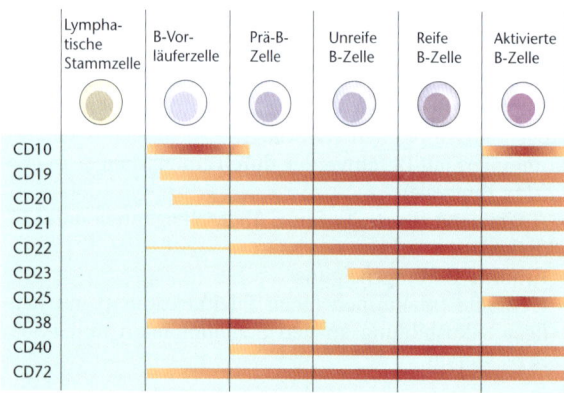

Abb. 11.26: Leukozyten/-vorstufen zeigen je nach Zellreihe und Entwicklungsstufe unterschiedliche Oberflächenmoleküle auf ihrer Zellmembran, die als Rezeptoren dienen und als *Cluster of **D**ifferentiation Antigens* bezeichnet werden, z.B. CD4, CD8, CD20 (hier Beispiele aus der B-Zell-Reihe). Mithilfe monoklonaler Antikörper kann die Zelloberfläche so „kartiert" werden, etwa zur Leukämiediagnostik. Monoklonale Antikörper gegen bestimmte CD-Moleküle werden zunehmend therapeutisch genutzt. [L157]

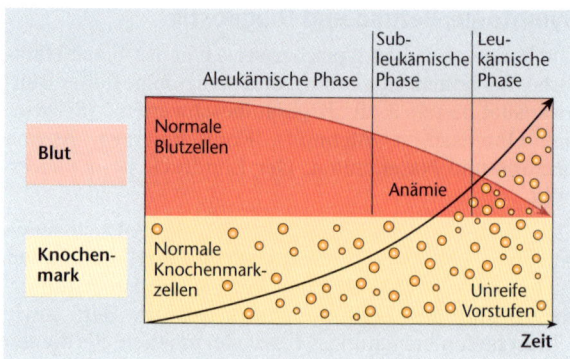

Abb. 11.27: Typische Entwicklung einer Leukämie. In der **aleukämischen Phase** vermehren sich die entarteten unreifen Blutzellen nur im Knochenmark. In der **subleukämischen Phase** treten erste unreife Vorstufen im peripheren Blut auf, gleichzeitig entwickelt sich eine leichte Anämie. In der **leukämischen Phase** nehmen die unreifen Blutzellen im peripheren Blut und die Gesamtleukozytenzahl massiv zu, Anämie und Thrombozytopenie werden immer ausgeprägter. [L157]

Behandlungsstrategie

Die Behandlung bei akuter Leukämie besteht zum einen aus einer **antileukämischen** *(antiproliferativen)* **Therapie** zur Verminderung der entarteten Zellen, zum anderen aus einer **supportiven Therapie** zum Abfangen von Komplikationen sowohl der Erkrankung selbst als auch der antileukämischen Therapie.

Antileukämische Therapie

Alle akuten Leukämien werden unverzüglich in hämatologisch-onkologischen Zentren intensiv mit Zytostatika behandelt, um eine Normalisierung des peripheren Blutbildes und weniger als 5% Leukämiezellen im Knochenmarkausstrich zu erreichen (**Vollremission** ☞ auch 12.5.1). Das Erreichen einer Vollremission bedeutet jedoch nicht, dass alle entarteten Zellen im Körper vernichtet worden sind. Deshalb muss die intensive Chemotherapie auch danach noch fortgesetzt werden. Diese erste, aggressive Behandlungsphase mit den Blöcken **Induktions-, Konsolidierungs-** und ggf. **Reduktionstherapie** dauert derzeit ca. 9–12 Monate.

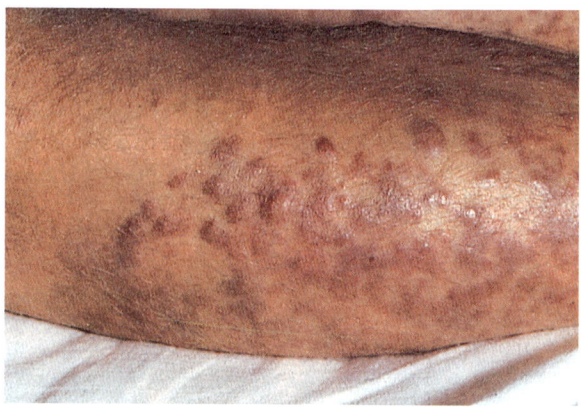

Abb. 11.28: Leukämisches (myeloisches) Hautinfiltrat am Unterschenkel eines Patienten mit akuter Monoblastenleukämie. [E179-168]

11

Da die Zytostatika nicht ausreichend in das Gehirn eindringen, können (je nach Risiko) zur Verhinderung eines späteren Rezidivs und einer leukämischen Infiltration der Hirnhäute ein Einbringen von Zytostatika in den Liquorraum und eine Bestrahlung des Gehirns angezeigt sein (*ZNS-Prophylaxe*).

Es schließt sich eine weniger aggressive, ambulante **Erhaltungstherapie** an, die verhindern soll, dass die im Körper noch vorhandenen Leukämiezellen zu einem Rezidiv führen. Nach ca. drei Jahren ist die Behandlung abgeschlossen.

Bei der AML wird oft in der ersten Vollremission, bei der ALL meist in der zweiten Vollremission (also *nach* dem ersten Rezidiv) eine Knochenmarktransplantation angestrebt (☞ 11.4.2), da sonst häufig nicht mehr kurierbare Rezidive auftreten.

Neuere Therapieansätze umfassen bei der akuten lymphatischen Leukämie die Gabe des monoklonalen Antikörper Rituximab (Mabthera®, gegen den Oberflächenmarker CD20) oder des Tyrosinkinasehemmers Imatinib (Glivec®) und bei der akuten myeloischen Leukämie monoklonale Antikörper gegen den Oberflächenmarker CD33, gekoppelt an ein Zellgift (Mylotarg®).

Supportive Therapie

Insbesondere während der Induktionstherapie ist der Patient nicht nur durch die Erkrankung selbst, sondern auch durch die Behandlung akut gefährdet (☞ auch 12.5.2). Aufkeimende Infektionen müssen sofort antibiotisch behandelt werden. Fast immer sind Bluttransfusionen oder die Gabe anderer Blutersatzprodukte, z.B. von Gerinnungspräparaten, erforderlich (☞ 11.4.1).

Pflege bei Blutungsneigung ☞ 11.10.6

Pflege bei krebsassoziierter Fatigue ☞ 12.1.6

Pflege bei onkologischen Erkrankungen ☞ 12.1

Pflege bei Strahlentherapie ☞ 12.5.4

Pflege bei Zytostatikatherapie ☞ 12.5.2

Prognose

Die Prognose akuter Leukämien bei Erwachsenen ist nach wie vor schlechter als bei Kindern: Die 5-Jahres-Überlebensrate liegt bei ca. 35–40% (mit hämatopoetischer Stammzelltransplantation höher).

11.6.3 Chronische Leukämien

Chronisch-myeloische Leukämie

Die **chronisch-myeloische Leukämie** (kurz *CML*) betrifft vor allem Erwachsene zwischen 40 und 60 Jahren.

Krankheitsentstehung

Bei über 90% der Patienten liegt eine Translokation von Teilen des Chromosoms 22 auf das Chromosom 9 vor, d.h., das Chromosom 22 bricht (aus ungeklärter Ursache) an einer Stelle und das Bruchstück wird an Chromosom 9 angeheftet. Der übrig gebliebene Rest des Chromosoms 22 heißt **Philadelphia-Chromosom.** Die verschmolzenen Anteile von Chromosom 9 und 22 bilden ein funktionstüchtiges, aber krankhaftes Gen. Folge ist eine erhöhte Tyrosinkinaseaktivität und dadurch eine unkontrollierte Proliferation der Zellen.

Symptome und Untersuchungsbefund

In der ersten, *chronischen Krankheitsphase*, die meist mehrere Jahre dauert, fühlen sich die Patienten abgeschlagen und müde oder haben Oberbauchbeschwerden durch die stark vergrößerte Milz. Unbehandelt kommt es in der Mehrzahl der Fälle nach einer Übergangs- oder *Akzelerationsphase* mit ausgeprägteren Beschwerden und zunehmender Knochenmarkinsuffizienz zur *Blastenkrise*, die klinisch einer akuten Leukämie ähnelt.

Diagnostik und Differenzialdiagnose

Diagnostisch entscheidend sind Blutbild und Knochenmarkausstrich. Die Leukozytenzahl ist deutlich erhöht und kann in Extremfällen 500 000/µl überschreiten. Zyto- und molekulargenetische Untersuchungen sind auch bei der chronisch-myeloischen Leukämie unabdingbar.

Behandlungsstrategie

Der Tyrosinkinasehemmer Imatinib (Glivec®) hat in den letzten Jahren die Behandlung der CML revolutioniert (☞ auch 11.6.2). Die Behandlung ist nebenwirkungsarm und ambulant möglich. Mittlerweile sind mit Dasatinib (Sprycel®) und Nilotinib (Tasigna®) zwei weitere Tyrosinkinasehemmer für den Fall eines Therapieversagens auf dem Markt. Alternativ kommt die bisherige Standardtherapie aus Interferon-α und Hydrohyharnstoff (z.B. Litalir®) in Betracht. Durch die Erfolge von Imatinib wird die Indikation zur hämatopoetischen Stammzelltransplantation immer strenger gestellt. Sie ist nach wie vor die einzige Chance auf Heilung, aber mit einem hohen Risiko behaftet.

Pflege ☞ *unten*

Prognose

Die 5-Jahres-Überlebensrate bei Imatinib-Behandlung liegt um 90%, 10-Jahres-Überlebensraten liegen noch nicht vor. Nach Knochenmarktransplantation liegt die 10-Jahres-Überlebensrate bei gut 50%.

11

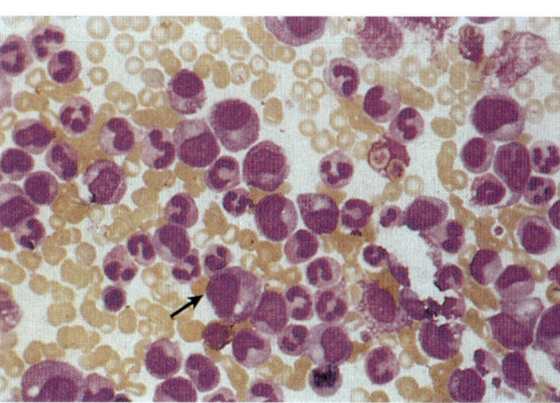

Abb. 11.29: Blutausstrich bei CML. Es sind viel zu viele Leukozyten vorhanden (bei der Zählung 460 000/µl), außerdem liegt eine deutliche Linksverschiebung vor (bei ⟶ z. B. ein Promyelozyt). [R132]

Chronisch-lymphatische Leukämie

Die **chronisch-lymphatische Leukämie** (kurz *CLL*) ist eine typische Erkrankung des höheren Lebensalters; der Altersgipfel liegt bei ca. 70 Jahren. Die CLL wird zu den *Non-Hodgkin-Lymphomen* (☞ 11.7.2) gezählt.

Symptome und Untersuchungsbefund

Die chronisch-lymphatische Leukämie verläuft häufig sehr lange symptomlos oder -arm und wird daher in rund zwei Drittel der Fälle nur zufällig diagnostiziert. Leitsymptom bzw. -befund ist eine oft symmetrische, schmerzlose Lymphknotenvergrößerung (☞ 11.2.3). Viele Patienten neigen zu Infektionen (z. B. Herpes zoster ☞ 15.6.4), haben unklare Hautausschläge oder klagen über starken Juckreiz (durch Hautinfiltrationen).

Diagnostik und Differenzialdiagnose

Die Blutuntersuchung ergibt eine Leukozytose mit viel zu hohem Lymphozytenanteil. Diagnosesicherung und Prognoseabschätzung sind heute oft durch Immunphänotypisierung und zytogenetische Untersuchung von Blut-Lymphozyten möglich, sodass eine Knochenmarkuntersuchung nicht mehr zwingend ist. Anämie, Thrombozytopenie und Antikörpermangel bilden sich meist erst im weiteren Krankheitsverlauf aus. Paraproteinbildung (meist IgM, ☞ 11.7.3) ist möglich.

Behandlungsstrategie

Angesichts oft hohen Alters der Patienten und des meist langsamen Spontanverlaufes wird erst bei deutlicher Anämie, Lymphozytose, Thrombozytopenie oder starken Beschwerden eine schonende (palliative) Zytostatikatherapie eingeleitet, v. a. mit Chlorambucil (Leukeran®). Bei Therapieresistenz werden neuere Purinanaloga (Fludarabin = Fludara®, Chlorodeoxyadenosin = Cladribin = Leukostatin®) oder monoklonale Antikörper (Rituximab = MabThera®, Alemtuzumab = Campath®) gegeben. Zusätzlich ist eine symptomatische Therapie erforderlich, z. B. Immunglobulingabe bei Antikörpermangel und dadurch gehäuften Infektionen. Auch bei jüngeren Patienten hat sich eine hämatopoetische Stammzelltransplantation bislang nicht als überlegen erwiesen.

Pflege

Grundsätzlich ist die Pflege bei chronischer Leukämie abhängig von Krankheitsstadium und Therapieform. Sie reicht von der angemessenen Unterstützung des Patienten (nicht zu viel und nicht zu wenig) in einem fortgeschrittenen Krankheitsstadium bis zur Pflege bei Knochenmarktransplantation (☞ 11.4.2). Oft kommen gerade Patienten mit chronisch-lymphatischer Leukämie erst relativ spät zu längeren Aufenthalten in die Klinik. Wichtig ist, dass die Pflegenden die Selbstständigkeit der Patienten während dieser Aufenthalte so lange wie möglich bewahren und z. B. gemeinsam mit ihm Strategien zur Bewältigung seiner Probleme erarbeiten, z. B. häufig Pausen bei Erschöpfung einzulegen. Die Pflegenden stellen außerdem den Kontakt zu Beratungsstellen her, wenn der Patient sich selber informieren möchte (✉ 3, 4).

Pflege bei Blutungsneigung ☞ 11.10.6
Pflege bei krebsassoziierter Fatigue ☞ 12.1.7

Pflege bei Leukozytopenie ☞ 11.4.2
Pflege bei onkologischen Erkrankungen ☞ 12.1
Pflege bei Strahlentherapie ☞ 12.5.4
Pflege bei Zytostatikatherapie ☞ 12.5.2

Prognose

Die Prognose der CLL ist gut. Oft ist der (ältere) Patient über Jahre nur wenig eingeschränkt und stirbt nicht an der Leukämie, sondern an anderen Erkrankungen des höheren Lebensalters.

Immunozytom

Ein eigenes Krankheitsbild mit enger „Verwandtschaft" zur CLL und zum multiplen Myelom ist das *lymphoplasmozytische Lymphom* oder **Immunozytom,** das dem früheren *Morbus Waldenström* entspricht. Typisch ist ein IgM-Paraprotein (Paraprotein ☞ 11.7.3). Die Behandlung entspricht im Wesentlichen der der CLL, bei Komplikationen durch das Paraprotein wie etwa zu hoher Blutviskosität evtl. in Kombination mit einer Plasmapherese (Plasmaaustausch).

11.6.4 Allergische Agranulozytose

Selten, aber gefürchtet, ist die **allergische Agranulozytose,** die nach Einnahme von Arzneimitteln wie etwa Metamizol (z. B. Novalgin®) oder Thyreostatika (☞ 10.4.3) auftreten kann. Im Gegensatz zur **toxischen Knochenmarkschädigung** (z. B. bei Zytostatikatherapie) ist die allergisch bedingte Knochenmarkschädigung *dosisunabhängig.*

Der Patient wird innerhalb weniger Tage schwer krank. Hauptsymptome sind Schüttelfrost, hohes Fieber und zahlreiche (Mund-)Schleimhautnekrosen. Das Risiko einer Sepsis ist hoch.

Alle verdächtigen Arzneimittel werden sofort abgesetzt. Die Granulozytenerholung wird mit Wachstumsfaktoren der Blutbildung (z. B. G-CSF) beschleunigt. Die symptomatische Behandlung entspricht derjenigen bei Agranulozytosen durch Zytostatikatherapie oder nach Knochenmarktransplantation (☞ 12.5.2, 11.4.2).

Überlebt der Patient die akute Phase, ist die Prognose gut. Allerdings muss er das verursachende Arzneimittel lebenslang meiden (*Allergiepass* ☞ 14.1.3).

11.7 Maligne Lymphome

> **Maligne Lymphome:** Vom lymphatischen Gewebe ausgehende bösartige Erkrankungen. Nach morphologischen Kriterien (feingewebliche histopathologische Einteilung) Differenzierung in **Hodgkin-** und **Non-Hodgkin-Lymphome.** 🖥

11.7.1 Hodgkin-Lymphom

Das **Hodgkin-Lymphom** (*Morbus Hodgkin, Lymphogranulomatose*) geht von den Lymphknoten aus. Jährlich

11

erkranken ungefähr 1500–2000 Menschen in Deutschland neu daran, am häufigsten im frühen und mittleren Erwachsenenalter.

Krankheitsentstehung

Die Ursache der Erkrankung ist unklar, diskutiert werden virale und immunologische Ursachen. Nach heutigem Kenntnisstand entarten beim Hodgkin-Lymphom B-Zellen in den Lymphknoten. Diese breiten sich dann über das Lymphsystem und erst relativ spät über das Blut aus.

Symptome und Untersuchungsbefund

Grund für den Arztbesuch ist typischerweise eine schmerzlose Lymphknotenvergrößerung, am häufigsten im Halsbereich, möglicherweise verbunden mit unspezifischen Allgemeinsymptomen wie Müdigkeit, Leistungsabfall oder Juckreiz. Die vergrößerten Lymphknoten sind derb und meist nur wenig verschieblich tastbar.

Wellenförmige Fieberschübe von 1–2 Wochen Dauer (**Pel-Ebstein-Fieber**) treten meist erst später auf. Selten, aber stets verdächtig, ist der **Alkoholschmerz** (nach Alkoholkonsum schmerzen die betroffenen Lymphknoten).

Für die Stadieneinteilung (Staging ☞ 12.4.5) ist es wichtig, ob ein ungewollter Gewichtsverlust (> 10 % in den letzten sechs Monaten), ungeklärtes Fieber (> 38 °C) oder Nachtschweiß vorliegen. Bereits bei nur einem Symptom gilt die B-Symptomatik als vorhanden.

Diagnostik und Differenzialdiagnose

Bei Verdacht auf ein Hodgkin-Lymphom wird immer ein vergrößerter Lymphknoten entfernt und histologisch untersucht. Entscheidend ist der Nachweis der mehrkernigen *Sternberg-Reed-Riesenzellen*.

Nach Diagnosestellung erfolgen weitere Untersuchungen zur Stadieneinteilung wie etwa Röntgen-Thorax in zwei Ebenen, CT von Hals, Thorax und Abdomen, Sonographie, Skelettszintigraphie, Leber- und Beckenkammbiopsie (KM-Infiltration?), da Therapie und Prognose von der Ausbreitung der Erkrankung abhängen (☞ Tab. 11.30).

Behandlungsstrategie

Die Therapie beim Erwachsenen besteht meist in einer Chemotherapie und nachfolgender Strahlenbehandlung, wobei Intensität und Dauer der Chemotherapie sowie Dosis der Bestrahlung vom Krankheitsstadium und evtl. Risikofaktoren (z. B. hohe BSG, großer Mediastinaltumor, Befall von mehr als drei Lymphknotenarealen) abhängen. Das Vorgehen bei Rezidiven ist unterschiedlich, oft wird eine Hochdosischemotherapie mit nachfolgender hämatopoetischer Stammzelltransplantation (☞ 11.4.2) durchgeführt.

Pflege

Pflege bei Zytostatika- und Strahlentherapie ☞ 12.5.2, 12.5.4

Stadium	Befund
I	Befall einer einzelnen Lymphknotenregion (I/N) oder einzelner extranodaler (= außerhalb der Lymphknoten liegender) Herd (I/E)
II	Befall zweier oder mehrerer Lymphknotenregionen auf der gleichen Zwerchfellseite (II/N) oder lokalisierte extranodale Herde mit Befall einer oder mehrerer Lymphknotenregionen auf der gleichen Zwerchfellseite (II/E)
III	Befall von Lymphknotenregionen auf beiden Zwerchfellseiten (III/N) oder lokalisierte extranodale Herde und Lymphknotenbefall auf beiden Zwerchfellseiten (III/E)
IV	Diffuser Befall eines oder mehrerer extralymphatischer Organe mit oder ohne Lymphknotenbefall

Zusatz entsprechend A/B-Einteilung: B = mit mind. einem der sog. B-Symptome: Gewichtsverlust, Fieber oder Nachtschweiß; A = ohne Gewichtsverlust, Fieber oder Nachtschweiß
Organsymbole: D = Haut, E = extranodal, H = Leber, L = Lunge, M = Knochenmark, N = Lymphknoten, O = Knochen, P = Pleura, S = Milz

Tab. 11.30: Stadieneinteilung des Morbus Hodgkin nach der Ann-Arbor-Klassifikation.

Prognose

In Abhängigkeit von der genauen Histologie und dem Stadium der Erkrankung beträgt die 10-Jahres-Überlebensrate zwischen 50 und über 90 %. Allerdings treten nach einer Kombination aus Strahlen- und Chemotherapie in späteren Jahren Zweitmalignome wesentlich gehäuft auf.

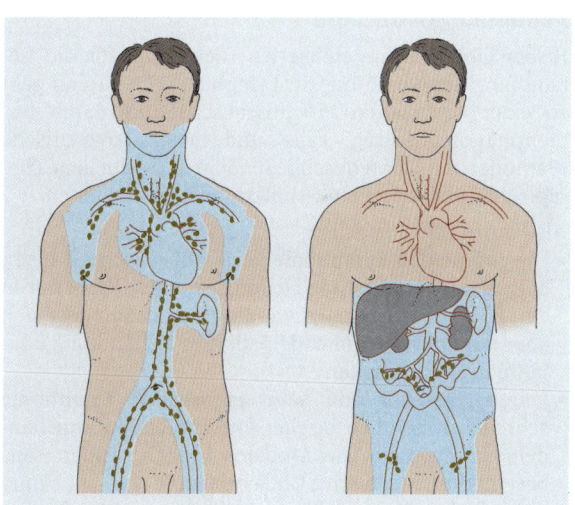

Abb. 11.31: Bestrahlungsfelder bei malignen Lymphomen. Links: Das „obere Mantelfeld" schließt alle oberhalb des Zwerchfells gelegenen Lymphknoten ein. Das „umgekehrte y-Feld mit Milzstiel" bestrahlt die Lymphknoten unterhalb des Zwerchfells entlang der Aorta, der A. lienalis und der Aa. iliacae einschließlich der Leisten. Die beiden Felder werden in zwei Bestrahlungszyklen nacheinander bestrahlt. Rechts: Das „abdominelle Bad" schließt alle Lymphknoten unterhalb des Zwerchfells bis zu den Leisten ein, also auch die im Mesenterium gelegenen. Da der ganze Darm mitbestrahlt wird, ist mit ausgeprägten Nebenwirkungen zu rechnen (z. B. heftige Durchfälle). Die Nieren und die Leber werden ausgespart. Auch bei Bauchraummetastasen anderer Tumoren wird dieses Feld bestrahlt. [A400-190]

11.7.2 Non-Hodgkin-Lymphome

CLL, Immunozytom und Morbus Waldenström ☞ *11.6.3*

Mit jährlich mehr als 12 000 Neuerkrankungen in Deutschland machen die **Non-Hodgkin-Lymphome** gut 3% aller bösartigen Neuerkrankungen aus.

Krankheitsentstehung und Klassifikation

Die Ätiologie der Non-Hodgkin-Lymphome ist bis heute weitgehend unklar (zum MALT-Lymphom des Magens ☞ 7.5.6). Ihre Häufigkeit nimmt seit Jahren zu, möglicherweise bedingt sowohl durch die zunehmende Lebenserwartung als auch durch die steigende Exposition gegenüber bestimmten Schadstoffen. Bei den Non-Hodgkin-Lymphomen entarten die verschiedenen Reifungsstufen der B- oder T-Zell-Reihe.

Symptome, Befund und Diagnostik

Die Anfangssymptome der Non-Hodgkin-Lymphome entsprechen denen der Hodgkin-Lymphome. Die Non-Hodgkin-Lymphome breiten sich wesentlich früher als die Hodgkin-Lymphome aus, sodass zum Zeitpunkt der Diagnose oft schon z. B. das Knochenmark oder andere Organe beteiligt sind. Nicht selten sind Magen- und Darmbeschwerden als Folge der malignen Infiltrationen.

Diagnostik, Staging und Stadieneinteilung entsprechen denjenigen des Morbus Hodgkin, wobei für Sonderformen wie etwa die CLL gesonderte Stadieneinteilungen existieren.

Behandlungsstrategie

Bisher gibt es keine etablierten Richtlinien für die Behandlung der Non-Hodgkin-Lymphome. Der Trend geht zu einer verfeinerten Prognoseabschätzung durch Immunphänotypisierung, zyto- und molekulargenetische Methoden mit daran anschließendem individuellem Therapieentscheid je nach Gesamtzustand des Patienten.

Als Faustregel kann gelten:
- Die **indolenten Lymphome** zeigen überwiegend einen langsamen Verlauf. Eine Heilung ist in der Regel nur in den frühen Stadien möglich, die Erkrankung lässt sich aber durch eine schonende palliative Behandlung über Jahre in Schach halten
- Die **aggressiven und sehr aggressiven Lymphome** schreiten wesentlich rascher fort und enden unbehandelt oft innerhalb von Monaten tödlich. Andererseits besteht durch aggressive Chemotherapie (ggf. mit hämatopoetischer Stammzelltransplantation ☞ 11.4.2) eine Heilungschance.

11.7.3 Multiples Myelom

Das **Multiple Myelom** *(Plasmozytom)* tritt meist bei über 60-jährigen Patienten auf.

Krankheitsentstehung

Der unkontrolliert wuchernde Plasmazellklon produziert Immunglobuline (meist IgA oder IgG) oder Bruchstücke von Immunglobulinen (in der Regel die Leichtketten). Da alle pathologischen Zellen das *gleiche* Protein produzieren, spricht man von **monoklonaler Gammopathie,** das pathologische Protein wird als **Paraprotein** bezeichnet.

Symptome und Untersuchungsbefund

Das multiple Myelom verursacht zunächst keine oder allenfalls uncharakteristische Beschwerden und wird dann nur zufällig durch eine Blutuntersuchung aus anderem Grunde festgestellt. Hauptsymptome späterer Stadien sind:
- Allgemeinsymptome wie Abgeschlagenheit und Gewichtsverlust
- Knochenschmerzen und Spontanfrakturen (v. a. der Wirbelkörper) durch *Osteolysen* (lochförmige Knochenaufhellung im Röntgenbild durch Auflösung von Knochen)
- Anämie und Infektneigung
- Niereninsuffizienz u. a. durch die Hyperkalzämie und die nierenschädigende Wirkung der Paraproteine
- **Hyperviskositätssyndrom.** Infolge des hohen Eiweißgehalts ist das Blut zähflüssiger, wodurch Durchblutungsstörungen und letztlich Funktionsstörungen der verschiedenen Organe entstehen können.

Diagnostik und Differenzialdiagnose

Die Diagnose wird gesichert durch:
- *Blutuntersuchung:* Häufig **Sturzsenkung** mit BSG > 100 mm in der ersten Stunde. Im Differenzialblutbild lässt sich oft eine normozytäre Anämie, Neutro- und Thrombozytopenie als Zeichen einer Verdrängung des normalen Blut bildenden Knochenmarks nachweisen. Das pathologische Protein ist als spitze Zacke in der *Serum-Eiweißelektrophorese* (☞ Abb. 11.32) darstellbar. Die *Immunfixation* hilft, das pathologische Eiweiß genauer zu charakterisieren. Als quantitativer Marker für die Myelom„masse" dient das β_2-*Mikroglobulin.*
- *Urinelektrophorese:* teilweise Nachweis freier Leichtketten **(Bence-Jones-Proteine),** die in der Serum-Eiweißelektrophorese (und in Urin-Streifentests) nicht nachweisbar sind
- *Knochenröntgen:* Zahlreiche Osteolysen (z. B. „Loch-" oder „Schrotschussschädel" ☞ Abb. 11.33)
- Evtl. *Kernspintomographie* zum Nachweis früher Knochenläsionen
- *Knochenmarkuntersuchung* inklusive immunologischer, zyto- und molekulargenetischer Diagnostik.

Lässt sich bei einer Paraproteinämie trotz Diagnostik kein malignes Lymphom nachweisen, so spricht man von einer *monoklonalen Gammopathie unbestimmter Signifikanz* **(MGUS).** Bei einem Teil der Patienten bleibt der Befund über Jahre stabil (sog. *benigne Gammopathie*), bei anderen wird doch noch ein Lymphom festgestellt.

Behandlungsstrategie und Pflege

Behandelt wird erst bei zunehmenden Krankheitszeichen wie z. B. Anämie, Hyperkalzämie, Knochenzerstörung oder Niereninsuffizienz. Für jüngere Patienten bis ca. 65

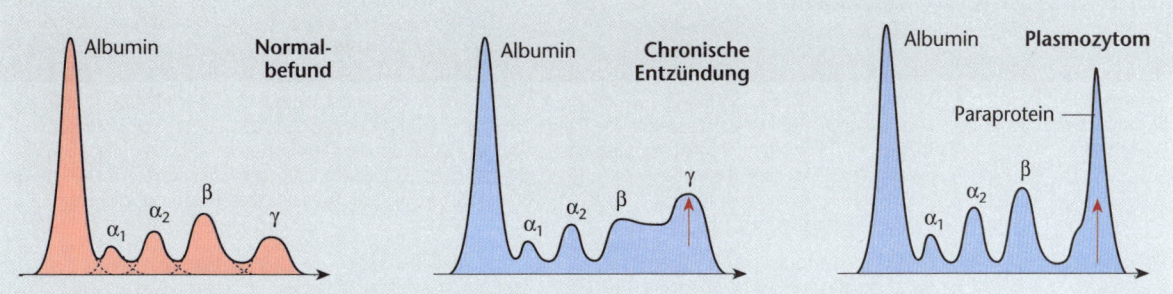

Abb. 11.32: Serum-Eiweißelektrophorese. Bei der chronischen Entzündung fällt die *breitbasig* erhöhte γ-Globulinfraktion durch eine Vermehrung der Immunglobuline auf. Die ungehemmte Immunglobulinbildung des multiplen Myeloms zeigt sich durch eine *spitze* Proteinzacke im Bereich der γ-Globuline (M-Gradient, M-Form des Kurvenverlaufs). [A400]

Jahren ist heute die hämatopoetische Stammzelltransplantation (☞ 11.4.2) der Goldstandard. Bei einem Rezidiv nach Hochdosistherapie werden Thalidomid, sein neues Analogon Lenalidomid (Revlimid®) oder der Multienzymhemmer Bortezomib (Velcade®) gegeben. Aktuelle Studien prüfen den (zusätzlichen) Einsatz dieser Substanzen in der Erstbehandlung. Bei älteren Patienten erfolgt nach wie vor die konventionelle Therapie mit Melphalan (z. B. Leukeran®) und Kortison, wobei auch hier die oben genannten Substanzen geprüft werden. Weitere Medikamente, darunter auch Antikörper, sind in der Entwicklung.

Zusätzlich werden Bisphosphonate (etwa Pamidronat, z. B. Aredia®, Zoledronat, z. B. Zometa®) zur Hemmung der Osteoklasten und damit zur Knochenstabilisierung

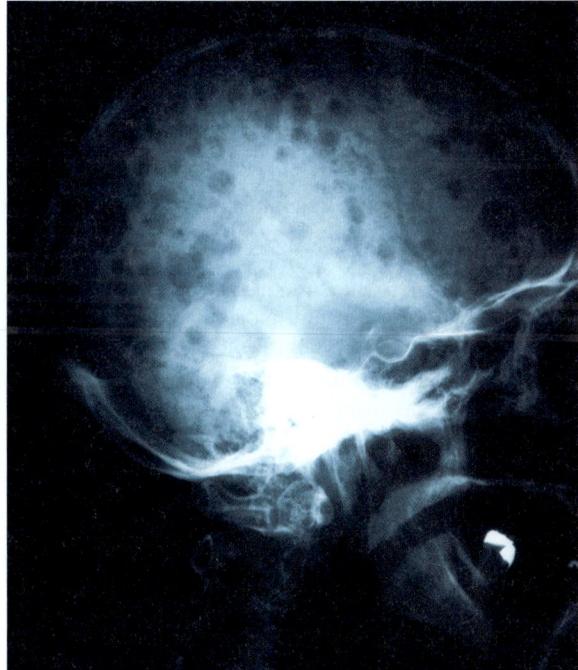

Abb. 11.33: Sog. Schrotschussschädel bei multiplem Myelom. In der gesamten Schädelkalotte wurde Knochensubstanz von den wuchernden Plasmazellen verdrängt. Es haben sich multiple Osteolysen gebildet, die wie Schrotkugeln über den Schädel verteilt sind. [T170]

verabreicht. Bei bedrohlichen Durchblutungsstörungen infolge der hohen Blutviskosität kann eine Plasmapherese indiziert sein. Gegen die Anämie werden Erythrozytenkonzentrate, evtl. auch Erythropoetin gegeben, der Antikörpermangel wird mit der Gabe von Immunglobulinen behandelt.

Die Pflegenden achten insbesondere auf eine ausreichende Trinkmenge des Patienten, um die Nierenfunktion zu unterstützen. Darüber hinaus sorgen sie dafür, die Sturzgefährdung des Patienten zu minimieren.

Pflege bei Blutungsneigung ☞ *11.10.6*

Pflege bei krebsassoziierter Fatigue ☞ *12.1.6*

Pflege bei onkologischen Erkrankungen ☞ *12.1*

Pflege bei Strahlentherapie ☞ *12.5.4*

Pflege bei Transfusion ☞ *11.4.1*

Pflege bei Zytostatikatherapie ☞ *12.5.2*

Therapie bei Hyperkalzämie ☞ *9.15.4*

Prognose

Der Verlauf ist sehr unterschiedlich. Manche Patienten brauchen jahrelang nicht behandelt zu werden. Die mittlere Überlebenszeit nach Eintritt einer Behandlungsbedürftigkeit beträgt heute 6–7 Jahre.

11.8 Myeloproliferative Erkrankungen

Myeloproliferative Erkrankungen: Zusammenfassende Bezeichnung für die **Polycythaemia vera**, die **essenzielle Thrombozythämie**, die **chronisch-idiopathische Myelofibrose** und weitere seltene Erkrankungen.

Die nach wie vor ursächlich unklaren **myeloproliferativen Erkrankungen** (☞ Tab. 11.34) zeigen mehrere Gemeinsamkeiten, die auch ihre Zusammenfassung zu einer Gruppe begründen:

- Entartung einer pluripotenten myeloischen Stammzelle und in der Folge Wucherung *aller* Zellreihen in unterschiedlichem Ausmaß. Bei fast allen Patienten mit Polycythaemia vera und etwa der Hälfte der übrigen

11

Bezeichnung Hpts. proliferierende Zellreihe	Charakterisierung
Essenzielle Thrombozythämie *(ET)* Thrombozyten	Thrombozytenvermehrung ≥ 600 000/μl, im Extremfall bis 5 Mill./μl bei gleichzeitigen funktionellen Thrombozyten- veränderungen. Dadurch Gefahr sowohl von Thromboembolie und Durchblutungsstörungen als auch von Blutungen. Therapie mit Thrombozytenaggregationshemmern, bei hohen Zellzahlen oder nach Thrombose Zellzahlverminderung mit Anagrelide (Agrylin®, Thromboreductin®), Hydroxyharnstoff (Litalir®), α-Interferon, ggf. Thrombozytapherese (maschinelle Entfernung der Thrombozyten aus dem Blut). Meist weitgehend normale Lebenserwartung, allerdings erhöhtes Thromboserisiko
Polycythaemia vera *(PV)* Erythrozyten	Erythrozytenvermehrung trotz normaler Sauerstoffsättigung des Blutes und bei niedrigem Erythropoetinspiegel. Leitsymptome Gesichtsröte, Splenomegalie, bei sehr hohem Hkt Gefäßkomplikationen (Durchblutungsstörungen, Thrombosen). Oft Juckreiz, Hypertonie. Später zusätzlich Thrombo- und Granulozytose. Therapie v. a. durch Aderlässe, Erythrapherese (maschinelle Entfernung der Erythrozyten), Hydroxyharnstoff (z. B. Litalir®), α-Interferon, Thrombozyten- aggregationshemmer. Mittlere Überlebenszeit 10–15 Jahre
Chronisch-idiopathische Myelofibrose *(CIMF, Osteomyelofibrose, OMF)*	Knochenmarkfibrose mit extramedullärer Blutbildung in Milz und Leber. Leitsymptome Milzvergrößerung, „rheumatische" Beschwerden, unklares Fieber, Allgemeinbeschwerden, evtl. Blutungen. Im Blut Vorstufen der myeloischen Zellreihe, oft Anämie, LDH-Erhöhung. Therapie u. a. mit Blutprodukten, Hydroxyharnstoff, α-Interferon, Thalidomid, Lenalidomid (Revlimid®). Milzentfernung, -bestrahlung, bei Jüngeren Knochenmarktransplantation. Mittlere Überlebenszeit 5–8 Jahre

Tab. 11.34: Myeloproliferative Erkrankungen und die jeweils (hauptsächlich) proliferierende Zellreihe. Die früher ebenfalls dazugerechnete chronisch-myeloische Leukämie wird heute als eigenes Krankheitsbild gesehen (☞ 11.6.3).

Patienten ist die **JAK2-Mutation** nachweisbar. Die **Januskinasen** gehören zu den Tyrosinkinasen, die Mutation führt zu unkontrollierter Zellvermehrung.

> Jede nicht erklärbare Polyglobulie, Leukozytose oder Thrombozytose ist verdächtig auf eine myeloproliferative Erkrankung.

- Fortschreitende Verdrängung der normalen Blut bildenden Zellen im Knochenmark
- Zunehmender Differenzierungsverlust der abnormen Zellen, im Endstadium Entwicklung einer akuten Leukämie möglich (jedoch in sehr unterschiedlicher Häufigkeit)
- Unterschiedlich starke Fibrosierung des Knochenmarks und extramedulläre Blutbildung vor allem in Leber und Milz (Hepato-, Splenomegalie)
- Überlappungen zwischen den Erkrankungen, Übergang einer Erkrankung in die andere möglich.

11.9 Myelodysplastische Syndrome

> **Myelodysplastische Syndrome** (kurz *MDS*, früher *Präleukämie*): Sammelbegriff für verschiedene Erkrankungen der Blut bildenden Stammzellen im Knochenmark, die durch Proliferations- und Reifungsstörungen gekennzeichnet sind. Altersgipfel nach dem 60. Lebensjahr.

Krankheitsentstehung

Bei 90 % der Patienten liegt ein **primäres myelodysplastischen Syndrom** vor, d. h. die Ursache der Erkrankung bleibt unklar. In 10 % sind Schädigungsfaktoren wie etwa Benzol oder Zytostatika feststellbar (**sekundäres myelodysplastisches Syndrom**). Wahrscheinlich kommt es zuerst zu Störungen der Zelldifferenzierung und -reifung und ineffizienter Blutbildung und erst später durch wei-

tere Genschäden zur unkontrollierten Vermehrung der entarteten Zellen.

Symptome, Befund und Diagnostik

Das myelodysplastische Syndrom bereitet den meist älteren Patienten lange Zeit keine Beschwerden. Später treten zunehmend die Symptome einer Anämie (Müdigkeit, Schwäche, Schwindel), Leukozytopenie (Infektneigung) und Thrombozytopenie (Blutungsneigung) auf.

> Diagnostisch wegweisend sind eine Zellarmut im peripheren Blut (einer, zweier oder aller Zellreihen) und ein verändertes Aussehen von Blutzellen wie Knochenmark.

Durch weitere Blut- und Knochenmarkuntersuchungen wird festgestellt:
- Ob eine oder mehrere Zellreihen betroffen sind
- Wie hoch der Blastenanteil im Blut und Mark ist
- Ob Ringsideroblasten vorliegen (Erythroblasten mit eisenüberladenen Mitochondrien)
- Ob bzw. welche zyto- und molekulargenetischen Veränderungen die Blutzellen zeigen.

Dies ermöglicht die Zuordnung zu den verschiedenen Untergruppen des myelodysplastischen Syndroms (z. B. **refraktäre Anämie ohne** oder **mit Mehrliniendysplasien, mit Ringsideroblasten, mit Blastenüberschuss**) und eine Prognoseabschätzung. Generell besteht im Krankheitsverlauf eine Tendenz zum Übergang in ungünstigere Formen.

Behandlungsstrategie und Pflege

Sind die Patienten zum Zeitpunkt der Diagnosestellung beschwerdefrei oder -arm, wird angesichts des meist höheren Patientenalters zumeist abgewartet. Später vermögen evtl. eine Behandlung mit Wachstumsfaktoren der Blutbildung oder die Gabe „milder" Chemotherapien den Verlauf der Erkrankung zu verzögern. Neue Ansätze sind

Azacytidin (Vidaza®), Decitabine (Dacogen®) und Lenalidomid (Revlimid®). Symptomatisch werden Blutprodukte gegeben, Infektionen werden umgehend antibiotisch behandelt. Letztlich versterben die Patienten jedoch nach Monaten bis Jahren an Infektionen, Blutungen oder einer akuten myeloischen Leukämie (☞ 11.6.2). Bei jüngeren Patienten wird deshalb eine (allogene) hämatopoetische Stammzelltransplantation (☞ 11.4.2) angestrebt, die zwar riskant, aber einzige Heilungsmöglichkeit ist.

Pflege bei Blutungsneigung ☞ 11.10.6

Pflege bei krebsassoziierter Fatigue ☞ 12.1.6

Pflege bei Leukozytopenie ☞ 11.4.2

Pflege bei onkologischen Erkrankungen ☞ 12.1

Pflege bei Transfusion ☞ 11.4.1

Pflege bei Zytostatikatherapie ☞ 12.5.2

11.10 Hämorrhagische Diathesen

Hämorrhagische Diathese: Erhöhte Blutungsneigung. Die Blutungen sind im Verhältnis zur vorliegenden Verletzung oder Erkrankung zu lang, zu stark oder treten sogar spontan auf.

Entsprechend den drei Stufen der Gerinnung sind **hämorrhagische Diathesen** Folge von:
- Störungen der Gefäße (**Vasopathie** ☞ Tab. 11.35)
- Störungen der Thrombozyten, also **Thrombozytopenie** oder **Thrombozytopathie** (Funktionsstörung der Thrombozyten) ☞ 11.10.4
- Störungen der plasmatischen Gerinnung **(Koagulopathie)**, z. B. bei Hämophilie (☞ 11.10.1), Von-Willebrand-Jürgens-Syndrom (☞ 11.10.2), bei unzureichender Synthese der Gerinnungsfaktoren durch Vitamin-K-Mangel oder schwere Leberfunktionsstörungen sowie bei Verbrauchskoagulopathie (☞ 11.10.3).

In leichten Fällen klagen die Patienten nur über vermehrtes Nasenbluten oder häufige „blaue Flecke". In schwersten Fällen kann es ohne sichtbaren Auslöser z. B. zu einer tödlichen Gehirnblutung kommen. Die Art der Blutung lässt gewisse Rückschlüsse auf die zugrunde liegende Ursache zu (☞ Tab. 11.35).

11.10.1 Hämophilie A und B

Hämophilie *(Bluterkrankheit):* Angeborene Koagulopathie, bei der einzelne Gerinnungsfaktoren nicht oder nicht ausreichend gebildet werden. Schätzungsweise einer von 10 000 Männern ist betroffen, wobei 85 % der X-chromosomal-rezessiv vererbten **Hämophilie A** zuzuordnen sind, bei der die Bildung des Gerinnungsfaktors VIII gestört ist. 15 % gehören zur gleichfalls X-chromosomal-rezessiv vererbten **Hämophilie B,** bei der der Gerinnungsfaktor IX betroffen ist.

Krankheitsentstehung

Bei den Hämophilien handelt es sich um X-chromosomal-rezessiv vererbte Gerinnungsdefekte. In ca. 30 % ist der genetische Defekt durch Spontanmutationen neu erworben („leere" Familienanamnese über Generationen).

Symptome und Untersuchungsbefund

Aufgrund des X-chromosomalen Erbgangs sind fast alle Hämophile Jungen bzw. Männer. Typischerweise haben sie bereits nach kleinen Verletzungen ausgedehnte Blutungen sowie Spontanblutungen in Muskulatur und Gelenke mit dem Risiko irreversibler Gelenkschäden. Besonders gefährlich sind intrakranielle Blutungen. Die Blutung hört zunächst auf, da die Gefäßreaktion und die Blutstillung intakt sind, beginnt aber nach Stunden oder gar Tagen wieder.

Bei leichter Krankheitsausprägung zeigt sich die erhöhte Blutungsneigung nur in Ausnahmesituationen, z. B. als Nachblutung nach Zahnextraktionen oder Operationen.

Diagnostik

Typischerweise sind bei der Hämophilie die Blutungszeit und der Quick-Wert normal und die PTT stark verlängert. Die definitive Diagnose liefert die Einzelfaktorbestimmung durch ein Speziallabor.

		Koagulopathie	Thrombozytopenie, Thrombozytopathie	Vasopathie
Klinik		Hämatome, Muskel- u. a. Weichteilblutungen. Nachblutungen nach anfänglichem Blutungsstillstand. Bei schweren Formen Gelenkblutungen (Hämarthros)	Punktförmige Hautblutungen (Petechien). Kleinflächige Blutungen (Purpura). Flächenhafte Blutungen (Ekchymosen), Schleimhautblutungen	Uncharakteristisch, meist Petechien und Purpura kombiniert, oft der unteren Extremität
Orientierende Diagnostik	Quick	Erniedrigt *	Normal	Normal
	PTT	Verlängert **	Normal	Normal
	Thrombos	Normal	Bei Thrombozytopenie erniedrigt, bei -pathie normal	Normal
	Rumpel-Leede-Test	Normal	Normal oder krankhaft	Krankhaft

 * Normal bei Mangel an F VIII, IX, XI, XII
** Normal bei F-VII-Mangel

Tab. 11.35: Überblick über Klinik und Diagnostik bei erhöhter Blutungsneigung.

Behandlungsstrategie

Bei leichten Formen vermag eine Behandlung mit *Desmopressin* (Octostim® Dosierspray) den Faktor-VIII-Spiegel für kurze Zeit so anzuheben, dass die Blutung zum Stillstand kommt. Ansonsten ist ein Ersatz des fehlenden Faktors durch Faktorenkonzentrate i. v. (z. B. Recombinate®, ReFacto®) erforderlich, wobei Dosierung und Therapiedauer von der Schwere der Blutung bzw. Verletzung oder Operation abhängen. Erythrozytenkonzentrate und gefrorenes Frischplasma sind nur bei gleichzeitigem, nicht kompensierbarem Volumenverlust durch die Blutung angezeigt. Eine prophylaktische Dauerbehandlung benötigen Erwachsene nur selten.

Wegen des erhöhten Infektionsrisikos durch Blutprodukte werden alle Hämophilie-Kranken gegen Hepatitis B geimpft (☞ 8.4.1, 15.1.3).

Patientenberatung

- Der Patient wird hinsichtlich seiner Lebensführung beraten. Die Möglichkeit der *Heimbehandlung*, bei der der Patient oder dessen Eltern die Injektion der Gerinnungspräparate erlernen und zu Hause selbstständig durchführen, hat die sozialen Probleme dieser Patienten deutlich vermindert. Dennoch bleibt die Belastung hoch. Selbsthilfegruppen können den Patienten und seine Angehörigen bei der Problembewältigung unterstützen (✉5, 6)
- Weitere Beratungsangebote umfassen z. B. eine genetische Beratung und Berufsberatung
- Der Patient sollte einen Notfallausweis bei sich tragen, damit z. B. bei plötzlicher Bewusstlosigkeit keine schädigenden Arzneimittel gespritzt werden.

Prognose

Durch rechtzeitigen Ersatz der fehlenden Gerinnungsfaktoren können fast alle Patienten ein einigermaßen normales Leben führen.

11.10.2 Von-Willebrand-Jürgens-Syndrom

Von-Willebrand-Jürgens-Syndrom *(vWS):* Verminderung, Fehlen oder Funktionsstörung des **von-Willebrand-Faktors** *(vWF),* der als Trägerprotein von Faktor VIII dient und bei der Thrombozytenaggregation von Bedeutung ist. Daher Störung der Blutstillung *und* der Gerinnungskaskade. Mit einem Vorkommen von fast 1% häufigste Gerinnungsstörung überhaupt, meist aber symptomarm. In der überwiegenden Mehrzahl autosomal (dominant) vererbt.

Das klinische Bild des **von-Willebrand-Jürgens-Syndroms** schwankt stark: Die meisten sind nur leicht betroffen, daher wird die Gerinnungsstörung häufig nur zufällig, etwa im Rahmen präoperativer Routineuntersuchungen, festgestellt. In schweren Fällen entspricht die Blutungsneigung der bei Hämophilie. Typischerweise bestehen aber Petechien und flächenhafte Blutungen nebeneinander, die Blutungen treten früher nach Verletzungen auf als bei der Hämophilie, und Gelenkblutungen sind insgesamt seltener.

Je nach genauem Erkrankungstyp können Blutungszeit und PTT sowohl normal als auch verlängert sein. Die Diagnose wird durch Faktorbestimmung gesichert.

In leichten Fällen lässt Desmopressin (z. B. Octostim® Dosierspray) den Faktorspiegel ausreichend ansteigen. Ansonsten sind spezielle Faktorenkonzentrate, die den von-Willebrand-Faktor enthalten (z. B. Haemate® HS), notwendig. Bei Frauen kann eine hormonelle Verminderung oder Unterdrückung der Menstruation angezeigt sein.

Pflege ☞ *11.10.6*

11.10.3 Verbrauchskoagulopathie

Verbrauchskoagulopathie (*Disseminierte intravasale Gerinnung = coagulation*, kurz *DIC*): Erworbene komplexe Gerinnungsstörung mit den Leitsymptomen Blutungsneigung und Organstörungen.

Krankheitsentstehung

Die **Verbrauchskoagulopathie** tritt als Komplikationen z. B. von Schockzuständen oder einer Sepsis auf. Zunächst kommt es zur Aktivierung des Gerinnungssystems und zur Bildung von Mikrothromben (kleinste Gerinnsel) in den Gefäßen mit Durchblutungsstörungen bis zum

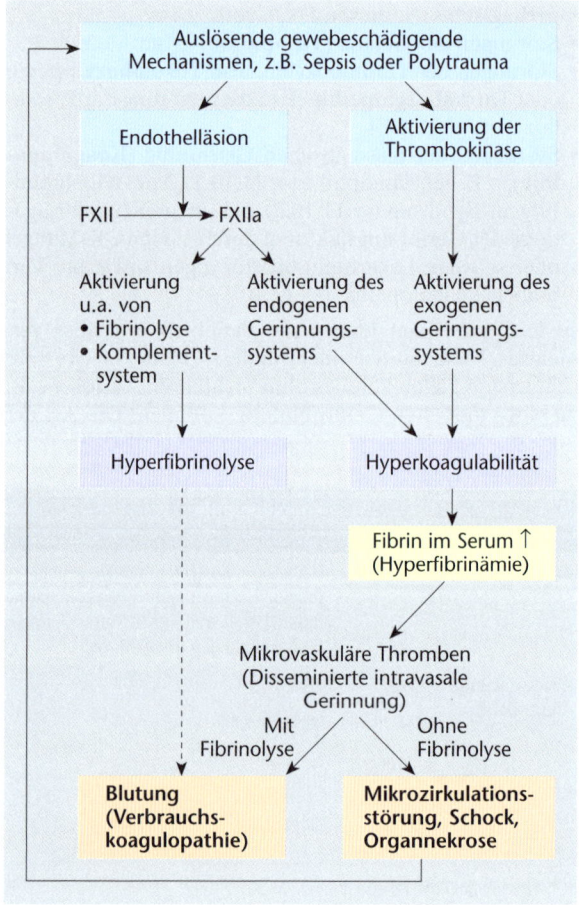

Abb. 11.36: Pathogenese der Verbrauchskoagulopathie in der Schemazeichnung. [L157]

Multiorganversagen. Durch den Verbrauch von Gerinnungsfaktoren und Thrombozyten sowie eine Aktivierung der Fibrinolyse bildet sich dann rasch eine gesteigerte Blutungsneigung aus.

Symptome, Befund und Diagnstik

Das voll ausgeprägte Krankheitsbild zeigt sich durch:
- Hämorrhagische Diathese mit Haut- und Schleimhautblutungen, Nachblutungen z. B. aus Stichkanälen, Magen-Darm-Blutungen, Nieren- oder Gehirnblutungen
- Gleichzeitiges Organversagen (Niere) infolge von Mikrothromben.

Anfangs ist die Thrombozytenzahl erniedrigt bei normaler oder sogar verkürzter PTT. In fortgeschrittenen Krankheitsstadien fallen praktisch alle Gerinnungstests pathologisch aus, und als Folge des sekundär gesteigerten Fibrinabbaus lassen sich Fibrinspaltprodukte (z. B. D-Dimere) im Blut nachweisen.

Behandlungsstrategie

Vordringlich sind die Behandlung der Grunderkrankung und die allgemeine Schocktherapie (☞ 3.4). In Frühstadien wird Heparin gegeben, um die Thrombenbildung zu verhindern. In späteren Stadien werden Gerinnungsfaktoren, Thrombozyten und ggf. AT III ersetzt.

Pflege

Alle gefährdeten Patienten und Patienten während der Therapie werden engmaschig auf mögliche Zeichen einer Blutung (z. B. auch Bauch- oder Kopfschmerzen) beobachtet. Darüber hinaus ist die Kontrolle der Vitalzeichen, insbesondere der Herz-Kreislauf-Funktion und der Atmung, notwendig. Die Schwere des zugrunde liegenden Krankheitsbildes zusammen mit der Verbrauchskoagulopathie und ihren Komplikationen (Nieren- oder Lungenversagen) erfordert eine intensivmedizinische Betreuung, evtl. mit Beatmung.

11.10.4 Thrombozytär verursachte Blutungen

Wird ein Blutgefäß verletzt, lagern sich die Thrombozyten an den Wundrand an und bilden den *Thrombozytenpfropf*, der den Gefäßdefekt provisorisch verschließt. Sowohl eine **Thrombozytopenie** (zu geringe Thrombozytenzahl, normal 150000–400000 Thrombozyten/μl Blut) als auch eine **Thrombozytopathie** (Funktionsstörung der Blutplättchen) führen zu erhöhter Blutungsneigung.

Krankheitsentstehung

Heparininduzierte Thrombozytopenie ☞ *Pharma-Info 5.37*

Ähnlich wie bei der Erythrozytopenie kann auch bei der *Thrombozytopenie* eine verminderte Produktion oder eine verkürzte Überlebenszeit vorliegen:
- Eine verminderte Thrombozytenproduktion ist in erster Linie Folge von Knochenmarkerkrankungen, z. B. Leukämien, oder einer Knochenmarkaplasie nach Arzneimitteln (Zytostatika) oder Bestrahlung

- Antikörperbedingte Thrombozytopenien treten z. B. nach Arzneimitteln oder Infektionen auf (**idiopathische thrombozytopenische Purpura,** kurz *ITP,* auch *Morbus Werlhof* genannt)
- Beim **Hypersplenismus** ist die Zellverminderung durch „Überfunktion" der Milz mit erhöhtem Blutzellabbau bedingt.

Thrombozytopathien sind ganz überwiegend erworben, etwa durch Arzneimittel (z. B. Azetylsalizylsäure und andere nichtsteroidale Antiphlogistika, Antibiotika, Kalziumantagonisten), Niereninsuffizienz, myeloproliferative Erkrankungen (☞ 11.8) oder ein multiples Myelom (☞ 11.7.3).

Symptome und Untersuchungsbefund

In der Regel wird die erhöhte Blutungsneigung erst bei Thrombozytenzahlen unter 30000/μl klinisch manifest. Bei den thrombozytär verursachten Blutungen handelt es sich meist um Petechien.

Diagnostik und Differenzialdiagnose

Die Diagnose einer Thrombozytopenie lässt sich durch einfache Plättchenzählung stellen. Der Ursachenklärung dient beispielsweise eine Antikörpersuche oder Knochenmarkuntersuchung. Spezielle Funktionstests ermöglichen den Nachweis einer Thrombozytopathie.

Behandlungsstrategie

Bei lebensbedrohlichen Blutungen sind **Thrombozytentransfusionen** (☞ 11.4.1) erforderlich. Ansonsten hängt die Behandlung von der Ursache der Erkrankung ab.

Bei medikamentös bedingter Thrombozytopenie muss das auslösende Arzneimittel abgesetzt werden. Die akute ITP bedarf oft keiner Behandlung und verschwindet in 85 % der Fälle innerhalb von Wochen spontan. Bei schweren chronischen Verlaufsformen sind Glukokortikoide und Immunglobuline angezeigt. Kommt es hierunter nicht zu einer Besserung, wird die Milz entfernt. Bei einem Wiederauftreten werden neben den genannten Arzneimitteln immunsuppressive Zytostatika und der monoklonale Antikörper Rituximab (Mabthera®) eingesetzt.

Pflege bei Zytostatikatherapie ☞ *12.5.2*

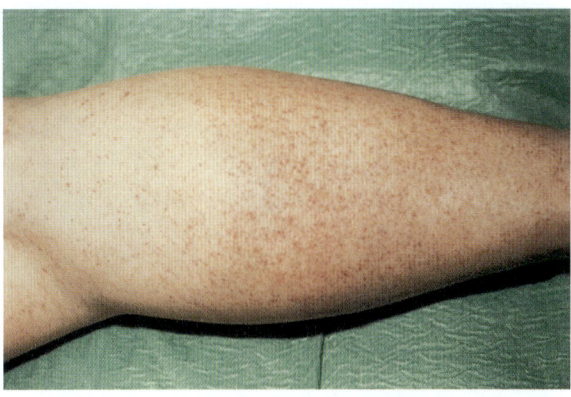

Abb. 11.37: Petechien am Unterschenkel einer jungen Frau mit idiopathischer thrombozytopenischer Purpura. [E179-168]

11.10.5 Blutungen durch Gefäßerkrankungen

Blutungen durch Gefäßerkrankungen sind selten bedrohlich. Typisch sind punktförmige Blutungen an hydrostatisch belasteten Körperpartien (Unterschenkel und Gesäß), der Rumpel-Leede-Test (☞ 11.3.5) ist pathologisch.

- Angeboren ist z. B. der **M. Osler,** eine autosomal-dominant vererbte Erkrankung mit punktförmigen Gefäßerweiterungen **(Teleangiektasien)** v. a. im Gesicht. Häufig ist Nasenbluten, selten sind lebensbedrohliche Blutungen bei Teleangiektasien innerer Organe. Auch erbliche Störung der Kollagensynthese können durch eine Störung des Gefäßwandaufbaus zu Blutungen führen, etwa beim **Ehlers-Danlos-Syndrom** mit zu dehnbarer Haut und überstreckbaren Gelenken
- Erworben sind z. B. Vaskulititden (☞ auch 13.8), etwa die v. a. bei Kindern und Jugendlichen auftretende **Purpura Schoenlein-Henoch.** Sie wird durch Infekte, Arznei- oder Nahrungsmittel ausgelöst. Leitsymptome sind Hautblutungen, Fieber, Gelenk- und Bauchschmerzen, eine *Glomerulonephritis* (☞ 9.6), oft mit *Makrohämaturie* (☞ 9.3.3), ist möglich
- Stoffwechselbedingt ist die Purpura bei Cushing-Syndrom (einschl. Glukokortikoidtherapie, ☞ 10.6.1) oder Vitamin-C-Mangel (☞ 10.8.3)
- Eher ein kosmetisches Problem sind die kleinflächigen Hauteinblutungen bei älteren Menschen **(Purpura senilis),** von denen braune Pigmentflecken zurückbleiben können.

11.10.6 Pflege von Patienten mit hämorrhagischer Diathese

Unabhängig von der Ursache gilt für die Pflege von Patienten mit einer erhöhten Blutungsneigung:
- Sorgfältige Beobachtung von:
  - Haut/Schleimhaut (Einblutungen?)
  - Bewusstseinslage (zerebrale Einblutungen?)
  - Ausscheidung (Blutbeimengungen in Urin, Stuhl oder Erbrochenem?)
  - Herz-Kreislauf-Funktion (Hypotonie? Tachykardie?)
  - Atmung (Dyspnoe? Atemgeräusche? Blutiger Auswurf?)
- Je nach Anforderung Kontrollen der Vitalzeichen, insbesondere von RR und Puls. Dabei beim Blutdruckmes-

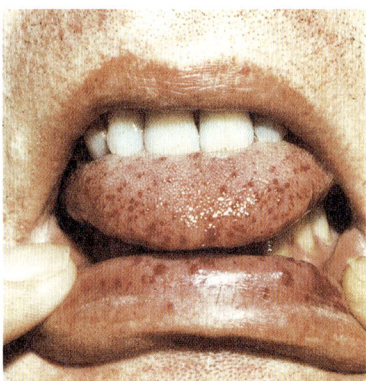

Abb. 11.38:
Teleangiektasien
an den Lippen und
der Zunge bei
M. Osler. [E179-168]

sen Manschette nur so weit und so lange aufpumpen wie unbedingt nötig, da das Aufpumpen Hauteinblutungen provozieren kann
- Lokale Maßnahmen zur Blutstillung, z. B. Ruhigstellung und Hochlagerung der betroffenen Extremität, evtl. Druckverband, Kälteanwendung oder Tamponaden
- Schutz des Patienten vor Verletzungen sowie entsprechende Information des Betroffenen zum Eigenschutz:
  - Ausschluss von „Stolperfallen“ (beispielsweise keine bodennahen Kabel). Bei hoher Gefährdung Bettruhe
  - Keine rektalen Temperaturmessungen, keine Klysmen oder Einläufe, keine Zäpfchen
  - Je nach Ausmaß der Gefährdung weiche Kost, Verzicht auf harte und scharfkantige Nahrungsmittel wie etwa Krustenbrot, Nüsse oder grätenhaltigen Fisch
  - Weiche Zahnbürste mit abgerundeten Borsten (möglichst nur die Zähne bürsten und nicht das Zahnfleisch). Bei hochgradiger Blutungsneigung gar keine Zahnbürste benutzen, sondern Mundreinigung mit Watteträgern, durch Mundduschen oder Mundspülungen
  - Kürzen der Finger- und Zehennägel nur wenn unbedingt notwendig, möglichst durch die medizinische Fußpflege
  - Bei Männern Trockenrasur mit Elektrorasierer statt Nassrasur
  - Obstipationsprophylaxe, um Verletzungen und Einblutungen beim Pressen zu vermeiden. Ggf. auf Arztanordnung Laxantien verabreichen
  - Kein „festes Schnäuzen“ wegen der Gefahr von Nasenbluten, Pflege der Nasenschleimhaut mit einer Nasensalbe
  - Bei Frauen Achten auf die Stärke der Menstruationsblutung (oft verstärkt)
- Keine i. m.-Injektionen, bei schwerer Thrombozytopenie auch keine s. c.-Injektionen
- Keine Arzneimittel, welche die Blutungsgefahr weiter erhöhen, z. B. das nicht rezeptpflichtige ASS, (etwa Aspirin®), das die Thrombozytenaggregation hemmt.

Weitere spezielle Maßnahmen werden bei den einzelnen Krankheitsbildern besprochen.

11.11 Erkrankungen des lymphatischen Systems

Maligne Lymphome ☞ 11.7

11.11.1 Lymphangitis und Lymphadenitis

Lymphangitis: Entzündung der Lymphgefäße.

Lymphadenitis: Entzündung der Lymphknoten.

Krankheitsentstehung

Lymphangitis wie **Lymphadenitis** entstehen durch ausgeprägte lokale Entzündungen in den vorgeschalteten Körperregionen.

Über die regionale Lymphadenitis hinaus können systemische Infektionen, beispielsweise durch bakterielle oder

11

virale Erreger, eine generalisierte Lymphknotenbeteiligung hervorrufen.

Symptome, Befund und Diagnostik

Eine Entzündung der Lymphgefäße zeigt sich durch rote Streifen im Verlauf der Lymphbahnen, die sich zum Körperstamm hin ausbreiten, warm anfühlen und druckschmerzhaft sind. Entzündete Lymphknoten sind vergrößert und ebenfalls druckschmerzhaft; die Haut darüber kann gerötet und überwärmt sein. Zusätzlich bestehen oft Fieber und ein beeinträchtigtes Allgemeinbefinden.

Die Diagnose wird meist klinisch gestellt. Bei unklaren Lymphknotenprozessen sollte zum Ausschluss einer malignen Erkrankung eine Lymphknotenentfernung erfolgen (☞ 12.4.4).

Behandlungsstrategie und Pflege

Häufig lässt sich die zugrunde liegende Entzündung medikamentös, z.B. mit Antibiotika, behandeln. Lymphknotenabszesse werden chirurgisch versorgt.

Das betroffene Körperteil wird ruhig gestellt, gekühlt und wenn möglich hochgelagert. Die weitere Pflege hängt von der Grunderkrankung ab (z.B. Pflege bei Erysipel ☞ 15.5.4).

Prognose

Mit Abklingen der Entzündung geht auch die Mitbeteiligung der Lymphgefäße und Lymphknoten wieder zurück. Allerdings können wiederholte Lymphgefäßentzündungen zu einem Lymphödem führen (☞ 11.11.2). Nach einer Lymphknotenentzündung bleibt der betroffene Lymphknoten häufig etwas vergrößert.

11.11.2 Lymphödem

> **Lymphödem:** Chronisches Ödem infolge Beeinträchtigung des Lymphabflusses.

Krankheitsentstehung

Das **primäre Lymphödem** ist angeboren und durch eine Minderentwicklung der Lymphgefäße verursacht. Es zeigt sich meist im jungen Erwachsenenalter.

Dagegen wird das **sekundäre Lymphödem** z.B. durch ärztliche Maßnahmen (etwa Strahlentherapien, Entfernung der axillären Lymphknoten bei Mammakarzinom), Entzündungen (z.B. Erysipel) oder Tumoren *(malignes Lymphödem)* verursacht, welche die Lymphgefäße und Lymphknoten mechanisch verlegen oder zerstören.

Symptome, Befund und Diagnostik

Leitsymptom ist eine zunehmende Schwellung, oft verbunden mit Spannungs- und Schweregefühl, Brennen und Bewegungseinschränkung der betroffenen Extremitäten. Das Lymphödem ist typischerweise blass, teigig (später hart) und schmerzlos. Auf Fingerdruck bleibt nur anfangs eine Delle zurück wie beim venös bedingten Ödem, später nicht mehr. Ebenfalls im Gegensatz zum

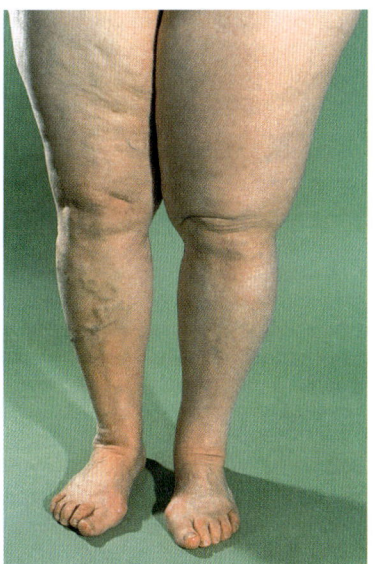

Abb. 11.39: Sekundäres Lymphödem am linken Oberschenkel nach Hysterektomie und Lymphadenektomie wegen eines Karzinoms. [M180]

venös bedingten Ödem sind bei einem Lymphödem der unteren Extremität auch die Zehen geschwollen. Kennzeichnend sind außerdem vertiefte Hautfalten. Schwerste Fälle mit unförmiger Schwellung der gestauten Körperregion werden als **Elephantiasis** bezeichnet. Typischerweise schreitet ein primäres Lymphödem von distal nach proximal fort, ein sekundäres vom Ort der Schädigung nach distal.

Die Diagnose ist, vor allem bei einem Erysipel, Operationen oder einer Strahlentherapie in der Anamnese, klinisch möglich. Manchmal sind Spezialuntersuchungen (z.B. *Lymphszintigraphie, indirekte Lymphographie* oder CT) erforderlich.

Behandlungsstrategie

Soweit möglich, wird die zugrunde liegende Ersterkrankung behandelt. In fortgeschrittenen Stadien und bei Erfolglosigkeit der konservativen Therapie (☞ Pflege) kann evtl. eine Operation angezeigt sein.

Pflege

Begonnen wird mit einer intensiven Behandlungsphase, um das Ödem und evtl. die Fibrose zu vermindern **(komplexe physikalische Entstauungstherapie).** Die dann fol-

Stadium	Klinische Merkmale
Stadium 0	Keine klinischen Symptome, aber herabgesetzte Transportkapazität der Lymphgefäße
Stadium I	Weiches Ödem mit Dellenbildung beim Eindrücken, (noch) keine Gewebeveränderung, reversibel
Stadium II	Härter werdendes Ödem, kaum noch Dellenbildung, Verhärtung des Gewebes durch Fibrose = Bindegewebsvermehrung, teilweise reversibel
Stadium III	Elephantiasis mit charakteristischen Hautveränderungen, irreversibel

Tab. 11.40: Klinische Stadien des Lymphödems.

genden Phasen sollen das erreichte Ergebnis sichern, wobei je nach Krankheitsstadium abermalige intensive Behandlungen zwischengeschaltet werden. Die Pflege bei Lymphödemen ruht auf vier Säulen:

- Die **manuelle Lymphdrainage** ist eine Sonderform der Streichmassage, die von speziellen *Lymphtherapeuten* durchgeführt wird
- Gute **Hautpflege** hält die Haut geschmeidig und beugt Hauteinrissen vor
- Anfangs **Kompression** durch Bandagen, später dann durch maßgefertigte **elastische Kompressionsstrümpfe** für die Beine sowie ebenfalls nach Maß gefertigte **Kompressionshandschuhe** und **-ärmel** (mit unterschiedlichen Fingerlängen, bis zum Handgelenk, zum Unterarm oder zum Oberarm reichend) zur Kompression für Hände und Arme. Die Pflegenden leiten Patient und Angehörige beim korrekten Anziehen an
- Häufig ist eine **Bewegungstherapie** mit speziellen gymnastischen Übungen in Abhängigkeit von der Lokalisation des Ödems angezeigt. Überanstrengung und Ermüdung sowie monotone Belastungen der betroffenen Region wie z. B. langes Tippen beim Armödem sind ungünstig
- Gleichmäßige, sanfte Bewegungen wirken sich positiv aus, während ruckartige Bewegungen (z. B. beim Tennis) ungünstig sind.

Patientenberatung

Ziel der Beratung ist es, den Patienten und seine Angehörigen für mögliche Risiken zu sensibilisieren und zur selbstständigen Prophylaxe im Alltag zu befähigen. Die Pflegenden informieren daher über Folgen und Risiken eines Lymphödems und beraten dahingehend, dass:

- Einengende oder abschnürende Kleidungsstücke wie etwa Ärmel oder Strümpfe mit Gummibündchen, zu enge Unterwäsche, Gürtel, aber auch zu enge oder zu hohe Schuhe ein Abflusshindernis sind und damit einen Lymphstau verursachen können
- Hitze und Kälte über eine Durchblutungssteigerung (bei Kälte reaktive Hyperämie) zu einer Verstärkung des Ödems führen. Deshalb sind für die Patienten heiße Bäder oder Wickel, Sonnenbäder und Saunagänge ebenso verboten wie Kälteanwendungen, z. B. Eispackungen
- Körperhaltungen wie das Übereinanderschlagen der Beine, langes Sitzen oder Stehen den Lymphabfluss behindern. Förderlich ist dagegen das zwischenzeitliche Hochlagern der betroffenen Extremität
- Verletzungen der betroffenen Extremität, etwa durch Nagelpflege oder kleinere Unfälle in Haus und Garten, unverzüglich behandelt und sorgfältig gepflegt werden sollten. Aus Rücksicht auf mögliche Verletzungen sollte deshalb auch auf Barfußgehen verzichtet werden
- Keine Injektionen, keine Blutabnahmen und Blutdruckmessungen an der betroffenen Extremität vorgenommen werden. Beobachtung (auch Selbstbeobachtung durch den Patienten) der betroffenen Extremität auf Rötungen und sonstige Hautveränderungen und Arztinformation.

Patienteninformation

Häufig können Lymphödeme durch konservative Behandlung, ggf. auch in Spezialkliniken, entscheidend gebessert werden. Voraussetzung ist, dass diese möglichst früh einsetzt – wenn das Ödem noch weich ist – und über Monate hinweg konsequent durchgeführt wird. Beim malignen Lymphödem entscheidet die Grunderkrankung über die Prognose.

Literatur und Kontaktadressen

📖 Literaturnachweis

1. Richtlinien zur Gewinnung von Blut und Blutbestandteilen und zur Anwendung von Blutprodukten (Hämotherapie). Aufgestellt gemäß Transfusionsgesetz von der Bundesärztekammer im Einvernehmen mit dem Paul-Ehrlich-Institut. Gesamtnovelle 2005, mit Änderungen und Ergänzungen 2007. Deutscher Ärzte-Verlag, Köln 2008. Nachzulesen im Internet unter www.bundesaerztekammer.de/page.asp?his=0.6.3288

2. Leitlinien zur Therapie mit Blutkomponenten und Plasmaderivaten. Herausgegeben von Vorstand und Wissenschaftlichem Beirat der Bundesärztekammer. 3. Aufl., Deutscher Ärzte-Verlag, Köln 2003. Nachzulesen im Internet unter www.bundesaerztekammer. de/30/Richtlinien/Leitidx/Blutkomponentenpdf.pdf

✉ Kontaktadressen

1. Interdisziplinäre Arbeitsgemeinschaft für klinische Hämotherapie (IAKH). Sitz der Arbeitsgemeinschaft: Prof. Dr. V. Kretschmer, Institut für Transfusionsmedizin und Hämostaseologie, Klinikum der Philipps-Universität Marburg, 35033 Marburg, Tel.: 06421/286 62 83, Fax: 06421/28 65 65 55, www.iakh.de

2. Deutsche Knochenmarkspenderdatei (DKMS), Zentrale Tübingen, Kressbach 1, 72072 Tübingen, Tel.: 07071/94 30, Fax: 07071/94 31 17, www.dkms.de

3. Deutsche Leukämie- und Lymphom-Hilfe e. V. (DLH), Thomas-Mann-Straße 40, 53111 Bonn, Tel.: 0228/33 88 92 00, Fax: 0228/33 88 92 22, www.leukaemie-hilfe.de

4. Kompetenznetz Maligne Lymphome. Zentrale: Klinikum der Universität zu Köln (Haus Lebenswert Geb. 61), Joseph-Stelzmann-Straße 9, 50924 Köln, Tel.: 0221/4 78 74 00, Fax: 0221/4 78 74 06, www.lymphome.de

5. Deutsche Hämophiliegesellschaft zur Bekämpfung von Blutungskrankheiten e. V. (DHG), Neumann-Reichardt-Straße 34, 22041 Hamburg, Tel.: 040/6 72 29 70, Fax: 040/6 72 49 44, www.dhg.de

6. Interessengemeinschaft Hämophiler e. V. (IGH), Ermekeilstraße 38, 53113 Bonn, Tel.: 0228/4 29 89 55, Fax: 0228/4 29 89 66, www.igh.info

11

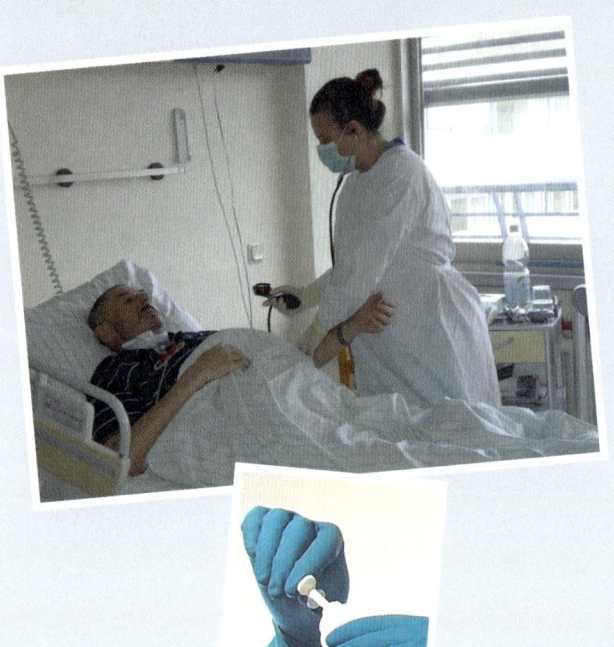

12 Pflege von Menschen mit onkologischen Erkrankungen

Onkologie: *Lehre von den Tumoren* einschließlich ihrer Entstehung, Prophylaxe, Erkennung und Behandlung. Im engeren Sinn bezeichnet Onkologie die *Internistische Onkologie.* Bei den bösartigen Erkrankungen des Blut bildenden Systems ist die Internistische Onkologie eng mit der Hämatologie (☞ Kap. 11) verknüpft, mit der sie auch ein Teilgebiet der Inneren Medizin bildet.

Tumor *(Geschwulst):* Im weiteren Sinne jede örtlich umschriebene Anschwellung (z. B. auch durch eine Entzündung). Im engeren Sinne Gewebevermehrung durch überschießendes, unkontrolliertes Zellwachstum.

Onkologische Erkrankungen sind häufig: 2004 starben in Deutschland fast 209 000 Menschen an malignen (bösartigen) Tumoren, die Zahl der Neuerkrankungen war mit ca. 436 500 mehr als doppelt so hoch (🕮 1).

12.1 Pflege bei onkologischen Erkrankungen

Onkologische Erkrankungen können jedes Organsystem betreffen. Die Betroffenen werden fast immer, evtl. nach vorangehender ambulanter Diagnostik, stationär zur weiteren Diagnostik und Behandlung aufgenommen. Auch im weiteren Krankheitsverlauf wechseln Phasen ambulanter Betreuung mit stationärer Versorgung. Pflegende begegnen onkologischen Patienten somit in spezialisierten Tumorzentren, auf allen Stationen im Krankenhaus, in hausärztlichen, hämato-onkologischen und anderen fachärztlichen Praxen sowie in der ambulanten häuslichen Pflege.

Einige pflegerische Schwerpunkte gestalten sich zwar je nach betroffenem Organsystem unterschiedlich. Unabhängig davon gibt es jedoch Problemfelder, die alle onko-

logischen Patienten betreffen und die die Arbeit der Pflegenden prägen. Dazu gehören:

- Die psychische Auseinandersetzung mit der Diagnose Krebs
- Gewichtsabnahme, Appetitlosigkeit, Übelkeit
- Haut- und Schleimhautveränderungen, oft als Folge therapeutischer Maßnahmen (z. B. Bestrahlung oder Chemotherapie)
- Erhöhte Infektanfälligkeit
- Schmerzen
- Große Müdigkeit, Leistungsschwäche
- Veränderung der Ausscheidung (z. B. Obstipation, Diarrhö).

12.1.1 Betroffene Menschen

Beratung und Pflege bei Haarausfall ☞ *12.5.2*

Die Diagnose „Krebs" bricht meist plötzlich über die Betroffenen herein – unabhängig davon, ob sie den Arzt zur Vorsorgeuntersuchung oder wegen Beschwerden aufgesucht haben. Sie werden oft von einer Stunde auf die andere mit einer lebensbedrohlichen Erkrankung konfrontiert und damit aus dem Alltag gerissen. Eine Tumorerkrankung bedeutet immer eine existenzielle Krise. Der Betroffene fragt sich, welchen Sinn sein (bisheriges) Leben gehabt hat. Er leidet zudem unter allgemeinen Symptomen wie körperlichem Unwohlsein und weiteren Beschwerden je nach zugrunde liegender Tumorerkrankung und den Diagnose- und Therapiemaßnahmen.

Viele Betroffene belastet außerdem die Veränderung ihres Aussehens. Die Gesellschaft anderer ist ihnen deshalb häufig unangenehm und sie isolieren sich, was die psychischen Probleme oft verstärkt. Auch Partnerschaft und Sexualität leiden; die Betroffenen fühlen sich nicht begehrenswert. Weitere körperliche Veränderungen wie z. B. Gewichtsabnahme oder Hämatome können das Gefühl der Unattraktivität steigern, sodass sich die Betroffenen vom Partner zurückziehen und körperlicher Nähe ausweichen. Nicht wenige Patienten fürchten sich außerdem vor zunehmender Pflegebedürftigkeit und damit vor Abhängigkeit von ihrem Partner. Sie machen sich Sorgen, wie das Leben für sie weitergeht, welche Einschränkungen die Erkrankung mit sich bringt, ob sie z. B. ihren Beruf weiter ausüben können oder ihnen eine lange Leidenszeit bevorsteht.

Altersgruppen

Auch wenn einige bösartige Erkrankungen typischerweise früh auftreten – insgesamt betrachtet erkranken an Krebs vor allem ältere Menschen: Nach Daten des Robert-Koch-Institutes liegt das mittlere Erkrankungsalter bei Männern wie Frauen bei etwas unter 70 Jahren.

Begleiterkrankungen

Begleiterkrankungen der Patienten sind überwiegend durch das höhere Lebensalter der Betroffenen bedingt und ohne ursächliche Beziehung zur Krebserkrankung.

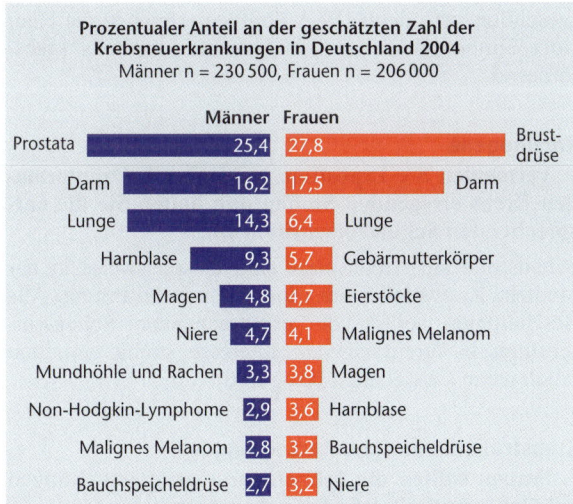

Prozentualer Anteil an der geschätzten Zahl der Krebsneuerkrankungen in Deutschland 2004
Männer n = 230 500, Frauen n = 206 000

	Männer	Frauen	
Prostata	25,4	27,8	Brustdrüse
Darm	16,2	17,5	Darm
Lunge	14,3	6,4	Lunge
Harnblase	9,3	5,7	Gebärmutterkörper
Magen	4,8	4,7	Eierstöcke
Niere	4,7	4,1	Malignes Melanom
Mundhöhle und Rachen	3,3	3,8	Magen
Non-Hodgkin-Lymphome	2,9	3,6	Harnblase
Malignes Melanom	2,8	3,2	Bauchspeicheldrüse
Bauchspeicheldrüse	2,7	3,2	Niere

Abb. 12.1: Prozentualer Anteil der zehn häufigsten Krebserkrankungen an der geschätzten Zahl der Krebsneuerkrankungen in Deutschland 2004. [W247]

12

Nur bei einigen Krebserkrankungen sind bestimmte Begleiterkrankungen überzufällig häufig und dann oft auf einen gemeinsamen Schädigungsfaktor zurückzuführen. So leiden Menschen mit einem Lungenkarzinom häufig an einer chronisch obstruktiven Lungenerkrankung.

12.1.2 Prävention

Maligne Tumoren sind multifaktoriell bedingt, also durch ein Zusammenspiel endo- und exogener Faktoren. Die genaue Gewichtung der verschiedenen Faktoren kann dabei allenfalls geschätzt werden. Die erbliche Veranlagung, aber auch das Älterwerden und damit verbundene wahrscheinliche oder gesicherte tumorfördernde Mechanismen sind nicht zu ändern. Ein Teil der Umwelteinflüsse aber ist beeinflussbar, und hier liegen die Ansätze zur **Krebsprävention.**

Europäischer Kodex gegen Krebs

Im **Europäischen Kodex gegen Krebs** haben europäische Wissenschaftler elf Regeln zur Krebsprävention aufgestellt (☐ 2, 3):

Nikotin

1. Rauchen Sie nicht! Falls Sie rauchen, versuchen Sie damit aufzuhören. Gelingt Ihnen dies nicht, rauchen Sie nicht in der Gegenwart von Nichtrauchen.

Am deutlichsten ist die Beziehung zwischen Rauchen und erhöhtem Lungenkrebsrisiko – je nach Statistik werden etwa 80–90 % aller Lungenkarzinome auf das Rauchen zurückgeführt. Rauchen ist jedoch auch ein Risikofaktor z. B. für Kehlkopf-, Blasen- und Bauchspeicheldrüsenkrebs. Daher werden die Gesundheitsgefahren des Rauchens und die Raucherentwöhnung zusammenfassend in 6.1.2 dargestellt.

Gewicht

2. Vermeiden Sie Übergewicht!

Zwar spielt Übergewicht vor allem eine Rolle bei der Entstehung von metabolischem Syndrom und Diabetes mellitus Typ 2 (☞ 10.7), doch wirkt Übergewicht auch bei der Entstehung einiger maligner Tumoren mit. Für das Mamma- und Endometriumkarzinom wird vermutet, dass diese Risikoerhöhung durch verstärkte und verlängerte Östrogeneinwirkung bedingt ist, da im Fettgewebe Östrogene produziert werden. Für andere Tumoren, allen voran das Dickdarmkarzinom, aber z. B. auch Gallenblasen- und Nierenkarzinom, ist zwar eine statistische Risikoerhöhung belegt, deren Ursache aber unklar. Behandlung und Prophylaxe von Übergewicht sind in 10.8.1 zu finden.

Körperliche Aktivität

3. Bewegen Sie sich jeden Tag einmal so, dass sie sich richtig anstrengen!

Ausreichend Bewegung reguliert das Körpergewicht, daher ist es schwierig, die Auswirkungen von Bewegung und Körpergewicht auf das Krebsrisiko voneinander zu trennen. Es scheint aber so, dass regelmäßige körperliche Aktivität das Risiko einiger Krebsformen leicht bis mäßig senkt.

Ernährung

4. Essen Sie jeden Tag mindestens fünf Portionen verschiedener Sorten Obst und Gemüse! Beschränken Sie den Anteil an tierischem Fett in Ihrer Nahrung.

5. Falls Sie Alkohol trinken, begrenzen Sie Ihren Konsum als Frau auf 10 g pro Tag, als Mann auf 20 g täglich, entsprechend etwa ein bzw. zwei Gläsern („drinks").

Der Einfluss falscher Ernährung auf das individuelle Krebsrisiko wird ähnlich hoch geschätzt wie der des Rauchens. Die größte Rolle bei der Krebsprävention durch gesunde Ernährung wird heute einem vermehrten Verzehr pflanzlicher Lebensmittel und einer Einschränkung des Konsums tierischer Fette zugeschrieben (Details zur Ernährungsberatung ☞ 10.1.4). Völliger Verzicht auf Fleisch oder Alkohol ist dabei nicht notwendig.

Auf welche Art und Weise gesunde Ernährung das Krebsrisiko mindert, ist jedoch noch weitgehend unbekannt. Es wird zwar verschiedenen Bestandteilen von Obst und Gemüse ein Schutzeffekt zugeschrieben, belegt ist dieser für *einzelne Bestandteile* jedoch nicht. Der Schutzeffekt gesunder Ernährung ist auch nicht durch Einnahme von Vitamintabletten oder anderen Zusatzstoffen zu erzielen, sondern scheint an eine insgesamt „gesunde" Ernährung mit ihrer unüberschaubaren Vielfalt an (pflanzlichen) Substanzen und deren Wechselwirkungen untereinander gebunden.

Sonne

6. Schützen Sie sich vor intensiver Sonneneinstrahlung; falls Sie zu Sonnenbränden neigen, seien Sie lebenslang vorsichtig!

Übermäßige Sonnenbestrahlung und dabei insbesondere Sonnenbrände während Kindheit und Jugend sind der Hauptrisikofaktor bösartiger Hauttumoren, vor allem des *malignen Melanoms.* Je heller die Haut, desto mehr sollte man sich daher vor der Sonne schützen, am besten durch Kleidung oder Aufenthalt im Schatten. Sonnenschutzmittel sind zwar sinnvoll, sollten aber nicht zu übermäßig langen Sonnenbädern verleiten (weil man ja „geschützt" ist), denn UV-A-Strahlen erreichen die Haut trotz Sonnenschutzmittel und wirken ebenfalls krebsfördernd.

Karzinogene

7. Vermeiden Sie Exposition gegenüber bekanntermaßen Krebs erregenden Stoffen und halten Sie die entsprechenden Schutzvorschriften ein.

Schadstoffe am Arbeitsplatz sind beispielsweise in der Medizin Zystostatika oder ionisierende Strahlung. Alle Beschäftigten sollten die entsprechenden Schutzvorschriften in ihrem eigenen Interesse streng einhalten (auch wenn sie vielleicht lästig sind).

Krebsfrüherkennungsuntersuchungen

8. Frauen sollten die Früherkennungsuntersuchungen auf Gebärmutterhalskrebs in Anspruch nehmen.

9. Frauen ab 50 Jahren sollten an Programmen zur Früherkennung von Brustkrebs teilnehmen, diese sollten ein Mammographie-Screening beinhalten.

12

10. Alle Menschen über 50 Jahren sollten die angebotenen Screening-Untersuchungen auf Dickdarmkrebs wahrnehmen.

Zur Krebsprävention gehört auch die Sekundärprävention. In Deutschland umfasst das Früherkennungsprogramm derzeit:
- Für Frauen ab 20 Jahren Untersuchungen auf Gebärmutterhalskrebs, ab 30 Jahren Untersuchungen auf Brustkrebs (zwischen 50 und 70 Jahren mit Mammographie-Screening)
- Für Männer ab 45 Jahren eine (Tast-)Untersuchung der Prostata
- Für Frauen und Männer ab 35 Jahren alle zwei Jahre eine Früherkennungsuntersuchung auf Hautkrebs, ab 50 Jahren Früherkennungsuntersuchungen auf Dickdarmkrebs (ab 55 Jahren incl. Koloskopie, Details ☞ 7.3.4).

Auch wenn es nicht im Kodex steht: Patienten mit Erkrankungen, die bekanntermaßen mit einem erhöhten Krebsrisiko verbunden sind, sollten die für diese Erkrankungen empfohlenen Kontrolluntersuchungen regelmäßig wahrnehmen (z. B. Patienten mit perniziöser Anämie oder Dickdarmpolypen). Und jeder, der möglicherweise auf Krebs hindeutende Beschwerden oder Veränderungen an sich bemerkt, sollte diese umgehend ärztlich abklären lassen.

Impfen

11. Nehmen Sie an Impfprogrammen gegen Hepatitis B teil!

Weltweit sind bei ca. 15 % und in Europa immerhin bei rund 8 % der Krebserkrankungen chronische Infektionen von Bedeutung. Geimpft werden kann gegen die Hepatitis B als einen wichtigen Risikofaktor des Leberzellkarzinoms (☞ 8.4.2, 8.4.3, 8.4.8). Die Hepatitis-B-Impfung wird in Deutschland für alle Kinder sowie für besonders gefährdete Erwachsene empfohlen. Seit Ende 2006 gibt es außerdem einen Impfstoff gegen die Typen humaner Papillomaviren (HPV), die an der Entstehung des Gebärmutterhalskrebses beteiligt sind. Seit Mitte 2007 wird die Impfung für alle jungen Mädchen empfohlen.

> Pflegende sollten im Alltag alle Patienten motivieren, durch eine gesunde Lebensweise ihr individuelles Krebsrisiko zu vermindern und sie zu den Hauptsäulen Ernährung, Raucherentwöhnung und körperlicher Aktivität beraten (☞ 10.1.4, 6.1.2, 5.1.2). Einen sicheren Schutz vor Krebs bietet jedoch auch der gesündeste Lebensstil nicht, bei vielen Krebserkrankungen sind nicht einmal Risikofaktoren bekannt. Daher weisen die Pflegenden die Patienten auf die Bedeutung der Krebsfrüherkennung hin und ermutigen sie, die angebotenen Untersuchungen in Anspruch zu nehmen.

12.1.3 Rehabilitation

Onkologische Patienten haben Anspruch auf Rehabilitationsmaßnahmen. Ziele sind die weitestmögliche Wiederherstellung von Gesundheit und Lebensqualität, die Minderung von Folgeschäden und die Wiedereingliederung des Erkrankten in sein familiäres, soziales und berufliches Umfeld.

Die onkologische Rehabilitation kann stationär, teilstationär oder ambulant durchgeführt werden. Sowohl aufgrund der bestehenden Versorgungsstrukturen als auch aufgrund der Wünsche der Patienten werden die meisten Maßnahmen derzeit stationär durchgeführt. Voraussetzungen sind eine abgeschlossene Erstbehandlung und die Rehabilitationsfähigkeit des Betroffenen. Die ambulante Fortsetzung zumindest eines Teils der Maßnahmen ist oftmals sinnvoll zur Sicherung des Rehabilitationserfolges.

Bestandteile und besondere Aspekte der onkologischen Rehabilitation sind vor allem:
- Fortsetzung der medizinischen Behandlung (z. B. Chemo-, Hormon-, Schmerztherapie)
- Steigerung der körperlichen Leistungsfähigkeit, z. B. aufbauendes körperliches Training, ggf. gezielte Physiotherapie
- Behandlung des Fatigue-Syndroms (☞ 12.1.6)
- Umgang mit Hilfsmitteln (z. B. Stomaversorgung nach Dickdarmkrebs)
- Abbau von Informationsdefiziten, z. B. Vorträge zu den verschiedenen Therapien bei Krebs oder zu psychologischen Aspekten
- Hilfen bei der Verarbeitung der Erkrankung, Stärkung aktiver und gesunder Anteile, z. B. Methoden der Angst- und Stressbewältigung, ggf. Gesprächstherapien. Ermutigung zu Freizeitaktivitäten
- Ernährungsberatung, abgestimmt auf die individuellen Probleme des Betroffenen
- Spezielle erkrankungsabhängige Maßnahmen zur Minderung von Folgeschäden, z. B. Sprachschulung bei Kehlkopfkrebs, Lymphödemprophylaxe/-behandlung bei Brustkrebs, Beckenbodengymnastik nach gynäkologischen oder urologischen Erkrankungen, ergotherapeutisches Funktionstraining
- Unterstützung in sozial- und berufsrechtlichen Fragen, z. B. bezüglich der Wiederaufnahme der Berufstätigkeit, stufenweise Wiedereingliederung oder die versuchsweise Eingliederung an einem anderen Arbeitsplatz im gleichen Betrieb.

12.1.4 Patientenberatung

12

Die Patientenberatung bei onkologischen Erkrankungen ist oftmals sehr umfangreich. Hauptprobleme des Patienten und damit Schwerpunkte der Beratung sind Hilfen zur Bewältigung der Diagnose (☞ 12.1.5) sowie zum angemessenen Verhalten bei den verschiedenen Therapieformen, ihren Nebenwirkungen und den daraus resultierenden Prophylaxen (☞ 12.5.2–12.5.5). Zur Beratung der Betroffenen gehört auch der Umgang mit der krebsassoziierten Fatigue, die viele Patienten in besonderem Maße belastet (☞ 12.1.6).

Darüber hinaus gibt es Beratungsinhalte, die stark von der jeweiligen Krebsform und -lokalisation abhängen – ein Patient mit Dickdarmkrebs benötigt ganz andere Beratungsinhalte als ein Patient mit einem Lungentumor. Diese Aspekte der Patientenberatung werden bei den jeweiligen Krankheitsbildern abgehandelt.

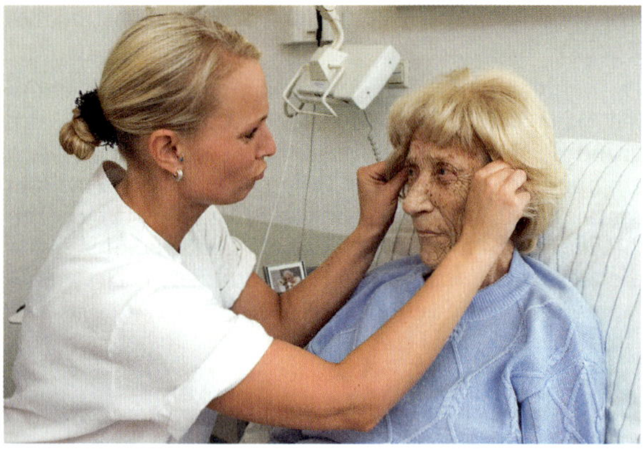

Abb. 12.2: Zur Patientenberatung gehört auch der Umgang mit Hilfsmitteln wie hier das Anlegen der Perücke.[K115]

12.1.5 Beobachten, Beurteilen, Intervenieren

Welche Lebensbereiche bei einem Tumorkranken beeinträchtigt sind, hängt zum einen von der Lokalisation des Tumors ab. So ist beispielsweise bei einem Patienten mit einem Ösophaguskarzinom (☞ 7.4.5) vor allem die Ernährung beeinträchtigt, bei einem Patienten mit Lungenkarzinom (☞ 6.8.2) hingegen die Atmung. Zum anderen hängt die Beeinträchtigung von den jeweiligen Behandlungsmaßnahmen ab. So hat z.B. eine Zytostatikatherapie (☞ 12.5.2) unter anderem mit Übelkeit, Erbrechen, Leukozytopenie (☞ 11.3.3, 11.4.2) und Thrombozytopenie (☞ 11.10, 11.10.4) andere Auswirkungen als eine Hormontherapie (☞ 12.5.3) oder eine Operation.

Im Folgenden werden vor allem solche Aspekte angeschnitten, die für den überwiegenden Teil der Tumorkranken von Bedeutung sind. Spezielle Pflegeprobleme, die aus den Behandlungsmaßnahmen resultieren, werden in den entsprechenden Abschnitten besprochen.

> Grundsätzlich wichtig ist die kontinuierliche und dem Patienten angemessene Information über alles, was mit ihm passiert, sowie die Beantwortung aller anstehenden Fragen (z.B. auch zu Schwerbehindertenantrag, Weiterversorgung zu Hause). Um sich sicher zu fühlen, muss der Kranke wissen, wodurch er gefährdet ist und wie er selbst Gefahren vorbeugen kann. Die Pflegeziele werden gemeinsam mit dem Patienten besprochen und berücksichtigen seine persönlichen Bedürfnisse. Die konsequente Miteinbeziehung des Patienten fördert seine Motivation, auch manchmal unangenehme Pflegemaßnahmen zu unterstützen (☐ 4).

Einschätzung des körperlichen Zustandes des Tumorkranken

Der körperliche Zustand von Krebskranken ist sehr unterschiedlich. Ihr körperliches Befinden lässt sich z.B. anhand des **Karnofsky-Index** oder des **WHO-Aktivitätsindex** einstufen. Eine Gegenüberstellung dieser beiden gebräuchlichen Systeme zeigt ☞ Tab. 12.3.

Es gibt noch weitere Skalen, z.B. den **Spitzer-Lebensqualitätsindex** oder den **Europäischen Lebensqualitäts-Fragebogen.** Sie sind insgesamt etwas ausführlicher.

Bewegung

Fatigue ☞ 12.1.6

Die Leistungsfähigkeit der Betroffenen ist vermindert, körperliche Betätigung fällt oft schwerer. Patienten mit Anämie oder Fatigue ermüden bereits bei geringer Belastung und brauchen häufig längere Ruhepausen. Die Pflegenden berücksichtigen dies bei den notwendigen Pflegemaßnahmen, unterstützen den Betroffenen aber gleichzeitig, seine Selbstständigkeit und Beweglichkeit im

Karnofsky-Index [%]		WHO-Aktivitätsindex [Grad]	
100	Normal, keine Beschwerden, keine Krankheitszeichen	Normale Aktivität ohne Einschränkungen	0
90	Patient ist zu normaler Aktivität fähig, zeigt kleinere Krankheitssymptome	Leicht verminderte Aktivität und Belastbarkeit, ambulant und in der Lage, sich selbst zu versorgen	1
80	Normale Aktivitäten, allerdings mit Anstrengung, einige Krankheitssymptome		
70	Patient versorgt sich selbst, ist jedoch weder zu normalen Aktivitäten noch zu normaler Arbeit fähig	Arbeitsunfähigkeit, aber in der Lage, sich selbst zu versorgen. Tagsüber weniger als 50 % der Zeit im Bett	2
60	Gelegentliche Unterstützung erforderlich, Patient versorgt sich jedoch weitgehend selbst		
50	Erhebliche Unterstützung sowie häufige medizinische Versorgung erforderlich	Nur eingeschränkt in der Lage, sich selbst zu versorgen, ständige Pflege und Hilfe notwendig, tagsüber mehr als 50 % der Zeit im Bett	3
40	Patient ist behindert, benötigt besondere Versorgung und Unterstützung		
30	Schwerbehindert, Krankenhauseinlieferung angezeigt, Patient ist jedoch nicht moribund (sterbend)	Nicht in der Lage, sich selbst zu versorgen, komplett pflegebedürftig, bettlägerig	4
20	Patient ist schwerstkrank, Krankenhauseinlieferung unerlässlich, Intensivbehandlung		
10	Patient ist moribund, tödlicher Krankheitsverlauf schreitet rasch voran		
0	Tod		

Tab. 12.3: Der Karnofsky-Index und der WHO-Aktivitätsindex erlauben, den körperlichen Zustand und die Autonomie (Unabhängigkeit) von Tumorkranken abzuschätzen und so z.B. den Therapieerfolg zu beurteilen.

12

Rahmen seiner Möglichkeiten zu erhalten (aktivierende Pflege). Sie haben außerdem bei verminderter Bewegungsfähigkeit das erhöhte Dekubitus-, Thrombose- und Pneumonierisiko im Blick und ergreifen entsprechende prophylaktische Maßnahmen.

Haut

Pflege bei Haarausfall ☞ 12.5.2

Pflege der bestrahlten Haut ☞ 12.5.4

Mundpflege bei Bestrahlung ☞ 12.5.4

Sowohl durch die Grunderkrankung (z. B. Hautmetastasen) als auch infolge der Behandlungsmaßnahmen, z. B. einer Strahlentherapie, können Haut- und Schleimhautveränderungen auftreten. Daher kontrollieren die Pflegenden die Haut des Patienten täglich (ggf. häufiger) auf Veränderungen wie etwa allergische Reaktionen (z. B. auf Arzneimittel) oder Petechien (z. B. durch Thrombozytopenie) und leiten den Patienten zur Selbstbeobachtung an. Wichtig sind:

- Sorgfältiges Abtrocknen vor allem in den Hautfalten und zwischen den Zehen (Gefahr von Pilzinfektionen)
- Regelmäßige Hautpflege mit Cremes oder Lotionen (je nach Hauttyp)
- Verzicht auf das Schneiden von Horn- oder Nagelhaut während der Phase der Leukopenie
- Elektro- statt Nassrasur
- Tragen vorwiegend von Baumwollmaterialien, die daheim von den Angehörigen bei 60° gewaschen werden können.

Patienten mit Leukozytopenie sind außerdem verstärkt infektionsgefährdet (v. a. durch Pilzinfektionen). Auch hier sind eine sorgfältige Haut- und Schleimhautbeobachtung (z. B. zwischen den Zehen, im Mund) sowie prophylaktische Maßnahmen im Rahmen der Körperpflege wichtig (weitere Pflege bei Leukozytopenie ☞ 11.4.2).

Von besonderer Bedeutung bei onkologischen Patienten sind eine sorgfältige Mundpflege und die Beobachtung der Mundschleimhaut auf Infektionen. Günstig ist generell, die Mundhöhle häufig anzufeuchten und den Speichelfluss anzuregen, etwa durch gefrorene Früchte (z. B. Ananas), Eiswürfel (aus Wasser oder anderen Getränken) oder säurehaltige Tees (z. B. Malve), sofern die Mundschleimhaut intakt ist. Häufig entwickelt sich, z. B. im Rahmen einer Zytostatikatherapie, eine Stomatitis (Mundschleimhautentzündung), die spezielle Pflegemaßnahmen erfordert (☞ 12.5.2). Bei verstärktem Zahnfleischbluten, z. B. durch Thrombozytopenie, soll der Patient auf Zahnbürsten verzichten und Mundspülungen durchführen.

Der therapiebedingte Haarausfall stellt für viele Betroffene ein Problem dar. Es ist sinnvoll, wenn sie von den Pflegenden frühzeitig auf die Veränderungen ihres Aussehens vorbereitet werden. Sie und ihre Angehörigen können sich dann rechtzeitig mit diesen Veränderungen auseinandersetzen und mögliche Hilfen nutzen, z. B. eine Perücke anfertigen lassen. Hilfreich können auch Kosmetikseminare (z. B. die kostenlosen Seminare von DKMS LIFE, ✉ 1) sowie der Kontakt zu Selbsthilfegruppen sein, durch die Patienten von den Erfahrungen anderer Betroffener profitieren können (✉ 2, 3).

Körpertemperatur

Um auftretende Infektionen bei Patienten mit Leukämien, Zytostatika- oder Strahlentherapie rechtzeitig zu erkennen, kontrollieren die Pflegenden regelmäßig die Körpertemperatur. Bei gleichzeitig erhöhter Blutungsgefahr wird auf die rektale Temperaturmessung verzichtet. Die Pflegenden raten dem Patienten, Menschenansammlungen zu meiden, ebenso Besucher, von denen eine Infektionsgefahr ausgeht.

Hat der Patient Fieber, verabreichen die Pflegenden fiebersenkende Medikamente auf Arztanordnung und ergreifen physikalische Maßnahmen (z. B. Wadenwickel).

Ernährung

Ernährung bei Abwehrschwäche ☞ 12.5.2

Pflege bei zytostatikabedingtem Erbrechen ☞ 12.5.2

Tumorleiden führen oft zu Gewichtsverlust und – verursacht durch Schmerzen und Therapie – zu Appetitlosigkeit, Übelkeit und Erbrechen. Unzureichende Ernährung schwächt den Patienten aber noch mehr, sodass er notwendige aggressive Therapien schlechter toleriert. Daher:

- Wunschkost oder von den Angehörigen mitgebrachte Mahlzeiten kommen den Vorlieben des Patienten meist eher entgegen als die übliche Krankenhauskost. Dabei achten die Pflegenden darauf, dass die Kost ballaststoff-, vitamin- und eiweißreich ist und informieren bzw. beraten Patient und Angehörige über eine ausgewogene Ernährung
- Viele Patienten vertragen fünf bis sechs kleine Mahlzeiten besser als drei große. Genügend Zeit zum Essen wirkt sich ebenfalls positiv aus
- Patienten mit Bestrahlungen des Bauchraums erhalten leicht verdauliche, ballaststoffarme Kost (Durchfälle)
- Bei Gefahr von Mundschleimhautreizungen sind säurehaltige Getränke wie z. B. Obstsäfte zu meiden
- Sollte der Patient keinen Appetit haben, respektieren die Pflegenden dies (ggf. später Essen wärmen). Sie achten darauf, ob das Essenstablett mehrfach (fast) unberührt bleibt. Viele Patienten trauen sich z. B. nicht, über ihre Übelkeit zu klagen, weil sie glauben, das „muss so sein". Evtl. helfen appetitanregende Arzneimittel oder z. B. Tees aus Schafgarbe oder Salbei
- Abwehrgeschwächte Patienten müssen auf Frischkost (z. B. Salate), aber auch Schimmelkäse verzichten. Gründlich gewaschenes und schälbares Obst ist erlaubt (z. B. Bananen, Äpfel, Birnen, eingekochtes Obst). Was erlaubt ist und was nicht, hängt vom Ausmaß der Abwehrschwäche ab (☞ auch 11.4.2). Patienten mit erhöhter Blutungsgefahr sollten keine harten und scharfkantigen Nahrungsmittel wie etwa Nüsse oder Kantenbrot zu sich nehmen
- Wenn sich abzeichnet, dass der Nährstoffbedarf des Patienten mit „normaler" Kost nicht gedeckt wird, bieten ihm die Pflegenden frühzeitig orale Zusatzernährung an, z. B. energiereiche Drinks für „zwischendurch" oder zur Nacht.

Reicht die orale Nahrungsaufnahme dennoch nicht aus, kann sie durch parenterale Ernährung oder Sondenernährung (PEG oder nasogastrale Sonde ☞ 1.4.3) ergänzt oder ersetzt werden. Dies ist insbesondere bei (the-

12

rapiebedingten) Entzündungen der Schleimhäute des Mundes, des Ösophagus oder des übrigen Magen-Darm-Traktes oft erforderlich. Zu bedenken ist jedoch, dass sowohl eine PEG als auch eine nasogastrale Sonde als auch ein venöser Zugang invasive Eingriffe (mit den damit verbundenen Komplikationen) darstellen und u. U. den Appetit und die Mobilität des Patienten weiter einschränken können.

Immer wieder werden Pflegende und Ärzte auf spezielle „Tumordiäten" angesprochen, die den Tumor z. B. „aushungern" sollen. Allerdings ist eine krebshemmende Diät bisher nicht bekannt. Möchte ein Patient aber ein bestimmtes Kostregime ausprobieren, kann ihm das durchaus zugestanden werden, sofern der Nährstoffbedarf gedeckt wird (evtl. Diätassistentin hinzuziehen). Eine spezielle Diät ist bei Tumorkranken nur bei Begleiterkrankungen (z. B. Diabetes mellitus) oder Komplikationen (z. B. Mundschleimhaut- oder Speiseröhrenentzündung, Hyperkalzämie ☞ 9.15.4) notwendig.

Wichtig sind Gewichtskontrollen, Hautbeobachtung und ggf. Flüssigkeitsbilanzierung zur Überwachung des Ernährungszustands. Zur Ernährungsberatung von Tumorpatienten kann je nach Tumorart und individueller Situation des Betroffenen u. U. viel Information durch die Pflegenden erforderlich sein. Günstig ist, eine Diätassistentin hinzuzuziehen.

Ausscheidung

Sowohl durch die Grunderkrankung, etwa eine zunehmende Einengung der Darmlichtung durch einen Tumor oder durch Einbrechen eines Tumors in die Harnblase, als auch durch die Behandlung (z. B. Zytostatika ☞ 12.5.2, Morphinabkömmlinge gegen Schmerzen ☞ 2.4.4) können sich die Ausscheidungen des Patienten verändern. Daher werden Stuhl, Urin und auch die Haut (Ödeme?) – ebenso vom Patienten selbst – auf Veränderungen beobachtet:

- Blutbeimengungen (sichtbares Blut in Urin oder Stuhl, Teerstühle) können eine Gerinnungsstörung oder einen Mangel an Thrombozyten anzeigen. Blut im Stuhl kann aber auch Ausdruck eines Magenulkus, blutiger Urin Zeichen einer schweren Zystitis (☞ 9.5.2) sein
- Bei Harnwegsinfekten ist der Urin oft flockig oder riecht anders als sonst
- Obstipation tritt z. B. infolge veränderter Ernährung und Bewegungsmangel auf, kann aber auch durch bestimmte Zytostatika (z. B. Vincristin, Vinblastin ☞ 12.5.2), Morphinabkömmlinge oder einige Antiemetika verursacht sein. Zur Obstipationsprophylaxe ist u. a. auf eine ausreichende Flüssigkeitszufuhr sowie Bewegung zu achten (☞ 7.2.7)
- Durchfälle können sowohl Folge einer Darminfektion als auch einer Zytostatika- oder Strahlentherapie sein (☞ 12.5.2, 12.5.4) und belasten den Patienten oft sehr, z. B. auch durch Analfissuren und Ekzeme. Zur Vermeidung dieser Komplikationen ist eine sorgfältige Analhygiene wichtig (z. B. mit weichem Toilettenpapier, feuchten Tüchern, Fettsalbe). Ebenso ist bei allen invasiven Maßnahmen wie z. B. bei der Anwendung von Darmrohren darauf zu achten, die Schleimhaut nicht zu verletzen

- Bei blutungsgefährdeten Patienten dürfen keine rektalen Temperaturmessungen, keine Klysmen, Einläufe oder Suppositorien angewendet werden
- Wegen der bei Durchfällen erhöhten Flüssigkeitsverluste und der verminderten Nährstoffresorption wird bei länger andauernden Durchfällen eine Infusionstherapie erwogen.

Schlaf

Alle schwer kranken Patienten brauchen verhältnismäßig viel Entspannung, Ruhe und Schlaf, um Kräfte zu sammeln. Die Pflegenden tragen durch eine geeignete Planung der Untersuchungen und pflegerischen Maßnahmen dazu bei, dass der Patient tagsüber längere Ruhepausen hat. Manchmal ist eine Besuchsbeschränkung sinnvoll, da nicht wenige Patienten Besuch als anstrengend empfinden, sie sich aber selbst nicht trauen, ihre Besucher darauf aufmerksam zu machen. Ein besonderes und häufiges Phänomen bei Tumorpatienten ist außerdem übermäßige Erschöpfung (krebsassoziierte Fatigue, ☞ 12.1.6).

Viele Tumorpatienten leiden trotz ihres Ruhebedürfnisses und ihrer Erschöpfung unter Schlafstörungen. Hierfür verantwortlich sind nicht nur körperliche Ursachen wie Schmerzen, sondern oft quälende Gedanken um die Zukunft. Oft können Pflegende dann z. B. durch eine atemstimulierende Einreibung, Wärmeanwendung, ein Gespräch oder Musik das Einschlafen erleichtern.

Kommunikation

Patienten mit malignen Erkrankungen müssen sich mit ihrer Erkrankung auseinandersetzen, sie verarbeiten. Abhängig von der Persönlichkeit des Patienten gibt es Phasen, in denen er sich mitteilen will, wie auch Zeiten, in denen er schweigen möchte. Die Pflegenden bemühen sich, die verschiedenen Phasen und unterschiedlichen Bedürfnisse des Patienten zu erspüren und *sagen* ihm nicht nur, dass er sich mit Problemen jederzeit an sie wenden kann, sondern lassen ihn dies auch durch kleine Gesten *spüren* und achten auf Gesprächssignale des Patienten. Auf der anderen Seite respektieren sie den Wunsch mancher Patienten, nicht über die Krankheit reden zu wollen.

Viele Patienten glauben, ihren Alltag nicht mehr alleine bewältigen zu können. Kleine Dinge können zu scheinbar unüberwindbaren Hindernissen werden. Die Betroffenen stellen sich Fragen wie: Werde ich zum Arzt fahren können? Kann ich alleine einkaufen? Die Pflegenden achten darauf, welche Ressourcen zur Krisenbewältigung der Betroffene hat und auf welche Unterstützung er zurückgreifen kann. Gemeinsam mit allen Beteiligten versuchen sie, Alternativen zur Lösung von Problemen zu entwickeln und damit dem Patienten Lebensqualität zu ermöglichen.

Neben dem Gespräch mit dem Patienten gibt es viele Internetseiten und Bücher für Patienten und ihre Angehörigen, die sich mit Krebserkrankungen und ihrer Bewältigung beschäftigen. Eine kleine Spezialbibliothek auf Station oder eine Literatur- und Websiteliste kann hilfreich sein, insbesondere wenn Pflegende und Ärzte die

12

entsprechenden Bücher bzw. Seiten selbst gelesen haben und sich somit Anknüpfungspunkte für ein Gespräch ergeben.

Nicht selten sind auch andere Patienten, die Ähnliches durchgestanden haben, bei der Verarbeitung der Krankheit eine große Hilfe.

Wichtig sind *individuelle Besuchszeiten*, damit die Patienten z. B. bei Konflikten ohne Zeitbeschränkung mit Besuchern reden können. Einschränkungen der Kommunikationsmöglichkeiten sollten nur aus wichtigen Gründen erfolgen, z. B. wegen Infektionsgefahr in der Umkehrisolation (☞ 11.4.2) oder bei zu großer Erschöpfung (☞ oben).

Psychische Betreuung tumorkranker Patienten

Schock und Verzweiflung sind groß, wenn ein Patient mit der Diagnose eines malignen Tumors konfrontiert wird. Die Aufklärung ist eine ärztliche Aufgabe (☞ 1.3.1). Für die Pflegenden ist es aber bei Fragen und Gesprächen sehr hilfreich zu wissen, wie das Aufklärungsgespräch verlaufen ist und welche Inhalte angesprochen wurden. Deshalb ist es oft sinnvoll, wenn eine Pflegekraft (möglichst die Bezugspflegekraft) am Aufklärungsgespräch teilnimmt.

Zur Beurteilung der psychischen Situation des Patienten achten die Pflegenden z. B. auf:
- Positive oder negative Bewertungen des Gesundheitszustands durch den Patienten selbst
- Die Kooperationsfähigkeit des Patienten
- Äußerungen, die Zuversicht oder Hoffnung ausdrücken (z. B. Zukunftspläne)
- Äußerungen, die auf Selbstaufgabe oder Depression hindeuten
- Angstsymptome (Schlaflosigkeit, Weinen, Lethargie, fehlendes Selbstvertrauen etc.)
- Soziale Einbindung bzw. Isolation des Betroffenen.

Die Auseinandersetzung mit der Erkrankung verläuft der Sterbeforscherin Kübler-Ross zufolge in verschiedenen Phasen, oft von der Phase des Nicht-Wahrhaben-Wollens über die des Zorns, des Verhandeln und der Depression bis zur Akzeptanz der Diagnose (◻5). Ein wichtiges Ziel der Pflege ist es, den Patienten über die erste Lähmung hinweg zu aktiver Mitarbeit bei der Therapie zu motivieren.

Krebs ist keineswegs mit einem Todesurteil gleichzusetzen: Die 5-Jahres-Überlebensrate liegt insgesamt für Frauen bei 60 %, für Männer bei 53 % (◻1). Die Patienten sollen lernen, mit der Diagnose Krebs zu leben und ihr Leben angepasst an die veränderten Umstände bestmöglich zu gestalten. Vielen Patienten hilft dabei der Kontakt zu Selbsthilfegruppen (✉2, 3).

Stellt sich aber im weiteren Krankheitsverlauf heraus, dass eine Heilung unwahrscheinlich ist, bleibt Hoffnung dennoch wichtig. Hoffnung bedeutet dabei nicht unbedingt Hoffnung auf Heilung, sondern auch Hoffung auf das nächste Weihnachtsfest oder die Wiederbegegnung mit einem lange nicht gesehenen Verwandten. Für die Betreuenden ist dies oft eine Gratwanderung, denn es dürfen keine falschen Hoffnungen geweckt werden. Die unweigerliche Enttäuschung würde das Vertrauen zwischen Patient und Pflegenden tief erschüttern. In dieser Phase ist es besonders wichtig, dem Patienten die Angst vor Schmerzen zu nehmen und ihm aufzuzeigen, dass eine optimal abgestimmte Therapie Leiden lindert und oft eine erfüllte Zeit zu Hause ermöglicht (Palliativpflege ☞ auch 1.2.2).

Phasen der Auseinandersetzung

In der Auseinandersetzung mit der Erkrankung durchleben viele Patienten Phasen, in denen sie aggressiv gegenüber den Pflegenden reagieren. Diese Aggressionen sind nicht persönlich gemeint, sondern sind Teil der Auseinandersetzung mit der Erkrankung. Es können dann Zeiten folgen, in denen sich der Patient zurückzieht und resigniert. Während der gesamten Zeit signalisieren die Pflegenden Gesprächsbereitschaft, ohne sich jedoch aufzudrängen. Realistische, erfüllbare Ziele verschaffen dem Patienten Erfolgserlebnisse und machen ihm Mut.

Wichtig ist auch, andere Berufsgruppen in die psychische Betreuung des Patienten einzubeziehen. Dies können Krankenhausseelsorger, Psychologen oder Psychotherapeuten, aber auch Mitglieder von Selbsthilfegruppen sein.

Fragen von Tumorpatienten

Viele Patienten stellen immer wieder die gleichen Fragen. Auf sie einzugehen und so Ängste und Vorurteile abzubauen, hilft dem Patienten meist sehr:
- *Was ist die Ursache meiner Krebserkrankung, warum trifft es gerade mich?* Diese Fragen beschäftigen die Patienten häufig, oft sind sie mit Schuldgefühlen verbunden. Eindeutige Ursache-Wirkung-Prinzipien gibt es bei Krebserkrankungen nicht. Zwar konnten für einige Krebserkrankungen hochgradige Risikofaktoren definiert werden, die wiederum nur zum Teil vermeidbar sind. Doch hat z. B. selbst starkes Rauchen „nur" bei 10–15 % der Raucher Lungenkrebs zur Folge. Auch dass Tumoren durch die Psyche mitverursacht seien ist falsch. Möglicherweise nimmt die psychische Verfassung aber über Wechselwirkungen mit dem Immunsystem **(Psychoneuroimmunologie)** Einfluss auf den Krankheitsverlauf
- *Diagnosestellung der Krebserkrankung:* Viele Patienten glaubten sich gesund und sicher vor Krebs, weil sie noch kurz zuvor beim Arzt waren und „alles, selbst das Blut, in Ordnung war". Bei vielen erschüttert diese Erfahrung das Vertrauen in die Ärzte und die Medizin, wodurch sich die Arbeit mit dem Patienten oft erschwert. Ein wichtiger Schritt, um Vertrauen zurückzugewinnen, ist die Erläuterung, dass maligne Tumoren lange Zeit überhaupt nicht fassbar sind und selbst danach oft eine komplizierte Diagnostik zur präzisen Einschätzung des Tumors erforderlich ist
- *Verlauf der Krebserkrankung:* Für die meisten Patienten ist Krebs gleichbedeutend mit langem, schmerzhaftem Leiden, an dessen Ende der Tod steht. Lebenswertes Leben trotz Krebs können sie sich nicht vorstellen. Zwar können im Laufe einer Krebserkrankung Schmerzen auftreten, doch ist einerseits nicht jeder Patient davon betroffen, andererseits lassen sich auch chronische Schmerzen heutzutage gut behandeln.

12

Viele Patienten mit Krebserkrankungen können mittlerweile sogar geheilt werden. Bei vielen Betroffenen sind es dabei weniger die aktuellen körperlichen Probleme, die ihre Lebensfreude trüben, als vielmehr das ständige Denken an die Erkrankung, das „Leben auf Zeit". Sicherlich sollten Patienten wissen, dass der Tumor ihr Leben verändert, doch sollte ihnen genauso bewusst sein, dass abhängig von der Tumorart ihr Leben nicht zwangsläufig (dauerhaft) *eingeschränkt* oder sogar *beendet* wird.

Angehörige des Tumorkranken

Die Angehörigen und Freunde sind für den Patienten eine unschätzbare psychische Hilfe. Sie sind zudem während der Krankenhausaufenthalte die Verbindung zur „Außenwelt" und zum „normalen" Leben.

Die Pflegenden bemühen sich, die Angehörigen, soweit dies gewünscht wird, in die Pflege mit einzubeziehen. Allerdings ist nicht nur der Patient selbst, sondern oft auch seine Angehörigen durch die Tumorerkrankung belastet, zum Teil ganz „handfest" durch zusätzliche Aufgaben oder finanzielle Not, zum Teil psychisch durch Verlustängste oder Gefühle vorweggenommener Trauer. Manchmal können sie dann den Anforderungen, die der Patient, die Umgebung und auch sie selbst an sich stellen, nicht (mehr) gerecht werden. Dann können die Pflegenden die Angehörigen stützen, indem sie sie z. B. zu einem „krankenhausfreien" Tag ermutigen.

Psychische Situation der Pflegenden

Die Pflegenden sollten dem Patienten und seinen Angehörigen ihr Mitfühlen zeigen, aber nicht mitleiden. Die oft krankheitsbedingt lange Verweildauer lässt vielfach ein enges Verhältnis zwischen Patient und Pflegenden entstehen. Stirbt der Kranke dann, so kann dies für die Pflegenden sehr schmerzhaft sein. Dieser Schmerz hat im Krankenhausalltag oft keinen Raum. Wichtig ist jedoch, dass Pflegende die Möglichkeit haben, Gefühle wie Trauer, Hilflosigkeit und Angst mitzuteilen. Dies ist etwa durch Aussprache im Team, in einer Supervision, Balint-Gruppen oder auf Fortbildungen möglich.

12.1.6 Pflege bei krebsassoziierter Fatigue

Krebsassoziierte Fatigue (*Fatigue-Syndrom*, engl. *cancer related fatigue*, CRF, von *franz.* fatigue = Ermüdung): Komplexes Beschwerdebild bei Krebspatienten mit Müdigkeit, Kraftlosigkeit, Leistungsabfall, Konzentrationsstörungen, Schlafstörungen, Reizbarkeit, Ängsten, Desinteresse, Antriebsarmut und depressiver Verstimmung, das sich auch durch Ruhe und Schlaf nicht bessert.

Lange Zeit unterschätzt, ist die **krebsassoziierte Fatigue** mittlerweile als ein wesentliches Problem vieler Krebspatienten erkannt. Die Zahlen, wie viele Krebspatienten betroffen sind, schwanken stark, die meisten Schätzungen liegen bei 50–80 %. Für Patienten, die mit Chemo- und/oder Strahlentherapie behandelt werden, bewegen sie sich zwischen 70 und 100 %.

Krankheitsentstehung

Nach heutigem Wissen spielen viele physische und psychische, teils noch ungeklärte Faktoren bei der Entstehung eine Rolle, vor allem:
- Die Tumorerkrankung selbst und die bei Tumoren häufige Anämie (☞ 11.5.1, 11.5.3)
- Gesteigerte krankheits- oder therapiebedingte Ausschüttung von körpereigenen Zytokinen
- Therapiemaßnahmen, insbesondere Chemo- und Strahlentherapie
- Psychische Faktoren, z. B. eine reaktive Depression durch die Erkrankung
- Unzureichende Ernährung, schlechter Ernährungszustand
- Bewegungsarmut.

Symptome

Leitsymptom ist eine als belastend und quälend empfundene abnorme Erschöpfbarkeit, die körperliche wie geistige (Alltags-)Aktivitäten beeinträchtigt und die Lebensqualität teils erheblich mindert. Die Erschöpfbarkeit kann so stark sein, dass der Betroffene selbst Verrichtungen wie z. B. die Körperpflege nur noch mit Unterstützung durchführen oder Gesprächen nicht mehr folgen kann.

Erfassung und Diagnostik

Fatigue ist – wie Schmerz – stark von der eigenen Wahrnehmung des Betroffenen geprägt und somit von außen nur schwer erfassbar. Es gibt aber verschiedene validierte Instrumente zur Erfassung wie Fragebögen oder Skalen vergleichbar denen beim Schmerzassessment. Die Fragen richten sich u. a. auf Dauer, Intensität, Begleitsymptome, körperliche und psychische Auswirkungen sowie auf persönliche Methoden zur Bewältigung.

Beobachtbare Zeichen sind: müdes, abgespanntes Aussehen, matte Stimme, schlaffe Körperhaltung, verlangsamte Ausführung oder Abbruch von Aktivitäten, verlangsamte Reaktionen, häufiges Einnicken.

Ärztlicherseits wird versucht, behebbare Faktoren, die zur krebsassoziierten Fatigue beitragen können (etwa eine Anämie, Elektrolytveränderungen oder hormonelle Störungen), herauszufinden. Außerdem ist eine Abgrenzung zur Depression wichtig.

Behandlungsstrategie und Pflege

Fehlende Aktivität und Bewegung können den Kräfteverfall beschleunigen und damit zu noch weniger Aktivität führen. Dies wiederum verschlechtert die Symptomatik weiter und vermindert damit abermals die Aktivität. Diesen Teufelskreis gilt es zu durchbrechen.

Entsprechend der (vermuteten) Entstehung setzen auch Strategien gegen Fatigue an mehreren Punkten an. Feststellbare Ursachen wie eine Anämie oder ein schlechter Ernährungszustand werden wenn irgend möglich behoben.

Im Vordergrund stehen aber psychische Betreuung und Beratung. Vielen Patienten hilft schon die Information, dass der von ihnen beschriebene Erschöpfungszustand ein bekanntes Phänomen bei Tumorerkrankungen ist und kein „Sich-Anstellen" oder „Versagen". Die Angehörigen werden ebenfalls aufgeklärt, insbesondere darüber, dass Fatigue auch nach Abschluss der Behandlung nicht sofort verschwindet.

Im Alltag soll der Patient die Balance zwischen Aktivität und Erholung finden. Einerseits soll er mit seinen Kräften haushalten (z.B. Aufgaben in kleinen „Etappen" erledigen, vereinfachen oder delegieren), andererseits wirkt sich auch übermäßige Schonung ungünstig aus (□6). Deshalb sollten Aktivitäten wie etwa Kochen oder Einkaufen möglichst aufrechterhalten werden. Optimale Schlafbedingungen, ggf. auch Stressabbau z.B. mithilfe von Entspannungstechniken, sollen Erholung ermöglichen. Die Pflegenden motivieren den Patienten zu einer aktiven Lebensgestaltung mit Ablenkung von der Krankheit z.B. durch Pflegen sozialer Kontakte oder kreativen Betätigungen. Im Gegensatz zu früher wird maßvolles körperliches Training (etwa Spazierengehen oder dosiert Sport treiben) heute befürwortet.

Zu bedenken ist, dass die Neugestaltung des Alltags für viele Betroffene ein anstrengender Prozess ist, der zusätzlich Energie kostet. Hilfreich können auch eine begleitende psychologische Unterstützung sowie der Kontakt zu Selbsthilfegruppen sein (⊠4, 5).

12.2 Grundlagenwissen in der Onkologie

12.2.1 Einteilung von Tumoren

Einteilung nach dem biologischen Verhalten

Nach ihrem biologischen Verhalten unterscheidet man gut- und bösartige Tumoren:

- **Benigne** *(gutartige)* **Tumoren** wachsen langsam und **expansiv** (verdrängend), d.h. sie schieben das umgebende Gewebe zur Seite, ohne hineinzuwachsen. Ihre Zellen sind meist gut differenziert. Benigne Tumoren setzen keine Metastasen und sind nur selten lebens-

bedrohlich, z.B. im Hirnstamm durch die unmittelbare Nähe zu lebensnotwendigen Zentren
- **Maligne** *(bösartige)* **Tumoren,** oft allgemein als *Krebs* bezeichnet, wachsen meist schnell und **invasiv** *(infiltrierend)*, d.h. sie brechen in benachbarte Gewebe ein und zerstören diese. Die Zellen sind mehr oder weniger entdifferenziert, das heißt sie verlieren die für ihr Ursprungsgewebe normalen Zellstrukturen und -funktionen. Im weiteren Krankheitsverlauf setzen maligne Tumoren Metastasen und bedrohen das Leben des Erkrankten
- **Semimaligne Tumoren** wachsen zwar lokal infiltrierend, bilden aber keine Metastasen.

Die Ausführungen in diesem Kapitel konzentrieren sich auf die malignen Tumoren.

Einteilung nach dem Ursprungsgewebe

Histologisch werden die Tumoren nach ihren *Ursprungsgeweben* eingeteilt und benannt. Beispiele sind in Tab. 12.4 zu finden.

TNM-Klassifikation ☞ *12.4.5*

12.2.2 Phasen der Krebsentstehung und Krebsursachen

Phasen der Krebsentstehung

Man geht heute davon aus, dass die Entwicklung maligner (bösartiger) Tumoren in drei Stufen abläuft:

Initiierungsphase

In der **Initiierungsphase** wird eine normale Körperzelle unumkehrbar in eine maligne entartete Zelle umgewandelt (transformiert). Dies geschieht durch Mutationen (Erbgutveränderungen) in DNA-Bereichen, die an der Regulation von Zellwachstum, Zelldifferenzierung und programmiertem Zelltod *(Apoptose)* sowie DNA-Reparaturfunktionen beteiligt sind. Die Mutationen und damit die veränderten Zelleigenschaften werden an alle Nachkommen der betroffenen Zelle weitergegeben.

Diese Mutationen können durch ionisierende Strahlung (☞ 12.5.4), Chemikalien (etwa im Tabak) oder bestimmte

	Benigner (gutartiger) Tumor	Maligner (bösartiger) Tumor
Größenzunahme	Expansives, meist langsames Wachstum	Invasives, meist schnelles Wachstum
Abgrenzung	Tumor scharf begrenzt	Tumor unscharf begrenzt
Verschieblichkeit	Gegen Umgebung gut verschieblich	Mit Umgebung „verbacken"
Funktion	Funktionelle Leistungen meist erhalten	Verlust funktioneller Leistungen
Histologie	Zellen differenziert mit wenigen Mitosen	Zellen entdifferenziert, meist mit vielen Mitosen
Metastasen	Keine Metastasierung	Metastasierung
Gefährlichkeit	Nur selten lebensbedrohlich	Ohne Behandlung fast immer tödlich
Beispiele	Adenom (aus Drüsenepithel), Papillom (aus Oberflächenepithel, mit Bindegewebe), Fibrom (aus gefäßreichem Bindegewebe), Lipom (aus Fettgewebe), Myom (aus Muskulatur), Chondrom (aus Knorpelgewebe)	Karzinom (aus Epithelgewebe): Adenokarzinom (aus Drüsenepithel), Plattenepithelkarzinome (aus Plattenepithel), undifferenzierte Karzinome Sarkome (aus Mesenchymgewebe): z.B. Liposarkome (aus Fettgewebe), Myosarkome (aus Muskulatur), Chondrosarkome (aus Knorpelgewebe)

Tab. 12.4: Benigne und maligne Tumoren im Vergleich.

12

Tumorviren (**Onkoviren**, *onkogene Viren*) bedingt sein, aber auch ohne erkennbare Ursache auftreten. Gene, die mit der Tumorentstehung in Zusammenhang gebracht werden, werden auch ganz allgemein als **Tumorgene** *(Krebsgene)* bezeichnet.

> Wahrscheinlich beruhen ca. 10 % aller Krebserkrankungen auf einer erblichen Tumordisposition, d. h. ein Teil der zur Tumorentstehung erforderlichen Mutationen ist angeboren. Besonders bekannt sind der familiäre Brustkrebs (BRCA1- und BRCA2-Gen) und das familiäre kolorektale Karzinom ohne Polypen (MLH1- und MSH2-Gen). Aufgrund molekulargenetischer Untersuchungen können Anlageträger heute teilweise identifiziert werden, bevor es zur manifesten Tumorerkrankung gekommen ist.

Promotionsphase

Werden die Tumorzellen nicht vom Immunsystem erkannt und vernichtet, so kommt es in der Jahre bis Jahrzehnte dauernden **Promotionsphase** aufgrund der Wachstumsstörung der transformierten Zellen zu einer stärkeren Vermehrung der Tumorzellen als der gesunden Zellen. Gegen Ende dieser Phase werden die Veränderungen mikroskopisch sichtbar, z. B. in Kernveränderungen und Verlust der Differenzierung.

Progressionsphase

Die **Progressionsphase** ist gekennzeichnet durch Invasion, Angiogenese und Metastasierung, der Tumor wird klinisch manifest und bildet die typischen Merkmale der Malignität aus. **Invasion** bezeichnet dabei das Überschreiten normaler Gewebeschranken (z. B. der Basalmembran) und Eindringen in Nachbargewebe, **Angiogenese** die Gefäßneubildung (der wachsende Tumor muss seine Ernährung sicherstellen) und **Metastasierung** das Setzen von *Tochtergeschwülsten* (☞ unten).

Kanzerogene

Kanzerogene *(Krebs erzeugende Stoffe)* erhöhen die Häufigkeit maligner Tumoren durch Transformation normaler Zellen in Krebszellen oder Verkürzung der Promotionsphase. Die molekularen Mechanismen sind dabei nur zum Teil bekannt.
- **Chemische Kanzerogene** sind etwa ein Teil der in Zigarettenrauch und Autoabgasen vorkommenden *polyzyklischen aromatischen Kohlenwasserstoffe (PAK)*, z. B. Benzpyren oder Dibenzanthracen. Auch *aromatische Amine, Nitrosamine*, verschiedene *chemische Elemente* (z. B. Cadmium oder Arsen) sowie bestimmte Medikamente (z. B. einige Zytostatika und Immunsuppressiva) sind kanzerogen. Streng genommen handelt es sich bei einem Teil der genannten Substanzen um **Prokanzerogene**, die erst im Organismus in das aktive Kanzerogen überführt werden
- Zu den **physikalischen Kanzerogenen** zählen die ionisierende Strahlung und das UV-Licht
- Die *Aflatoxine* (Schimmelpilzgifte) beispielsweise werden von einigen Wissenschaftlern den **natürlichen Kanzerogenen** zugeordnet. Auch *onkogene Viren* können die DNA verändern und zu Tumoren führen, etwa die humanen Papillomaviren (☞ 12.1.2).

12.2.3 Metastasierung

Ein wesentliches Kennzeichen maligner Tumoren ist die **Metastasierung** *(Filialisierung, lat.* filia = Tochter), d. h. die Bildung von *Tochtergeschwülsten* (**Metastasen**) in primär nicht betroffenen Organen oder Organbezirken.

Metastasierungswege

Folgende verschiedene **Metastasierungswege** werden unterschieden:
- Bei der **lymphogenen Metastasierung** gelangen Tumorzellen mit der Lymphe in regionale Lymphknoten und werden darin festgehalten. Wenn sie sich dort vermehren, entsteht eine **Lymphknotenmetastase.** In der Folge können Tumorzellen in größere Lymphbahnen und von dort über die V. cava in den Blutkreislauf gelangen
- Bei der **hämatogenen Metastasierung** brechen Tumorzellen in Blutgefäße ein, werden mit dem Blut verschleppt und bleiben meist im nächsten Kapillarnetz hängen, wo sie anwachsen können. Die vier häufigsten Typen der hämatogenen Metastasierung zeigt Abb. 12.5
- Auch eine Metastasierung innerhalb seröser Höhlen, z. B. der Bauch- oder der Pleurahöhle ist möglich. Man spricht dann meist von **Implantationsmetastasen.** Gelangen Tumorzellen in den Liquor, so können sie innerhalb der liquorgefüllten Räume des ZNS Metastasen bilden.

12.3 Hauptbeschwerden und Leitbefunde des Patienten in der Onkologie

12.3.1 Gewichtsabnahme und Leistungsknick

> **Vorsicht**
>
> Das Gefährliche an Tumorerkrankungen ist, dass sie sich oft lange nur durch „diffuse" Beschwerden äußern, die auch bei anderen Erkrankungen auftreten können. Nicht selten werden die Beschwerden daher nicht ernst genommen, und ein entsprechend langer Zeitraum verstreicht bis zur Diagnosestellung.

Zu den „diffusen" Beschwerden gehören vor allem **Leistungsknick** und **ungewollte Gewichtsabnahme.**

Die Patienten bemerken eine ständige Müdigkeit und Schwäche, die auf äußere Belastungen oder eine kürzlich durchgestandene Infektion geschoben werden, sich aber durch Ausschlafen oder Urlaub nicht bessern und schließlich zum Arztbesuch führen. Viele Patienten können den Beginn der Beschwerden zeitlich nicht angeben.

Weiterer Hinweis auf eine Tumorerkrankung ist eine Gewichtsabnahme ohne Diätanstrengung, vor allem, wenn sie über 10 % des Ausgangsgewichts beträgt.

12

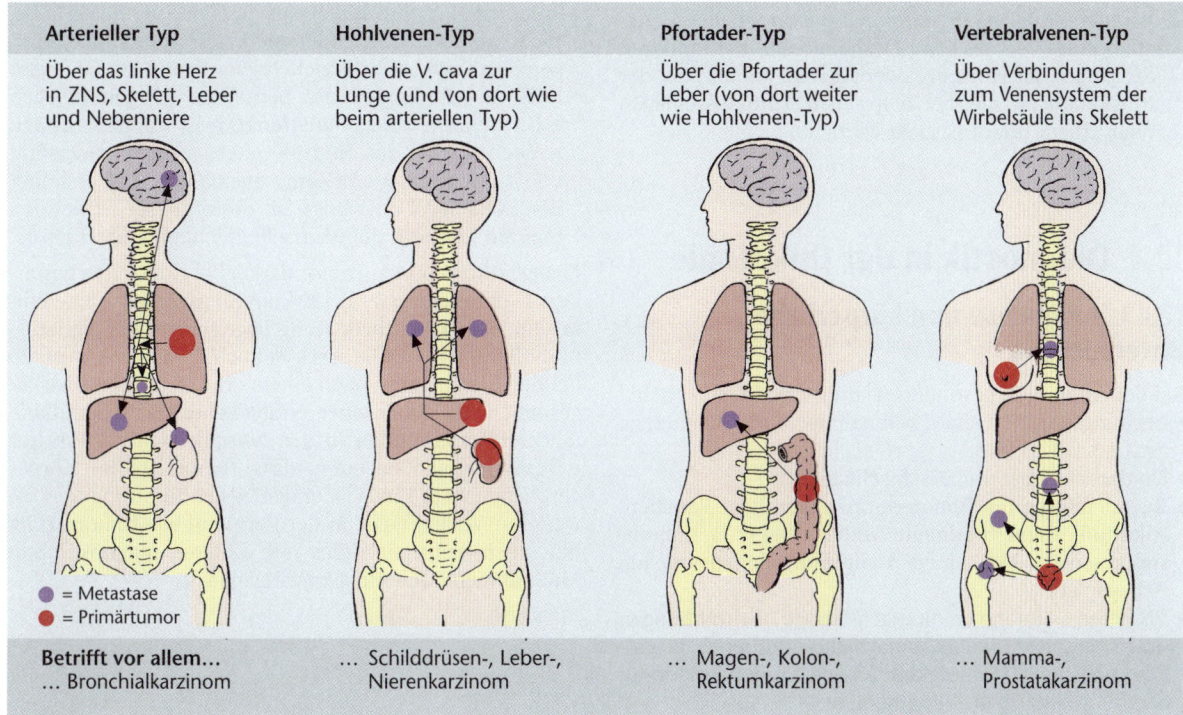

Arterieller Typ	Hohlvenen-Typ	Pfortader-Typ	Vertebralvenen-Typ
Über das linke Herz in ZNS, Skelett, Leber und Nebenniere	Über die V. cava zur Lunge (und von dort wie beim arteriellen Typ)	Über die Pfortader zur Leber (von dort weiter wie Hohlvenen-Typ)	Über Verbindungen zum Venensystem der Wirbelsäule ins Skelett

● = Metastase
● = Primärtumor

Betrifft vor allem...	... Schilddrüsen-, Leber-,	... Magen-, Kolon-,	... Mamma-,
... Bronchialkarzinom	Nierenkarzinom	Rektumkarzinom	Prostatakarzinom

Abb. 12.5: Die häufigsten Typen der hämatogenen Metastasierung. [A400-190]

12.3.2 Schmerz

Bei einigen Tumorkranken ist Schmerz das Erstsymptom, viele bösartige Erkrankungen verlaufen aber anfänglich ohne Schmerzen als Alarmgeber. Die Schmerzursachen reichen von einer entzündlichen Umgebungsreaktion auf den Tumor über eine tumorbedingte Nervenkompression oder Hohlorganverlegung (etwa einen Ileus mit Bauchschmerzen) bis hin zu Knochenschmerzen durch Metastasen, die nicht selten als „Rheuma" fehlgedeutet werden. Länger andauernde Schmerzen werden daher stets diagnostisch abgeklärt.

Schmerztherapie bei Tumorerkrankungen ☞ *Kap. 2, 12.5.5*

Krebs-Warnzeichen

1. Länger andauernde Müdigkeit und Leistungsabnahme
2. Unerklärter Gewichtsverlust, evtl. mit Abneigung gegen bestimmte Speisen
3. Schmerzen, z.B. neu aufgetretenes „Rheuma"
4. Veränderungen der Stuhlgewohnheiten, z.B. neu aufgetretene Verstopfung
5. Blut in Urin, Stuhl, Erbrochenem oder Auswurf, bei Frauen vaginale Blutungen außerhalb der Menstruation
6. Husten oder Heiserkeit über mehrere Wochen
7. „Knoten" in der Brust, der Haut oder anderswo am Körper
8. Neu aufgetretene Hautveränderungen, Veränderungen bestehender Muttermale, schlecht oder gar nicht heilende Wunden.

Abb. 12.6: Ein maligner Tumor zeigt sich oft zunächst durch vieldeutige, uncharakteristische Beschwerden, die auch bei harmlosen Erkrankungen auftreten können.

12.3.3 Paraneoplastische Syndrome

Paraneoplastisches Syndrom (*Paraneoplasie*, kurz *PNS*): Tumor*ferne* Symptome, die im Zusammenhang mit Tumorerkrankungen auftreten, jedoch weder durch direkte Tumorinfiltration noch unmittelbar durch Metastasen zu erklären sind.

Am häufigsten werden folgende **paraneoplastische Syndrome** beobachtet:
- **Endokrine Störungen,** z.B. ACTH-Produktion mit nachfolgendem Cushing-Syndrom (☞ 10.6.1) durch ein (kleinzelliges) Bronchialkarzinom oder Erythropoetinsynthese mit daraus entstehender sekundärer Polyglobulie (☞ 11.5.7) bei einem Nierenkarzinom
- **Funktionsstörungen des peripheren oder zentralen Nervensystems sowie der Muskulatur,** z.B.
  - *Polyneuropathien* (nicht verletzungsbedingte Schädigungen peripherer Nerven, oft mit Gefühlsstörungen und/oder Lähmungen)
  - *Dermatomyositis* (☞ 13.7.3)
  - **Lambert-Eaton-(Rooke-)Syndrom** mit Schwäche vorwiegend der rumpfnahen Muskeln (vor allem bei kleinzelligen Bronchialkarzinomen)
- **Blutveränderungen und Gerinnungsstörungen,** etwa Anämie, Polyglobulie, Leukozytose, Verbrauchskoagulopathie und erhöhte Thromboseneigung. Letztere gilt als typisch für ein Pankreaskarzinom (☞ 8.6.3)
- **Hautveränderungen** (selten). Am bekanntesten ist die **Akanthosis nigricans (maligna)** mit zu starker Hautpigmentierung und Ausbildung warzenartiger Hautpapillome in den Achselhöhlen und im Genitoanalbereich (v.a. bei Adenokarzinomen des Bauchraums).

12

475

Paraneoplastische Syndrome können erstes Anzeichen eines Tumors sein. Deshalb sollte bei unklaren Störungen des Hormon- oder Nervensystems oder der Muskulatur sowie bei atypischen Hautausschlägen nach einem Tumor gesucht werden.

12.4 Diagnostik in der Onkologie

12.4.1 Anamnese und körperliche Untersuchung

Bei der **Anamnese** besonders wichtig sind Fragen nach:
- Leistungsknick, Gewichtsabnahme und Schmerzen (☞ 12.3.1, 12.3.2)
- Unklarem Fieber und Nachtschweiß
- Risikofaktoren für Tumorerkrankungen, v.a. Rauchen, Alkoholkonsum, bestimmte Arzneimittel (z.B. Immunsuppressiva ☞ 14.2, einige Analgetika), Schadstoffe am Arbeitsplatz
- Früheren Tumorerkrankungen sowie Erkrankungen und Therapien, die das Tumorrisiko erhöhen, z.B. Hodenhochstand (Risikofaktor für ein Hodenkarzinom), Strahlen- oder Zytostatikatherapie
- Tumorerkrankungen in der Familie, da einige Tumoren familiär gehäuft auftreten können (z.B. Mammakarzinom, kolorektales Karzinom).

Bei der **körperlichen Untersuchung** richtet sich das Augenmerk des Untersuchers besonders auf:
- Ernährungszustand (Kachexie?), Feststellung des BMI (☞ 10.8.1)
- Hautfarbe (Ikterus?), unklare Hautausschläge, Einblutungen, sichtbare Tumoren
- Symptome paraneoplastischer Syndrome (☞ 12.3.3)
- Größe und Beschaffenheit der Lymphknoten
- Tastbare Tumoren oder Druckschmerz im Bauchraum, Aszites (☞ 8.2.2)
- Blut am Fingerling/Teerstuhl bei der rektalen Untersuchung
- Bei Frauen Beschaffenheit der weiblichen Brust.

12.4.2 Tumormarker

Tumormarker: Substanzen in Gewebe *(zelluläre Tumormarker)*, Blut oder anderen Körperflüssigkeiten *(humorale Tumormarker)*, die normalerweise nicht oder nur in geringen Mengen vorhanden sind und bei (erhöhtem) Nachweis auf eine Tumorerkrankung hinweisen können. Tumormarker werden entweder durch die Tumorzellen selbst oder andere, vom Tumor beeinflusste Körperzellen gebildet.

Der Stellenwert von **Tumormarkern** im Rahmen der Diagnostik ist sehr begrenzt.
- Für nicht wenige Tumoren gibt es überhaupt keinen Marker
- Gerade bei frühen Tumorstadien ist der Blutspiegel des Markers oft noch normal (geringe Empfindlichkeit = Sensitivität)

- Tumormarker sind, anders als ihr Name vermuten ließe, nicht nur bei einem oder mehreren Tumoren erhöht, sondern auch bei zahlreichen gutartigen Erkrankungen (z.B. Entzündungen der betroffenen Organe). Auch z.B. Rauchen oder Nierenfunktionsstörungen können je nach Marker den Blutspiegel steigern. Die Spezifität von Tumormarkern ist somit ebenfalls gering. Je höher der Blutspiegel allerdings ist, desto größer ist bei den meisten Markern die Wahrscheinlichkeit eines Tumors.

Gelegentlich können Tumormarker bei Kontrollen besonders Gefährdeter oder bei Erkrankungsverdacht eine Hilfe sein. Ihre Hauptbedeutung liegt aber in der Verlaufs- und Therapiekontrolle. Dies ist auch der Grund, weshalb bei der Erstdiagnose nach einem erhöhten Tumormarker gesucht wird. Nach einer erfolgreichen Erstbehandlung fällt der Tumormarker in den Normbereich ab. Ein nur teilweiser Abfall bedeutet, dass Tumorreste im Körper verblieben sind. Ein Wiederanstieg des Tumormarkers im weiteren Verlauf weist in der Regel auf ein Tumorrezidiv hin, auch wenn sich dies mit weiteren diagnostischen Maßnahmen noch nicht bestätigen lässt.

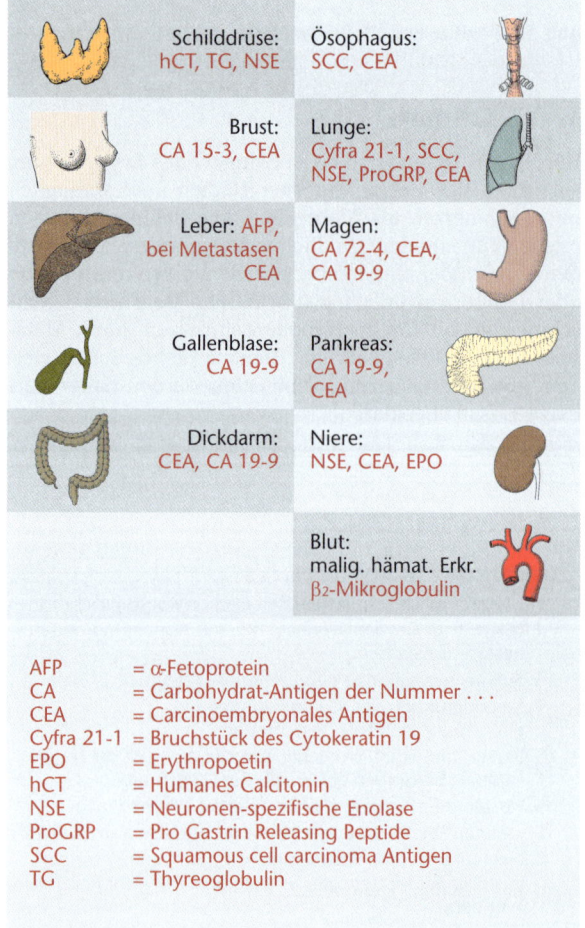

Schilddrüse: hCT, TG, NSE	Ösophagus: SCC, CEA
Brust: CA 15-3, CEA	Lunge: Cyfra 21-1, SCC, NSE, ProGRP, CEA
Leber: AFP, bei Metastasen CEA	Magen: CA 72-4, CEA, CA 19-9
Gallenblase: CA 19-9	Pankreas: CA 19-9, CEA
Dickdarm: CEA, CA 19-9	Niere: NSE, CEA, EPO
	Blut: malig. hämat. Erkr. β₂-Mikroglobulin

AFP	= α-Fetoprotein
CA	= Carbohydrat-Antigen der Nummer . . .
CEA	= Carcinoembryonales Antigen
Cyfra 21-1	= Bruchstück des Cytokeratin 19
EPO	= Erythropoetin
hCT	= Humanes Calcitonin
NSE	= Neuronen-spezifische Enolase
ProGRP	= Pro Gastrin Releasing Peptide
SCC	= Squamous cell carcinoma Antigen
TG	= Thyreoglobulin

Abb. 12.7: Die wichtigsten im Blut messbaren Tumormarker in der Inneren Medizin sowie die des sehr häufigen Mammakarzinoms im Überblick. [A400-215]

12.4.3 Bildgebende Diagnostik in der Onkologie

Von zentraler Bedeutung in der Onkologie ist die **bildgebende Diagnostik** und dabei vor allem Computer- und Kernspintomographie. Sie dienen der Bestätigung oder dem Ausschluss eines Tumors, der Stadieneinteilung und der Verlaufskontrolle. Die bildgebende Diagnostik ist darüber hinaus für die Durchführung weiterer Diagnose- oder Therapieverfahren notwendig, etwa die sonographiegesteuerte Punktion eines Herdes oder die Bestrahlungsplanung.

Die bildgebenden Verfahren werden sehr häufig durch endoskopische Untersuchungen ergänzt; im Bereich des Magen-Darm-Traktes sind letztere bei Tumorverdacht Methode der Wahl.

12.4.4 Lymphknoten- und Tumorpunktion/-exstirpation

Risikoarm zugängliche Lymphknoten wie auch andere unklare Herde können mit einer Kanüle punktiert und die Zellen mikroskopisch untersucht werden. Bei Verdacht auf eine bösartige Erkrankung wird jedoch die komplette Entfernung (Exstirpation) der verdächtigen Lymphknoten oder Tumoren bevorzugt:

- Die Aussagekraft ist höher, da der Arzt nicht an bösartigen Anteilen „vorbeistechen" und der Pathologe nicht nur einzelne Zellen, sondern das Gewebe im Verband beurteilen kann
- Es besteht nicht die Gefahr, Tumorzellen zu verschleppen.

Pflege bei Punktion

Punktionen werden häufig vom Internisten durchgeführt, oft in Lokalanästhesie unter Ultraschallkontrolle. Die Pflege umfasst dann üblicherweise:

- Organisation von Voruntersuchungen nach Arztanordnung (z. B. Gerinnungswerte)
- Richten der Materialien: ggf. Einmalrasierer (zur Hautrasur), Hände- und Hautdesinfektionsmittel, alles zur Lokalanästhesie, sterile Handschuhe, steriles Loch-/Abdecktuch, sterile Kompressen, sterile Spritze, steriler Pistolet-Griff oder andere Hilfsmittel zur Punktion, Verbandmaterial, Abwurf, beschrifteter Objektträger inkl. Zubehör, Fixationsspray für den Ausstrich, Begleitpapiere
- Ggf. Arztassistenz und/oder Beruhigen des Patienten während der Punktion
- Vitalzeichenkontrolle und Wundbeobachtung nach der Punktion, weitere Maßnahmen (Lagerung, Kompression der Einstichstelle durch Sandsack, Nahrungskarenz) auf Arztanordnung. Information des Patienten zur Selbstbeobachtung (z. B. auf Nachblutungen).

Pflege bei Exstirpation

Eine Exstirpation findet meist in speziellen Funktionsabteilungen oder im OP statt.

- Die Pflegenden organisieren notwendige Voruntersuchungen auf Arztanordnung

- Weitere Vorbereitungen entsprechen bei Durchführung in Allgemeinanästhesie denen anderer kleinerer Operationen. Die Pflegenden der internistischen Station informieren sich dann über die entsprechenden hausinternen Standards
- Am Tag des Eingriffs legen sie die Patientenunterlagen bereit und bringen den Patienten auf Abruf in die Funktions- bzw. Operationsabteilung
- Auch die Maßnahmen nach der Exstirpation entsprechen denen nach einer kleinen Operation. Das erste Aufstehen erfolgt in Gegenwart der Pflegenden und wird meist mit einem Toilettengang verbunden.

12.4.5 Staging

> **Staging:** Bestimmung der Ausdehnung eines malignen Tumors und seine Einordnung in das TNM- oder ein anderes Tumorklassifikationssystem. Voraussetzung für eine optimale Behandlung.

Therapie und Prognose eines malignen Tumors hängen ganz entscheidend vom **Tumorstadium,** d. h. der Tumorausbreitung zum Zeitpunkt der Diagnose, ab.

Ein exaktes **Staging** *(Stadieneinteilung)* ermöglicht eine stadiengerechte, überregional einheitliche Therapie und durch spätere Verlaufskontrollen letztlich eine Prognoseeinschätzung und Therapieverbesserung in der Zukunft.

TNM-System

Bei den meisten Tumoren erfolgt die Stadieneinteilung nach dem **TNM-System.** Obligate Kernpunkte sind nach wie vor:

- **T** für Tumor: Ausdehnung des Primärtumors
- **N** für Nodulus: Fehlen oder Vorhandensein regionärer Lymphknotenmetastasen
- **M** für Metastasen: Fehlen oder Vorhandensein von Fernmetastasen.

Das TNM-System ist im Laufe der Zeit immer komplexer geworden. Es wurden zusätzliche Kürzel eingeführt, deren Nutzung aber nicht zwingend ist:

- **R** für Residualtumoren: Fehlen oder Vorhandensein von Tumorresten postoperativ
- **G** für histologischen Differenzierungsgrad (Grading): Je weniger differenziert ein Tumor ist, desto mehr Eigenschaften des Ursprunggewebes hat er verloren und desto bösartiger verhält er sich in der Regel
- **C** *(engl.* certainty = Gewissheit): Zuverlässigkeit des verwendeten diagnostischen Verfahrens
- **L** für Lymphgefäßinvasion: Fehlen oder Nachweis von Tumorzellen in Lymphgefäßen
- **V** für Veneninvasion: Nicht, mikroskopisch oder makroskopisch nachweisbarer Einbruch des Tumors in Venen
- **c, p:** klinische bzw. postoperative (histopathologische) Klassifikation
- **y:** Mit anderer Therapieform vorbehandelt
- **r:** Rezidive.

12

T	Primärtumor
T0	Keine Anhaltspunkte für Primärtumor
Tis	Nichtinvasives Karzinom (Carcinoma in situ = Basalmembran noch intakt)
T1, T2, T3, T4	Zunehmende Größe und Ausdehnung des Primärtumors
TX	Mindestanforderungen zur Erfassung des Primärtumors nicht erfüllt

N	Regionale Lymphknoten
N0	Keine Anhaltspunkte für regionale Lymphknotenbeteiligung
N1, N2, N3	Zunehmender Befall regionaler Lymphknoten
N4	Befall nicht-regionaler Lymphknoten
NX	Mindestanforderungen zur Erfassung der Lymphknotenbeteiligung nicht erfüllt

M	Metastasen
M0	Keine Anhaltspunkte für Fernmetastasen
M1	Fernmetastasen vorhanden
MX	Mindestanforderungen zur Erfassung von Fernmetastasen nicht erfüllt

G	Histopathologisches Grading
G1, G2, G3	Gut, mäßig, schlecht differenziert
G4	Undifferenziert
GX	Differenzierungsgrad kann nicht bestimmt werden

R	Residualtumor (postoperativ)
R0	Kein Residualtumor
R1	Mikroskopischer Residualtumor
R2	Makroskopischer Residualtumor

C	Certainty (Zuverlässigkeit der Diagnostik)
C1	Diagnostische Standardmethoden (z. B. klinische Untersuchung, Standard-Röntgen-Aufnahmen)
C2	Spezielle apparative Untersuchungen (z. B. Sonographie, Computer-, Kernspintomographie, Endoskopie mit Biopsie)
C3	Chirurgische Exploration mit Biopsie/Zytologie
C4	Postoperativ vollständige pathologische Untersuchung
C5	Autopsie

Tab. 12.8: Das TNM-System zur Stadieneinteilung von Tumoren nach der UICC (Union internationale contre le cancer) ist das meistverwendete Tumorklassifikationssystem.

Weitere Tumorklassifikationssysteme

In der Inneren Medizin können insbesondere Leukämien und Lymphome durch das TNM-System nicht befriedigend erfasst werden. Für sie stehen andere Stadieneinteilungen zur Verfügung, etwa die *Klassifikation nach Ann-Arbor* (☞ Tab. 11.30).

12.5 Therapiemaßnahmen in der Onkologie

12.5.1 Leitlinien der Behandlung

Bösartige Erkrankungen erfordern ein konsequentes und oft aggressives therapeutisches Vorgehen, um (bei kurativer Zielsetzung) die Tumorausbreitung mit höchstmöglicher Wahrscheinlichkeit zu stoppen. Mit einer Behandlungsform alleine ist häufig kein optimaler Erfolg zu erzielen. Bei **multimodalen Therapiekonzepten** werden Operation, Strahlenbehandlung und die verschiedenen medikamentösen Therapien im Rahmen eines interdisziplinären Gesamtkonzepts gleichzeitig oder nacheinander eingesetzt. Das Behandlungskonzept wird vor der Behandlung in oder in Absprache mit einem spezialisierten Zentrum festgelegt und dem Patienten erläutert.

Onkologische Erkrankungen können wie andere Erkrankungen auch **kurativ** wie **palliativ** behandelt werden.

Behandlungen, welche die Tumorzellen vernichten sollen, werden als **antineoplastische Therapien** bezeichnet. Da sie aufgrund der Natur der Erkrankung typischerweise aggressiv und nebenwirkungsreich sind, sind sie oft ohne ein Paket weiterer Maßnahmen (z. B. künstliche Ernährung, Gabe von Blutprodukten) nicht möglich. Diese unterstützenden Behandlungen werden unter dem Begriff der **supportiven Therapie** zusammengefasst.

Bei den meisten Tumoren ist es sinnvoll, den Tumor operativ weitestmöglich zu entfernen. Seltener ist die Strahlentherapie Methode der Wahl zur lokalen Behandlung des Tumors.

Neoadjuvante Therapien (Chemo-, Radio- oder Radiochemotherapien) sollen den Tumor *vor* der Lokaltherapie verkleinern, z. B. um schonender oder überhaupt kurativ operieren zu können.

Adjuvante Therapien werden *nach* der lokalen Therapie unter kurativer Zielsetzung eingesetzt. Eine adjuvante Chemotherapie soll mikroskopisch kleine Tumorreste oder Mikrometastasen im ganzen Körper vernichten. Diese sind diagnostisch nicht nachweisbar, können aber später zu einem Rezidiv führen. Adjuvante (postoperative) Radiotherapien sollen vor allem das Risiko eines Lokalrezidivs im bestrahlten Raum verringern.

Der Begriff der **Salvage-Therapie** (*engl.* salvage = Rettung) ist uneinheitlich definiert. Meist bezeichnet er (aggressive) Therapieversuche bei Rezidiv bzw. Scheitern der Behandlung erster Wahl, um doch noch einen Therapieerfolg zu erzielen.

Zur Beschreibung des Therapieerfolges dienen folgende Begriffe:
- **Remission:** Objektiv messbare Rückbildung der Tumorherde. Unterschieden werden
  - **Teilremission** *(partielle Remission): Deutliches* Ansprechen eines Tumors auf die Behandlung (in aller Regel definiert als Rückgang der messbaren Tumorparameter um mindestens 50 %). Es sind aber weiterhin Tumorzeichen und/oder klinische Symptome vorhanden
  - **Vollremission** *(komplette Remission, anscheinende Heilung):* Der Tumor ist nach der Behandlung nicht mehr nachweisbar, und der Patient ist frei von durch den Tumor ausgelösten Beschwerden. Dies bedeutet aber nicht, dass der Patient endgültig geheilt ist, da kleinste Tumorzellnester (**Mikrometastasen**) verblieben sein und – manchmal erst nach vielen Jahren – zu einem **Tumorrezidiv** *(Wiederauftreten des Tumors)* führen können

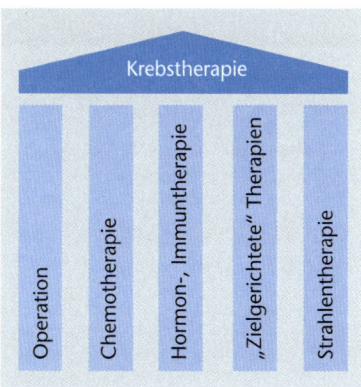

Abb. 12.9: Die wichtigsten Säulen in der Therapie maligner Tumoren. Hinzu kommt immer die supportive Therapie, die zwar nicht direkt gegen den Tumor gerichtet ist, aber ohne welche die antineoplastische Therapie nicht möglich wäre.

- **Kein Ansprechen:** Unter der Behandlung Tumorverkleinerung um höchstens 50 % bis Tumorvergrößerung um maximal 25 %
- **Progression:** Fortschreiten der Tumorerkrankung (z. B. Größenzunahme um mehr als 25 %, Metastasenbildung)
- **5-Jahres-Überlebensrate:** Anteil der Patienten in Prozent, die nach fünf Jahren (meist gerechnet ab Diagnosestellung) noch *leben* (mit oder ohne Tumor). Aber auch die **tumorfreie 5-Jahres-Überlebensrate** ist *nicht* identisch mit der **Heilungsrate** eines Tumors, da Tumorrezidive noch mehr als zehn Jahre nach der Vollremission auftreten können. Deshalb wird vielfach auch nicht von „Geheilten", sondern von **Langzeitüberlebenden** gesprochen.

12.5.2 Chemotherapie mit Zytostatika

Chemotherapie: Einsatz von natürlichen oder künstlichen Substanzen zur spezifischen Hemmung von Infektionserregern *(antimikrobielle Chemotherapie, Antibiotikatherapie)* oder Tumorzellen *(Zytostatikatherapie,* ungenau oft nur *Chemotherapie* genannt).

Zytostatika: Starke Zellgifte zur Wachstumshemmung und Zerstörung der unkontrolliert wuchernden Krebszellen.

Das Wort **Zytostatika** besteht, wörtlich übersetzt, aus den Bestandteilen „Zelle" und „Stillstand". Zytostatika sind Medikamente, die das Zellwachstum zum Stillstand bringen, die zelluläre Wachstumsvorgänge blockieren. Daraus ergeben sich vor allem zwei Konsequenzen:
- Zytostatika wirken nur auf wachsende, nicht aber auf ruhende Zellen. Da aber selbst schnell wachsende Tumoren immer einen gewissen Anteil ruhender Zellen enthalten, reicht eine kurzzeitige Zytostatikatherapie zur Heilung nicht aus. Die Zytostatikabehandlung muss über einen längeren Zeitraum erfolgen, je nach Wirkungsweise des Zytostatikums entweder als *Dauertherapie* (seltener) oder als wiederholte „Stoßtherapien" *(Zyklen)*
- Zytostatika schädigen nicht nur Tumor-, sondern auch gesunde Zellen, und zwar umso stärker, je häufiger sie sich teilen. Die gesunden Zellen erholen sich aber besser als die Tumorzellen. Daher führen alle Zytostatika,

wenn auch substanz- und dosisabhängig, zu schwer wiegenden Nebenwirkungen vor allem der Blutzellbildung und der Schleimhäute (☞ unten). Insgesamt ist die therapeutische Breite bei Zytostatika sehr gering.

Die heute verwendeten **Zytostatika** werden meist in fünf Gruppen eingeordnet („5 A"), wobei die Einteilung nicht ganz einheitlich ist. Tab. 12.10 gibt einen Überblick.

Vor Beginn der Behandlung klärt der Arzt den Patienten über die Zytostatikatherapie, ihre voraussichtliche Dauer und ihre Nebenwirkungen auf. Für die meisten Menschen ist eine Zytostatikatherapie stark angstbehaftet, weshalb den Möglichkeiten zur Minimierung dieser Nebenwirkungen im Aufklärungsgespräch besondere Bedeutung zukommt. Engmaschige ärztliche Kontrollen, regelmäßige Blutuntersuchungen und kontinuierliche Überwachung des Patienten sind unabdingbare Voraussetzung jeder Zytostatikatherapie.

Eine Chemotherapie kann prinzipiell stationär oder ambulant (in Krankenhausambulanz oder hämato-onkologischen Praxen) durchgeführt werden. Durch kleine, auf unterschiedlichen Prinzipien beruhende Pumpensysteme können Patienten mit liegendem Port trotz laufender Infusion nach Hause gehen.

Pflege und Patientenberatung

Auch die Pflegenden führen vor jeder Zytostatikabehandlung ein Gespräch mit dem Patienten, um seine Einstellung zur Zytostatikabehandlung, seine Ängste sowie ggf. in früheren Zyklen durchgemachte Nebenwirkungen und Komplikationen zu kennen. Dieses Gespräch bildet die Grundlage für eine optimale Unterstützung durch die Pflegenden (z. B. möchte der Patient eher Ruhe und sich bei Bedarf selber melden oder sind regelmäßige Rundgänge und die Anwesenheit einer Bezugsperson für ihn wichtig?).

Die Pflegenden beraten den Patienten über mögliche Prophylaxen, z. B. gegen Erbrechen, Stomatitis und Haarausfall (☞ unten).

Insbesondere während und in den ersten zwei Wochen nach jeder Zytostatikatherapie beobachten die Pflegenden den Patienten sorgfältig auf lokale und systemische Nebenwirkungen und führen alle erforderlichen Kontrollen (z. B. Temperaturkontrollen) nach Arztanordnung durch. Sie leiten auch den Patienten zur Selbstbeobachtung an:
- Haut: Hämatome? Rötung, Schuppung? Ausschlag? Petechien?
- Schleimhaut: Stomatitis? Geschwüre im Mund? Ösophagitis?
- Venenverhältnisse (z. B. gereizte Einstichstelle? Braune Verfärbung der Vene?)
- Körpertemperatur: Fieber?
- Ausscheidung: Häufigkeit (z. B. Durchfall)? Farbe (z. B. Blutbeimengungen im Urin)?
- Ernährung: Übelkeit? Gewichtsabnahme?

Substanz	Handelsname (Bsp.)	Erbrechen	Zusätzliche substanzspezifische Nebenwirkungen
Alkylantien: Angriff an DNA/RNA → falsche Basenpaarung, Quervernetzung der DNA-Stränge			
Chlorambucil	Leukeran®	+	
Cisplatin Carboplatin Oxaliplatin	Platinex® Carboplatin-ratiopharm® Eloxatin®	+++ ++ ++	Nephro-, Oto-, Neurotoxizität → Forcierte Diurese während der Therapie, Ggf. Amifostin (Ethyol®), jedoch Nebenwirkung Blutdruckabfall, Übelkeit, Hauterscheinungen
Cyclophosphamid Ifosfamid	Endoxan® Holoxan®	+/++ +	Hämorrhagische Zystitis → Gabe von Mesna (z. B. Uromitexan®) unmittelbar zu, 4 und 8 Stunden nach Beginn der Chemotherapie, reichlich Flüssigkeitszufuhr
Antimetabolite: Falsche „Bausteine" in Molekülen → Störung des Zellstoffwechsels			
Fluorouracil	5-Fluorouracil Hexal®	(+)	Hautveränderungen (Hand-Fuß-Mund-Syndrom)
Gemcitabin	Gemzar®	(+)	Ödeme
Methotrexat	Methotrexat „Lederle"®	(+)	Nephro-, Neuro-, Lebertoxizität → bei höherer Dosierung sog. Leucovorin-Rescue zur Toxizitätsminderung
Alkaloide: über verschiedene Mechanismen Hemmung der Mitose = Zellteilung			
Etoposid	Etoposid Sandoz®	(+)	Neurotoxizität
Paclitaxel	Taxol®	(+)	Neurotoxizität, Allergien → Gabe von Glukokortikoiden, H_1- und H_2-Rezeptoren-Blockern
Vinblastin Vincristin	Vinblastinsulfat GRY® Vincristin Medac®	(+) (+)	Neurotoxizität, paralytischer Ileus → Obstipationsprophylaxe
(Zytostatisch wirkende) Antibiotika: DNS-Schädigung			
Bleomycin	Bleomycinum Mack®	+	Fieber, Lungenfibrose, Hautveränderungen, Strahlensensibilisierung
Daunorubicin Doxorubicin	Daunoblastin® Adriblastin®	+ +	Kardiotoxizität
Andere Zytostatika			
Asparaginase (Enzym)	Asparaginase medac®	+	Blutgerinnungsstörungen, Leber-, Pankreas-, Neurotoxizität
Irinotecan	Campto®	++	

Tab. 12.10: Übersicht über gebräuchliche Zytostatika und ihre wichtigsten substanzspezifischen Nebenwirkungen.

Umgang mit Zytostatika

Vorsicht

Zytostatika sind mutagen und damit potenziell fruchtschädigend und Krebs auslösend. Sie schädigen den Körper bei oraler Aufnahme, bei Einatmen und bei Hautkontakt. Nur speziell geschulte Pflegende dürfen mit Zytostatika umgehen. Sie werden jährlich vom Betriebsarzt untersucht. Schwangere und Jugendliche dürfen nicht mit Zytostatika arbeiten.

Zytostatikalösungen dürfen nur in separaten Räumen an einer **Zytostatika-Sicherheitswerkbank** zubereitet werden. Heute werden Zytostatika oft zentral in der Apotheke zubereitet und gebrauchsfertig auf die Station geliefert. Dadurch hat sich die Gefährdung für die Pflegenden wesentlich vermindert. Beim Umgang mit Zytostatika sind folgende Richtlinien zu beachten (🕮 7):

• Wird die Infusion nicht mit bereits gefülltem Infusionsbesteck geliefert, erfolgt das Anstechen auf Station an einem ruhigen Arbeitsplatz ohne „Durchgangsverkehr". Grundsätzlich werden geschlossene Infusionssysteme mit sicheren Verbindungs- und Überleitungssystemen benutzt. Das Infusionssystem wird mit Trägerlösung befüllt und entlüftet und der Dorn in das Infusionsbehältnis eingeführt. Bei Infusionsflaschen wird der Dorn von oben nach unten in den Stutzen eingeführt. Infusionsbeutel werden hingelegt, der Stutzen (nicht der Beutel!) festgehalten und der Dorn waagerecht eingeführt

• Beim Anlegen der Infusion ziehen die Pflegenden zwei Paar Handschuhe mit langer Stulpe (z. B. OP-Handschuhe bzw. spezielle Zytostatika-Handschuhe) an, die über das eng anliegende Bündchen des Schutzkittels gezogen werden. Das Anstöpseln erfolgt über einer saugfesten und flüssigkeitsdichten Unterlage. Vor dem Anlegen wird der periphere Zugang auf Entzündungszeichen überprüft bzw. die korrekte Lage der Portnadel durch Aspiration sichergestellt (🕮 8)

• Zum Abstöpseln wird ebenfalls eine saugfeste und flüssigkeitsdichte Unterlage untergelegt. Es gelten dieselben Sicherheitsbestimmungen wie beim Anstöpseln. Das Abstöpseln erfolgt mit zwei Tupfern. Das leere Infusionsbehältnis wird nicht vom Infusionssystem getrennt, sondern komplett in den Sondermüll entsorgt. Dasselbe gilt für Spritzen und Kanülen

• Bei jedem möglichen Kontakt mit zytostatikakontaminierten Gegenständen (z. B. kontaminierter Wäsche,

Infusionsbesteck) oder Ausscheidungen (Blut, Urin, Erbrochenes) tragen die Pflegenden ebenfalls Handschuhe. Bei einigen Zytostatika werden auch Restmengen durch Speichel und Schweiß des Patienten abgegeben (z. B. bei Adriblastin, Bleomycin)

Vorsicht

Sammelurin ist während einer Chemotherapie nur in absoluten Ausnahmefällen durchzuführen, um eine Kontamination durch Verschüttung und Aerosolbildung zu vermeiden.

- Ist Zytostatikalösung freigesetzt worden, sperrt die Pflegekraft den Bereich ab, holt ein entsprechendes Dekontaminations-Set (Spill-Kit) und zieht die im Set enthaltene Schutzausrüstung an (flüssigkeitsdichte Schutzkleidung, spezielle Zytostatika-Handschuhe, Augenschutz und Atemschutzmaske). Dann bedeckt sie ausgetretene Flüssigkeit vollständig mit Zellstoff oder Chemikalienfliestüchern (ebenfalls im Set enthalten) und nimmt sie so auf. Der Bereich wird danach mit Reinigungslösung und Wasser mehrfach gesäubert. Mit Zytostatika (stark) kontaminierter Abfall wie z. B. Infusionsbehältnisse und -systeme, Spritzen, verfallene Zytostikazubereitungen und Reste werden als Sondermüll behandelt und entsprechend der Vorschriften in speziellen Abfallbehältern (z. B. „schwarze Tonne") entsorgt
- Sollte es trotzdem zum Kontakt mit Zytostatikalösung gekommen sein, wird die betroffene Hautpartie oder das Auge sofort mit reichlich Wasser abgespült, stark kontaminierte Wäsche wird im Sondermüll entsorgt. Die Pflegekraft sucht dann den Betriebsarzt bzw. einen Augenarzt auf, und der Vorgang wird als Arbeitsunfall gemeldet
- Beim Bereitstellen von oralen Zytostatika zieht die Pflegekraft ein neues Paar Handschuhe an (anschließend

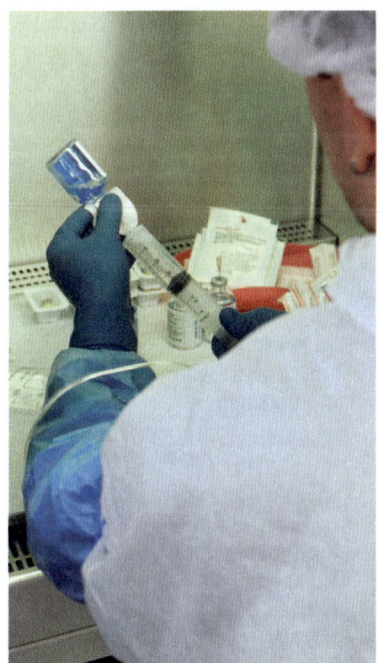

Abb. 12.11: Der Umgang mit Zytostatika erfordert besondere Vorsichtsmaßnahmen, vom Richten an einer Zytostatika-Werkbank über die Verabreichung bis zum Entsorgen des Infusionsbestecks. [K115]

verwerfen) oder benutzt eine Pinzette. Orale Zytostatika werden grundsätzlich separat von anderen Medikamenten unmittelbar vor der Verabreichung gerichtet und auch getrennt transportiert. Zum Verabreichen wählen die Pflegenden Einmal-Medizinbecher, aus denen die Tablette ohne Berührung mit den Händen eingenommen werden kann. Generell werden die Tabletten nicht zermörsert oder zerteilt und getrennt von den übrigen Arzneimitteln gegeben. Bei Verabreichung von Zytostatika über eine Ernährungssonde wird bevorzugt mit Lösungen gearbeitet. Nur ausnahmsweise werden z. B. Tabletten oder Kapseln zerkleinert oder wird Pulver verwendet (Gefahr der Entwicklung von zytostatikahaltigen Stäuben)
- Grundsätzlich sind die hausinternen Richtlinien zu erforderlichen Schutzmaßnahmen im Umgang mit Zytostatika zu beachten. Schulungen und praktische Übungen in regelmäßigen Abständen sind notwendig, um bei Kontamination korrekt zu handeln. Aktuelle Informationen können z. B. über die Berufsgenossenschaft für Gesundheitsdienst und Wohlfahrtspflege bezogen werden (✉ 6).

Zytostatika-Paravasate

Fließen Zytostatika nicht in die Vene, sondern ins umgebende Gewebe, kann es durch dieses **Paravasat** je nach Arzneimittel zu ernsten Schäden bis hin zu großflächigen Nekrosen kommen. Drei „Gefährlichkeitsklassen" werden differenziert:
- Substanzen mit geringer lokaler Toxizität: z. B. Asparaginase, Bleomycin, Carboplatin, Cyclophosphamid, Methotrexat
- Gewebereizende Substanzen: z. B. niedrig konzentriertes Cisplatin, Etoposid, Gemcitabin, Oxaliplatin
- Nekrotisierende Substanzen: z. B. hoch konzentriertes Cisplatin, Dauno-, Doxorubicin, Vinblastin, Vincristin.

Bei teilimplantierten zentralvenösen Kathetern mit externem Anteil (z. B. Hickman- oder Broviac-Katheter) oder vollimplantierbaren zentralvenösen Kathetern ist das Paravasatrisiko weitaus geringer als bei periphervenösen Zugängen, aber nicht auszuschließen. Die Patienten werden daher vor jeder Chemotherapie informiert, sich bereits bei den geringsten Beschwerden (Brennen, Schmerzen, Rötung, Schwellung) oder Auffälligkeiten („Langsamerlaufen" der Infusion) zu melden.

Nicht jede Lokalreaktion ist allerdings auf ein Paravasat zurückzuführen, denn die Zytostatika wirken in unterschiedlichem Ausmaß venenreizend und können z. B. zu Rötung, Brennen, Schmerzen oder Schwellung im Bereich der Einstichstelle oder teils noch Wochen später zu einer bräunlichen Verfärbung der Vene führen. Die Behandlung besteht in Ruhigstellen, Hochlagern, Kühlen und Heparin-Salbenverbänden. Auch hier sind die hausinternen Richtlinien zu beachten.

Ist es trotz aller Vorsicht zu einem Paravasat gekommen, werden die unten aufgeführten Maßnahmen empfohlen (📖 9). Da teilweise unterschiedliche Empfehlungen existieren, sind stets die hausinternen Richtlinien zu beachten. In der Praxis haben sich vorbereitete Paravasate-Sets bewährt, die alles Erforderliche zur Erstbehandlung beinhalten.

12

Allgemeine Maßnahmen

- Infusion abbrechen, Kanüle belassen, nicht nachspülen
- Arzt und Paravasate-Set holen (lassen)
- Arzt (mit sterilen Handschuhen): Paravasat durch die liegende Kanüle mit neuer Spritze absaugen, bei großem Paravasat oder Blasen mit 16-er Kanülen von allen Seiten
- Zugang unter Aspiration entfernen
- Auf Arztanordnung Antidot geben (☞ unten)
- Areal steril und trocken abdecken
- Extremität ruhig stellen und (leicht) hochlagern
- Paravasatstelle markieren, Vorgang dokumentieren (evtl. mit Fotodokumentation)
- In der Folgezeit Areal besonders überwachen, bei allen Paravasaten mit nekrotisierenden Substanzen chirurgisches Konsil anmelden
- Patienten zur Selbstbeobachtung anleiten und bitten, sich bei Veränderungen sofort zu melden.

Spezielle Maßnahmen

Bei einigen Substanzen sind darüber hinaus spezielle Maßnahmen sinnvoll:

- Adriamycin, Daunorubicin, Doxorubicin, Epirubicin, Mitomycin:
  - Dimethylsulfoxid(DMSO)-Lösung oder -Salbe lokal: 1–2 Wochen alle 4–6 Stunden DMSO mit sterilem Watteträger auf die Haut des Paravasatgebietes auftragen, Lösung an der Luft trocknen lassen, nicht verbinden. DMSO ist geruchsintensiv und kann als Nebenwirkungen Rötung, Brennen und einen knoblauchähnlichen Mundgeruch zur Folge haben.
  - 1–3 Tage lang mehrfach täglich ca. 15 Minuten lokal kühlen
  - Neue Option bei Adriamycin, Daunorubicin, Doxorubicin, Epirubicin: zeitversetzt zur Kälteanwendung Dexrazoxane (Savene®) i.v. über drei Tage geben (dann kein DMSO, extrem teuer!)
  - Bei liposomalen Zubereitungen nur kühlen (Nekroserisiko wesentlich geringer)
- Vinblastin, Vincristin, Vindesin: Paravasatgebiet mit Hyaluronidase s.c. infiltrieren (Arztaufgabe), 2–3 Tage 4-mal täglich trockene (milde) Wärme für ca. 20 Minuten anwenden
- Etoposid, Teniposid: einmalig trockene (milde) Wärme für 1–2 Stunden anwenden, DMSO-Lösung/-Creme ☞ oben
- Cisplatin: Infiltration des Paravasatgebietes mit Natriumthiosulfat 10% (2:3 verdünnt mit Wasser für Injektionszwecke, Arztaufgabe), DMSO-Lösung ☞ oben.

Systemische Nebenwirkungen aller Zytostatika

Übelkeit und Erbrechen

Die meisten Zytostatika führen durch Angriff in der Chemorezeptor-Triggerzone im Gehirn und/oder über vegetative Impulse aus dem Magen-Darm-Trakt zu **A**ppetitlosigkeit, Übelkeit (**N**ausea) und **E**rbrechen (**ANE-Syndrom**). *Akutes Erbrechen* tritt meist 1–5 Stunden nach der Gabe auf und hält ungefähr zwei Tage an. Besonders starkes Erbrechen rufen z.B. Cisplatin sowie höher dosiertes Cyclophosphamid hervor.

Unbedingt erforderlich ist eine ausreichende Prophylaxe von Übelkeit und Erbrechen bereits vor der *ersten* Zytostatikagabe ("dem Erbrechen einen Schritt voraus sein"), da es sonst durch die Erwartungsangst bei späteren Zyklen zu psychisch verursachtem Erbrechen kommen kann *(Erwartungs-Erbrechen, antizipatorisches Erbrechen):*

- Bei zu erwartender leichter Übelkeit kommen Dopaminantagonisten wie etwa Metoclopramid (z.B. Paspertin®) oder Alizaprid (Vergentan®) in Betracht. Beide stehen für die orale wie i.v.-Applikation zur Verfügung
- Die zweite Stufe sind **5-HT$_3$(Serotonin)-Rezeptor-Antagonisten** (oft kurz *Setrone*), etwa Ondansetron (Zofran®), Tropisetron (Navoban®) oder Granisetron (Kevatril®). Auch sie sind sowohl für die orale als auch für die i.v.-Gabe erhältlich. Häufigste Nebenwirkungen sind Kopfschmerz, gastrointestinale Beschwerden (Durchfall, Obstipation), Schwindel, Wärmegefühl oder *Flush* (Hautrötung mit Hitzegefühl). Seltener ist ein Anstieg der Leberwerte (Kontrollen einplanen)
- Bei weiter unzureichender Wirkung werden zusätzlich Glukokortikoide (z.B. Fortecortin), Neuroleptika (z.B. Neurocil®) und Benzodiazepine gegeben
- Bei therapierefraktären Fällen, insbesondere unter Cisplatintherapie, kommt zusätzlich Aprepitant (Emend®), ein selektiver **Neurokinin-(NK1)-Rezeptor-Antagonist,** zur Anwendung.

Einige Zytostatika wie z.B. Cisplatin lösen außerdem *verzögertes Erbrechen* aus. Hier ist eine prophylaktische Kombinationsbehandlung (Metoclopramid oder 5-HT$_3$-Rezeptor-Antagonist plus Dexamethason) über mehrere Tage indiziert.

Prophylaxe und Pflege bei zytostatikabedingtem Erbrechen

Erbrechen ist heute immer noch die am meisten gefürchtete Nebenwirkung einer Chemotherapie, obwohl diese Erscheinung mittlerweile medikamentös gut behandelbar ist (🕮 10). Da allein schon die Angst davor das gefürchtete Erbrechen hervorrufen kann, gehen die Pflegenden auf die Angst des Patienten ein. Oft mindern bereits Informationen über die heutigen Möglichkeiten, Erbrechen zu bekämpfen, die Angst. Stressarme Umgebung und das Beherrschen von Entspannungstechniken wirken sich ebenfalls günstig aus.

Nüchtern zu bleiben hat *keinen* antiemetischen Effekt. Orale Zytostatika sollen nur *nach* den Mahlzeiten auf vollen Magen eingenommen werden. Während einer Infusion hilft manchen Patienten das Lutschen von Bonbons, das Kauen von Kaugummi oder Mundspülungen. Nierenschale und Zellstoff sollten in Griffnähe, jedoch nicht im Blickfeld des Patienten stehen.

Pflege bei Übelkeit und Erbrechen ☞ 7.2.1

> **Vorsicht**
>
> Erbrochenes kann – ebenso wie andere Körperflüssigkeiten des Patienten – Zytostatikareste enthalten. Daher ziehen die Pflegenden beim Umgang mit Erbrochenem (aber auch Stuhl oder Urin) immer Handschuhe an.

Haut- und Schleimhautveränderungen

Mögliche **Hautveränderungen** durch die Zytostatika selbst umfassen v. a. Rötung, Ausschlag, zu starke Pigmentierung, Schuppung und Schwielenbildung. Sie treten z. B. gehäuft nach Gabe von Bleomycin auf und werden durch Strahlentherapie oder Sonnenlicht verstärkt. Weitere Hautveränderungen sind durch die zytostatikabedingte Leuko- und Thrombozytopenie (☞ unten) möglich, z. B. Hautinfektionen und Hauteinblutungen.

Auch die Schleimhäute mit ihrem hohen Zellumsatz werden durch die Zytostatika beeinträchtigt, wodurch *Schleimhautentzündungen* (**Mucositiden**) von Mund, Speiseröhre oder Darm entstehen können. Leitsymptome sind Schmerzen in Mund, Rachen und hinter dem Brustbein (vor allem beim Essen) sowie Durchfälle.

Pflege und Patientenberatung bei Stomatitis

Die wohl häufigste **Schleimhautveränderung** ist eine **Stomatitis** *(Mundschleimhautentzündung).* Laut WHO werden Veränderungen der Mundschleimhaut in vier Grade unterteilt. In leichten Fällen ist die Mundschleimhaut nur gerötet, in schweren Fällen machen zahlreiche blutende Geschwüre eine orale Nahrungsaufnahme unmöglich. Eine Strahlentherapie der Kopf-Hals-Region verstärkt die Stomatitis. 🖥

Die Pflegenden weisen den Patienten darauf hin, zur sorgfältigen Mundhygiene (mind. dreimal täglich) eine weiche Zahnbürste zu bevorzugen (bzw. diese bei Beschwerden ganz wegzulassen) und den Mund mit Wasser, Tee (z. B. Kamillen- oder Salbeitee) oder bei Bedarf mit desinfizierenden bzw. antimykotischen Lösungen auszuspülen. Alkohol- und Nikotinkarenz wirken vorbeugend. Darüber hinaus inspizieren die Pflegenden die Mundhöhle des Patienten täglich auf Rötungen, Beläge und Geschwürbildung, da bereits kleinere Defekte sich zu schwer wiegenden Problemen entwickeln können. Bei einer manifesten Stomatitis lindern anästhesierende Lutschtabletten oder Salben Schluckbeschwerden und Schmerzen. Hilfreich können auch Tees sein (z. B. aus Salbei, Ringelblume) sowie Eislutscher (z. B. aus gefrorenem Tee). Bei der Ernährung sind grundsätzlich weiche, säurearme und schwach gewürzte und wenig gesüßte Lebensmittel (und Getränke) zu bevorzugen. In schweren Fällen ist sogar eine parenterale Ernährung erforderlich. Regelmäßige Gewichtskontrollen sind wichtig, um eine zu starke Gewichtsabnahme durch die eingeschränkte Nahrungszufuhr rechtzeitig zu erkennen. 🖥

Bei der häufig wegen einer (zusätzlichen) Pilzinfektion notwendigen Gabe von Moronal® Suspension ist darauf zu achten, dass die Pipette nicht in Kontakt mit der Mundschleimhaut kommt. Der Patient soll die Lösung mit der Zunge verteilen, schlucken und mindestens 15 Minuten nicht nachspülen. Evtl. Beläge im Bereich der Mundhöhle werden mit einem Tupfer, getränkt z. B. mit panthenolhaltiger Lösung, vorsichtig entfernt.

> Mundspülungen mit Wasser oder Tee sind überall leicht verfügbar, angenehm im Geschmack und kostengünstig. Zusammen mit einer sorgfältigen Anleitung zur Mundpflege sind häufige und gründliche Mundspülungen effektive Maßnahmen zum Schutz der Mundschleimhaut (📖 11).

Leukopenie und Thrombopenie

Praktisch alle Zytostatika führen zu einer **Knochenmarkdepression** mit Schädigung der Blut bildenden Zellen. Zwar sind alle drei Zellreihen von der Störung betroffen, doch stellen im klinischen Alltag die **Leuko(zyto)penie** und die **Thrombo(zyto)penie** die Hauptprobleme dar. Insbesondere Infektionen sind eine ernste Gefahr. Je niedriger die Zahl der neutrophilen Granulozyten ist und je länger der Abfall dauert, desto stärker ist der Patient gefährdet. Heute kann evtl. **G-CSF** (*Granulozyten-koloniestimulierender Faktor*, z. B. Neupogen®) gegeben werden, der die Reifung von Granulozyten fördert und so die leukopenische Phase verkürzt.

Der Kranke ist erhöht infektions- und blutungsgefährdet. Die Maßnahmen zur Infektionsprophylaxe werden in 11.4.2 dargestellt; die Blutungsprophylaxe entspricht derjenigen bei einer Blutungsneigung aus anderer Ursache (☞ 11.10.1).

> **Notfall**
>
> Plötzliche Verwirrtheit oder Sehstörungen bei einem Patienten unter Zytostatikatherapie können Anzeichen einer Gehirnblutung sein!

Haarausfall

Auch die Haarwurzelzellen werden aufgrund ihrer raschen Teilung durch Zytostatika stark in Mitleidenschaft gezogen. Folge ist ein unterschiedlich starker **Haarausfall** bis zum völligen Haarverlust **(Alopezie)**. Der Haarausfall beginnt meist ca. 2–4 Wochen nach Verabreichung der ersten Chemotherapiedosis. Das Haar kann langsam oder büschelweise ausfallen. Überzeugende prophylaktische Maßnahmen gibt es nicht. Die Haare wachsen aber bereits ca. einen Monat nach Ende der Behandlung sichtbar nach. Meist hat das nachgewachsene Haar eine andere Beschaffenheit als früher.

Beratung und Pflege bei Haarausfall

Die Betroffenen empfinden den Haarverlust unterschiedlich belastend. Die Pflegenden empfehlen Kranken, die mit Haarausfall rechnen müssen, sich frühzeitig eine Perücke anpassen zu lassen. Sie können dann später immer noch entscheiden, ob sie sich mit Perücke, mit einem geschickt gebundenen Tuch auf dem Kopf oder „oben ohne" am wohlsten fühlen. Patientinnen mit langen Haaren sollten sich die Haare vor dem Haarausfall kurz schneiden lassen, weil eine Kurzhaarperücke natürlicher wirkt und der Haarausfall dann auch nicht so unangenehm ist. Die Kosten für die (Kunsthaar-)Perücke trägt die Krankenkasse.

Helfen können die Pflegenden den Patienten nicht zuletzt durch praktische Tipps, etwa das geschickte Anziehen von Tüchern oder Mützen oder die Weitergabe von Kontaktadressen für (kostenfreie) Kosmetikseminare für Chemotherapiepatienten (✉ 1). Sie informieren den Patienten darüber, dass Kopfbedeckungen nicht nur unter kosmetischen Gesichtspunkten zu betrachten sind. Sie sind auch wichtig, um die Kopfhaut bei Kälte, Hitze oder direkter Sonneneinstrahlung zu schützen, da durch den Haarverlust der natürliche Schutz wegfällt. Vor und während der Therapie sind milde Shampoos und weiche

Haarbürsten empfehlenswert. Dauerwellen oder Färben sind zu meiden. Bei vollständigem Haarausfall hält regelmäßige Pflege mit feuchtigkeitsspendenden Lotionen die Kopfhaut geschmeidig.

Auch Wimpern und Augenbrauen fallen aus, was einige Patienten als störender empfinden als den Verlust der Kopfhaare. Die Augenbrauen können mit Augenbrauenstift nachgeschminkt werden, ggf. ist die Möglichkeit des Permanent Make-up in Erwägung zu ziehen (🕮 12). Zum Schutz der Augen vor Staub oder grellem Licht ist das Tragen einer Sonnenbrille empfehlenswert.

Hormonelle Nebenwirkungen

Zytostatika schädigen Eierstöcke bzw. Hoden und Keimzellen. Folgen sind eine mögliche Fruchtschädigung, eine temporäre oder dauerhafte Fruchtbarkeitsminderung bis zur Sterilität und Hormonmangelerscheinungen.

- Wegen der mutationsauslösenden und fruchtschädigenden Wirkung sollten Frauen wie Männer in den ersten zwei Jahren nach der Chemotherapie auf jeden Fall eine zuverlässige Methode der Empfängnisverhütung wählen. Das Risiko einer kindlichen Schädigung bei später eintretender Schwangerschaft ist nach wie vor nicht genau bekannt, wahrscheinlich aber geringer als früher vermutet
- Jüngeren Männern sollte vor der Zytostatikatherapie die Tiefkühllagerung einer Samenspende empfohlen werden. Bei Frauen kann eine medikamentöse „Stilllegung" der Eierstöcke die Schädigung vermindern, aber nicht ausschließen. Für Frauen in fester Partnerschaft kommen evtl. reproduktionsmedizinische Methoden in Betracht. Eine Kryokonservierung (Tiefkühllagerung) von Ovargewebe mit späterer Replantation und Eizellgewinnung für reproduktionsmedizinische Methoden wird zunehmend erprobt, ist aber von einer Routineanwendung noch weit entfernt
- Dauerhafte Hormonmangelerscheinungen treten vor allem bei Frauen auf. Falls keine Kontraindikation aufgrund einer Hormonempfindlichkeit des Tumors entsteht, können sie durch Hormonsubstitution gut behandelt werden.

Spätwirkungen der Zytostatika

- Alle Zytostatika können Mutationen hervorrufen und sind somit potenziell Krebs erzeugend. Tatsächlich sind zweite Krebserkrankungen Jahre nach einer Zytostatikabehandlung überproportional häufig. Das Risiko solcher **Zweitmalignome** hängt von den eingesetzten Zytostatika ab (nach Alkylantien höher) und wird durch Kombination mit einer Strahlentherapie deutlich erhöht. Der Arzt weist den Patienten daher auf die Bedeutung *langjähriger* ärztlicher Kontrollen hin
- Einzelne Zytostatika führen außerdem gehäuft zu Organschäden. Bekannt sind beispielsweise eine Polyneuropathie durch Cisplatin, Herzschäden durch Doxorubicin und Lungenschäden durch Bleomycin.

Sonderformen der Chemotherapie

Hochdosis-Chemotherapie

Die **Hochdosis-Chemotherapie** wird nach einer Knochenmarkentnahme oder Stammzellseparation (☞ 11.4.2)

und Tiefgefrieren der Blutstammzellen mit um ein Vielfaches höheren Zytostatikadosen als üblich durchgeführt. Die nachfolgende Transfusion der eigenen Blutstammzellen „fängt" dann die irreversiblen, sonst tödlichen Knochenmarkschäden ab. Durch die hohe Dosierung ist allerdings auch die Gefahr weiterer Organkomplikationen hoch. Während die Hochdosis-Chemotherapie bei einem Teil der Leukämien und Lymphome etabliert ist, hat sie bei den soliden Tumoren insgesamt enttäuscht.

Regionale Perfusions-Chemotherapie

Ziel der **regionalen Perfusions-Chemotherapie** ist eine höchstmögliche Zytostatikakonzentration am Ort des Tumors bei möglichst niedriger Wirkung auf den Gesamtorganismus. Über einen Zugang in einer Arterie oder im Pfortadersystem, der entweder immer wieder neu gelegt oder operativ auf Dauer implantiert wird, fließen die Zytostatika zunächst durch das Tumorgebiet und erst dann in den Gesamtorganismus. Die regionale Perfusions-Chemotherapie wird in erster Linie bei Leber- und Extremitätentumoren ohne Metastasen angewendet.

Intrakavitäre Chemotherapie

Zytostatika können auch in Körperhöhlen appliziert werden. Man spricht dann von **intrakavitärer Chemotherapie.** Beispiele sind:

- Die **intrathekale Therapie** mit Applikation von Zytostatika in den Liquorraum, z.B. zur Prophylaxe oder Therapie eines Hirnhautbefalls bei bestimmten Leukämieformen (☞ 11.6.2)
- Die **intrapleurale Therapie** mit Applikation von Zytostatika in den Pleuraraum bei einem malignen Pleuraerguss (☞ 6.11.2, 6.11.3)
- Die **intraperikardiale Therapie** mit Applikation von Zytostatika in den Herzbeutel bei malignem Perikarderguss (☞ auch 4.7.3)
- Die **intraperitoneale Therapie** mit Applikation von Zytostatika in den Peritonealraum bei malignem Aszites infolge *Peritonealkarzinose* (Durchsetzung des Peritoneums mit zahlreichen Karzinommetastasen).

12.5.3 Weitere medikamentöse Ansätze

Hormontherapien

Hormone wirken nicht nur auf gesunde Gewebe, sondern können auch bei der Entstehung und Größenzunahme von Tumoren eine Rolle spielen. Tumoren hormonempfindlicher Gewebe bleiben oft hormonempfindlich *(hormonabhängige Tumoren).* Zufuhr des entsprechenden Hormons fördert ihr Wachstum und Hormonentzug hemmt es.

Von Bedeutung sind die verschiedenen **Hormontherapien** vor allem in der Gynäkologie und Urologie bei den geschlechtshormonabhängigen Tumoren: dem Mammakarzinom (Brustkrebs), dem Endometriumkarzinom (Gebärmutterschleimhautkrebs) und dem Prostatakarzinom.

Eingesetzt werden vor allem:

- **Antihormone,** welche die Hormonrezeptoren der Tumorzellen blockieren, etwa Tamoxifen (z.B. Nolvadex®) beim Mammakarzinom oder Flutamid (z.B. Fugerel®) beim Prostatakarzinom

12

- **Aromatasehemmer** wie etwa Anastrozol (z. B. Arimidex®) oder Exemestan (z. B. Aromasin®) hemmen das Enzym Aromatase, das für die Östrogenproduktion nötig ist. Sie werden vor allem beim Mammakarzinom gegeben
- **GnRH-Analoga** wie etwa Buserelin (z. B. Profact®) oder Goserelin (z. B. Zoladex®) greifen an der Hypophyse in den hormonellen Regelkreis ein. Sie hemmen dort die Produktion von FSH und LH und senken dadurch sehr wirksam die Geschlechtshormonproduktion in den Keimdrüsen. Haupteinsatzgebiete sind das Mamma- und das Prostatakarzinom
- **Gestagene** (z. B. Megestat®) werden beim Mamma- und Endometriumkarzinom gegeben und vermindern die Östrogenwirkung sowie die Zahl der Östrogenrezeptoren.

Die Nebenwirkungen der Hormontherapien sind präparatabhängig und insgesamt geringer als die bei Zytostatikatherapien.

Immuntherapien

Gabe von Zytokinen

Die Gabe von Zytokinen wie z. B. **Interleukin-2** (IL2, z. B. Proleukin®) und α-**Interferon** (*IFN-α*, z. B. Roferon®) soll das Immunsystem unspezifisch stimulieren, damit es den Tumor besser bekämpfen kann.

Zytokine sind heute ein Baustein von mehreren in der Behandlung einiger Tumoren, z. B. der chronisch-myeloischen und der Haarzell-Leukämie, des fortgeschrittenen Nierenzellkarzinoms und des malignen Melanoms. Die zu Beginn ihrer therapeutischen Nutzung gehegten Hoffnungen konnten sie nicht erfüllen.

Die häufigste Nebenwirkung einer Zytokintherapie ist ein „Grippesyndrom" sehr unterschiedlicher Ausprägung. Prophylaktisch kann z. B. Paracetamol 30 Minuten vor Therapiebeginn gegeben werden. Auch zentralnervöse Nebenwirkungen (z. B. Depressionen, Konzentrationsschwäche und Gedächtnisstörung) sowie Nebenwirkungen, die Autoimmunerkrankungen (z. B. SLE ☞ 13.7.1) gleichen, sind möglich. Insbesondere nach IL2-Gabe kann es zu einem **Leakage-Syndrom** mit erhöhter Kapillardurchlässigkeit kommen. Blutdruckabfall und Ödeme sind mögliche Komplikationen mit evtl. lebensbedrohlichen Folgen.

Tumorvakzinetherapien

Bei **Tumorvakzinetherapien** werden aufgearbeitete Tumorantigene oder künstliche „Nachahmerantigene" verabreicht, um die gegen den Tumor gerichtete Immunantwort zu verstärken. Bisherige Versuche konzentrierten sich auf Kolon-, Nieren- und nicht-kleinzellige Lungenkarzinome sowie maligne Melanome. Derzeit laufen (wieder) Phase-III-Studien. Ein wirklicher Durchbruch ist allerdings auch hier bislang nicht gelungen.

Zielgerichtete Krebstherapien

Unter dem Stichwort der **zielgerichteten Krebstherapien** (engl. *targeted therapies*, auch *molekulare Therapien*, engl. *molecular targeted therapies*) werden derzeit meist die Behandlung mit monoklonalen Antikörpern, Kinase-

Inhibitoren und Angiogenesehemmern zusammengefasst. Die Grenzen sind dabei unscharf, da sich die Einteilungskriterien überschneiden und (noch) nicht einheitlich sind.

Zielgerichtete Krebstherapien greifen ganz bestimmte Strukturen an. Ziel der Forscher ist zwar die „Konstruktion" von Substanzen, die möglichst nur an abnormen Molekülen oder Vorgängen der Tumorzelle angreifen. Dieses Ziel ist aber bislang nicht erreicht. Deshalb darf der Begriff „zielgerichtete Krebstherapien" nicht missverstanden werden – derzeit treffen die zielgerichteten Krebstherapien auch gesunde Zellen und sind daher mit Nebenwirkungen behaftet, wenn auch in sehr unterschiedlichem Ausmaß. Die zielgerichteten Krebstherapien haben sich in den letzten Jahren sehr stark weiterentwickelt. Ganz überwiegend werden diese neuen Therapien ergänzend zu anderen Therapien eingesetzt. Wie bei vielen neuen Medikamenten ist die Indikationsstellung ständig im Fluss und soll daher an dieser Stelle nicht detailliert ausgeführt werden.

Gabe von monoklonalen Antikörpern

Gentechnisch hergestellte monoklonale (also exakt gleiche) Antikörper binden an Strukturen, die auf Tumorzellen weit stärker vorhanden sind als auf gesunden Zellen und schädigen die Tumorzellen z. B. direkt oder durch Einleiten einer Immunantwort. Die Substanzen sind in aller Regel an der Endung „mab" zu erkennen.

Beispiele sind:
- Alemtuzumab (Mabcampath®) gegen das CD52 der Lymphozyten
- Bevacizumab (Avastin®) ☞ unten
- Cetuximab (Erbitux®) gegen den EGFR (**e**pidermal **g**rowth **f**actor **r**eceptor = epidermaler Wachstumsfaktor-Rezeptor)
- Rituximab (Mabthera®) gegen das CD20 der Lymphozyten
- Trastuzumab (Herceptin®) gegen HER-2 (humaner epidermaler Wachstumsfaktor Typ 2)-Rezeptoren.

An Antikörper können außerdem Arzneimittel oder radioaktive Substanzen zur möglichst gezielten Vernichtung der Tumorzellen gebunden werden. Beispiele sind Gemtuzumab-Ozogamicin (Myelotarg®) und Ibritumomab-Tiuxetan (Zevalin®).

Monoklonale Antikörper werden überwiegend zusammen mit anderen Therapien angewendet. Die Nebenwirkungen sind substanzabhängig.

Kinase-Inhibitoren

Kinasen sind Enzyme, die Phosphat von ATP auf andere Substanzen übertragen. Handelt es sich dabei um Aminosäuren, sind es **Proteinkinasen.** Es gibt mehrere Hundert Proteinkinasen. Viele davon sind an der Signalübermittlung und Regulation von Zellwachstum, Zelldifferenzierung, Zellteilung und programmiertem Zelltod beteiligt, und ihre Fehl- oder Daueraktivierung kann zu abnormer Zellvermehrung führen. **Kinase-Inhibitoren** *(Kinasehemmer)* sollen über die Hemmung (abnorm aktivierter) Kinasen Tumoren bekämpfen. Bekannteste Vertreter sind derzeit die **Tyrosinkinase-Inhibitoren. Multikinase-Inhibitoren** hemmen mehrere Kinasen, z. B. Tyrosin- und Raf-

12

Kinasen. Kinase-Inhibitoren tragen die Endung „nib". Beispiele sind:

- Dasatinib (Sprycel®)
- Erlotinib (Tarceva®)
- Imatinib (Glivec®)
- Lapatinib (Tyverb®)
- Nilotinib (Tasigna®)
- Sorafenib (Nexavar®)
- Sunitinib (Sutent®).

Vorteilhaft für den Patienten ist, dass die genannten Medikamente als Tabletten geschluckt werden können. Ein Teil der Kinase-Inhibitoren hat belastende oder gar ernsthafte Nebenwirkungen.

Angiogenesehemmer

Solide Tumoren sind ab einer Größe von wenigen Millimetern darauf angewiesen, von Blutgefäßen durchzogen und so mit Nährstoffen versorgt zu werden. Die neuen Blutgefäße erleichtern außerdem das Eindringen von Tumorzellen in die Blutbahn und damit die Metastasierung. Die Vorgänge der Gefäßneubildung sind komplex und im Einzelnen noch unklar.

Angiogenesehemmer sollen über verschiedene Angriffspunkte die Neubildung der Tumor-Blutgefäße verhindern:

- Der oben bereits erwähnte Antikörper Bevacizumab (Avastin®) richtet sich gegen VEGF (**v**ascular **e**ndothelial **g**rowth **f**actor = Gefäßwachstumsfaktor). Dieser wird von Tumorzellen ausgeschüttet, bindet sich an seinen Rezeptor auf den Endothelzellen und setzt eine Reaktionskette in der Zelle in Gang, welche die Endothelzellauswanderung fördert
- Der Multikinasehemmer Sorafenib (Nexavar®) unterbricht die Signalweiterleitung in der Zelle
- Thalidomid wirkt über noch unklare Mechanismen (verändertes Verhalten von Abwehrzellen?) antiangiogenetisch.

Die Behandlung mit Angiogenesehemmern steckt noch in den Kinderschuhen. Es ist nicht zu erwarten, dass sie eine Tumorerkrankung werden heilen können. Möglicherweise werden sie aber ein Baustein sein, Krebs zu einer chronischen Erkrankung zu machen.

12

12.5.4 Strahlentherapie

> **Radiologische Strahlentherapie** *(Radiotherapie, Bestrahlungstherapie):* Nutzung *ionisierender Strahlung* zu therapeutischen Zwecken.

Die **radiologische Strahlentherapie** gelangt überwiegend bei malignen Tumoren zur Anwendung, meist in Kombination mit anderen Therapien. Grundsätzlich sind entdifferenzierte, schnell wachsende Tumoren strahlenempfindlicher als langsam wachsende mit guter Differenzierung. Die Indikation zur Strahlenbehandlung gutartiger Erkrankungen wird heute aufgrund der möglichen Spätschäden (☞ unten) sehr eng gestellt.

Ziel der *kurativen Strahlentherapie* ist die Heilung des Patienten. Die hierzu erforderliche **Tumorvernichtungsdosis** hängt von der Art des Tumors ab. Als Anhaltspunkt

können 50–75 Gray dienen. Bei der *adjuvanten Strahlentherapie* ist die Dosis meist etwas, bei der *neoadjuvanten* oder *palliativen Strahlentherapie* deutlich niedriger.

Die folgenden Ausführungen konzentrieren sich auf die häufigste Form der Strahlentherapie, die *perkutane Strahlentherapie* (= von außen durch die Haut hindurch).

Nebenwirkungen der Strahlentherapie

Trotz der höheren Strahlenempfindlichkeit insbesondere schnell wachsender Tumoren und moderner Bestrahlungstechniken wird das gesunde Gewebe im bestrahlten Gebiet stets mit beeinträchtigt. Während die meisten frühen Nebenwirkungen mit der Zeit wieder besser werden und oft sogar weggehen, sind die Spätschäden überwiegend irreversibel.

Frühe allgemeine Nebenwirkungen

Vor allem bei großem Bestrahlungsfeld kann es zu Müdigkeit, Schwindel, Kopfschmerzen, Appetitlosigkeit, Übelkeit und Erbrechen kommen (sog. **Strahlenkater**). Die Beschwerden setzen typischerweise Stunden bis Tage nach Beginn der Bestrahlung ein. Die Patienten sollten das für sie persönlich richtige Verhältnis zwischen Ruhe und Aktivität finden. Besonders störende Beschwerden werden symptomatisch behandelt.

Frühe lokale Nebenwirkungen

Die **lokalen Nebenwirkungen** hängen vom Bestrahlungsgebiet (☞ Tab. 12.13) ab. Sie betreffen insbesondere schnell wachsende Gewebe wie z. B. die Schleimhäute (Entzündungen) und das Blut bildende Knochenmark sowie die Gefäße (veränderte Kapillardurchlässigkeit). Alkohol und Nikotin sind grundsätzlich tabu, da sie die Schleimhäute zusätzlich schädigen.

Spätfolgen einer Strahlentherapie

Langzeitschäden umfassen z. B. Hautveränderungen im Bestrahlungsfeld, Lungen- oder andere *Organfibrosen*, Beeinträchtigungen der Fruchtbarkeit sowie gehäufte maligne Erkrankungen im späteren Leben (vor allem Leukämien), die primär nicht mit der ursächlichen Erkrankung in Verbindung stehen.

Pflege bei Strahlentherapie

Die Strahlentherapie wird in speziellen Strahlenkliniken ambulant durchgeführt. Der Strahlentherapeut informiert den Patienten vor Beginn der Bestrahlung über die zu erwartenden Nebenwirkungen und ist auch Ansprechpartner bei Problemen. Die Pflegenden organisieren ggf. den Transport, unterstützen den Patienten bei Prophylaxe und Auftreten von Nebenwirkungen und sind ebenfalls Ansprechpartner für Fragen.

Pflege der bestrahlten Haut

Bei perkutanen Bestrahlungen wird das bestrahlte Hautareal mit einem wasserfesten Fettstift eingegrenzt. Die Markierung darf auf keinen Fall entfernt und muss ggf. nachgezeichnet werden. Der den Strahlen ausgesetzte Hautbereich ist gegenüber jeglichen Reizen sehr empfind-

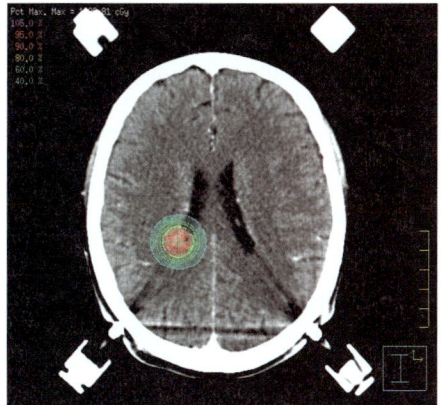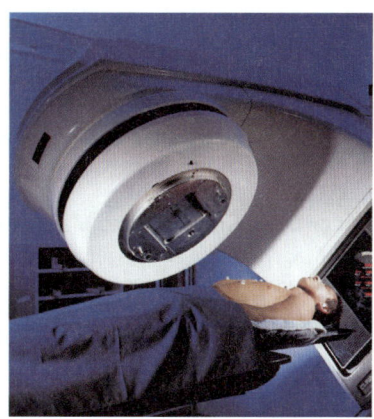

Abb. 12.12: Links Bestrahlungsplanung mittels CT (Isodosen farbig markiert), rechts moderner Linearbeschleuniger zur Strahlentherapie. Die „Knöpfchen" (Buttons) auf dem Patienten dienen der halbautomatischen Lagerung des Patienten. [S008-3]

lich und wird bis zu einem Monat nach Bestrahlungsende besonders gepflegt und ggf. auch geschont:

- Haut im Bestrahlungsgebiet nach den Anweisungen des Strahlentherapeuten pflegen. Die meisten Therapeuten erlauben heute Waschen oder Duschen mit klarem, lauwarmem Wasser (ohne Seife). Anschließend wird die Haut mit einem weichen Tuch trockengetupft (nicht reiben!). Die Körperpflege in nicht bestrahlten Hautgebieten kann ganz normal erfolgen
- Betroffenen Hautbereich mit einer parfümfreien, dermatologisch getesteten Lotion pflegen, nicht parfümieren oder desodorieren
- Verschmutzungen z.B. durch Stuhlgang mit weichem Tuch und panthenolhaltiger Lösung (z.B. Babypflegetücher) entfernen, wenn möglich nur abtupfen
- Vorgehen z.B. bei Hautreizungen oder nässenden Läsionen unbedingt mit dem zuständigen Strahlentherapeuten absprechen

- Im bestrahlten Gebiet keine i.m.- oder s.c.-Injektionen verabreichen (Diabetiker entsprechend informieren)
- Die Haut vor mechanischer Beanspruchung schützen, d.h. keine enge Kleidung (z.B. BH, Gürtel) und keine Kleidung aus Synthetikfasern oder rauen, kratzenden Fasern tragen. Keine Pflaster aufkleben, keinen Schmuck tragen, nicht kratzen, reiben oder rasieren
- Das Bestrahlungsfeld vor Sonne, Hitze oder Kälte schützen, z.B. keine Wärmflasche benutzen.

> **Vorsicht**
> Die Strahlen durchdringen den Körper. Dies bedeutet, dass auch der Hautbezirk gepflegt wird, der dem direkt bestrahlten Areal gegenüber liegt, etwa bei einer Brustbestrahlung die hintere Thoraxwand.

Pflege bei Bestrahlung des Schädels oder des Mundbereichs

Bei der Bestrahlung des Schädels werden die Haarwurzelzellen je nach Bestrahlungsdosis reversibel oder irreversibel geschädigt. Deshalb ist es auch bei der Strahlentherapie sinnvoll, vor Beginn der Therapie eine Perücke anpassen zu lassen.

Vor Beginn der Bestrahlung ist ein Zahnarztbesuch und ggf. eine Zahnsanierung erforderlich. Zum Schutz der Mundschleimhaut erfolgt eine sorgfältige Zahnpflege nach jeder Mahlzeit mit einer neuen, weichen Zahnbürste und fluoridhaltiger, reizarmer Zahncreme. Zusätzlich spült der Patient mehrmals täglich seinen Mund mit Kamillenlösung, panthenolhaltigen oder desinfizierenden Lösungen. Die Nahrung sollte weich, säurearm und wenig gewürzt sein. Bei Schmerzen helfen anästhesierende Lutschtabletten, bei Pilzinfektionen antimykotische Tinkturen. Ist die Stomatitis so schwer, dass der Patient nicht essen und trinken kann, ist eine enterale Ernährung mithilfe einer Ernährungssonde oder PEG (☞ 1.4.3) oder eine parenterale Ernährung (☞ 1.4.4) notwendig. Dann ist auch das Zähneputzen verboten.

Pflege bei Bestrahlung der Lunge

Liegt die Lunge im Bestrahlungsfeld, ist striktes Rauchverbot von höchster Priorität. Außerdem sind täglich mehrfach Atemgymnastik, atemstimulierende Einreibungen und Inhalationen zur Sekretlösung angezeigt.

Region/Organ	Nebenwirkungen
Haut	Dermatitis (sonnenbrandähnlich mit Rötung, Empfindlichkeit, Hautschuppung), Haarausfall, bestrahlte Haut kann dauerhaft empfindlicher bleiben
Schädel/ZNS	Kopfschmerz, Übelkeit und Erbrechen, Gleichgewichtsstörungen, selten Hirnödem, zerebrale Krampfanfälle. Evtl. schwer fassbare Störungen wie Konzentrationsstörungen
Mund/Rachen	Stomatitis, Parodontose, Geschmacksverlust, Mundtrockenheit, Schluckbeschwerden, Ulzera, Soor
Lunge	Husten, Kurzatmigkeit, Strahlenpneumonitis (Entzündung des Lungeninterstitums)
Dünndarm	Strahlenenteritis mit Übelkeit, Erbrechen, Durchfall, Meteorismus, Tenesmen, Blut und Schleim im Stuhl
Dickdarm/Rektum	Strahlenproktitis mit häufigen, schmerzhaften, teils blutigen Stuhlgängen, Obstipation
Blase	Pollakisurie, blutiger Urin
Knochenmark	Leukopenie (evtl. lang anhaltend), Thrombopenie, Blutungsneigung, erhöhte Infektanfälligkeit, Fieber, Leistungsschwäche

Tab. 12.13: Nebenwirkungen der Strahlentherapie auf wichtige Organe, wenn sie im Bestrahlungsgebiet liegen.

Pflege bei Bestrahlung des Ösophagus

Bei einer Ösophagitis wird pürierte Kost gegeben, gegen starke Schmerzen beim Schlucken hilft ein Analgetikum (z. B. 20 Tropfen Novalgin®) 15 Minuten vor den Mahlzeiten. Evtl. muss der Patient (vorübergehend) parenteral ernährt werden.

Pflege bei Bestrahlung des Magens oder des Darmes

Bei Magen-Darm-Störungen wird hochkalorische und eiweißreiche, dabei aber ballaststoffarme, leicht verdauliche Kost gereicht. Mehrere kleine Mahlzeiten vertragen die Patienten in aller Regel besser als drei große. Bei Übelkeit erfolgt eine konsequente antiemetische Prophylaxe (☞ 12.5.2). Etwaige Flüssigkeits- und Elektrolytverluste z. B. bei Durchfällen werden ausgeglichen. Bei schweren Durchfällen wird nach Arztanordnung ein Antidiarrhoikum (z. B. Imodium®) gegeben, evtl. ist eine parenterale Ernährung erforderlich.

Pflege bei Bestrahlung der Harnblasenregion

Eine hohe Flüssigkeitszufuhr soll Blasenkomplikationen vorbeugen. Der Urin wird engmaschig auf Veränderungen, z. B. Blutbeimengungen, kontrolliert.

Wegen der reduzierten Abwehrlage ist eine sehr sorgfältige Intimhygiene erforderlich. Um Harnwegs- und Genitalinfektionen zu vermeiden, sollte ein Blasendauerkatheter nur wenn unbedingt notwendig gelegt werden.

12.5.5 Supportive Therapie

Unter dem Begriff der **supportiven Therapie** werden in der Onkologie meist folgende unterstützende Maßnahmen zusammengefasst:
- Sicherung einer ausreichenden Ernährung und Flüssigkeitszufuhr, ggf. durch orale Zusatznahrung, künstliche enterale Ernährung oder parenterale Ernährung (☞ 1.4.3, 1.4.4, 12.1.5)
- Behandlung von therapie- oder tumorbedingter Übelkeit und Erbrechen (☞ 12.5.2)
- *Hämatologischer Support*, d. h. Ersatz fehlender Blutbestandteile (z. B. Gabe von Erythrozyten- und Thrombozytenkonzentraten ☞ 11.4.1), ggf. Gabe von Wachstumsfaktoren
- Pflegerische Prophylaxen, z. B. Blutungsprophylaxe bei Thrombozytopenie (☞ 11.10.1, 11.10.4), Infektionsprophylaxe bei Granulozytopenie (☞ 11.4.1), sorgfältige Mundpflege zur Soor- und Stomatitisprophylaxe (☞ 12.5.2)
- Ausreichende Behandlung von Schmerzen
- Pychosoziale Betreuung und Rehabilitation (☞ auch 12.1.3, 12.1.5).

Schmerztherapie in der Onkologie

Schätzungen zufolge leiden 60–90% der Krebspatienten im Verlauf der Erkrankung unter **chronischen Schmerzen.** In 40% sind Knochenmetastasen die Ursache der Schmerzen. Chronische Schmerzen lassen sich nur sehr schwer ertragen. Sie zermürben den Kranken und verändern seine Persönlichkeit. Zudem erinnern die Schmerzen den Patienten ständig an seine Erkrankung.

Sie hindern ihn daran, die noch verbleibende Lebenszeit bewusst zu erleben und zu gestalten.

Ausführliche Information zur Schmerztherapie sind in Kapitel 2 zu finden. Zusätzlich gilt für die (medikamentöse) Schmerzbehandlung Tumorkranker:
- Auch bei scheinbar klaren „Tumorschmerzen" muss zunächst eine Ursachendifferenzierung versucht werden
- Vielfach lassen sich tumorbedingte oder durch die Therapie verursachte Schmerzen durch *gezielte* Maßnahmen bessern. Beispielsweise werden Schmerzen bei Knochenmetastasen mittelfristig oft besser durch eine Strahlentherapie oder stabilisierende Operation gelindert als durch reine Analgetikagabe. Auch die gerade bei Tumorkranken häufige Obstipation bereitet dem Patienten zum Teil große Schmerzen, erfordert aber keine Gabe von Analgetika, sondern stuhlregulierende und abführende Maßnahmen
- Außerdem kann der Tumorkranke unter *tumorunabhängigen Schmerzen* leiden, etwa einem verspannungsbedingten Kopfschmerz.

Grundsätze der Schmerztherapie in der Onkologie

Sind die Schmerzen jedoch tumorbedingt und gezielten Maßnahmen nicht zugänglich, steht die symptomatische Analgetikagabe therapeutisch im Vordergrund. Für ihre Durchführung gibt es mittlerweile etablierte Richtlinien, vor allem das WHO-Stufenschema zur Schmerztherapie (☞ 2.4.2, 2.4.7).

Grundsätzlich sollten bei chronischen Tumorschmerzen länger wirksame Analgetika nach einem festen Plan gegeben werden, damit Schmerzen möglichst gar nicht auftreten (☞ auch 2.4.2). Die Wahl der Analgetika hängt dabei auch von der Art der Schmerzentstehung ab (☞ Tab. 12.14). Häufig werden Opioid-Analgetika eingesetzt, deren Nebenwirkungen entsprechender pflegerischer Beachtung und Maßnahmen bedürfen (☞ 2.4.4). Zusätzlich wird eine Bedarfsmedikation mit schneller wirksamen Formen für Schmerzdurchbrüche oder vor besonderen Belastungen festgelegt.

Über die Applikationsform wird zusammen mit dem Patienten entschieden. Im Interesse einer größtmöglichen Selbstbestimmung sollte sich der Patient das Analgetikum möglichst selbst verabreichen können, die Verabreichung sollte so wenig unangenehm wie möglich sein. Generell zu bevorzugen ist daher die orale Einnahme der Analgetika, auch Suppositorien oder bei stabilen Schmerz-

Schmerzursache/Tumorlokalisation	Wahrscheinlich geeignetes Arzneimittel
Knochenmetastasen, Tumorzerfall, Geschwürbildung	Prostaglandinsynthesehemmer
Infiltration von Nerven	Antiepileptika (z.B. Carbamazepin), Psychopharmaka (v. a. Neuroleptika, trizyklische Antidepressiva). Bei Nervenkompression auch Glukokortikoide
Tumorbefall viszeraler Organe	Spasmolytika, Metamizol

Tab. 12.14: Auswahl erfahrungsgemäß geeigneter Analgetika und Co-Analgetika je nach Ursache der Tumorschmerzen.

zuständen transdermale Systeme (☞ 2.4.2) werden von den meisten Patienten gut toleriert. Im Einzelfall jedoch können andere Lösungen besser sein, etwa epidurale Portsysteme (☞ 1.4.6, 2.4.8).

12.6 Notfälle in der Onkologie

Notfälle in der Onkologie sind oft mit äußerst problematischen ethischen Entscheidungen verknüpft. Während bei Patienten mit kurativem Therapieziel ein Notfall in aller Regel maximal behandelt wird, fällt die Entscheidung, was therapeutisch sinnvoll ist, bei palliativ behandelten Patienten oft sehr schwer. Ein „Patentrezept" gibt es nicht. Stets fließen individuelle Gesichtspunkte mit ein, z. B. ob nach Beherrschung des Notfalls noch Therapiemöglichkeiten der Grunderkrankung bestehen, welche Lebenserwartung und -qualität der Patient hat und mit welcher Qualität, ob er bereit ist zu sterben oder ob noch ungelöste Probleme bestehen, die ein Sterben im Einklang mit sich selbst verhindern. Auch solche Aspekte sollten Gegenstand von Gesprächen zwischen Arzt und Patient sein (☞ auch 1.4.1).

Hyperkalzämiesyndrom ☞ *9.15.4*

Verbrauchskoagulopathie ☞ *11.10.3*

Pathologische Frakturen

Bei **pathologischen Frakturen** bricht der Knochen im Bereich der Knochenmetastasen spontan oder nach einer Bagatellverletzung. Aufgrund der Metastasenlokalisation sind besonders häufig die Wirbelsäule (Gefahr eines **Querschnittsyndroms**) und das Becken betroffen, seltener die Extremitäten (und hier vor allem die gewichttragenden Bereiche wie etwa der proximale Femur).

Leitsymptom ist ein meist plötzlich auftretender Knochenschmerz oder eine Verstärkung bereits vorhandener Schmerzen. Hinzu treten Funktionseinbußen je nach Lokalisation der Fraktur, z. B. Belastungsunfähigkeit. Alarmzeichen eines Querschnittsyndroms sind Gefühlsstörungen, Lähmungen sowie Blasen- oder Mastdarmstörungen.

Die Behandlung besteht in einer operativen Stabilisierung der Fraktur und/oder einer palliativen Strahlenbehandlung.

Medikamentös können bei Osteolysen (Knochenauflösung) durch Knochenmetastasen oder bei multiplem Myelom prophylaktisch wie therapeutisch Bisphosphonate (☞ 10.5.3) gegeben werden.

Erhöhter Hirndruck

Ein **erhöhter Hirndruck** *(intrakranielle Drucksteigerung)* ist in der Inneren Medizin meist Folge von Hirnmetastasen.

Leitsymptom langsam entstehender intrakranieller Drucksteigerungen ist zunehmender Kopfschmerz, oft begleitet von Übelkeit und (Nüchtern-)Erbrechen sowie einer Wesensveränderung. Bei einer raschen Drucksteigerung stehen Bewusstseinsstörungen, Erbrechen, Bradykardie

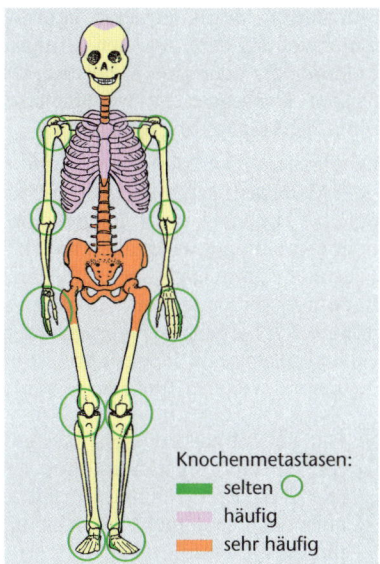

Abb. 12.15:
Lokalisation von Knochenmetastasen. Knochenmetastasen treten besonders häufig in Becken- und Wirbelsäule auf. Pathologische Frakturen in diesen Bereichen können durch Immobilisierung und/oder Querschnittsyndrom die Lebensqualität des Patienten entscheidend mindern.

Knochenmetastasen:
- selten ○
- häufig
- sehr häufig

(Druckpuls), ggf. Atemstörungen und Hirnnervenstörungen im Vordergrund. Zusätzlich können neurologische Symptome durch die Metastase selbst bestehen.

Die symptomatische Notfallbehandlung besteht in der Gabe von Glukokortikoiden sowie ggf. Mannit-Infusionen (zur osmotischen Ausschwemmung des begleitenden Hirnödems) und Schleifendiuretika. Meist wird auch eine Strahlenbehandlung durchgeführt, evtl. auch eine Chemotherapie. Eine operative Entfernung multipler Hirnmetastasen kommt nur selten in Betracht.

Obere Einflussstauung

Der Blutfluss durch die V. cava superior kann durch Tumorkompression von außen, Einbruch des Tumors in das Gefäß oder Thrombose so gering werden, dass sich eine **obere Einflussstauung** *(Vena-cava-superior-Syndrom)* entwickelt.

Leitsymptome sind Atemnot, gestaute Halsvenen, Ödeme des Gesichts und des Oberkörpers. Die Haut der gestauten Körperabschnitte ist rötlich-blau verfärbt. In fortgeschrittenen Stadien treten Bewusstseinsstörungen auf.

Die Notfallbehandlung besteht bei einer tumorbedingten Einengung in einer möglichst raschen Strahlen- und/oder Chemotherapie. Glukokortikoide bessern das Begleitödem und damit die Symptomatik. Bei einer Thrombose hängt die Behandlung vom Ausmaß des Tumors ab, auf große Operationen wird aber in aller Regel verzichtet. Symptomatisch sind je nach Zustand des Patienten Oberkörperhochlagerung, Sauerstoffgabe und ggf. Beatmung erforderlich.

12.7 Onkologische Nachsorge

Die Tumornachsorge nach einer Therapie unter *kurativer* Zielsetzung erfolgt nach einem festen Schema, das von dem Primärtumor abhängt und von Tumorzentrum zu Tu-

12

morzentrum etwas variieren kann. Ergibt die ärztliche Untersuchung dann nur den geringsten Verdacht auf ein Lokalrezidiv oder eine Metastase, werden bei therapeutischen Konsequenzen weitergehende Untersuchungen ohne Zeitverzögerung eingeleitet.

Die Patienten bedürfen aber nicht nur wegen der Rezidiv- oder Metastasengefahr langjähriger Kontrollen. Insbesondere bei Patienten, die in jungen Jahren eine Radio- und/oder Chemotherapie erhalten haben, ist das Risiko, zehn oder mehr Jahre nach der Erstbehandlung ein **Zweitmalignom** (insbesondere eine Leukämie) zu entwickeln, erhöht. Auch bei genetisch verursachten, familiären Tumorerkrankungen sind lebenslange Kontrollen erforderlich, da hier mit weiteren Tumoren gerechnet werden muss.

> Der Patient muss wissen, dass er bei jeglichen Änderungen seines Zustandes ohne sicher bekannte Ursache (z. B. „Kreuzschmerzen", Fieber) *sofort* einen Arzt aufsuchen und nicht bis zum nächsten Nachsorgetermin warten soll.

Die Tumornachsorge nach einer Therapie unter palliativer Zielsetzung richtet sich primär nach den Beschwerden des Patienten.

Literatur und Kontaktadressen

📖 Literaturnachweis

1. Robert Koch-Institut und die Gesellschaft der epidemiologischen Krebsregister in Deutschland e. V. (Hrsg.): Krebs in Deutschland 2003–2004. Häufigkeiten und Trends. Berlin 2008. Nachzulesen im Internet unter www.rki.de, dann weiter zu Gesundheitsberichterstattung und Epidemiologie und Dachdokumentation Krebs

2. European Code Against Cancer and scientific justification: third version (2003). Nachzulesen im Internet unter www.cancercode.org

3. Broschüre „Schutz vor Krebs". Krebsinformationsdienst, Deutsches Krebsforschungszentrum, Heidelberg 2007. Nachzulesen im Internet unter www. krebsinformation.de/Krebsvorbeugung/index.html

4. Badke, V.: Empathie in der Pflege – ihre Dimensionen und Bedeutung für Patienten mit Krebs. In: Pflegezeitschrift 7/2007, S. 383–387.

5. Kübler-Ross, E.: Interviews mit Sterbenden. Droemer Knaur Verlag, München 2002.

6. Deutsche Krebshilfe (Hrsg., gemeinsam erstellt mit der Deutschen Fatigue Gesellschaft): Fatigue. Chronische Müdigkeit bei Krebs. Ein Ratgeber für Betroffene, Angehörige und Interessierte. Bonn 2005

7. Berufsgenossenschaft für Gesundheitsdienst und Wohlfahrtspflege (BGW): Zytostatika im Gesundheitsdienst. Informationen zur sicheren Handhabung von Zytostatika. (Merkblatt M 620), Stand April 2008.

8. Naegele, M. et al.: Eine pflegerische Aufgabe: Intravenöse Applikation von Zytostatika. In: Die Schwester/Der Pfleger 11/2007, S. 978–982.

9. Oechsle, K.; Bokemeyer, C.: Zytostatika-Paravasate. Gefürchtet, aber vermeidbar. Im Focus Onkologie 10/2007, S. 66–69. Nachzulesen im Internet unter www.onkosupport.de/aso/content/e974/e1743/e1861/e2095/e1876/ifo0710_66.pdf

10. Schnell, R.: Übelkeit und Erbrechen bei Chemotherapie. Die Angst sitzt tief. Aufklärung tut not. In: Die Schwester/Der Pfleger 4/2007, S. 376.

11. Birk, B.; König, M.: Mundpflege bei Chemotherapie. Mit intakter Mundschleimhaut durch die Therapie. In: Die Schwester/Der Pfleger 10/2007, S. 882–884.

12. Gutenschwager, K.: Alopezie. Haarausfall durch Chemotherapie. In: Die Schwester/Der Pfleger 9/2005, S. 694–699.

✉ Kontaktadressen

1. DKMS LIFE, Scheidtweilerstraße 63–65, 50933 Köln, Tel: 02 21/94 05 82 70, Fax: 02 21/94 05 82 22, www.dkms-life.de

2. Deutsche Krebshilfe e. V., Buschstraße 32, 53113 Bonn, Tel.: 02 28/7 29 90 00, Fax: 02 28/7 29 90 11, www.krebshilfe.de

3. Krebsinformationsdienst KID, Deutsches Krebsforschungszentrum, Im Neuenheimer Feld 280, 69120 Heidelberg, Tel. Büro: 0 62 21/42 28 90, Tel. Informationsdienst für krebsbezogene Anfragen: 08 00/4 20 30 40 (8.00 bis 20.00 Uhr), www.krebsinformation.de

4. Deutsche Krebsgesellschaft e. V., TiergartenTower, Straße des 17. Juni 106–108, 10623 Berlin, Tel.: 0 30/3 22 93 29 00, Fax: 0 30/3 22 93 29 66, www.deutschekrebsgesellschaft.de

5. Deutsche Fatigue Gesellschaft e. V. (DFaG), Maria-Hilf-Straße 15, 50677 Köln, Tel.: 02 21/9 31 15 96, Fax: 02 21/9 31 15 97, www.deutsche-fatigue-gesellschaft.de

6. Berufsgenossenschaft für Gesundheitsdienst und Wohlfahrtspflege (BGW), Pappelallee 35/37, 22089 Hamburg, Tel.: 0 40/20 20 70, Fax: 0 40/2 02 07 24 95, www.bgw-online.de

12

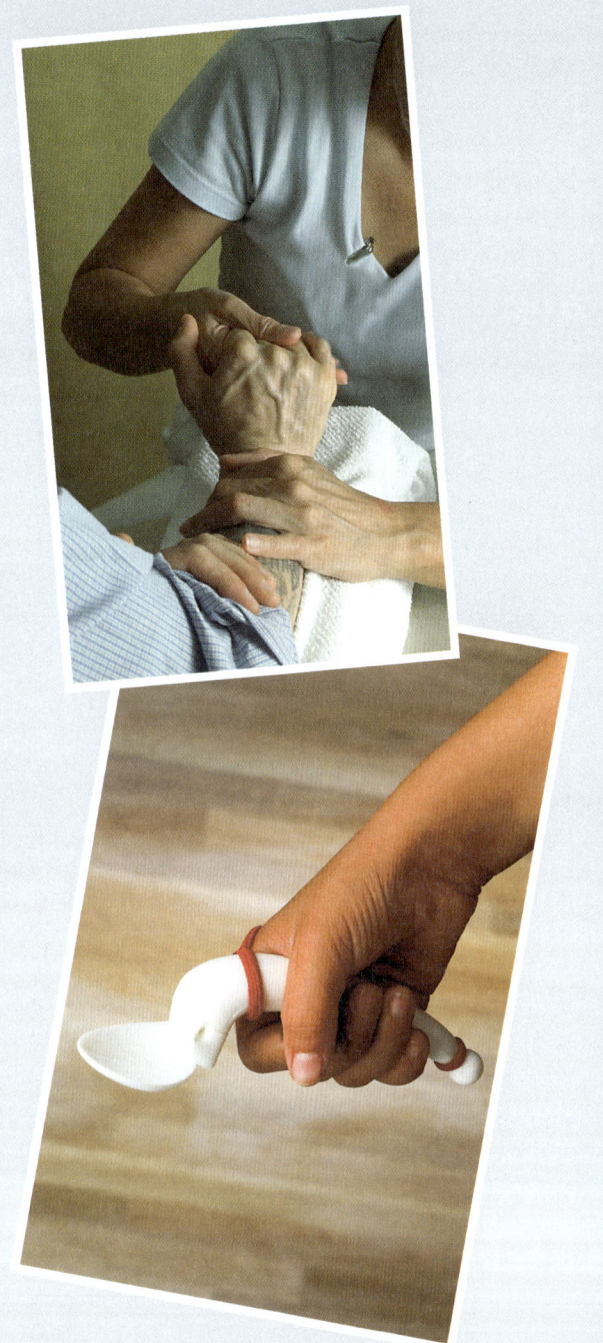

13 Pflege von Menschen mit rheumatologischen und Systemerkrankungen

> (Internistische) Rheumatologie: Teilgebiet der Inneren Medizin, das sich mit den nicht verletzungsbedingten Erkrankungen des Bewegungs- und Stützapparates sowie den (immunogen verursachten) Entzündungen des Bindegewebes der inneren Organe (**Kollagenosen**) und der Gefäße (**Vaskulitiden**) befasst.

13.1 Pflege bei rheumatologischen Erkrankungen

Pflegende betreuen Rheumapatienten aller Altersgruppen mit ihren verschiedenen Problemschwerpunkten (Ausbildung, Berufstätigkeit, Versorgen einer Familie, eigene häusliche Versorgung bei älteren Patienten).

Rheumatologische Erkrankungen sind sehr individuell. Jeder Patient hat „sein Rheuma". Selbst bei gleicher Diagnose sind die Verläufe sehr unterschiedlich und reichen von spontanen Heilungen bis zu rascher Entwicklung von Bewegungseinschränkungen und Hilfsbedürftigkeit. Der Patient weiß oft am besten, was ihm gut tut und was nicht.

Pflege von rheumatologisch Erkrankten bedeutet vor allem:

- Respekt vor den Wünschen des Patienten bzw. vor seinen individuellen Lösungswegen. Dies erfordert eine hohe Anpassungsfähigkeit des therapeutischen Teams
- Sicherstellen, dass Patient und Angehörige alle therapeutischen Maßnahmen verstehen und Unsicherheiten durch widersprüchliche Informationen (Klinik, Internet, Hausarzt, Familie) vermieden werden
- Schaffung einer vertrauensvollen Atmosphäre, damit der Patient seine Erfahrungen mitteilt und sich einbringt. Sonst laufen evtl. verschiedene Therapieansätze einander zuwider und schaden dem Patienten letztlich
- Ermittlung von Ressourcen: Wie hat der Patient sich daheim beholfen? Wie können diese Ansätze im Krankenhaus fortgeführt bzw. weiterentwickelt werden?
- Schmerzbeobachtung und Unterstützung bei der Schmerzbekämpfung
- Psychische Unterstützung: Verständnis für die Angst des Patienten vor völliger Unbeweglichkeit, zunehmender Pflegebedürftigkeit und therapieresistenten Schmerzen.

13.1.1 Betroffene Menschen

Viele Betroffene haben zeitweilig oder dauernd Schmerzen. Meist sind diese zwar medikamentös recht gut in den Griff zu bekommen, jedoch fürchten viele Patienten mögliche Nebenwirkungen der zahlreichen Medikamente. Gerade ältere Patienten kommen oft mit der Fülle an Arzneimitteln nicht zurecht und sind überfordert.

Etliche Betroffene fühlen sich durch Deformierungen an Händen, Beinen und Füßen unattraktiv. Die oft notwendigen Hilfsmittel wie orthopädische Schuhe, Schienen und Bandagen entsprechen nicht dem Schönheitsideal.

Für zahlreiche Betroffene sind außerdem die zunehmende Einschränkung der Beweglichkeit und die verminderte Kraft der Bewegungen sehr belastend. Dies kann bedeuten, dass z. B. ein Berufswechsel erforderlich oder der Alltag ohne Hilfsmittel nicht mehr zu bewältigen ist.

Die Akzeptanz ihrer Behinderung fällt besonders jüngeren Patienten schwer, da sie ihre Lebenspläne oft nicht mehr verwirklichen können und sich neu orientieren müssen. Patienten mittleren Alters bedrücken v. a. die Sorge um die finanzielle Sicherheit ihrer Familie und die Bewältigung der praktischen Probleme eines Haushalts mit Kindern. Für ältere Patienten ist oft die eigene häusliche Versorgung das größte Problem.

Altersgruppen

Viele Laien glauben, „Rheuma" sei eine Alterserkrankung. Dies stimmt nicht. Entzündlich-rheumatische Erkrankungen können in jedem Alter auftreten und einige davon, z. B. der M. Bechterew oder der systemische Lupus erythematodes, zeigen einen Altersgipfel der Erstmanifestation im mittleren Erwachsenenalter. Durch die veränderte Altersverteilung der Bevölkerung und die eher späte Manifestation der rheumatoiden Arthritis als häufigster entzündlich-rheumatischer Erkrankung sind aber insgesamt vor allem Menschen in der zweiten Lebenshälfte betroffen.

Begleiterkrankungen

Rheumatisch-entzündliche Erkrankungen sind autoimmun (mit-)bedingt, und nach heutigem Wissen haben Rheumapatienten häufiger als statistisch zu erwarten weitere Autoimmunerkrankungen (insbesondere eine Hashimoto-Thyreoiditis ☞ 10.4.5 oder einen Diabetes mellitus Typ 1 ☞ 10.7.2) oder chronisch-entzündliche Darmerkrankungen (☞ 7.6.4). Die Ursache hierfür dürfte in den Gemeinsamkeiten in der Krankheitsentstehung liegen. Evtl. haben rheumatisch Erkrankte außerdem überzufällig häufig Bluthochdruck, einen zu hohen Cholesterinspiegel, Diabetes, Herz- oder Magen-Darm-Erkrankungen (Risikoerhöhung bis zum Faktor zwei). Die Ursache hierfür ist (weitgehend) unklar (📖 1).

13.1.2 Prävention

Die in diesem Kapitel dargestellten entzündlich-rheumatischen Erkrankungen sind autoimmun (mit-)bedingt, teilweise werden sie durch verschiedenste Infektionen ausgelöst. Da die genetische Veranlagung nicht geändert werden kann und Infektionen nicht vermieden werden können, ist eine Primärprävention nicht möglich. Auch Früherkennungsuntersuchungen gibt es nicht. Die gelegentlich propagierten Blutuntersuchungen haben bei Fehlen von Symptomen keine Konsequenzen und sind somit zum Screening Beschwerdefreier nicht geeignet.

Umso wichtiger ist die Tertiärprävention durch rasche Abklärung rheumaverdächtiger Beschwerden. Es hat sich gezeigt, dass eine frühzeitige, konsequente Behandlung bei vielen entzündlich-rheumatischen Erkrankungen entscheidend für die Prognose des Betroffenen ist. Details finden sich bei den einzelnen Erkrankungen.

13

13.1.3 **Rehabilitation**

Generell gilt für die Rehabilitation das in 1.2.2 Gesagte. Da rheumatische Erkrankungen häufig chronisch verlaufen mit Verschlechterungen und (Teil-)Remissionen im Wechsel, sind bei vielen Betroffenen zeitlebens immer wieder Rehabilitationsmaßnahmen nötig. Die Pflegenden schalten auf Arztanordnung rechtzeitig den Sozialdienst ein, um Maßnahmen zur Rehabilitation in die Wege zu leiten.

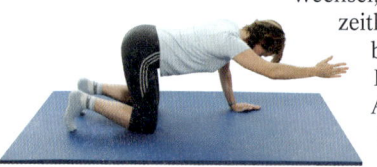

Sie achten außerdem darauf, dass rechtzeitig vorher mit dem Hausarzt bzw. der Apotheke Kontakt aufgenommen wird, um die medikamentöse Versorgung sicherzustellen.

Ziele der Rehabilitation bei rheumatischen Erkrankungen im Besonderen sind eine optimale Schmerzkontrolle, eine bessere Gelenkfunktion (Beweglichkeit, Stabilität), eine möglichst gute Muskelfunktion (Kraft, Ausdauer, normaler Tonus), Erhalt oder Wiedererlangung von Mobilität und Selbstständigkeit im Alltag, die weitestmögliche Teilnahme an gesellschaftlichen Aktivitäten und die (Wieder-)Eingliederung in den Beruf (viele Patienten sind im erwerbsfähigen Alter).

Wie bei anderen Erkrankungen so ist auch hier eine ambulante, teilstationäre oder stationäre Durchführung der Rehabilitationsmaßnahmen möglich. Die Einrichtung sollte aber auf die jeweilige Erkrankung spezialisiert sein (also nicht nur „rheumatische Erkrankungen", sondern z. B. „rheumatoide Arthritis" oder „systemischer Lupus erythematodes"). Im Gegensatz zu vielen anderen Krankheiten ist jedoch bei den meisten rheumatischen Erkrankungen jederzeit ein neuer Schub möglich. Bei Verschlechterungen muss in oder nahe der Klinik eine entsprechende Diagnostik möglich sein, außerdem müssen die Rehabilitationsmaßnahmen dem Zustand des Patienten angepasst werden können.

Die genannten Ziele können nur durch interdisziplinären Ansatz erreicht werden. Die Maßnahmen werden dabei individuell je nach den Bedürfnissen des Patienten gewichtet:

- Fortsetzung der medizinischen Therapien
- Physikalische Therapien: z. B. Wärme- oder Kältetherapie zur Schmerzlinderung, Massagen zur Auflockerung der Muskulatur und Vorbereitung der Physiotherapie
- Physiotherapie: Gezielte Übungen zur Verbesserung der Gelenkbeweglichkeit und gegen Fehlstellungen, Krafttraining zum Aufbau der Muskulatur, da diese die Gelenke stabilisiert. Ausdauertraining, „gelenkfreundliche" Sportangebote wie Walking, Wandern, Radfahren, Schwimmen
- Ergotherapie einschließlich Hilfsmittelanpassung: z. B. Training von Fein- und Grobmotorik oder bestimmter Bewegungsabläufe mit dem Ziel der Alltagsbewältigung
- Ernährungsberatung (☞ auch 13.5.3)
- Patientenschulung: Information über die Erkrankung und ihre Behandlung, Bewegungsübungen und gelenkschonendes/-schützendes Verhalten im Alltag
- Psychologische Betreuung (z. B. Stressbewältigungstechniken, Muskelentspannungsverfahren, Schmerzbewältigungsstrategien) zur verbesserten Krankheitsverarbeitung
- Soziale Betreuung, z. B. Beratung zur beruflichen Qualifikation/Umschulung.

13.1.4 **Patientenberatung**

Mit der Diagnose endet für viele Patienten eine teils lange Irrfahrt durch verschiedene Arztpraxen und Behandlungsversuche. Aufgrund des schubweisen Verlaufs und des nicht immer eindeutigen Symptombildes werden rheumatische Erkrankungen oft verkannt. Sie verlaufen meist chronisch-progredient und Heilungen sind nur selten zu erwarten. Viele Patienten trauen sich nicht, längerfristige Pläne zu schmieden. Zeiten relativer Beschwerdearmut wechseln mit Phasen starker Schmerzen, die Skepsis gegenüber Ärzten, Pflegenden und der Therapie schüren können. Daher ist ein umfassendes Wissen der Pflegenden notwendig, um auf die Fragen des Patienten kompetent eingehen zu können. Zu bedenken ist immer, dass die Therapie nebenwirkungsreich ist und viel Selbstdisziplin und Mitarbeit von Seiten des Betroffenen erfordert.

Hinzu kommen die Ängste, den Arbeitsplatz zu verlieren und anderen zur Last zu fallen. Der Patient muss lernen, mit seiner Krankheit zu leben, ohne „sich von der Krankheit leben zu lassen". Dazu gehört das Wissen, dass er mit physiotherapeutischen Übungen und technischen Hilfsmitteln aktiv gegen die Erkrankung angehen kann. Hier haben Pflegende eine wesentliche Beratungs- und Anleitungsfunktion. Der Patient sollte außerdem im 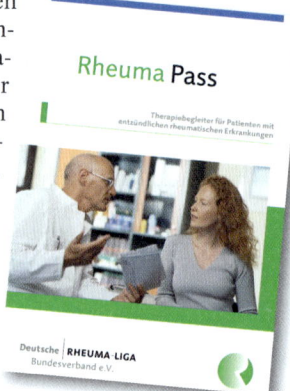 Umgang mit Arzneimitteln geschult sein (Einnahme, Lagerung, ggf. Technik der subkutanen Injektion, Beobachtung auf Nebenwirkungen). Er kann dazu auch an Patienteninformations- und Schulungsprogrammen teilnehmen. Hilfreich ist zusätzlich das Aushändigen von Informationsblättern. Außerdem erhält der Patient einen „Rheumapass" mit einem Überblick über Untersuchungen, Laborwerte und Arzneimittel.

Die Pflegenden vermitteln Adressen von Selbsthilfegruppen, die den Patienten im Umgang mit der Erkrankung unterstützen können.

13.1.5 **Beobachten, Beurteilen, Intervenieren**

> Ziel der rheumatologischen Pflege ist eine Verbesserung oder zumindest Aufrechterhaltung des bestehenden Gesundheitszustands. Wesentlich dabei ist die „Hilfe zur Selbsthilfe" und damit die aktivierende Pflege.

Bei der *aktivierenden Pflege* ermitteln die Pflegenden in jeder Situation, wie viel Hilfestellung der Patient – unter Ausschöpfung aller Ressourcen – wirklich braucht und

13

lassen ihm genügend Zeit, so viel wie möglich alleine zu tun. Dazu gehört eine umfassende Patientenbeobachtung, um Komplikationen bzw. das Fortschreiten der Erkrankung rechtzeitig zu erkennen.

Die Pflegenden zeigen Verständnis, wenn der Patient sich durch Schmerzen, verminderte Leistungsfähigkeit oder das Gefühl des „Deformiertseins" aggressiv verhält und versuchen, ihn psychisch zu unterstützen.

Bewegung

> Kernproblem des Rheumapatienten ist die schmerzhaft eingeschränkte Beweglichkeit, die Hilfestellungen in verschiedenen Lebensbereichen erfordern *kann*, aber nicht *muss*. Auch Patienten mit schwersten Behinderungen wird durch Bereitstellen von Hilfsmitteln eine Restselbstständigkeit ermöglicht.

Die Beweglichkeit wird nicht nur durch Schmerzen eingeschränkt, sondern auch durch bereits eingetretene **Deformierungen** und **Kontrakturen.** Zusätzlich können notwendige Therapiemaßnahmen und orthopädische Hilfsmittel (z.B. Handschienen) manche Aktivitäten erschweren. Besondere Beachtung erfordert die bei vielen Patienten im Tagesverlauf schwankende Beweglichkeit.

Trotz dieser Probleme darf kein Patient mit einer rheumatischen Erkrankung auf Bewegung verzichten. Langes Ruhen lässt die Gelenke einsteifen und führt langfristig zu Kontrakturen. Deshalb gilt:

- Bewegung ist Therapie für den Patienten. Deshalb den Patienten nicht aus Ungeduld unterfordern, z.B. ihn in den Rollstuhl setzen, anstatt mit ihm zu laufen, nur weil es schneller geht. Auch Angehörige im Sinne dieser aktivierenden Pflege mit einbeziehen
- Hilfsmittel wie z.B. Unterarmgehstützen (auf korrekte Anpassung achten) in Reichweite des Patienten aufbewahren, damit er selbstständig aufstehen kann

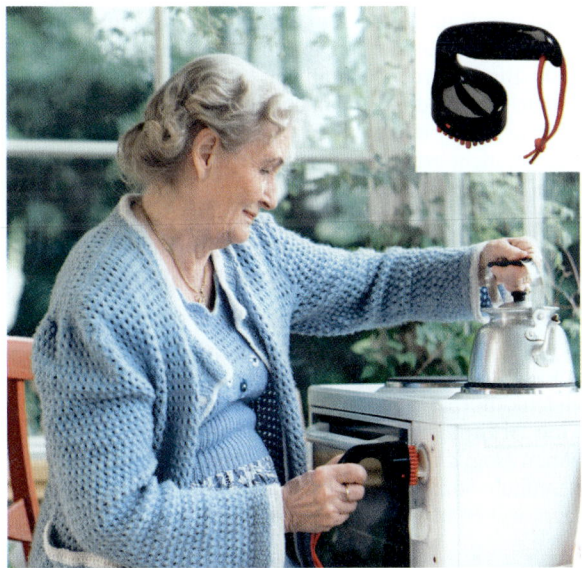

Abb. 13.1: Universalhalter mit dicht stehenden Kunststoff- oder Metallstiften ersetzen die Greiffunktion der Finger und reduzieren den Kraftaufwand für Drehbewegungen. [V458]

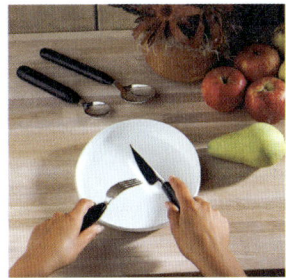 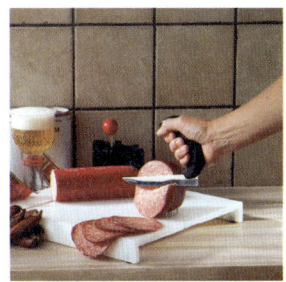

Abb. 13.2: Spezielle Hilfsmittel wie Spezial-Essbesteck oder -Küchenmesser können Rheuma-Patienten mit Einschränkungen der Hände den Alltag erleichtern. [V458]

- Gelenke vor besonderen Belastungen (z.B. Physiotherapie, Waschen, weite Wege) rechtzeitig kühlen, da dies die Schmerzen lindert. Kontraindikationen beachten (☞ 13.5.2)
- Kontrakturen durch richtige Lagerung sowie aktives und passives Durchbewegen der Gelenke (☞ 13.5.2) vorbeugen.

Die Patienten sind aufgrund ihrer Schmerzen und ihrer Bewegungseinschränkung erhöht sturzgefährdet. Daher wird die Umgebung des Patienten auf mögliche Gefahrenquellen überprüft und so sicher wie möglich gestaltet. Zu achten ist auf:

- Trockene Böden und rutschfeste Unterlagen im Bad
- Beseitigung von Stolperfallen, z.B. Hausschuhe unter das Bett, Infusionsständer und Stromkabel aus dem Weg räumen
- Angezogene Roll- oder Sitzstuhlbremsen, damit der Stuhl beim Hinsetzen oder Aufstehen nicht wegrollt
- Für den Patienten erreichbare Haltevorrichtungen für Stöcke und Gehstützen (z.B. am Bett oder Nachttisch)
- Sitzerhöhungen, um dem Patienten das Aufstehen zu erleichtern
- Haltegriffe entlang der Wände in Patientenzimmer, Flur, Toilette und Bad.

Haut

Mund- und Zahnpflege sowie eine Beobachtung der Mundschleimhaut auf Veränderungen sind besonders wichtig, wenn durch mangelnden Speichelfluss (erkrankungs- oder medikamentös bedingt) die physiologischen Selbstreinigungsmechanismen beeinträchtigt sind. Außerdem ist bei Therapie mit Glukokortikoiden oder Immunsuppressiva die Gefahr von lokalen Pilzinfektionen erhöht. Haut und Schleimhäute werden daher auf Veränderungen beobachtet und der Patient entsprechend informiert, um die Bildung von feuchten Kammern zu vermeiden (Zehenzwischenräume, Achseln und unter den Brüsten gut abtrocknen, ggf. Kompressen dazwischenlegen).

Unbeweglichkeit in den Schultern, Hüften und Knien sowie Kraftlosigkeit der Hände erschweren die Körperpflege und das Ankleiden. Hilfe bieten hierbei entsprechende Hilfsmittel und die Auswahl geeigneter Kleidung:

- Sinnvoll sind z.B. Griffverlängerungen oder -verdickungen an Zahnbürste, Kamm und Rasierapparat.

Evtl. kann auch eine elektrische Zahnbürste die Selbstständigkeit des Patienten bewahren helfen
- Mit Klettverschlüssen an Kleidung und Schuhen kommt der Patient meist besser zurecht als mit Knöpfen oder Reißverschlüssen. Nachthemden, Blusen etc. sollten weite Öffnungen haben, damit sie leicht über den Kopf zu ziehen sind
- Rutschfeste Sohlen sind unabdingbar, evtl. sind orthopädisch verstärkte Schuhe notwendig.

Ernährung

Patienten, deren Hände von der Erkrankung befallen sind, haben Schwierigkeiten beim Essen und Trinken. Die Pflegenden sollten daran denken:
- In Absprache mit dem Ergotherapeuten Hilfsmittel zu besorgen, z. B. Griffverdickungen aus Moosgummi bei Patienten mit unzureichendem Faustschluss, Besteck mit abgeknickten Stielen oder spezielle Drehverschlussöffner
- Bei Bedarf Flaschenverschlüsse, Portionspackungen, Joghurtbecher o. Ä. für den Patienten öffnen
- Den Patienten zu fragen, was auf- bzw. klein geschnitten werden soll.

Bei vielen Patienten liegt durch eine langjährige Glukokortikoideinnahme eine Osteoporose vor. Daher sollte auf kalziumreiche Kost (z. B. Milch, -produkte) geachtet werden. Ggf. ist eine Ernährungsberatung sinnvoll.

Ausscheidung

Viele Patienten haben Probleme beim Toilettengang, verschweigen diese aber aus Scham:
- Die mangelnde Beweglichkeit der Patienten erschwert die Drehung nach hinten zur Säuberung. Daher sollte dem Patienten hier Hilfe angeboten werden
- Für manche Patienten ist die Toilette zu niedrig, um sich schmerzfrei darauf setzen zu können. Hier helfen eine Toilettensitzerhöhung und seitlich befestigte Haltegriffe.

Bewegungsmangel und die Einnahme von Schmerzmitteln führen zudem häufig zu Obstipation, möglicherweise kann die Bauchpresse nicht richtig eingesetzt werden (Muskelschwäche). Daher ist es wichtig, auf ballaststoffreiche Kost und ausreichende Flüssigkeitszufuhr zu achten. Der Patient wird informiert, sich bei Problemen zu melden, um rechtzeitig nach Arztanordnung entsprechende Maßnahmen ergreifen zu können.

Schlaf

Schmerzen und Unbeweglichkeit können die Nachtruhe eines Patienten stören. Bettdecken werden mitunter als so schwer empfunden, dass der Patient sich kaum im Bett umdrehen kann. Einige Tipps, um den Schlaf zu fördern, sind:
- Die abendliche Schmerzmedikation möglichst spät verabreichen, aber nicht im Liegen, damit das Arzneimittel nicht in der Speiseröhre verbleibt und diese schädigt
- Dem Patienten eine möglichst leichte Decke geben und bei der funktionsgerechten Lagerung unterstützen (☞ 13.5.2)
- Bei einigen Erkrankungen (z. B. Arthrose oder Weich-

teilrheumatismus) wird Wärme als angenehm und schmerzlindernd empfunden. Dann Angehörige bitten, wärmende Wäsche (z. B. Angora) zu besorgen
- Schlaffördernde Mittel (z. B. Einreibung mit ätherischen Ölen, Baldriantee) einsetzen.

13.2 Grundlagenwissen in der Rheumatologie

Rheuma: Ursprünglich von dem griechischen Wort *rheumatismos* abgeleitete Bezeichnung für den fließenden, ziehenden Schmerz, der viele rheumatische Erkrankungen kennzeichnet. Heute Sammelbegriff für über hundert verschiedene Erkrankungen, die in aller Regel in drei Gruppen eingeteilt werden: die **entzündlich-rheumatischen (System-)Erkrankungen,** die *degenerativen rheumatischen Erkrankungen* (**Arthrosen**) und das **Weichteilrheuma.**

Üblicherweise nicht zu den rheumatischen Erkrankungen gezählt werden die Gelenkentzündungen bei Gicht (☞ 10.9) und die *septischen Arthritiden* durch (meist bakterielle) Gelenkinfektion.

Entzündlich-rheumatische (System-)Erkrankungen

Entzündlich-rheumatische Systemerkrankungen sind autoimmun mitbedingte Erkrankungen, die – mit unterschiedlichen „Schwerpunkten" – den ganzen Körper betreffen:
- Bei den **entzündlich-rheumatischen Arthritiden** (☞ 13.6) stehen Gelenkentzündungen im Vordergrund. Hauptsymptome sind Gelenkschmerzen, -schwellung, Überwärmung und Bewegungseinschränkung. Verlauf und Prognose sind sehr variabel, Manifestationen außerhalb der Gelenke möglich, aber nicht zwingend
- Bei den **Kollagenosen** (☞ 13.7) rufen die Autoimmunreaktionen Entzündungen von Bindegeweben hervor. Da Bindegewebe überall im Körper vorkommt, sind viele verschiedene Organe betroffen. Der Befall der Gelenke ist nur eine von vielen Beschwerden und in aller Regel nicht prognoseentscheidend
- Bei den **(primären) Vaskulitiden** (☞ 13.8.1) sind die Gefäßwände – vor allem der Arterien – entzündet.

Degenerative rheumatische Erkrankungen (Arthrosen)

Bei den **Arthrosen** stehen nicht-entzündliche Abnutzungserscheinungen (degenerative Veränderungen) der Gelenkknorpel am Anfang des Krankheitsgeschehens. Eine Arthrose kann eine Gelenkentzündung zur Folge haben (sog. *aktivierte Arthrose*). Arthrosen werden vornehmlich vom Orthopäden behandelt und daher hier nicht weiter ausgeführt.

Weichteilrheuma

Als **Weichteilrheuma** werden diejenigen rheumatischen Erkrankungen bezeichnet, bei denen die Schmerzen nicht

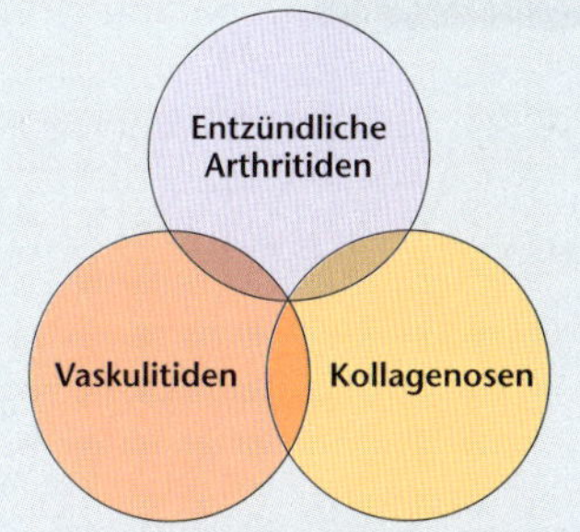

Entzündlich-rheumatische Arthritiden ☞ 13.6

Rheumatoide Arthritis

Spondylarthritiden | Reaktive Arthritiden
| Psoriasis-Arthritis
| Spondylitis ankylosans

Sonderformen | Rheumatisches Fieber
| Borreliose

Kollagenosen ☞ 13.7

Systemischer Lupus erythematodes (SLE)
Poly-/Dermatomyositis
Progressive systemische Sklerodermie
Mischkollagenose
Sjögren-Syndrom

Vaskulitiden ☞ 13.8

Arteriitis temporalis
Mikroskopische Polyangiitis
Panarteriitis nodosa

Abb. 13.3: Die wichtigsten entzündlich-rheumatischen (System-)Erkrankungen im Überblick.[L157]

an den Gelenken, sondern in Muskeln oder an Sehnenansatzstellen empfunden werden. Diese Erkrankungen sind ursächlich bislang weitgehend unklar und diagnostisch schwer fassbar. Hauptvertreter ist das *Fibromyalgie-Syndrom* (☞ 13.9).

13.3 Beschwerden des rheumatologischen Patienten

13.3.1 Gelenkschmerzen und -schwellungen

Leitsymptom rheumatischer Erkrankungen ist der **Gelenkschmerz** (*Arthralgie*, Charakterisierung und Abgrenzung zum Schmerz bei Arthrose ☞ Tab. 13.4). Nur einige wenige Patienten mit Weichteilrheuma oder Kollagenosen ohne Gelenkbeteiligung empfinden ihre Schmerzen nicht in oder an den Gelenken.

Das akut entzündete Gelenk ist typischerweise schmerzhaft bewegungseingeschränkt sowie durch Erguss und Weichteilschwellung verdickt. Die Haut darüber ist erwärmt und evtl. gerötet (☞ Abb. 13.12).

Schmerzentstehung

Bei den entzündlich-rheumatischen Gelenkerkrankungen entzündet sich die **Synovialis** *(Gelenkinnenhaut)*, pro-

liferiert und wächst wie ein Keil in das Gelenk hinein **(Pannusbildung)**. Zusätzlich produziert die Synovialis ein entzündliches Sekret, das zu einem **Gelenkerguss** (Flüssigkeit im Gelenkinnern) führt. Es entsteht eine Gelenkschwellung mit schmerzhafter Gelenkkapselspannung und Bewegungseinschränkung.

Der entzündliche Erguss enthält knorpelschädigende Substanzen, die, wenn sie langfristig auf die Gelenkstrukturen einwirken, zuerst den Knorpel abbauen und später auch die gelenkbildenden Knochenflächen zerstören. **Knorpel-** und **Knochendestruktion** verursachen dann ihrerseits Fehlstellungen des Gelenks mit Lockerung des Bandapparates, die dem Patienten weitere Fehlbelastungsschmerzen bereiten.

Befallsmuster

Viele rheumatischen Erkrankungen haben ein typisches **Befallsmuster**, d.h. die von der Erkrankung befallenen Gelenke sind in charakteristischer Weise über den Körper verteilt (☞ z.B. Abb. 13.5). Dies erlaubt oft Rückschlüsse auf die zugrunde liegende Erkrankung. Leitfragen sind:

- Wie viele Gelenke sind betroffen? Nur eines **(Monoarthritis)**, wenige (2–4, **Oligoarthritis**) oder viele (mehr als vier, **Polyarthritis**)?
- Sind große (Knie, Hüfte, Schulter) oder kleine Gelenke (Finger, Handgelenke, Zehen) befallen?
- Welche Fingergelenke sind genau betroffen? Während z.B. bei der rheumatoiden Arthritis (☞ 13.6.1) die Grund- und Mittelgelenke meist mehrerer Finger betroffen sind, ist für die Psoriasis-Arthritis (☞ 13.6.2) der sog. *Strahlbefall*, d.h. der Befall aller Gelenke eines Fingers, typisch
- Sind die Wirbelsäule und/oder die Iliosakralgelenke (Kreuzbein-Darmbein-Gelenke) mit einbezogen (z.B. bei M. Bechterew ☞ 13.6.2)?
- Ist der Befall symmetrisch (z.B. beide Knie) oder asymmetrisch?
- Sind immer dieselben Gelenke betroffen, oder „wandert" der Schmerz von einem zum anderen Gelenk (z.B. bei M. Reiter ☞ 13.6.2)?

13.3.2 Gelenksteifigkeit und Gelenkdeformitäten

Der entzündliche Prozess zerstört Gelenk-, Band- und Sehnenstrukturen und führt langfristig zur dauerhaften Bewegungseinschränkung und Deformierung der Gelenke. Typische Verläufe und Fehlstellungen werden bei den einzelnen Krankheitsbildern beschrieben.

Die Einsteifung und Deformierung der Gelenke wird von drei Faktoren bestimmt:

- Zerstörung der Gelenkstrukturen durch Veränderungen an Knorpel, Knochen und umgebendem Bindegewebe
- Muskel- und Sehnenkontrakturen durch längere Bewegungseinschränkung
- Lockerung des stützenden Bandapparates durch den Übergriff der Entzündung auf die am Gelenk ansetzenden Bänder. Fehlstellungen durch Knorpel- und Knochenverlust strapazieren den Bandapparat zusätzlich.

13

	Degenerativer Gelenkschmerz	Entzündlich-rheumatischer Gelenkschmerz
Entwicklung	Langsam über Jahre	Rasch innerhalb von Tagen
Schmerz	Anlauf- und Belastungsschmerz, abends stärker als morgens	Ruhe- und Nachtschmerz, oft über Tag abnehmend
Schwellung	Selten (meist nach Belastung)	Fast immer (ohne vorherige Belastung)
Steifigkeit	„Anlaufsteifigkeit" (nach vorheriger Ruhe) über Minuten unabhängig von der Tageszeit	Morgensteifigkeit über mindestens eine Stunde
Fieber	Nie	Manchmal
Verlauf	Langsam fortschreitend	Oft schubweise

Tab. 13.4: Klinische Unterscheidung zwischen degenerativem und entzündlich-rheumatischem Gelenkschmerz.

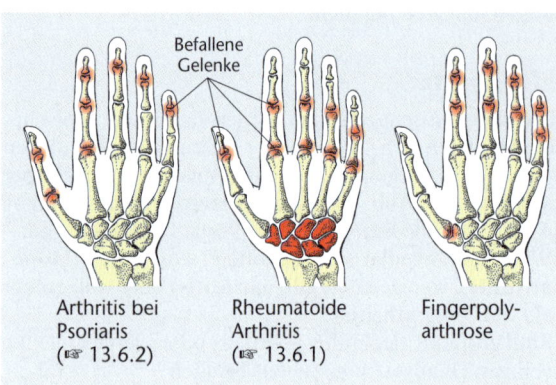

Abb. 13.5: Typische Befallsmuster im Handbereich, die auf die Erkrankungsursache hinweisen. [A300-190]

> Wie in einem Teufelskreis begünstigt eine einmal eingetretene Fehlstellung weitere Deformierungen, die zur völligen Einsteifung des Gelenkes führen können. Deshalb ist es wichtig, den Gelenkdeformierungen durch frühzeitige konsequente Behandlung vorzubeugen.

13.3.3 Beschwerden der gelenknahen Sehnen und Schleimbeutel

Viele Rheumapatienten leiden zusätzlich unter **Schleimbeutelentzündungen** *(Bursitis)* und **Sehnen-** bzw. **Sehnenscheidenentzündungen** *(Tendinitis bzw. Tendovaginitis)*. Die sog. **Baker-Zyste** ist z. B. ein entzündeter Schleimbeutel in der Kniekehle, der begleitend bei der rheumatoiden Arthritis möglich ist. Sehr schmerzhaft sind auch **entzündete Sehnenansätze** *(Insertionstendopathie, Enthesiopathie)*, die bei jeder Anspannung des zugehörigen Muskels starke Beschwerden hervorrufen und typischerweise bei den *Spondylarthritiden* (☞ 13.6.2) auftreten.

13.3.4 Störungen des Allgemeinbefindens und Symptome an Augen, Haut und inneren Organen

Die meisten rheumatischen Erkrankungen sind Allgemeinerkrankungen. Entsprechend manifestieren sie sich nicht nur an den Gelenken, sondern auch an anderen Organen, am häufigsten Augen, Haut und inneren Organen (☞ Abb. 13.6).

- Das sog. **trockene Auge** mit vermindertem Tränenfluss, Fremdkörpergefühl und Hornhautdefekten ist zusammen mit einem trockenen Mund und Unterfunktion weiterer exokriner Drüsen als **Sjögren-Syndrom** *(Sicca-Syndrom)* bekannt. Es tritt am häufigsten bei der rheumatoiden Arthritis (☞ 13.6.1) und den Kollagenosen (☞ 13.7) auf und befällt fast nur Frauen.
  Die bei Erwachsenen sehr schmerzhafte **Iridozyklitis** (Entzündung der Regenbogenhaut und des Ziliarkörpers) tritt bei ca. 20 % der Patienten mit M. Bechterew (☞ 13.6.2) auf und kann unbehandelt sogar zur Erblindung führen
- Verschiedene Hauterscheinungen können rheumatische Erkrankungen begleiten und den typischen Gelenkbeschwerden auch vorausgehen. Am bekanntesten sind wohl die **Rheumaknoten** bei rheumatoider Arthritis, subkutane Knötchen in Gelenknähe, besonders an den Streckseiten der Extremitäten.

Bei Kollagenosen und Vaskulitiden dominieren die oft sehr vielfältigen extraartikulären Erscheinungen sogar das klinische Bild.

Das Allgemeinbefinden des Patienten kann vor allem in akuten Phasen erheblich gestört sein. Typisch sind Schwäche, Appetitlosigkeit und Gewichtsabnahme, evtl. auch mäßiges Fieber.

13.4 Der Weg zur Diagnose in der Rheumatologie

13.4.1 Anamnese und körperliche Untersuchung

Anamnese und körperliche Untersuchung liefern meist die entscheidenden Hinweise auf die Erkrankung. Die Labor- und bildgebenden Untersuchungen dienen vor allem der Bestätigung der Diagnose und dokumentieren, wie weit die Krankheit fortgeschritten ist.

Anamnese

Bei der Anamnese interessieren besonders:
- Der genaue Zeitpunkt des Beginns und die Art der Beschwerden sowie evtl. Vorerkrankungen (z. B. Infekt, Durchfallerkrankung, Zeckenbiss)

13

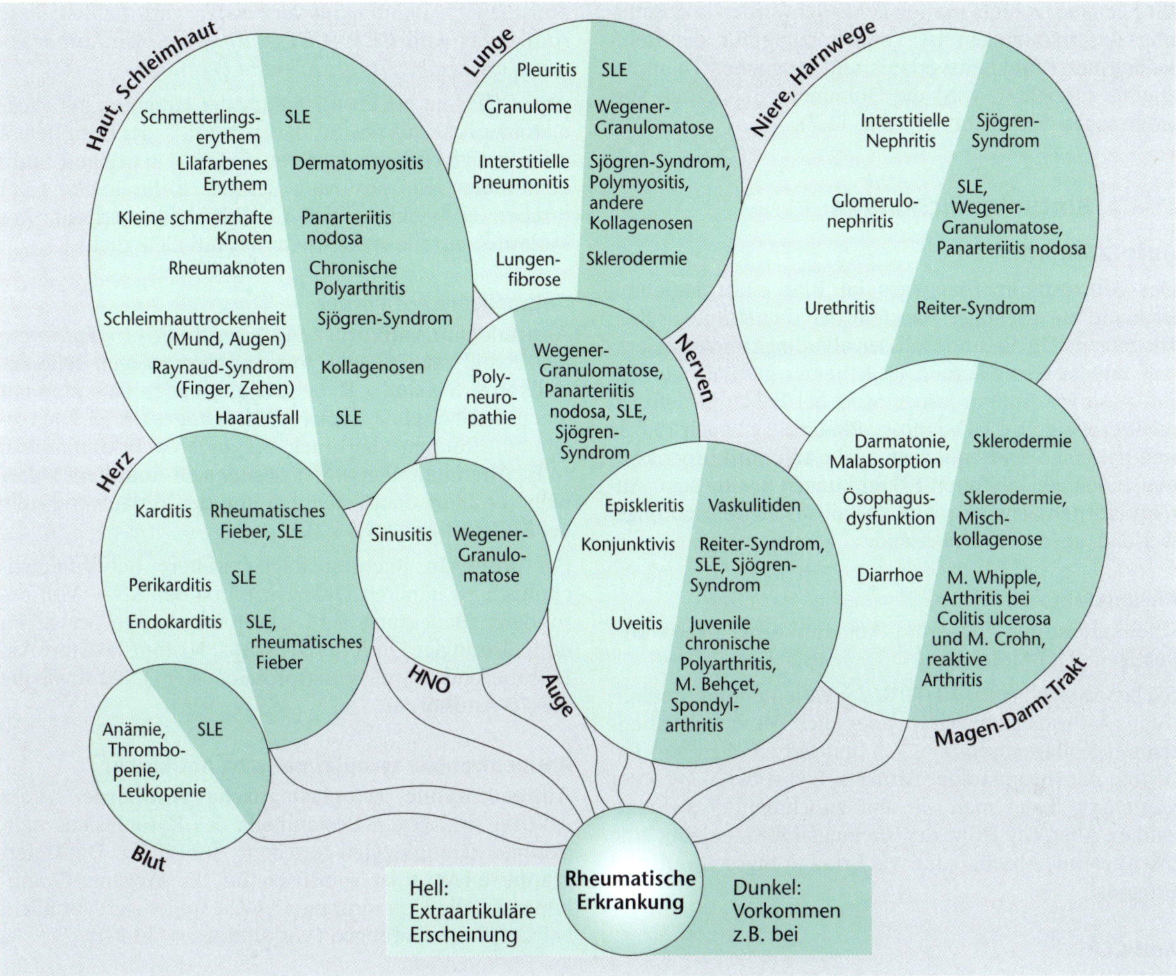

Haut, Schleimhaut

Schmetterlings-erythem	SLE
Lilafarbenes Erythem	Dermatomyositis
Kleine schmerzhafte Knoten	Panarteriitis nodosa
Rheumaknoten	Chronische Polyarthritis
Schleimhauttrockenheit (Mund, Augen)	Sjögren-Syndrom
Raynaud-Syndrom (Finger, Zehen)	Kollagenosen
Haarausfall	SLE

Lunge

Pleuritis	SLE
Granulome	Wegener-Granulomatose
Interstitielle Pneumonitis	Sjögren-Syndrom, Polymyositis, andere Kollagenosen
Lungenfibrose	Sklerodermie

Niere, Harnwege

Interstitielle Nephritis	Sjögren-Syndrom
Glomerulonephritis	SLE, Wegener-Granulomatose, Panarteriitis nodosa
Urethritis	Reiter-Syndrom

Nerven

Polyneuropathie	Wegener-Granulomatose, Panarteriitis nodosa, SLE, Sjögren-Syndrom

Herz

Karditis	Rheumatisches Fieber, SLE
Perikarditis	SLE
Endokarditis	SLE, rheumatisches Fieber

HNO

Sinusitis	Wegener-Granulomatose

Auge

Episkleritis	Vaskulitiden
Konjunktivis	Reiter-Syndrom, SLE, Sjögren-Syndrom
Uveitis	Juvenile chronische Polyarthritis, M. Behçet, Spondylarthritis

Magen-Darm-Trakt

Darmatonie, Malabsorption	Sklerodermie
Ösophagusdysfunktion	Sklerodermie, Mischkollagenose
Diarrhoe	M. Whipple, Arthritis bei Colitis ulcerosa und M. Crohn, reaktive Arthritis

Blut

Anämie, Thrombopenie, Leukopenie	SLE

Rheumatische Erkrankung

Hell: Extraartikuläre Erscheinung — Dunkel: Vorkommen z.B. bei

Abb. 13.6: Die möglichen extraartikulären Erscheinungen bei rheumatischen Erkrankungen sind ausgesprochen vielfältig. [L157]

- Bei der Schmerzanamnese die genaue Schmerzlokalisation, die Art des Schmerzes (kontinuierlich oder mit schmerzfreien Intervallen, ausstrahlend), mögliche Auslöser wie z. B. Belastung, Witterung, Arzneimittel, tageszeitliche Schwankungen (z. B. Morgensteifigkeit) sowie schmerzlindernde Faktoren (Wärme, Kälte, Ruhe)
- Außerdem zusätzliche Symptome (☞ 13.3.4) wie z. B. Augenentzündungen, Haut- und Schleimhauterscheinungen (Psoriasis, Rötungen, Rheumaknoten), Durchfälle, Harnröhrenentzündungen, Infektionen, Fieber
- Bei der Familienanamnese rheumatologische Erkrankungen, Psoriasis, „Wirbelsäulenleiden".

Körperliche Untersuchung

Nach einer orientierenden internistischen und neurologischen Untersuchung prüft der Arzt *alle* Gelenke systematisch nach dem Schema „Inspektion, Palpation, Funktionsprüfung":

- *Inspektion:* Schwellungen, Rötungen, Deformierungen, Muskelatrophien?
- *Palpation:* Hauttemperatur (Überwärmung?), Weichteilschwellungen, Gelenkergüsse, Sehnenansatzschmerzen und Druckschmerz. Schmerz in den Fingergrundgelenken beim Händedruck **(Gaenslen-Handgriff)** oder der Querdruckschmerz im Bereich der Zehen ist beispielsweise typisch für die rheumatoide Arthritis (☞ 13.6.1)
- *Funktionsprüfung* zur Feststellung von Bewegungseinschränkungen. Ausgangsposition bei der **Neutral-Null-Methode** ist der aufrechte Stand mit gestreckten Armen (Daumen nach vorne). Die Beweglichkeit jedes Gelenks wird durch drei Gradzahlen, getrennt durch zwei Schrägstriche angegeben (maximale Streckung/Nullstellung/maximale Beugung). Ein Beispiel: Für das Ellenbogengelenk wäre 10°/0°/150° normal. Es läßt sich 10° überstrecken und 150° beugen. Wäre die Beweglichkeit z. B. in beide Richtungen leicht eingeschränkt, ergäben sich Werte von 0°/10°/130°. Es fehlten 10° bis zur vollen Streckung und 20° bei der Beugung. Zusätzlich zur Neutral-Null-Methode werden die Bandstabilität und die Kraft geprüft.

Bei der Untersuchung der Wirbelsäule achtet der Arzt auf die Haltung des Patienten, Krümmungen der Wirbelsäule, Beckenstand und Beinlängendifferenzen. Palpatorisch wird die Wirbelsäule auf Klopfschmerz und Erschütterungsschmerzen (Patienten hüpfen oder husten lassen) untersucht.

13

Eine genaue Dokumentation der Beschwerden und Funktionseinschränkungen ist Voraussetzung für die Beurteilung des Krankheitsverlaufs und möglicher Therapieeffekte. Erleichtert wird die Dokumentation durch sog. „Männchen-Schemata" (☞ Abb. 13.7).

13.4.2 Blutuntersuchungen

Autoantikörper

Der Autoantikörpernachweis im Blut eines Patienten ist heute ein wichtiger Baustein der rheumatologischen Diagnostik. Die Befunde müssen allerdings immer zusammen mit den Beschwerden des Patienten gesehen werden. Ein positiver Antikörpernachweis bei Beschwerdefreien rechtfertigt nicht die Diagnose „Rheuma" (☞ auch 13.6.1) und hat keine Konsequenzen, viele Autoantikörper können zudem bei mehreren Erkrankungen positiv sein. Autoantikörpernachweise sind diagnostisch oft richtungsweisend, aber nicht beweisend.

Rheumafaktoren

Rheumafaktoren *(RF)* sind Autoantikörper gegen körpereigene IgG-Moleküle.

Sie lassen sich bei ca. 70–80 % der Patienten mit rheumatoider Arthritis nachweisen, aber auch bei vielen Patienten mit Kollagenosen (☞ 13.7) und Verwandten von Patienten mit rheumatoider Arthritis. Selbst bei 5–10 % der Gesunden findet man sie, mit zunehmender Prozentzahl im Alter. Die Höhe der Rheumafaktoren erlaubt eine orientierende Abschätzung von Erkrankungsschwere und Prognose.

Anti-CCP

Viele Rheumapatienten haben Autoantikörper gegen die im menschlichen Körper seltene Aminosäure Citrullin. Da im Labor aus technischen Gründen zur Messung ein künstlicher Abkömmling verwendet wird, heißen diese Antikörper **Anti-CCP** *(CCP-Antikörper, Antikörper gegen z[c]yklische z[c]itrullinierte **P**eptide)*.

Anti-CCP sind bei etwa 70–80 % der Patienten mit rheumatoider Arthritis positiv, davon bei 30 % der Betroffenen mit negativen Rheumafaktoren und 60 % in frühen Krankheitsstadien. Bei positivem Befund ist das Risiko einer raschen Entwicklung von Gelenkschäden erhöht. Zur Verlaufskontrolle eignen sich die Anti-CCP nicht.

Antinukleäre Antikörper

Antinukleäre Antikörper *(ANA, anti**n**ukleäre **F**aktoren, **A**NF)* sind verschiedene Autoantikörper gegen Teile des Zellkerns. Sie sind z. B. bei praktisch allen Patienten mit einem systemischen Lupus erythematodes (☞ 13.7.1) vorhanden, können aber auch bei anderen Erkrankungen (z. B. Autoimmunhepatitis) positiv sein und dienen deshalb vor allem dem Screening und der Verlaufskontrolle bei Kollagenosen (☞ 13.7).

Bei positivem Suchtest folgen weitere Laboruntersuchungen zu näheren Differenzierung der ANA. Von besonderer Bedeutung sind dabei die Antikörper gegen doppelsträngige DNA **(dsDNS-Ak),** Histone **(Histon-Ak,** Histone sind „Verpackungsproteine" der DNA) sowie die **Scl-70-Antikörper.**

Antineutrophile zytoplasmatische Antikörper

Antineutrophile zytoplasmatische Antikörper (kurz *ANCA*) sind gegen Bestandteile des Zytoplasmas neutrophiler Granulozyten gerichtete Antikörper. Die Untergruppe *cANCA* ist spezifisch für die Wegener-Granulomatose, die Untergruppe *pANCA* findet sich vor allem bei Gefäßentzündungen (Vaskulitiden ☞ 13.8.1).

Antibakterielle Antikörper

Bakterielle Infektionen können Gelenkbeschwerden (**reaktive Arthritiden** ☞ 13.6.2) auslösen. Am längsten bekannt ist der Zusammenhang zwischen Streptokokkeninfektion und *rheumatischem Fieber* (☞ 4.7.1 und 15.5.4). Aber auch Borrelien- (☞ 15.5.21) sowie bakterielle Harnwegs- und Darminfektionen (z.B durch Chlamydien, Salmonellen ☞ 13.6.2) können mit Gelenkbeteiligung verlaufen.

Besteht der Verdacht auf einen Infekt als Auslöser der Gelenksymptome, kann der Antikörpertiter gegen den verdächtigen Erreger bestimmt werden (☞ 15.4.2). Ein erhöhter Titer beweist aber nur eine kürzlich abgelaufene Infektion, nicht jedoch den *ursächlichen Zusammenhang* zwischen der Infektion und den Beschwerden.

HLA-Antigene

HLA-Antigene (☞ auch 1.4.8) befinden sich auf den Zellmembranen aller kernhaltigen Körperzellen. Sie sind zunächst lediglich ein Merkmal und keine Krankheit. Einige HLA-Antigene sind allerdings bei bestimmten Erkrankungen überzufällig häufig vorhanden. Verlaufskontrollen der HLA-Bestimmung sind sinnlos, da die Antigene während des ganzen Lebens konstant bleiben.

Das **HLA-B27-Antigen** ist in der Rheumatologie am wichtigsten. Über 90 % der Patienten mit M. Bechterew

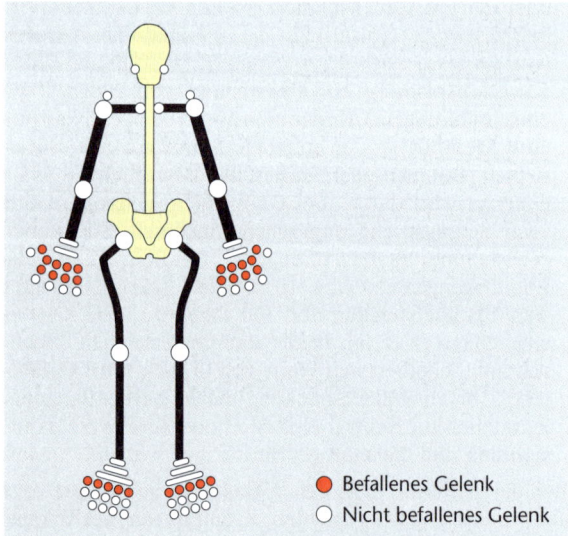

● Befallenes Gelenk
○ Nicht befallenes Gelenk

Abb. 13.7: „Männchen-Schema" zur Dokumentation des Befallsmusters bei rheumatischen Erkrankungen, hier am Beispiel der rheumatoiden Arthritis im Alter (☞ 13.6.1).

(☞ 13.6.2), ca. 70% der mit Reiter-Syndrom (☞ 13.6.2) und 50% der mit reaktiven Arthritiden (☞ 13.6.2) sind HLA-positiv. Allerdings: Auch 6% der Gesunden besitzen das HLA-B27-Antigen.

Weitere Laboruntersuchungen

Weitere Laboruntersuchungen dienen dem Ausschluss anderer Erkrankungen und der Einschätzung der entzündlichen Aktivität. Als „Basisprogramm" kann gelten:
- BSG, CRP, großes Blutbild
- Rheumafaktoren, ANA, ANCA, AST
- Harnsäure, Alkalische Phosphatase (kurz AP), γ-GT, Kreatinkinase (kurz CK ☞ 4.4.2), Kreatinin, Elektrophorese
- Urinstatus.

13.4.3 Bildgebende Diagnostik

Sonographie

Die **Sonographie** einschließlich der Doppler-Sonographie (☞ 1.3.6) hat in der Rheumatologie enorm an Bedeutung gewonnen. Insbesondere hilft sie bei der Differenzierung zwischen einem Gelenkerguss und einer Gelenkinnenhautverdickung (bei Synovialitis) sowie bei der Verlaufskontrolle dieser Befunde, bei Verdacht auf Sehnen- und Schleimbeutelentzündungen (z. B. Baker-Zyste in der Kniekehle) und bei der Darstellung von nicht tastbaren Gelenken (z. B. Hüftgelenk). Besondere pflegerische Vorbereitungen sind nicht erforderlich.

Konventionelle Röntgenuntersuchung, CT und Kernspintomographie

Eine umfassende **Röntgendiagnostik** ist nach wie vor unverzichtbar bei Verdacht auf eine rheumatologische Erkrankung. Zur Diagnose eines klinisch unbemerkten Gelenkbefalls, zur genauen Stadieneinteilung und als Ausgangsbefund werden immer die entsprechenden Gelenke der anderen Körperseite und meist auch beide Hände geröntgt. Das Röntgen beschwerdefreier Gelenke wird dem Patienten gegenüber begründet. Die typischen Zeichen eines chronisch-entzündlichen Prozesses zeigt Abb. 13.9. Sie können aber vor allem in Frühstadien der Erkrankung unvollständig sein oder sogar fehlen.

Eine **Computertomographie** (☞ 1.3.3) ist nur bei unzureichender Darstellung eines Gelenks durch konventionelle Verfahren erforderlich. Bei der Differenzialdiagnose der Wirbelsäulenleiden (z. B. Bandscheibenvorfall) gilt sie jedoch als Standardmethode.

Die **Kernspintomographie** (☞ 1.3.4) erlaubt eine optimale Beurteilung der Weichteilstrukturen des Gelenks und hat sich in den letzten Jahren in Frühdiagnostik und Verlaufskontrolle rheumatischer Erkrankungen etabliert. Besonders Entzündungen und Veränderungen der Synovialis, Bänder, Sehnen und des Knorpels sind gut zu erkennen. Sie ist z. B. Methode der Wahl bei (beginnender) Entzündung des Kreuzbein-Darmbein-Gelenks (Sakroiliitis).

Pflegerische Maßnahmen sind vor Röntgenaufnahmen in aller Regel nicht erforderlich.

Skelettszintigraphie

Die **Skelettszintigraphie** (☞ auch 1.3.5) zeigt sehr empfindlich entzündliche Vorgänge an den Gelenken, da das

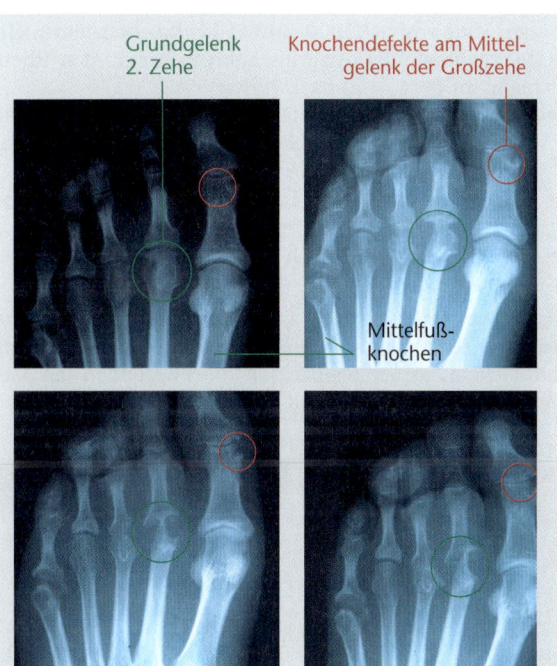

Abb. 13.9: Typische röntgenologische Zeichen bei rheumatisch-entzündlicher Gelenkerkrankung. Die Bilder zeigen den linken Vorfuß einer Patientin mit rheumatoider Arthritis im Verlauf von sechs Jahren. Am deutlichsten zeigen sich die fortschreitenden degenerativen Veränderungen am Grundgelenk der zweiten Zehe (grüner Kreis): Die Gelenkfläche sieht aufgrund kleiner Knochendefekte (Usuren) regelrecht „angeknabbert" aus. Auch die meisten anderen gelenknahen Fuß- und Zehenknochen zeigen zunehmende Veränderungen. [M114]

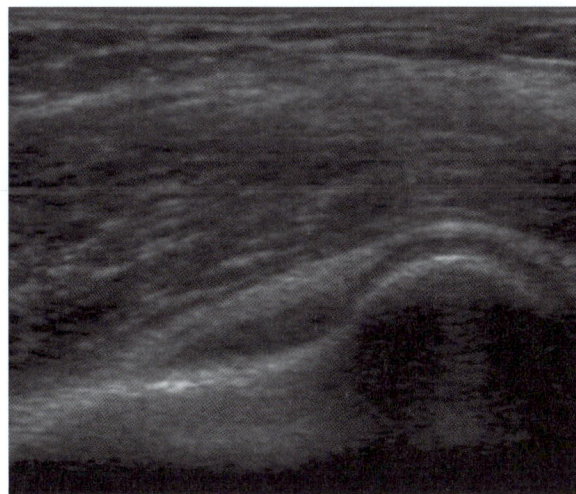

Abb. 13.8: Die Sonographie hat mittlerweile einen festen Stellenwert in der Frühdiagnostik rheumatischer Erkrankungen, wenn noch keine knöchernen Veränderungen vorliegen. Hier die Sonographie eines Ellenbogengelenks bei rheumatoider Arthritis. Die Synovia ist verdickt und es hat sich ein Erguss gebildet. [R231]

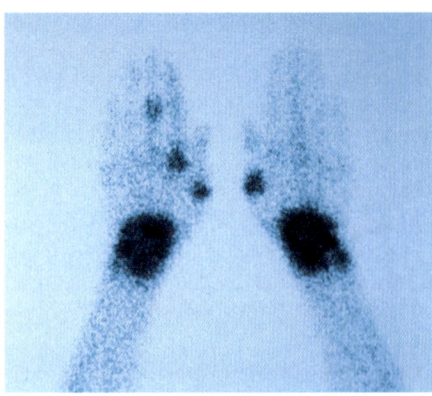
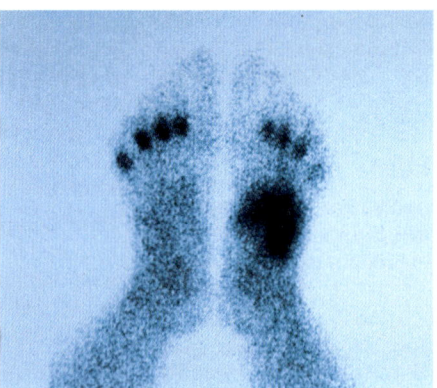

Abb. 13.10–13.11: Skelettszinti-graphie der Hände und Füße einer Patientin mit rheumatoider Arthritis. Das Radionuklid reichert sich in den typischerweise befallenen Gelenken an, die sich dann im Bild als schwarze Flecken zeigen. [M114]

Radionuklid im Bereich der entzündeten Gelenke vermehrt eingelagert wird. Sie ist allerdings nicht spezifisch für eine bestimmte Erkrankung. Manchmal lässt sich so eine Beteiligung (noch) beschwerdefreier Gelenke und damit das Befallsmuster einer Erkrankung aufdecken.

13.4.4 Diagnostische Gelenkpunktion

Die Analyse der Gelenkflüssigkeit dient vor allem der Abgrenzung der bakteriellen Gelenkinfektionen und der Gicht von den entzündlich-rheumatischen Arthritiden:

- Die normale Gelenkflüssigkeit ist farblos-klar
- Der Erguss eines *entzündlich-rheumatischen* Gelenks ist gelblich-klar bis leicht trüb, Eiweiß und Leukozytenzahl sind erhöht (5000–30 000 Leukozyten/mm³). Bei der rheumatoiden Arthritis kann man evtl. den Rheumafaktor (☞ 13.4.2) nachweisen
- Ein *bakteriell* verursachter Erguss ist trübe und enthält massenhaft Leukozyten. Eventuell kann der Erreger aus dem Punktat angezüchtet werden
- Bei der *Arthrose* ist die Leukozytenzahl erniedrigt und das Eiweiß normal
- Bei der *Gicht* finden sich nadelförmige Kristalle in der Flüssigkeit.

Trotz Durchführung unter aseptischen Bedingungen kann sich als Komplikation eine bakterielle Gelenkinfektion entwickeln. Daher beobachten die Pflegenden das Gelenk nach der Punktion auf Entzündungszeichen.

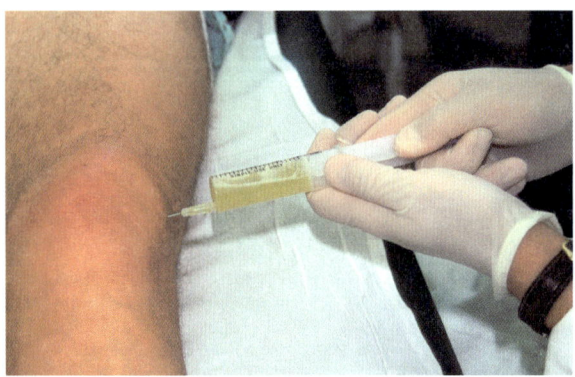

Abb. 13.12: Punktion eines entzündlich geschwollenen und geröteten Kniegelenks. Das Punktat ist trübe und weist auf eine wahrscheinlich bakterielle Ursache der Entzündung hin. [M114]

13.5 Behandlungsstrategien in der Rheumatologie

Für eine optimale Betreuung eines Rheumakranken arbeiten alle an der Behandlung Beteiligten (Arzt, Pflegende, Physiotherapeut und Patient) eng zusammen. Es werden mehrere therapeutische Ansätze gleichzeitig verfolgt und die Therapie wird dem häufig wechselnden Beschwerdegrad angepasst.

13.5.1 Systemisch-medikamentöse Therapie

Die systemisch-medikamentöse Therapie ist Sockel der rheumatischen Behandlung. Sie ermöglicht oft erst die ebenso wichtige Bewegungstherapie.

Die Vielzahl der eingesetzten Substanzen macht deutlich, dass bisher noch kein Arzneimittel die rheumatischen Erkrankungen ursächlich und zuverlässig zu behandeln vermag:

- **Nichtsteroidale Antirheumatika** (☞ Pharma-Info 13.13) lindern schnell die Beschwerden, haben aber keinen Einfluss auf Krankheitsverlauf und Gelenkschäden
- **Lang wirksame Antirheumatika** (☞ Pharma-Info 13.14) können den Krankheitsverlauf oft verlangsamen oder aufhalten und sind daher trotz ihrer Nebenwirkungen meist unverzichtbar
- **Glukokortikoide** (☞ Pharma-Info 10.17) wirken zwar schnell und gut, haben aber bei Langzeittherapie schwere Nebenwirkungen. Sie werden vor allem bei ernsten Manifestationen (innere Organe, ZNS), rasch fortschreitenden Verläufen sowie zur Überbrückung bis zum Wirkungseintritt der lang wirksamen Antirheumatika eingesetzt.

13.5.2 Physikalische Therapie

Die **physikalische Therapie** ist das zweite Standbein in der Behandlung rheumatologischer Erkrankungen. 🖥

Kälte- und Wärmeanwendungen

Die Thermotherapie durch *Kälte- bzw. Wärmeanwendungen* lindert bei vielen Patienten die Beschwerden, hemmt die Entzündung und löst Muskelverspannungen.

13

Pharma-Info 13.13: Nichtsteroidale Antirheumatika

Nichtsteroidale Antirheumatika (kurz *NSAR, nichtsteroidale Antiphlogistika,* ☞ auch Pharma-Info 2.6) sind chemisch unterschiedliche Substanzen, die hauptsächlich über eine Hemmung der an der Prostaglandinsynthese beteiligten *Cyclooxygenase (COX)* Schmerzen lindern *(analgetische Wirkung),* Entzündungen hemmen *(antiphlogistische Wirkung)* und Fieber senken *(antipyretische Wirkung).* Kennzeichnend für alle NSAR ist ein rascher Wirkungseintritt, aber auch ein schnelles Abklingen der Wirkung nach Absetzen.

Es gibt zwei Isoenzyme der Cyclooxygenase. Entsprechend werden unterschieden:
* *Nicht-selektive Cyclooxygenase-Hemmer,* welche beide Isoenzyme hemmen, z. B. Diclofenac (etwa Voltaren®), Ibuprofen (etwa Ibuhexal®), Indometacin (etwa Amuno®), Ketoprofen (etwa Alrheumun®), Meloxicam (etwa (Mobec®), Naproxen (etwa Proxen®), Piroxicam (etwa Felden®, seit 2007 wegen seiner Nebenwirkungen nur noch Zweitwahlmedikament)
* *Selektive COX-2-Hemmer* **(Coxibe),** welche lediglich die Cyclooxygenase 2 hemmen, beispielsweise Celecoxib (etwa Celebrex®) oder Etoricoxib (etwa Arcoxia®)

Obwohl die NSAR zu den weniger toxischen Arzneimitteln der Rheumatologie zählen, ist die in der Rheumatologie oft notwendige Langzeittherapie nicht selten von zum Teil ernsten Nebenwirkungen begleitet:
* Am häufigsten sind *gastrointestinale Nebenwirkungen,* v. a. Magenbeschwerden. Sie treten besonders bei älteren Menschen auf und können zu (blutenden) Magen-Darm-Ulzera (☞ 7.5.4) führen. Diese werden durch eine gleichzeitige Behandlung mit Glukokortikoiden (☞ Pharma-Info 10.17) begünstigt und wegen der Schmerzlinderung durch die NSAR häufig erst spät bemerkt. Ist die NSAR-Gabe zwingend notwendig und das Risiko gastrointestinaler Nebenwirkungen erhöht, werden zusätzlich Protonenpumpenhemmer (☞ Pharma-Info 7.35) verordnet, um den Magen zu schützen. Manchmal hilft der Wechsel auf ein magenverträglicheres Präparat. Die Gabe von Zäpfchen bietet keinen Ausweg, da die magenschädliche Wirkung vor allem im Wirkmechanismus begründet liegt. Bei Coxiben ist trotz unterschiedlicher Studienergebnisse von einem geringeren gastrointestinalen Risiko auszugehen
* Praktisch alle NSAR erhöhen das kardiovaskuläre Risiko. Diese Risikoerhöhung wurde erstmalig bei den Coxiben festgestellt, betrifft aber nach heutigem Wissen auch die älteren Präparate, wenn auch nicht alle in exakt gleichem Maße
* Insbesondere bei vorbestehenden Nierenschäden oder Herzinsuffizienz kann es zu einer akuten Verschlechterung der Nierenfunktion kommen. Bei Langzeiteinnahme kann sich eine Analgetikanephropathie (☞ 9.7.2) entwickeln
* Recht häufig sind auch Hauterscheinungen (Juckreiz, Exantheme) und ZNS-Störungen (Kopfschmerzen, Schwindel). An den Atemwegen können NSAR zu einer Atemwegsverengung mit asthmaähnlichem Bild führen („Analgetika-Asthma")
* Seltener sind z. B. Leberwerterhöhungen
* Die Thrombozytenaggregationshemmung durch nichtselektive NSAR ist teilweise sogar erwünscht.

Das Präparat wird individuell je nach den gastrointestinalen und kardiovaskulären Risiken des Patienten ausgewählt. Die Therapie wird mit einer hohen Dosis begonnen, die dann bei Besserung reduziert wird. Trotz ihres prinzipiell gleichen Wirkungsmechanismus wirken die einzelnen Substanzen etwas unterschiedlich von Patient zu Patient. Daher sollten bei mangelndem Therapieerfolg verschiedene Präparate ausprobiert werden.

Nichtsteroidale Antirheumatika sollten mit viel Wasser eingenommen werden, um eine zusätzliche lokale Schleimhautschädigung zu vermeiden, am besten im Sitzen oder Stehen. Günstig ist die gleichzeitige Einnahme einer kleinen Mahlzeit. Bei Langzeiteinnahme sind regelmäßige ärztliche und Laborkontrollen zur frühzeitigen Entdeckung ernster Komplikationen wichtig.

Beide Methoden haben unterschiedliche Indikationen und Kontraindikationen (☞ Tab. 13.15). Trotzdem ist die Verträglichkeit von Patient zu Patient unterschiedlich. Deshalb wird jeder Patient vor Therapiebeginn nach seinen Erfahrungen gefragt.

Kälteanwendungen erfolgen meist lokal z. B. durch Auflegen von Eis oder gefrorenen Gelbeuteln. Gerade letztere haben die Kälteanwendung im häuslichen Bereich erheblich vereinfacht. Einige Patienten bevorzugen für die Hände gefrorene Linsen, Erbsen, Mais- oder Rapskörner, weil sie sich besser als vorgefertigte Gelbeutel an die Körperform anpassen und durch die kältebedingte Schmerzminderung Bewegungsübungen möglich sind. Als Richtlinie für die Dauer von Kälteanwendungen gelten fünf Minuten bei kleinen und 15–20 Minuten bei großen Gelenken. Die Kälteanwendung wird sofort unterbrochen, wenn Schmerzen auftreten. In spezialisierten Kliniken ist eine Ganzkörperexposition in sog. *Kältekammern* möglich.

Als Wärmeanwendungen eignen sich z. B. Moor-, Soleoder Schwefelbäder oder Fango. Lokale Wärmeanwendungen sind z. B. durch Infrarotbestrahlung, die heiße Rolle, Heusäcke, Kartoffelwickel, Kirschkernsäckchen, erwärmte Gelbeutel oder Fangopackungen möglich. Eine weitere Alternative ist Aquariumkies (auf ca. 40° erwärmt, im Zoohandel erhältlich, 📖2). Bewährt hat sich außerdem das Tragen von Funktionstextilien, die den Wärmehaushalt der Haut positiv beeinflussen.

13

Pharma-Info 13.14: Lang wirksame Antirheumatika

Als **lang wirksame Antirheumatika (***disease modifying antirheumatic drugs, DMARDs***),** früher *Basistherapeutika*) werden verschiedene, chemisch nicht verwandte Substanzen bezeichnet, welche die Entzündungsaktivität rheumatischer Erkrankungen langfristig mindern und damit das Fortschreiten der Gelenkschäden aufhalten können.

Zu den lang wirksamen Antirheumatika (☞ Tabelle unten) zählen neben Sulfasalazin, Antimalariamitteln, einigen Immunsuppressiva und Zytostatika auch verschiedene verhältnismäßig neue Substanzen, die durch Beeinflussung immunologischer Reaktionen den Entzündungsprozess „herunterregeln" sollen und als **Biologika** zusammengefasst werden (in der Tabelle dunkler unterlegt). Goldpräparate und Cyclophosphamid werden heute wegen ihrer Nebenwirkungen nur noch selten eingesetzt.

Die Therapie mit lang wirksamen Antirheumatika ist immer eine Langzeittherapie. Die Auswahl erfolgt nach Erkrankungsart und -schwere. Die Wirkung setzt nach 4–6 Wochen ein und kann erst nach 3–6 Monaten endgültig beurteilt werden. Bei ausbleibendem Behandlungserfolg kann dann auf eine andere Substanz gewechselt oder eine Zwei- oder Dreifachkombination probiert werden. Für viele Krankheitsbilder ist heute Methotrexat erste Wahl. Biologika werden erst gegeben, wenn auch eine Kombination konventioneller, lang wirksamer Antirheumatika nicht zum gewünschten Erfolg geführt hat. Biologika werden nicht miteinander kombiniert, da dann die Infektionsgefährdung stark ansteigt. Die Zeit, bis eine effektive Therapie gefunden ist, wird mit schnell wirksamen NSAR überbrückt.

Stets sind regelmäßige ärztliche Kontrollen erforderlich, deren Intervall von Art und Dosierung der Medikation abhängt. Praktisch alle lang wirksamen Antirheumatika erfordern eine sichere Empfängnisverhütung bis 3–6 Monate nach Therapieende (präparatabhängig, bei Leflunomid ohne Eliminationstherapie sogar bis zwei Jahre nach Behandlungsende).

Lang wirksame Antirheumatika			
Substanz, Handelsname (Bsp.)	**Wirkmechanismus**	**Nebenwirkungen***	**Besonderheiten, (pflegerische) Konsequenzen**
Sulfasalazin Pleon RA®, Azulfidine RA®	Unbekannt	Häufig Müdigkeit, Kopfschmerzen, Schwäche, reversible Fruchtbarkeitsstörung bei Männern, Hautveränderungen. Selten Blutbild-, Nierenveränderungen, schwere ZNS-Störungen	Keine intensiven Sonnenbäder
Methotrexat *(kurz MTX)* Lantarel®	Wahrscheinlich durch Hemmung von Abwehrzellen verminderte Produktion entzündungsfördernder Zytokine (Botenstoffe)	Leberwerterhöhungen, Stomatitis. Selten Pneumonitis, schwere Knochenmarkdepression. In der Rheumatologie erheblich niedriger dosiert als bei der Krebsbehandlung und daher meist gut verträglich	Am Einnahmetag (Einnahme einmal wöchentlich) keine NSAR wegen verzögerter Ausscheidung von MTX. Bei Übelkeit abendliche Einnahme. Keine intensiven Sonnenbäder. Möglichst kein Alkohol
Chloroquin, Hydroxychloroquin Resochin®, Quensyl®	Unbekannt	Kopfschmerzen, Schwindel, Haut-, Blutbildveränderungen, Hornhauttrübung. Ernst, da irreversibel: Netzhautschäden	Nach den Mahlzeiten mit viel Wasser einnehmen lassen. Augenärztliche Kontrollen vor Therapie und dann alle 4–6 Monate
Leflunomid Arava®	v. a. Hemmung von aktivierten Lymphozyten	Leberwerterhöhung, Kopfschmerzen, Schwindel, Blutdruckerhöhung, Haut-, Blutbildveränderungen. Gesteigerte Infektanfälligkeit	Blutdruckkontrollen. Möglichst kein Alkohol
Anakinra Kiniret®	*IL-1-Antagonist (-Rezeptoren-Blocker)*, blockiert den Rezeptor von Interleukin 1	Lokalreaktionen. Kopfschmerzen, milde Leukopenien. Erhöhtes Infektionsrisiko	S. c.-Injektion einmal täglich
Adalimumab Humira® **Etanercept** Enbrel® **Infliximab** Remicade®	(Unterschiedliche) Antikörper gegen TNF-α, dadurch Hemmung dessen entzündungsfördernder Wirkung *(TNF-α-Inhibitoren, TNF-α-Rezeptoren-Blocker)*	Lokalreaktionen. Allergische Reaktionen, Kopfschmerzen. Erhöhtes Infektionsrisiko	Vor Behandlungsbeginn Tbc-Ausschluss Adalimumab: s. c.-Injektion alle 1–2 Wochen Etanercept: s.c-Injektion 2-mal pro Woche Infliximab: I. v.-Gabe alle 4–8 Wochen. Nur kombiniert mit MTX

* Alle lang wirksamen Antirheumatika führen häufig zu gastrointestinalen Beschwerden.
Bei Methotrexat sowie den Biologika (dunkel unterlegt) dürfen unter der Therapie keine Lebendimpfungen erfolgen.

13

	Indikationen	Kontraindikationen
Wärme	• Arthrosen • Chronische Arthritis zwischen den Schüben • Weichteilrheuma • Wirbelsäulenleiden	• Akute Arthritis • Durchblutungsstörungen • Schwere Herz-Kreislauf-Erkrankungen
Kälte	• Akute Arthritis • Gichtanfall • Aktivierte Arthrose • Schleimbeutelentzündungen • Postoperativ	• Vaskulitis • Raynaud-Syndrom (☞ 5.5.5)

Tab. 13.15: Indikationen und Kontraindikationen der Wärme- und Kältetherapie bei rheumatischen Erkrankungen.

Elektrotherapie

Der schmerzlindernde Effekt der Elektrotherapie beruht auf der durchblutungsfördernden und muskellockernden Wirkung des Stroms. Es kommen nieder-, mittel- und hochfrequente Ströme zur Anwendung. Eine Sonderform, die auch vom Patienten zu Hause angewendet werden kann, ist die TENS (☞ 2.4.11). Kontraindikationen der Elektrotherapie sind z. B. Hautläsionen im Elektrodenbereich oder metallische Teile (etwa Endoprothesen, Herzschrittmacher) im Stromflussgebiet. 💻

Physiotherapie

Die *aktive* und *passive Bewegungstherapie* sind unverzichtbare Säulen der Behandlung. Im Idealfall wird das tägliche Übungsprogramm auch zu Hause für den Patienten zum selbstverständlichen Teil des Tagesablaufs.

> Grundregel: Möglichst viel Bewegung, möglichst wenig Belastung.

Lagerung

Die richtige **Lagerung der Gelenke** ist, besonders während eines Krankheitsschubes, die wichtigste passive physiotherapeutische Maßnahme, um Kontrakturen vorzubeugen und Schmerzen zu reduzieren. Häufig werden zur Fehlstellungsprophylaxe auch speziell angefertigte Schienen eingesetzt.

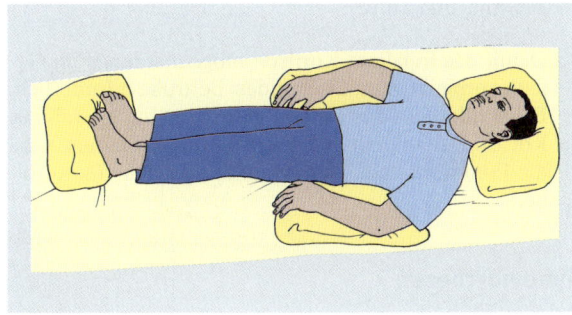

Abb. 13.16: Lagerung eines Patienten in physiologischer Mittelstellung. [A400-215]

Die Pflegenden überprüfen und korrigieren immer wieder die Lagerung des Patienten bzw. leiten ihn an, sie selbstständig zu korrigieren, falls er dazu in der Lage ist. Hierzu gehört z. B. die Information, zur Entlastung schmerzhafter Kniegelenke keine Knierolle zu benutzen (Kontrakturgefahr). Welche Lagerung für einen Patienten am besten ist und in welchen Zeitabständen eine Umlagerung erfolgen soll, sollte in Absprache mit den Physiotherapeuten entschieden werden. Besteht keine anders lautende Anordnung, lagern Pflegende den Patienten in der *physiologischen Mittelstellung der Gelenke.*

Durchbewegen der Gelenke

Patienten, die ihre Gelenke nicht in vollem Umfang eigenständig bewegen können, werden zur Gelenkmobilisation und Kontrakturprophylaxe mehrmals täglich beim Durchbewegen unterstützt. Da die Übungen mindestens 3- bis 4-mal täglich durchgeführt werden müssen, die Physiotherapeuten aber in aller Regel nur 1- bis 2-mal täglich kommen können, zählt das Durchbewegen der Gelenke oft auch zum Aufgabenbereich der Pflegenden. Voraussetzung ist, dass die Pflegenden von den Physiotherapeuten entsprechend angeleitet werden, um keine falschen Bewegungen auszuführen. Prinzipien des Durchbewegens sind:
• Gelenke nur gemäß ihren physiologischen Bewegungsmöglichkeiten bewegen
• Vollen Bewegungsumfang ausnutzen, große Bewegungen ausführen. Dabei aber Schmerzgrenze nicht überschreiten
• Besonderen Wert auf die Streckung der Gelenke legen, da hierbei schneller Defizite auftreten
• Patienten, falls möglich, anleiten, sich selbst durchzubewegen (z. B. mit der einen Hand die andere bewegen).

Kräftigung der Muskulatur

Eine kräftige Muskulatur stabilisiert die Gelenke in ihrer physiologischen Stellung und beugt daher Fehlstellungen vor. Die Muskulatur des rheumatischen Patienten dagegen atrophiert rasch durch die schmerzbedingte Inaktivität, und die stabilisierende Funktion der Muskulatur lässt nach. Aus diesem Grund wird der Patient motiviert, dem Muskelschwund durch regelmäßige aktive Bewegungsübungen – entweder alleine oder mit Hilfe – entgegenzuwirken. Entsprechend den zwei Formen der Muskelkontraktion werden unterschieden:
• **Isotonische Übungen,** bei denen der Patient aktiv seine Gelenke durchbewegt (z. B. Füße kreisen). Eine besondere Form isotonischer Übungen sind **resistive Übungen,** d. h. Bewegungen gegen Widerstand, z. B. gegen die Muskelkraft der helfenden Person
• **Isometrische Übungen,** bei denen die Muskulatur im Wechsel maximal angespannt und wieder entspannt wird, ohne dass es zu einer Bewegung kommt. Isometrische Übungen eignen sich sehr gut zur Muskelkräftigung, wenn akute Gelenkentzündungen keine großen Gelenkbewegungen zulassen.

> Pflegende motivieren den Patienten immer wieder zu den zunächst „unbequemen" aktiven Übungen und verdeutlichen ihm deren Bedeutung für den Erhalt seiner Selbstständigkeit.

13

Zur Prophylaxe und Therapie von Atrophien können auch *Muskelstimulationsgeräte* eingesetzt werden. Dabei werden Elektroden auf die zu behandelnden Muskeln aufgesetzt und dann elektrische Reize in einer Frequenz von ca. 50 Hz abgegeben. Die Behandlung mit diesen Geräten sollte mindestens zweimal täglich für 15–20 Minuten erfolgen.

Ergotherapie

Die **Ergotherapie** ist besonders für Patienten mit Funktionseinschränkungen der Gelenke – vor allem der Hände – geeignet.

Wesentliches Ziel ist eine weitestmögliche Selbstständigkeit des Patienten. Es werden Bewegungsabläufe geübt, mit denen sich alltägliche Verrichtungen wie Anziehen, Kochen, Essen, Sitzen und Haushalt bewältigen lassen, ggf. unter Zuhilfenahme von Hilfsmitteln. Entsprechend gehören auch Hilfsmittelberatung und -training zum Aufgabenbereich des Ergotherapeuten.

Ein weiterer Schwerpunkt ist der Gelenkschutz im Alltag. Darunter versteht man alle Maßnahmen, die die Gelenke vor Überbeanspruchung und Fehlbelastung schützen. Der Patient wird über gelenkentlastende Bewegungs- und Arbeitsweisen informiert und übt die Bewegungsabläufe, bis er sie im Alltag sicher beherrscht.

Die Pflegenden integrieren ergotherapeutische wie physiotherapeutische Elemente in die pflegerische Arbeit, indem sie den Patienten z. B. zum Gebrauch von Hilfsmitteln beim Essen anleiten oder bei der Mobilisierung den Gelenkschutz beachten.

Nicht nur mit speziellen Übungen, sondern auch mit Hilfe von handwerklichen und künstlerischen Techniken (z. B. Flechten, Knüpfen, Töpfern) werden Kraft, Geschicklichkeit und Funktion erhalten bzw. gefördert. Hierdurch erfahren viele Betroffenen auch Erfolgserlebnisse, welche Eigenaktivität weiter fördern.

13.5.3 Ernährung

Die Bedeutung der Ernährung bei rheumatischen Erkrankungen ist umstritten und auch von Patient zu Patient unterschiedlich. Die meisten Erfahrungen wurden an der rheumatoiden Arthritis gewonnen:

- Viele Patienten berichten über eine Beschwerdelinderung bei (nahe-)vegetarischer Ernährung. Fleisch enthält Arachidonsäure, eine n-6-Fettsäure (☞ auch 10.8.2), die im Körper zu entzündungsfördernden Prostaglandinen umgebaut wird. Günstig sind n-3-Fettsäuren, wie sie z. B. in Fisch/-öl oder hochwertigen Pflanzenölen enthalten sind. Auch eine künstliche Zufuhr ist möglicherweise sinnvoll. Eine entscheidende Prognoseverbesserung oder gar Heilung ist aber nicht zu erreichen
- Einige Patienten reagieren auf ganz bestimmte Nahrungsmittel mit einer Verschlechterung der Beschwerden und sollten diese daher meiden
- Glukokortikoidgabe wie auch Bewegungsmangel erhöhen das Osteoporoserisiko. Deshalb sollte die Ernährung kalziumreich sein und nicht zu viel Phosphat enthalten. Ggf. sind Kalzium- und Vit.-D-Tabletten empfehlenswert

- Unter- wie Übergewicht sind ungünstig: Untergewicht erhöht das Risiko einer Osteoporose, Übergewicht belastet die Gelenke
- Die Betroffenen sollten auf ihren Blutcholesterinspiegel achten (☞ 10.8.2), um das bei Gefäßbeteiligung erhöhte kardiovaskuläre Risiko so niedrig wie möglich zu halten
- Übermäßiger Alkoholkonsum sowie Rauchen fördern die Entzündungsreaktion. Alkohol sollten die Betroffenen deshalb nur in Maßen genießen und aufs Rauchen ganz verzichten

> Für die meisten Patienten am sinnvollsten ist eine vollwertige Kost mit wenig Fleisch, viel Fisch und Bevorzugung hochwertiger Öle. Diätwünsche sollten respektiert werden, solange der Nährstoffbedarf gedeckt wird.

13.5.4 Lokaltherapien

Einreibungen

Das Einreiben der Gelenke mit kühlenden Gels oder durchblutungsfördernden Salben (z. B. Rubriment Öl®) empfinden viele Patienten als Wohltat. Einige Präparate (z. B. Amuno® Gel, Kytta-Gel®) enthalten auch nichtsteroidale Antirheumatika (☞ 13.5.1), die von gelenknahen Strukturen (Sehnen, Bänder, Gelenkkapsel) resorbiert werden. Studien zur Wirksamkeit entsprechender Präparate gibt es allerdings kaum.

Intraartikuläre Injektionen

Bei **intraartikulären Injektionen** (direkt in das Gelenk hinein) werden insbesondere Glukokortikoide (☞ oben und Pharma-Info 10.17) eingesetzt. Ziel ist es, eine Dosiserhöhung der bestehenden systemischen Medikation oder den Einsatz oraler Glukokortikoide zu vermeiden, wenn z. B. ein oder wenige Gelenke wesentlich schwerer betroffen ist als die anderen („Ausreißer").

Der Arzt injiziert das Glukokortikoid unter sterilen Bedingungen in das Gelenk. Wegen der möglichen Risiken und Nebenwirkungen – Gelenkinfektion, Knorpel- und Knochennekrosen – darf nur 2- bis 3-mal pro Jahr in dasselbe Gelenk injiziert werden. Gleichzeitige Injektionen in mehrere große Gelenke sind ungünstig, da dann eine nennenswerte Resorption des Glukokortikoids mit entsprechenden systemischen Wirkungen zu beobachten ist (☞ Pharma-Info 10.17).

> Damit das injizierte Kortison möglichst lange im Gelenk verbleibt, sind 24 Stunden Bettruhe erforderlich. Es ist hilfreich, das Gelenk zu kühlen, da kristallines Kortison schmerzhaft reiben kann. Außerdem wird die Punktionsstelle auf Entzündungszeichen kontrolliert.

Synoviorthesen

Synoviorthese ist die gezielte Zerstörung der entzündeten und gewucherten Gelenkinnenhaut durch Injektion einer aggressiven Substanz in den Gelenkinnenraum.

13

Die Synoviorthese kann mit einem chemischen Reizstoff (z. B. Aethoxysklerol) als **Chemosynoviorthese** *(CSO)* oder einem Radionuklid (kurzwelliger β-Strahler) als **Radiosynoviorthese** *(RSO)* durchgeführt werden. Mit der RSO werden Nuklearmediziner beauftragt.

Eine medikamentöse Synoviorthese muss unter sterilen Bedingungen ausgeführt werden. Der Arzt punktiert etwas Erguss ab und injiziert dann die gewählte Substanz. Das Gelenk wird anschließend etwa drei Tage ruhig gestellt. Meist bildet sich vorübergehend ein schmerzhafter Reizerguss, der sich aber recht gut mit Eis und Analgetika behandeln lässt. Bei der RSO vermindert die Ruhigstellung auch den (geringen) Übertritt des Radionuklids in den Kreislauf. Entwickelt sich nach einiger Zeit ein Rezidiv, kann die Synoviorthese wiederholt werden.

Operative Eingriffe

Auch **operative Eingriffe** haben in der Rheumatologie ihren festen Platz. Sie werden vornehmlich in orthopädischen Abteilungen durchgeführt. Zu erwähnen sind z. B. die **Frühsynovektomie** (Entfernung der Gelenkinnenhaut, auch arthroskopisch), ein Gelenkersatz **(Arthroplastik)** zur Schmerzminderung und Funktionsverbesserung oder eine Gelenkversteifung **(Arthrodese)** zur Besserung von Schmerzen und Beseitigung von Instabilitäten.

13.6 Entzündlich-rheumatische Arthritiden

13.6.1 Rheumatoide Arthritis

> **Rheumatoide Arthritis** *(RA,* **c**hronische **P**olyarthri*tis, cP):* Chronisch-entzündliche, oft in Schüben verlaufende Erkrankung des Binde-, Stütz- und Muskelgewebes mit Hauptmanifestation an der Synovialis und an gelenknahen Strukturen (z. B. Schleimbeuteln). Mit ca. 1 % der Bevölkerung (bei Älteren mehr) häufigste entzündlich-rheumatische Gelenkerkrankung. Betrifft Frauen doppelt so häufig wie Männer, Altersgipfel der Erstmanifestation in der zweiten Lebenshälfte.

Krankheitsentstehung

Bei der **rheumatoiden Arthritis** führen unbekannte Auslöser (Infekte?) zu einer Autoimmunreaktion (☞ 14.2) zunächst der Synovialis. Diese wuchert in das Gelenk hinein (☞ 13.3.1), es werden entzündungsfördernde Zytokine und knorpelschädigende Substanzen freigesetzt, oft bildet sich ein Gelenkerguss. Langfristig zerstört die Entzündung die Gelenke und schränkt ihre Beweglichkeit schmerzhaft ein (bis zum völligen Einsteifen). Außerdem kann die rheumatoide Arthritis durch eine immunkomplexbedingte Vaskulitis auf den ganzen Organismus übergreifen.

Das familiär gehäufte Auftreten der Erkrankung weist auf eine genetische Komponente hin.

Symptome und Untersuchungsbefund

Den Gelenksymptomen können uncharakteristische, oft grippeähnliche Vorboten vorangehen.

Typisch ist die Kombination aus Morgensteifigkeit (über mindestens eine Stunde), Schwellung und Druckschmerz der betroffenen Gelenke. Zunächst sind meist die Handgelenke sowie die Fingergrund- und -mittelgelenke betroffen (schmerzhafter Händedruck bei der Begrüßung!). Später treten größere Gelenke und evtl. die Wirbelsäule hinzu. Charakteristisch ist ein *symmetrischer* Befall.

Bei längerem Bestehen der Erkrankung kommt es meist zu Funktionseinschränkungen der Gelenke und zu Fehlstellungen, die gerade an den Händen außerordentlich typisch sind (☞ Abb. 13.18):

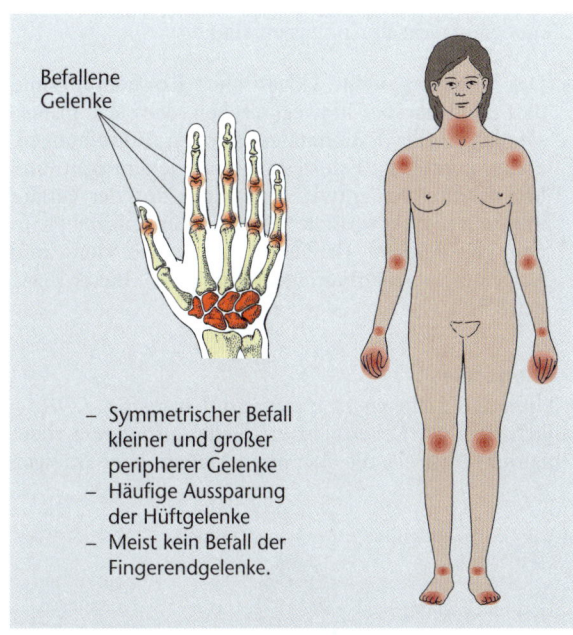

Abb. 13.17: Befallsmuster bei rheumatoider Arthritis. [L157]

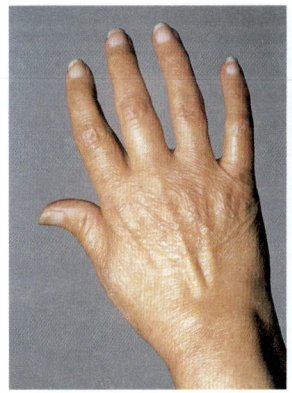
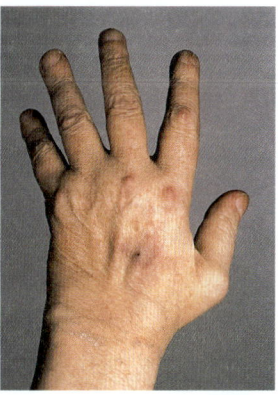

Abb. 13.18: Links Frühstadium einer rheumatoiden Arthritis mit Gelenk- und Fingerschwellung und leichter Beugehaltung der Finger. Rechts fortgeschrittene rheumatoide Arthritis mit Ulnardeviation der Finger und Muskelschwund der kleinen Handmuskeln, außerdem mehreren kleinen Rheumaknötchen. [E273]

- **Ulnardeviation:** „Abwanderung" der Finger in Richtung Handaußenkante (d. h. Ulna) durch Verschiebung der Gelenkflächen der Fingergrundgelenke *(Subluxation)*
- **Schwanenhalsdeformität:** Überstreckung im Fingermittelgelenk bei gleichzeitiger Beugung im Endgelenk (☞ Abb. 13.18)
- **Knopflochdeformität:** Beugekontraktur im Mittelgelenk und Überstreckung im Endgelenk, also genau umgekehrt wie die Schwanenhalsdeformität.

In vergleichbarer Weise kommt es an den Füßen zu Krallenbildung, Wanderung der Zehen in Richtung Fußaußenkante und Abflachung des Fußgewölbes (☞ Abb. 13.9). Bei Befall der Knie entwickelt der Patient oft O-Beine. Eine Instabilität der Halswirbelsäule kann zu Rückenmarkschäden führen.

Auffällig, aber harmlos sind die sog. **Rheumaknoten,** subkutane, harte Knötchen, die meist in Gelenknähe an der Ellenbogenstreckseite lokalisiert sind.

> Das hier vorgestellte „klassische" Erscheinungsbild darf nicht darüber hinwegtäuschen, dass sich grundsätzlich an allen Extremitätengelenken Auftreibungen, Deformierungen, Fehlstellungen, Lockerungen und Muskelatrophien entwickeln können und der Verlauf insgesamt stark variiert. Häufig treten zusätzlich in den gelenknahen Bereichen Sehnenscheiden- und Schleimbeutelentzündungen auf (z. B. Baker-Zyste ☞ 13.3.3).

Sonderformen

- **Alters-RA** *(late onset rheumatoid arthritis, LORA):* nach dem 60. Lebensjahr erstmalig auftretende rheumatoide Arthritis, die sich nur an einem oder wenigen großen Gelenken zeigt und oft mit Allgemeinbeschwerden (Schlappheit, Fieber, Gewichtsverlust) einhergeht
- **Felty-Syndrom:** Schwere, systemisch verlaufende rheumatoide Arthritis bei Erwachsenen.

Extraartikuläre Manifestationen und Komplikationen

Viele extraartikuläre Manifestationen der rheumatoiden Arthritis sind Folge einer immunologisch bedingten Vaskulitis an dem betroffenen Organ. Im Vordergrund stehen die Beteiligung von Herz, Lunge, Pleura, Nieren, ZNS, Nerven und Augen (☞ Abb. 13.19).

Wie bei anderen chronischen Entzündungen kann sich außerdem eine **sekundäre Amyloidose** entwickeln. Hierbei lagern sich pathologische Eiweiße in den Organen ab und führen zu Magen-Darm-Beschwerden, Herz- und Niereninsuffizienz.

Diagnostik und Differenzialdiagnose

RA-Diagnosekriterien (nach dem American College of Rheumatology)

Für die Diagnose einer rheumatoiden Arthritis müssen mindestens vier der folgenden Kriterien erfüllt sein, wobei die Symptome 1–4 mindestens sechs Wochen bestehen müssen, um als erfülltes Kriterium zu gelten:

1. Morgensteifigkeit der Gelenke von mindestens einer Stunde vor maximaler Besserung
2. Arthritis in mindestens drei Gelenkregionen
3. Arthritis der Fingergrund- oder -mittelgelenke oder der Handgelenke
4. Symmetrischer Befall
5. Rheumaknoten
6. Rheumafaktoren (☞ 13.4.2) positiv
7. Typische röntgenologische Veränderungen, z. B. gelenknahe Osteoporose, Usuren (kleine Knochendefekte unter dem Knorpel).

Die Verdachtsdiagnose wird durch bildgebende Verfahren und Blutuntersuchungen gesichert:

- Es erfolgt immer eine konventionelle Röntgendiagnostik (Hände, Füße). In Frühstadien ist diese oft unauffällig, da es selbst bei raschem Verlauf mindestens 6 (– 24) Monate bis zur Entwicklung radiologisch sichtbarer Gelenkschäden dauert. Dann können oft Sonographie und Kernspintomographie helfen
- Die Blutuntersuchung ergibt positive Entzündungszeichen (erhöhte BSG, erhöhtes CRP) und oft eine Anämie (☞ 11.5.3). Die kombinierte Untersuchung von Rheumafaktoren und Anti-CCP erfasst ca. 85 % der Erkrankten (☞ 13.4.2).

Zur Dokumentation und Verlaufskontrolle setzen sich zunehmend durch:

- Der Krankheitsaktivitätsscore **DAS-28** *(Disease Activity Score),* bei dem festgestellt wird, wie viele von 28 definierten Gelenken geschwollen und/oder druckempfindlich sind
- Der **RADAI-Patientenfragebogen** *(Rheumatoid Arthritis Disease Activity Index),* bei dem der Patient fünf Fragen zu seinem Befinden beantwortet, die dann standardisiert und in der Regel computerunterstützt ausgewertet werden.

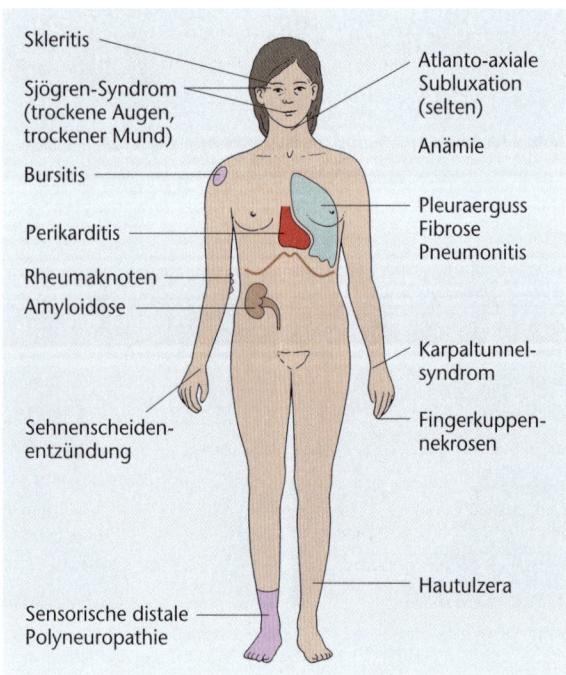

Abb. 13.19: Mögliche extraartikuläre Manifestationen bei rheumatoider Arthritis. [L157]

Labels in figure:
- Skleritis
- Sjögren-Syndrom (trockene Augen, trockener Mund)
- Bursitis
- Perikarditis
- Rheumaknoten
- Amyloidose
- Sehnenscheidenentzündung
- Sensorische distale Polyneuropathie
- Atlanto-axiale Subluxation (selten)
- Anämie
- Pleuraerguss Fibrose Pneumonitis
- Karpaltunnelsyndrom
- Fingerkuppennekrosen
- Hautulzera

13

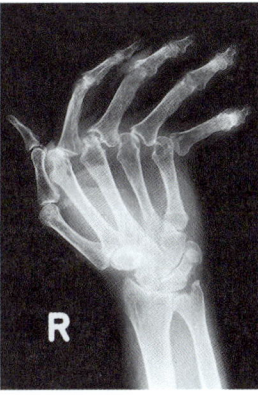

Abb. 13.20: Röntgenaufnahmen der Hand bei rheumatoider Arthritis. Links mehrere Knochendefekte (Erosionen) an den Grundgelenken bei (noch) weitgehend normaler Handhaltung. Rechts deutliche Subluxationen und Ulnardeviation. [S008-3, R132]

Behandlungsstrategie

Heute wird die Behandlung mit lang wirksamen Antirheumatika (☞ Pharma-Info 13.14) möglichst früh eingeleitet, d. h. innerhalb des ersten halben Jahres nach Symptombeginn. Zum einen entstehen irreversible Schäden bereits sehr früh im Krankheitsverlauf, zum anderen lässt sich die Krankheitsaktivität zu diesem Zeitpunkt am besten reduzieren (🕮 3). Erstmedikament ist meist (niedrig dosiertes) Methotrexat.

Ggf. werden zusätzlich nichtsteroidale Antirheumatika (☞ Pharma-Info 13.13) und/oder – möglichst kurzzeitig und überbrückend – Glukokortokoide zur Schmerz- und Entzündungsminderung gegeben. Der Befall innerer Organe erfordert eine intensivere Therapie v. a. mit hoch dosierten Glukokortikoiden, Cyclophosphamid und Azathioprin.

Immer gleichberechtigt neben der medikamentösen Therapie steht zum Erhalt der Gelenkfunktion ein individuelles Programm aus der physikalischen Therapie (☞ 13.5.2). Der Austausch mit Betroffenen kann dabei helfen, von den Erfahrungen anderer zu profitieren (✉ 1).

Sind die Schmerzen konservativ nicht zu beherrschen oder sind starke Fehlstellungen entstanden, werden operative Behandlungsverfahren erwogen (☞ 13.5.4).

Pflege und Patientenberatung

Für die Pflege gilt grundsätzlich das in 13.1.5 Gesagte. Zum Erhalt bzw. zur Verbesserung der Beweglichkeit eignet sich zwischen den Schüben Wärme und bei Schmerzen Kälte (☞ Thermotherapie 13.5.2). Die Pflegenden achten auf eine korrekte Lagerung und führen Maßnahmen der Physio- und Ergotherapie weiter (☞ 13.5.2).

Der typischen Morgensteifigkeit (evtl. mit Schmerzen und Muskelschwäche) kann z. B. folgendermaßen entgegengewirkt werden:
• Nichtsteroidale Antirheumatika (☞ 13.5.1) schon früh morgens (5–6 Uhr) einnehmen lassen, jedoch zur besseren Magenverträglichkeit nicht nüchtern. Nach ca. einer Stunde ist die Beweglichkeit meist deutlich besser
• Maßnahmen, bei denen eine aktive Mitarbeit des Pati-

enten erforderlich ist, so planen, dass sie zeitlich mit der größtmöglichen Beweglichkeit des Patienten zusammenfallen. Daher den Patienten vor morgendlichen Untersuchungen rechtzeitig vorher wecken, damit er „in Gang kommen kann". Physiotherapeutische Übungen nicht zu früh vorsehen, es sei denn, der Patient wünscht dies so. Untersuchungs- und Behandlungstermine nicht zu nah aufeinander folgen lassen, damit der Patient die verschiedenen Räume oder Abteilungen selbstständig in Ruhe erreichen kann.

Gegen trockene Augen helfen Augentropfen bzw. Augensalbe/Augengel zur Nacht. Bei trockener Mundschleimhaut schaffen ausreichende Flüssigkeitszufuhr, Mundspülungen bzw. das Auswischen der Mundhöhle sowie Eiswürfel aus Tee oder Saft zum Lutschen oder das Kauen von Kaugummi Abhilfe.

> **Patientenbeobachtung und Dokumentation**
> • Verbesserung bzw. Verschlechterung der Beweglichkeit
> • Wirksamkeit der Schmerztherapie
> • (Neben-)Wirkungen der Medikamente
> • Auftreten von extraartikulären Manifestationen.

Rehabilitation

Die Rehabilitation von Menschen mit rheumatoider Arthritis folgt den in 13.1.3 dargestellten Grundsätzen. Sie ist lebenslang begleitend erforderlich, wobei in Deutschland derzeit eher von einer Unterversorgung auszugehen ist.

Besonders wichtig ist die Physiotherapie: Dehnungsübungen werden durch isometrische Übungen mehrfach am Tag ergänzt, die sich nachgewiesenermaßen günstig auf die Fähigkeit zu Alltagsaktivitäten auswirken. Das Ausdauertraining wird dem Gelenkzustand angepasst. Sind gelenkschonende Sportarten zu Lande wie etwa Radfahren nicht oder nicht in ausreichendem Maße möglich, kann auf Sport im Wasser (z. B. Schwimmen, Wasser-Aerobic) ausgewichen werden.

Wichtig sind außerdem alle Maßnahmen zum Gelenkschutz (☞ 13.5.2). Der Betroffene lernt im Rahmen der Rehabilitation, diese in seinen Alltag zu integrieren. Hierzu zählt z. B. die Anwendung von Besteck mit Griffverdickungen oder einer Knöpfhilfe (☞ Abb. 13.2).

Zur Schmerzlinderung sowie zur Korrektur von leichten Fehlstellungen können Schienen angewendet werden.

Prognose

Der Verlauf und damit die Prognose der rheumatoiden Arthritis variieren von Spontanheilungen (ca. 15 %) bis zu schwersten Verläufen mit Invalidität innerhalb weniger Jahre (ebenfalls ca. 15 %). Meist schreitet die rheumatoide Arthritis langsam, aber stetig fort und schränkt die Beweglichkeit des Patienten nach langjährigem Verlauf teils erheblich ein.

Die Lebenserwartung der Betroffenen ist etwas verkürzt. Häufigste Todesursache ist eine KHK (☞ 4.4.1), was möglicherweise durch eine Gefäßbeteiligung zu erklären ist. Ob die frühe Behandlung in Zukunft hier Verbesserungen bringen wird, bleibt abzuwarten.

13

13.6.2 Spondylarthritiden

Spondylarthritiden *(Spondarthritiden, Spondylar-thropathie, SPA):* Zusammenfassende Bezeichnung für verschiedene entzündlich-rheumatische Gelenkerkrankungen mit vorwiegendem Befall von Wirbelsäule und Sakroiliakalgelenken (**Sakroiliitis** = Entzündung der Kreuzbein-Darmbein-Gelenke) sowie häufiger Beteiligung von Sehnenansätzen/Bändern und Augen. Rheumafaktor negativ, Assozation mit HLA B27. Familiäre Häufung. Hauptvertreter **M. Bechterew, Psoriasis-Arthritis** und **reaktive Arthritiden.**

ESSG-Kriterien der Spondylarthritiden (European Spondylarthropathy Study Group)

- Wirbelsäulenschmerzen vom entzündlichen Typ, d. h. mindestens vier der folgenden Kriterien erfüllt:
  - Beginn der Rückenschmerzen vor dem 40. Lebensjahr
  - Schleichender Beginn
  - Dauer mindestens drei Monate
  - Morgensteifigkeit
  - Besserung der Schmerzen bei Bewegung (nicht Ruhe)

oder

- Arthritis, asymmetrisch oder vor allem an den unteren Extremitäten

und

- Mindestens eines der folgenden Kriterien:
  - Positive Familienanamnese für M. Bechterew, Psoriasis, reaktive Arthritis, M. Crohn oder Colitis ulcerosa
  - Psoriasis beim Patienten selbst
  - M. Crohn oder Colitis ulcerosa beim Patienten selbst
  - Gesäßschmerzen, beidseits wechselnd
  - Fersenschmerzen
  - Sakroiliitis.

M. Bechterew

M. Bechterew *(ankylosierende Spondylitis, AS, Spondylitis ankylopoetica):* Entzündlich-rheumatische Allgemeinerkrankung mit Hauptmanifestation an der Wirbelsäule einschließlich der Sakroiliakalgelenke. Im Endstadium knöcherne Versteifung **(Ankylose)** der Wirbelsäule durch Ausbildung von *Knochenspangen.* Betrifft Männer und Frauen gleich häufig, Erkrankungsbeginn vor allem 20.–40. Lebensjahr.

Krankheitsentstehung

Die Krankheitsentstehung des **M. Bechterew** ist nach wie vor unbekannt. Diskutiert werden vor allem Immunprozesse, die auf dem Boden einer genetischen Veranlagung durch Mikroorganismen – insbesondere gramnegative Bakterien – ausgelöst werden.

Symptome und Untersuchungsbefund

Leitsymptom sind nächtliche oder frühmorgendliche Rückenschmerzen, die den Betroffenen aus dem Bett treiben können (Bewegung bessert die Schmerzen).

Weitere Symptome, die auch ohne Rückenschmerzen auftreten können, sind:
- Steife von Nacken, Wirbelsäule und Brustkorb
- Oligoarthritis anderer Gelenke (20–30% der Patienten)
- Schmerzen beim Niesen, Husten oder Pressen in Wirbelsäule, Thorax und Gesäß
- Sehnenansatzentzündungen (z. B. am Fersenbein)
- Iridozyklitis des Auges (10–25% der Patienten, ☞ 13.3.4).

Die körperliche Untersuchung ergibt eine eingeschränkte Wirbelsäulenbeweglichkeit und eine verminderte Dehnbarkeit des Brustkorbs.

Ohne entsprechende physiotherapeutische Gegenmaßnahmen entwickelt sich die charakteristische Haltung des Bechterew-Patienten:
- Stark vorgebeugter Rumpf („Begrüßungshaltung")
- Beugestellung der Hüft- und Kniegelenke
- Auffallend starke Mitbewegungen der Arme beim Gehen bei gleichzeitig starrer Wirbelsäule.

Diagnostik und Differenzialdiagnose

Die Diagnose wird anhand der Klinik und durch Nachweis der entzündlichen Veränderungen von Sakroiliakalgelenken oder Wirbelsäule in bildgebenden Verfahren gestellt. Im Rahmen der Frühdiagnostik gewinnt die Kernspintomographie dabei immer mehr an Bedeutung, da sie Veränderungen wesentlich früher zeigt als konventionelle Röntgenverfahren.

Die Blutuntersuchung zeigt häufig eine BSG-Erhöhung. In 90% der Fälle ist das HLA-B27 positiv (☞ 13.4.2). Der Rheumafaktor ist negativ.

Behandlungsstrategie

Der Schwerpunkt der Bechterew-Therapie liegt im lebenslangen, täglichen Bewegungstraining, um den Versteifungsprozess zu bremsen. Positiv wirken auch muskelentspannende Maßnahmen wie Moorbäder, Massagen, Niederfrequenzstromtherapie und Thermen.

Medikamentös werden als Erstes nichtsteroidale Antirheumatika (☞ Pharma-Info 13.13) eingesetzt. Auch lokale Glukokotikoidinjektion kann erwogen werden. Die konventionellen lang wirksamen Antirheumatika helfen wenig (am ehesten Sulfasalazin bei Beteiligung peripherer Gelenke). Deshalb wird heute bei anhaltender Entzündungaktivität im Rumpfbereich und unzureichendem Ansprechen auf nichtsteroidale Antirheumatika trotz hoher Kosten die frühe Gabe von TNF-α-Inhibitoren (☞ Pharma-Info 13.14) befürwortet (🕮4).

Operative Maßnahmen sind vor allem Aufrichtungsoperationen der Wirbelsäule im Endstadium der Erkrankung.

Prognose

Der M. Bechterew verläuft sehr unterschiedlich. Dabei sind starke Schmerzen nicht gleichbedeutend mit einer raschen Verknöcherung, und umgekehrt bedeuten leichte Schmerzen nicht zwangsläufig ein langsames Fortschreiten. Die Prognose ist insgesamt günstiger als bei der rheumatoiden Arthritis. (✉2).

13

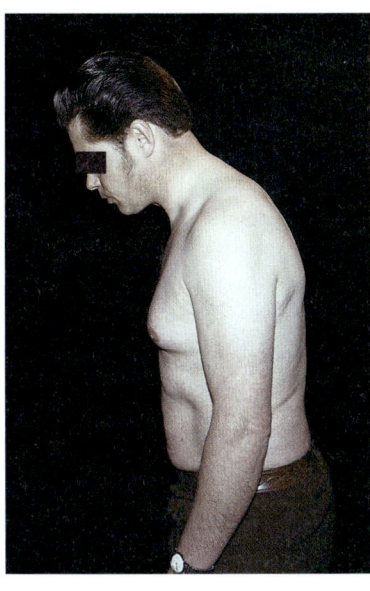

Abb. 13.21: Patient mit typisch vorgebeugter Haltung (Kyphose der Brustwirbelsäule) bei M. Bechterew. [R168]

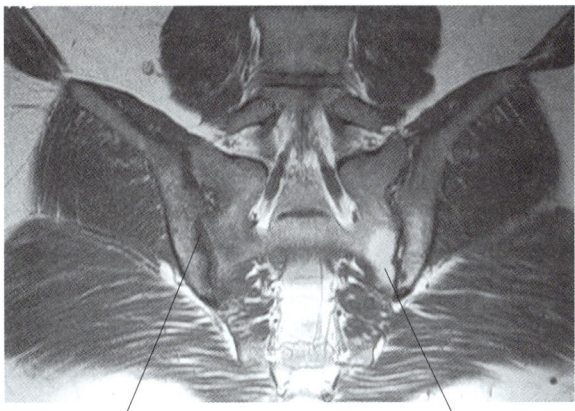

Gelenkspaltunregelmäßigkeiten mit Erosionen   Knochenödem

Abb. 13.22: Die Kernspintomographie weist die Sakroiliitis (Entzündung der Sakroiliakal- = Kreuzbein-Darmbein-Gelenke) weit früher nach als Röntgenverfahren. [M114]

Psoriasis-Arthritis

Psoriasis-Arthritis *(Arthritis psoriatica, Psoriasis-Arthropathie):* Bei etwa 10 % der Patienten mit *Psoriasis* (Schuppenflechte) auftretende Gelenkbeschwerden, überwiegend mit gleichzeitigen Hauterscheinungen. Nur selten schwere Funktionseinbußen der Gelenke.

Symptome, Befund und Diagnostik

Typisch für die **Psoriasis-Arthritis** sind eine asymmetrische Oligoarthritis sowie der *Strahlbefall* der Finger, d. h. Befall aller drei Gelenke eines Fingers („Wurstfinger"), oder der *Transversalbefall*, z. B. Befall aller Fingerendgelenke einer Hand (☞ Abb. 13.23). Die rötlich-schuppigen Hauterscheinungen sind bei ca. 80 % der Patienten vorhanden, aber teilweise ausgesprochen diskret.

Die Diagnose wird anhand des klinischen Bildes und durch Röntgenuntersuchungen gestellt.

Behandlungsstrategie

Gegen die Gelenkbeschwerden werden nichtsteroidale Antirheumatika gegeben, in schweren Fällen auch lang wirksame Antirheumatika. Dabei hat Methotrexat den Vorteil, gleichzeitig die Hauterscheinungen zu bessern. Regelmäßige Physiotherapie ist unverzichtbar.

Auch bei der Psoriasis-Arthritis sind operative Maßnahmen wie Synovektomie und Gelenkersatz möglich.

Reaktive Arthritiden

Rheumatisches Fieber ☞ 4.7.1, 15.5.4

Reaktive Arthritis *(postinfektiöse Arthritis):* Akute, nicht-eitrige Gelenkentzündung, die bei entsprechender genetischer Veranlagung durch bakterielle Harnwegs- oder Magen-Darm-Infekte ausgelöst wird.

Reiter-Syndrom *(M. Reiter, okulo-urethro-synoviales Syndrom):* Reaktive Arthritis mit der Symptomtrias Arthritis, Urethritis (Harnröhrenentzündung ☞ 9.5.2) und Konjunktivitis (Entzündung der Augenbindehaut). Betrifft zu 90 % Männer, Altersgipfel drittes Lebensjahrzehnt.

Krankheitsentstehung

Die klassischen Erreger, die **reaktive Arthritiden** auslösen können, sind Chlamydien, Mykoplasmen, Shigellen, Salmonellen, Campylobacter-Bakterien und Yersinien.

Wahrscheinlich liegt der Gelenkentzündung eine Autoimmunreaktion zugrunde, die genauen pathogenetischen Mechanismen sind aber bislang unbekannt. Möglicherweise haben HLA B27 und die arthritisauslösenden Bakterien einige Antigene gemeinsam, sodass gegen die Bakterien gebildete Antikörper eigene Körperbestandteile „mit treffen".

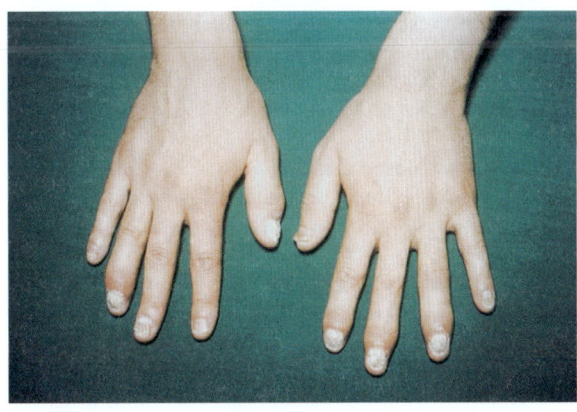

Abb. 13.23: Psoriasis-Arthritis mit Transversalbefall (alle Fingerendgelenke sind betroffen). Zu erkennen sind außerdem psoriatische Nagelveränderungen. [E273]

13

Symptome, Befund und Diagnostik

Tage bis Wochen nach der Infektion schwellen meist wenige Gelenke an, oft ist der Befall asymmetrisch, evtl. „springen" die Beschwerden von einem Gelenk zum anderen. Vielfach ist das Sakroiliakalgelenk entzündet. Typisch ist auch die Entzündung ganzer Finger oder Zehen. Harnröhren-, Augen-, Haut- und/oder Schleimhautbeteiligung sind häufig. Bei Vorliegen von Gelenk-, Harnröhren- und Augensymptomen liegt die Sonderform des **Reiter-Syndroms** vor.

Oft lässt sich der vorangegangene Infekt anamnestisch erfragen und der Erreger z.B. durch Harnröhrenabstrich oder Antikörperbestimmung nachweisen. Die Blutuntersuchung ergibt Zeichen einer akuten Entzündung (BSG und CRP erhöht). Der Rheumafaktor ist negativ, HLA B27 in bis zu 80% positiv.

Behandlungsstrategie

Bei noch bestehender Infektion werden Antibiotika gegeben (je nach Infektion und Erreger muss der Sexualpartner ebenfalls behandelt werden). Die Arthritis lässt sich dadurch aber nicht beeinflussen.

Die Gelenkbeschwerden werden mit nichtsteroidalen Antirheumatika (☞ Pharma-Info 13.13) therapiert, bei schwerem Gelenkbefall auch mit Glukokortikoidinjektionen. Entwickelt sich eine chronische Arthritis, werden lang wirksame Antirheumatika (z.B. Sulfasalazin) eingesetzt. Die physikalische Therapie entspricht der bei anderen akuten Arthritiden.

Prognose

Die Prognose ist erreger- und symptomabhängig. Schätzungsweise 65–80% der Erkrankungen heilen binnen eines Jahres aus.

13.7 Kollagenosen

Kollagenosen: Bezeichnung für systemisch-entzündliche Erkrankungen, die wahrscheinlich oder sicher durch Autoimmunreaktionen (☞ 14.2) verursacht sind und generalisiert das Bindegewebe betreffen. Frauen sind wesentlich häufiger betroffen als Männer mit einem Erkrankungsgipfel im 20.–40. Lebensjahr. Das klinische Bild hängt von den jeweils bevorzugt befallenen Organen ab.

Zu den **Kollagenosen** zählen:
- Der systemische Lupus erythematodes (☞ 13.7.1)
- Die progressive systemische Sklerodermie (☞ 13.7.2)
- Polymyositis und Dermatomyositis (☞ 13.7.3)
- Die Mischkollagenose (☞ 13.7.4).

Besonders zu Beginn lässt sich die Erkrankung manchmal nur schwer einordnen.

Gelenkbeschwerden bei Kollagenosen sind möglich, führen aber nicht zu bleibenden Schäden. Prognoseentscheidend sind die Veränderungen der Gefäße und der inneren Organe.

13.7.1 Systemischer Lupus erythematodes

Systemischer Lupus erythematodes (*SLE*, auch *Lupus erythematodes disseminatus*, kurz *LED*, oder *Lupus erythematodes visceralis*): Generalisierte, oft schwere Autoimmunerkrankung, die praktisch alle Organe schädigen kann. Frauen zehnmal häufiger betroffen als Männer, Altersgipfel im dritten Lebensjahrzehnt.

Krankheitsentstehung

Auf dem Boden einer genetischen Veranlagung lösen wahrscheinlich Umweltfaktoren wie UV-Bestrahlung (Sonnenlicht), Arzneimittel oder Infektionen die Bildung von Autoantikörpern aus. Diese führen dann zu zytotoxischen Reaktionen und zur Bildung von Immunkomplexen, die sich in der Haut und den inneren Organen ablagern und sie schädigen.

Symptome und Untersuchungsbefund

Die Symptome des systemischen Lupus erythematodes sind ausgesprochen vielfältig. Vor allem unklare Fieberschübe zusammen mit Gelenkbeschwerden und/oder Hautveränderungen müssen an einen systemischen Lupus erythematodes denken lassen.

Der **systemische Lupus erythematodes** manifestiert sich häufig nach intensiver Sonnenlichtexposition oder einem Infekt sowie in Phasen hormoneller Umstellung (etwa kurz nach einer Entbindung). Anfangs können Müdigkeit, Schwäche oder Fieber die einzigen Symptome sein.

Später treten weitere organspezifische Beschwerden und Befunde hinzu:
- **Gelenkbeschwerden** (in 90%) v.a. im Knie- und Handbereich. Die Schmerzen können sehr unterschiedlich stark sein, die Gelenke werden aber nicht zerstört
- **Hauterscheinungen** (75%) insbesondere an den Körperregionen, die dem Sonnenlicht ausgesetzt sind. Die Hautsymptome sind sehr variabel (z.B. Rötung, Gefäßerweiterungen, Pigmentstörungen, Verdickungen der Hornschicht und Atrophien). Als klassisch gilt das **Schmetterlingserythem,** eine rot-violette Hautverfärbung, die sich schmetterlingsförmig über den Nasenrücken und beide Wangen erstreckt
- **Nierenbeteiligung** (60%) im Sinne einer Glomerulonephritis (sog. **Lupusnephritis,** ☞ 9.6). Ohne Behandlung mündet die Nierenbeteiligung oft in eine dialysepflichtige Niereninsuffizienz (☞ 9.10)
- **Lungen-, Herzbeteiligung** (60%): v.a. nicht-bakterielle Endokarditis **(Libman-Sacks-Endokarditis),** Perikarditis, Myokarditis, Beteiligung der Koronararterien, Pleuritis
- **Beteiligung des Nervensystems:** z.B. Kopfschmerzen, Sehstörungen, andere neurologische Ausfälle, Psychosen, Beteiligung des peripheren Nervensystems.

Sonderformen

- **Diskoider Lupus erythematodes** *(kutaner Lupus erythematodes):* Besonders an lichtexponierten Flächen scheibenförmige, scharf begrenzte, blaurote Flecken,

13

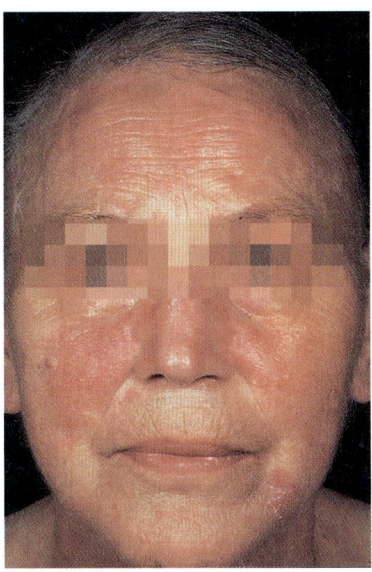

Abb. 13.24: Schmetterlingserythem und Haarausfall bei systemischem Lupus erythematodes. [E179-168]

die bei Berührung schmerzen und später zu Hautatrophien führen. Bleibt auf die Haut begrenzt

- **Medikamenteninduzierter Lupus erythematodes:** Gelenkbeschwerden, Hautrötung und/oder klinisch meist nicht bemerkte Pleuritis oder Perikarditis. Ausgelöst durch eine Vielzahl von Medikamenten (z. B. Antibiotika, Antiepileptika, lang wirksame Antirheumatika, Thyreostatika). In aller Regel nach Absetzen des Medikaments reversibel.

Diagnostik und Differenzialdiagnose

SLE-Diagnosekriterien (nach dem American College of Rheumatology)

Die Diagnose eines SLE erfordert das Vorliegen von mindestens vier der folgenden Kriterien:

1. Schmetterlingserythem
2. Diskoide Hautläsionen
3. Photosensibilität = ungewöhnliche Empfindlichkeit gegenüber Sonnenlicht
4. Ulzera der Mundschleimhaut
5. Arthritis in mindestens zwei Gelenkregionen
6. Serositis (Perikarditis, Pleuritis)
7. Nierenbeteiligung (Proteinurie, Zylinder)
8. Neuropsychiatrische Symptome (z. B. zerebrale Krampfanfälle, Psychose)
9. Hämatologische Auffälligkeiten (hämolytische Anämie, Leuko-, Lympho-, Thrombozytopenie)
10. Antinukleäre Antikörper
11. Auto-Antikörper (z. B. gegen doppelsträngige DNA oder das Sm-Nukleoprotein) oder *LE-Zellen* (Granulozyten mit Zellkernmaterial als Einschlusskörperchen).

Stets ist eine Blutuntersuchung erforderlich:

- In der Akutphase sind BSG und CRP stark erhöht, häufig bestehen Blutbildveränderungen (☞ oben)
- Über 90 % der Patienten haben antinukleäre Antikörper (☞ 13.4.2) im Blut. Quasi beweisend sind aber nur **An**

tikörper gegen doppelsträngige DNA (kurz *dsDNS-Ak,* ebenfalls bei über 90 % der Patienten nachweisbar) und **Antikörper gegen das Sm-Nukleoprotein,** ein spezielles Eiweiß im Zellkerninnern

- Weiter können Antikörper z. B. gegen Gerinnungsfaktoren, Blutzellen und die verschiedensten Organzellen vorhanden sein.

Ergänzend kann insbesondere eine Haut- oder Nierenbiopsie erforderlich sein.

Behandlungsstrategie

Die Behandlung richtet sich nach dem Entzündungsgrad und dem Organbefall:

- Bei geringer Entzündungsaktivität ohne Befall innerer Organe reichen nichtsteroidale Antirheumatika, evtl. in Kombination mit Chloroquin (☞ Pharma-Info 13.13 bzw. 13.14)
- Bei vorherrschender Arthritis ist am ehesten Methotrexat erfolgversprechend
- Bei Beteiligung innerer Organe (aber ohne ZNS-, Herz- oder Nierenbefall) sind Glukokortikoide angezeigt
- Bedrohlich ist ein Befall von ZNS, Herz oder Nieren. Dann werden Immunsuppressiva (z. B. Azathioprin, Cyclophosphamid) und Glukokortikoide gegeben. Alternativen sind bei Nierenbeteiligung Mycophenolatmofetil (☞ 1.4.8), bei Therapieresistenz Rituximab (☞ 12.5.3)
- Bleiben alle diese Therapien erfolglos, kann eine (autologe) hämatopoetische Stammzelltransplantation versucht werden.

Bei Patienten mit Nierenversagen ist eine Dauerdialysetherapie erforderlich. Nierentransplantationen sind möglich, wobei aber auch die Transplantatniere durch die Grunderkrankung zerstört werden kann.

Frauen sollten keine östrogenhaltigen Hormonpräparate zur Empfängnisverhütung einnehmen.

Pflege

Die Pflege eines Patienten mit einem systemischen Lupus erythematodes kann je nach Organbefall sehr umfassend sein:

- Mögliche Auslöser eines Krankheitsschubes meiden. Da Sonnenlicht zu den häufigsten Auslösern gehört, sollten die Patienten nicht direkt am Fenster liegen. Die Pflegenden informieren den Patienten, auch langfristig direkte Sonneneinstrahlung zu meiden und Pflegemittel mit hohem Sonnenschutzfaktor zu verwenden
- Je nach Zustand des Patienten alle notwendigen Prophylaxen durchführen
- V. a. bei neu erkrankten Patienten sozialen Dienst einschalten, der z. B. Kontakte zu Selbsthilfegruppen herstellen und Rehabilitationsmaßnahmen einleiten kann (✉ 3)
- Auf Arztanordnung Physio- und Ergotherapeuten, evtl. (auf Wunsch des Patienten) auch Psychologen benachrichtigen.

Patientenbeobachtung und Dokumentation
- Körpertemperatur (Fieber?)
- Haut
- Schmerzen
- Urinausscheidung und Ödementwicklung (Nieren-insuffizienz?), evtl. Sammelurin (☞ 9.3.2)
- Gewichtskontrollen (Wassereinlagerung?)
- Blutdruck, Puls (Herzinsuffizienz?), Atmung
- (Neben-)Wirkungen der Arzneimittel.

Pflege bei Dialysetherapie ☞ 9.11

Prognose

Die 10-Jahres-Überlebensrate liegt heute bei ca. 90%. Prognoseentscheidend ist vor allem der Nierenbefall.

13.7.2 Progressive systemische Sklerodermie

Progressive systemische Sklerodermie (*PSS, systemische Sklerose, SS*): Seltene, generalisierte Erkrankung des kollagenen Bindegewebes mit *Fibrose* (Bindegewebsvermehrung) und *Sklerose* (Verhärtung) von Haut, inneren Organen und Gefäßen (mit daraus resultierenden Durchblutungsstörungen). Ursache unbekannt. Meist bei Frauen mittleren Alters auftretend.

Symptome, Befund und Diagnostik

Die Erkrankung beginnt mit Hautsymptomen, die in aller Regel an den distalen Extremitätenabschnitten beginnen und sich nach proximal ausbreiten:
- *Sekundäres Raynaud-Syndrom* (90%, ☞ 5.5.5) bis hin zu Nekrosen v.a. an den Fingerkuppen *(Rattenbissnekrosen)*
- Schmerzlose Ödeme an Händen und Füßen
- Später Hautverdickung und -starre
- Im Endstadium atrophische, wachsartig dünne Haut
- Durch die Hautschrumpfung Verschmälerung der Finger und Fixierung in Beugestellung *(Krallenfinger, Madonnenfinger)*
- Sog. *Maskengesicht* mit wenig Mimik, Verkleinerung der Mundöffnung *(Mikrostomie* ☞ Abb. 13.25, links) mit dünnen Lippen und radialer Hautfältelung um den Mund herum *(Tabaksbeutelmund)*, Verkürzung des Zungenbändchens – der Patient kann die Zunge nicht mehr richtig anheben und herausstrecken – sowie Lidschlussproblemen.

Auch Gelenkschmerzen sind häufig.

Nach unterschiedlich langer Zeit werden die inneren Organe in das Krankheitsgeschehen mit einbezogen:
- Typisch für den Augenbefall ist das *Sjögren-Syndrom* (☞ 13.3.4)
- Beweglichkeitsstörungen der Speiseröhre führen zu Schluckbeschwerden und *Refluxösophagitis* (☞ 7.4.1) mit retrosternalen Schmerzen
- Beweglichkeitsstörungen des übrigen Magen-Darm-Traktes äußern sich in Durchfall, Obstipation, krampfartigen Bauchschmerzen oder als *Malabsorptionssyndrom* (☞ 7.6.2)
- Folgen einer Lungenbeteiligung sind eine Lungenfibrose mit restriktiver Belüftungsstörung (☞ 6.7) und Atemnot und im weiteren Verlauf ein Cor pulmonale (☞ 6.10.2)
- Bei einer Herzmuskelfibrose entsteht eine Herzinsuffizienz (☞ 4.5)
- Nierenbeteiligung führt zu Niereninsuffizienz (☞ 9.10) mit sekundärem Bluthochdruck.

Bei klinischem Verdacht (Hauterscheinungen) erfolgt eine Blutuntersuchung. Meist sind verschiedene antinukleäre Antikörper nachweisbar, wobei Antikörper gegen das Kerneiweiß Scl-70 besondere Aussagekraft besitzen. **Die Kapillarmikroskopie** (Beurteilung der Nagelbettkapillaren mit Hilfe eines Lichtmikroskops) zeigt zu wenige, unregelmäßig verlaufende und im Kaliber schwankende Nagelbettgefäße. Eine ggf. erforderliche Hautbiopsie muss vor Therapiebeginn durchgeführt werden. Weitere Untersuchungen sollen die Beteiligung innerer Organe erfassen.

Behandlungsstrategie

Die Behandlungsmöglichkeiten sind unbefriedigend. Am ehesten werden Cyclophosphamid, Methotrexat und Glukokortikoide gegeben. In verzweifelten Fällen kann eine autologe Stammzelltransplantation erwogen werden. Organbeteiligungen und das Raynaud-Syndrom (☞ 5.5.5) werden symptomatisch behandelt. Physiotherapie und Hautmassagen beugen Kontrakturen vor.

Pflege

Bewegen

Um eine Schrumpfung der Haut zu verzögern und die wichtige Handbeweglichkeit zu erhalten, leiten die Pflegenden – neben der Krankengymnastik durch die Physiotherapeuten – den Patienten an, mit seinen Händen öfters am Tag knetende Bewegungen auszuführen, z.B. an weichen Schaumgummibällen.

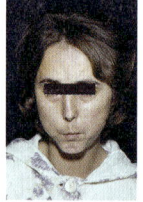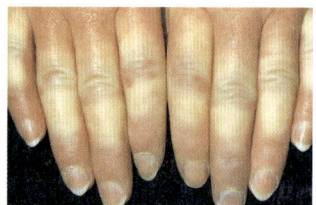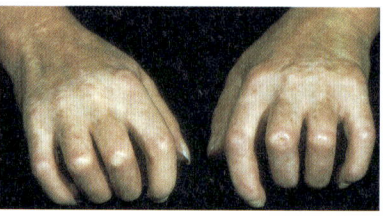

Abb. 13.25–13.27: Sklerodermie: Links typischer Gesichtsausdruck. Mitte Hände im Frühstadium (geschwollene Finger, Raynaud-Symptomatik), rechts im Spätstadium (Fixierung der Fingergelenke, atrophische Haut mit Depigmentierungen). [R168, R221]

Haut

Die Haut der Sklerodermie-Patienten ist extrem empfindlich. Deshalb können mechanische Belastungen wie Druck oder Reiben sowie alle austrocknenden Maßnahmen zu irreversiblen Hautschäden führen. Daher raten die Pflegenden dem Patienten:

- Fetthaltige Cremes und Lotionen zu verwenden
- Rasch wachsende Hornhaut durch Fachkräfte entfernen zu lassen
- Weite, nicht einengende Kleidung zu tragen, Schuhe ausreichend groß zu wählen.

Rattenbissnekrosen an den Fingerkuppen werden steril verbunden. Da sich im Verlauf der Erkrankung der Mund nicht mehr ganz öffnen lässt, wird eine Zahnsanierung in späteren Krankheitsstadien schwierig. Daher raten die Pflegenden dem Patienten zu einer sorgfältigen Zahnpflege und ggf. zu einer Kontrolle beim Zahnarzt.

Ernährung

Die fortschreitende Verkleinerung der Mundöffnung, ein krankheitsbedingter Knochenabbau mit Zahnlockerung sowie Beschwerden durch die Refluxösophagitis schränken die Nahrungsaufnahme ein. Die Pflegenden achten deshalb darauf:

- Dass Speisen so zubereitet sind, dass sie in den Mund eingeführt werden können. Bei Bedarf weiche Kost in der Küche bestellen
- Dass Patienten mit Refluxösophagitis entsprechend beraten werden (☞ 7.4.1).

Körpertemperatur

Die Patienten frieren extrem. Deshalb achten die Pflegenden darauf (Mitarbeiter der Funktionsbereiche ebenfalls informieren), dass alle Zimmer ausreichend geheizt sind (so, wie es der Patient angenehm empfindet), ggf. zusätzliche Decken zur Verfügung stehen und der Patient bei der Körperpflege nur so kurz wie möglich unbekleidet ist.

Schlaf

Viele Patienten schlafen schlecht: Lidschlussprobleme erschweren das Einschlafen, und Schmerzen lassen den Patienten zu früh wieder erwachen. Auch das Austrocknen der Augen verursacht Beschwerden. Folgende Maßnahmen können helfen:

- Schmerzmittel ausreichend früh einnehmen
- Augen-Gel auftragen und eine Schlafbrille aufsetzen. Falls dies nicht ausreicht, zur Nacht Salbenverbände auf die Augen legen
- Patienten nach Möglichkeit ein Einzelzimmer anbieten.

Prognose

Die 10-Jahres-Überlebensrate liegt bei ca. 70%. Insbesondere bei Beteiligung von Niere oder Lunge ist die Prognose schlecht. Lange Verläufe mit alleinigem Hautbefall kommen aber vor und sind prognostisch wesentlich günstiger. (✉ 4)

13.7.3 Polymyositis/Dermatomyositis

> **Polymyositis, Dermatomyositis** (kurz *PM* bzw. *DM*): Seltene, ursächlich unklare Entzündung der Skelettmuskulatur *(Polymyositis)* oder der Skelettmuskulatur und der Haut *(Dermatomyositis)*.

Symptome, Befund und Diagnostik

Leitsymptom des *Muskelbefalls* ist eine symmetrische Muskelschwäche im Schulter- und Beckengürtel. Den Patienten fällt es zunehmend schwer, aus dem Sitzen aufzustehen, Treppen zu steigen oder die Arme über den Kopf zu heben. Etwa die Hälfte der Patienten hat zudem muskelkaterartige Schmerzen.

Begleitende Gelenkschmerzen gehen nicht mit einer Gelenkzerstörung einher. Ein Raynaud-Syndrom (☞ 5.5.5) oder eine Beteiligung innerer Organe sind möglich.

Bei der *Dermatomyositis* treten zusätzlich Hautveränderungen auf, insbesondere:
- Ein typisches, rötlich-livides Ödem um die Augen
- Rot-lila Ausschläge an Schultern, Rücken und Oberarm
- Schuppende rote Knötchen an Knochenvorsprüngen (z.B. Knöchel, Ellenbogen)
- Verhärtungen, Pigmentstörungen und Schleimhautulzera
- Mimische Starre.

Die Blutuntersuchung zeigt eine entzündungsabhängige BSG-Beschleunigung und eine Erhöhung der Muskelenzyme (CK, LDH, GOT). Antinukleäre Antikörper finden sich in ca. 50%. EMG *(Elektromyographie,* d.h. Ableitung der Muskelströme) und Muskelbiopsie sind pathologisch verändert.

Insbesondere bei der Dermatomyositis muss nach einem Tumor (vor allem Mamma-, Bronchial- oder Magenkarzinom) gesucht werden, da diese oft mit bösartigen Tumoren assoziiert ist.

Behandlungsstrategie

Mittel der Wahl sind Glukokortikoide und Immunsuppressiva bzw. Zytostatika (z.B. Methotrexat, Azathioprin oder Cyclophosphamid).

Die physikalische Therapie besteht im akuten Schub lediglich aus kontrakturverhütenden Lagerungen. Nach Abklingen des akuten Schubes ist weiterhin Physiotherapie notwendig.

13.7.4 Mischkollagenose

Als **Mischkollagenose** (*Sharp-Syndrom,* **m**ixed **c**onnective **t**issue **d**isease, kurz *MCTD*) wird eine systemischentzündliche Bindegewebserkrankung bezeichnet, die sich keinem der oben genannten Krankheitsbilder eindeutig zuordnen lässt. Die Symptome stellen vielmehr eine Mischung aus systemischem Lupus erythematodes (☞ 13.7.1), progressiver systemischer Sklerodermie (☞ 13.7.2), Polymyositis (☞ 13.7.3) und rheumatoider Arthritis (☞ 13.6.1) dar. ZNS- und Nierenbeteiligung sind selten. Die Therapie richtet sich nach den betroffenen Organen. Die Prognose ist relativ günstig.

13

13.8 Vaskulitiden

13.8.1 Primäre Vaskulitiden

Vaskulitis *(Angiitis)*: Gefäßwandentzündung, ganz überwiegend der Arterien **(Arteriitis).**

Primäre Vaskulitiden: Autoimmun (mit-)bedingte, teils nekrotisierende Gefäßwandentzündungen. Die Beschwerden des Patienten sind Folgen der Gefäßverengungen und Gefäßverschlüsse, die bis zu Organinfarkten führen können.

Das klinische Bild der systemischen Vaskulitiden ist bunt. Hat ein Patient Allgemeinsymptome (v. a. Fieber, Abgeschlagenheit) zusammen mit verschiedenen Organsymptomen, die scheinbar nicht „zusammenpassen", ist eine vaskulitische Ursache zu erwägen.

Es gibt verschiedene Klassifikationen der primären Vaskulitiden, etwa nach der Art der Gefäßwandveränderungen (nekrotisierend – nicht nekrotisierend), nach der mutmaßlichen Pathogenese (immunkomplex-, T-Zell-vermittelt, ANCA-assoziiert) oder nach der Größe der hauptsächlich betroffenen Gefäße (☞ Abb. 13.28).

Takayasu-Arteriitis

Die seltene **Takayasu-Arteriitis** tritt vor allem bei jungen Frauen auf und befällt die Aorta und ihre großen Abzweigungen. Nach einem uncharakteristischen Vorstadium kommt es zu Arterienstenosen und -verschlüssen mit Durchblutungsstörungen z. B. des Armes (☞ 5.5.2), zerebralen Durchblutungsstörungen (bis zum Schlaganfall ☞ 5.6), Sehstörungen, Herz- oder Atembeschwerden. Die Diagnose wird durch bildgebende Verfahren gesichert. Die Therapie beinhaltet die Gabe von teils hoch dosierten Glukokortikoiden, ggf. Immunsuppressiva sowie Azetylsalizylsäure zur Thrombozytenaggregationshemmung. Bei einem Teil der Betroffenen sind gefäßchirurgische Interventionen nötig.

Arteriitis temporalis und Polymyalgia rheumatica

Arteriitis temporalis

Arteriitis temporalis *(M. Horton)*: Riesenzellarteriitis, die v. a. die Schläfenarterie (A. temporalis), die Augenarterie (A. ophthalmica) und die zentrale Netzhautarterie (A. centralis retinae) befällt. Betroffen sind vornehmlich ältere Frauen. Erblindungsgefahr!

Die Arteriitis temporalis ist mit der Polymyalgia rheumatica verwandt, oft werden beide als unterschiedliche Spielarten der gleichen Erkrankung aufgefasst. Beide treten nicht selten gemeinsam auf.

Bei der **Arteriitis temporalis** bestehen starke, ein- oder beidseitige Kopfschmerzen besonders in der Schläfenregion und beim Kauen. Die Schläfenarterie ist verdickt, verhärtet und druckschmerzhaft. Evtl. hat der Patient Fieber. Bedrohlich sind ein Schlaganfall durch Beteiligung der Gehirngefäße und Erblindung bei Befall der Augenarterie.

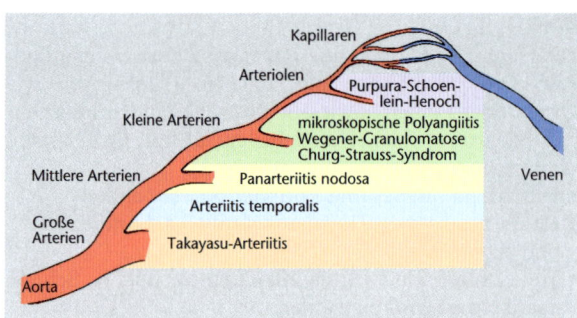

Abb. 13.28: Die verschiedenen Vaskulitiden befallen charakteristischerweise unterschiedliche Gefäßabschnitte. Aufgrund des Autoantikörperbefundes im Blut werden mikroskopische Polyangiitis, Wegener-Granulomatose und Churg-Strauss-Syndrom auch als ANCA-assoziierte Vaskulititiden der kleinen Gefäße bezeichnet. [B120]

Die Diagnose wird durch Farbduplexsonographie, Blutuntersuchungen (Erhöhung von BSG und CRP) und Biopsie der Schläfenarterie gesichert.

Typisch ist das rasche Ansprechen auf Glukokortikoidgabe. Nach Beschwerdebesserung wird die Dosis langsam verringert, die Therapie muss aber zur völligen Ausheilung insgesamt über ca. zwei Jahre fortgesetzt werden.

Polymyalgia rheumatica

Polymyalgia rheumatica: Hochentzündliche, mit starken Muskelschmerzen einhergehende Erkrankung fast ausschließlich des älteren Menschen (über 60 Jahre).

Leitsymptom der **Polymyalgia rheumatica** sind (symmetrische) Muskelschmerzen und -steife im Schulter- und Beckengürtelbereich. Weitere Beschwerden, etwa allgemeines Krankheitsgefühl, Fieber, Gewichtsabnahme oder Gelenkbeschwerden sind möglich.

Einen beweisenden Laborwert gibt es nicht. Typisch sind aber stark erhöhte Entzündungswerte (BSG, CRP, Leukozytose) und normale Muskelenzyme. Wegen des fließenden Übergangs zur Arteriitis temporalis und der therapeutischen Konsequenzen wird eine Biopsie der Schläfenarterie durchgeführt. Die Behandlung entspricht in ihren Grundzügen der bei Arteriitis temporalis.

(Klassische) Panarteriitis nodosa und mikroskopische Polyangiitis

Klassische Panarteriitis nodosa *(PAN, Peri-, Polyarteriitis nodosa)*: Seltene, alle Wandschichten erfassende Entzündung der mittelgroßen Arterien mit sehr variablem klinischen Bild. Betrifft vor allem Männer im mittleren Lebensalter.

Mikroskopische Polyangiitis *(MPA)*: Zur Panarteriitis-nodosa-Gruppe zählende Erkrankung, die jedoch die kleinen Arterien betrifft.

Die Ursachen der **klassischen Panarteriitis nodosa** und der **mikroskopischen Polyangiitis** sind unklar. Bei der Panarteriitis könnte eine Hepatitis-B-Infektion eine Rolle

13

spielen, da bei überzufällig vielen Patienten das HBs-Ag positiv ist.

Die Beschwerden des Patienten mit klassischer Panarteriitis nodosa hängen von der Lokalisation der entzündeten Gefäße ab. Typisch sind Allgemeinsymptome wie Fieber, Abgeschlagenheit und Gewichtsverlust in Kombination mit Multiorganbeschwerden. Häufig befallen sind:

- Die Koronararterien mit Angina pectoris (☞ 4.4.1), Herzinfarkt (☞ 4.4.2) und Herzrhythmusstörungen (☞ 4.6)
- Das periphere und zentrale Nervensystem mit Lähmungen, Sensibilitätsstörungen und Durchblutungsstörungen des Gehirns
- Der Magen-Darm-Trakt mit Bauchschmerzen, Darmblutungen, Leber- oder Darminfarkten
- Die Haut mit Hautausschlägen, Hautknötchen oder Einblutungen
- Die Gelenke mit oft uncharakteristischen „rheumatischen" Beschwerden.

Leitsymptom der mikroskopischen Polyangiitis ist der Nierenbefall unter dem Bild einer oft rasch progredienten Glomerulonephritis (☞ 9.6.1). Auch Lunge (blutiges Sputum) und Haut (Knötchen, Hautblutungen) sind häufig betroffen.

Die Diagnose wird in beiden Fällen v.a. anhand des klinischen Bildes, Blutuntersuchungen (BSG, großes BB, Antikörpersuche) und Biopsien der befallenen Organe gestellt. Ist eine Biopsie bei der klassischen Panarteriitis nodosa nicht möglich, zeigt eine Angiographie das Nebeneinander von Gefäßverschlüssen und -aneurysmen.

Behandelt wird vor allem mit Glukokortikoiden und Immunsuppressiva (besonders Cyclophosphamid). Hautveränderungen werden symptomatisch behandelt. Bei chronischer Hepatitis B wird diese behandelt. Die 5-Jahres-Überlebensrate beträgt bis zu 90%.

Wegener-Granulomatose

Wegener-Granulomatose *(Wegener-Klinge-Granulomatose, WG):* Seltene nekrotisierende Vaskulitis mit bevorzugtem Befall des oberen und unteren Respirationstraktes und der Nieren. Altersgipfel im mittleren Erwachsenenalter.

Die **Wegener-Granulomatose** beginnt mit Beschwerden der oberen Atemwege wie beispielsweise Schnupfen, Husten, Nasennebenhöhlen- oder Mittelohrentzündung. Nach Wochen bis Jahren generalisiert die Erkrankung. Dann stehen die Lungenbeteiligung mit Husten, Atemnot und Thoraxschmerz sowie die Nierenschädigung (Glomerulonephritis ☞ 9.6) im Vordergrund.

Die Verdachtsdiagnose wird durch Blutuntersuchungen (cANCA) und Biopsie gesichert.

Bei lokal begrenzter Erkrankung wird Cotrimoxazol gegeben, im Generalisationsstadium zunächst Glukokortikoide und Cyclophosphamid (z.B. Endoxan®), welches später durch weniger toxische Substanzen ersetzt wird. Hierunter hat sich die früher infauste Prognose der Erkrankung entscheidend verbessert.

Churg-Strauss-Syndrom

Symptome des seltenen **Churg-Strauss-Syndroms** *(CSS, allergische Granulomatose, allergisch-granulomatöse Angiitis)* sind ein allergischer Schnupfen oder ein allergisches Asthma, gefolgt von den Erscheinungen einer systemischen Vaskulitis, wobei oft der Lungenbefall im Vordergrund steht. Die 5-Jahres-Überlebensrate unter Therapie mit Glukokortikoiden und Immunsuppressiva beträgt ca. 60%.

Hypersensitivitätsangiitiden

Hypersensitivitätsangiitiden *(allergische Vaskulitiden)* sind allergische Vaskulitiden bei Infekten und bei Arzneimittelunverträglichkeit, z.B. nach Einnahme von Sulfonamiden, Penicillin oder Salizylaten. Eine Sonderform ist die *Purpura Schoenlein-Henoch* bei Kindern und Jugendlichen (☞ 11.10.5).

Es können alle Organe mit den entsprechenden Symptomen befallen sein, hauptsächlich ist jedoch die Haut betroffen mit punktförmigen und kleinflächigen Hautblutungen als Leitsymptom. Ein Absetzen der fraglichen Arzneimittel bzw. eine Antibiotikagabe bei Infekten reicht meist als Therapie aus. Evtl. werden zusätzlich Glukokortikoide eingesetzt.

Goodpasture-Syndrom

Goodpasture-Syndrom: Seltene Autoimmunerkrankung mit Autoantikörperbildung gegen die Basalmembranen von Lunge und Niere.

Klinisch stehen beim **Goodpasture-Syndrom** Hämoptysen (Bluthusten ☞ 6.2.6) sowie eine meist rasch fortschreitende Glomerulonephritis (☞ 9.6.1) im Vordergrund.

Die Diagnosestellung ist durch Nachweis der Antikörper, Röntgenaufnahme des Thorax, Lungen- und Nierenbiopsie möglich. Die Behandlung besteht in der Gabe von Immunsuppressiva und Plasmapherese (☞ 14.2).

13.8.2 Sekundäre Vaskulitiden

Häufiger als die primären sind die **sekundären Vaskulitiden.** Hier ist die Gefäßentzündung Folge einer anderen Erkrankung, etwa Infektionen, Autoimmunerkrankungen (z.B. einer Kollagenose oder einer rheumatoiden Arthritis) oder auch Medikamenten.

13.9 Fibromyalgie-Syndrom

Fibromyalgie-Syndrom: Weichteilrheumatische Erkrankung mit länger dauernden Schmerzen v.a. in Muskeln, Sehnen und Gelenken, meist verbunden mit vegetativen und funktionellen Beschwerden. Wahrscheinlich ca. 2% der Bevölkerung betroffen, Frauen wesentlich häufiger als Männer. Altersgipfel etwa bei 40–50 Jahren.

13

Krankheitsentstehung

Das **Fibromyalgie-Syndrom** ist nach wie vor ursächlich unklar und wohl multifaktoriell bedingt, d.h. durch ein Zusammenspiel körperlicher (z.B. gestörte zentrale Schmerzverarbeitung), psychischer und sozialer Faktoren.

Symptome, Befund und Diagnostik

Leitsymptome sind:
- Großflächige Schmerzen am Bewegungsapparat in mehreren Körperregionen über mindestens drei Monate. Die Patienten geben vor allem Muskel- und Gelenkschmerzen an, zunächst meist lokalisiert, beim Vollbild praktisch am gesamten Bewegungsapparat, zusätzlich oft ein Schwellungs- und Steifheitsgefühl
- Vegetative und funktionelle Beschwerden, z.B. kalte Finger, Mundtrockenheit, Schwitzen, Parästhesien (etwa Fingerkribbeln), Schlafstörungen, Müdigkeit, Abgeschlagenheit.

Typischerweise besteht Druckschmerz an mindestens 11 von 18 definierten „tender points" (gemäß dem American College of Rheumatology). Der körperliche Untersuchungsbefund ist ansonsten unauffällig.

Zum Ausschluss anderer Erkrankungen (die Diagnose ist eine Ausschlussdiagnose) sollte immer eine Blutuntersuchung erfolgen, je nach klinischem Bild und Ergebnissen ggf. auch weitere fachärztliche und technische Untersuchungen.

Behandlungsstrategie

Die Behandlung ist symptomatisch und interdisziplinär und umfasst eine ausführliche Patienteninformation über die Art der Erkrankung sowie Ausdauertraining, Verhaltens- und Schmerztherapie. Medikamentös kann v.a. das Antidepressivum Amitryptilin (z.B. Saroten®) versucht werden. Weitere körperliche und/oder seelische Störungen sollten ebenfalls angegangen werden (🕮 5).

Prognose

Bei den meisten Betroffenen bestehen die Beschwerden über Jahre, viele Betroffene fühlen sich aber subjektiv besser. Trotz des Leidensdruckes ist die Prognose gut, es kommt nicht zu Gelenk- oder Muskelschäden. Im Alter lassen die Beschwerden oft von selbst nach.

Literatur und Kontaktadressen

📖 Literaturnachweis

1. Loza, E. et al.: Observed and expected frequency of comobid chronic diseases in rheumatic patients. Annals of the Rheumatic Diseases 67, S. 418–421 (2008).

2. Bitzer-Muñoz, S.: Gelenkschutz im Alltag. Herausgegeben von der deutschen Rheumaliga, Bonn 2003. Nachzulesen im Internet unter www.rheumaliga.de/uploads/4/Gelenkschutzimalltag.pdf

3. Schneider, M. et al.: Interdisziplinäre Leitlinie Management der frühen rheumatoiden Arthritis. 2. Aufl., Steinkopff Verlag, Darmstadt 2007. Nachzulesen auch auf den Internetseiten der Deutschen Gesellschaft für Rheumatologie, www.dgrh.de, dann weiter zu Medikamentöse Therapie und Leitlinien.

4. Zochling, J. et al.: ASAS/EULAR recommendations for the management of ankylosing spondylitis. Annals of Rheumatic Diseases 65, S. 442–452 (2006). Nachzulesen auch auf den Internetseiten der Europäischen Rheumaliga, www.eular.org, dann weiter zu Recommendations.

5. Häuser, W. et al.: Interdisziplinäre S3-Leitlinie „Definition, Pathophysiologie, Diagnostik und Therapie des Fibromyalgiesyndroms". In: Der Schmerz 22 (2008) (Themenheft). Nachzulesen auch auf den Internetseiten der Deutschen Gesellschaft zum Studium des Schmerzes e.V., www.dgss.org, dann weiter zu Dokumente und Leitlinien.

✉ Kontaktadressen

1. Deutsche Rheuma-Liga Bundesverband e.V., Maximilianstraße 14, 53111 Bonn, Tel.: 0228/766060, Fax: 0228/7660620, www.rheuma-liga.de

2. Deutsche Vereinigung Morbus Bechterew e.V. (DVMB), Metzgergasse 16, 97421 Schweinfurt, Tel.: 09721/22033, Fax: 09721/22955, www.bechterew.de

3. Lupus Erythematodes Selbsthilfegemeinschaft e.V., Döppersberg 20, 42103 Wuppertal, Tel.: 0202/4968797, Fax: 0202/4968798, www.lupus-rheumanet.org

4. Deutsches Netzwerk für Systemische Sklerodermie (DNSS), Koordinierungszentrale, Klinik für Dermatologie und Venerologie, Universitätsklinikum Köln, Kerpener Straße 62, 50937 Köln, Tel.: 0221/4788657, Fax: 0221/4784549, www.sklerodermie.info

13

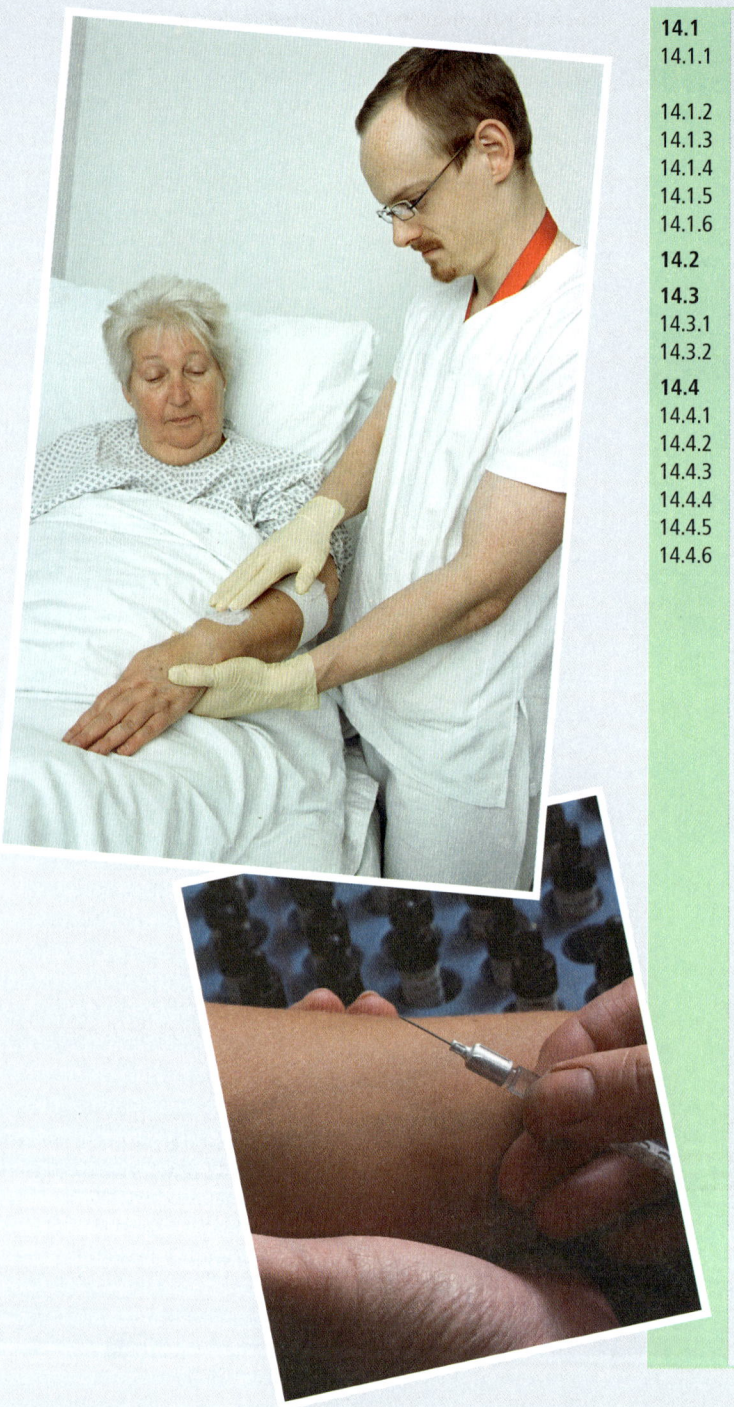

14 Pflege von Menschen mit Erkrankungen des Immunsystems

Anatomie ☞ 🖥

> **Immunologie:** Lehre von den Abwehrmechanismen des Immunsystems (Abwehrsystems) und den damit verbundenen Erkrankungen einschließlich ihrer Diagnostik und Therapie. Kein eigenständiges medizinisches Fachgebiet.

Aufgrund der Heterogenität immunologischer Erkrankung weicht der Aufbau dieses Kapitel von dem der meisten übrigen Kapitel im Buch ab – es ist praktisch unmöglich, Grundsätze z. B. zu Pflege, Prävention oder Rehabilitation sowie Leitsymptome zu formulieren, die für Patienten mit Allergien, Autoimmunerkrankungen und HIV-Infizierte gleichermaßen gelten.

14.1 Allergien

> **Allergie:** Durch Antigenkontakt erworbene, überschießende Immunreaktion gegenüber eigentlich ungefährlichen körperfremden Antigenen. Sehr häufige Erkrankung (die meisten Schätzungen sprechen von ca. 25 % der Bevölkerung in den Industrieländern), die sich meist im Kindes- bis frühen Erwachsenenalter manifestiert. Extremform ist der lebensbedrohliche **anaphylaktische Schock** (☞ auch 3.4).
>
> **Antigene:** Alle Moleküle, die vom Immunsystem über dessen Rezeptoren erkannt werden.
>
> **Allergene:** Antigene, die eine allergische Reaktion auslösen.
>
> **Allergologie:** Lehre von Entstehung, Vorbeugung, Diagnostik und Therapie der Allergien.

Allergien können eingeteilt und benannt werden:
- Nach ihrem Entstehungsmechanismen in die Typen I–IV (☞ 14.1.1)
- Nach dem auslösenden Allergen (z. B. **Pollen-, Milben-, Schimmelpilz-, Hühnereiweiß-, Insektengift-, Penicillinallergie**)
- Nach der Art der Allergenaufnahme z. B. in **Inhalations-, Nahrungsmittel-** oder **Kontaktallergie.**

14.1.1 Krankheitsentstehung und Typen allergischer Reaktionen

Krankheitsentstehung

Die Allergie wird ebenso wie die Immunität durch Antigenkontakt erworben, man spricht von **Sensibilisierung.** Der Antigenkontakt führt zur Bildung spezifischer Antikörper oder aktivierter T-Zellen gegen das Antigen. Bei erneutem Kontakt mit dem Allergen kommt es dann zur Manifestation der Allergie.

Bei der Entstehung von Allergien spielen verschiedene Faktoren eine Rolle, z. B.:
- Erblich bedingte Veranlagung. Ungefähr 10 % der Bevölkerung haben eine erhöhte Bereitschaft, auf ver-

schiedenste Antigene mit einer gesteigerten Bildung von IgE (Immunglobulin E) zu reagieren und letztlich eine Typ-I-Allergie zu entwickeln. Dies wird als **Atopie** bezeichnet. Die immunologischen Grundlagen hierfür sind im Detail noch unklar.

> Atopie umfasst die gesteigerte Bereitschaft zu folgenden Erkrankungen:
> - Allergisches Asthma bronchiale (☞ 6.5)
> - Allergischer Schnupfen (☞ 14.1.4)
> - Urtikaria (☞ 14.1.6)
> - Allergische Bindehautentzündung des Auges (Konjunktivitis)
> - **Neurodermitis** *(endogenes Ekzem, atopisches Ekzem),* eine chronisch-entzündliche Hauterkrankung mit quälendem Juckreiz.

Nicht wenige Atopiker bekommen im Laufe ihres Lebens mehrere dieser Erkrankungen. So kann sich z. B. ein allergischer Schnupfen zum allergischen Asthma verschlimmern – der sog. *Etagenwechsel.*

- „Voreinstellung" des Immunsystems. Nach heutigem Wissen ist das Immunsystem für seine Reifung im Säuglings- und Kleinkindalter auf die Auseinandersetzung mit Mikroorganismen angewiesen. Nützlich sind dabei nicht nur Infektionserreger, sondern auch die physiologischen Darmbakterien und bakterielle Abbauprodukte z. B. im Staub oder im Fell von Haustieren. In den Industrieländern haben die Kontakte mit Mikroorganismen durch kleinere Familien, weniger Tiere und allgemein „saubere" Lebensbedingungen erheblich abgenommen. Der Zusammenhang zwischen Allergiehäufigkeit und „sauberen" Lebensbedingungen heißt anschaulich **Hygiene-Hypothese.** Wahrscheinlich ist die Zunahme der Allergien dabei gar nicht so sehr auf eine Zunahme der Sensibilisierungen, sondern eine verstärkte Entzündungsbereitschaft des Immunsystems zurückzuführen.

Typen allergischer Reaktionen

Je nach beteiligten Komponenten des Immunsystems differenziert man vier Typen allergischer Reaktionen (nach Gell und Coombs). Sie unterscheiden sich im Mechanismus der Immunantwort und in der Zeitspanne zwischen (erneutem) Allergenkontakt und Symptomausbildung. Besonders häufig sind die allergischen Reaktionen vom Typ I und IV.

Allergische Reaktionen vom Typ I (Soforttyp)

Bei Erstkontakt mit dem Antigen (oft z. B. Pollen, Penicillin oder Kontrastmittel) reagiert der Organismus mit einer gesteigerten Bildung von IgE, die sich an die Oberfläche von *Mastzellen* und *basophilen Granulozyten* heften. Bei erneutem Antigenkontakt werden diese IgE durch die Antigene miteinander vernetzt, und die Mastzellen setzen die Inhaltsstoffe ihrer Granula frei (vor allem Histamin, Bradykinin). Innerhalb von Sekunden bis Minuten – deshalb „Soforttyp" – treten als Wirkung der Mastzellinhaltsstoffe die allergischen Symptome auf, die sich bis zur **Anaphylaxie** steigern können: Hautrötung, -quaddeln, Juckreiz, Augenbrennen, Niesen, Blutdruckabfall (durch Gefäßerweiterung) und Atemwegs-

14

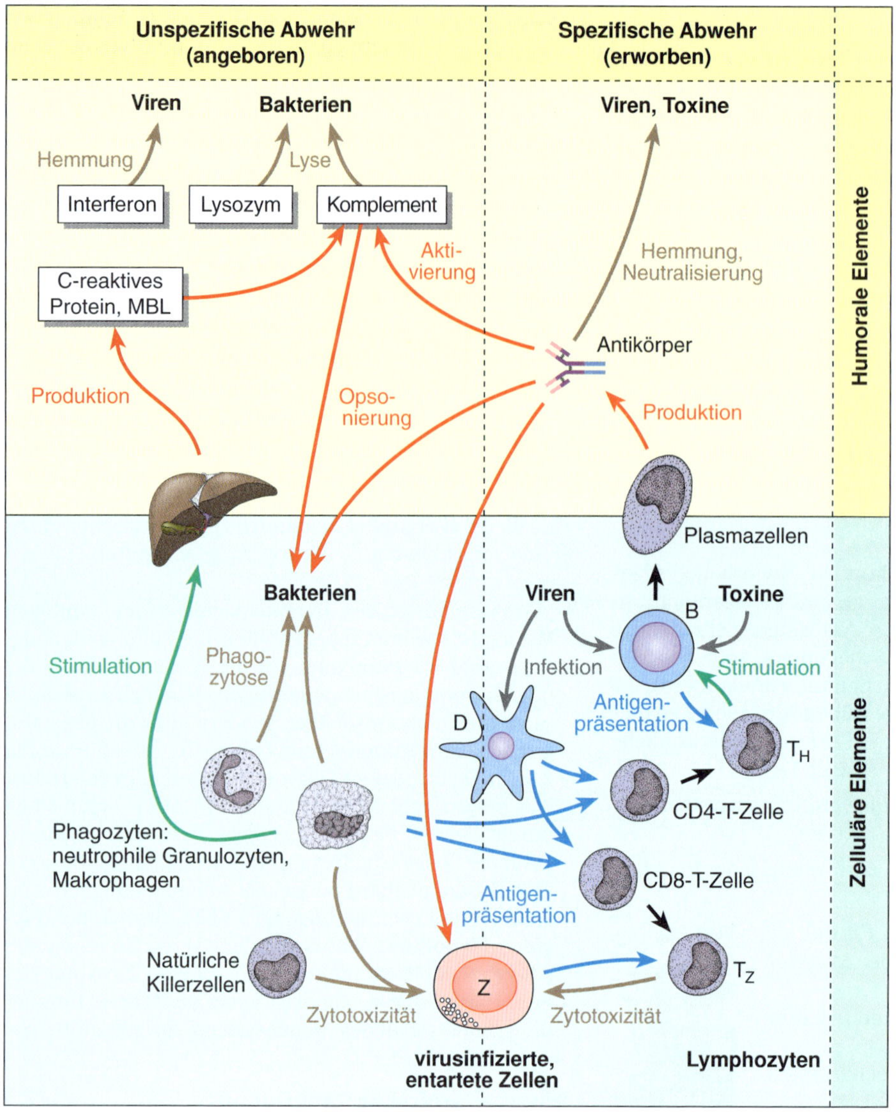

Abb. 14.1: Die vier Teilsysteme des Immunsystems in der Übersicht (vereinfachte Schemazeichnung): Unspezifische und spezifische Abwehr beinhalten jeweils sowohl zelluläre Faktoren (also immunkompetente Zellen) als auch humorale Faktoren (also nicht-zelluläre Substanzen). B = B-Lymphozyt, D = dendritische Zellen, CD4-T-Zellen, CD8-T-Zellen = T-Lymphozyten mit dem CD4- bzw. CD8-Molekül auf ihrer Oberfläche, T_H = T-Helferzelle, T_Z = zytotoxische T-Zelle. Opsonierung = Markierung der Erreger mit Antikörpern/Komplement zur Förderung der Phagozytose. [L106, L190]

verengung durch Schwellung im Kehlkopfbereich und Bronchospasmus. Durch weitere Mediatoren kommt es nach Stunden zu einer evtl. Tage andauernden Haut- bzw. Schleimhautentzündung.

Bei vielen Patienten bleibt die anaphylaktische Reaktion begrenzt, z. B. bei Urtikaria (☞ 14.1.6), Heuschnupfen (☞ 14.1.4), allergischem Asthma bronchiale (☞ 6.5) oder *allergischer Gastroenteritis* (Leitsymptome Durchfall, Bauchschmerzen). Jede lokal beginnende allergische Reaktion kann sich jedoch zum lebensbedrohlichen anaphylaktischen Schock steigern!

Allergische Reaktionen vom Typ II (zytotoxischer Typ)

Typ-II-Reaktionen werden durch zellständige Antigene ausgelöst. Es kommt zur Komplementaktivierung oder zur Aktivierung zytotoxischer Zellen und schließlich nach Stunden oder Tagen zur Auflösung der Zellen, die das Antigen tragen.

Beispiele für zytotoxische allergische Reaktionen sind hämolytische Transfusionszwischenfälle (☞ 11.4.1), Immun-

thrombozytopenien (☞ 11.10.4) oder Agranulozytosen (☞ 11.6.4).

Allergische Reaktionen vom Typ III (Immunkomplex-Typ)

Zirkulierende Antigen-Antikörper-Komplexe (Immunkomplexe) lagern sich in verschiedenen Geweben ab und schädigen diese nach Komplementaktivierung. Die maximale Reaktion ist oft bereits nach 6–8 Stunden zu beobachten.

Beispiele für allergische Reaktionen vom Typ III sind die allergische Alveolitis (☞ 6.7.2), die Immunkomplexglomerulonephritis (☞ 9.6), manche Arzneimittelallergien oder die Serumkrankheit nach passiver Immunisierung mit artfremden Antikörpern oder Seren.

Allergische Reaktionen vom Typ IV (Spättyp)

Im Gegensatz zu den bisher genannten Allergietypen manifestiert sich die allergische Reaktion vom Typ IV erst verzögert ab 12–72 Stunden nach dem (erneuten) Anti-

Schwere-grad	Leitbeschwerden	Therapie
Grad I	• Lokale Beschwerden, z. B. Quaddeln, Juckreiz, Schnupfen, Niesen, Augentränen • Evtl. leichte Allgemeinreaktionen (z. B. Unruhe, Kopfschmerz)	• Falls möglich, Stopp der Allergenzufuhr • Antihistaminika (☞ Pharma-Info 14.5) • Überwachung
Grad II	Zusätzlich: • Kreislaufstörungen (Blutdruckabfall, schneller Herzschlag) • Leichte Luftnot (durch Atemwegsverengung) • Evtl. Übelkeit, Erbrechen	Zusätzlich: • Glukokortikoide i. v. • Venöser Zugang, Volumengabe • Sauerstoff, inhalative β₂-Sympatho-mimetika (☞ 6.5)
Grad III	• Schock • Schwere Luftnot • Bewusstseinstrübung • Fieber	• Höhere Dosierung der Medikamente • Zusätzlich Adrenalin
Grad IV	• Herz-Kreislauf-, Atemstillstand	• Sofortige Reanimation • Gleichzeitig Therapie wie bei Grad III

Tab. 14.2: Schweregrade allergischer Reaktionen vom Typ I.

genkontakt. Sie wird durch sensibilisierte T-Lymphozyten ausgelöst, die an den Ort der Antigenexposition einwandern, Zytokine freisetzen und weitere Abwehrzellen aktivieren. Der Gewebsschaden entsteht durch die lokale oder generalisierte zellvermittelte Entzündungsreaktion.

Klinisch bedeutsam sind z. B. die sehr häufigen Kontaktallergien, die in der Tuberkulosediagnostik eingesetzte Tuberkulinreaktion (☞ 6.4.4), verschiedene Arzneimittelexantheme und die akute Transplantatabstoßung.

14.1.2 Allergologische Diagnostik

Wichtigster „Wegweiser" bei Verdacht auf allergische Erkrankungen ist die Anamnese. Treten die Beschwerden nur während einer bestimmten Zeit oder an bestimmten Orten auf? Hat der Patient irgendwelche Zusammenhänge zu Kleidungsstücken, Pflegeartikeln oder Nahrungsmitteln beobachtet?

In Abhängigkeit vom vermuteten Allergietyp folgen verschiedene **Allergietests** auf der Haut (z. B. Intradermaltest, Epikutantest) und evtl. Blutuntersuchungen (v. a. Nachweis spezifischer IgE).

Wichtig ist immer die kritische Beurteilung der Untersuchungsergebnisse. Anamnese, Beschwerden des Patienten, klinische Untersuchungsergebnisse und Laborbefunde müssen „zusammenpassen". Eine positive Reaktion in einem Allergietest ohne Hinweise auf eine klinische Symptomatik hat keinen Krankheitswert.

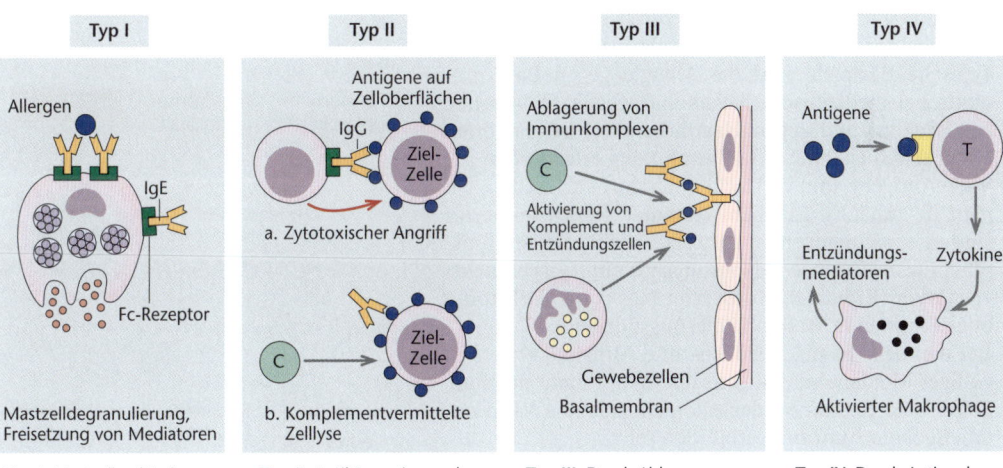

Abb. 14.3: Übersicht über die vier Typen von allergischen Reaktionen nach Gell und Coombs. [L157]

Typ I: Mastzellen binden über ihre Fc-Rezeptoren spezifisches IgE. Durch die Begegnung mit dem passenden Allergen werden die IgE vernetzt. Hierdurch wird die Degranulierung der Mastzelle und damit die Freisetzung von Entzündungsmediatoren eingeleitet.

Typ II: Antikörper (normalerweise IgG) binden an Antigene auf körpereigenen Zellen oder auf Fremdzellen (z. B. infundierten Erythrozyten). Dies führt entweder zur Aktivierung zytotoxischer Zellen oder zur komplementvermittelten Zelllyse mit entsprechender Gewebeschädigung. C = Komplement

Typ III: Durch Ablagerung von Immunkomplexen im Gewebe kommt es zur Komplementaktivierung mit nachfolgender Anlockung von Entzündungszellen und entsprechender entzündlicher Gewebeschädigung. C = Komplement

Typ IV: Durch Antigenkontakt sensibilisierte T-Zellen sezernieren bei nachfolgenden Kontakten mit dem spezifischen Antigen Zytokine, welche wiederum Makrophagen anlocken. Es kommt zu Entzündung und Gewebebeschädigung.

14

Pseudoallergie und toxische Reaktionen

Als **Pseudoallergie** bezeichnet man die nicht-immunologisch bedingte Histaminfreisetzung oder Komplementaktivierung. Die Symptome ähneln denen einer Allergie, sie sind aber schon bei *Erstkontakt* mit einer Substanz möglich und treten nicht unbedingt bei jedem Kontakt auf (z. B. Aspirinunverträglichkeit).

Wichtig ist darüber hinaus die Abgrenzung der Allergien zu den nicht antigenspezifischen **toxischen Reaktionen,** die *dosisabhängig* bei *allen* Exponierten auftreten.

14.1.3 Behandlung und Prävention von Allergien

Allergiebehandlung

Jeder Patient mit einer Allergie erhält einen **Notfallausweis (Allergiepass),** den er immer bei sich tragen sollte.

Bei der Behandlung der Allergien bestehen grundsätzlich folgende Therapiemöglichkeiten, die einzeln oder in Kombination zur Anwendung gelangen:
- Allergenkarenz
- Spezifische Hyposensibilisierung
- Medikamentöse Maßnahmen zur symptomatischen Therapie.

Allergenkarenz

Wichtigste Maßnahme ist die **Allergenkarenz** *(Expositionsprophylaxe),* d. h. das Meiden des auslösenden Antigens. Manchmal, etwa wenn ein Patient nur gegen ein oder zwei Obstsorten allergisch reagiert, ist dies leicht möglich. Welche Schwierigkeiten aber entstehen können, deuten folgende Beispiele an:
- Der Patient kommt mit dem Antigen nur im Beruf in Kontakt und kann es auch durch Schutzmaßnahmen wie das Tragen von Handschuhen nicht meiden. Typische Beispiele sind die Allergie gegen Latexprodukte bei medizinischem Personal, gegen Mehlstäube bei Bäckern und gegen Haarfärbemittel bei Frisören. Nicht selten ist dann eine Umschulung erforderlich
- Viele Antigene sind versteckt auch dort vorhanden, wo man sie zunächst gar nicht vermutet. Beispiele hierfür sind die zahlreichen – teilweise nicht deklarationspflichtigen – Zusätze in Nahrungsmitteln (Geschmacksverstärker, Erdnüsse, Konservierungs- und Farbstoffe) oder Textilien (z. B. Imprägnierungsmittel)
- Bei den sehr häufigen Pollen- und Milbenallergien ist völliges Meiden des Antigens überhaupt nicht möglich. Selbst eine Reduktion der Allergenbelastung kann mit erheblichem Aufwand verbunden sein:

Pollenallergiker sollten ihre Wohnungsfenster während der Zeit der höchsten Allergenbelastung geschlossen halten und ihre Kleidung, an der evtl. Pollen haften, nachts nicht im Schlafzimmer ablegen. Während des Pollenfluges (Informationen durch Pollenflugkalender und Ansagen z. B. der Wetterdienste) sollten sie ihre Freizeitaktivitäten entsprechend planen, etwa nicht über blühende Wiesen spazieren gehen und einen möglichst allergenarmen Urlaubsort wählen (z. B. die Nordsee).

Zur Wohnungssanierung bei Milbenallergien gehören z. B. Synthetik- statt Daunenbettdecken (auch beim Bett des Partners), Kunststoff- statt Rosshaarmatratzen, ggf. Aufziehen spezieller milbenundurchlässiger Spezialüberzüge über Kopfkissen, Bettdecke und Matratze („encasing"), gut waschbare Fenstervorhänge, Bettvorleger und Badezimmerteppiche, leicht und feucht zu reinigende Möbel sowie der Verzicht auf Tiere und Zimmerpflanzen.

Spezifische Hyposensibilisierung

Die **spezifische Hyposensibilisierung** *(spezifische Immuntherapie, SIT)* ist bei einzelnen Typ-I-Allergien angezeigt. Durch regelmäßige subkutane Injektionen **(subkutane Hyposensibilisierung)** stark verdünnter Antigenextrakte in Zeiten fehlender oder geringer Antigenexposition soll das Immunsystem verändert werden. Die Hyposensibilisierung führt zu IgG-Bildung gegen dieses Antigen. Die IgG fangen dann bei einem tatsächlichen Kontakt das Antigen ab und binden es. So wird die symptomauslösende IgE-Antigen-Wechselwirkung verhindert oder abgeschwächt und die Beschwerden des Patienten nehmen ab. Möglicherweise wird auch die bei Typ-I-Allergien beobachtete starke Bildung von TH2-Zellen gebremst (zu den verschiedenen T-Zellen ☞ auch 14.4.1).

Aussichtsreich ist eine spezifische Hyposensibilisierung insbesondere bei relativ jungen Patienten mit erst kurzer Krankheitsdauer, v. a. bei Pollen- und Insektengiftallergien. Die Behandlung muss über einen längeren Zeitraum, oft über Jahre, fortgeführt werden. Die meisten Hyposensibilisierungen erfolgen ambulant. Im Krankenhaus werden insbesondere „Schnellsensibilisierungen", vor allem gegen Insektengifte, durchgeführt.

Verhältnismäßig neu ist die **sublinguale Hyposensibilisierung** *(SLIT).* Das Antigen wird hier nicht gespritzt, sondern täglich durch Tropfen oder eine (lösliche) Tablette unter die Zunge gebracht und über die Mundschleim-

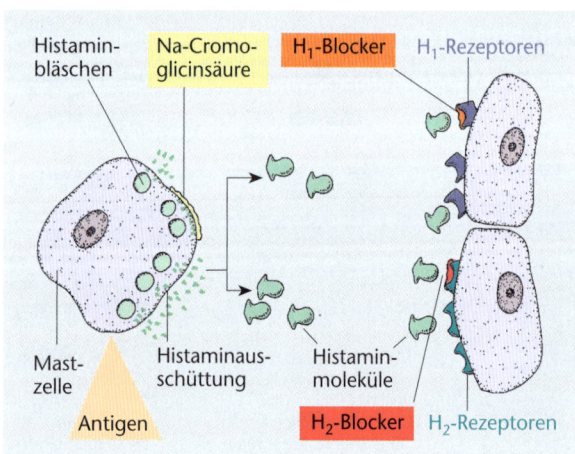

Abb. 14.4: Wirkprinzip von Antihistaminika und Natrium-Cromoglicinsäure. Nach Antigenkontakt wird Histamin aus den Mastzellen freigesetzt. Natrium-Cromoglicinsäure hemmt durch Membranstabilisierung direkt an der Mastzelle diese Histaminfreisetzung. Antihistaminika (Histaminrezeptorenblocker) blockieren die Histaminrezeptoren an den Körperzellen und verhindern so histaminvermittelte Reaktionen wie z. B. Quaddelbildung oder Juckreiz. [A400-190]

haut aufgenommen. Vorteile sind die einfache, schmerzfreie und risikoarme Durchführung (ein anaphylaktischer Schock kommt praktisch nicht vor). Es ist aber nach wie vor nicht klar, ob die sublinguale Hyposensibilisierung genauso wirksam ist wie die subkutane. Die sublinguale Hyposensibilisierung darf nicht verwechselt werden mit der oralen Hyposensibilisierung, bei der das Antigen geschluckt wird. Sie ist keine Alternative.

Notfallmedikamente bei Hyposensibilisierung

Hauptrisiko einer Hyposensibilisierung ist das Auslösen eines anaphylaktischen Schocks (☞ 3.4) durch die Injektion. Daher muss ein Notfalltablett stets bereitstehen und der Patient wird nach der Injektion mindestens noch eine halbe Stunde beobachtet. Zu den Notfallmedikamenten zählen:
- Infusionslösungen zur Volumenauffüllung
- Adrenalinlösung 1:1000, z.B. Suprarenin®
- Glukokortikoide zur i.v.-Injektion, z.B. Decortin®, Urbason®

- Antihistaminika zur i.v.-Injektion (z.B. Tavegil®), Histamin-H_2-Antagonisten zur i.v.-Injektion (z.B. Zantic®)
- Theophyllin zur i.v.-Anwendung, z.B. Euphyllin®.

Außerdem müssen kurzfristig Sauerstoffgabe und Intubation möglich sein.

Medikamentöse Maßnahmen bei Allergien

Trotz Allergenkarenz (soweit möglich) und Hyposensibilisierung benötigen viele Patienten eine medikamentöse Therapie. Dabei gelangen bei lokaler Allergiesymptomatik wie Rhinitis und Bindehautreizung vor allem **Antihistaminika** und **Mastzellstabilisatoren** (☞ Pharma-Info 14.5) zur Anwendung, die – je nach Krankheitsbild und Schwere der Erscheinungen – auch prophylaktisch angewendet werden können.

Behandlung des allergischen Asthma bronchiale ☞ 6.5

Behandlung des anaphylaktischen Schocks ☞ *Abb. 3.14 und Tab. 14.2*

Pharma-Info 14.5: Antiallergika

Antiallergika: Arzneimittel, welche die Symptome von Allergien abschwächen, verhindern oder ihnen vorbeugen.

Antihistaminika

Es gibt zwei Arten von Histaminrezeptoren. Die meisten Histaminwirkungen bei allergischen Reaktionen werden über H_1-Rezeptoren vermittelt.

Antihistaminika *(Histamin-H_1-Antagonisten, H_1-Antagonisten, H_1-Rezeptorenblocker)* blockieren die H_1-Rezeptoren und schwächen so die Histaminwirkung ab. Beispiele für klassische (ältere) Antihistaminika sind Clemastin (etwa Tavegil®) oder Dimetinden (etwa Fenistil®), neuere Substanzen sind z.B. Cetirizin (etwa Zyrtec®), Desloratadin (etwa Aerius®), Levocetirizin (etwa Xusal®) oder Loratadin (etwa Lisino®).

Die häufigsten Nebenwirkungen der Antihistaminika sind Mundtrockenheit, Schwindel und – insbesondere bei älteren Präparaten, welche die Blut-Hirn-Schranke überwinden – Sedierung (Beeinträchtigung der Fahrtüchtigkeit). Alkohol oder zentralnervös wirksame Arzneimittel verstärken die sedierende Wirkung. Bei einigen (klassischen) Antihistaminika stehen diese Wirkungen so im Vordergrund, dass sie nicht gegen Allergien, sondern als Schlafmittel oder gegen Übelkeit eingesetzt werden (z.B. Dimenhydrinat, etwa Vomex®).

Antihistaminika sind in den verschiedensten oralen Darreichungsformen, als Suppositorien, Injektionslösung, als Gel, Salbe oder Stift zum Auftragen auf die Haut, als Spray zum Einsprühen in die Nase und als Augentropfen verfügbar.

Histamin-H_2-Antagonisten *(H_2-Antagonisten, H_2-Rezeptorenblocker)* hingegen zählen zu den Ulkustherapeutika (☞ Pharma-Info 7.35, H_2-Rezeptoren sind an Magen und Herz zu finden).

Mastzellstabilisatoren

Im Gegensatz zu den Histaminrezeptorenblockern hemmen (**Di**natrium-)**C**romoglicinsäure (kurz *DNCG*, z.B. in Cromohexal®, Intal®) oder Nedocromil (z.B. Tilade®) die Histaminfreisetzung aus den Mastzellen und heißen daher **Mastzellstabilisatoren.** Aufgrund ihres Wirkmechanismus sind sie nur prophylaktisch, nicht aber bei akuten Allergiesymptomen wirksam. Sie sind als Nasenspray, Dosieraerosol, Inhalationslösung, Pulver zur Inhalation und Augentropfen sowie als orale Präparate erhältlich. Zu beachten ist, dass es bei Inhalation auch durch das Arzneimittel selbst zu Reizzuständen der Atemwege bis hin zum Bronchospasmus kommen kann.

Eine Mittelstellung nimmt Ketotifen (z.B. Zaditen®) ein. Es ist am ehesten als Antihistaminikum mit zusätzlicher mastzellstabilisierender Wirkung zu bezeichnen.

Glukokortikoide

Bei Allergien eingesetzt werden auch **Glukokortikoide** (☞ Pharma-Info 10.17). Ihre Bedeutung liegt vor allem in der antientzündlichen Wirkung, welche die Bereitschaft zu heftigen allergischen Reaktion reduziert. Insbesondere inhalierbare Glukokortikoide haben eine Vorrangstellung in der Asthmabehandlung (☞ 6.5), und beim anaphylaktischen Schock ist die Gabe von Glukokortikoiden (neben Adrenalin) oft lebensrettend.

Leukotrien-modifizierende Substanzen

Leukotrien-modifizierende Substanzen hemmen die Bildung oder Wirkung der entzündungsfördernden und atemwegsverengenden Leukotriene. Die in Deutschland aus dieser Gruppe zugelassenen **Leukotrienantagonisten** werden zurzeit in der Inneren Medizin nur in der Asthmabehandlung eingesetzt und daher dort dargestellt (☞ 6.5).

14

Für Patienten mit lebensgefährlichen Manifestationen einer Typ-I-Allergie ist ein Notfallset zur Selbstbehandlung dringend anzuraten, das der Patient möglichst immer bei sich tragen sollte. Die Arzneimittel müssen für den Gebrauch durch Laien geeignet und überall anwendbar sein. Empfehlenswert sind z. B. ein Antihistaminikum (etwa Fenistil® Tropfen), ein Glukokortikoid zur oralen oder rektalen Gabe (etwa Celestamine® N 0,5 liquidum bzw. Rectodelt® Supp.) sowie ein Adrenalinpräparat als Fertigspritze (etwa Fastject® Autoinjektor) oder zum Inhalieren.

Allergieprävention

Nach heutigem Wissen ist Allergieprävention nur im Säuglings- und Kleinkindalter, also während der Reifungszeit des Immunsystems, möglich.

Seit langem und nach wie vor empfohlen wird das ausschließliche Stillen des Babys über 4–6 Monate sowie die späte Einführung besonders allergieträchtiger Lebensmittel.

Hingegen wird die frühere Empfehlung, häufige Allergieauslöser wie etwa Tiere oder Milben durch Verzicht u. a. auf Haustiere und Teppiche sowie gründliches Reinigen der Wohnung möglichst zu meiden, heute sehr kritisch gesehen. Es hat sich nämlich gezeigt, dass Kinder, die von Geburt an mit Geschwistern oder Haustieren in Kontakt kommen, insgesamt ein geringeres Allergierisiko haben. Entsprechend der Hygiene-Hypothese wird heute der frühe Kontakt zu *harmlosen* Mikroorganismen zugelassen und sogar gefördert, um das sich entwickelnde Immunsystem zu unterstützen und „in richtige Bahnen zu lenken" – „Training" scheint das sich entwickelnde Immunsystem toleranter und stabiler zu machen. Für den Alltag bedeutet dies, das Kind hinsichtlich Hygiene nicht zu sehr „in Watte zu packen". Ob und für wen Mikroorganismen „in Tablettenform" sinnvoll sind, ist noch unklar, aussichtsreichster Kandidat sind derzeit die zur natürlichen Darmflora gehörenden Laktobazillen: Die orale Gabe entsprechender Präparate an die Schwangere während der letzten Wochen vor der Geburt sowie später an den Säugling konnte die Neurodermitisrate bei Kleinkindern deutlich verringern und scheint somit bei familiärer Belastung einen Versuch wert. Als ganz wichtig (nicht nur für die Allergieprophylaxe) hat sich außerdem das Vermeiden von Passivrauchen herausgestellt (☞ auch 6.1.2).

Weitere Informationen sind über den Deutschen Allergie- und Asthmabund zu erfragen (✉ 1).

14 14.1.4 Allergischer Schnupfen

Allergischer Schnupfen *(Rhinitis allergica):* Allergisch verursachter Katarrh der Nasenschleimhaut („Schnupfen"), der saisonal durch Pollen **(Heuschnupfen),** aber auch das ganze Jahr über durch Hausstaubmilben, Tierhaare, Bettfedern, Nahrungsmittel oder Berufsallergene (z. B. Mehl bei Bäckern) bedingt sein kann. Zählt zu den Typ-I-Allergien.

Hauptsymptome sind eine durch Schleimhautschwellung behinderte Nasenatmung, Niesattacken, wässrige Nasensekretion sowie Juckreiz in Nase und Augen. Diagnostisch ist ein Allergietest erforderlich.

Der Patient muss die allergenen Reizfaktoren möglichst meiden. Abschwellende Nasentropfen (z. B. Nasivin®) für höchstens eine Woche, Antihistaminika (z. B. Loratadin, etwa Loratatin-ratiopharm®, Loratadin STADA®), Kortisonsprays (z. B. Beconase® Dosier-Spray) und – prophylaktisch – Substanzen, die die Freisetzung von Histamin hemmen (z. B. Vividrin comp.®), wirken lindernd. Eine *Hyposensibilisierung* (☞ 14.1.3) kann versucht werden.

Bei anhaltender Allergenexposition entwickeln manche Betroffene ein (gefährlicheres) allergisches Asthma (Etagenwechsel).

14.1.5 Insektengiftallergie

Insektengiftallergie: Allergische Reaktion auf Insektengifte, in aller Regel vom Typ I. Gerade in den Sommermonaten häufiger Notfall in der Inneren Medizin, meist nach Wespen- und Bienenstichen.

Normalerweise kommt es nach Bienen- und Wespenstichen zu einer *toxisch* (nicht immunologisch!) bedingten Lokalreaktion mit Rötung, Schwellung, Jucken, Brennen und Schmerzen im Bereich der Stichstelle.

Akut gefährlich werden Insektenstiche vor allem aus zwei Gründen:
- Bei einem Stich im Bereich der Atemwege, am häufigsten Mund oder Rachen, können schon „normale" oder gering gesteigerte Lokalreaktionen zu einer Atemwegsverengung führen. In schweren Fällen ist eine (orotracheale) Intubation oder, wenn diese infolge der Atemwegsverlegung nicht möglich ist, eine **Koniotomie** (Durchtrennung des Bandes zwischen Schild- und Ringknorpel), erforderlich. Hier ist das Problem die ungünstige Lokalisation des Stichs und nicht eine Allergie
- Anaphylaktische Reaktionen dagegen sind als Typ-I-Allergie antigenvermittelt und beginnen oft innerhalb weniger Minuten nach dem Stich mit generalisiertem (!) Juckreiz, Quaddeln (Urtikaria) und flächiger Hautrötung. Bei stärkerer Ausprägung folgen Übelkeit, Erbrechen, Atemnot (evtl. mit Stridor durch Atemwegsverengung), Pulsanstieg und Blutdruckabfall. Die Beschwerden können rasch lebensbedrohlich werden.

Maßnahmen bei anaphylaktischem Schock ☞ 4.4, Tab. 14.2

Ganz wichtig bei einer Insektengiftallergie ist es, das Risiko eines Insektenstiches durch richtiges Verhalten zu minimieren. Die Patienten sollen im Sommer nicht barfuß laufen und Arme und Beine möglichst bedecken. Parfums und Haarsprays sollten ebenso gemieden werden wie offene Speisen und Getränke (insbesondere süße), da diese Wespen und Bienen anlocken. Die Wohnungsfenster, vor allem das Küchenfenster, müssen tagsüber geschlossen oder durch Insektengitter geschützt werden. Ist eine Wespe oder Biene dennoch gefährlich nahe gekommen, darf der Betroffene nicht nach dem Insekt schlagen, da dies die Stichgefahr erhöht.

Bei einem Stich trotz aller Vorsichtsmaßnahmen sollte der Patient entsprechend der ärztlichen Vorschrift seine Notfallmedikamente einnehmen, andere Personen in der Nähe informieren, um Hilfe bitten und den Arzt aufsuchen.

Bei gesicherter Bienen- oder Wespenstichallergie mit Allgemeinreaktionen ist eine Hyposensibilisierung (☞ 14.1.3) angezeigt.

14.1.6 Allergische Urtikaria

> **Allergische Urtikaria** *(Nesselsucht):* Allergisch verursachtes, aus Quaddeln bestehendes Exanthem. Bei Dauer eines Schubes von unter sechs Wochen als **akute Urtikaria,** bei einer Dauer von über sechs Wochen als **chronische Urtikaria** bezeichnet.

Symptome und Untersuchungsbefund

Innerhalb von Minuten schießen unterschiedlich große, leicht erhabene und meist rötliche Quaddeln auf. Sie ähneln denen nach Brennnesselkontakt und bilden sich in aller Regel nach Stunden oder Tagen selbst zurück. Der Patient klagt über heftigen Juckreiz. Typischerweise werden die Quaddeln aber nicht zerkratzt, sondern gescheuert oder gerieben. Manche Patienten haben zusätzlich Allgemeinsymptome wie z. B. Fieber, Durchfall, Kreislaufbeschwerden oder Atemnot.

Als Sonderform der Urtikaria wird das **Quincke-Ödem** *(Angioödem, angioneurotisches Ödem)* angesehen, bei dem es hochakut zu einer entstellenden Gesichtsschwellung vor allem um die Augen und den Mund kommt. Bei einer Beteiligung der Luftwege, insbesondere der Stimmritzen, gerät der Patient rasch in lebensbedrohliche Atemnot.

Diagnostik

Die Diagnose ist meist durch den Hautbefund zu stellen. Im Vordergrund steht dann bei wiederholtem Auftreten oder Allgemeinsymptomen die Suche nach dem Auslöser, unter anderem durch Allergie- oder Expositionstests.

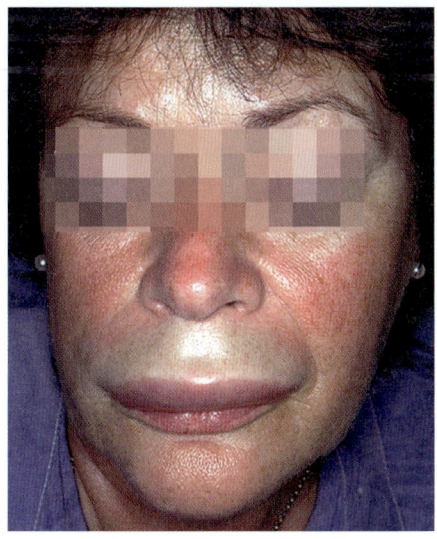

Abb. 14.6:
Quincke-Ödem.
[M123]

Von der allergischen Urtikaria abgegrenzt werden müssen z. B. Urtikaria durch nicht-allergische Unverträglichkeitsreaktionen, physikalische Faktoren (Druck, Wärme, Kälte) oder im Rahmen anderer Grunderkrankungen (etwa Lupus erythematodes). Bei mehr als der Hälfte der Patienten, vor allem denen mit einer chronischen Urtikaria, bleibt der Auslöser jedoch unklar.

Behandlungsstrategie

Die auslösenden Faktoren sollen möglichst sofort ausgeschaltet werden. In leichten Fällen werden kühlende antihistaminikahaltige Gele äußerlich aufgetragen (z. B. Soventol®, Systral®). Bei ausgeprägten allergischen Erscheinungen und beim Quincke-Ödem ist die i. v.-Gabe von Antihistaminika und Glukokortikoiden angezeigt. Beim Quincke-Ödem kann eine Intubation erforderlich sein.

Pflege

Besonders wichtig ist die sorgfältige Patientenbeobachtung (Kreislauf, Atmung, progrediente Hauterscheinungen, Schockzeichen), um eine Gefährdung des Patienten möglichst früh zu erkennen. Notfallmedikamente (☞ 14.1.3) und Intubationsbesteck müssen bereitstehen.

14.2 Autoimmunerkrankungen

> **Autoimmunerkrankungen** *(Autoimmunkrankheiten, Autoaggressionskrankheiten):* Krankheiten, bei denen sich Antikörper oder spezifisch sensibilisierte Lymphozyten gegen körpereigene Gewebe richten und diese schädigen.

Prinzipiell können sich die Antikörper und Abwehrzellen des Immunsystems aufgrund ihrer Vielfalt auch gegen den eigenen Körper richten. Normalerweise werden aber **autoreaktive Zellen,** also Abwehrzellen gegen körpereigene Antigene **(Autoantigene),** vor allem im Rahmen der Prägung in Thymus bzw. Knochenmark aussortiert, so dass nur solche Abwehrzellen übrig bleiben, die nicht gegen die Antigene des eigenen Körpers reagieren. Dieses Nichtvorgehen gegen eigene Antigene heißt **Immuntoleranz.**

Es kommt aber vor, dass im Laufe des Lebens die Immuntoleranz gegen das eine oder andere Körpergewebe verloren geht. Der Organismus bildet in der Folge Abwehrzellen und/oder Antikörper z. B. gegen sein eigenes Schilddrüsengewebe **(Autoantikörper).** Da bei der Entstehung der hieraus resultierenden **Autoimmunkrankheiten** wahrscheinlich zahlreiche Faktoren eine Rolle spielen (erbliche Veranlagung, hormonelle Faktoren, exogene Einflüsse), bevorzugen viele Mediziner den Begriff *autoimmun mitbedingte Erkrankungen.*

Die **Symptome** hängen von den beteiligten Organen ab; eine Übersicht über die Vielzahl von Autoimmunkrankheiten und die jeweiligen Organbeteiligungen gibt Tab. 14.7.

Ziel der **Diagnostik** ist stets der Nachweis der Autoantikörper (☞ auch 13.4.2). Oft ist dies durch spezielle Blut-

14

untersuchungen möglich, manchmal muss eine Gewebeprobe entnommen werden, um die Antikörperablagerungen mit besonderen histologischen Methoden darzustellen (immunhistologische Untersuchung). Dabei ist aber zu beachten, dass ein Autoantikörpernachweis alleine keine Autoimmunerkrankung bedeutet, sondern die Diagnose lediglich wahrscheinlich oder unwahrscheinlich machen kann. Gerade bei älteren Menschen sind die verschiedenen Autoantikörper auch ohne Erkrankung in unterschiedlicher Häufigkeit positiv.

Die **Behandlung** richtet sich nach dem betroffenen Organ und der Schwere des Krankheitsbildes. Beim Befall endokriner Organe, z. B. der Schilddrüse bei der Hashimoto-Thyreoiditis, reicht häufig eine Hormonsubstitution. Dagegen erfordert ein Befall von Organen, deren Funktion nur schwer oder gar nicht ersetzt werden kann (z. B. Niere, ZNS), eine teils aggressive **Immunsuppression,** also eine Unterdrückung des Abwehrsystems (☞ Pharma-Info 14.8). Begleitend können zur Entzündungshemmung nichtsteroidale Antirheumatika (☞ Pharma-Info 13.13) eingesetzt werden.

Erkrankung	Kurzcharakterisierung, Details
M. Addison (●●●)*	Primäre Nebennierenrindenunterfunktion ☞ 10.6.2
Akutes Rheumatisches Fieber (●●○)	Autoimmunbedingte Streptokokken-Folgeerkrankung ☞ 4.7.1, 15.5.4
Atrophische Gastritis (●●●)	Chronische, atrophische Magenschleimhautentzündung ☞ 7.5.2
Autoimmunhepatitis (●●○)	Chronische, aggressiv-destruierende Leberentzündung ☞ 8.4.3
M. Basedow (●●○)	Chronische Schilddrüsenentzündung mit Schilddrüsenüberfunktion ☞ 10.4.3
Colitis ulcerosa (●●○)	Chronische Darmentzündung, oft mit Gelenkerkrankungen ☞ 7.6.4
Dermatomyositis (= Polymyositis+Hautbefall) (●●○)	Chronisch-entzündliche Erkrankung von Haut und Muskeln mit unterschiedlichen Hautveränderungen (Gesicht!) ☞ 13.7.3
Diabetes mellitus Typ 1 (●●○)	Immer insulinpflichtiger Diabetes mellitus ☞ 10.7.2
Diskoider Lupus erythematodes (●●●)	Hautform des Lupus erythematodes ohne Beteiligung anderer Organe
Glomerulonephritis (bestimmte Formen) (●●●)	Entzündung der Nierenkörperchen ☞ 9.6
Goodpasture-Syndrom (●●○)	Entzündung von Lungen und Nieren mit Lungenblutungen und Niereninsuffizienz ☞ 13.8.1
Hämolytische Anämie (bestimmte Formen) (●●○)	Anämie durch beschleunigten Untergang der roten Blutkörperchen ☞ 11.5.5
Hashimoto-Thyreoiditis (●●●)	Chronische Schilddrüsenentzündung mit Schilddrüsenunterfunktion ☞ 10.4.5
Idiopathische thrombozytopenische Purpura (●●○)	Erhöhte Blutungsneigung durch Zerstörung der Thrombozyten ☞ 11.10.4
Primär biliäre Leberzirrhose (●●○)	Irreversibler, bindegewebiger Umbau der Leber ☞ 8.5.4
Leukozytopenie (bestimmte Formen) (●●○)	Abfall der weißen Blutkörperchen mit erhöhter Infektneigung ☞ 11.3.3, 11.4.2
Myasthenia gravis (●●●)	Durch Antikörper gegen den Azetylcholinrezeptor bedingte Störung der Reizübertragung vom Nerv auf den Muskel mit abnormer Muskelermüdbarkeit bis hin zur Atemlähmung
Multiple Sklerose (MS) (●●○)	Chronisch-entzündliche, typischerweise in Schüben verlaufende Erkrankung des ZNS, evtl. zu erheblicher Behinderung führend
Perniziöse Anämie (●●●)	Anämie durch Vitamin-B_{12}-Mangel infolge chronischer Magenschleimhautentzündung mit Mangel an Intrinsic Factor ☞ 11.5.4
Polymyositis (●●●)	Entzündliche Systemerkrankung der quer gestreiften Muskulatur, Muskelschwäche und -schmerzen bis hin zur Atrophie ☞ 13.7.3
Rheumatoide Arthritis (RA) (●○○)	Chronische Gelenkentzündung ☞ 13.6.1
Sklerodermie (●○○)	Verhärtung vor allem des Gefäßbindegewebes und der Haut ☞ 13.7.2
Systemischer Lupus erythematodes (SLE) (●○○)	Generalisierte entzündliche Erkrankung mit Beteiligung u. a. der Haut, der Gelenke, der Nieren, der Blutzellen und des ZNS ☞ 13.7.1
Wegener-Granulomatose, mikroskopische Polyarteriitis (●○○)	Entzündung kleiner und mittlerer Arterien, die sich v. a. durch Entzündungen im HNO-Bereich, an Nieren und Lungen manifestiert ☞ 13.8.1

* (●●●) = eindeutig organspezifisch
 (●●○) = deutlich organspezifisch
 (●○○) = kaum organspezifisch (Befall sehr vieler Organe und Gewebe)

Tab. 14.7: Alphabetische Übersicht über die häufigsten gesicherten oder möglichen autoimmun (mit-)bedingten Erkrankungen des Menschen.

Pharma-Info 14.8: Immunsuppressiva

Immunsuppressiva: Arzneimittel, die das Immunsystem und die von ihm ausgehenden Abwehrreaktionen unterdrücken. Indiziert bei schweren Allergien und Autoimmunerkrankungen sowie nach Transplantationen zur Verhinderung einer Abstoßungsreaktion.

Immunsuppressiva sind keine einheitliche Gruppe, sondern chemisch völlig unterschiedliche Substanzen mit verschiedenen Wirkmechanismen.

Folgende Substanzen werden – bei den verschiedenen Indikationen in unterschiedlicher Gewichtung – eingesetzt:

- **Glukokortikoide** (☞ Pharma-Info 10.17). Glukokortikoide bessern bei vielen Allergien und Autoimmunerkrankungen schnell und eindrucksvoll die entzündlichen Erscheinungen. Langfristig führen sie zu einer deutlichen Einschmelzung lymphatischer Gewebe sowie einer Reihe ernst zu nehmender Nebenwirkungen (☞ Pharma-Info 10.17). Daher sind sie bei systemischer Gabe zwar zur Akuttherapie gut einsetzbar, in der Dauertherapie aber problematisch
- **Zytostatika,** z.B. Methotrexat (z.B. Lantarel®) oder Azathioprin (etwa in Imurek®), schwächen unspezifisch das Immunsystem. Ein Hauptnachteil besteht darin, dass sie v.a. sich häufig teilende Zellen des Körpers schädigen, besonders die Knochenmarkzellen (mögliche Folgen: Anämie, Thrombozytopenie, Granulozytopenie ☞ 12.5.2). Eine niedrig dosierte Methotrexatgabe ist aber meist gut verträglich
- **Ciclosporin** (etwa in Sandimmun®), ein Peptid aus elf Aminosäuren, hemmt vor allem die T-Zell-Aktivierung. Verwandt sind die relativ neuen Immunsuppressiva **Tacrolimus** (Prograf®) und **Sirolimus** (Rapamune®). Die Abwehrmechanismen gegen Bakterien bleiben bei diesen Substanzen weitgehend intakt und die Blutbildung im Knochenmark wird nicht unterdrückt. Hauptanwendungsgebiet der genannten Substanzen ist die Organtransplantation. Hauptnebenwirkungen von Ciclosporin sind Leber- und Nierenschä-

digung, Hypertonie, verstärkte Körperbehaarung und Zahnfleischwucherungen
- **Mycophenolat-Mofetil** (z.B. CellCept®) hemmt die Proliferation von Lymphozyten und schwächt damit – wie die Zytostatika – unspezifisch das Immunsystem. Sein Vorteil ist aber, dass andere sich häufig teilende Zellen des Körpers von der Proliferationshemmung nicht betroffen sind. Haupteinsatzgebiet von Mycophenolat-Mofetil ist die Langzeit-Immunsuppression nach Organtransplantation
- **(Monoklonale) Antikörper** (☞ auch 12.5.3) mit immunsuppressiver Wirkung sind z.B. Muromonab-CD3 (gegen das CD3 auf T-Lymphozyten; Orthoclone® OKT3) oder Daclizumab (gegen CD25 = Interleukinrezeptoren auf Lymphozyten; Zenapax®). Sie werden vornehmlich nach Organtransplantationen gegeben, um Abstoßungsreaktionen zu verhindern. Auch polyklonales Antilymphozytenserum (z.B. Thymoglobulin®) wird eingesetzt. Da es von Tieren gewonnen wird, ist – neben anderen Nebenwirkungen – die Gefahr von Überempfindlichkeitsreaktionen zu beachten.

Weitere Antikörperpräparate mit immunsuppressiver Wirkung sind z.B. Adalimumab (Humira®) und Infliximab (Remicade®) gegen TNF-α sowie das ursprünglich aus der Hämatoonkologie stammende Rituximab (gegen CD20; Mabthera®), die v.a. bei rheumatoider Arthritis gegeben werden.

Leflunomid ☞ Pharma-Info 13.14

Patienten unter immunsuppressiver Therapie sind erhöht infektionsgefährdet (☞ 11.4.2) und bedürfen entsprechender Prophylaxen und Überwachung. Außerdem führen Zytostatika auch in kleinsten Mengen gehäuft zu Fehlbildungen. Deshalb müssen sowohl Frauen als auch Männer, die Zytostatika oder Ciclosporin einnehmen, unbedingt eine zuverlässige Methode zur Empfängnisverhütung wählen. Bei langjähriger Immunsuppression besteht außerdem ein (dosisabhängig) erhöhtes Tumorrisiko, vor allem treten maligne Lymphome gehäuft auf.

14.3 Immundefekte

Immundefekt *(Immuninsuffizienz, Immunmangelkrankheit):* Geschwächte oder fehlende Abwehr durch:
- Entwicklungsstörungen der pluripotenten Stammzellen im Knochenmark, der B- und/oder der T-Lymphozyten (angeboren)
- Verminderung der Abwehrzellen und Antikörper durch Erkrankung oder therapeutische Maßnahmen (erworben).

14.3.1 Angeborene Immundefekte

Angeborene *(primäre)* **Immundefekte** sind selten und beruhen auf erblichen Defekten in der Lymphozytendif-

ferenzierung. Es können die B-Lymphozyten, die T-Lymphozyten oder beide betroffen sein. 🖵

Am häufigsten ist der **selektive IgA-Mangel** (1:600). Viele Betroffene haben keine Beschwerden. Symptomatische Patienten haben vor allem wiederkehrende Atemwegsinfektionen und Magen-Darm-Störungen.

Die übrigen Defekte sind meist schwer und führen schon im Kindesalter zu rezidivierenden, schweren Infektionen. Eine Erstdiagnose im Erwachsenenalter ist selten.

14.3.2 Erworbene Immundefekte

Erworbene *(sekundäre)* **Immundefekte** sind wesentlich häufiger als angeborene. Sie sind in jedem Alter möglich und lassen sich nach ihren Ursachen einteilen.

14

Ursachen

Arzneimittel

Arzneimittel können das Immunsystem auf ganz unterschiedliche Weise schädigen bzw. unterdrücken. So können einige Schmerzmittel (z. B. Novalgin®) und chemisch verwandte Substanzen (sog. *Pyrazolonabkömmlinge*) in Einzelfällen eine lebensbedrohliche allergische Agranulozytose (☞ 11.6.4) auslösen. Glukokortikoide und Zytostatika (☞ 12.5.2) wirken dosisabhängig immunsuppressiv.

Infektionen

Manche **Infektionen** wie z. B. die „Kinderkrankheiten" Masern und Windpocken ziehen eine vorübergehende Immunschwäche nach sich, die vor allem die Funktion der T-Lymphozyten betrifft. Eine Sonderstellung nimmt das bis heute unheilbare Immunschwächesyndrom AIDS (☞ 14.4) ein.

Mangelzustände

Hungerzustände oder **chronische Eiweißverluste bzw. -mangelzustände,** z. B. bei Nierenerkrankungen oder Leberzirrhose, beeinträchtigen vor allem die Bildung der Antikörperproteine und dadurch die spezifische humorale Abwehr. Auch hochgradige **Vitaminmangelzustände** können zu einer Abwehrschwäche führen.

Maligne Erkrankungen

In erster Linie sind hier maligne Lymphome (☞ 11.7) und bösartige Bluterkrankungen zu nennen.

Stoffwechselstörungen

Häufigste Stoffwechselstörung mit einer Beeinträchtigung des Immunsystems als möglicher Folge ist der Diabetes mellitus (☞ 10.7). Auch (chronische) Nieren- und Leberfunktionsstörungen ziehen das Immunsystem in Mitleidenschaft.

> #### „Physiologische" Immunschwäche im Alter
> Normal ist ein Nachlassen der Immunabwehr im Rahmen des physiologischen Alterungsprozesses. Dies führt bei einem Teil der älteren Menschen zu erhöhter Infektanfälligkeit und wird als *eine* Ursache für die Zunahme maligner Tumoren im Alter angesehen.

Leitsymptom: Infektanfälligkeit

Klinisch äußern sich alle Immunschwächen durch eine erhöhte Infektanfälligkeit der Betroffenen. Sowohl ungewöhnlich häufige als auch ungewöhnlich schwere Infektionen sowie Infektionen mit ungewöhnlichen Erregern sind verdächtig auf einen Immundefekt.

Steht eine B-Lymphozyten-Störung mit Antikörpermangel im Vordergrund, kommt es vorwiegend zu *bakteriellen* Infektionen, etwa zu Pneumonien durch Pneumokokken oder Haemophilus influenzae.

Bei Störungen der T-Lymphozyten ist im Wesentlichen die Abwehr von *Viren, Pilzen, intrazellulär wachsenden Bakterien* (z. B. Tbc, Listerien) und *Protozoen* beeinträchtigt. *Opportunistische* (d. h. wenig aggressive, nur unter infektbegünstigenden Bedingungen krankheitserregende) Keime können schwere generalisierte Infektionen hervorrufen.

> #### Pflege bei Immundefekten
> Grundlage allen pflegerischen Handelns ist das hygienegerechte Verhalten, um die Gefahr nosokomialer Infektionen gering zu halten (☞ 11.4.2, 15.1.2, 15.2.2). Darüber hinaus richtet sich die Pflege nach der Grunderkrankung des Patienten und dem Grad seiner Einschränkung.

14.4 HIV-Infektion und AIDS

Meldepflicht ☞ *15.15*

14.4.1 Übersicht und Krankheitsverlauf

> **AIDS** (kurz für *acquired immune deficiency syndrome, erworbenes Immundefektsyndrom*): 1981 erstmals beschriebene Immunschwächekrankheit als Folge einer Infektion mit dem *Humanen-Immunde-fizienz-Virus* **(HIV).** Derzeit sind zwei verschiedene HIV-Typen (HIV-1 und HIV-2) mit insgesamt über einem Dutzend Subtypen bekannt. In Deutschland 2008 schätzungsweise 3000 HIV-Neuinfektionen und 60 000–67 000 HIV-Infizierte insgesamt, darunter ca. 10 500 AIDS-Kranke (📖 1).

Übertragung und Krankheitsentstehung

Übertragung und Risikogruppen

Das HIV wird durch virushaltige Körpersekreten übertragen. *Alle* Körperausscheidungen sind potenziell ansteckend, also z. B. Stuhl, Urin, Erbrochenes, Speichel, Sputum, Tränenflüssigkeit, Muttermilch und Vaginalsekret. Blut und Sperma sind jedoch besonders virushaltig und daher die wichtigsten Übertragungswege. Das Virus dringt durch kleinste Haut- oder Schleimhautverletzungen in den Körper ein, v. a. beim Geschlechtsverkehr (wobei für Frauen die Infektionsgefahr größer ist als für Männer), seltener z. B. durch Blutkontakt bei Nagelfalzverletzungen.

> Nicht übertragen wird HIV z. B. durch alltägliche Sozialkontakte (Händeschütteln, Wangenkuss), gemeinsame Geschirr- oder Toilettenbenutzung oder Mückenstiche.

Hauptrisikogruppen sind entsprechend:
- Männliche Homo- oder Bisexuelle mit häufig wechselnden Partnern, insbesondere wenn sie ohne Kondom Analverkehr praktizieren (höhere Verletzungsrate und geringe Schutzwirkung der Analschleimhaut)
- I. v.-Drogenabhängige, wenn sie Injektionsbestecke gemeinsam benutzen *(needle sharing)*
- Prostituierte, die ohne Kondom arbeiten
- „Sextouristen"
- Einwanderer aus Ländern mit hohem HIV-Vorkommen (z. B. Zentral- und Südafrika)

14

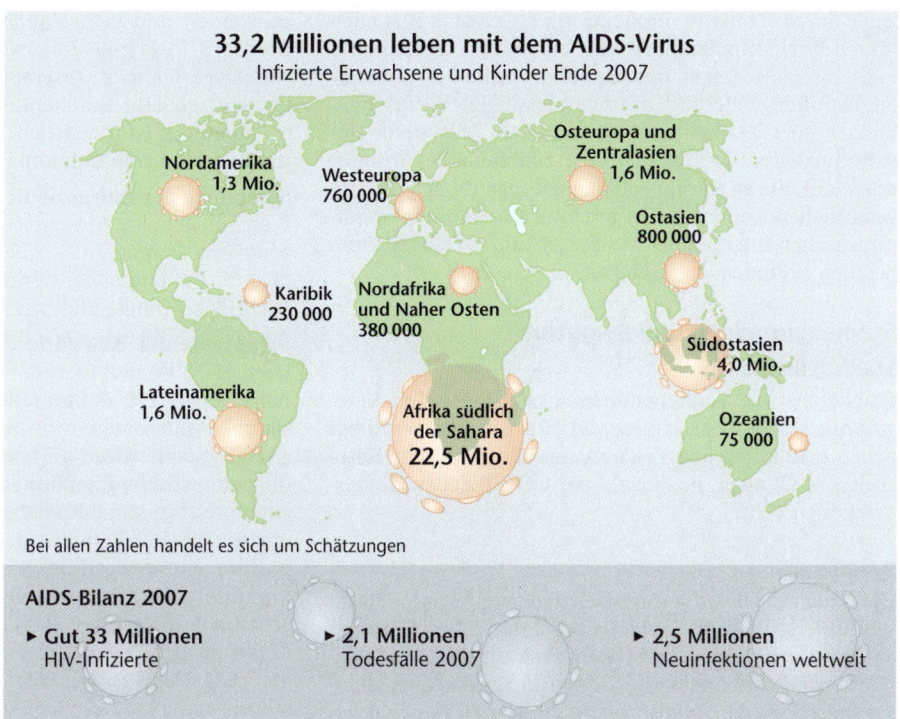

33,2 Millionen leben mit dem AIDS-Virus
Infizierte Erwachsene und Kinder Ende 2007

Nordamerika
1,3 Mio.

Westeuropa
760 000

Osteuropa und
Zentralasien
1,6 Mio.

Ostasien
800 000

Karibik
230 000

Nordafrika
und Naher Osten
380 000

Südostasien
4,0 Mio.

Lateinamerika
1,6 Mio.

Afrika südlich
der Sahara
22,5 Mio.

Ozeanien
75 000

Bei allen Zahlen handelt es sich um Schätzungen

AIDS-Bilanz 2007

▶ **Gut 33 Millionen**
HIV-Infizierte

▶ **2,1 Millionen**
Todesfälle 2007

▶ **2,5 Millionen**
Neuinfektionen weltweit

Abb. 14.9: Von AIDS am stärksten betroffen sind Afrika und Asien. Hohe Erkrankungszahlen und geringe Verfügbarkeit von Medikamenten haben dort zu teilweise dramatischen sozialen Problemen geführt (🕮 2). [A400]

- Patienten, die vor 1986 Blut(-produkte) erhalten haben (vor allem Bluterkranke ☞ 11.10.1)
- Kinder infizierter Mütter.

Die Berufsgruppen im Gesundheitswesen zählen in Deutschland *nicht* zu den Risikogruppen.

Krankheitsentstehung

In der Lymph- und Blutbahn baut das Virus seine Erbsubstanz in Zellen mit dem CD4-Rezeptor ein (dieser ist Voraussetzung für das „Andocken" des Virus an eine Zelle), v. a. in CD4-T-Zellen und Makrophagen (☞ Abb. 14.10).

CD4-T-Zellen sind eine Untergruppe der **T-Lymphozyten** *(T-Zellen)*. Sie tragen das Oberflächenmolekül **CD4** (☞ Abb. 11.26). Nach Aktivierung durch Antigenkontakt wandeln sie sich überwiegend zu **T-Helferzellen** *(TH-Zellen)* um, welche Makrophagen (**TH1-Helferzellen**) oder B-Zellen (**TH2-Helferzellen**) aktivieren.

Zellbefall und -zerstörung beginnen schon kurz nach der Infektion, der Organismus kann den Verlust jedoch

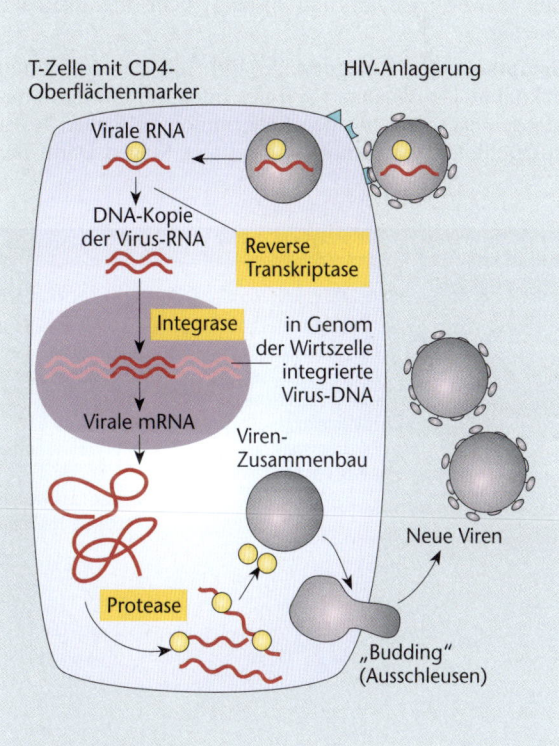

T-Zelle mit CD4-Oberflächenmarker

HIV-Anlagerung

Virale RNA

DNA-Kopie
der Virus-RNA

Reverse
Transkriptase

Integrase

in Genom
der Wirtszelle
integrierte
Virus-DNA

Virale mRNA

Viren-Zusammenbau

Neue Viren

Protease

„Budding"
(Ausschleusen)

Abb. 14.11: Vermehrung des HIV in der Schemazeichnung. Das HIV zählt zu den Retroviren. Nach Freisetzung der viralen RNA wird diese mit Hilfe der virusspezifischen reversen Transkriptase in DNS „zurückgeschrieben" und mittels der Integrase in das Genom der infizierten Zelle eingebaut. Bei der anschließenden Virussynthese nimmt die HIV-spezifische Protease eine Schlüsselstellung bei der Herstellung viraler Eiweiße ein. [L157]

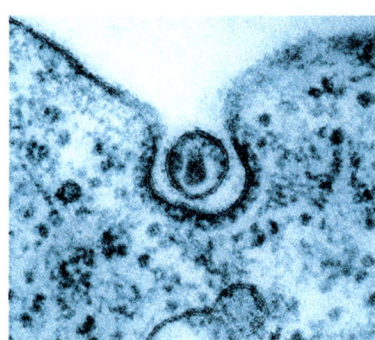

Abb. 14.10: HIV beim Eindringen in eine menschliche Zelle (elektronenmikroskopisches Bild). [T178]

14

lange durch vermehrte Produktion ausgleichen. Erst nach Jahren bricht das Immunsystem zusammen. Primär sind zwar die CD4-Zellen und damit die zelluläre Immunität betroffen, aufgrund der mannigfaltigen Wechselwirkungen aber letztlich auch die anderen Teilsysteme der Abwehr. Es entwickelt sich eine zunehmende Abwehrschwäche, die zu starker Anfälligkeit gegenüber sonst ungefährlichen Krankheitserregern und zur Häufung opportunistischer Infektionen (☞ 15.2.1) führt. Die HI-Viren befallen außerdem das Gehirn.

Stadieneinteilung und Symptome

Stadieneinteilung
Etabliert ist die Stadieneinteilung nach der *CDC-Klassifikation* von 1993 (☞ Tab. 14.12). Sie berücksichtigt neben dem klinischen Erscheinungsbild (klinische Kategorien A–C) auch die Anzahl der CD4-T-Zellen (Laborkategorien 1–3).

Symptome
Die Latenzzeit bis zum Einsetzen der ersten Symptome ist sehr unterschiedlich. Sie hängt von zahlreichen Faktoren ab, etwa Ernährungs- und Gesundheitszustand sowie genetischen Resistenzfaktoren des Infizierten, aber auch Virulenz der Viren. Nur ungefähr 5 % der HIV-Infizierten haben auch nach zehn Jahren noch keine Symptome (**Long-Term-Non-Progressor**). Die Ursachen hierfür sind nur teilweise geklärt und bislang nicht therapeutisch nutzbar.

Symptome der Kategorie A: Ein Teil der Infizierten bekommt 1–6 Wochen nach der Infektion ein mononukleoseartiges Bild mit den Leitsymptomen Fieber, Halsentzündung, Lymphknotenschwellung, Magen-Darm-Beschwerden und evtl. Hautausschlag (**akute HIV-Infektion**). Es folgt eine unterschiedlich lange Zeit völliger Beschwerdefreiheit (**asymptomatische HIV-Infektion**), bis der Infizierte anhaltende Lymphknotenschwellungen an mehreren Körperstellen bemerkt (**persistierende generalisierte Lymphadenopathie**).

Symptome der Kategorie B: Die Symptome der Kategorie B weisen auf eine Abwehrschwäche hin, insbesondere der zellulären Immunität. Lokale Soorerkrankungen, Durchfälle, Fieber und andere Erkrankungen treten auf (☞ Tab. 14.12); der Kranke fühlt sich zunehmend schwächer.

Symptome der Kategorie C: Beim *AIDS-Vollbild* oder kurz **AIDS** kommt es durch die Abwehrschwäche zu den typischen **AIDS definierenden Erkrankungen,** die zusammen mit einem positiven HIV-Test die Diagnose „AIDS" rechtfertigen. Es handelt sich dabei vor allem um opportunistische Infektionen, typische maligne Tumoren, eine fortschreitende Kachexie (**Wasting-Syndrom**) sowie einen ZNS-Befall (meist des Gehirns, **HIV-Enzephalopathie,** seltener des Rückenmarks, **HIV-assoziierte Myelopathie**). Die Nervenzellschäden sind dabei wahrscheinlich Folge des Befalls von Mikrogliazellen und Makrophagen. Symptome sind psychische Veränderungen (z. B. Depression), Gedächtnis- und Konzentrationsstörungen (gelegentlich bis zum Vollbild der Demenz fortschreitend), motorische Störungen (z. B. Gangstörungen) und (seltener) umschriebene neurologische Ausfälle.

Diagnostik

Diagnostik der HIV-Infektion
Als Suchtests werden heute zunehmend Kombinationstests eingesetzt, die nicht nur HIV-Antikörper, sondern auch HIV-Antigene (genauer das p24-Antigen aus der

Laborkategorie	Klinische Kategorie		
CD4-T-Zellen	A	B (HIV-assoziierte Erkrankungen)*	C (AIDS definierende Erkrankungen)*
	• Akute HIV-Infektion (auch mononukleoseartiges Bild in der Anamnese) • Asymptomatische HIV-Infektion • Persistierende generalisierte Lymphadenopathie	• Candida-Infektionen im HNO-Bereich • Vulvovaginale Candida-Infektionen (≥ 1/Monat oder nur schlecht therapierbar) • Fieber ≥ 38,5 °C • ≥ 4 Wochen bestehende Diarrhö • Herpes zoster • Adnexitis (Eileiterentzündung) • Periphere Neuropathie	• Pneumocystis-(jiroveci-)Pneumonie (☞ 14.4.2) • Toxoplasmose-Enzephalitis (☞ 14.4.2, 15.9.2) • Candida-Infektion des Ösophagus, der Bronchien, der Trachea oder der Lunge • Chronische Herpes-simplex-Ulzera, Herpes-Bronchitis, -Pneumonie oder -Ösophagitis • CMV-Retinitis (= Zytomegalie-Netzhautentzündung ☞ 15.6.5), generalisierte CMV-Infektion • Rezidivierende Pneumonien innerhalb eines Jahres • Extrapulmonale Kryptokokken-Infektion • Tuberkulose, atyp. Mykobakteriose • **Kryptosporidiose:** Diarrhö ≥ 4 Wochen durch das Protozoon *Cryptosporidium parvum* • Kaposi-Sarkom (☞ 14.4.3), maligne Lymphome, invasives Zervixkarzinom • HIV-Enzephalopathie • Wasting-Syndrom
1	≥ 500/µl	Stadium I	Stadium I	Stadium III
2	200–499/µl	Stadium I	Stadium II	Stadium III
3	≤ 200/µl	Stadium II	Stadium II	Stadium III
* Auswahl			

Tab. 14.12: Stadieneinteilung bei HIV-Infektion nach der CDC-Klassifikation (CDC = Center for Disease Control, USA). Es gilt der schlechteste Befund eines Patienten, Rückstufung nach Befundbesserung ist nicht möglich.

14

Virushülle) mit erfassen. Hierdurch wird die diagnostische Lücke (also Zeiträume negativer Tests trotz bestehender Infektion) zwar kleiner, aber nicht geschlossen. Als *Suchtest* wird ein hoch empfindlicher **ELISA**-Test *(enzyme linked immuno sorbent assay)* verwendet. Bei positivem Testausfall schließt sich ein *Bestätigungstest* (z. B. *Westernblot*) an. Ist auch dieser positiv, wird der Test mit einer zweiten Blutprobe wiederholt, um Verwechslungen auszuschließen.

Weitere Diagnostik

Wichtige Blut-Parameter sowohl bei der Erstdiagnostik als auch bei späteren Verlaufs- und Therapiekontrollen sind außerdem:

- Die **Viruslast** (bestimmt z. B. durch Polymerasekettenreaktion), welche die Konzentration der HIV-RNA angibt und die Virusmenge im Blut des Betroffenen widerspiegelt
- Die absolute Zahl der CD4-T-Zellen und das Verhältnis CD4-/CD8-T-Zellen (beim Gesunden ≥ 1, im Krankheitsverlauf abfallend). CD8-T-Zellen tragen das Oberflächenmolekül CD8 und werden nach Aktivierung zu zytotoxischen T-Zellen.

Bei Verdacht auf ZNS-Befall oder opportunistische Infektionen sind zur Ursachenfindung und Einschätzung der Prognose weiter gehende Untersuchungen notwendig. Ein Teil dieser Untersuchungen ist aber auch Bestandteil der auf jeden Fall notwendigen „Routinekontrollen".

- Blutuntersuchung: BSG, CRP (☞ 15.4.4), großes BB, Leberwerte (AST, ALT, AP, γ-GT, LDH), Kreatinin, Elektrophorese, Immunglobuline, Blutkultur und Blut auf Mykobakterien. Evtl. weitere Infektionsdiagnostik (bei Abwehrschwäche treten direkte Erregernachweise in den Vordergrund, weil serologische Test aufgrund des Antikörpermangels unzuverlässig sind)
- Urinuntersuchung: Urinstatus, Urinkultur, Urin auf Mykobakterien
- Bei Verdacht auf Pneumonie: Blutgasanalyse (☞ 6.3.4), Röntgen-Thorax, Sputumuntersuchung, evtl. Bronchoskopie (☞ 6.3.6) mit transbronchialer Biopsie und/oder broncho-alveolärer Lavage
- Bei Verdacht auf Pilzinfektionen: Pilzkultur
- Bei zerebralen Symptomen: CT (☞ 1.3.3) des Gehirns, evtl. Kernspintomographie (☞ 1.3.4)
- Bei Verdacht auf maligne Tumoren (in erster Linie Lymphome und Kaposi-Sarkom): Biopsie.

Behandlungsstrategie ☞ 14.4.4

Pflege ☞ 14.4.5

Prognose

Durch die Fortschritte der medikamentösen Therapie ist in den Industriestaaten bei kooperativen Patienten ohne Begleiterkrankungen wie etwa Hepatitis eine lange, teils jahrzehntelange Unterdrückung der Viren unter die Nachweisgrenze möglich. Heilung hingegen ist derzeit kein realistisches Ziel, da Viren in latent infizierten Zellen als Schlupfwinkeln lebenslang überleben und sich Immunsystem wie Medikamenten entziehen können. Insgesamt ist die Lebenserwartung der Betroffenen nach wie vor verkürzt.

14.4.2 HIV-assoziierte Infektionen

Bei AIDS-Kranken kommt es durch die hochgradige Abwehrschwäche regelmäßig zu Infektionen, die ansonsten sehr selten sind.

Pilzinfektionen

Pilzinfektionen, insbesondere die Candidose (Mund-, Speiseröhrensoor, ☞ 15.8.3), die Kryptokokken-Meningitis (☞ 15.8.4) und die Aspergillose (☞ 15.8.4), kommen bei AIDS-Kranken praktisch immer vor.

Pneumocystis-(jiroveci-)Pneumonie

Pneumocystis jiroveci (*Pneumocystis jirovecii*, früher *Pneumocystis carinii*) ist ein Pilz, der in der Bevölkerung zwar sehr weit verbreitet ist, aber nur bei Abwehrschwäche Erkrankungen verursacht.

Die **Pneumocystis-(jiroveci-)Pneumonie** des AIDS-Kranken ist meist auf die Reaktivierung einer latenten (persistierenden) Infektion zurückzuführen. Sie zeigt sich durch:

- Zunehmendes Fieber
- Trockenen Husten
- Belastungsdyspnoe (☞ 6.2.1) mit Leistungsknick.

Die Diagnose wird durch Röntgenaufnahme des Thorax, Erregernachweis im Sputum oder bronchoalveoläre Lavage (☞ 6.3.6) gestellt. Die LDH ist typischerweise erhöht.

Die Standardbehandlung besteht in der hochdosierten, möglichst intravenösen Gabe von Cotrimoxazol über drei Wochen. Aufgrund der hohen Dosierung sind Nebenwirkungen sehr häufig. Bei schlechten Befunden in der Blutgasanalyse werden zusätzlich Glukokortikoide gegeben. Trotz der Therapie verläuft die PcP in ca. 10 % tödlich. Sind nur noch sehr wenig Helferzellen im Blut oder hat der Patient bereits eine PcP durchgemacht, ist eine Antibiotikaprophylaxe erforderlich, z. B. mit Cotrimoxazol, das gleichzeitig der Toxoplasmoseprophylaxe dient.

> Pflegerisch sind die Beobachtung und Linderung der Atemnot besonders wichtig, z. B. durch Frischluftzufuhr oder – nach ärztlicher Anordnung – Sauerstoffgabe, Atemtherapie, Inhalationen und Absaugen (☞ 6.1.5). Ferner kontrollieren die Pflegenden Puls, Blutdruck und Temperatur (Fieber?) des Patienten und unterstützen ihn bei allen Einschränkungen.

Infektionen durch Protozoen

Toxoplasmose

Typisch für AIDS ist eine *zerebrale* Toxoplasmose (☞ auch 15.9.2), ebenfalls durch Reaktivierung einer latenten Infektion. Leitsymptome sind Fieber, Kopfschmerzen, psychiatrische Auffälligkeiten und neurologische Störungen (z. B. Krampfanfälle).

Die Diagnose wird v. a. durch CT oder Kernspintomographie gestellt. Obwohl die Erkrankung relativ gut auf eine Kombination verschiedener Antibiotika und Chemothe-

14

rapeutika anspricht, bleiben bei ca. 50% der Patienten Dauerschäden (z. B. Lähmungen) zurück. Auch hier ist bei hochgradiger Abwehrschwäche und nach durchgemachter Erkrankung eine Antibiotikaprophylaxe notwendig (☞ oben).

> Gegenüber verwirrten und desorientierten Patienten besteht eine *Obhutspflicht*. Deshalb sorgen die Pflegenden dafür, dass der Patient nicht wegläuft. Außerdem ist jederzeit mit einem zerebralen Krampfanfall zu rechnen. Die Pflegenden leisten dann Erste Hilfe, schützen den Patienten wenn möglich vor Verletzungen, benachrichtigen den Arzt und dokumentieren den Verlauf des Anfalls (Zeitpunkt, Dauer, Symptome wie etwa Muskelzuckungen und Einnässen, Pupillenweite und -reaktionen) sowie die unternommenen Hilfemaßnahmen.

Virusinfektionen

Typische sekundäre **Virusinfektionen** des AIDS-Kranken sind die Zytomegalie (☞ 15.6.5), der Herpes labialis (☞ 15.6.3) und der Herpes zoster (☞ 15.6.4).

Bakterielle Infektionen

Bakterielle Infektionen, die gehäuft bei AIDS-Kranken auftreten, sind bakterielle Lungenentzündungen (insbesondere eine Pneumokokken-Pneumonie, ☞ 6.4.3), Tuberkulose (☞ 6.4.4) und Infektionen durch sog. *atypische Mykobakterien,* die sich vor allem durch länger andauerndes Fieber und Gewichtsabnahme zeigen.

14.4.3 HIV-assoziierte Malignome

> Zwei Gruppen von Malignomen sind typisch für das Vollbild der AIDS-Erkrankung:
> - *Maligne Lymphome* (meist Non-Hodgkin-Lymphome ☞ 11.7.2), die bei ca. 5–10 % aller AIDS-Kranken auftreten
> - Das *Kaposi-Sarkom* (☞ unten), das vor allem homosexuelle Männer betrifft.

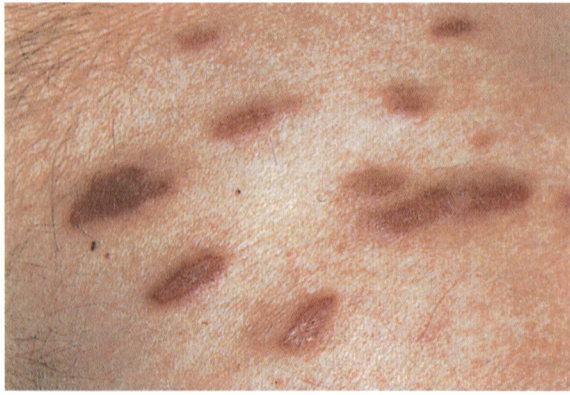

Abb. 14.13: Kaposi-Sarkome, hier an Bein und Fuß eines AIDS-Patienten. [E179-168]

Kaposi-Sarkom

Das **Kaposi-Sarkom** ist ein maligner Tumor, verursacht durch das **humane Herpes-Virus-Typ 8** *(HHV-8).* Er kann auch außerhalb der Immunschwächekrankheit AIDS auftreten, ist aber insgesamt selten.

AIDS-Kranke haben oft viele Tumoren, die zwar vorzugsweise auf der Haut und den Schleimhäuten (Mundschleimhaut) lokalisiert sind, aber auch in inneren Organen entstehen können. Das klinische Bild ist variabel und reicht von schmerzlosen, roten bis bräunlichen Flecken über braune Knötchen bis zu großen Geschwüren. Verlegen die Tumorzellen die Lymphbahnen, bekommt der Patient entstellende Ödeme. Bei einem Befall der inneren Organe verstirbt der Kranke meist rasch, z. B. an Lungen- oder Magen-Darm-Blutungen oder infolge einer Verlegung der Luftwege oder des Darmes.

Die Behandlung hängt von Lokalisation und Ausmaß des Befalls ab. An Lokalmaßnahmen sind z. B. Kryotherapie, Laserbehandlung oder Bestrahlung möglich. Auch auf α-Inferferon oder Chemotherapie (v. a. mit Daunorubicin) sprechen die Tumoren an. Immer sollte eine HAART (Kombinationstherapie mit mehreren gegen das HIV gerichteten Arzneimitteln, ☞ 14.4.4) durchgeführt werden.

Bei Patienten mit einem Kaposi-Sarkom müssen Hämatome, z. B. durch einfaches Anstoßen und Verletzungen, wegen der Blutungsgefahr unbedingt vermieden werden. Evtl. sind Polsterverbände erforderlich. Bei Lymphknotenbefall sind Entlastungslagerungen von Armen und Beinen, Kompressionsverbände oder Lymphdrainage angezeigt. Sehr wichtig, insbesondere bei Tumoren am Rücken, sind eine konsequente Dekubitusprophylaxe und Hautpflege, da einmal entstandene Geschwüre kaum abheilen.

14.4.4 Behandlungsstrategie

> Die adäquate Behandlung von HIV-Infizierten und AIDS-Kranken umfasst:
> - Die gegen das HIV selbst gerichtete **anti(retro)virale Behandlungsstrategie**
> - Die Behandlung der mit der HIV-Infektion einhergehenden Erkrankungen, insbesondere der opportunistischen Infektionen
> - Eine gesunde Lebensweise und sorgfältige Pflege
> - Angemessene psycho-soziale Unterstützung.

Anti(retro)virale Behandlungsstrategie
Substanzgruppen
Die Arzneimittel gegen HIV werden nach ihrem Wirkmechanismus differenziert (⊡ 3, 4):
- **Nukleosidanaloga** (*Nukleosid-Reverse-Transkriptase-Inhibitoren,* kurz *NRTI*) werden in der Zelle phosphoryliert und hemmen dann die reverse Transkriptase. In der Zelle freigesetzte Virus-RNA kann nicht mehr in DNA umgeschrieben und damit auch nicht in das Genom der Zelle integriert werden. Beispiele sind:
  – Abacavir (ABC), z. B. Ziagen®
  – Didanosin (DDI), z. B. Videx®
  – Emtricitabin (FTC), z. B. Emtriva®

– Lamivudin (3TC), z. B. Epivir®
– Zidovudin (AZT), etwa Retrovir®

- **Nukleotidanaloga** (*Nukleotid-Reverse-Transkriptase-Inhibitoren*, kurz *NtRTI*). Sie hemmen die reversible Transkriptase direkt ohne vorherige Verstoffwechselung in der Zelle. Zu ihnen zählt etwa Tenofovir (TDF), z. B. Viread®
- **Nicht-nukleosidische Reverse-Transkriptase-Inhibitoren** (kurz *NNRTI*) hemmen ebenfalls die viruseigene reverse Transkriptase, greifen aber an anderer Stelle an. Beispiele sind:
  – Efavirenz (EFV), z. B. Sustiva®
  – Nevirapin (NVP), z. B. Viramune®
- **Proteaseinhibitoren** *(PI)* verhindern durch Hemmung der HIV-Protease den Zusammenbau neuer Viren. Stattdessen werden lediglich nicht-infektiöse Virusteile produziert. Ritonavir (z. B. Norvir®) wird nur noch in sehr geringen Dosen in Kombination mit anderen Medikamenten gegeben, um die Konzentration des Kombinationspartners zu erhöhen *(Boostern, Boosting)*.
  – Atazanavir (ATV), z. B. Reyataz®
  – Darunavir (DRV), z. B. Prezista®
  – Fosamprenavir (F-APV), z. B. Telzir®
  – Indinavir (IFV), z. B. Crixivan®
  – Lopinavir (LPV), z. B. Kaletra®
  – Nelfinavir (NFV), z. B. Viracept®
  – Saquinavir (SQV), z. B. Invirase®
  – Tipranavir (TPV), z. B. Aptivus®
- **Fusionshemmer** *(Entry-Inhibitoren)* verhinden das Eindringen des HIV in die Zelle (Beispiel Enfuvirtide = T20, z. B. Fuzeon®).

Neue Medikamente sind **Integrase-Inhibitoren** (etwa Elvitegravir, Raltegravir), die verhindern sollen, dass die DNA-Kopie der Virus-RNA in die DNA der Wirtszelle eingebaut wird. Raltegravir (Isentress®) ist seit Ende 2007 in Europa zugelassen für Patienten, bei denen andere Medikamente nicht mehr wirken. Seit Oktober 2007 zugelassen ist Maraviroc (Celsentri®). Es zählt zu den **Korezeptorantagonisten**, d. h. es blockiert für das Eindringen des HIV zusätzlich zum CD4 notwendige Andockstellen. Weitere Substanzen befinden sich in der Entwicklung.

Zunehmend gibt es Kombinationspräparate bis hin zu „Once-daily-Kombinationen" (z. B. Atripla®), die dem Patienten die Einnahme erleichtern und dadurch die Compliance verbessern sollen.

Resistenzen

Problematisch ist die häufige Resistenzentwicklung der HI-Viren. Daher gelangt im deutschsprachigen Raum immer eine Kombinationstherapie (*hochaktive antiretrovirale Therapie*, kurz **HAART**) zur Anwendung, derzeit üblicherweise aus zwei Nukleosid-/Nukleotidanaloga plus entweder einen (mit Ritonavir geboosterten) Proteinaseinhibitor oder einen nicht-nukleosidischen Hemmer der reversen Transkriptase. Eines der Präparate sollte ZNS-gängig sein.

Nebenwirkungen

Fast alle Substanzen haben zahlreiche Nebenwirkungen und Wechselwirkungen sowohl untereinander als auch mit Präparaten gegen andere Erkrankungen.

Alle aufgeführten Medikamente haben teils ernste Nebenwirkungen, die nicht selten zum Therapieabbruch führen. Alle Nebenwirkungen hier aufzuführen würde den Rahmen des Kapitels sprengen. Erwähnt werden soll aber das bei Proteinasehemmern sehr häufige **Lipodystrophiesyndrom** mit Fettumverteilung (zum Bauch und Nacken hin), Fettstoffwechselstörung und Verschlechterung der Glukosetoleranz, das wahrscheinlich das kardiovaskuläre Risiko der Patienten erhöht.

Indikationsstellung

Auch die Ansichten, wann, womit und wie lange behandelt werden soll, sind nach wie vor geteilt. Eine Behandlungsindikation besteht bei allen Patienten mit Beschwerden oder niedrigen CD4-T-Zellen (Grenze strittig, ≤ 350 Zellen/µl). Wegen der Nebenwirkungen und weil eine einmal begonnene Behandlung wohl lebenslang und konsequent fortgeführt werden muss, ist ganz wesentlich, dass der Patient die Entscheidung mitträgt. Therapiepausen werden derzeit nur in eng umgrenzten Ausnahmefällen als sinnvoll erachtet.

Eine wichtige Aufgabe der Pflegenden bei der Betreuung von HIV-Patienten und AIDS-Kranken ist, die korrekte Medikamenteneinnahme zu gewährleisten. Unregelmäßige Medikamenteneinnahmen können zu Resistenzen führen. Die Pflegenden achten außerdem auf mögliche Nebenwirkungen, leiten den Patienten zur Selbstbeobachtung an und geben alle Beobachtungen an den behandelnden Arzt weiter.

Behandlung der mit HIV/AIDS assoziierten Erkrankungen

Die Behandlung der mit der HIV-Infektion typischerweise assoziierten Erkrankungen entspricht im Wesentlichen den allgemeinen Richtlinien. Vielfach sind allerdings die Therapiemöglichkeiten infolge der Grunderkrankung oder der antiviralen Medikation eingeschränkt.

Alle HIV-Infizierten sollten so früh wie möglich die Standardimpfungen erhalten (☞ 15.1.3), außerdem sollten sie gegen Hib, Pneumokokken, Grippe und evtl. auch Windpocken und Hepatitis B geimpft sein (später ist die Immunantwort nur noch unzureichend und sind die meisten Lebendimpfungen nicht mehr möglich). Bei Patienten mit niedrigen CD4-T-Zellen ist außerdem eine Chemoprophylaxe indiziert (☞ auch 14.4.2).

HIV-infizierte Schwangere

Ohne Behandlung wird das HIV in ca. 25 % von der Schwangeren auf das Kind weitergegeben. Dieses Risiko kann durch einen geplanten Kaiserschnitt *vor* Einsetzen der Wehen, eine individuelle antiretrovirale (= gegen das HIV gerichtete) Behandlung der Schwangeren, eine antiretrovirale Prophylaxe des Neugeborenen und Verzicht auf Stillen (Infektionsrisiko durch die Muttermilch) auf ca. 2 % reduziert werden.

Mit der Schwangeren werden das Infektionsrisiko, die therapeutischen Möglichkeiten und die Möglichkeit eines Schwangerschaftsabbruchs besprochen. Nach der Geburt muss das Kind länger durch einen Kinderarzt überwacht werden, um festzustellen, ob es infiziert ist oder nicht.

14

14.4.5 Pflege von HIV-Infizierten

Notwendige Hygiene- und Desinfektionsmaßnahmen ☞ *14.4.6*

Die Pflege von HIV-Positiven und AIDS-Kranken stellt hohe Anforderungen an die Pflegenden. Sie werden mit den Themen Sexualität und Sucht sowie evtl. anderen Lebensformen oder kulturellen Unterschieden konfrontiert. Die zentralen Fragen der meisten AIDS-Kranken (Wie stark wird mich die Krankheit einschränken? Wie lange kann ich mit ihr leben?) fordern alle Mitglieder des therapeutischen Teams.

Durch die lange Behandlungszeit entwickelt sich häufig eine emotionale Beziehung zwischen Patient und Pflegenden. Wenden sich dann auch noch so genannte Freunde oder beschämte Familienmitglieder von dem Betroffenen ab, stehen Pflegende einem AIDS-Patienten an dessen Lebensende oft am nächsten. Die pflegerischen Maßnahmen orientieren sich daran, ob der Patient Symptome der Kategorie A, B oder C aufweist (☞ 14.4.1) und den damit verbundenen individuellen Pflegeproblemen.

Kommunikation

Patienten mit einer HIV-Infektion sind meist jung, d.h. in einem Alter, in dem sie „das ganze Leben" noch vor sich wähnten. Das Wissen um die – unheilbare – HIV-Infektion bedeutet, dass der gesamte Lebensentwurf (Beruf, Familie) in Frage gestellt wird. Dank der mittlerweile zur Verfügung stehenden Arzneimittel bedeutet eine HIV-Infektion in den Industrieländern für die meisten Patienten nicht mehr wie früher einen nahen Tod. Es handelt sich vielmehr meist um einen langfristigen Krankheitsverlauf, der jedoch viele existenzielle Fragen mit sich bringt. Die Betroffenen haben Angst vor Verschlechterungen, Medikamentennebenwirkungen und gesellschaftlicher Isolierung, wenn die Krankheit nach außen hin deutlich wird. Oft muss der Betroffene zum Zeitpunkt der Diagnose seinen Verwandten oder seinem Partner erst einmal gestehen, dass er homosexuell oder bisexuell ist („Outing"). Die Angehörigen fühlen sich oft betrogen und/oder ziehen sich zurück. Hinzu kommt die Angst des Partners, sich möglicherweise durch ungeschützten Geschlechtsverkehr infiziert zu haben. Wurde der Partner bereits infiziert, führen Schuldgefühle einerseits und Zorn andererseits zu einer schweren Beziehungskrise.

Wegen der Angst der Betroffenen vor einem langen, einsamen Sterben ist die Unterstützung und Gesprächsbereitschaft von Seiten der Pflegenden und der Ärzte für Patienten und Angehörige ganz wichtig. Eine große Hilfe können für den Patienten ambulante Dienste, Selbsthilfegruppen, Psychologen und Seelsorger sein, die den Betroffenen auch außerhalb der Klinik zur Seite stehen.

Haut

- Zur Vorbeugung von Infektionen der oft sehr trockenen Haut der Patienten wird die Haut sorgfältig gepflegt, z.B. mit Ölbädern und durch Eincremen mit W/O-Emulsionen. Eine gründliche Intimtoilette und sorgfältiges Abtrocknen sind wichtig, um z.B. Pilzinfektionen zu vermeiden

- Die Pflegenden führen täglich eine sorgfältige Hautbeobachtung durch. Sie informieren den Patienten, damit er Hautveränderungen, denen er unter Umständen keine Bedeutung beimisst, entsprechend beurteilen kann. Dazu gehören z.B. auch kleinere juckende Hautrötungen, die möglicherweise durch eine Hautpilzinfektion bedingt sind, oder kleine Bläschen oder Schleimhautgeschwüre (auch im Genito-Anal-Bereich), die etwa auf einen Herpes simplex hinweisen können
- Eine gewissenhafte Mundpflege beugt Schleimhautinfektionen (z.B. Mundsoor, ☞ 14.4.2) vor. Die Pflegenden inspizieren die Mundhöhle sorgfältig (weißliche Beläge?). Sie leiten den Patienten zur Selbstbeobachtung an und klären ihn auf, dass er den Mund nach jeder Mahlzeit spülen soll bzw. unterstützen ihn dabei, damit keine Speisereste im Mund-Rachenraum verbleiben, die ein Bakterienwachstum begünstigen
- Wegen der Blutungs- und der damit verbundenen Infektionsgefahr achten Patient und Pflegende darauf, Verletzungen z.B. durch zu harte Zahnbürsten oder Rasierklingen zu vermeiden. Über die Notwendigkeit einer vorsichtigen Vorgehensweise informieren die Pflegenden den Patienten und seine Angehörigen.

Körpertemperatur

Zur Früherkennung von Infektionen führen die Pflegenden regelmäßige Temperaturkontrollen durch.

Ernährung

- Die Ernährung sollte vitamin-, eiweiß- und kalorienreich sein, dabei aber nicht zu scharf oder zu süß (begünstigt den Pilzbefall). Bei kachektischen Patienten können Kompromisse nötig sein, um eine weitere Auszehrung der Patienten zu vermeiden
- Die Pflegenden berücksichtigen besondere Vorlieben oder Abneigungen des Patienten, indem sie ihm Wunschkost oder ein Mitbringen von Speisen durch Angehörige ermöglichen
- Haben die Patienten z.B. infolge einer Soor-Ösophagitis (☞ 15.8.3) Probleme beim Essen, kann passierte oder flüssige Kost helfen
- Mehrere kleine Mahlzeiten werden in aller Regel besser vertragen als wenige große. Daher bieten die Pflegenden dem Patienten Zwischenmahlzeiten an
- Sollte ein Patient trotz dieser Maßnahmen weiter abmagern, erörtern die Pflegenden in Absprache mit dem Arzt die zusätzliche Gabe von Sondennahrung (☞ 1.4.3)
- Regelmäßige Gewichtskontrollen sind bei allen Patienten erforderlich
- Generell achten die Pflegenden auf eine ausreichende Flüssigkeits- und Elektrolytzufuhr, da der Flüssigkeits- und Elektrolytbedarf durch Durchfälle, Erbrechen und Fieber höher ist als beim Gesunden.

Ausscheiden

Ist der Allgemeinzustand stark beeinträchtigt, brauchen die Patienten evtl. einen Nachtstuhl am Bett. Häufig haben gerade jüngere Patienten mit Diarrhö Hemmungen, um Hilfe zu bitten. Die Pflegenden beobachten das Stuhlverhalten (Obstipation? Diarrhö), um Veränderungen

14

(ggf. durch Medikamentennebenwirkungen) rechtzeitig zu erkennen und nach Rücksprache mit dem Arzt behandeln zu können.

Patientenberatung

Im Rahmen der Prävention ist es Aufgabe der Pflegenden, ergänzend zur Aufklärung durch den Arzt, das Verständnis des HIV-Kranken für seine Erkrankung zu fördern, sodass eine Übertragung des Virus auf andere Personen ausgeschlossen wird. Sie informieren über Übertragungswege, über „safer sex" und über weitere infektionsvermeidende Verhaltensregeln. Sie verweisen auf Kontaktadressen wie die Deutsche AIDS-Hilfe (✉2) sowie auf Internetadressen (✉3) und Beratungsstellen (✉4), über die eine Vielzahl von Veröffentlichungen in verschiedenen Sprachen erhältlich ist.

Zur Beratung gehört auch die Information zur Bedeutung einer korrekten Medikamenteneinnahme (trotz ihrer Nebenwirkungen), da sonst eine Resistenzentwicklung droht (☞ oben). Bei einem Teil der Präparate sind spezielle Einnahmerichtlinien zu beachten (vor oder nach dem Essen, nur mit Wasser oder zu einer leichten, fettfreien Mahlzeit). Dies erfordert eine hohe Compliance des Patienten, ist jedoch entscheidend für den Krankheitsverlauf.

Rehabilitation

Durch die verbesserte medikamentöse Therapie ist die Prognose von HIV-Positiven heute deutlich günstiger als noch vor einigen Jahren. Im Mittelpunkt der rehabilitativen Maßnahmen stehen die Stärkung des Betroffenen für sein Leben mit der Erkrankung und die Anleitung, wie er selbst zu einer möglichst günstigen Prognose beitragen kann (📖5).

Aufgrund ihrer Krankheit verlieren viele HIV-Infizierte und AIDS-Kranke ihren Arbeitsplatz und/oder werden schwer pflegebedürftig. Deshalb kann auch der Kampf um die soziale Sicherheit des Patienten Aufgabe der Pflegenden – zusammen mit Ärzten und sozialen Diensten – sein. Fragen nach dem finanziellen Unterhalt sind zu regeln, ggf. ein Rentenantrag zu stellen. Ein Schwerbehindertenausweis muss ebenso beantragt werden wie die ambulante Betreuung/Krankenpflege. Auf Wunsch werden Kontakte zur Hospizbewegung oder zu Selbsthilfegruppen geknüpft. Unter Umständen ist die Versorgung von Kindern zu regeln.

Palliative Pflege

Auch im Endstadium ist bei Unterstützung durch ein multiprofessionelles Team eine Betreuung außerhalb der Klinik möglich. Selbsthilfeorganisationen und ambulante Pflegedienste als Teil dieses multiprofessionellen Teams erlauben Betroffenen, trotz Beschwerden nicht in die Klinik zu müssen und so im Rahmen ihrer Erkrankung ein möglichst „normales" Leben bis zum Schluss in ihrer gewohnten Umgebung zu führen.

Ist die Versorgung daheim nicht möglich, bieten Hospize eine pflegerische, medizinische und psychosoziale Betreuung, die auf die bestmögliche Unterstützung des Patienten und seiner Angehörigen in der letzten Lebensphase ausgerichtet ist.

14.4.6 Prävention

Eine Impfung gegen HIV ist bisher nicht in Sicht, eine Vorbeugung also nur durch Meiden erregerhaltiger Sekrete möglich. Hierzu gehört insbesondere das Benutzen von Kondomen bei Geschlechtsverkehr mit wechselnden Partnern („safer sex"). Drogensüchtige sollten Injektionsbestecke nicht mit anderen teilen. Im medizinischen Bereich sollen die Einhaltung der einschlägigen Hygiene- und Desinfektionsmaßnahmen, die sorgfältige Herstellung von Blutprodukten, ihre gezielte, möglichst sparsame Anwendung (☞ auch 11.4.1) und das weitestmögliche Umsteigen auf Eigenblutspenden die Weiterverbreitung des HIV verhindern.

Hygiene- und Desinfektionsmaßnahmen

Die erforderlichen Hygiene- und Desinfektionsmaßnahmen entsprechen denen anderer Erkrankungen, die durch Blut oder andere Körperflüssigkeiten übertragbar sind. Wie bei jedem Patienten werden die üblichen Hygiene- und Vorsichtsmaßnahmen, etwa Händereinigung und -desinfektion, eingehalten. Dementsprechend gilt:

- Unterbringung in einem Einzelzimmer ist nicht erforderlich. Ausnahmen sind beispielsweise gleichzeitig bestehende andere Infektionen, die eine Isolierung erfordern (z. B. Tuberkulose), oder eine hochgradige Abwehrschwäche des Patienten mit Notwendigkeit einer Umkehrisolation
- Über das Übliche hinausgehende Desinfektionsmaßnahmen sind nicht generell notwendig, können aber insbesondere bei AIDS durch die Begleiterkrankungen, etwa einen infektiösen Durchfall, erforderlich sein (☞ auch 15.5.6). Das Geschirr Infizierter gilt als nicht ansteckend, die Wäsche nur, wenn sie mit virushaltigem Material in direkten Kontakt gekommen ist
- Wenn irgend möglich, sollte Einmalmaterial bevorzugt werden, Alternative ist die streng patientenbezogene Verwendung medizinischer Geräte und tägliche Sterilisation von Therapiegegenständen aus Kunststoff

Expositionsprophylaxe in der Pflege

Angemessenes Verhalten

Natürlich achten Pflegende im Umgang mit HIV-Infizierten darauf, sich nicht anzustecken. Dazu gehört das Einhalten aller zum Selbstschutz erforderlichen Maßnahmen. Übertrieben ängstliches Verhalten (z. B. permanentes Tragen von Handschuhen in Patientennähe) allerdings trägt nicht weiter zum Selbstschutz bei, wird aber von den Betroffenen sehr genau registriert und verletzt sie.

Abb. 14.14: Die verschiedenen Kampagnen zu „safer sex" sind ein Teil der weltweiten Aufklärungsbestrebungen zum Thema Aids, denn: AIDS-Prävention geht alle an. [W233]

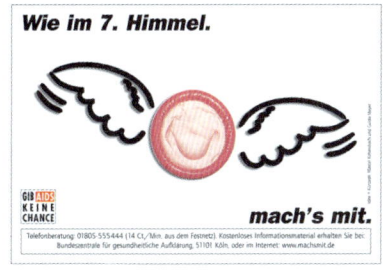

14

Das Risiko, sich durch die Pflege mit dem HI-Virus zu infizieren, ist insgesamt gering, zuverlässige Zahlen gibt es allerdings nicht. Häufigste Ursache von HIV-Infektionen im Pflegebereich sind wohl versehentliche Nadelstichverletzungen (☞ 15.1.4), gefolgt von Infektionen über die Schleimhäute bzw. über rissige Haut.

Trotzdem müssen Pflegende – und Ärzte – im Umgang mit HIV-Infizierten die gleichen Vorsichtsmaßnahmen treffen wie bei Patienten mit Hepatitis B, die ja ebenfalls über Blut-zu-Blut-Kontakt und sexuellen Kontakt übertragen wird.

Für die Pflege bedeutet dies:
- Bei möglicher Kontamination mit erregerhaltigem Material (auch bei der Körperpflege) Latex-Handschuhe benutzen und regelmäßig Hände desinfizieren. Einmal-Handschuhe aus anderem Material bieten keinen ausreichenden Schutz. Schutzkittel sind beispielsweise bei sehr großen Wundflächen oder massiven Durchfällen erforderlich, ein Mundschutz und Schutzbrille bei Bildung virushaltiger Aerosole (z. B. bei Absaugen, Bronchoskopie, Intubation, transurethraler Katheterisierung)
- Material, das mit erregerhaltigen Körpersekreten in Berührung gekommen ist, als Sondermüll entsorgen. Hierzu gehört auch die Kennzeichnung als „infektiös". Verschüttetes Blut – oder andere Körperausscheidungen – aufwischen und die Fläche anschließend desinfizieren
- Sich so zu verhalten, dass Verletzungen durch benutzte Skalpelle, Infusionsbestecke, Kanülen etc. ausgeschlossen sind. Kanülen noch im Patientenzimmer in geeignete Behälter entsorgen (kein Recapping, ☞ 15.1.4)
- Die Hände regelmäßig eincremen, um rissiger Haut vorzubeugen. Hautrisse sind potenzielle Eintrittspforten! Schließt eine Pflegetätigkeit den Kontakt mit erregerhaltigem Material mit ein und liegen Verletzungen an den Händen vor, sollte die Maßnahme von einer anderen Pflegekraft übernommen werden
- Vor jeder Untersuchung das durchführende Personal über die Infektionsgefahr informieren
- Laborproben als „infektiös" kennzeichnen (je nach Vorschriften des Hauses). Transport- und Versandgefäße für Blut und andere Proben (z. B. Urin) mit Warnaufklebern versehen und möglichst doppelt verpacken. Auch auf dem Begleitschein das erhöhte Risiko vermerken
- Für funktionsfähige Beatmungsgeräte (inkl. Zubehör wie z. B. Masken) sorgen, um eine Mund-zu-Mund-Beatmung zu vermeiden.

Maßnahmen bei Nadelstichverletzungen ☞ 15.1.4

Medikamentöse Postexpositionsprophylaxe (PEP)

Trotz aller Vorsicht kann es zu einer Exposition mit HIV kommen, v. a.:
- Im Beruf durch Verletzungen mit HIV-kontaminierten Nadeln, Skalpellen o. Ä. sowie bei Kontakt von Schleimhaut oder verletzter Haut mit HIV-haltigen Sekreten (☞ auch 15.1.4)
- Durch ungeschützten Geschlechtsverkehr, selten durch Aufnahme von Sperma in den Mund

- Durch Mitbenutzung HIV-kontaminierter Spritzbestecke bei i. v.-Drogenabusus
- Durch kriminelle Handlungen, z. B. Vergewaltigung
- Durch kontaminierte Blutprodukte oder Transplantationen von Geweben HIV-Infizierter.

Bei einer möglichen, wahrscheinlichen oder gar sicheren HIV-Exposition schätzt der Arzt das Risiko einer HIV-Infektion ab. Bei erhöhtem Risiko wird eine vierwöchige Gabe antiretroviraler Medikamente baldmöglichst nach der Exposition empfohlen, um das Infektionsrisiko zu senken (☞ auch 15.1.4). Ausgeschlossen wird eine Infektion dadurch allerdings nicht. Die PEP sollte in Absprache mit darin erfahrenen Ärzten erfolgen. Details zu Indikationen und Durchführung finden sich z. B. auf den Internetseiten des Robert Koch-Instituts, Berlin (www.rki.de, ☐6). Die weiteren Maßnahmen und Kontrollen entsprechen im Wesentlichen dem in 15.1.4 Gesagten.

Literatur und Kontaktadressen

☐ Literaturnachweis

1. Robert Koch-Institut (Hrsg.): Zum Verlauf der HIV-Epidemie in Deutschland bis Ende 2008. Epidemiologisches Bulletin Nr. 47 vom 21. 11. 2008, S. 409–411. Berlin 2008. Nachzulesen im Internet unter www.rki.de

2. AIDS epidemic update: December 2007. Nachzulesen im Internet unter http://data.unaids.org/pub/EPISlides/2007/2007_epiupdate_en.pdf

3. Leitlinien zur Antiretroviralen Therapie der HIV-Infektion, Deutsch-Österreichische Empfehlungen, Stand September 2008. Nachzulesen auf den Internetseiten des Robert Koch-Instituts unter www.rki.de, dann weiter zu Infektionskrankheiten A–Z, HIV/AIDS, Empfehlungen.

4. Hoffmann, C.; Rockstroh, J.; Kamps, B. S.: HIV.NET 2008. Nachzulesen im Internet unter www.hiv.net/2010/buch.htm

5. Wierz, V.: HIV und Aids: Paradigmenwechsel in der Pflege. In: Heilberufe 9/2008, S. 11–12.

6. Postexpositionelle Prophylaxe der HIV-Infektion, Deutsch-Österreichische Empfehlungen, Stand Januar 2008. Nachzulesen auf den Internetseiten des Robert Koch-Instituts unter www.rki.de, dann weiter zu Infektionskrankheiten A–Z, HIV/AIDS, Empfehlungen.

✉ Kontaktadressen

1. Deutscher Allergie- und Asthmabund e. V. (DAAB), Fliethstraße 114, 41061 Mönchengladbach, Tel.: 02161/814940, Fax: 02161/8149430, www.daab.de

2. Deutsche AIDS-Hilfe e. V. (DAH), Wilhelmstraße 38, 10963 Berlin, Tel.: 030/690087 0, Fax: 030/690087 42, www.aidshilfe.de

3. Weitere Internetadressen: www.gib-aids-keine-chance.de, www.hiv.net, www.machsmit.de

4. Bundeszentrale für gesundheitliche Aufklärung (BZgA), Ostmerheimer Straße 220, 51109 Köln, Tel.: 0221/89920, Fax: 0221/8992300, www.bzga.de

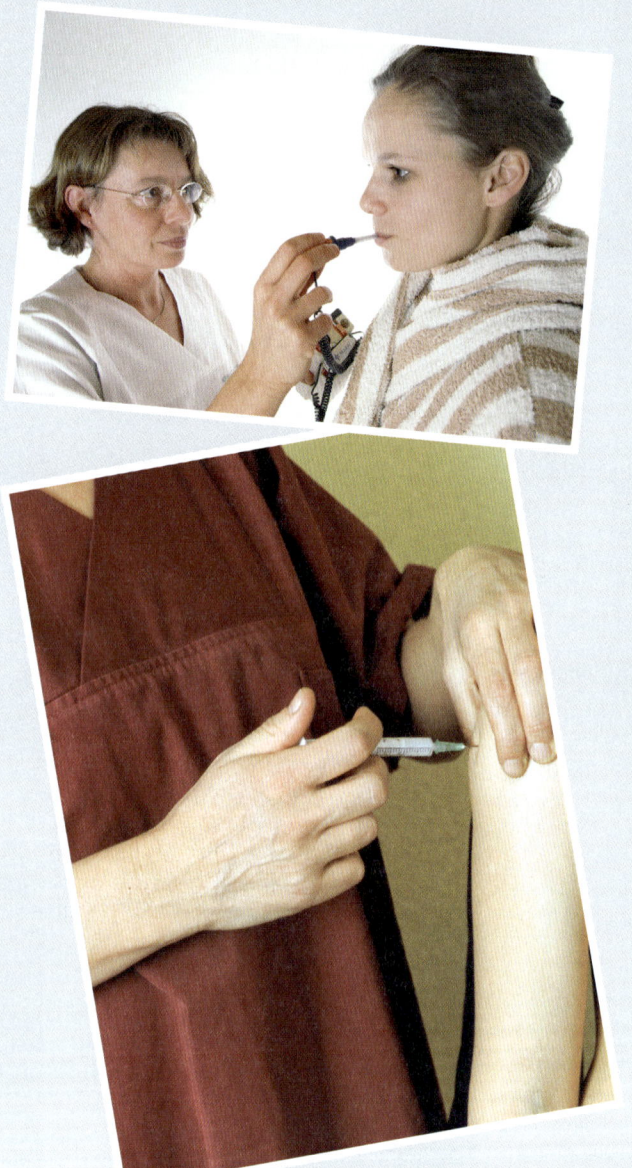

15 Pflege von Menschen mit Infektionskrankheiten

Mikrobiologie und Infektionsepidemiologie: Medizinisches Fachgebiet, das die Labordiagnostik, die Aufklärung epidemiologischer Zusammenhänge und Ursachen sowie die Prävention und Bekämpfung von Infektionskrankheiten zum Gegenstand hat.

Infektionskrankheiten beschäftigen allerdings nicht nur den Mikrobiologen und Infektionsepidemiologen, denn Infektionskrankheiten kommen in allen medizinischen Fachgebieten vor und werden von den jeweiligen (Fach-)Ärzten diagnostiziert und behandelt.

Die verschiedenen Infektionskrankheiten werden entweder in diesem Kapitel oder, wenn es sich um organspezifische Infektionen handelt, in den Organkapiteln dargestellt.

15.1 Pflege bei Infektionskrankheiten

Je nach Art der Infektion können Menschen mit Infektionskrankheiten Pflegenden in allen internistischen Abteilungen begegnen. Eher selten werden Patienten wegen einer Infektionskrankheit ins Krankenhaus eingewiesen (z. B. bei schwerem Verlauf oder wenn eine Isolierung erforderlich ist), meistens werden sie ambulant behandelt. Oft entwickeln sich Infektionskrankheiten erst im Laufe des Krankenhausaufenthaltes wegen anderer Grunderkrankungen (Nosokomialinfektionen ☞ 15.2.1).

Hauptaufgabengebiete der Pflegenden sind:
- Sorgfältige Patientenbeobachtung zur Beurteilung des Krankheitsverlaufs
- Anwendung von Hygienemaßnahmen zur Verhinderung der Erregerausbreitung und zum Selbstschutz
- Durchführung symptomenbezogener Pflegemaßnahmen z. B. bei Fieber oder Durchfall.

15.1.1 Betroffene Menschen

Je nach zugrunde liegendem Erreger klagt der Betroffene über unterschiedliche Symptome. Viele Patienten haben Fieber und fühlen sich abgeschlagen, hinzu treten Organbeschwerden wie etwa Halsschmerzen oder Durchfälle.

Manche Patienten empfinden die Vorstellung, dass sich Keime in ihrem Körper befinden, als unangenehm. Insbesondere wenn die Erkrankung zu Beeinträchtigungen der äußeren Erscheinung (z. B. infizierte Hautwunden) oder unangenehmen Gerüchen (etwa bei Durchfällen) führt oder in der Bevölkerung fälschlicherweise mit Unsauberkeit verbunden oder stigmatisiert wird (z. B. Kopfläuse), fühlt sich der Betroffene in gewisser Weise „verunreinigt".

Hinzu kann die Angst vor Ansteckung der Umgebung kommen. Der Kranke grenzt sich möglicherweise selbst aus oder wird ausgegrenzt oder muss zum Schutz vor Verbreitung des Erregers isoliert liegen.

15

Altersgruppen und Begleiterkrankungen

Infektionserkrankungen betreffen Menschen jeden Alters:

- Kleinkinder haben sehr häufig Infektionen als Zeichen der normalen Auseinandersetzung ihres Immunsystems mit den Erregern der Umwelt. Meist handelt es sich dabei um „banale" Infektionen wie z.B. Viruserkrankungen der Atemwege. Begleit- oder ursächliche Erkrankungen sind insgesamt selten und geben sich in aller Regel durch besonders schwere Infektionen, Infektionen durch atypische Erreger oder Infektionen immer des gleichen Organs zu erkennen
- Jugendliche und Erwachsene mittleren Alters sind zwar an sich wenig anfällig für Infektionen. Risikoverhalten (z.B. Drogenkonsum, aber auch Fernreisen) und berufliche Risiken führen aber dazu, dass diese Altersgruppe bei einigen meldepflichtigen Erkrankungen am stärksten vertreten ist
- Bei älteren Menschen lässt die Funktion des Immunsystems nach. Dies führt zusammen mit prädisponierenden Erkrankungen des höheren Lebensalters (z.B. Herz- oder Lungenerkrankungen) zu gehäuftem Auftreten von Infektionserkrankungen.

Unabhängig vom Alter haben chronisch Kranke ein erhöhtes Risiko von Infektionskrankheiten, insbesondere wenn sie wegen ihrer Erkrankung abwehrschwächende Arzneimittel einnehmen.

15.1.2 Prävention von Infektionen: Überblick

Infektionskrankheiten werden durch die erheblichen Präventions- und Therapieerfolge des letzten Jahrhunderts derzeit von vielen Menschen nicht als Bedrohung wahrgenommen. Trotzdem sind Infektionskrankheiten nach wie vor nicht nur häufig, sondern teils auch gefährlich und werden in Zukunft wahrscheinlich noch an Bedeutung gewinnen durch:

- Die zunehmende Zahl besonders gefährdeter chronisch Kranker und Abwehrgeschwächter
- Resistenzen gegen Antibiotika (beispielsweise Tuberkulose, MRSA)
- Klimaveränderungen, infolge derer sich Erreger in Gebieten „halten", in denen sie bis dahin nicht vorkamen (etwa das West-Nil-Virus in Nordamerika)
- Die Entstehung „neuer" Infektionskrankheiten
- Die zunehmende Mobilität der Menschen, durch die Erreger im Extremfall binnen Tagen um den ganzen Erdball reisen können.

Entsprechend wichtig sollte dem Einzelnen wie der Gesellschaft die Prävention von Infektionen sein.

Expositionsprophylaxe

Expositionsprophylaxe: Vorbeugung von Infektionen durch Vermeidung des Kontakts zu den Infektionserregern.

Exposition: Ausgesetztsein gegenüber einem (möglicherweise krankheitsverursachenden) Einfluss, hier einem Infektionserreger.

Die **Expositionsprophylaxe** soll den Kontakt Nicht-Infizierter mit dem Erreger verhindern:

- Eine konsequente Wasser- und Abwasserhygiene beugt z.B. Typhus und Cholera vor
- Sind Tiere in die Infektionskette eingeschaltet, kann eine Expositionsprophylaxe auch hier ansetzen. So konnte beispielsweise die Wildtollwut in Deutschland durch Auslegen von Impfstoffködern für Füchse ausgerottet werden. Eine Bekämpfung der Mücken beugt durch Mücken übertragenen Erkrankungen vor
- Händewaschen nach dem Toilettengang und vor der Nahrungszubereitung schützt vor dem Kontakt fäkal-oral übertragener Keime. Die Benutzung von Kondomen oder im medizinischen Bereich das Tragen von Handschuhen bei möglichen Blutkontakten beugt (unter anderem) der Hepatitis B und C vor
- Im medizinischen Bereich verhindern die Einhaltung der einschlägigen Hygieneregeln, sorgfältige Desinfektion und Sterilisation sowie aseptisches Arbeiten die Weiterverbreitung von Infektionserregern und dienen somit der Expositionsprophylaxe von Patienten, Besuchern und Personal.

Viele Erreger sind aber allgegenwärtig, sodass ein Kontakt mit ihnen unvermeidlich ist.

Dispositionsprophylaxe

Dispositionsprophylaxe: Vorbeugung von Infektionen durch Verringerung der Empfänglichkeit eines Individuums für eine Infektion.

Disposition: Anfälligkeit für eine Erkrankung, Krankheitsbereitschaft.

Die **Dispositionsprophylaxe** soll Gesunde weniger empfänglich für Erreger machen:

- Bereits die Stärkung der Abwehr z.B. durch ausgewogene Ernährung zählt zur Dispositionsprophylaxe
- Zweite Säule ist die **Impfprophylaxe** durch *passive* oder *aktive Immunisierung* (☞ 15.1.3)
- **Chemoprophylaxe** bezeichnet die vorbeugende Gabe von Arzneimitteln gegen den Krankheitserreger (Antibiotika, Virostatika, Antimykotika). Eine Chemoprophylaxe ist selten und nur bei komplikationsreichen Infektionskrankheiten sinnvoll (z.B. Malaria-, Endokarditisprophylaxe). Die Schutzwirkung ist auf die Zeit der Arzneimittelgabe begrenzt.

15.1.3 Infektionsprophylaxe: Impfprophylaxe

Schutzimpfung: Künstliche Immunisierung gegen bestimmte Erreger. Ziel ist der Schutz ohne (ausgeprägte) vorherige Erkrankung.

Passive Immunisierung

Passive Immunisierung: Übertragung von spezifischen Antikörpern (Immunglobulinen) gegen bestimmte Erreger oder Toxine. Vermittelt sofortigen, aber zeitlich begrenzten Schutz.

Eine **passive Immunisierung** durch Immunglobulingabe erfolgt, wenn ein *sofortiger* Schutz erforderlich ist, etwa vor einer ungeplanten Reise oder nach stattgehabter Exposition Nicht-Immuner. Bei wenigen Erkrankungen mildern Immunglobuline noch nach Beginn der Erkrankung deren Verlauf. Nachteilig ist die mit 1–3 Monaten kurze Schutzdauer, da der Körper die verabreichten Immunglobuline abbaut.

- Heute werden überwiegend **homologe Seren** verwendet, d. h. *menschliche Immunglobuline*. Das Rest-Infektionsrisiko ist mittlerweile sehr gering. Beispiele sind die Hepatitis-, Röteln-, Tetanus- oder Tollwut-Immunglobuline. Humane **Standardimmunglobuline** enthalten gepoolte (aus vielen Spenden), gereinigte γ-Globuline und somit viele verschiedene Antikörper in eher niedriger Konzentration. Humane **Hyperimmunglobuline** enthalten Antikörper gegen einen bestimmten Erreger in hoher Konzentration
- Selten werden **heterologe Seren** *(tierische Immunglobuline)* gegeben, etwa Diphtherie-Antitoxin. Hier besteht ein relativ hohes Risiko anaphylaktischer Reaktionen
- Einziger gentechnisch hergestellter Antikörper bislang ist Palivizumab (Synagis®) gegen Respiratory-Syncytial-Virus-Infektionen bei Frühgeborenen (☞ 15.6.9).

Aktive Immunisierung

> **Aktive Immunisierung:** Ausbildung einer Immunität durch Verabreichung von
> - **Lebendimpfstoffen** (abgeschwächten lebenden Krankheitserregern)
> - **Totimpfstoffen** (abgetöteten Krankheitserregern oder antigenen Bestandteilen toter Krankheitserreger) oder
> - **Toxoidimpfstoffen** („entschärften" Giftstoffen).

Bei der **aktiven Immunisierung** bildet das Immunsystem des Geimpften selbst (aktiv) Antikörper und Gedächtniszellen gegen die Erreger, ohne dass es zu einer (ausgeprägten) Erkrankung kommt. Die Schutzwirkung setzt erst mit einer Verzögerung von ca. 2–3 Wochen ein, hält aber dafür lange an.

Simultanimpfung und Impfabstände

Simultanimpfung bezeichnet die gleichzeitige aktive und passive Immunisierung gegen einen Erreger. Sie ist dann angezeigt, wenn bei Verdacht auf eine akute Infektion sowohl ein sofortiger als auch ein länger andauernder Schutz erforderlich ist. Damit es nicht zur gegenseitigen Wirkungsbeeinträchtigung von Passiv- und Aktivimpfstoff kommt, werden die beiden Substanzen in separate Spritzen aufgezogen und an verschiedenen Körperstellen injiziert.

Wichtige Beispiele sind die Tetanusprophylaxe bei Verletzungen Ungeimpfter (☞ 15.5.19) oder die Hepatitis-B-Prophylaxe nach Nadelstichverletzung Nicht-Immuner (☞ 8.4.2, 15.1.4).

Werden Lebendimpfstoffe gegen verschiedene Erkrankungen nicht gleichzeitig verabreicht, muss zu anderen Lebendimpfungen ein **Impfabstand** von mindestens vier Wochen eingehalten werden.

Nebenwirkungen und Kontraindikationen

Die meisten Impfungen sind gut verträglich. Gelegentlich kommt es durch die immunologische Auseinandersetzung als **Impfreaktion** zu leichten Allgemeinbeschwerden (Abgeschlagenheit, Fieber) oder zu Lokalreaktionen (z. B. Reaktionen an der Einstichstelle, geschwollene regionale Lymphknoten). Neben dem eigentlichen Antigen können auch die weiteren Inhaltsstoffe des Impfstoffes zu Nebenwirkungen führen, vor allem Allergien. Bei Lebendimpfungen ist je nach Impfstoff eine **Impfkrankheit** mit in aller Regel leichtem Verlauf möglich (z. B. „Impfmasern").

Ernste Impfnebenwirkungen oder gar bleibende (und meldepflichtige) Impfschäden sind sehr selten. Um ihr Auftreten zu minimieren, untersucht der Arzt den Impfling vor der Impfung. Kontraindikationen für Impfungen sind beispielsweise fieberhafte Erkrankungen (nicht jedoch eine banale Erkältung), eine Allergie gegen Impfstoffbestandteile sowie bei Lebendimpfungen (je nach Impfstoff) Immunsuppression und Schwangerschaft.

> Bei Beachtung der Kontraindikationen der jeweiligen Impfung ist das Risiko eines Impfschadens sehr viel geringer als das Risiko eines bleibenden Schadens nach durchgemachter Erkrankung.

Impfempfehlungen

Die *Ständige Impfkommission* **(STIKO)** *am Robert Koch-Institut* gibt jährlich aktualisierte Impfempfehlungen heraus. Der Nutzen mancher Impfungen für den Einzelnen und/oder die Gesellschaft wird für so hoch erachtet, dass diese **Standardimpfungen** für alle Menschen (der jeweiligen Altersgruppe) empfohlen werden. **Indikationsimpfungen** hingegen sind nur bei besonderer Gefährdung (z. B. Fernreisen, Exposition) angezeigt. Einen Überblick geben Abbildung 15.1 und Tabelle 15.2 (📖 1).

15.1.4 Prophylaxe einer Infektion durch Nadelstichverletzungen

Nadelstichverletzungen und andere versehentliche Verletzungen durch gebrauchte, mit Blut oder anderen Körperflüssigkeiten kontaminierte Instrumente sind bei im Gesundheitswesen Tätigen häufig. Aufgrund der hohen Dunkelziffer (wahrscheinlich wird die Mehrzahl der Nadelstichverletzungen nicht gemeldet) gibt es zwar keine genauen Zahlen, Schätzungen zufolge kommt es aber in Deutschland zu 500 000 Nadelstichverletzungen pro Jahr.

Die Verletzung als solche ist in aller Regel harmlos. Die Gefahr besteht in der Übertragung von Infektionen, vor allem Hepatitis B, C und HIV. Das genaue Infektionsrisiko hängt von vielen Faktoren ab, z. B. Art des Instruments und der Kontamination, Viruskonzentration, Tiefe der Verletzung und Zeitdauer der Exposition. Grobe Richtwerte für das Übertragungsrisiko bei einer Nadelstichverletzung mit bekannt erregerhaltigem Blut sind (mindestens) 30 % bei Hepatitis B, ungefähr 3 % bei Hepatitis C und ca. 0,3 % bei HIV.

15

Impfstoff/ Antigen-kombinationen	Alter in vollendeten Monaten						Alter in vollendeten Jahren			
	Geburt	2	3	4	11–14	15–23	5–6	9–17	ab 18	≥ 60
T		1.	2.	3.	4.		A	A	A (alle 10 Jahre)	
D/d		1.	2.	3.	4.		A	A	A (alle 10 Jahre)	
aP/ap		1.	2.	3.	4.		A	A		
Hib		1.	2.	3.	4.					
IPV		1.	2.	3.	4.			A		
HB		1.	2.	3.	4.			G		
Pneumokokken		1.	2.	3.	4.					S
Meningokokken					1.e) ab vollende-tem 12. Monat					
MMR					1.	2.				
Varizellen					1.	2.		S		
Influenza										S
HPV								1.–3.		

D/d = Diphtherie, T = Tetanus, aP/ap = Pertussis (Keuchhusten), Hib = Haemophilus influenzae Typ b, IPV = Polio, HB = Hepatitis B, MMR = Masern Mumps Röteln, Varizellen = Windpocken, HPV = humane Papillomaviren Typen 16, 18 (nur Mädchen im Alter von 12–17 Jahren)

A   Auffrischimpfung: Diese sollte möglichst nicht früher als 5 Jahre nach der vorhergehenden letzten Dosis erfolgen.
G   Grundimmunisierung aller noch nicht geimpften Jugendlichen bzw. Komplettierung eines unvollständigen Impfschutzes
S   Standardimpfungen mit allgemeiner Anwendung = Regelimpfungen

Abb. 15.1: Impfkalender für Deutschland, leicht verändert nach den Empfehlungen der STIKO (Stand: Juli 2008). Bei allen Impfstoffen sind die Angaben des Herstellers zu den Impfterminen und Impfabständen zu beachten. [X221]

Berücksichtigt man außerdem die Infektionsrate, so ergibt sich bei einer Nadelstichverletzung mit Blut unbekannter Infektiosität in Deutschland ein Risiko von:
• 1:250 für Hepatitis B
• 1:6500 für Hepatitis C
• 1:650000 für HIV/AIDS (💭2).

Erstmaßnahmen bei Nadelstichverletzungen

Bei einer Verletzung mit einem gebrauchten Instrument oder bei Blut- oder Sekretspritzern ins Auge wird in Deutschland folgendes Vorgehen empfohlen (💭3):
• Verletzung mindestens eine Minute gut ausbluten lassen, Blutung evtl. durch Druck auf die Umgebung (nicht die Wunde selbst!) anregen, damit infektiöses Material wenigstens teilweise wieder ausgespült wird
• Wunde gründlich mit Desinfektionsmittel spülen (z.B. mit Betaseptic®). Danach für mindestens 10 Min. einen mit Desinfektionsmittel getränkten Tupfer auflegen, ggf. erneut mit Desinfektionsmittel tränken
• Nadel für evtl. Untersuchung sicherstellen
• Bei Spritzern auf verletzte Haut mit Wasser und Seife waschen und mit desinfektionsmittelgetränktem Tupfer großflächig abreiben. Bei Spritzern ins Auge mit Ringer- bzw. Kochsalzlösung oder Wasser spülen. Bei Spritzern

in den Mund Sekret ausspucken, Mund mehrfach intensiv mit Wasser spülen (Wasser ausspucken)
• Auf jeden Fall Betriebs-/Durchgangsarzt aufsuchen und Verletzung melden.

Weiteres Vorgehen nach Nadelstichverletzung

Maßnahmen unmittelbar nach der Verletzung

Besteht nach einer beruflich bedingten Nadelstichverletzung ein Infektionsrisiko, wird baldmöglichst Blut des Verletzten untersucht (💭4). Empfohlen werden Untersuchungen auf Hepatitis B (Anti-HBs, Anti-HBc), Hepatitis C (Anti-HCV) und HIV (Anti-HIV).

Ist bekannt, von wem die Nadel oder das Instrument stammt, mit dem sich die Pflegekraft verletzt hat, kann auch das Blut des Patienten (mit seinem Einverständnis) auf Hepatitis- und HI-Viren untersucht werden. Problematisch ist allerdings, dass bei einer frischen Infektion die Tests trotz Infektiosität des Patienten negativ ausfallen können (diagnostisches Fenster) und aufgrund dessen wichtige therapeutische Maßnahmen beim Verletzten evtl. unterbleiben. Deshalb werden Untersuchungen beim Patienten nur bei bestimmten Fragestellungen empfohlen.

Erkrankung (Art des Impfstoffes)	Kategorie*	Wichtige Indikationen (Auszug), z.B. Reiseziel oder Personengruppe
Cholera ☞ 15.5.14 (T)	R	Auf Verlangen des Ziel- oder Transitlandes
Diphtherie ☞ 15.5.17 (T)	S, A, P	Inkomplette Grundimmunisierung, Auffrischimpfung, bei regionalen Krankheitsausbrüchen, postexpositionell
FSME ☞ 15.6.13 (T)	I, B, R, P	Aufenthalt in Gefährdungsgebieten, berufliche Gefährdung (z.B. Forstarbeiter, Jäger)
Gelbfieber ☞ 15.6.13 (L)	R, B	Auf Verlangen des Ziel- oder Transitlandes, Aufenthalt in Gelbfieber-Infektionsgebieten
Hib ☞ 15.5.15 (T)	I, P	Zustand nach Milzentfernung, für Kinder allgemein empfohlen
Hepatitis A ☞ 8.4.2 (T) Hepatitis B ☞ 8.4.2 (T)	I, B, P, R	Gefährdete Personen (z.B. medizinisches Personal, Hämophilie, Patienten mit chronischen Lebererkrankungen, homosexuell aktive Männer), Aufenthalt in Gebieten mit hoher Durchseuchung, postexpositionell, regionale Krankheitsausbrüche (Hepatitis A), Hepatitis B für Kinder allgemein empfohlen
Influenza ☞ 6.4.1 (T)	S, I, B, R	Ältere oder durch Vorerkrankungen oder Beruf besonders gefährdete Menschen, bei (drohenden) Epidemien
Masern ☞ 15.6.10 (L)	B, P	Beruflich gefährdete Personen (z.B. medizinisches Personal, Personal in Kindertagesstätten), postexpositionell, für Kinder allgemein empfohlen
Meningokokken-Infektion (bestimmte Stämme) ☞ 15.5.5 (T)	I, B, R, P	Patienten mit Immundefekten, besonders gefährdete Personen, z.B. Entwicklungshelfer in bestimmten Gebieten Afrikas, bei Krankheitsausbrüchen
Mumps ☞ 15.6.11 (L)	B, P	☞ Masern
Pertussis (Keuchhusten) ☞ 15.5.16 (T)	I, B, P	☞ Masern, zusätzlich nicht-immune Frauen mit Kinderwunsch und enge Kontaktpersonen (letztere spätestens vier Wochen vor der Geburt des Kindes)
Pneumokokken-Infektion ☞ 6.4.3, 15.5.4 (T)	S, I	Ältere oder durch Vorerkrankungen besonders gefährdete Menschen, z.B. mit chronischen Erkrankungen oder Immundefekten
Poliomyelitis (IPV = T) ☞ 15.6.7	S, I, B, P	Inkomplette Grundimmunisierung, bei besonderer beruflicher Gefährdung, Reisen oder regionalen Ausbrüchen, postexpositionell
Röteln ☞ 15.6.12 (L)	I, B, P	Gefährdete Personen (z.B. Personal in Kindertagesstätten), nicht-immune Frauen mit Kinderwunsch, postexpositionell, für Kinder allgemein empfohlen
Tetanus ☞ 15.5.19 (T)	S, A, P	Inkomplette Grundimmunisierung, Auffrischimpfung, bei Verletzung = postexpositionell
Tollwut ☞ 15.6.8 (T)	B, R, P	Nach Kontakt mit tollwütigen/tollwutverdächtigen Tieren Verletzung = postexpositionell, bei besonderer Gefährdung durch Beruf (z.B. Tierärzte, Jäger) oder Reise
Typhus ☞ 15.5.7 (L)	R	Reisen in Endemiegebiete
Varizellen ☞ 15.6.4 (L)	S, I, B, P	Besonders gefährdete Personen (z.B. Immundefekt), nicht-immune Jugendliche oder Frauen mit Kinderwunsch, erhöhte berufliche Gefährdung, postexpositionell, für Kinder allgemein empfohlen

* A = Auffrischimpfung
  B = Impfung bei erhöhter beruflicher Gefährdung
  I = Indikationsimpfung bei erhöhter Gefährdung (nicht beruflich), auch zum Schutz Dritter
  P = Postexpositionelle Prophylaxe/Riegelungsimpfung oder andere Maßnahmen der spezifischen Prophylaxe (Immunglobulingabe oder Chemoprophylaxe) bei Kontaktpersonen
  R = Reiseimpfung (die Impfindikation ergibt sich aus dem Reiseziel)
  S = Standardimpfung mit allgemeiner Anwendung = Regelimpfung

Tab. 15.2: Auffrisch- und Nachimpfungen für Erwachsene und Indikationsimpfungen für alle Altersgruppen nach den Impfempfehlungen der STIKO (Stand: August 2008). Alle genannten Impfungen sind Aktivimpfungen. T = Totimpfstoff; L = Lebendimpfstoff. [A400]

Falls das Risiko besteht, dass es zu einem Kontakt mit Hepatitis-B-Viren gekommen ist und der Impfschutz des Verletzten nicht ausreicht, wird der Verletzte aktiv und passiv gegen Hepatitis B geimpft.

Bei relevantem Risiko einer HIV-Infektion leitet der Arzt eine medikamentöse **p**ost**e**xpositionelle **P**rophylaxe (PEP) ein. Eine meist vierwöchige Gabe mehrerer antiretroviral wirksamer Medikamente soll verhindern, dass aus der HIV-Exposition eine Infektion wird. Der Nutzen der Prophylaxe ist statistisch gesichert, ein Versagen aber ebenso nachgewiesen. Detaillierte Empfehlungen sind z.B. auf den Internetseiten des Robert Koch-Instituts,

Berlin, nachzulesen. Im Zweifel ist es sinnvoller, zunächst mit einer PEP zu beginnen und diese z.B. nach Rücksprache mit einem Experten oder Klärung des Infektionsrisikos ggf. später abzubrechen als mit der PEP zu warten, da die Wirksamkeit der Prophylaxe um so größer ist, je früher sie einsetzt (am besten innerhalb der ersten zwei Stunden nach Exposition, ☐ 3).

Maßnahmen im weiteren Verlauf
Nach 6 Wochen sowie nach 3 und 6 Monaten wird das Blut der verletzten Pflegekraft abermals auf Hepatitis B, C und HIV untersucht. Hat der Verletzte ausreichenden

15

Impfschutz gegen Hepatitis B, können die Tests hierauf entfallen. Bei möglicher HCV-Infektion wird eine HCV-PCR (☞ 15.4.3) nach 2–4 Wochen angeraten, um ggf. möglichst früh mit einer Therapie beginnen zu können (☞ 8.4.2). Wird eine PEP durchgeführt, sind weitere Untersuchungen sinnvoll, um Nebenwirkungen der Medikamente zu erfassen. Auch wenn innerhalb der ersten drei Monate nach Exposition eine akute Erkrankung auftritt, die mit dem Bild einer akuten HIV-Infektion (☞ 14.4) vereinbar ist, sind zusätzliche Untersuchungen angezeigt.

Bis zum Infektionsausschluss sollte sich die Pflegekraft so verhalten, als ob sie infiziert wäre, also beispielsweise kein Blut spenden oder keinen ungeschützten Geschlechtsverkehr haben. Die psychische Belastung während der Wartezeit zum Ausschluss der Infektion empfinden einige für sich und ihre Angehörigen als enorm.

Kanülenverletzungen verhindern

Entscheidend ist die **Vorbeugung:**

- Sog. sichere Instrumente benutzen, d.h. Instrumente wie etwa Blutentnahmekanülen, bei denen ein Sicherheitsmechanismus eine versehentliche Verletzung mit dem gebrauchten Instrument unmöglich macht oder zumindest erheblich erschwert. In Deutschland ist der Einsatz solcher Instrumente bei Tätigkeiten mit Infektionsrisiken seit Mitte 2007 vorgeschrieben, sofern er technisch möglich ist (⬜5)
- Gebrauchte Kanülen o. a. Instrumente niemals liegen lassen, sondern sofort ohne Verpackungsmaterialien in Kanülenabwurfbehälter entsorgen. Nicht in die Schutzkappe zurückstecken (Recapping), denn das ist eine der häufigsten Verletzungsursachen. Dies gilt auch für die Kanülen von Insulinpens, die gerade im häuslichen Bereich häufig wiederverwendet werden. Von der Wiederverwendung von Penkanülen ist nicht nur aufgrund möglicher Gewebeschädigungen abzuraten, sie ist außerdem auch gefährlich (⬜6)
- Kanülenwegwerfbehälter regelmäßig leeren (Gefahr durch herausstehende Kanülen).

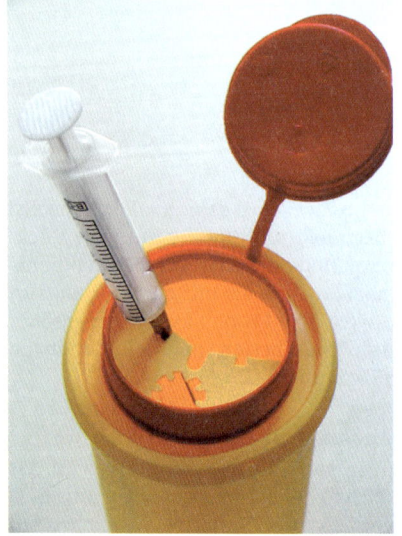

Abb. 15.3: Kanülenbehälter sind ganz wesentlich in der Prophylaxe von Kanülenverletzungen und dadurch bedingten Infektionen. [M230].

15.1.5 Rehabilitation

Nach den meisten Infektionskrankheiten sind keine besonderen Rehabilitationsmaßnahmen erforderlich, sofern dem Betroffenen eine angemessene Erholungzeit zugestanden wird. Bleiben nach einer Infektion Dauerfolgen zurück, etwa eine Lungenfunktionseinschränkung nach Tuberkulose, ein Leberschaden nach Hepatitis oder eine Bewegungseinschränkung nach Poliomyelitis (Kinderlähmung), so entspricht die Rehabilitation den in den jeweiligen Organkapiteln dargestellten Prinzipien.

15.1.6 Patientenberatung

Die Beratung durch die Pflegenden ist ebenso wie die Unterstützung bei allen Einschränkungen abhängig vom jeweiligen Krankheitsbild sowie den Übertragungswegen. Ziel der Beratung ist eine umfassende Information des Patienten bezüglich der erforderlichen Hygienemaßnahmen, um eine weitere Ausbreitung des Krankheitserregers auszuschließen. Ggf. wird der Patient außerdem zur Prävention beraten, z. B. um eine erneute Infektion zu verhindern. Hierzu gehört auch die Beratung bezüglich der verschiedenen Impfmöglichkeiten bzw. die Notwendigkeit von Auffrischimpfungen.

15.1.7 Beobachten, Beurteilen und Intervenieren

Fieber ☞ 15.3.1

Die Pflege von Patienten mit Infektionskrankheiten ist je nach verantwortlichem Erreger und Krankheitsbild sehr unterschiedlich. Eine Salmonellose erfordert andere Interventionen als eine Candidose oder ein Herpes zoster. Die jeweiligen Pflegemaßnahmen finden sich bei den einzelnen Krankheitsbildern.

Besonderheiten in der Pflege ergeben sich zudem aus den erforderlichen Maßnahmen zur **Infektionsprophylaxe.** Hierzu zählen z. B.:

- Isolierungsmaßnahmen (☞ unten)
- Die Vermeidung einer Keimverschleppung durch die Pflegenden oder durch potenziell kontaminierte Instrumente (z. B. durch sorgfältige Händehygiene)
- Besondere Vorsicht mit Gegenständen, die direkt in das Körperinnere führen, also z. B. aseptisches transtracheales Absaugen oder Legen eines Blasenkatheters, aber auch späterer aseptischer Wechsel von Urinbeutel oder Infusionssystem
- Die Prophylaxe von **Kanülenverletzungen** (☞ 15.1.4).

Neben den krankenhausinternen Richtlinien, die entsprechende Hygieneregeln festlegen, sind außerdem die Veröffentlichungen des Robert Koch-Instituts in Berlin und der Centers for Disease Control, Atlanta, maßgebliche Informationsquellen für die Pflegenden (✉ 1, 2).

Körpertemperatur

Fieber 15.3.1

Infektionen sind häufig mit Fieber verbunden. Die Pflegenden kontrollieren daher engmaschig die Körpertemperatur und führen ggf. Maßnahmen zur Fiebersenkung nach Arztanordnung durch.

Ernährung

Patienten mit Infektionskrankheiten sind häufig appetitlos. Dann hilft oft das Anbieten von Wunschkost oder das Mitbringen von Speisen durch Angehörige. Bei Entzündungen im Mund ist das Essen zudem schmerzhaft. Die Patienten haben dann eine Abneigung vor allem gegenüber frischem Obst, Salaten, Obstsäften und harten Speisen und bevorzugen pürierte Kost. Auch ihnen wird Wunschkost angeboten.

Wichtig ist eine ausreichende Flüssigkeitszufuhr (evtl. Beobachtung der Ein- und Ausfuhr im Rahmen einer Flüssigkeitsbilanz), um ein Flüssigkeitsdefizit durch Erbrechen, Durchfälle oder Fieber zu vermeiden. Kann der Flüssigkeitsbedarf durch Trinken allein nicht gedeckt werden, sind Infusionen erforderlich.

Kommunikation

Infektionskrankheiten können eine Isolierung erfordern. Für den Patienten bedeutet dies, nicht nur aus der vertrauten Umgebung herausgerissen zu werden, sondern auch, längere Zeit *allein* in *einem* Zimmer verbringen zu müssen. Die persönlichen Kontakte zur Außenwelt sind eingeschränkt. Aufgabe der Pflegenden ist es u. a., sich Zeit für Gespräche mit dem Patienten zu nehmen und so dem Gefühl des Isoliert- und Alleinseins vorzubeugen.

15.1.8 Maßnahmen zur Verhinderung der Keimverbreitung

Alle Maßnahmen zur Verhinderung einer Weiterverbreitung des Erregers (und damit einer Ansteckung von Mitpatienten, Besuchern, Angehörigen und Personal) werden unter dem Begriff **Quellenisolierung** zusammengefasst.

Ausgangspunkt ist, dass bei allen Patienten oder Pflegebedürftigen bestimmte **Standardhygienemaßnahmen** eingehalten werden, weil immer damit gerechnet werden muss, dass die Körperflüssigkeiten, -ausscheidungen und -sekrete sowie Schleimhäute und Wunden möglicherweise Krankheitserreger enthalten. Bei Weiterverbreitung des Erregers durch Kontakt-, Tröpfchen- und aerogene Infektion (☞ unten und 15.2.2) sind **Zusatzmaßnahmen** je nach Übertragungsweg sinnvoll (bei mehreren möglichen Übertragungswegen kombiniert). Besondere Erregereigenschaften, Schwere des Krankheitsbildes und individuelle Faktoren des Patienten (z. B. Stuhlinkontinenz) können darüber hinausgehende Maßnahmen erforderlich machen.

Die folgenden Ausführungen orientieren sich an den einschlägigen Richtlinien und Empfehlungen (☐ 7, 8, 9). In Krankenhäusern und Pflegeeinrichtungen werden die Hygiene- und Isolierungsmaßnahmen einschließlich ihrer Dauer im **Hygieneplan** für die einzelnen Erkrankungen festgelegt. Sie werden dann ggf. unter Hinzuziehen des Hygienefachpersonals an den Einzelfall angepasst.

Maßnahmen je nach Übertragungsweg

Als Erstes stellt sich die Frage, ob der Patient auf eine Normalstation aufgenommen bzw. dort bleiben kann (und falls ja, mit welchen zusätzlichen Vorsichtsmaßnahmen), oder ob er auf eine Infektionsstation oder in ein großes infektiologisches Behandlungszentrum verlegt werden muss. Ausschlaggebend dafür ist vor allem der Übertragungsweg.

Übertragung durch Körperflüssigkeiten

Bei Infektionen durch Erreger, die nur durch Körperflüssigkeiten, -sekrete und -ausscheidungen übertragen werden (z. B. Hepatitis B, Tetanus), ist keine spezielle Unterbringung erforderlich. Es gelten die Standardhygienemaßnahmen:

- Händehygiene: Gemäß den üblichen Richtlinien (z. B. nach Ausziehen der Handschuhe, zwischen Patientenkontakten)
- Handschuhe: Bei möglichem Kontakt mit verletzter Haut, Schleimhäuten, Körperflüssigkeiten, -sekreten, -ausscheidungen, potenziell kontaminierten Materialien
- Schutzkittel: Bei möglichem Kontakt von Kleidung oder Haut mit infektiösem Material (z. B. mögliches Verspritzen infektiösen Materials bei der Pflegetätigkeit)
- Mund-Nasen-Schutz, Schutzbrille: Bei Tätigkeiten mit möglicher Aerosolbildung aus infektiösem Material
- Desinfektion der patientennahen Umgebung, Abfall-, Wäsche-, Instrumentenentsorgung: Gemäß den üblichen Richtlinien
- Patientenverhalten bei Husten (Hustenhygiene): Bei Husten oder Niesen Mund und Nase mit einem (Einmal-)Tuch/Mund-Nasen-Schutz bedecken. Tuch ohne Zwischenlagern/Berühren entsorgen. Händehygiene nach möglicher Kontamination der Hände mit respiratorischen Sekreten. Möglichst Abstand von mind. 1 m zu anderen Personen
- Patiententransport: Unproblematisch.

Übertragung durch Kontakt

Bei Erregern, die durch direkte oder indirekte **Kontaktinfektion** übertragen werden, reicht ein sog. Isolierzim-

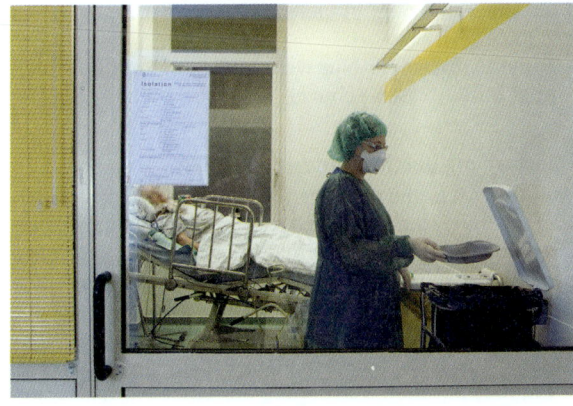

Abb. 15.4: Bei isolierten Patienten ist es sinnvoll, am Patientenzimmer ein Informationsblatt mit den erforderlichen Hygienemaßnahmen anzubringen. [K115]

15

mer auf einer Normalstation (z. B. bei MRSA ☞ 15.5.3, Wundinfektionen, ausgedehntem Herpes): Ein Einzelzimmer mit Nasszelle wird von außen mit einem Schild gekennzeichnet, das Besucher auffordert, sich vor Betreten des Zimmers bei den Pflegenden zu melden. Ggf. kann eine Kohortenisolierung erfolgen (☞ unten, Pflege auf einer Infektionsstation). Ist weder ein Einzelzimmer noch Kohortenisolierung möglich, wird mit dem Hygienefachpersonal Rücksprache genommen. Vor dem Zimmer liegt saubere Schutzkleidung bereit, die nach Gebrauch nicht mehr nach außen gelangen darf. Die Pflege erfolgt personenbezogen, der Patient darf das Zimmer nicht verlassen, die unten (☞ Pflege auf einer Infektionsstation) genannten Vorsichtsmaßnahmen gelten in vergleichbarer Weise. Eine Schleuse ist wünschenswert, aber nicht zwingend.

Ansonsten gelten folgende Richtlinien:
- Händehygiene: Händedesinfektion nach Ausziehen der Handschuhe vor Verlassen des Patientenzimmers
- Handschuhe: Bei möglichem Kontakt mit dem Patienten, seiner Umgebung oder kontaminierten Gegenständen, Wechseln der Handschuhe nach Kontakt mit infektiösem Material. Da sich der Patient im Zimmer frei bewegt, wird oft angeraten, die Handschuhe bei Betreten des Zimmers anzulegen
- Schutzkittel: Bei möglichem Kontakt der Kleidung mit dem Patienten oder kontaminierten Gegenständen
- Patiententransport: Nur wenn unbedingt nötig, Kontamination der Umgebung vermeiden (z. B. Bedecken kontaminierter Körperoberflächen des Patienten)
- Sonderfall fäkal-orale Übertragung: Eigene Toilette/Nasszelle, Einzelzimmerunterbringung nur bei Nicht-Einhalten der Standardhygienemaßnahmen (z. B. kleine Kinder, verwirrte Patienten, sehr starke Durchfälle), sehr schweren Erkrankungen oder wenn geringe Erregerzahlen zur Infektion führen. Handschuhe bei Kontakt mit Stuhl oder kontaminierten Materialien.

Übertragung durch Tröpfcheninfektion

Werden die Erreger durch große (respiratorische) Tröpfchen übertragen wie etwa die Keuchhusten- oder Influenza-Erreger, ist ebenfalls Betreuung in einem Isolierzimmer möglich. Zusätzlich gilt:
- Mund-Nasen-Schutz: Bei einem Abstand zum Patienten unter 1–1,5 m, in vielen Häusern bei Betreten des Zimmers
- Patiententransport: Nur wenn unbedingt nötig, Patient trägt Mund-Nasen-Schutz.

Übertragung durch aerogene Infektion

Am strengsten sind die Regeln bei möglicher Erregerübertragung durch die Luft (**aerogene Infektion** durch Tröpfchenkerne, kleinste erregerhaltige feste Teilchen), etwa bei Masern, Windpocken, Tuberkulose. Diese Patienten sollten auf eine Infektionsstation oder eine Station, die räumlich in zwei Bereiche geteilt werden kann, aufgenommen werden. Nur bei einigen Erkrankungen, z. B. Windpocken, kann Versorgung auf einer Normalstation vertretbar sein, sofern eine Schleuse vor dem Zimmer vorhanden ist (Rücksprache mit dem Hygienefachpersonal). Patienten mit schweren Infektionen wie SARS (**schwe**res **a**kutes **r**espiratorisches **S**yndrom, Epidemie schwerer Pneumonien 2003 durch das bis dahin unbekannte SARS-Coronavirus) hingegen müssen auf baulich entsprechend ausgerüsteten Stationen gepflegt werden. Zusätzlich gelten folgende Richtlinien:
- Einzelzimmer möglichst mit raumlufttechnischer Anlage (Unterdruck, spezielle Lüftung etc.). Die Tür bleibt geschlossen
- Mund-Nasen-Schutz: Bei Betreten des Zimmers
- Patiententransport: Nur wenn unbedingt nötig, Patient trägt Mund-Nasen-Schutz.

Pflege auf einer Infektionsstation

Die Patientenzimmer einer Infektionsstation sind über eine einkammerige Vorschleuse (für Personal und Material) mit Müllbehälter, Waschbecken und Desinfektionsspender zu erreichen. Die Schutzkleidung für das Personal muss hygienisch einwandfrei in der Vorschleuse abgelegt werden können. Außerdem sollten Arbeitsfläche und Vorratsschränke so bemessen sein, dass ein Wäschevorrat und Materialien z. B. zum Verbandwechsel Platz haben (nur Tagesbedarf!).

Der Zugang zum Patientenzimmer ist außerdem so gestaltet, dass der aufzunehmende Patient ohne direkten Kontakt zu anderen Patienten in das Zimmer gelangt. Das Zimmer hat eine Sprechanlage und ein Sichtfeld für Gespräche mit Besuchern.

In der Regel sind die Patientenzimmer Einbettzimmer. Zweibettzimmer sind immer vertretbar bei Patienten mit gleicher Erkrankung (**Kohortenisolierung**), z. B. zwei Patienten mit Hepatitis A, oder wenn eine gegenseitige Ansteckung ausgeschlossen ist wie bei sicherer Immunität nach früher durchgemachter Erkrankung des jeweils anderen Patienten. Im *Patientenzimmer* befindet sich der gesamte persönliche Bedarf des Kranken. Angeschlossen ist eine Nasszelle mit Steckbeckenspülgerät. Kontaminierte Gegenstände werden nach vorheriger Wischdesinfektion über die Schleuse entsorgt.

Patientenaufnahme auf der Infektionsstation

Der Patient betritt das Zimmer z. B. über die Besucherterrasse. Danach wird der Patient vom Arzt über die voraussichtliche Dauer der Isolation sowie Schutz- und Isolationsmaßnahmen informiert:
- Der Patient darf das Zimmer nicht verlassen. Besucher können über die Gegensprechanlage auf der Besucherterrasse (mit Sichtkontakt) Kontakt mit dem Patienten aufnehmen
- Unter Umständen sind Besucher erlaubt. Diese müssen aber über das Infektionsrisiko und die Schutzmaßnahmen aufgeklärt werden (schriftlich bestätigen lassen). In aller Regel ist Kindern und Schwangeren der Zutritt nicht gestattet
- Der Kranke darf persönliche Gegenstände mit in sein Zimmer nehmen. Diese müssen jedoch vor Verlassen des Zimmers desinfiziert oder weggeworfen werden können.

Diese Maßnahmen stellen für viele Patienten eine große Belastung dar. Sie fühlen sich eingesperrt und ihrer Normalität beraubt. Oft hilft dem Patienten die Erklärung,

15

dass die Isolationsmaßnahmen nicht auf seine Person, sondern auf die Krankheitserreger abzielen.

Hygieneregeln

- In den Schleusen der Patientenzimmer befinden sich saubere *Schutzkittel* für den Einmalgebrauch. Sie werden beim Betreten des Patientenzimmers angelegt und vor Verlassen in den Müll bzw. einen speziellen Wäschebehälter geworfen
- Geeignete *Schutzmasken* sollen das Aus- bzw. Einatmen ansteckender (kontagiöser) Partikel verhindern. Der Patient trägt im Zimmer keinen Mund-Nasen-Schutz – dies wäre als „Rund-um-die-Uhr-Maßnahme" nicht zumutbar. Beim Husten oder Niesen soll er aber ein Papiertaschentuch vor Mund bzw. Nase halten. Ist ein Transport des Patienten unvermeidbar, legt er während des Transports einen geeigneten Mund-Nasen-Schutz an, um eine Ausbreitung der Erreger zu vermeiden. Ärzte, Pflegende und Besucher schützt ein geeigneter Mund-Nasen-Schutz vor dem Einatmen der Keime. Unterschieden werden mit abnehmendem „Leck" der medizinische Mund-Nasen-Schutz (OP-Maske) von den FFP-Masken der Stufen 1–3 (filtering facepiece particle). In diesem Buch wird vereinfachend nur der Begriff Mund-Nasen-Schutz verwendet
- Ist ein Verspritzen von erregerhaltigem Material (z.B. Atemwegssekret, Blut) zu erwarten, können ein Augenschutz und ein weitergehender Gesichtsschutz angezeigt sein
- Bei allen Pflegetätigkeiten werden *Handschuhe* getragen. Nach dem Ausziehen werden die Hände desinfiziert, ebenso nach jedem Kontakt mit dem Patienten und vor jedem Betreten der Patienteneinheit
- Alle *Pflegeutensilien* werden streng patientenbezogen eingesetzt und bleiben im Patientenzimmer. Die Akte wird außerhalb des Patientenzimmers aufbewahrt und auch zur Visite nicht mit hineingenommen
- Die sog. *infektiöse Wäsche,* also Wäsche, die mit erregerhaltigem Material in Berührung gekommen ist, wird in speziell gekennzeichneten Textilsäcken sicher verpackt, in der Wäscherei zunächst separat desinfiziert und dann mit der anderen Krankenhauswäsche desinfizierend gewaschen. Bei nasser Wäsche wird zusätzlich ein Kunststoffsack über den Stoffsack gezogen
- Generell ist *infektiöses Material,* das vernichtet werden muss oder undesinfiziert das Patientenzimmer verlässt, so zu verpacken, dass davon keine Keimausbreitung ausgehen kann
- Bei den meisten Erkrankungen kann das *Geschirr* wie üblich in die krankenhauseigene Spülmaschinen gegeben werden, da diese das Geschirr thermisch-chemisch desinfizieren. Das Geschirr wird als Letztes abgeholt, ohne „Zwischenstopp" aus dem Zimmer gebracht und abgedeckt in den Geschirrwagen gestellt. Nur bei einigen Erkrankungen, etwa Cholera und den hämorrhagischen Fiebern, muss das Geschirr noch innerhalb der Einheit desinfiziert werden, sofern kein Einmalgeschirr benutzt wird
- Kontaminierte Abfälle werden je nach Erkrankung normal oder separat in speziellen Sammelbehältnissen als infektiöser Abfall entsorgt

- Die *Ausscheidungen* des Patienten gelangen über das Steckbeckenspülgerät in der Nasszelle in das Abwasser, das nicht desinfiziert werden muss, da die Krankenhäuser im deutschsprachigen Bereich an eine Kanalisation und Kläranlage angeschlossen sind. Tuberkulöses Sputum wird in Einwegbehältern zur Desinfektion oder Verbrennung gegeben.

Arbeitsabläufe gut planen

Auf einer Infektionsstation ist es wichtig, die Arbeitsabläufe richtig zu organisieren. Vor jedem Betreten der Patienteneinheit überlegen die Pflegenden, was genau zu tun ist und ob nicht noch andere Aufgaben miterledigt werden können. Unnötiges Betreten der Patienteneinheit erhöht das Risiko der Keimverschleppung und kostet Zeit.

Umgang mit kontagiösem Labormaterial ☞ 15.4.3

Entlassung des Patienten aus der Infektionsstation

Unmittelbar vor der Entlassung werden alle privaten Utensilien des Patienten desinfiziert bzw. sterilisiert. Der Patient duscht und benutzt dabei frische Waschlappen und Handtücher. Danach verlässt er das Zimmer, zieht sich in der Schleuse an und geht hinaus, ohne das Zimmer noch einmal zu betreten.

Das Zimmer wird anschließend für die Aufnahme neuer Patienten vorbereitet **(Schlussdesinfektion).** Die Aufgabenverteilung zwischen dem Pflege- und dem Reinigungspersonal variiert von Haus zu Haus, weshalb die Pflegenden stets die entsprechenden Richtlinien beachten.
- Die beweglichen Gegenstände (z.B. Bett, Nachtschrank, Infusionsständer) werden im Zimmer wischdesinfiziert und erst nach der vorgeschriebenen Einwirkzeit aus dem Zimmer genommen
- Abnehmbare Textilien (z.B. Bettbezug, Gardinen) werden in geschlossenen Säcken aus dem Zimmer gebracht
- Danach werden alle Flächen und Sanitäreinrichtungen des Zimmers mit geeigneten Mitteln wischdesinfiziert (erregerabhängig – Richtlinien beachten)
- Bei besonders gefährlichen, meldepflichtigen Infektionserkrankungen wird auf behördliche Veranlassung eine Desinfektion des gesamten Raumes durch Vernebelung von Desinfektionsmitteln durchgeführt

15.2 Grundbegriffe der klinischen Infektionslehre

15.2.1 Infektion – Infektionskrankheit

Infektion: Übertragung, Haftenbleiben, Eindringen *und* Vermehrung von Mikroorganismen oder Parasiten im menschlichen Körper.

Infektionskrankheit: Ursächlich durch eine Infektion bedingte Erkrankung. Viele, aber längst nicht alle Infektionskrankheiten werden von Mensch (oder Tier) zu Mensch übertragen, sind also **ansteckend** *(kontagiös).*

15

Mikroorganismen *(Mikroben)* begegnen dem Menschen überall in der Umwelt, in der Nahrung, selbst auf und in ihm:

- Haut und einige Schleimhäute des Menschen sind physiologischerweise von Mikroorganismen besiedelt, der Mediziner spricht auch von **Kolonisation.** Die Keime dieser **Standortflora** *(physiologischen Flora, Normalflora)* schaden dem Menschen in der Regel nicht, sondern nützen teilweise sogar. Sie können aber zu Erkrankungen führen, falls sie in für sie „untypische" Regionen gelangen (also z. B. Darmkeime in die Harnblase) oder sich bei Abwehrschwäche zu stark vermehren
- Sind andere Mikroorganismen vorübergehend auf Haut oder Schleimhäuten vorhanden, wird dies abgrenzend als **Kontamination** bezeichnet.

Ob aus einer **Infektion** eine klinisch **apparente** *(manifeste)* **Infektionskrankheit** mit deutlichen Erkrankungszeichen wird, hängt von den pathogenen Eigenschaften des Mikroorganismus sowie der Abwehrlage des Infizierten ab. Viele Infektionen verlaufen **inapparent** *(stumm,* also ohne Symptome) oder **abortiv,** d. h. mit leichten, meist wenig charakteristischen Beschwerden.

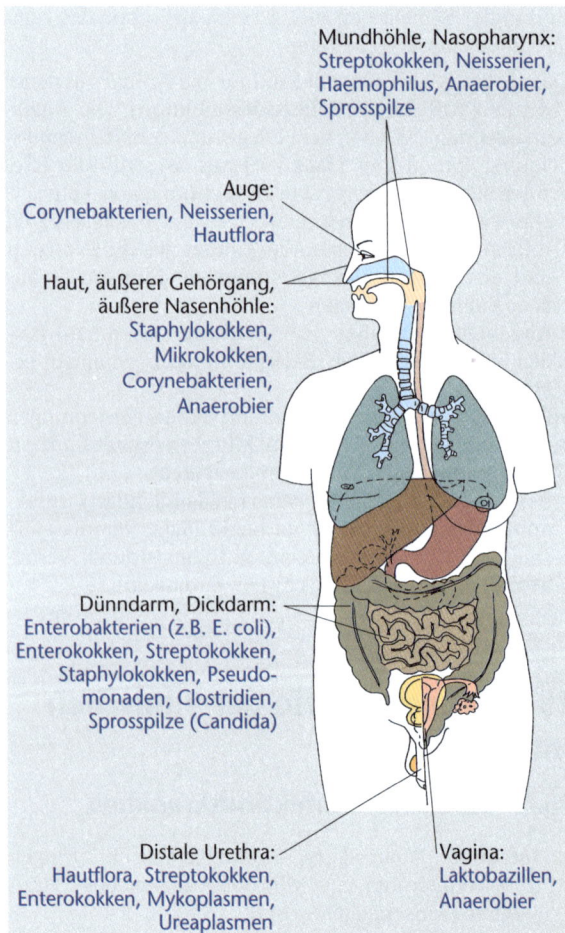

Abb. 15.5: Haut und Schleimhäute des Menschen sind auch beim Gesunden von einer großen Zahl Mikroorganismen besiedelt – hier die wichtigsten im Überblick. Diese Mikroorganismen, die normalerweise vorhanden sind, bilden die Standortflora (Normalflora). [A400-215]

Kriterien von Infektionskrankheiten

1878 stellte *Robert Koch* folgende Kriterien zusammen, die bei einer Infektionskrankheit erfüllt sein müssen. Sie werden als **(Henle-)Koch-Postulate** bezeichnet und sind – wenn auch mit Relativierungen und Erweiterungen – heute noch gültig:

- Der Erreger muss im erkrankten Organismus regelmäßig (= in jedem erkrankten Organismus) nachweisbar sein
- Der Erreger muss in Reinkultur isolierbar sein und sich außerhalb des erkrankten Organismus unter Beibehaltung seiner charakteristischen Eigenschaften weiterzüchten lassen
- Die Infektion eines Versuchstieres mit dem isolierten und weitergezüchteten Erreger muss die typische Erkrankung hervorrufen, und im erkrankten Versuchstier müssen die Erreger wiederum nachweisbar sein.

Pathogenität – Virulenz

Pathogenität bezeichnet die Fähigkeit eines Mikroorganismus, überhaupt eine Erkrankung hervorrufen zu können. Der Begriff der **Virulenz** hingegen beschreibt eine quantitative Eigenschaft, nämlich den Grad der Pathogenität, die Aggressivität eines Erregerstammes.

Obligat pathogene und opportunistische Infektionen

Erreger, die bei – fast – jedem nicht-immunen Individuum krankheitserregend sind, heißen **obligat** („unvermeidlich") **pathogen.** Fakultativ („gelegentlich") **pathogene** Keime hingegen führen nur bei *allgemeiner* oder *lokaler* Abwehrschwäche zu **opportunistischen Infektionen.** Hierzu gehört z. B. die Hirnhautentzündung durch Cryptococcus.

Lokale und generalisierte Infektionen

Eine **lokale Infektion** bleibt auf die Eintrittspforte des Erregers beschränkt. Typische Beispiele sind ein infizierter Insektenstich oder die infektiöse Durchfallerkrankung ohne wesentliche Beeinträchtigung des Allgemeinbefindens (die Infektion bleibt auf die Darmschleimhaut beschränkt). Eine kontinuierliche Erregerausbreitung von der Eintrittspforte aus ist aber in der Folge möglich.

Bei **systemischen Infektionen** *(generalisierten Infektionen, Allgemeininfektionen)* wie der infektiösen Mononukleose (☞ 15.6.6) dringen die Erreger bis ins Gefäßsystem vor und ziehen den gesamten Organismus in Mitleidenschaft. Systemische Infektionen können sich zur *Sepsis* (☞ 15.12) ausweiten.

Epidemie, Pandemie und Endemie

Sind nur wenige Menschen gegen obligat pathogene Keime immun, so können sich die Erreger – und damit die Krankheit – rasch von Mensch zu Mensch ausbreiten. Folge ist eine **Epidemie,** eine zeitlich und örtlich begrenzte Häufung von Infektionskrankheiten, z. B. eine Cholera-Epidemie. Breitet sich eine Epidemie über einen Kontinent oder die ganze Welt aus, spricht man von einer **Pandemie** (z. B. Grippe-Pandemie). Bei einer **Endemie** („Dauerverseuchung") ist der Erreger in einer bestimmten

15

Region weit verbreitet und ständig vorhanden. Dann erkranken insbesondere Kinder und Zugereiste, während ältere Einheimische durch einen früheren Kontakt mit dem Erreger immun geworden sind.

Nosokomialinfektionen

Wird eine Infektion im Krankenhaus oder einer vergleichbaren Einrichtung erworben, spricht man von einer **Nosokomialinfektion**. Nosokomialinfektionen können durch obligat oder, häufiger, durch fakultativ pathogene Erreger verursacht und exogenen oder endogenen Ursprungs (☞ 15.2.2) sein. Nicht selten werden Nosokomialinfektionen durch Resistenz des Erregers gegenüber üblicherweise wirksamen Substanzen zum Problem (z. B. bei MRSA ☞ 15.5.3).

2006 kam es in Deutschland zu ungefähr 400 000–600 000 Nosokomialinfektionen, ca. 10 000–15 000 Todesfälle waren ursächlich auf diese zurückzuführen. In der Inneren Medizin stehen Harnwegsinfektionen und Pneumonien dabei an erster Stelle (☐ 10).

Die Prävention von Nosokomialinfektionen umfasst unter anderem:
- Die Händedesinfektion (wichtigste und gleichzeitig häufig vernachlässigte Einzelmaßnahme!)
- Die Isolierung von Patienten mit übertragbaren Krankheiten
- Die Reinigung, Desinfektion und Sterilisation von Instrumenten, Geräten und Räumen
- Das Vermeiden von pflegerischen und ärztlichen Maßnahmen, welche die Infektionsgefahr erhöhen (etwa das Legen eines Blasendauerkatheters)
- Den hygienisch korrekten Umgang mit Systemen wie Venenverweilkanülen (zentral oder peripher), Blasenkathetern oder Trachealtuben.

15.2.2 Infektionsquellen und Übertragungswege

Infektionsquellen

Infektionskrankheiten entstehen nicht aus dem „Nichts". Vielmehr sind Reservoire nötig, in denen sich die Erreger aufhalten und die als **Infektionsquellen** für ihre weitere Ausbreitung dienen:
- Die wohl wichtigste Infektionsquelle ist der *Mensch* selbst, wobei sowohl Kranke als auch Gesunde Infektionsquellen sein können
- *Tierische Infektionsquellen* sind etwa Rinder und Schweine für die entsprechenden Bandwurmerkrankungen (☞ 15.10.1) oder Vögel bei der *Ornithose* (☞ 15.5.23)
- Viele Mikroorganismen können auch in der *unbelebten Umwelt* überleben, so etwa die Tetanuserreger im Erdreich (☞ 15.5.19) oder die Tuberkuloseerreger im Staub (☞ 6.4.4)
- Bei allen bisher genannten Beispielen handelt es sich um **exogene Infektionen,** d. h. der Erreger dringt von *außen* in den Körper ein. Dagegen werden **endogene Infektionen** von Keimen *innerhalb* des Körpers hervorgerufen, die bei lokaler oder systemischer Abwehr-

schwäche in für sie untypische Körperregionen gelangen, z. B. Darmkeime in die Harnblase.

Übertragungswege

Der **Übertragungsweg** einer Infektionskrankheit ist der Weg des Erregers von der Infektionsquelle zum (nächsten) Menschen. Er hängt unter anderem von der Empfindlichkeit des Erregers gegenüber äußeren Bedingungen und von seiner Ein- und Austrittspforte ab. Meist werden folgende Übertragungswege differenziert, dies ist aber nicht einheitlich:
- **Kontaktinfektion** durch Berührung, häufigster Fall, entweder als **direkte Kontaktinfektion** durch unmittelbaren Kontakt übertragen oder als **indirekte Kontaktinfektion** über kontaminierte Gegenstände oder Personen (Hände).
  Meist als Sonderfälle der Kontaktinfektion angesehen werden die **fäkal-orale Übertragung** (*Schmierinfektion*) durch Verschleppen infektiösen Stuhls mit nachfolgender Wiederaufnahme der Erreger über den Mund und die **sexuelle** (*genitale*) **Übertragung** durch intensiven Schleimhautkontakt und kleinste Schleimhautverletzungen, wie sie vor allem beim Geschlechtsverkehr stattfindet
- **Tröpfcheninfektion** durch sog. große Tröpfchen (≥ 5 µm), die v. a. beim Husten, Niesen oder Sprechen freigesetzt werden. Ihre maximale Reichweite ist umstritten (1–3 m). Die Infektion findet dann über die Schleimhäute statt
- Sog. **aerogene Infektion** durch Sporen, andere winzige Partikel oder Tröpfchenkerne (≤ 5 µm, auch hier umstrittene „Grenze"), die wegen ihres geringen Gewichts schweben und deshalb mit der Luft über größere Entfernungen verschleppt werden können. Sie werden vom Nächsten eingeatmet
- Übertragung durch **unbelebte Vehikel** (*passive Überträger*) wie z. B. Wasser, Lebensmittel oder Gegenstände
- Übertragung durch **Vektoren** (*aktive Überträger*), etwa Mücken oder Ratten
- **Diaplazentare Übertragung** von der infizierten Schwangeren auf das Ungeborene über die Plazenta
- **Parenterale Übertragung** über Infusionen, Transfusionen oder einen Stich mit einer verunreinigten Kanüle.

Auch welche **Flächendesinfektionsmaßnahmen** anstelle der üblichen Reinigung im Patientenzimmer erforderlich sind, ist vom Erreger abhängig (Wohin gelangt der Erreger im Zimmer? Stellt er dann überhaupt eine Gefahr dar?):
- **Laufende Desinfektion.** Wischdesinfektion des patientennahen Umfelds einmal am Tag (ohne Fußboden) zur Keimzahlreduktion
- **Schlussdesinfektion.** Desinfektion des gesamten Patientenzimmers nach Entlassung, Verlegung oder Versterben eines Patienten oder Aufheben der Isolation.

Eintrittspforten

Der Erreger muss nicht nur *zum* Menschen kommen, sondern auch in ihn *hinein*. Die wichtigsten Eintrittspforten der Keime zeigt Abbildung 15.6.

15

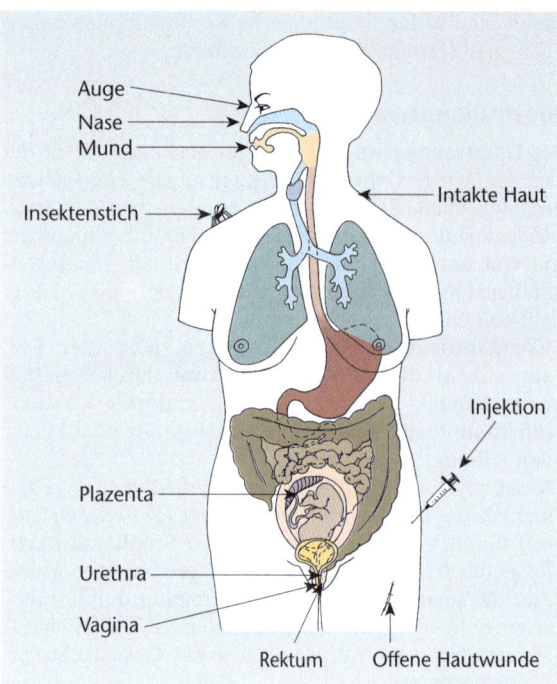

Abb. 15.6: Mögliche Eintrittspforten für Mikroorganismen in den menschlichen Körper. [A400-215]

15.2.3 Ablauf einer Infektionskrankheit

Inkubationszeit

> **Inkubationszeit** *(Ansteckungszeit):* Zeitlicher Abstand zwischen Ansteckung und Krankheitsausbruch. Dauer Stunden bis Jahrzehnte, am häufigsten Tage bis Wochen.

Nach einer „Eingewöhnungszeit" von einigen Stunden bis mehreren Tagen beginnt der Erreger sich im Körper zu vermehren, der Infizierte hat aber noch keine Beschwerden. Kurz vor dem Auftreten der ersten Krankheitszeichen findet meist eine „explosionsartige" Vermehrung statt. Viele – vor allem virale – Infektionen sind am Ende der Inkubationszeit besonders ansteckend.

Krankheitsausbruch und Phase des Krankseins

Viele Infektionskrankheiten beginnen mit einem **Prodromalstadium,** in dem uncharakteristische Beschwerden (Müdigkeit, Kopfschmerzen, Fieber) bestehen. Danach zeigen sich die für die betreffende Erkrankung typischen Symptome.

Wie andere Erkrankungen verlaufen auch Infektionskrankheiten sehr unterschiedlich stark und schnell (von hochakut bis chronisch) und können teilweise *rezidivieren.* Auch ein *mehrphasiger (mehrgipfliger)* Verlauf mit symptomfreien oder -armen Intervallen zwischen den einzelnen Krankheitsphasen ist möglich.

Überwindungsphase

Der Erreger wird aus dem Körper entfernt. Gelingt dies nicht, stirbt der Patient oder Erreger überdauern z. B. in einer Kapsel oder in einem Organ. Bei Abwehrschwäche (im Alter, bei Erkrankungen oder während medikamentöser Immunsuppression) können sich die Erreger wieder vermehren und zu Symptomen führen. Von **Dauerausscheidung** des Keimes spricht man, wenn die Betroffenen den Krankheitserreger länger als zehn Wochen nach Krankheitsausbruch ausscheiden (z. B. bei Salmonellose ☞ 15.5.6, bei Typhus ☞ 15.5.7).

Immunität

Einige systemische Infektionskrankheiten hinterlassen eine lang andauernde Immunität (Unempfänglichkeit, Schutz, ☞ 15.1.3). Hieraus erklärt sich das Phänomen der sog. **Kinderkrankheiten** wie etwa Windpocken: Aufgrund der hohen Durchseuchung erkranken vor allem Kinder, während Erwachsene durch eine frühere Erkrankung (und nicht durch ihr Alter!) immun sind.

Dabei ist eine klinisch manifeste Erkrankung *nicht* Bedingung für den Erwerb einer Immunität. Auch inapparente oder abortive Infektionen können Immunität hinterlassen (*stille* oder *stumme Feiung*). Dann kann die durchgemachte Infektion durch serologische Bluttests nachgewiesen werden („positiver Rötelntiter").

15.3 Hauptbeschwerden und Leitbefunde bei Infektionskrankheiten

15.3.1 Fieber

> **Fieber:** Erhöhung der *Körperkerntemperatur* auf über 38 °C infolge einer Sollwerterhöhung des Temperaturzentrums im Zwischenhirn.

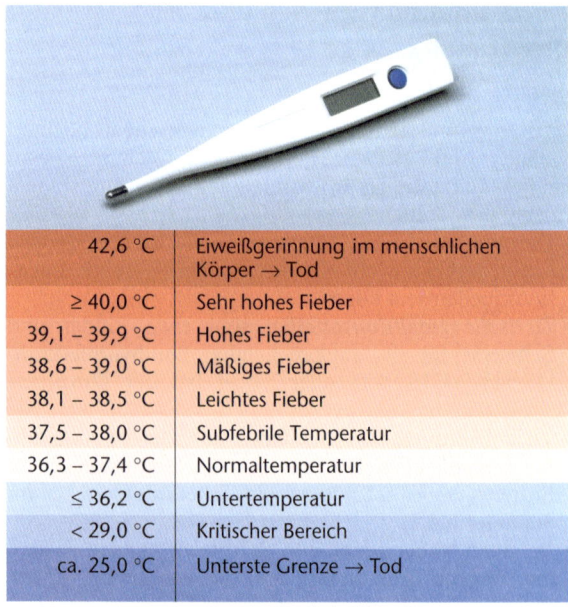

42,6 °C	Eiweißgerinnung im menschlichen Körper → Tod
≥ 40,0 °C	Sehr hohes Fieber
39,1 – 39,9 °C	Hohes Fieber
38,6 – 39,0 °C	Mäßiges Fieber
38,1 – 38,5 °C	Leichtes Fieber
37,5 – 38,0 °C	Subfebrile Temperatur
36,3 – 37,4 °C	Normaltemperatur
≤ 36,2 °C	Untertemperatur
< 29,0 °C	Kritischer Bereich
ca. 25,0 °C	Unterste Grenze → Tod

Abb. 15.7: Beurteilung der Körpertemperatur bei rektaler Messung. [K183]

15

Fieberentstehung

Fieber ist meist durch die Einwirkung von **Pyrogenen** *(fiebererzeugende Stoffe)* bedingt. Diese führen, wenn sie in die Blutbahn gelangen, über eine verstärkte Prostaglandinsynthese zu einer Sollwerterhöhung des Temperaturzentrums im Gehirn.

- **Endogene Pyrogene** sind körpereigenen Ursprungs, etwa verschiedene Interferone und Interleukine (die gleichzeitig die Immunabwehr anstoßen) sowie Prostaglandine
- **Exogene Pyrogene** sind Bestandteile oder Produkte von Bakterien, Viren oder Pilzen. Sie können direkt oder über die Produktion endogener Pyrogene wirken.

Fieberphasen

- **Fieberanstieg.** Im Vergleich zum erhöhten Temperatursollwert ist die Körpertemperatur zu niedrig, der Organismus steigert die *Wärmebildung* bei möglichst geringer *Wärmeabgabe:* Der Patient friert, hat evtl. Schüttelfrost, seine Haut ist blass und kühl, Puls und Atmung sind beschleunigt
- **Fieberhöhe.** Während der **Fieberhöhe** stimmen Soll- und Istwert überein. Puls und Atmung sind weiter beschleunigt, der Flüssigkeitsverlust über Haut (Schwitzen) und Atmung gesteigert. Es besteht eine erhöhte Komplikationsgefährdung (etwa für Obstipation, Pneumonie, Dekubitus)
- **Fieberabfall.** Beim **Fieberabfall** steht dem gesunkenen Sollwert die hohe Körpertemperatur gegenüber. Der Organismus gibt verstärkt Wärme ab. Der Kranke schwitzt, seine Haut ist gerötet. Während ein langsamer Fieberabfall (Lysis) meist gut vertragen wird, geht der rasche Temperaturabfall (Krisis) mit Schweißausbrüchen und Kreislaufregulationsstörungen bis hin zum Kreislaufzusammenbruch einher. Wichtig ist eine regelmäßige Kontrolle der Vitalzeichen (normalerweise sinkt die Pulsfrequenz im Fieberabfall, bei Kreislaufstörungen dagegen steigt sie).

Fiebertypen bei Infektionen

Genaue Beobachtung und Dokumentation des Fieberverlaufs ermöglichen Rückschlüsse auf die zugrunde liegende Erkrankung, vor allem wenn nicht frühzeitig fiebersenkende Arzneimittel und Antibiotika eingesetzt werden.

Fieber tritt aber nicht nur bei Infektionen auf, sondern auch bei zahlreichen weiteren Erkrankungen wie etwa Tumoren (z. B. maligne Lymphome ☞ 11.7), nicht-infektiösen chronisch-entzündlichen Erkrankungen (z. B. rheumatoider Arthritis ☞ 13.6.1) oder als Arzneimittelreaktion. Daher ist bei jedem Fieber eine sorgfältige Anamnese und körperliche Untersuchung (☞ 15.4.1) sowie bei ungeklärtem Fieber über drei Wochen Dauer eine stationäre Abklärung erforderlich (☞ 15.4.5).

Behandlungsstrategie bei Fieber

Eine Temperatursenkung bei mäßigem Fieber ist reine „Kosmetik" und schadet dem Patienten bei Infektionen wahrscheinlich eher, weil die körpereigenen Abwehrmechanismen bei erhöhter Körpertemperatur vermutlich

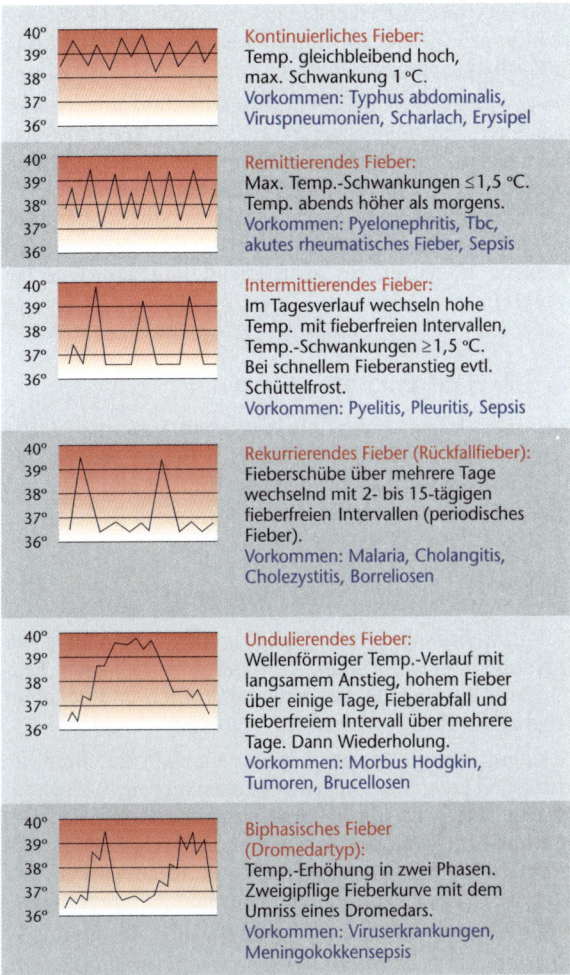

Kontinuierliches Fieber:
Temp. gleichbleibend hoch, max. Schwankung 1 °C.
Vorkommen: Typhus abdominalis, Viruspneumonien, Scharlach, Erysipel

Remittierendes Fieber:
Max. Temp.-Schwankungen ≤1,5 °C.
Temp. abends höher als morgens.
Vorkommen: Pyelonephritis, Tbc, akutes rheumatisches Fieber, Sepsis

Intermittierendes Fieber:
Im Tagesverlauf wechseln hohe Temp. mit fieberfreien Intervallen, Temp.-Schwankungen ≥1,5 °C.
Bei schnellem Fieberanstieg evtl. Schüttelfrost.
Vorkommen: Pyelitis, Pleuritis, Sepsis

Rekurrierendes Fieber (Rückfallfieber):
Fieberschübe über mehrere Tage wechselnd mit 2- bis 15-tägigen fieberfreien Intervallen (periodisches Fieber).
Vorkommen: Malaria, Cholangitis, Cholezystitis, Borreliosen

Undulierendes Fieber:
Wellenförmiger Temp.-Verlauf mit langsamem Anstieg, hohem Fieber über einige Tage, Fieberabfall und fieberfreiem Intervall über mehrere Tage. Dann Wiederholung.
Vorkommen: Morbus Hodgkin, Tumoren, Brucellosen

Biphasisches Fieber (Dromedartyp):
Temp.-Erhöhung in zwei Phasen. Zweigipflige Fieberkurve mit dem Umriss eines Dromedars.
Vorkommen: Viruserkrankungen, Meningokokkensepsis

Abb. 15.8: Typische Fieberverlaufskurven. [A300]

besser funktionieren. Nur hohes Fieber – sowie mäßiges Fieber bei Risikopatienten, z. B. bei hochgradiger Herzinsuffizienz – muss gesenkt werden, um Komplikationen wie Kreislaufversagen zu verhindern.

Die wichtigsten Arzneimittel zur Fiebersenkung (**Antipyretika**) sind Paracetamol (z. B. ben-u-ron®) und Azetylsalizylsäure (z. B. Aspirin®, nicht bei Kindern und Jugendlichen). Beide lindern gleichzeitig eventuelle Schmerzen (Details ☞ Pharma-Info 2.6).

Pflege

Patientenbeobachtung

- Puls, Blutdruck, Atmung
- Temperatur
- Bewusstseinslage
- Allgemeinbefinden, Aussehen, Hautzustand
- Beobachtung des Flüssigkeitshaushaltes (Trockene Lippen? Ausreichende Urinmenge? Ggf. Bilanzierung).

(Schwächer wirksame) physikalische Maßnahmen zur Fiebersenkung sind z. B. kühle Abwaschungen oder Wadenwickel sowie gekühlte Gelkissen, die mit einer Schutz-

15

hülle versehen in die Leisten gelegt werden. Zu kalte Anwendungen führen allerdings zu einer Vasokonstriktion und schaden dadurch eher.

Ganz wichtig ist es, bei fiebernden Patienten auf eine ausreichende Flüssigkeitszufuhr zu achten. Als Faustregel kann gelten, dass ein Erwachsener pro °C Temperaturerhöhung einen Liter Flüssigkeit zusätzlich am Tag benötigt. Der Patient wird je nach Beeinträchtigung bei allen Einschränkungen unterstützt. Die Pflegenden sorgen bei starkem Schwitzen für ausreichend häufigen Wäschewechsel.

15.3.2 Hauterscheinungen

Bei vielen Infektionskrankheiten treten *Hautausschläge* (Exantheme, im Schleimhautbereich Enantheme ☞ Tab. 15.9) auf. Sie sind v. a. bei den sog. Kinderkrankheiten so typisch, dass oft eine Blickdiagnose möglich ist.

15.3.3 Lymphknotenschwellung

Lokalinfektionen führen meist zu einer Schwellung der *regionalen Lymphknoten*. So sind z. B. bei einer Entzündung am Bein die Leistenlymphknoten und bei einer Angina die Halslymphknoten vergrößert.

Systemische Infektionen können ebenfalls zu charakteristischen Lymphknotenschwellungen führen. Typisch für Röteln sind z. B. Lymphknotenvergrößerungen im Hinterkopf- und Nackenbereich. Bei Scharlach (☞ 15.5.4) oder Diphtherie (☞ 15.5.17) sind die Kieferwinkel- und vorderen Halslymphknoten betroffen. *Generalisierte Lymphknotenschwellungen* sind seltener.

Entzündliche Lymphknotenschwellungen sind weich, gut verschieblich und druckschmerzhaft (im Gegensatz zu den *malignen Lymphknotenschwellungen* bei Tumoren ☞ 11.2.3).

Erkrankung, Details	Kurzbeschreibung des Exanthems	Weitere Hauptsymptome
Erysipel ☞ 15.5.4	Scharf begrenzte Hautrötung, evtl. mit Blasenbildung und/ oder Schwellung	Fieber, Allgemeinzustand stark reduziert
Masern ☞ 15.6.10	Grobfleckiges, zusammenfließendes Exanthem am ganzen Körper, stark juckend	Allgemeinzustand stark reduziert, Bronchitis, Lichtempfindlichkeit
Röteln ☞ 15.6.12	Mittelfleckiges Exanthem, vor allem an den Streckseiten der Extremitäten, Rücken und Gesicht	Meist nur geringe Beschwerden
Scharlach ☞ 15.5.4	Feinfleckiges, dicht stehendes Exanthem, bevorzugt am Unterbauch. Gesicht gerötet mit blasser Mundregion	Angina
Windpocken ☞ 15.6.4	Stecknadelkopf- bis linsengroße Bläschen, die schubweise am ganzen Körper aufschießen	Allgemeinzustand oft nur wenig beeinträchtigt

Tab. 15.9: Häufige Infektionserkrankungen, die typischerweise mit einem Exanthem einhergehen.

15.4 Der Weg zur Diagnose bei Infektionskrankheiten

15.4.1 Anamnese und körperliche Untersuchung

Eine sorgfältige **Anamnese** dient als „Richtungsgeber" der Diagnostik. Zu fragen ist nach:

- Aktuellen Beschwerden und weiteren Leitsymptomen von Infektionskrankheiten (☞ 15.3)
- Impfschutz
- Prädisponierenden Faktoren, etwa allgemeine Abwehrschwäche
- Arzneimitteln (z. B. Immunsuppressiva, Antibiotika)
- Infektionen in der Umgebung des Patienten
- Ungewohnten und erfahrungsgemäß besonders „verdächtigen" Nahrungsmitteln wie etwa Rohei-Speisen bei Vorhandensein von Magen-Darm-Beschwerden
- Auslandsreisen
- Tierkontakten, Bissen oder Insektenstichen
- Wunden als möglicher Eintrittspforte
- Beruflichen Risiken.

Bei der **körperlichen Untersuchung** achtet der Untersucher besonders auf Haut und Schleimhäute (Exantheme?), Rachen (gerötet? Eiterstippchen? Tonsillen geschwollen?), Nasennebenhöhlen (Druckschmerz bei Nasennebenhöhlenentzündung) und Lymphknotenschwellungen (☞ 11.2.3, 15.3.3). Herzgeräusche können auf eine Herzklappenentzündung hinweisen (☞ 4.7.1). Leber und Milz sind bei systemischen Infektionen oft vergrößert.

Viele Infektionen zeigen aber kein charakteristisches klinisches Bild, sodass aufgrund der Symptomatik keine eindeutige Erregeridentifizierung möglich ist. Deshalb sind oft labordiagnostische Untersuchungen erforderlich.

15.4.2 Blutuntersuchungen bei Infektionen: Überblick

Blutuntersuchungen bei Infektionen dienen:
- Der Einschätzung der Entzündungsreaktion des Organismus durch die **Entzündungsmarker** CRP und BSG (☞ unten) und das (Differenzial-)Blutbild (☞ unten und 11.3.3)
- Dem direkten (☞ 15.4.3) oder indirekten (☞ 15.4.4) Erregernachweis
- Der Beurteilung von Organfunktionsstörungen durch die Infektion (z. B. Leber-, Nierenwerte).

CRP und BSG

Physiologischerweise ist **CRP** *(C-reaktives Protein)* an der Elimination nekrotischer und anderer schädlicher Zellen sowie an der Stimulation von Makrophagen beteiligt. CRP ist das klinisch wichtigste **Akute-Phase-Protein,** das sind Eiweiße, deren Konzentration im Blut bei Infektionen ansteigt. Die CRP-Synthese wird durch verschiedene Zytokine stimuliert, weshalb CRP auch bei Zytokinausschüttung durch nicht-infektiöse Entzündungen oder Tumorerkrankungen erhöht ist. Nach einem akuten

Ereignis steigt das CRP nach 6–8 Stunden an, bei schweren Infektionen von unter 5 mg/l auf über 100 mg/l. Ist die Behandlung wirksam, zeigt sich schon wenigen Tagen ein Abfall, sodass das CRP gut zur Frühdiagnostik und Verlaufskontrolle geeignet ist.

Viel träger und unempfindlicher ist die **BSG** (*Blutkörperchensenkungsgeschwindigkeit* ☞ 11.3.2), die deshalb in der Diagnostik insbesondere akuter Infektionen erheblich an Bedeutung verloren hat.

Meist ist der Anstieg des CRP bzw. die Beschleunigung der BSG bei bakteriellen Infektionen wesentlich ausgeprägter als bei viralen, ein zuverlässiges Unterscheidungsmerkmal ist dies allerdings nicht.

Blutbildveränderungen

Viele Infektionen gehen mit Veränderungen des (Differenzial-)Blutbildes (☞ 11.3.3, Kap. 16) einher:
- Bei *bakteriellen Infektionen* steigt die Leukozytenzahl in der Regel auf 15 000–25 000 Leukozyten/µl Blut an **(Leukozytose)**. Dabei ist insbesondere die Zahl der Granulozyten vermehrt **(Granulozytose)**. Vielfach lässt sich auch eine **Linksverschiebung,** d. h. ein gehäuftes Auftreten „jüngerer" Granulozyten beobachten (☞ 11.3.3)
- *Virale Infektionen* (wie Masern, Röteln, Virusgrippe) und einige wenige bakterielle Infektionen (z. B. Typhus) führen kaum zu einem Leukozytenanstieg. Viele Viruserkrankungen zeigen im Akutstadium sogar ein Absinken der weißen Blutkörperchen **(Leukopenie** ☞ 11.3.3)
- Ein Anstieg der eosinophilen Granulozyten **(Eosinophilie** ☞ 11.3.3) kommt oft bei parasitären Erkrankungen (z. B. Wurmbefall) vor.

15.4.3 Direkter Erregernachweis

Abgesehen von „banalen" Infektionen Immungesunder wird immer ein **Erregernachweis** zur Diagnosesicherung und Therapieplanung angestrebt.

Ein direkter Erregernachweis ist möglich durch mikroskopische Untersuchung, Erregerkultur sowie Nachweis von Antigenen oder Erbsubstanz des Erregers. Der indirekte Erregernachweis erfolgt durch serologische Blutuntersuchungen.

Erste Voraussetzung für zuverlässige Ergebnisse ist die korrekte Materialgewinnung:
- Um Verunreinigungen der Probe mit Haut- und Umgebungskeimen zu vermeiden, Haut des Patienten vor der Punktion von geschlossenen Wund- oder Körperhöhlen an der Punktionsstelle desinfizieren. Beim Wundabstrich nicht desinfizieren, um die evtl. in der Wunde enthaltenen Erreger nicht zu schädigen oder abzutöten. Bei geringer Sekretbildung Watteträger vor dem Wundabstrich z. B. mit NaCl 0,9 % anfeuchten, dies steigert die Chance, Mikroorganismen zu gewinnen
- Sterile Instrumente und Transportgefäße benutzen, Transportbehälter unmittelbar nach Einlegen der Probe verschließen

- Transportform (z. B. Flüssig- oder Festmedien) und evtl. Zwischenlagerung (z. B. Raumtemperatur, Wärmeschrank) nach den Angaben des Labors durchführen. Bei Unsicherheiten, ob und wie lange Zwischenlagerung möglich ist, im Labor nachfragen
- Proben ordnungsgemäß kennzeichnen. In manchen Häusern gibt es z. B. besondere Warnaufkleber für Proben von HIV- und Tbc-Patienten.

Mikroskopische Untersuchung

Die **mikroskopische Untersuchung** eines ungefärbten (Nativ-) oder gefärbten Präparates *direkt* nach der Probenentnahme dient v. a. zur ersten Orientierung: Bakterien, Pilze, Protozoen und kleinere Parasiten sind lichtmikroskopisch sichtbar.

Bakterien- und Pilzkultur

Oft bleibt die mikroskopische Untersuchung erfolglos, weil die Erregerkonzentration in der Probe zu gering ist, zudem ist keine Medikamententestung möglich. Bakterien und Pilze werden deshalb in einer Kultur vermehrt und danach identifiziert und auf ihre Medikamentenempfindlichkeit getestet. Viruskulturen sind sehr aufwendig, da Viren nur innerhalb von Zellen wachsen. Sie spielen in der Routinediagnostik keine Rolle.

Erregerkulturen können aus praktisch allen Körperflüssigkeiten, -sekreten und -abstrichen angefertigt werden (z. B. Blutkultur, Urinkultur, Liquorkultur).

Das Material wird auf ein geeignetes Nährmedium aufgetragen und in einem Brutschrank bebrütet. Unter diesen optimalen Bedingungen vermehren sich Bakterien rasch und bilden auf einem festen Nährmedium sichtbare **Kolonien,** Flüssigmedien werden z. B. trüb. Nach ungefähr drei Tagen haben sich die meisten Bakterien so vermehrt, dass eine genaue Differenzierung durch Betrachten der Kolonien, Geruchsprüfung, Lichtmikroskopie (nach vorheriger Färbung) und Austesten von Stoffwechseleigenschaften in der **bunten Reihe** möglich ist. Pilzkulturen funktionieren vergleichbar, brauchen aber viel länger (ca. 1–3 Wochen).

Blutkultur

Bei Verdacht auf eine Sepsis (☞ 15.12) wird eine **Blutkultur** aus Venenblut angelegt, um Erreger im Blut des

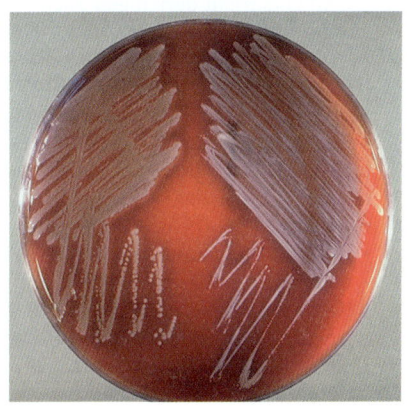

Abb. 15.10: Bakterienkultur auf dem festen Nährmedium Blutagar. Das Untersuchungsmaterial wurde zickzackförmig auf den Agar aufgetragen und bebrütet. Weiße punktförmige Bakterienkolonien sind gewachsen. [B109]

15

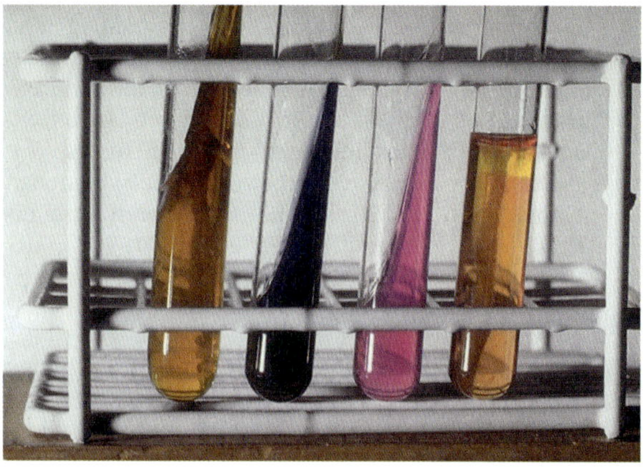

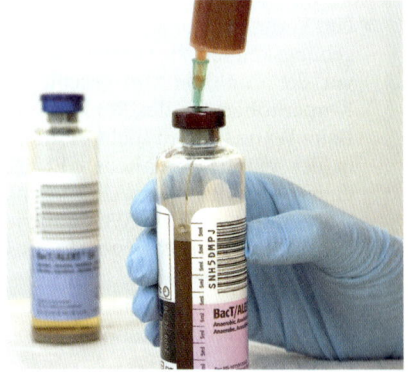

Abb. 15.11: Bunte Reihe. Bakterien haben eine charakteristische Kombination von Stoffwechseleigenschaften. Koppelung der Stoffwechselendprodukte an geeignete Farbindikatoren ergibt ein typisches Muster und ermöglicht eine Erregeridentifizierung (hier Klebsiella oxytoca). [B109]

Eine einzige Dosis eines Antibiotikums kann ausreichen, um den Keim so zu schädigen, dass er in der Kultur nicht mehr wächst und somit nicht mehr identifizierbar ist. Er kann aber trotzdem noch schwere Krankheitserscheinungen hervorrufen.
• Abnahme möglichst im Fieberanstieg/bei Schüttelfrost. Feste „Temperaturgrenzen" gibt es nicht.

Bei unzureichendem Therapieerfolg einer Sepsisbehandlung werden evtl. unter laufender Antibiotikabehandlung Blutkulturen abgenommen. Der geeignete Zeitpunkt ist dann unmittelbar vor der nächsten Antibiotikagabe.

Patienten nachzuweisen. Nach heutigem Wissen bieten arterielle Kulturen auch bei Verdacht auf Pilzsepsis keinen Vorteil.

Die Pflegenden stellen die benötigten Materialien:
• Alles zur venösen Blutentnahme (☞ 1.3.2)
• Zwei Blutkulturflaschen (aerob/anaerob = mit bzw. ohne Sauerstoff), sterile 20-ml-Spritze und mindestens drei Kanülen (z. B. 20 G, gelb), ggf. steriles Überleitungssystem mit Anschluss für den Venenzugang und Einstichdorn für die Blutkulturflaschen. Alternativ zwei Blutkulturröhrchen mit Nährlösung, die zur direkten Blutabnahme geeignet sind. Ob die Blutkulturflaschen auf 37 °C vorgewärmt werden müssen, hängt vom Hersteller ab
• Handschuhe (ggf. steril), Desinfektionslösung und Tupfer für die Gummipfropfen der Flaschen und zur Hautdesinfektion des Patienten.

Steigt das Fieber des Patienten, benachrichtigen die Pflegenden den Arzt, damit er die Blutprobe abnimmt und die Kulturflaschen beimpft.

Nach der Blutabnahme werden die Flaschen mit Patientendaten, Station, Datum und Uhrzeit beschriftet und mit Begleitschein möglichst rasch ins (mikrobiologische) Labor transportiert. Bis dahin können die Flaschen bei Raumtemperatur aufbewahrt werden. Die Nachsorge des Patienten entspricht derjenigen nach einer venösen Blutentnahme.

Häufigkeit und Zeitpunkte der Blutabnahmen

Vor Therapie werden insgesamt mindestens drei Blutkulturen abgenommen. Die Erregerkonzentration pro ml Blut ist auch bei einer Sepsis meist relativ gering, sodass eine einzige negative Blutkultur eine Sepsis nicht ausschließt. Grundregeln sind:
• Blutkulturabnahme vor Beginn einer Antibiotikatherapie, z. B. dreimal im Abstand von 30 Minuten. Kann aufgrund der Schwere der Erkrankung nicht gewartet werden, können die Blutkulturen unmittelbar hintereinander durch drei getrennte Venenpunktionen gewonnen werden.

Antibiogramm

Wachsen in einer Kultur Keime, schließt sich eine **Resistenzbestimmung** *(Sensibilitätsprüfung)* an, die testet, wie stark der Zusatz bestimmter Antibiotika das Wachstum hemmt. Ergebnis ist das **Antibiogramm,** mit dessen Hilfe eine gezielte Behandlung von Infektionen möglich ist.

Eine Bakterienkultur mit anschließendem Antibiogramm dauert mindestens 2–3, evtl. bis zu sieben Tagen. Langsam wachsende Bakterien wie etwa Mykobakterien (☞ 6.4.4, 15.5.20) und Pilze brauchen oft mehrere Wochen. Insbesondere bei schweren Erkrankungen kann das Ergebnis von Kultur und Antibiogramm oft nicht abgewartet werden. Dann beginnt der Arzt die medikamentöse Behandlung aufgrund seines klinischen Verdachts **(kalkulierte Therapie).** Nach Vorliegen des Antibiogramms wird die Therapie ggf. umgestellt.

Unerlässlich ist die *kritische* Beurteilung des Kultur- und Antibiogrammergebnisses. Wachsen z. B. mehrere Keime in jeweils geringer Anzahl, so besteht der Verdacht auf eine Verunreinigung.

Direkter Antigennachweis

Bei einer Reihe von Erregern, etwa Pneumokokken, Meningokokken oder Streptokokken, aber auch Pilzen, können Erregerantigene direkt und ohne vorherige Erregeranzüchtung nachgewiesen werden. Dies ist wesentlich schneller als der Erregernachweis durch Kultur, meist aber weniger empfindlich.

Die direkten Antigennachweise beruhen letztlich auf Antigen-Antikörper-Reaktionen: Der Probe werden Anti-

Abb. 15.12: Bei Blutabnahme und Beimpfen der Blutkulturflasche (hier der anaeroben) ist streng aseptisches Arbeiten wichtig, damit die Probe nicht mit Bakterien kontaminiert und das Ergebnis verfälscht wird. [K115]

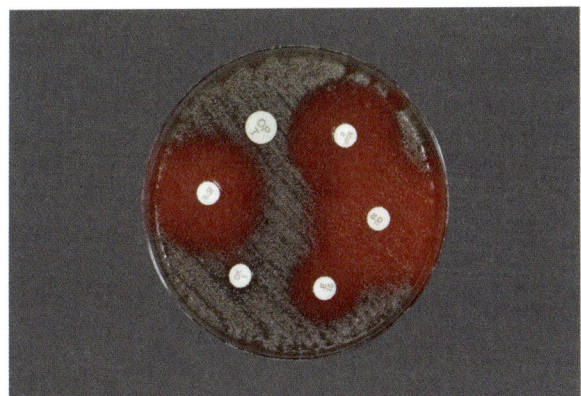

Abb. 15.13: Antibiogramm. Auf den mit einem Bakterienstamm beimpften Agar werden Blättchen mit verschiedenen Antibiotika gelegt, welche das Bakterienwachstum (weiße, punktförmige Kolonien) unterschiedlich stark hemmen (rote Bereiche ohne Kolonien). Das Antibiotikum des Blättchens mit dem größten Hemmhof ist gegen diesen Bakterienstamm am besten wirksam. [K115]

körper zugegeben, die z. B. an Latexteilchen gebunden oder mittels Enzymen oder Farbstoffen markiert sind. Bei Vorhandensein des Antigens kommt es zu Antigen-Antikörper-Reaktionen, die durch Agglutination der Latex-Teilchen bzw. (mehrschrittige) enzymatische oder Farbstoffreaktion sichtbar gemacht werden.

Nachweis von Erreger-Erbsubstanz

Der Nachweis von Erreger-Erbsubstanz (DNS oder RNS je nach Erreger) durch molekulargenetische Methoden hat in den letzten Jahren zu wesentlichen Fortschritten der Infektionsdiagnostik geführt. Vorteil ist die hohe Empfindlichkeit (es können geringe Erregermengen nachgewiesen werden) und damit der frühe Nachweis der Infektion.

In aller Regel sind die Erregermengen sehr gering. Deshalb wird die gesuchte Erbsubstanz zunächst z. B. durch *Polymerase-Kettenreaktion* (**PCR**) stark vervielfältigt. Danach wird ein z. B. farblich oder radioaktiv markiertes DNS-Stück, das genau komplementär („ergänzend") zum gesuchten Stück in der Erreger-Erbsubstanz ist, als **Gensonde** dazugegeben. Enthält die Probe das gesuchte DNS-Stück (und damit den Erreger), kann dies über die Markierung sichtbar gemacht werden. Neueste Entwicklung ist die **Real-Time-PCR,** bei der die gesuchte und durch PCR vermehrte DNS nachgewiesen wird, sobald sie entsteht.

15.4.4 Indirekter Erregernachweis: Serologische Blutuntersuchungen

Serologie bezeichnet ganz allgemein das Teilgebiet der Immunologie, das Laboruntersuchungen des Serums (aber auch z. B. des Liquors) mithilfe von Antigen-Antikörper-Reaktionen zum Gegenstand hat.

Je nach Untersuchungsansatz können durch serologische Blutuntersuchungen Erreger-Antigene oder Antikörper gegen Erreger nachgewiesen werden. Im klinischen

Sprachgebrauch versteht man unter serologischen Blutuntersuchungen zur Infektionsdiagnostik oder Infektionsserolgie aber meist nur den Antikörpernachweis.

Die Auseinandersetzung des Organismus mit den Infektionserregern führt zur Bildung spezifischer Antikörper. Nach einem raschen Anstieg des Antikörperspiegels im Blut während und kurz nach der akuten Erkrankungsphase sinkt die Antikörperkonzentration in der Folgezeit wieder ab, falls kein erneuter Kontakt mit dem gleichen Erreger stattfindet.

Das Vorhandensein von Antikörpern beweist nur, dass *irgendwann* eine Infektion mit dem Erreger stattgefunden hat. Für den Nachweis einer *akuten* Infektion ist in aller Regel der Nachweis spezifischer IgM, die **Serokonversion** (erstmaliges Auftreten von Antikörpern bei vorheriger *Seronegativität*) oder ein mindestens vierfacher Anstieg des Antikörpertiters beweisend.

15.4.5 Diagnostisches Vorgehen bei unklarem Fieber

Fieber, das länger als drei Wochen anhält und dessen Ursache nicht durch (einfache) ambulante Diagnostik gefunden werden kann, muss stationär abgeklärt werden. **Unklarem Fieber** liegen vor allem Infektionen (ca. 40 %), bösartige Erkrankungen (ca. 30 %) oder Autoimmunerkrankungen (ca. 20 %) zugrunde.

Neben sorgfältiger Anamnese und Untersuchung sind erforderlich:
- Objektivierung des Fiebers durch beobachtete Messung, Dokumentation des Fiebers über mehrere Tage
- Blutentnahme mit BSG, großem BB, Leberwerten (☞ 8.3.2), Elektrolyten und Eiweißelektrophorese (☞ Abb. 11.32)
- Je drei *aerobe* und *anaerobe* Blutkulturen (☞ 15.4.2)
- Mindestens zwei Urinkulturen aus dem Mittelstrahlurin, evtl. auch aus Blasenpunktionsurin (☞ 9.3.2)
- Stuhluntersuchung auf pathogene Keime wie etwa Salmonellen (☞ 15.5.6)
- Sputumuntersuchung auf Tbc, Pilze und Bakterien (Sputumgewinnung ☞ 6.2.6)
- Evtl. Magensaftuntersuchung auf Tbc
- Evtl. Nasen- und Rachenabstrich
- Tuberkulin-Test (☞ 6.4.4)

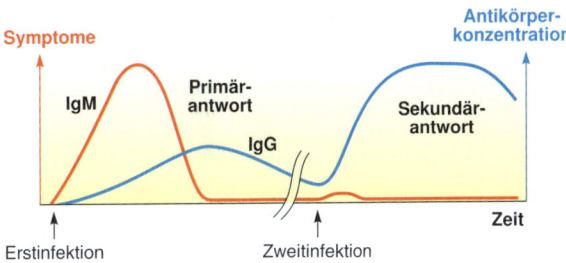

Abb. 15.14: Bei einer Infektion werden als erstes IgM- und erst später IgG-Antikörper gebildet. Während die IgM-Konzentration im Blut nach der Akutphase der Erkrankung schnell wieder absinkt, sind IgG-Antikörper oft noch sehr lange – manchmal lebenslang – nachweisbar. [L106]

15

557

- Bestimmung der Schilddrüsenwerte (☞ 10.4.1) zum Ausschluss einer massiven Hyperthyreose
- (Gezielte) Serodiagnostik, z.B. der Toxoplasmose (☞ 15.9.2), der Lues (☞ 15.5.21), der Zytomegalie (☞ 15.6.5) und der Hepatitis (☞ 8.4.2). Evtl. HIV-Test (☞ 14.4.1)
- Autoantikörpersuche (☞ 13.4.2)
- Röntgen Thorax (Pneumonie?), Röntgen Nebenhöhlen (Nebenhöhlenentzündung?)
- EKG, Echokardiographie (Herzmuskelentzündung?)
- Ultraschall des Abdomens (Gallenblasenentzündung? Leber- und Milzvergrößerung?).

Ist die Ursache des Fiebers danach weiter unklar, sind weitere Blutuntersuchungen, ein CT des Thorax und der Bauchorgane, Endoskopien oder Biopsien z.B. der Leber oder des Knochenmarks erforderlich.

15.5 Bakterielle Infektionen

15.5.1 Eigenschaften von Bakterien

> **Bakterien:** 0,2–5 µm große Einzeller, die sich ungeschlechtlich durch Querteilung vermehren und sich in der Regel auf *unbelebten* Nährböden anzüchten lassen.

Aufbau von Bakterien

Bakterien sind **Prokaryonten,** besitzen also keinen Zellkern. Stattdessen liegt die Erbsubstanz in Form eines Chromosomenknäuels aus **D**esoxyribo**n**ukleinsäure (*DNS, DNA, engl.* acid = Säure) ohne abgrenzende Kernmembran im Zytoplasma. Manche Bakterien enthalten außerdem DNS in Form von meist ringförmigen **Plasmiden,** die zwischen Bakterienzellen ausgetauscht werden

können. So können genetische Eigenschaften wie z.B. die Resistenz gegen Antibiotika (☞ 15.5.2) auf andere Bakterien übertragen werden. Zudem enthält das Zytoplasma zahlreiche gelöste Stoffe, Ribonukleinsäuren und Ribosomen. Umgeben wird das Zytoplasma von einer **Zellmembran,** über der als äußerste Schicht eine starre **Zellwand** liegt, die den Bakterien ihre charakteristische Form gibt (nicht bei Mykoplasmen). Viele Bakterien besitzen außerdem eine **Kapsel** als Schutz vor den Abwehrzellen und **Geißeln** oder **Fimbrien** zur Fortbewegung.

Einige Bakterien können **Sporen** bilden. Dies sind vermehrungsunfähige Dauerformen, die bei ungünstigen Lebensbedingungen lange überleben und so die Erbsubstanz „retten" können, bis bessere Bedingungen vorhanden sind. Dann wandelt sich die Spore wieder in das „normale" **vegetative Bakterium** um.

Einteilung der Bakterien

Die wichtigsten Kriterien, Bakterien einzuteilen, sind:
- *Bakterienform:*
  - **Kokken** *(Kugelbakterien)* sind rund und häufig zu charakteristischen Verbänden, z.B. Haufen, Ketten oder Paaren (Diplokokken), zusammengeschlossen

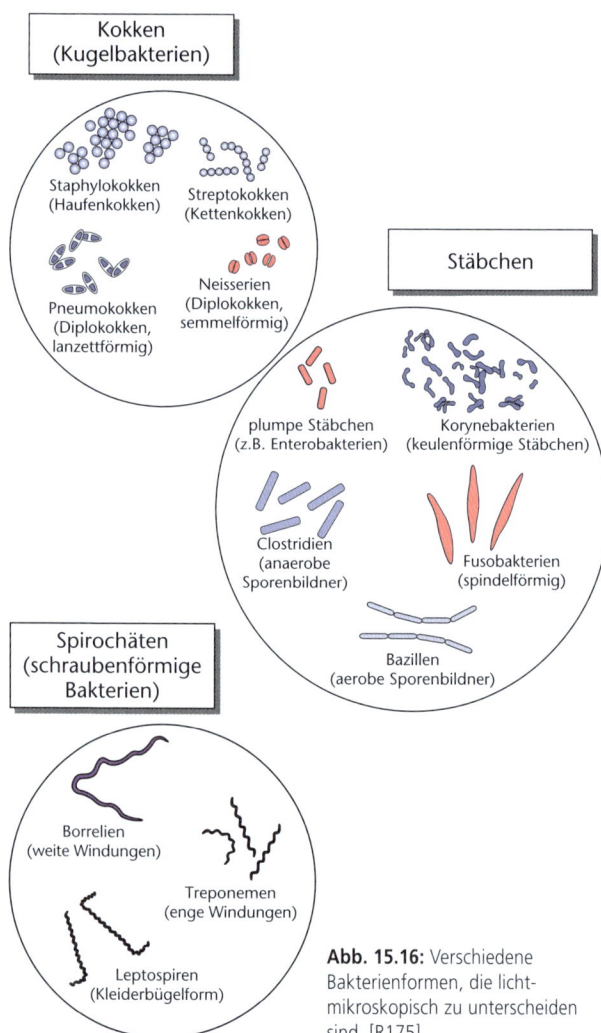

Abb. 15.16: Verschiedene Bakterienformen, die lichtmikroskopisch zu unterscheiden sind. [R175]

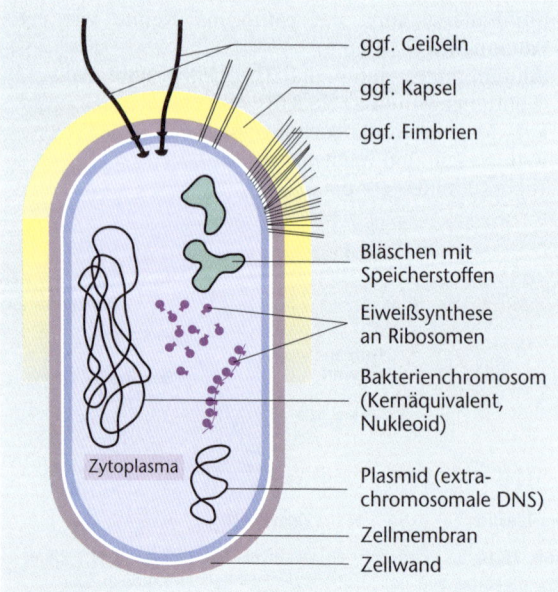

Abb. 15.15: Schematischer Aufbau einer Bakterienzelle. Charakteristisch ist (im Gegensatz zur tierischen Zelle) das Fehlen eines Zellkerns.

- **Stäbchen** haben einen länglichen, gleichmäßig oder ungleichmäßig dicken Zellkörper
- Bei den gekrümmten Stäbchen werden **Vibrionen** (gebogene, einfach gekrümmte Stäbchen) und **Spirochäten** (*Schraubenbakterien*, schraubenförmig gekrümmte Stäbchen) differenziert
- Fadenförmige Bakterien (selten).
- *Verhalten gegenüber Sauerstoff:* **Aerobe Bakterien** können nur bei Anwesenheit von Sauerstoff wachsen. **Fakultativ anaerobe Bakterien** können mit und ohne Sauerstoff leben. Für **obligat anaerobe Bakterien** dagegen stellt Sauerstoff ein Gift dar. Diese Unterscheidung ist z. B. bei Wundinfektionen bedeutsam: In oberflächlichen Schürfwunden ist eine Infektion mit Anaerobiern nicht zu befürchten. Dagegen sind tiefe Stichkanäle oder zerklüftete Wunden mit schlechter Durchblutung hochgefährdet für Anaerobier-Infektionen (☞ auch 15.5.19)
- Fähigkeit zur Sporenbildung
- *Verhalten in der Färbung nach Gram:* Bei der **Gramfärbung** wird das **Murein** der Zellwand angefärbt. **Grampositive Bakterien** wie etwa Staphylokokken (☞ 15.5.3) enthalten viel Murein und erscheinen in der Gramfärbung unter dem Lichtmikroskop dunkelviolett. **Gramnegative Bakterien** haben nur eine dünne Mureinschicht und sehen in der Gramfärbung rot aus.

Toxinproduktion durch Bakterien

Oft verursachen nicht die Bakterien selbst die Krankheitserscheinungen, sondern die von ihnen gebildeten *Toxine* (Gifte). Werden die Toxine von lebenden Bakterien abgegeben, spricht man von **Exotoxinen** (z. B. das Tetanustoxin ☞ 15.5.19). Werden die Giftstoffe erst nach Auflösung der Bakterien frei, z. B. bei vielen gramnegativen Bakterien, handelt es sich um **Endotoxine**. Sie verursachen z. B. die Mehrzahl der Lebensmittelvergiftungen.

15.5.2 Behandlung bakterieller Infektionen

Kausal – also den Mikroorganismus bekämpfend – werden bakterielle Infektionen durch **Antibiotika** behandelt (☞ Pharma-Info 15.17). Bei Infektionen mit Toxin produzierenden Bakterien kann die frühzeitige Gabe eines **Antitoxins** *(Gegengift)* entscheidend helfen, so etwa bei der Diphtherie (☞ 15.5.17). Hinzu treten *symptomatische Maßnahmen* je nach Art und Schwere der Erkrankung.

15.5.3 Erkrankungen durch Staphylokokken

Staphylokokken: Traubenförmig angeordnete, grampositive Kugelbakterien. Häufige Erreger eitriger Haut- und Wundinfektionen sowie teils schwerer nosokomialer Infektionen.

Eiter: Bei bakteriellen Entzündungen abgesonderte Flüssigkeit, die eingeschmolzenes Gewebe und neutrophile Granulozyten enthält.

Staphylokokkeninfektionen können nahezu jedes Organ und jede Körperhöhle befallen. Während der fakultativ pathogene **Staphylococcus epidermidis** zur physiologischen Hautflora gehört, ist **Staphylococcus aureus** nur bei einer Minderheit der Bevölkerung auf der Hautoberfläche zu finden.

Krankheitsbilder durch Staphylococcus aureus

Staphylococcus aureus ruft sowohl lokale als auch (sekundär) generalisierte Infektionen hervor. Außerdem bilden einige Stämme gefährliche Toxine.

Oberflächliche Lokalinfektionen

Oberflächliche Lokalinfektionen durch Staphylokokken sind **Wundinfektionen, Furunkel** und **Karbunkel** (absze-

---

Pharma-Info 15.17: Antibiotika

Antibiotika: Gegen Bakterien wirksame *Antiinfektiva* (Antiinfektiva = Arzneimittel gegen die Erreger von Infektionskrankheiten).

Tuberkulostatika ☞ 6.4.4

Wirkmechanismen

Antibiotika nutzen die Unterschiede im Stoffwechsel zwischen der menschlichen Zelle und der Bakterienzelle aus, um die Vermehrung von Bakterien zu hemmen **(Bakteriostase)** oder sie abzutöten **(Bakterizidie).** So hemmt z. B. das Penicillin den Zellwandaufbau wachsender Bakterien, also einer Struktur, die in der menschlichen Zelle nicht vorhanden ist. Daher ist das Verhältnis zwischen therapeutischem Nutzen und Nebenwirkungen häufig gut.

Nebenwirkungen

Häufige Antibiotikanebenwirkungen sind:
- Allergien

- Durchfälle durch die Schädigung der normalen Darmflora (Extremfall pseudomembranöse Colitis ☞ 7.6.5)
- Pilzinfektion von Haut und Schleimhäuten durch die Schädigung der Standortflora (besonders häufig: Vaginalmykose bei Frauen).

Hinzu kommen substanzspezifische Nebenwirkungen, die dosisabhängig oder -unabhängig und reversivel oder irreversibel sein können (☞ Tabelle).

Problem: Resistenzen gegen Antibiotika

Kann ein Antibiotikum einen Erreger nicht schädigen, spricht man von **Resistenz** des Erregers gegenüber der Substanz. Die Resistenz kann eine *natürliche*, von Anfang an vorhandene Eigenschaft, oder z. B. infolge von Mutationen oder Übertragung von Plasmiden (☞ oben) *erworben* sein. **Multiresistente**, d. h. gegenüber mehreren Antibiotika unempfindliche Bakterien (z. B. MRSA ☞ 15.5.3), stellen gerade im Krankenhaus ein großes Problem dar.

15

Pharma-Info 15.17: Antibiotika (Forts.)

Grundsätze der Antibiotikatherapie

- Im Idealfall wird das Präparat nach Erregeridentifizierung im *Antibiogramm* ausgewählt
- Kann in schweren Fällen nicht so lange gewartet werden, wird die Therapie **kalkuliert** *(empirisch)*, d.h. nach dem *vermuteten* Erreger, begonnen und nach Vorliegen des Antibiogramms evtl. umgestellt. Hierbei spielen v.a. die Infektlokalisation, besondere Risiken (Abwehrgeschwächte, Katheterträger) und der Aufenthaltsort des Patienten zu Beginn der Erkrankung (zu Hause oder im Krankenhaus) eine Rolle
- Bei schweren Infektionen wird die Behandlung meist i.v. eingeleitet. Nach Besserung kann oft auf eine orale Gabe umgestellt werden
- Eine einmal begonnene Antibiotikatherapie wird ausreichend hoch dosiert und ausreichend lange durchgeführt. Die Therapiedauer ist dabei sehr unterschiedlich (Einmalgabe bis wochenlang). „Halbe Sachen" führen eher zur Ausbreitung von Resistenzen und einem *Rezidiv* der Infektion.

Pflege bei Antibiotikatherapie

Für die Pflege bei Antibiotikatherapie gelten folgende Richtlinien. Wird die Behandlung ambulant durchgeführt oder fortgesetzt, informieren die Pflegenden den Patienten entsprechend:

- Wichtig ist das genaue Einhalten der Dosierungsintervalle. „Dreimal täglich" z.B. bedeutet nicht „morgens, mittags, abends", sondern eine gleichmäßige Verteilung über den Tag, also einen 8-Stunden-Rhythmus (z.B. 6 Uhr, 14 Uhr, 22 Uhr)
- Übelkeit, Erbrechen und Durchfall können die Resorption anderer Medikamente vermindern. Entsprechend können engere Kontrollen der Begleiterkrankung (z.B. häufigere Blutdruckmessungen) sinnvoll sein. Frauen müssen wissen, dass die Wirksamkeit der „Pille" beeinträchtigt werden kann
- Der Verzehr von probiotischen Joghurts oder z.B. Lactobacillus-Präparaten aus der Apotheke kann Durchfall durch Antibiotika verringern und ist besonders bei längerer Einnahme von Antibiotika oder Einnahme von Breitspektrum-Antibiotika einen Versuch wert
- Frauen sollten auf Juckreiz oder vaginalen Ausfluss achten, damit eine Pilzinfektion frühestmöglich erkannt und behandelt werden kann. Pilzinfektionen können auch im Mund-Rachen-Raum auftreten, daher sind eine sorgfältige Beobachtung der Mundschleimhaut und eine angemessene Mundpflege wichtig
- Allergische Reaktionen können Hautausschläge verursachen. Entsprechend wichtig ist die Hautbeobachtung
- Viele Antibiotika zur i.v.-Gabe lassen sich nur mit bestimmten Lösungsmitteln mischen und sollten am besten separat laufen, weil sie meist mit anderen Antibiotika und zum Teil auch mit bestimmten Infusionslösungen inkompatibel sind. Um die Verabreichungsintervalle einzuhalten, ist bei Kurzin-

fusionen auf die korrekte Laufzeit zu achten. Ist sie länger als 30 Minuten, erfolgt die Verabreichung über Infusomat oder Spritzenpumpe
- Bei der oralen Gabe sollten Antibiotika mit reichlich Flüssigkeit eingenommen werden, am besten mit Wasser. Insbesondere Gyrasehemmer und Tetracycline dürfen nicht mit Milch, kalzium- oder magnesiumreichen Mineralwässern eingenommen werden, da dies die Resorption durch Komplexbildung vermindert. Einige Antibiotika werden bei Einnahme vor der Mahlzeit besser resorbiert und sollten deswegen nüchtern eingenommen werden. Für die übrigen empfiehlt sich meist die Einnahme zum Essen, weil die Antibiotika dann oft besser magenverträglich sind und die Gefahr geringer ist, die Einnahme zu vergessen. Generell sind aber immer die Herstellerinformationen zu beachten, da die Einnahmevorschriften auch von der Zubereitung abhängen und die Wechselwirkungen mit anderen Arzneimitteln den Umfang dieses Kapitels sprengen würden
- Bei Verabreichen von Antibiotika über eine gastrointestinale Sonde muss vorab geklärt werden, ob sie zermörsert und gelöst werden dürfen. Antibiotika werden einzeln verabreicht, die Sondenkost wird dabei abgestellt und die Sonde vorher und nachher gespült ([] 11)
- Antibiotika können bei direktem Kontakt sensibilisierend wirken, auch eine Resistenzbildung z.B. der Hautbakterien ist möglich. Daher sollten Pflegende beim Umgang mit nicht ummantelten, „offenen" Antibiotika (etwa Infusionslösungen, Trockenpulver) Handschuhe tragen. Beim Richten von Infusionen sind beim Mischen von Trockenpulver und Lösungsmittel spezielle Überleitungssysteme zu bevorzugen.

Einnahmeempfehlung häufig verordneter Antibiotika

Nüchtern (ca. 1 Std. vor dem Essen)

- Ampicillin, Flucloxacillin, Pencillin V
- Ceftibuten
- Ciprofloxacin, Norfloxacin
- Erythromycin (je nach pharmakol. Zubereitung, meist Erythromycintabletten, -kapseln)
- Tetracyclin

Zum Essen

- Amoxicillin
- Cephalosporine (außer Ceftibuten)
- Doxycyclin, Minocyclin
- Erythromycin (je nach pharmakol. Zubereitung, meist Erythromycinsaft, -granulat)
- Gyrasehemmer (außer Ciprofloxacin, Norfloxacin)
- Sulfonamide
- Trimethoprim

15

Pharma-Info 15.17: Antibiotika (Forts.)

Übersicht über häufig verwendete Antibiotika (Tuberkulostatika ☞ 6.4.4)

Penicilline: Hemmung der Zellwandsynthese

Ind.: Engspektrumpenicilline z. B. Meningokokkenmeningitis, Streptokokkenangina, Erysipel, Pneumokokkenpneumonie. **Staphylokokken-penicilline** z. B. Wundinfektionen durch Staphylokokken. **Breitbandpenicilline** z. B. Harnwegsinfektionen durch Enterokokken oder E. coli, infektiöse Diarrhö durch Salmonellen, Atemwegsinfektionen durch Hämophilus

NW: In hohen Konzentrationen Neurotoxizität (Verwirrtheit, zerebrale Krämpfe)

Bsp.: Engspektrumpenicilline z. B. Penicillin G/V (Penicillin G Grünenthal®, Isocillin®), Staphylokokkenpencilline z. B. Oxacillin (InfectoStaph® Trockensubst.), Dicloxacillin (InfectoStaph® Kps.), Flucloxacillin (Staphylex®), Breitbandpenicilline z. B. Ampicillin (Binotal®), Amoxicillin (Amoxypen®), Mezlocillin (Baypen®), Piperacillin (Pipril®)

Cephalosporine: Hemmung der Zellwandsynthese

Ind.: Orale Cephalosporine z. B. Harn- und Atemwegsinfektionen durch Enterobakterien oder Hämophilus, parenterale zusätzlich Gallenwegs- und andere schwere Infektionen, Sepsis

NW: In hohen Konzentrationen Nephro- und Neurotoxizität, Blutbildveränderungen (auf Blutungsneigung achten), Transaminasenanstieg, z.T. Alkohol-unverträglichkeit (→ Alkoholkarenz während der Einnahme)

Bsp.: Orale Cephalosporine z. B. Cefixim (Cephoral®), Loracarbef (Lorafem®). **Parenterale Cephalosporine** z. B. Cefuroxim (Zinacef®), Cefotaxim (Claforan®), Ceftazidim (Fortum®)

Carbapeneme: Hemmung der Zellwandsynthese

Ind.: v. a. bei Sepsis u. a. schweren Infektionen durch nicht bekannten Erreger (breites Wirkspektrum)

NW: Neuro-, Nephrotoxizität, Blutbildveränderungen, Transaminasenanstieg

Bsp.: Imipenem (Zienam®), Meropenem (Meronem®)

Glykopeptide: Hemmung der Zellwandsynthese

Ind.: v. a. Infektionen durch multiresistente Staphylokokken, pseudomembranöse Kolitis, Sepsis bei Neutropenie

NW: Oto-, Neuro-, Nephrotoxizität, Blutbildveränderungen

Bsp.: Vancomycin (Vancomycin-ratiopharm®), Teicoplanin (Targocid®)

Gyrasehemmer (Chinolone): Hemmung der bakteriellen DNS-Synthese

Ind.: Infektionen durch gramnegative Keime fast aller Lokalisationen, vor allem aber Harn- und Atemwegsinfektionen

NW: zentrale und periphere neurologische Störungen (z. B. Psychosyndrom → auf Auffälligkeiten achten), Unruhe, Blutbildveränderungen, Vaskulitis, Transaminasenanstieg, Photosensibilisierung (→ keine Sonnenbäder), Störungen der Knorpelentwicklung, Sehnenschäden

Bsp.: Ciprofloxacin (Ciprobay®), Ofloxacin (Tarivid®), Levofloxacin (Tavanic®), Moxifloxacin (Avalox®)

Makrolide: Hemmung der bakteriellen Proteinsynthese

Ind.: Ersatzpräparat bei Penicillinallergie, bakterielle Atemwegsinfektionen z. B. durch Hämophilus, Chlamydien, Mykoplasmen, Legionellen

NW: Hepatotoxizität

Bsp.: Erythromycin (Erythrocin®), Azithromycin (Zithromax®), Clarithromycin (Klacid®), Rocithromycin (Roxibeta®)

Tetrazykline: Hemmung der bakteriellen Proteinsynthese

Ind.: v. a. Atemwegsinfektionen incl. Sinusitis, möglichst nach vorheriger Austestung, Acne vulgaris

NW: Photosensibilisierung (→ keine Sonnenbäder), Gelbfärbung der Zähne (nur bei Kindern)

Bsp.: Doxycyclin (Supracyclin®)

Aminoglykoside: Hemmung der bakteriellen Proteinsynthese

Ind.: v. a. Sepsis und andere schwere Infektionen

NW: Oto-, Vestibulo-, Nephrotoxizität (geringe therapeutische Breite!) → auf Schwindel achten, Sturzgefahr

Bsp.: Amikacin (Biklin®),Gentamicin (Refobacin®),Tobramycin (Gernebcin®)

Andere

Chloramphenicol (Paraxin®) bei schweren Infektionen z. B. durch grampositive Kokken oder Salmonellen (etwa Meningitis, Hirnabszess, Typhus), wenn weniger toxische Antibiotika nicht ausreichen. NW Blutbildveränderungen, meist reversibel, jedoch selten irreversible Knochenmarkaplasie mit hoher Sterblichkeit möglich

Clindamycin (Sobelin®) z. B. bei Anaerobier-Infektionen (z. B. Peritonitis). NW Blutbildveränderungen

Cotrimoxazol (Eusaprim®) v. a. bei unkomplizierten Harnwegsinfektionen, Pneumocystis-carinii-Pneumonie. NW Blutbildveränderungen

Metronidazol (Clont®) z. B. bei Anaerobier-, Amöbeninfektionen. NW Störungen des peripheren und zentralen Nervensystems, Blutbildveränderungen; Alkoholkarenz während der Einnahme

Nebenwirkungen (NW) aller Antibiotika ☞ Text

15

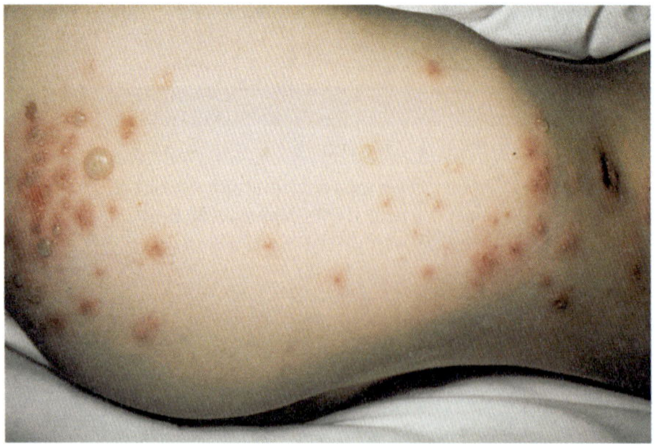

Abb. 15.18: Großblasige Staphylokokken-Impetigo, hier mit Windpocken-ähnlichen Läsionen. [U138]

dierende Entzündung eines bzw. mehrere Haarbälge) sowie **Impetigo contagiosa** (eitrige Hautentzündung bei Kindern, ☞ auch 15.5.4). Sie neigen zur eitrigen Einschmelzung mit Abszessbildung. Bei Schleimhautbefall entstehen z. B. eitrige Bindehautentzündungen.

Tiefe/systemische Staphylokokkeninfektionen

Beispiele für *tiefe* oder *systemische Erkrankungen* durch Staphylokokken sind die **Staphylokokken-Pneumonie** (☞ 6.4.3), die Brustdrüsenentzündung der stillenden Mutter **(Mastitis puerperalis)** und die hämatogen entstandene Knochenmarkentzündung **(Osteomyelitis).**

Sowohl oberflächliche als auch tiefe Staphylokokkeninfektionen können zur Einschwemmung von Staphylokokken in die Blutbahn und damit zu einer Sepsis (☞ 15.12) oder Endokarditis mit oft rascher Herzklappenzerstörung (☞ 4.7.1) führen.

Staphylokokkentoxin-vermittelte Krankheitsbilder

Von Staphylokokken gebildete Exotoxine sind für drei Krankheitsbilder verantwortlich:
- Das **Syndrom der verbrühten Haut** (*Staphylococcal-skaled-Skin-Syndrome, SSSS, staphylogenes Lyell-Syndrom*) mit großflächiger, blasiger Abhebung der Oberhaut und schmerzhaften Erosionen, die an Verbrühungen erinnern. Dieses Krankheitsbild ist vor allem bei Kleinkindern zu beobachten und hat (nur) bei rechtzeitiger antibiotischer Therapie eine gute Prognose
- Das **toxische Schocksyndrom** (engl. *Toxic-Shock-Syndrome*, kurz *TSS*) tritt vor allem bei Frauen auf, die während der Menstruation Scheidentampons benutzen und diese 24 Stunden lang nicht wechseln. Das Toxin führt bei den Patientinnen zu einem Schock mit Fieber und feinfleckigem Hautausschlag. Ein gleichartiges klinisches Bild kann aber auch durch *Streptokokken* (☞ unten) verursacht werden
- Die Staphylokokken-Lebensmittelvergiftung (☞ 15.5.6).

Behandlungsstrategie und Prävention

Zur Behandlung von Staphylokokkeninfektionen eignen sich v. a. **Staphylokokkenpenicilline** (z. B. InfectoStaph®,

Staphylex®) sowie staphylokokkengeeignete Cephalosporine. Aufgrund der Neigung zur Abkapselung werden Lokalinfektionen durch Staphylokokken chirurgisch drainiert, sofern sie sich nicht von selbst entleeren.

Um nosokomiale Staphylokokken-Infektionen zu verhüten, sollten Neugeborenenstationen, Intensivabteilungen und Operationsräume von Personen mit aktiven Staphylokokkeninfektionen nicht betreten werden. Ein größeres Problem aber stellen *symptomlose* Staphylokokken-Träger unter den Besuchern und vor allem dem Personal dar, welche die Bakterien ahnungslos vor allem über ihre Hände weiterverbreiten. Ob die Standardhygiene überschreitende Vorsichtsmaßnahmen erforderlich sind, hängt von Art und Ausdehnung der Erkrankung ab.

> **Staphylokokken** gehören wegen ihrer ausgeprägten Fähigkeit zur Resistenzentwicklung gegen Antibiotika, ihrer Widerstandsfähigkeit in der Umwelt und der hohen Zahl von Keimträgern gerade in Krankenhäusern zu den *Problemkeimen*.

Problem: Multiresistente Staphylokokken

Methicillin- bzw. in der Regel sogar *multiresistente Staphylococcus-aureus-Stämme* **(MRSA)** haben in den letzten Jahren im stationären Bereich und hier insbesondere auf Intensivstationen stark zugenommen. Schätzungsweise 16 000 Menschen in Deutschland infizieren sich pro Jahr mit MRSA, 1–2 % aller Krankenhauspatienten sind wahrscheinlich schon vor der Aufnahme mit MRSA infiziert (☐ 12).

> Sinnvoll ist ein Screening auf MRSA bei Aufnahme von Risikopatienten und Wiederaufnahme von Patienten, die zu einem früheren Zeitpunkt einmal MRSA-Träger waren. Etliche Kliniken untersuchen zusätzlich Patienten in Risikobereichen (z. B. Intensivstationen). Dank PCR liegt das Ergebnis binnen weniger Stunden vor, bis dahin wird der Patient isoliert. Bei geplanten Aufnahmen kann das Scrennung schon vor der Aufnahme ambulant erfolgen.

MRSA sind nicht virulenter als andere Staphylokokken, aber schwer zu bekämpfen. Noch wirksame Antibiotika sind v. a. Vancomycin (z. B. Vancomycin Lilly®), Teicoplanin (Targocid®) und Linezolid (Zyvoxid®), allerdings wurde auch hier in Einzelfällen über Resistenzen berichtet (**VRSA** = *vancomycinresistente MRSA*).

Bei jedem Auftreten multiresistenter Staphylokokken besteht die Gefahr einer weiteren Ausbreitung, die evtl. die Schließung der betroffenen Einrichtung erforderlich macht. Deshalb müssen bei jedem Auftreten multiresistenter Staphylokokken oder anderer *multiresistenter Erreger* **(MRE)** strenge Hygienemaßnahmen eingehalten werden (☐ 13, 14):
- Der Patient wird in einem Einzelzimmer untergebracht, möglichst mit eigener Nasszelle und Schleuse (mehrere Patienten mit MRSA können in einem gemeinsamen Zimmer untergebracht werden). Der Patient darf das Zimmer nicht verlassen
- Das Zimmer des Patienten sollte von so wenigen Personen wie möglich betreten werden. Die Pflegenden tra-

15

gen im Zimmer einen dicht schließenden Schutzkittel und Mund-Nasen-Schutz sowie bei Patientenkontakt oder möglichem Kontakt mit kontaminierten Materialien Einmalhandschuhe bzw. einen Augenschutz bei Gefahr von Aerosolbildung (☐ 15). Nach dem Abwerfen der Handschuhe werden die Hände desinfiziert. Von herausragender Bedeutung sind die penible Händehygiene und das ständige Sich-Vergegenwärtigen, wann eine Keimverschleppung möglich ist. Beispielsweise müssen nach einer Pflegemaßnahme an mit MRE/MRSA besiedelten Körperstellen des Patienten vor weiteren Pflegemaßnahmen oder anderen Tätigkeiten im Patientenzimmer die Einmalhandschuhe (evtl. auch der Schutzkittel) gewechselt werden, da die an ihnen haftenden Erreger sonst verteilt werden können. Mund-Nasen-Schutz und Handschuhe werden beim Verlassen des Zimmers entsorgt, der Schutzkittel bleibt in der Schleuse und wird spätestens bei Schichtende entsorgt. Wird er mehrmals verwendet, muss er so aufgehängt werden, dass die saubere Innenseite geschützt ist

- Die patientennahen Flächen werden mindestens einmal täglich desinfiziert. Die Zimmer sollten als letzte der Station gereinigt werden
- Alle Pflegeutensilien werden streng patientenbezogen eingesetzt, bleiben im Zimmer und werden nach Benutzung desinfiziert. Gleiches gilt für benutzte Instrumente (auch Blutdruckmessgerät und Stethoskop) oder Geräte
- Für das Geschirr des Patienten reichen die routinemäßig in Krankenhäusern eingesetzten Reinigungsautomaten. Das Essenstablett wird erst unmittelbar vor dem Abtransport des Essenwagens aus dem Zimmer geholt und ohne weiteren „Zwischenstopp" in den Wagen gestellt
- Für die Behandlung der MRSA-Besiedelung des Patienten gibt es verschiedene Schemata, z. B. Auftragen von Mupirocin-Nasensalbe (Turixin®) in die Nasenvorhöfe dreimal täglich über mindestens drei Tage, mehrmals tägliches Einbringen eines Schleimhautantiseptikums in den Mund-Rachen-Raum sowie tägliche Hautpflege und zweimal wöchentliche Haarwäsche mit antiseptisch wirkenden Präparaten (teilweise wird auch täglich empfohlen). Darauf achten, dass bereits gereinigte Körperstellen nicht mit z. B. benutzter Wäsche in Kontakt kommen. Alle Gegenstände, die ein Erregerreservoir darstellen könnten (z. B. Zahnbürste, Deostift), werden ausgetauscht, Brillen und ähnliche Gegenstände werden desinfiziert
- Kleidung und Wäsche des Patienten (auch Bettwäsche und Handtücher) werden täglich gewechselt. Die Wäsche des Patienten wird noch im Zimmer in Wäschesäcke gegeben und in der Krankenhauswäscherei desinfizierend gewaschen
- Ist ein Transport z. B. wegen einer Untersuchung unbedingt erforderlich, erhält der Patient frische Kleidung, bei Besiedelung des Nasen-Rachen-Raumes auch einen Mund-Nasen-Schutz, und wird auf einer frisch bezogenen Trage transportiert. Vor dem Transport desinfiziert er sich die Hände. Die begleitenden Pflegenden und das Personal in der Funktionsabteilung tragen frische Schutzkittel und Handschuhe. Alle genannten Gegenstände werden nach dem Gebrauch entsorgt bzw. des-

infiziert, ebenso Kontaktflächen. Während des Transportes sind Kontakte zu anderen Patienten zu vermeiden. Generell sollten die Untersuchungen möglichst am Ende des Programms erfolgen, das Personal der Zielabteilung wird vorher über die Besiedelung informiert
- Die Angehörigen werden ebenso wie weitere Mitarbeiter mit Patientenkontakt über die genannten Hygienemaßnahmen informiert
- Die Maßnahmen können eingestellt werden, wenn Abstriche von Nase, Rachen, Leiste/Perineum und ggf. weiteren vormals positiven Stellen (z. B. Wunden) an drei aufeinander folgenden Tagen, beginnend mindestens drei Tage nach Abschluss der Behandlung, negativ waren
- Nach Verlegung/Entlassung des Patienten muss vor Neubelegung des Zimmers eine Schlussdesinfektion durchgeführt werden
- Bei jeder Infektion werden die Mitpatienten im gleichen Zimmer untersucht. Bei mehr als zwei Infektionen mit dem gleichen Erreger sind Abstriche aus Nasenvorhof und Rachen bei Patienten und auch beim Personal der Station notwendig
- Werden bei Mitarbeitern MRSA festgestellt, erfolgt eine Behandlung wie bei den Patienten. Die betroffenen Mitarbeiter dürfen erst wieder mit Patienten arbeiten, wenn drei Kontrollen negativ waren
- Das Auftreten von MRSA/MRE muss der Hygienekommission der Einrichtung gemeldet werden.

Erkrankungen durch fakultativ pathogene Staphylokokken

Erkrankungen durch fakultativ pathogene Staphylokokken wie etwa Staphylococcus epidermidis sind bei ansonsten Gesunden selten. Bedeutung haben diese Keime insbesondere als Sepsiserreger bei Patienten mit Implantaten oder Gefäßkathetern aus Plastik (z. B. künstlichen Herzklappen, ZVK).

15.5.4 Erkrankungen durch Streptokokken

Streptokokken: Grampositive, oft kettenförmig zusammengelagerte Kugelbakterien. Häufige Erreger eitriger Infektionen beim Menschen, die aber im Vergleich zu Staphylokokken viel mehr zur *flächenhaften* Ausbreitung neigen.

Die **Streptokokken** lassen sich einteilen:
- Nach ihrer Fähigkeit, den roten Blutfarbstoff aufzulösen (nicht, teilweise = vergrünende und vollständig hämolysierende Streptokokken, auch γ-, α- und β-*hämolysierende* Streptokokken genannt)
- Nach ihren antigenen Eigenschaften in die Gruppen A–Q.

Krankheitsbilder durch Streptokokken
Krankheitsbilder durch Streptokokken der Gruppe A
Streptokokken der Gruppe A sind für den Menschen am bedeutendsten. Am häufigsten sind *Rachenentzündungen* **(Pharyngitiden),** die oft in Form einer **Angina tonsillaris** (☞ unten) verlaufen. An zweiter Stelle stehen

15

die eitrigen Hautinfektionen (**Pyodermien**): Bei der typischerweise bei Kindern auftretenden **Impetigo contagiosa** (☞ auch 15.5.3) handelt es sich um eine sehr ansteckende Infektion der oberflächlichen Hautschichten, wohingegen beim **Erysipel** (☞ unten) die unteren Hautschichten beteiligt sind. Sind noch tiefere Gewebeschichten erfasst, spricht man von einer **Phlegmone**. Sie ist meist auf eine **Wundinfektion** zurückzuführen. Außerdem können Streptokokken der Gruppe A zu einem dem toxischen Schocksyndrom gleichartigen klinischen Bild führen (**Streptococcal-toxic-Shock-Syndrome** ☞ 15.5.3 und unten).

Wie bei Staphylokokken kann sich auch bei Streptokokken-Erkrankungen als akute Komplikation eine **Sepsis** (☞ 15.12) entwickeln. Spätkomplikationen sind die *Streptokokken-Folgeerkrankungen* (☞ unten).

Krankheitsbilder durch Streptokokken der Gruppe B

Infektionen mit **Streptokokken der Gruppe B** treten hauptsächlich bei Abwehrgeschwächten und Neugeborenen auf, z. B. als **Sepsis** (☞ 15.12) oder **Meningitis** (☞ 15.13.1).

Krankheitsbilder durch Streptococcus pneumoniae

Streptococcus pneumoniae (früher *Pneumokokken*) ruft typischerweise **Lobärpneumonien** und – heute häufiger – **Bronchopneumonien** hervor (☞ 6.4.3). Außerdem ist Streptococcus pneumoniae als Erreger von **Nasennebenhöhlen-** und **Mittelohrentzündungen** sowie **Meningitiden** von Bedeutung.

Im Gegensatz zu den übrigen Streptokokken bildet Streptococcus pneumoniae keine Ketten, sondern Zweiergruppen, die von einer Kapsel umhüllt sind. Diese Kapsel ist nicht nur Schutz gegenüber Umwelteinflüssen, sondern entscheidender Pathogenitätsfaktor: Nur bekapselte Erreger können Erkrankungen beim Menschen hervorrufen. Die Übertragung erfolgt durch Tröpfcheninfektion. Insbesondere Alkoholkranke, Tumorkranke, Patienten nach einer Milzentfernung und andere Abwehrgeschwächte sind gefährdet. Heute ist es möglich, Patienten *vor* einer Milzentfernung zu impfen; die Impfung bietet aber keinen 100%igen Schutz und erfasst nicht alle Stämme.

Krankheiten durch weitere Streptokokkenarten

Die sog. **oralen Streptokokken** umfassen mehrere α- und γ-Streptokokkenarten, die z. B. bei der Kariesentstehung, als Erreger einer **Sepsis** bei Abwehrgeschwächten und einer **Endokarditis** bei vorgeschädigten oder künstlichen Herzklappen eine Rolle spielen.

Streptokokken-Folgeerkrankungen

Die immunologisch bedingten **Streptokokken-Folgerkrankungen** (*Streptokokken-Nachkrankheiten, -Zweiterkrankungen*) treten typischerweise 1–4 Wochen nach Abklingen der eigentlichen Erkrankung auf. Wichtig sind:
- Das *akute rheumatische Fieber* mit Schädigung der Herzklappen und des Herzmuskels (☞ 4.7.1)
- Die *akute Glomerulonephritis* (Nierenentzündung ☞ 9.6).

Behandlungsstrategie

Streptokokkeninfektionen lassen sich in aller Regel mit Penicillin (z. B. Isocillin®) sehr gut behandeln. Ausreichend lange Behandlungsdauer minimiert das Risiko von Streptokokken-Folgeerkrankungen.

Eventuell erforderliche zusätzliche Hygienemaßnahmen richten sich nach Befundlokalisation und -ausdehnung.

Krankheiten durch Enterokokken

Enterokokken (früher *Streptokokken der Gruppe D*) werden heute zu einer eigenen Gattung innerhalb der Familie der *Streptococcaceae* gerechnet. Sie leben physiologischerweise im Darm des Menschen und können, wenn sie durch Schmierinfektion in den Urogenitaltrakt gelangen, Harnwegsinfekte (☞ 9.5) und Eileiterentzündungen hervorrufen. In seltenen Fällen sind sie z. B. Ursache einer Sepsis oder Endokarditis (☞ 4.7.1). Enterokokkeninfektionen sprechen oft auf Breitspektrumpenicilline an, etwa Amoxicillin (z. B. Amoxypen®).

Akute Angina tonsillaris und Scharlach

Angina tonsillaris *(Tonsillitis, Mandelentzündung):* Akute Entzündung der *Tonsillen* und eine der häufigsten Entzündungen im Rachenraum.

Scharlach: Sonderform der Streptokokken-Angina, bei der die Bakterien ein Toxin bilden, das den kleinfleckigen Scharlachausschlag hervorruft.

Krankheitsentstehung

Die **akute Angina tonsillaris** wird oft durch Streptokokken verursacht, kann aber auch z. B. im Rahmen viraler Infektionen auftreten.

Symptome, Befund und Diagnostik

Meist entwickeln die Patienten innerhalb weniger Stunden hohes Fieber, Schüttelfrost, starke Halsschmerzen und Schluckbeschwerden, die in die Ohrregion ausstrahlen können. Oft ist das Öffnen des Mundes schmerzhaft. Der Allgemeinzustand ist deutlich reduziert. Bei extrem großen Tonsillen spricht der Kranke „kloßig".

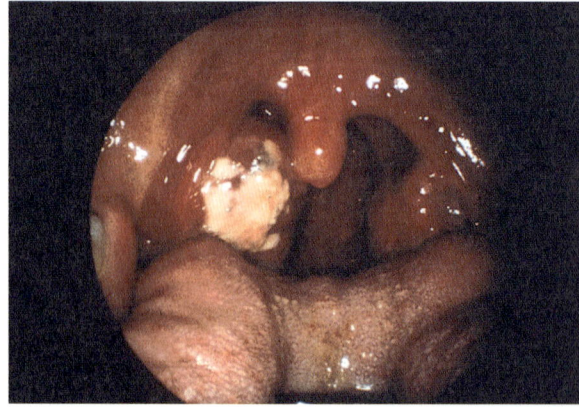

Abb. 15.19: Seit einer Woche bestehende, bisher unbehandelte Streptokokken-Angina mit Eiterstippchen und Fibrinbelägen. [M270]

15

Die Diagnose wird durch die Racheninspektion gestellt. Meist sind die Kieferwinkel-Lymphknoten geschwollen und druckschmerzhaft. Mit Hilfe eines Streptokokken-Schnelltests können die Erreger oft innerhalb weniger Minuten im Abstrich nachgewiesen werden.

Behandlungsstrategie

Die Behandlung besteht in der Gabe von Penicillin (z. B. Megacillin®) über 10 Tage. Ausweichpräparat bei Penicillinallergie sind Cephalosporine oder Makrolide. Bei sehr starken Schmerzen (selten) kann z. B. Paracetamol gegeben werden.

Pflege

Der Patient soll Bettruhe einhalten. Die Beschwerden werden durch kalte Halswickel, Mundpflege mit desinfizierenden Substanzen (Pinselungen, Gurgeln) und weiche Kost gelindert. Der Patient ist bereits 24 Stunden nach Beginn der antibiotischen Therapie nicht mehr ansteckend.

Patienteninformation

Kommt es in kurzen zeitlichen Abständen immer wieder zu eitrigen Anginen oder entwickelt sich eine *chronische Tonsillitis*, bei der die Entzündung im vernarbten Gewebe immer weiter schwelt, ist evtl. eine **Tonsillektomie** (operative Entfernung der Gaumenmandeln, kurz *TE*) notwendig.

Erysipel

> **Erysipel** *(Wundrose):* Flächenhafte Entzündung der Haut mit gleichzeitigen Allgemeinsymptomen, am häufigsten durch Streptokokken bedingt.

Krankheitsentstehung

Meist dringen die Erreger über kleine Wunden ein und breiten sich dann aus. Bei einem Übergreifen der Entzündung auf die Unterhaut spricht man von einem **phlegmonösen Erysipel.**

Symptome, Befund und Diagnostik

Nach einer Inkubationszeit von 1–3 Tagen setzt, evtl. mit Schüttelfrost, hohes Fieber, ein. Der betroffene Hautbezirk, meist Unterschenkel oder Gesicht (*Gesichtsrose* ☞ Abb. 15.20), ist flammend gerötet, geschwollen und schmerzt. Typisch ist die scharfe Begrenzung der Rötung. Blasenbildung ist möglich.

Die Diagnose ist meistens anhand der typischen Klinik möglich. Im Blut sind Leukozytenzahl, CRP und BSG sowie meist der Anti-DNAse-B-Titer erhöht. Oft kann ein Abstrich den Erreger nachweisen.

Behandlungsstrategie und Pflege

Die medikamentöse Behandlung besteht in der Gabe von Penicillin über 10–14 Tage, zunächst i. v., dann oral.

Der Patient muss Bettruhe einhalten. Entsprechend sind alle notwendigen Prophylaxen durchzuführen. Bei einem Unterschenkelerysipel wird das betroffene Bein durch Hochlagerung ruhig gestellt. Bei einem Gesichtserysipel erhält der Patient flüssige Kost und darf nicht sprechen.

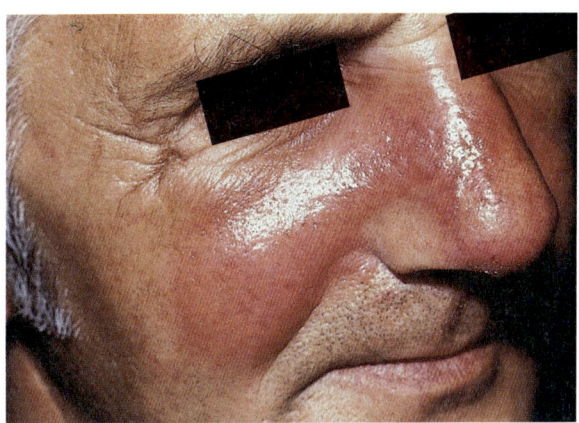

Abb. 15.20: Patient mit Gesichtserysipel. Die Haut von Wangen und Nase ist flammend rot und geschwollen. Der Patient hat 40 °C Fieber und fühlt sich sehr krank. [R212]

Lokal sind mehrfach täglich feuchte Umschläge mit kühlenden und desinfizierenden Substanzen nach Arztanordnung angezeigt, die immer feucht gehalten werden.

Wichtig ist die sorgfältige Patientenbeobachtung (Haut, Vitalzeichen, Temperatur), um eine weitere Ausbreitung des Erregers mit der Gefahr einer Sepsis oder eines ZNS-Befalls sofort zu erfassen.

Um Rezidive zu vermeiden, werden begünstige Faktoren (z. B. Pilzinfektion der Haut, Lymphstau) weitestmöglich ausgeschaltet.

Prognose und Patienteninformation

Die Prognose der Erkrankung ist insgesamt gut. Allerdings neigt das Erysipel zu Rezidiven, die einen bleibenden Lymphstau verursachen können.

Selten tritt eine rasche Streptokokkenausbreitung mit Nekrosenbildung innerhalb weniger Stunden auf **(streptococcal toxic-shock-syndrome).** Ohne sofortige Penicillingabe und evtl. auch Amputationen führt diese Komplikation zum Tod des Patienten.

15.5.5 Erkrankungen durch Meningokokken und Gonokokken

Meningokokken *(Neisseria meningitidis)* und **Gonokokken** *(Neisseria gonorrhoeae)* sind sehr empfindlich gegenüber Umwelteinflüssen und können nur kurz außerhalb des Körpers überleben.

Meningokokken-Meningitis und -Sepsis

> **Meningokokken-Meningitis/-Sepsis:** Lebensbedrohliche Krankheitsbilder durch **Meningokokken,** in Deutschland fast nur durch die Gruppen B und C (2007 knapp 450 Erkrankungen). Jahreszeitlicher Gipfel in den Wintermonaten. Erster Altersgipfel im Säuglings- und Kleinkindalter, zweiter bei Jugendlichen.

Meningokokken-Meningitis und **-Sepsis** sowie der Nachweis von Meningokokken, soweit er auf eine akute Infektion hinweist, sind meldepflichtig.

15

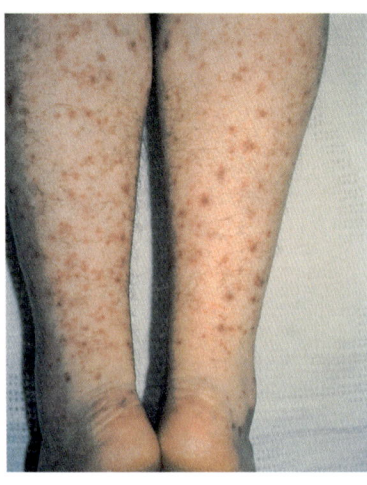

Abb. 15.21: Hautblutungen bei Meningokokkensepsis. [E273]

Meningokokken *(Neisseria meningitidis)* sind weltweit verbreitet. Sie leben im Nasen-Rachen-Raum des Menschen und werden durch direkten Kontakt oder Tröpfcheninfektion übertragen.

Invasive Meningokokken-Erkrankungen zeigen, teils nach einem uncharakteristischen Vorstadium mit Beschwerden eines Rachensinfekts, folgende hochakute Verlaufsformen:

- Meningokokken-Meningitis (ca. 2/3 der Fälle) mit schwerstem Krankheitsgefühl, hohem Fieber, Kopfschmerzen, Schwindel, Übelkeit, Erbrechen und Nackensteife (☞ 15.13.1)
- Meningokokken-Sepsis (ca. 1/3 der Fälle) mit hohem Fieber und sich rapide verschlechterndem Allgemeinzustand des Patienten. Bei ungefähr 3/4 der Patienten sind Hauterscheinungen, vor allem punktförmige oder auch flächenhafte Hautblutungen, zu beobachten. Die Meningokokken-Sepsis kann innerhalb weniger Stunden tödlich verlaufen
- Mischformen sind möglich.

Aufgrund der Schwere der Krankheitsbilder beginnt die Behandlung unmittelbar nach Sicherung des Untersuchungsmaterials (v. a. Liquor, Blut). Mittel der Wahl ist die intravenöse Gabe von Penicillin G und/oder neuerer Cephalosporine wie etwa Ceftriaxon (z. B. Rocephin®).

Eine Isolierung des Erkrankten ist bis 24 Stunden nach Beginn der antibiotischen Behandlung erforderlich.

Engen Kontaktpersonen des Patienten wie Familienangehörigen, aber auch Kindergartenkameraden, wird die Gabe von Rifampicin (etwa in Rimactam®), Ceftriaxon (z. B. Rocephin®) oder Ciprofloxacin (z. B. Ciprobay®) empfohlen.

Die Impfung gegen Meningokokken der Gruppe C (ca. 25 % der Fälle) wird für alle Kleinkinder möglichst bald nach dem ersten Geburtstag empfohlen, später ist sie eine Indikationsimpfung. Gegen Meningokokken vom Typ B (mehr als 60 % der Fälle) ist keine Impfung möglich.

Erkrankung durch Gonokokken: Gonorrhö

Gonorrhö *(Tripper):* Einzige Erkrankung des Menschen durch **Gonokokken.** In Europa am häufigsten diagnostizierte „klassische" Geschlechtskrankheit.

Übertragung und Krankheitsentstehung

Gonokokken *(Neisseria gonorrhoeae)* werden praktisch immer durch sexuelle Kontakte übertragen. Sie rufen eine eitrige Entzündung der Genital-, Darm- oder Rachenschleimhaut hervor.

Symptome, Befund und Diagnostik

Ungefähr 2–8 Tage nach der genitalen Infektion eines Mannes treten meist deutliche Symptome auf, in erster Linie schleimiger, gelbgrüner Ausfluss aus der Harnröhre und Schmerzen beim Wasserlassen. Bei einer Frau bleibt eine Gonorrhö häufig zunächst unbemerkt (symptomarmer Verlauf, z. B. Brennen beim Wasserlassen, Scheidenausfluss).

Unbehandelt kann die Gonorrhö aber bei Frauen wie Männern aufsteigen und Entzündungen der inneren Geschlechtsorgane mit der Gefahr bleibender Sterilität zur Folge haben. Hämatogene Aussaat kann zu extragenitalen Komplikationen führen, vor allem Gelenkentzündungen.

Die Diagnose wird mikroskopisch aus einem gefärbten Ausstrichpräparat von Genitalsekreten oder durch eine Bakterienkultur auf Spezialnährböden gestellt.

Behandlungsstrategie

Die unkomplizierte Gonorrhö wird heute durch Einmalgabe neuerer Cephalosporine behandelt.

Zur Vermeidung sog. *Ping-Pong-Infektionen* ist eine Partnerbehandlung erforderlich. Während der Behandlung ist auf Geschlechtsverkehr zu verzichten. Nach Beendigung der Behandlung wird der Therapieerfolg durch Kontrollabstriche überprüft. Die Gonorrhö hinterlässt keine Immunität.

Pflege

Bei möglichem Kontakt mit erregerhaltigen Sekreten (Genitalsekrete, Eiter) oder Objekten sind Handschuhe bzw. Schutzkittel erforderlich.

15.5.6 Infektiöse Diarrhöen durch Salmonellen, Shigellen und andere Erreger

Infektiöse Diarrhö *(infektiöse Gastroenteritis):* Ansteckende Durchfallerkrankung, verursacht durch eine Vielzahl bakterieller und viraler Erreger sowie durch Pilze, Protozoen und Parasiten. Jahreszeitlicher Gipfel in den Sommermonaten. Häufig bei Reisen in warme Länder als sog. **Reisediarrhö** auftretend.

Diarrhöen durch Clostridium difficile ☞ 15.5.19

Der Verdacht und die Erkrankung an einer mikrobiell bedingten Lebensmittelvergiftung oder an einer infektiösen Diarrhö sind meldepflichtig, wenn der Betroffene eine Tätigkeit z. B. in einer Großküche ausübt oder zwei oder mehr gleichartige Erkrankungen mit mutmaßlich epidemischem Zusammenhang auftreten. Außerdem sind verschiedene Krankheitserreger infektiöser Diarrhöen (z. B. Salmonellen, Shigellen, Campylobacter jejuni) meldepflichtig (Details ☞ 15.15).

In Deutschland sind insbesondere die bakteriellen und viralen Gastroenteritiden und darunter die salmonellenbedingten infektiösen Durchfälle zahlenmäßig von großer Bedeutung, die Dunkelziffer dürfte hoch sein.

Krankheitsentstehung und Einteilung

> Fast alle infektiösen Diarrhöen werden fäkal-oral übertragen, d.h. die Erreger werden mit dem Stuhlgang ausgeschieden und gelangen durch unzureichende Toiletten- und Küchenhygiene in Trinkwasser oder Speisen.

Gastroenteritis durch Campylobacter

Gastroenteritiden durch **Canpylobacter** sind sehr häufig mit einem jahreszeitlichen Gipfel im Sommer. 2007 waren sie mit über 66 000 gemeldeten Erkrankungen in Deutschland die häufigsten bakteriellen Durchfallerkrankungen und nach den Noroviruserkrankungen die zweithäufigsten Durchfallerkrankungen überhaupt.

Campylobacter-Bakterien sind gramnegative, spiralförmige Stäbchen, am wichtigsten sind *C. jejuni* und *C. coli*. Hauptinfektionsquellen in Deutschland sind Geflügel (nicht aber Eier), Rohmilch/-produkte, rohes Hack und infizierte Haustiere.

Nach einer Inkubationszeit von 2–5 Tagen beginnt die Erkrankung mit Fieber über 38 °C und allgemeinem Krankheitsgefühl, bevor am nächsten Tag der Durchfall hinzutritt. Die Erkrankung dauert ungefähr eine Woche, gelegentlich länger. Komplikationen sind vor allem reaktive Gelenkentzündungen.

Hauptpfeiler der Prävention sind das Durchgaren von Geflügel, sorgfältige Küchenhygiene und – zumindest für Kinder, Ältere und Abwehrgeschwächte – der Verzicht auf Rohmilch und Rohmilchprodukte.

Salmonellenerkrankungen

Salmonellen sind gramnegative Stäbchen aus der Familie der Enterobakterien (☞ 15.5.9). Diese kommen überall vor, insbesondere aber im Magen-Darm-Trakt von Menschen und Tieren.

- Die Gruppe der **Enteritis-Salmonellen** ruft die *Salmonellen-Gastroenteritiden (Salmonellosen)* hervor, d.h. die sehr häufigen salmonellenbedingten infektiösen Durchfallerkrankungen
- Die Gruppe der **Typhus-Paratyphus-Salmonellen** verursacht mit *Typhus* und *Paratyphus* seltene, aber schwere Allgemeinerkrankungen (☞ 15.5.7).

Gastroenteritis durch Salmonellen

Infizierte Menschen scheiden die Salmonellen mit ihrem Stuhl aus, infiziertes Geflügel ist am ganzen Körper kontaminiert, sodass z. B. Eierschalen und (rohes) Fleisch salmonellenhaltig sind. Bei Nichtbeachten der Hygienevorschriften geraten die Enteritis-Salmonellen auf Lebensmittel, vermehren sich und werden durch Aufnahme der kontaminierten Lebensmittel auf Gesunde übertragen. Die Salmonellentoxine rufen im Dünndarm eine Entzündung hervor.

Meist nach wenigen Stunden bis einem Tag beginnt die **Salmonellen-Gastroenteritis** *(Salmonellose):* Leitsymptome sind Durchfälle und Erbrechen, wobei die Verläufe von milden Formen, die nicht zum Arztbesuch führen, bis zu hochfieberhaften Bildern mit blutigen Stühlen und krampfartigen Bauchschmerzen reichen.

Ausbreitung von Salmonellen

> Quelle einer Salmonellen-Infektion sind besonders häufig Eier, Roheiprodukte, Geflügel und Meerestiere, seltener Milchprodukte. Arbeitet ein Salmonellenausscheider in einem Lebensmittelbetrieb oder einer Großküche, können praktisch alle Speisen Ausgangspunkt einer Erkrankungswelle sein. Vor allem Dauerausscheider erschweren die Krankheitsbekämpfung, da sie nicht erkennbar krank sind.

Gastroenteritiden durch Shigellen

Die **Shigellen,** ebenfalls gramnegative Stäbchen aus der Familie der Enterobakterien (☞ 15.5.9), sind die Erreger der **bakteriellen Ruhr.** Derzeit sind fast alle Erkrankungsfälle in Deutschland eingeschleppt.

Shigellen werden fäkal-oral durch Kontakt, fäkalienverseuchtes Wasser oder Lebensmittel übertragen, besonders im Sommer auch durch Fliegen. In der Folge kommt es zu einer Dickdarmentzündung.

Nach einer Inkubationszeit von 1–5 Tagen beginnt die Erkrankung mit wässrigen Durchfällen, die dann blutig werden können und mit starken, krampfartigen Bauchschmerzen und schmerzhaftem Stuhldrang **(Tenesmen)** einhergehen. Neben leichteren Formen sind schwere Verläufe mit mit toxischen Komplikationen wie Herz-Kreislauf-Versagen, zerebralen Krämpfen oder Bewusstseinsstörungen möglich.

Gastroenteritiden durch andere Bakterien

- Mehrere Stämme von *E. coli* (☞ 15.5.9) können auf unterschiedlichem Wege (z.B. Toxinbildung, Eindringen in die Darmwand) Durchfallerkrankungen hervorrufen:
  - Häufig bei Reisen in warme Länder mit mangelhafter Hygiene ist die *Reisediarrhö* durch **enterotoxische E. coli** *(ETEC)*
  - Die Durchfallerkrankungen durch **enteroinvasive E. coli** *(EIEC)* ähneln Shigellendurchfällen
  - **Enteropathogene E. coli** *(EPEC, Dyspepsie-Koli)* sind die Erreger einer schweren Säuglingsenteritis
  - **Enterohämorrhagische E. coli** *(EHEC)* sind selten, aber gefährlich. Sie werden durch infiziertes Rindfleisch und Milch auf den Menschen übertragen und rufen vor allem bei Kindern und Älteren eine hämorrhagische Dickdarmentzündung hervor. Als Komplikation kann ein lebensbedrohliches (und meldepflichtiges) **hämolytisch-urämisches Syndrom** *(HUS)* mit hämolytischer Anämie und Nierenversagen auftreten
- Bestimmte *Staphylokokken* (☞ 15.5.3) verursachen durch ihre Toxine eine **Lebensmittelvergiftung.** Insbesondere in verdorbenen Milch-, Ei- und Fleischprodukten können Staphylokokkentoxine enthalten sein, die nach wenigen Stunden zu massivem Erbrechen und allgemeinem Krankheitsgefühl führen. Dieses Enterotoxin ist hitzestabil und wird daher beim Kochen *nicht* zerstört. Bei ansonsten Gesunden heilt die Erkrankung nach 1–2 Tagen folgenlos aus

15

- Ebenfalls toxinbedingt ist die **Clostridien-Diarrhö** durch einige Stämme von *Clostridium perfringens* (☞ auch Tab. 15.26). Im Gegensatz zur Lebensmittelvergiftung durch Staphylokokken wird der *Erreger* mit der Nahrung aufgenommen, das Toxin bildet sich erst im Darm. Die Erreger werden vornehmlich durch Fleischprodukte übertragen. Die Inkubationszeit beträgt sechs, maximal 24 Stunden. Der Durchfall dauert nur 1–2 Tage
- Bestimmte **Yersinien** (☞ 15.5.8) führen bevorzugt bei Kindern zu einer Gastroenteritis, die in aller Regel nach 1–2 Wochen von selbst ausheilt.

Norovirus-Gastroenteritiden

Norovirus-Gastroenteritiden waren 2007 in Deutschland die häufigsten gemeldeten Erkrankungen überhaupt. Sie treten im Gegensatz zu den meisten anderen infektiösen Durchfallerkrankungen vor allem im Winter auf. Ausbrüche in Altenheimen, Krankenhäusern und anderen Einrichtungen sind recht häufig.

Infizierte scheiden die Viren mit Erbrochenem und Stuhl aus. Übertragen werden sie dann durch Kontakt, fäkaloral, aber auch durch Tröpfchen (die beim Erbrechen entstehen).

Nach wenigen Stunden bis zwei Tagen treten schwallartiges Erbrechen und/oder Durchfälle auf, die bei ansonsten Gesunden nach höchstens zwei Tagen von selbst wieder aufhören. Gefahr besteht in erster Linie für Kleinkinder und alte Menschen.

Gastroenteritiden durch andere Viren

Weiter sind z.B. **Rotaviren** (bei Kleinkindern), **Parvoviren** und **Enteroviren** als Erreger infektiöser Durchfälle von Bedeutung.

Symptome und Untersuchungsbefund

Leitsymptome *aller* infektiösen Durchfallerkrankungen sind Übelkeit, Erbrechen, Bauchschmerzen, Durchfälle und Fieber. Meist klingen die Krankheitszeichen auch ohne Behandlung innerhalb weniger Tage ab, sodass viele Patienten keinen Arzt aufsuchen. Warnzeichen eines komplizierten Verlaufes sind hohes Fieber, Schüttelfrost, blutige Durchfälle und Abwehrspannung oder starker Druckschmerz im Bereich des Abdomens. Komplikationen wie Sepsis, Meningitis, Knochen- oder Gelenkbeteiligung sind je nach Erreger unterschiedlich und insgesamt selten. Sie treten vor allem bei Säuglingen, alten oder (abwehr-)geschwächten Menschen auf.

Der körperliche Untersuchungsbefund ist bis auf einen evtl. Abdominaldruckschmerz und Zeichen einer Dehydratation (☞ 9.15.2) unauffällig.

Diagnostik

Eine weitergehende Diagnostik ist nur nötig bei komplizierten oder mehr als drei Tage dauernden Verläufen sowie besonders gefährdeten Patienten. Der Erregernachweis gelingt in Stuhl, Erbrochenem oder Nahrungsmittelresten. Dabei sind die Proben sofort zum Labor zu bringen, da einige Erreger (z.B. Shigellen) auf Umwelt-

einflüsse (Austrocknen, Kälte) sehr empfindlich reagieren. Zur Kontrolle des Wasser- und Elektrolythaushalts sind Blutuntersuchungen erforderlich.

Behandlungsstrategie

Die Behandlung besteht im oralen oder intravenösen Flüssigkeits- und Elektrolytersatz. Nur bei gefährdeten Patienten, sehr schweren Verläufen oder bestimmten Erkrankungen (z.B. Typhus, Paratyphus, Cholera, Parasitosen) werden Antibiotika gegeben. Symptomatisch gegen Durchfall wirkende Arzneimittel **(Antidiarrhoika)** werden nur im Notfall eingesetzt, da sie die Elimination der Erreger verzögern können.

Pflege

Im Krankenhaus werden vor allem Patienten mit schweren Krankheitsverläufen, geschwächtem Immunsystem und Vorerkrankungen behandelt:

- Die Patienten werden bei noch unbekanntem Erreger in einem Einzelzimmer betreut. Bei möglichem Kontakt mit erregerhaltigem Material wie Stuhl und Erbrochenem sind Schutzkittel, Mund-Nasen-Schutz (z.B. bei Aerosolbildung bei Erbrechen) und Handschuhe zu tragen. Nach Patientenkontakt und generell vor dem Verlassen des Zimmers wird eine Händedesinfektion mit einem viruswirksamen Händedesinfektionsmittel durchgeführt. Kontaminierte Wäsche wird in einem geschlossenen Sack transportiert und bei über 60 °C gereinigt. Das Essenstablett wird als letztes in den Wagen gestellt und kann in der Regel wie üblich maschinell gereinigt werden (🕮 16). Alternative ist die Benutzung von Einmalgeschirr. Alle patientennahen Flächen werden einmal täglich wischdesinfiziert, nach Entlassung des Patienten wird eine Schlussdesinfektion durchgeführt. Eine Desinfektion der Ausscheidungen ist nur bei klinischem Verdacht auf Cholera oder Typhus notwendig. Diese Richtlinien werden nach Erregernachweis bei Bedarf modifiziert: Bei einem Teil der Erreger (z.B. Clostridium difficile, Shigellen) ist eine Einzelzimmerunterbringung erforderlich, sonst empfehlenswert. Bei Clostridium difficile (☞ 7.6.5) als Erreger wird weiterhin empfohlen, im Rahmen der Schlussdesinfektion zusätzlich alle weiteren erreichbaren Flächen im Patientenzimmer zu desinfizieren. Matratzen, Kissen und Decken werden nach Entlassung des Patienten desinfiziert
- Kranke mit Kreislaufstörungen durch den Flüssigkeitsverlust dürfen nur in Begleitung aufstehen. Je nach Zustand sind entsprechende Prophylaxen erforderlich
- Da der Stuhldrang oft sehr plötzlich einsetzt, sodass die Toilette evtl. nicht mehr erreicht werden kann, sollten sich Nachtstuhl oder Steckbecken in unmittelbarer Nähe des Patienten befinden
- Häufige Stuhlentleerungen reizen die Analregion. Vorbeugend können die Patienten weiches Toilettenpapier und feuchte Reinigungstücher benutzen oder die Analregion nach jedem Stuhlgang waschen und trocknen. Evtl. kann eine panthenolhaltige Salbe (z.B. Bepanthen®) aufgetragen werden
- Bei leichten Krankheitsverläufen ist eine orale Ernährung (ballaststoffarme Kost) möglich. Wichtig ist reich-

liches Trinken, wobei stuhlanregende Getränke (z. B. Apfelsaft) ungünstig sind. Kann der Patient nicht ausreichend trinken, wird das Flüssigkeitsdefizit über Infusionen ausgeglichen. Eine Flüssigkeitsbilanzierung kann erforderlich sein
- Bei schweren Krankheitsverläufen darf der Patient nicht essen und erhält Infusionen. Später wird die Kost nach Anordnung des Arztes langsam aufgebaut (Tee → Tee und Zwieback → Schleimsuppe → Schonkost)
- Bei krampfartigen Bauchschmerzen lindern feuchtwarme Bauchwickel die Beschwerden.

Patientenbeobachtung
- Vitalzeichen, Bewusstsein, Temperatur
- Flüssigkeitsbilanz
- Allgemeinzustand, Hautbeschaffenheit
- Aussehen und Häufigkeit der Ausscheidungen (Erbrochenes, Stuhl, Urin)
- Schmerzen.

Patientenberatung
Abhängig vom jeweiligen Erscheinungsbild beraten die Pflegenden (meist in der häuslichen Pflege) Patient und Angehörige über:
- Die Notwendigkeit und Bedeutung von Hygienemaßnahmen, z. B. häufiges Händewaschen (v. a. nach jedem Toilettengang und vor dem Kontakt mit Lebensmitteln) sowie Händedesinfektion
- Maßnahmen zur Pflege der Analregion und Information bei Veränderung
- Sturzgefahr aufgrund der labilen Kreislaufsituation.

Prognose
Die Prognose einer Gastroenteritis ist bei vorher Gesunden gut. Säuglinge, ältere Menschen und Abwehrgeschwächte können jedoch daran sterben. Eine durchgemachte Erkrankung hinterlässt meist *keine* Immunität.

Prävention
Prophylaktische Maßnahmen insbesondere zur Verhütung von Salmonelleninfektionen sind:
- Sorgfältige Händehygiene, vor allem nach jedem Toilettengang
- Kontinuierliches Kühlen gefährdeter Nahrungsmittel (z. B. Eiern), um die Vermehrung evtl. vorhandener Bakterien zu bremsen.
- Sorgfältige Küchenhygiene, z. B. heißes Spülen von Messern, mit denen Geflügel zerteilt wurde, bevor etwas anderes geschnitten wird, um eine Keimverschleppung auf bereits zubereitete Speisen *(Kreuzkontamination)* zu vermeiden
- Gründliches Erhitzen von Speisen, die erfahrungsgemäß häufig kontaminiert sind (z. B. Hähnchen). Warmhalten von Speisen zeitlich beschränken. Achtung: Tiefgefrieren tötet Salmonellen nicht ab
- Verzicht auf den Genuss von Rohei und Roheiprodukten.

Reisende in warme Länder sollten die einschlägigen Hygieneregeln streng beachten (☞ Typhus unten) und für den Fall einer Durchfallerkrankung Tabletten zum Elek-

trolytersatz (z. B. Oralpädon®, Elotrans®) sowie für den Notfall evtl. Antidiarrhoika (z. B. Tannacomp®) mitnehmen (etwa wenn auf der Rückreise längere Zeit keine Möglichkeit zum Toilettengang besteht).

15.5.7 Typhus und Paratyphus

Typhus (abdominalis) und **Paratyphus:** Schwere Allgemeinerkrankungen mit hohem Fieber und Durchfällen, verursacht durch **Typhus-Paratyphus-Salmonellen.** In Ländern mit niedrigem Hygienestandard ein ernstes Problem, in Mitteleuropa nur gelegentliche, eingeschleppte Erkrankungsfälle (in Deutschland 2007 133 Erkrankungen).

Typhus und **Paratyphus** sind bei Verdacht, Erkrankung und Tod meldepflichtig (☞ 15.15). Stuhl und Erbrochenes müssen desinfiziert werden.

Übertragung und Krankheitsentstehung
Die Typhus- und Paratyphus-Salmonellen zählen zu den Enterobakterien (☞ 15.5.9). Sie werden von Erkrankten und Dauerausscheidern mit dem Stuhl ausgeschieden und fäkal-oral durch Schmierinfektion, Trinkwasser oder Lebensmittel übertragen. Die Erreger schädigen die Darmwand und bilden dort Geschwüre. Über das Blut gelangen sie außerdem in fast alle Organe.

Symptome und Untersuchungsbefund
- Nach einer Inkubationszeit von 1–3 Wochen beginnt die Erkrankung mit Kopf- und Gliederschmerzen und allgemeinem Krankheitsgefühl. Das Fieber steigt treppenförmig an und erreicht nach ca. einer Woche ein Plateau um 40 °C. Im Vergleich zur Fieberhöhe ist der Puls zu niedrig *(relative Bradykardie).* In dieser Phase hat der Patient eher eine Obstipation. Oft sind die Kranken benommen oder verwirrt (griech. typhos = Nebel)
- Anfang der zweiten Krankheitswoche treten bei etwa einem Drittel der Patienten vor allem auf der Bauchhaut die charakteristischen *Roseolen* auf (linsengroße, rötliche Flecken). Erbsenbreiartige, oft blutige Durchfälle schließen sich an
- Unbehandelt fällt das Fieber in der vierten Woche langsam ab.

Wichtige Typhuskomplikationen sind Kreislaufkomplikationen, Darmblutungen und Darmperforationen. Eher selten sind Hirnhaut- oder Knochen(mark)entzündungen.

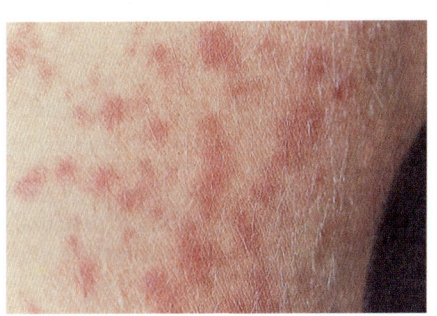

Abb. 15.22: Roseolen bei Typhus. Die Flecken lassen sich charakteristischerweise mit einem Glasspatel wegdrücken. [S107]

Der **Paratyphus** verläuft durchschnittlich milder als der Typhus, eine Unterscheidung ist aber im Einzelfall nicht möglich.

Diagnostik und Differenzialdiagnose

Die Diagnosesicherung ist in der ersten Krankheitswoche durch Erregernachweis im Blut des Patienten und ab der zweiten Woche in Stuhl, Urin oder Galle möglich. Ab der zweiten Woche wird der serologische Antikörpernachweis positiv. Das Blutbild zeigt trotz der bakteriellen Ursache eine Leukopenie (☞ 11.3.3).

Behandlungsstrategie

Neben der symptomatischen Behandlung ist die Gabe von Antibiotika, vorzugsweise von Gyrasehemmern (z.B. Ciprofloxacin, etwa in Ciprobay®) oder neueren Cephalosporinen (z.B. Ceftriaxon, etwa in Rocephin®) erforderlich. Bei sehr schweren Verläufen werden außerdem Glukokortikoide (☞ Pharma-Info 10.17) gegeben. Nach erfolgter Behandlung müssen drei Stuhlproben negativ sein, d.h. frei von Typhus-Paratyphus-Salmonellen.

Pflege

Pflege bei infektiöser Diarrhö ☞ 15.5.6

- Wegen der Gefahr einer Herzbeteiligung ist bis zwei Wochen nach Entfieberung strenge Bettruhe erforderlich. Daher ist die Durchführung der entsprechenden Prophylaxen notwendig
- Puls- und Blutdruckkontrollen werden zum Erkennen von Kreislaufkomplikationen durchgeführt, Bewusstseinskontrollen wegen möglicher ZNS-Komplikationen
- Die Kost soll für längere Zeit leicht verdaulich und ballaststoffarm sein. Außerdem ist auf eine ausreichende Flüssigkeits- und Elektrolytzufuhr zu achten
- Wichtig ist die Beobachtung aller Ausscheidungen: Manche Patienten werden stuhlinkontinent, andere dagegen sind nicht in der Lage, Blase und Darm willkürlich zu entleeren. Anzeichen von Darmblutungen können Teerstühle (Blut aus oberen Darmabschnitten) oder hellrotes Blut (aus unteren Darmabschnitten) sein
- Der Typhuskranke wird in einem Einzelzimmer untergebracht. Bei möglicher Kontamination sind Schutzkittel und Handschuhe erforderlich. Alle patientennahen Flächen werden mindestens einmal täglich desinfiziert. Geschirr und kontaminierte Wäsche müssen desinfiziert werden, nach der Entlassung des Patienten auch Matratzen, Kissen und Decken.

Prognose

Seit der Verfügbarkeit von Breitbandantibiotika liegt die Sterblichkeit des Typhus bei rechtzeitiger Behandlung unter 2%. Bis zu 5% der Patienten werden jedoch zu *Dauerausscheidern* der Typhuserreger. Dann ist eine abermalige antibiotische Behandlung und bei Erregern in der Gallenblase evtl. eine Gallenblasenentfernung notwendig. Die Erkrankung führt zu länger andauernder Immunität.

Dauerausscheider gelten als geheilt, wenn zehn Stuhlkontrollen oder drei Duodenalsaftproben negativ ausfallen. Bis dahin dürfen sie weder in Küchen und Lebensmittelbetrieben noch in der Gastronomie arbeiten.

Prävention

Die Beachtung folgender Regeln bei Reisen in südliche Länder dient nicht nur der Typhusprävention, sondern auch der Vorbeugung von Cholera und anderen infektiösen Diarrhöen – in manchen Ländern trifft „Montezumas Rache" jeden zweiten Touristen!

- Hände häufig säubern
- Nur gekochte oder kurz zuvor selbst geschälte Speisen essen („boil it, cook it, peel it, or forget it"). Kann Obst nicht geschält werden und ist ein Verzicht nicht möglich, sollte man das Obst mit sauberem Wasser selbst gründlich waschen. Riskant sind beispielsweise auch das Salatbuffet, Milch, Creme-Desserts und nicht verpacktes Eis
- Meeresfrüchte vermeiden, da sie sehr oft kontaminiert sind, auch mit Choleravibrionen oder Hepatitis-A-Viren
- Getränke nur aus Originalflaschen oder -dosen trinken. Eiswürfel in Restaurants ablehnen oder zumindest sofort aus dem Glas entfernen, da diese oft mit Leitungswasser zubereitet werden
- Zum Zähneputzen abgekochtes Leitungswasser oder Mineralwasser aus der Flasche verwenden
- Falls möglich, Fliegendraht an Fenstern und Türen (insbesondere der Küche) anbringen, da Fliegen oft Keime verschleppen

Für Reisende in gefährdete Länder steht außerdem eine ca. zu 90% wirksame aktive Impfung (z.B. mit Typhoral L®) zur Verfügung.

15.5.8 Erkrankungen durch Yersinien

Yersinien gehören zu den Enterobakterien (☞ 15.5.9).

Yersiniosen

Yersinia enterocolitica und **Yersinia pseudotuberculosis** rufen die **Yersiniosen** hervor. Infektionsquellen sind Vögel und Säugetiere (Schweine!), die Erreger werden oral aufgenommen.

- Häufigstes klinisches Bild ist die **enteritische Yersiniose.** Bei Kindern und Erwachsenen zeigt sie sich meist als infektiöse Diarrhö. Bei Jugendlichen ist nicht selten eine **Lymphadenitis mesenterica** mit Appendizitis-ähnlichem Bild zu beobachten, das aber mit Durchfall einhergeht
- Wesentlich seltener ist die generalisierte **extramesenteriale Yersiniose** z.B. mit Sepsis, Leberabszessen oder Osteomyelitis.

Die Darmerscheinungen verlaufen meist gutartig, die extramesenteriale Yersiniose hingegen muss antibiotisch behandelt werden. Nach Yersiniosen sind bei Erwachsenen Folgeerkrankungen möglich, insbesondere eine reaktive Arthritis (☞ 13.6.2) oder ein Erythema nodosum (☞ 6.4.4).

Pest

> **Pest:** Quarantäne- und meldepflichtige schwere Allgemeinerkrankung, als **Beulen-** oder (praktisch immer tödliche) **Lungenpest** auftretend. Heute nur noch in Teilen Afrikas, Amerikas und Asiens vorkommend.

Yersinia pestis wird durch Ratten verbreitet und durch Flöhe übertragen.

Nach 1–7 Tagen kommt zu schwerem Krankheitsgefühl, Fieber und einer massiven Entzündung der regionären Lymphknoten der Bissregion **(Beulenpest).** Lungenbefall führt zur **Lungenpest,** die durch Anhusten von Mensch zu Mensch übertragbar ist.

Die Diagnose wird durch Erregernachweis (Kultur, PCR) aus Lymphknoten-Punktat, Blut oder Sputum gestellt. Die Pest ist durch frühzeitige Antibiotikagabe behandelbar.

Die Pflege erfordert eine Quarantäne in speziellen Einrichtungen mit strengsten Hygienemaßnahmen. Kontaktpersonen von Patienten mit (möglicher) Lungenpest werden eine Woche lang antibiotisch behandelt und beobachtet.

15.5.9 Erkrankungen durch andere Enterobakterien

Enterobakterien (*Enterobacteriaceae*, ☞ Tab. 15.23) gehören zur normalen Bakterienflora im Darm von Mensch und Tier, sind aber auch in der unbelebten Umwelt zu finden. Die meisten Enterobakterien sind fakultativ pathogen und rufen oft nosokomiale Infektionen hervor.

Mit unterschiedlicher Gewichtung rufen die verschiedenen Enterobakterien Harnwegs- und Gallenwegsinfektionen (☞ 9.5 bzw. 8.5.2, 8.5.3), Wundinfektionen, Pneumonien (☞ 6.4.3) und Meningitiden (☞ 15.13.1) hervor. Alle können bei ungünstiger Abwehrlage zur lebensbedrohlichen gramnegativen Sepsis (☞ 15.12) mit septischem Schock (☞ 3.4, 15.12) führen.

Erreger	Wichtige Krankheitsbilder
Citrobacter	Harn- und Atemwegsinfektionen, Wundinfektionen
Enterobacter	Harnwegsinfektionen, Pneumonien, Wundinfektionen, Meningitis
Escherichia coli	Enteritis, Harn- und Gallenwegsinfektionen, Wundinfektionen, Meningitis
Hafnia	Wundinfektionen, Pneumonien, Harnwegsinfektionen
Klebsiellen	Atemwegsinfektionen (sog. Friedländer Pneumonie), Harn- und Gallenwegsinfektionen
Proteus, Providentia, Morganella	Harn- und Atemwegsinfektionen, chronische Mittelohrentzündung, Meningitis
Salmonellen	Gastroenteritis, Typhus, Paratyphus
Serratia	Harn- und Gallenwegsinfektionen, Wundinfektionen
Yersinien	Yersiniose, Pest

Tab. 15.23: Überblick über die wichtigsten Enterobakterien und ihre Krankheitsbilder. Alle Enterobakterien können außerdem zur lebensbedrohlichen Sepsis (☞ 15.12) führen.

Bei „verdächtigen" Infektionen wird immer der kulturelle Erregernachweis mit Antibiogramm angestrebt, denn Resistenzen gegen gängige Antibiotika sind häufig. Ist eine kalkulierte Antibiotikatherapie unumgänglich, wird das Antibiotikum je nach Einzelfall ausgewählt.

> Auch bei den Enterobakterien nehmen Resistenzen zu. *Extended-spectrum-beta-lactamase (ESBL) bildende gramnegative Stäbchenbakterien* **(ESBL-Bildner)** sind unempfindlich gegenüber Penicillinen, Cephalosporinen und Aztreonam. Die Maßnahmen zu ihrer Eindämmung orientieren sich – mit einigen Unterschieden – an denen bei MRSA (Hygieneplan des Hauses beachten).

Infektionen durch Escherichia coli

Infektionen durch *Escherichia coli,* kurz **E. coli,** sind die häufigsten Infektionen durch Enterobakterien, wobei *infektiöse Diarrhöen* (☞ 15.5.6) von den *extra-intestinalen* (d. h. außerhalb des Darmes liegenden) Manifestationen unterschieden werden. Bei den letzteren überwiegen die Harnwegsinfektionen – E. coli ist der häufigste Erreger von Harnwegsinfektionen überhaupt.

Im Gegensatz zu den meisten anderen Enterobakterien sind zumindest die im häuslichen Bereich erworbenen E.-coli-Infektionen in aller Regel auf nebenwirkungsarme Breitspektrumpenicilline wie etwa Ampicillin (z. B. Binotal®) empfindlich.

15.5.10 Erkrankungen durch Pseudomonaden: Pseudomonas aeruginosa

Wichtigster Vertreter der **Pseudomonaden,** einer Gruppe gramnegativer beweglicher Stäbchen, ist **Pseudomonas aeruginosa.**

Pseudomonas aeruginosa gehört zu den häufigsten Problemkeim im Krankenhaus: Er ist weit verbreitet, ausgesprochen widerstandsfähig gegenüber Umwelteinflüssen und zudem oft resistent gegen Antibiotika. Gefährdet sind vor allem Patienten mit schweren Grunderkrankungen.

Krankheitsbilder

Pseudomonas aeruginosa kann zahlreiche Erkrankungen hervorrufen. Am wichtigsten sind:
- Wundinfektionen mit typischer blau-grüner Färbung des Eiters

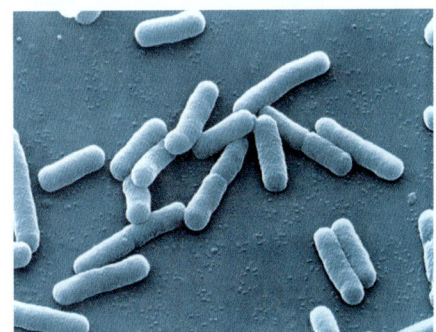

Abb. 15.24: E. coli im elektronenmikroskopischen Bild. [U136]

- Meningitis, z. B. Verschleppung der Erreger durch Lumbalpunktion
- Harnwegsinfektionen, übertragen durch Katheter und urologische Geräte
- Infektionen der Atmungsorgane, z. B. als Folge verseuchter Beatmungsgeräte, Inhalatoren oder Luftbefeuchter.

Behandlungsstrategie

Aufgrund der hohen Häufigkeit von Vielfachresistenzen sollte die Behandlung nach Antibiogramm (☞ 15.4.3) erfolgen. Dennoch verlaufen Pseudomonas-aeruginosa-Infektionen abwehrgeschwächter Patienten oft tödlich.

Prävention

Die Prävention von Pseudomonas-aeruginosa-Infektionen besteht im hygienegerechten Arbeiten. Durch kontaminierte Flüssigkeiten (etwa Augentropfen), Desinfektionsmittel oder medizinische Geräte können zahlreiche Patienten angesteckt werden.

15.5.11 Erkrankungen durch Legionellen

> **Legionärskrankheit** *(Legionellen-Pneumonie):* Pneumonie durch Legionellen, in 90 % **Legionella pneumophila.** Opportunistische Infektion mit einer Letalität von ca. 20 %, dauerhafte Einschränkungen der Lungenfunktion möglich.

Die **Legionellen** gehören zu den meldepflichtigen Krankheitserregern (☞ 15.15).

Übertragung und Krankheitsentstehung

Legionellen leben in Süßwasserreservoiren. Optimal für sie sind Temperaturen von 25–45 °C, ein allenfalls langsamer Wasserfluss sowie Ablagerungen in den Rohren. In unseren Breiten sind vor allem Wasserleitungen bzw. -zapfstellen, Befeuchter- und Klimaanlagen und Whirlpools als Infektionsquellen von Bedeutung.

Der Mensch infiziert sich durch Einatmen der Legionellen. Eine Übertragung von Mensch zu Mensch wurde bislang nicht nachgewiesen.

Symptome, Befund und Diagnostik

Nur ein kleiner Teil der Infizierten entwickelt Symptome (Inkubationszeit 2–10 Tage):
- Leichte, grippeähnliche Verläufe heißen **Pontiac-Fieber**
- Die *Legionellen-Pneumonie* oder **Legionärskrankheit** (die ersten Erkrankungen wurden 1976 in den USA bei einem Treffen von Veteranen = „Legionären" beobachtet) beginnt mit grippeähnliche Beschwerden, hohem Fieber und trockenem Husten. Nach wenigen Tagen hustet der Patient Sputum ab, und es entwickelt sich eine Pneumonie. Begleitet wird der Husten von starken Brustschmerzen und Tachypnoe. Ungefähr die Hälfte der Patienten hat außerdem Durchfälle. Benommenheit oder Verwirrtheit können Zeichen einer ZNS-Beteiligung sein.

Die Röntgenaufnahme des Thorax ergibt eine Pneumonie (☞ 6.4.3), die Blutuntersuchung eine Leukozytose und oft eine Leberwerterhöhung. Eine Diagnosesicherung gelingt durch mikroskopischen Erregernachweis, Kultur, PCR oder Antigennachweis im Urin. Serologische Tests werden erst nach 2–4 Wochen positiv.

Behandlungsstrategie

Das Pontiac-Fieber wird symptomatisch behandelt. Bei der Legionärskrankheit werden Makrolide, etwa Azithromycin (z. B. Azibact®), oder Chinolone, etwa Ciprofloxacin (z. B. Ciprobay®), über 2–3 Wochen gegeben.

Pflege

Die Pflege entspricht derjenigen bei Pneumonie anderer Ursache. Eine Isolierung ist nicht erforderlich.

Pflege ☞ 6.4.3

Prävention

Die Prävention besteht in der regelmäßigen Reinigung entsprechender Anlagen sowie Desinfektion und/oder Erhöhung der Wassertemperatur auf ca. 70 °C, da die Legionellen bei diesen Temperaturen absterben. Werden wasserhaltige Geräte im häuslichen Bereich länger nicht genutzt, sollten sie gründlich gereinigt und trocken gelagert werden.

Um weitere Erkrankungen zu vermeiden, sollte bei jeder Infektion nach der Infektionsquelle gesucht werden.

15.5.12 Erkrankungen durch Brucellen

> **Brucellosen:** Durch die verschiedenen (meldepflichtigen) **Brucellen** hervorgerufene, fieberhafte Allgemeinerkrankungen unterschiedlicher Schwere. Bei Erkrankungen durch *Brucella abortus* spricht man vom **Morbus Bang** *(Bang-Krankheit),* bei Erkrankungen durch *Brucella melitensis* von **Maltafieber** oder *Mittelmeerfieber,* bei Erkrankungen durch *Brucella suis* von der **Schweinebrucellose.**

Krankheitsentstehung

Brucellen sind gramnegative, kurze Stäbchen. *Brucella abortus* kommt bei Rindern, *Brucella melitensis* bei Schafen und Ziegen und *Brucella suis* bei Schweinen vor. Der Mensch infiziert sich durch direkten Kontakt mit infizierten Tieren bzw. deren Ausscheidungen oder durch Aufnahme verseuchter Rohmilch/-produkte.

Symptome, Befund und Diagnostik

Nach einer Inkubationszeit von bis zu drei Monaten erkranken ca. 10 % der Infizierten. Typisch sind grippeähnliche Beschwerden, gefolgt von längerem, wellenförmigen Fieber sowie Lymphknoten-, Leber- und Milzvergrößerung. Unbehandelt kommt es bei einem Teil der Erkrankten zu Organmanifestationen oder chronischem Verlauf.

Die Diagnose erfolgt durch kulturellen Erregernachweis, PCR oder serologisch.

15

Behandlungsstragie und Pflege

Die Behandlung besteht in aller Regel in der mehrwöchigen Gabe von Doxycyclin und Streptomycin oder Rifampicin.

Bei möglichem Kontakt mit erregerhaltigem Material (v. a. Blut, Wundsekret, auch Muttermilch) werden Handschuhe bzw. Schutzkittel angelegt. Mindestens einmal täglich ist eine Desinfektion der patientennahen Flächen erforderlich.

Prävention

Beruflich Gefährdete sollten bei einem möglichen Kontakt entsprechende Schutzkleidung anziehen. Bei Reisen in Länder mit Tierbrucellose (z. B. Türkei) sollten keine Rohmilch- oder Rohmilchprodukte verzehrt werden.

15.5.13 Tularämie

> **Tularämie** *(Hasenpest):* Nagetierseuche durch das meldepflichtige **Francisella tularensis,** die beim Menschen zu einer lebensbedrohlichen Allgemeinerkrankung führen kann.

Übertragung und Krankheitsentstehung

Der Mensch nimmt die Erreger durch Kontakt mit erkrankten Tieren (v. a. Hasen, Kaninchen), über infizierte Zecken oder Mücken, durch Einatmen infizierten Staubes oder oral durch nicht ausreichend gegartes Fleisch auf.

Symptome, Befund und Diagnostik

Der Verlauf ist sehr vielgestaltig. Oft kommt es an der Eintrittspforte zu einem Geschwür mit Schwellung der regionären Lymphknoten und Allgemeinbeschwerden. Pneumonie oder septische Bilder sind vor allem möglich, wenn die Erreger über die Lunge aufgenommen wurden.

Die Diagnose wird durch Erregernachweis (auch mittels PCR) oder serologisch gestellt.

Behandlungsstrategie

Die Erkrankung wird mit Streptomycin, Doxycyclin oder Ciprofloxacin behandelt.

Pflege

Eine Isolierung des Patienten oder über die Standardhygienemaßnahmen hinausgehende Hygienemaßnahmen werden heute nicht mehr für notwendig erachtet.

Prävention

Die Prävention besteht vornehmlich in einer Expositionsprophylaxe. Eine Chemoprophylaxe (☞ 15.1.2) nach Exposition ist möglich.

15.5.14 Erkrankungen durch Vibrionen: Cholera

> **Cholera** *(Gallenbrechdurchfall):* Schwerer infektiöser Brechdurchfall, hervorgerufen durch das kommaförmig gekrümmte Stäbchenbakterium **Vibrio cholerae.** Ist nicht in Mitteleuropa heimisch, wird aber gelegentlich aus Afrika oder Asien eingeschleppt.

Die **Cholera** ist quarantäne- und schon bei Verdacht meldepflichtig. Außerdem ist der Nachweis bestimmter Vibrionen meldepflichtig (☞ 15.15).

Übertragung und Krankheitsentstehung

Vibrio cholerae wird mit dem Stuhl ausgeschieden und bei schlechten hygienischen Verhältnissen mit nicht aufbereitetem Trinkwasser oder verseuchten Lebensmitteln wieder aufgenommen. Im Dünndarm lösen die Vibrionen durch Exotoxine schwere Durchfälle aus.

Symptome, Befund und Diagnostik

Nach einer Inkubationszeit von 2–5 Tagen bekommt ein Teil der Infizierten plötzlich heftige Brechdurchfälle (wässrige, sog. *Reiswasserstühle*), begleitet von Bauchschmerzen. Schwerstformen enden innerhalb weniger Stunden durch Kreislaufversagen tödlich, Haupttodesursache ist jedoch die sich rasch entwickelnde Exsikkose mit Nierenversagen. Es gibt aber auch milde Verläufe.

Die Diagnose wird klinisch und durch Erregernachweis in den Ausscheidungen gestellt.

Behandlungsstrategie und Pflege

Entscheidend ist der orale und/oder parenterale Ersatz von Flüssigkeit und Elektrolyten. Außerdem werden Antibiotika gegeben, um die Zeit der Erregerausscheidung zu verkürzen.

Die pflegerischen Maßnahmen entsprechen denen bei infektiöser Diarrhö (☞ 15.5.6). Zusätzlich achten Pflegende auf eine ausreichende Wärmezufuhr.

Der Patient wird in einem Einzelzimmer untergebracht. Handschuhe und Schutzkittel sind bei möglicher Kontamination erforderlich sowie evtl. ein Mund-Nasen-Schutz bei Erbrechen. Stuhl und Erbrochenes des Patienten werden desinfiziert. Geschirr und kontaminierte Wäsche müssen noch innerhalb der Einheit desinfiziert werden. Die patientennahen Flächen werden einmal täglich desinfiziert, nach Entlassung erfolgt eine Schlussdesinfektion.

Prognose und Prävention

Bei rechtzeitiger Therapie ist die Sterblichkeit gering, ohne Behandlung beträgt sie bis zu ca. 50 %. Die Cholera hinterlässt länger andauernde Immunität.

Für Reisende gelten die gleichen Vorsichtsmaßnahmen wie bei Typhus (☞ 15.5.7).

Eine Schluckimpfung (z. B. mit Orochol Berna®, muss importiert werden) ist verfügbar und wird z. B. für Entwicklungshelfer empfohlen, nicht aber für „Normaltouristen". Die Schutzdauer beträgt $^1/_2$–2 Jahre.

15

15.5.15 Erkrankungen durch Haemophilus

Haemophilus-Bakterien sind gramnegative Stäbchen (*griech.* haemophilus = blutliebend, weil die Bakterien auf Blutnährböden am besten wachsen). *Haemophilus ducreyi* ist der Erreger des *weichen Schankers*, einer seltenen Geschlechtskrankheit. In der Inneren Medizin bedeutsam ist *Haemophilus influenzae Typ b*.

Haemophilus influenzae Typ b

Haemophilus influenzae Typ b *(Hib)* wird durch Tröpfcheninfektion übertragen und ist bei Erwachsenen in erster Linie als Erreger von *sekundären* Infektionen der Atmungsorgane bedeutsam, z. B. als bakterielle Bronchitis bei Grippe (☞ 6.4.1, 6.4.2). Behandelt wird z. B. mit Ampicillin (etwa Binotal®), Cephalosporinen (etwa Claforan®) oder Gyrasehemmern (etwa Ciprobay®).

Die früher gefürchteten Meningitiden und **Epiglottitiden** *(Kehlkopfentzündungen)* bei Kleinkindern sind durch die allgemein empfohlene Hib-Impfung (☞ 15.1.3) heute selten. Der direkte Nachweis von Haemophilus influenzae in Liquor oder Blut ist meldepflichtig.

15.5.16 Erkrankungen durch Bordetellen: Keuchhusten

> **Bordetellen:** Kleine, gramnegative Stäbchen. Für den Menschen bedeutsam sind **Bordetella pertussis,** Erreger des Keuchhustens, und **Bordetella parapertussis** als Erreger sowohl des Keuchhustens als auch „normaler" Atemwegsinfektionen.
>
> **Keuchhusten** *(Pertussis, Stickhusten):* Bakteriell verursachte, insbesondere für Säuglinge lebensbedrohliche Allgemeinerkrankung mit typischen Hustenanfällen.

Übertragung und Krankheitsentstehung

Bordetella pertussis wird durch Tröpfcheninfektion übertragen und besiedelt dann die Epithelien der Atemwege.

Symptome, Befund und Diagnostik

Der **Keuchhusten** (Inkubationszeit meist 1–2 Wochen) verläuft klassischerweise in drei Stadien:
- *Katarrhalisches Stadium* (1–2 Wochen): „normaler" Schnupfen und Husten wie bei einem banalen Infekt. Höchste Ansteckungsfähigkeit
- *Konvulsives Stadium* (bis 10 Wochen): Bis zu 50 Hustenanfälle täglich (nachts mehr als tags) mit stakkatoartigem Husten, oft Zyanose. Am Ende des Anfalls häufig Auswürgen glasigen Schleimes oder Erbrechen. Bei (jungen) Säuglingen statt des Hustens nicht selten lebensbedrohliche Atempausen
- *Stadium decrecmenti* (2–6 Wochen): langsam abklingende Beschwerden.

Bei Erwachsenen verläuft der Keuchhusten nicht selten uncharakteristisch als „schwerer, hartnäckiger Würgehusten".

Die Diagnose wird klinisch und evtl. durch einen Abstrich aus dem Nasen-Rachen-Raum (Kultur, PCR) ge-

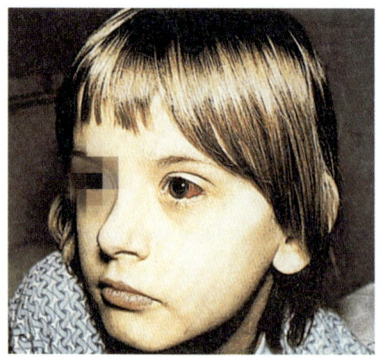

Abb. 15.25: Schwere Keuchhustenanfälle können Konjunktivalblutungen zur Folge haben, hier bei einem neunjährigen Mädchen. [R232]

stellt. Die Leukozytenzahl im Blut ist meist erhöht. Ein serologischer Nachweis der Erkrankung gelingt in der Frühphase des konvulsiven Stadiums meist noch nicht.

Behandlungsstrategie

Antibiotika (z. B. Erythromycin) töten die Erreger ab und verhindern dadurch die weitere Ausbreitung. Den Krankheitsverlauf lindern sie aber nach Manifestation kaum mehr, da die bereits produzierten Toxine noch mindestens 2–3 Wochen wirken.

Pflege

Da nach einem Hustenanfall die „Hustenschwelle" für einige Zeit erhöht ist, ist dies eine gute Zeit für die Nahrungsaufnahme. Häufige kleine Mahlzeiten werden besser vertragen als wenige große, breiige, gut zu schluckende Kost besser als „raue", krümelige (z. B. Zwieback). Gerade wenn der Kranke wenig isst, ist sorgfältige Mundpflege wichtig.

Die Erkrankten werden bis eine Woche nach Beginn der Antibiotikabehandlung in einem Einzelzimmer untergebracht (ohne Antibiotikatherapie drei Wochen). Während dieser Zeit sind Schutzkittel, Handschuhe und Mund-Nasen-Schutz erforderlich. Die patientennahen Flächen werden einmal täglich desinfiziert.

> **Patitentenbeobachtung und Dokumentation**
> - „Hustenprotokoll" (Uhrzeit)
> - Zyanose, Apnoe
> - Spucken zähen Schleims, Erbrechen.

Prävention

Die Impfung gegen Keuchhusten gehört zu den für alle Kinder empfohlenen Impfungen, wobei die heutigen azellulären Impfstoffe gut verträglich sind. Da sowohl der Impfschutz als auch der Schutz durch eine durchgemachte Erkrankung nur ca. 10 bzw. 20 Jahre anhalten, hat die Bedeutung von Jugendlichen und Erwachsenen als Überträger zugenommen. Deshalb wird heute eine Auffrischimpfung bei Jugendlichen empfohlen. Auffrischimpfungen im Erwachsenenalter werden derzeit nur empfohlen für Frauen mit Säuglingen oder Kinderwunsch sowie Menschen, die beruflich viel mit jüngeren Kindern zu tun haben. Enge Kontaktpersonen von Erkrankten (Säuglinge!) können nach Exposition durch Gabe von Erythromycin geschützt werden.

15

15.5.17 Erkrankungen durch Korynebakterien: Diphtherie

Korynebakterien: Grampositive, oft keulenförmige Stäbchen. Viele Arten sind nur bei Abwehrschwäche von Bedeutung. Gefährlich ist aber *Corynebacterium diphtheriae* als Erreger der Diphtherie.

Diphtherie *(Halsbräune):* Schon bei Verdacht meldepflichtige, oft lebensbedrohliche Infektionskrankheit durch **Corynebacterium diphtheriae** mit Geschwür- und *Pseudomembranbildung* (Pseudomembran = fibrinöse Schleimhautauflagerung) im Mund-Rachen-Raum und systemischen Komplikationen. In Deutschland derzeit nur Einzelfälle, nicht selten „importiert".

Übertragung und Krankheitsentstehung

Corynebacterium diphtheriae wird durch Tröpfcheninfektion oder durch direkten Kontakt übertragen, wobei gesunde Keimträger von großer Bedeutung sind. Die Bakterien besiedeln die Mund- und Rachenschleimhäute und schädigen diese durch ihr Exotoxin.

Symptome, Befund und Diagnostik

Nur 10–20% der Infizierten erkranken manifest, am häufigsten an der Tonsillitis-ähnlichen **Rachendiphtherie.** Das Tonsillengebiet ist aber großflächiger entzündet und beim Versuch, die Beläge (Pseudomembranen) von den Tonsillen abzustreifen, blutet es.

Leitsymptome der **Kehlkopfdiphtherie** sind bellender Husten *(Krupp-Husten)* und Heiserkeit, lebensgefährliche Erstickungsanfälle durch Verlegung der Atemwege können eine Tracheotomie erforderlich machen.

Systemische Komplikationen durch die Toxine sind vor allem ein Kreislaufversagen während der Akutphase sowie Myokarditis und Polyneuritis (Nervenentzündung) bis zu acht Wochen später.

Die (Verdachts-)Diagnose der Diphtherie wird klinisch gestellt, der Erregernachweis kommt für den Behandlungsentscheid zu spät.

Behandlungsstrategie

Vorrangig ist die unverzügliche Gabe eines Pferde-Antitoxin-Serums. Um die weitere Toxinproduktion zu verhindern, werden Antibiotika gegeben, z. B. Penicillin oder Erythromycin (etwa in Isocillin® bzw. Erythrocin®).

Pflege

Die meist schwer erkrankten Diphtherie-Patienten brauchen intensivmedizinische Pflege.
- Wegen der Gefahr eines plötzlichen Herztodes müssen die Patienten 6–8 Wochen *strenge* Bettruhe einhalten. Bei Patienten mit Atemnot wird der Oberkörper hochgelagert. Aufgrund des schweren Krankheitsbildes sind die Unterstützung bei allen Einschränkungen und die Durchführung aller Prophylaxen erforderlich
- Wegen der Atemnot und der Gefahr von Erstickungsanfällen ist häufig die Gabe von Sauerstoff (nach Arztanordnung) nötig. Intubations- und Tracheotomiebesteck,

Absaug- und Beatmungsgerät stehen immer in Reichweite
- Die Mundpflege umfasst das regelmäßige Spülen bzw. Auswischen des Mund-Rachen-Raumes sowie die Soor- und Parotitisprophylaxe
- Die Patienten haben starke Schluckbeschwerden. Deshalb ist anfangs eine flüssig-kalte Kost, später eine breiige Kost angezeigt. Eventuell ist eine parenterale Ernährung erforderlich (☞ 1.4.4)
- Feucht-kalte Umschläge können die Schmerzen im Bereich der geschwollenen Halslymphknoten oft lindern
- Die Patienten werden so lange isoliert (☞ 15.1.8), bis der Rachenabstrich dreimal negativ war. Neben einem Schutzkittel ziehen Pflegende auch einen Mund-Nasen-Schutz an. Nach dem Ablegen der Handschuhe werden die Hände desinfiziert. Laufende Desinfektion patientennaher Flächen ist erforderlich, Matratze, Kissen und Decken sind ebenfalls zu desinfizieren. Kontaminierte Wäsche wird desinfizierend gewaschen, das Geschirr muss noch innerhalb der Einheit desinfiziert werden.

Patietenbeobachtung
- Vitalzeichen (vor allem Atmung), Temperatur, Sprache
- Flüssigkeitsbilanz.

Prävention

Einzig wirksame Prävention ist die aktive Schutzimpfung (☞ 15.1.3), die angesichts der Gefährlichkeit der Erkrankung für alle Altergruppen empfohlen wird. Auffrischimpfungen sind alle zehn Jahre nötig, wobei Kombinationsimpfstoffe z. B. mit dem Tetanusimpfstoff zur Verfügung stehen. Kontaktpersonen von Erkrankten werden untersucht, antibiotisch behandelt und ggf. nachgeimpft.

15.5.18 Erkrankungen durch Listerien: Listeriose

Listerien sind kurze, grampositive Stäbchen, die insbesondere bei Tieren weit verbreitet sind. Menschenpathogen ist nur **Listeria monocytogenes.** Sein Nachweis ist unter bestimmten Bedingungen (☞ 15.15) meldepflichtig. Trotz der weiten Verbreitung sind **Listeriosen,** d. h. manifeste Erkrankungen durch Listerien, selten.

Der Erreger wird durch Kontakt mit ansteckenden Tieren, durch das Trinken verseuchter Milch (oder Rohmilchkäse) oder den Verzehr kontaminierten Fleisches übertragen. Immungesunde bekommen allenfalls leichte, „grippale" Beschwerden. Gefährdet, z. B. durch Sepsis und Meningoenzephalitis, sind nur Immungeschwächte sowie Ungeborene bei einer Erstinfektion der Schwangeren **(angeborene Listeriose).**

Die Diagnose wird durch kulturelle Identifizierung des Erregers und durch serologische Blutuntersuchungen gestellt. Die Behandlung besteht in der Gabe einer Kombination aus Ampicillin und Aminoglykosid (☞ Tab. in Pharma-Info 15.17).

Bei möglicher Kontamination (ansteckend sind Ausscheidungen und Blut) werden Handschuhe und ggf. Schutz-

15

kittel angezogen. Die patientennahen Flächen werden einmal täglich desinfiziert. Für Neugeborene gelten besondere Richtlinien.

Eine Impfung gegen Listerien ist nicht möglich. Schwangere sollten Tierkontakte meiden oder zumindest die Hygieneregeln streng befolgen. Außerdem wird vom Verzehr von Rohfleisch wie Gehacktes und Rohmilch abgeraten.

15.5.19 Erkrankungen durch Sporenbildner: Tetanus, Milzbrand, Gasbrand und Botulismus

In der Inneren Medizin derzeit bedeutsam sind clostridienbedingte Lebensmittelvergiftungen einschließlich Botulismus, die pseudomembranöse Colitis sowie die Impfberatung bezüglich des Tetanusschutzes.

Botulismus

> **Botulismus:** Lebensbedrohliche Lebensmittelvergiftung durch das Toxin des grampositiven, anaeroben Sporenbildners **Clostridium botulinum.** Typisch ist die Kombination von Magen-Darm- und Augensymptomen. Letalität ohne Behandlung bis 70 %. Meldepflicht für Erkrankung, Erreger- und Toxinnachweis.

Übertragung und Krankheitsentstehung

Gelangen die hitzeresistenten Sporen von **Clostridium botulinum** in Nahrungsmittel, können sie nach unsachgemäßer Konservierung unter anaeroben Bedingungen keimen und ein starkes Neurotoxin bilden. Der Mensch nimmt das Toxin mit der verdorbenen Nahrung auf. Das Toxin wird aus dem Magen-Darm-Trakt resorbiert und hemmt die Freisetzung von Azetylcholin an den Synapsen.

Symptome, Befund und Diagnostik

Stunden bis Tage nach dem Verzehr der toxinhaltigen Speisen bekommen die Betroffenen zum einen unspezifische gastrointestinale Beschwerden wie Übelkeit, Erbrechen, Durchfall, zum anderen charakteristische, durch das Neurotoxin hervorgerufene Augensymptome: Die Lähmung der inneren und äußeren Augenmuskeln führt zu unscharfem Sehen in der Nähe, weiten Pupillen mit mangelhafter Reaktion auf Licht und Doppelbildern. Weitere Lähmungen (Schluck-, Sprachstörungen) und ein Versiegen der Speichelsekretion treten hinzu. Infolge der Darmlähmung wird der Durchfall von Obstipation abgelöst. Lebensbedrohlich sind Kreislaufstörungen und Lähmungen der Atemmuskulatur.

Die Diagnose wird durch den Toxinnachweis im Tierversuch gestellt.

Behandlungsstrategie und Pflege

Entscheidend ist die sofortige Antitoxingabe. Je nach Zeitpunkt der Giftaufnahme können eine Magenspülung und/oder die Gabe von Laxantien zur Verhinderung einer weiteren Giftresorption angezeigt sein. Zusätzlich sind symptomatische Maßnahmen, etwa Mundpflege oder künstliche Beatmung, erforderlich.

Besondere Hygienemaßnahmen sind nicht notwendig, da es sich um eine reine Intoxikation handelt.

Erreger	Krankheit	Übertragung	Symptome	Therapie	Besonderes
Aerobe Sporenbildner					
Bacillus anthracis	Hautmilz-brand	Eindringen der Bazillen in Hautverletzungen	Rote, später dunkle Papel, dann Blase, anfangs schmerzlos	Hochdosiert Penicillin, Wunde nie öffnen	Erhöhtes Risiko in tier-verarbeitenden Berufen
	Lungenmilz-brand	Einatmen der Bazillen	Hochakute Pneumonie mit Schüttelfrost und hohem Fieber	Penicilline	Fast immer tödlich, zurzeit nur als biologischer Kampf-stoff relevant
Anaerobe Sporenbildner					
Clostridium botulinum: Erreger des Botulismus ☞ Text					
Clostridium difficile: Erreger der pseudomembranösen Kolitis ☞ 7.6.5					
Clostridium perfringens	Gasbrand (Gasödem)	Eindringen der Clostridien in tiefe Wunden oder Operationsgebiete ohne ausreichend Sauerstoff	Dunkle Gewebeverfärbung, plötzlicher Schmerz, Gasentwicklung mit Hautemphysem („Knistern" bei Druck)	Chirurgische Wundrevision mit Schaffung aerober Verhältnisse, Antibiotika, evtl. O_2-Überdrucktherapie	Nach Kriegsverletzung, aber auch (unsachgemäßer) Operation/ Wundbehandlung. Oft tödlich
	Lebensmittel-vergiftung	Aufnahme toxinverseuchter Lebensmittel	Krampfartige Bauch-schmerzen mit Durchfall, kein Fieber	Rein symptomatisch	☞ 15.5.6
Clostridium tetani	Tetanus (Wundstarr-krampf)	Eindringen der Clostridien über verunreinigte Verlet-zungen (auch z. B. kleine Dornenstiche). Unter anaeroben Bedingungen Produktion eines nerven-schädigenden Toxins	Zunehmende, generalisierte Muskelkrämpfe: Kiefer-klemme (Trismus), verzerrtes „Grinsen" (Risus sardoni-cus), Opisthotonus, Krämpfe der Atemmuskulatur. Bewusstsein erhalten	Antitoxingabe. Symptoma-tische Intensivtherapie mit Sedierung, Muskelrelaxa-tion, Beatmung	Nach Grundimmunisierung oft nur lokalisierter Tetanus. Gut verträgliche aktive und passive Impfung, bei Ver-letzungen Nicht-Immuner simultan. Auffrischungs-impfungen alle 10 Jahre

Tab. 15.26: Übersicht über wichtige Erkrankungen durch aerobe und anaerobe Sporenbildner. Zur Meldepflicht ☞ 15.15.

15

Prävention

Botulismusfälle kommen in Deutschland vor allem nach Verzehr selbst hergestellter Konserven und unzureichend geräucherter Wurstwaren vor, es kann aber auch industriell hergestellte Ware betroffen sein (z. B. vakuumverpackter Räucherfisch). Betroffene Speisen sind von Geruch und Geschmack her in aller Regel unauffällig. Zwar lässt sich das Toxin durch Erhitzen auf 100 °C für 15 Min. zerstören, doch sollte dies angesichts der Gefährlichkeit des Krankheitsbildes auf jeden Fall unterbleiben. In irgendeiner Weise auffällige Konserven, z. B. solche mit vorgewölbtem Deckel, sollten keinesfalls verzehrt (auch nicht „probiert") werden.

15.5.20 Erkrankungen durch Mykobakterien

Mykobakterien sind grampositive, *säurefeste* Stäbchenbakterien. „Säurefest" bedeutet hier, dass sich die Bakterien nach der histologischen Färbung weder durch Säure noch durch Alkohol wieder entfärben lassen. Die für den Menschen wichtigsten Mykobakterien sind:
- *Mycobacterium tuberculosis* als Erreger der *Tuberkulose* (☞ 6.4.4)
- *Mycobacterium leprae* als Erreger der *Lepra* (☞ unten) und
- Sog. **atypische Mykobakterien,** die vor allem als Verursacher HIV-assoziierter Infektionen Bedeutung haben (☞ 14.4.2).

Lepra

Lepra *(Aussatz):* Chronische Infektionskrankheit durch das meldepfichtige **Mycobacterium leprae** mit Hauptmanifestation an Haut und Nerven. Erkrankung der tropischen und subtropischen Länder mit geringem Hygienestandard.

Der Nachweis unterliegt in Deutschland der Meldepflicht (☞ 15.15).

Nach mehrjähriger Inkubationszeit bilden sich fleck- und/oder knotenförmige Veränderungen an Haut und Nerven, die zu Geschwüren, Nekrosen und dadurch dauerhafter Entstellung führen. Typisch sind außerdem Sensibilitätsstörungen mit unbemerkten Verletzungen. Bei schlechter Abwehrlage ist ein Befall innerer Organe möglich.

Die Diagnose wird klinisch und durch den mikroskopischen Erregernachweis aus Läsionen gestellt. Die Lepra kann heute mit Antibiotika geheilt werden.

15.5.21 Erkrankungen durch Spirochäten

Spirochäten sind gramnegative, schraubenförmige Bakterien. In der Humanmedizin sind folgende Gattungen bedeutsam:
- *Treponemen* als Erreger der *Lues*
- *Borrelien* als Verursacher der hierzulande wichtigen *Lyme-Borreliose* und des sehr seltenen *Rückfallfiebers*
- *Leptospiren,* die zu *Leptospirosen* führen.

Lues

Lues *(Syphilis, harter Schanker):* Durch das nicht-namentlich meldepflichtige Stäbchenbakterium **Treponema pallidum** hervorgerufene Geschlechtskrankheit mit typischem stadienhaftem Verlauf.

Übertragung und Krankheitsentstehung

Die Treponemen dringen in aller Regel bei Sexualkontakten durch kleine Epitheldefekte der Haut oder die intakte Schleimhaut ein und breiten sich dann über Lymph- und Blutbahn aus.

Symptome, Befund und Diagnostik

Die Erkrankung verläuft unbehandelt in mehreren Stadien:

Frühsyphilis mit:
- **Primärstadium.** Schmerzloses Geschwür **(Primäraffekt)** im Genital- oder Mundbereich ca. drei Wochen nach der Infektion, gefolgt von einem Anschwellen der regionären Lymphknoten **(Primärkomplex).** Nach Wochen Abheilen des Primäraffekts
- **Sekundärstadium.** Ca. 6–8 Wochen nach der Infektion uncharakteristische Allgemeinbeschwerden, generalisierte Lymphknotenschwellungen und kurz darauf ein nicht juckendes, vielgestaltiges Hautexanthem (Vorsicht – erregerhaltig). Evtl. breite Hautknoten **(Condylomata lata),** v.a. im Genitalbereich

Spätsyphilis mit:
- **Tertiärstadium** (ca. 30%). Knotige, evtl. geschwürig zerfallende Granulome **(Gummen)**
- **Quartärstadium** (ca. 10%). ZNS-Schädigung, z. B. mit Depressionen, Demenz, Gangstörungen, Schmerzen.

Diagnosestellung und Verlaufskontrolle erfolgen durch serologische Blutuntersuchungen.

Behandlungsstrategie und Pflege

Mittel der Wahl ist Penicillin, Ersatzpräparat Erythromycin.

Treponema pallidum stirbt außerhalb des Körpers rasch ab. Trotzdem sind zur Ausschaltung jedes Ansteckungsrisikos bei Patienten mit einer Frühsyphilis zusätzliche

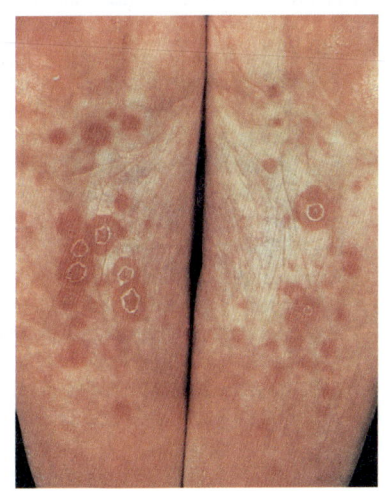

Abb. 15.27: Hinter vielgestaltigen Hautausschlägen, hier im Bereich der Fußsohlen, kann auch eine Lues stecken. Oft besteht eine generalisierte Lymphknotenvergrößerung. [E179-168]

15

Maßnahmen erforderlich, da die Hauterscheinungen hoch ansteckend sein können.

- Die Pflegenden klären den Patienten über die Ansteckungswege und über die notwendigen Hygienemaßnahmen wie Händehygiene nach dem Toilettengang bzw. der eigenen Körperpflege auf
- Bei möglicher Kontamination werden Handschuhe und Schutzkittel getragen, die patientennahen Flächen werden regelmäßig desinfiziert.

Patientenbeobachtung und Dokumentation
Kurz nach Therapiebeginn Temperatur mehrmals täglich kontrollieren, da es als Reaktion auf den Zerfall der Treponemen durch das Antibiotikum zu einer Zustandsverschlechterung mit Fieber bis zu Schocksymptomen kommen kann **(Jarisch-Herxheimer-Reaktion).**

Lyme-Borreliose

Lyme-Borreliose *(Lyme-Krankheit):* Borrelienbedingte Erkrankung mit wechselnder Kombination aus Allgemeinsymptomen, Hautveränderungen und neurologischen Erscheinungen.

Übertragung und Krankheitsentstehung
Der Erreger, **Borrelia burgdorferi,** wird durch den Biss des Holzbocks, einer Zeckenart, übertragen. Entsprechend tritt die Erkrankung saisonal gehäuft im Sommer und Herbst auf. Besonders gefährdet sind Personen, die sich in Beruf oder Freizeit viel im Wald aufhalten.

Schätzungsweise 20 % der Zecken sind deutschlandweit befallen. Das Risiko, nach einem Zeckenbiss eine manifeste Erkrankung zu bekommen, liegt bei etwa 1 %.

Symptome und Untersuchungsbefund
Klassisch ist ein Verlauf in drei Stadien:
- Tage bis Wochen nach dem Zeckenbiss: Auftreten eines charakteristischen Hautausschlages um die Bissstelle, der sich ringförmig ausbreitet und in der Mitte abblasst (**Erythema chronicum migrans** ☞ Abb. 15.28). Evtl. Kopf-, Glieder- und Muskelschmerzen sowie Fieber
- Wochen bis Monate später:
  - **Frühe Neuroborreliose** *(Meningoradikulitis Bannwarth)* mit radikulären Schmerzen (oft die Region des Zeckenbisses bzw. des Erythema chronicum migrans einbeziehend) und meist mit Lähmungen (typisch: Fazialisparese = Gesichtslähmung)
  - Selten weitere Manifestationen, z. B. Myokarditis
- Monate bis Jahre später:
  - **Lyme-Arthritis.** Betroffen sind eines oder wenige Gelenke, v. a. Knie- oder Sprunggelenke
  - **Acrodermatitis chronica atrophicans** (zunächst dunkle Hautschwellung, später Hautatrophie)
  - **Chronische Neuroborreliose** mit dem Leitsymptom Polyneuropathie, seltener Enzephalomyelitis.

Atypische Verläufe mit Fehlen eines Stadiums sind aber häufig.

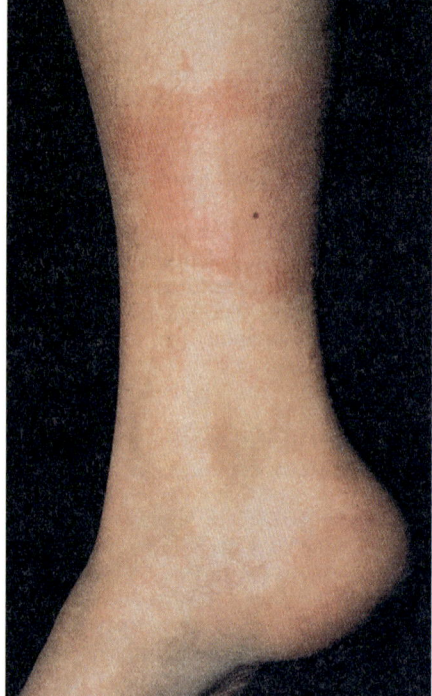

Abb. 15.28: Erythema chronicum migrans als frühe Manifestation einer Lyme-Borreliose. [E179-168]

Diagnostik
Die Hauterscheinungen sind so typisch, dass die Diagnose klinisch gestellt werden kann. Bei der frühen Neuroborreliose wird der Liquor untersucht, der eine Zell- und Eiweißvermehrung zeigt. Serologische Blutuntersuchungen und PCR (z. B. aus Gelenkpunktat oder Liquor) sind eine Hilfe, haben aber falsch-positive wie falsch-negative Ergebnisse und müssen deshalb kritisch interpretiert werden.

Behandlungsstrategie und Pflege
Die Lyme-Borreliose wird antibiotisch mit Tetrazyklinen, Amoxicillin oder Cephalosporinen behandelt. Während bei frühen Manifestationen eine orale Gabe ausreicht, erfordern die Spätsymptome eine intravenöse Medikation. Besondere Hygienemaßnahmen sind nicht erforderlich. Interessensvertretungen liefern aktuelle Informationen (✉ 3).

Prognose
Die Prognose der Lyme-Borreliose ist bei rechtzeitiger Behandlung gut. Allerdings sind wegen fehlender Immunität Zweiterkrankungen möglich.

Prävention und Patientenberatung
Einen Impfstoff gibt es bislang nicht, Prävention ist nur durch Zeckenbissprophylaxe möglich:
- In gefährdeten Gebieten, auch im eigenen Garten, Unterholz und Dickicht meiden
- Möglichst wenige Körperteile unbekleidet lassen, Hosenbeine in Stiefel oder Strümpfe stecken, Kopfbedeckung tragen
- Freie Körperteile mit Insekten-Repellents (z. B. Autan®) einreiben

15

- Nach einem Aufenthalt in gefährdeten Gebieten Körper auf Zecken absuchen, dabei insbesondere auf Achselhöhlen, Leiste und Kniekehle achten, da die Zecken gerne in wärmere Körperregionen wandern
- Zecken baldmöglichst mit einer speziellen *Zecken-Pinzette* oder *-Karte* (in Apotheken erhältlich) selbst entfernen oder durch einen Arzt entfernen lassen. Das Bestreichen der Zecke mit Öl, Klebstoff oder Ähnlichem wird nicht mehr empfohlen, da die Zecke während des Erstickens vermehrt Erreger freisetzt. Bisswunde desinfizieren und Hände gründlich reinigen
- Haustiere und ihre Schlafplätze regelmäßig auf Zecken kontrollieren.

Ist es trotzdem zu einem Zeckenbiss gekommen, sollte die Umgebung um die Bissstelle in der Folgezeit sorgfältig beobachtet werden. Die prophylaktische Antibiotikagabe direkt nach einem Zeckenbiss wird derzeit abgelehnt. Eine anfängliche und dann zurückgehende Rötung ist meist harmlos. Borreliose-verdächtig ist aber jede Rötung, die erst nach einigen Tagen entsteht und größer wird. Dann muss unbedingt ein Arzt aufgesucht werden.

Rückfallfieber

Das **Rückfallfieber** ist eine schwere Erkrankung, wobei die Borrelien durch Läuse oder Zecken übertragen werden. Der Nachweis von Rückfallfieber verursachenden Borrelien ist meldepflichtig (☞ 15.15).

Leitsymptom sind wiederkehrende Fieberschübe mit fieberfreien Intervallen dazwischen. Im Verlauf der Erkrankung werden die Fieberschübe immer kürzer und milder. Organkomplikationen wie z. B. eine Pneumonie oder Myokarditis sind möglich.

Die Diagnose wird durch Erregernachweis im Blut zu Beginn eines Fieberschubes gestellt, die Behandlung ist antibiotisch. Besondere hygienische Maßnahmen sind nur bei Lausbefall erforderlich (☞ 15.11.2).

Die Prognose ist meist gut, wegen fehlender Immunität ist aber eine erneute Erkrankung möglich.

Leptospirosen

Leptospirosen: Infektionskrankheiten mit zweigipfligem Fieberverlauf und zusätzlichen Organerscheinungen im zweiten Fiebergipfel, hervorgerufen durch **Leptospiren.** Meldepflichtig.

Für viele Leptospirosen gibt es Eigennamen, die zum Teil den Übertragungsweg widerspiegeln, z. B. **Hundefieber, Feldfieber, Erntefieber, Schlammfieber, Reisfeldfieber, Schweinehüterkrankheit, Kanikolafieber** oder **hämorrhagische Gelbsucht.**

Übertragung

Die verschiedenen **Leptospiren** leben vor allem in Ratten, Mäusen, Schweinen, Hunden und Katzen. Die Tiere scheiden die Erreger mit ihrem Urin aus. Kommt der Mensch in Kontakt mit dem erregerhaltigen Urin, z. B. über kontaminiertes Wasser oder Gegenstände, dringen die Leptospiren durch kleine Hautverletzungen oder intakte Schleimhäute (Wasserspritzer in die Augen) in den Körper ein und gelangen mit dem Blut in alle Organe.

Aufgrund der Übertragungsweise sind vor allem Landwirte, Tierärzte, Metzger und Kanalarbeiter gefährdet.

Symptome, Befund und Diagnostik

In Mitteleuropa verlaufen Leptospirosen häufig leicht als grippeähnliche Erkrankungen, sodass von einer hohen Dunkelziffer auszugehen ist. Bei der gefährlichen Verlaufsform (**Morbus Weil,** Sterblichkeit bis 25 %) wird der Patient nach einer Inkubationszeit von ca. 1–2 Wochen aus völligem Wohlbefinden heraus sehr krank: Er hat hohes Fieber, Schüttelfrost, Kopf- und Muskelschmerzen, Bindehautentzündung, Kreislaufstörungen sowie am Ende der ersten Krankheitswoche kurzzeitig einen Hautausschlag. Nach kurzer Fieberfreiheit kommt es in einer zweiten Krankheitsphase zu ZNS-Beteiligung (etwa Hirnhautentzündung, ☞ 15.13.1), Ikterus (☞ 8.2.1) durch Leberbeteiligung, Nierenentzündung (☞ 9.5) oder Blutungsneigung.

Die Diagnose wird in erster Linie serologisch gesichert.

Behandlungsstrategie

Antibiotika der Wahl sind Penicillin oder neuere Cephalosporine, die den Verlauf aber nur bei frühzeitiger Gabe beeinflussen. Zusätzlich ist eine symptomatische Therapie z. B. eines Nierenversagens (☞ 9.9) erforderlich.

Pflege

Je nach Schwere der Erkrankung ist Intensivpflege nötig. Die Urinausscheidung wird regelmäßig kontrolliert, um eine Nierenbeteiligung frühzeitig zu erkennen.

Bei möglichem Kontakt mit dem Erreger (Urin, Blut) ziehen die Pflegenden Handschuhe und Schutzkittel an. Kontaminierte Wäsche wird desinfiziert.

Prävention

Wesentliche prophylaktische Maßnahmen sind die Bekämpfung von Nagern und das Tragen entsprechender Schutzkleidung bei möglicher Exposition. Insbesondere in Gebieten mit vielen Nagern sollte auf das Baden in stehenden Gewässern verzichtet werden.

15.5.22 Erkrankungen durch Mykoplasmen

Mykoplasmen sind die kleinsten bekannten Bakterien. Charakteristisch ist das Fehlen einer Zellwand, dadurch ist ihre Form variabel.

Mykoplasmen leben auf den Schleimhäuten des Menschen. Medizinisch relevant sind sie als häufige Erreger von:
- *Primär atypischen Pneumonien* (☞ 6.4.3) und Infektionen der oberen Atmungsorgane
- *Urogenitalinfektionen*, v. a. der nicht-gonorrhoischen Harnröhren- und Prostataentzündung beim Mann und der unspezifischen Eileiterentzündung der Frau.

Entscheidend für die Sicherung der Diagnose sind bei den Pneumonien das Röntgenbild, der Antigen- bzw. DNS-Nachweis z. B. in Sputum und die serologischen Untersuchungsbefunde, bei den Urogenitalinfekten der Erregernachweis in den angelegten Kulturen. Antibiotika der Wahl sind Tetrazykline.

15

15.5.23 Erkrankungen durch Chlamydien und Rickettsien

Chlamydien und **Rickettsien** sind *obligat intrazelluläre* Bakterien, d. h. sie können sich nur innerhalb von Zellen vermehren und nicht auf *unbelebten* Nährböden angezüchtet werden.

Erkrankungen durch Chlamydien

Chlamydia pneumoniae

Chlamydia pneumoniae ist Erreger von oberen Atemwegsinfekten und (ambulant erworbenen) Pneumonien. Wirksam sind Tetrazykline oder Makrolide.

Chlamydia psittaci

Chlamydia psittaci ist der Erreger der **Ornithose** (bei Übertragung durch Papageien auch **Psittakose** oder *Papageienkrankheit* genannt).

Der Erreger wird mit dem Kot oder anderen Sekreten infizierter Vögel (Papageien, Wellensittiche, seltener z. B. Stadt-Tauben) ausgeschieden, der Mensch infiziert sich durch Einatmen erregerhaltiger Stäube.

Ungefähr 1–3 Wochen später bekommt der Betroffene einen fieberhaften Atemwegsinfekt bis zur atypischen Pneumonie (☞ 6.4.3). Andere Manifestationen sind selten. Die Diagnose wird serologisch gestellt.

Antibiotika der Wahl sind Tetrazykline (z. B. Doxycyclin, etwa Vibramycin®) sowie Makrolide (z. B. Erythromycin, etwa Erythrocin®).

Der Patient wird in einem Einzelzimmer betreut. Schutzkittel und Handschuhe sind bei möglicher Kontamination (Atemwegssekret) erforderlich, ein Mund-Nasen-Schutz ist empfehlenswert. Die patientennahen Flächen werden einmal täglich desinfiziert.

Chlamydia psittaci ist meldepflichtig (☞ 15.15).

Chlamydia trachomatis

Die verschiedenen Unterarten von **Chlamydia trachomatis** verursachen unterschiedliche Krankheitsbilder:

- Einige Unterarten gehören zu den häufigsten Erregern der sexuell übertragenen **unspezifischen Urogenitalinfekte.** Die Infektion verläuft meist chronisch und oft symptomarm, kann aber v. a. bei Frauen zur Sterilität führen
- Bei infizierten Schwangeren kann sich das Neugeborene während der Geburt anstecken mit einer eitrigen Bindehautentzündung oder Pneumonie als möglicher Folge. Prinzipiell kann sich eine vergleichbare Bindehautentzündung auch bei Erwachsenen zeigen, doch ist die Übertragung durch das Wasser in Schwimmbädern bei Chlorbehandlung des Wassers eher selten
- Andere Unterarten verursachen das **Lymphogranuloma inguinale,** eine sehr seltene, ansteckende Geschlechtskrankheit
- In tropischen Ländern ist das **Trachom** gefürchtet, eine Entzündung der Augenhornhaut und -bindehaut, die unbehandelt zu schweren Vernarbungen und Erblindung führt.

Erkrankungen durch Rickettsien

Coxiellen

Erregerreservoir für das sehr umweltresistente **Coxiella burnetii** sind Paarhufer (Schafe, Rinder, Ziegen), aber auch einige Haustiere und Zecken. Infizierte Tiere scheiden die Erreger mit dem Kot und anderen Sekreten (Plazenta beim Lammen!) aus, der Mensch infiziert sich ganz überwiegend durch direkten Kontakt oder die Inhalation erregerhaltiger Stäube.

Ungefähr zwei Drittel der Infizierten bekommen gar keine oder nur leichte Beschwerden. Das **Q-Fieber** beginnt nach einer Inkubationszeit von 2–3 Wochen mit hohem Fieber, Glieder-, Muskel- und heftigen (Stirn-)Kopfschmerzen. Es folgt bei einem Teil der Betroffenen eine (atypische) Pneumonie (☞ 6.4.3) oder eine Hepatitis, selten eine Karditis (☞ 4.7) oder Meningoenzephalitis (☞ 15.13). Bei einer Erstinfektion im ersten Schwangerschaftsdrittel ist das Fehlgeburtsrisiko hoch. Chronische Verläufe und Erregerpersistenz mit späterer Reaktivierung sind v. a. bei Abwehrschwäche möglich.

Die Diagnose wird durch Erregernachweis in Blut oder Urin während des Fiebers oder serologisch gesichert. Die Behandlung besteht in einer Antibiotikagabe (bei chronischen Verläufen bis zu einem Jahr).

Ob Isolierungsmaßnahmen erforderlich sind, hängt von der Manifestation ab. Beim Q-Fieber mit Pneumonie sind Einzelzimmer, Schutzkittel, Handschuhe und Mund-Nasen-Schutz erforderlich, kontaminierte Wäsche und patientennahe Flächen werden während des Aufenthaltes desinfiziert. Nach der Entlassung werden auch Matratzen, Kissen und Decken desinfiziert. Auch bei infizierten Gebärenden sind spezielle Maßnahmen erforderlich.

Coxiella burnetii gehört zu den meldepflichtigen Krankheitserregern (☞ 15.15).

> Auch in Deutschland kommt es gelegentlich zu Q-Fieber-Epidemien – es kann ausreichen, denselben Wanderweg zu benutzen wie infizierte Schafe!

Rickettsien

Vor allem in den warmen Ländern der Erde rufen bestimmte **Rickettsien** das **Fleckfieber** hervor. Der Nachweis von Rickettsia prowazekii als Erreger des epidemischen Fleckfiebers ist meldepflichtig.

Die Rickettsien werden fast immer durch Flöhe, Läuse, Milben oder Zecken von Haus- und Weidetieren auf den Menschen übertragen. Auch hier gibt es verschiedene Bezeichnungen wie etwa **epidemisches Fleckfieber, murines Fleckfieber, wolhynisches Fieber** *(Fünf-Tage-Fieber),* **Zeckenbissfieber, Felsengebirgsfieber** oder **Milbenfleckfieber** *(Buschfleckfieber).*

Die Patienten haben (hohes) Fieber mit Schüttelfrost sowie Kopf- und Gliederschmerzen. Ein fleckförmiger Hautausschlag, teils mit Hautblutungen, gab den Erkrankungen ihren Namen. Häufige Komplikation ist eine Gehirnentzündung (Enzephalitis), oft mit Halluzinationen und Wahnvorstellungen.

Durch serologische Methoden können die verschiedenen Rickettsien differenziert werden. Rickettsienbedingte Erkrankungen sind durch Breitbandantibiotika, vor allem

15

Doxycyclin (z. B. Vibravenös®, Vibramycin®), gut zu behandeln. Zusätzlich müssen die Überträger bekämpft werden.

15.6 Virale Infektionen

15.6.1 Eigenschaften von Viren

> **Viren:** Biologische Strukturen (überwiegend Krankheitserreger) ohne Zellstruktur und ohne eigenen Energiestoffwechsel oder Proteinsyntheseapparat. Sind somit keine selbstständigen Lebewesen – ohne Wirtszellen sind Viren nicht in der Lage, sich zu vermehren („Sonderformen des Lebens").

Aufbau der Viren

Viren sind wesentlich einfacher aufgebaut als Bakterien. Ihre Hauptbestandteile sind Eiweiß und Nukleinsäure:

- Die **Nukleinsäure** enthält das Erbgut des Virus. Ein Virus besitzt entweder DNS *oder* RNS, aber nie beide zusammen
- Ein *Eiweißmantel* **(Kapsid)** umhüllt und schützt die Nukleinsäure. Außerdem ist er für die immunologischen Eigenschaften des Virus mitbestimmend. Nukleinsäure und Kapsid zusammen heißen auch **Nukleokapsid**
- Viele Viren besitzen außerdem eine lipidhaltige Außenhülle **(Envelope)**. Sie ist z. B. für die Fähigkeit mancher

Viren verantwortlich, menschliche Blutzellen zu verklumpen. Die Intaktheit dieser Hülle ist für das Eindringen der Viren in die Wirtszelle erforderlich. Wird sie durch Alkohol zerstört, ist das Virus nicht mehr ansteckungsfähig. Umhüllte Viren sind häufig weniger resistent gegenüber Umwelteinflüssen als „nackte" Viren ohne Hülle

- Viren besitzen keine Organellen
- Die größten Viren sind mit 0,3 µm etwas größer als die kleinsten Bakterien mit 0,2 µm, kleine sind mit 0,02 µm nur 1/10 so groß. Viren sind daher im Lichtmikroskop nicht sichtbar.

Infektion der Wirtszelle und Folgen der Infektion

Die Viren heften sich an Rezeptoren der Wirtszelle, dringen in sie ein und schädigen sie auf unterschiedliche Weise:

- Bei der **produktiven Infektion** kommt es zur Virusvermehrung, oft mit Zelltod der Wirtszelle (☞ Abb. 15.29)
- Bei der **latenten** (*temperenten*, verborgenen) **Infektion** ist zunächst keine schädigende Wirkung auf die Wirtszelle erkennbar. Die Erbsubstanz des Virus wird aber an die Tochterzellen der befallenen Zelle vererbt. So sichert das Virus sein „Überleben", denn es kann während der Latenz nicht vom Immunsystem des Infizierten erkannt und vernichtet werden. Durch verschiedene Auslöser kann jedoch eine Virusvermehrung und damit eine Erkrankung ausgelöst werden **(Reaktivierung)**

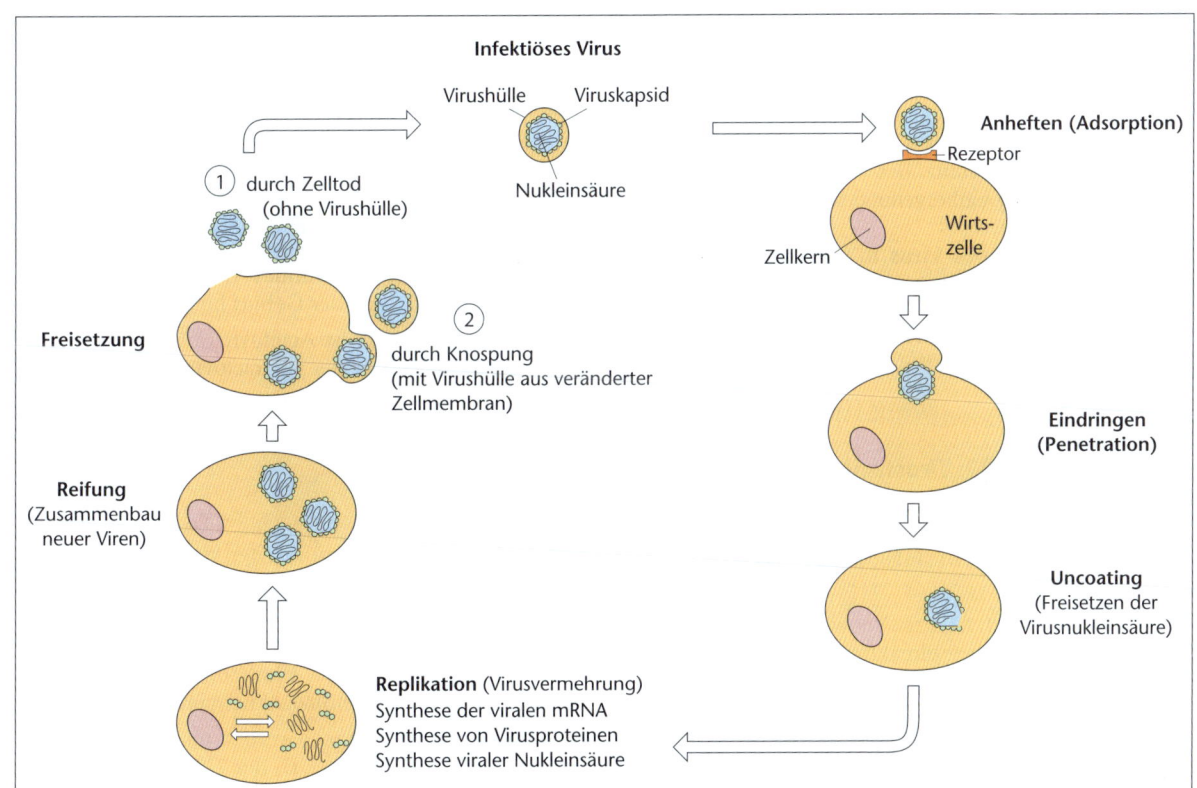

Abb. 15.29: Aufbau und Vermehrung von Viren in der Schemazeichnung. [R172]

15

- *Tumor-* oder **onkogene Viren** (☞ auch 13.1.2) spielen eine Rolle bei der Entstehung einiger maligner Tumoren. Meist wird hier genetisches Material des Virus in die Erbsubstanz der Wirtszelle integriert und führt zu den typischen Funktions- und Wachstumsstörungen bösartiger Zellen **(Transformation).**

Einteilung der Viren

Im wissenschaftlichen Bereich werden die Viren meist nach ihrer Struktur und dem Aufbau ihrer Erbsubstanz eingeordnet. Im Krankenhausalltag ist jedoch die historisch gewachsene Einteilung nach klinischen Kriterien weiter am gebräuchlichsten (z. B. „Hepatitis-Virus").

Behandlung von Viruserkrankungen

Bei den meisten Virusinfektionen ist lediglich eine *symptomatische Behandlung* der Krankheitserscheinungen möglich und sinnvoll. Nur bei einigen Virusinfektionen ist die Gabe von virushemmenden Virostatika möglich und ratsam (☞ Pharma-Info 15.30).

15.6.2 Herpes-Virus-Infektionen: Übersicht

Herpes-Viren sind DNS-Viren mit einer lipidhaltigen Außenhülle. Zu ihnen gehören unter anderem:
- Das *Herpes-simplex-Virus Typ 1* und *2* (☞ 15.6.3)
- Das *Varicella-Zoster-Virus* (☞ 15.6.4)
- Das *Zytomegalie-Virus* (☞ 15.6.5)
- Das *Epstein-Barr-Virus* (☞ 15.6.6).
- Das **Humane-Herpes-Virus 6** und **7** als Erreger des **Dreitagefiebers** *(Exanthema subitum)*, einer Erkrankung des Kleinkindesalters mit plötzlichem hohem Fieber über drei Tage ohne weitere Beschwerden und einem kurzzeitigen Hautausschlag beim Fieberabfall. Bei Erwachsenen kann es gelegentlich zu einem mononukleose-ähnlichen Bild kommen (Mononukleose ☞ 15.6.6). Eine Persistenz des Virus ist möglich, ein mit Reaktivierung einhergehendes Krankheitsbild aber noch nicht gesichert
- Das **Humane-Herpes-Virus 8,** welches bei HIV-Infizierten die Kaposi-Sarkome hervorruft (☞ 14.4.3).

Alle für den Menschen bedeutsamen Herpes-Viren können nach der Erstinfektion lebenslang in Nervengewebe, Speicheldrüsen oder Blutzellen überleben *(persistieren)*. Typischerweise bleiben die persistierenden Viren in aller Regel latent, rufen also keine Krankheitserscheinungen hervor. Bei Abwehrschwäche oder anderen Einflüssen (z. B. UV-Licht, Stress) kommt es jedoch zur *Reaktivierung:* Die Viren vermehren sich wieder und führen manchmal zu sichtbaren Erscheinungen. Darüber hinaus sind bei einigen Herpes-Viren *exogene Zweitinfektionen* möglich.

15.6.3 Herpes-simplex-Infektionen

Bei den **Herpes-simplex-Viren** *(HSV)* werden das **Herpes-simplex-Virus Typ 1** und das **Herpes-simplex-Virus Typ 2** unterschieden. Die Durchseuchung der erwachsenen Bevölkerung liegt beim Herpes-simplex-Virus-Typ 1 um 90 %, beim Typ 2 um 25 %.

Bei beiden Typen erfolgt die Erstinfektion meist unbemerkt, gelegentlich führt sie zu manifesten Erscheinungen, selten zu schweren Erkrankungen. Das Virus persistiert aber häufig und führt zum typischen, wiederkehrenden Bläschenausschlag in der Mund- oder Genitalregion *(Herpes labialis* und *Herpes genitalis)*. Das Herpes-simplex-Virus Typ 1 ist dabei meist im Gesichtsbereich, das Herpes-simplex-Virus Typ 2 vor allem in der Genitalregion zu beobachten. Auslösende Faktoren sind z. B. Fieber oder Sonnenstrahlen. Für ansonsten Gesunde sind diese Ausschläge zwar lästig, da juckend und ansteckend, aber harmlos. Bei Abwehrgeschwächten können sich die Läsionen weit in die Umgebung ausbreiten.

Gefürchtet sind aber:
- Die **Herpes-Enzephalitis** (☞ 15.13.2) mit häufig tödlichem Ausgang und bleibender Behinderung bei Überlebenden. Sie ist in 90 % durch das Herpes-simplex-Virus Typ 1 bedingt und kann sowohl im Rahmen einer Erstinfektion als auch bei einer Reaktivierung auftreten
- Die **Herpes-Sepsis** (☞ 15.12) des Neugeborenen, die meist bei einem Herpes genitalis der Mutter (in der Regel durch das Herpes-simplex-Virus Typ 2) durch direkten Kontakt des Kindes mit der mütterlichen Schleimhaut während der Geburt hervorgerufen wird.

Virostatikum der Wahl ist Aciclovir (z. B. Zovirax®), Alternativen Famciclovir oder Valaciclovir. Die Behandlung

Pharma-Info 15.30: Virostatika

Virostatika *(Virustatika):* Arzneimittel zur kausalen Behandlung von Virusinfektionen.

Viren bedienen sich zu ihrer Vermehrung menschlicher Enzyme und Stoffwechselreaktionen. Es wird zwar versucht, gezielt virusspezifische Strukturen oder Enzyme zu blockieren, doch erfasst die Behandlung mit **Virostatika** bisher immer auch den Stoffwechsel gesunder Körperzellen. Viren, die latent in Zellen ruhen (☞ 15.6.1), können nicht medikamentös bekämpft werden, da während dieser Phase kaum virusspezifische Aktivitäten stattfinden. Außerdem wirken die bislang verfügbaren Virostatika nur gegen einen Teil der Viren.

Die Nebenwirkungen von Virostatika sind zum Teil erheblich. Gastrointestinale Beschwerden können meist toleriert werden. An ernsten Nebenwirkungen sind v. a. Leber- und Nierenschäden, Blutbildungsstörungen sowie neurologische Symptome zu nennen.

Zytokine (etwa Interferone) werden ebenfalls bei einigen Virusinfektionen wie z. B. der Hepatitis (☞ 8.4.2, 8.4.3) eingesetzt, werden jedoch nicht zu den Virostatika im engeren Sinne gezählt.

15

Pharma-Info 15.30: Virostatika (Forts.)

Übersicht über häufig verwendete Virostatika	
Substanz (Bsp. Handelsname)	Nebenwirkungen (bei systemischer Gabe)/Bemerkungen → Pflegerische Konsequenzen
Virostatika gegen HSV, VZV. Aktivierung durch virale Enzyme. Wirkung als Nukleosidanalogon (→ Abbruch der Virus-DNA-Synthese) und Hemmer der viralen DNA-Polymerase*	
Aciclovir (Zovirax®)	Magen-Darm-Beschwerden, Exanthem, Venenreizung, Nierenfunktionsstörungen, neurologische Störungen → Achten auf ausreichende Trinkmenge, Beobachtung der Haut, Kontrolle des venösen Zugangs
Brivudin (Zostex®)	Magen-Darm-Beschwerden, neurologische Störungen
Famciclovir (Famvir®)	Kopfschmerzen, Magen-Darm-Beschwerden, Müdigkeit, Schwindel
Penciclovir (Fenistil Pencivir®)	Nur lokale Anwendung auf der Haut bei rezidivier. Herpes simplex
Valaciclovir (Valtrex®)	Prodrug (Vorläufersubstanz) von Aciclovir, daher ☞ Aciclovir
Virostatika gegen CMV. Aktivierung durch virale und zelluläre Enzyme. Wirkung als Nukleosidanalogon (→ Abbruch der Virus-DNA-Synthese) und Hemmer der viralen DNA-Polymerase	
Foscarnet (Foscavir®)	Magen-Darm-Beschwerden, Nierenfunktionsstörungen, Knochenmarkschädigung (jedoch weniger als bei Ganciclovir), neurologische Störungen
Ganciclovir (Cymeven®)	Magen-Darm-Beschwerden, Knochenmarkschädigung, neurologische Störungen, Transaminasen-, Kreatininanstieg. Fertilitätsstörungen bei Männern, teratogen → Achten auf Infekte und psychische Veränderungen. Orale Einnahme zu den Mahlzeiten. Generell auch wirksam gegen HSV, wegen der schweren Nebenwirkungen jedoch nicht dafür zugelassen
Valganciclovir (Valcyte®)	Prodrug (Vorläufersubstanz) von Ganciclovir, daher ☞ Ganciclovir
Virustatika gegen Influenza A und B: Neuraminidasehemmer**	
Oseltamivir (Tamiflu®)	Magen-Darm-, Atemwegsbeschwerden, neuropsychiatrische Störungen → Einnahme zu den Mahlzeiten. Beobachtung des psychischen Zustandes
Zanamivir (Relenza®)	Grippeähnliche Beschwerden, Magen-Darm-Beschwerden, Bronchospasmus, Allergie
Virustatika gegen Influenza A: Hemmer der Viruspenetration/des Uncoating	
Amantadin (Amantadin Stada®)	Magen-Darm-Beschwerden, neurologische Störungen, Mundtrockenheit, Blutdruckabfall, neurologische Störungen → Kreislaufkontrollen, Beobachtung von Haut und psychischem Zustand
Andere Virostatika	
Ribavirin (Rebetol®)	Hauterscheinungen, Kopfschmerzen, Magen-Darm-Beschwerden, grippeähnliche Symptome, Müdigkeit, Schwindel. Möglicherweise teratogen. → Auf psychische Veränderungen achten. Bei Erwachsenen v. a. bei Hepatitis C eingesetzt
Antiretrovirale Arzneimittel (Arzneimittel gegen HIV) ☞ 14.4.4	

* Enzyme, die mittels einer Einzelstrang-DNA oder RNA als Matrize DNA oder RNA synthetisieren
** Glykoprotein auf der Oberfläche des Influenza-Virus, ☞ auch 6.4.1

erfolgt bei reinen Hauterscheinungen lokal, ansonsten möglichst früh oral oder i. v.

Eine Isolierung und regelmäßige Desinfektion patientennaher Flächen sind nur bei ausgedehnten Läsionen sowie Neugeborenen erforderlich. Die Sekrete der Bläschen bzw. Läsionen sind erregerhaltig und damit kontagiös.

15.6.4 Varicella-Zoster-Virus-Infektionen

Windpocken

Windpocken *(Varizellen, Wasserpocken):* Hochansteckende, virusbedingte Allgemeinerkrankung mit typischem Bläschenausschlag, bedingt durch das **Varicella-Zoster-Virus** *(VZV).*

Übertragung und Krankheitsentstehung

Die **Windpocken** werden durch das aerogen übertragene **Varicella-Zoster-Virus** *(VZV)* hervorgerufen. Die Windpocken sind hochansteckend.

Symptome, Befund und Diagnostik

Nach einer Inkubationszeit von meist 10–21 Tagen kommt es zunächst zu Abgeschlagenheit und Kopfschmerzen, bevor kleine rötliche Papeln auftreten, die sich innerhalb eines Tages in juckende Bläschen mit erst klarem und später trübem Inhalt weiterentwickeln und von einem roten Hof umgeben sind. Fieber ist möglich. Die Bläschen trocknen unter Borkenbildung ein und heilen, sofern sie nicht aufgekratzt werden, ohne Narbenbildung ab. Betroffen sind die *gesamte* Haut und auch die Schleimhaut.

15

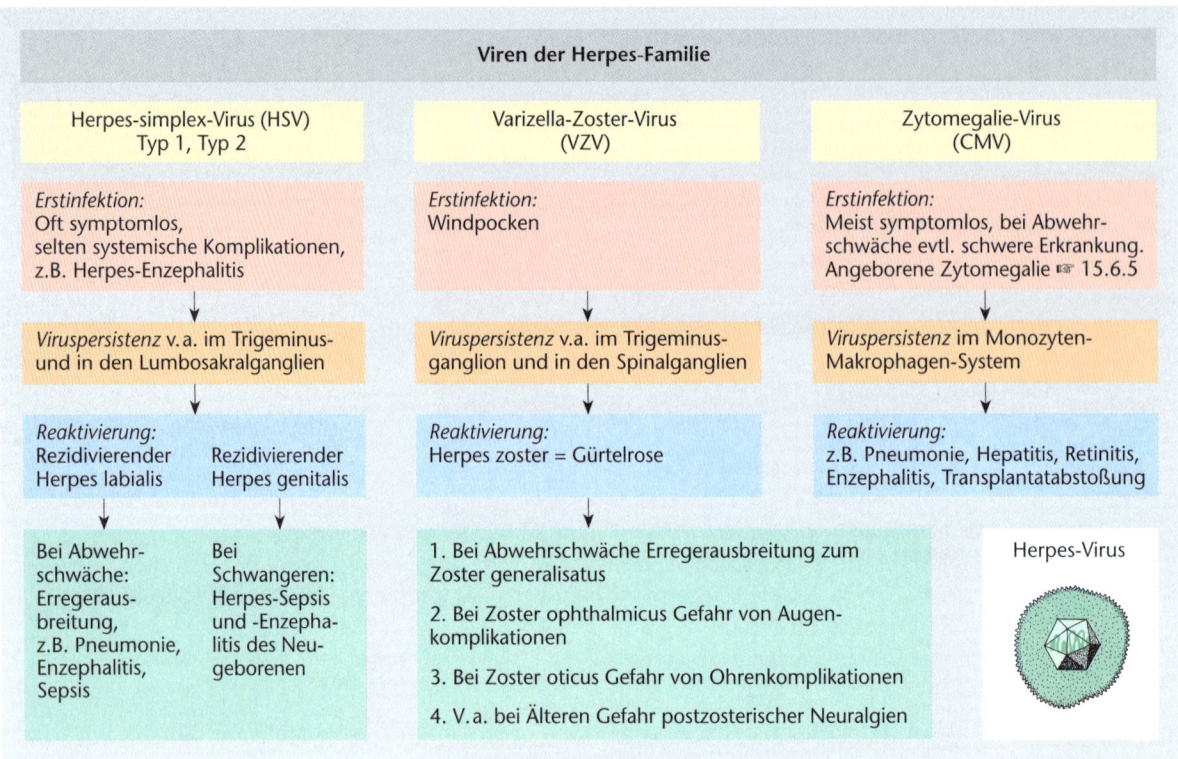

Abb. 15.31: Wichtige Erkrankungen durch Viren der Herpes-Familie. Gemeinsames Merkmal dieser Viren ist ihre Fähigkeit, lebenslang im Körper zu persistieren. [A400]

Anfangs schießen immer neue Bläschen auf, sodass ältere und frische Effloreszenzen nebeneinander stehen („Sternenhimmel").

Ernste Komplikationen (z.B. *Varizellen-Pneumonie*) betreffen vornehmlich Erwachsene und Abwehrgeschwächte. Bei einer Infektion in der ersten Schwangerschaftshälfte sind schwere Schädigungen des Ungeborenen möglich, aber mit ca. 1–2% relativ selten. Erkrankt die Mutter kurz vor oder nach der Geburt, kann das Neugeborene schwer, teils lebensgefährlich an Windpocken erkranken.

Die Diagnose wird klinisch gestellt. Bei schweren Verläufen oder Komplikationen kann in Zweifelsfällen die PCR herangezogen werden.

Behandlungsstrategie
Die symptomatische Behandlung soll in erster Linie den Juckreiz lindern (☞ Pflege). Nur bei immungeschwächten Kindern sind Immunglobuline und Virostatika (☞ Pharma-Info 15.30), vorzugsweise Aciclovir, erforderlich.

Pflege
Hauptpflegeproblem ist der Juckreiz, der nicht selten zum Aufkratzen der Bläschen – mit nachfolgender Narbenbildung – führt. Hier hilft das regelmäßige Auftragen von Zinkschüttelmixturen (z.B. Tannosynt® Lotio), in ausgeprägten Fällen können auf Arztanordnung Antihistaminika verabreicht werden. Die Fingernägel werden kurz geschnitten, ggf. nachts Handschuhe angezogen. Vorsichtiges Kämmen vermeidet Aufkratzen der Bläschen auf der Kopfhaut.

Ansteckend sind Atemwegssekrete und der Bläscheninhalt, bis alle Läsionen verkrustet und trocken sind. Der Patient wird in einem Einzelzimmer untergebracht,

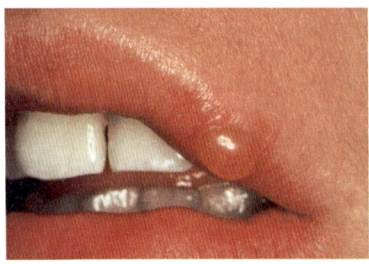

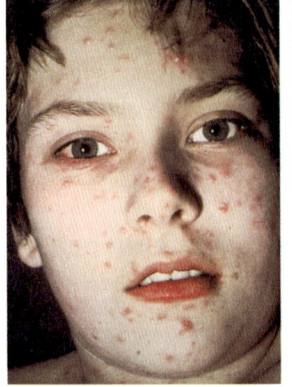
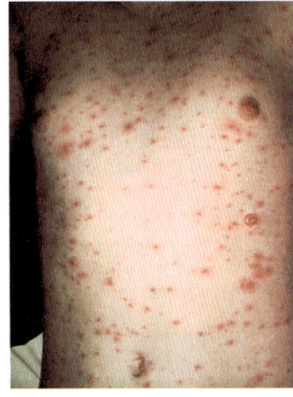

Abb. 15.32: Viele leiden unter einem rezidivierenden Herpes labialis. Da die Bläschen oft durch Infekte provoziert werden, heißen sie im Volksmund auch „Fieber-" oder „Erkältungsbläschen". [E273]

Abb. 15.33: Hautbefund eines Mädchens mit Windpocken. [U138]

es müssen Schutzkittel, Handschuhe und Mund-Nasen-Schutz angelegt werden. Die patientennahen Flächen werden einmal täglich desinfiziert. Wäsche und Geschirr müssen ebenfalls desinfiziert werden. Nach der Entlassung des Patienten werden Matratzen, Kissen und Decken desinfiziert. Nicht-Immune dürfen das Patientenzimmer nicht betreten.

Prognose und Prävention

Die Krankheit heilt in aller Regel komplikationslos aus. Der Erreger verbleibt aber im Körper und kann im späteren Leben reaktiviert werden mit der Folge einer *Gürtelrose* (**Zoster** ☞ unten).

Die aktive Impfung gegen Varizellen wird in Deutschland für alle Kleinkinder empfohlen. Krankenhauspersonal sollte durch Erkrankung oder Impfung immun sein, nicht zuletzt um eine Gefährdung besonders komplikationsgefährdeter Patienten zu verhindern. Nach Exposition eines Nicht-Immunen kann in den ersten 3–5 Tagen nach dem Kontakt geimpft und/oder Hyperimmunglobulin zur passiven Immunprophylaxe gegeben werden (☞ 15.1.3).

Zoster

> **Zoster** *(Herpes zoster, Gürtelrose):* (Lokale) Zweiterkrankung durch das zur Herpes-Familie gehörende **Varicella-Zoster-Virus** *(VZV)* mit meist nur geringen Allgemeinerscheinungen und einem typischen Hautausschlag aus vielen kleinen Bläschen. Ungefähr 350 000 Erkrankungen pro Jahr in Deutschland, davon etwa die Hälfte bei älteren Menschen.

Krankheitsentstehung

Nach einer Windpockenerkrankung im Kindesalter verbleiben Viren in den Spinalganglien nahe dem Rückenmark. In höherem Alter, bei Abwehrschwäche oder Tumorerkrankungen werden die Viren reaktiviert. Die Viren wandern über die Nervenbahnen zu dem von diesem Spinalganglion sensibel versorgten Hautgebiet, das von der Wirbelsäule gürtelförmig nach vorne bis zur Mittellinie reicht. Weitere häufige Manifestationsorte sind die Versorgungsbereiche des N. trigeminus im Gesicht *(Gesichtsrose, Zoster ophthalmicus, Zoster oticus).*

Symptome, Befund und Diagnostik

Nach kurzem Vorstadium mit allgemeinem Krankheitsgefühl, Schmerzen im betroffenen Hautgebiet und evtl. Fieber treten im Versorgungsgebiet des Ganglions gruppiert stehende, kleine Hautbläschen auf gerötetem Grund auf. Diese platzen und hinterlassen Krusten und Erosionen. Fast immer ist die Erkrankung einseitig *(unilateral)*, sehr selten *bilateral.* Einzelne Bläschen können an weiter entfernten Körperstellen auftreten. Es bestehen meist starke, brennende Schmerzen im betroffenen Hautareal.

Gefährliche Komplikationen sind der **Zoster generalisatus** mit einer exanthemartigen Ausbreitung der Hauterscheinungen, eine Beteiligung innerer Organe oder eine ZNS-Beteiligung (Enzephalitis, Meningitis) bei einem Zoster im Kopfbereich. Diese Komplikationen treten v. a. bei abwehrgeschwächten Patienten auf.

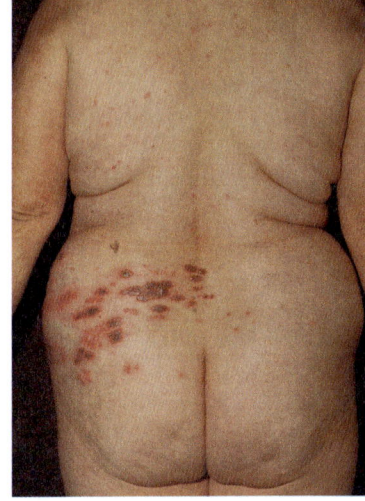

Abb. 15.34: Patientin mit Zoster in den Lumbalsegmenten 1 und 2 mit zusätzlichen (einzelnen) Bläschen am Rücken. Die gürtelförmige Ausbreitung der Bläschen gab der Erkrankung den Namen „Gürtelrose". [R212]

Die Diagnose wird in aller Regel klinisch gestellt, bei Zweifeln helfen PCR und serologische Untersuchungen.

Behandlungsstrategie

Die Gabe von Virostatika verkürzt den Krankheitsverlauf und reduziert das Risiko der *Post-Zoster-Neuralgie* (☞ unten), sollte aber in den ersten 2–3 Tagen nach Krankheitsbeginn anfangen. Die meisten Ärzte verzichten allenfalls bei einem leichten Zoster junger Menschen am Thorax auf Virostatika. Brivudin, Famciclovir und Valaciclovir scheinen bezüglich der Post-Zoster-Neuralgie vorteilhafter, Aciclovir kann als einziges i. v. gegeben werden. Bei Schmerzen sind außerdem Analgetika und evtl. Sedativa erforderlich.

Pflege

- Die befallenen Hautpartien werden nicht gewaschen und trocken gehalten. Andere infektionsgefährdete Areale (z. B. Hautfalten) werden z. B. durch Kompressen geschützt
- Die betroffene Haut wird lokal mit austrocknenden, desinfizierenden und antientzündlichen Mitteln nach Arztanordnung mit Watteträgern betupft. Bei Superinfektionen sind antibiotikahaltige Präparate angezeigt
- Es werden nur leichte, möglichst luftdurchlässige Verbände angelegt
- Der Patient soll Bettruhe einhalten und sich schonen
- Wiederholung der Lokaltherapie am Abend zur Linderung von Juckreiz und Schmerzen fördert eine ausreichende Nachtruhe
- Schmerzen lassen sich medikamentös oder physikalisch durch Wärmezufuhr lindern
- Die Pflegenden tragen, wenn sie den Patienten bei der Körperpflege unterstützen, Handschuhe und benutzen desinfizierende Waschzusätze. Die entsprechende Händedesinfektion ist auch hier unerlässlich
- Der Patient wird genau beobachtet, um Komplikationen rechtzeitig zu erfassen. Die Pflegenden achten vor allem auf Hautbefunde, Allgemeinbefinden und auf eine Beteiligung motorischer Nerven, z. B. des N. facialis bei einem *Zoster oticus* der Ohrregion. Bei Betei-

15

ligung des ersten Trigeminusastes *(N. ophthalmicus)* sind Hornhautschäden möglich.

Patientenberatung

Kontakt mit dem erregerhaltigen Bläscheninhalt kann bei Nicht-Immunen Windpocken verursachen. Daher soll sich der Patient von nicht-immunen Menschen, vor allem von Kindern und Abwehrgeschwächten, fernhalten und sich nach Berühren der betroffenen Körperregion oder kontaminierter Kleidung die Hände desinfizieren. Er soll außerdem an den befallenen Stellen nicht kratzen. Eine Isolierung ist aber nur auf Stationen mit seronegativen und immunsupprimierten Patienten nötig.

Die Pflegenden achten darauf, dass der Patient ausreichend Analgetika erhält und sich bei Schmerzen sofort meldet. Eine effektive Schmerztherapie beugt einem Schmerzgedächtnis (☞ 2.2.3) und damit einer Post-Zoster-Neuralgie vor.

Prognose und Prävention

Die Prognose ist meist gut. Allerdings leiden v. a. ältere Patienten nach der Erkrankung teils jahrelang unter einer **Post-Zoster-Neuralgie** mit einschießenden, brennenden Schmerzen im betroffenen Bezirk. Die Behandlung erfolgt mit Analgetika, Antiepileptika (Carbamazepin, z. B. Tegretal®, Gabapentin, z. B. Neurontin®) und bestimmten Antidepressiva. Seit Anfang 2008 gibt es auch ein lidocainhaltiges Hydrogelpflaster zur lokalen Betäubung, das keine systemischen Nebenwirkungen hat. Es darf aber nur zwölf Stunden am Stück aufgelegt werden, z. B. um die Nachtruhe zu gewährleisten.

Es gibt mittlerweilen einen Zoster-Lebendimpfstoff (Zostavax®, höhere Dosis als der Varizellen-Impfstoff), der die Immunität gegen das Virus aufrechterhalten soll und so dem Zoster und vor allem den Post-Zoster-Neuralgien bei über 60-Jährigen vorbeugen soll. Beobachtungen hatten darauf hingewiesen, dass ältere Menschen mit (mutmaßlichen) erneuten Viruskontakten durch Beruf oder Enkel ein geringeres Zoster-Risiko haben. Der endgültige Stellenwert des Impfstoffs kann noch nicht beurteilt werden, er wird derzeit nicht generell für Ältere empfohlen. Wie sich die Varizellen-Impfung langfristig auf die Zoster-Häufigkeit auswirken wird, ist ebenfalls noch unklar.

15.6.5 Zytomegalie

Zytomegalie *(Einschlusskörperchenkrankheit, Speicheldrüsenviruskrankheit):* Häufige Infektion mit sehr unterschiedlichem Krankheitsbild. Bei gesunden Erwachsenen meist völlig unbemerkt verlaufend, bei Abwehrgeschwächten oder pränataler Infektion oft schwere Krankheitsbilder verursachend. Heute wohl häufigste pränatale Infektion.

Übertragung und Krankheitsentstehung

Das **Zytomegalie-Virus** (kurz *CMV, ZMV*) wird durch Schmier- und Tröpfcheninfektion, aber auch diaplazentar, sexuell, durch Muttermilch, Blut und transplantierte Organe übertragen. Die Durchseuchung der Bevölkerung

ist mit ca. 50 % bei Erwachsenen hoch. Das Zytomegalie-Virus persistiert in Zellen des Monozyten-Makrophagen-Systems.

Symptome und Untersuchungsbefund

Gesunde bemerken eine Zytomegalie-Infektion meist nicht. Evtl. bestehen kurzzeitig grippe- oder mononukleoseähnliche (☞ 15.6.6) Beschwerden.

Dagegen stellen Zytomegalie-Neuinfektion wie auch Reaktivierung einer latenten Infektion für Abwehrgeschwächte ein ernstes Problem dar. Am häufigsten zeigt sich die Zytomegalie dann als Lungen- oder Leberentzündung sowie bei Transplantierten durch eine Abstoßungsreaktion. Schwerste Verläufe mit ZNS-Befall *(Enzephalitis* ☞ 15.13.2), Darmentzündung oder Augenbeteiligung (Retinitis) werden bei AIDS-Patienten beobachtet (☞ 14.4).

Eine Zytomegalie-Infektion der Schwangeren *kann* zu einer schweren generalisierten Infektion des Ungeborenen mit Leber- und Milzvergrößerung, Fehlbildungen sowie Hör-, Seh- und Gehirnschäden führen.

Diagnostik und Differenzialdiagnose

Antigene und DNS des Zytomegalie-Virus können im Urin, im Blut und bei einer bronchioalveolären Lavage (☞ 6.3.6) nachgewiesen werden. Außerdem können die Zytomegalie-Antikörper bestimmt werden.

Behandlungsstrategie

Bei ansonsten Gesunden ist keine Behandlung nötig. Bei Abwehrschwäche werden Ganciclovir (Cymeven®), Valganciclovir (Valcyte®), Foscarnet (Foscavir®) oder – bei AIDS-Patienten – Cidofovir (Vistide®) gegeben. Eine passive Immunisierung mit menschlichen Immunglobulinen ist möglich (z. B. Cytoglobin® Tropon).

Patientenbeobachtung
- Vitalzeichen, Temperatur, Atmung
- Haut (Hautblutungen aufgrund von Gerinnungsstörungen)
- Urinausscheidung (Hämaturie?)
- Erbrochenes (Hämatemesis?).

15.6.6 Infektiöse Mononukleose

Infektiöse Mononukleose *(Pfeiffer-Drüsenfieber, Monozyten-Angina, Kissing disease):* Allgemeinerkrankung mit Beschwerden vorwiegend an den Gaumenmandeln, verursacht durch das **Epstein-Barr-Virus** (EBV). Betrifft v. a. Jugendliche und junge Erwachsene.

Übertragung und Krankheitsentstehung

Die Übertragung des **Epstein-Barr-Virus** erfolgt durch Speichel, Tröpfchen- und Kontaktinfektion. Das Virus befällt dann Epithelien im Mund-Rachen-Raum und B-Lymphozyten, die typisch umgewandelt werden und in denen das Virus persistieren kann. Mehr als 95 % der Erwachsenen sind Virusträger.

Das Epstein-Barr-Virus spielt außerdem eine Rolle bei der Entstehung einiger Lymphome und des Nasopharynx-Karzinoms. Seine genaue Bedeutung dabei ist aber noch unklar (☞ auch 12.2.2).

Symptome, Befund und Diagnostik

Nach einer Inkubationszeit von 1–3 Wochen beginnt die **infektiöse Mononukleose** mit einem kurzen Vorstadium mit Müdigkeit, Schlafstörungen und Appetitlosigkeit. Es folgen mäßiges Fieber und oft sehr starke Schluckbeschwerden. Die Kieferwinkel- und Halslymphknoten, besonders im Nackenbereich, können massiv angeschwollen sein. Bei der Racheninspektion zeigen sich hochrote, mit grauen Fibrinbelägen bedeckte Tonsillen, weshalb die Erkrankung nicht selten mit einer *bakteriellen* Angina tonsillaris verwechselt wird. Evtl. bestehen eine generalisierte Lymphknotenschwellung, Leber- und Milzvergrößerung. Letztere ist mit einem erhöhten Rupturrisiko behaftet. Oft ist das klinische Bild aber uncharakteristisch, und der Patient fühlt sich kaum krank. Ernste Komplikationen wie z. B. eine Beteiligung von Herz, Nervensystem oder Blutungen sind selten.

Die Diagnose wird durch Blutbild (Leukozytose mit 80–90 % atypischer Lymphozyten, sog. *lymphomonozytoider Zellen*) und serologisch gesichert.

Behandlungsstrategie

Die Behandlung ist symptomatisch mit schmerz- und fiebersenkenden Arzneimitteln.

> Zur Verhütung einer bakteriellen Superinfektion dürfen Ampicillin oder Amoxicillin nicht gegeben werden, da sich dann oft ein Exanthem ausbildet, das mit einer Penicillinallergie verwechselt werden kann.

Pflege bei Mononukleose

- Bei Bettruhe ggf. Assistenz bei der Körperpflege, Durchführung notwendiger Prophylaxen
- Information des Patienten über den Infektionsweg, damit er nicht während der Erkrankung durch falsches Verhalten Angehörige oder Freunde ansteckt (z. B. Küssen, aus *einem* Glas trinken). Eine Unterbringung in einem Einzelzimmer ist jedoch nicht notwendig, eine Ansteckung findet in aller Regel nur bei engem Kontakt statt
- Mundpflege z. B. mit Kamillenspülungen
- Bei Halslymphknotenschwellung kalte Halswickel (nach Absprache mit dem Arzt)
- Weiche Kost, bei starker Tonsillenschwellung evtl. parenterale Ernährung oder Sondenkost
- Aufklären des Patienten über erhöhte Gefahr der Milzruptur bei bestehender Milzschwellung auch noch nach Abklingen der akuten Erkrankung (z. B. keine Sportarten mit der Gefahr stumpfer Verletzung).

15.6.7 Erkrankungen durch Picornaviren

Picornaviren sind kleinste (*ital.* pico = winzig) RNS (RNA)-Viren ohne Hülle. Zu ihnen zählen die verschiedenen *Rhino*- und *Enteroviren* sowie das *Hepatitis-A-Virus* (☞ 8.4.2).

Rhinoviren

Rhinoviren sind für die meisten Schnupfenerkrankungen verantwortlich. Hauptübertragungsweg ist im Gegensatz zur landläufigen Meinung nicht die Tröpfcheninfektion, sondern die Kontaktinfektion über die Hände. Die Therapie ist – wenn überhaupt erforderlich – rein symptomatisch.

Enteroviren

Enteroviren (☞ Tab. 15.35) kommen weltweit vor. Sie werden mit dem Stuhl Infizierter ausgeschieden und vor allem fäkal-oral, zum Teil auch durch Tröpfcheninfektion übertragen. Da Enteroviren säurestabil sind, „überleben" sie die Magenpassage und vermehren sich dann im Darm.

Der überwiegende Teil der Infizierten bleibt beschwerdefrei, wenige erkranken. Dabei kann einerseits ein Virus verschiedene Erkrankungen hervorrufen, andererseits ist oft kein sicherer Rückschluss vom Symptom auf den Erreger möglich. Infektionen durch Enteroviren treten während der Sommermonate gehäuft auf.

Die Behandlung ist symptomatisch. Die Prognose der Erkrankungen ist, abgesehen von schweren Polioformen, meist gut. Persistenz scheint zumindest bei einem Teil der Viren möglich, ihre klinische Bedeutung ist jedoch noch weitgehend ungeklärt.

Eine Impfung ist bisher nur gegen die Poliomyelitis möglich, die Injektions-Totimpfung (IPV = **i**naktivierte **P**olio-**V**akzine) ist für Kinder allgemein empfohlen.

15.6.8 Tollwut

> **Tollwut** (*Rabies, Hundswut, Lyssa, Hydrophobie*): Akute, meldepflichtige Infektionskrankheit des ZNS mit praktisch immer tödlichem Ausgang, hervorgerufen durch das **Tollwut-Virus.** In Deutschland nur einzelne Fälle (nach Ansteckung im Ausland).

Das **Tollwut-Virus** (*Rabies-Virus*) wird durch Tiere (z. B. Hunde, Katzen, Füchse) durch Biss oder Belecken verletzter Haut auf den Menschen übertragen. Die Viren wandern über die Nervenbahnen zum Gehirn und führen zu einer Enzephalitis. Die Inkubationszeit beträgt meist 1–3 Monate.

Die Erkrankung verläuft in drei Stadien:
- Prodromalstadium mit Beschwerden an der bereits verheilten Bisswunde, Kopfschmerzen, Lichtscheu, Nervosität und Depressionen
- Akute neurologische Phase mit hochgradiger Unruhe und Krämpfen vor allem der Rachen-, Atem- und Kehlkopfmuskulatur oder aufsteigenden Lähmungen
- Koma mit Tod durch Atemlähmung.

Während der Inkubationszeit kann die Infektion nicht festgestellt werden (falls möglich, Untersuchung des Tieres). Während der Erkrankung kann das Virus in einem Abdruckpräparat der Kornea oder durch Antigennachweis (PCR) z. B. in Speichel oder Liquor nachgewiesen werden.

15

Enterovirus	Erkrankung
Coxsackie-viren A/B	Atemwegserkrankungen, „Sommergrippe" (teils mit Durchfall), Virusmeningitis (evtl. mit Enzephalitis und Lähmungen), Myo- und Perikarditis • Typ A: zusätzlich **Herpangina** = Rachenentzündung mit Fieber und Bläschen/Ulzera an der Rachenschleimhaut; **Hand-Fuß-Mund-Krankheit** = wie Herpangina, jedoch mit Bläschenausschlag an Händen und Füßen; hämorrhagische Konjunktivitis; **Pseudopolio** = der Kinderlähmung ähnliches Bild • Typ B: Zusätzlich **epidemische Pleurodynie** *(Bornholmer Krankheit)* = entzündliche Muskelerkrankung vor allem im Brustbereich mit starken Schmerzen („Teufelsgriff") und Atembeschwerden, teils mit (trockener) Pleuritis
ECHO-Viren	Uncharakteristische Infekte einschl. „Sommergrippe", auch mit Hautauschlag, Virusmeningitis/-enzephalitis, Myo- und Perikarditis
Enteroviren	Hämorrhagische Konjunktivitis, Atemwegsinfekte, Virusmeningitis/-enzephalitis, Hand-Fuß-Mund-Krankheit
Polioviren	**Poliomyelitis** *(Poliomyelitis epidemica anterior acuta,* kurz *Polio, epidemische spinale Kinderlähmung)*: Erkrankung und Erreger meldepflichtig. In 90–95% inapparente Infektion, sonst: • *Abortive Verlaufsform* mit grippeähnlichen Beschwerden (ca. 5% der Infizierten) • *Nichtparalytische Poliomyelitis* mit aseptischer Meningitis (1–2%, ☞ auch 15.13.1) • *Paralytische Poliomyelitis* (0,1–1%) mit Muskelschmerzen und asymmetrischen Lähmungen. Bei Beteiligung der Atemmuskulatur, des Atem- oder Kreislaufzentrums lebensbedrohlich. Häufig bleibende Schäden.

Tab. 15.35: Überblick über die wichtigsten durch Enteroviren hervorgerufenen Erkrankungen.

Bisher vermochten auch Intensivbehandlung und -pflege den Tod nur hinauszuzögern. Der Patient wird in einem Einzelzimmer untergebracht. Da Atemwegssekrete und Speichel des Kranken ansteckend sind, ist das Tragen von Schutzkittel, Handschuhen, Mund-Nasen- und Gesichtsschutz erforderlich. Auch die Schuhe werden gewechselt. Die patientennahen Flächen werden einmal täglich desinfiziert, Geschirr und kontaminierte Wäsche müssen noch innerhalb der Einheit desinfiziert werden. Matratzen, Kissen und Decken sind nach Entlassung zu desinfizieren.

Prävention

In der Inneren Medizin ist vor allem die Impfberatung bedeutsam. Durch die Erfolge der Tollwutimpfung von Füchsen und Hunden gilt Deutschland seit Mitte 2008 als frei von klassischer Tollwut (Fledermaustollwut durch Fledermaustollwutviren gibt es noch). In weiten Teilen der Erde, etwa Nordafrika, Asien, aber auch Teilen Amerikas, ist das Tollwutvirus aber nach wie vor endemisch, sodass für Touristen z.B. bei Kontakt mit streunenden Hunden ein Risiko besteht.

An Tollwut erkrankte Tiere sind in der Regel ungewohnt zutraulich oder besonders aggressiv. Auch jede Fledermaus, die sich anfassen lässt oder tot gefunden wird, gilt als tollwutverdächtig!

Nach Kontakt mit einem Tollwut-verdächtigen Tier wird *unverzüglich* mit der Immunprophylaxe begonnen, z.B. aktiv mit Rabivac® und passiv mit Berirab® (genaue Indikationen ☞ entsprechende Tabellen, z.B. unter www.rki.de). Für Risikogruppen wie Forstarbeiter, Jäger, Tierärzte, Laborpersonal, Pathologen und Pflegende von Tollwut-Erkrankten, aber auch Reisende in Gebiete mit endemischer Tollwut, wird die prophylaktische Impfung empfohlen.

15.6.9 Erkrankungen durch Paramyxoviren: Übersicht

Zu den Paramyxoviren gehören das *Masern-Virus* (☞ 15.6.10), das *Mumps-Virus* (☞ 15.6.11), das *Respiratory-Syncytial-Virus* und die *Parainfluenza-Viren*.

RSV-Infektionen

Das *Respiratory-Syncytial-Virus* (**RSV**) wird durch Sekrete des Respirationstrakts (Tröpfchen- und Kontaktinfektion) übertragen. Es führt bei älteren Kindern und Erwachsenen lediglich zu einer „Erkältung". Bei Säuglingen, Kleinkindern, älteren und immunsupprimierten Patienten kann die Infektion aber eine schwere Entzündung der Bronchiolen (Bronchiolitis) oder eine Pneumonie verursachen. Die Behandlung ist überwiegend symptomatisch, bei schwersten Verläufen wird Ribavirin als Aerosol versucht.

Parainfluenza-Virus-Infektionen

Auch das **Parainfluenza-Virus** ist vor allem für Kleinkinder gefährlich, da es bei ihnen vielfach die unteren Atemwege befällt und einen *Pseudokrupp-Anfall* hervorruft. Bei Erwachsenen entwickeln sich „Erkältungen" mit oder ohne Fieber.

15.6.10 Masern

Masern *(Morbilli):* Akute Virusinfektion mit typischem Vorstadium und charakteristischem Hautausschlag. Früher eine der „klassischen" Kinderkrankheiten, in Deutschland durch die zweimalige Impfung im Kleinkindalter heute seltener. Maserninfektionen bei Erwachsenen und Immunsupprimierten verlaufen häufig sehr schwer und können tödlich enden.

Die **Masern** gehören zu den meldepflichtigen Erkrankungen, das **Masern-Virus** zu den meldepflichtigen Krankheitserregern (☞ 15.15).

Krankheitsentstehung

Das Masern-Virus ist sehr ansteckend und wird aerogen durch kleine Tröpfchen übertragen.

15

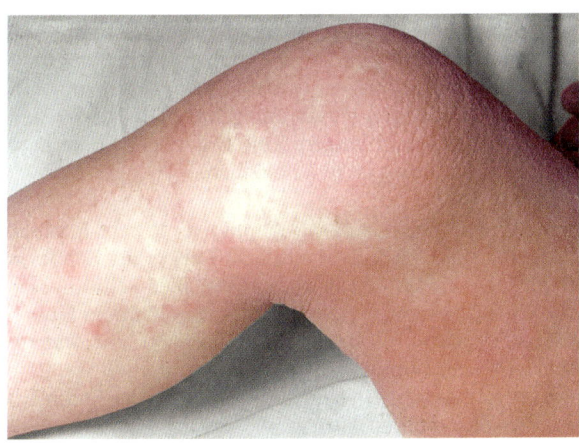

Abb. 15.36: Typisches Masernexanthem mit blassroten, erhabenen, konfluierenden Flecken. [M123]

Symptome, Befund und Diagnostik

10–12 Tage nach Infektion treten typische Vorläufersymptome auf (Prodromalstadium): mäßiges Fieber, Husten, Schnupfen und eine Bindehautentzündung der Augen mit Lichtscheu. Diagnostisch wegweisend sind **Koplik-Flecken,** kalkspritzerartige, weiße Flecken der Wangenschleimhaut gegenüber den Backenzähnen. Nach 3–5 Tagen fällt das Fieber für 1–2 Tage ab, bevor es erneut auf ca. 40 °C ansteigt und das typische Masernexanthem auftritt. Meist beginnt der Ausschlag hinter den Ohren und breitet sich nach unten aus. Zunächst bilden sich kleine, rote, erhabene Papeln, die zu unregelmäßig geformten, größeren Flecken oder flächigen Rötungen zusammenfließen (konfluieren). Nach ungefähr 3–4 Tagen klingen Fieber und Ausschlag wieder ab.

Mit ca. 15 % häufigste Komplikationen sind bakterielle Sekundärinfektionen, am häufigsten eine Mittelohrentzündung, eine Bronchitis oder Pneumonie. Gefährlichste Akutkomplikation ist die **Masernenzephalitis** (ca. 1 : 1 000), die nicht selten Dauerfolgen hinterlässt (☞ auch 15.13.2).

Behandlungsstrategie

Masern und Masernenzephalitis können nur symptomatisch behandelt werden. Bei bakteriellen Sekundärinfektionen werden Antibiotika gegeben.

Pflege

Die Betroffenen halten aufgrund des starken Krankheitsgefühls von selbst Bettruhe ein. Die meisten bevorzugen wegen der Bindehautentzündung ein abgedunkeltes Zimmer. Die Patientenbeobachtung dient der rechtzeitigen Erkennung von Komplikationen: Atemstörungen als Pneumoniehinweis, Bewusstseinsstörungen als Zeichen einer Enzephalitis.

Bis vier Tage nach Auftreten des Ausschlags wird der Kranke in einem Einzelzimmer untergebracht, und es werden Schutzkittel und Handschuhe angezogen. Nicht-Immune dürfen keinen Kontakt zum Patienten haben. Die patientennahen Flächen werden einmal täglich desin-

fiziert, nach der Entlassung des Patienten müssen Matratzen, Kissen und Decken ebenfalls desinfiziert werden.

Prävention

Die aktive Masernimpfung ist in Deutschland allgemein empfohlen, aufgrund zu geringer Impfraten kommt es aber immer wieder zu (regionalen) Ausbrüchen. Für Pflegepersonal im Krankenhaus ist eine Masernimmunität wegen der erhöhten Gefährdung besonders wichtig. Nach Exposition Nicht-Immuner ist eine postexpositionelle Impfung oder z. B. bei Immundefekten die Gabe von Masern-Immunglobulinen möglich.

15.6.11 Mumps

> **Mumps** (*Parotitis epidemica, Ziegenpeter, Wochentölpel, Bauernwetzel*): Akute, durch das **Mumps-Virus** verursachte Allgemeinerkrankung mit kennzeichnender Schwellung der Ohrspeicheldrüse (in 75 % beidseits).

Übertragung und Krankheitsentstehung

Das **Mumps-Virus** wird durch Kontakt- und Tröpfcheninfektion übertragen und führt zu einer Entzündung der Speicheldrüsen (vornehmlich der Ohrspeicheldrüsen), gelegentlich auch zu einer Beteiligung anderer Drüsen.

Symptome, Befund und Diagnostik

Nach einer Inkubationszeit von 2–3 Wochen fühlt sich der Infizierte müde und krank und bekommt Fieber. Dann schwellen die Ohrspeicheldrüsen schmerzhaft an („Hamsterbacken"). Nach ca. einer Woche gehen die Symptome von selbst wieder zurück.

Als Komplikationen sind vor allem zu nennen:
- **ZNS-Beteiligung** mit Meningitis (klinisch fassbar bei ca. 3–10 %, meist gutartig), selten Enzephalitis
- **Hodenentzündung** mit der Gefahr bleibender Sterilität bei Jungen nach der Pubertät
- **Begleitpankreatitis,** meist gutartig.

Die Verdachtsdiagnose wird klinisch gestellt und serologisch bestätigt.

Behandlungsstrategie

Die Therapie ist symptomatisch.

Pflege

Den Erkrankten wird breiig-flüssige Kost angeboten, da die Nahrungsaufnahme schmerzhaft ist. Säurehaltige Getränke werden oft schlecht vertragen, da sie die Speicheldrüsen stimulieren. Individuell unterschiedlich werden warme Ölauflagen auf den Hals oder kühlende Quarkwickel als angenehm empfunden.

Die Patienten werden bis zehn Tage nach Beginn der Schwellung in einem Einzelzimmer untergebracht, und es werden Schutzkittel und Handschuhe angezogen. Bei unvermeidlichem Kontakt sollten Nicht-Immune einen Mund-Nasen-Schutz anlegen. Die patientennahen Flächen werden regelmäßig desinfiziert.

15

Prävention

Die Aktivimpfung gehört in Deutschland zu den allgemein empfohlenen Impfungen. Nach Kontakt ist auch eine postexpositionelle Impfung noch möglich.

15.6.12 Röteln

Röteln *(Rubella):* Für den Erkrankten in aller Regel harmlose Virusinfektion. Bedeutung durch schwere Schädigung des Ungeborenen bei einer Erkrankung der Schwangeren.

Das **Röteln-Virus** gehört bei angeborenen Infektionen zu den meldepflichtigen Krankheitserregern (☞ 15.15).

Rund die Hälfte der Infizierten erkrankt: Etwa 14–16 Tage nach Ansteckung durch Tröpfcheninfektion kommt es zu einer leichten Erkrankung mit Schnupfen, etwas Fieber und einer typischen Schwellung der Hals- und Nackenlymphknoten. Gleichzeitig oder kurz danach breitet sich ein kleinfleckiger, nicht zusammenfließender Hautausschlag vom Gesicht ausgehend über den ganzen Körper aus.

Eine kausale Therapie ist nicht möglich, meist aber auch nicht nötig, da Komplikationen selten sind.

Atemwegssekrete und Urin sind für ca. eine Woche nach Beginn des Hautausschlags ansteckend. Während dieser Zeit wird der Patient in einem Einzelzimmer untergebracht, bei zu erwartendem Kontakt mit erregerhaltigen Materialien sind Schutzkittel und Handschuhe zu tragen. Können nicht-immune Frauen im gebärfähigen Alter das Zimmer nicht meiden, tragen sie zusätzlich einen Mund-Nasen-Schutz. Die patientennahen Flächen werden einmal täglich desinfiziert.

Die Bedeutung der Röteln liegt in der **Rötelnembryopathie:** Klassisch ist das **Gregg-Syndrom** mit Herzfehlern, Augen- und Ohrenschäden. Das Spektrum

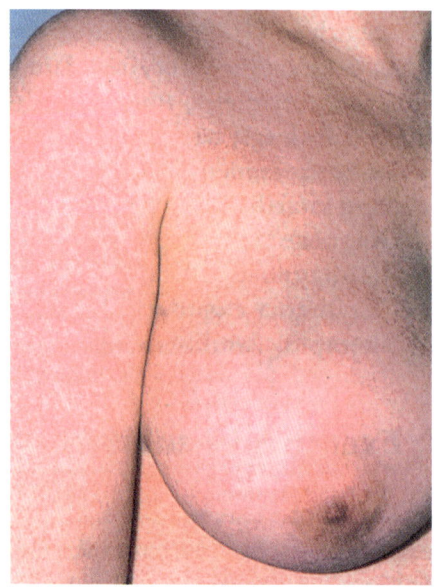

Abb. 15.37: Rötelnexanthem bei einer jungen Frau mit kleinen, nicht konfluierenden Flecken. [C113]

möglicher Symptome ist jedoch weit und reicht von vermindertem Geburtsgewicht über erhebliche geistige und motorische Entwicklungsstörungen und Organentzündungen bis zur Fehlgeburt. Die Kinder sind nach der Geburt längere Zeit ansteckend. Eine kausale Behandlung ist nicht möglich.

Aus diesem Grunde wird die aktive Röteln-Impfung heute für alle Kleinkinder sowie zu Beginn der Schulzeit empfohlen. Zusätzlich wird das Blut aller Schwangeren auf Röteln-Antikörper untersucht, um gefährdete Frauen herauszufinden, bei denen nach Kontakt mit Röteln-Kranken eine Immunglobulingabe erforderlich ist. Eine aktive Röteln-Impfung darf in der Schwangerschaft nicht durchgeführt werden.

15.6.13 Erkrankungen durch Flavi-Viren: FSME, Gelbfieber und hämorrhagische Fieber

Flavi-Viren sind umhüllte RNS-Viren. Viele von ihnen rufen meist zweiphasige Fiebererkrankungen hervor, die – je nach Virus – komplikationslos oder mit häufiger Entwicklung einer Enzephalitis oder Blutungen (sog. **hämorrhagische Fieber**) verlaufen. Zahlreiche dieser Erkrankungen sind mit Eigennamen belegt, so etwa die *Frühsommer-Meningo-Enzephalitis* (**FSME** ☞ unten), die **Japanische-B-Enzephalitis** oder das **Dengue-Fieber.**

Ähnliche Krankheitsbilder mit Fieber, einer mehr oder minder ausgeprägten Neigung zu Enzephalitis und Blutungen sowie oft hoher Letalität können noch von einer Vielzahl anderer, nicht zu den Flavi-Viren zählenden Viren hervorgerufen werden (z. B. **Ebola-Virus, Marburg-Virus, Lassa-Virus**). In Deutschland treten sie nur selten als importierte Infektionen nach Reisen in tropische Länder auf. Die virusbedingten hämorrhagischen Fieber unterliegen der Meldepflicht (☞ 15.15) und erfordern strengste Hygienemaßnahmen.

Das *Hepatitis-C-Virus* (☞ 8.4.2) bildet eine eigene Unterfamilie der Flavi-Viren, verursacht aber völlig andere klinische Symptome.

FSME

FSME *(Frühsommer-Meningo-Enzephalitis, Frühjahr-Sommer-Meningoenzephalitis):* Durch Zecken übertragene, virale Meningitis mit einem Erkrankungsgipfel im Sommer.

Hervorgerufen wird die **FSME** durch das meldepflichtige **FSME-Virus.** Zecken bilden das Reservoir für das Virus und übertragen es bei ihrem Biss auf den Menschen.

Nur rund 30% der Infizierten erkranken manifest: Ungefähr eine Woche nach dem Zeckenbiss kommt es zu grippeähnlichen Symptomen. Nach mehrtägiger Beschwerdefreiheit folgt bei 3–10% der Infizierten eine Meningoenzephalitis (mit in aller Regel guter Prognose) oder eine Myelomeningitis mit Lähmungen. Erwachsene erkranken schwerer als Kinder. Die Diagnose erfolgt durch Liquor- und Blutuntersuchung.

15

Die Therapie ist rein symptomatisch, die Letalität beträgt ca. 1 %. Bei der Pflege des Patienten reicht die Beachtung der Standardhygienemaßnahmen aus.

Es gibt eine aktive Impfung gegen FSME. Da die Zecken aber nur in bestimmten Gegenden (v. a. Süddeutschland, nachzulesen unter www.rki.de) in höherer Zahl von dem Erregervirus befallen sind, ist sie in Deutschland eine Indikationsimpfung bei erhöhter Gefährdung (z. B. Förster, Waldarbeiter, Urlaub in einem Endemiegebiet). Eine postexpositionelle passive Impfung durch Immunglobulingabe steht nicht mehr zur Verfügung.

Zeckenbissprophylaxe, Zeckenentfernung ☞ *15.5.21*

Gelbfieber

Gelbfieber: Akute, fieberhafte Infektionskrankheit der afrikanischen und lateinamerikanischen Tropen.

Gelbfieber und **Gelbfieber-Virus** sind meldepflichtig (☞ 15.15). Außerdem gehört das Gelbfieber zu den internationalen Quarantänekrankheiten.

Das Gelbfieber-Virus wird durch Mücken auf den Menschen übertragen. Nach 3–6 Tagen bekommt der Patient hohes Fieber (mit relativ niedrigem Puls), Kopf- und Rückenschmerzen. Viele Kranke gesunden nach mehrtägigem Fieber. Nur bei ca. 10–15 % steigt das Fieber nach 1–2 Tagen Besserung abermals an und es kommt zu Leberschädigung mit Ikterus, Nierenschädigung bis zum Nierenversagen, einer teils erheblich gesteigerte Blutungsneigung und ZNS-Symptomen.

Die Verdachtsdiagnose (Klinik plus Reise-Anamnese) wird durch Nachweis von Virus-RNA im Blut mittels PCR gesichert.

Behandlung und Pflege sind im Wesentlichen symptomatisch, Ribaviringabe kann erwogen werden. Über die Standardhygiene hinausgehende Maßnahmen sind nicht erforderlich.

Die Sterblichkeit liegt bei 10–20 %. Eine durchgemachte Erkrankung hinterlässt lebenslange Immunität.

Die einzig zuverlässige Prävention ist die aktive Schutzimpfung vor Reisen in gefährdete Gebiete, die nur von WHO-autorisierten Impfstellen durchgeführt wird und mindestens zehn Tage vor Reiseantritt erfolgen muss.

15.7 Prionenkrankheiten: Creutzfeldt-Jakob-Krankheit

Prionen (vereinfachte Merkhilfe: *proteinartiges infektiöses Agens ohne Nukleinsäure*): Pathogene, infektiöse Eiweiße, die sich von ihren „normalen" Verwandten im Körper nicht durch ihre chemische, sondern nur durch ihre räumliche Struktur unterscheiden und daher nicht vom Immunsystem bekämpft werden. Beim Menschen und verschiedenen Säugetieren (Schafe, Ziegen, Rinder) Verursacher sog. **spongiformer Enzephalopathien,** das sind verschiedene degenerative und immer tödlich verlaufende Gehirnerkrankungen mit typischen Vakuolen („Löcher", daher spongiform = schwammartig), Nervenzellverlust, Gliavermehrung und prionproteinhaltige Ablagerungen. Mit Ausnahme erblicher Formen meldepflichtig (☞ 15.15).

Creutzfeldt-Jakob-Krankheit *(CJK, CJD)***:** Mit einer Häufigkeit von ca. 1:1 Million häufigste spongiforme Enzephalopathie des Menschen. Leitsymptome sind motorische Störungen, geistiger Abbau sowie psychiatrische Auffälligkeiten.

Übertragung und Krankheitsentstehung

Es gibt verschiedene Formen der **Creutzfeldt-Jakob-Krankheit** mit unterschiedlicher Entstehung:

- Die **klassische Creutzfeldt-Jakob-Krankheit,** am häufigsten sporadisch, selten genetisch bedingt, sehr selten iatrogen übertragen z. B. durch Dura- oder Hornhauttransplantationen
- Die **variante Creutzfeldt-Jakob-Krankheit** *(vCJK, nv-CJK)* durch Übertragung des BSE-Erregers auf den Menschen (**BSE** = *bovine spongiforme Enzephalopathie, Rinderwahnsinn*). Die Übertragung auf den Menschen erfolgt in erster Linie durch den Verzehr erregerhaltigen Fleisches (☞ auch Prävention). Inwieweit verarbeitete Produkte wie etwa Gelatine zu einer Infektion führen können, ist nach wie vor unklar, ebenso z. B. die Frage nach einer genetischen Prädisposition. In Großbritannien sind über 160 Erkrankungsfälle wahrscheinlich oder gesichert, in Deutschland wurde bislang kein Fall beobachtet. Angesichts der langen Inkubationszeit von ca. 10–20 Jahren ist jedoch noch nicht abzusehen, wie viele Erkrankungen es geben wird.

Die pathologischen Prionproteine wandeln ihre normalen Nachbarn in die abnorme Faltung um, reichern sich an und führen dadurch zu den oben beschriebenen Gehirnveränderungen.

Symptome, Befund und Diagnostik

Die klassische CJK betrifft vornehmlich ältere Menschen. Die Erkrankung beginnt mit Gedächtnis- und Konzentrationsstörungen, abnormer Reizbarkeit und Schlaflosigkeit. Bald entwickeln sich eine zunehmende Demenz und verschiedene Bewegungsstörungen (Muskelzuckungen, Lähmungen, Spastik, Ataxie), das EEG zeigt typische Veränderungen. Der Kranke verstirbt nach wenigen Wochen bis maximal zwei Jahren.

Betroffene mit vCJK sind wesentlich jünger, sie zeigen im Frühstadium v. a. psychiatrische Symptome (z. B. depressive Verstimmung, geändertes Verhalten, Ängste), die EKG-Veränderungen fehlen und die Krankheit dauert bei ihnen erheblich länger.

Kernspintomogramm und bestimmte Liquorproteine (14-3-3-Proteine) sind bei vielen Kranken verändert, das krankhafte Protein kann bei einem Teil der Kranken mit vCJK in lymphatischem Gewebe (z. B. Tonsillenbiopsie) nachgewiesen werden. Sicher diagnostiziert werden können CJK und vCJK aber bisher nur durch histologische Untersuchung des Gehirns nach Hirnbiopsie oder Autopsie des Betroffenen.

15

Behandlungsstrategie und Pflege

Eine kausale Behandlung ist bisher nicht bekannt. Behandlung wie Pflege sind rein symptomatisch.

Nach heutigem Kenntnisstand besteht für Ärzte und Pflegende bei den üblichen Patientenkontakten keine Gefahr; die Patienten bedürfen keiner Isolierung, Geschirr und Wäsche können mit den krankenhausüblichen Verfahren behandelt werden.

Prävention

Sieht man von den sehr seltenen iatrogenen Formen ab, so ist bei der klassischen Creutzfeldt-Jakob-Krankheit keine Vorbeugung möglich.

Gegen die variante Creutzfeldt-Jakob-Krankheit wird es auf absehbare Zeit keine Impfung geben. Entsprechend steht die Expositionsprophylaxe an erster Stelle. Prionen sind (leider) wenig empfindlich gegenüber Hitze, UV- und ionisierenden Strahlen und den üblichen Desinfektionsmitteln. Durch Verbot der Tiermehlfütterung, Entfernung von Risikomaterialien aus Schlachttieren und Pflicht-BSE-Schnelltest für alle geschlachteten Rinder über 30 Monate soll in Deutschland verhindert werden, dass infizierte Tiere in die Nahrungskette des Menschen gelangen.

Im medizinischen Bereich wird die Verwendung von Einmalmaterialien bei Patienten mit erhöhtem Risiko empfohlen, wiederverwertbare Medizinprodukte können nur nach Eingriffen außerhalb von ZNS und Auge mittels bestimmter Verfahren wiederaufbereitet werden (Details hierzu und zur Entsorgung ☞ www.rki.de). Außerdem sind die Vorschriften z. B. für die Spenderauswahl und die Gewinnung von Blutprodukten verschärft worden.

15.8 Infektionen durch Pilze (Mykosen)

15.8.1 Eigenschaften von Pilzen

> **Pilze** (*Fungi*): Wenig differenzierte, pflanzenähnliche Lebewesen mit einem Zellkern und charakteristischen, chitinhaltigen Zellwänden.

Für die in Europa wichtigsten menschenpathogenen Pilze wird in der Klinik die einfache **D-H-S-Klassifikation** bevorzugt:

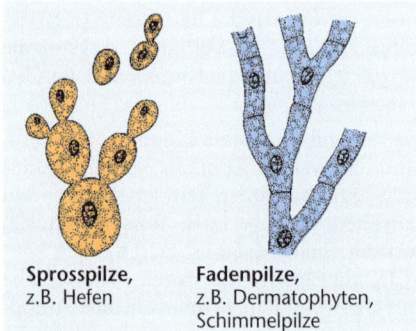

Sprosspilze,
z.B. Hefen

Fadenpilze,
z.B. Dermatophyten, Schimmelpilze

Abb. 15.38: Charakteristische Wuchsformen von Pilzen. [B107]

- **Dermatophyten** (*Fadenpilze* ☞ Abb. 15.38): Dermatophyten befallen die Haut und ihre Anhangsgebilde
- **Hefen** (*Sprosspilze* ☞ Abb. 15.38): Hefen, v. a. *Candida albicans*, verursachen in erster Linie Infektionen der Haut und Schleimhäute, können jedoch bei Abwehrschwäche die inneren Organe befallen und zu einer *Pilzsepsis* führen
- **Schimmelpilze:** Schimmelpilze befallen vor allem die inneren Organe.

Nicht in die DHS-Klassifikation einordnen lassen sich die dimorphen Pilze, die je nach Umweltbedingungen in Spross- oder Fadenpilzform vorkommen können. Es handelt sich hierbei überwiegend um die obligat pathogenen Pilze außerhalb Europas (☞ unten).

Pneumocystis jiroveci ☞ *14.4.2*

Entstehung von Mykosen

Pilze sind überall in unserer Umwelt vorhanden, und einige Pilze siedeln auch beim Gesunden auf der Haut oder den Schleimhäuten, ohne zu einer manifesten Erkrankung zu führen.

Die in Europa bedeutsamen **Mykosen** sind überwiegend opportunistische Infektionen, etwa bei Diabetes mellitus, bösartigen Grunderkrankungen, HIV-Infektion oder Einnahme abwehrschwächender Arzneimittel (vor allem Glukokortikoide, ☞ Pharma-Info 10.17, Immunsuppressiva, ☞ Pharma-Info 14.8, Zytostatika, ☞ 12.5.2). Entsprechend haben sie in den letzten Jahren durch Zunahme abwehrgeschwächter Patienten an Bedeutung gewonnen. Antibiotika (☞ Pharma-Info 15.17) begünstigen (lokale) Pilzerkrankungen durch die Schädigungen der physiologischen Standortflora.

> Pilze verursachen verschiedene Krankheitsbilder:
> - Am häufigsten sind **lokale Mykosen** durch *fakultativ pathogene* Pilze mit umschriebenem Befall der Haut oder Schleimhaut. Sie sind in aller Regel harmlos und durch *Lokalpräparate* gut zu behandeln
> - Bei einer hochgradigen Abwehrschwäche des Patienten können sich viele sonst ungefährliche Pilze im Körper ausbreiten und zu **opportunistischen systemischen Mykosen,** häufig auch einer **Pilzsepsis,** führen. Diese beginnen oft schleichend, nehmen dann aber häufig einen lebensbedrohlichen Verlauf und sind nur schwer durch *systemische* Gabe nebenwirkungsreicher Antimykotika zu behandeln
> - Einige wenige Pilzarten sind *obligat pathogen.* Sie sind vor allem in Nord- und Südamerika verbreitet, können aber nach Europa eingeschleppt werden. Diese Pilze führen zu (nicht-opportunistischen) **primären systemischen Mykosen** in inneren Organen, z. B. Lunge oder ZNS
> - Viele Pilzarten können außerdem zu allergischen Erkrankungen führen, beispielsweise zu allergischen Atemwegserkrankungen (☞ 6.5).

Therapie von Pilzerkrankungen

Die Therapie von Pilzerkrankungen erfordert spezielle Antiinfektiva, die *Antimykotika* (☞ Pharma-Info 15.39).

Pharma-Info 15.39: Antimykotika

Antimykotika: Arzneimittel gegen Pilzinfektionen.

Die Behandlung *lokaler* Pilzinfektionen ist meist unproblematisch. Die Präparate werden auf Haut oder Schleimhaut aufgetragen und haben, da sie nicht resorbiert werden, praktisch keine Nebenwirkungen.

Werden Antimykotika aber oral oder intravenös gegeben, sind schwere Nebenwirkungen wie etwa Leberschäden bei einem Teil der Präparate (z. B. Amphotericin B, Flucytosin) nicht selten.

Auch müssen systemische Antimykotika im Vergleich zu Antibiotika viel länger – oft viele Wochen oder Monate – verabreicht werden, was die Rate von Nebenwirkungen weiter ansteigen lässt.

Übersicht über die Antimykotika

Substanz Handelsname	Anwendung/wichtigste Indikationen	Nebenwirkungen (bei systemischer Gabe)** Bemerkungen
Amorolfin Loceryl®	Lokal: Haut- und Nagelmykosen durch Dermatophyten und Hefen	Hautreaktionen
Amphotericin B* Amphotericin B®, AmBisome®	Lokal: Mundsoor, intestinale Hefepilzüberwucherung. Systemisch: Organ- und generalisierte Infektionen durch Hefen, Schimmel- oder dimorphe Pilze	Sehr wirksam bei Organ-/Systemmykosen, aber nebenwirkungsreich: v. a. Nephrotoxizität, Fieber (Schüttelfrost), Übelkeit, Venenreizung. Langsam infundieren
Caspofungin Cancidas®	Systemisch: Organ- und generalisierte Infektionen durch Candida, Aspergillus (bei Nichtansprechen auf/ Nichtverträglichkeit von anderen Antimykotika)	Fieber, Kopfschmerzen, Blutbildveränderungen, Venenreizung, Hautreaktionen, Flush
Ciclopirox Batrafen®	Lokal: Verschiedene Pilzinfektionen der Haut und der Nägel	Hautreaktionen
Clotrimazol Canesten®	Lokal: Dermatomykosen	Hautreaktionen
Fluconazol Diflucan® Fungata®	Systemisch: Schwere oder rezidivierende Haut- sowie Organ- und generalisierte Infektionen durch Dermatophyten, Hefen, dimorphe Pilze, z. B. Candida, Cryptococcus	Exanthem, Kopfschmerzen. Bei Frauen zuverlässige Empfängnisverhütung bis 7 Tage nach Ende der Behandlung
Flucytosin Ancotil®	Systemisch: In Kombination mit anderen Antimykotika bei Organ- und generalisierten Infektionen durch Candida, Cryptococcus, Aspergillus	Knochenmarkdepression, ZNS-Störungen (z. B. Schwindel, Halluzinationen), Hautreaktionen
Griseofulvin Likuden®	Dermatophytenbefall, bei leichterem Befall lokal, bei schwerem Befall oder erfolgloser Lokalbehandlung systemisch	ZNS-Störungen (Kopfschmerzen, Schwindel, Unruhe). Blutbildveränderungen, Hepatotoxizität. Zuverlässige Empfängnisverhütung bei Frauen bis 1 Monat, bei Männern bis 6 Monate nach Therapieende
Itraconazol Sempera®	Systemisch: Schwere oder rezidivierende Haut- sowie Organ- und generalisierte Infektionen durch Dermatophyten, Hefepilze (z. B. Candidose), Aspergillose, Kryptokokkenmeningitis, dimorphe Pilze	Kopfschmerzen, Schwindel, Allergie, periphere Neuropathie. Bei Frauen zuverlässige Empfängnisverhütung bis 4 Wochen nach Ende der Behandlung. Einnahme nach dem Essen. Einnahme von Antazida, H_2-Blockern wegen möglicher Resorptionsminderung ≥ 2 Std. nach Einnahme von Itraconazol, außerdem in diesen Fällen bei verminderter Magensäuresekretion Einnahme von Itraconazol mit Cola
Ketoconazol Nizoral®	Lokal bei leichten, systemisch bei schweren oder rezidivierenden Hautmykosen sowie systemisch bei Organ- und generalisierten Mykosen durch Dermatophyten, Hefen	Hauterscheinungen, Thrombozytopenie, Parästhesien, Impotenz, Kopfschmerzen, Haarausfall, Hepatotoxizität, bei Männern Gynäkomastie. Einnahme zu einer Mahlzeit. Einnahme von Antazida etc. ☞ Itraconazol
Nystatin* Moronal®	Lokal: Mundsoor, intestinale Hefepilzüberwucherung	Allergie
Terbinafin Lamisil®	Lokal leichte Dermatophyten- oder Hefepilzinfektion der Haut, systemisch schwere Dermatophyteninfektion der Haut, Schleimhäute oder Nägel	Hauterscheinungen, Muskel- oder Gelenkschmerzen, Kopfschmerzen, Geschmacksstörungen
Voriconazol Vfend®	Systemisch: Schwere Organ- oder generalisierte Mykosen durch Aspergillus oder Candida	(Reversible) Sehstörungen, Kopfschmerzen, Fieber, Hautreaktionen. Bei Frauen zuverlässige Empfängnisverhütung während der Behandlung. Einnahme mit mind. 1 Std. Abstand zu den Mahlzeiten

* Amphotericin B und Nystatin werden nicht aus dem Magen-Darm-Trakt resorbiert. Daher entspricht die orale Gabe einer Lokalbehandlung der Schleimhäute des Magen-Darm-Traktes.

** Alle systemisch gegebenen Arzneimittel haben als Nebenwirkung gastrointestinale Symptome (Übelkeit, Erbrechen, Durchfall) und Leberfunktionsstörungen.

15

15.8.2 **Dermatomykosen**

> **Dermatomykose:** Lokale Pilzinfektion der Haut, meist durch Dermatophyten oder Hefen bedingt. Sehr häufige, in aller Regel harmlose Erkrankung.

Viele Patienten auf internistischen Stationen haben als Nebenbefund eine **Dermatomykose.**

Die Symptome variieren zwar je nach Lokalisation (Zehenzwischenräume oder übriger Körper) und Pilzart. Leitsymptome sind aber Juckreiz, Hautrötung, -schuppung und -einrisse sowie bei Nagelbefall **(Onychomykose)** Nagelverdickung und -verfärbung.

Die Verdachtsdiagnose wird klinisch gestellt. Ggf. erfolgt ein Erregernachweis durch den hinzugezogenen Dermatologen.

Meist reicht die lokale Anwendung von Antimykotika (☞ Pharma-Info 15.39), etwa Canesten®. Nagelbefall kann heute oft durch antimykotische Nagellacke (z. B. Loceryl® Nagellack Roche) beherrscht werden. Bei tiefen Infektionen und nicht beherrschbarem Nagel- oder Haarbefall durch Dermatophyten kann die orale (Langzeit-)Gabe von Antimykotika angezeigt sein. Begünstigende Faktoren werden wenn irgend möglich ausgeschaltet.

Pflege

Hautpflege

- Maßgeblich für den Therapieerfolg ist das „Trockenlegen von Feuchtgebieten". Nässende Hautpartien z. B. mit Arning® Tinktur behandeln. Wo Haut auf Haut liegt (etwa Fettschürzen, weibliche Brust, Zehenzwischenräume), Kompressen bzw. Mullstreifen zwischenlegen, um die Haut trocken zu halten
- Für Waschungen desinfizierende Flüssigseife benutzen, dabei stets Handschuhe anziehen. Alkalische Seifen meiden. Infizierte Areale zuletzt waschen, Waschlappen und Handtuch danach entsorgen (Einmalartikel bevorzugen). Hautregionen, die mit antimykotisch wirksamer Lösung behandelt wurden, nach dem Waschen gut trockentupfen, ehe die Lösung erneut aufgetragen wird
- Auf ausgedehnte warme Bäder verzichten, da diese die Haut aufquellen lassen, wodurch die Pilze leichter in die Haut eindringen können
- Manche Patienten können wegen des Juckreizes nachts nicht schlafen. Dann sind juckreizlindernde Maß-

nahmen wie die Anwendung von Tanninlösung in den Abendstunden hilfreich
- Alle Utensilien zur Körperpflege (Dusche, Waschschüssel etc.) nach Gebrauch mit einem geeigneten Desinfektionsmittel behandeln, Einwirkzeit beachten. Dann mit klarem Wasser abspülen.

Kleidung

- Patienten bezüglich geeigneter Kleidung beraten. Günstig ist kochbare, atmungsaktive Leibwäsche, die gebügelt wird. Während der Behandlung mit Farbstofflösungen alte Unterwäsche anziehen lassen, da diese sich verfärbt
- Geeignetes Schuhwerk sind luftige Schuhe und Baumwollstrümpfe, keine Gummistiefel oder Synthetiksocken (führen zu feuchtem und warmem Milieu)
- Günstig ist, so oft wie möglich barfuß zu laufen.

Patientenberatung

Entscheidend ist, eine weitere Ausbreitung des Pilzes zu verhindern. Daher:
- Patienten über begünstigende Faktoren (z. B. feuchte Kammern) und Übertragungswege aufklären, insbesondere über Badematten in öffentlichen Bädern, Plastikbadeschuhe, Schuhe, die von mehreren getragen werden. Fußsprühanlagen in öffentlichen Bädern sind nutzlos. Besser ist, falls gewünscht, beim Anziehen nach dem Baden alkoholische Fußdesinfektionsmittel anzuwenden
- Dem Betroffenen sagen, dass er unmittelbaren Kontakt zu Abwehrgeschwächten meiden soll
- Patienten darauf aufmerksam machen, dass pilzinfizierte Haustiere eine häufige Ansteckungsquelle sind, insbesondere bei Dermatophytenbefall des Körpers. Sie müssen daher vom Tierarzt auf eine Pilzinfektion untersucht und ggf. behandelt werden.

15.8.3 **Candidose**

> **Candidose** *(Candida-Mykose, Soormykosen):* Haut- und Schleimhautmykose oder generalisierte Mykose durch Hefepilze der Gattung Candida, in 90 % der Fälle durch Candida albicans.

Krankheitsentstehung

Die fakultativ pathogenen Hefen der Gattung **Candida** siedeln auch bei vielen Gesunden auf Haut und Mund-Rachen-Schleimhaut. Bei Vorliegen begünstigender Faktoren wie etwa einer Schwangerschaft, eines Diabetes mellitus, AIDS, einer Antibiotikatherapie, aber auch lokalen Druckstellen durch Zahnprothesen oder einen Blasenkatheter kann es zu einer starken Vermehrung der Pilze und zum Eindringen in die Schleimhäute kommen. Bei starker Abwehrschwäche können die Pilze sogar zu einer systemischen **Candidose** führen (☞ unten).

Symptome und Untersuchungsbefund

Haut- und Schleimhautcandidose

Die Beschwerden des Patienten hängen von der Lokalisation des Pilzes ab:

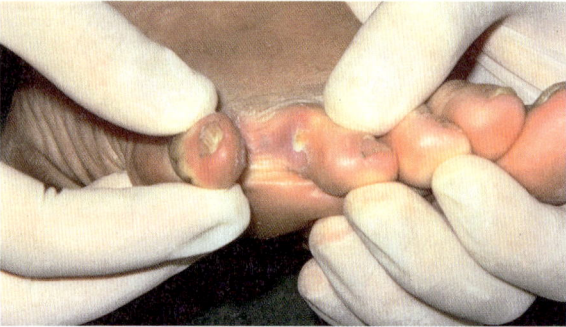

Abb. 15.40: Dermatomykose. Stark juckende Interdigitalmykose bei einer Diabetikerin. [T195]

- Beim **Mundsoor** hat der Patient in der Mundhöhle weißliche, meist abwischbare Beläge auf geröteter Schleimhaut, evtl. blutet und ulzeriert die Schleimhaut. Während ein leichter Mundsoor oft unbemerkt bleibt, bereitet in ausgeprägten Fällen jeder Essversuch Schmerzen
- Der **Speiseröhrensoor** zeigt sich in erster Linie durch Schmerzen beim Schlucken der Nahrung. Er tritt praktisch immer bei AIDS-Patienten auf
- Beim häufigen **Vaginalsoor** klagt die Patientin über Scheidenausfluss *(Fluor)* und Jucken im Genitalbereich. Begünstigende Faktoren sind Schwangerschaft, Einnahme der „Pille" und Antibiotika
- Eine **Candidose der Atemwege** zeigt sich durch Husten und Auswurf
- Eine **Harnröhren-** oder **Harnblasenentzündung** durch Candida verursacht die gleichen Beschwerden wie andere Harnblasenentzündungen auch: Brennen beim Wasserlassen, Juckreiz, häufiger Harndrang.

Systemische Candidose

Bei starker Abwehrschwäche können die Pilze immer tiefer vordringen und zu einer systemischen Infektion mit Organbefall (z. B. **Candida-Pneumonie, -Pyelonephritis**) oder lebensbedrohlicher **Soorsepsis** *(Candida-Sepsis)* führen. Die Symptome entsprechen den Organentzündungen durch andere Erreger, beginnen aber oftmals langsamer und weniger wegweisend und zeigen nicht das für bakterielle Erkrankungen typische hohe Fieber.

Diagnostik und Differenzialdiagnose

Das klinische Bild ist gerade beim Mundhöhlen- oder Vaginalsoor typisch. Der Erreger lässt sich aus Abstrichen und Sekreten (Urin, Bronchial-, Trachealsekret) mikroskopisch und kulturell nachweisen. Systemische Candida-Mykosen werden durch Blutkulturen, Nachweis von Candida-Antigenen im Blut oder Organbiopsien gesichert.

Behandlungsstrategie

Bei lokalem Schleimhautsoor bringen lokale Antimykotika (z. B. Nystatin, etwa in Moronal®) in aller Regel Erfolg.

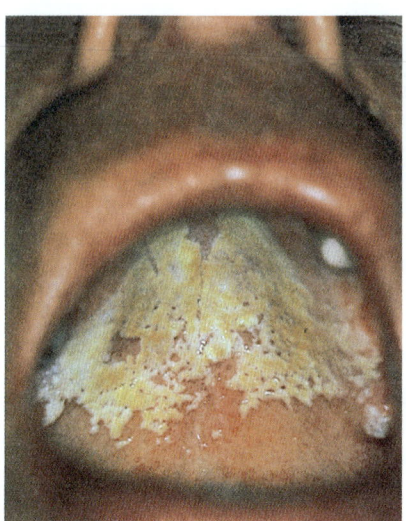

Abb. 15.41:
Candida-Soor im Gaumenbereich.
[E179-168]

Die orale Gabe nicht resorbierbarer Arzneimittel behandelt auch den Ösophagus- und Darmsoor. Begünstigende Faktoren werden beseitigt, um Rückfälle zu verhüten. Ist dies nicht möglich, z. B. bei AIDS-Patienten, kann eine medikamentöse Prophylaxe angezeigt sein.

Systemische Candidainfektionen werden durch systemische Gabe von Antimykotika behandelt, etwa Fluconazol oder Amphotericin B plus Flucytosin.

Pflege

Pflege bei Haut- und Schleimhautcandidose

- Die candidabefallenen Körperregionen werden bei der Körperpflege immer zuletzt gewaschen
- Bei gefährdeten Patienten ist eine *Soorprophylaxe* in Mund und Rachen angezeigt. Ziel ist der Erhalt der normalen Mundflora und einer feuchten Mundschleimhaut
- Verursacht ein Mundsoor Schmerzen, können anästhesierende Lutschtabletten verabreicht werden, bei Schluckbeschwerden kann weiche/pürierte Nahrung helfen. Die Pflegenden achten auf eine sorgfältige Mundpflege mit Abwischen der Beläge vor Anwendung des lokalen Antimykotikums, und der Patient soll Einmalzahnbürsten benutzen
- Ein genaues Einhalten der Behandlungsdauer ist für den Behandlungserfolg entscheidend. Um Rezidive zu vermeiden, wird die Behandlung nach Verschwinden der Symptome noch mehrere Wochen weitergeführt
- Bei rezidivierendem Candidabefall im Genitalbereich wird der Sexualpartner mitbehandelt, um eine Wiederansteckung zu vermeiden
- Isolierung des Patienten ist nicht erforderlich, Handschuhe und Schutzkittel sind bei möglicher Kontamination anzulegen. Patientennahe Flächen werden einmal täglich desinfiziert

Pflege bei systemischer Candidose

Die Pflege bei systemischer Candidose entspricht der bei den jeweiligen Organentzündungen oder der bei Sepsis anderer Genese (☞ 15.12).

Prognose

Die Prognose oberflächlicher, lokalisierter Infektionen ist gut. Hingegen ist die Prognose tiefer liegender Infektionen und der Sepsis mit einer Letalität von bis zu 80 % ernst, wobei dies auch durch die Grunderkrankung bedingt ist.

15.8.4 Systemmykosen

> **Systemmykose:** Pilzerkrankung *innerer Organe*, wobei die Pilze oft über die Atemwege aufgenommen werden.

Systemische Candida-Mykose ☞ *15.8.3*

In Deutschland sind inbesondere die *Aspergillose* und die *Kryptokokkose* von Bedeutung. Beides sind opportunistische Infektioenen. Einen Überblick über außereuropäische Systemmykosen durch obligat pathogene Erreger gibt Tabelle 15.42.

15

Erkrankung	Kurzcharakterisierung des klinischen Bildes
Kokzidioidomykose	In 60% symptomlos, sonst meist „Grippe", evtl. mit Hautveränderungen oder Gelenkschmerzen, manchmal Pneumonie. Bei Abwehrschwäche Generalisation mit schlechter Prognose
(Amerikanische) Histoplasmose	Bei Gesunden primärer Lungenbefall (entweder symptomlos, als Pneumonie oder tuberkuloseähnlich), bei Abwehrschwäche Generalisation mit schlechter Prognose
Nordamerikanische Blastomykose	Grippeähnliche Beschwerden oder langsam beginnende Pneumonie, dann Hautknoten und -geschwüre, evtl. Generalisation und Kachexie mit tödlichem Ausgang
Südamerikanische Blastomykose	Vor allem Geschwüre der Haut und Mundschleimhaut, bei Generalisation und Befall innerer Organe schlechte Prognose

Tab. 15.42: Überblick über außereuropäische Systemmykosen durch obligat pathogene Erreger. Die Behandlung besteht in der Gabe z. B. von Itraconazol oder Amphotericin B.

Aspergillose

> **Aspergillose** *(Aspergillus-Mykose):* Schimmelpilzerkrankung vorzugsweise der Lunge, betrifft in erster Linie abwehrgeschwächte Patienten. Erreger meist **Aspergillus fumigatus** („Gießkannenschimmel").

Übertragung und Krankheitsentstehung

Aspergillus-Sporen werden ständig mit der Atemluft eingeatmet (Vorkommen z.B. in Heu, Kompost, Blumenerde). Je nach Abwehrlage sind verschiedene Manifestationen möglich:

- Bei vorbestehenden Lungenerkrankungen (Asthma, Mukoviszidose) kommt es nicht selten zu einer **allergischen bronchopulmonalen Aspergillose** *(ABPA)* mit Schleimhautödem, vermehrter Schleimproduktion, Bronchospasmus und Lungeninfiltraten
- Die Pilze können in bereits vorhandenen Höhlen der Lunge (z.B. Kavernen) wachsen und einen „Pilzball" **(Aspergillom)** bilden
- Bei Patienten unter immunsuppressiver Therapie können sich die Pilze diffus auf die ganze Lunge **(Aspergillus-Pneumonie)** oder hämatogen in andere Organe ausbreiten

Symptome und Untersuchungsbefund

Gemeinsame Leitsymptome sind Dyspnoe, Husten (bei der allergischen bronchopulmonalen Aspergillose oft asthmaähnlich) und Fieber. Beim Aspergillom und der Aspergillus-Pneumonie kann das Sputum blutig sein. Das Allgemeinbefinden der Patienten ist – auch wegen des Grundleidens – meist stark beeinträchtigt.

Diagnostik und Differenzialdiagnose

Die allergische bronchopulmonale Aspergillose wird durch Blutuntersuchungen, Lungenfunktionsprüfung und Röntgenuntersuchung des Thorax, ggf. auch CT, gesichert.

Die beiden übrigen Formen werden röntgenologisch diagnostiziert (☞ Abb. 15.43). Der Pilz kann in Sputum oder besser im durch Bronchoskopie gewonnenen Bronchialsekret mikroskopisch, durch direkten Antigennachweis und kulturell nachgewiesen werden. Außerdem ist ein serologischer Bluttest möglich.

Behandlungsstrategie

Die allergische bronchopulmonale Aspergillose wird durch Allergenkarenz, Glukokortikoide und evtl. Bekämpfung

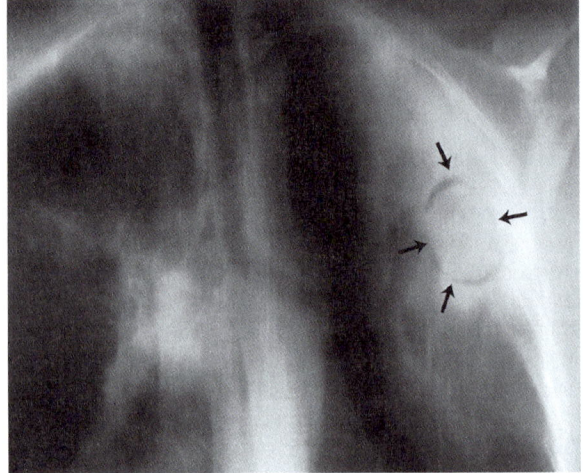

Abb. 15.43: Das Aspergillom hat ein typisches Röntgenbild: Ein großer Rundherd (Pilzball) wird von halbmondförmigen Luftsicheln umgeben. [R132]

der Aspergillusbesiedelung durch orale Gabe von Antimykotika behandelt. Behandlung der Wahl bei den beiden anderen Formen ist meist die Gabe von Amphotericin B (z. B. Amphotericin B®) und Flucytosin (z. B. Ancotil®), evtl. zusätzlich auch *lokal* über einen Bronchialkatheter. Aspergillome müssen oft operativ entfernt werden.

Pflege

Pflege bei Pneumonie ☞ 6.4.3

Unterbringung des Kranken im Einzelzimmer ist nur bei massivem Vorhandensein von Erregern im Bronchialsekret notwendig.

Prognose

Septische Verlaufsformen und ZNS-Befall (Pilzmeningitis, Pilzenzephalitis oder Pilzabszesse) verlaufen meist tödlich.

Kryptokokkose

> **Kryptokokkose** *(Cryptococcus-Mykose):* Systemische Pilzinfektion, hervorgerufen durch den Hefepilz **Cryptococcus;** tritt insbesondere bei AIDS- und Tumorpatienten unter dem klinischen Bild einer Hirnhaut- oder Gehirnentzündung auf.

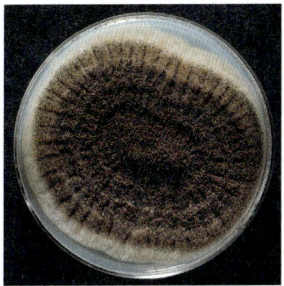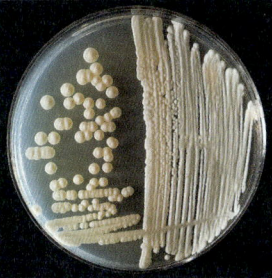

Abb. 15.44: Links Aspergillus niger, rechts Cryptococcus neoformans, jeweils auf Pilzagar nach Kimmig. Candida-albicans-Kulturen ähneln Kryptococcus-Kulturen, sind nur noch weißlicher. [U232]

Übertragung und Krankheitsentstehung
Cryptococcus kommt in Erde (auch Blumentopferde), Biotonnen und Vogelmist vor. Der Mensch atmet den Pilz mit dem Staub ein. Von einem Lungenherd aus gelangt der Pilz hämatogen in das ZNS.

Symptome, Befund und Diagnostik
Der Lungenherd bereitet allenfalls grippeähnliche Beschwerden. Der nachfolgende Befall der basalen Hirnhäute beginnt meist langsam und steigert sich allmählich zum Vollbild einer Meningitis oder Meningoenzephalitis (☞ 15.13).

Der Pilz kann in Sputum, Bronchialsekret oder Liquor durch Mikroskopie, Kultur oder direkten Antigennachweis nachgewiesen werden.

Behandlungsstrategie
Die Behandlung besteht in der Gabe von Amphotericin B (z. B. Amphotericin B®) und Flucytosin (5-Fluorocytosin, z. B. Ancotil®), evtl. auch Voriconazol (Vfend®), bei ZNS-Beteiligung auch Itraconazol (z. B. Sempera®).

Die Patienten sollten nicht gemeinsam mit besonders infektionsgefährdeten Patienten untergebracht werden.

Pflege ☞ *15.12, 15.13*

Prävention
AIDS- und Tumorpatienten sollten besonders aspergillusreiche Gegenstände und Situationen meiden, z. B. Topfpflanzen, Gartenarbeit, Biotonne und häusliche Vogelhaltung. Nach überstandener Erkrankung ist bei AIDS-Patienten eine medikamentöse Prophylaxe mit Fluconazol oder Itraconazol angezeigt.

15.9 Infektionen durch Protozoen

> **Protozoen** *(Urtierchen):* Parasitisch lebende, tierische Einzeller (also Eukaryonten), die sich durch Geißeln, Wimpern oder füßchenförmige Ausläufer fortbewegen können. Ein Teil der Protozoen überlebt auch auf unbelebten Nährböden, viele bilden durch *Zysten* Dauerformen aus.

15.9.1 Malaria

> **Malaria** *(Wechselfieber):* Schwere Infektionskrankheit der warmen Erdzonen, die durch wiederholte Fieberschübe gekennzeichnet ist. In Deutschland jährlich ca. 1000 importierte Erkrankungsfälle.

Die Erreger der Malaria, die **Plasmodien,** sind meldepflichtig (nicht-namentliche Meldepflicht ☞ 15.15).

Übertragung und Krankheitsentstehung
Unterschieden werden vier Plasmodienarten (Mischinfektionen sind möglich):
- *Plasmodium falciparum* als Erreger der **Malaria tropica;** sie ist die am häufigsten eingeschleppte und gleichzeitig die gefährlichste Malariaart
- *Plasmodium vivax* und *Plasmodium ovale* als Erreger der **Malaria tertiana**
- *Plasmodium malariae* als Erreger der **Malaria quartana.**

Die weiblichen **Anopheles-Mücken** nehmen beim Stich eines Infizierten mit dem Blut Plasmodien auf. Nach Weiterentwicklung in der Mücke können die Plasmodien beim nächsten Stich auf einen Gesunden übertragen werden. Nach einer kurzen Leberphase vermehren sich die Plasmodien in den Erythrozyten. Bei der Parasitenfreisetzung werden die Erythrozyten zerstört, dabei kommt es zu Fieber. Die freigesetzten Plasmodien befallen dann neue Erythrozyten.

Bei Plasmodium falciparum und malariae ist die Leberphase selbstlimitierend, bei Plasmodium vivax und ovale hingegen können die Plasmodien lange Zeit in der Leber persistieren und zu Rückfällen führen.

Symptome und Untersuchungsbefund
Nach einer Inkubationszeit zwischen 1 und 5 Wochen, evtl. bis zu einem Jahr, beginnt die Erkrankung mit Kopf- und Gliederschmerzen sowie Fieber. Oft leidet der Patient an Übelkeit, Durchfall oder Erbrechen. Dieses uncharakteristische Bild wird meist als Grippe fehlgedeutet. Im weiteren Krankheitsverlauf kommt es häufig zu hohem Fieber. Die typischen Fieberrhythmen – mehrstündige Fieberattacken bis 40 °C, bei der Malaria tertiana an jedem dritten Tag, bei der Malaria quartana an jedem vierten Tag – bilden sich erst nach etwa einer Woche aus. Die Malaria tropica zeigt gar keine regelmäßigen Rhythmen. Unbehandelt kann es je nach Malariaform viele Jahre lang zu Rückfällen kommen.

Bei der körperlichen Untersuchung findet sich ab der zweiten Krankheitswoche eine Vergrößerung von Leber und/oder Milz.

Komplikationen
Lebensbedrohlich sind die Komplikationen der Malaria:
- Akutes Nierenversagen (☞ 9.9)
- **Zerebrale Malaria,** die sich durch Benommenheit, Verwirrtheit, motorische Unruhe, Krämpfe und Koma äußert und oft tödlich verläuft
- Gerinnungsstörungen (*Verbrauchskoagulopathie* ☞ 11.10.3)

15

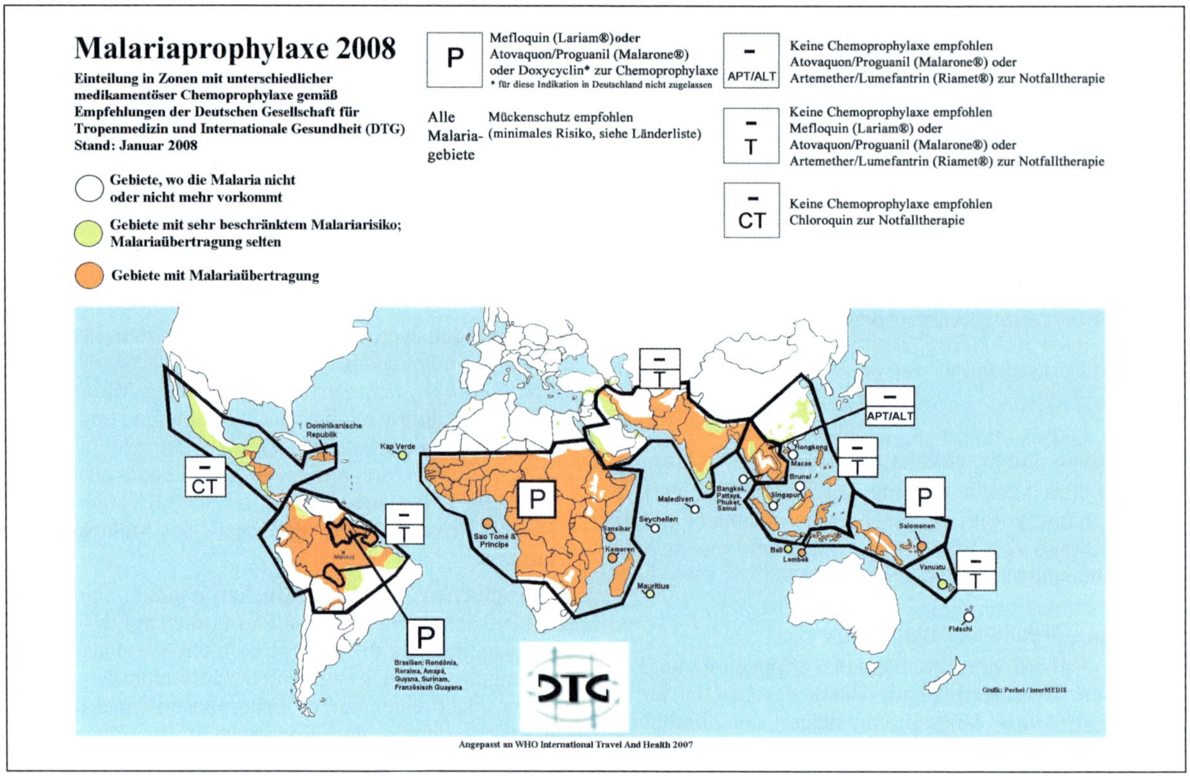

Abb. 15.45: Die Malaria ist in vielen touristisch erschlossenen Gebieten heimisch und eine entsprechende Prophylaxe daher für eine große Zahl Fernreisender von Bedeutung. Hier die Malariakarte und – prophylaxe mit Einteilung in Zonen mit unterschiedlicher medikamentöser Chemoprophylaxe gemäß den Empfehlungen der Deutschen Gesellschaft für Tropenmedizin und Internationale Gesundheit (DTG) 2008 (🕮 17). [W282]

- Hypoglykämie
- Lungenödem bis zum ARDS (☞ 6.14)
- **Schwarzwasserfieber** durch Hämolyse (massenhafter Zerfall der roten Blutkörperchen) mit Vielfachschädigung innerer Organe.

Diagnostik

Gesichert wird die Diagnose durch mikroskopische Beurteilung eines Blutausstrichs oder eines sog. „dicken Tropfens" (Verrühren eines Blutstropfens auf ca. 1 cm Durchmesser, um die Parasitenkonzentration im Ausstrich zu erhöhen). Die Blutuntersuchung wird zur Kontrolle der Parasitenzahl alle 1–2 Tage wiederholt. Auch bei negativem Ergebnis muss die Blutuntersuchung mehrfach wiederholt werden.

Es gibt Schnelltests zur Selbstdiagnose der Malaria tropica bei unklarem Fieber. Wegen möglicher Anwendungsfehler und falsch negativer Ergebnisse sind sie aber nur mit Einschränkungen empfehlenswert.

Malaria-Todesfälle sind in aller Regel durch zu späte Behandlung bedingt. Am wichtigsten: dran denken – Fieber zu Weihnachten kann Zeichen einer im längst vergessenen Sommerurlaub erworbenen Malaria sein! Seltene Sonderformen sind die „Flughafen-" und die „Baggage-Malaria", bei der die Mücken im Flugzeug oder im Gepäck „mitreisen" und z. B. Flughafenarbeiter oder Angehörige unmittelbar nach der Ankunft infizieren.

Behandlungsstrategie

Die Behandlung der Malaria wird wegen rascher Veränderungen der Resistenzsituation wenn irgend möglich mit einem Tropeninstitut abgestimmt. Angewendet werden v. a. Chloroquin (z. B. Resochin®), Chinin (z. B. Chininum dihydrochloricum®), Doxycyclin, Mefloquin (Lariam®), Proguanil (Paludrine®, mit Atovaquon in Malarone®) sowie die Kombination aus Artemether und Lumefantrin (Riamet®). Bei Malaria tertiana erfolgt nach der Akutbehandlung eine Nachbehandlung mit Primaquin, um Ruheformen der Plasmodien in der Leber abzutöten.

Pflege

Malariakranke benötigen intensive Pflege:
- Häufige Fiebermessung mit sorgfältiger Dokumentation
- Ein- und Ausfuhrbilanz, um Nierenkomplikationen frühzeitig zu erfassen
- Beobachtung des Bewusstseinszustandes (Lähmungen? Verwirrtheit? Eintrübung?)
- Engmaschige Puls- und Blutdruckkontrollen wegen häufiger Kreislaufkomplikationen
- Genaue Beobachtung auf Zeichen einer erhöhten Blutungsneigung, z. B. Nasenbluten, Nachbluten aus Punktionsstellen und Blut im Stuhl
- Pflege bei Infusionstherapie ☞ 1.4.7
- Je nach Zustand des Patienten Unterstützung oder Übernahme der Körperpflege sowie Durchführen notwendiger Prophylaxen, z. B. Pneumonie-, Dekubitus-, Thromboseprophylaxe.

15

Hygienemaßnahmen, die die Standardhygiene überschreiten, sind nicht erforderlich, da lediglich das Blut des Erkrankten ansteckend ist.

Prävention

Die Mücken stechen vor allem nachts. Daher sind Fliegengitter vor Türen und Fenstern, der Aufenthalt in klimatisierten Räumen, das Schlafen unter einem Moskitonetz, das Tragen langer Kleidung bei abendlichen Aufenthalten im Freien, das Einreiben unbedeckter Hautregionen sowie das Einsprühen der Kleidung (möglichst auch des Moskitonetzes) mit insektenabweisenden Substanzen einfache, aber mit Abstand die wirksamsten Maßnahmen.

Tropenreisende sollten sich zusätzlich vor Reiseantritt bei einem Tropeninstitut erkundigen, welche medikamentöse Malariaprophylaxe in Abhängigkeit von der geplanten Aufenthaltsdauer für ihr Zielgebiet sinnvoll ist. Die Arzneimitteleinnahme beginnt präparatabhängig wenige Tage bis drei Wochen vor der Einreise in ein Malariagebiet und endet 1–4 Wochen nach der Heimkehr. Diese Arzneimittelprophylaxe bietet aber nie 100%igen Schutz und kann den Hautschutz nicht ersetzen. Eine Impfung gegen die Malaria gibt es noch nicht.

Außerdem kann es je nach Qualität der medizinischen Versorgung im Reiseland empfehlenswert sein, Arzneimittel zur Notfallbehandlung der Malaria (**Stand-by-Therapie**) mitzunehmen. Sie werden bei unklarem Fieber ohne Möglichkeit der Diagnoseklärung bzw. bei positivem Schnelltest vom Reisenden zur Selbstbehandlung eingenommen.

15.9.2 Toxoplasmose

> **Toxoplasmose:** Meist asymptomatische Infektion durch **Toxoplasma gondii.** Hohe Durchseuchungsrate (ca. 50% der Erwachsenen mittleren Alters). Bedeutung insbesondere für abwehrgeschwächte Patienten (AIDS-Patienten, Transplantierte unter Immunsuppression) und Ungeborene, dann in der Regel als *zerebrale Toxoplasmose* auftretend.

Toxoplasma gondii ist bei angeborenen Infektionen meldepflichtig (☞ 15.15).

Krankheitsentstehung

Die **Toxoplasmose** wird durch infizierten Katzenkot sowie den Genuss rohen Fleisches oder verseuchter Rohkostsalate auf den Menschen übertragen. Die Toxoplasmen gelangen ins Blut und vermehren sich im *mononukleären Phagozytose-System* (*MPS*, auch *retikuloendotheliales System, RES*). Außerdem bilden sie Zysten, wobei die darin enthaltenen Toxoplasmen sich sowohl der körpereigenen Immunabwehr als auch den Arzneimitteln entziehen und jahrelang im Körper überleben.

Symptome, Befund und Diagnostik

Die Toxoplasmose-Infektion eines (Immun-)Gesunden führt in aller Regel nicht zu einer klinisch erkennbaren Erkrankung. Nur bei Abwehrschwäche (z.B. AIDS, Zytostatika-Behandlung) können Neuinfektion wie Reaktivierung einer latenten Infektion zu einer schweren Erkrankung führen, vor allem einer **Toxoplasmose-Enzephalitis.**

Gefährlich ist es außerdem, wenn sich eine Schwangere erstmalig infiziert. Die diaplazentare Infektion des Ungeborenen findet vor allem jenseits der 16. Schwangerschaftswoche statt. Überlebt der Fötus, kann er später blind und schwer geistig behindert sein.

Die Diagnose wird serologisch gestellt. Bei Verdacht auf eine Toxoplasmose-Enzephalitis hilft v.a. ein CT oder eine Kernspintomographie des Gehirns, evtl. eine Liquoruntersuchung.

Behandlungsstrategie

Trotz Antibiotikabehandlung ist die Prognose nach einer (Meningo-)Enzephalitis ernst. Oft bleiben Dauerschäden zurück. Innerhalb von Zysten ruhende Protozoen werden von den Antibiotika überhaupt nicht erreicht. Bei einer Infektion in der Schwangerschaft senkt eine sofortige Behandlung das Risiko für das Ungeborene.

Prävention

Da es keine Schutzimpfung gegen die Toxoplasmose gibt, sollten Schwangere den Kontakt mit Katzen meiden (insbesondere nicht die Katzentoilette sauber machen). Vorsichtshalber sollten sie auch auf den Genuss (halb-) rohen Fleisches verzichten. Nach durchgemachter Erkrankung ist bei AIDS-Patienten auf Dauer eine prophylaktische Antibiotikaeinnahme angezeigt.

15.9.3 Amöbiasis

> **Amöbiasis:** Infektiöse Erkrankung vorwiegend des Dickdarms, hervorgerufen durch **Entamoeba histolytica,** eine fakultativ pathogene Amöbe. Die Amöbiasis ist v.a. in warmen Ländern und bei schlechten hygienischen Verhältnissen weit verbreitet.

Übertragung und Krankheitsentstehung

Wichtigste Infektionsquelle sind symptomlose Dauerausscheider, die Zysten *(Minutaform)* mit dem Stuhl ausscheiden. Bei schlechter Abwasserhygiene oder Düngung der Felder mit Stuhl werden die Zysten mit Trinkwasser, rohem Obst, Salat oder Gemüse aufgenommen. Möglich ist außerdem eine Übertragung durch Fliegen oder von Mensch zu Mensch.

Nach oraler Aufnahme der *Zysten* entwickelt sich in 10–20% die *Magnaform*, die in die Schleimhaut des Dickdarms eindringen und eine akute oder chronisch-rezidivierende Dickdarmentzündung hervorrufen kann.

Symptome und Untersuchungsbefund

Die **Amöbiasis** (*Amöbenruhr, Amöbenkolitis, tropische Ruhr*) beginnt typischerweise langsam mit Bauchschmerzen und blutig-schleimigen Durchfällen. Fieber ist eher selten.

15

Wichtigste Komplikationen sind eine Darmperforation (bei Kolitis) und **Amöben-Leberabszesse,** wenn die Magnaformen über die Pfortader in die Leber gelangen. Sie sind noch Jahre nach der Infektion und auch ohne (vorangegangene) Darmbeschwerden möglich. Dann haben die Patienten Fieber, Schmerzen im rechten Oberbauch und evtl. einen Ikterus (☞ 8.2.1). Verschleppung der Amöben in andere Organe wie das Gehirn ist selten.

Diagnostik und Behandlungsstrategie

Die Diagnose erfolgt durch Stuhluntersuchung (mikroskopisch oder, zuverlässiger, DNA-Nachweis mittels PCR) oder Untersuchung einer Darmschleimhautbiopsie. Ein Leberabszess lässt sich sono- oder computertomographisch nachweisen, serologische Tests helfen hier bei der Ursachenklärung.

Antibiotika der Wahl sind Metronidazol (z.B. Clont®) und Paromomycin (Humatin®).

Pflege

Pflege bei infektiösem Durchfall ☞ 15.5.6

Unterbringung in einem Einzelzimmer ist empfehlenswert. Bei direktem Kontakt mit dem Erkrankten oder bei Pflegemaßnahmen, bei denen eine Kontamination möglich ist, tragen die Pflegenden Handschuhe und Schutzkittel. Da die Händedesinfektionsmittel gegen Zysten unwirksam sind, wird gründliches Händewaschen nach direktem Patientenkontakt, nach Kontakt mit kontaminierten Materialien und nach Ablegen der Handschuhe empfohlen.

Prognose

Die Prognose der auf den Darm beschränkten Amöbenerkrankung ist bei rechtzeitiger Behandlung gut. Bei Leberabszessen ist die Prognose zweifelhaft, bei Gehirnkomplikationen in aller Regel schlecht.

Prävention

Prophylaktisch ist Reisenden in verseuchten Gebieten das Abkochen des Trinkwassers und Schälen oder Kochen von Obst und Gemüse vor dem Verzehr anzuraten (☞ auch 15.5.6, 15.5.7).

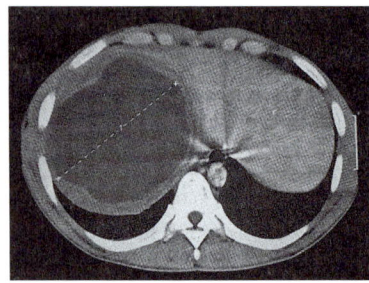

Abb. 15.46: Amöben-Leberabszess im computertomographischen Bild. [R132]

15.9.4 Weitere Protozoenerkrankungen

Giardiasis

Die **Giardiasis** *(Lambliasis)* wird durch das meldepflichtige Geißeltierchen **Giardia lamblia** *(Lamblia intestinalis)* hervorgerufen. Die Übertragung erfolgt durch die orale Aufnahme von Giardia-Zysten bei Schmierinfektionen, mit verunreinigter Nahrung oder Trinkwasser.

Nur ein Teil der Infizierten bekommt Blähungen, Bauchschmerzen, akute oder chronische Durchfälle.

Die Diagnose wird durch Stuhluntersuchungen gestellt. Behandelt wird die Giardiasis durch Metronidazol (z.B. Clont®) oder Tinidazol (z.B. Simplotan®).

Leishmaniasen

> **Leishmaniasen** *(Leishmaniosen):* In warmen Ländern auftretende Erkrankungen durch die verschiedenen **Leishmanien.** Manifestationsformen sind die **Hautleishmaniase,** die **südamerikanische Haut- und Schleimhautleishmaniase** und die **viszerale Leishmaniase** *(Kala-Azar).* Übertragung durch Sandmücken.

Symptome, Befund und Diagnostik

Drei Manifestationen werden unterschieden:
- Bei der **Hautleishmaniase** *(kutane Leishmaniase, Orientbeule, Aleppobeule)* entwickelt sich am Ort des Mückenstichs nach Wochen ein Fleck, der zu einem Knötchen und dann zu einem Geschwür wird, das unter Narbenbildung verheilt
- Die **südamerikanische Haut- und Schleimhautleishmaniase** *(mukokutane Leishmaniase)* beginnt ähnlich, breitet sich jedoch aus und kann Muskeln und Knorpel im Mund-Nasen-Rachenraum zerstören
- Die **viszerale Leishmaniase** *(Kala-Azar)* betrifft insbesondere Patienten mit geschwächter Abwehr. Nach uncharakteristischen Allgemeinbeschwerden und Fieber entwickeln sich Leber- und Milzvergrößerung sowie Anämie, Leukozytopenie und Thrombozytopenie (☞ Kapitel 11).

Die Diagnose wird durch Erregernachweis in Geschwüren, Blut, Leber-, Milz- oder Knochenmarkpunktat oder durch serologische Untersuchungen gestellt.

Behandlungsstrategie

Leishmaniasen können z.B. durch Gabe fünfwertiger Antimonverbindungen (z.B. Pentostam®), Amphotericin B (☞ Tab. in Pharma-Info 15.39) oder Pentamidin (Pentacarinat®) behandelt werden. Bei rechtzeitiger Behandlung kann damit auch die unbehandelt tödliche viszerale Leishmaniase ausgeheilt werden.

Prävention

Eine Impfung gibt es nicht. Die Vorbeugung besteht daher im Schutz vor Mückenstichen. Zu beachten ist, dass Leishmanien nicht nur im Orient, sondern auch in Südeuropa vorkommen.

15

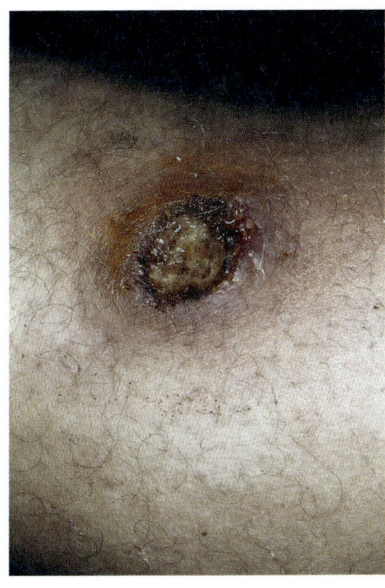

Abb. 15.47: Hautleishmaniase. Möglich sind sowohl trockene, granulomatöse Läsionen als auch Geschwüre. Hier im Bild ein gelb-schmierig belegtes Ulkus mit wallartigem, gerötetem Rand.[R168]

Afrikanische Schlafkrankheit

> **Afrikanische Schlafkrankheit** *(afrikanische Trypanosomiasis):* In Afrika südlich der Sahara vorkommende, bei ZNS-Befall lebensbedrohliche Erkrankung durch **Trypanosomen.** Übertragung durch Stich der Tse-Tse-Fliegen.

Erstsymptome sind je nach Trypanosomenart Lokalerscheinungen oder Fieber und andere Allgemeinerscheinungen. Nach sehr unterschiedlicher Zeitdauer führen die Erreger zu einer chronischen Meningoenzephalitis mit Kopfschmerzen, Bewusstseinsstörungen, Schlafneigung (daher „Schlafkrankheit"), neurologischen Ausfallserscheinungen und allgemeiner Auszehrung. Die Diagnose wird durch direkten Erregernachweis oder serologisch gestellt.

Die Behandlung erfolgt in frühen Phasen durch Suramin (z.B. Germanin®) oder Pentamidin (Pentacarinat®), bei ZNS-Befall durch Eflornithin oder das sehr nebenwirkungsreiche Melarsoprol. Die Standardhygiene überschreitende Vorsichtsmaßnahmen sind nicht notwendig.

Chagas-Krankheit

> **Chagas-Krankheit:** Allgemeinerkrankung durch Trypanosomen, bei Erwachsenen meist als chronische Herzinsuffizienz verlaufend. Übertragung durch Raubwanzenkot (Eindringen durch Hautläsionen oder Schleimhäute).

Bei Erwachsenen überwiegt der chronische Verlauf, der sich meist in einer zunehmenden Herzinsuffizienz oder einer Erweiterung im Magen-Darm-Trakt (z.B. Bildung eines Megakolons) durch Zerstörung der Nervenplexus äußert. Die Diagnose wird dann serologisch gestellt. Bisher gibt es keine Arzneimittel, welche die Trypanosomen in diesem Stadium zuverlässig abtöten.

15.10 **Erkrankungen durch Würmer**

> **Menschenpathogene Würmer:** Parasitisch lebende Tiere. Unterteilt in
> - **Bandwürmer** (*Cestoden* ☞ 15.10.1), z.B. der Schweine- und Rinderbandwurm
> - **Saugwürmer** (*Trematoden* ☞ 15.10.2), z.B. der Pärchenegel
> - **Rundwürmer** (*Nematoden* ☞ 15.10.3), z.B. Maden- und Spulwürmer.

Wurmerkrankungen *(Helminthosen)* sind auf der ganzen Welt verbreitet und können nicht nur den Darm, sondern alle Organe des Körpers in Mitleidenschaft ziehen.

Impfungen gegen Wurmerkrankungen gibt es nicht. Deshalb ist die Expositionsprophylaxe entscheidend (☞ einzelne Krankheitsbilder).

15.10.1 **Erkrankungen durch Bandwürmer**

Schweine- und Rinderbandwurm

> **Schweine- und Rinder(finnen)bandwurmerkrankung:** Häufigste und fast immer gut therapierbare Bandwurmerkrankungen des Menschen, hervorgerufen durch den **Schweine-** bzw. **Rinderbandwurm** *(Taenia solium* und *Taenia saginata).*

Übertragung und Krankheitsentstehung

Die geschlechtsreifen Bandwürmer leben im Dünndarm des Menschen. Mit Bandwurmeiern gefüllte Bandwurmglieder (reife *Proglottiden*) werden mit dem Stuhl ausgeschieden. Die Eier gelangen mit Abwässern oder Dung auf Weiden und werden von Rindern bzw. Schweinen aufgenommen. Im Darm des Tieres werden die Larven frei und wandern hämatogen in dessen Organe (meist die Muskulatur), wo sich die *Finnen* entwickeln. Der Mensch infiziert sich durch den Verzehr rohen, finnenhaltigen Fleisches.

Selten wird der Mensch durch die Aufnahme von Schweinebandwurmeiern (etwa in fäkaliengedüngtem Gemüse) zum Zwischenwirt. Den Befall des Menschen mit den sich aus den Eiern entwickelnden Larven **(Zystizerken)** nennt man **Zystizerkose.**

Symptome, Befund und Diagnostik

Falls überhaupt Symptome bestehen, dominieren unbestimmte Beschwerden im (Ober-)Bauch. Gewichtsverlust ist möglich.

Die Symptome einer Zystizerkose hängen von der Lokalisation der Finnen ab. Während ein Muskelbefall in erster Linie Muskelschmerzen hervorruft, kann ein Augen- oder Gehirnbefall zu schweren Krankheitsbildern mit zerebralen Krampfanfällen, erhöhtem Hirndruck und Sehstörungen führen. Oberflächliche Larven in Haut oder Muskulatur lassen sich oft als ca. erbsgroße Knoten tasten.

Die Diagnose wird durch den Nachweis der (beweglichen) Proglottiden im Stuhl gesichert. Bei der Blutuntersuchung zeigt sich evtl. eine Vermehrung der eosino-

15

Pharma-Info 15.48: Anthelminthika

Anthelminthika *(Wurmmittel)* werden bei Wurmerkrankungen gegeben, um die Parasiten im Körper des Menschen abzutöten.

Während die kurzzeitige Anwendung meist gut vertragen wird, sind die Langzeitbehandlung oder eine hochdosierte Therapie häufiger mit Komplikationen behaftet. Dabei sind die Nebenwirkungen nicht unbedingt Folge des Arzneimittels, sondern auch des Absterbens der Parasiten. Bei allen Substanzen ist mit gastrointestinalen Symptomen wie Bauchschmerzen, Übelkeit und Durchfall zu rechnen.

Häufig verordnete Anthelminthika

Substanz (Bsp. Handelsname)	Indikation (Bsp.)	Nebenwirkungen/Bemerkungen
Albendazol (Eskazole®)	Echinokokkus, Trichinen, Neurozystizerkose, Spulwurm, Hakenwurm, Peitschenwurm, Zwergfadenwurm	Fieber, Nasenbluten, Blutbildveränderungen, Leberfunktionsstörungen, Kopfschmerzen, Schwindel, Haarausfall, Hautveränderungen. Möglichst mit fettreicher Kost nehmen. Sichere Empfängnisverhütung bei Frauen bis einen Monat nach Ende der Behandlung
Ivermectin (Stromectol®*)	Filarien (genauer: Mikrofilarien)	Blutdruckabfall, Schwindel, Juckreiz, selten (kurzzeitige) EKG-Veränderungen. Einnahme auf nüchternen Magen, zwei Stunden danach keine Nahrungsaufnahme
Niclosamid (Yomesan®)	Schweinebandwurm, Rinderbandwurm, Fischbandwurm, Zwergbandwurm	Keine systemischen NW, da nicht resorbiert. Gründlich zerkaut oder in Wasser zerfallen nach dem Frühstück einnehmen. Evtl. Gabe eines Abführmittels. Alkoholkarenz während der Einnahme
Mebendazol (100 mg: Vermox®, 500 mg: Vermox® forte)	• Spulwurm, Madenwurm, Schweine- und Rinderbandwurm, Peitschenwurm, Hakenwurm, Zwergfadenwurm • Echinokokkus, Trichinen	Blutbildveränderungen, Allergie, Fieber, Leberfunktionsstörungen, Haarausfall. • 100 mg-Tabletten: Einnahme während der Mahlzeit möglich • 500 mg-Tabletten (bei Echinokokken, Trichinen): Möglichst mit fettreicher Kost einnehmen (verbessert Resorption). Bei Diabetikern wegen Hypoglykämiegefahr engmaschige BZ-Kontrollen
Praziquantel (Cesol®)	Schweine- und Rinderbandwurm, Fischbandwurm, Schistosomen, Leberegel	Kopfschmerzen, Schwindel, Benommenheit, Exanthem, Fieber. Während der Mahlzeit einnehmen
Pyrantel (Helmex®)	Spulwurm, Madenwurm, Hakenwurm	Kopfschmerzen, Müdigkeit, Schwindel, Schlaflosigkeit

* In Deutschland nicht zugelassen, über internationale Apotheken zu beziehen

philen Leukozyten. Eine Antikörperbestimmung ist nur bei Verdacht auf Zystizerkose sinnvoll.

Behandlungsstrategie

Die Behandlung erfolgt durch die Gabe von Anthelminthika (☞ Pharma-Info 15.48) wie Niclosamid (z. B. Yomesan®), Mebendazol (z. B. Vermox®) oder Praziquantel (z. B. Cesol®). Der Behandlungserfolg muss durch abermalige Stuhluntersuchungen nach ca. drei Monaten kontrolliert werden.

Bei der Zystizerkose werden Albendazol oder Praziquantel gegeben, bei Befall des ZNS anfangs kombiniert mit Glukokortikoiden. Die Finnen müssen oft chirurgisch entfernt werden.

Pflege

Vorsicht

Beim Schweinebandwurm besteht die Gefahr der Zystizerkose sowohl für den Bandwurmträger (Autoinfektion) als auch für andere.

Patienten mit Bandwurmerkrankungen sind nicht erhöht pflegebedürftig. Zu beachten ist aber, dass der Stuhl des Patienten ansteckende Bandwurmeier enthält, die beim Schweinebandwurm bei oraler Aufnahme zur Zystizer-

kose führen können. Deshalb ist sorgfältiges Händewaschen des Patienten nach jedem Toilettengang besonders wichtig.

Die Pflegenden tragen beim Umgang mit dem Stuhl des Patienten stets Handschuhe. Da die gebräuchlichen Hände- und chemischen Desinfektionsmittel gegen die Eier unzureichend wirksam sind, müssen die Hände nach dem Ausziehen der Handschuhe zusätzlich gründlich gewaschen werden.

Prävention

Gründliches Durchbraten aller Fleischgerichte oder das Tiefkühlen von rohem Fleisch über mindestens fünf Tage tötet die Parasiten ab.

Echinokokkose

Echinokokkose: Erkrankung des Menschen durch den **Hundebandwurm** *(Echinokokkus)*, wesentlich ernster als Rinder- und Schweinebandwurmerkrankungen. Unterschiedliche Krankheitsbilder durch die beiden Arten *Echinococcus granulosus* und *Echinococcus multilocularis*. Echinococcus multilocularis wird häufig auch als *Fuchsbandwurm* bezeichnet, da neben dem Hund vor allem der Fuchs Endwirt ist.

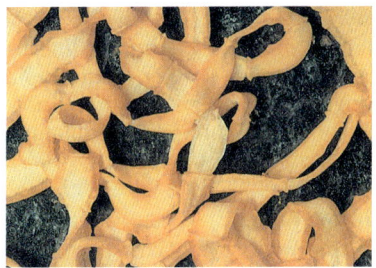

Abb. 15.49: Teile eines Rinder(finnen)bandwurms. Der ausgewachsene Wurm kann bis zu 10 m lang werden, die einzelnen Glieder sind ungefähr 1–2 cm lang. Hier nicht dargestellt ist der Kopf des Bandwurms mit den Haftorganen. [E179-168]

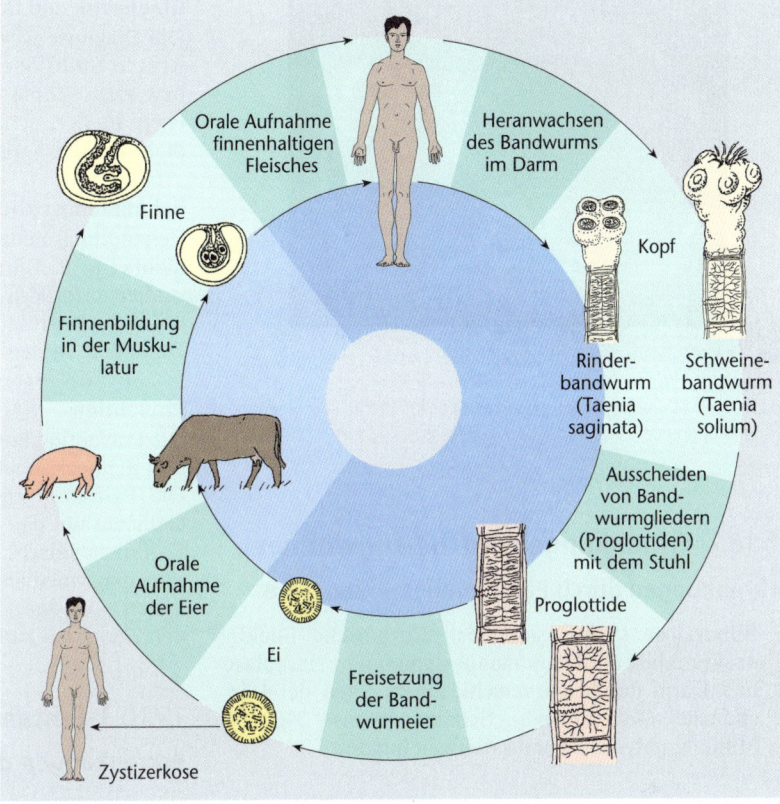

Abb. 15.50: Entwicklungszyklus des Rinder- und Schweine(finnen)bandwurms. Endwirt für beide Parasiten ist der Mensch, Zwischenwirt ist in der Regel das Rind bzw. das Schwein. [A400]

Echinokokken gehören zu den nicht namentlich meldepflichtigen Krankheitserregern (☞ 15.15).

Übertragung und Krankheitsentstehung

Hunde und Füchse scheiden die eihaltigen Proglottiden (☞ oben) mit ihrem Kot aus. Der Mensch infiziert sich durch die orale Aufnahme der Bandwurmeier, z. B. durch direkten Kontakt zu infizierten Tieren oder beim Verzehr ungewaschener Waldbeeren und wird zum Fehl-Zwischenwirt („falschen" Zwischenwirt, da eine Übertragung auf den Endwirt nicht mehr möglich ist). Über die Blutgefäße können die Larven in alle Organe gelangen.

Symptome und Untersuchungsbefund

Bei *Echinococcus granulosus* entwickelt sich in der Regel nur eine große Zyste *(Hydatide)*, meist in der Leber. In dieser befinden sich die Finnen. Hat die Hydatide eine gewisse Größe erreicht, bekommt der Patient uncharakteristische Beschwerden in der Lebergegend. Verlegt die Zyste die Gallenwege, kann ein Ikterus entstehen (☞ 8.2.1). Platzt die Blase, führt dies häufig zu schweren allergischen Reaktionen, außerdem bilden sich neue Finnen. Am zweithäufigsten ist die Lunge betroffen. Leitsymptome sind hier Brustschmerzen und Husten.

Echinococcus multilocularis bildet zahlreiche kleine Finnen, die wie ein bösartiger Tumor in das umgebende Gewebe eindringen und es zerstören. Auch sind Leberbefall (Leitsymptome Lebervergrößerung, Ikterus) und Lungenbefall am häufigsten. Mit ca. 3 % der Patienten selten, aber besonders ernst ist eine ZNS-Beteiligung.

Diagnostik und Differenzialdiagnose

Die Diagnose wird durch Ultraschall, Computer- oder Kernspintomographie (☞ Abb. 15.51) und Antikörpernachweis gestellt.

Behandlungsstrategie und Pflege

Betroffene sollten möglichst in spezialisierten Zentren behandelt werden.

Die großen Zysten des Echinococcus granulosus können häufig chirurgisch entfernt oder interventionell mit 95 %igem Alkohol abgetötet werden. Auch bei Echinococcus multilocularis kann eine vollständige Zystenentfernung versucht werden. Zusätzlich wird v. a. Albendazol (Eskazole®) gegeben. Häufig ist aber eine vollständige Entfernung nicht möglich. Dann erscheint eine Langzeit-Behandlung mit Albendazol am aussichtsreichsten. Die Behandlung muss ggf. lebenslang durchgeführt werden.

Besondere Hygienemaßnahmen sind nur beim Platzen von Echinokokkuszysten (im OP) zu beachten.

Prognose

Nur bei vollständiger Entfernung aller Zysten ist die Prognose gut.

Prävention

In südlichen Ländern ist Vorsicht vor Hunden geboten. Bodennah wachsende Waldfrüchte, aber auch Fallobst, sollten nur gut gewaschen und möglichst gekocht verzehrt werden. Tiefgefrieren tötet die Eier nicht ab.

15

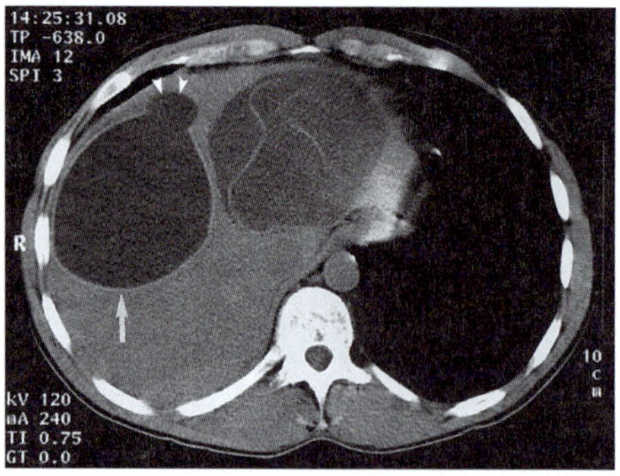

Abb. 15.51: (Spiral-)CT-Befund bei Echinokokkose der Leber mit zwei großen Zysten. Typisch sind die hyperdense (= hellere) Zystenwand (→) und die kleine Tochterzyste links oben im Bild (➤), welche eine eindeutige Einordnung der Zyste ermöglicht. [S008-3]

15.10.2 Erkrankungen durch Saugwürmer

Erkrankungen durch Pärchenegel: Bilharziose

> **Bilharziose** *(Schistosomiasis):* Chronische Infektionskrankheit mit Hauptmanifestationen in Harnblase und Darm durch die verschiedenen Arten der **Pärchenegel** *(Schistosoma).* Schätzungsweise 200–300 Millionen Menschen sind weltweit infiziert.

Übertragung und Krankheitsentstehung

Pärchenegel leben paarweise in den Blutgefäßen des Menschen. Die Erkrankten scheiden die Eier mit Stuhl oder Urin aus. Gelangen die Eier in warme, stehende Süßgewässer, werden sie von Süßwasserschnecken aufgenommen, in denen sich dann **Zerkarien** *(Gabelschwanzlarven)* entwickeln, die wiederum ins Wasser freigesetzt werden. Badet ein Mensch in dem Gewässer, durchdringen die Zerkarien *aktiv* die intakte Haut und gelangen in den venösen Blutstrom. Nach weiteren Entwicklungsschritten legen die Weibchen ihre Eier in den Venen der Darm- bzw. Harnblasenwand ab, und der Entwicklungszyklus schließt sich.

Symptome und Untersuchungsbefund

Das Eindringen der Zerkarien wird meist nicht bemerkt (evtl. kurzzeitiger Juckreiz). Ein Teil der Infizierten bekommt in der *akuten Phase* (2–12 Wochen nach der Infektion) Fieber, evtl. auch Husten und Abdominalbeschwerden. Ungefähr drei Monate danach beginnen die Weibchen mit der Eiablage in Blase, Darm, Milz und Leber und damit die *chronische* Phase der Erkrankung:

- Bei der **Blasenbilharziose** (durch *Schistosoma haematobium*) bemerkt der Patient Blutbeimengungen im Urin (*Hämaturie* ☞ 9.3.3) und klagt über häufigen Harndrang
- Die **Darmbilharziose** (durch *Schistosoma mansoni* und *Schistosoma japonicum*) zeigt sich durch Übelkeit, Erbrechen und Bauchschmerzen sowie einen Wechsel zwischen (blutigem) Durchfall und Obstipation.

Mitbeteiligung anderer Organe möglich. Symptome sind Oberbauchbeschwerden durch Leber- und Milzvergrößerung (☞ Abb. 15.52).

Diagnostik und Differenzialdiagnose

Die Diagnose wird durch den mikroskopischen Einachweis in Stuhl oder Urin gesichert. Bei der Rektoskopie bzw. Zystoskopie zeigen sich typische entzündliche Knötchen in der Schleimhaut. Die Antikörperbestimmung dient v. a. der Verlaufskontrolle.

Behandlungsstrategie und Pflege

Behandlungsmethode der Wahl ist die Gabe von Praziquantel (z. B. Biltricide®). Die in Europa seltenen Spätstadien erfordern oft operative Eingriffe wie beispielsweise die Korrektur von Harnleiter- oder Darmstenosen. Besondere hygienische Maßnahmen sind nicht nötig.

Prävention

Die Prävention besteht in konsequenter Abwasserhygiene und Schneckenbekämpfung in den betroffenen Ländern. Die Parasiten sind in vielen touristisch erschlossenen Gebieten um das Mittelmeer, in Afrika und auch in der Karibik heimisch. Reisende sollten, so verlockend es auch sein mag, niemals barfuß durch stehende Süßgewässer laufen oder darin baden, da bereits kurzer Hautkontakt den Zerkarien zum Eindringen ausreicht.

15.10.3 Erkrankungen durch Rundwürmer

Erkrankungen durch Madenwürmer

> **Madenwurminfektion** *(Oxyuriasis):* In aller Regel harmlose Wurmerkrankung vor allem des Kindergarten- und Grundschulalters. Häufigste Wurmerkrankung überhaupt. Weltweit vorkommend, vor allem in gemäßigten Klimazonen.

Übertragung und Krankheitsentstehung

Madenwürmer *(Enterobius vermicularis, Oxyuris vermicularis)* sind bis zu 12 mm lang und fadenförmig. Die erwachsenen Madenwürmer leben im unteren Dünndarm, im Dickdarm und im Wurmfortsatz. Nachts verlassen die Weibchen den Darm durch den Anus, um in der Analgegend Eier abzulegen (pro Weibchen über 10 000).

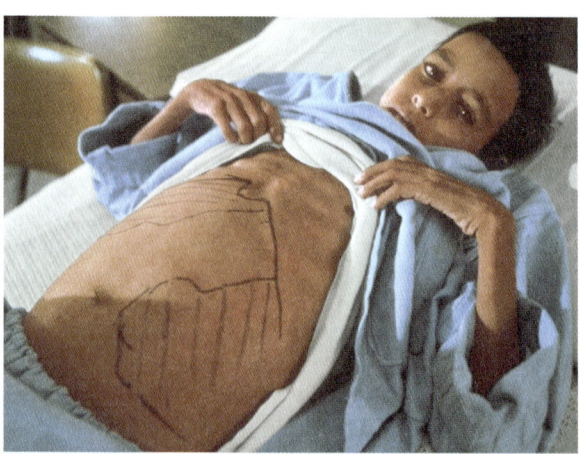

Abb. 15.52: Schwere Darmbilharziose bei einem elfjährigen Jungen. Auf der Bauchhaut sind die Konturen von Leber und Milz eingezeichnet, die beide infolge der Erkrankung extrem vergrößert sind. [U149]

Innerhalb weniger Stunden entwickeln sich in den Eiern infektionsfähige Larven. Die Übertragung erfolgt durch orale Aufnahme dieser Eier, wodurch sich der Kreislauf schließt.

Symptome und Untersuchungsbefund

Typischerweise haben die Betroffenen nachts starken Juckreiz in der Analgegend. Besonders Kinder kratzen sich ständig, wodurch Kratzeffekte und entzündliche Hautveränderungen entstehen. Der Juckreiz führt außerdem zu teils erheblichen Schlafstörungen.

Diagnostik

Die Diagnose wird durch den Wurmnachweis im Stuhl oder durch den Einachweis in der Analgegend gestellt. Hierzu eignet sich am besten die *Klebestreifenmethode*, bei der ein durchsichtiger Klebestreifen morgens auf die Perianalhaut gedrückt und gleich wieder abgezogen wird. Der Klebestreifen wird dann ohne Falten auf einen Objektträger geklebt und mikroskopisch untersucht.

Behandlungsstrategie

Die problemlose Behandlung besteht z. B. in der Gabe von Mebendazol (etwa Vermox®).

Pflege

Madenwurminfektionen stellen im Krankenhaus eher einen Zufallsbefund dar. Die Beachtung folgender Hygieneregeln verhindert eine Streuung der Eier:
- Nachts muss der Patient eng anliegende Wäsche tragen, um Kratzen zu verhindern
- Regelmäßiges Händewaschen und Nagelreinigen bzw. extrem kurz geschnittene Fingernägel sollen die Hände als „Depot" für Wurmeier ausschalten
- Ein Einzelzimmer ist nur in Sondersituationen notwendig. Bei möglichem Kontakt mit erregerhaltigem Material werden Handschuhe und Schutzkittel angezogen. Kontaminierte Wäsche muss desinfiziert werden
- Die Patientenwäsche sollte gekocht und heiß gebügelt werden. Sie wird zweimal täglich gewechselt.

Erkrankungen durch Spulwürmer

> **Spulwurmerkrankung** *(Askariasis):* Wurmerkrankung durch den **Spulwurm** *(Ascaris lumbricoides)* mit Beschwerden vor allem des Darmes und der Lunge. Weltweit auftretend, besonders aber in warmen, ländlichen Gebieten mit Gemüseanbau.

Übertragung und Krankheitsentstehung

Der Entwicklungszyklus des Spulwurmes ist erstaunlich: Erkrankte scheiden die (unzähligen) Spulwurmeier mit ihrem Stuhl aus. 3–6 Wochen später hat sich innerhalb des Eis eine infektionsfähige Larve gebildet, die oral aufgenommen und im Dünndarm des Infizierten freigesetzt wird. Die Larven durchdringen die Darmwand und gelangen hämatogen über die Leber in die Lunge. Dort treten die jungen Würmer in die Alveolen über und wandern die Atemwege hinauf bis zum Kehlkopf. Durch Verschlucken gelangen sie wieder in den Magen-Darm-Trakt, wo sie nach 1,5–2 Monaten neue Eier produzieren.

Die Ansteckung findet insbesondere durch ungewaschenen Salat oder rohes Gemüse statt, die durch Fäkaliendüngung mit Spulwurmeiern verseucht wurden.

Symptome, Befund und Diagnostik

Die Beschwerden setzen ein, wenn die jungen Würmer die Lunge passieren. Im Vordergrund stehen leichtes Fieber und grippeähnliche Symptome mit Husten. Sind die Spulwürmer im Darm des Patienten angelangt, treten Bauchschmerzen, Übelkeit und Durchfälle auf. Bei massenhaftem Befall kann sich durch Knäuelbildung der Würmer ein mechanischer Ileus entwickeln, wandernde Würmer können z. B. zu einem Gallengangsverschluss führen.

Die Diagnose wird durch mikroskopischen Einachweis im Stuhl gestellt.

Behandlungsstrategie

Mittel der Wahl sind Mebendazol (z. B. Vermox®) und Albendazol (Eskazole®).

Pflege

Bei möglichem Kontakt mit erregerhaltigem Material werden Handschuhe bzw. Schutzkittel angezogen. Wegen unzureichender Wirksamkeit der Händedesinfektionsmittel müssen die Hände gründlich gewaschen werden.

Trichinose

> **Trichinose** *(Trichinellose):* Weltweite Wurmerkrankung mit variablem Krankheitsbild, vor allem aber allergischen Symptomen und Muskelbeschwerden. Erreger ist **Trichinella spiralis** (meldepflichtig). In Deutschland selten, in Osteuropa, den USA und Kanada nach wie vor reale Gefahr.

Übertragung und Krankheitsentstehung

Die erwachsenen **Trichinen** leben im Dünndarm des Menschen und Fleisch fressender Tiere. Das Weibchen gebärt lebende Larven *(Jungtrichinen)*, die sich durch die Darmwand bohren und mit dem Blut in alle Organe gelangen. Insbesondere in der quer gestreiften Muskulatur kapseln sich die Larven zu ansteckungsfähigen *Muskeltrichinen* ein. Nimmt ein Gesunder die Muskeltrichinen mit der Nahrung (vor allem mit Schweinefleisch) auf, wachsen die Larven innerhalb weniger Tage zu geschlechtsreifen Trichinen heran.

Symptome und Untersuchungsbefund

Wenige Tage nach Aufnahme des trichinenhaltigen Fleisches können durch die Parasiten im Darm v. a. Durchfälle auftreten. Nach einer Woche führt die Larvenwanderung zu Fieber, Gesichtsödemen, Muskelschmerzen und Muskelsteife. Die Muskelbeschwerden können so schwer sein, dass eine Lähmung vorgetäuscht wird. Seltener sind Blutungs- und Thromboseneigung, gefährlich die ebenfalls seltenen ZNS- oder Herz-Kreislauf-Komplikationen.

15

Diagnostik und Differenzialdiagnose

In Frühstadien kann ein Erregernachweis im Blut versucht werden (PCR). Später wird die Diagnose durch Muskelbiopsien und Antikörpertests gestellt.

Behandlungsstrategie und Pflege

Bei nur geringem Parasitenbefall reichen meist Bettruhe, Analgetika und Antirheumatika. Schwerer Betroffene werden mit Albendazol (Eskazole®) oder Mebendazol (z. B. Vermox®) und ggf. Glukokortikoiden behandelt. Rheumatoide Beschwerden können monatelang anhalten. Die Einhaltung besonderer Hygienevorschriften ist nicht erforderlich.

Prävention

Prinzipiell können alle Fleisch fressenden Tiere trichinenverseucht sein. Am sichersten kann der Trichinose (neben der Trichinenuntersuchung nach der Schlachtung) durch ausreichendes Erhitzen des Fleisches (über 70 °C) vorgebeugt werden. Längeres Tiefgefrieren (–15 °C für mindestens drei Wochen) tötet die Muskeltrichinen ebenfalls ab. Pökeln oder Trocknen ist nicht ausreichend.

15.10.4 Weitere Wurmerkrankungen

Neben den oben ausführlich dargestellten Wurmarten gibt es eine Reihe weiterer Wurmerkrankungen. Da diese in Deutschland sehr selten und fast immer „importiert" sind, werden sie in Tabelle 15.53 zusammenfassend dargestellt.

Wurmart	Haupt-verbreitungs-gebiet	Übertragung/ Infektion durch	Leitsymptome	Diagnose (D), Therapie (T) und Pflege (P)	Prävention
Bandwürmer					
Fischband-wurm	Seengebiete in Mitteleuropa, Russland, Amerika, Japan	Verzehr larven-haltigen, unzurei-chend gegarten Fisches	Evtl. Magen-Darm-Beschwer-den, makrozytäre Anämie durch Vitamin-B_{12}-Verbrauch	D: Nachweis der Proglottiden oder Eier im Stuhl T: Niclosamid	Gründliches Durchgaren von Fischgerichten
Saugwürmer					
Leberegel	Weltweit	Orale Aufnahme der Larven mit Wasser oder kontaminierten Lebensmitteln	Uncharakteristische Ober-bauchbeschwerden, evtl. chronische Lebererkrankung bis zur Zirrhose oder Gallen-wegsverschluss	D: Einachweis im Stuhl (erst nach 3–4 Monaten), serologisch T: Praziquantel	Meiden evtl. kontaminierter Nahrungsmittel, beim **großen Leberegel** v. a. Uferpflanzen (Wasserkresse), bei **Opisthorchis** nicht durchgegarter (Süß-wasser-)Fisch
Rundwürmer					
Zwerg-faden-wurm	Warme, feuchte Gebiete (Tropen, Subtropen), Bergwerke in ge-mäßigten Zonen	Eindringen der Larven durch die Haut, Selbstinfektion	Gastroenteritisartige Magen-Darm-Beschwerden, evtl. Hautreaktionen und bron-chitische Beschwerden	D: Ei-/Larvennachweis im Stuhl T: Mebendazol, Albendazol P: Stuhl ist ansteckend	Kein Barfußlaufen etc. auf feuchten Böden in betrof-fenen Gebieten
Haken-würmer	Warme und feuchte Gebiete (Tropen, Subtropen), Berg-werke in gemä-ßigten Zonen	Eindringen der Larven durch die Haut, teils auch orale Aufnahme	Darmbeschwerden, Eisenman-gelanämie (wurmbedingter Blutverlust), Abmagerung, evtl. Hautreaktionen, bron-chitische Beschwerden	D: Larvennachweis im Stuhl T: Mebendazol, Albendazol	Kein Barfußlaufen etc. auf feuchten Böden in betrof-fenen Gebieten
Peitschen-würmer	Weltweit, aber vor allem Tropen und Subtropen	Orale Aufnahme larvenhaltiger Eier	Evtl. Diarrhö, Tenesmen	D: Einachweis im Stuhl T: Mebendazol, Albendazol	Meiden evtl. kontaminierter Nahrungsmittel (z. B. fäkal-gedüngter Salat)
Filarien	Tropen, Subtropen	Übertragung der Larven (Mikrofila-rien) durch Insekten	**Wuchereria bancrofti:** Lymphgefäßentzündung, Lymphstau **Loa Loa:** Schwellungen der Subkutis mit Juckreiz und evtl. Schmerzen, Augen-bindehautentzündung **Onchocerca volvulus:** Hautreaktionen (Juckreiz), Sehstörungen bis zur Erblin-dung („Flussblindheit")	D: Bei Wuchereria bancrofti und Loa Loa Nachweis der Mikrofilarien im Blut, bei Onchocerca volvulus Mikro-skopie einer Hautprobe T: Doxycyclin, Ivermectin P: Engmaschige Überwa-chung zu Therapiebeginn (allergische Reaktionen auf absterbende Parasiten)	Mückenschutz, sowohl am Tag als auch in der Nacht. Medikamentöse Prophylaxe durch Diethylcarbamazin (Hetrazan®) oder Ivermectin (Stromectol®) möglich. Bezug beider nur über internationa-le Apotheke

Tab. 15.53: Überblick über weitere Wurmerkrankungen des Menschen.

15

15.11 Erkrankungen durch Arthropoden

Arthropoden: Gliederfüßler. Können sowohl durch ihre Toxine Symptome hervorrufen als auch auf verschiedene Art und Weise Krankheiten übertragen. Wichtig sind insbesondere:
- **Spinnentiere** wie etwa Zecken und Milben
- **Insekten** wie etwa Läuse, Wanzen, Fliegen und Mücken.

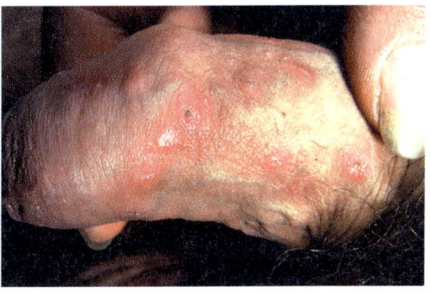

Abb. 15.54: Milbengänge am Penis. [M123]

15.11.1 Erkrankungen durch Milben

Milben gehören zu den Spinnentieren. Wohl am bekanntesten sind die **Hausstaubmilben** als Ursache allergischer Erkrankungen der Atemwege. Einige Milben wie etwa **Ratten-, Mäuse-** oder **Vogelmilben** spielen als mögliche Überträger z.B. von Rickettsien (☞ 15.5.23) eine Rolle. **Räudemilben der Tiere** „verirren" sich zwar gelegentlich auf Menschen, rufen dort aber in aller Regel nur harmlose und vorübergehende Hauterscheinungen hervor. Die **Krätzemilbe** ist als Erreger der *Skabies* bedeutsam.

Skabies

Skabies *(Krätze):* Durch die **Krätzemilbe** hervorgerufene, ansteckende Hauterkrankung mit starkem Juckreiz.

Übertragung und Krankheitsentstehung

Der Mensch ist einziger Wirt der **Krätzemilbe.** Männchen und Weibchen paaren sich auf der Haut. Die Männchen sterben anschließend, die Weibchen graben sich in die Epidermis ein. Am Ende des Milbenganges *(Milbenhügel)* bleibt das Weibchen sitzen und legt täglich 2–3 Eier, bis es nach wenigen Wochen stirbt. Aus den Eiern entwickeln sich zunächst die *Larven* und dann die *Nymphen,* die auf der Haut in Mulden unter den Hornschuppen leben. Nach etwa drei Wochen sind die Milben geschlechtsreif, und der Zyklus beginnt aufs Neue.

Übertragen werden die Milben in aller Regel durch direkten Körperkontakt, selten durch benutzte Bettwäsche oder Kleidungsstücke. Außerhalb der Hornschicht überleben Milben ca. 2–3 Tage.

Symptome, Befund und Diagnostik

Bis eine Erstinfektion bemerkt wird, vergehen oft 3–6 Wochen. Typisches Symptom ist Juckreiz, der v.a. in der Bettwärme zunimmt. Bevorzugte Stellen sind die Interdigitalfalten an Händen und Füßen, die Nabelregion, die Handgelenke und Ellenbogen, der innere Fußrand, die Brustwarzen und der Penisschaft (☞ Abb. 15.54). Die Milbengänge sind als kleine, bräunliche Linien unter der Haut sichtbar. Am Gangende ist die Milbe als dunkles Pünktchen zu sehen (evtl. Lupe benutzen). Bei der Beobachtung der Haut fallen die Kratzspuren und die entzündlichen Knötchen an den Milbengängen auf. Oft entwickelt sich ein juckender Hautausschlag mit kleinen Knötchen und Bläschen als Ausdruck der immuno-logischen Auseinandersetzung mit der Milbe. Bei einer Zweitinfektion kommt es durch die bereits stattgehabte Sensibilisierung viel schneller zu Beschwerden.

Bei gepflegten Menschen aus guten sozialen Verhältnissen treten nur minimale Hauterscheinungen auf. Umgekehrt können bakterielle Superinfektionen dominieren, die ebenfalls diagnostisch große Schwierigkeiten bereiten können. Schlechte hygienische Verhältnisse begünstigen die Ausbreitung.

Die Diagnosesicherung erfolgt durch mikroskopischen Milbennachweis z.B. nach Entfernung der Milben aus dem Milbenhügel mittels einer Kanüle oder nach einem Tesafilmabriss der Haut.

Behandlungsstrategie

Die meist ambulante Behandlung besteht bei Erwachsenen in der äußerlichen Anwendung eines Antiparasitikums, vorzugsweise 5%iger Permethrin-Creme (z.B. Infectoscab® 5% Creme). Die Gebrauchsanweisung des Präparats muss genau beachtet werden. Die abgetöteten Milben werden im weiteren Verlauf mit der Hornschicht von selbst abgestoßen. Der Juckreiz kann durch Antihistaminika, das skabiesbedingte Ekzem mit Kortikoidsalben (z.B. Dermatop®) therapiert werden. In Einzelfällen kann Ivermectin oral sinnvoll sein, das in Deutschland nicht zugelassen ist, aber über eine internationale Apotheke bestellt werden kann.

> Leidet ein Familienmitglied an Skabies, müssen alle Familienangehörige *zeitgleich* behandelt werden. Tritt eine Skabiesinfektion auf einer Krankenhausstation auf, wird häufig das ganze Stationsteam einschließlich Stationsarzt und Reinigungspersonal zum gleichen Zeitpunkt behandelt.

Pflege

Für Behandlung mit einem Antiparasitikum gelten folgende Richtlinien:
- Vor dem Auftragen des Lokaltherapeutikums mit einem Detergens duschen. Ein Detergens ist ein Stoff, der die Oberflächenspannung des Wassers herabsetzt und so die Wasserbenetzbarkeit des Körpers erhöht. Hautfett und Salbenreste, die ansonsten die (unerwünschte) Resorption des Lokaltherapeutikums erhöhen würden, werden so entfernt
- Haut trocknen und abkühlen lassen
- Dann den Körper vom Hals abwärts mit dem Antiparasitikum einreiben, dabei besonders auf die bevorzugten Stellen achten

15

- Nach 12 Stunden die Salbenreste abduschen
- Nach drei Tagen die durch das Antiparasitikum gereizte und ausgetrocknete Haut mit Ölbädern, Pflegesalben und bei starken Ekzemen glukokortikoidhaltigen Salben (Arztanordnung) nachbehandeln.

Hygienemaßnahmen

> Bei der Desinfektion Mittel und Verfahren anwenden, die gegen Milben wirksam sind. Zu bevorzugen sind thermische Verfahren, da die Milben bei Temperaturen von 50 °C innerhalb zehn Minuten absterben.

- Die Bettwäsche des Patienten und alle anderen Wäschestücke mit direktem Hautkontakt mindestens täglich wechseln und möglichst auskochen (Wäsche aber nicht aufschütteln). Für Krankenhauswäsche ist das Routine-Waschverfahren der Krankenhauswäscherei ausreichend. Nicht waschbare Kleidungsstücke für eine Woche in einen Plastiksack geben oder über Nacht in einen Gefrierschrank legen. Anschließend sind die Milben tot. Mäntel oder Jacken können auch in die (chemische) Reinigung gegeben werden, nachdem sie vier Tage lang nicht getragen worden sind
- Bei allen pflegerischen Tätigkeiten mit unmittelbarem Kontakt zum Patienten, zu kontaminierten Gegenständen oder zu erregerhaltigem Material Schutzkittel und Einmalhandschuhe anziehen. Das Tragen eines Mund-Nasen-Schutzes und ein Wechseln der Schuhe sind nicht erforderlich
- Nach allen Verrichtungen am Patienten oder im Patientenzimmer Hände (einschließlich der Nägel) gründlich mit Seifenlösung waschen, da die Händedesinfektion nicht ausreichend wirksam ist
- Nach der Entlassung des Patienten Matratzen, Kissen und Decken mit Dampf desinfizieren (entwesen).

15.11.2 Erkrankungen durch Läuse

> **Pedikulose:** Erkrankungen durch Läuse, beim Menschen durch **Kopflaus, Filzlaus** und **Kleiderlaus.** Insbesondere die Kopflauserkrankungen haben in den letzten Jahren an Häufigkeit zugenommen.

Läuse können außerdem Krankheiten übertragen, z. B. das Rückfallfieber durch Borrelien (☞ 15.5.21) oder das Fleckfieber und Fünftagefieber durch Rickettsien (☞ 15.5.23).

Übertragung und Krankheitsentstehung

Die befruchteten Weibchen kleben ihre 150–300 Eier, die **Nissen,** mit einem wasserunlöslichen Kitt an die Kopf- oder Schamhaare (Kopf-, Filzlaus) oder in die Kleidersäume (Kleiderlaus). Nach acht Tagen schlüpfen die Larven, nach 2–3 Wochen sind sie geschlechtsreif. Läuse ernähren sich vom Blut ihres Wirtes. Ohne Blut überleben sie nur wenige Tage. Sie werden meist durch direkten (Körper-)Kontakt, aber auch über Kleidung, Bettwäsche oder von mehreren benutzte Utensilien (z. B. Kämme) übertragen.

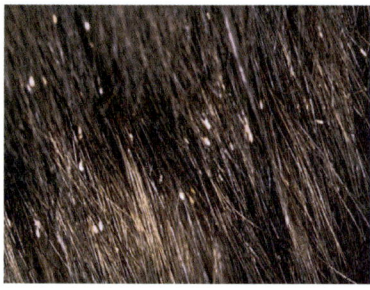

Abb. 15.55: Kopflausbefall mit mehreren an den Haaren klebenden Nissen. Die Nissen sind wegen ihrer Ähnlichkeit zu Schuppen manchmal nur mit gutem Licht, Lupe und viel Geduld zu finden. [R233]

Symptome, Befund und Diagnostik

Von *Kopfläusen* sind besonders die Partien hinter den Ohren betroffen. Die Läusebisse führen zu hochroten, quaddelähnlichen Papeln, die stark jucken. Durch das Kratzen entstehen Hautwunden und Entzündungen. In ausgeprägten Fällen sind die Haare stark verfilzt. Die Nissen sind als schuppenähnliche, jedoch nicht abstreifbare Auflagerungen an den Haaren (vor allem in Hautnähe) sichtbar.

Filzläuse bevorzugen Gebiete mit Duftdrüsen, also den Genitalbereich, die Achselhaare sowie starke Behaarungen im Brust- und Bauchbereich. Bei Kindern treten sie auch am Kopf, in Wimpern und Augenbrauen auf. Der Juckreiz ist mäßig und nachts stärker als am Tag. Typisch sind bläuliche Flecke in der befallenen Region (**Maculae coeruleae,** *Taches bleues*).

Kleiderläuse rufen durch ihren Speichel Rötungen, Quaddeln und Knötchen mit starkem Juckreiz hervor, die sich durch das Kratzen ebenfalls entzündlich verändern können.

Die Diagnose wird klinisch gestellt (Nissen bei gutem Licht und ggf. mit einer Lupe suchen).

Behandlungsstrategie und Pflege

Therapeutisch werden v. a. Permethrin (z. B. InfectoPedicul®) oder Pyrethrum-Extrakt (z. B. Goldgeist® forte) eingesetzt. Die Shampoo-ähnlichen Flüssigkeiten werden genau nach Anweisung des Herstellers auf die (trockenen) Haare gegeben (es muss wirklich jedes Haar erreicht werden). Nach der Behandlung werden die toten Nissen mit einem engzahnigen „Nissenkamm" entfernt, wobei vorheriges Ausspülen der Haare mit Essigwasser (Essig 5 % : Wasser = 1:1) die Nissen löst und dadurch das Auskämmen erleichtert. Nach 8–10 Tagen wird die Behandlung wiederholt, da die Nissen durch die Präparate nicht zuverlässig abgetötet werden. Alle Kontaktpersonen werden ebenfalls untersucht und ggf. behandelt.

Die Betroffenen werden in einem Einzelzimmer untergebracht. Die Pflegenden ziehen Schutzkittel und Handschuhe an. Da Händedesinfektionsmittel nicht ausreichend wirksam sind, ist gründliches Händewaschen besonders wichtig.

Auch die Umgebung muss entlaust werden:
- Haarbürsten, Kämme und Haarschmuck auskochen oder wegwerfen
- Kleidung, Wäsche und bei Kindern auch Stofftiere bei mindestens 60 °C waschen und möglichst in den Trockner geben

- Temperaturempfindliche Teile in einer verschlossenen Plastiktüte mindestens zwei Tage tiefgefrieren. Ist dies auch nicht möglich, vier Wochen in einer gut verschlossenen Plastiktüte aufbewahren
- Bett (im Krankenhaus) thermisch entlausen, im ambulanten Bereich Wohnung (Polstermöbel) gut saugen.

Vorsicht!

Bis zur Ausheilung dürfen die Betroffenen z. B. Schulen und Kindergärten nicht besuchen. Da sich aber nicht alle Betroffenen daran halten und der Lausbefall manchmal auch erst spät bemerkt wird, kommt es immer wieder zu kleinen Epidemien in Kindergärten oder Schulen.

15.12 Sepsis

Sepsis: („Blutvergiftung"): Allgemeininfektion mit systemischer Entzündungsantwort des Organismus. In den letzten Jahrzehnten Häufigkeitssteigerung durch die Zunahme alter und immungeschwächter Menschen, in Deutschland derzeit wohl über 100 000 Erkrankungsfälle jährlich. Trotz optimaler Behandlung und Pflege hohe Sterblichkeit.

Definition

Folgende Begriffe werden unterschieden (⧉ 18):
- **Systemisches Entzündungssyndrom** (*SIRS*, von engl. *systemic inflammatory response syndrome*): Systemische Entzündungsreaktion mit mindestens zwei der folgenden Kriterien:
  – Körpertemperatur < 36 oder > 38 °C
  – Herzfrequenz > 90/Min.
  – Atemfrequenz > 20/Min. und/oder arterieller pCO_2 < 33 mmHg (4,3 kPa) und/oder maschinelle Beatmung
  – Leukozyten > 12 000 oder < 4 000/μl und/oder Linksverschiebung im Differenzialblutbild
- **Sepsis:** Systemisches Entzündungssyndrom als Folge einer Infektion
- **Schwere Sepsis:** Sepsis mit Organdysfunktion, also z. B.:
  – Bewusstseinsstörung oder Verwirrtheit
  – Thrombozytenabfall
  – Arterieller pO_2 < 75 mmHg (10 kPa)
  – Systolischer Blutdruck < 90 mmHg trotz ausreichender Volumenzufuhr über mindestens eine Stunde
  – Nierenfunktionsstörung (verminderte Urinausscheidung oder Kreatininanstieg)
  – Metabolische Azidose
- **Septischer Schock:** Sepsis mit Schock, definiert als systolischer Blutdruck < 90 mmHg trotz ausreichender Volumenzufuhr über mindestens zwei Stunden.

Bakteriämie hingegen bezeichnet das Vorkommen von Bakterien im Blut ohne Zeichen eines systemischen Entzündungssyndroms.

Krankheitsentstehung

Im Körper des Patienten schwelt eine Entzündung. Die Erreger aktivieren das Abwehrsystem und eine Lawine von Botenstoffen wird ausgeschüttet. Die so entstandene Entzündungsreaktion richtet sich letztlich (auch) gegen den Organismus des Patienten:
- Gerinnungs- und Fibrinolysesystem werden aktiviert
- Schädigungen des Gefäßendothels führen zum Austritt von Flüssigkeit aus den Gefäßen ins Gewebe (mit Flüssigkeitsmangel *in* den Gefäßen) und zu Durchblutungsstörungen
- Die Gefäße werden weitgestellt, der Blutdruck sinkt
- Das Herz wird geschädigt
- Die Stoffwechsellage verändert sich, es werden relativ zu wenig Nebennierenrindenhormone, ADH und Insulin ausgeschüttet

Diese Entzündungsreaktion ist auch bei nicht-infektiös bedingten Entzündungen wie etwa Verbrennungen zu beobachten. Nur bei einer infektiösen Ursache handelt es sich aber um eine *Sepsis*.

Die Erreger können außerdem mit dem Blut in alle Organe gelangen und dort infektiöse Absiedelungen setzen.

Symptome und Untersuchungsbefund

Leitsymptome der Sepsis sind:
- *Veränderungen der Körpertemperatur,* vor allem hohes, intermittierendes Fieber mit *Fieberzacken* (☞ 15.3.1): Das Fieber steigt schnell an (oft unter Schüttelfrost), fällt innerhalb von 24 Stunden auf normale Werte ab und steigt erneut an
- *Veränderungen von Kreislauf und Atmung.* Der Puls ist schnell, der Blutdruck niedrig, die Atmung zu schnell und zu tief (Hyperventilation)
- *Veränderungen des Allgemeinbefindens.* Der Patient ist schwer krank und „verfällt". Häufig trübt sein Bewusstsein ein
- *Veränderungen der Haut.* Folge von Bakterientoxinen oder -embolien können Exantheme oder Petechien sein

Zusätzlich bestehen oft Krankheitszeichen, die auf den Sepsisherd hinweisen, z.B. Rückenschmerzen bei einer Nierenbeckenentzündung. Bei der körperlichen Untersuchung zeigt sich eine Leber- und Milzvergrößerung.

Eine *Pilzsepsis* beginnt meist schleichend. Die Körpertemperatur des Patienten ist nur leicht erhöht, der Patient fühlt sich einfach „schlecht". Manchmal ist ein neu aufgetretenes Herzgeräusch infolge eines Pilzbefalls der Herzklappen erster Hinweis auf eine Sepsis.

Komplikationen

Hauptkomplikationen einer Sepsis sind:
- Gerinnungsstörungen, vor allem eine **disseminierte intravasale Gerinnung** (DIC, ☞ auch 11.10.3)
- **Multiorganversagen,** also das Versagen mindestens zweier lebensnotwendiger Organe (am häufigsten Nieren- plus Lungenversagen)
- Septische Absiedelungen im Gehirn mit vielen kleinen Bakterien- und Eiterherden (**embolische Herdenzephalitis**)
- Ein septischer Schock (☞ auch oben und 4.4). Anfangs ist die Haut des Patienten warm und gut durchblutet, der Blutdruck normal. Der Patient sieht gesünder aus als er ist. Atmung und Herzschlag sind aber beschleu-

nigt, und es besteht meist hohes Fieber. Im Spätstadium sinkt der Blutdruck ab, die Haut wird kalt, und häufig treten Bewusstseinsstörung, Hautblutungen sowie alle oben genannten Komplikationen hinzu.

Diagnostik und Differenzialdiagnose

Bei Verdacht auf eine Sepsis sind folgende Maßnahmen bzw. Anordnungen zu erwarten:
- Mehrere Blutkulturen zum Erregernachweis (☞ 15.4.2)
- Blutabnahme: BB mit Differenzialblutbild, BSG, CRP, Blutzucker, Kreatinin, Elektrolyte, Leberwerte, Laktat, Gerinnungsparameter, BGA, evtl. Procalcitonin (Sepsis bei ≥ 2 ng/ml hoch wahrscheinlich)
- Urinstatus und Urinkultur zur Herdsuche
- Ultraschall zur Ursachensuche: Harnstau? Abszesse? Gallenblasensteine oder Gallenblasenentzündung? Außerdem sonographische Bestimmung der Leber- und Milzgröße
- Röntgenaufnahme des Thorax: Pneumonie? Abszess?
- Evtl. Liquorpunktion und Anlegen von Stuhlkulturen.

Behandlungsstrategie

Die Schwere des Krankheitsbildes erfordert einen sofortigen Behandlungsbeginn:
- **Antimikrobielle Therapie.** Die Antibiotikatherapie wird unverzüglich nach Abnahme der Blutkulturen (☞ 15.4.2) begonnen. In aller Regel wird eine Kombination mehrerer Antibiotika intravenös gegeben
- **Sanierung des Sepsisherdes.** Zusätzlich muss der Sepsisherd beseitigt werden, z. B. ein Abszess drainiert. Liegende ZVK werden gezogen, falls ihre Eintrittstelle auffällig oder kein anderer Sepsisherd feststellbar ist
- **Supportive intensivmedizinische Therapie.** Die Organfunktionen werden unterstützt durch
  - Ausreichende Volumenzufuhr
  - Gabe von Katecholaminen
  - Sauerstoffgabe
  - Künstliche Ernährung, möglichst zumindest zum Teil enteral (☞ 2.4)
  - Low-dose-Heparinisierung zur Thromboseprophylaxe
  - Ggf. medikamentöse Stressulkusprophylaxe (☞ Pharma-Info 7.35)
  - Therapie der Organkomplikationen, z. B. Hämodialyse, künstliche Beatmung.
- **Beeinflussung der Botenstoffkaskade.** Bei schwerer Sepsis mit Versagen mindestens zweier Organe Gabe von aktiviertem Protein C (Drotrecogin-α, Xigiris®), das allerdings das Blutungsrisiko erhöht.

Pflege bei Sepsis

Zu den Aufgaben der Pflegenden zählt:
- Patienten strenge Bettruhe einhalten lassen
- Herz-Kreislauf-Situation und Temperatur kontrollieren; bei Temperaturanstieg Arzt benachrichtigen
- Diagnostische Maßnahmen organisieren und vorbereiten (☞ oben)
- Urinstix zur Erstorientierung durchführen und Urinkultur im Labor anlegen lassen
- Blutkultur vorbereiten (☞ 15.4.2).

Patienten mit einer Sepsis benötigen meist intensivmedizinische Betreuung:
- Die bettlägerigen Patienten brauchen in aller Regel Hilfe bei praktisch allen Verrichtungen. Meist wird die Körperpflege völlig von den Pflegenden übernommen
- Die Prophylaxen (Dekubitus-, Thrombose-, ggf. Soor- und Parotitisprophylaxe) werden gewissenhaft durchgeführt. Regelmäßige Augenpflege kann ein Austrocknen der Hornhaut und Augeninfektionen verhindern
- Zusätzlich ist eine Blutungsprophylaxe erforderlich. Hierzu gehört das Vermeiden auch kleiner Verletzungen
- Bestehen bereits Hautblutungen, werden keine Pflaster, etwa zum Fixieren von Zugängen, benutzt; alternativ lassen sich Binden verwenden
- Bei Ödemen der Arme und Beine fördert Hochlagerung der betroffenen Extremität die Rückbildung der Ödeme
- Die Infusions- und Arzneimittelpläne werden exakt eingehalten. Besonders wichtig ist der Zeitabstand bei Antibiotikainfusionen (z. B. genau alle sechs Stunden), damit immer ein ausreichender Spiegel im Blut gewährleistet ist
- Die Kostform richtet sich danach, ob der Patient essen kann (und möchte), oder ob er parenteral ernährt werden muss (☞ 1.4.4).

Patientenbeobachtung

- Vitalzeichen, Körpertemperatur und Bewusstsein engmaschig kontrollieren und dokumentieren. Dabei auch auf Zustand der Haut (Hautfarbe? Exantheme? Blutungen?) und Ödeme achten
- Flüssigkeitsbilanz erstellen
- Katheter, Drainagen und venöse Zugänge regelmäßig auf ihre Funktion überprüfen und Haut um die Punktionsstellen auf Infektionszeichen beobachten.

Prognose und Prävention

Die Sterblichkeit beträgt auch heute noch bis zu 50 %. Sie hängt von der Lokalisation des Ausgangsherds, dem Erreger und der Grunderkrankung des Patienten ab. Besonders hoch ist die Letalität bei der **Nosokomialsepsis,** d. h. der im Krankenhaus erworbenen Sepsis abwehrgeschwächter Patienten.

Die Pflegenden tragen maßgeblich zur Sepsisprophylaxe bei: Entscheidend ist das hygienegerechte, aseptische Vorgehen bei allen Pflegemaßnahmen sowie die sorgfältige Patientenbeobachtung zur Frühdiagnose von Infektionen.

15.13 ZNS-Infektionen

ZNS-Infektion: Infektion des Gehirns und/oder des Rückenmarks (einschließlich ihrer Hüllen). Tritt meist in Verbindung mit einer Allgemeininfektion auf.

Creutzfeldt-Jakob-Erkrankung ☞ 15.7

15

15.13.1 Meningitis

> **Meningitis** *(Hirnhautentzündung):* Vielfach lebensbedrohliche Infektion des ZNS mit vorwiegendem Befall der Hirnhäute *(Meningen).*

Krankheitsentstehung

Die häufigsten Erreger einer Meningitis sind:
- Bakterien, bei Erwachsenen insbesondere Pneumokokken (☞ 15.5.4) und Meningokokken (☞ 15.5.5, meldepflichtig)
- Viren, z. B. Enteroviren (☞ 15.6.7), Herpes-simplex-Viren (☞ 15.6.3).

Protozoen oder Pilze sind demgegenüber selten.

Die Erreger gelangen meist bei einer generalisierten Infektion mit dem Blut ins Gehirn. Seltener werden sie aus benachbarten Entzündungsprozessen fortgeleitet oder gelangen über offene Verbindungen (Verletzung, Fistel) zwischen Gehirn und Außenwelt ins Gehirn.

Symptome und Untersuchungsbefund

Meist setzen die Symptome einer bakteriellen Meningitis rascher ein und sind heftiger als die einer viralen Menin-

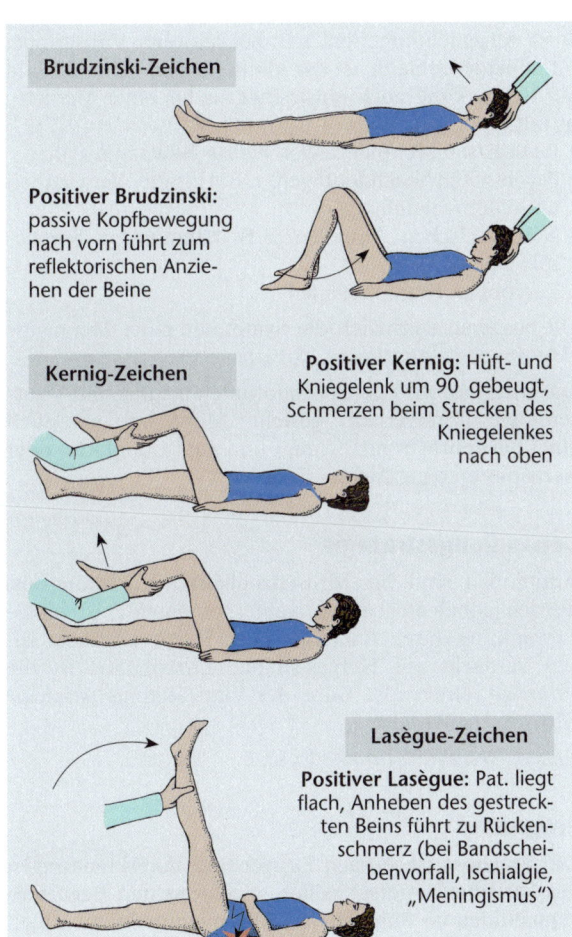

Abb. 15.56: Klinische Meningitiszeichen. [B110]

gitis. Oft kommt es innerhalb von Stunden zu einem schweren Krankheitsbild mit:
- Hohem Fieber
- (Unerträglichen) Kopfschmerzen im ganzen Kopf
- Übelkeit und Erbrechen
- Licht-, Geräuschüberempfindlichkeit
- Nackensteife, *Opisthotonus* (Rückwärtsbeugung des Kopfes mit Überstreckung von Rumpf und Extremitäten)
- Bewusstseinsveränderungen bis zum Koma.

Zusätzlich können die Symptome der Grunderkrankung bestehen.

Kennzeichnend für die **tuberkulöse Meningitis** sind ein vorwiegender Befall der Hirnnerven an der Schädelbasis und ein eher schleichender Beginn.

Komplikationen

Hauptkomplikationen sind ein – meist vorübergehendes – Syndrom der inadäquaten ADH-Sekretion (☞ 10.3.4), ein Hydrozephalus, ein Hirnabszess, subdurale Eiteransammlungen und Thrombosen der Hirnsinus.

Diagnostik

Entscheidend ist die Liquoruntersuchung: trüber oder eitriger Liquor mit Zellvermehrung, Eiweiß- und Druckerhöhung sowie bei bakteriellen und tuberkulösen Meningitiden Glukoseerniedrigung. Zur Erregeridentifizierung wird eine Liquorkultur angelegt, teils ist auch ein immunologischer oder molekulargenetischer Antigennachweis möglich. Zusätzlich können serologische Untersuchungen angezeigt sein (☞ 15.4.4). 🖥

Behandlungsstrategie

Bei bakteriellen Meningitiden ist eine sofortige intravenöse Antibiotikabehandlung oft prognoseentscheidend. Meist wird sie *kalkuliert* (☞ 15.4.3) begonnen und später entsprechend dem Ergebnis der Liquorkultur korrigiert. Ein Teil der meningitisverursachenden Viren ist gegenüber Virostatika, z. B. Zovirax® (☞ Tab. in Pharma-Info 15.30), empfindlich. Die zusätzliche symptomatische Behandlung umfasst eine evtl. nötige Hirndruckbehandlung und medikamentöse Unterdrückung von Krampfanfällen.

Der Arzt klärt die Angehörigen außerdem über die Ansteckungsgefahr auf. Nach Beginn der antibiotischen Therapie lässt die Ansteckungsgefahr rasch nach, sie beträgt bei Meningokokken nur wenige Tage. Manchmal werden die Angehörigen des Patienten prophylaktisch mit Antibiotika behandelt, um weitere Erkrankungen und eine Ausbreitung des Keimes zu verhindern.

Pflege

Die Patienten sind häufig schwer krank und benötigen intensivmedizinische Betreuung:
- Engmaschige Kontrollen von Vitalzeichen, Temperatur, Bewusstsein und Symptomverlauf, z. B. Kopfschmerz, Nackensteife, Hirndruckzeichen
- Bei Lichtempfindlichkeit Abdunkeln des Raumes, bei Geräuschempfindlichkeit möglichst ruhige Umgebung

15

- Übernahme der kompletten Grundpflege
- Durchführung aller notwendigen Prophylaxen
- Ausreichende Flüssigkeitszufuhr, besonders wichtig bei hohem Fieber
- Isolierung des Patienten je nach Grunderkrankung, evtl. bereits bei Verdacht auf Ansteckungsgefahr.
  - Bei noch unbekanntem Erreger geht man von den strengsten Maßnahmen aus: Der Patient wird in einem Einzelzimmer untergebracht, zusätzlich zu Handschuhen und Schutzkittel wird ein Mund-Nasen-Schutz angelegt. Die patientennahen Flächen werden einmal täglich desinfiziert, kontaminierte Wäsche und Geschirr werden desinfizierend aufbereitet
  - Bei einer Meningitis durch Haemophilus-Bakterien oder Meningokokken sind vor allem die Atemwegssekrete ansteckend. Folgende Schutzmaßnahmen sind bis 24 Stunden nach Beginn einer wirksamen Antibiotikatherapie erforderlich: Der Patient wird in einem Einzelzimmer isoliert, und es werden bei möglicher Kontamination Handschuhe, Schutzkittel und Mund-Nasen-Schutz getragen. Eine laufende Desinfektion patientennaher Flächen ist erforderlich. Ähnliches gilt für Pneumokokken-Meningitiden
  - Bei den Viren stehen Entero- oder Herpes-simplex-Viren im Vordergrund. Hier reicht es aus, bis eine Woche nach Beginn der Erkrankung bei möglicher Kontamination Handschuhe bzw. Schutzkittel anzuziehen und die patientennahen Flächen einmal täglich zu desinfizieren. Ein Einzelzimmer ist nur bei mangelhafter Patientenhygiene (z. B. Keimverschleppung mit dem Stuhl) notwendig.

Rehabilitation

Bei einem Teil der Betroffenen reicht eine längere (häusliche) Erholungsphase. Bei ausgeprägten Defiziten wie etwa (stärkeren) Konzentrationsstörungen, Lähmungen oder Sprachstörungen sind ambulante, teilstationäre oder stationäre Rehabiliationsmaßnahmen sinnvoll (Prinzipien ☞ 1.2.2). Besonders zu erwähnen sind:
- Ggf. Nachholen von Diagnostik, z. B. Hörtest
- Information über die Erkrankung und mögliche Spätfolgen (z. B. Warnzeichen eines Hydrozephalus, der sich erst lange nach der Erkrankung zeigen kann)
- Training kognitiver Beeinträchtigungen (teils PC-gestützt)
- Angepasste Sporttherapie zur Steigerung der allgemeinen Leistungsfähigkeit
- Physiotherapie je nach bestehenden motorischen Defiziten
- Ergotherapie, je nach Bedarf z. B. mit Üben im Alltag notwendiger Bewegungen, feinmotorischer Fähigkeiten
- Ggf. Logopädie
- Psychotherapie, z. B. Coping-, Stressbewältigungsstrategien
- Soziale Beratung, z. B. über die Möglichkeiten der Wiedereingliederung ins Berufsleben.

Prognose

Die Prognose ist abhängig von Erreger, Abwehrlage und Schwere des Krankheitsbildes. Durchschnittlich beträgt die Sterblichkeit heute 10–15 %, zudem bleiben oft Dauerschäden wie Hör- und Sehstörungen oder Konzentrationsschwäche zurück.

15.13.2 Enzephalitis

Enzephalitis *(Gehirnentzündung):* ZNS-Infektion mit überwiegendem Befall des Gehirns.

Krankheitsentstehung

Eine Enzephalitis kann durch die gleichen Erreger verursacht werden wie eine Meningitis (☞ 15.13.1), an erster Stelle stehen allerdings die Viren.

Sonderformen sind:
- Die **parainfektiöse Enzephalitis** während oder kurz nach Virusinfektionen, die nach heutigem Kenntnisstand durch immunologische Reaktionen des Körpers auf das Virus bedingt ist
- Die **embolische Herdenzephalitis** als Folge vieler kleiner septischen Embolien im Gehirn, z. B. bei bakterieller Herzklappenentzündung (☞ 4.7.1).

Symptome, Befund und Diagnostik

Während eine leichte (Begleit-)Enzephalitis im Rahmen einer Allgemeininfektion, z. B. bei schwerer Virusgrippe, oft unbemerkt bleibt, ist das klinische Bild beim Vollbild der Erkrankung noch ernsthafter als bei einer Meningitis mit:
- Bewusstseinsveränderungen bis zur Bewusstlosigkeit
- Psychischen Veränderungen, z. B. Unruhe, Verwirrtheit und Wahnvorstellungen
- Neurologischen Ausfällen (z. B. Lähmungen, Sprachstörungen)
- Zerebralen Krampfanfällen.

Oft bestehen zusätzlich die Symptome einer Meningitis (*Meningoenzephalitis* ☞ 15.13.1).

Die Diagnose wird durch Liquoruntersuchung und Virusserologie (Titerverlauf) gestellt. Meist erfolgen auch ein EEG (Hirnstrommessung) und eine Computer- oder Kernspintomographie des Gehirns.

Behandlungsstrategie

Antibiotika sind bei Virusenzephalitiden wirkungslos, werden jedoch oft gegeben, wenn (noch) unklar ist, ob die Erkrankung durch Bakterien oder Viren verursacht ist. Bei Verdacht auf Herpes-simplex-Enzephalitis ist die *sofortige* intravenöse Gabe des Virostatikums Aciclovir (Zovirax®) angezeigt.

Pflege, Rehabilitation ☞ 15.13.1

Prognose

Die Prognose ist je nach Erreger und Vorerkrankungen des Patienten unterschiedlich. Nach leichten Begleitenzephalitiden im Rahmen von Allgemeininfektionen bleiben nur selten Dauerschäden zurück. Gefürchtet ist die Herpes-Enzephalitis mit einer Sterblichkeit um 20 % trotz Behandlung.

15

15.14 Tropenkrankheiten

Tropenkrankheiten: Sammelbegriff für Krankheiten, die an tropische oder subtropische Klimabedingungen gebunden sind oder durch die besonderen (hygienischen und sozialen) Verhältnisse in den tropischen „Entwicklungsländern" dort wesentlich häufiger auftreten als anderswo. Viele, aber nicht alle Tropenkrankheiten sind Infektionskrankheiten **(tropische Infektionskrankheiten),** die durch Fernreisende alljährlich auch nach Deutschland eingeschleppt werden.

Begriffsbestimmung

- Zum einen zählen solche Erkrankungen zu den Tropenkrankheiten, die nur in den **Tropen** (Gebiet beidseits des Äquators zwischen den beiden Wendekreisen) oder **Subtropen** (an die Tropen angrenzende Gebiete bis 30° nördlicher und südlicher Breite) vorkommen. Diese Krankheiten sind damit eindeutig definiert, zu ihnen gehört beispielsweise die Malaria, deren Überträgermücken nur in den Tropen und Subtropen vorkommen
- In der Definition problematisch sind die Krankheiten, die zwar sporadisch, d.h. als gelegentliche Einzelfälle, weltweit auftreten, jedoch in den Tropen und Subtropen wesentlich häufiger zu beobachten sind. Hier ist es schwierig, eine Grenze zu ziehen.

Im Rahmen dieses Kapitels sollen nur die tropischen Infektionskrankheiten behandelt werden. Tabelle 15.57 gibt einen Überblick.

Hauptgesundheitsprobleme bei Tropenreisenden sind neben den überall vorkommenden Atemwegsinfekten der infektiöse Durchfall und unklares Fieber.

Prävention

- Reisewillige sollten sich rechtzeitig vor Antritt der Reise, möglichst bereits in der Planungsphase, bei einem Tropeninstitut oder einer tropenmedizinisch tätigen Arztpraxis nach den speziellen Risiken im Reiseland erkundigen (Adressen z. B. bei ✉ 4). Gute Beratung ist z. B. daran zu erkennen, dass nicht nur nach dem Land, sondern nach der Region innerhalb des Landes (Stadt, Land, Küste, Landesinnere) und nach den geplanten Aktivitäten (Strandurlaub, Städtetour, Safari, „Rucksackurlaub") gefragt wird. Die Tropeninstitute beraten auch über empfehlenswerte Impfungen. Hier sind vor allem die Komplettierung der für Deutschland allgemein empfohlenen Impfungen (vor allem Diphtherie, Tetanus, Polio), die Hepatitis-A-Impfung und die Typhus-Schluckimpfung zu nennen (☞ auch einzelne Krankheitsbilder und 15.1.3). Weitere Impfungen, z. B. gegen Gelbfieber oder Meningokokken-Meningitis, hängen von den gesetzlichen Vorschriften und dem individuellen Risiko ab
- Herzkranke, Schwangere und Kleinkinder sollten möglichst nicht in die Tropen reisen, Personen mit Vorerkrankungen den Arzt lieber einmal zu häufig als einmal zu selten befragen
- Hält man sich konsequent an die in 15.5.6 und 15.5.7 genannten Regeln, lässt sich ein Großteil der Durchfallerkrankungen verhindern
- Ganz wesentlich ist die Vorbeugung vor Mückenstichen. Sowohl tags als auch nachts stechende Mücken können Erkrankungen übertragen – die Malaria ist nur ein Beispiel unter vielen. Deshalb sollten Mückenstiche konsequent durch angemessene Kleidung, Mückenschutznetze und Fliegengitter sowie ggf. durch insektenabweisende Substanzen vermieden werden (☞ auch 15.9.1).

Vorsicht

In vielen tropischen Ländern ist die medizinische Versorgung unzureichend. Deshalb sollte die Reiseapotheke großzügig bemessen sein. Sinnvoll sind:
- Die ständig benötigten Arzneimittel in ausreichender Menge
- Antihistaminika, Sonnen- und Insektenschutzmittel
- Verbandmaterial, Wunddesinfektionsmittel, Schere, Splitterpinzette zum Entfernen von Fremdkörpern, Zeckenzange
- Fieberthermometer, Fieber senkende Mittel (die gleichzeitig auch schmerzstillend wirken, z. B. ASS, Paracetamol), Nasentropfen
- Arzneimittel gegen Durchfallerkrankungen, z. B. Elektrolytmischungen, krampflösende Arzneimittel, evtl. auch Ciprofloxacin (z. B. Ciprobay®) zur Notfall-Selbstbehandlung schwerer Durchfälle

Tropische Infektionskrankheiten				
Durch Bakterien	**Durch Viren**	**Durch Pilze**	**Durch Protozoen**	**Durch tierische Parasiten**
• Brucellosen ☞ 15.5.12 • Cholera ☞ 15.5.14 • Frambösie* • Lepra ☞ 15.5.20 • Leptospirosen ☞ 15.5.21 • Pest ☞ 15.5.8 • Rickettsiosen ☞ 15.5.23 • Rückfallfieber ☞ 15.5.21 • Trachom ☞ 15.5.23	• Dengue-Fieber ☞ 15.6.13 • Ebola ☞ 15.6.13 • Gelbfieber ☞ 15.6.13 • Hepatitis A** ☞ 8.4.2 • Lassa-Fieber ☞ 15.6.13 • Pappatacifieber* • West-Nil-Fieber*	• Best. Dermatomykosen • Histoblastomykose* • Histoplasmose ☞ 15.8.4 • Kokzidioidomykose ☞ 15.8.4 • Versch. primäre Lungenmykosen	• Afrik. Schlafkrankheit ☞ 15.9.4 • Amöbiasis ☞ 15.9.3 • Chagas-Krankheit ☞ 15.9.4 • Leishmaniasen ☞ 15.9.4 • Malaria ☞ 15.9.1	• Bilharziose ☞ 15.10.2 • Drakunkulose* • Filariosen ☞ 15.10.4 • Hakenwurmbefall ☞ 15.10.4 • Lungenegelbefall* • Opisthorchiasis ☞ 15.10.4 • Zwergfadenwurmbefall ☞ 15.10.4

* Nicht im Buch behandelte Erkrankung
** Erkrankung wird nur von einigen Autoren zu den Tropenkrankheiten gezählt

Tab. 15.57: Überblick über tropische Infektionskrankheiten (Auswahl).

15

- Einmalhandschuhe, sterile Spritzen und Kanülen, steriles Naht- und Verbandmaterial, da diese Artikel in tropischen Ländern Mangelware sein können.

Zusätzliche Arzneimittel können in Abhängigkeit von Reiseland und Reiseart empfehlenswert sein, z. B. Malariamedikamente.

15.15 Meldepflicht bei Infektionskrankheiten

Zweck des **Infektionsschutzgesetzes** (genau: *Gesetz zur Verhütung und Bekämpfung von Infektionskrankheiten beim Menschen,* kurz *IfSG*) ist es, übertragbaren Erkrankungen beim Menschen vorzubeugen, Infektionen frühzeitig zu erkennen und ihre Weiterverbreitung zu verhindern (◻ 19).

Zur Meldung verpflichtete Personen und Angaben

Zur Meldung verpflichtet sind in erster Linie die (leitenden) Ärzte, prinzipiell aber *alle* mit der Therapie oder *Pflege* des Patienten berufsmäßig Befassten. Ausnahme ist Rettungspersonal, das den Patienten in eine ärztlich geleitete Einrichtung bringt. Ambulant Pflegende machen in aller Regel den behandelnden Arzt auf ihren Verdacht aufmerksam, ist die Krankheit aber ohne Arzt überstanden oder weigert sich der Patient, einen Arzt hinzuzuziehen, müssen die Pflegenden die Erkrankung dem Gesundheitsamt melden.

Namentliche Meldungen enthalten unter anderem Name, Vorname, Geschlecht, Geburtsdatum und Anschrift des Patienten, (Verdachts-)Diagnose bzw. Untersuchungsbefunde, Tag der Erkrankung/Diagnose, wahrscheinliche Infektionsquelle sowie Anschrift des Meldenden. Die Meldung muss unverzüglich, spätestens nach 24 Stunden beim zuständigen Gesundheitsamt erfolgen, wobei einzelne noch fehlende Angaben nachgereicht werden können.

Meldepflichtige Krankheiten und Krankheitserreger

Meldepflichtig sind Krankheitsverdacht, Erkrankung und Tod bei folgenden *Erkrankungen:*
- Botulismus
- Cholera
- Diphtherie
- Humane spongiforme Enzephalopathien, ausgenommen familiär-hereditäre Formen
- Akute Virushepatitis
- Enteropathisches hämolytisch-urämisches Syndrom (HUS)
- Virusbedingte hämorrhagische Fieber
- Masern
- Meningokokken-Meningitis oder -Sepsis
- Milzbrand
- Poliomyelitis (wobei jede nicht-traumatisch bedingte, akute schlaffe Lähmung als Verdacht gilt)
- Pest
- Tollwut
- Typhus/Paratyphus.

Meldepflichtig sind außerdem:
- Erkrankung und Tod an einer behandlungsbedürftigen Tuberkulose, außerdem Verweigern oder Abbruch einer notwendigen Behandlung
- Verdacht und Erkrankung an einer mikrobiell bedingten Lebensmittelvergiftung oder an einer akuten infektiösen Gastroenteritis, wenn entweder der Erkrankte eine Tätigkeit z. B. in der Lebensmittelverarbeitung, Gaststätten oder Einrichtungen der Gemeinschaftsverpflegung ausübt oder mindestens zwei gleichartige Erkrankungen auftreten und ein epidemischer Zusammenhang vermutet wird
- Die Verletzung eines Menschen durch ein tollwutkrankes, -verdächtiges oder ansteckungsverdächtiges Tier sowie die Berührung eines solchen Tieres oder Tierkörpers
- Das Auftreten einer bedrohlichen Erkrankung oder von mindestens zwei gleichartigen Erkrankungen bei vermutetem epidemischem Zusammenhang, wenn dies auf eine schwerwiegende Gefahr für die Allgemeinheit hinweist und oben nicht genannte Krankheitserreger ursächlich in Betracht kommen
- Das gehäufte Auftreten nosokomialer Infektionen bei vermutetem epidemischem Zusammenhang (nicht namentlich).

Auch der Nachweis bestimmter *Krankheitserreger* ist meldepflichtig. Diese Meldepflicht ist für Pflegende jedoch nicht von Bedeutung, da sie die entsprechenden Untersuchungen nicht durchführen. ◻

Quarantäne

Quarantäne: Zeitlich befristete, totale Isolierung ansteckungsverdächtiger oder bereits erkrankter Personen zur Verhinderung der Einschleppung oder Ausbreitung von Infektionskrankheiten.

Das Infektionsschutzgesetz sieht weiter vor, dass bei Menschen mit Lungenpest oder von Mensch zu Mensch übertragbaren hämorrhagischen Fiebern behördlich eine Isolierung anzuordnen ist. **Internationale Quarantänekrankheiten** sind Cholera, Gelbfieber und Pest (die Pocken sind mittlerweile ausgerottet).

Weitere Inhalte

Weitere Inhalte sind u. a. die Weitermeldung an das Robert Koch-Institut und die WHO, die Meldepflicht für Impfschäden (☞ 15.1.3), die Dokumentationspflicht für nosokomiale Infektionen und Infektionen mit resistenten Erregern, die Zulassung zu Gemeinschaftseinrichtungen (z. B. Schulen) bei verschiedenen Erkrankungen, Vorschriften für im Umgang mit Lebensmitteln Beschäftigte zum Infektionsschutz der Bevölkerung und zahlreiche Maßnahmen zur Infektionsprävention.

15

Literatur und Kontaktadressen

📖 Literaturnachweis

1. Robert Koch-Institut (Hrsg.): Empfehlungen der Ständigen Impfkommission (STIKO) am Robert Koch-Institut, Stand Juli 2008, veröffentlicht in: Epidemiologisches Bulletin 30/2008. Nachzulesen im Internet unter www.rki.de, dann weiter zu Infektionsschutz, Impfen, Ständige Impfkommission.

2. www.nadelstichverletzung.de

3. Postexpositionelle Prophylaxe der HIV-Infektion. Deutsch-Österreichische Empfehlungen, Stand: Januar 2008. Nachzulesen auf den Internetseiten des Robert Koch-Instituts unter www.rki.de, dann weiter zu Infektionskrankheiten A–Z, HIV/AIDS, Empfehlungen.

4. Haamann, F.: Diagnostisches Standardverfahren bei Stich- und Schnittverletzungen. Deutsches Ärzteblatt 105, S. A 3102–3107 (2008). Nachzulesen im Internet unter www.aerzteblatt.de (Suchfunktion benutzen).

5. Wicker, S.; Gottschalk, R.; Rabenau, H. F.: Gefährdungen durch Nadelstichverletzungen. Betrachtung aus arbeitsmedizinischer und virologischer Sicht. Deutsches Ärzteblatt, 104, S. A 3102–3107 (2007). Nachzulesen im Internet unter www.aerzteblatt.de (Suchfunktion benutzen).

6. Loczenski, B.: Probleme aus der Praxis – Lösungen für die Praxis: Nadelstichverletzungen vermeiden. In: Pflegezeitschrift 8/2007, S. 434–436.

7. Siegel, J. D. et al.: 2007 Guideline for Isolation Precautions: Preventing Transmission of Infectious Agents in Healthcare Settins, June 2007. Nachzulesen im Internet unter www.cdc.gov/ncidod/dhqp/gl_isolation.html

8. Robert Koch-Institut (Hrsg.): Richtlinie für Krankenhaushygiene und Infektionsprävention. Elsevier, Urban & Fischer Verlag, München 2007 (laufend aktualisierte Loseblattsammlung).

9. Daschner, F. et al.: Praktische Krankenhaushygiene und Umweltschutz. 3. Aufl., Springer, Heidelberg 2006.

10. Gastmeier, P.; Geffers, C.: Nosokomiale Infektionen in Deutschland: Wie viele gibt es wirklich? Eine Schätzung für das Jahr 2006. Deutsche medizinische Wochenschrift 133, S. 1111–1115 (2008).

11. Kela, N.: Probleme aus der Praxis – Lösungen für die Praxis: Antibiotika richtig applizieren. In: Pflegezeitschrift 7/2007, S. 379–382.

12. Bartels, C. et al.: Methicillin-resistente Staphylokokken. Frühes Screening senkt die Zahl der Infektionen. Deutsches Ärzteblatt 105, S. A 672–673 (2008). Nachzulesen im Internet unter www.aerzteblatt.de (Suchfunktion benutzen).

13. Robert Koch-Institut (Hrsg.): RKI-Ratgeber Infektionskrankheiten – Merkblätter für Ärzte. Staphylokokken-Erkrankungen, insbesondere Infektionen durch MRSA (Stand: Februar 2007). Nachzulesen im Internet unter www.rki.de, dann weiter zu Infektionskrankheiten A–Z, Staphylokokken.

14. Landesuntersuchungsanstalt für das Gesundheits- und Veterinärwesen (LUA) Sachsen (Hrsg.): Empfehlungen zur Verhütung und Bekämpfung von MRSA im Freistaat Sachsen – Sächsisches Herdbekämpfungsprogramm MRSA (Stand März 2008). Nachzulesen im Internet unter www.lua.sachsen.de, dann weiter zu Humanmedizin, Infektionsschutz.

15. Nussbaum, B.: Hygienisches Barrierekonzept: Kleidung und Schutzausrüstung in der Pflege bei MRSA. In: Die Schwester/Der Pfleger 4/2007, S. 328–330.

16. Niknam, S.: Infektionsprophylaxe: Bei Noroviren schnell handeln. In: Die Schwester/Der Pfleger 1/2008, S. 28–30.

17. Deutsche Gesellschaft für Tropenmedizin und Internationale Gesundheit e. V. (DTG), c/o Bernhard-Nocht-Institut für Tropenmedizin, Bernhard-Nocht-Straße 74, 20359 Hamburg, Tel.: 0 40/42 81 84 78, Fax: 0 40/42 81 85 12; Info Service: Postfach 40 04 66, 80704 München, Tel.: 0 89/21 80 38 30, Fax: 0 89/33 60 38, http://dtg.org/

18. Reinhart, K. et al.: Diagnose und Therapie der Sepsis. S2-Leitlinie der Deutschen Sepsis-Gesellschaft e. V. und der Deutschen Interdisziplinären Vereinigung für Intensiv- und Notfallmedizin, erstellt im Dezember 2005. Nachzulesen im Internet unter www.uni-duesseldorf.de/awmf/ll/079-001.pdf

19. Gesetz zur Verhütung und Bekämpfung von Infektionskrankheiten beim Menschen (Infektionsschutzgesetz – IfSG), veröffentlicht in: Bundesgesetzblatt, Jg. 2000, Teil I, Nr. 33 vom 25.7.2000, S. 1045–1077. Nachzulesen im Internet unter www.rki.de, dann weiter zu Infektionsschutz, Infektionsschutzgesetz.

✉️ Kontaktadressen

1. Robert Koch-Institut, Nordufer 20, 13353 Berlin, Tel.: 0 30/18 75 40, Fax: 0 30/1 87 54 23 28, www.rki.de (mit sehr umfangreicher Literatursammlung, u. a. Merkblätter zu zahlreichen Infektionskrankheiten, jeweils aktuelle Impfempfehlungen).

2. Centers for Disease Control and Prevention, 1600 Clifton Road, Atlanta, GA 30333, USA, Tel.: 0 01/80 02 32 46 36, Fax: 0 01/88 82 32 63 48, www.cdc.gov/

3. Borreliose und FSME Bund Deutschland e. V. (BFBD), In den Rödern 13, 64354 Reinheim, Tel.: 0 61 62/96 94 43, Fax: 0 61 62/16 66; telefonische Beratung: 01 80/5 00 69 35, www.borreliose-bund.de

4. Deutsche Gesellschaft für Tropenmedizin und Internationale Gesundheit e. V. (DTG), c/o Bernhard-Nocht-Institut für Tropenmedizin, Bernhard-Nocht-Straße 74, 20359 Hamburg, Tel.: 0 40/42 81 84 78, Fax: 0 40/42 81 85 12; Info Service: Postfach 40 04 66, 80704 München, Tel.: 0 89/21 80 38 30, Fax: 0 89/33 60 38, http://dtg.org/

15

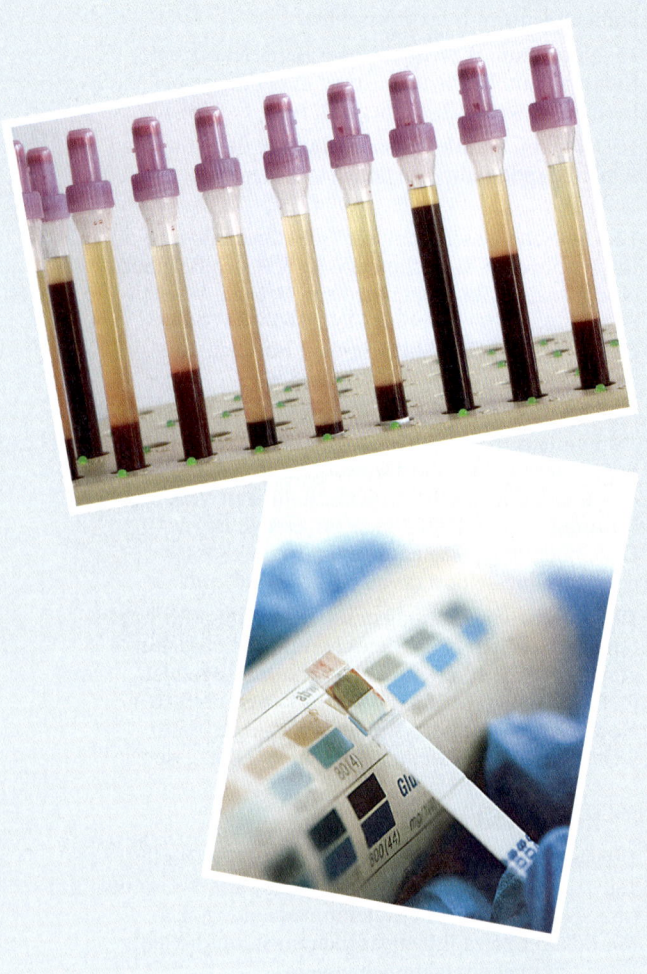

16 Laborwerte

- Sortierprinzip: alphabetisch, griechische Buchstaben und Ziffern ignorierend
- Da die Probeentnahme- und Transportvorschriften teilweise von der Messmethode abhängen, bitte stets die hausinternen Richtlinien beachten. Bei Sammelurin immer 24-Stunden-Menge dokumentieren und mitteilen
- Falls nicht anders angeordnet, bei einer geplanten venösen Blutentnahme Standardbedingungen einhalten: Blutentnahme morgens um 7–9 Uhr nach einem normalen Nachtschlaf, vorher keine körperliche Anstrengung, keine Nahrungszufuhr, kein Alkohol über mindestens 8 Stunden (bei geplanter Blutfettbestimmung 12–14 Stunden). Patienten vor der Blutentnahme ruhen (im Krankenhaus am besten liegen) lassen
- Normwerte nach: Neumeister, B. et al., Klinikleitfaden Labordiagnotik, 4. A., Elsevier 2009; Thomas, L., Labor und Diagnose, 7. A., TH-Books 2007; Guder, W.G., Nolte, J., Das Laborbuch, 1. A., Elsevier 2005. Alle Normwerte beziehen sich auf Erwachsene, die Enzymmessungen auf eine Messtemperatur von 37 °C.

ACTH (Adrenocorticotropes Hormon)

Normwert: Labor- und tageszeitabhängig, z. B.
7–10 Uhr 9–52 ng/l (2,0–11,5 pmol/l)
20–22 Uhr < 30 ng/l (6,6 pmol/l)

Funktion: Hypophysenvorderlappenhormon

↓: Hypothalamus-, Hypophysenvorderlappeninsuffizienz, autonome Kortisolüberproduktion der Nebennierenrinde (z. B. durch Adenom)

↑: Primäre Nebennierenrindeninsuffizienz, ACTH-produzierendes Adenom (M. Cushing), paraneoplastische (ektope) ACTH-Produktion

☑ 1 ml EDTA-/Heparin-Plasma (Blut binnen 1 h ins Labor)

AFP (Alpha-Fetoprotein, α-Fetoprotein)

Normwert: < 10 µg/l (7 IU/ml)

Funktion: Protein im fetalen Stoffwechsel

↑: Tumormarker für das primäre Leberzellkarzinom und Keimzelltumoren. Außerdem (leicht) erhöht bei gutartigen Lebererkrankungen, gastrointestinalen Tumoren

☑ 1 ml Serum

Alanin-Amino-Transferase, ALAT ☞ ALT

16

Albumin

Normwert:
Serum 60,6–68,6% des Serumeiweißes (35–53 g/l)
Liquor < 0,7% des Serumalbumins
Morgenurin < 20 mg/l, Sammelurin < 30 mg/24 h

Funktion: Mengenmäßig bedeutendstes Bluteiweiß, erzeugt 80% des kolloidosmotischen Drucks im Gefäßsystem, Transportprotein

↓ Serum: Eiweißmangelernährung, Leberfunktionsstörungen, Ödeme, nephrotisches Syndrom, Verbrennungen, Entzündungen

↑ Liquor: Störung der Blut-Liquor-Schranke z.B. bei Entzündungen

↑ Urin: Glomeruläre Nierenerkrankungen. Geringe Mehrausscheidung (Mikroalbuminurie) Frühzeichen einer diabetischen oder hypertoniebedingten Nierenschädigung

☑ 1 ml Serum, 1 ml Liquor, 10 ml Morgen- oder Sammelurin

Alpha-Fetoprotein ☞ AFP

Aldosteron

Normwert: 8–9 Uhr im Liegen 29–145 ng/l (80–400 pmol/l), im Stehen ca. das Doppelte. Zahlreiche Einflussfaktoren, Bewertung in Zusammenhang mit Renin

Funktion: Nebennierenrindenhormon

↓: Mineralokortikoidmangel bei M. Addison

↑: Hyperaldosteronismus, z.B. bei renaler Hypertonie

☑ 1 ml Serum/Plasma. Medikamente (z.B. ACE-Hemmer, Diuretika) auf Arztanordnung vorher absetzen

Alkalische Phosphatase (AP)

Normwerte:
Gesamt-AP ♀ < 105 U/l, ♂ < 130 U/l
Knochen-AP (Ostase, BAP): ♀ < 50 U/l, ♂ < 60 U/l

Funktion: Enzym für Reaktionen mit organischen Phosphaten. Blut-AP v.a. aus Knochen und Leber

↑: Leber- und Gallenwegserkrankungen, v.a. Cholestase, Knochenerkrankungen mit gesteigerter Knochenbildung (z.B. Osteomalazie)

☑ 1 ml Serum/Heparin-Plasma

ALT (ALAT, Alanin-Amino-Transferase, GPT, Glutamat-Pyruvat-Transaminase)

Normwert: ♀ < 35 U/l, ♂ < 45 U/l

Funktion: Enzym im Aminosäurestoffwechsel. Blut-ALT v.a. aus Zytoplasma der Leberzellen

↑: Hepatitis, toxische Leberschäden, Verschlussikterus, Leberzirrhose

☑ 1 ml Serum/Plasma

AMA (Antimitochondriale Antikörper)

Normwert: Negativ

Funktion: Autoantikörper gegen Mitochondrien

Positiv: v.a. nicht-eitrige chronisch-destruierende Cholangitis und primär biliäre Zirrhose, Autoimmunhepatitis

☑ 1 ml Serum

α-Amylase (Alpha-Amylase)

Normwerte: Gesamt-α-Amylase < 100 U/l
Pankreas-α-Amylase < 53 U/l

Funktion: Stärke spaltendes Enzym aus Mund-/Bauchspeicheldrüse

↑: Pankreatitis, andere Pankreas-/Abdominalerkrankungen, nach ERCP. Parotitis

☑ 1 ml Serum/Plasma

ANA (Antinukleäre Antikörper, Antinukleäre Faktoren, ANF)

Normwert: Negativ oder Titer max. 1:80

Funktion: Autoantikörper gegen Zellkernbestandteile. Suchtest, bei positivem Ausfall weitere Differenzierung der Autoantikörper

Positiv: Kollagenosen (v.a. SLE), Vaskulitiden, entzündlich-rheumatische Erkrankungen, Autoimmunhepatitis

☑ 1 ml Serum

Anti-CCP (Antikörper gegen citrullinierte Peptide, CCP-Ak)

Normwert: < 7 U/ml

Funktion: Autoantikörper gegen die Aminosäure Citrullin

Positiv: Rheumatoide Arthritis

☑ 1 ml Serum

Antimitochondriale Antikörper ☞ AMA
Antinukleäre Faktoren ☞ ANA

Antithrombin (Antithrombin III, AT, AT III)

Normwert: 70–120% (0,14–0,39 g/l)

Funktion: Natürliche gerinnungshemmende Substanz im Blut

↓: Familiärer AT-Mangel, schwere Leberschäden, Sepsis, nephrotisches Syndrom, Verbrauchskoagulopathie, zu Beginn der Heparintherapie, „Pille"

↑: Cumarintherapie, Entzündungen

☑ 1 ml Zitratplasma

AP ☞ Alkalische Phosphatase

APC-Ratio (Aktiviertes-Protein-C-, APC-Resistenztest)

Normwert: ≥ 2,3 (laborabhängig)

Funktion: Test auf Ansprechen von Faktor V auf die gerinnungshemmende Wirkung von Protein C (natürliche gerinnungshemmende Substanz im Blut)

↓: APC-Resistenz, d.h. vermindestes Ansprechen von Faktor V auf Protein C und damit erhöhte Thromboseneigung

☑ 1 ml Zitratplasma

16

AST (ASAT, Aspartat-Amino-Transferase, GOT, Glutamat-Oxalazetat-Transaminase)

Normwert:
♀ < 31 U/l, ♂ < 35 U/l

Funktion: Enzym mit Hauptvorkommen in Leber, Herz- und Skelettmuskulatur. In der Leber zu 30 % im Zytoplasma und 70 % in Mitochondrien lokalisiert

↑: Hepatitis, toxische Leberschäden und andere Leber-Gallenwegs-Erkrankungen. Skelett-, Herzmuskelschäden (z. B. Herzinfarkt)

☑ 1 ml Serum/Plasma

AT ☞ Antithrombin

Basophile Granulozyten ☞ Differenzialblutbild

Bilirubin

Normwerte:
Gesamt-Bilirubin < 1,1 mg/dl (18,8 µmol/l)
Direktes Bilirubin < 0,3 mg/dl (5,1 µmol/l)
Indirektes Bilirubin (Gesamt-Bili – direktes Bili) < 0,8 mg/dl (13,7 µmol/l)

Funktion:
- Indirektes Bilirubin: Wasserunlösliches Abbauprodukt des Hämoglobin, im Blut an Albumin gebunden
- Direktes Bilirubin: Durch Umwandlung (Konjugation) in der Leber wasserlösliches Bilirubin

☑ Ikterus sichtbar, wenn Gesamt-Bili > 2 mg/dl (34 µmol/l)

↑: Hämolyse, Leberschäden und Gallenstau (Cholestase) jeglicher Ursache, Vergiftungen, Medikamente (z. B. Östrogene, Glukokortikoide), erbliche Störungen des Bilirubinstoffwechsels

☑ 1 ml Serum/Plasma

Blutgasanalyse (BGA)

Normwerte:

pH	7,36 bis 7,44
paO$_2$ (altersabhängig)	≥ 70 mmHg (9,5 kPa)
paCO$_2$	32 bis 45 mmHg (4,3–5,9 kPa)
Standardbikarbonat	22 bis 26 mmol/l
BE (Basenüberschuss)	–3 bis + 3 mmol/l
Sauerstoffsättigung	90–96 %

Funktion: Diagnose von Azidosen und Alkalosen durch Atem- oder Stoffwechselstörungen, Kontrolle beatmeter Patienten

☑ Arterialisiertes Kapillarblut oder arterielles Blut, blasenfrei aufgezogen in mit Heparin benetzter Spritze. Raschestmögliche Analyse

Blutkörperchensenkungsgeschwindigkeit (BSG, BKS, BSR)

Normwert: ♀ unter 50 Jahren ≤ 20 mm/1. Stunde, ♀ über 50 Jahren ≤ 30 mm/1. Stunde; ♂ unter 50 Jahren ≤ 15 mm/1. Stunde, ♂ über 50 Jahren ≤ 20 mm/1. Stunde

Funktion: Suchtest auf Entzündungen

↓ (< 1 mm/1. Stunde): Polyglobulie, Polycythaemia vera

↑: Infektionen (v. a. bakterielle), nicht-infektiöse Entzündungen, (fortgeschrittene) Tumoren, Veränderungen der Bluteiweiße (z. B. bei Plasmozytom), Anämie, Schwangerschaft

☑ 2 ml Zitratblut (0,4 ml Zitrat + 1,6 ml Blut)

BNP ☞ 4.5.1

BZ ☞ Glukose

Calcitonin ☞ Kalzitonin

Calcium ☞ Kalzium

Carcinoembryonales Antigen ☞ CEA

CCP-Ak ☞ Anti-CCP

CDT (Carbohydrat-defizientes Transferrin)

Normwert: < 2,7 % des Gesamt-Transferrin

Funktion: Transferrinvariante mit weniger Kohlenhydratseitenketten

↑: Chronischer Alkoholmissbrauch > 60 g Alkohol/Tag, einige schwere Lebererkrankungen, genetische Variante (selten)

☑ 1 ml Serum

CEA (Carcinoembryonales Antigen)

Normwert: Nichtraucher < 5 µg/l
Raucher < 10 µg/l

Funktion: Eiweiß, v. a. in der Darmschleimhaut vorkommend

↑: Tumormarker v. a. für das kolorektale Karzinom und dessen Lebermetastasen. Geringe Erhöhung bei Darm-, Leber-, Pankreasentzündungen

☑ 1 ml Serum/Plasma

Chlorid (Cl⁻)

Normwert: 96–110 mmol/l

Funktion: Haupt-Anion im Extrazellulärraum; entscheidend für die Wasserbilanz zwischen den Zellen. Veränderungen meist gleichsinnig mit Natrium

↓: Erbrechen, Diuretika, Hyperaldosteronismus, Cushing-Syndrom, bestimmte Nierenerkrankungen

↑: Bestimmte Nierenerkrankungen (renal-tubuläre Azidose)

☑ 1 ml Serum/Plasma

CK ☞ Kreatinkinase

16

Cholesterin

Normwert: < 200 mg/dl (5,2 mmol/l), Normgrenzen strittig

Funktion: Bestandteil von Zellmembranen und Steroidhormonen. Hauptblutfett, v. a. als HDL-Cholesterin und LDL-Cholesterin vorkommend

↑: Primäre Fettstoffwechselstörungen. Sekundär v. a. bei Diabetes mellitus, Hypothyreose, Cushing-Syndrom, nephrotischem Syndrom, bestimmten Medikamenten

☑ 1–2 ml Serum/Plasma

Cholinesterase

Normwert: Laborabhängig, z. B. 3,9–11,5 kU/l

Funktion: Acetylcholin spaltende Enzyme. Im Blut nur Acetylcholin-Acetylhydrolase v. a. der Leber, daher Maß für die Syntheseleistung der Leber

↓: Schwere Leberschäden, Pestizidvergiftung, Medikamente, genetisch bedingt (verlängerte Apnoe nach Succinylcholingabe bei Narkosen!)

☑ 1 ml Serum/Heparin-Plasma

C-reaktives-Protein (CRP)

Normwert:
CRP < 5 mg/l
hs-CRP < 1 mg/l niedriges, > 3 mg/l hohes kardiovaskuläres Risiko

Funktion: Akute-Phase-Protein

↑: Akute und chronische autoimmunbedingte und infektiöse (v. a. bakterielle) Entzündungen, Gewebeschäden anderer Ursache. Werte im oberen Normbereich bei empfindlichen Nachweisverfahren (hs-CRP) gelten als Indikatoren eines erhöhten kardiovaskulären Risikos, sind aber nur bei Fehlen von autoimmunbedingten Entzündungen und Infektionen verwertbar

☑ 1 ml Serum/Plasma

cTnT, cTnI ☞ *Troponin T und I*

β-CTX (β-C-terminale Crosslinks)

Normwert: < 0,6 µg/l

Funktion: Beim Knochenabbau freigesetzte Kollagenbruchstücke

↑: Gesteigerter Knochenabbau, z. B. Osteoporose. Allerdings zahlreiche Einflussfaktoren

☑ 1 ml EDTA-Plasma

Cystatin C (CysC)

Normwert: Laborabhängig, z. B. 0,6–1,2 mg/l

Funktion: Überall im Körper gebildetes Eiweiß, das (fast) nur von den Nieren ausgeschieden wird

↑: Niereninsuffizienz (empfindlicher und weniger beeinflussbar als das Kreatinin)

☑ 1 ml Serum/Plasma

D-Dimere ☞ *Fibrin(ogen)spaltprodukte*

Eisen (Fe^{2+})

Normwert: ♀ 23–165 µg/dl (4,1–29,6 µmol/l)
♂ 35–168 µg/dl (6,3–30,1 µmol/l)

Funktion: O_2-bindender Bestandteil des Hämoglobins

↓: Eisenmangel, Eisenverteilungsstörung z. B. bei chronischen Entzündungen. Wegen zahlreicher Einflussfaktoren zur Diagnose eines Eisenmangels ungeeignet, nur zusammen mit anderen Größen verwertbar

↑: Eisenverwertungsstörung oder -überladung (z. B. Hepatitis, Hämochromatose), Eisenvergiftung

☑ 1 ml Serum/Plasma (kein EDTA-Plasma)

Elastase 1 im Stuhl ☞ *7.3.2*
Eosinophile Granulozyten ☞ *Differenzialblutbild*

Differenzialblutbild

Zellart	Normwert in Zellen/nl	Normwert in Prozent	Diagnost. Funktion
Leukozyten gesamt	4–10		Im Wesentlichen wie Veränderungen der neutrophilen Granulozyten
Stabkernige neutrophile Granulozyten	< 0,7	3–5 % d. Leukos	↓: Knochenmarkschäden, Autoimmunerkrankungen, einige bakterielle Infektionen (z. B. Typhus) ↑: Die meisten bakteriellen Infektionen, Sepsis, nicht-infektiöse Entzündungen, chronische myeloische Leukämie, Polycythaemia vera, Cushing-Syndrom, Medikamente (z. B. Glukokortikoide, „Pille"), Stress
Segmentkernige neutrophile Granulozyten	1,8–7,0	50–70 % d. Leukos	
Eosinophile Granulozyten	< 0,45	1–4 % d. Leukos	↓: Knochenmarkschäden ↑: Allergien, Parasitosen, chronische myeloische Leukämie, maligne Lymphome, Autoimmunerkrankungen
Basophile Granulozyten	< 0,2	< 1 % d. Leukos	↓: Knochenmarkschäden ↑: Chronische myeloische Leukämie, Polycythaemia vera
Lymphozyten	1,0–4,8	25–45 % d. Leukos	↓: Immundefekte (z. B. AIDS), Knochenmarkschäden, Autoimmunerkrankungen (z. B. SLE), Cushing-Syndrom, Glukokortikoidgabe ↑: Virusinfektionen, einige bakterielle Infektionen (z. B. Keuchhusten), (lymphatische) Leukämien, Lymphome, Hyperthyreose
Monozyten	< 0,8	2–8 % d. Leukos	↓: Knochenmarkschäden ↑: Chronische Infektionen

☑ 2–3 ml EDTA-Blut oder 50 µl Kapillarblut

Erythrozyten (Erys)

Normwert: ♀ 3,8–5,0/pl; ♂ 4,3–5,9/pl

Funktion: O_2-transportierende Blutzellen

↓: Akuter Blutverlust (nach 12–24 Stunden), Anämie, Hyperhydratation

↑: Polyglobulie, Polycythaemia vera, Dehydratation

☑ 1 ml EDTA-Blut oder 50 µl (heparinisiertes) Kapillarblut

Erythrozytenindizes

Normwerte:
MCV (mittleres korpuskuläres Volumen) 81–96 µm³
(= fl = Femtoliter = 10^{-15} l)
MCH (mittleres korpuskuläres Hb) 27–34 pg (1,7–2,1 fmol)
MCHC (mittlere Hb-Konzentration des Erythrozyten) 32–36 g/dl Ery
(19,9–22,3 mmol/l)

Funktion: Errechnete Größen zur Klassifizierung von Anämien

☑ 1 ml EDTA-Blut oder 50 µl (heparinisiertes) Kapillarblut

Ferritin

Normwert: ♀ 9–140 µg/l, ♂ 18–360 µg/l im mittleren Erwachsenenalter (laborabhängig)

Funktion: Eisen speicherndes Protein

↓: Eisenmangel

↑: Eisenüberladung (z. B. Hämochromatose, Bluttransfusionen),
Eisenverteilungsstörung (z. B. chronische Infektionen, Tumoren,
Leberschäden), Eisenverwertungsstörung

☑ 1 ml Serum/Plasma

α-Fetoprotein ☞ AFP

Fibrinogen

Normwert: 1,8–3,5 g/l

Funktion: Gerinnungsfaktor I, Akute-Phase-Protein

↓: Verminderte Bildung (v. a. schwere Leberschäden), erhöhter
Verbrauch/Abbau (z. B. Verbrauchskoagulopathie, Lysetherapie)

↑: Entzündungen, nach OP/Trauma (☞ CRP). Erblich bedingt,
dann dauerhaft und eigenständiger kardiovaskulärer Risikofaktor

☑ 1 ml Zitratplasma

Fibrin(ogen)spaltprodukte (FSP), D-Dimere

Normwerte: FSP < 1 mg/l (laborabhängig)
D-Dimere < 0,15 mg/l (laborabhängig)

Funktion: Eiweiße, die durch Spaltung von Fibrin(ogen) durch Plasmin
im Rahmen der Fibrinolyse entstehen. D-Dimere entstehen nur durch
Spaltung von Fibrin

↑: Tiefe Beinvenenthrombose, Lungenembolie, Verbrauchskoagulopathie,
(erfolgreiche) Lysetherapie, fortgeschrittene Tumoren

☑ 1 ml Zitratplasma

Folsäure

Normwert: > 4 µg/l

Funktion: Vitamin. Mangel in Deutschland relativ häufig

↓: Unzureichende Zufuhr, Malabsorption, erhöhter Bedarf
(z. B. Schwangerschaft)

☑ 1 ml Serum/EDTA-Plasma (lichtgeschützt)

FSP ☞ Fibrin(ogen)spaltprodukte

fT_3 ☞ Trijodthyronin

fT_4 ☞ Thyroxin

Gesamteiweiß

Normwert: Serum 66–83 g/l
Liquor < 400 mg/l
Sammelurin < 150 mg/24 h

↓ **Serum:** Mangelernährung, Malabsorption, schwere Lebererkrankungen, Aszites, Eiweißverluste z. B. bei nephrotischem Syndrom,
chronischer Diarrhö

↑ **Serum:** Dehydratation, chronische Entzündungen (γ-Globuline ↑),
monoklonale Gammopathie

↑ **Liquor:** Vor allem ZNS-Entzündungen, -Tumoren

↑ **Urin:** Nierenerkrankungen (z. B. Glomerulonephritis, nephrotisches
Syndrom, diabetische Nierenschädigung), Harnwegsinfekte,
Nierensteine, Tumoren, körperliche Anstrengung, Fieber

☑ 1 ml Serum/Plasma, 2–3 ml Liquor oder 10 ml Sammelurin

α-, β-, γ-Globuline ☞ Serumelektrophorese

Glukose

Normwert (nüchtern): Plasma 60–110 mg/dl (3,3–6,1 mmol/l),
Vollblut etwa 10% weniger. Normwerte für oGGT ☞ 10.7.3
Urin < 150 mg/l (0,84 mmol/l), Teststreifen bei Nierengesunden negativ

Funktion: Wichtigster Energieträger des Körpers

↓ **Plasma:** Hunger, Malabsorption, große Tumoren, schwere Leberfunktionsstörungen, Alkoholabusus, Nebennierenrindeninsuffizienz,
Überdosierung von Antidiabetika, Insulinom

↑ **Plasma:** Diabetes mellitus, Cushing-Syndrom, Akromegalie, Phäochromozytom, Arzneimittel (z. B. Diuretika, Glukokortikoide, „Pille")

↑ **Urin mit Hyperglykämie:** Diabetes mellitus und andere Hyperglykämien (☞ oben), wenn die Nierenschwelle (ca. 180 mg/dl) überschritten
wird

↑ **Urin ohne Hyperglykämie:** Verschiedene Nierenerkrankungen,
Schwangerschaft

☑ 1 ml Vollblut, Serum oder Plasma oder 0,01–0,1 ml Kapillarblut
(sofort messen). 10 ml Spontanurin bzw. Urin definierter
Sammelperioden

Glutamat-Oxalazetat-Transaminase (GOT) ☞ AST
Glutamat-Pyruvat-Transaminase (GPT) ☞ ALT

16

Glutamat-Dehydrogenase (GLDH)

Normwert: ♀ < 5 U/l, ♂ < 7 U/l

Funktion: Mitochondriales Enzym, das nur bei Lebererkrankungen im Blut erhöht ist

↑: Lebererkrankungen mit Nekrosen, z. B. toxische Leberschäden, schwere Hepatitis

☑ 1 ml Serum/Plasma

γ-Glutamyl-Transferase (γ-GT)

Normwert: ♀ < 38 U/l; ♂ < 55 U/l

Funktion: Enzym im Aminosäurestoffwechsel. Blut-γ-GT nur aus Leber und Gallenwegen

↑: Leber- und Gallenwegserkrankungen (v. a. mit Cholestase), Alkohol-abusus

☑ 1 ml Serum/Plasma

Glykohämoglobine (glykosyliertes/glykiertes Hämoglobin, HbA)

Normwert: HbA$_{1c}$ 4–6 % (laborabhängig)
Zielwert bei Diabetikern: HbA$_{1c}$ < 6,5 % (laborabhängig)

Funktion: Hämoglobin mit irreversibel gebundener Glukose. Maß für die Serumglukosekonzentration der letzten 6–8 Wochen. Heute fast nur noch Untergruppe HbA$_{1c}$ bestimmt

↑: Alle Hyperglykämien

☑ 1 ml Heparin/EDTA-Blut oder oder 50 µl Kapillarblut

GOT ☞ *AST*
GPT ☞ *ALT*

Hämatokrit (Hkt)

Normwert: ♀ 34–44 %; ♂ 36–48 %

Funktion: Anteil der Blutkörperchen am Gesamtblutvolumen

↓: Anämien, Hyperhydratation

↑: Dehydratation, Polyglobulie, Polycythaemia vera

☑ 1 ml EDTA-Blut oder 50 µl Kapillarblut

Hämoglobin (Hb)

Normwert: ♀ 12–15 g/dl; ♂ 13,6–17,2 g/dl

Funktion: O$_2$-bindendes und -transportierendes Protein im Erythrozyten

↓: Anämie, Hyperhydratation

↑: Polyglobulie, Polycythaemia vera, Dehydratation

☑ 1 ml EDTA-Blut oder 50 µl Kapillarblut

Harnsäure

Normwert:
Serum ♀ < 6 mg/dl (357 µmol/l); ♂ < 7 mg/dl (416 µmol/l)
Urin: < 900 mg/24 h (5,4 µmol/24 h) bei normaler Kost

Funktion: Endprodukt des Purinstoffwechsels

↑: Gicht, Leukämien u. a. Erkrankungen mit erhöhtem Zellabbau, Niereninsuffizienz, Fasten, Alkohol, Medikamente

☑ 1 ml Serum/Plasma oder oder 5 ml Sammelurin

Harnstoff (Urea)

Normwert: 10–50 mg/dl (1,7–8,3 mmol/l)

Funktion: Harnpflichtiges Endprodukt des Eiweißstoffwechsels

↑: Niereninsuffizienz (Anstieg erst bei Nierenfunktion < 25 % des Normalen), gesteigerter Eiweißabbau, sehr hohe Eiweißzufuhr

☑ 1 ml Serum/Plasma

Hb ☞ *Hämoglobin*
HbA$_1$, HbA$_{1c}$ ☞ *Glykohämoglobine*
HBDH ☞ *LDH*
HCT ☞ *Kalzitonin*

HDL-Cholesterin

Normwert: 40–60 mg/dl (1,0–1,6 mmol/l), Normgrenze strittig

Funktion: „Guter" Cholesterin-Anteil, der von Proteinen mit hoher Dichte (*high density lipoproteins*) transportiert wird

↓: Gesteigertes Risiko für arteriosklerosebedingte Herz-Kreislauf-Erkrankungen, z. B. KHK

↑: Schutzfaktor vor Arteriosklerose

☑ 1 ml Serum/Plasma

Hkt ☞ *Hämatokrit*

Homocystein

Normwert: < 10–12 µmol/l

Funktion: Schwefelhaltige Aminosäure. Bei Konzentrationsanstieg im Blut wahrscheinlich Förderung der Arteriosklerose durch Beeinträchtigung der normalen Endothelfunktion sowie gerinnungsfördernde Wirkung

↑: Vitamin-B$_6$-, -B$_{12}$-, Folsäuremangel, Rauchen, Alkoholmissbrauch, Hypothyreose, genetisch bedingt

☑ 1 ml EDTA-Plasma, Blut nach Entnahme sofort ins Labor bringen

Hydroxybutyrat-Dehydrogenase ☞ *LDH*

16

Immunglobuline

Normwerte: IgA 0,7–5 g/l
IgG 7,0–16,0 g/l
IgM 0,4–2,8 g/l

Funktion: Eiweiße (Antikörper) mit Abwehrfunktion, wandern mit den γ-Globulinen

↓: Primärer Antikörpermangel. Sekundärer Antikörpermangel z. B. bei malignen Tumoren, Virusinfektionen, nephrotischem Syndrom, Medikamenten (Immunsuppressiva, Zytostatika), Strahlentherapie

↑: Polyklonale Gammopathie (z. B. Infektionen, Leber-, Autoimmunerkrankungen), monoklonale Gammopathie

☑ 1 ml Serum

International normalized ratio (INR) ☞ *Quick*

Kalium (K⁺)

Normwert: 3,6–4,8 mmol/l

Funktion: Häufigstes Kation in den Zellen. Wichtig z. B. für die Erregbarkeit von Zellen oder die Insulinaufnahme in die Zelle

↓: Bilanzstörung: Diuretika, Glukokortikoide, Cushing-Syndrom, Hyperaldosteronismus. Diarrhö, Erbrechen, Fisteln, Laxantien. Verteilungsstörung: Alkalose, Initialbehandlung des diabetischen Koma

↑: Bilanzstörung: Niereninsuffizienz, kaliumsparende Diuretika, Nebennierenrindeninsuffizienz. Verteilungsstörung: Azidose, massive Hämolyse, Zellzerfall

☑ 1 ml Serum/Plasma

Kalzitonin (Calcitonin, HCT)

Normwert: Laborabhängig, z. B. basal ♀ < 10 ng/l, ♂ < 48 ng/l

Funktion: Hormon der C-Zellen der Schilddrüse

↑: Tumormarker des medullären Schilddrüsenkarzinoms. Gering erhöht z. B. bei Niereninsuffizienz, Bronchialkarzinom

☑ 1 ml Serum/Plasma

Kalzium (Ca²⁺)

Normwerte:
Gesamtkalzium 2,2–2,6 mmol/l (8,8–10,2 mg/dl)
Ionisiertes Kalzium 1,12–1,32 mmol/l (4,5–5,3 mg/dl)
Urin < 300 mg/24 h (7,5 mmol/24 h), normale Kost

Funktion: Wichtiges Mengenelement, z. B. für Knochenaufbau, neuromuskuläre Erregungsübertragung

↓: Niereninsuffizienz, Hypoparathyreoidismus, nephrotisches Syndrom, Leberzirrhose, akute Pankreatitis, Medikamente (Antiepileptika, Schleifendiuretika)

↑: Primärer Hyperparathyreoidismus, Hyperthyreose, Immobilisation, Sarkoidose, Vit.-D- oder Vit.-A-Überdosierung, Tumoren, Medikamente (Thiazid-Diuretika)

☑ Gesamt: 1 ml Serum/Plasma oder 5 ml Sammelurin. Ionisiertes Kalzium: 1 ml heparinisiertes Vollblut möglichst ohne Luftkontakt sofort ins Labor

Kortisol

Normwert: Serum 8 Uhr 5–25 µg/dl (138–690 nmol/l), 16 Uhr etwa 50 % des Morgenwertes, 20–24 Uhr < 5 µg/dl (138 nmol/l)
Urin: 20–90 µg/24 h
Freies Kortisol im Speichel: 8 Uhr 0,2–1,2 µg/dl (5–32 nmol/l), 20–24 Uhr < 0,13 µg/dl (4 nmol/l)

Funktion: Nebennierenrindenhormon (Hauptglukokortikoid)

↓: Nebennierenrindeninsuffizienz, Leberzirrhose, Eiweißmangel

↑: Cushing-Syndrom, Stress, Alkoholabusus, erhöhte Östrogenspiegel (Schwangerschaft, „Pille"), Anorexia nervosa

☑ 1 ml Heparin-/EDTA-Serum/Plasma, 5 ml Sammelurin (kühl sammeln) oder 1 ml Speichel

Kreatinin (Krea)

Normwert: ♀ < 0,8 mg/dl (71 µmol/l); ♂ < 1,1 mg/dl (97 µmol/l)

Funktion: Harnpflichtiges Endprodukt des Muskelstoffwechsels

↑: Niereninsuffizienz (ab ca. 50 %iger Reduktion der Nierenleistung), akutes Nierenversagen

☑ 1 ml Serum/Plasma

Kreatinin-Clearance

Normwert: Alters- und laborabhängig, z. B. 95–160 ml/min bezogen auf 1,73 m² Körperoberfläche

Funktion: Abschätzung der glomerulären Filtrationsrate v. a. zur Erfassung beginnender Nierenfunktionsstörungen. Bei Serum-Kreatinin > 3 mg/dl (> 260 µmol/l) wenig aussagekräftig

↓: (Beginnende) Niereninsuffizienz

☑ 1–2 ml Serum/Plasma jeweils zum Beginn und zum Ende der Sammelperiode und 5 ml Sammelurin (Gewicht und Größe des Patienten mitteilen)

Kreatinkinase (CK)

Normwerte:
Gesamt-CK ♀ < 145 U/l; ♂ < 170 U/l
CK-MB-Aktivität < 24 U/l, **CK-MB-Masse** < 6 µg/l

Funktion: Enzym im Muskelstoffwechsel. Mehrere Isoenzyme, diagnostisch bedeutsam nur CK-MB (v. a. im Herzmuskel)

↑: Herzinfarkt (Anstieg nach 4–8 h, CK-MB > 24 U/l bzw. 6–25 % der Gesamt-CK), Myokarditis, Herzmassage. Muskelschäden z. B. bei i. m.-Injektion, schwerer körperlicher Anstrengung, Verletzungen, Muskeldystrophie, Muskelkrämpfe, Muskelentzündungen (CK-MB < 6 % der Gesamt-CK)

☑ 1 ml Serum/Plasma

Laktat (Milchsäure)

Normwert: 0,5–2,2 mmol/l (4,5–20 mg/dl)

Funktion: Endprodukt der Glukoseverstoffwechselung bei Sauerstoffmangel

↑: Mit Azidose bei Gewebshypoxie, z. B. bei Schock, Biguanidtherapie. Ohne Azidose z. B. nach körperlicher Anstrengung

☑ 1 ml venöses Vollblut (Probe sofort ins Labor bringen)

16

LDH (Laktatdehydrogenase), LDH1
(Hydroxybutyrat-Dehydrogenase, HBDH)

Normwerte: Gesamt-LDH < 250 U/l
LDH1 < 50 U/l

Funktion: Enzym im Zytoplasma aller Zellen. Fünf Isoenzyme, LDH1 v. a. in Herz und Erythrozyten, LDH5 v. a. in der Leber vorkommend

↑: Herzinfarkt (auch noch nach mehreren Tagen, LDH1 > 45 % der Gesamt-LDH), Myokarditis, Skelettmuskelschäden, Hepatitis, toxische Leberschäden, Anämien, Bluterkrankungen und Tumoren mit hohem Zellumsatz

☑ 1 ml Serum/Plasma

LDL-Cholesterin

Normwert: < 3,4 mmol/l (< 130 mg/dl), Normgrenze strittig
Zielwert abhängig vom Gesamt-Herz-Kreislauf-Risiko des Patienten (je höher das Risiko, desto niedriger der Zielwert)

Funktion: Cholesterin-Anteil, der von Proteinen mit niedriger Dichte (*low density lipoproteins*) transportiert wird. Beschleunigt Arteriosklerose

↑: Erhöhtes Risiko für Herz-Kreislauf-Erkrankungen, v. a. Herzinfarkt

☑ 1 ml Serum/Plasma (nüchtern)

Leukozyten (Leukos) ☞ *Differenzialblutbild*

Lipase

Normwert: < 60 U/l

Funktion: Triglyzeride spaltendes Enzym des Pankreas

↑: Pankreatitis, Pankreasbeteiligung bei anderen Oberbaucherkrankungen, nach ERCP

☑ 1 ml Serum/Plasma

Lymphozyten ☞ *Differenzialblutbild*

Magnesium (Mg^{2+})

Normwert: 0,7–1 mmol/l (1,7–2,4 mg/dl)

Funktion: Beteiligt an muskulärer Erregungsübertragung

↓: Chronische Diarrhö, renale Verluste (z. B. bei Diuretikatherapie), verminderte Zufuhr (z. B. bei Alkoholabusus), Hyperaldosteronismus, Hyperparathyreoidismus

↑: Niereninsuffizienz

☑ 1 ml Serum/Plasma

MCH, MCHC, MCV ☞ *Erythrozytenindizes*
Milchsäure ☞ *Laktat*
Monozyten ☞ *Differenzialblutbild*

Natrium (Na$^+$)

Normwert: 135–145 mmol/l

Funktion: Entscheidendes Kation für den osmotischen Druck im Extrazellulärraum

↓: Herzinsuffizienz, Leberzirrhose, Niereninsuffizienz, Syndrom der inadäquaten ADH-Sekretion, Nebennierenrindenunterfunktion, Arzneimittel (z. B. bestimmte Diuretika)

↑: Diarrhö, Fieber oder Schwitzen bei zu geringer Wasserzufuhr, Diabetes insipidus, primärer Hyperaldosteronismus, bestimmte Arzneimittel

☑ 1 ml Serum/Plasma

Natriuretische Peptide ☞ *4.5.1*
Neutralfette ☞ *Triglyzeride*
Neutrophile Granulozyten ☞ *Differenzialblutbild*
NT-ProBNP ☞ *4.5.1*

Partielle Thromboplastinzeit (aPTT, PTT)

Normwert: 28–40 Sek.

Funktion: Maß für das endogene Gerinnungssystem

↑: Gerinnungsfaktormangel (z. B. Hämophilie A, B), Verbrauchskoagulopathie, schwere Lebererkrankungen. Überwachung bei Vollheparinisierung (ca. 1,5–2fache Verlängerung angestrebt)

☑ 1 ml Zitratblut (Röhrchen exakt bis zur Markierung füllen)

Phosphat (anorganisch)

Normwert: 2,6–4,5 mg/dl (0,84–1,45 mmol/l)

Funktion: Baustein von ATP und Zellmembranem, Knochenmineral, Puffersystem im Blut

↓: Rachitis, Malabsorption, Alkoholabusus, Hyperparathyreoidismus, Aluminiumhydroxid enthaltende Antazida (binden Phosphat)

↑: Niereninsuffizienz, Hypoparathyreoidismus

☑ 1 ml Serum/Plasma

Phosphatase, saure ☞ *Saure Phosphatase*
Plasmathrombinzeit, PTZ ☞ *Thrombinzeit*
pO$_2$ ☞ *Blutgasanalyse*
Prostataphosphatase ☞ *Saure Phosphatase*
Proteine ☞ *Gesamteiweiß und Serumelektrophorese*
Prothrombinzeit ☞ *Quick*

PSA (Prostataspezifisches Antigen)

Normwert: < 4 µg/l

Funktion: Fast nur in der Prostata gebildetes Eiweiß

↑: Tumormarker des Prostatakarzinoms. Prostataadenom, Prostataentzündung, nach Druck auf die Prostata

☑ 1 ml Serum/Plasma

PTT ☞ *Partielle Thromboplastinzeit*

16

Quick (Prothrombinzeit, Thromboplastinzeit, TPZ) und INR (International normalized ratio)

Normwert: Quick 70–130%
INR 0,85–1,15

Diagn. Funktion: Maß für das exogene System der Gerinnung. Aufgrund fehlender Standardisierung des Quick-Wertes heute Bevorzugung der INR (International normalized ratio)

Quick ↓ bzw. **INR ↑:** Lebererkrankungen, Verbrauchskoagulopathie, Vit.-K-Mangel, Ther. mit Vit.-K-Antagonisten (z. B. Marcumar®). Therapeutischer Bereich Quick ca. 15–35%, INR 2,0–3,5 je nach Indikation

☑ 5 ml Zitratblut (Röhrchen exakt bis zur Markierung füllen)

Renin

Normwert: Laborabhängig, z. B. liegend 2,9–27,6 ng/l, stehend 4,1–44,7 ng/l. Zahlreiche Einflussfaktoren, Bewertung zusammen mit Aldosteron und Elektrolyten

Funktion: Renales Hormon, das über den Renin-Angiotensin-Aldosteron-Mechanismus den Blutdruck steigert

↓: Primärer Hyperaldosteronismus, Medikamente (Glukortikoide)

↑: Primärer Hypoaldosteronismus, Nebennierenrindeninsuffizienz, sekundärer Hyperaldosteronismus, Medikamente (Captopril, Diuretika)

☑ 1 ml EDTA-Plasma

Retikulozyten (Retis)

Normwert: 0,5–2,0% der Erys

Funktion: Junge Erythrozyten

↓: Verminderte Erythropoese, z. B. bei aplastischer Anämie, Zytostatikatherapie, Erythropoetinmangel

↑: Gesteigerte Erythropoese, z. B. bei hämolytischer Anämie, nach Blutung, unter Behandlung einer Eisen-, Vit.-B_{12}- oder Folsäuremangelanämie (sog. **Retikulozytenkrise**)

☑ 1 ml EDTA-Blut

Rheumafaktoren (RF)

Normwert: Laborabhängig nicht nachweisbar bis < 40 U/ml

Funktion: IgM-Autoantikörper gegen IgG

↑ bzw. positiv: Erkrankungen des rheumatischen Formenkreises, z. B. rheumatoide Arthritis, andere entzündliche und infektiöse Erkrankungen, ca. 10–25% der Gesunden (bei Älteren mehr)

☑ 1 ml Serum

Sauerstoffpartialdruck, Sauerstoffsättigung ☞ Blutgasanalyse

Saure Phosphatase (SP)

Normwerte: Gesamt-SP 4,8–13,5 U/l (laborabhängig)
tartrathemmbare SP < 3,7 U/l (laborabhängig)

Funktion: Gruppe phosphatabspaltender Enzyme mit pH-Optimum < 7. SP im Blut v. a. aus Knochen, Prostata, Erythrozyten, Thrombozyten, RES. Verschiedene Isoenzyme, Isoenzym 2 (**tartrathemmbare saure Phosphatase**, *Prostataphosphatase*) v. a. aus der Prostata. Isoenzym 5 (**tartratresistente saure Phosphatase**) v. a. aus den Knochen

↑: Prostatahypertrophie, -karzinom (als Tumormarker jedoch nicht geeignet), Knochenerkrankungen, Erkrankungen der Blutzellen, v. a. der Thrombozyten

☑ 1 ml Serum/Plasma (kein Heparin, Oxalat)

Thrombinzeit (TZ, Plasmathrombinzeit, PTZ)

Normwert: 17–24 Sek.

Funktion: Test für die letzte Phase der Gerinnung

↑: Fibrinogenmangel, Fibrinolyse-, Heparintherapie

☑ 1 ml Zitratblut (Röhrchen exakt bis zur Markierung füllen)

Thromboplastinzeit ☞ Quick

Serumelektrophorese

Fraktion	Normwert in%	Normwert in g/l	↓↑
Albumin	60,6–68,6%	35–50	**↓:** Eiweißmangelernährung, Entzündungen, nephrotisches Syndrom, Leberzirrhose, Tumoren, monoklonale Gammopathien
α_1-Globulin	1,4–3,4%	1,3–3,9	**↑:** Akute Entzündungen (Akute-Phase-Proteine), Tumoren
α_2-Globulin	4,2–7,6%	5,4–9,3	**↑:** Wie α_1-Globulin, zusätzlich nephrotisches Syndrom
β-Globulin	7,0–10,4%	5,9–11,4	**↑:** Nephrotisches Syndrom, Tumoren
γ-Globulin	12,1–17,7%	5,8–15,2	**↓:** Antikörpermangel jeglicher Ursache, z. B. nephrotisches Syndrom **↑:** Chronische Entzündungen, Leberzirrhose, Tumoren, monoklonale Gammopathie (starke Erhöhung mit spitzer Zacke)

☑ 1 ml Serum

T_3, fT_3 ☞ Trijodthyronin
T_4, fT_4 ☞ Thyroxin

16

Thrombozyten (Thrombos, Blutplättchen)

Normwert: 150–400/nl

Funktion: Leiten Blutgerinnung ein

↓: Bildungsstörung (z. B. bei Knochenmarkschäden, Leukämie), Verbrauchskoagulopathie, immunologisch (z. B. idiopathische thrombozytopenische Purpura, durch Heparin, bei Kollagenosen, malignen Lymphomen), bestimmte Infektionen, Hypersplenismus, Alkoholabusus, mechanisch

↑: Myeloproliferative Erkrankungen, nach Infektionen, Entzündungen, Blutungen oder Milzentfernung

☑ 1 ml EDTA-Blut, 20 µl Kapillarblut

Thyroxin (T_4)/Freies Thyroxin (fT_4)

Normwert:
Gesamt-Thyroxin 56–123 µg/l (72–158 nmol/l)
Freies Thyroxin (fT_4) 9,9–16,2 ng/l (12,7–20,8 pmol/l)

Funktion: Schilddrüsenhormon

↓: Hypothyreose, z. B. bei Jodmangel, chron. Thyreoiditis, Z. n. Schilddrüsenresektion, Medikation mit Thyreostatika

↑: Hyperthyreose

☑ 1 ml Serum/Plasma

Thyreoidea stimulierendes Hormon (TSH)

Normwert: Basal 0,3–4,0 mU/l, Absenkung des oberen Grenzwertes auf 2,5 mU/l in der Diskussion

Funktion: Vom Hypophysenvorderlappen ausgeschüttetes Hormon, das die Schilddrüse stimuliert

↓: Primäre Hyperthyreose, sekundäre Hypothyreose, Schilddrüsenhormonüberdosierung

↑: Primäre Hypothyreose

☑ 1 ml Serum/Plasma

TPZ ☞ Quick

Transferrinsättigung

Normwert: 15–45%

Funktion: Transferrin ist das Transportprotein für freies Eisen im Blut, außerdem ein Anti-Akute-Phase-Protein. Diagnostisch bedeutsam ist nur die Transferrinsättigung = Serumeisenkonzentration geteilt durch Transferrinkonzentration

Transferrinsättigung ↓: Eisenmangel, chronische Entzündungen/Infektionen, Tumoren

Transferrinsättigung ↑: Eisenüberladung (z. B. bei Hämochromatose, nach vielen Bluttransfusionen), Hämolyse, megaloblastäre Anämien, ineffektive Erythropoese

☑ 1 ml Serum/Plasma (kein EDTA-Plasma)

Trijodthyronin (T_3)/Freies Trijodthyronin (fT_3)

Normwert:
Gesamt-Trijodthyronin 0,78–1,82 µg/l (1,2–2,8 nmol/l)
Freies Trijodthyronin (fT_3) 2,5–4,4 ng/l (3,9–6,7 pmol/l)

Funktion: Schilddrüsenhormon; wird im Blut durch Abspaltung von Jod aus T_4 gebildet; schneller und stärker wirksam als T_4

↓: Hypothyreose (☞ Thyroxin), Umwandlungshemmung von T_4 in T_3, z. B. bei Schwerkranken oder bestimmten Arzneimitteln **(Low-T_3-Syndrom)**

↑: Hyperthyreose. In 5–10% der Hyperthyreosen sog. **isolierte T_3-Hyperthyreose**

☑ 1 ml Serum/Plasma

Triglyzeride (Neutralfette)

Normwert: < 150 mg/dl (1,71 mmol/l)

Funktion: Eines der Hauptblutfette

↑: Primäre Fettstoffwechselstörungen. Sekundär bei Leber- und Nierenerkrankungen, Hypothyreose, Diabetes mellitus, Medikamenten (z. B. Thiazid-Diuretika)

☑ 1 ml Serum/Plasma

(Kardiales) Troponin T und I (cTnT, cTnI)

Normwerte:
cTnT < 0,03 µg/l (laborabhängig)
cTnI < 0,01–0,3 µg/l (laborabhängig)

Funktion: Herzmuskelspezifisches Eiweiß

↑: Herzmuskelnekrose, Diagnosekriterium bei Herzinfarkt (Anstieg nach 3–8 Stunden, Maximum nach 1–2 Tagen, Normalisierung nach 1–2 Wochen)

☑ 1 ml Serum/Plasma

TSH ☞ Thyreoidea stimulierendes Hormon
TZ ☞ Thrombinzeit

Vitamin B_{12}

Normwert: > 250 ng/l (185 pmol/l), laborabhängig

Funktion: Wichtiges Coenzym v. a. im Zellaufbau; kann aus dem Darm nur bei Vorhandensein von Intrinsic-Factor aufgenommen werden

↓: Mangelernährung, Intrinsic-Factor Mangel (z. B. bei Z. n. Magenresektion, chron. atroph. Gastritis, chron. (Dünn-)Darmerkrankungen

☑ 1–2 ml Serum/Plasma

16

Register

Notfälle in der Inneren Medizin